GREAT WALL INTERNATIONAL CONGRESS OF CARDIOLOGY

心脏病学实践

2022 （全7册）

主　　编　陈绍良　吴永健
主　　审　袁祖贻　丛洪良
学术秘书　张俊杰　高　展

人民卫生出版社
·北京·

图书在版编目（CIP）数据

心脏病学实践 .2022：全 7 册 / 陈绍良，吴永健主编 . —北京：人民卫生出版社，2022.11
ISBN 978-7-117-33815-8

I.①心… II.①陈…②吴… III.①心脏病学 IV.①R541

中国版本图书馆 CIP 数据核字（2022）第 194728 号

人卫智网	www.ipmph.com	医学教育、学术、考试、健康，购书智慧智能综合服务平台
人卫官网	www.pmph.com	人卫官方资讯发布平台

心脏病学实践 2022（全 7 册）
Xinzangbingxue Shijian 2022（Quan 7 Ce）

主　　编：陈绍良　　吴永健
出版发行：人民卫生出版社（中继线 010-59780011）
地　　址：北京市朝阳区潘家园南里 19 号
邮　　编：100021
E - mail：pmph @ pmph.com
购书热线：010-59787592　010-59787584　010-65264830
印　　刷：三河市宏达印刷有限公司（胜利）
经　　销：新华书店
开　　本：787 × 1092　1/16　　总印张：94
总 字 数：2346 千字
版　　次：2022 年 11 月第 1 版
印　　次：2022 年 11 月第 1 次印刷
标准书号：ISBN 978-7-117-33815-8
定价（全 7 册）：254.00 元
打击盗版举报电话：010-59787491　E-mail：WQ @ pmph.com
质量问题联系电话：010-59787234　E-mail：zhiliang @ pmph.com
数字融合服务电话：4001118166　E-mail：zengzhi @ pmph.com

第一分册
心血管疾病预防、高血压、代谢性疾病

分册主编　唐熠达　王继光　彭道泉

编者名单

（按姓氏笔画排序）

丁　芳　浙江医院
于碧莲　上海交通大学医学院附属仁济医院
王　玲　广东省人民医院
王继光　上海交通大学医学院附属瑞金医院
亢园园　上海交通大学医学院附属瑞金医院
尹思宇　中南大学湘雅三医院
孔祥清　南京医科大学第一附属医院
冯晓玄　广东省人民医院
刘　晨　中山大学附属第一医院
刘　敏　河南省人民医院
刘正鑫　大理大学第一附属医院
刘传芬　北京大学人民医院
许建忠　上海交通大学医学院附属瑞金医院
孙艺祯　中国人民解放军总医院
孙润民　兰州大学第二医院
孙燕依　上海交通大学医学院附属瑞金医院
牟建军　西安交通大学第一附属医院
李　盈　四川大学华西第四医院
李　燕　上海市高血压研究所
李小林　中国医学科学院阜外医院
李之凡　中国医学科学院阜外医院
李卫虹　北京大学第三医院
李利华　大理大学第一附属医院
李建平　北京大学第一医院
李建军　中国医学科学院阜外医院
李南方　新疆维吾尔自治区人民医院
李晨瑜　中南大学湘雅二医院
杨明晖　大连医科大学附属第一医院
杨晓蕾　大连医科大学附属第一医院
吴娜琼　中国医学科学院阜外医院
余　静　兰州大学第二医院

汪　芳　北京医院
汪　洋　西安交通大学第一附属医院
汪迎春　新疆维吾尔自治区人民医院
宋　玮　大连医科大学附属第一医院
张　龙　北京大学第一医院
张　丽　浙江省人民医院
张　英　大连医科大学附属第一医院
张大庆　中国医科大学附属盛京医院
陈　红　北京大学人民医院
陈姣华　广东省人民医院
陈桢玥　上海交通大学医学院附属瑞金医院
陈鲁原　广东省人民医院
罗永红　中南大学湘雅二医院
周　丹　广东省人民医院
周碧蓉　安徽医科大学第一附属医院
郑智豪　中国医学科学院阜外医院
孟庆涛　四川大学华西医院
赵静静　中山大学附属第一医院
赵震宇　中南大学湘雅医院
胡　蝶　中南大学湘雅二医院
胡君丽　新疆维吾尔自治区人民医院
钟　雷　大连医科大学附属第一医院
俞　蔚　浙江医院
祝　烨　四川大学华西医院
祝之明　中国人民解放军陆军军医大学第三附属医院（大坪医院）
姚晓光　新疆维吾尔自治区人民医院
袁　慧　首都医科大学附属北京安贞医院
夏　珂　中南大学湘雅医院
夏　爽　广东省人民医院
夏云龙　大连医科大学附属第一医院
顾东风　中国医学科学院阜外医院
徐　标　南京大学医学院附属鼓楼医院
徐少坤　浙江省人民医院
徐婷嬟　上海交通大学医学院附属瑞金医院
高海洋　北京医院
郭远林　中国医学科学院阜外医院
唐熠达　北京大学第三医院
黄　丽　广东省人民医院
黄沛森　中山大学附属第一医院
彭道泉　中南大学湘雅二医院

《心脏病学实践 2022(全 7 册)》总前言

三十三载长城心脏病学大会,以创新推动发展,以实干开拓未来;始终肩负学术发展的使命和责任担当,致力于心血管卫生健康事业的高质量发展。

《心脏病学实践》作为长城心脏病学大会的配套专著,凝聚了我国几代心血管疾病领域专家、学者的心血和智慧,始终如一地坚持和贯彻长城心脏病学大会的宗旨和理念,与长城心脏病学大会同步,着力解读和分享国内外心血管疾病领域的前沿热点和重要进展,力争成为心血管教育、多学科融合、人工智能开发的重要学习著作,为大家传经送宝、答疑解惑,推动我国心血管事业长期、健康、稳定发展。

栉风沐雨葆初心、薪火相传续华章,《心脏病学实践 2022(全 7 册)》由现任主席和候任主席共同主编,涵盖了基础研究、应用基础及转化研究、临床及介入心脏病学、预防和预后判断等 171 个主题。科学严谨的题材、细致入微的编撰,希望能带给大家展卷有益的喜悦,并为推动心血管事业的进步及其对人类的健康作出贡献。

陈绍良　吴永健

2022 年 7 月 15 日

目 录

第一部分 心血管疾病预防

第二部分 高 血 压

第三部分　血　脂　异　常

第一部分

心血管疾病预防

心血管疾病预防

中国的人口老龄化问题日益凸显,老龄化的不断进展以及生活方式的改变,心血管疾病的高发成为我国卫生健康领域的重大挑战。在最新发布的《中国心血管健康与疾病报告2021》中,我国心血管疾病的发病率与致死率仍高居榜首,心血管疾病现患人数为3.3亿人,农村和城市心血管疾病分别占死因的46.74%和44.26%。更为严峻的现实是,我国心血管疾病患病率及死亡率仍处于上升阶段,尚未迎来下降拐点。如何提升心血管疾病的预防工作,是未来相当长一段时间内心血管内科医师面临的重要课题。

《"健康中国2030"规划纲要》强调了"全民健康"的发展战略,坚持以基层为重点,预防为主的工作方针。纲要提出的战略目标中,要在2030年时将4类重大慢性非传染性疾病(包括心血管疾病、肿瘤、糖尿病和慢性呼吸系统疾病)导致的过早死亡率较2015年降低30%。为实现这一目标,重视和强化心血管疾病的预防工作势在必行。在过去的数年中,心血管疾病预防领域出现了很多观念的转变,新的研究证据和实践指南纷纷公布,治疗方式和治疗药物得以更新。尤其值得关注的是,在2020年由多个学会共同撰写、制定了首部《中国心血管病一级预防指南》。该指南基于国际最新的循证医学证据,同时结合国人心血管疾病危险因素的特点,为中国人群的心血管疾病预防提出了可循的路径。

一、以风险评估为工具,实现一级预防的个体化、科学化

心血管疾病风险评估和分层是心血管疾病预防的基础。在2019年更新的美国心脏病学会/美国心脏协会(ACC/AHA)心血管疾病一级预防指南中,建议所有个体依从心脏健康相关的生活方式,但评估个人10年绝对动脉粥样硬化性心血管疾病(ASCVD)风险可以指导预防性干预措施与个体相匹配,使预防预期受益最大化,减少过度治疗潜在的损害。通过风险评估检出心血管疾病高风险个体,是临床医师制定个体化治疗方案的重要依据,有助于预防性干预措施的制定,包括血脂、血压的管理和治疗;同时,风险评估也是与患者就风险降低策略进行沟通的开始。在既往相当长的一段时间内,我国心血管疾病预防工作中对风险评估重视不足,也缺乏适用于中国人群的心血管疾病风险评估工具。这一现状在近几年得以改变。

早在2004年,我国学者已发现美国的Framingham风险评估系统会高估我国人群的冠心病发病风险。ACC/AHA于2013年在全球公布了Pooled Cohort Equations(PCE)模型,用于10年ASCVD发病风险预测,但PCE模型来自美国的白种人、黑种人队列数据,不一定适用于其他人群。为解决上述问题,顾东风院士团队于2016年牵头完成了中国动脉粥样硬化性心血管疾病风险预测研究(prediction for ASCVD risk in China,China-PAR),基于我国新的大规模前瞻性队列样本,开发了适用于国人10年ASCVD发病风险预测的China-PAR模型。该模型在多个中国人群队列中进行了内部和外部验证,具有良好的一致性。此外,葛均波院士与潘柏申教授于2017年公布了"ASCVD风险评估报告"系统,并于2019年更新至2.0版本,同样采用了中国人群数据,并进行了严格的内部验证,在试用阶段得到了很好的反馈。2019年初,中华预防医学会心脏病预防与控制专业委员会、中华医学会心血管病学分

会等多个学会联合发布了《中国心血管病风险评估和管理指南》，成为我国心血管疾病风险评估领域的里程碑，标志着我国心血管疾病风险评估有了切实可靠的依据。

从治疗走向预防，是迎来我国心血管疾病下降拐点的必由之路。风险评估作为这一重要工作的起点，在过去的数年中得以被重视，并在诸多研究者的努力下，形成了适用于国人的评估工具和实践指南。后续，如何将风险评估的理念推广至全国并深入到基层，是该领域所面临的新的挑战。

二、心血管疾病一级预防药物的变迁与进展

阿司匹林曾经广泛应用于 ASCVD 的一级预防，但其风险是可能增加非致死性大出血事件。因此，只有在获益明显超过风险时，使用阿司匹林进行预防性治疗才有意义。2018年，有三项阿司匹林的大规模随机对照试验（RCT）发表（即 ASPREE 研究、ASCEND 研究、ARRIVE 研究），对阿司匹林在心血管疾病一级预防中的作用提出了挑战。我们首先回顾上述三项研究的主要结果：ARRIVE 试验的结果显示，在无糖尿病、55 岁或以上的男性、60 岁或以上的女性，每天服用低剂量的阿司匹林至 5 年随访，心血管事件的发生并没有减少；ASCEND 试验的结果显示，40 岁或以上患有糖尿病的受试者，每天服用低剂量阿司匹林，在平均 4.7 年的随访后，心血管事件的比例明显低于安慰剂组，但严重出血事件的发生率也显著升高；ASPREE 试验的结果显示，70 岁以上的健康受试者，每天服用低剂量阿司匹林，在平均 4.7 年的随访后，心血管事件的发生率并没有降低。上述三项研究的阴性结果，与 20 世纪所发现的阿司匹林在心血管疾病预防中的重要作用不符。比较合理的解释是，近年来其他预防措施的完善（降脂、降压）导致阿司匹林一级预防的净获益较前降低。基于此，我们需要根据现有证据调整决策 - 分析思路，更准确地筛查出使用阿司匹林获益大于风险的人群。

根据新证据更新的 AHA/ACC 2019 年版心血管疾病一级预防指南中，对阿司匹林的推荐做出了重要改变。指南认为，阿司匹林不宜常规用于 ASCVD 一级预防，否则难有净获益。有关阿司匹林的推荐内容主要是针对以下三个人群：①高 ASCVD 风险但出血风险不增高的 40~70 岁成人，可考虑服用小剂量阿司匹林（75~100mg/d）进行一级预防（Ⅱb 类推荐，A 级证据）；② 70 岁以上老年人中，不建议常规服用小剂量阿司匹林作为一级预防措施（Ⅲ类推荐，B 级证据）；③出血风险增高的任何年龄段人群，都不推荐服用小剂量阿司匹林作为 ASCVD 一级预防措施（Ⅲ类推荐，C 级证据）。从上述推荐中也可以看出，风险评估在心血管疾病预防中的重要性，合理评估和甄别受益人群，是阿司匹林应用的关键所在。

如前所述，阿司匹林地位的下降很大程度上是因为既往高风险人群降为了中低危险度人群，而这一变化的发生，则是由于对血脂、血压、血糖的有效控制。HOPE-3 研究中，ASCVD 中风险人群接受他汀治疗依然带来了显著获益。新的指南中，对中 - 高风险人群直接推荐使用他汀降脂治疗，而对于临界风险（5%~7.5%）人群，也可考虑使用他汀治疗。降压治疗药物方面，依然推荐根据血压水平合理使用。HOPE-3 研究中，常规降压治疗不能给中风险人群带来普遍获益，只有在高血压亚组中，降压治疗才是获益的。对于血糖的控制，主要的更新集中在新型药物的推荐。越来越多的证据显示，有必要使用钠 - 葡萄糖共转运蛋白 2 抑制剂（SGLT-2i）和胰高血糖素样肽 -1（GLP-1）受体激动剂进行治疗，以有效控制血糖和降低心血管疾病风险。

他汀类药物的广泛应用、合理的降压治疗策略、具有心血管获益的新型降糖药物，这些

是在临床实践中被证实有效的心血管疾病防治措施。积极推进治疗理念转变,在风险评估的基础上合理应用上述药物,是临床医师工作的重点。

三、中国人群中的多重代谢紊乱危险因素防控与生活方式指导

中国人群在危险因素构成和心血管疾病发病类型方面,与西方人群存在显著差异。首先,中国人群中糖尿病及糖尿病前期的增长速度显著高于欧美国家。过去 30 年来,中国糖尿病患病率急剧增加:1980 年不到 1%,2001 年为 5.5%,2008 年为 9.7%,2013 年为 10.9%。糖尿病作为 ASCVD 的等危症,势必会推高未来中国的心血管疾病发病率。此外,中国人群的高血压患病率高,而知晓率、控制率低。18 岁以上人群高血压患病率从 1991 年的 13.6%升高至 2015 年的 27.6%,而知晓率、控制率仅为 51.5% 和 16.9%。他汀的用药安全性在中国也需要更多的关注,HPS2-THRIVE 研究表明使用中等强度他汀治疗时,中国患者肝脏不良反应发生率明显高于欧洲患者,转氨酶升高率(>正常值上限 3 倍)超过欧洲患者 10 倍,而肌病发生风险也高于欧洲人群 10 倍。

多种代谢危险因素的集合,是中国人群心血管疾病预防工作面临的另一项重要难题。2016 年,宁光院士团队发表的研究显示,中国 18 岁以上的成人中,代谢综合征患病率为33.9%,估计中国目前有 4.5 亿人为代谢综合征。代谢综合征人群是心血管疾病和糖尿病的主要“储备军”,如此庞大的患病人群,如果不能有效干预与控制,则会给中国的心血管疾病防控带来巨大负担。而多种危险因素的集合,对干预治疗提出了极大的挑战。如何提升生活方式干预这一主要措施的有效性,如何提高针对多种危险因素治疗的依从性,均是未来需要关注的热点。

生活方式干预依然是心血管疾病一级预防的基石。2020 年,中华预防医学会、中华医学会糖尿病学分会等多个学会发布了《中国健康生活方式预防心血管代谢疾病指南》。该指南基于中国人群的研究证据,针对膳食与饮料、身体活动、吸烟饮酒等方面提出建议,旨在促进我国居民采取健康的生活方式,预防心血管代谢疾病,推动健康中国行动的实施。让生活方式干预有证可循、有指南可依,这是我国心血管疾病预防领域的又一重大进步。

心血管疾病预防工作是加速我国心血管疾病下降拐点的关键所在,理应成为健康管理领域和心血管疾病临床诊治中的重点。在过去的数年中,该领域在风险评估、危险因素控制、药物治疗等多个领域取得了很多重要的研究成果,也达成了新的共识和意见,对传统的理念和具体的预防措施进行了广泛修订。未来我们还需要针对中国的实际情况,探索更为科学、有效的预防策略,在实践过程中推广规范、合理、高效的心血管疾病预防措施。

(唐熠达)

精准分层,阶梯强化,个性化管理——《2021 年 ESC 心血管疾病预防临床实践指南》解读

2021 年 8 月 30 日下午,在 2021 ESC 年会期间《2021 年 ESC 心血管疾病预防临床实践指南》发布,并于 2021 年 9 月 7 日在线发表于《欧洲心脏病学杂志》。新版指南结合近年来新公布的研究数据,在危险因素和风险评估、临床条件、个体危险因素及干预措施、人群干预政策、特定人群的心血管疾病风险个性化管理等方面有大量更新,重点强调了健康生活方式对心血管疾病预防的重要意义,对临床心血管疾病预防具有重要指导意义。本文就该指南主要内容进行解读。

一、心血管疾病的预防

心血管疾病(CVD)的预防是指通过对人群或个体采取各项干预措施,消除或减少 CVD 及其相关功能障碍所产生的影响。

CVD 是人群患病和死亡的主要原因。本指南针对吸烟、糖尿病、肥胖等心血管危险因素的持续增加导致心血管疾病患病率和死亡率进一步升高的状况,通过对不同人群心血管疾病风险精准分层评估,从个体和群体两个水平实现危险因素的个体化干预策略制定,以指导临床实践达到减轻心血管疾病负担的目的。

二、人群的心血管风险评估

指南推荐,对于有任何重要血管危险因素(如早发心血管疾病家族史、家族性高胆固醇血症,或伴有吸烟、高血压、糖尿病、高血脂、肥胖等心血管疾病危险因素及并存增加心血管疾病风险的合并症)的人群进行系统性心血管疾病风险评估(Ⅰ类推荐,C 级证据);对于 40 岁以上男性或 50 岁以上女性(或绝经后),无明确动脉粥样硬化性心血管疾病危险因素的人群,进行系统性心血管疾病风险评估可能有益,且每 5 年进行一次系统性心血管疾病风险评估可能有助于提高危险因素的识别率(Ⅱb 类推荐,C 级证据);本指南不推荐无明确心血管危险因素的<40 岁男性和<50 岁女性进行系统性评估(Ⅲ类推荐,C 级证据)。

1. 危险因素和风险评估　动脉粥样硬化性心血管疾病(ASCVD)的主要危险因素是胆固醇、血压、吸烟、糖尿病和肥胖。指南根据近年 ESC 指南提出的对危险因素的阶梯式强化干预治疗策略,分别针对近似健康人群、已确诊的 ASCVD 患者和糖尿病患者,逐步强化干预危险因素。

对于看似健康人群(即不伴有明确的 ASCVD、2 型糖尿病及其他严重合并症的成年人),考虑到心血管疾病(如非致死性心肌梗死、非致死性脑卒中)联合致死性心血管事件发生率能够更好地反映 ASCVD 疾病负担,指南在第 4 版欧洲心血管疾病预防指南推荐使用的 SCORE 评分系统的基础上,更新提出了 SCORE2(40~69 岁)和 SCORE2-OP(70 岁以上)评分系统来估测个人 10 年心血管疾病总体风险(包括致死性和非致死性心血管事件)。该系统用年龄、性别、胆固醇、收缩压、吸烟状况来分层预测个体 10 年内总体心血管事件发生率。SCORE2 评分系统适用于 40~69 岁近似健康人群;SCORE2-OP 适用于 70 岁以上近似

健康人群,不用于伴有高血压、糖尿病、慢性肾脏病等心血管高危因素的个体。SCORE2 和 SCORE2-OP 评分量表分为低风险量表、中风险量表、高风险量表和极高风险量表(图 1),分别适用于根据 WHO 发布的国家心血管疾病死亡率数据划分为低风险、中风险、高风险和极高风险的欧洲地区国家。在使用该量表时,首先根据不同国家人群选用不同的量表,找到对应性别、吸烟状态和最接近年龄段;然后找到最为相近的血压和胆固醇水平(非 HDL-C 胆固醇水平),最后判定其风险值。

心血管疾病高危患者在心血管风险评估与预防中获益更多,然而年龄是心血管风险的重要影响因素,且终身的危险因素干预带来的获益在年轻的个体中更为显著,因此为了更好地帮助医师进行风险评估和危险因素干预决策,该指南综合了年龄和 SCORE2、SCORE2-OP 评分量表,更加精细地进行年龄特异的心血管疾病风险归类(表 1,图 2)。对于心血管风险低到中危人群,推荐采取生活方式干预,使其维持低到中危状态;对于划分为高危的人群,推荐强化生活方式干预,必要时考虑药物治疗;对于极高危人群(包括 <50 岁 SCORE2 ≥ 7.5%、50~69 岁 SCORE2 ≥ 10% 和 ≥ 70 岁 SCORE2-OP ≥ 15% 的近似健康人群),常规推荐药物治疗以控制 ASCVD 危险因素(Ⅰ类推荐,C 级证据)。

具有明确 ASCVD、糖尿病、中到重度肾脏疾病、遗传学或罕见的血脂或血压异常的人群,其心血管风险应评估为高风险或极高风险(Ⅰ类推荐,A 级证据)。

除使用年龄特异的 10 年 CVD 总体风险阈值分类外,指南推荐在评估心血管风险时,采用阶梯式强化干预治疗策略,并需综合风险调节因素、虚弱、合并症、终身 CVD 风险、治疗获益、多重用药和患者偏好,来共同指导血脂和血压治疗决策,尤其是对于高风险和极高风险的近似健康人群和具有明确 ASCVD 或糖尿病的人群(Ⅰ类推荐,B 级证据)。

为了降低个体的心血管疾病风险,除准确的风险评估外,针对危险因素及其干预与患者进行有效的沟通和交流也很重要。指南推荐,医师与患者进行个体化的关于其心血管危险因素和可能治疗获益的交流和沟通(Ⅰ类推荐,C 级证据)。可适当采用一些可视化的表达方式(如表格和数据等)、易于理解的概念(如绝对风险值、风险年龄等)和恰当的计算量表(如 LIFE-CVD 评估终身风险等)进行沟通。

2. 风险调控因子　除传统心血管高危因素及 SCORE2、SCORE2-OP 评分量表外,评估心血管风险时,还需综合考虑心理因素、种族、冠状动脉钙化(CAC)评分、冠状动脉计算机体层血管成像(CTA)、颈动脉超声评估的颈动脉斑块、动脉弹性、踝肱指数(ABI)、虚弱、早发心血管疾病家族史、基因背景、社会经济学因素、空气污染和体形等多项指标。这些可统称为"风险修饰因子",会对心血管风险评估产生一定影响。其中,对于影像学检查,CAC 评分是改善 CVD 风险分层最完善的成像方式。而根据已有的研究数据,暂不支持在一级预防的 CVD 风险评估中收集其他可调整的潜在危险因素,如遗传风险评分、血液或尿液中生物标记物水平,或血管检查/成像等(Ⅲ类推荐,B 级证据)。

3. 临床合并症　多种疾病可增加心血管风险和影响心血管疾病预后,如慢性肾脏病、心房颤动、心力衰竭、肿瘤、慢性阻塞性肺疾病、自身免疫性疾病、感染、偏头痛、阻塞性睡眠呼吸暂停低通气综合征、精神心理疾病、非酒精性脂肪肝、勃起功能障碍等。指南推荐,评估该类个体心血管风险时,要酌情提高或降低心血管风险值。

慢性肾脏病(CKD)是 ASCVD 的独立危险因素,ASCVD 是 CKD 的主要死因。CKD 患者常伴有糖尿病、高血压等心血管疾病传统危险因素,也常暴露于炎症、氧化应激、血管钙化等非传统心血管疾病危险因素。

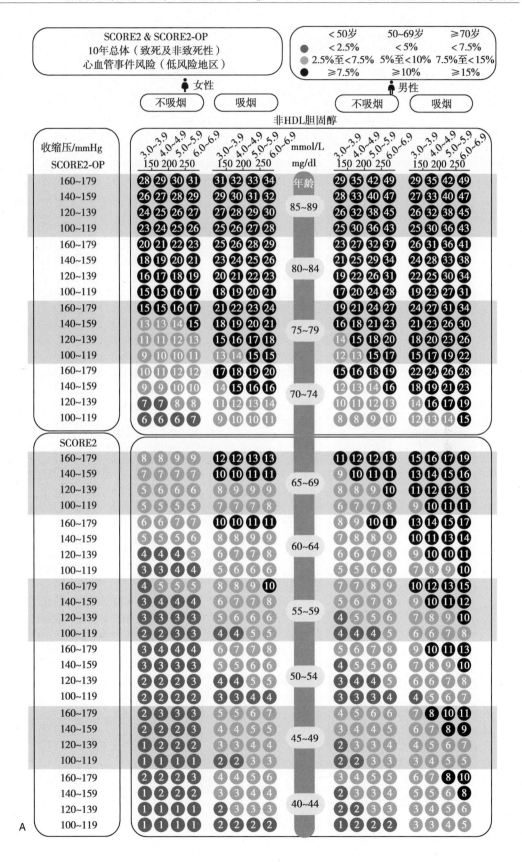

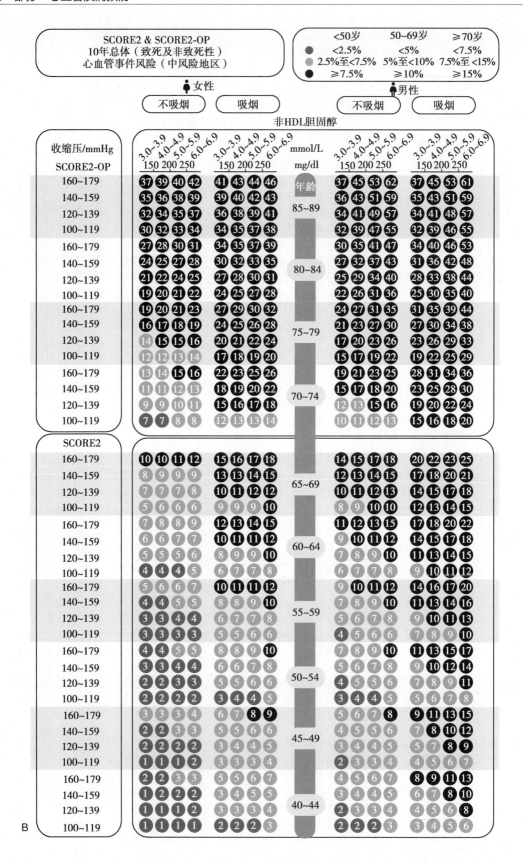

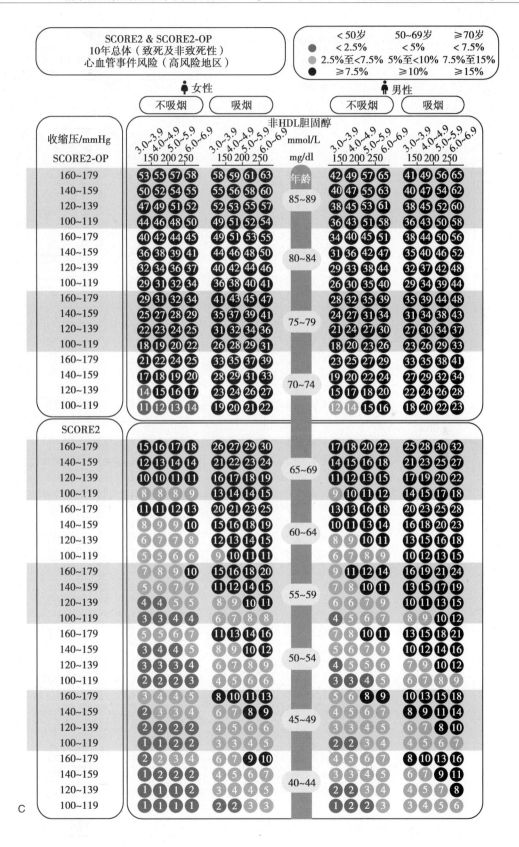

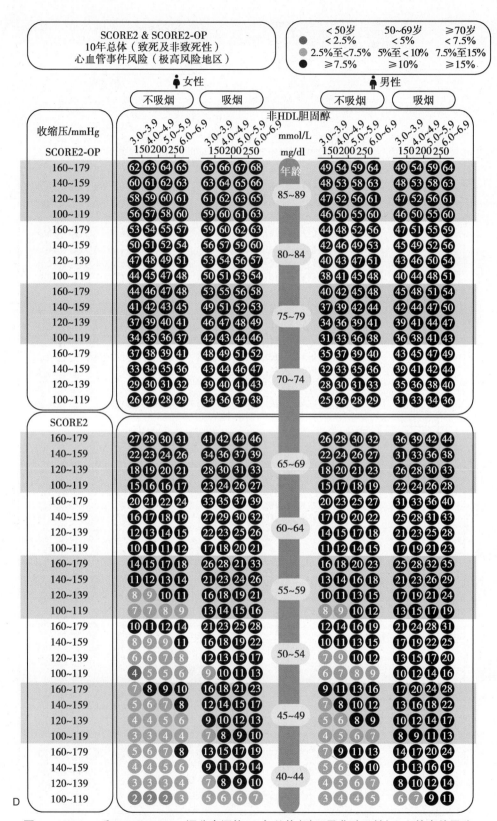

图 1　SCORE2 和 SCORE2-OP 评分表评估 10 年总体（致死及非致死性）心血管事件风险
A. 低风险地区；B. 中风险地区；C. 高风险地区；D. 极高风险地区。

表 1　不同年龄组的近似健康人群依据 **SCORE2** 和 **SCORE2-OP** 评分
划分心血管危险程度分层(年龄特异的心血管疾病风险归类)

年龄 / 岁	心血管风险分层		
	低到中危 (不推荐干预危险因素)	高危 (可干预危险因素)	极高危 (推荐针对危险因素进行治疗)
<50	<2.5%	2.5% 至 <7.5%	≥7.5%
50~69	<5%	5% 至 <10%	≥10%
≥70	<7.5%	7.5% 至 <15%	≥15%

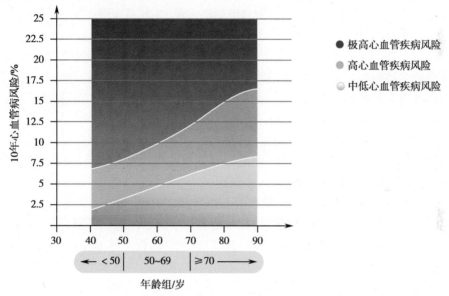

图 2　各年龄组 10 年心血管疾病风险阈值增加的示意图

心房颤动与 CVD 相关,且在女性中更为显著。研究表明,早期干预 ASCVD 危险因素,也可降低心房颤动的发生率。缺血性脑卒中是心房颤动患者的重要并发症,每年大约有 5% 的心房颤动患者发生脑卒中,且女性心房颤动患者风险更大。心房颤动可作为独立危险因素,增加全因死亡风险(女性 2 倍,男性 1.5 倍)。

就心血管不良事件而言,常见的慢性阻塞性肺疾病(COPD)治疗药物通常是安全的。慢性炎症会增加心血管疾病的风险。偏头痛,尤其是先兆偏头痛,是脑卒中和缺血性心脏病的独立危险因素。联合使用激素避孕药和吸烟会增加先兆偏头痛患者发生缺血性脑卒中的风险。

三、个体危险因素及干预措施

1. **个人生活方式干预**　指南强调,不论是健康人群还是心血管疾病患者,预防心血管疾病发生,延缓疾病进展,降低相关死亡风险,最重要的方法是终身采取健康的生活方式,尤其是不吸烟。指南首次明确指出,无论体重增加如何,建议所有吸烟者戒烟(Ⅰ类推荐,A 级证据),以促进心血管健康。同时,还应"管住嘴""迈开腿",注意饮食的均衡、营养的全面,以及增加运动时间、减少久坐行为。

指南建议，每个人应将健康饮食作为预防心血管疾病的基石（Ⅰ类推荐，A级证据），建议采用地中海饮食或类似的饮食模式（Ⅰ类推荐，A级证据）。日常饮食应采取植物性食物为主的饮食模式，减少动物性食物的食用；饱和脂肪酸应占总能量摄入的10%以下，用来自全谷物的多不饱和脂肪酸、单不饱和脂肪酸和碳水化合物替代饱和脂肪，尽量减少反式不饱和脂肪酸的摄入；减少盐的摄入，每天的盐摄入量应不超过5g，注意隐性盐的摄入，以降低血压和心血管病风险（Ⅰ类推荐，A级证据）；每天30~45g膳食纤维，选择富含纤维的植物性食物，如全谷物、水果、蔬菜、豆类和坚果（Ⅰ类推荐，B级证据），每天水果不少于200g，每天蔬菜不少于200g；建议每周至少吃一次鱼，最好是脂肪含量高的鱼，并限制加工肉类的摄入（Ⅰ类推荐，B级证据）；每天30g无盐坚果；限制酒精摄入，最好是不饮酒，建议每周的酒精摄入量≤100g（Ⅰ类推荐，B级证据）；限制游离糖的摄入量，尤其是含糖饮料，最多不超过能量摄入的10%（Ⅰ类推荐，B级证据）。

指南建议，所有年龄段的成年人都应该争取每周至少150~300分钟的中等强度运动，或每周75~150分钟的高强度运动，或两者的等效组合；每周应有2天进行抗阻力运动。进行更多运动，可能还有额外的健康益处；对于无法达到上述运动量的人，仍应在能力范围内进行运动。同时指南首次建议，应减少久坐时间，至少应进行轻微的活动。

建议超重和肥胖人群减重，以降低血压、血脂异常和2型糖尿病的风险，从而改善其心血管疾病风险状况（Ⅰ类推荐，A级证据）。虽然一系列饮食对减肥有效，但建议长期保持降低心血管疾病风险的健康饮食（Ⅰ类推荐，A级证据）。

2. 心理因素干预　精神障碍、焦虑、抑郁等心理障碍，不仅会增加心血管疾病风险，也与患者预后状况不佳相关。相反，心理健康，如乐观和强烈的目标感，则与较低的心血管疾病风险相关。指南建议，应对心理、精神障碍的患者进行支持，提高其对生活方式改善与药物治疗的依从性，必要时应进行心理治疗、压力管理，以改善压力症状和生活质量，降低自杀风险，并可能改善心血管结局。

3. 血脂管理　LDL-C对CVD风险的影响由基线水平和LDL-C暴露的总持续时间决定。因此，与上一版指南相比，新指南对胆固醇的管理提出了更为积极的推荐建议，充分体现了"LDL-C越低越获益"的理念，并促进早期干预早达标。指南推荐，对于CVD风险高危和极高危的近似健康人群、已确诊的ASCVD患者和糖尿病患者，采取阶梯式的血脂管理措施和目标值。具体包括：①确诊ASCVD的患者，应将LDL-C降至<1.4mmol/L且较基线LDL-C降低50%以上（Ⅰ类推荐，A级证据）。②极高危的2型糖尿病（T2DM）患者，如合并ASCVD或严重的靶器官损害，应强化降胆固醇治疗，推荐将LDL-C较基线水平降低50%以上且LDL-C达到<1.4mmol/L（Ⅰ类推荐，A级证据）。③对于特定风险的人群，建议他汀类药物处方到最大耐受剂量，以实现LDL-C目标值（Ⅰ类推荐，A级证据）；ASCVD患者经过最大耐受剂量他汀类药物治疗后，LDL-C仍不能达标，应联合应用依折麦布（Ⅰ类推荐，B级证据）。如果仍不能达标，加用PCSK9抑制剂（Ⅰ类推荐，A级证据）。④心血管疾病风险高危的年龄≥40岁的T2DM患者，应将LDL-C降低≥50%且LDL-C<1.8mmol/L（Ⅰ类推荐，A级证据）。⑤虽无ASCVD和糖尿病，但心血管疾病极高危的年龄<70岁的人群，也应考虑将LDL-C降至<1.4mmol/L且降低50%以上（Ⅱa类推荐，C级证据）。⑥虽无ASCVD和糖尿病，但心血管疾病高危的年龄<70岁的人群，应考虑将LDL-C降至<1.8mmol/L且降低50%以上（Ⅱa类推荐，C级证据）。⑦备孕女性不建议进行他汀治疗

(Ⅲ类推荐,C级证据)。

目前临床试验荟萃分析发现,无论应用何种药物,只要降低LDL-C水平即可降低ASCVD事件风险,且未发现LDL-C水平与不良事件风险之间存在J型曲线关系。对于心血管疾病高危和极高危患者,即便较小幅度的LDL-C绝对值下降,也可转化为心血管事件风险绝对值显著下降。因此,指南再次强调降胆固醇治疗在ASCVD防治中的核心地位。与我国心血管疾病一级预防指南相比,该指南对部分人群的LDL-C目标值更低。如对于非糖尿病的ASCVD高危患者,我国心血管疾病一级预防指南的LDL-C目标为<2.6mmol/L。另外,需要说明的是,欧美指南多以最大耐受剂量他汀为治疗基础,由于我国居民对于大剂量他汀耐受性较差,所以我国指南性文件多建议以常规剂量(中等强度)他汀作为主要治疗手段,必要时联合依折麦布和/或PCSK9抑制剂。

在对≥70岁老年人的降脂管理中,指南建议老年ASCVD患者也接受他汀治疗(Ⅰ类推荐,A级证据),如果存在明显的肾脏损害和/或潜在的药物相互作用,建议起始使用低剂量他汀(Ⅰ类推荐,C级证据)。对于高甘油三酯血症(甘油三酯>2.3mmol/L)患者,也推荐他汀作为一线治疗方法,以降低心血管病风险(Ⅰ类推荐,A级证据)。

4. 血压管理　当怀疑有高血压时,应通过多次诊室血压测量或ABPM(移动式血压检测)或HBPM(家庭血压检测)来确诊。生活方式干预适用于所有高血压患者,可以延迟药物治疗的需求或补充药物治疗的降压作用。与上一版指南相比,新指南对多数高血压患者提出了更低的血压控制目标。其主要推荐建议如下:

降压目标建议:①推荐将所有患者的血压降到<140/90mmHg,随后的降压目标应根据年龄和合并症情况个体化决定(Ⅰ类推荐,A级证据);②大多数18~69岁的高血压患者,应将其收缩压控制在120~130mmHg范围内(Ⅰ类推荐,A级证据);③年龄≥70岁的老年患者,推荐将收缩压降至<140mmHg,若能耐受,则进一步降至<130mmHg(Ⅰ类推荐,A级证据);④所有患者的舒张压应降至<80mmHg(Ⅰ类推荐,A级证据);⑤对于合并糖尿病、冠心病、脑卒中/短暂性脑缺血发作(TIA)的高血压患者,新指南均推荐将其收缩压控制在120~130mmHg范围内,合并CKD者收缩压目标为<130~140mmHg。但新指南同时指出,对于各类高血压患者,若患者耐受,其收缩压均可进一步降低。

降压策略建议:①多数患者建议起始两药联用进行降压治疗,最好是复方制剂。身体虚弱的老年患者和风险较低的1级高血压患者除外(Ⅰ类推荐,B级证据);②优先建议联合使用血管紧张素转化酶抑制剂(ACEI)/血管紧张素Ⅱ受体阻滞剂(ARB)+钙通道阻滞剂或利尿剂,也可以选择五大类降压药中的其他联用组合,但ACEI与ARB不能联合应用(Ⅰ类推荐,A级证据);③2种药物联合治疗后血压不能达标者推荐3种药物联合治疗,一般优选ACEI/ARB+钙通道阻滞剂+利尿剂,推荐单片复方制剂(Ⅰ类推荐,A级证据);④若三药联合方案治疗后血压仍不能达标,推荐加用螺内酯(若不能耐受,则选用阿米洛利或更大剂量的其他利尿剂),或α受体阻滞剂、β受体阻滞剂、可乐定(Ⅰ类推荐,B级证据)。

针对上述推荐建议,新指南做了进一步阐述。高血压患者启动降压药物治疗后,应该在3个月内将血压控制在目标值以下。新指南推荐了分步达标的策略,即首先将大多数患者血压控制在<140/80mmHg,随后根据患者具体情况可进一步降低。其中,18~69岁高血压患者最终应将收缩压控制在120~130mmHg。如果经过初步治疗的患者血压水平低于此值,但耐受良好,无须减弱治疗强度。≥70岁的老年高血压患者应将血压控制在<140mmHg,若耐受,可降至130mmHg。但对于80岁以上高龄与衰弱患者,由于其耐受性较差且不良反

应风险较高,对其血压控制目标可以采取个体化的方案。

指南建议,两药联合方案作为启动降压药物治疗的常规手段,可尽早实现血压达标、增加药物治疗的依从性。大多数高血压患者需要终身接受药物治疗,应用单片固定复方制剂也有助于提高患者治疗的依从性,因而受到新指南的优先推荐。相比上一版指南,新指南根据近年新的研究证据显示强化降压可以改善老年高血压患者心血管风险,因此下调了各类高血压患者的血压控制目标,对血压控制目标提出了更严苛的要求。上述可以认为,2021年版 ESC 心血管预防指南的更新,标志着降压治疗进入了一个新阶段,对多数高血压患者进行更严格的血压控制已成为更广泛的共识。

5. 血糖管理 生活方式改变对于 2 型糖尿病患者至关重要,包括戒烟、低饱和脂肪摄入、高纤维饮食、有氧运动和力量训练(Ⅰ类推荐,A 级证据)。管理高血糖可降低微血管并发症的风险,并降低心血管疾病的风险。对于多数 1 型或 2 型糖尿病患者,建议将糖化血红蛋白目标控制在<7.0%,以降低心血管疾病和糖尿病微血管并发症风险(Ⅰ类推荐,A 级证据);老年人和体弱者的血糖目标应该放宽。近年研究证据表明,钠 - 葡萄糖共转运蛋白 2 抑制剂(SGLT-2i)与 GLP-1 受体激动剂(GLP-1RA)可以降低 ASCVD、心力衰竭和 CKD 风险,其获益独立于基线血糖水平,且与是否应用二甲双胍无关。在确诊 ASCVD、心力衰竭或 CKD 的患者中,其获益证据更为充分。基于此,新指南关于 T2DM 患者降糖药物的选择有如下推荐建议:①大多数不合并 ASCVD、CKD 或心力衰竭的患者,在评估肾功能后,推荐二甲双胍作为一线药物(Ⅰ类推荐,B 级证据);②合并 ASCVD 的患者,如果没有禁忌证,应考虑选用二甲双胍(Ⅱa 类推荐,B 级证据);③降糖治疗过程中,需注意避免低血糖的发生与体重过度增加(Ⅱa 类推荐,B 级证据);④合并 ASCVD 的患者,推荐选用经临床研究证实获益的 GLP-1RA 与 SGLT-2i,以减少心血管与心、肾终点事件的发生(Ⅰ类推荐,A 级证据);⑤合并靶器官损害(微量白蛋白尿、视网膜病变、糖尿病神经病变等)的 T2DM 患者,可考虑选用经临床研究证实获益的 SGLT-2i 或 GLP-1RA,以降低心血管病死亡与总死亡风险(Ⅱb 类推荐,B 级证据);⑥合并 CKD 者,推荐应用 SGLT-2i 以改善 ASCVD 与心、肾结局(Ⅰ类推荐,A 级证据);⑦合并慢性射血分数减低的心力衰竭患者,推荐应用经临床研究证实获益的 SGLT-2i,以减少因心力衰竭住院和心血管病死亡(Ⅰ类推荐,A 级证据);⑧不合并 ASCVD、心力衰竭或 CKD,但心、肾并发症风险增高者,应考虑选用 SGLT-2i 或 GLP-1RA(Ⅱa 类推荐,B 级证据)。

对于 1 型糖尿病患者,强化血糖管理可降低微血管和大血管并发症以及过早死亡的风险;指南建议 HbA1c 目标为 6.5%~7.5%。不建议在 1 型糖尿病患者中使用二甲双胍以降低 CVD 风险。SGLT-2i 已被推荐用于 1 型糖尿病,但应注意糖尿病酮症酸中毒风险。

6. 抗栓治疗 新指南对于抗血小板药物的应用基本延续了上一版指南的推荐建议:确诊 ASCVD 的患者均应使用阿司匹林(75~100mg)作为二级预防(Ⅰ类推荐,A 级证据),阿司匹林不耐受者可用氯吡格雷替代。胃肠道出血高危的患者,接受抗血小板治疗时,应同时使用质子泵抑制剂(Ⅰ类推荐,B 级证据)。对于心血管疾病高危或极高危的 T2DM 患者,可以考虑应用小剂量阿司匹林作为一级预防,但仅为 Ⅱb 类推荐。考虑到出血风险,指南不建议轻至中度心血管风险的个体使用抗血小板治疗作为一级预防(Ⅲ类推荐,A 级证据)。

7. 人群层面的政策干预 指南还建议,除了个体层面的干预措施外,应在人群层面进行公共卫生干预,以改善心脏健康、促进健康选择。例如,降低空气污染,减少化石燃料使用,以及限制二氧化碳排放;提供更多公共运动空间,减少人们在电视、互联网、社交媒体的时间;不向儿童销售不健康食品;在酒精饮料包装上注明热量和健康警告等,这些均有助于促进人们选择健康生活方式,改善心血管风险。

四、不同合并症患者的风险管理

1. 冠心病 对于既往有心肌梗死或血运重建史的患者,建议每天服用阿司匹林75~100mg进行抗栓治疗(Ⅰ类推荐,A级证据)。急性冠脉综合征患者应进行12个月的双联抗血小板治疗(DAPT,阿司匹林 + $P2Y_{12}$ 受体拮抗剂),除非存在禁忌证,如出血风险过大(Ⅰ类推荐,A级证据)。对于慢性冠脉综合征(CCS)患者,建议在支架植入(无论支架类型如何)后6个月内每天服用阿司匹林 + 氯吡格雷75mg,除非发生危及生命的出血而需要缩短时间(1~3个月)(Ⅰ类推荐,A级证据)。其他建议使用的药物包括:①合并心力衰竭、高血压或糖尿病,建议使用ACEI或ARB(Ⅰ类推荐,A级证据);②β受体阻滞剂推荐用于左心室功能障碍或收缩期心力衰竭患者(Ⅰ类推荐,A级证据)。同前所述,对于已确诊ASCVD的患者,推荐口服降脂药物治疗,LDL-C目标值为较基线降幅 ≥ 50%,且LDL-C < 1.4mmol/L(Ⅰ类推荐,A级证据)。

2. 心力衰竭 指南建议制定多学科管理计划和结构化随访,包括患者教育、药物治疗方案优化、使用远程健康监测设备、生活方式改变、心理支持及提高医疗机构可及性(Ⅰ类推荐,A级证据)。对于有症状的HFrEF患者,应用β受体阻滞剂、RAAS系统阻断(ACEI/ARB/ARNI/MRA)以及SGLT-2i(恩格列净、达格列净)可改善临床结局(Ⅰ类推荐,A/B级证据),且这些药物建议逐渐加量至最大耐受剂量。利尿剂也被推荐用于有水肿症状或体征的HFrEF患者,以降低心力衰竭住院风险(Ⅰ类推荐,C级证据)。

3. 脑血管疾病 推荐抗血小板药物(阿司匹林或阿司匹林 + 双嘧达莫或单独氯吡格雷)用于非心源性栓塞事件,抗凝药物用于心源性栓塞事件(Ⅰ类推荐,A级证据)。对于既往有脑卒中或TIA且血压高(> 140/90mmHg)的患者,降低血压可降低复发风险(Ⅰ类推荐,A级证据)。对于脑卒中/TIA患者,他汀类药物可预防CVD和脑血管事件。

4. 下肢动脉疾病 建议单独使用抗血小板药物或联合低剂量口服抗凝剂,以降低肢体不良事件和总体CVD风险。戒烟和控制其他CVD风险因素可改善预后。

5. 慢性肾脏病 风险管理包括生活方式干预、戒烟、营养、充分的RAAS阻断、目标血压控制、血脂管理,合并CVD患者使用阿司匹林抗血小板治疗。开始RAAS抑制剂治疗后,白蛋白尿短期约可减少30%,与心血管和肾脏结局改善相关。此外,SGLT-2i与心血管和肾脏长期益处相关。

6. 心房颤动 建议将危险因素和合并疾病的筛查、识别和管理作为心房颤动患者整体治疗的一部分;建议调整不健康的生活方式,以减轻心房颤动症状严重程度,降低疾病负担;合并高血压者,建议保持良好的血压,以降低心房颤动复发、脑卒中及出血风险(Ⅰ类推荐,B级证据)。

五、小结

该指南根据近年公布的研究数据,对上一版指南做出了较大更新,从心血管疾病预防的角度,就临床工作中如何进行心血管危险评估、危险因素干预和个体化管理给出了详细的指导意见。在风险评估方面,更加注重针对不同人群的精准分层评估;在危险因素干预方面,更加强调了健康生活方式的作用；在药物治疗方面，则突出了阶梯强化和个性化管理的理念，对临床心血管疾病预防性干预措施的制定具有重要指导意义。

（薛睿聪　黄沛森　董吁钢）

参考文献

［1］VISSEREN F L J, MACH F, SMULDERS Y M, et al. 2021 ESC Guidelines on cardiovascular disease prevention in clinical practice [J]. Eur Heart J, 2021, 42 (34): 3227-3337.

［2］中华医学会心血管病学分会，中国康复医学会心脏预防与康复专业委员会，中国老年学和老年医学会心脏专业委员会，等. 中国心血管病一级预防指南 [J]. 中华心血管病杂志，2020, 48 (12): 1000-1038.

中国冠心病多基因风险评分系统介绍

一、概述

心血管疾病(CVD)的发生、发展受到遗传因素和环境因素的共同作用。心血管疾病已经成为我国和全球范围最主要的死因,造成了沉重的疾病和经济负担。由于中国最近几十年经济的飞速发展、人口老龄化加剧、不健康生活方式流行和环境改变,导致中国冠心病发病率激增。《中国心血管健康与疾病报告 2021》报道,我国 CVD 现患人数达 3.3 亿人,其中冠心病患者达 1 139 万人。因缺血性心脏病住院总费用逐年上升,2019 年达到 1 256 亿元。

在心血管疾病的一级预防中,风险预测和评估起着至关重要的作用。我们最近开发了基于传统危险因素的 China-PAR 风险预测模型,并在 2019 年 ACC/AHA 心血管疾病一级预防指南中被推荐,用以改善心血管疾病的一级预防和管理。冠心病作为一种复杂的多基因遗传病,其遗传规律并不遵循孟德尔遗传定律,而是由多个基因共同参与作用,这些基因对冠心病的作用强度大多是微效或中等,所有这些基因的共同作用决定了个体冠心病的遗传易感性。既往研究常利用遗传度来衡量遗传作用的大小,国外的双生子研究发现冠心病的遗传度约为 50%。近十余年来,全基因组关联研究(GWAS)策略成为揭示复杂性疾病遗传易感性的最强有力工具,GWAS 可以识别疾病或性状基因组中相关的绝大多数变异。迄今为止,GWAS 共发现约 200 个冠心病易感位点,这些位点可以解释 12.8%~27.8% 的冠心病遗传度。这些发现的位点很多不仅与冠心病相关,还与许多其他表型相关,如糖尿病、血脂、血压、脑卒中、血栓和静脉斑块等,反之很多其他表型 GWAS 发现的显著性位点也被发现与冠心病显著相关。

遗传因素作为稳定且可量化的终身标记,长期以来一直被期望能用于疾病的风险评估,以促进心血管疾病的精准预防。最近,整合多个遗传变异信息的冠心病多基因遗传风险评分(PRS)已经被成功开发,并用于冠心病风险预测的临床效用评估。例如,一项在欧美人群研究中使用 170 万个遗传位点建立的冠心病 PRS,发现该 PRS 每增加 1 个 SD,冠心病发病风险增加了 71%,评分最高 20% 人群的冠心病发病风险是评分最低 20% 人群的 4.17 倍。然而,几乎所有这些遗传评分均是基于欧洲人群构建的,不同人群间变异位点频率的不同、连锁不平衡模式的差异导致了欧洲人群的评分不能在东亚和中国人群中使用。其次,不同人群间生活方式、其他危险因素以及潜在的基因 - 环境交互作用的不同,也会导致这种异质性。因此,迫切需要开发中国人群的遗传风险评分。

本团队通过整合既往东亚人群冠心病及其相关危险因素的全基因组关联研究结果,构建了适用于中国人的冠心病 PRS。然后在大型前瞻性自然人群队列中应用该多基因遗传评分来评估和验证冠心病的预测价值,以及多基因遗传评分是否可以对具有不同临床风险(不同 China-PAR 评分)人群的冠心病风险进行再分层。

二、方法

1. 研究设计与研究对象 研究设计如图 1 所示。我们在 2 800 例 CAD 患者和 2 055 例

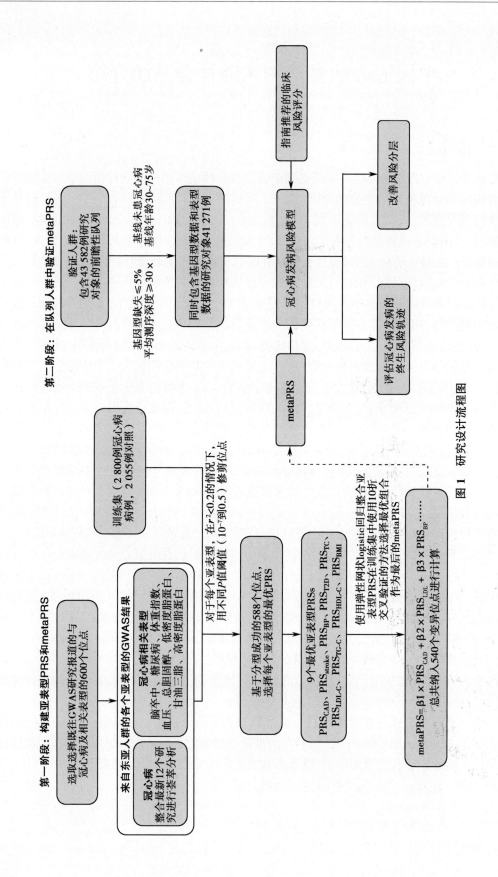

图 1　研究设计流程图

健康对照中开发了一种用于 CAD 的多基因风险评分(PRS),然后在大规模前瞻性队列人群中对其进行验证。训练集中的 CAD 病例来自中国医学科学院阜外医院。心肌梗死(MI)的诊断严格遵循以体征、症状、心电图和心肌酶活性为基础的诊断标准。结合既往是否诊断有心肌梗死病史,或左冠状动脉主干超过 50% 狭窄,或至少有一条主要心外膜血管狭窄>70% 诊断为冠心病。

验证队列来自 China-PAR 研究的三个子队列,包括中国心血管健康多中心合作研究(InterASIA)、中国心血管流行病学多中心合作研究(ChinaMUCA-1998)、中国代谢综合征社区干预和中国家庭健康研究(CIMIC)。该研究设计的细节已公开发表。简单地说,ChinaMUCA-1998、InterASIA 和 CIMIC 基线分别建立于 1998 年、2000—2001 年和 2007—2008 年。根据统一标准,2007—2008 年对 InterASIA 和 ChinaMUCA-1998 进行了首次随访,2012—2015 年、2018—2020 年对所有三个队列进行了统一的随访。在本研究中,共收集到独立于训练集的 43 582 例参与者的血液样本和主要协变量数据。在排除 561 例基因型缺失率高(>5.0%)或平均测序深度低(<30 层)、1 352 例基线时 <30 岁或>75 岁、398 例基线确诊冠心病的个体之后,最终共有 41 271 例参与者纳入分析。

所有研究均由中国医学科学院阜外医院伦理审查委员会批准。在数据收集前,每位参与者均签署了知情同意书。

2. 基线资料收集、随访调查　在严格的质量控制下,由经过培训的调查人员收集基线和随访期间的重要信息。使用标准问卷收集个人信息(性别、出生日期等)、生活方式信息(饮食习惯、体力活动等)、疾病史和 CAD 家族史。参与者还接受了体格检查(体重、身高、血压等),并提供空腹血样用以测量血脂和血糖水平。

为了在随访期间获得疾病结局和死亡相关信息,研究人员对参与者或其代理人进行了随访,同时还收集了参与者的医疗记录(或死亡证明)。两名不了解基线信息的委员会成员独立地对结局事件进行了核实。如存在不一致的情况,其他委员会成员将参与讨论,最后达成共识。冠心病定义为首次发生不稳定型心绞痛、非致死性急性心肌梗死或因冠状动脉疾病导致的死亡。基线日期与冠心病发生日期、死亡日期或最后一次随访到的日期之间的时间间隔为随访人年。

3. 遗传变异位点的选择和基因分型　我们选择了 600 个遗传变异位点,它们在全基因组关联研究中被发现与冠心病($n=212$)或冠心病相关危险因素存在全基因组显著关联($P<5\times10^{-8}$),包括脑卒中($n=42$)、血压($n=56$)、血脂($n=130$)、T2DM($n=90$)和肥胖($n=79$)(部分表型存在共同位点)。简而言之,对于冠心病和脑卒中我们选择了东亚和欧洲人群报道的所有遗传变异位点;对于其他危险因素,我们主要关注东亚人群中报道的遗传变异位点。

训练集样本使用 Infinium 公司的 Multi-Ethnic Genotyping Arrays(MEGA)芯片进行基因分型获取检测位点的遗传变异信息。在队列人群中,我们使用多重 PCR 靶向扩增子测序技术对样本进行基因分型。我们针对每个突变设计了多重引物,并使用 Illumina Hiseq X Ten 测序仪对扩增靶区进行高通量测序。在剔除 12 个变异位点检出率<95% 或在训练数据集中缺失的变异后,共有 588 个变异或其替代位点检测成功,平均检出率为 99.9%,测序深度中位数为 977×。为评估基因分型的可重复性,我们对 1 648 份样本进行了多次基因分型,鉴定结果一致率>99.4%。

4. 整合 GWAS 结果计算亚表型 PRS　我们首先根据东亚人群大规模全基因组关联研究的效应值构建了 9 个 CAD 相关表型的遗传评分。为了精确估计所选择的变异在东亚人群中的 CAD 效应值,我们在东亚人群中进行了冠心病全基因组关联研究,总样本量为 267 465 例研究对象,其中冠心病患者 51 531 例,对照 215 934 例。对于糖尿病,我们选择了 2 项无重叠样本的 GWAS 结果进行荟萃分析,得出效应值和 P 值。对于其他表型,我们从东亚人群发表的大型全基因组关联研究中获得了每个位点的效应值。

我们将每个个体每个变异等位基因数(0、1 或 2)根据其对应等位基因在该表型的效应值进行加权并求和,分别计算每个表型的 PRS。考虑到变异位点的潜在多效性,用于 PRS 构建的变异位点并不仅限于该表型最初报道的变异位点。为了给每个表型构建一个最优的 PRS,在选择变异位点集合时,我们考虑了变异位点在所选对应表型全基因组关联研究中的显著性 P 值。我们选择了 12 个不同的显著性阈值(P 为 0.5、0.4、0.3、0.2、0.1、0.05、0.01、10^{-3}、10^{-4}、10^{-5}、10^{-6}、10^{-7})下所包含的独立位点集合($r^2 < 0.2$)对每个表型构建了 9 个待选 PRS。在训练集中,9 个待选 PRS 与冠心病关联最强的(PRS 每增加一个标准差,OR 值最大)一个作为该表型的最优 PRS。然后,我们采用弹性网状 logistic 回归和 10 倍交叉验证的方法在训练样本中将 9 种表型最优评分整合成 metaPRS。该方法能考虑不同 PRS 之间的相关性,并且已被用于脑卒中多基因遗传评分的构建。我们使用 R 软件包 "glmnet" 调整年龄和性别,来评估训练数据中 9 个最优 PRS 和 CAD 之间的关联。接下来将每个最优 PRS 转化为标准差为 1,均值为 0 的评分后,采用 10 倍交叉验证的方法对一系列具有不同惩罚系数的模型进行了评估。最终选择性能最佳(AUC 最高)的模型作为最终模型。最后,将每个表型最优 PRS 按照从最优弹性网状 logistic 回归模型中得到的经调整效应值加权求和得到最后的 metaPRS。通过将 PRS 水平的权重转换为 SNP 水平的权重,metaPRS 可通过以下公式计算:

$$\text{metaPRS}_i \propto \sum_{j=1}^{m} x_{ij} \left(\frac{\beta_1}{\sigma_1} \alpha_{j1} + \cdots + \frac{\beta_9}{\sigma_9} \alpha_{j9} \right)$$

其中,m 是指使用单核苷酸多态性位点的个数,$\sigma_1 \cdots \sigma_9$ 是指 9 种表型在训练集中的经验标准差,$\alpha_{j1} \cdots \alpha_{j9}$ 是指第 j 个单核苷酸多态性位点分别与 9 种表型关联强度的效应值。x_{ij} 是指第 i 个个体携带第 j 个单核苷酸多态性位点指定等位基因数目,$\beta_1 \cdots \beta_9$ 是指通过训练集得到的 9 种亚表型 PRS 在 metaPRS 中的权重。最后,共有 540 个变异位点纳入 metaPRS 的计算。

5. 统计分析方法 连续变量使用平均值(标准差)进行描述,分类变量使用频数(百分比)进行描述。验证队列中,研究对象按照 metaPRS 的值分为低(metaPRS 0~20%)、中(metaPRS 20%~80%)和高(metaPRS 80%~100%)3 个遗传风险组。我们使用以年龄为时间尺度的竞争风险模型,同时校正性别、队列和前四个主成分后联合遗传风险组别、主要危险因素计算冠心病发病的 HR 值和终身风险(最高到 80 岁),该模型考虑了非冠心病死亡的竞争风险。我们在调整性别、队列和前四个主成分的基础上,进一步调整了人口因素(收入和教育)、冠心病家族史、城市农村和南北方,或用传统 Cox 比例风险模型替代竞争风险模型,以检验我们的结果的稳健性。所有统计分析在 R 软件 3.6.0 版或 SAS 9.4 版中进行。

三、研究结果

1. 研究对象一般特征 训练集样本共纳入冠心病病例 2 800 例,对照 2 055 例。其中,病例组冠心病发病年龄平均值为 51.59 岁,男性占 69.3%;对照组进入研究的年龄平均值为 54.77 岁,男性占 58.5%。队列人群基线一般特征见表 1,参与调查的研究对象共 41 271 例,其中男性 17 560 例,平均年龄为 52.8 岁;女性 23 711 例,平均年龄为 51.9 岁。具有 6 项传统危险因素冠心病家族史、高血压、糖尿病、高总胆固醇、肥胖和吸烟的个体占总人群比例分别为 5.5%、34%、6.8%、7.8%、12.3% 和 24.4%。

表 1 前瞻性队列人群基线一般特征

性状	总计(n=41 271)	男性(n=17 560)	女性(n=23 711)	P 值
基线年龄 / 岁	52.3(10.6)	52.8(10.8)	51.9(10.5)	<0.001
体重指数 /(kg·m^{-2})	23.8(3.6)	23.4(3.4)	24.1(3.8)	<0.001
收缩压 /mmHg	128.4(21.9)	129.1(20.9)	127.9(22.6)	<0.001
舒张压 /mmHg	79.4(11.9)	80.6(12.0)	78.5(11.8)	<0.001
总胆固醇 /(mg·dl^{-1})	180.5(36.3)	177.9(36.0)	182.4(36.5)	<0.001
空腹血糖 /(mg·dl^{-1})	94.2(27.2)	93.2(25.4)	94.9(28.4)	<0.001
传统危险因素				
冠心病家族史,n/%	2 255(5.5%)	965(5.5%)	1 290(5.4%)	0.808
高血压,n/%	14 038(34.0%)	6 187(35.2%)	7 851(33.1%)	<0.001
糖尿病,n/%	2 705(6.8%)	1 012(6.0%)	1 693(7.4%)	<0.001
高总胆固醇,n/%	3 170(7.8%)	1 174(6.8%)	1 996(8.6%)	<0.001
肥胖,n/%	5 079(12.3%)	1 673(9.5%)	3 406(14.4%)	<0.001
现在吸烟,n/%	10 026(24.4%)	9 380(53.5%)	646(2.7%)	<0.001
0 个危险因素,n/%	15 846(38.4%)	3 865(22.0%)	11 981(50.5%)	<0.001
1 个危险因素,n/%	16 119(39.1%)	8 447(48.1%)	7 672(32.4%)	
2 个危险因素,n/%	7 134(17.3%)	4 029(22.9%)	3 105(13.1%)	
≥3 个危险因素,n/%	2 172(5.3%)	1 219(6.9%)	953(4.0%)	

注:数值用均数(标准差)或人数(百分比)表示;组间比较采用方差分析或 Pearson χ^2 检验。

2. 亚表型 PRS 和冠心病 metaPRS 构建　每个表型通过纳入不同位点集合(不同 P 阈值)构建了 12 个评分,然后选择其在训练集中与冠心病最为关联(OR 值最大或最小)的作为该表型的最优评分。9 种亚表型在不同 P 阈值下使用的位点数及与冠心病在训练集样本中的关联强度(OR 值)见图 2。其中,冠心病的最优 PRS 与冠心病的关联强度(OR 值)高于其他亚表型的最优 PRS。

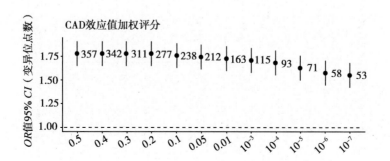

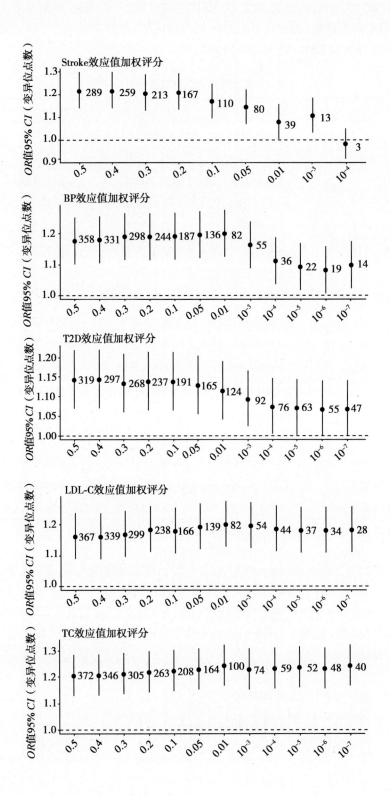

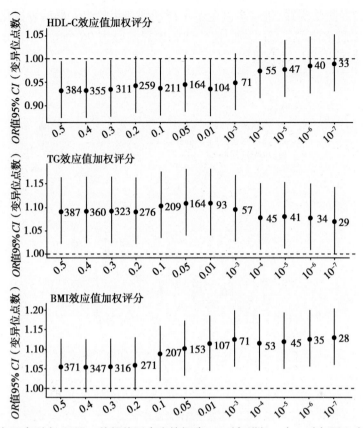

图2　各亚表型中,不同 *P* 值阈值下产生的候选 PRS(每增加一个 SD)与冠心病的关联

最后,我们使用弹性网状 logistic 回归模型整合 9 种亚表型 PRS,得到 metaPRS。弹性网状 logistic 方法计算的最优模型中每个亚表型 PRS 的系数与单变量 logistic 回归估计的系数对比见图3,最优模型中 LDL-C、TG 和 HDL-C 三个亚表型 PRS 系数为0,其余各表型经弹性网状 logistic 回归模型校正后系数均出现不同程度的下降。最后,冠心病 metaPRS 整合了6个亚表型 PRS,共纳入 540 个遗传变异。

3. metaPRS 与冠心病发病的关系　高遗传风险者(评分最高的 20%)发生冠心病的风险近3倍于低遗传风险者(评分最低的 20%),两组人群冠心病终身发病风险(到80岁时)分别达 15.9% 和 5.8%(图4)。如果高遗传风险者同时伴有冠心病家族史,那么冠心病终身发病风险将高达 27.7%。

4. 联合多基因遗传风险和临床风险对冠心病风险分层　该研究进一步结合现行《中国心血管疾病风险评估与管理指南》,评价了多基因风险评分的应用价值。结果发现,多基因风险评分可以显著改善传统临床风险的再分层能力,尤其是对于传统中、高临床风险患者临床决策的制定具有重要的指导意义。现行指南对中等临床风险患者缺乏明确的干预建议,但如果合并高遗传风险,本研究的证据建议启动生活方式和药物干预。而高临床风险个体同时伴有高遗传风险,则亟须强化生活方式和药物治疗等干预。本研究形成了综合个体遗传和环境因素的风险评估、分层技术及针对特征人群的心血管健康精准干预路径和方案,完善了现行指南决策(图5)。

　　为了便于指导防治实践,进一步制定了不同性别和年龄组人群的可视化风险评估量表图(图6),可以按照个体的年龄、性别、遗传和临床风险分为96个等级,充分反映人群差异性,实现人群更加精细的风险分层。

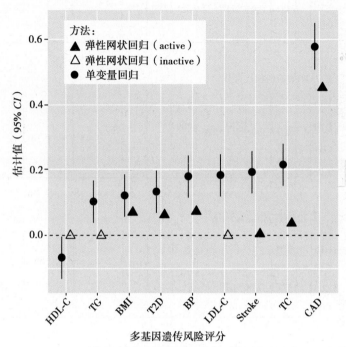

图3　训练数据集中亚表型 PRS 与冠心病的关联

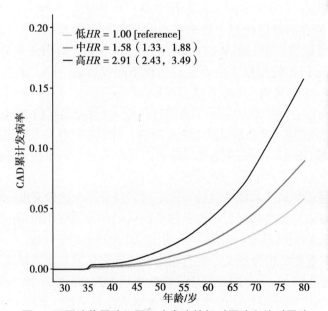

图4　不同遗传风险组冠心病发病的相对风险和绝对风险

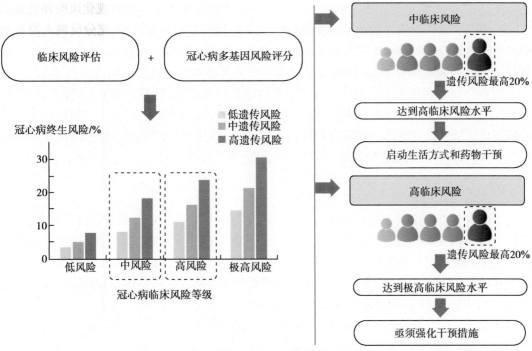

图 5　不同遗传和临床风险人群的精准预防路径和方案

	男性				年龄/岁	女性			
< 20%	2.5	8.4	11.5	15.8		1.7	6.0	8.3	11.4
20%~80%	3.9	12.7	17.7	22.4	35~44	2.8	9.1	12.8	16.3
≥80%	6.4	18.6	24.7	35.0		4.5	13.5	18.1	26.2
合计	3.9	13.5	18.2	23.4		2.8	9.7	13.2	17.1
< 20%	3.7	7.6	10.0	13.5		2.6	5.4	7.2	9.7
20%~80%	5.6	11.4	15.4	20.0	45~54	4.0	8.2	11.1	14.5
≥80%	9.0	16.6	22.1	28.7		6.4	11.9	16.1	21.1
合计	5.6	11.9	15.7	20.9		4.0	8.5	11.3	15.2
< 20%	3.5	5.5	7.8	10.0		2.4	3.9	5.5	7.1
20%~80%	5.5	8.5	11.4	15.0	55~65	3.9	6.1	8.2	10.8
≥80%	8.4	12.6	16.9	21.8		6.0	9.0	12.2	15.9
合计	5.3	8.6	11.9	15.7		3.7	6.1	8.5	11.3

多基因风险评分

A

B

临床风险评分

低　　中　　高　　极高

图 6　针对不同性别和年龄人群的可视化综合风险评估量表图

A. 10 年风险；B. 终身风险。

上述研究成果发表在 *European Heart Journal*。国际冠心病遗传联盟执委、*European Heart Journal* 遗传学责任编辑 Heribert Schunkert 教授同期配发编者按，指出本研究揭示了多基因风险评分工具在临床实践中的重要价值："本研究重要创新点是在东亚人群中建立和评价了多基因风险评分，其预测能力显著高于欧美人群的冠心病多基因风险评分"，"本研究全面整合冠心病相关危险因素的遗传信息构建模型可以提升冠心病的预测能力，该研究首次在中国人群中评价了遗传风险评分在冠心病一级预防中的应用价值"，"研究彰显了冠心病遗传风险评分在临床中风险及高风险人群的再分层能力"，"对于临床危险因素尚未出现的年轻人，多基因风险评分是心血管疾病风险分层的最佳工具"。

四、讨论

本研究整合了中国、日本、韩国、新加坡等 26 万例东亚人群冠心病基因组数据，鉴定了影响中国和东亚人群冠心病及主要危险因素的 540 个遗传变异和作用强度，构建了适合我国和东亚人群的冠心病多基因风险评分，并在我国前瞻性随访 20 年的 4 万多例人群队列中评价和验证其对冠心病的预测价值。该评分可提升冠心病发病风险预测和临床风险分层能力，有助于冠心病的早期预测预警和指导精准防治。

既往开发的心血管疾病多基因遗传评分主要在欧洲人群中开展，而东亚人群鲜有报道。由于遗传背景、生活方式的差异，欧美人群多基因遗传评分在中国人群中预测效能明显降低。本研究基于东亚人群大规模基因组学数据确定相关遗传位点的效应值，并分别在高质量冠心病病例对照样本、中国人群大样本前瞻性自然人群队列中训练和验证了适用于中国人的冠心病多基因遗传评分。我们在训练集样本中，还对比了本遗传评分与既往报道的全基因组水平遗传评分的预测效果，发现我们这个由 540 个位点组成的多基因遗传评分预测效果比既往在欧洲人群报道的两个基因组水平（170 万个和 660 万个位点）的遗传评分更准确。

现有研究关于冠心病遗传评分和传统危险评分应用价值仍有争议。在 UK Biobank 研究中，将 PRS 添加到 PCE 模型中，在风险阈值为 7.5% 时，C 统计量增加了约 0.02，NRI 增加了 4.0%。我们的研究也发现，metaPRS 在 China-PAR 评分基础上进一步提高预测效果有限。但是，我们的 metaPRS 始终显示出在各个临床风险分组内对 CAD 风险轨迹进行充分分层的能力。特别是，在具有临床不确定性的个体中，具有最高 20% 遗传风险的个体绝对风险将达到高临床风险组的水平。对于处于中等临床风险的个体，其基于指南的建议尚不明确，增加多基因风险评估可以进一步评估其风险，并有利于采取生活方式和医学干预相关决策。对于具有高临床风险的个体，纳入高遗传风险评估将有助于确定需要强化生活方式干预和药物治疗的个体，特别是针对那些他汀类药物和抗高血压药物的治疗仍然不足的个体。

五、展望

该研究成果已经研发了心血管疾病遗传风险检测芯片，实现了重大科技成果转化，正推广应用于冠心病早期发病风险预测、高危人群筛查和健康管理，预期将有助于提升我国心血管疾病危险因素管理能力和提升精准防治水平，对于降低我国冠心病疾病负担具有重要意义。

（鲁向锋　顾东风）

参考文献

［1］ Writing Committee of the Report on Cardiovascular Health and Diseases in China. Report on Cardiovascular Health and Diseases in China 2021: An Updated Summary [J]. Biomed Environ Sci, 2022, 35 (7): 573-603.

［2］ YANG X, LI J, HU D, et al. Predicting the 10-Year Risks of Atherosclerotic Cardiovascular Disease in Chinese Population: The China-PAR Project (Prediction for ASCVD Risk in China)[J]. Circulation, 2016, 134 (19): 1430-1440.

［3］ ERDMANN J, KESSLER T, MUNOZ VENEGAS L, et al. A decade of genome-wide association studies for coronary artery disease: the challenges ahead [J]. Cardiovasc Res, 2018, 114 (9): 1241-1257.

［4］ KOYAMA S, ITO K, TERAO C, et al. Population-specific and trans-ancestry genome-wide analyses identify distinct and shared genetic risk loci for coronary artery disease [J]. Nat Genet, 2020, 52 (11): 1169-1177.

［5］ INOUYE M, ABRAHAM G, NELSON C P, et al. Genomic Risk Prediction of Coronary Artery Disease in 480, 000 Adults: Implications for Primary Prevention [J]. J Am Coll Cardiol, 2018, 72 (16): 1883-1893.

［6］ DUNCAN L, SHEN H, GELAYE B, et al. Analysis of polygenic risk score usage and performance in diverse human populations [J]. Nat Commun, 2019, 10 (1): 3328.

［7］ MARTIN A R, GIGNOUX C R, WALTERS R K, et al. Human Demographic History Impacts Genetic Risk Prediction across Diverse Populations [J]. Am J Hum Genet, 2017, 100 (4): 635-649.

［8］ KHERA A V, CHAFFIN M, ARAGAM K G, et al. Genome-wide polygenic scores for common diseases identify individuals with risk equivalent to monogenic mutations [J]. Nat Genet, 2018, 50 (9): 1219-1224.

［9］ HINDY G, ARAGAM K G, NG K, et al. Genome-Wide Polygenic Score, Clinical Risk Factors, and Long-Term Trajectories of Coronary Artery Disease [J]. Arterioscler Thromb Vasc Biol, 2020, 40 (11): 2738-2746.

《脂蛋白(a)与心血管疾病关系及临床管理的专家科学建议》解读

动脉粥样硬化是一个进展性过程,可以是无症状缓慢进展至劳力相关症状,也可以因斑块破裂、斑块侵蚀或钙化结节致急剧血栓形成,导致急性心血管事件发生。降脂治疗、控制血糖、控制血压、抗血小板和介入器械治疗是目前延缓动脉粥样硬化进展和减少急性事件发生的主要策略,但综合优化治疗后仍有不少心血管事件发生,我们称之为心血管残余风险。近年来,在降低心血管残余风险或寻找新的干预靶点已经取得长足的进步,例如PCSK9抑制剂、SGLT-2抑制剂和GLP-1受体激动剂等,同样,越来越多的研究显示脂蛋白(a)[Lp(a)]是动脉粥样硬化性心血管疾病(ASCVD)和钙化性主动脉瓣狭窄的致病性因素之一,近年来也出现不少能有效降低Lp(a)的新兴治疗手段,靶向干预Lp(a)进一步降低心血管风险是目前研究热点之一,也展示一些曙光。

虽然大量研究一致性地证实了Lp(a)在心血管疾病中的致病性,但目前在Lp(a)检测、Lp(a)风险评估和降Lp(a)治疗等方面仍缺乏统一认识或标准,在此背景下,《脂蛋白(a)与心血管疾病关系及临床管理的专家科学建议》于2021年12月在《中国循环杂志》发表,该建议是我国首部专门针对Lp(a)的专家共识,同期国际上多个协会也发表了专门针对Lp(a)的专家共识或科学申明:美国心脏协会(AHA)、美国国家脂质协会(NLA)、美国国家心肺血液研究所(NHLBI)、英国高脂血症教育与动脉粥样硬化研究信托基金(HEART UK)、新法语动脉粥样硬化协会(NSFA)等。《脂蛋白(a)与心血管疾病关系及临床管理的专家科学建议》结合了中国人群及国外研究证据,分别从以下几个部分进行全面、科学的阐述,包括Lp(a)结构与人群水平、Lp(a)升高的因素、可能的致病机制、与心血管疾病的关系、检测建议、检测方法、风险增高切点、临床管理以及中国人群未来的研究方向。本文对其要点进行介绍与解析。

一、Lp(a)颗粒是由LDL颗粒上apoB共价结合一个apo(a)分子组成,apo(a)又可共价结合氧化磷脂

1963年Berg等在分析人类血液低密度脂蛋白(LDL)颗粒的抗原性中首次发现了脂蛋白(a)的存在,它是由LDL颗粒共价结合载脂蛋白(a)[apo(a)]而形成,apo(a)分子结构类似于纤维蛋白溶解酶原,但无纤维蛋白溶酶原的生理功能。apo(a)几乎仅存在于灵长类动物,低于灵长类动物鲜有发现apo(a)的存在,据推测其基因形成于4000万年前旧大陆猴和新大陆猴分支形成之时,由纤维蛋白酶原基因演变而来,其存在有可能是灵长类动物选择性进化,相关研究显示脂蛋白(a)可以促进损伤组织的修复,apo(a)也有可能是进化过程中尚未及时消除而保留下来的,一些极低甚至检测不到Lp(a)存在的个体没有明显的不良影响。

该建议指出Lp(a)是由LDL颗粒上的载脂蛋白B(apoB)共价结合一个apo(a)分子组成,apo(a)分子又是体内氧化磷脂最重要的载体,因此,Lp(a)颗粒区别于LDL颗粒在于多了一个apo(a)分子以及apo(a)分子上结合的氧化磷脂,Lp(a)颗粒的致病性也是通过其三

个重要组成部分进行:LDL颗粒具有促动脉粥样硬化作用;apo(a)结构上类似于纤维蛋白酶原,可与纤维蛋白酶原竞争结合血管内膜损伤后暴露的纤维蛋白,但无纤维蛋白酶活性,被认为具有促血栓效应;而氧化磷脂具有促炎效应。

纤维蛋白酶原分子是由5个环状结构(KⅠ、KⅡ、KⅢ、KⅣ和KⅤ)和一个蛋白酶活性区域组成,而apo(a)无KⅠ、KⅡ和KⅢ结构,由不同数量KⅣ、一个KⅤ和一个无功能蛋白酶活性区域组成,apo(a)上的KⅣ有10种亚型($K Ⅳ_1 \sim K Ⅳ_{10}$),高度变异的是apo(aⅣ)上的$K Ⅳ_2$个数,从2个到>40个不等,KⅣ结构上的赖氨酸结合位点既可结合氧化磷脂,又可结合血管损伤后裸露的纤维蛋白。由于每个人的$K Ⅳ_2$个数高度变异,导致每个人的apo(a)分子量大小不一,已知有40种以上不同分子量的apo(a)。

二、Lp(a)水平呈偏态分布,主要受基因控制,部分受非遗传因素影响

该建议指出Lp(a)水平在人群中呈偏态分布,多数个体Lp(a)水平<30mg/dl,不同种族之间的Lp(a)水平有差异,最高的为非裔美国人,其次为南亚人,再次为高加索人和西班牙裔人,最低的为东亚人。来自江苏省健康体检人群9 238例数据显示,Lp(a)中位数为5.6mg/dl,其中女性群体第80百分位值为20.7mg/dl,男性群体第80百分位值为14.5mg/dl。

Lp(a)水平70%~90%取决于LPA基因多态性,LPA等位基因其中一个来自父亲,另一个来自母亲,每个等位基因决定了apo(a)分子上$K Ⅳ_2$结构的拷贝数,$K Ⅳ_2$拷贝数越多,apo(a)分子量越大,其合成和分泌入血速度越慢,血中Lp(a)水平就越低,大部分个体有遗传自父亲和母亲的2种不同分子量的apo(a)。LPA等位基因上多个SNP与高水平Lp(a)或低水平Lp(a)相关。此外,APOE和APOH基因型也和Lp(a)水平相关。

该建议指出还有非基因因素可影响Lp(a)水平,例如疾病、饮食、运动、激素和药物等。慢性肾脏病患者Lp(a)水平随着肾小球滤过率的下降而升高,肝病患者Lp(a)水平下降,甲状腺功能亢进症患者Lp(a)水平降低,甲状腺功能减退症患者Lp(a)水平升高,而甲状腺功能亢进症患者治疗后Lp(a)升高,甲状腺功能减退症患者治疗后Lp(a)降低。高蛋白、高糖和高不饱和脂肪酸饮食可升高Lp(a)水平10%~15%。运动是否影响Lp(a)水平,不同研究显示不一致的结果,有的报道可轻微降低,有的报道没变化;绝经后妇女的激素替代治疗可降低血清Lp(a)水平20%~25%。他汀治疗后,Lp(a)水平可升高约20%。

三、Lp(a)的致病性主要与其结构上的LDL颗粒、apo(a)和氧化磷脂相关

最早关于Lp(a)的致病假设是基于其三个重要成分:其一,LDL颗粒可致动脉粥样硬化;其二,结构类似于纤维蛋白酶原但无纤溶活性的apo(a)可能会促进血栓形成;其三,氧化磷脂具有促炎效应。相关研究证实了Lp(a)的促动脉粥样硬化、促炎和促钙化作用。由于结构上的相似性,apo(a)可以像纤维蛋白酶原一样结合血管损伤后裸露的纤维蛋白,故Lp(a)可以渗透到动脉内膜,结合细胞外基质的成分,吸引巨噬细胞浸润和促进平滑肌细胞增殖。

Lp(a)是血液中主要的氧化磷脂载体,氧化磷脂具有细胞毒性,诱发细胞凋亡,上调内皮黏附分子和细胞因子表达,诱导单核细胞迁移,引发炎症,而炎症是动脉粥样硬化和早期主动脉瓣钙化主要特征之一,氧化磷脂也可促进瓣膜间质细胞钙化基因和骨化基因的表达;此外,自毒素和其产物之一溶血磷脂酸也参与了Lp(a)促钙化过程。

对于Lp(a)是否可通过抑制纤溶活动而促进血栓形成,目前仍有争议,体外研究显示

apo(a)可抑制纤溶过程,部分临床研究也显示高Lp(a)水平和静脉血栓事件明显相关,而有一些临床研究、基因研究结果不支持这一观点。

四、高水平Lp(a)增加ASCVD和钙化性主动脉瓣狭窄风险,低水平Lp(a)增加糖尿病风险

该建议参考了大量国内外基因组学、流行病学、孟德尔随机研究结果,指出Lp(a)升高是ASCVD和钙化性主动脉瓣狭窄等疾病的独立危险因素。

一项纳入40 486例无明显心血管疾病个体且随访16年的一级预防研究显示,高Lp(a)水平增加心肌梗死风险,apo(a)上的KⅣ拷贝数越多,Lp(a)水平越低,心肌梗死风险也较低。二级预防研究也显示,Lp(a)是正在治疗中心血管疾病患者的残余风险危险因子,AIM-HIGH、LIPID和FOURIER研究均显示,即使在目前最优化药物治疗下,Lp(a)仍是未来不良心血管事件的危险因子。一项纳入20个研究的荟萃分析显示,高Lp(a)水平增加缺血性脑卒中风险。EPIC-Norfolk研究显示,高Lp(a)水平增加外周动脉疾病风险。一项比较Lp(a)对冠心病、脑血管疾病和外周动脉疾病预后影响的研究显示,高Lp(a)水平增加脑卒中风险最高,其次为截肢风险,最后为心肌梗死风险。

随着人口老龄化,老年性钙化性主动脉瓣狭窄问题越来越突出,除了等待外科换瓣术或经导管瓣膜置换术外,目前无任何药物可干预。一项关于钙化性主动脉瓣狭窄的全基因组分析研究显示,只有Lp(a)基因上的一个SNP与钙化性主动脉瓣狭窄相关,前瞻性研究也显示,高Lp(a)水平增加发生主动脉瓣狭窄和进行主动脉瓣置换术的风险。有研究显示,氧化磷脂和自毒素均可促进主动脉瓣钙化,而这两者均可被Lp(a)所运载。是否未来可通过降低Lp(a)来延缓钙化性主动脉瓣狭窄进展,有待相关随机对照研究来证实。

有趣的是,一项纳入4个前瞻性研究的荟萃分析显示Lp(a)水平和2型糖尿病患病风险呈负相关,Lp(a)水平越低,2型糖尿病风险越高,目前尚不清楚其机制。中国医学科学院阜外医院研究团队的一项多中心研究显示,2型糖尿病患者的高Lp(a)水平带来的不良心血管事件风险高于糖尿病前期患者。

Lp(a)颗粒上的胆固醇占自身重量约30%,可以占血浆LDL-C总水平的30%~45%,家族性高胆固醇血症(FH)的临床诊断大都基于血浆异常升高的LDL-C水平和早发ASCVD,因此,至少有一小部分临床诊断的FH是由于Lp(a)升高而非LDL-C升高。基因确诊的FH患者与无FH患者在Lp(a)水平上无差别,因此,Lp(a)水平明显升高可部分被误诊为FH,临床诊断的FH实际上可分为不伴Lp(a)升高的FH、不伴FH的Lp(a)升高、FH合并Lp(a)升高,研究显示,FH合并Lp(a)水平升高可导致ASCVD风险急剧升高。

五、现有和正在研究中的降Lp(a)治疗是否能带来心血管获益

该建议指出,目前已知有多种能降低Lp(a)的药物和疗法,其中一些已经被证实不能带来心血管获益,一些疗法证据不充分,还有一些药物正在做Ⅲ期临床试验,初步结果是有可能带来心血管获益。该建议指出,目前对于Lp(a)升高的患者,管理原则是:①降低总体ASCVD风险;②控制伴随的其他有临床意义的血脂异常;③考虑药物经济学和现有证据,不建议推荐以降Lp(a)为首要目的来应用PCSK9抑制剂;④对于经充分降LDL-C治疗以及控制其他危险因素后,动脉粥样硬化仍进行性加重且Lp(a)≥60mg/dl者,可采用医师与患者沟通决策模式,酌情选用脂蛋白置换术。

目前最有效降低Lp(a)的疗法是脂蛋白置换术,单次脂蛋白置换术可降低Lp(a)水平60%~85%,同时降低氧化磷脂水平,此外还能降低LDL 60%~85%,大约在7天后反弹至基线水平,因此,它必须每2周或每周进行一次。德国一项研究显示,每周一次的脂蛋白置换术和置换术前相比,能降低MACE约70%。一项随机对照研究显示,每周一次脂蛋白置换术能显著改善心肌灌注,减少心绞痛发作。目前,尚需更多随机对照试验来明确该疗法能带来心血管获益。

PSCK9单克隆抗体能降低LDL-C水平50%~60%,也能降低Lp(a)水平25%~30%,FOURIER和ODYSSEY研究数据分析显示,PCSK9单克隆抗体所致的Lp(a)降低能减少主动脉瓣狭窄、外周动脉疾病和深静脉血栓事件。需要指出的是,在2021年国家医保谈判中,国内两个已上市的PCSK9抑制剂都谈判成功,进入了医保目录,售价从原来的1 000多元降到了现在的300元左右,消除药物经济学的顾虑,是否可将PCSK9抑制剂用于高Lp(a)水平的患者,需要更多心血管获益证据。

烟酸能降低Lp(a)水平30%~40%,2个随机对照研究显示烟酸不仅不能带来心血管获益,还有不少不良反应,例如新发糖尿病、感染和出血。胆固醇酯转运蛋白抑制剂、依折麦布和贝特类药物无明显或仅有轻微的降Lp(a)作用。他汀治疗后Lp(a)水平可升高约20%,他汀治疗带来心血管获益来自LDL-C的降低,是否他汀治疗中Lp(a)水平升高部分抵消LDL-C降低带来的心血管获益,有待相关研究进一步证实。

米泊美生作为apoB的反义寡核苷酸,能明显改善血脂谱,包括降低Lp(a)约25%、降低LDL-C约32%和降低TG约36%,且HDL-C水平无明显改变,但不良反应较多,例如注射部位不适、肝毒性和流感样症状等,而且心血管获益证据不充分,目前仅被批准用于其他降脂疗法无效的家族性高胆固醇血症。inclisiran是一种已被美国FDA批准上市的PCSK9小干扰RNA,一年仅需皮下注射两次,降低LDL-C约55%,降低Lp(a)约24%,随机对照试验显示能减少20%的MACE,但目前仍不清楚Lp(a)降低在inclisiran的心血管获益中起多大作用。

上述疗法并不是直接靶向干预Lp(a),降Lp(a)作用仅作为一个附带药理效应,这些疗法的主要作用是其他方面的调脂作用或药理作用。pelacarsen是一种apo(a)的反义寡核苷酸,能降低Lp(a)水平约80%,目前,评估pelacarsen对心血管预后影响的大规模随机对照临床试验正在进行中。此外,靶向apo(a)mRNA的小干扰RNA生物制剂目前都在II期临床试验中,初步显示其能降低Lp(a)水平高达90%,是否能带来心血管获益有待进行III期临床试验。

六、关于Lp(a)临床检测的建议

该建议指出,目前国内已常规开展的Lp(a)检测大多为血浆中Lp(a)颗粒的质量浓度,临床检测的LDL-C其实是包含Lp(a)颗粒上的胆固醇,因此,LDL-C检测和Lp(a)检测有部分重叠。不仅个体之间的apo(a)分子量大小不一,而且每一个体均含有分别遗传自父亲和母亲的2个不同分子量的apo(a),因此质量浓度和摩尔浓度无法直接换算。临床Lp(a)检测多采用免疫法,抗体对不同分子量的apo(a)亲和性也不一致,导致检测精确性不够。综上所述,个体之间的Lp(a)浓度无法进行精确对比,给临床研究造成一定的不精确性。目前,不少研究采用质量浓度作为参照指标,有的研究采用摩尔浓度,有的采用Lp(a)基因型作为参照指标。

　　该建议推荐：①应使用一种对 apo（a）异构体不敏感且与纤溶酶原无交叉的单克隆抗体；②选择校准品可溯源到 WHO/IFCC SRM-2B 参考物质的检测体系；③基于现状，报告结果以质量单位或者摩尔单位表示均可（摩尔单位最佳），但质量单位不推荐固定转换因子直接转换为摩尔单位。

　　关于 Lp（a）致心血管风险增高的切点值，不同国家指南和共识中的推荐并不一致，较多使用的是 50mg/dl。根据中国人群的现有研究数据，该建议推荐 30mg/dl 作为风险增加的切点。

　　关于 Lp（a）检测人群，该建议推荐：

　　1. 一般人群至少应检测一次。

　　2. 重点筛查人群　①ASCVD 极高危人群；②有早发 ASCVD 家族史；③直系亲属血清 Lp（a）水平升高>90mg/dl（200nmol/L）；④家族性高胆固醇血症或其他遗传性血脂异常；⑤钙化性主动脉瓣狭窄患者。

（李小林）

参考文献

［1］北京心脏学会. 脂蛋白（a）与心血管疾病风险关系及临床管理的专家科学建议 [J]. 中国循环杂志，2021，36（12）: 1158-1167.

［2］DURLACH V, BONNEFONT-ROUSSELOT D, BOCCARA F, et al. Lipoprotein (a): Pathophysi-ology, measurement, indication and treatment in cardiovascular disease. A consensus statement from the Nouvelle Societe Francophone d'Atherosclerose (NSFA)[J]. Arch Cardiovasc Dis, 2021, 114 (12): 828-847.

［3］REYES-SOFFER G, GINSBERG H N, BERGLUND L, et al. Lipoprotein (a): A Genetically Deter-mined, Causal, and Prevalent Risk Factor for Atherosclerotic Cardiovascular Disease: A Scientific Statement From the American Heart Association [J]. Arterioscler Thromb Vasc Biol, 2022, 42 (1): e48-e60.

［4］CEGLA J, NEELY R D G, FRANCE M, et al. HEART UK consensus statement on Lipoprotein (a): A call to action [J]. Atherosclerosis, 2019, 291: 62-70.

［5］WILSON D P, JACOBSON T A, JONES P H, et al. Use of Lipoprotein (a) in clinical practice: A biomarker whose time has come. A scientific statement from the National Lipid Association [J]. J Clin Lipidol, 2019, 13 (3): 374-392.

［6］TSIMIKAS S, FAZIO S, FERDINAND K C, et al. NHLBI Working Group Recommendations to Reduce Lipoprotein (a)-Mediated Risk of Cardiovascular Disease and Aortic Stenosis [J]. J Am Coll Cardiol, 2018, 71 (2): 177-192.

［7］BERG K. A New Serum Type System in Man--the Lp System [J]. Acta Pathol Microbiol Scand, 1963, 59: 369-382.

［8］BROWN M S, GOLDSTEIN J L. Plasma lipoproteins: teaching old dogmas new tricks [J]. Nature, 1987, 330 (6144): 113-114.

［9］BERGLUND L, RAMAKRISHNAN R. Lipoprotein (a): an elusive cardiovascular risk factor [J]. Arterio-scler Thromb Vasc Biol, 2004, 24 (12): 2219-2226.

［10］SCHMIDT K, NOUREEN A, KRONENBERG F, et al. Structure, function, and genetics of lipoprotein (a) [J]. J Lipid Res, 2016, 57 (8): 1339-1359.

［11］CUI F M, FANG F, HE Y M, et al. Establishing age and sex dependent upper reference limits for the plasma lipoprotein (a) in a Chinese health check-up population and according to its relative risk of primary myocardial infarction [J]. Clin Chim Acta, 2018, 484: 232-236.

［12］MACK S, COASSIN S, RUEEDI R, et al. A genome-wide association meta-analysis on lipoprotein (a) concentrations adjusted for apolipoprotein (a) isoforms [J]. J Lipid Res, 2017, 58 (9): 1834-1844.

［13］HOEKSTRA M, CHEN H Y, RONG J, et al. Genome-Wide Association Study Highlights APOH as a Novel Locus for Lipoprotein (a) Levels-Brief Report [J]. Arterioscler Thromb Vasc Biol, 2021, 41 (1): 458-464.

［14］ENKHMAA B, BERGLUND L. Non-genetic influences on lipoprotein (a) concentrations [J]. Atherosclerosis, 2022, 349: 53-62.

［15］TSIMIKAS S, GORDTS P, NORA C, et al. Statin therapy increases lipoprotein (a) levels [J]. Eur Heart J, 2020, 41 (24): 2275-2284.

［16］KAMSTRUP P R. Lipoprotein (a) and Cardiovascular Disease [J]. Clin Chem, 2021, 67 (1): 154-166.

［17］SCHNITZLER J G, HOOGEVEEN R M, ALI L, et al. Atherogenic Lipoprotein (a) Increases Vascular Glycolysis, Thereby Facilitating Inflammation and Leukocyte Extravasation [J]. Circ Res, 2020, 126 (10): 1346-1359.

［18］ZHENG K H, TSIMIKAS S, PAWADE T, et al. Lipoprotein (a) and Oxidized Phospholipids Promote Valve Calcification in Patients With Aortic Stenosis [J]. J Am Coll Cardiol, 2019, 73 (17): 2150-2162.

［19］BOFFA M B, KOSCHINSKY M L. Oxidized phospholipids as a unifying theory for lipoprotein (a) and cardiovascular disease [J]. Nat Rev Cardiol, 2019, 16 (5): 305-318.

［20］NOWAK-GOTTL U, JUNKER R, HARTMEIER M, et al. Increased lipoprotein (a) is an important risk factor for venous thromboembolism in childhood [J]. Circulation, 1999, 100 (7): 743-748.

［21］KAMSTRUP P R, TYBJAERG-HANSEN A, NORDESTGAARD B G. Genetic evidence that lipoprotein (a) associates with atherosclerotic stenosis rather than venous thrombosis [J]. Arterioscler Thromb Vasc Biol, 2012, 32 (7): 1732-1741.

［22］KAMSTRUP P R, TYBJAERG-HANSEN A, STEFFENSEN R, et al. Genetically elevated lipoprotein (a) and increased risk of myocardial infarction [J]. JAMA, 2009, 301 (22): 2331-2339.

［23］ALBERS J J, SLEE A, O'BRIEN K D, et al. Relationship of apolipoproteins A-1 and B, and lipoprotein (a) to cardiovascular outcomes: the AIM-HIGH trial (Atherothrombosis Intervention in Metabolic Syndrome with Low HDL/High Triglyceride and Impact on Global Health Outcomes)[J]. J Am Coll Cardiol, 2013, 62 (17): 1575-1579.

［24］NESTEL P J, BARNES E H, TONKIN A M, et al. Plasma lipoprotein (a) concentration predicts future coronary and cardiovascular events in patients with stable coronary heart disease [J]. Arterioscler Thromb Vasc Biol, 2013, 33 (12): 2902-2908.

［25］O'DONOGHUE M L, FAZIO S, GIUGLIANO R P, et al. Lipoprotein (a), PCSK9 Inhibition, and Cardiovascular Risk [J]. Circulation, 2019, 139 (12): 1483-1492.

［26］NAVE A H, LANGE K S, LEONARDS C O, et al. Lipoprotein (a) as a risk factor for ischemic stroke: a meta-analysis [J]. Atherosclerosis, 2015, 242 (2): 496-503.

［27］GURDASANI D, SJOUKE B, TSIMIKAS S, et al. Lipoprotein (a) and risk of coronary, cerebrovascular, and peripheral artery disease: the EPIC-Norfolk prospective population study [J]. Arterioscler Thromb Vasc Biol, 2012, 32 (12): 3058-3065.

［28］SANCHEZ MUNOZ-TORRERO J F, RICO-MARTIN S, ALVAREZ L R, et al. Lipoprotein (a) levels and outcomes in stable outpatients with symptomatic artery disease [J]. Atherosclerosis, 2018, 276: 10-14.

［29］THANASSOULIS G, CAMPBELL C Y, OWENS D S, et al. Genetic associations with valvular calcification and aortic stenosis [J]. N Engl J Med, 2013, 368 (6): 503-512.

［30］BOUCHAREB R, MAHMUT A, NSAIBIA M J, et al. Autotaxin Derived From Lipoprotein (a) and Valve Interstitial Cells Promotes Inflammation and Mineralization of the Aortic Valve [J]. Circulation, 2015, 132 (8): 677-690.

［31］ PAIGE E, MASCONI K L, TSIMIKAS S, et al. Lipoprotein (a) and incident type-2 diabetes: results from the prospective Bruneck study and a meta-analysis of published literature [J]. Cardiovasc Diabetol, 2017, 16 (1): 38.

［32］ JIN J L, CAO Y X, ZHANG H W, et al. Lipoprotein (a) and Cardiovascular Outcomes in Patients With Coronary Artery Disease and Prediabetes or Diabetes [J]. Diabetes Care, 2019, 42 (7): 1312-1318.

［33］ ELLIS K L, PEREZ DE ISLA L, ALONSO R, et al. Value of Measuring Lipoprotein (a) During Cascade Testing for Familial Hypercholesterolemia [J]. J Am Coll Cardiol, 2019, 73 (9): 1029-1039.

［34］ ROESELER E, JULIUS U, HEIGL F, et al. Lipoprotein Apheresis for Lipoprotein (a)-Associated Cardiovascular Disease: Prospective 5 Years of Follow-Up and Apolipoprotein (a) Characterization [J]. Arterioscler Thromb Vasc Biol, 2016, 36 (9): 2019-2027.

［35］ KHAN T Z, HSU L Y, ARAI A E, et al. Apheresis as novel treatment for refractory angina with raised lipoprotein (a): a randomized controlled cross-over trial [J]. Eur Heart J, 2017, 38 (20): 1561-1569.

［36］ SCHWARTZ G G, STEG P G, SZAREK M, et al. Peripheral Artery Disease and Venous Thromboembolic Events After Acute Coronary Syndrome: Role of Lipoprotein (a) and Modification by Alirocumab: Prespecified Analysis of the ODYSSEY OUTCOMES Randomized Clinical Trial [J]. Circulation, 2020, 141 (20): 1608-1617.

［37］ BERGMARK B A, O'DONOGHUE M L, MURPHY S A, et al. An Exploratory Analysis of Proprotein Convertase Subtilisin/Kexin Type 9 Inhibition and Aortic Stenosis in the FOURIER Trial [J]. JAMA Cardiol, 2020, 5 (6): 709-713.

［38］ PANTA R, DAHAL K, KUNWAR S. Efficacy and safety of mipomersen in treatment of dyslipidemia: a meta-analysis of randomized controlled trials [J]. J Clin Lipidol, 2015, 9 (2): 217-225.

［39］ PARHAM J S, GOLDBERG A C. Mipomersen and its use in familial hypercholesterolemia [J]. Expert Opin Pharmacother, 2019, 20 (2): 127-131.

［40］ KHAN S A, NAZ A, QAMAR MASOOD M, et al. Meta-Analysis of Inclisiran for the Treatment of Hypercholesterolemia [J]. Am J Cardiol, 2020, 134: 69-73.

［41］ TSIMIKAS S, KARWATOWSKA-PROKOPCZUK E, GOUNI-BERTHOLD I, et al. Lipoprotein (a) Reduction in Persons with Cardiovascular Disease [J]. N Engl J Med, 2020, 382 (3): 244-255.

《妊娠期高血压疾病的诊断、血压目标和药物治疗：2021 年 AHA 科学声明》解读

妊娠期高血压疾病（hypertensive disorders of pregnancy，HDP）是一组以妊娠妇女血压升高为主要表现的疾病，可引起母体重要靶器官功能损害和不良妊娠结局，是全球范围内除出血外导致孕产妇死亡的第二大原因，而且这些受影响的妇女远期发生心血管疾病及代谢异常的风险明显增加。但对这一特殊人群因为缺乏高质量的临床试验结果支持，多年来其治疗并没有太大进展。近几年，美国妇产科学会（American College of Obstetricians and Gynecologists，ACOG）、国际妊娠期高血压研究学会（International Society for the Study of Hypertension in Pregnancy，ISSHP）陆续更新了相关指南，2021 年美国心脏协会（American Heart Association，AHA）发布了《妊娠期高血压疾病的诊断、血压目标和药物治疗：2021 年 AHA 科学声明》（以下简称《2021 AHA-HDP 声明》），综合了当前关于 HDP 诊断和治疗策略争议相关的科学依据，基本内容包括 HDP 流行病学、HDP 的病理生理、子痫前期和母胎不良结局的预防、妊娠期血压测量、HDP 的治疗、产后监测、多学科管理以及未来的研究方向。本文将结合临床问题及相关领域的文献对此声明进行解读，以期为更好地对 HDP 患者进行管理以降低孕产期及产后长期风险提供参考。

一、关于 HDP 的流行病学

全球 HDP 的患病率为 5%~10%，而发病率呈逐渐增长的趋势，其原因与女性生育年龄增加及合并心血管代谢异常比率增加有关，如女性孕前存在慢性高血压、超重及肥胖、糖尿病的比率增加。孕产妇死亡的原因一半归于心血管疾病（cardiovascular disease，CVD），HDP 增加孕产妇子痫前期 / 子痫、脑卒中、心肌梗死、围产期心肌病、自发性冠脉夹层、产后出血的风险，亦是胎儿和新生儿并发症（包括胎盘早剥、宫内生长受限、低出生体重、早产、宫内和围产期死亡等）的主要原因之一。

《2021 AHA-HDP 声明》的流行病学资料列举了 HDP 的危害：不仅关系孕妇及胎儿的孕产期安全，越来越多的证据表明其对受影响的女性甚至后代长期健康有重要影响。HDP 患者在以后发生慢性高血压的风险增加 4 倍，而且发生时间更早，发展速度也更快，合并代谢异常（糖尿病、高脂血症）、患 CVD（缺血性 / 高血压性心脏病、脑卒中、冠心病）、心房颤动、血管性痴呆、慢性肾脏病、静脉血栓栓塞的风险也会增加。HDP 患者后代同样也具有更高的 CVD 风险，包括发生高血压、心肌病、心律失常或心力衰竭、脑卒中以及妊娠期高血压、子痫前期的可能性增加。全球心血管疾病仍处于高发并且是导致死亡的首位原因，对心血管疾病的防治一直是关乎人类健康的重要课题。而 HDP 可能增加母代及子代的短期及长期 CVD 风险，其预防和治疗是极具重要意义的临床问题。

二、子痫前期和不良妊娠结局的预防

子痫前期 / 子痫是 HDP 中最严重的类型，而其具有发病机制复杂性和临床表现多样

性的特点,早期识别与之相关的危险因素,动态观察临床变化、早期干预是防治的关键。《2021 AHA-HDP 声明》详细列举了子痫前期的危险因素。高危险因素包括子痫前期史、血压 ≥ 140/90mmHg、妊娠期糖尿病、多胎妊娠、抗磷脂综合征、系统性红斑狼疮、慢性肾脏病;中等危险因素包括母亲年龄 > 35 岁、妊娠前 BMI > 30kg/m² 、家族史(一级亲属)、种族(黑色人种)、低社会经济地位、初产妇、不良妊娠史,还有一些其他可能增加子痫前期风险的新的相关因素,包括高血压前期、白大衣高血压、超重、妊娠期糖尿病、胰岛素抵抗、甲状腺功能亢进症、辅助生殖等。值得注意的是,《2021 AHA-HDP 声明》新增的相关危险因素里,当血压水平从 130~134/80~84mmHg 到 135~139/85~90mmHg,子痫前期风险逐渐增高,这提示我们应该关注这一血压水平临近 HDP 诊断域值的人群,也促发对 HDP 诊断及治疗域值的思考。

子痫前期一旦发生,只有胎盘娩出才能缓解病情,所以预防性干预是最重要的环节,但目前关于子痫前期和不良妊娠结局的预防,并没有肯定的措施。《2021 AHA-HDP 声明》提倡应该重视孕前的健康状态,并且在孕前及孕期进行生活方式调整,包括饮食、运动及减少孕期体重增加,这些都与改善代谢异常相关。其中特别提示了运动的益处,有系统回顾发现运动可以降低子痫前期风险 40%,而且对胎儿无不良影响。提倡孕妇如果没有运动禁忌的情况,每周至少进行 140 分钟中等强度运动。而关于药物预防方面并没有新的进展。证据比较多的是小剂量阿司匹林的预防作用。荟萃分析表明,阿司匹林降低了先兆子痫风险,此外还降低了孕产妇严重并发症、早产、小于胎龄儿以及胎儿或新生儿死亡的发生率。《2021 AHA-HDP 声明》提出,具有子痫前期危险因素(≥ 1 个高危或 ≥ 2 个中危因素)的孕妇建议在孕 12~16 周开始小剂量阿司匹林治疗,可以降低子痫前期风险 10%~20%,但是阿司匹林的最佳剂量还不确定,大多数试验使用 81~150mg。应用阿司匹林预防先兆子痫与产前和产后出血以及罕见的新生儿出血小幅增加相关,上述风险可通过在妊娠 36 周前停用阿司匹林来降低。对于普伐他汀和二甲双胍用于预防子痫前期,仅是审慎提及有相关的研究,并未做出推荐。

三、关于 HDP 诊断的问题

(一) HDP 的定义

基于血压升高对成人远期心血管疾病不利影响的证据,2017 年美国心脏病学会(American College of Cardiology,ACC)和 AHA 发布了 2017 年版《美国成人高血压防治指南》,对成人血压分类进行了修订,将一般人群高血压的诊断域值由 140/90mmHg 下调至 130/80mmHg,血压 ≥ 130/80mmHg 的个体定义为 Ⅰ 期高血压,血压 ≥ 140/90mmHg 定义为 Ⅱ 期高血压。但对于孕妇来说,在这一特殊领域还缺乏相关证据,尤其是诊断域值降低对临床相关问题,如早产、胎儿宫内生长受限、围产期并发症和死亡的影响还没有定论,所以,目前各国及国际指南,包括《2021 AHA-HDP 声明》对妊娠期高血压的定义还是收缩压 ≥ 140mmHg 和 / 或舒张压 ≥ 90mmHg,重度妊娠期高血压定义为收缩压 ≥ 160mmHg 和 / 或舒张压 ≥ 110mmHg。重度血压升高需在 15 分钟内重复测量验证,轻度血压升高应间隔 4 小时重复测量以确定诊断。

(二) 妊娠期血压测量

妊娠期血压的准确测量对 HDP 的诊断和治疗很关键。由于水银柱血压计逐渐被淘汰,妊娠期血压测量宜使用经妊娠期认证的医用电子血压计,并应定期校准。ACOG 和 ISSHP 推荐慢性高血压和妊娠期高血压孕妇自测血压,尤其是血压控制不佳时或怀疑白大衣高血压、隐匿性高血压时。目前对家庭自测血压及动态血压监测用于 HDP 诊断还缺少足够的数据，现有信息未发现妊娠期间自测血压和诊室血压之间的系统差异，这表明自测血压的诊断和治疗阈值可能等同于标准的临床阈值，但仍需要更多关于适当的方法学和设备验证的信息加以证实。

（三）妊娠期高血压的特殊类型

2013 年 ACGO 妊娠期高血压疾病指南将 HDP 分为 4 类，即妊娠期高血压、子痫前期 / 子痫、慢性高血压、慢性高血压并发子痫前期 / 子痫。2018 年 ISSHP 指南对 HDP 临床疾病谱重新进行了分类：第一类为妊娠前诊断或妊娠 20 周前新发现的高血压，包括慢性高血压（原发性或继发性）、白大衣高血压、隐匿性高血压 3 个亚型；第二类为妊娠 20 周后发生的高血压，包括一过性妊娠期高血压、妊娠期高血压和新发或由慢性高血压基础上演进而来的子痫前期 3 个亚型。《2021 AHA-HDP 声明》列出了妊娠期非持续性高血压的类型，主要包括白大衣高血压和隐匿性高血压，测量诊室外血压对这两种情况的识别很有价值。隐匿性高血压指诊室血压正常而诊室外血压增高，其发病率及临床意义还缺少广泛的研究；白大衣高血压指诊室血压升高（≥ 140/90mmHg），但在家庭或工作时血压正常（< 135/85mmHg）。白大衣高血压约占 32%，约一半可能发展为持续高血压，而且较正常血压者发生子痫前期风险增加，但比持续慢性高血压或妊娠期高血压低。

继发性高血压所占比例很少，但与更差的妊娠结局有关。在孕妇年龄 < 35 岁，严重或难治性高血压，无高血压家族史，或存在低钾血症、肌酐升高或妊娠早期蛋白尿者，应警惕继发性可能。肥胖孕妇还要注意有无阻塞性睡眠呼吸暂停导致的继发性高血压。

产后高血压和产后子痫前期虽然没有在 HDP 分类中特别列出，但其重要性日益受到重视。约 60% 的母亲死亡发生在产后 1 年内，而 HDP 仍然是主要原因之一。产后高血压发病率在无产前高血压孕妇为 8%，而在有产后子痫前期史者可达 50%，与母亲短期的并发症，如子痫、脑卒中、心肌病等有关。所以，建议在产后密切监测血压和随访。尤其对在妊娠期已经发生子痫前期的妊娠妇女，产后需要更密切的监测。子痫前期患者产后要避免使用非甾体抗炎药，因其具有升高血压的风险，特别是存在肾脏疾病、胎盘早剥、急性肾脏损害或其他已知的急性肾脏损伤的高危因素情况下。

四、关于 HDP 治疗

（一）HDP 治疗阈值

国际上各学会的指南对于妊娠期高血压的治疗阈值和降压目标值有所不同。对于严重高血压（≥ 160/110mmHg），各国指南基本达成共识，均强调应启动降压治疗。ACOG 推荐：患有子痫前期伴收缩压持续 ≥ 160mmHg 或舒张压持续 ≥ 110mmHg；收缩压 ≥ 160mmHg 或舒张压 ≥ 110mmHg 的慢性高血压孕妇进行降压治疗，治疗目标为 120~160/80~110mmHg。但对于妊娠期轻度高血压是否予降压治疗尚存在争议。在确定妊娠期理想的抗高血压治疗阈值和治疗目标值时，需要在预防母亲高血压并发症和避免胎儿风险之间取得平衡。由于妊娠妇女这一群体的特殊性，长期以来缺乏足够的临床研究来解决这个问题。早期有小样本研究针对无其他 CVD 风险的轻度高血压孕妇，在相对较短的妊娠期采用更严格的降压治疗没有即时及远期的健康收益。另外，对降低母体血压可能会引起子宫胎盘血流灌注不足以及抗高血压药物对胎儿潜在的不良影响的担忧，这些都可能是造成 ACOG 指南的降压阈值和目标值较高的因素。

（二）关于 HDP 治疗阈值的新证据

近年来,在非妊娠期高血压领域,支持强化降压的证据越来越多,成人高血压治疗指南提出的血压治疗阈值逐渐降低,目的是通过强化降压最大限度地降低高血压相关的死亡和并发症的远期风险。2015 年发表的"妊娠期高血压控制研究"(control of hypertension in pregnancy study,CHIPS)成为这一领域的里程碑式研究,该研究是一项国际多中心、随机对照临床研究,共纳入 987 例孕妇(其中 75% 有慢性高血压)。随机分为非严格控制组和严格控制组,非严格控制组靶舒张压为 100mmHg,严格控制组靶舒张压为 85mmHg。研究结果显示,两组的母亲、胎儿和新生儿的结局无显著差异(子痫前期发生率、早产、低出生体重、新生儿死亡),而严格控制组重度高血压的发生率减少 50%。事后分析又发现,重度高血压与早产、低出生体重、母亲的严重并发症等相关。该研究结果为非重度高血压孕妇将舒张压降低至 85mmHg 时胎儿的安全性提供了证据。同时也是基于此结果,ISSHP 推荐的治疗阈值及目标值都更为严格。

2022 年在《新英格兰医学杂志》发表的"慢性高血压和妊娠"(chronic hypertension and pregnancy,CHAP)试验为上述问题进一步提供了新数据。这是一项开放标签的多中心、随机试验,纳入单胎妊娠且孕龄不到 23 周的轻度高血压孕妇(血压 140~160/90~105mmHg)2 408 人,随机分两组,一组以 <140/90mmHg 的血压目标接受降压药治疗(积极治疗组),另一组接受标准治疗(对照组),即只有收缩压升高至 160mmHg 以上或舒张压升高至 105mmHg 以上时,才以相同的血压目标启动治疗。首选降压药是拉贝洛尔或硝苯地平缓释片。主要结局是由以下几项构成的复合结局:有重度表现的子痫前期,妊娠 35 周前发生的有医学指征的早产,胎盘早剥或者胎儿或新生儿死亡。安全性结局是小于胎龄儿(出生体重低于相应胎龄的第 10 百分位数)。次要结局包括由新生儿或孕产妇严重并发症、子痫前期和早产构成的复合结局。结果显示,积极治疗组的主要结局发生率低于对照组(30.2% *vs.* 37.0%),校正后的相对危险度为 0.82(95%*CI* 0.74~0.92,*P*<0.001)。对主要结局造成影响的是有重度表现的子痫前期,以及妊娠 35 周前发生的有医学指征的早产。两组的婴儿安全性结局(小于胎龄儿)无显著差异。此研究提示,在患轻度慢性高血压的孕妇中,将目标血压设定为低于 140/90mmHg 的策略与较好的妊娠结局相关,可以降低重度子痫前期风险,并且未增加小于胎龄儿的发生风险,表明采取更积极治疗方案时未发现胎儿生长减缓,这一点也与CHIPS 研究者的发现一致,进一步说明了积极治疗的胎儿安全性。试验还显示,积极治疗组中子痫前期各项指标的发生率明显降低,但由于次要结局未进行多重因素校正,故这些结果必须谨慎解读。如果该结果在后续研究中得到证实,将为妊娠期轻度高血压临床治疗建议的变化提供有力证据。

（三）关于 HDP 治疗阈值的思考

正是基于新发现的临床研究结果和一些随机试验的系统评价,针对非重度 HDP 妇女,国际上大多数高血压学会支持更为积极的降压治疗,推荐 ≥140/90mmHg 时就进行治疗,降压目标值定在 130/80mmHg 以下。2018 年 ISSHP 推荐所有 HDP 降压阈值为诊室血压 ≥140/90mmHg(或家庭血压 ≥135/85mmHg),血压管理目标值为舒张压 85mmHg,收缩压 110~140mmHg,以降低发生严重高血压和其他并发症的风险。《妊娠期血压管理中国专家共识(2021)》建议,当慢性高血压患者妊娠期的诊室血压 ≥140/90mmHg 时,应启动降压治疗,降压目标值为诊室血压不低于 110~130/80~85mmHg。《2021 AHA-HDP 声明》认为,支持降低 HDP 血压治疗目标的数据越来越多,但还不够确凿。对妊娠期高血压的降压目标提出了以下意见：

1. 随机研究荟萃分析和 CHIPS 研究证明，对妊娠期高血压进行更积极的治疗（平均血压 133/85mmHg），可以预防严重高血压的发生和发展。

2. 有证据表明，子痫前期的神经系统表现（头痛、视觉障碍、癫痫发作）的病理生理学与后部可逆性白质脑病综合征相似。与非妊娠者相比，患子痫前期女性可能更易出现严重的神经系统并发症，例如在血压非重度升高时（SBP 在 150~170mmHg）就可能发生脑出血，因此，将血压降至当前目标值以下（<150/90mmHg）可能有利于预防这些严重后果。

3. 对妊娠期非严重高血压（BP 140~155/90~109mmHg）的治疗，可使那些没有子痫前期严重特征的孕妇延长妊娠期。

4. ACOG 指南不建议对血压未达到 ≥160/110mmHg 的子痫前期患者进行降压治疗，而对有子痫前期严重特征的孕妇（包括无法控制的高血压，即 BP ≥160/110mmHg），在具备足够的孕产妇和新生儿重症监护条件时，甚至建议孕期<34 周也可行紧急分娩。降低 HDP 治疗阈值可以及时控制血压，可能会降低因出现子痫前期严重并发症需要立即分娩的风险，从而延长孕周，降低早产及相应并发症的发生率。

5. 既往认为没有其他心血管危险因素的年轻女性高血压患者在妊娠期间不治疗的风险较低。但这一经典观点受到了当前流行病学和人口统计趋势的挑战，因为首次妊娠时高龄和合并心血管危险因素的患者越来越多；而多次妊娠使这些女性在数年的妊娠或母乳喂养期间处于血压未得到很好控制的状态；现代辅助生育技术也使基础具有与 CVD 风险升高相关疾病（例如糖尿病、慢性肾脏病和多囊卵巢综合征）的女性妊娠，在高收入国家，分别有 3% 和 1%~4% 的孕妇既往有慢性肾脏病和心脏病。因此，一些指南支持对这些女性进行更积极的降压治疗。

6. 大量证据表明，HDP 与产后即刻和产后并发症以及未来母体心血管疾病的风险增加有关。但妊娠期间更好的血压管理是否会降低产后高血压相关的发病率尚不确定，对非重度高血压的孕妇进行治疗是否有利于预防妊娠期和产褥期后的长期发病率仍有待证实。

由于非妊娠期高血压领域的新进展支持降低血压目标值，以及近年来以妊娠妇女为研究对象的随机对照临床试验如 CHIPS、CHAP 的数据也有同样的提示，需要继续深入研究和探索，以明确非妊娠期高血压领域确定的降压目标是否对孕产妇及胎儿是安全和有益的。

（四）关于降压药物

同样的，与非妊娠期高血压领域不断涌现出新型降压药的局面相比，HDP 可用药物几十年没有进展。《2021 AHA-HDP 声明》与大多数国家和国际临床实践指南推荐一样，妊娠期高血压的初始降压单药是拉贝洛尔、甲基多巴、硝苯地平。这些治疗选择是基于早期小样本的试验结果。从基于随机对照研究的系统综述来看，针对所有类型 HDP 的分析、针对所有降压药的分析，以及只针对 β 受体阻滞剂（包括拉贝洛尔）的分析，都不能证明哪一种降压药物更优。研究发现，阿替洛尔可能与胎儿生长受限有关，特别是慢性高血压的孕妇治疗时间较长时。利尿剂作为一般高血压患者常用的降压药，在妊娠期却不常用，因为子痫前期的孕妇血浆容量较低，利尿剂可能会加重低容量状态，并促进血管收缩。但是，较早的研究表明利尿剂在妊娠期间有良好的安全性，新近指南也认为对于盐敏感的慢性高血压或慢性肾脏病和肾小球滤过率降低的孕妇，使用小剂量利尿剂是安全的。

一些临床试验比较了各种短效降压药物用于妊娠期急性重度高血压的安全性和有效性。最常用的是注射用肼屈嗪、注射用拉贝洛尔和口服硝苯地平片（短效、中效或长效）。系统评价得出结论,这些药物在安全性和有效性方面具有可比性,并建议医护人员根据经验和对特定药物的熟悉程度进行选择。使用推荐的剂量和方案,这些药物可以成功控制大多数严重高血压病例。虽然还没有广泛的研究结果支持,其他用于治疗难治性高血压的药物尼卡地平、可乐定和呋塞米也可以考虑使用。

一项系统回顾研究针对降压药物子宫内暴露和不良胎儿预后进行了分析,但是数据质量有限,因为荟萃中 47 项研究中只有 5 项研究质量较高。与血压正常未接受治疗的孕妇相比,很少有研究发现接受降压治疗的孕妇不良反应(包括先天畸形)发生率增加,而且那些没有接受降压治疗的孕妇胎儿先天畸形的发生率也相似,所以大多数抗高血压药物的致畸性证据不足。妊娠早期是胎儿各器官形成期,这时期药物暴露导致结构畸形更受关注,但胎儿中枢神经系统的发育贯穿整个妊娠期,并可能在任何时间点受到暴露的影响。未观察到甲基多巴、硝苯地平和阿替洛尔对胎儿神经发育有不良影响。小样本临床试验和观察性研究表明,氨氯地平、可乐定和噻嗪类利尿剂在妊娠期间也可能是安全的。妊娠期间应避免使用所有肾素 - 血管紧张素系统阻滞剂,尤其是在妊娠中期和晚期,胎儿肾素 - 血管紧张素系统的阻断明显会干扰肾脏发育和功能。

五、关于产后筛查

妊娠期血压正常者中 8%~12% 可发生产后高血压,而妊娠期高血压疾病患者中超过 50% 会在产褥期出现血压 ≥ 150/100mmHg。由于血管外液体重新分布,故血压在分娩后 3~6 天达到峰值,产后高血压是再次住院的常见原因。子痫前期有可能首发于产后,而此时产妇并发症和死亡的风险最高。因此,ACOG、ISSHP、AHA 指南强调对有子痫前期病史的妇女进行产后筛查和控制心血管危险因素。AHA 将妊娠期高血压列为心血管主要危险因素,并建议发生上述情况的女性在分娩后 3 个月内接受心血管风险筛查。针对 HDP 病史的女性产后管理很重要,产褥期高血压是产后脑卒中最重要的危险因素,尤其是出血性脑卒中。产后血压 ≥ 140/90mmHg 者应继续降压治疗,根据血压恢复情况,可逐渐减少药量直至停药。子痫前期、肥胖或超重产妇的血压在产后 7 天并不能恢复正常,高血压往往持续至产后更长时间。患有妊娠期高血压疾病的产妇约 25% 在产后 2 年内都需要维持降压治疗。目前仍缺乏研究证明对有子痫前期史妇女进行特定干预的有效性,因此,需要进行随机试验来评估早期启动他汀类药物、阿司匹林或肾素 - 血管紧张素系统是否具有长期心血管益处,以及针对肥胖、高血压和血脂异常的生活方式干预措施对育龄妇女的有效性。

六、总结和未来研究方向

妊娠期高血压增加高血压相关的产妇死亡率和孕产妇心、脑血管疾病的发病率和死亡率。现有数据提示,在非重度高血压的孕妇中采用低于目前 ACOG 提出的治疗阈值,可能具有减少严重高血压的发生和靶器官的并发症的潜力,将降压目标血压设定为低于 140/90mmHg 的策略与改善的妊娠结局相关,可以降低重度子痫前期风险,并且未对胎儿生长及神经发育有不良影响。未来临床试验应该着眼于解决最佳血压治疗阈值的问题,充分评估不同血压目标对母体和胎儿 / 新生儿结局的影响。在产后产妇死亡及患病风险高发的这段时期,还需要进行研究以确定适当的血压水平具有重要的意义。值得注意的是,当妊娠期高血压使用较低的 ACC/AHA 诊断阈值(收缩压 ≥ 130mmHg 或舒张压 ≥ 80mmHg)时,能更好地识别出有发生子痫前期风险和不良胎儿／新生儿结局的孕妇，对该部分孕妇加强监护及管理是否会改善妊娠结局，仍需进一步研究。在全球范围内，对妊娠期高血压疾病的诊断和治疗阈值（如 ≥ 140/90mmHg）、治疗目标值（保持＜140/90mmHg）、长期 CVD 风险评估和妊娠期高血压术语达成以循证为依据的共识非常必要，将促进该领域的发展，并确保全世界所有女性都能在孕前、孕期及产后得到最佳的照护。

（李卫虹　唐熠达）

参考文献

［1］ Hypertension in pregnancy: report of the American College of Obstetricians and Gynecologists' Task Force on Hypertension in Pregnancy [J]. Obstet Gynecol, 2013, 122 (5): 1122-1131.

［2］ American College of Obstetricians and Gynecologists' Committee on Practice Bulletins—Obstetrics. ACOG Practice Bulletin No. 203: chronic hypertension in pregnancy [J]. Obstet Gynecol, 2019, 133 (1): e26-e50.

［3］ BROWN M A, MAGEE L A, KENNY L C, et al. International Society for the Study of Hypertension in Pregnancy (ISSHP). Hypertensive disorders of pregnancy: ISSHP classification, diagnosis, and management recommendations for international practice [J]. Hypertension, 2018, 72 (1): 24-43.

［4］ GAROVIC V D, DECHEND R, EASTERLING T, et al. Hypertension in Pregnancy: Diagnosis, Blood Pressure Goals, and Pharmacotherapy: A Scientific Statement From the American Heart Association [J]. Hypertension, 2022, 79 (2): e21-e41.

［5］ GAROVIC V D, WHITE W M, VAUGHAN L, et al. Incidence and long-term outcomes of hypertensive disorders of pregnancy [J]. J Am Coll Cardiol, 2020, 75 (18): 2323-2334.

［6］ HONIGBERG M C, ZEKAVAT S M, ARAGAM K, et al. Long-term cardiovascular risk in women with hypertension during pregnancy [J]. J Am Coll Cardiol, 2019, 74 (22): 2743-2754.

［7］ NAHUM SACKS K, FRIGER M, SHOHAM-VARDI I, et al. Prenatal exposure to preeclampsia as an independent risk factor for long-term cardiovascular morbidity of the offspring [J]. Pregnancy Hypertens, 2018, 13: 181-186.

［8］ WU D D, GAO L, HUANG O, et al. Increased adverse pregnancy outcomes associated with stage 1 hypertension in a low-risk cohort: evidence from 47 874 cases [J]. Hypertension, 2020, 75 (3): 772-780.

［9］ DAVENPORT M H, RUCHAT S M, POITRAS V J, et al. Prenatal exercise for the prevention of gestational diabetes mellitus and hypertensive disorders of pregnancy: a systematic review and meta-analysis [J]. Br J Sports Med, 2018, 52 (21): 1367-1375.

［10］ WHELTON P K, CAREY R M, ARONOW W S, et al. 2017 ACC/AHA/AAPA/ABC/ACPM/AGS/APhA/ASH/ASPC/NMA/PCNA Guideline for the Prevention, Detection, Evaluation, and Management of High Blood Pressure in Adults: a report of the American College of Cardiology/American Heart Association Task Force on Clinical Practice Guidelines [J]. J Am Coll Cardiol, 2018, 71 (19): e127-e248.

［11］ JOHNSON S, LIU B, KALAFAT E, et al. Maternal and perinatal outcomes of white coat hypertension during pregnancy: a systematic review and meta-analysis [J]. Hypertension, 2020, 76 (1): 157-166.

［12］ SIBAI B M, MABIE W C, SHAMSA F, et al. A comparison of no medication versus methyldopa or labetalol in chronic hypertension during pregnancy [J]. Am J Obstet Gynecol, 1990, 162 (4): 960-966.

［13］ MAGEE L A, VON DADELSZEN P, REY E, et al. Less-tight versus tight control of hypertension in pregnancy [J]. N Engl J Med, 2015, 372 (5): 407-417.

［14］ MAGEE L A, VON DADELSZEN P, SINGER J, et al. The CHIPS randomized controlled trial (Control of Hypertension in Pregnancy Study): is severe hypertension just an elevated blood pressure? [J]. Hypertension, 2016, 68 (5): 1153-1159.

［15］TITA A T, SZYCHOWSKI J M, BOGGESS K, et al. Treatment for mild chronic hypertension during preg-nancy [J]. N Engl J Med, 2022, 386 (19): 1781-1792.

［16］中华医学会妇产科学分会妊娠期高血压疾病学组 . 妊娠期血压管理中国专家共识 (2021)[J]. 中华妇产科杂志 , 2021, 56 (11): 737-745.

［17］BELLOS I, PERGIALIOTIS V, PAPAPANAGIOTOU A, et al. Comparative efficacy and safety of oral antihypertensive agents in pregnant women with chronic hypertension: a network metaanalysis [J]. Am J Obstet Gynecol, 2020, 223 (4): 525-537.

［18］FITTON C A, STEINER M F C, AUCOTT L, et al. In-utero exposure to antihypertensive medicatio and neonatal and child health outcomes: a systematic review [J]. J Hypertens, 2017, 35 (11): 2123-2137.

［19］CHO L, DAVIS M, ELGENDY I, et al. Summary of updated recommendations for primary prevention of cardiovascular disease in women: JACC state-of-the-art review [J]. J Am Coll Cardiol, 2020, 75 (20): 2602-2618.

［20］BELLO N A, ZHOU H, CHEETHAM T C, et al. Prevalence of hypertension among pregnant women when using the 2017 American College of Cardiology/American Heart Association blood pressure guide-lines and association with maternal and fetal outcomes [J]. JAMA Netw Open, 2021, 4 (3): e213808.

《肥胖与心血管疾病:2021 年 AHA 科学声明》解读

全球肥胖基数庞大,发生率高居不下。肥胖不仅促进了高血糖、高血脂、高血压、睡眠障碍等心血管疾病危险因素的发生,而且也是心血管疾病及其死亡的独立危险因素。如何预防和控制肥胖,已成为世界范围内重要的公共卫生问题。2021 年 4 月,美国心脏协会(American Heart Association,AHA)发布了《肥胖与心血管疾病:2021 年 AHA 科学声明》,该声明总结了肥胖对动脉粥样硬化性心血管疾病、心力衰竭和心律失常,尤其是心脏性猝死以及心房颤动诊断、临床管理以及预后的影响。同时,也概述了减重干预的潜在心血管获益。

一、内脏脂肪、异位脂肪与心血管疾病风险

体重指数(body mass index,BMI)是衡量肥胖的传统指标,反映整体肥胖程度,无法区分不同脂肪分布。虽然整体肥胖与健康的关系密切,但相同 BMI 下脂肪分布可存在明显差异,且伴随不同的代谢风险。内脏脂肪(visceral adipose tissue,VAT)是独立于 BMI 的心血管疾病危险因素,因此在临床评估时建议将整体肥胖和内脏脂肪结合考虑。异位脂肪通常指沉积在肝脏、胰腺、心脏和骨骼肌等非脂肪组织的脂肪。影像学研究表明,内脏肥胖常伴有肝脏脂肪堆积,临床表现为非酒精性脂肪肝。目前仍不清楚单纯的肝脏脂肪过多是否与心血管疾病风险有关,但相对明确的是,在超重和肥胖人群中,过多的肝脏脂肪很可能是代谢异常的重要发病机制。

其他研究较多的异位脂肪包括心包和心外膜脂肪。心包脂肪可通过 CT 成像显示,包括左主干或右主干上部下方心包囊内的总脂肪含量。一些研究已支持了心包脂肪与心房颤动、心血管疾病和全因死亡风险的关联,但仍待进一步研究排除潜在的混杂因素影响。心外膜脂肪指心肌外壁和心包内脏层之间的内脏脂肪。现有研究提示,其可能反映了高度胰岛素抵抗,可作为心血管风险标志物。心外膜脂肪厚度独立于 BMI,与女性睡眠呼吸暂停严重程度相关,有趣的是,该类脂肪可以被动员,在持续气道正压治疗后显示减少。然而,短期持续气道正压通气似乎不会影响睡眠呼吸暂停患者 VAT,有待进一步研究考证心外膜脂肪增厚与睡眠呼吸障碍的因果关系。

二、生活方式干预对异位 / 心包脂肪的影响

鉴于异位脂肪与心血管疾病的关联,大量针对异位脂肪的干预研究陆续展开。其中,体育锻炼已在许多研究中被证实能在维持体重的情况下有效减少 VAT,这可能与 VAT 减少及非脂质成分增加有关。在体育锻炼中,有氧运动被认为最有效,而抗阻训练对 VAT 作用则不明确。同样,高强度运动对 VAT 的改善作用也不总优于中等强度运动。有氧运动达到目前推荐量(150min/ 周)或许就足以减少 VAT,额外量并不会带来进一步获益。另外,限制热量摄入也是行之有效的减少 VAT 方式。与饮食干预相比,大多数研究表示运动干预可能带来更多的 VAT 减少获益。而相比于单一干预手段,运动与饮食结合的复合干预方式或许获益更为明显。运动干预和热量限制可减少包括肝脏脂肪、心外膜和心包脂肪等在内的异位

脂肪库。

三、其他肥胖和身体成分测量

除了腰围外,腰高比、腰臀比也是独立于 BMI 的肥胖指标,且或许更能反映中心性肥胖和预测心血管疾病风险。另外,CT、MRI、超声、双能 X 线吸收测量法、空气置换体积描记术和生物电阻抗分析等非人体测量方法也可用于身体成分的定量分析。这些测量方式与心血管风险的关系已在既往 AHA 科学声明中作过详细描述。

综上所述,通过腰围、腰臀比或成像方法测量的内脏肥胖已被证明是独立于 BMI 的心血管疾病危险因素。生活方式干预,尤其是运动干预或与饮食干预结合可有效减少 VAT 和异位脂肪,与体重降低无直接关系。

四、肥胖者中冠心病的病理生理学研究

1. 动脉粥样硬化与冠心病(coronary artery disease,CAD)　动脉粥样硬化过程始于儿童时期,巨噬细胞泡沫细胞摄取胆固醇酯并沉积在血管壁上,导致动脉内膜增厚。进一步脂质积累,导致脂肪条纹的形成。肥胖独立于肥胖相关代谢危险因素,与动脉粥样硬化损伤密切相关。肥胖引起炎症、氧化应激和胰岛素抵抗,通过增加低密度脂蛋白氧化、降低一氧化氮生物利用度,进而导致内皮损伤、导致代谢紊乱等多种途径,促进了动脉粥样硬化的发生、发展。值得注意的是,VAT 促进系统及血管炎症,在动脉粥样硬化全过程中发挥了关键性作用。

2. CAD 事件　超重 / 肥胖与 CAD 风险密切相关。值得注意的是,即使 BMI 正常,腰围、腰臀比等向心性肥胖指标越高,CAD 和心血管疾病死亡风险也越高。此外,肥胖程度和肥胖持续时间均对 CAD 事件有预测价值。至于肥胖与 CAD 的关联在多大程度上独立于肥胖相关代谢心血管危险因素? 目前研究仍存在争议。肥胖发生代谢紊乱时,增多的脂肪细胞因子、氧化应激和血栓前状态等非常规测量的心血管危险因素也可能会导致更高的 CAD 风险。异位脂肪沉积同样可能进一步促进加重冠状动脉粥样硬化,如心外膜脂肪产生的脂肪细胞因子可能通过旁分泌信号或血管导致血管动脉粥样硬化等生物学改变。

3. 肥胖与微血管疾病　肥胖除了影响心外膜冠状动脉外,还与冠状动脉微血管异常有关。冠状动脉微血管疾病常与阻塞性或非阻塞性 CAD 共存,且能共同影响心肌缺血和 CAD 事件风险。冠状动脉微血管疾病在病理生理学上与内皮功能障碍和小血管重塑有关。这种微血管疾病与 BMI 独立相关,且能为肥胖者提供心血管风险的独立预后信息。前瞻性研究发现,减肥手术导致的体重降低与冠状动脉微血管功能的改善有关。

五、肥胖者 CAD 的诊断

由于肥胖可以影响基线心电图,还可以导致患者最大运动耐力受损,故评估肥胖者CAD 有一定困难。核医学方法、负荷超声心动图、药物负荷心脏 MRI 等方法可能有助于肥胖人群的 CAD 评估。表 1 总结了肥胖人群不同 CAD 评估方法的优势和局限性。

表 1　肥胖人群不同 CAD 诊断工具的优势和局限性

诊断工具	优势	局限性
非侵入性诊断工具		
ECG	应用广泛，价格低廉	敏感性和特异性低
平板运动负荷试验	广泛使用 功能测试	可能会因为与 CVD 无关的症状而停止
SPECT	可及性，精度好	有辐射，因身体尺寸残余未修正衰减而造成技术限制
PET（铷）	肥胖者首选的核成像技术	放射性暴露量低于 SPECT，但因体型大小而受到技术限制
负荷超声心动图	肥胖症者广泛使用的有效技术 无辐射 没有重量限制 功能测试	高度依赖操作员 可因肺部疾病、乳房大小、肥胖和呼吸运动相关的声学窗差而受限
负荷心脏 MRI	准确评估肥胖者慢性压力超负荷和高心排血量对心脏的复杂影响	体重受限 根据检查孔径长度，腰围可能限制进入幽闭恐惧症
CT 钙扫描	确定 CAC 肥胖的存在和程度的廉价且可重复的技术	肥胖可能限制心脏 CT 钙扫描的诊断准确性和价值 机架/孔径限制
侵入性诊断工具		
心脏 CT 冠状动脉造影	对肥胖者的敏感性和阴性预测值较高	随着 BMI 增加，图像质量下降 下降与背景噪声的增加、随后的信噪比降低和低血管浑浊有关
血管内超声	允许在体内评估斑块负荷、斑块形态（即斑块发展阶段、高危斑块特征）	侵入性技术

注：ECG，心电图；BMI，体重指数；CAC，冠状动脉钙化；CT，计算机断层扫描；CVD，心血管病；MRI，磁共振成像；PET，正电子发射断层显像；SPECT，单光子发射计算机断层显像。

（一）肥胖者的无创 CAD 评估

1. 心电图评估　肥胖者仰卧位时心脏横膈膜上移、心脏位置改变，同时肥胖者心脏负荷增加、心脏与记录电极之间的距离改变，因此肥胖者可出现多种心电图改变（表 2）。根据常规左心室肥厚（left ventricular hypertrophy，LVH）的心电图诊断标准，重度肥胖者可能出现漏诊。LVH 和肥胖者心脏多处于纵隔水平位，这或许能解释 AVL 导联 R 波的诊断价值。因此，有人认为，对于所有年龄段的男性，当 aVL 导联 R 波和 V_3 导联 S 波振幅>35mm 时，LVH 仅依据 QRS 电压诊断；而女性振幅标准设置为>25mm。与超声心动图评估左心室质量相比，心电图电压标准的敏感性为 49%，特异性为 93%，总体准确性为 76%。这说明心电图 Cornell 标准与其他常用标准相比有一定的优越性。

表 2　肥胖者可能发生的心电图变化

具有临床意义

　↑ 心率

　↑ QRS 间期

　↑ QTc 间期

下壁心肌梗死的假阳性标准

临床意义较小

　↑ PR 间隔

　↑ QRS 电压

QT 离散度

　↑ SAECG(迟发电位)

　↑ ST-T 异常

　↑ ST 段压低

左轴偏差

T 波扁平化(下外侧导联)

左心房异常

注:SAECG,信号平均 ECG。

2. 平板运动负荷试验　肥胖者有氧活动受限,且肥胖相关心电图异常可能会影响结果解读,这些因素限制了肥胖者平板运动负荷试验的应用。许多肥胖者无法达到有效诊断结果所需年龄预测心率的 80%~85%。肥胖者变时性功能可能降低。无论健康水平如何,肥胖者的峰值心率、心率恢复和变时指数都较低。肥胖者在运动负荷试验中也可出现较高的收缩压和舒张压。运动试验的标准 Bruce 方案和改进的 Ramp 方案在大多数肥胖者中取得了有效的结果,患者可因疲劳、腿痛或呼吸困难而终止试验。

3. 单光子发射计算机断层显像(single photon emission CT,SPECT)　SPECT 可在运动、血管扩张剂和多巴酚丁胺负荷基础上使用。对于体重在 113~160kg 的患者,推荐基于体重给予为期 2 天的大剂量示踪剂方案。肥胖者常见衰减伪影。组织衰减降低 SPECT 图像质量,从而降低诊断精度。改良的摄像机、软件和基于 CT 的衰减校正算法可在一定程度上减少衰减伪影。锝由于放射能量更大,能生成更好的图像,成为肥胖者的首选标记物,其劣势包括相对灌注成像不足检测三支血管或左主干病变的能力降低,以及残留未纠正的衰减。肥胖者达 160kg 时,存在体重限制,需平面成像。虽然更新和更敏感的摄像头可能有助于解决上述问题,但由于系统需要患者摆出适当位置,故体重或形体受限问题仍会存在。对于 BMI>35kg/m^2 者,若需要显影评估心肌缺血,一般避免使用 SPECT,而建议使用正电子发射断层显像(positron emission tomography,PET)。

4. 铷 -PET　铷 -PET 的敏感性为 91%,特异性为 89%;相比于锝 -SPECT,铷 -PET 更快、辐射暴露更少、图像质量更好、可校正衰减、诊断精度更高、有创检查相关需求更低。在所有类型的肥胖者中,正常的 PET 心肌灌注显像与极低的心脏死亡率相关。PET 能够量化绝对冠状动脉血流,相比相对灌注成像增加了诊断和预后价值,在三支病变和左主干疾病的检测方面尤具优势。因此,铷 -PET 是肥胖者首选的核成像技术。

5. 压力负荷超声心动图　生理(跑步机运动)或药物(多巴酚丁胺)压力负荷超声心动图可及性高、成本低,无辐射,且不受限于体重,在大多数情况下是肥胖者非常可行的评估方式。然而,压力负荷超声心动图高度依赖操作者,且受限于与肺部疾病、乳房大小、肥胖和呼吸运动相关的声窗差。在肥胖者中,压力负荷超声心动图正常与 1 年随访结局较好有关。既往研究表明,造影剂有助于增加可见的心脏节段数,提高图像敏感性和特异性。在接受经胸多巴酚丁胺负荷超声心动图的重度肥胖者中,造影剂使用率也的确更高。如果存在严重受限,经食管多巴酚丁胺负荷超声心动图或许是有效的评估方式。

6. 负荷心脏磁共振成像(magnetic resonance imaging,MRI)　负荷心脏 MRI 是一种可以评估灌注缺损、局部运动异常、左室射血分数的基于钆检测瘢痕的技术,可用于准确评估肥胖者慢性压力过载和高心排血量对心脏的复杂影响。新一代磁共振成像具有更大的孔径和更强的磁体强度,不仅更容易容纳肥胖者,而且图像质量更好。对于肥胖者,负荷心脏MRI 显示缺血与远期不良事件有关。尽管负荷心脏 MRI 有诸多优势,但仍会受限于体重、钻孔直径和长度,因而可能不适用于一些严重肥胖者。除体重限制(152kg)外,较大的腰围和幽闭恐惧症也可能限制 MRI 检查的可行性。

7. CT 钙扫描　肥胖与冠状动脉钙化(coronary artery calcium,CAC)升高相关,为冠状动脉粥样硬化标志,对血管事件和 CAC 快速进展有预测价值。CAC 评分是一种廉价、可重复的钙化冠状动脉斑块评估手段。肥胖可能会限制心脏 CT 钙扫描的诊断准确性和价值。CT 设备受限于被检测者体重(16~204kg),同时也受限于门座 / 钻孔直径。相比于 BMI,腰围和腰臀比更能预测 CAC 升高,这提示腹部肥胖在动脉粥样硬化病理生理中的重要性。

(二)肥胖者的侵入性 CAD 诊断工具

1. 心脏 CT 冠状动脉造影　CT 冠状动脉造影正成为冠状动脉钙化和非钙化斑块定量的替代方法。该方法可能尤其适用于有症状的肥胖者、未知的心血管疾病(cardiovascular disease,CVD)、模棱两可或无法解释的负荷试验或临床表现和负荷试验结果之间存在差异的情况。CAC 评分可用于风险分层和斑块负荷评估,而 CT 冠状动脉造影可用于评估管腔狭窄、斑块特征并进行定量,对于肥胖者有较高的敏感性和阴性预测值。CT 冠状动脉造影的主要局限性在于随着 BMI 的增加,由于背景噪声增加和随后信噪比降低,可导致图像质量下降。此外,超重或肥胖者由于外周静脉和中心循环的血容量分布不同,在接受造影剂注射时可能会出现低血管浑浊,最终导致超重或肥胖者不可评估节段的比例较高。

2. 冠状动脉造影　肥胖者在导管室接受评估时存在如下一些局限性。潜在的技术困难包括放射显像不理想,这可能影响血管造影结果的检测及导致并发症。血管通路可能存在一定困难,肥胖者首选径向通道,因为其血管并发症尤其是出血较少,且患者能更早下床,住院时间也较短。对于严重肥胖者,桡动脉入路的并发症发生率比经股动脉入路低 3 倍。桡侧入路对于不能耐受仰卧位的患者尤其有用,手术后可立即进行直立活动。如果采用股动脉入路,应使用血管闭合装置使肥胖者尽早下床行走。冠状动脉造影对患者和医务人员有一定的辐射暴露危险,同时导管台及一些物理参数的限制也可能使患者不能接受检查。

3. 血管内超声　一些血管内成像技术可用于在体评估斑块负荷、斑块形态和治疗效果,对高危患者尤其适用。BMI 是急性冠脉综合征事件的独立预测因子,BMI 高者更容易存在高风险斑块。腹部内脏脂肪可独立预测非钙化冠状动脉斑块的存在和程度。虽然目前多种血管内超声检查(血管内超声、虚拟组织学血管内超声和光学相干断层扫描)可用于诊

断动脉粥样硬化和 / 或心肌缺血,但医师应根据专业知识、不同检查的相对优势和劣势以及患者的个人特征来评估选择不同检查方式的风险及获益,进而确定最合理的方式。

六、肥胖 CAD 患者的临床处理与治疗

(一)肥胖悖论

肥胖是 CVD 发生、发展的重要危险因素。然而,在超重或肥胖者中,尤其是有症状的 CVD 患者中,肥胖参数并不都是 CVD 短期不良预后的危险因素($\leqslant$ 10 年)。肥胖者临床预后反而更好?这种流行病学观察到的与常理相悖的现象被称为"肥胖悖论",该现象在超重或 1 级肥胖人群中尤为明显。肥胖悖论的根本原因尚不清楚。可能的解释包括:①领先时间偏倚,即相比于体重正常者,超重或肥胖者更早罹患 CVD 或更早进行 CVD 筛查,因而可进行更早的诊断和干预,从而有更好的预后;②无论 BMI 如何,个体心、肺健康状况可存在差异,导致预后差异;③有人提出"瘦悖论",即体脂和 BMI 较低者身体储备较差,不能很好地应对心脏恶病质,因而预后不良。

(二)体重减轻和 CAD 风险

生活方式改变可减重,同时可改善代谢异常,如全身炎症和内皮功能障碍。虽然使用药物减肥的干预试验尚未能有效降低 CAD 发病率,但前瞻性研究表明,接受减肥手术的患者与非手术肥胖患者相比,CAD 风险显著降低。药物和手术减肥研究结果不同的原因可能在于减重程度的不同(药物减重 5~10kg,手术减重 10~40kg)。低效、短期减肥可能不足以完全逆转长期肥胖对血管系统的有害影响。

(三)体重减轻对 CAD 的改善作用

体重管理目的在于控制体重、减重,并长期保持合理体重,因而 BMI 和腰围监测应贯穿其整个过程。地中海膳食已显示可降低高风险人群不良心血管事件,但后续研究应进一步关注基于遗传和客观因素的个体化饮食方案。目前尚无研究表明通过改变生活方式减肥可以明显降低 CVD 或死亡率,或许与减重程度不足有关。体力活动尤其是有氧运动,无论是否减重,都与胰岛素敏感性、内皮功能和炎症改善有关,但仍需更多研究来明确 CVD 人群的获益。在临床试验中,利拉鲁肽虽被证明可减少心血管不良事件,但研究人群仅限于使用特定剂量的 2 型糖尿病患者。同样,目前也尚无氯卡色林、纳曲酮安非他酮等其他减肥药物对心血管获益的可靠结论。回顾性研究、非随机前瞻性对照研究等发现,相比于对照组,减肥手术组大血管疾病发生率和心血管死亡率均较低,但目前还没有关于减肥手术对不良心血管事件影响的随机对照试验。

(四)经皮冠状动脉介入治疗(percutaneous coronary intervention,PCI)与肥胖

1. PCI 术后短期效果 体重会影响 PCI 术中肝素给药量,但现有研究中少有纳入严重肥胖者。据报道,体重 110kg 的患者在基于诺模图给予初始输注速率的情况下,需要双倍时间才能获得充分抗凝。此外,相比于超重者,严重肥胖者 PCI 后发生造影剂肾病、肾病需透析、股骨血管并发症发生率明显增加。肥胖者 PCI 术后同样存在"肥胖悖论"。大型注册研究表明,相比于体重正常者,超重或肥胖者 PCI 术后短期死亡率($\leqslant$ 5 年)均较低。

2. PCI 术后长期效果 与肥胖者相比,低 BMI 者 PCI 术后预后更差。一项基于 11 项前瞻性研究共计 23 181 名患者的研究以 BMI 22.5~24.9kg/m^2 作为参考,发现 BMI<18.5kg/m^2 者发生主要心血管事件风险较高,而 BMI>30.0kg/m^2 者风险较低。近期一项针对 865 774 名接受 PCI 或冠状动脉旁路移植术(coronary artery bypass grafting,CABG)的患者进行的荟

萃分析在此基础上进一步指出，BMI类别与全因死亡率和心血管不良事件之间存在U型关联。"肥胖悖论"在严重肥胖者身上并不显著。对于冠状动脉解剖呈高危的患者，3级肥胖者PCI术后5年和10年死亡率均高于BMI正常者。

（五）肥胖者的抗血小板治疗

体外分析显示，与体重正常者相比，肥胖者显示出更高的血小板反应性，包括血小板聚集率。脂肪组织可产生瘦素、脂联素、肿瘤坏死因子α、白细胞介素6和抵抗素等多种生物活性物质和激素，进而直接或间接影响血小板功能。胰岛素抵抗和高血糖患者的血小板聚集率和更新水平也更高。同时，肥胖与阿司匹林血小板反应性增高的风险有关。肥胖相关内皮功能障碍和持续低度炎症可引起血小板消耗量增加，导致血小板和环氧合酶1加速更新，进而导致血栓素依赖性血小板功能更快恢复和阿司匹林效应的丧失。与之类似，在肥胖者中同样观察到BMI与氯吡格雷和普拉格雷治疗后血小板反应性相关。然而，与肥胖的代谢综合征患者相比，肥胖但无代谢综合征者具有与非肥胖者类似的更好的噻吩吡啶反应性，这表明相比于BMI，代谢状态与血小板抑制的相关性更好。虽然对于肥胖者，普拉格雷似乎与氯吡格雷更有效，但也有数据表明，肥胖可能导致普拉格雷反应性差异。与噻吩吡啶类相反的是，BMI与替卡格雷治疗时血小板高反应性之间无相关性。肥胖虽可能促进血小板活化和抗血小板药物钝化，但"肥胖悖论"仍存在。涉及血小板检测的数据往往相互矛盾且样本量太小，无法对临床结果得出决定性结论，也无法对肥胖患者抗血小板治疗的剂量调整提出建议。

（六）外科血运重建

一些研究表明，肥胖与CABG术后院内死亡增高有关，但既往研究结论并不一致。多中心回顾性研究发现，BMI与CABG术后死亡率同样存在U型关联，术后30天内死亡率在BMI<20kg/m^{2}和>40kg/m^{2}时最高，而在BMI接近30kg/m^{2}时最低。肥胖与肾衰竭、呼吸衰竭、心律失常和术中输血等多种CABG并发症有关，而与术后脑血管事件、心肌梗死和术后出血无明显关系。肥胖者术后心房颤动发生率较高，住院时间较长，术后胸骨深部伤口感染也更常见。相比于单侧内乳动脉，使用双侧内乳动脉进行CABG不能提高肥胖者生存率，反而会导致更高的术后胸骨深部伤口感染风险。肥胖者可能存在血管膜大而血管化不良、血糖异常、伤口监测困难等问题，容易导致伤口感染。肥胖也是浅表伤口感染和大隐静脉采集部位感染的危险因素。

七、肥胖者心力衰竭和心律失常的病理生理学

（一）肥胖对心脏功能的影响

过量脂肪组织积聚，导致血容量和心输出量增加、全身血管阻力降低等血流动力学改变；激活肾素-血管紧张素-醛固酮和交感神经系统，导致血压升高；导致心肌脂肪积聚和随后的纤维化，介导左心室舒张功能障碍和射血分数保留的心力衰竭（heart failure with preserved ejection fraction，HFpEF）的发生。肥胖的HFpEF患者向心性左心室重构、右心室扩张和右心室功能障碍更明显，在心外膜脂肪厚度和体积较大的情况下，其心包约束和心室相互依赖性更强，且其运动能力更弱。此外，肥胖相关疾病对心脏功能存在间接影响：肥胖相关的动脉粥样硬化性心脏病可导致收缩功能障碍，最终导致射血分数降低的心力衰竭（heart failure with reduced ejection fraction，HFrEF）；肥胖相关糖尿病、睡眠呼吸暂停和低通气综合征可增加肺动脉高压、右心室和左心室衰竭的风险。

（二）肥胖与心力衰竭

肥胖促进高血压、CVD 和 LVH 等心力衰竭危险因素的发生,同时肥胖本身也是心力衰竭的重要危险因素。除外 BMI,腰围、腰臀比、腰高比等都是心力衰竭的独立预测因素,但相对 BMI 的增量预测价值不明显。内脏脂肪可对心肌产生多种局部影响,包括诱导心肌细胞肥大、心肌纤维化,以及激活与巨噬细胞浸润和细胞因子基因表达相关的炎症途径。内脏脂肪和异位脂肪积聚,导致循环血容量增加以及局部和全身促动脉粥样硬化炎症因子增加,进而引起每搏输出量、心壁应力和心肌损伤增加,导致向心性 LVH 和左心室重塑,最终导致心力衰竭。大型队列研究显示,与 HFrEF 相比,BMI 与 HFpEF 风险关系更显著。身体素质差可解释约 50%BMI 相关心力衰竭风险。

（三）肥胖与心力衰竭预后

存在"肥胖悖论":在心力衰竭程度相似情况下,超重或 1 级肥胖者比体重正常者有更好的临床预后结果,这种肥胖的心血管保护作用现象已在 HFrEF、HFpEF 和急性失代偿性心力衰竭中被观察到,在 HFrEF 中比 HFpEF 中更常见。另外,与普通人群相比,心力衰竭患者心外膜脂肪组织含量较低;心力衰竭患者的心外膜脂肪组织较低或较高都与高死亡风险相关。重度肥胖者减肥手术后,体重减轻会伴随 NT-proBNP 水平升高及左心室舒张末期内径改善。在晚期心力衰竭患者中,额外的脂肪组织和更高的瘦肉量也可以为心脏提供储备来抵抗恶病质和肌少症,从而改善预后。然而,超重和轻度肥胖在心力衰竭程度较轻的情况下也存在保护作用,确切原因尚不完全清楚。

（四）肥胖与心律失常

1. 肥胖与心脏性猝死(sudden cardiac death,SCD)　已有充足证据支持肥胖与 SCD 之间的关联,被认为是 SCD 最常见的非缺血性原因。BMI 每增加 5 个单位,SCD 的风险就会增加 16%。腹部肥胖是 SCD 的重要标志,可能的关联机制包括 LVH、QT 间期延长、室性期前收缩和自主神经失衡。肥胖者可出现室性心动过速 / 心室颤动等心律失常,与左心室直径和质量增加、向心性左心室肥厚、左心室舒张末期内径和复极异常有关。在肥胖和肥胖介导的 SCD 中常见碎裂 QRS 波,代表存在传导异质性。高脂饮食动物模型发现:①由于氧化 RyR2 和 RyR2 钙释放增加,室性心律失常的发生率更高;②氧化应激状态、钙处理和线粒体膜通透性转换孔特定成分发生变化;③ LVH 和复极异常。但目前仍不清楚肥胖模型心室中是否也存在相同改变。心外膜脂肪组织与更高的室性期前收缩 / 室性心动过速 / 心室颤动、全因死亡及 SCD 风险有关,同时心外膜脂肪组织与 SCD 和室性心动过速 / 心室颤动的传统危险因素显著相关。心外膜脂肪组织浸润和随后的纤维化甚至可能导致致命性心律失常和 SCD 的折返回路。肥胖不仅是 SCD 重要危险因素,也可以限制 SCD 后抢救成功率。改善肥胖已成为减轻 SCD 负担亟待解决的问题。

2. 肥胖与心房颤动　较高的 BMI 与心房颤动的发生、发展密切相关。超重和肥胖通过结构和电重构等多种机制介导心房颤动风险。基于绵羊模型的实验研究表明,短期体重增加会导致心房进行性重塑,进而诱导心房颤动发生。随后的慢性肥胖症绵羊模型在上述发现的基础上观察到了心包脂肪体积的显著增加,这可能导致电压异常、传导阻滞和心房颤动易感性增加。肥胖和心外膜脂肪对心房颤动的促进作用同样也被临床数据证实。肥胖者的左心房压力和容量相对体重正常者更高。此外,肥胖者心房重构明显增多,在心外膜脂肪沉积较多区域改变更为明显,这提示了心外膜脂肪在促进心房颤动中的作用。相比于腹部和整体肥胖指标,心外膜脂肪与心房颤动的关联更强,这说明肥胖带来的影响或许远大于既往通过 BMI 量化所得。心外膜脂肪组织与心房肌在解剖学上具有相似性，提示了其潜在的旁分泌信号作用。肥胖导致心房电生理改变的可能机制包括脂肪浸润、脂肪因子介导的纤维化、左心室舒张末期内径改变和炎症等。

八、肥胖患者心力衰竭和心律失常的治疗

1. 心力衰竭与肥胖的生活方式干预　目前虽鲜有证据表明心力衰竭患者减重会改善预后，但减重可能会改善症状、生活质量和其他疾病，如睡眠呼吸暂停或糖尿病。此外，肥胖的晚期心力衰竭患者减重更可能接受左心室辅助装置植入和心脏移植等积极干预方案。较高水平的体力活动和体能是心力衰竭发展和预后的重要保护因素。因此，对于肥胖的心力衰竭患者，应鼓励其进行更多的以改善体质为目的的体力活动和运动训练。对于高心力衰竭风险的肥胖老年人群，相比于单纯的减肥，应制定有效的策略来维持体重和改善功能。

2. 心力衰竭患者的药物减肥　尽管目前有许多药物用于减肥，但只有奥利司他（一种脂肪酶抑制剂）显示出治疗肥胖心力衰竭患者有限的有效性和安全性。最初为 2 型糖尿病患者开发的几种新型药物已显示出治疗肥胖和心力衰竭的前景。胰高血糖素样肽激动剂（利拉鲁肽相关报道较多）和钠 - 葡萄糖共转运蛋白 2 抑制剂已被发现对减重、减少心力衰竭住院和心血管死亡有效。针对这些药物的临床试验目前正在进行中，它们重点关注 HFrEF 和 HFpEF，伴或不伴有糖尿病的患者，预期结果将在 5 年内公布。据报道，在超重和肥胖的 HFrEF 患者中，无论是否患有糖尿病，服用达格列净者心力衰竭恶化或心血管死亡风险均低于安慰剂对照组。

3. 晚期心力衰竭的肥胖管理　晚期心力衰竭通常被认为是减肥手术的禁忌证，但小型研究表明，减肥手术能改善肥胖心力衰竭患者的左心室功能、心肌力学和功能分类。最近的一项回顾性研究也表明，减肥手术可以减少心力衰竭患者的心力衰竭住院率。减肥仍是有必要的。鉴于更高的急性排斥反应和 5 年死亡率，3 级肥胖是心脏移植的相对禁忌证。虽然肥胖常导致较高的驱动线感染率，但临床试验通常排除了 3 级肥胖患者，目前通常不认为肥胖是左心室辅助装置植入禁忌证。通过联合多种方式，包括热量限制、体力活动 / 运动训练，甚至减肥手术，来积极减重和达到更好体能，将有助于增加心脏移植成功率，同时也可能有助于左心室恢复。

4. 肥胖管理与心房颤动　减肥能使心房颤动患者明显获益。严格减肥和心脏代谢危险因素管理可减少心房颤动累积时间，减轻症状，降低严重程度，改善心脏重构，减少消融后心房颤动发生率；同时随着体重减轻，许多其他心血管危险因素也有所改善，如血压和血脂水平下降。此外，体重减轻越明显，心房颤动进展为永久性心律失常的可能性越低。这证明了心房颤动具有动态性，除外心率控制、节律控制、合理抗凝，心血管危险因素管理也应成为心房颤动管理的基石。

九、结论

肥胖是一种异质性疾病，相同 BMI 水平下，个体可能有不同的代谢和心血管疾病风险。肥胖相关心血管疾病易感性不仅由全身脂肪量介导，而且在很大程度上取决于个体局部脂肪分布及其对心脏结构功能的负面影响。肥胖是重大的公共卫生难题。评估肥胖相关心功能不全的潜在机制，进而研究改善对肥胖和心血管疾病患者的管理策略（表 3）具有十分的

必要性。同时,由于严重肥胖患者呈现年轻化趋势,也应积极探索制定上游干预措施,以期更早地预防和管理肥胖。

表 3　对后续研究的建议小结

1. 通过随机对照试验评估生活方式干预措施,以确定有意减肥和减少内脏肥胖对改善肥胖患者心血管疾病结局的作用

2. 通过大型随机对照试验制定饮食干预措施,以确定健康饮食模式或个性化饮食,降低肥胖患者心血管疾病风险

3. 将肥胖症作为一种慢性病,在重度肥胖年轻患者中制定上游干预措施,进行一级预防和更好的治疗

4. 确定使用胰高血糖素样肽激动剂和钠 - 葡萄糖共转运蛋白 2 抑制剂减少 HFrEF 和 HFpEF 伴或不伴糖尿病患者因心力衰竭住院和心血管死亡的最佳策略

5. 在有心力衰竭风险的老年人群中制定有效的体重维持策略和改善功能结果,而不是采取减肥干预措施

注:HFpEF,射血分数保留的心力衰竭;HFrEF,射血分数降低的心力衰竭。

（鲍　雪　徐　标）

参考文献

［1］ POWELL-WILEY T M, POIRIER P, BURKE L E, et al. Obesity and Cardiovascular Disease: A Scientific Statement From the American Heart Association [J]. Circulation, 2021, 143 (21): e984-e1010.

［2］ BAO X, XU B, YIN S, et al. Proteomic Profiles of Body Mass Index and Waist-to-Hip Ratio and their Role in Incidence of Diabetes [J]. J Clin Endocrinol Metab, 2022, 107 (7): e2982-e2990.

［3］ AKILLI H, KAYRAK M, BEKCI T T, et al. Gender-related changes of the epicardial fat thickness and leptin in obstructive sleep apnea [J]. Echocardiography, 2014, 31 (4): 411-419.

［4］ FRIEDENREICH C M, NEILSON H K, O'REILLY R, et al. Effects of a High vs Moderate Volume of Aerobic Exercise on Adiposity Outcomes in Postmenopausal Women: A Randomized Clinical Trial [J]. JAMA Oncol, 2015, 1 (6): 766-776.

［5］ RAO G, POWELL-WILEY T M, ANCHETA I, et al. Identification of Obesity and Cardiovascular Risk in Ethnically and Racially Diverse Populations: A Scientific Statement From the American Heart Association [J]. Circulation, 2015, 132 (5): 457-472.

［6］ QUERCIOLI A, MONTECUCCO F, PATAKY Z, et al. Improvement in coronary circulatory function in morbidly obese individuals after gastric bypass-induced weight loss: relation to alterations in endocannabinoids and adipocytokines [J]. Eur Heart J, 2013, 34 (27): 2063-2073.

［7］ POIRIER P, GILES T D, BRAY G A, et al. Obesity and cardiovascular disease: pathophysiology, evaluation, and effect of weight loss: an update of the 1997 American Heart Association Scientific Statement on Obesity and Heart Disease from the Obesity Committee of the Council on Nutrition, Physical Activity, and Metabolism [J]. Circulation, 2006, 113 (6): 898-918.

［8］ LAVIE C J, LADDU D, ARENA R, et al. Reprint of: Healthy Weight and Obesity Prevention: JACC Health Promotion Series [J]. J Am Coll Cardiol, 2018, 72 (23 Pt B): 3027-3052.

［9］ BATSIS J A, SARR M G, COLLAZO-CLAVELL M L, et al. Cardiovascular risk after bariatric surgery for obesity [J]. Am J Cardiol, 2008, 102 (7): 930-937.

［10］ MARSO S P, DANIELS G H, BROWN-FRANDSEN K, et al. Liraglutide and Cardiovascular Outcomes in Type 2 Diabetes [J]. N Engl J Med, 2016, 375 (4): 311-322.

[11] HOLROYD E W, SIRKER A, KWOK C S, et al. The Relationship of Body Mass Index to Percutaneous Coronary Intervention Outcomes: Does the Obesity Paradox Exist in Contemporary Percutaneous Coronary Intervention Cohorts? Insights From the British Cardiovascular Intervention Society Registry [J]. JACC Cardiovasc Interv, 2017, 10 (13): 1283-1292.

[12] TERADA T, FORHAN M, NORRIS C M, et al. Differences in Short-and Long-Term Mortality Associated With BMI Following Coronary Revascularization [J]. J Am Heart Assoc, 2017, 6 (4): e005335.

[13] PARK D W, KIM Y H, YUN S C, et al. Association of body mass index with major cardiovascular events and with mortality after percutaneous coronary intervention [J]. Circ Cardiovasc Interv, 2013, 6 (2): 146-153.

[14] MA W Q, SUN X J, WANG Y, et al. Does body mass index truly affect mortality and cardiovascular outcomes in patients after coronary revascularization with percutaneous coronary intervention or coronary artery bypass graft? A systematic review and network meta-analysis [J]. Obes Rev, 2018, 19 (9): 1236-1247.

[15] WAGNER B D, GRUNWALD G K, RUMSFELD J S, et al. Relationship of body mass index with outcomes after coronary artery bypass graft surgery [J]. Ann Thorac Surg, 2007, 84 (1): 10-16.

[16] PANDEY A, LAMONTE M, KLEIN L, et al. Relationship Between Physical Activity, Body Mass Index, and Risk of Heart Failure [J]. J Am Coll Cardiol, 2017, 69 (9): 1129-1142.

[17] AUNE D, SCHLESINGER S, NORAT T, et al. Body mass index, abdominal fatness, and the risk of sudden cardiac death: a systematic review and dose-response meta-analysis of prospective studies [J]. Eur J Epidemiol, 2018, 33 (8): 711-722.

[18] ABED H S, SAMUEL C S, LAU D H, et al. Obesity results in progressive atrial structural and electrical remodeling: implications for atrial fibrillation [J]. Heart Rhythm, 2013, 10 (1): 90-100.

孕期心脏健康对后代的影响

一、孕期心血管健康及其评价指标

心血管系统疾病（cardiovascular disease，CVD）是全球全因死亡的主要病因。CVD 是一组累及心脏和血管的复合性慢性疾病，包括动脉粥样硬化、缺血性心脏病、心力衰竭、心律失常和脑血管疾病等。高血压、高血脂、肥胖和糖尿病为公认的传统心血管疾病危险因素。随着对疾病研究的深入，研究者近年来发现生命早期环境对后代 CVD 的发生、发展具有重大影响。例如，患妊娠期糖尿病孕妇所生后代相较未患妊娠糖尿病者，其患心力衰竭、高血压等 CVD 的比率显著上升。

CVD 发病涉及复杂的病理生理学过程，其主要机制包括交感神经系统过度激活、肾素-血管紧张素-醛固酮（RAAS）系统失衡、钠水潴留、慢性非特异性炎症、心肌缺血、心肌重构等。CVD 在其起始阶段可视为心脏对各种应激源的适应性反应，并随着疾病的进展转变为适应不良。传统认为，慢性疾病的发生、发展归因于基因、环境和生活方式的交互作用。心脏是哺乳动物胚胎发育的首个功能器官，在胚胎发育期发生的生命早期事件对心脏的结构、功能和代谢可能影响巨大。

随着我国社会环境的变化，环境污染、人群代谢综合征带来的挑战日益严峻，加之青年晚婚晚育以及二孩和三孩政策带来的高龄产妇的增加，都导致孕妇的心血管疾病危险暴露越来越高，引发公众对后代健康的担忧。

综上所述，研究孕期心血管健康对后代的影响具有重要的科学和社会意义。从已有研究来看，孕期肥胖、糖尿病、高血压、高血脂、吸烟等风险因素均与后代的远期 CVD 发病高风险呈现显著相关性。本文将从临床证据及相关致病机制角度，分析总结孕期心血管健康对后代的作用，并以此为参考，改进、优化孕期心血管健康的管理、诊疗工作，并探讨可能的治疗干预靶点。

二、单一孕期心血管健康风险因素对后代的影响

1. 孕期肥胖的影响　肥胖是心血管疾病的重要危险因素。肥胖可直接或间接增加心血管疾病的发病率和死亡率。其直接作用包括引起心血管系统对超重的结构性和功能性适应、诱发慢性炎症以及诱导脂肪因子对血管稳态的不良效应。间接影响通过共存的心血管疾病风险因素介导，例如胰岛素抵抗、高血糖、高血压和血脂异常等。肥胖个体中适应不良的脂肪组织通常扩张，引起局部性和系统性损害，前者如炎症、缺氧、脂肪因子分泌失调和线粒体功能受损，后者如胰岛素抵抗、异常葡萄糖/脂质代谢、促炎和促血栓形成状态和内皮功能障碍。

身高体重指数（body mass index，BMI）是评定肥胖的主要标准。孕期肥胖的评判标准为 BMI $\geqslant 30\text{kg/m}^2$，而 BMI 在 $25\sim29.9\text{kg/m}^2$ 者被归为孕期超重。目前已有大量证据显示，孕期肥胖与后代多种疾病的发病风险增高显著相关。现有观察性研究结果显示，孕期肥胖与后代肥胖、冠心病、脑卒中、2 型糖尿病和哮喘的高风险呈显著相关。孕期肥胖还可能导

致后代认知能力下降,并增加神经发育障碍的风险。

孕期肥胖对后代的影响首先表现为使其 BMI 增高、肥胖率升高和 CVD 风险升高。澳大利亚一项 2 432 人的研究发现,孕产妇妊娠期体重增加越多,其后代在 21 岁时的 BMI 越高,且此关联与母亲孕前 BMI 无关。赫尔辛基出生队列研究(HBCS)的结果也表明,母亲 BMI 与其后代 60 岁时的 BMI 呈正相关。HBCS 基于回顾性队列研究的结果还表明,孕期肥胖是后代心血管疾病发病和死亡风险的重要决定因素,且较高的孕产妇 BMI 与其后代成年后的过早全因死亡的风险增加以及因心血管事件住院的风险增加相关,且这些关联与后代的社会经济地位和当前年龄无关。

其次,肥胖还可对后代的过敏和变应性疾病的发病产生影响。近年来,全球孕产妇肥胖与哮喘、过敏性疾病和其他早发免疫性疾病负担的同时增加引起科学界关注,有学者推测二者的关联可能与肥胖相关炎症对后代产生的多系统影响有关。一项包括 14 项研究和 108 321 对母子的荟萃分析发现,孕期母亲超重或肥胖与后代出现儿童期哮喘或喘息、当前哮喘风险增加均有关,且后者与后代自身 BMI 无关。较高的孕期体重增加,也与较高的后代当前哮喘或喘息的概率相关。

此外,啮齿动物模型的有关研究结果表明,孕期肥胖个体的后代对于细菌感染的抵抗力更弱,且更容易被诱导产生自身免疫。一些针对啮齿动物和非人类灵长类动物的研究还解释了孕期肥胖对后代神经发育产生影响的可能机制。肥胖的妊娠个体,其体内的营养物质,包括脂肪酸和葡萄糖;或高水平的激素,如瘦素和胰岛素;或炎症介质,包括白细胞介素和肿瘤坏死因子,可以穿过胎盘,影响胎儿神经内分泌发育、神经元增殖和大脑发育,该过程中许多动态因素发挥作用,涉及母体环境、胎盘病理生理学和胎儿表观遗传学变化的交互作用。妊娠期间的肥胖还可以通过表观遗传学机制改变大脑稳态和后代行为,前者包括血清素和多巴胺通路、脂质过氧化和皮质类固醇受体表达。

2. 孕期血压水平的影响　　妊娠期高血压疾病(hypertensive disorders of pregnancy,HDP)包括慢性高血压、妊娠期高血压、先兆子痫 / 子痫和慢性高血压基础上并发的先兆子痫,使全球高达 10% 的妊娠受累,是孕产妇、胎儿和新生儿发病和死亡的主要原因。其中,慢性高血压(chronic hypertension,CH)指妊娠前或妊娠第 20 周之前出现高血压或有高血压病史;妊娠期高血压(gestational hypertension,GH)是在妊娠第 20 周后出现的新发单纯性高血压;先兆子痫是妊娠期高血压与蛋白尿、肾功能不全、肝病、造血系统紊乱或胎儿生长受限的组合;慢性高血压基础上并发的先兆子痫则指患有慢性高血压的女性在妊娠第 20 周后出现与先兆子痫相关的症状或体征。

HDP 对后代的影响首先体现在心血管系统。一份包含了 18 项评估传统心血管危险因素研究的荟萃分析中,后代暴露于母体先兆子痫环境与其童年和青少年时期收缩压增高 2.39mmHg、舒张压增高 1.35mmHg 和 BMI 增高 $0.62kg/m^2$ 相关。暴露于母体先兆子痫环境的青少年还出现了相对心肌壁厚度增加、左心室舒张末期容积减少以及早期向心性心脏重构的现象。正常妊娠后出生的先兆子痫患儿的兄弟姐妹血管功能正常,这表明血管功能障碍与先兆子痫本身有关,但与相关的遗传异常无关。

HDP 也可引起后代患神经系统疾病的风险增高。首先,HDP 与后代神经认知功能相关。在宫内发育迟缓且早产的学龄儿童中,与正常血压妊娠后出生的儿童相比,暴露于先兆子痫的儿童的语言智力系数(IQ)得分和全量表 IQ 得分较低。另有研究显示,孕妇新发妊娠期高血压与后代 11 岁时的轻度认知缺陷(智商 50~85)独立相关。其次,宫内暴露于先兆子痫增加后代患孤独症(ASD)的风险。与未暴露于先兆子痫的后代相比,暴露者患 ASD 的风险高 32%。先兆子痫和孤独症之间关联的确切机制尚不清楚,但微血管功能障碍引起的胎儿供氧不足可能会损害神经发育,从而增加患 ASD 的风险。最后,先兆子痫还可增加后代患小儿癫痫的风险。

HDP 还可对后代的免疫系统产生显著影响,主要体现在其患某些过敏和特应性疾病的风险增高。例如,患有先兆子痫或胎盘早剥的孕妇,其后代在青少年时期被过敏性致敏和严重特应性致敏的风险增加。Byberg 等发现,严重的母体先兆子痫与过敏性鼻结膜炎和儿童晚期的高水平过敏性致敏有关,但与特应性皮炎或哮喘的发展没有关联。轻度先兆子痫可增加足月出生儿童因哮喘住院的风险。

在动物模型中也有类似上述的发现。来自先兆子痫动物模型的证据表明,先兆子痫样妊娠所产后代可表现出追赶性生长、摄食过多和肥胖,在一些模型中其后代还出现了糖代谢缺陷,如 RUPP 大鼠模型和 sFlt1 诱导小鼠模型。另有研究报道,先兆子痫可显著增加大鼠后代患围产期脑卒中的风险,在该研究中,暴露于子宫内先兆子痫环境的幼鼠出现出生体重下降、顶臀长减小、大脑中动脉的随年龄增长管腔扩大的受损以及 NO 依赖性血管舒张功能的受损。该研究还揭示了先兆子痫引起上述作用的可能机制,即上调氧化应激水平、促炎因子(如 TNF-α)和黏附分子(如 TREM-1、TIM-1、Notch-1)表达,并通过 TL-4 介导炎症、T 细胞激活等靶点起作用。

3. 孕期血脂水平的影响　历史上,通常认为妊娠期的血脂异常为生理性,不主张对妊娠期间的血脂水平进行常规检测。从微观角度看,胆固醇为胚胎正常发育所需要,在形成细胞膜、维持膜结构的完整性、参与和膜结构相关的信号通路等方面起重要作用,因此早期认为胚胎发育所需的胆固醇绝大部分来源于自身的从头合成。然而,近年来的一些发现对上述认识提出了挑战。例如,在高胆固醇血症孕妇的胎儿在 6 月龄时其主动脉上已出现脂纹,一些动物模型的相关研究还证明了母体胆固醇可穿过胎盘屏障。已有研究阐明,卵黄囊和胎盘可通过受体介导或非受体依赖的转运过程吸收的母体胆固醇供胎儿使用,将脂质转运穿过细胞屏障,并将母体来源或新合成的胆固醇分泌到胎儿循环中。

孕期血脂异常可导致早产风险增高和婴儿出生体重偏高。阿姆斯特丹出生儿童及其发展(Amsterdam born children and their development,ABCD)队列研究结果显示,妊娠早期的脂质代谢紊乱可导致一系列产科不良结局。该研究通过纳入的 4 008 名孕产妇发现,妊娠早期(<21 孕周)的高甘油三酯血症与产下大于孕龄儿(large for gestational age,LGA)的风险增高有关,而且孕期的高甘油三酯血症是产下 LGA 婴儿的独立预测因子(独立于肥胖和孕期血糖水平)。妊娠期的高甘油三酯血症与产出巨大儿及孕妇产后患代谢综合征的风险增高显著相关。另一项巢式病例对照研究的结果显示,妊娠早期的脂质代谢异常[定义为总胆固醇水平(TC)>230mg/dl 或甘油三酯水平(TG)>140mg/dl]与自发性早产(34~37 周)风险增高 2 倍相关。

孕期血脂异常也可造成后代患动脉粥样硬化(atherosclerosis,AS)病变的风险增高。FELIC(fate of early lesions in children)研究分析了 156 名 1~14 岁正常胆固醇水平的儿童的尸检结果,指出:高胆固醇血症母亲的后代,其动脉粥样硬化的病变进展更为严重。孕期高胆固醇血症及与之相关的氧化应激可导致胎儿氧化型 LDL 在脂质斑块中的沉积和子宫内基因编程,后者可显著增加出生后的 AS 形成风险。动物实验也有类似发现,在新西兰白兔中,饮食诱导的妊娠期高脂血症引起了剂量依赖性的后代胎儿期和出生后的 AS 形成,且妊娠期应用降脂药物考来烯胺可抑制此作用。

孕期血脂异常还可引起后代血压升高及血压生理性调控机制受损。妊娠期高脂血症可使大鼠子代的血压和瘦素水平升高，并造成子代成年后的动脉压力感受性反射的敏感性下降。

子宫 - 胎盘床螺旋动脉的粥样硬化、前列环素分泌减少所造成的血小板聚集、高凝状态和胎盘功能不全是孕期血脂异常导致后代不良健康结局的可能机制，但表观遗传在其中亦起重要作用。胚胎或胎儿发育过程中涉及代谢的通路发生表观遗传编程，具体途径可能包括 DNA 甲基化、染色质修饰的变化等。在这些作用下，子代 AS 的易感性增加。例如，apoE 缺陷小鼠的孕期高脂血症会导致其成年子代与胆固醇合成和 LDL-R 活性相关的基因激活，且涉及免疫通路和脂肪酸代谢的基因在高胆固醇血症孕鼠的后代中上调。

4. 孕期血糖水平的影响　过去几十年内，随着全球范围内糖尿病患病率的上升和平均发病年龄的下降，患有糖尿病的育龄妇女人数不断增加。从公共卫生学角度看，妊娠期高血糖会对后代产生短期和长期的不良后果，而暴露于母亲妊娠期糖尿病（gestational diabetes, GDM）的后代的结局也与妊娠期的血糖水平直接相关。

妊娠期高血糖和 GDM 的影响首先表现为可引起一系列妊娠期和产后并发症，危及胎儿和新生儿的生命健康。母体高血糖首先导致胎儿缺氧，后者又会增加出生窒息和死产的风险。GDM 会导致胎儿过大和过重，原因可能是胎儿的高胰岛素血症和随后产生胰岛素样生长因子 1 的增加。此外，患 GDM 母亲的后代脂肪量高于肌肉量，脂肪量的增加也导致出生体重增加。曾暴露于 GDM 母体环境的新生儿患呼吸窘迫综合征（RDS）的风险增高，其机制可能为高胰岛素血症影响了肺表面活性物质的合成。RDS 可危及生命，通常需要入住新生儿重症监护室。

妊娠期高血糖和 GDM 可引起后代的肥胖和脂肪肝。一些观察性研究表明，妊娠期血糖异常母亲的后代在儿童期肥胖率增加。Pima Indian 和美国西北大学的一项长期随访研究包含了妊娠前、1 型、2 型和 GDM 女性并测量了其后代在童年时期的体重和葡萄糖代谢情况，结果显示，暴露于妊娠期糖尿病的儿童相比于未暴露者体重更高。此发现在瑞典的一项有关 GDM 女性所生男性后代的研究中得到复现。考虑到 GDM 对糖代谢紊乱和高血压（后述）的影响，可以假设子宫内高血糖暴露也会对胎儿肝脏代谢产生负面影响。在妊娠期间诱导显著高血糖的大鼠模型中，体重正常的糖尿病大鼠的后代比相同饮食的对照组大鼠后代的肝脏脂肪变性更明显。

妊娠期高血糖和 GDM 可引起后代患高血压的风险增加。有许多研究检验了 GDM 与后代血压的关系，如最初的 Pima Indian 研究报告发现，与妊娠期间葡萄糖耐量正常但在 40 岁以前均患上 T2DM 的母亲所生后代相比，暴露于母亲妊娠期间糖尿病（T2DM 或 GDM）的后代收缩压升高。一项受访者中位年龄为 8 岁的小型前瞻性中国队列研究表明，患 GDM 母亲所生的孩子的收缩压和舒张压显著升高。然而，当这些孩子后来在平均 15 岁时重新接受研究时，对照组与 GDM 母亲所生的孩子之间血压没有显著差异。一项包含 2012 年之前发表的 15 项不同研究的荟萃分析得出，与非 GDM 后代相比，患 GDM 母亲所生后代的收缩压较高，但舒张压相似。从机制上看，子宫内高血糖可导致肾单位数量减少、血管紧张素转化酶活性增加、胎儿血管发育受阻，使后代患高血压的风险增加。

5. 孕期吸烟的影响　烟草烟雾中含有尼古丁、一氧化碳等数千种有害成分。吸烟是 AS、心肌梗死（myocardial infarction, MI）等 CVD 的重要危险因素。其作用机制主要包括损害血管舒张功能,加重血管局部炎症,诱发氧化应激损伤,引起表观遗传学变化等。在过去40年里,已有足够的流行病学证据表明孕产妇吸烟和二手烟暴露会对其后代造成严重的不良影响。

孕期吸烟会导致后代出生体重降低、出生缺陷和其他不良妊娠结局。一项纳入了从1986年至2020年发表的55项队列研究的系统综述和荟萃分析结果显示,妊娠期的吸烟与后代的低出生体重(low birth weight,LBW)显著相关,每日吸烟量与后代LBW的风险呈明显量效关系,且在越晚近的研究中和主动吸烟时长越长的妊娠中,吸烟引起LBW的风险越大。吸烟会影响胎儿器官的正常发育,造成多种出生缺陷,如先天性心脏病(房间隔缺损、大瓣膜发育不全)、神经管缺损、骨骼肌肉缺陷、短肢缺陷、缺指/多指、足内翻、先天性唇腭裂、肛门闭锁、先天疝、睾丸不下降等,一项纳入1959—2010年相关研究的系统综述对上述效应进行了分析和描述。

孕期吸烟还可能对后代产生中远期的不良影响。两项均纳入了超过20万例分娩且均跟踪后代健康状况至18岁的大型人群队列研究结果显示,妊娠期吸烟显著提高后代眼科疾病和神经系统疾病住院率,并增加其多动症等疾病的患病率;进一步统计分析显示,妊娠期吸烟是后代长期眼科疾病和神经系统疾病致病的独立危险因素。另有研究指出,妊娠期吸烟可增加后代患感染性疾病和肺部疾病的风险。

上述作用可能与多种信号通路和表观遗传学机制相关。暴露于烟雾的妊娠Balb/c小鼠后代表现出显著的氧化应激、炎症反应和RAGE及其相关ERK-2、c-Jun等通路的激活,而后者已被证实在吸烟相关性肺病的炎症调控中起作用。此外,相关机制学研究显示,孕期吸烟母亲后代的早期表型与营养不良相关表型类似,虽然其在出生时体重相对偏低,但在青春期超重或肥胖的风险增加。亦有证据显示,后代患胰岛素抵抗、2型糖尿病和高血压的风险也增加。可能的产前机制包括一氧化碳引起的发育性缺氧、尼古丁引起的子宫胎盘血流量减少和对胎盘的毒性等。在这些后代中可观察到广泛且持久的DNA甲基化改变,提示表观遗传学机制可能在其中起作用,但因果关系的确立仍需进一步证实。

综上所述,目前已有充分的临床研究和动物学研究显示,肥胖、HDP、血脂异常、血糖异常和GDM、吸烟是多种妊娠期并发症和后代不良健康结局的危险因素,后者多表现为引起后代的出生体重异常、代谢异常和肥胖风险增高、CVD及其他疾病的患病率显著增高等,且此效应在短期和中长期均有体现。更深入的研究提示,表观遗传很可能是上述因素起作用的重要机制。表观遗传是指在生物体在DNA序列没有发生改变的情况下,通过DNA甲基化、组蛋白修饰、非编码RNA修饰等方式,基因表达受到影响,其功能发生可遗传的变化,最终导致生物体表型变化的现象。已有大量证据显示,上述危险因素可通过多种方式引起胎儿的表观遗传学修饰,使其不良健康结局的风险增高。

三、复合心血管健康风险因素对后代的影响

以上分别讨论了孕期的肥胖、HDP、血脂异常、血糖异常和GDM、吸烟等几类心血管健康风险因素对后代健康的影响,但这种研究方法有一定局限性。首先,上述讨论中所使用的异常标准并未作最优、次优、中间、较差等不同层级的区分,无法识别风险因素所产生效应的层级性,衡量较为粗略;其次,鉴于上述风险因素很可能同时存在于一个个体,且可能因素间可能存在相互作用,有必要在已有单一因素研究的基础上,综合所有因素进行研究。一项多国籍、多中心的队列研究将以上5个因素综合为孕期心血管健康评分(cardiovascular health,CVH),并将其中前 4 个因素综合为后代心血管健康评分,发现孕妇在 28 孕周时的更佳 CVH 与后代在 10~14 岁时更佳 CVH 显著相关。该研究使用了高血糖与不良妊娠结局研究(hyperglycemia and adverse pregnancy,HAPO)及其跟踪研究的数据,纳入了来自美国、巴巴多斯、英国、中国、泰国和加拿大的 9 个试验中心的 2 302 对母子为研究对象。母体孕期和后代青少年时期(10~14 岁)的 CVH 评分均由前述的 5 个或 4 个因素综合得到,其中每一项因素的测量均设理想(ideal)、中等(intermediate)、差(poor)三个层级,指标的设定均采用美国或国际的妇产科学会、儿科学会或相应疾病的学会(如美国心脏病学会、国际糖尿病学会等)所推荐的标准。该研究通过校正模型还发现,在 28 孕周时具有较低孕期 CVH 评分孕妇的后代,其 CVH 指标中 1~2 项层级为差的相对风险更高。因此,综合所有风险因素来看,至少已可以确定母体孕期不良 CVH 与后代青少年不良 CVH 具有直接的相关性,为综合评价孕期心血管健康对后代的影响提供了实例。未来可能需要研究整个孕期 CVH 与后代 CVH 以及其他系统健康的关系,为妊娠期不良 CVH 的及早干预提供依据。

四、结语

本文讨论了心血管疾病的主要风险因素对后代的影响,并通过一项大型临床研究的复合 CVH 评价入手,说明孕期 CVH 状况与后代 CVH 显著相关。因此,对孕产妇进行科学的心血管健康管理至关重要。从现有结论来看,仍建议从控制各风险因素入手,维护孕妇 CVH 及其后代的健康。值得注意的是,目前针对孕妇的某些危险因素的诊断标准尚不完善,现有指南尚未覆盖所有指标(如孕期的胆固醇水平),因此亟须更多研究以完善所有危险因素异常的界定标准,以更好地描述孕期 CVH 状况。

(尹思宇　蔡菁菁)

参考文献

［1］KERELIUK S M, DOLINSKY V W. Recent Experimental Studies of Maternal Obesity, Diabetes during Pregnancy and the Developmental Origins of Cardiovascular Disease [J]. Int J Mol Sci, 2022, 23 (8): 4467.

［2］YU Y, ARAH O A, LIEW Z, et al. Maternal diabetes during pregnancy and early onset of cardiovascular disease in offspring: population based cohort study with 40 years of follow-up [J]. BMJ, 2019, 367: l6398.

［3］PERAK A M, LANCKI N, KUANG A, et al. Associations of Maternal Cardiovascular Health in Pregnancy With Offspring Cardiovascular Health in Early Adolescence [J]. JAMA, 2021, 325 (7): 658-668.

［4］BASTIEN M, POIRIER P, LEMIEUX I, et al. Overview of epidemiology and contribution of obesity to cardiovascular disease [J]. Prog Cardiovasc Dis, 2014, 56 (4): 369-381.

［5］MAMUN A A, O'CALLAGHAN M, CALLAWAY L, et al. Associations of gestational weight gain with offspring body mass index and blood pressure at 21 years of age: evidence from a birth cohort study [J]. Circulation, 2009, 119 (13): 1720-1727.

［6］FORSÉN T, ERIKSSON J G, TUOMILEHTO J, et al. Mother's weight in pregnancy and coronary heart disease in a cohort of Finnish men: follow up study [J]. BMJ, 1997, 315 (7112): 837-840.

［7］GODFREY K M, REYNOLDS R M, PRESCOTT S L, et al. Influence of maternal obesity on the long-term health of offspring [J]. Lancet Diabetes Endocrinol, 2017, 5 (1): 53-64.

［8］FORNO E, YOUNG O M, KUMAR R, et al. Maternal obesity in pregnancy, gestational weight gain, and risk of childhood asthma [J]. Pediatrics, 2014, 134 (2): e535-e546.

［9］ MYLES I A, FONTECILLA N M, JANELSINS B M, et al. Parental dietary fat intake alters offspring microbiome and immunity [J]. J Immunol, 2013, 191: 3200-3209.

［10］ MEHTA S H, KERVER J M, SOKOL R J, et al. The association between maternal obesity and neurodevelopmental outcomes of offspring [J]. J Pediat, 2014, 165: 891-896.

［11］ PINHEIRO T V, BRUNETTO S, RAMOS J G, et al. Hypertensive disorders during pregnancy and health outcomes in the offspring: a systematic review [J]. J Dev Orig Health Dis, 2016, 7 (4): 391-407.

［12］ DAVIS E F, LAZDAM M, LEWANDOWSKI A J, et al. Cardiovascular risk factors in children and young adults born to preeclamptic pregnancies: a systematic review [J]. Pediatrics, 2012, 129: e1552-e1561.

［13］ TIMPKA S, MACDONALD-WALLIS C, HUGHES A D, et al. Hypertensive disorders of pregnancy and offspring cardiac structure and function in adolescence [J]. J Am Heart Assoc, 2016, 5 (11): e003906.

［14］ MORSING E, MARSAL K. Pre-eclampsia-an additional risk factor for cognitive impairment at school age after intrauterine growth restriction and very preterm birth [J]. Early Hum Dev, 2014, 90 (2): 99-101.

［15］ MANN J R, MCDERMOTT S. Maternal pre-eclampsia is associated with childhood epilepsy in South Carolina children insured by Medicaid [J]. Epilepsy Behav, 2011, 20 (3): 506-511.

［16］ KESKI-NISULA L, HEINONEN S, REMES S, et al. Pre-eclampsia, placental abruption and increased risk of atopic sensitization in male adolescent offspring [J]. Am J Reprod Immunol, 2009, 62 (5): 293-300.

［17］ BYBERG K K, OGLAND B, EIDE G E, et al. Birth after preeclamptic pregnancies: association with allergic sensitization and allergic rhinoconjunctivitis in late childhood; a historically matched cohort study [J]. BMC Pediatr, 2014, 14: 101.

［18］ MCDONNOLD M, TAMAYO E, KECHICHIAN T, et al. The effect of prenatal pravastatin treatment on altered fetal programming of postnatal growth and metabolic function in a preeclampsia-like murine model [J]. Am J Obstet Gynecol, 2014, 210: 542. e1-542. e7.

［19］ WHITAKER E E, JOHNSON A C, MILLER J E, et al. Abnormal development of cerebral arteries and veins in offspring of experimentally preeclamptic rats: Potential role in perinatal stroke [J]. Mech Ageing Dev, 2021, 196: 111491.

［20］ WILD R, WEEDIN E A, WILSON D. Dyslipidemia in Pregnancy [J]. Endocrinol Metab Clin North Am, 2016, 45 (1): 55-63.

［21］ WOOLLETT L A. Maternal cholesterol in fetal development: transport of cholesterol from the maternal to the fetal circulation [J]. Am J Clin Nutr, 2005, 82 (6): 1155-1161.

［22］ VRIJKOTTE T G, KRUKZIENER N, HUTTEN B A, et al. Maternal lipid profile during early pregnancy and pregnancy complications and outcomes: the aBcD study [J]. J Clin Endocrinol Metab, 2012, 97: 3917-3925.

［23］ CATOV J M, BODNAR L M, NESS R B, et al. Inflammation and dyslipidemia related to risk of spontaneous preterm birth [J]. Am J Epidemiol, 2007, 166: 1312-1319.

［24］ NAPOLI C, GLASS C K, WITZTUM J L, et al. Influence of maternal hypercholesterolaemia during pregnancy on progression of early atherosclerotic lesions in childhood: Fate of Early Lesions in Children (FELIC) study [J]. Lancet, 1999, 354 (9186): 1234-1241.

［25］ NAPOLI C, WITZTUM J L, CALARA F, et al. Maternal hypercholesterolemia enhances atherogenesis in normocholesterolemic rabbits, which is inhibited by antioxidant or lipid-lowering intervention during pregnancy: an experimental model of atherogenic mechanisms in human fetuses [J]. Circ Res, 2000, 87 (10): 946-952.

［26］ DE ARAÚJO E V, CARNEIRO DOS SANTOS L A, SPERETTA G F F, et al. Short-and long-term effects of maternal dyslipidaemia on blood pressure and baroreflex sensitivity in male rat offspring [J]. Clin Exp Pharmacol Physiol, 2020, 47 (1): 27-37.

［27］ REYMER P W, GROENEMEYER B E, VAN DE BURG R, et al. Apolipoprotein E genotyping on agarose gels [J]. Clin Chem, 1995, 41 (7): 1046-1047.

［28］ DUDLEY D J. Diabetic-associated stillbirth: incidence, pathophysiology, and prevention [J]. Obstet Gynecol Clin N Am, 2007, 34 (2): 293-307.

［29］ MOORE T R. A comparison of amniotic fluid fetal pulmonary phospholipids in normal and diabetic pregnancy [J]. Am J Obstet Gynecol, 2002, 186 (4): 641-650.

［30］ SILVERMAN B L, RIZZO T A, CHO N H, et al. Long-term effects of the intrauterine environment. The Northwestern University Diabetes in Pregnancy Center [J]. Diabetes Care, 1998, 21 Suppl 2: B142-B149.

［31］ LAWLOR D A, LICHTENSTEIN P, LANGSTROM N. Association of maternal diabetes mellitus in pregnancy with offspring adiposity into early adulthood: sibling study in a prospective cohort of 280, 866 men from 248, 293 families [J]. Circulation, 2011, 123 (3): 258-265.

［32］ SONG Y, LI J, ZHAO Y, et al. Severe maternal hyperglycemia exacerbates the development of insulin resistance and fatty liver in the offspring on high fat diet [J]. Exp Diabetes Res, 2012, 2012: 254976.

［33］ TAM W H, MA R C, YANG X, et al. Glucose intolerance and cardiometabolic risk in children exposed to maternal gestational diabetes mellitus in utero [J]. Pediatrics, 2008, 122 (6): 1229-1234.

［34］ ACETI A, SANTHAKUMARAN S, LOGAN K M, et al. The diabetic pregnancy and offspring blood pressure in childhood: a systematic review and meta-analysis [J]. Diabetologia, 2012, 55 (11): 3114-3127.

［35］ AMBROSE J A, BARUA R S. The pathophysiology of cigarette smoking and cardiovascular disease: an update [J]. J Am Coll Cardiol, 2004, 43 (10): 1731-1737.

［36］ DI H K, GAN Y, LU K, et al. Maternal smoking status during pregnancy and low birth weight in offspring: systematic review and meta-analysis of 55 cohort studies published from 1986 to 2020 [J]. World J Pediatr, 2022, 18 (3): 176-185.

［37］ HACKSHAW A, RODECK C, BONIFACE S. Maternal smoking in pregnancy and birth defects: a systematic review based on 173 687 malformed cases and 11. 7 million controls [J]. Hum Reprod Update, 2011, 17 (5): 589-604.

［38］ TSUMI E, LAVY Y, WAINSTOCK T, et al. Maternal smoking during pregnancy and long-term ophthalmic morbidity of the offspring [J]. Early Hum Dev, 2021, 163: 105489.

［39］ GUTVIRTZ G, WAINSTOCK T, LANDAU D, et al. Maternal smoking during pregnancy and long-term neurological morbidity of the offspring [J]. Addict Behav, 2019, 88: 86-91.

［40］ DAN N, SHEINER E, WAINSTOCK T, et al. Maternal Smoking during Pregnancy and the Risk for Childhood Infectious Diseases in the Offspring: A Population-Based Cohort Study [J]. Am J Perinatol, 2021, 38 (2): 166-170.

［41］ MCEVOY C T, SPINDEL E R. Pulmonary Effects of Maternal Smoking on the Fetus and Child: Effects on Lung Development, Respiratory Morbidities, and Life Long Lung Health [J]. Paediatr Respir Rev, 2017, 21: 27-33.

［42］ SUKJAMNONG S, CHAN Y L, ZAKARYA R, et al. Effect of long-term maternal smoking on the offspring's lung health [J]. Am J Physiol Lung Cell Mol Physiol, 2017, 313 (2): L416-L423.

［43］ ROGERS J M. Smoking and pregnancy: Epigenetics and developmental origins of the metabolic syndrome [J]. Birth Defects Res, 2019, 111 (17): 1259-1269.

饮酒与心血管疾病风险的再认识

饮酒是世界文化、人类生活和社交中的重要部分,而酒精滥用也已成为加重全球疾病负担的重要因素之一,被列为引起早亡和残疾的第三大风险因素。饮酒与心血管疾病风险的关系一直以来备受关注,也颇具争议。既往诸多研究表明,大量饮酒是有害的,而中量饮酒和心血管疾病风险降低有关,系列研究发现饮酒与心血管疾病呈现出 J 型或 U 型关系。然而,饮酒对健康的影响因饮酒量、饮酒模式(急饮、豪饮、慢性饮酒等)、饮酒种类而异,生活习惯、基因、社会经济因素等都能影响饮酒及心血管疾病的发生,如何更准确地认识饮酒与心血管疾病风险具有重要意义。本文主要就饮酒与心血管疾病发生的可能机制,以及对不同心血管疾病的影响等进行阐述。

一、饮酒定义

目前饮酒通常定义为:过去 30 天内至少饮用过一杯酒(相当于 1/2 瓶啤酒、125g 葡萄酒或果酒、40g 白酒)。现行饮酒者为过去 1 年内至少饮用过一杯酒。各国家地区饮酒习惯、种类存在差异,饮酒量、饮酒模式的定义亦有不同。在美国饮食指南推荐中,中量饮酒定义为男性 2 标准杯每天,女性 1 标准杯每天(1 标准杯约含 14g 酒精)。美国国家酒精滥用与酒精中毒研究所(NIAAA)定义低风险饮酒为,女性不超过 3 杯每天或每周小于 7 杯,男性为不超过 4 杯每天或每周小于 14 杯,豪饮定义为 2 小时女性饮酒达 4 杯、男性达 5 杯。而部分其他国家,如中国、法国等,通常认为单一场合饮酒达到或超过 6 杯为豪饮。目前不同研究中对少量、中量、大量饮酒量的界定有一定差异。在调查研究中,全球现行饮酒者比例约为 32.5%,欧洲人群中比例达 72%,亚洲人群饮酒者比例相对更低。国内调查研究中,现行饮酒者比例约为 14.8%,其中男性为 33%,女性为 2%。

二、饮酒种类与心血管疾病

不同酒类别所含酒精比例及其他物质组分不同,对心血管疾病风险影响也有差异。譬如啤酒含有较多的非酒精成分,包括苯甲酸和肉桂酸提取物、儿茶酚、前花青素、蛇麻烯、异戊烯基查尔酮等。研究发现,啤酒可通过影响高密度脂蛋白(HDL)和三磷酸腺苷结合盒转运体 A1(ABCA-1)介导的胆固醇外流,提高高密度脂蛋白胆固醇(HDL-C)水平,抑制低密度脂蛋白(LDL)氧化,来保护高胆固醇引起的血管内皮损伤,中量的啤酒饮用(女性 1 杯 /d,男性 1~2 杯 /d)可能降低心血管疾病风险。在一项随机对照研究(randomized controlled trial,RCT)中,对于基线低密度脂蛋白胆固醇(LDL-C)水平 <130mg/dl 者,中量啤酒饮用持续 4 周可使 HDL-C 水平明显升高(平均增加 2.2mg/dl)。但需要注意的是,规律啤酒饮用约 15% 的人会出现血浆谷氨酰基转移酶(γ-GGT)的升高。

葡萄酒包括红葡萄酒和白葡萄酒,因葡萄发酵方式不同,成分有一定差异,红葡萄酒中多酚类物质含量约为白葡萄酒的 10 倍,包括黄酮类和非黄酮类物质。目前认为黄酮类物质可降低血浆中促氧化剂含量,降低炎症因子、白细胞黏附分子、内皮黏附分子,改善胰岛素抵抗,降低磷脂氧化,调节信号通路,抑制血小板聚集等,而这些可能与降低心血管疾病风险相关。St Leger 等研究报道中,饮酒(主要为葡萄酒)并未增加缺血性心肌病的死亡风险。另有研究发现,相对啤酒,葡萄酒能改善女性冠心病患者心率变异性。系统性分析研究发现,相比于啤酒和烈酒,中量葡萄酒(1~4 杯 / 周)能降低心血管疾病死亡风险。

研究发现,红葡萄酒能改善内皮细胞功能、增加循环内皮祖细胞数量及一氧化氮水平,增加 HDL-C 水平,改善氧化应激,调节免疫。一项有关糖尿病患者的 RCT 研究显示,中量的红葡萄酒能增加 HDL-C 水平 2.0mg/dl,降低 27% LDL-C 水平及 34% 代谢综合征风险;另有研究发现,饮用红葡萄酒还可提高肠道菌群多样性。白葡萄酒与心血管疾病的相关研究相对较少,其影响和机制尚未明确。有少部分研究发现,白葡萄酒能改善内皮功能,中量的白葡萄酒具有抗氧化及心脏保护作用;但也有研究显示,白葡萄酒和红葡萄酒均未能改善内皮细胞功能,饮用白葡萄酒反而会增加血液同型半胱氨酸浓度,可能促进动脉粥样硬化的发生。

烈酒(如伏特加、杜松子酒等)中多酚类物质含量较少,其与心血管疾病相关研究结果不一。研究提示,在 30~59 岁无冠脉疾病男性中,1 周饮用至少一次烈酒可能降低急性心肌梗死风险。另系统性分析研究中,中量烈酒饮用并不能降低心血管疾病风险,一天摄入超过 60g 酒精的烈酒与血管性事件发生并无相关性。还有研究也发现,每日或每周的大量饮酒(包括啤酒、葡萄酒、烈酒)都会增加心血管疾病死亡风险。

尽管目前研究发现中量饮酒可降低心血管病风险,但不同种类酒中成分和酒精含量不同,对疾病影响有不同,不同种类酒饮用时伴随的饮食习惯、饮酒模式等,也可能影响疾病发生,因此相关研究仍待进一步探索。

三、饮酒对心血管疾病影响的可能机制

饮酒对疾病健康的影响具有较大的个体和人群差异,受性别、年龄、种族、受教育及社会经济因素、饮酒模式、饮酒量、持续时间等多种因素影响。既往研究中,对于健康人群及已有心血管疾病的患者,饮酒与心血管疾病均有呈现出经典的 J 型关系,低中度饮酒相对于不饮酒者心血管疾病风险更低,而大量饮酒者心血管疾病风险最高,而其中的机制并不完全清楚。目前认为轻中度饮酒对心血管疾病的获益可能来自酒内组分(多酚类)的保护效应,如抗炎、抗氧化、影响凝血功能、调节血脂和血糖代谢等,而非酒精本身。但也有人认为,饮酒人群的伴随的生活方式和饮酒持续时间对心血管疾病的影响更大,而基因遗传因素也可能参与其中。

1. 抗炎与抗氧化　在心血管疾病发生、发展中,慢性炎症、氧化损伤、低密度脂蛋白水平升高、血管沉积、斑块形成是其重要的病理生理基础。Howard 等的一项调查研究显示,对比不饮酒者,经常饮酒者循环中性粒细胞与淋巴细胞比值(NLR)更高,NLR 能够调节和平衡中性粒细胞的有害作用以及机体保护性的主动免疫反应,是多种疾病的预后指标。Chiva-Blanch 等的随机对照研究中,对于心血管风险高危的男性,持续 4 周每日 30g 酒精摄入(包括红葡萄酒、脱醇红葡萄酒、杜松子酒)后,饮红葡萄酒和脱醇红葡萄酒者体内 IL-6 水平较饮杜松子酒者更低,饮红葡萄酒和杜松子酒者体内 IL-10 水平较饮脱醇红葡萄酒者更高,提示在这类患者中,酒精和酒中的多酚成分均参与了炎症反应调节。而对于绝经后的妇女,Stote 等的 RCT 研究发现,持续 8 周每日中量酒精摄入(15~30g)后,受试者体内 C 反应蛋白、IL-6 浓度较无饮酒者并无明显增加,而可溶性细胞间黏附分子(sICAM)减低,提示在这类患者中,中量饮酒具有一定的抗炎效应。

Covas 等研究发现,对健康人群,持续饮用葡萄酒虽未呈现出明显的抗氧化效应,但在氧化应激环境下表现出了抗氧化效应。Estruch 等的 RCT 研究中,中量红葡萄酒相对杜松子酒具有更明显抗氧化作用,可降低 7% 的血浆超氧化物歧化酶活性、9% 的丙二醛浓度。Hamed 等发现,红葡萄酒及其中的抗氧化成分能抑制单核细胞核因子 κB(NF-κB)的活化,而 NF-κB 是粥样硬化形成多个过程中的氧化还原敏感的转录因子,且饮用红葡萄酒可改善内皮细胞功能,促进内皮祖细胞(EPC)增殖、迁移。另一项 RCT 研究也提示,对于 55~80 岁高风险男性,每日 30g 酒精的摄入(陈年白葡萄酒或杜松子酒)持续 3 周后,饮用陈年白葡萄酒受试者体内血管细胞黏附分子(VCAM-1)、细胞间黏附分子(ICAM-1)、IL-8、IL-18、CD31 T 淋巴细胞、EPC 细胞表达相对饮用杜松子酒明显减少,IL-1b、IL-6、肿瘤坏死因子(TNF-α)浓度两者无明显差异,提示中量饮酒摄入具有一定抗炎作用,而白葡萄酒中的成分具有更好的内皮保护作用。

2. 凝血功能　尽管有部分研究认为,中量饮酒对心血管疾病的获益一部分得益于其抗血栓形成作用,中量饮酒可降低血小板活性,但实际仍存在较多争议。在 Lippi 等的系统性分析研究中,低中量红葡萄酒不仅可以降低氧化应激、泡沫细胞形成,增加 HDL-C,同时也伴随着纤溶蛋白的增加。而另一项人群研究中,酒精消耗量与血浆纤维蛋白原水平虽然呈微弱负相关,但未达到统计学意义。Wakabayashi 等对比分析中年男性饮酒者与不饮酒者血小板计数发现,两者并无明显差异。Smith 等进行的小样本对照研究中,通过测定健康志愿者在饮酒 2 小时后血栓弹力图血小板聚集实验发现,对比未饮酒者,男性志愿者弹力成像中血小板聚集率 ADP 中位值相对更高,而在女性志愿者中并无明显差异,提示急性酒精摄入对血小板抑制作用存在性别差异。而 Stote 等的研究发现,绝经后的女性在 8 周中量酒精摄入后,血浆纤维蛋白原浓度减低,纤溶酶原激活物抑制物明显增加,提示酒精摄入可能具有促凝血作用。因此,中量饮酒对凝血功能的影响仍需要进一步探索。

3. 血脂代谢　血脂代谢异常在心血管疾病发生、发展中发挥重要作用。研究已证实,酒精摄入可影响血脂水平,包括 HDL-C、LDL-C、载脂蛋白 A I(apoA I)、甘油三酯(TG)等。研究发现,饮酒可能通过抑制胆固醇酯转运蛋白(CEPT),减少 HDL 向 LDL 的转化,进而提高 HDL 浓度。但需要注意的是,大量饮酒也伴随着 TG 和总胆固醇的增加。

国内有观察性研究显示,每日酒精摄入可明显增加高甘油三酯血症风险,随饮酒时间延长,高胆固醇血症风险也随之增加。另有国内调查研究发现,在男性中,饮酒与 TG、LDL-C、apoA I 水平呈正相关,与 LDL/HDL、apoB/apoA I 比值呈负相关,因此提示低中量饮酒对心血管疾病的保护效应可能主要来自 HDL-C、apoA I 水平的升高,而大量饮酒会增加 TG 和总胆固醇水平,增加心血管疾病风险,而这在国外观察性研究中也有类似的发现。国内前瞻性队列研究发现,饮酒者基线 HDL-C 浓度相对更高,且与饮酒量具有相关性,在后续随访中,持续饮酒人群出现 HDL-C 浓度降低的比例较不饮酒者低,其中中量饮酒人群中 HDL-C 浓度降低的比例最低,提示饮酒对于维持 HDL-C 浓度具有一定作用。而在随机对照中,部分研究也发现饮酒可提升 HDL-C 水平 5%~10%、apoA I 水平约 6%,但也有研究显示持续 90 天中量的红葡萄酒饮用并未明显增加 HDL-C 和 TG 水平,但 LDL-C 水平有减低。另有系统性分析研究中,饮酒可增加 HDL-C,但并未明显影响总胆固醇、LDL-C、TG 水平。

因不同研究纳入人群、饮酒种类、量等的差别,各研究结果有所差异,但相对确信的是,中量饮酒对血脂的有益调节,可能更多来源于对 HDL 水平的提升,而这可能主要归功于酒中的非酒精组分的作用。

4. **2 型糖尿病** 糖尿病是心血管疾病发生的重要危险因素,越来越多的研究表明,低中量饮酒可以降低 2 型糖尿病(type 2 diabetes mellitus,T2DM)风险。

荷兰一项大型队列随访研究显示,无基础糖尿病、心血管疾病、肿瘤的成年人中,饮酒者患 T2DM 风险明显低于不饮酒者,不同酒精摄入量均伴随着风险比(*HR*)的降低,少量饮酒(酒精摄入 0~4.9g/d)、中量饮酒(男性 5~29.9g/d,女性 5~14.9g/d)、大量饮酒(男性 ≥30g/d,女性 ≥15g/d)对应 *HR* 值分别为 0.78、0.55 和 0.57,且在分析了 T2DM 相关的危险因素(如 BMI、运动量、吸烟等)后,亦认为中量饮酒与降低的 T2DM 风险相关。在另一项在对无基础糖尿病、肿瘤的男性 4 年的随访研究中,初始无饮酒者、少量饮酒(0~4.9g/d)或酒精摄入量<15g/d 者,增加 7.5g/d 的酒精摄入后,其 T2DM 风险均明显降低,同时对于初始少量饮酒者增至中量饮酒后,其 T2DM 风险也明显降低。WOBASZ 研究发现,对于男性,相对少量饮酒(<15g/d),中量饮酒(15~30g/d)可降低 35% 的 T2DM 风险,且不受其他混杂因素影响。Marques 等随访研究也发现,中量饮酒(每周 14~27U,含酒精 8g/U)者具有更低的 T2DM 风险,且在多因素调整的分析中,每周 1~13U、14~17U 可分别降低 11% 和 34% 的 T2DM 风险,但如达到或超过每周 28U,T2DM 风险则增加 63%。同样在 ATTICA 为期 10 年的随访研究里,对比不饮酒者,每天饮酒至少 1 杯可降低 53% T2DM 风险,且意向性分析提示饮酒量与 T2DM 发生呈现明显的 U 型曲线关系。Baliunas 等在纳入 20 个队列研究的大型系统性分析研究也发现,饮酒量与 T2DM 风险呈 U 型关系,男性酒精摄入 22g/d、女性酒精摄入 24g/d 时对 T2DM 具有最佳的保护效应,但男性超过 60g/d、女性超过 50g/d 时 T2DM 风险均会明显增加。

对于已患糖尿病患者,Strelitz 等的随访研究则发现,降低酒精摄入量(每周 ≥2U)可降低 44% 心血管疾病风险。Da Luz 等随访研究中,对于不饮酒者,饮红葡萄酒者 T2DM 比例更低,且二者在其他危险因素方面无明显差异。而在随访过程中发现,饮红葡萄酒者冠脉钙化积分(CAC)更高,但主要不良心血管事件(MACE)明显更低。

尽管总体研究认为,低中量饮酒有助于降低 2 型糖尿病风险,但不同国家地区研究纳入人群、饮食生活习惯等都存在较大差异,且各研究中对低中量饮酒定义并不统一,也并未对饮酒种类进行更细致分析,因此更深入的研究仍待进行,以便做出更准确的饮食指导。需要思考的是,对于已有糖尿病患者,饮酒对心血管疾病发生有何影响,低中量饮酒是否能降低心血管疾病风险,都需要进一步探索。

5. **遗传因素** 众所周知,酒精主要通过肝脏进行代谢,乙醇通过乙醇脱氢酶(ADH,主要是 ADH1)转化为乙醛,而乙醛是引起饮酒后不适反应的主要物质,随后乙醛经乙醛脱氢酶(ALDH,主要为 ALDH2)转化成乙酸,而后清除。不同人种、不同个体因遗传背景差异,对酒精代谢速率存在较大差别。研究发现,非洲和欧洲人群对酒精代谢较快,对酒精的耐受度更高,饮酒量也更大。而东亚人群较普遍存在 *ALDH2* 基因 12 号染色体突变(rs671),引起 ALDH2 失活,导致乙醛在体内蓄积,引起明显不适反应或酒精中毒,这也是影响东亚人群饮酒量最重要的因素。同时,亦有部分人群存在 *ADH1* 基因 4 号染色体突变(rs1229984),可加速酒精代谢。这两种突变可直接影响人群酒精摄入量,因此有学者也提出,目前研究中中量饮酒对心血管病的保护效应,是否也存在遗传背景差异因素的影响。

国内一项基于中国 Kadoorie 生物库的大规模前瞻性研究纳入了 2004—2008 年间登记的 512 715 位成年人,其中 161 498 人存在影响酒精代谢的基因突变(ALDH2-rs671 或 ADH1Brs1229984),经过约 10 年的随访发现,对于男性,基于自报饮酒量式的传统流行病调查方法,饮酒与缺血性脑卒中、脑出血、急性心肌梗死呈 U 型关系,每周酒精摄入约 100g(1~2 杯/d)者相较于不饮酒者或大量饮酒者具有更低的缺血性脑卒中、脑出血、急性心肌梗死风险。而基于基因型预测的男性平均饮酒量具有较大差异(每周 4~256g,相当于 0~4 杯/d),且与疾病发生并无明显 U 型关系。基因型预测的饮酒量与缺血性脑卒中、脑出血呈正向 Log 线性关系,而与心肌梗死风险并无明显相关性。自报饮酒量和基因预测的饮酒量均与系统收缩压呈正相关。女性因饮酒人数较少,未能进行相关分析。因此,提示饮酒可升高血压、增加脑卒中风险,但对急性心肌梗死的影响仍待进一步明确,而自报式的中度饮酒与脑卒中风险的降低可能并无直接因果关系。

四、饮酒与心血管疾病

1. 高血压　目前多数研究表明,饮酒可引起血压升高,并呈现出剂量依耐性,全球约 16% 的高血压可能与过量饮酒相关,饮酒可使高血压风险增加 30%。波兰一项观察性研究显示,饮酒与系统收缩压、舒张压呈正相关,相比少量饮酒者(≤15g/d),中量饮酒(15~30g/d)可增加 37% 的高血压风险,而大量饮酒(>30g/d)可增加 52% 的高血压风险。国内一项大型队列研究纳入 32 389 名男性,在经历 4 年随访发现,饮酒量与高血压风险等呈正向线性关系,少中量饮酒依然可以增加高血压风险,酒精摄入(无论何种剂量)是高血压发生的独立危险因素。但也有观察性研究发现,对于女性,每日少量饮酒(0.1~15g)反而可降低 33% 的高血压风险,但男性并未呈现出相关获益。另一项持续 20 年的队列随访研究也显示,常规的饮酒并未增加高血压风险,而其中欧美女性饮酒者表现出更低的高血压风险。

因此,部分研究也提出,饮酒对高血压的影响存在性别差异。一项系统性分析研究显示,对于男性,任何剂量的酒精摄入均与高血压风险增高相关,而女性每日饮酒 1~2 杯与高血压发生并无相关性,但超过此饮酒量后高血压风险会随之增加。另一项系统性分析研究发现,女性每日酒精摄入>20g、男性每日酒精摄入 31~40g 可增加高血压风险,女性少中量饮酒(<20g/d)者高血压风险可能降低,但男性则明显升高,但超过 20g/d 后,两者高血压风险均增加。男性饮酒与高血压发生更多呈线性关系,而女性在超过 10g/d 酒精阈值量时,与高血压呈 J 型关系。同样另一系统性分析研究也提示,男性饮酒与高血压呈正性线性关系,而女性当饮酒量不超过 15g/d 时,可降低高血压风险,超过 15g/d 时则呈 J 型曲线关系。因此提示,少量饮酒对高血压的保护效应仅限于女性,男性不同饮酒量均会增加高血压风险,但也有人认为男性和女性在饮酒习惯、模式上存在差异,例如男性相对女性豪饮概率更大,因而可能更容易促进高血压发生。

目前也有研究认为,饮酒与高血压风险增高的因素中,平均饮酒的量较饮酒频次更为重要,但尚存在争议。Núñez 等的前瞻性队列研究显示,相比不饮酒者,每天饮酒>2 杯可使高血压风险增加 55%,而饮酒持续的天数与高血压相关性相对较弱,因此提示平均酒精摄入量相对饮酒频次更能影响高血压的发生。相对葡萄酒,啤酒和烈酒虽稍增加高血压风险,但并未达到统计学意义。Kerr 等对比了现行饮酒、早期饮酒与高血压风险关系发现,每日饮酒≥5 杯持续至少 1 个月的现行饮酒者其高血压风险明显升高,因此认为长期大量饮酒才是引起高血压的真正因素。

另外需要考虑的是,不同研究中不同年龄层、饮酒习惯的差异对高血压的影响也有不同。一项基于社区心血管疾病风险高危的老年患者研究,在比较过去 5 年有较稳定饮酒习惯的患者与无饮酒者、偶尔饮酒者发现,中大量饮酒患者血压相对更高,每日饮酒>1 杯者可伴随舒张压升高,而收缩压无明显差异,极少量饮酒(1 杯 / 月至 1 杯 / 周)可明显降低患者白天血压变异率,而这种低的昼夜血压变异率可有益于预防心血管事件的发生。

尽管不同研究设计、纳入人群等存在差异,饮酒对高血压影响存在一定差异,但饮酒与高血压发生具有明显相关性。男性饮酒与高血压发生呈剂量相关的线性关系,饮酒可促进高血压发生;而女性主要表现为 J 型关系,少量饮酒可能有益于女性降低高血压风险;对于老年高血压患者,极少量饮酒可能通过降低血压变异率,从而减少心血管事件的发生。

2. 心房颤动　研究已证实,饮酒与心房颤动密切相关,酒精可导致自主神经功能紊乱、急性心房电生理改变,缩短心房动作电位时长,延长不应期,减慢房内传导。研究显示,约 35% 的心房颤动诱因可能为饮酒,也一度被称为"假期心脏综合征"。而长期饮酒可引起心房心肌病,影响心房结构、收缩功能、电生理特性,导致心房重塑,促进心房颤动进展。

研究认为,饮酒的模式、酒精摄入量对心房颤动的影响有所不同。有研究发现,无论是既往规律饮酒者,还是不饮酒者,豪饮均有可能诱发心房颤动,心房颤动大多在豪饮后 24 小时内出现,如连续豪饮,约 1/3 患者可能出现心房颤动复发。调查研究显示,大量饮酒可明显增加新发心房颤动率,且增加心房颤动急诊就诊率;但也有研究显示,豪饮并非新发心房颤动的独立危险因素,而规律、大量饮酒更能促使心房颤动发生。日本一项社区队列研究显示,大量饮酒(69g/d)可使心房颤动风险增加 1.68 倍。酒精摄入超过 44g/d 是心房颤动发生强有力的预测因素,饮酒与心房颤动发生呈剂量相关性,Larsson 等的系统性分析研究中,在调整心房颤动其他危险因素后,酒精摄入每增加 12g/d,可使心房颤动风险增加 8%。英国一项队列研究显示,饮酒与心房颤动发生呈 J 型关系,酒精摄入约 8g/d 时,心房颤动风险最低。

研究中,酒的种类对心房颤动发生影响似乎不同。对于每周饮酒>14 标准杯时,只有葡萄酒和烈酒会增加心房颤动风险,而啤酒不会。Tu 等的研究提出,低中量的葡萄酒饮用者其心房颤动风险明显更低,而啤酒 / 苹果酒、烈酒似乎都增加心房颤动风险。另外部分研究显示,饮酒对心房颤动发生在男性中影响似乎更大,而女性中饮酒并未增加心房颤动风险,但由于女性饮酒特别是大量饮酒者相对较少,因此结果可能存在偏倚。

研究发现,长期禁酒可降低心房颤动风险,在 2 型糖尿病患者中,禁酒者心房颤动发生率更低。有 RCT 研究中,140 名每周饮酒 ≥10 标准杯且合并阵发或持续心房颤动患者,随机分为戒酒组或持续饮酒组,随访 6 个月后发现,戒酒组患者心房颤动复发及心房颤动负荷明显低于持续饮酒组。另外研究认为,戒酒除了降低心房颤动风险外,也可降低心房颤动相关危险因素(如高血压、肥胖、睡眠呼吸紊乱)。因此,目前部分共识指南也强调了生活方式干预,提出避免豪饮及大量饮酒以减少心房颤动发生和进展,但鉴于饮酒与心房颤动一定程度上存在的剂量相关性,如何针对不同人群进行更详细的饮酒量界定,仍需进一步研究。

3. 心肌病　研究认为,大量酒精摄入具有直接的心肌毒性,可导致心肌病和心力衰竭。动物实验发现,豪饮可引起线粒体功能紊乱、心脏脂肪变性、收缩和舒张功能损害等,慢性酒精摄入可引起心肌纤维化,加速心肌梗死后心肌纤维化和心力衰竭。人体研究也证实,豪饮可引起心肌急性、可逆性的改变,在心脏 MRI 检查中呈现出明显的炎性改变。尸解研究也发现,慢性酒精滥用者其心外膜脂肪明显增厚,外膜、间质、心内膜纤维化更明显,心肌层毛细血管网、铁沉积增加。

目前 AHA 在有关特殊类型扩张型心肌病声明中已提出,酒精摄入是其重要病因之一。酒精性心肌病临床定义为,长期大量饮酒引起心肌病变,呈现出类似扩张型心肌病的表现,通常是排他性诊断,在临床和组织学上很难与特发性扩张型心肌病区分,主要依靠饮酒史,但对于饮酒量和时间的界定,尚缺乏足够的流行病学依据,主要基于部分小样本临床研究,通常认为每天酒精摄入 80~90g(8 杯)持续至少 5 年是其必要条件。国外一项扩张型心肌病的研究报道中,338 名男性患者中 23% 有大量饮酒史,平均至少 90g/d 持续 5 年,或 100g/d 至少 2 年。

诸多研究也发现,在研究报道的酒精性心肌病患者中也常存在其他危险因素或合并疾病,如吸烟、慢性阻塞性肺疾病、心房颤动、高血压等,基因遗传因素也可能影响心肌病的发生与发展,相当部分诊断酒精性心肌病的患者在进行基因检测时可能发现相关的基因突变,提示部分患者可能存在错误分类,或多种因素共同作用导致了扩张型心肌病的发生。一项有关女性乳腺癌患者使用曲妥珠单抗的研究中发现,曲妥珠单抗引起的心脏毒性风险在合并饮酒的患者(≥ 10 杯 / 周)中明显更高,主要表现为左室射血分数(LVEF)下降,因此提示酒精可增强心肌病其他相关危险因素作用。

对于确诊酒精性心肌病患者,目前国内研究报道中其 5 年死亡率约 28%,如持续饮酒,预后则更差。小样本研究显示,对于诊断为酒精性心肌病的患者,戒酒或减少酒精摄入至 60g/d 以下,可明显提升 LVEF。但也有队列研究显示,在中位随访时间 3.9 年中,中大量饮酒的扩张型心肌病患者(女性>14 杯 / 周,男性>21 杯 / 周,每杯约含酒精 8g)并未增加死亡率,但男性饮酒者在临床表现上其心脏结构和功能明显更差,而女性中无类似发现,提示酒精对心肌病进展影响可能存在性别差异。

4. 心力衰竭　在人群研究中,通过心脏超声检查发现,大量饮酒可促进异常左心室重塑,增加左心室质量,损害心脏舒张功能,且酒精对舒张功能影响呈现出剂量相关性。而另有健康人群队列研究显示,少中量饮酒与心脏重塑并无明显相关性。目前 2021 年 ACC/AHA 指南已将酒精列为心力衰竭的重要危险因素,但不同人群研究中饮酒对心力衰竭的影响有所不同。

有基于社区的研究显示,少中量饮酒者心力衰竭风险相对更低,大量饮酒也并未增加心力衰竭风险。另有研究中,以基因型预测的酒精摄入量与心力衰竭并无明显相关性。而一项纳入 19 个高收入国家饮酒人群的研究发现,每周酒精摄入>100g 可明显增加心力衰竭风险,中量饮酒相对少量饮酒,对心力衰竭并无保护效应。在住院患者研究中,存在酒精滥用的患者心力衰竭风险是无饮酒者的 2 倍。部分临床心力衰竭患者研究发现,中量饮酒相比无饮酒者并未增加心力衰竭患者住院率或死亡率,但如大量饮酒,则预后较差。丹麦一项研究中认为,在其 50 岁以下心力衰竭患者中,1 年内出现死亡的患者约 8.5% 是源于酒精滥用。

目前大多数研究中认为,少中量饮酒并未明显增加心力衰竭风险,大量饮酒或酒精滥用可能促进心力衰竭发生,且造成不良预后,因此提示应当避免酒精过量和酒精滥用,特别对于已经合并心力衰竭的患者。鉴于目前大型队列研究及随机对照研究数据有限,部分队列研究随访时间有限,少中量饮酒是否会增加其他疾病引起的心力衰竭风险,目前尚不明确,但少中量饮酒对此类患者也并未呈现出保护效应,因此对于存在其他疾病相关性心力衰竭的患者,饮酒时应当慎重。

5. 急性心肌梗死　在急性心肌梗死发生过程中,凝血 / 纤溶系统失衡引起血栓形成、血管痉挛等是其重要因素。研究发现,大量饮酒后可引起纤溶酶原激活抑制因子(PAI-1)抗原增加,PAI-1 活性增强,组织型纤溶酶原激活物(t-PA)活动降低,从而降低纤维蛋白溶解。有研究提出,引起明显纤溶系统抑制的酒精摄入阈值为 2~4 杯葡萄酒(相当于 20~40g 酒精),一般小于 2 杯不会明显影响心脏节律和纤溶系统,如在晚间饮用超过 8 杯,则其对纤维系统抑制作用将持续到第二天早晨,且饮酒可能增加凝血因子Ⅶ水平,从而激活外源性凝血途径。尽管研究中中量饮酒可抑制血小板活性,但大量饮酒可短期内增加血栓素介导的血小板活化,引起心动过速和血流增加,增加的血流剪切力也可导致血小板活化。研究也发现,豪饮可引起冠状动脉痉挛,且在血液酒精浓度恢复正常后,其效应仍可持续 9 小时,而这些因素均可促进心肌梗死的发生。

目前多项研究已证实,大量饮酒可增加急性心肌梗死风险。Kauhanen 等的研究报道中,男性一次饮用至少 6 瓶啤酒时,其致命性心肌梗死死亡风险是一次饮用小于 3 瓶者的 6 倍。McElduff 等研究中,在相同饮酒量下,每日饮用 ≥ 9 杯且集中在一周中 1~2 天的人其主要冠状动脉事件发生率是一周内均衡规律饮酒者的 2.62 倍。对于中量饮酒,部分研究中提出可能降低心肌梗死风险。一项系统性分析研究发现,中量饮酒在短期 24 小时内可伴随更高的心肌梗死风险,超过 24 小时后则风险降低,且在后续 1 周内呈现出保护效应,但如大量饮酒,则持续伴随心肌梗死风险增加,酒精摄入与心肌梗死呈 U 型关系,一天内酒精摄入 28g 时心肌梗死风险相对最低(降低约 33%),而达到 108g 时风险最高(升高 59%)。有研究提示,对于日常规律饮酒者,其酒精耐受程度相对较好,饮酒后数小时内心肌梗死风险并无明显增加,且有研究发现,饮烈酒后出现的短期心肌梗死风险要明显高于葡萄酒和啤酒,而 24 小时后的保护效应主要在于葡萄酒和啤酒,而不是烈酒,鉴于相关研究较少,目前尚无明确定论。

早年有关冠心病干预临床诊疗意见中提出,患者酒精摄入的相对安全上限是男性 10~30g/d,女性 10~20g/d。但多少酒精摄入量可能触发心肌梗死目前无法确定,不同冠心病类型及危险程度患者的酒精耐受量可能不同,对于冠心病患者,应当避免大量饮酒和豪饮,非规律饮酒患者在中量饮酒后 24 小时内也需注意心肌梗死风险。

总结,目前多数研究发现,低中量饮酒可能降低心血管疾病风险,酒中的非酒精成分(如多酚类物质)可能通过抗炎、抗氧化、调节凝血功能、血脂和血糖代谢发挥保护作用,而基因遗传因素也可影响酒精对心血管疾病作用。大量饮酒可明显增加心血管疾病(如高血压、心房颤动、心肌病、心力衰竭、急性心肌梗死)风险,应当避免。但低中量饮酒对不同心血管疾病影响存在差异,且限于目前研究设计、自报饮酒量式调查方法的局限,以及饮食生活习惯、社会经济因素等多种混杂因素影响,目前尚未能得出明确、统一的结论,也难以做出具体饮酒量的推荐。对于已经存在心血管疾病及心血管疾病高危的患者,仍需要慎重选择,根据自身疾病状态权衡利弊。

(黄 丽 夏 爽 黎励文)

参考文献

[1] PADRO T, MUÑOZ-GARCÍA N, VILAHUR G, et al. Moderate Beer Intake and Cardiovascular Health in Overweight Individuals [J]. Nutrients, 2018, 10 (9): 1237.

[2] ST LEGER A S, COCHRANE A L, MOORE F. Factors associated with cardiac mortality in developed countries with particular reference to the consumption of wine [J]. Lancet, 1979, 1 (8124): 1017-1020.

［ 3 ］ KRITTANAWONG C, ISATH A, ROSENSON R S, et al. Alcohol Consumption and Cardiovascular Health [J]. Am J Med, 2022, 14: S0002-9343 (22) 00356-4.

［ 4 ］ GEPNER Y, GOLAN R, HARMAN-BOEHM I, et al. Effects of Initiating Moderate Alcohol Intake on Cardiometabolic Risk in Adults With Type 2 Diabetes: A 2-Year Randomized, Controlled Trial [J]. Ann Intern Med, 2015, 163 (8): 569-579.

［ 5 ］ RIMM E B, KLATSKY A, GROBBEE D, et al. Review of moderate alcohol consumption and reduced risk of coronary heart disease: is the effect due to beer, wine, or spirits [J]. BMJ, 1996, 312 (7033): 731-736.

［ 6 ］ HOWARD R, SCHEINER A, KANETSKY P A, et al. Sociodemographic and lifestyle factors associated with the neutrophil-to-lymphocyte ratio [J]. Ann Epidemiol, 2019, 38: 11-21.

［ 7 ］ CHIVA-BLANCH G, URPI-SARDA M, LLORACH R, et al. Differential effects of polyphenols and alcohol of red wine on the expression of adhesion molecules and inflammatory cytokines related to atherosclerosis: A randomized clinical trial [J]. Am J Clin Nutr, 2012, 95 (2): 326-334.

［ 8 ］ STOTE K S, TRACY R P, TAYLOR P R, et al. The effect of moderate alcohol consumption on biomarkers of inflammation and hemostatic factors in postmenopausal women [J]. Eur J Clin Nutr, 2016, 70: 470-474.

［ 9 ］ COVAS M I, GAMBERT P, Fitó M, et al. Wine and oxidative stress: Up-to-date evidence of the effects of moderate wine consumption on oxidative damage in humans [J]. Atherosclerosis, 2010, 208 (2): 297-304.

［ 10 ］ ESTRUCH R, SACANELLA E, MOTA F, et al. Moderate consumption of red wine, but not gin, decreases erythrocyte superoxide dismutase activity: A randomised cross-over trial [J]. Nutr Metab Cardiovasc Dis, 2011, 21: 46-53.

［ 11 ］ ROTH I, CASAS R, MEDINA-REMÓN A, et al. Consumption of aged white wine modulates cardiovascular risk factors via circulating endothelial progenitor cells and inflammatory biomarkers [J]. Clin Nutr, 2019, 38: 1036-1044.

［ 12 ］ LIPPI G, FRANCHINI M, FAVALORO E J, et al. Moderate red wine consumption and cardiovascular disease risk: Beyond the French Paradox [J]. Semin Thromb Hemost, 2010, 36: 59-70.

［ 13 ］ SMITH S, FAIR K, GOODMAN A, et al. Consumption of alcohol leads to platelet inhibition in men [J]. Am J Surg, 2019, 217: 868-872.

［ 14 ］ HAO G, WANG Z, ZHANG L, et al. Relationship between Alcohol Consumption and Serum Lipid Profiles among Middle Aged Population in China: A Multiple-Center Cardiovascular Epidemiological Study [J]. Angiology, 2015, 66: 753-758.

［ 15 ］ HUANG S, LI J, SHEARER G C, et al. Longitudinal study of alcohol consumption and HDL concentrations: A community-based study [J]. Am J Clin Nutr, 2017, 105: 905-912.

［ 16 ］ MORI T A, BURKE V, BEILIN L J, et al. Randomized Controlled Intervention of the Effects of Alcohol on Blood Pressure in Premenopausal Women [J]. Hypertension, 2015, 66: 517-523.

［ 17 ］ CHIVA-BLANCH G, MAGRANER E, CONDINES X, et al. Effects of alcohol and polyphenols from beer on atherosclerotic biomarkers in high cardiovascular risk men: A randomized feeding trial [J]. Nutr Metab Cardiovasc Dis, 2015, 25: 36-45.

［ 18 ］ KECHAGIAS S, ZANJANI S, GJELLAN S, et al. Effects of moderate red wine consumption on liver fat and blood lipids: A prospective randomized study [J]. Ann Med, 2011, 43: 545-554.

［ 19 ］ JOOSTEN M M, CHIUVE S E, MUKAMA K J, et al. Changes in alcohol consumption and subsequent risk of type 2 diabetes in men [J]. Diabetes, 2011, 60: 74-79.

［ 20 ］ MARQUES-VIDAL P, VOLLENWEIDER P, WAEBER G. Alcohol consumption and incidence of type 2 diabetes. Results from the CoLaus study [J]. Nutr Metab Cardiovasc Dis, 2015, 25: 75-84.

［ 21 ］ WAŚKIEWICZ A, SYGNOWSKA E. Alcohol intake and cardiovascular risk factor profile in men participating in the WOBASZ study [J]. Kardiol Pol, 2013, 71: 359-365.

［ 22 ］ MARQUES-VIDAL P, VOLLENWEIDER P, WAEBER G. Alcohol consumption and incidence of type 2 diabetes. Results from the CoLaus study [J]. Nutr Metab Cardiovasc Dis, 2015, 25 (1): 75-84.

［23］ KOLOVEROU E, PANAGIOTAKOS D B, PITSAVOS C, et al. Effects of alcohol consumption and the metabolic syndrome on 10-year incidence of diabetes: The ATTICA study [J]. Diabetes Metab, 2015, 41: 152-159.

［24］ BALIUNAS D O, TAYLOR B J, IRVING H, et al. Alcohol as a risk factor for type 2 diabetes: A systematic review and meta-analysis [J]. Diabetes Care, 2009, 32: 2123-2132.

［25］ STRELITZ J, AHERN A L, LONG G H, et al. Changes in behaviors after diagnosis of type 2 diabetes and 10-year incidence of cardiovascular disease and mortality [J]. Cardiovasc Diabetol, 2019, 18: 1-12.

［26］ DA LUZ P L, FAVARATO D, MORIGUCHI E H, et al. Red wine consumption, coronary calcification, and long-term clinical evolution [J]. Braz J Med Biol Res, 2018, 51 (12): e7703.

［27］ MILLWOOD I Y, WALTERS R G, MEI X W, et al. Conventional and genetic evidence on alcohol and vascular disease aetiology: a prospective study of 500 000 men and women in China [J]. Lancet, 2019, 393: 1831-1842.

［28］ WAŚKIEWICZ A, SYGNOWSKA E. Alcohol intake and cardiovascular risk factor profile in men participating in the WOBASZ study [J]. Kardiol Pol, 2013, 71 (4): 359-365.

［29］ PENG M, WU S, JIANG X, et al. Long-term alcohol consumption is an independent risk factor of hypertension development in northern China: Evidence from Kailuan study [J]. J Hypertens, 2013, 31: 2342-2347.

［30］ SULIGA E, KOZIEŁ D, CIESLA E, et al. The Consumption of Alcoholic Beverages and the Prevalence of Cardiovascular Diseases in Men and Women: A Cross-Sectional Study [J]. Nutrients, 2019, 11 (6): 1318.

［31］ HALANYCH J H, SAFFORD M M, KERTESZ S G, et al. Alcohol consumption in young adults and incident hypertension: 20-year follow-up from the coronary artery risk development in young adults'study [J]. Am J Epidemiol, 2010, 171 (5): 532-539.

［32］ ROERECKE M, TOBE S W, KACZOROWSKI J, et al. Sex-specific associations between alcohol consumption and incidence of hypertension: A systematic review and meta-analysis of cohort studies [J]. J Am Heart Assoc, 2018, 7 (13): e008202.

［33］ BRIASOULIS A, AGARWAL V, MESSERLI F H. Alcohol Consumption and the Risk of Hypertension in Men and Women: A Systematic Review and Meta-Analysis [J]. J Clin Hypertens, 2012, 14 (11): 792-798.

［34］ KERR W C, YE Y. Relationship of life-course drinking patterns to diabetes, heart problems, and hypertension among those 40 and older in the 2005 U. S. National Alcohol Survey [J]. J Stud Alcohol Drugs, 2010, 71 (4): 515-525.

［35］ NÚÑEZ-CÓRDOBA J M, MARTÍNEZ-GONZÁLEZ M A, BES-RASTROLLO M, et al. Alcohol Consumption and the Incidence of Hypertension in a Mediterranean Cohort: The SUN Study [J]. Revista Española Cardiología, 2009, 62 (6): 633-641.

［36］ KERR W C, YE Y. Relationship of life-course drinking patterns to diabetes, heart problems, and hypertension among those 40 and older in the 2005 U. S. National Alcohol Survey [J]. J Stud Alcohol Drugs, 2010, 71 (4): 515-525.

［37］ KRISHNAMOORTHY S, LIP G Y H, LANE D A. Alcohol and Illicit Drug Use as Precipitants of Atrial Fibrillation in Young Adults: A Case Series and Literature Review [J]. Am J Med, 2009, 122 (9): 851-856.

［38］ KIM Y G, HAN K D, CHOI J I, et al. Frequent drinking is a more important risk factor for new-onset atrial fibrillation than binge drinking: a nationwide population-based study [J]. Europace, 2019, 22 (2): 216-224.

［39］ SANO F, OHIRA T, KITAMURA A, et al. Heavy alcohol consumption and risk of atrial fibrillation: The circulatory risk in communities study (CIRCS)[J]. Circ J, 2014, 78 (4): 955-961.

［40］ LARSSON S C, DRCA N, WOLK A. Alcohol consumption and risk of atrial fibrillation: a prospective study and dose-response meta-analysis [J]. J Am Coll Cardiol, 2014, 64 (3): 281-289.

［41］ TU S J, GALLAGHER C, ELLIOTT A D, et al. Risk Thresholds for Total and Beverage-Specific Alcohol Consumption and Incident Atrial Fibrillation [J]. JACC Clin Electrophysiol, 2021, 7 (12): 1561-1569.

［42］ VOSKOBOINIK A, KALMAN J M, DE SILVA A, et al. Alcohol Abstinence in Drinkers with Atrial Fibrillation [J]. N Engl J Med, 2020, 382 (1): 20-28.

［43］ ANDERSSON C, SCHOU M, GUSTAFSSON F, et al. Alcohol Intake in Patients With Cardiomyopathy and Heart Failure: Consensus and Controversy [J]. Circ Heart Fail, 2022, 15: e009459.

［44］ GAVAZZI A, DE MARIA R, PAROLINI M, et al. Alcohol abuse and dilated cardiomyopathy in men [J]. Am J Cardiol, 2000, 85: 1114-1118.

［45］ LEMIEUX J, DIORIO C, CÔTÉ M A, et al. Alcohol and HER2 polymorphisms as risk factor for cardiotoxicity in breast cancer treated with trastuzumab [J]. Anticancer Res, 2013, 33: 2569-2576.

［46］ NICOLÁS J M, FERNÁNDEZ-SOLÀ J, ESTRUCH R, et al. The effect of controlled drinking in alcoholic cardiomyopathy [J]. Ann Intern Med, 2002, 136: 192-200.

［47］ TAYAL U, GREGSON J, BUCHAN R, et al. Moderate excess alcohol consumption and adverse cardiac remodelling in dilated cardiomyopathy [J]. Heart, 2022, 108: 619-625.

［48］ WOOD A M, KAPTOGE S, BUTTERWORTH A S, et al. Risk thresholds for alcohol consumption: combined analysis of individual-participant data for 599 912 current drinkers in 83 prospective studies [J]. Lancet, 2018, 391 (10129): 1513-1523.

［49］ CHRISTIANSEN M N, KØBER L, TORP-PEDERSEN C, et al. Preheart failure comorbidities and impact on prognosis in heart failure patients: a nationwide study [J]. J Intern Med, 2020, 287 (6): 698-710.

［50］ BIYIK I, ERGENE O. Alcohol and Acute Myocardial Infarction [J]. J Int Med Res, 2007, 35 (1): 46-51.

［51］ KAUHANEN J, KAPLAN G A, GOLDBERG D E, et al. Beer binging and mortality: results from the Kuopio ischaemic heart disease risk factor study, a prospective population based study [J]. BMJ, 1997, 315 (7112): 846-851.

［52］ MCELDUFF P, DOBSON A J. How much alcohol and how often? Population based case-control study of alcohol consumption and risk of a major coronary event [J]. BMJ, 1997, 314 (7088): 1159-1164.

［53］ MOSTOFSKY E, CHAHAL H S, MUKAMAL K J, et al. Alcohol and Immediate Risk of Cardiovascular Events: A Systematic Review and Dose-Response Meta-Analysis [J]. Circulation, 2016, 133 (10): 979-987.

他汀不耐受与"反安慰剂效应"的识别与处理：
国际脂质专家组（ILEP）立场文件解读

他汀类药物是临床中最常用的降脂药物，也是冠心病的基石药物之一。血脂管理，尤其是降低低密度脂蛋白胆固醇（LDL-C）。多项随机对照试验结果显示，在他汀类药物治疗患者中，LDL-C 每降低 1mmol/L，主要血管事件的年发生率降低约 25%。然而，研究提示部分患者服用他汀后可出现肝酶升高或肌肉症状，例如肌肉无力、肌痛，同时血液中的磷酸激酶（CK）可明显升高，严重时可出现横纹肌溶解的并发症。调查发现，全球有 5.9%~7% 的患者出现他汀不耐受的情况，而将因服用他汀导致出现肌肉症状这类情况称为"他汀相关肌肉症状"（statin-associated muscle symptoms, SAMS）。对于此类患者，应如何处理？

实际上，他汀治疗通常具有良好的耐受性，其获益远远高于潜在的不良反应风险，然而往往患者甚至医师在患者出现疼痛后就默认是他汀所导致的不良反应。有系统性回顾分析发现，与双盲研究相比，使用他汀的开放性研究会出现更多不良事件的汇报。双盲研究中，他汀导致的肌肉症状不良事件（SAM）发生率为 3%~5%，而观察研究的 SAM 发生率为 15%~20%。

这说明很多使用他汀的患者是自觉发生了不良反应，而并非真正出现不良反应。这种情况被称为"反安慰剂效应"（nocebo/drucebo effect）。相对于安慰剂效应，指的是患者对于使用安慰剂后自觉出现良好的反应，而反安慰剂效应则指患者使用安慰剂后自觉出现不良反应。SAMS 相关的他汀不耐受 38%~78% 可归因于"反安慰剂效应"。

由于不排除部分患者是因为反安慰剂效应而停药，故针对这种情况，曾进行相关临床研究进行确认。StatinWISE 研究纳入 200 名停用或准备停用他汀的患者，这些患者参与 6 个循环（每个循环 2 个月）的他汀或安慰剂的使用，记录患者的肌肉疼痛评分，并对照比较患者服用他汀或安慰剂时的肌肉疼痛评分。151 名患者分别在服用他汀或安慰剂的肌肉疼痛评分无差异，只有 18 名患者在服用他汀期间和 13 名患者在服用安慰剂期间自觉出现肌肉疼痛而退出研究。另一个类似的 SAMSON 研究，入组了 60 名因服用他汀出现症状而停药的患者，给予患者 12 瓶药物，每瓶包含 1 个月的量，其中 4 瓶含有阿托伐他汀 20mg、4 瓶安慰剂、4 瓶空瓶，让患者每天使用 APP 进行肌肉疼痛评分，发现患者使用空瓶时疼痛评分最低（8 分），而使用安慰剂和阿托伐他汀时的疼痛评分均较空瓶时升高，但安慰剂和他汀组之间的评分无差异。这证明部分停用他汀的患者存在反安慰剂效应。

因此，在临床中，处理好"反安慰剂效应"对实现血脂异常的最佳管理是十分必要的。国际血脂专家小组（ILEP）发布一份立场文献，探讨了他汀相关肌肉症状患者中"反安慰剂效应"的分步识别、诊断和管理，提出了相关处理流程，以提高患者降脂治疗的依从性。

一、他汀不耐受的定义

为了确保只有当可靠的证据表明他汀治疗与症状之间存在因果关系时才停止他汀治疗，各个学术组织制定了他汀不耐受的定义和诊断标准。2015 年 ILEP 他汀不耐受定义为：①患者不能耐受至少 2 种不同他汀的最低可用剂量；②患者不耐受与已经确定的他汀相关不良反应或生物标志物明显异常(例如肌酸激酶升高)有关;③减少他汀用量或停用他汀后症状改善或消失;④排除药物相互作用、甲状腺疾病、维生素 D 缺乏、既往神经肌肉疾病等诱发因素。

ILEP 立场文件将他汀不耐受区分为完全不耐受和部分不耐受。他汀完全不耐受是指患者不能耐受任何剂量的任何一种他汀,他汀部分不耐受是指患者不能耐受以某些剂量的一种或几种他汀。

二、引起肌肉症状的可逆因素

虽然少数患者的确因他汀导致磷酸激酶升高,出现相关肌肉症状,引起他汀不耐受的情况。但实际上往往可能是因为服用他汀的患者存在其他导致肌酸激酶升高的可逆因素,导致相关肌肉症状。因此,对于服用他汀出现肌肉症状的患者,应该去了解患者的情况是否存在以下一些影响磷酸激酶的可逆因素,从而帮助患者能继续坚持服用他汀类药物。

1. 运动 这是一个常见因素,由于许多服用他汀的患者会改变自己的生活习惯,例如增加锻炼。但往往在开始锻炼的早期,由于患者长期久坐,平时缺乏锻炼,不恰当的运动锻炼会导致患者出现肌肉损伤,从而出现相关肌肉症状。对于此类患者,应该建议他们找专业人士协助制定合适患者的运动锻炼方案,降低运动带来的肌肉损伤。

2. 甲状腺疾病 尤其是甲状腺功能减退的同时合并服用他汀时,容易导致肌肉损伤,甚至出现横纹肌溶解。对于甲状腺功能减退的患者,若有需要服用他汀时,应注意补充足够甲状腺素后再服用他汀。

3. 维生素 D 缺乏 有 RCT 研究发现,对于服用他汀的老年人,服用维生素 D 可增加患者坚持服用他汀的持续性。

4. 合用多种药物 由于绝大部分他汀类药物经过细胞色素 P450 氧化酶(CYP450)代谢,故容易与其他药物产生竞争,影响他汀的代谢。其中,阿托伐他汀、洛伐他汀、辛伐他汀经过 CYP3A4 代谢,而氟伐他汀经过 CYP2C9 代谢,这些他汀受药物影响较大。而普伐他汀、匹伐他汀几乎不经过 CYP450 酶代谢,且瑞舒伐他汀仅 10% 经 CYP2C9 代谢,因此这三类相对受其他药物影响较少。

因此,对于服用他汀患者,若合并服用抗真菌药物、大环内酯类抗生素、HIV 蛋白酶抑制剂(如洛匹那韦 / 利托那韦)、托珠单抗、西地那非、萘法唑酮、钙通道阻滞剂、环孢素、达那唑、胺碘酮、雷诺嗪等,可能会由于药物之间的作用导致肌肉损伤。若出现这种情况,要么换别的药物,或者完成相关治疗后再启动他汀治疗。

5. 他汀不良反应家族史 尤其部分患者存在 CYP450 酶的基因多态性改变,可能导致患者在服用他汀时出现肌肉症状,可选择不经过 CYP450 酶的他汀药物。

三、建议采用个体化血脂干预计划

在开始他汀治疗时,医师应考虑"反安慰剂效应",向患者提供足够的他汀获益和风险的信息,帮助患者在出现症状时做出明智的选择。

建议处方他汀时采用个体化血脂干预计划,告知患者降脂治疗的益处,估算患者在使用和不用他汀时的 10 年心血管风险。计划应对不良反应的可能性提供合理的解释,例如肌肉症状比较常见,但很少是由他汀治疗引起的。同时需提到他汀的具体剂量,以及关于患者 LDL-C 目标的详细信息,还有在服用他汀期间应如何调整个人生活方式。如果存在引起肌肉损伤的可逆易患因素,应在开始他汀治疗前纠正或与患者讨论这些因素。在他汀治疗期间,需对患者进行常规随访，例如常规询问患者是否有肌肉酸痛等情况，是否监测其安全性和有效性（图 1）。

个性化血脂干预计划概览

为什么要给我开降脂药物处方？

医师给您开立的这一种或多种药物处方，是在临床研究中已经被证实可降低以下风险的：

心脏病发作

也称作"急性冠脉综合征"
或"心肌梗死"

脑卒中

紧急住院治疗

在动脉粥样硬化发展过程中，"坏胆固醇"在血管壁上堆积，阻碍了心脏、大脑及其他重要器官的血液供应，从而导致一系列相关疾病。

降低"坏胆固醇"的药物可以降低您罹患这些疾病的可能性。

我应该怎样服药？

医生已经为您开立了 xx药物 处方，您需要在每日同一时间服用 xx mg。

这种治疗对我有哪些好处（益处）？

经过计算，在未来10年您患心脏病的风险为 X%。
如果您按处方服用，风险将会降低至 Y%。

我怎样才能知道这些药物起作用了呢？

您的治疗目标是降低"坏胆固醇"低至 Z mmol/L。您应当规律行血液检测，如果您的治疗剂量未能达到治疗目标，您的医师将建议联用其他药物。

我应当注意哪些不良反应？

所有有效的药物都可能引起不良反应，当您开始使用他汀来降低"坏胆固醇"时，您的医师会进行一些血液检测，以确保药物在您体内安全、有效。

他汀会引起极少一部分人肌肉疼痛，当然，肌肉疼痛除了服用他汀类药物以外还有多种其他原因。如果你有这些症状，请告知您的医师。

服用他汀的患者出现肌肉疼痛，大多情况下是由其他因素引起的（比如微小损伤），或者是可以通过调整药物剂量或换成另一种药来解决。通过进一步的检查以及优质的护理，绝大多数服用他汀药物的患者不会出现不良反应。对于少数患者无法耐受服用他汀治疗时，可以选择其他药物。

我还应当知道什么？

您可以通过优化生活方式来降低心脏疾病以及脑卒中的风险。其中包括：

- 如果您吸烟的话，需戒烟（医师或药剂师可提供帮助）。

- 阅读食物上的营养标签。健康饮食，其中包括水果、蔬菜、豆类、坚果、全谷物、蔬菜、鱼。限制甜饮料、深加工食物、深加工肉类和奶制品。避免食用反式脂肪酸，它通常存在于一些烘焙或油炸食物中。

- 每周尽量保证至少150分钟适度有氧运动，或者75分钟高强度运动。

- 白天多活动，避免久坐。

- 如果您体重超标，尝试通过减少饮食热量来减轻体重，或者通过增加运动量来消耗热卡。

对于一些患者，营养品（利用一些天然产品或食物制成的药物）可能会帮助您控制"坏胆固醇"，为确保这些营养品适合您，请在服用前，咨询您的医师或者药剂师。

图 1　个体化血脂干预计划范例

四、怀疑他汀不耐受：采用 MEDS 流程

对于接受他汀治疗，怀疑出现不良反应的患者，建议使用"MEDS 流程"进行初始管理（表1）。

表 1　MEDS 流程

步骤	简要描述	解释
M（minimize）	尽量减少对降脂治疗的不必要干扰	停止治疗与心血管不良事件的发生率增加有关
E（educate）	确保患者对他汀治疗的益处有足够的了解	使患者能够就继续治疗做出明智的决定
D（diet/nutraceuticals）	提供有关调节血脂的饮食和营养疗法的建议	协同降低 LDL-C，并可能防止剂量增加
S（symptoms/biomarkers）	监测症状和相关生物标志物	进行有效的对症处理，及早发现严重的不良反应

第一步：尽量减少对降脂治疗的不必要干扰

停用他汀可导致心血管事件增加，研究发现，经过大约 2 年的随访，他汀不耐受的患者与他汀依从性较好的患者相比，会增加 36% 的概率出现心肌梗死再发，增加 43% 的概率出现心血管相关事件。即使是短时间停药，也会有影响，研究发现对于急性心肌梗死患者，如果停用 5 天他汀，与斑块相关的炎症指标 CRP 已经明显上升。因此，对于出现可疑他汀不耐受的患者，如果可能，应继续服用他汀，即使是以最低剂量或隔日给药。同时评估自启动他汀治疗以来是否出现 SAMS 相关的可逆风险因素，例如药物相互作用。如果存在可逆因素，应进行干预。

第二步：确保患者对他汀治疗的益处有充分理解

当患者表示出现他汀不耐受症状时，医师应重新强调他汀治疗的获益，告诉患者任何剂量的他汀均可降低心血管疾病风险。

第三步：提供与降低血脂相关的饮食和营养疗法建议

对于停用他汀的患者，应立即给予非他汀类调脂药物，特别是高危患者。同时利用生活方式的改变来协助进一步降低 LDL-C，例如运动、调整饮食方式。适宜、均衡的饮食可以降低 LDL-C 水平超过 10%，定期锻炼可以降低 5%~7%，减重可以降低 8%~10%。

具有降脂作用的营养保健品包括红曲米、佛手柑、小檗碱（黄连素）、朝鲜蓟、可溶性纤维、大蒜、大豆衍生物、植物甾醇和甾烷醇。这些营养品具有多效性，起到抗炎、抗氧化以及改善动脉僵硬度和内皮功能等作用，可能有助于预防心血管疾病。

第四步：监测症状和相关生物标志物

应注意询问患者是否存在相关不良反应的症状：①他汀开始服用的时间，因发生他汀不耐受的情况一般有 75% 在用药后 12 周内发生，有 90% 在用药后半年内发生；②明确有无引起肌肉损伤的可逆因素；③确认肌肉症状是否因他汀引起，例如是否存在肢体对称性疼痛，而非他汀引起的肌肉症状往往表现更多样，例如非对称性、短暂性疼痛，全身乏力或腹股沟疼痛等；④应定期复查肝酶（ALT）、磷酸激酶（CK）等生物标志物（具体处理方案见下文）。

对于生物标志物正常、他汀相关肌肉症状可耐受的患者，大多数情况下继续服用他汀可

能是安全的，也可减少剂量、隔日用药或联合用药。利用 SAMS-CI 工具（表 2），可用于评估 SAMS 是否由他汀治疗引起的，一般 SAMS-CI ≤ 6 分，认为患者很少是因他汀引起的肌肉症状；SAMS-CI 为 7~8 分，则认为是可疑；SAMS-CI 为 9~11 分，则认为可能性大。对于相关肌肉症状不可耐受或生物标志物明显异常的患者，为了确保患者的安全，可能需要减少剂量甚至停用他汀，并行进一步检查。

表 2　他汀类药物相关的肌肉症状临床指数（SAM-CI）

患者有多少种他汀类药物治疗方案涉及新的或增加的肌肉症状？			
1 个（完成左边的问题）		**2 个或更多（完成右边的问题）**	
关于这种他汀类药物疗法：		关于最近使用的他汀类药物之前的那次他汀治疗：	
A. 肌肉症状的位置和模式（如果有 1 个以上的类别适用，则取最高分）	评分	A. 肌肉症状的位置和模式（如果有 1 个以上的类别适用，则取最高分）	评分
对称，臀部外侧或大腿	3	对称，臀部外侧或大腿	3
对称性，小腿	2	对称性，小腿	2
对称性，上肢近端	2	对称性，上肢近端	2
不对称，间歇性，或不特指任一位置	1	不对称，间歇性，或不特指任一位置	1
B. 肌肉症状出现的时间与开始服用他汀类药物有关		B. 肌肉症状出现的时间与开始服用他汀类药物有关	
<4 周	3	<4 周	3
4~12 周	2	4~12 周	2
>12 周	1	>12 周	1
C. 停用他汀类药物后肌肉症状改善的时间（如果患者仍在服用他汀类药物，停用他汀类并监测症状）		C. 停用他汀类药物后肌肉症状改善的时间	
<2 周	2	<2 周	2
2~4 周	1	2~4 周	1
4 周后无改善	0	4 周后无改善	0
对上述使用过他汀类药物方案的患者，再次予他汀治疗（即使是与之前相同的他汀类复合物或治疗方案）。然后完成的最终问题：		**关于最近使用的他汀类药物方案（即使是与之前相同的药物）：**	
D. 类似肌肉症状复发的时间与启用第二种治疗方案的时间间隔		D. 类似肌肉症状复发的时间与启用第二种治疗方案的时间间隔	
<4 周	3	<4 周	3
4~12 周	1	4~12 周	1
>12 周或症状未复发	0	>12 周或症状未复发	0
以上所有 4 项总分		**以上所有 4 项总分**	

注：SAMS-CI 与开始使用他汀类药物后出现新的或加重的肌肉症状的患者一起使用；他汀类药物疗法包括任何剂量或频率的任何他汀类药物，包括患者以前使用过的他汀类药物、相同或不同剂量的他汀；肌肉症状可能包括疼痛、痉挛、沉重感、不适、虚弱或僵硬；根据肌肉症状的其他可能原因来解释总分，如近期体力消耗过大、甲状腺功能减退、并发疾病、运动模式的改变、与他汀类药物的相互作用、潜在的肌肉疾病。

五、服用他汀后出现指标异常的处理方法

1. 新发糖尿病　虽然有研究提示服用他汀可能会导致新发糖尿病的概率增加,但是有荟萃分析提示强化他汀治疗对患者降低心血管风险带来的获益权重远高于因他汀引起新发糖尿病带来的风险。因此,若出现新发糖尿病,建议以有效剂量继续应用他汀(Ⅰ类推荐,B级证据)。对于有新发糖尿病风险的患者,可考虑根据风险给予中等强度他汀治疗和/或联合治疗(Ⅱb类推荐,C级证据)。接受他汀治疗的患者如有新发糖尿病的主要危险因素,尤其是空腹血糖受损,医师应告知其新发糖尿病风险,并监测血糖(Ⅱa类推荐,A级证据)。

2. 谷丙转氨酶升高　他汀引起肝酶升高的发生率其实比较低,仅3%。研究发现,服用他汀后,出现肝酶升高的时间长短不一,短则10天,长则10年,但一般发生肝酶损伤的中位数时间是5个月左右。此外,一般停药后2~4周肝酶则可降至正常。有荟萃分析发现,患有慢性肝炎的患者当服用他汀后,谷丙转氨酶(ALT)和谷草转氨酶(AST)可轻度下降,虽然下降幅度无统计学意义,这说明他汀对肝脏的损伤比较小。

如果ALT升高<3倍正常上限(ULN),应继续他汀治疗,4周后复查肝酶,尤其是ALT>2ULN的患者(Ⅱ类推荐,C级证据)。如果ALT升高≥3ULN,可考虑使用较低剂量(逐步减量)的他汀。可根据患者的基线风险和血脂水平,立即开始用依折麦布(Ⅱb类推荐,C级证据)。2~4周后,可考虑以原来的用量服用他汀(Ⅱb类推荐,C级证据)。推荐使用SLAP流程来使降脂治疗的长期依从性达到最高(Ⅰ类推荐,C级证据)。

3. SAMS,肌酸激酶<4ULN,肌肉疼痛不可耐受　这种情况被认为是相对极端的反安慰剂效应,针对这种情况,建议先暂停他汀,但同时立刻给予降脂替代治疗以保证高危患者保持LDL-C的下降。因此,如出现不可耐受的肌肉疼痛,停用他汀2~4周,直至症状消失(Ⅱb类推荐,C级证据)。高危和极高危患者立即开始用依折麦布(Ⅱb类推荐,C级证据)。建议重新开始他汀治疗(Ⅰ类推荐,C级证据)。推荐使用SLAP流程来使降脂治疗的长期依从性达到最高(Ⅰ类推荐,C级证据)。

4. 无SAMS,肌酸激酶>4ULN　对于肌酸激酶≥4ULN、无SAMS的患者,应停用他汀至少4周,然后复查肌酸激酶(Ⅱa类推荐,C级证据)。肌酸激酶正常后,可考虑以较低剂量重新使用他汀或与依折麦布联用(Ⅱb类推荐,C级证据)。推荐使用SLAP流程(下文介绍)来使降脂治疗的长期依从性达到最高(Ⅰ类推荐,C级证据)。

但需注意的是,对于这种情况,需要注意排查导致磷酸激酶升高的继发性原因,例如甲状腺疾病、肌肉损伤、急性心肌梗死、巨CK血症等原因(表3)。

5. 有SAMS,肌酸激酶>4ULN　对于此种情况,考虑为他汀不耐受情况。如怀疑有严重肌肉损伤,或肌酸激酶>10ULN,应立即停用他汀,并寻求多学科建议(Ⅰ类推荐,B级证据)。症状缓解后,应根据针对他汀完全不耐受患者的治疗建议来进行治疗(Ⅱa类推荐,C级证据)。

六、他汀完全不耐受的处理

对于确诊他汀完全不耐受的患者,应根据患者个人的心血管风险情况、合并用药、合并症等进行用药调整,而其中,依折麦布是降脂替代治疗中的最重要药物,所有降脂治疗应在依折麦布的基础上再进一步调整。

表3 导致磷酸激酶升高的原因

慢性病	药物	毒素	代谢紊乱	肌肉创伤、紊乱	其他
内分泌紊乱	他汀	酒精	低钠血症	肌肉营养不良	种族（黑裔美国人
甲状腺功能亢进症	贝特类	可卡因	低钾血症	肌肉代谢及线粒体疾病	或许 CK 基准线
甲状腺功能减退症	抗逆病毒药物	海洛因	低磷酸盐	炎症性肌病	较高)
甲状旁腺功能减退症	β 受体阻滞剂	苯丙胺	血症	其他	手术
肢端肥大症	氯氮平			家族遗传性 CK 升高	恶性疾病
库欣综合征	血管紧张素受			肉芽肿性疾病	严重寒战
结缔组织病	体抑制剂			运动神经元性疾病	恶性肿瘤易患性
风湿性疾病	羟氯喹			腓骨肌萎缩症	体温过高
心源性疾病（心力衰	异维甲酸			其他遗传学疾病	特发性高 CK 血症
竭、瓣膜性疾病、心动	秋水仙素			肌内注射	巨 CK 血症
过速、心肌炎、急性冠	激素			肌电图检查	
脉综合征)				癫痫	
急性肾脏病					
病毒性疾病					
乳糜泻					

当发现患者不能耐受任何剂量的他汀（甚至再次使用后），应考虑用依折麦布（Ⅰ类推荐，C 级证据）。对于有他汀不耐受家族史以及有他汀不耐受风险的患者，可考虑减少他汀用量，同时联用依折麦布，根据心血管风险，选择合适的剂量（Ⅱb 类推荐，C 级证据）。对于他汀完全不耐受的患者，可考虑停用他汀后立即启动依折麦布治疗（Ⅱa 类推荐，C 级证据）。急性冠脉综合征二级预防患者，若对他汀完全不耐受，可考虑停用他汀后联合应用依折麦布和 PCSK9 抑制剂（Ⅱb 类推荐，C 级证据）。如患者不能耐受任何剂量的他汀（甚至再次使用后），应考虑使用 PCSK9 抑制剂联合依折麦布（Ⅱa 类推荐，C 级证据），可考虑 bempedoic acid，或 bempedoic acid 联合依折麦布（Ⅱb 类推荐，C 级证据），也可考虑依折麦布联合 inclisiran（Ⅱb 类推荐，C 级证据）。

七、他汀部分不耐受的处理：SLAP 方法

95% 的他汀不耐受患者为部分不耐受。对于部分他汀不耐受患者，建议采用 SLAP 流程来提高其对降脂治疗的长期依从性（表 4）。不必按照顺序执行这些步骤，而应该根据患者特征和合并症选择合适的方法。

表4 SLAP 方法

	步骤	简要描述	解释
S（switch statin）	换用他汀	重新试用一种不同的他汀，考虑用一种与不耐受药物的亲水性/亲脂性或代谢途径不同的药物	• 有些不良反应可能是某一种他汀特有的，而不是所有他汀都有的 • 患者可能不愿意重新使用与不良反应相关的药物
L（lower dose）	减少用量	减少他汀的每日剂量	• 不良反应是剂量依赖性的 • 较低剂量他汀也可能充分降低 LDL-C

续表

	步骤	简要描述	解释
A（alternate-day dosing）	隔日用药	考虑隔日用药	• 不良反应是剂量依赖性的 • 隔日用药时也可能充分降低 LDL-C
P（polypharmacy）	多药联用	加用另一种被证实对硬终点有效的降脂药物	• 如果他汀单药治疗不能充分降低 LDL-C，联合用药是合适的

他汀类药物的物理、化学性质各不相同，换用另一种他汀有可能解决不耐受情况，例如可将亲脂性他汀换成亲水性他汀（表 5）。在一个大型观察研究中，有 82.2% 报道 SAMS 的患者通过减量或更换他汀而继续坚持用药，这提示对于这部分他汀不完全耐受患者，调整他汀药物是有效的。

表 5　他汀类药物的药代动力学和化学性质

药物	亲脂 / 亲水性	代谢
阿托伐他汀	亲脂性	羟基化，氧化，CYP3A4
氟伐他汀	亲脂性	CYP2C9＞CYP2C8，CYP3A4
洛伐他汀	亲脂性	CYP3A4
匹伐他汀	亲脂性	葡萄糖醛酸化，UGT1A3，UGT2B7＞CYP2C8，CYP2C9
普伐他汀	亲水性	硫酸化，羟基化，氧化
瑞舒伐他汀	亲水性	胆汁排泄，CYP2C9，CYP2C19
辛伐他汀	亲脂性	CYP3A4

另外，有荟萃分析发现对于阿托伐他汀和瑞舒伐他汀，无论是每日给药还是隔日给药，降 LDL-C 和甘油三酯的幅度是差不多的，但每日给药组降总胆固醇的幅度较隔日给药组大；而对于氟伐他汀和普伐他汀，无论是 LDL-C、甘油三酯还是总胆固醇，每日给药或隔日给药的效果都是类似的，这说明无论是每日给药还是隔日给药，他汀依然能有效降低血脂以达到降脂目的。如果隔日给药，可选择清除半衰期较长的他汀（例如瑞舒伐他汀 19 小时、阿托伐他汀 14 小时、匹伐他汀 12 小时），甚至可以隔 2 日给药一次。

八、其他联合降脂用药

对于他汀部分不耐受患者，虽然通过减量或者换药等措施能有效使大部分患者坚持使用他汀，但往往难以达到降脂目的，因此需要联合其他降脂用药。另外，他汀完全不耐受的患者为了达到降脂目标，也需要选择其他合适的降脂替代方案。虽然饮食调节能改善血脂，但相对于药物，饮食调节实际上达到改善心血管事件的能力是较低的。此外，有一些降脂药物无法达到改善心血管事件的目的，且不良反应大，因此对于他汀不耐受的患者，应该选择能明确改善心血管事件的降脂替代药物。

目前依折麦布、PCSK9 抑制剂、inclisiran、bempedoic acid 等药物是目前临床研究发现能改善患者心血管事件的降脂药物。

1. 依折麦布　依折麦布是胆固醇肠道吸收抑制剂，以胆固醇转运蛋白 NPC1L1 为作用靶点,特异性结合于 NPC1L1 的第二胞外区段,从而抑制胆固醇的胞内转运。IMPROVE-IT 研究发现,对 ACS 患者使用依折麦布联合他汀,在长达 6 年的随访中,发现与单用他汀相比,能更有效降低复合心血管事件(包括心血管死亡、非致死性心肌梗死、不稳定型心绞痛、血运重建、非致死性脑卒中),这提示依折麦布能减少患者心血管事件的发生。而单药治疗,依折麦布能将使 LDL-C 从基线值下降 18.58%,而且与安慰剂相比,依折麦布的耐受性和安全性良好。因此,对于他汀完全不耐受的患者,依折麦布是首选替代降脂药物。

2. PCSK9 抑制剂　蛋白转化酶枯草溶菌素 9（proprotein convertase subtilisin/kexin type 9,PCSK9）是一种肝细胞合成的丝氨酸蛋白酶,在血液中循环与 LDL-R 结合,形成复合体,最后被肝细胞内的溶酶体降解。因 PCSK9 与 LDL-C 竞争性地结合肝细胞表面 LDL-R,与之相互作用形成的 PCSK9/LDL-R 复合物进入肝细胞到达溶酶体降解 LDL-R,阻止 LDL-R 再循环到肝细胞膜表面,使得肝脏清除 LDL-C 的效率下降,血液中的 LDL-C 水平升高。因此,我们可通过抑制 PCSK9 蛋白,达到降低 LDL-C 的目的。而目前主要有两种途径抑制 PCSK9 蛋白,一种是直接针对 PCSK9 蛋白的单抗,另一种是针对 PCSK9 mRNA 片段的 siRNA（inclisiran）。

对于 PCSK9 蛋白单抗,目前主要有阿利西尤单抗和依洛尤单抗。研究提示,单用 PCSK9 单抗能有效降低 LDL-C,而降低幅度平均达 48.2%。FOURIER 研究和 ODYSSEY 研究均证明,长期使用他汀联合 PCSK9 蛋白单抗,能有效减少冠心病患者的复合心血管事件发生。持续使用 PCSK9 蛋白单抗,能使冠心病患者斑块缩小并稳定斑块。

inclisiran 通过结合 PCSK 蛋白的 mRNA,从而抑制 PCSK 蛋白的生成,降低 LDL-C 浓度。研究提示,若 180 天内单用一剂(200mg、300mg 或 500mg),LDL-C 能下降 27.9%~41.9%;而 180 天内用两次剂量(即每 90 天用 100mg、200mg 或 300mg 一剂),LDL-C 下降幅度达 35.5%~52.6%。进一步研究发现,inclisiran 的安全性良好,对肝、肾功能影响较少,但相比安慰剂,会有较多轻度的注射不良反应。目前 inclisiran 对于冠心病患者能否带来长期获益仍未知,需待后续研究的公布。

3. bempedoic acid　bempedoic acid 是一种新型降脂药物,它通过抑制 ATP 柠檬酸裂解酶活性,上调 LDL 受体来降低胆固醇的生物合成,并降低 LDL-C 水平。研究提示,对于他汀不耐受患者,服用 bempedoic acid 后,未增加肌肉相关的不良事件,最大量可用到 240mg,而且持续使用 8 周,LDL-C 较基线的下降幅度达 32%。进一步对于这类他汀不耐受人群进行研究,观察这类人群服用 bempedoic acid 联合依折麦布的降脂效果。研究发现,无论单用 bempedoic acid 120mg 或 180mg,其降脂效果均优于单用依折麦布。单用依折麦布,LDL-C 下降幅度为 21%,而用 120mg、1 次 /d 剂量 bempedoic acid,LDL-C 下降幅度为 27%。使用 180mg、1 次 /d 剂量,LDL-C 下降幅度甚至达 30%。如果使用 120mg、1 次 /d 或 180mg、1 次 /d 剂量 bempedoic acid 联合依折麦布,LDL-C 下降幅度可分别达到 43% 和 48%,而且安全性较好,而进一步的三期研究 CLEAR Tranquility 研究也得到类似的结论。bempedoic acid 联合他汀,一样能有效降低 LDL-C 水平,不增加肌肉不良反应,甚至相对减少新发糖尿病的发生或糖尿病恶化情况,但相对增加痛风发作的风险。至于 bempedoic acid 能否带来心血管获益,将在后续研究中得到答案。

以下是应对他汀不耐受或反安慰剂效应的处理总结(图 2)。

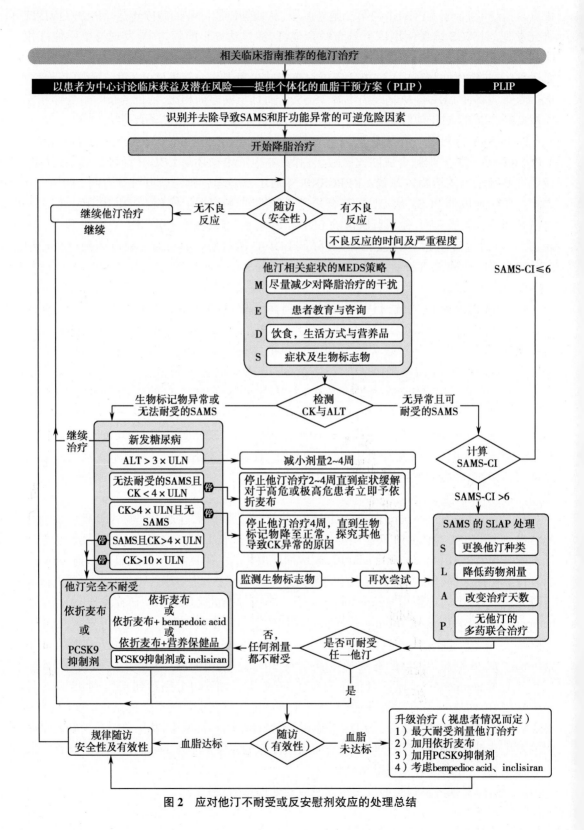

图 2　应对他汀不耐受或反安慰剂效应的处理总结

九、总结

他汀是冠心病治疗的基石，实际上大部分患者对他汀的耐受性非常良好，因此，对于存在心血管风险的患者来说，长期服用他汀能有效控制血脂浓度，从而抑制粥样斑块形成，稳定斑块，甚至起到逆转斑块大小的作用。然而，对于很多患者，甚至医师都在没有准确判断患者出现肌肉症状病因或导致肝酶异常原因的情况下，就默认这些不良反应是由他汀所致的，而放弃他汀的使用。ILEP 关于他汀不耐受与"反安慰剂效应"的识别与处理的立场文件，协助临床医师能正确识别患者是否真的存在他汀不耐受的情况，从而提高大部分患者使用他汀的依从性。

（刘　晨　赵静静　薛睿聪）

参考文献

［1］ COLLINS R, REITH C, EMBERSON J, et al. Interpretation of the evidence for the efficacy and safety of statin therapy [J]. Lancet, 2016, 388 (10059): 2532-2561.

［2］ BYTYÇI I, PENSON P E, MIKHAILIDIS D P, et al. Prevalence of statin intolerance: a meta-analysis [J]. Eur Heart J, 2022, 43 (34): 3213-3223.

［3］ PENSON P E, MANCINI G B J, TOTH P P, et al. Introducing the 'Drucebo' effect in statin therapy: a systematic review of studies comparing reported rates of statin-associated muscle symptoms, under blinded and open-label conditions [J]. J Cachexia Sarcopenia Muscle, 2018, 9 (6): 1023-1033.

［4］ HERRETT E, WILLIAMSON E, BRACK K, et al. Statin treatment and muscle symptoms: series of randomised, placebo controlled n-of-1 trials [J]. BMJ, 2021, 372: n135.

［5］ HOWARD J P, WOOD F A, FINEGOLD J A, et al. Side Effect Patterns in a Crossover Trial of Statin, Placebo, and No Treatment [J]. J Am Coll Cardiol, 2021, 78 (12): 1210-1222.

［6］ BANACH M, RIZZO M, TOTH P P, et al. Statin intolerance-an attempt at a unified definition. Position paper from an International Lipid Expert Panel [J]. Expert Opin Drug Saf, 2015, 14 (6): 935-955.

［7］ PERINGAT J, MANAPPALLIL R G, KARADAN U. Rhabdomyolysis: a rare complication of Hashimoto's thyroiditis precipitated by statin therapy [J]. BMJ Case Rep, 2018, 2018: bcr2017223229.

［8］ WU Z, CAMARGO C A Jr, KHAW K T, et al. Effects of vitamin D supplementation on adherence to and persistence with long-term statin therapy: Secondary analysis from the randomized, double-blind, placebo-controlled ViDA study [J]. Atherosclerosis, 2018, 273: 59-66.

［9］ 李小丝，杜淑贤，陈林. CYP450 介导的他汀类药物相互作用及其药学监护 [J]. 药物流行病学杂志，2014 (12): 755-758, 762.

［10］ SERBAN M C, COLANTONIO L D, MANTHRIPRAGADA A D, et al. Statin Intolerance and Risk of Coronary Heart Events and All-Cause Mortality Following Myocardial Infarction [J]. J Am Coll Cardiol, 2017, 69 (11): 1386-1395.

［11］ SPOSITO A C, CARVALHO L S, CINTRA R M, et al. Rebound inflammatory response during the acute phase of myocardial infarction after simvastatin withdrawal [J]. Atherosclerosis, 2009, 207 (1): 191-194.

［12］ PENSON P E, PIRRO M, BANACH M. LDL-C: lower is better for longer-even at low risk [J]. BMC Med, 2020, 18 (1): 320.

［13］ BANACH M, MIKHAILIDIS D P. Statin Intolerance: Some Practical Hints [J]. Cardiol Clin, 2018, 36 (2): 225-231.

［14］ ROSENSON R S, MILLER K, BAYLISS M, et al. The Statin-Associated Muscle Symptom Clinical

Index (SAMS-CI): Revision for Clinical Use, Content Validation, and Inter-rater Reliability [J]. Cardiovasc Drugs Ther, 2017, 31 (2): 179-186.

[15] MACH F, RAY K K, WIKLUND O, et al. Adverse effects of statin therapy: perception vs. the evidence-focus on glucose homeostasis, cognitive, renal and hepatic function, haemorrhagic stroke and cataract [J]. Eur Heart J, 2018, 39 (27): 2526-2539.

[16] PREISS D, SESHASAI S R, WELSH P, et al. Risk of incident diabetes with intensive-dose compared with moderate-dose statin therapy: a meta-analysis [J]. JAMA, 2011, 305 (24): 2556-2564.

[17] VAHEDIAN-AZIMI A, SHOJAIE S, BANACH M, et al.. Statin therapy in chronic viral hepatitis: a systematic review and meta-analysis of nine studies with 195, 602 participants [J]. Ann Med, 2021, 53 (1): 1227-1242.

[18] CASULA M, GAZZOTTI M, BONAITI F, et al. Reported muscle symptoms during statin treatment amongst Italian dyslipidaemic patients in the real-life setting: the PROSISA Study [J]. J Intern Med, 2021, 290 (1): 116-128.

[19] AWAD K, MIKHAILIDIS D P, TOTH P P, et al. Efficacy and Safety of Alternate-Day Versus Daily Dosing of Statins: a Systematic Review and Meta-Analysis [J]. Cardiovasc Drugs Ther, 2017, 31 (4): 419-431.

[20] PENSON P E, BANACH M. Natural compounds as anti-atherogenic agents: Clinical evidence for improved cardiovascular outcomes [J]. Atherosclerosis, 2021, 316: 58-65.

[21] SCHANDELMAIER S, BRIEL M, SACCILOTTO R, et al. Niacin for primary and secondary prevention of cardiovascular events [J]. Cochrane Database Syst Rev, 2017, 6 (6): CD009744.

[22] CANNON C P, BLAZING M A, GIUGLIANO R P, et al. Ezetimibe Added to Statin Therapy after Acute Coronary Syndromes [J]. N Engl J Med, 2015, 372 (25): 2387-2397.

[23] PANDOR A, ARA R M, TUMUR I, et al. Ezetimibe monotherapy for cholesterol lowering in 2, 722 people: systematic review and meta-analysis of randomized controlled trials [J]. J Intern Med, 2009, 265 (5): 568-580.

[24] KEREIAKES D J, ROBINSON J G, CANNON C P, et al. Efficacy and safety of the proprotein convertase subtilisin/kexin type 9 inhibitor alirocumab among high cardiovascular risk patients on maximally tolerated statin therapy: The ODYSSEY COMBO Ⅰ study [J]. Am Heart J, 2015, 169 (6): 906-915.

[25] SABATINE M S, GIUGLIANO R P, WIVIOTT S D, et al. Open-Label Study of Long-Term Evaluation against LDL Cholesterol (OSLER) Investigators. Efficacy and safety of evolocumab in reducing lipids and cardiovascular events [J]. N Engl J Med, 2015, 72 (16): 1500-1509.

[26] SCHWARTZ G G, STEG P G, SZAREK M, et al. Alirocumab and Cardiovascular Outcomes after Acute Coronary Syndrome [J]. N Engl J Med, 2018, 379 (22): 2097-2107.

[27] NICHOLLS S J, PURI R, ANDERSON T, et al. Effect of Evolocumab on Progression of Coronary Disease in Statin-Treated Patients: The GLAGOV Randomized Clinical Trial [J]. JAMA, 2016, 316 (22): 2373-2384.

[28] RÄBER L, UEKI Y, OTSUKA T, et al. Effect of Alirocumab Added to High-Intensity Statin Therapy on Coronary Atherosclerosis in Patients With Acute Myocardial Infarction: The PACMAN-AMI Randomized Clinical Trial [J]. JAMA, 2022, 327 (18): 1771-1781.

[29] RAY K K, LANDMESSER U, LEITER L A, et al. Inclisiran in Patients at High Cardiovascular Risk with Elevated LDL Cholesterol [J]. N Engl J Med, 2017, 376 (15): 1430-1440.

[30] WRIGHT R S, RAY K K, RAAL F J, et al. Pooled Patient-Level Analysis of Inclisiran Trials in Patients With Familial Hypercholesterolemia or Atherosclerosis [J]. J Am Coll Cardiol, 2021, 77 (9): 1182-1193.

[31] THOMPSON P D, RUBINO J, JANIK M J, et al. Use of ETC-1002 to treat hypercholesterolemia in patients with statin intolerance [J]. J Clin Lipidol, 2015, 9 (3): 295-304.

[32] THOMPSON P D, MACDOUGALL D E, NEWTON R S, et al. Treatment with ETC-1002 alone and in combination with ezetimibe lowers LDL cholesterol in hypercholesterolemic patients with or without

statin intolerance [J]. J Clin Lipidol, 2016, 10 (3): 556-567.

［33］ BALLANTYNE C M, BANACH M, MANCINI G B J, et al. Efficacy and safety of bempedoic acid added to ezetimibe in statin-intolerant patients with hypercholesterolemia: A randomized, placebo-controlled study [J]. Atherosclerosis, 2018, 277: 195-203.

［34］ RAY K K, BAYS H E, CATAPANO A L, et al. Safety and Efficacy of Bempedoic Acid to Reduce LDL Cholesterol [J]. N Engl J Med, 2019, 380 (11): 1022-1032.

《高尿酸血症合并心血管高风险患者诊断和治疗的专家共识:2021年更新版》解读

2021年,来自意大利和波兰的多位心血管专家在 *Cardiology Journal* 上发布了《高尿酸血症合并心血管高风险患者诊断和治疗的专家共识:2021年更新版》(以下简称《2021年共识》),这是对《2018年高尿酸血症合并心血管高风险患者诊断和治疗共识》进行了更新,旨在对近年来备受关注的高尿酸血症合并心血管高风险患者的疾病管理进行指导。《2021年共识》的核心内容包括:高尿酸血症最新的流行病学调查、尿酸代谢的影响因素、遗传因素对个体化诊断和治疗策略的影响、高尿酸血症和心血管疾病相关的最新研究证据、血尿酸阈值与心血管事件风险、降尿酸治疗对心血管疾病的有效性和安全性评价、高尿酸血症的治疗和管理策略等内容。本文针对《2021年共识》的要点做详细阐述,以期帮助心内科医师更好地解读高尿酸血症合并心血管高风险患者的诊断和治疗。

一、基本定义和流行病学数据

尿酸(uric acid,UA)是嘌呤代谢的最终产物,在很多其他哺乳动物中,例如大鼠和小鼠,尿酸被尿酸酶进一步降解成为尿素囊,尿囊素比尿酸有更好的水溶性,进而能够更好地降低尿酸水平。在人类或者高等的灵长类动物,嘌呤代谢因为缺少尿酸酶而使得嘌呤代谢停滞于尿酸水平。体内存在尿酸酶的哺乳动物,尿酸水平一般在 1~2mg/dl,然而人类的尿酸水平要高 3~10 倍。这种差异是数百万年前发生的基因突变的结果,使得人类由进化程度较低的物种进化为高等生物。人类血浆尿酸水平的升高主要受到三大方面的影响,即尿酸的产生、肾脏的排泄和肠道的吸收。在生理条件下,体内尿酸的合成和排泄处于平衡状态。一旦这种平衡被打破,就会产生高尿酸血症(hyperuricemia,HUA)。通常,男性尿酸水平大于 7mg/dl(420μmol/L)和女性尿酸水平大于 6mg/dl(360pmol/L)被认为是高尿酸血症。男性尿酸水平高于绝经前女性,因为雌激素促进肾脏的尿酸排泄。

2007—2016 年美国国家健康和营养调查研究(National Health and Nutrition Examination Survey,NHANES)估计,男性高尿酸血症的发病率为 20.2%,女性为 20.0%。尿酸水平>6.0mg/dl 的患病率为 32.3%,其中男性患病率为 49.5%,女性患病率为 16.4%。总体人群中,平均血清尿酸水平为 5.39mg/dl(95% *CI* 5.34~5.45),男性和女性的平均血清尿酸水平分别为 6.04mg/dl 和 4.79mg/dl。高尿酸血症的患病率随着年龄的增长而增加,在 80 岁或以上的人群中达到最高,约为 27.8%。在 65 岁及以上的患者中,高尿酸血症的患病率为 27.2%。高尿酸血症的患病率随着肾功能的恶化而显著增加,在估算的肾小球滤过率(eGFR)>90ml/min 的患者中为 12.2%,eGFR<15ml/min 的患者中则为 63.9%。随着西方生活方式的引入、社会经济背景的变化、移民到西方国家(转变为西方生活方式)以及农村迁移至城市生活,都对血清尿酸水平产生显著影响。

二、高尿酸血症对心血管疾病的病理生理作用:产生过多或排出不足

血清尿酸水平的增加主要是由于摄入富含嘌呤或果糖的饮食、遗传、环境因素以及代谢紊乱,其主要原因是:

(一)内源性生产过多

1. 摄入富含嘌呤的饮食,嘌呤代谢途径异常。

2. 细胞分解或嘌呤生成过多 淋巴增生性疾病、骨髓增生性疾病、真性红细胞增多症、佩吉特病、银屑病、肿瘤溶解、溶血、横纹肌溶解、剧烈运动等。

(二)排出不足

1. 急性或慢性肾脏病、酸中毒(乳酸酸中毒、酮症酸中毒)、低容量血症。

2. 药物或毒素 利尿剂、烟酸、吡嗪酰胺、乙胺丁醇、环孢素、铍、水杨酸盐、铅、酒精等。

3. 结节病、甲状旁腺功能亢进症、甲状腺功能减退症、巴特综合征、唐氏综合征。

三、遗传学:个性化诊断和治疗策略

越来越多的证据表明,遗传和环境因素在高尿酸血症的发展过程中起着关键作用。从病理生理方面,高尿酸血症可分为产生过多(肝脏)和排出不足(肾脏、肠道)。全基因组相关性研究明确了参与尿酸排泄的尿酸转运体及相互作用蛋白的基因,包括 *SLC2A9*(*GLUT9*)、*ABCG2*、*SLC22A11*、*SLC17A1~SLC17A4*、*PDZK1*,以及与代谢途径相关的蛋白质,如 GCKR、A1CF、IGF1R。其中,*GLUT9* 和 *ABCG2* 最为重要。*SLC2A9*(*GLUT9*)在尿酸转运和重吸收中起着关键作用,*GLUT9* 编码的蛋白负责排泄尿酸至尿液和重吸收尿酸进入血液。*GLUT9* 的差异会影响尿中尿酸的排泄及重吸收。此外,*ABCG2* 基因(BCRP)参与尿酸的肠道分泌和肾近端小管上皮细胞中尿酸转运。*ABCG2* 的突变可导致高尿酸血症。在血色素沉着病患者中,血色素超载会增强黄嘌呤氧化酶的活性,并通过 p53 导致 ABCG2 表达降低,进而导致肠道排泄尿酸减少,尿酸在组织和血清中积累,导致遗传性血色素沉着病相关性关节炎。

另外,有机阴离子转运体 10(OAT10、SLC22A13)是尿酸盐从尿液转运到血液的关键蛋白;乳酸脱氢酶 D 可减少尿酸的排泄;*HPRT1* 突变引起次黄嘌呤 - 鸟嘌呤磷酸核糖转移酶(HGPRT)缺乏,导致血液中尿酸水平升高;黄嘌呤脱氢酶(XDH)参与次黄嘌呤氧化为黄嘌呤,以及黄嘌呤氧化为尿酸的过程,从而降低黄嘌呤氧化还原酶的水平。Drabkin 等证实,乳酸脱氢酶 D 催化位点的突变可能导致高尿酸血症。乳酸脱氢酶 D 催化位点的突变导致血液中的 D- 乳酸水平增加,继而肾脏过度分泌 D- 乳酸,D- 乳酸与尿酸的交换增加,尿酸再吸收增加,最终导致高尿酸血症,且将 D- 乳酸注射到野生小鼠中也可导致小鼠高尿酸血症。

以上研究的突破为对患者进行精准治疗带来了曙光;基因分析为高尿酸血症患者的预后提供相关信息,可指导降尿酸治疗的药物使用方案,并可对改善患者的生活方式提出针对性建议。

四、近期有关高尿酸血症与心血管疾病关系的研究

(一)高尿酸血症和缺血性心脏病

《2021 年共识》提出,目前尚缺乏多中心前瞻性的随机对照研究,不足以阐明:①降尿酸治疗是否能改善冠心病患者的心血管结局(非致命性心肌梗死、非致命性脑卒中或心血管

死亡),以及其他心血管疾病的结局;②降尿酸治疗带来的成本-效应比;③别嘌醇是否能提高生活质量;④降尿酸药物对缺血性心脏病(无痛风病史)患者的安全性和耐受性。

回顾尿酸与冠心病的观察性研究,1951 年 Gertler 等发现,与正常人群相比,冠心病患者的血清尿酸水平升高,并首次提出血清尿酸水平可能是冠心病的危险因素。1967 年 Kannel 等报道了一项大型队列研究的 12 年随访结果(n=5 127),发现血清尿酸升高与冠心病的发生相关,并伴随着胆固醇升高。在随后的几年里,血清尿酸水平和冠心病的联系得到了更加广泛的研究。NHANES Ⅰ 研究显示,在 5 926 例 25~74 岁患者中,平均随访 16.4 年,增加的血清尿酸水平与冠心病相关死亡风险有关,其中男性 RR 为 1.77(95% CI 1.08~3.98),女性 RR 为 3.00(95% CI 1.45~6.28)。URRAH 研究者在多变量 Cox 回归分析中校正了包含年龄、高血压、糖尿病、CKD、吸烟、饮酒、BMI、红细胞比容、LDL-C 和利尿剂使用等混杂因素,证明全人群中血清尿酸水平与致命性心肌梗死独立相关(HR=1.381,95% CI 1.096~1.758,P=0.006),且女性更为显著(HR=1.514,95% CI 1.105~2.075,P<0.01),男性则无相关性。

在该共识发表后的近 2 年中,国内也新发表了一些大型横断面研究,提示长期高尿酸血症与缺血性心血管疾病呈正相关。然而,急性尿酸水平的增高产生不同的结论,可能由于尿酸的抗氧化作用,显示急性状态下尿酸水平升高与缺血性心血管病呈负相关。一项回顾性分析纳入 14 234 名急性冠脉综合征患者,且既往无经皮冠状动脉介入治疗或冠状动脉旁路移植术病史。所有患者都进行了冠状动脉造影,其中 8 818 名(61.9%)患者接受了心肌再灌注治疗。在急性冠脉综合征患者中,按照血清尿酸水平进行四分位,第一分位组(男性≤288μmol/L,女性≤275μmol/L)心肌血运重建的比例为 70.5%,第四分位组(男性>405μmol/L,女性>391μmol/L)心肌血运重建的比例降低至 57%。通过充分校正后,提示急性升高的血清尿酸水平与入院期间心肌再灌注治疗呈负相关(OR=0.477,95% CI 0.411~0.554)。

虽然观察性研究和横断面研究提示高尿酸血症与缺血性心血管疾病呈正相关,急性升高的尿酸水平则可能与缺血性疾病程度呈负相关,但是仍然缺乏随机对照研究的证实。

(二)高尿酸血症和高血压

大量研究证据表明,尿酸水平增高与高血压发生风险增加呈密切相关,且独立于传统的危险因素相关。一项包含 18 项研究的荟萃分析表明,血清尿酸水平每升高 1%,新发高血压的发生率增加 13%。PAMELA 研究证实,血清尿酸每升高 1mg/dl,与新发高血压的风险显著相关(OR=1.34,95% CI 1.06~1.7,P=0.015)。此外,其他共识和指南也将尿酸纳入心血管疾病高危因素。2018 年,欧洲高血压管理指南将尿酸首次列入高血压患者的心血管疾病高危因素。

(三)高尿酸血症和脑卒中

血清尿酸在脑卒中的病理生理中起着关键的作用。Kim 等的一项荟萃分析表明,高尿酸血症与脑卒中(RR=1.41)和死亡(RR=1.36)显著相关。Zhong 等在荟萃分析中也证实了类似的结果:血清尿酸水平升高与脑卒中风险增加显著相关(血清尿酸每增加 1mg/dl,男性 RR 为 1.10,女性 RR 为 1.11)。CIRCS 研究提示,血清尿酸水平升高是女性缺血性脑卒中的独立预测因子,而非男性,且在未使用降血压药物的患者中更为明显。

同样,在该共识中仍然缺乏随机对照研究来充分证明高尿酸血症与脑卒中的因果关系,以及降尿酸治疗给脑卒中防治带来多大的获益,期待未来的研究证实。

(四)高尿酸血症和代谢综合征

多项研究表明,血清尿酸水平与代谢综合征、高体重指数(BMI)、腰围增粗、高空腹血糖水平和血脂异常有关。96 863名参与者的数据证实,在男性及女性中,与正常体重相比,肥胖(向心性肥胖)患者高尿酸血症的患病率显著增加(男性 OR=2.12,95% CI 2.03~2.21;女性 OR=3.54,95% CI 3.21~3.90),且正常体重伴向心性肥胖患者的高尿酸血症风险也显著增加(男性 OR=1.44,95% CI 1.36~1.52;女性 OR=1.41,95% CI 1.27~1.57)。该研究者提出,体重正常但存在向心性肥胖的中年人应该预防高尿酸血症。

(五)高尿酸血症和心房颤动

《2021年共识》指出,关于血清尿酸与心房颤动风险的证据既往主要基于横断面研究,并且多数仅局限于一次血尿酸的测量。近年,河北省唐山市开滦队列在2006—2012年进行的一项纳入123 238名参与者的大型前瞻性研究中,累积平均尿酸值的增加,以及血清尿酸的逐年升高,均与心房颤动发生风险的增加显著相关(HR=1.91,95% CI 1.32~2.76,P=0.001)。高血清尿酸联合高敏C反应蛋白水平的升高会显著增加心房颤动发生风险(HR=2.63,95% CI 1.63~4.23)。在《2021年共识》中提到的研究表明了血清尿酸水平与心房颤动之间的相关性。但是,既往研究采集的心房颤动信息是通过单次心电图或者患者追述病史而获得的,因此不可避免会遗漏未发现的阵发性心房颤动。为此,夏云龙团队建立了心脏植入式电子装置患者队列,准确记录了患者的心律失常信息,发现尿酸每升高1个标准差,男性和女性的亚临床心房颤动发生风险分别增加1.69倍和1.93倍(P<0.001)。

因此,既往的观察性研究均表明高尿酸血症与心房颤动发生密切相关,且在有心血管疾病基础的人群中,这一结果仍然成立。

(六)高尿酸血症和肝脏疾病

高尿酸血症与肝脏疾病的关系尚不明确。血清尿酸水平的升高与富含嘌呤和果糖的饮食、遗传和环境因素、代谢紊乱、内源性尿酸生产过剩或尿酸分泌受损相关。高尿酸血症的发生、发展与肝脏的功能密不可分。在其他哺乳动物中,降解尿酸的尿酸酶在肝脏中表达最高,因此敲除小鼠肝脏中的尿酸酶,可显著增加小鼠的尿酸水平。在人类体内,不存在肝脏尿酸酶降解尿酸,但肝脏在尿酸代谢中仍然有重要作用。人类尿酸的合成主要受磷酸核糖焦磷酸合成酶途径以及嘌呤代谢途径的影响。血清尿酸水平的升高与非酒精性脂肪性肝病和慢性肝炎有关。在尿酸孵育的肝细胞(HepG2细胞)或高尿酸血症大鼠肝脏中,醛糖还原酶表达增多,且与内源性果糖产物甘油三酯的积累有关,潜在机制可能是尿酸诱导氧化应激,并刺激核转录因子活化的T5细胞。尿酸联合血糖的升高,导致甘油三酯在肝脏积累。别嘌醇可显著抑制高尿酸血症大鼠肝脏醛糖还原酶表达,抑制内源性果糖积累和脂肪积累。因此,高尿酸血症与高甘油三酯血症和非酒精性脂肪性肝病的发生相关,进而诱导非酒精性脂肪性肝炎的发生。

五、尿酸阈值与心血管事件发病风险

共识中提出,尿酸水平与心血管疾病之间的正相关并不局限于高尿酸血症,这种相关性也存在于正常高值尿酸水平的患者。关于尿酸阈值与心血管疾病风险,《2021年共识》列举了几项大型研究的结果。意大利高血压协会URRAH研究(Uric Acid Right for Heart Health)共纳入22 714名受试者,旨在评估尿酸预测心血管病事件的阈值。结果表明,尿酸水平超过5.2~5.5mg/dl,心血管疾病风险将显著增加。Virdis等证实,血清尿酸水平超过4.7mg/dl将增加全因死亡风险(95% CI 1.21~1.93),血清尿酸水平超过5.6mg/dl将增加心血管死亡风险(95% CI 4.99~6.21),该阈值明显低于临床诊断标准水平。考虑到男性和女性在

尿酸代谢上的差异很大,需要分别考虑男性和女性的尿酸阈值。在减少全因死亡风险方面,男性血清尿酸的阈值为 5.4mg/dl(95% CI 4.80~6.57),女性为 4.7mg/dl(95% CI 4.40~5.10)。新的血清尿酸阈值对临床实践的指导更有意义,相较于传统诊断标准,新的血清尿酸阈值加入 Heart Score 评分量表后,对全因死亡和心血管死亡风险的预测能力分别增加了 0.26 和 0.27,具有统计学意义。总之,这项大样本研究证实,纳入尿酸能显著改善 Heart Score 评分量表的分层能力。同时,该研究进一步分析了 Heart Score 评分量表中未包含的因素,如红细胞比容、利尿剂、饮酒量、BMI 和 eGFR,表明上述因素均未对结局产生显著影响。Virdis 等总结了几项观察性研究后,提出血清尿酸水平在 4.5~5.5mg/dl 时,主要心血管事件的相对风险已经增加。多项报道证实,与导致痛风相比,更低水平的尿酸即可增加心血管疾病风险,低水平血清尿酸已足够诱导氧化应激的产生,且独立于尿酸盐沉积导致的炎症反应。

在 URRAH 研究中,研究者明确了血清尿酸预测心力衰竭的阈值:对于所有类型心力衰竭,血清尿酸的阈值为 5.34mg/dl(95% CI 4.37~5.6,敏感度为 52.32,特异度为 63.96,$P<0.000\,1$);对于致命性心力衰竭,血清尿酸的阈值为 4.89mg/dl(95% CI 4.78~5.78,敏感度为 68.29,特异度为 49.11,$P<0.000\,1$)。此外,Huang 等纳入 10 项研究,共 12 854 名急性心力衰竭患者,荟萃分析证实在校正潜在变量后,高尿酸组心力衰竭患者全因死亡风险增加 1.43 倍(95% CI 1.31~1.56),死亡或再入院的复合终点风险增加 1.68 倍(95% CI 1.33~2.13);血清尿酸水平每升高 1mg/dl,全因死亡及再入院复合终点风险分别增加 11% 和 12%。

《2021 年共识中》提到的上述一些关于尿酸阈值和心血管疾病预后的研究,提示正常偏高的血清尿酸水平已经对心血管系统造成危害,尤其是在合并心血管疾病的患者中更为明显。然而,共识对降低尿酸至何种水平并未阐明,这可能由于目前的证据较为有限,但这仍然是一个不可忽视的问题。

近年来,由于新的强效降尿酸药物的出现强化了高尿酸血症治疗的可能性,血清尿酸水平低于 3.0mg/dl 甚至 2.0mg/dl 的患者并不罕见。实际上,目前对于低尿酸血症的危害还未明确。低尿酸血症通常定义为血清尿酸<2.0mg/dl。低尿酸血症患者的抗氧化能力会随着低尿酸导致的氧化应激增加而降低,这也导致低尿酸血症患者发生心血管事件的风险也相对增高。几项流行病学研究显示,血清尿酸水平与心血管事件风险之间存在 J 型关联,这表明低水平的血清尿酸以及高水平的血清尿酸均与心血管事件的高风险相关。在一项中国台湾人群的调查中发现,随着血清尿酸的增加(特别是在心力衰竭),心血管风险急剧上升,但对于非常低的血清尿酸,心血管风险也明显增加。肾性低尿酸血症是一种遗传性疾病,其特征是尿酸重吸收受损,以及由于 SLC22A/URAT1 功能丧失导致的尿酸排泄过多,从而引起血清尿酸水平过度降低,这类患者是理想的用于确定血清尿酸水平过低如何影响心血管系统的受试者。血清尿酸<0.8mg/dl 的低尿酸血症患者较血清尿酸为 0.8~2.5mg/dl 者,其血流介导的血管舒张功能(flow mediated dilatation,FMD)显著降低,而 FMD 是人类血管内皮功能的指标,这些发现表明过低的血清尿酸水平与血管内皮功能障碍有关。该研究的结果支持了低尿酸血症可能导致血管内皮功能障碍、动脉粥样硬化进展和心血管事件发生的观点,进一步证实血清尿酸水平与心血管事件发生率之间的 J 型关联。欧洲抗风湿病联盟(EULAR)指南提出,痛风患者不推荐血清尿酸长期低于 3.0mg/dl。所以,人体内血清尿酸水平越低越好吗? 这是一个值得进一步证实的问题,并且低尿酸血症对于心血管的损害也需受到同等的重视。

对于《2021 年共识》提出的高尿酸水平阈值,以及其他研究提示的低尿酸阈值,均需要受到重视,过高或者过低的尿酸水平均会对心血管系统造成损伤,带来不良事件的发生。

六、高尿酸血症与心血管事件：高血清尿酸水平及其对心血管疾病结局的影响

如前所述,一些研究证实了血清尿酸与心血管疾病死亡风险相关。Rahimi-Sakak 等进行的一项荟萃分析共纳入 44 项发表于 2000—2018 年的前瞻性队列研究,结果表明,血清尿酸水平与心血管疾病死亡风险存在显著正相关($HR=1.45$,95% CI 1.33~1.58,$I^2=79\%$),亚组分析表明此相关性女性强于男性。此外,Lee 等在一项韩国成年人横断面研究中,纳入 8 781 名参与者(2016—2017 年第七次韩国国家健康和营养调查),在校正了体力活动、BMI、血清肌酐和饮酒后,在男性和女性中均观察到血清尿酸与 10 年心血管疾病风险评分显著相关($P<0.001$),当血清尿酸水平为 6.9mg/dl 时,心血管疾病风险最低。

七、高尿酸血症治疗和心血管结局：别嘌醇仍然是一线降尿酸疗法

共识系统地回顾了 24 份相关指南,其中 19 份提出了长期控制血清尿酸的目标水平,大部分指南推荐尿酸的控制水平为 6.0mg/dl(或 360μmol/L),仅有南非的指南建议尿酸长期控制水平为 5.0mg/dl(300μmol/L)。2019 年波兰高血压学会指南也推荐血清尿酸的长期控制目标为 5.0mg/dl。不同的临床试验对高尿酸血症的定义差异较大,导致不同研究对高尿酸血症流行病学情况报道不一致,难以进行比较。

关于高酸血症的治疗,目前黄嘌呤氧化酶抑制剂(xanthine-oxidase inhibitors,XOI),尤其是别嘌醇,依然是几乎所有指南推荐的一线治疗药物。FAST 研究(痛风患者使用非布司他与别嘌醇的长期心血管安全性比较：多中心、前瞻性、随机、开放、非劣效试验)提示,非布司他的心血管安全性与别嘌醇没有差异,而非布司他降尿酸的作用优于别嘌醇,因此非布司他也被推荐使用。

非布司他是一种非嘌呤黄嘌呤氧化酶抑制剂,推荐用于难治性或别嘌醇不耐受的患者,非布司他为黄嘌呤氧化酶的强抑制剂,并且对于 CKD 1~3 期的患者无须调整剂量。与常规剂量的别嘌醇相比,非布司他具有更强的降尿酸活性。然而,2005 年一项大样本随机对照研究,旨在比较非布司他与别嘌醇的安全性的初步结果表明,非布司他的心血管事件小幅增高。因此,基于前述研究,不推荐应用非布司他治疗具有高心血管风险的患者。CARES 研究,即痛风合并心血管疾病患者使用非布司他和别嘌醇的心血管安全性研究,以非布司他和别嘌醇安全性为主要研究终点,进行随机分组,共纳入 6 190 例患者,进行了 32 个月的随访,结果表明两组的主要心血管终点事件风险相当,但非布司他组较别嘌醇组增加全因死亡和心血管死亡风险(全因死亡风险 $HR=1.22$,95% CI 1.01~1.47；心血管死亡风险 $HR=1.34$,95% CI 1.03~1.73)。另一项纳入了 35 项研究的荟萃分析却并未发现非布司他和别嘌醇在心血管事件方面的显著差异($RR=1.69$,95% CI 0.54~5.34,$P=0.37$)。之后的 FAST 研究也与 CARES 研究的结果相异,提出非布司他的心血管安全性与别嘌醇没有差异,在全因死亡和严重并发症方面也未发现两者的差异。此外,FREED 研究共纳入 1 000 多名老年合并高尿酸血症的患者,与非布司他组相比,非布司他组的复合终点事件发生率降低 25%,复合终点包括全因死亡、脑血管疾病、非致死性冠状动脉疾病、需要住院治疗的心力衰竭、需要治疗的动脉硬化性疾病、肾损害和心房颤动。然而,非布司他组与对照组的心血管临床结局没有差异。

相比之下,欧洲医药管理局(European Medicines Agency,EMA)在 *Lancet* 上发表的非布司他和别嘌醇合理化临床研究(FAST)发现,虽然与 CARES 研究相比,FAST 研究使用了更高的剂量,但是结果并不支持非布司他可增加心血管事件的风险。在 6 128 例有心血管疾病的患者中,主要终点事件包括非致死性心肌梗死、生物标志物阳性的急性冠脉综合征、非致死性脑卒中或心血管死亡,非布司他组治疗的主要终点事件发生率为 1.72/100 人年,别嘌醇组的主要终点事件发生率为 2.05/100 人年,结果显示非布司他组非劣于别嘌醇组(校正后 *HR*=0.85,95% *CI* 0.70~1.03,*P*<0.000 1)。与 FAST 研究相比,CARES 研究中的患者有更重的痛风病史,并且在 CARES 研究中所有患者都有心血管疾病,而在 FAST 研究中只有33.4%(2 046/6 128)的患者有心血管疾病。FAST 研究的规模可能不足以充分评估严重心血管疾病患者使用非布司他的风险,因此,需要进一步临床试验来阐明这一问题,提供明确的证据。

八、管理策略:更新了治疗高尿酸血症的五步建议(表 1)

表 1　高尿酸血症合并高心血管病风险患者的五步建议

第 1 步	检测血清尿酸水平,血清尿酸目标:<6mg/dl 或 <5mg/dl(心血管高风险人群)
第 2 步	确认共病和目前的治疗,尽可能停止使用增加尿酸水平的药物
第 3 步	对患者宣教有关疾病、生活方式和体育活动的知识,确保坚持长期治疗
第 4 步	别嘌醇以 100~200mg/d 起始治疗,滴定至 300~600mg/d,直到血清尿酸水平达标<6mg/dl 或 <5mg/dl(心血管高风险人群)。特殊情况下,最大剂量 900mg/d
第 5 步	达标后勿停止治疗,继续监测尿酸水平,每年应至少监测 2 次血清尿酸水平,特殊情况下考虑联合治疗

步骤 1:测定血清尿酸水平

欧洲心脏病学会和欧洲高血压学会的专家均推荐,将检测血尿酸水平作为高血压和心血管疾病患者筛查的一部分。《2021 年共识》提出相同立场:血清尿酸水平的最佳目标应该是 6mg/dl(360μmol/L)。应定期监测血清尿酸水平,并维持<6mg/dl。尽管缺乏随机对照试验,但建议对于存在心血管疾病高风险的患者(至少包括以下两项:高血压、糖尿病、血脂异常、靶器官损伤或既往发生过心血管事件),应把血尿酸水平控制在 5mg/dl 以下。

步骤 2:检查合并症并积极治疗,停止使用影响血尿酸水平的药物

对高尿酸血症患者,应更加严格地控制相关危险因素,调整间接影响血尿酸水平的药物,有效管理影响血尿酸水平的共病,如高血压、2 型糖尿病、代谢综合征、慢性肾脏病和心血管疾病。对于控制尿酸和治疗用药两者之间应权衡利弊,特别是以下情况:①如果可以替换,建议将利尿剂(主要包括氢氯噻嗪)改为其他降压药物;②虽然氯沙坦是唯一能降低血尿酸水平的血管紧张素Ⅱ受体阻滞剂,但并不推荐从其他 ARB 类药物转为氯沙坦;③在心血管疾病的一级预防中,应停止使用小剂量阿司匹林或者考虑改为其他药物,但不推荐在心血管疾病的二级预防中停用小剂量阿司匹林;④不推荐将降胆固醇类药物改为非诺贝特。

建立多学科团队,制定最优诊断和治疗策略,必须对高尿酸血症的重要性进行恰当的评估,增加对临床实践指南的依从性,提高对高尿酸血症及其相关共病的认识,并加强监测。

步骤 3：推荐改变生活方式

最重要的生活方式改变包括：①限制嘌呤的摄入量,包括红肉和海鲜;②限制高果糖玉米糖浆的摄入量;③限制饮酒;④肥胖或超重患者应定期锻炼并减肥;⑤增加咖啡、奶制品、樱桃和维生素 C 的摄入。

步骤 4：黄嘌呤氧化酶抑制剂为一线治疗,逐渐加量至血清尿酸达标

与大多数指南相一致,推荐别嘌醇作为一线降尿酸药物。通过总结别嘌醇的药物特性,建议别嘌醇的起始剂量为：轻度,每天 100~200mg;中度,每天 300~600mg;严重时,每天 700~900mg。剂量应逐渐向上滴定,至血清尿酸达标。

注意：尿酸通过肾脏排泄,对于慢性肾脏病患者,受损的肾功能可能会导致药物和 / 或其代谢物(氧嘌呤醇)残留,并延长血浆半衰期。基于以上原因,在严重的慢性肾脏病患者中,别嘌醇的用量每天应少于 100mg 或间隔超过 1 天再使用 100mg。若条件允许,监测血浆氧嘌呤醇水平,调整别嘌醇剂量,使血浆氧嘌呤醇维持在 100μmol/L(15.2mg/L)以下。如果别嘌醇用于透析患者,应在透析后立即给予 300~400mg 剂量,但在其他时间不给予额外剂量。

步骤 5：血清尿酸达标后应继续治疗,每年 2 次监测血清尿酸水平;在特殊情况下,考虑联合治疗

据研究报道,只有 2/5 的患者在治疗后达到目标血清尿酸水平。若血清尿酸水平无法达标,除了 eGFR 为 <30ml/min 的患者外,别嘌醇剂量应逐步增加到 900mg,或改用苯溴马隆,或苯溴马隆与别嘌醇联合治疗。由于在使用别嘌醇 8 周左右可能会出现别嘌醇超敏反应综合征和严重的皮肤过敏反应,所以应谨慎地进行剂量滴定,以达到最佳的治疗目标。

雷西纳德是一种口服的肾尿酸转运体(URAT1 和 OAT4)选择性抑制剂,通过抑制尿酸的重吸收,增加肾脏尿酸排泄,降低血清尿酸水平。对于未达标的患者,建议以每天 200mg 的剂量与黄嘌呤氧化酶抑制剂联合使用。相对于黄嘌呤氧化酶抑制剂单药治疗,联合雷西纳德治疗可以增加黄嘌呤氧化酶抑制剂的药效,并且避免其使用最大剂量。在 CLEAR 研究中,与别嘌醇单药治疗相比,雷西纳德(200mg 或 400mg)联合别嘌醇显著增加了血清尿酸达标者的比例(分别为 54.2%、59.2% 和 27.9%,$P<0.0001$)。雷西纳德的批准是基于 3 个关键的 Ⅲ 期临床研究(CLEAR 1、CLEAR 2 和 CRYSTAL)的数据,这些研究评估了 200mg 和 400mg 雷西纳德的剂量。与单独接受黄嘌呤氧化酶抑制剂的患者相比,200mg 雷西纳德 + 别嘌醇组(CLEAR 1 和 CLEAR 2 研究),以及 200mg 雷西纳德 + 非布司他组(CRYSTAL 研究)可使更多患者的血清尿酸达标。在安全性方面,雷西纳德 200mg 加黄嘌呤氧化酶抑制剂的安全性与别嘌醇或非布司他单独使用相当。综上所述,雷西纳德与别嘌醇联合使用是一种新的选择,适用于单用别嘌醇治疗未达标的成人痛风患者。一旦持续达到血清尿酸目标值,降尿酸治疗的药物剂量应终身维持,并每年 2 次监测血清尿酸水平。

九、许多尚未解决的问题：需要进一步研究的领域

《2021 年共识》提出：尿酸的治疗目标可能仍需要重新定义,特别是来自 URRAH 研究的数据确定了新的阈值,并改进了总体心血管风险评估的算法。在共识发表后,其他团队的研究也初步发现,在有心血管疾病史的患者中,尿酸水平的升高显著增加不良事件的发生,且切点值低于 360mg/dl。同时也发现,过低的尿酸水平也会带来心脑血管疾病。尽管大量证据确实显示了降尿酸治疗对心血管疾病的预后具有改善作用,但显然需要进一步的证据

来支持无症状高尿酸血症的治疗,并且需要额外关注降尿酸的有益区间。

十、建议

《2021 年共识》总结了治疗高尿酸血症合并高心血管风险患者的管理要点:① 1/5 的患者存在高尿酸血症,高尿酸血症的患病率持续上升。②应告知高尿酸患者:高尿酸血症的环境因素、药物因素、合并症和心血管危险因素;应调整生活方式,调整饮食结构和减重;严格遵守医师推荐的治疗方案。③应努力达到并保持血清尿酸水平低于 6mg/dl;对于心血管风险较高的患者,目标水平应低于 5mg/dl。④别嘌醇为一线降尿酸治疗用药。推荐别嘌醇初始剂量:轻度为 100~200mg、1 次 /d,中度为 300~600mg、1 次 /d,重度为 700~900mg、1 次 /d。⑤黄嘌呤氧化酶抑制剂应逐步增加剂量,直至血清尿酸达标;每年随访检测 2 次,使血清尿酸持续达标。⑥若血清尿酸不能达标,可考虑别嘌醇＋雷西纳德联合治疗。

（杨晓蕾　钟雷　夏云龙）

参考文献

［1］ BANNASCH D, SAFRA N, YOUNG A, et al. Mutations in the SLC2A9 gene cause hyperuricosuria and hyperuricemia in the dog [J]. PLoS Genet, 2008, 4 (11): e1000246.

［2］ CHEN-XU M, YOKOSE C, RAI S K, et al. Contemporary Prevalence of Gout and Hyperuricemia in the United States and Decadal Trends: The National Health and Nutrition Examination Survey, 2007-2016 [J]. Arthritis Rheumatol, 2019, 71 (6): 991-999.

［3］ KUMAR A U A, BROWNE L D, LI X, et al. Temporal trends in hyperuricaemia in the Irish health system from 2006-2014: A cohort study [J]. PLoS One, 2018, 13 (5): e0198197.

［4］ NIGAM S K, BUSH K T, MARTOVETSKY G, et al. The organic anion transporter (OAT) family: a systems biology perspective [J]. Physiol Rev, 2015, 95 (1): 83-123.

［5］ XU L, SHI Y, ZHUANG S, et al. Recent advances on uric acid transporters [J]. Oncotarget, 2017, 8 (59): 100852-100862.

［6］ ICHIDA K, MATSUO H, TAKADA T, et al. Decreased extra-renal urate excretion is a common cause of hyperuricemia [J]. Nat Commun, 2012, 3: 764.

［7］ TORRES R J, PUIG J G. Hypoxanthine-guanine phosophoribosyltransferase (HPRT) deficiency: Lesch-Nyhan syndrome [J]. Orphanet J Rare Dis, 2007, 2: 48.

［8］ DRABKIN M, YOGEV Y, ZELLER L, et al. Hyperuricemia and gout caused by missense mutation in d-lactate dehydrogenase [J]. J Clin Invest, 2019, 129 (12): 5163-5168.

［9］ FANG J, ALDERMAN M H. Serum uric acid and cardiovascular mortality the NHANES I epidemiologic follow-up study, 1971-1992. National Health and Nutrition Examination Survey [J]. JAMA, 2000, 283 (18): 2404-2410.

［10］ CASIGLIA E, TIKHONOFF V, VIRDIS A, et al. Serum uric acid and fatal myocardial infarction: detection of prognostic cut-off values: The URRAH (Uric Acid Right for Heart Health) study [J]. J Hypertens, 2020, 38 (3): 412-419.

［11］ LIN Y, HIDRU T H, FAN R, et al. The Relationship Between Serum Uric Acid at Different Concentrations of Lipid Indices and the Risk of Myocardial Revascularization in Patients With Acute Coronary Syndrome: A Retrospective Analysis [J]. Front Cardiovasc Med, 2021, 8: 732715.

［12］ KIM S Y, GUEVARA J P, KIM K M, et al. Hyperuricemia and risk of stroke: a systematic review and meta-analysis [J]. Arthritis Rheum, 2009, 61 (7): 885-892.

［13］ ZHONG C, ZHONG X, XU T, et al. Sex-Specific Relationship Between Serum Uric Acid and Risk of Stroke: A Dose-Response Meta-Analysis of Prospective Studies [J]. J Am Heart Assoc, 2017, 6 (4): e005042.

［14］ SHIRASAWA T, OCHIAI H, YOSHIMOTO T, et al. Cross-sectional study of associations between normal body weight with central obesity and hyperuricemia in Japan [J]. BMC Endocr Disord, 2020, 20 (1): 2.

［15］ WANG S, WEI Y, HIDRU T H, et al. Combined Effect of Homocysteine and Uric Acid to Identify Patients With High Risk for Subclinical Atrial Fibrillation [J]. J Am Heart Assoc, 2022, 11 (1): e021997.

［16］ SANCHEZ-LOZADA L G, ANDRES-HERNANDO A, GARCIA-ARROYO F E, et al. Uric acid activates aldose reductase and the polyol pathway for endogenous fructose and fat production causing development of fatty liver in rats [J]. J Biol Chem, 2019, 294 (11): 4272-4281.

［17］ DESIDERI G, VIRDIS A, CASIGLIA E, et al. Exploration into Uric and Cardiovascular Disease: Uric Acid Right for heArt Health (URRAH) Project, A Study Protocol for a Retrospective Observational Study [J]. High Blood Press Cardiovasc Prev, 2018, 25 (2): 197-202.

［18］ VIRDIS A, MASI S, CASIGLIA E, et al. Identification of the Uric Acid Thresholds Predicting an Increased Total and Cardiovascular Mortality Over 20 Years [J]. Hypertension, 2020, 75 (2): 302-308.

［19］ MUIESAN M L, SALVETTI M, VIRDIS A, et al. Serum uric acid, predicts heart failure in a large Italian cohort: search for a cut-off value the URic acid Right for heArt Health study [J]. J Hypertens, 2021, 39 (1): 62-69.

［20］ KUO C F, SEE L C, YU K H, et al. Significance of serum uric acid levels on the risk of all-cause and cardiovascular mortality [J]. Rheumatology (Oxford), 2013, 52 (1): 127-134.

［21］ RICHETTE P, DOHERTY M, PASCUAL E, et al. 2016 updated EULAR evidence-based recommendations for the management of gout [J]. Ann Rheum Dis, 2017, 76 (1): 29-42.

［22］ LEE S Y, PARK W, SUH Y J, et al. Association of Serum Uric Acid with Cardiovascular Disease Risk Scores in Koreans [J]. Int J Environ Res Public Health, 2019, 16 (23): 4632.

［23］ BECKER M A, SCHUMACHER H R Jr, WORTMANN R L, et al. Febuxostat compared with allopurinol in patients with hyperuricemia and gout [J]. N Engl J Med, 2005, 353 (23): 2450-2461.

［24］ WHITE W B, SAAG K G, BECKER M A, et al. Cardiovascular Safety of Febuxostat or Allopurinol in Patients with Gout [J]. N Engl J Med, 2018, 378 (13): 1200-1210.

［25］ MACKENZIE I S, FORD I, NUKI G, et al. Long-term cardiovascular safety of febuxostat compared with allopurinol in patients with gout (FAST): a multicentre, prospective, randomised, open-label, non-inferiority trial [J]. Lancet, 2020, 396 (10264): 1745-1757.

［26］ NEOGI T, DALBETH N, STAMP L, et al. Renal dosing of allopurinol results in suboptimal gout care [J]. Ann Rheum Dis, 2017, 76 (1): e1.

［27］ SAAG K G, FITZ-PATRICK D, KOPICKO J, et al. Lesinurad Combined With Allopurinol: A Randomized, Double-Blind, Placebo-Controlled Study in Gout Patients With an Inadequate Response to Standard-of-Care Allopurinol (a US-Based Study)[J]. Arthritis Rheumatol, 2017, 69 (1): 203-212.

高血压

高血压数字疗法

高血压是一个大众健康问题。根据我国最近一次全国高血压抽样调查的结果,我国成年人的高血压患病率高达27.9%,也就是说,每4位成年人就至少有1位患有高血压,高血压患者人数在2亿~3亿人。高血压是脑卒中、心肌梗死、心力衰竭、肾功能不全等疾病最重要的危险因素。我国高血压控制率仍较低,因此,这些严重致死致残性疾病的发病率始终居高不下,在广大的农村地区,仍在持续上升。为了有效降低高血压所导致的严重危害,我们需要用好我们这个时代的各项先进技术,大幅度提升高血压控制率。"数字"技术是对我们的生活影响最大的一项技术,近年来也以"疗法"的方式进入了疾病管理领域,形成一种新的治疗方法,称为"数字疗法"。

顾名思义,"数字疗法"必然采用我们这个时代最先进的数字手段,主要包括互联网与无线通信这两项技术,以软件手段把这两项技术有效连接,形成一个完整的建设平台,通过对血压等主要生命指标的监测,落实或辅助落实各种药物、非药物治疗方法,从而显著提高疾病的管理能力、管理质量和管理水平。对于高血压而言,数字疗法主要可以在以下两个方面发挥重要作用。

首先,数字疗法可以充分发挥各种治疗性生活方式的作用,降低血压,控制高血压。高血压是一种非常典型的生活方式相关疾病。正是因为近年来我国居民生活方式的变化直接导致高血压患病率持续上升,从二十世纪五六十年代的5%左右,上升了5倍以上,达到了目前的高患病率,导致大量心、脑、肾血管事件的发生。与血压密切相关的生活方式因素包括我们生活的几乎每一个方面,膳食的量与成分,包括盐、糖、油、热量的摄入;生活与工作压力所导致的精神紧张;体力活动减少;睡眠时间不足、质量不高;以及饮酒、吸烟等特殊生活方式等。不管是限制钠盐摄入、情绪管理、增加体力活动和睡眠管理等一般生活生活方式管理,还是戒烟、限酒等特殊生活方式管理,都可以有效降低血压,有助于控制高血压。但这些生活方式管理很难落实,因此,尽管研究证据很充分,但始终没有能够充分发挥其降压作用。

近年来,日本学者苅尾七臣在一项随机对照临床试验研究中探讨了采用数字疗法改善生活方式降低血压的作用。试验共入选390名高血压患者,随机接受数字疗法干预,或传统生活方式干预。主要对睡眠、钠盐摄入、饮酒、运动、体重管理和压力管理等六个方面进行干预,患者主要计划与评估其运动、体重管理和钠盐摄入情况。采用诊室血压、动态血压和家庭血压评估干预效果。结果发现,在4周干预后,干预组患者血压就显著低于对照组,24周的干预结束时,不论是诊室外的24小时、白天和晚上的动态血压,早上和傍晚的家庭血压,还是诊室血压,都明显下降,与对照组相比,平均差别为2~4mmHg。这一差别不仅具有统计学意义,也有重要的临床意义。

数字疗法除了有助于改善生活方式,充分发挥各种治疗性生活方式降低血压的作用外,还可以利用各种数字手段加强监测、反馈和教育,最终提高降压药物治疗的效果,提高高血压的控制率。最近我国开展了"守护在线"数字疗法高血压管理项目。在这一项目中,除了对生活方式的干预之外,还增加了家庭血压监测项目,为每一位参加项目的高血压患者提供一台全自动电子血压计,软件平台系统不仅督促患者测量血压,采集血压测量的结果,还为患者提供血压控制情况的反馈,而且有医师或护士等医务人员针对患者高血压管理中的问题进行沟通、教育,包括三种干预方式,即医师血压推送、医师关爱提醒和护士关爱提醒。最终为 28 915 名高血压患者提供了血压计,在最短 20 天、最长 4 个月的随访期间,23 772 名患者至少进行了 1 次血压测量,20 144 名患者定期测量血压。这些入选时血压均未有效控制的患者,60% 以上通过这样的强化管理实现了降压达标。三种形式的干预都可以有效改善血压控制情况,提高高血压控制率。

数字疗法显然已经进入高血压这样的慢性病管理领域,尽管还需要进一步加强数字产品的开发和研制,并对疗法进行更大规模的有效性验证。这一创新方法很可能在提升慢性病管理的覆盖与质量等多个方面都发挥重要作用,并最终为我们彻底解决像高血压这样患者人数巨大的疾病与健康管理问题提供重要的技术支撑。

(王继光)

参考文献

[1] KARIO K, HARADA N, OKURA A. Digital Therapeutics in Hypertension: Evidence and Perspectives [J]. Hypertension, 2022, 79 (10): 2148-2158.

[2] KARIO K, NOMURA A, HARADA N, et al. A multicenter clinical trial to assess the efficacy of the digital therapeutics for essential hypertension: Rationale and design of the HERB-DH1 trial [J]. J Clin Hypertens (Greenwich), 2020, 22 (9): 1713-1722.

[3] KARIO K, NOMURA A, KATO A, et al. Digital therapeutics for essential hypertension using a smartphone application: A randomized, open-label, multicenter pilot study [J]. J Clin Hypertens (Greenwich), 2021, 23 (5): 923-934.

[4] KARIO K, NOMURA A, HARADA N, et al. Efficacy of a digital therapeutics system in the management of essential hypertension: the HERB-DH1 pivotal trial [J]. Eur Heart J, 2021, 42 (40): 4111-4122.

2021 年 WHO《成人高血压药物治疗指南》解读

2021 年 8 月 25 日欧洲中部时间下午 2:00,世界卫生组织在日内瓦发布了《成人高血压药物治疗指南》,该指南基于最新的证据,旨在为成人高血压药物治疗提供最新和基于循证的指南决策。其主要特点如下:

一、更加全面的适用范围

这是近 20 年首次发布的全球高血压指南。近年来,多个国家/专业协会均先后发布高血压的相关指南,如《2017 年美国高血压指南》《2018 年欧洲高血压指南》等。但这些指南大都是针对特定地区/国家的人群,并主要由经济较为发达国家制定,这对于中、低收入国家并不完全适用。WHO《成人高血压药物治疗指南》制定时不仅考虑了药物治疗的临床获益,还考虑到经济、社会以及文化等多种因素对于成人高血压患者诊断、治疗和管理的影响。例如,在多条推荐说明中都能看到指南制定小组对于成本支出-获益,以及经济对于患者治疗态度的影响的斟酌;同时在检索相关证据时也重点关注低、中等收入国家,这使得每一条推荐能够全面适用于全球不同收入的国家。该指南的受众定位不仅包括各级医疗机构的临床医师,还包括心血管疾病项目管理者、公共卫生行业、卫生相关政策制定者、医学生以及生产降压药物的厂家等;更加全面地评估了全球成人高血压患者在药物治疗和管理过程中存在的问题和不同情况,做出更加全面且能够普遍应用的推荐,这对于低、中等收入国家高血压的管理和发展有着特殊的意义。

二、严格的证据支持

WHO《成人高血压药物治疗指南》的制定基于大量循证医学证据。由指南制定小组成员明确指南的范围,讨论并且确认了 11 个高血压治疗中的问题,采用 PICO(patient, interventions, comparisons, outcomes)的形式表述,以指导系统评价的检索。由方法学家及证据小组历时 6 个多月系统检索了 PubMed、Embase、The Cochrane Library 和 Epistemonikos 数据库 2015 年以后发表的系统评价,以回答所提出的 11 个 PICO 问题。系统评价小组对每个问题、对照、结局和亚组进行筛查,选取最有价值的系统评价,并纳入了尽可能多的质量高的研究证据,以全面回答每个问题。对无已发布的系统评价来回答的 PICO 问题,则进一步检索相关的原始研究。最终共计纳入 159 项系统评价与 17 项原始研究,大多数纳入的研究使用 AMSTAR(A measurement tool for the assessment of multiple systematic reviews)工具评估结果为高确定性。证据工作组同时对纳入的系统评价进行包括人们的价值观、资源、可接受性、可行性和公平性等的评估,以回答推荐意见中对于其他方面如经济、社会等因素的影响。在方法学家的帮助下,根据 GRADE(Grading of recommendations assessment, development and evaluation)方法,将证据的确定性分为高、中、低或非常低四个等级。指南的每条推荐依据不同的证据强度给出了两种不同的推荐,分别为强烈推荐和弱推荐或有条件的推荐。最后,为了给使用者提供更实用和更具可行性的建议,指南制定组对一些证据决策框架进行整合,提出了 8 条建议。

三、简洁容易操作的关于高血压药物治疗的 8 条推荐

推荐 1：何时启动药物治疗的血压阈值

WHO 建议对确诊为高血压以及收缩压 ≥140mmHg 或舒张压 ≥90mmHg 的个体启动降压药物治疗（强烈推荐，中 - 高确定性证据）。

WHO 建议对患有心血管疾病且收缩压为 130~139mmHg 的个体启动降压药物治疗（强烈推荐，中 - 高确定性证据）。

WHO 建议对没有心血管疾病，但有高心血管风险、糖尿病或慢性肾脏病且收缩压为 130~139mmHg 的个体启动降压药物治疗（强烈推荐，中 - 高质量证据）。

应用注意事项：启动降压药物治疗的时间不应晚于诊断高血压后 4 周。若血压明显升高（如收缩压>160mmHg 或舒张压>100mmHg）或伴有靶器官损伤，应立即进行药物降压治疗。

血压的控制给高血压患者带来的获益如降低死亡率、心血管死亡率、脑卒中、心肌梗死和心力衰竭事件等，远远大于其可能的不利风险，这一点也被大部分患者接受。但作为目前大部分患者都需要终身服药治疗的疾病，考虑到成本 - 获益的关系。尤其对于无症状的高血压患者，无法直接感受到高血压治疗带来的获益，这就使得他们会权衡获益和付出成本之间的关系，况且不同国家公共卫生系统的结构及经济状况也存在很大差异。统计学证据表明，高血压治疗（治疗的所有受试者血压均 ≥140/90mmHg）具有成本效益，是"最划算"的干预措施。总之，降低血压预期的获益是巨大的，并且明显超过了危害，总体确定性水平由中到高不等，具体取决于血压水平和使用的药物。

推荐 2：实验室检查的推荐

在启动高血压药物治疗时，WHO 建议进行实验室检查以筛查合并症和继发性高血压，但前提是检查不会延迟或阻碍开始治疗（有条件推荐，低质量证据）。

应用注意事项：建议的检查包括血清电解质和肌酐、血脂、HbA1c 或空腹血糖、尿常规和心电图（ECG）；在资源匮乏地区或非临床环境中，可能由于费用、缺乏实验室和心电图机等而无法检测，则不应推迟启动药物治疗，检测可于之后进行；与利尿剂和血管紧张素转换酶抑制剂（ACEI）/ 血管紧张素 Ⅱ 受体阻滞剂（ARB）相比，长效二氢吡啶钙通道阻滞剂（CCB）更适于作为初始治疗药物。

启动降压药物治疗前实验室检测的选择方面缺乏相关的循证证据。因此，指南制定小组对于启动高血压治疗前检测的利弊影响进行了分析与讨论。启动治疗前检测不利的影响包括：一方面，不同国家地区医疗条件和经济收入的差异，启动高血压治疗前的实验室检查可能会大大增加高血压治疗的成本，从而影响患者的治疗依从性；另一方面，治疗前检测可能会延迟其实治疗的时间，增加风险。其中，延迟初始治疗可能是最严重的不良影响，它可能会导致患者失访或者出现潜在的不良心血管结局。启动治疗前的有利影响包括：能够及时确认是否存在继发性高血压、合并症（例如糖尿病）、终末器官损伤（例如慢性肾脏病、心肌肥厚等），能够对于心血管风险做出更为准确的判断或根据检查出的疾病选择更加特异的治疗。指南制定小组认为启动治疗前的检查能够达到中等以上的获益，结合间接证据和讨论给出了这样的推荐。

推荐 3：心血管疾病风险评估的推荐

WHO 建议在启动降压药物治疗时或之后行心血管疾病风险评估，但仅在可行且不延

误治疗的情况下进行(有条件推荐,低质量证据)。

应用注意事项:大多数收缩压≥140mmHg或者舒张压≥90mmHg的患者为高危患者,应立即启动降压药物治疗,无须进行心血管疾病(CVD)风险评估;CVD风险评估对于评估收缩压较低(130~139mmHg)患者是否启动降压治疗最为重要。对于高血压患者,识别其他危险因素并给予适宜治疗以降低CVD风险尤为关键;许多CVD风险评估系统均可用,在没有基于本地人口的量表时,选择应取决于该量表的可用资源、接受度和可行性;当风险评估可能威胁降压治疗的及时启动和或患者随访时,应推迟并纳入随访,而非将其作为指导治疗首要步骤。

基于一些系统评价和荟萃分析,指南制定小组认为启动降压治疗前进行心血管疾病的风险评估能够得到中到高的获益,这种获益可能并不是来源于风险评估本身,而是因为风险评估期间对于确定的危险因素采取了相应的措施。在一些资料匮乏的环境中,患者可能更加关注于治疗措施何时启动,而不是花费成本在其他地方,同时治疗前的风险评估有可能会导致患者的治疗延误,这也是一个需要考虑的问题。目前有关治疗前评估风险对于成本的影响,各项研究结果并不一致,研究表明在低资源环境启动治疗前使用心血管疾病风险评估,能够降低高血压治疗成本,但风险评估本身、获取相关信息、护理成本等并没有考虑进去。因此,总体推荐的证据等级较低。

推荐4:用作一线药物的药物类别推荐

对需要药物治疗的成人高血压患者,WHO建议使用以下三类降压药物中的任何一种作为初始治疗:①噻嗪类和噻嗪样利尿剂;②ACEI/ARB;③长效二氢吡啶类CCB(强烈推荐,高质量证据)。

应用注意事项:首选长效降压药物;考虑特定药物的适应证,如65岁以上或非裔患者首选利尿剂或CCB,缺血性心脏病患者首选β受体阻滞剂,严重蛋白尿、糖尿病、心力衰竭或肾脏疾病患者首选ACEI/ARB等。

指南制定小组针对不同药物对于结局指标如死亡率、心脏不良事件的系统评价进行检索,总结了多项大型随机研究的结果,进一步证实药物治疗高血压的获益。虽然不同类别药物之间直接比较的证据较少,并且对于硬终点结局事件的数据也不足,但降压治疗的获益已经被大多数患者、医疗保健提供者、卫生系统、专业协会和政府机构所接受。从患者的角度来看,预防心血管事件至关重要,但一些需要接受降压治疗的个人可能依从性较差,或应该接受治疗却并没有开始或坚持,高血压的无症状性特征和对药物不良反应的担心可能是这种情况的内在因素。就成本和原料供应而言,噻嗪样利尿剂、ACEI/ARB和长效二氢吡啶类CCB易于生产、可在全球范围内低成本获得,因此可作为常用药物。

推荐5:联合用药的推荐

对于需要药物治疗的成人高血压患者,WHO建议起始采用联合治疗,优先选择单片复方制剂以提高依从性和持久性。联合治疗中使用的降压药物应从以下3类药物中选择,包括利尿剂(噻嗪类或噻嗪样)、ACEI/ARB和长效二氢吡啶类CCB(有条件推荐,中等质量证据)。

应用注意事项:联合治疗方案尤其适用于基线血压比目标血压高20/10mmHg时;单片复方制剂可提高依从性、持久性和血压控制率。

该推荐的提出基于三个临床问题的回答和证据支持,包括单药治疗与联合治疗相比哪个应该作为高血压的一线治疗、各种联合治疗方案之间的比较,以及单片复方制剂与多药联合治疗的比较。首先联合治疗相比单药治疗更能够降低收缩压,并且不良事件更少,但是对于死亡率、心脏不良事件以及其他硬终点的数据仍不足;并且有研究显示,相比单药治疗,起始治疗选择联合治疗与死亡和心血管时间住院风险的显著降低相关。多药联合治疗方案间的比较结果显示,利尿剂、ACE/ARB 和 CCB 三种药物的联合治疗方案在总体上更具有效性,联合治疗的其他预期效果是能够改善用药的依从性和持久性,但是在这些研究中有许多使用的是单片复方制剂,从而影响了单药治疗与多药联合治疗的对比结果。由于单片复方制剂比多药联合治疗服用更方便,并且预期结果显示有更好的依从性和持久性,指南制定小组认为,对于患者来说,单片复方制剂将受到大多数人的青睐,并且可以提高血压控制率并减少重大临床事件的发生,因此预计对健康能够产生有利的影响。推荐联合治疗尤其是单片复方制剂治疗,主要基于以下几点考虑:①大多数高血压患者最终需要 2 种或 2 种以上降压药物来控制血压;②互相补充的 2 种降压药物组合使用会产生更好的降压效果(至少是 2 种药物效果的叠加);③联合治疗对于每种药物的剂量需求更低,这会减少不良反应,并且使用互相补充的降压药物可以减轻每种药物的不良反应;④药物的依从性和持久性更好;⑤更简化的物流可以减低缺货风险,并减轻药房库存压力。

推荐 6:对于降压目标的推荐

WHO 推荐在所有无合并症的高血压患者,血压控制目标为 <140/90mmHg(强烈推荐,中等质量证据)。

WHO 推荐在合并心血管疾病的高血压患者中,血压控制目标为收缩压 <130mmHg(强烈推荐,中等确定性证据)。

WHO 推荐在心血管风险高危(如高心血管疾病风险、糖尿病、慢性肾脏病等)的高血压患者中,血压控制目标为收缩压 <130mmHg(有条件推荐,中等质量证据)。

一些大型临床研究的荟萃分析结果显示,在 65 岁或以上个体中,按照较低的血压目标进行治疗,会显著降低全因和心血管死亡率、慢性肾脏病、心肌梗死或脑卒中等的发生。但其无法排除和解释高风险患者对于实验结果的影响,指南制定小组认为这些证据应该避免应用在低风险人群中。在存在合并症(CAD、DM、CKD)的患者中,较低的血压目标(可变阈值)显示出一致的获益,但这些试验亚组的数据并不精确,且证据确定性较低。不良事件如强化降压组的头晕和冠状动脉疾病患者的缺血事件,会改变 65 岁及以上人群的获益 - 有害平衡。对特定患者的强化治疗,增加了医疗工作的复杂性;在资源较少的医疗环境中,要强调以团队为基础的治疗,意味着需要简单、规范的处理。对一些患者的强化治疗使治疗方案复杂化,并有可能导致过度治疗,特别是对于那些培训 / 自主选择能力较有限的医疗工作者而言更是如此。另外,强化治疗也意味额外增加的药物治疗、额外的门诊随访和额外的实验室检查,无形中增加了患者的负担和治疗成本。因此,证据的总体确定性为中等,因为这样的血压目标有着很大的获益和一定程度的危害。指南制定小组认为,当无合并症的高血压患者的治疗目标为 <140/90mmHg、高危患者(高 CVD 风险、糖尿病、慢性肾病)的治疗目标为 <130mmHg 时,获益将大于不利影响。

推荐 7:关于随访评估频率的推荐

WHO 推荐在启动降压药物治疗或调整降压方案后,每月随访一次,直至血压达标(有条件推荐,低质量证据)。

WHO 推荐对血压控制稳定的患者每 3~6 个月随访一次(有条件推荐,低质量证据)。

较短的随访周期,预示着更好的血压控制和不良反应监测,也许还会改善依从性,而较长的随访周期可能会导致失访。缩短随访周期的不良后果是患者和卫生系统的负担加重，但与这些影响相关的证据确定性水平为极低。有关成本、资源和成本-效益的数据暂无法获得，预计频繁的随访与额外的资源需求相关，但这也许可被依从性改善、血压控制和重要结局事件的改善等抵消。通过让非医师卫生保健工作者参与随访，可以减轻卫生系统的负担。指南制定小组认为高血压患者启动降压治疗后设定每月一次的随访周期是合理的，而当患者血压接近目标且稳定时，可采用 3~6 个月的随访周期。由于缺乏对比数据，这些推荐的随访周期应被视为建议，可根据可行性及其他背景因素调整。

推荐 8：关于非医师专业人员给患者治疗的推荐

WHO 建议，药剂师和护士等非医师专业人员可以提供高血压的药物治疗，只要满足以下条件：适当的培训、有处方权、有具体的治疗方案和医师的监督（有条件推荐，低质量证据）。

应用注意事项：社区卫生保健工作者（HCW）可以通过已建立的协作管理模式，协助完成患者教育、药物提供、血压测量与监测等工作。社区卫生保健工作者可进行的高血压管理工作的范围取决于当地法规，目前因国家而异；若治疗医疗团队认为合适，且患者认为可行、能够负担，鼓励将远程监测、社区或家庭血压管理等作为血压综合管理系统的一部分，以加强血压管理；医师可以通过远程监控或类似方法等创新方式进行监督，以确保不会延误治疗。

指南制定小组提出，非医师专业人员开具降压物处方必须满足四个条件，即处方开具者必须接受过适当培训、在当地具有处方权、有专业的工作流程并有医师的监督。指南制定小组建议社区 HCW 通过建立合作管理模式协助完成教育、药物输送、血压测量和监测等任务，但也强调要服从当地的医疗法规。

四、2021 年 WHO 指南推荐的特点

本部指南推荐的特点更加实用、落地，有利于提高达标率。随着近期高血压管理方法的相关改变，比如不再使用 β 受体阻滞剂作为一线降压药物；增加联用降压药物及单片复方制剂的相关研究及使用等，WHO 认为需要一部全球性质的高血压指南来对于成人高血压患者药物治疗的关键节点问题进行更新和回答。指南制定小组的 8 条推荐，涉及"启动药物治疗血压阈值""高血压的实验室检查""心血管疾病风险评估""用作一线药物的药物类别""联合治疗""目标血压""随访评估频率"以及"非医师专业人员进行治疗"。在回答这些问题中，考虑了更多的因素，例如明确启动降压药物治疗的时机，不仅评估更低血压治疗带来的预后获益，更加重视在低、中等国家更加严格的控制血压或者更早使用药物治疗对于患者经济成本带来的压力，给出更为全面和适用于低、中等收入国家的推荐意见。在药物的选择方面，基于大量循证医学证据，综合评估了各类降压药物在降压、预后以及成本等方面的利弊，并对联合治疗给出了更明确的推荐方案和选择。

五、增加特殊情况下的高血压管理

WHO《成人高血压药物治疗指南》考虑到一些特殊情况下高血压患者的管理，包括"灾难、人道主义危机和紧急情况下的高血压""COVID-19 与高血压"以及"妊娠和高血压"，对于这些特殊情况下高血压患者的管理给出推荐，能够帮助在特殊情况下的高血压患者选择最佳的治疗和管理。

对于灾难、人道主义危机和紧急情况下的高血压降压目标及最佳降压药物的选择仍缺乏证据,目前的观点推荐降压目标应为 SBP<140mmHg 和 DBP<90mmHg;降压药物的选择推荐长效 CCB 类药物,一方面 CCB 类药物的代谢效果呈中性,并且能够有效降低血压变异性,另一方面 CCB 药物的降压效果呈剂量依赖性,其降压的程度可以进行粗率的预估。对于提供紧急和长期医疗管理的机构而言,在人道主义危机或灾难中应优先进行高血压评估并给予适当资源用以治疗,从而预防严重的致死率和致残率。需进行更多研究来准确评估世界各地遭受危机的人群中高血压发病率,并制定该人群最佳的治疗方案。

初步研究报告显示,在 COVID-19 重症住院患者中,高血压患病率较高,总体患病率为 50%~56%,并且认为高血压增加了 COVID-19 病情严重的风险,但这种关系是否受到其他合并症的影响还不确切。另一个受到人们关注的方面在于血管紧张素转换酶抑制剂(ACEI)在 COVID-19 患者的应用问题;WHO 对有关在 COVID-19 患者中使用 ACEI 或 ARB 的证据进行了快速审查,确定了 11 项观察性研究,但没有发现任何旨在直接评估 ACEI 或 ARB 是否会增加获得 COVID 风险的研究。在调整混杂因素后,未发现 ACEI 或 ARB 的使用史与 COVID 严重程度的增加相关。目前世界范围内大多数专业协会建议或强烈建议在 COVID-19 患者继续使用 ACEI/ARB,COVID-19 中 RAAS 的作用及其治疗是亟须进一步研究的待解之题。

妊娠和高血压:妊娠期高血压会导致女性和胎儿发病率、死亡率增加的不良后果,必须对妊娠期高血压进行诊断、治疗和紧密的随访。同时,高达 10% 的妊娠相关死亡是由高血压造成的,妊娠中高血压的存在会导致长期的不良心血管后果。尽管妊娠期高血压的血压治疗阈值持续变化,但一般建议慢性和妊娠期高血压在收缩压≥160mmHg 和 / 或舒张压≥105mmHg 时启动药物治疗。对于妊娠期高血压的药物治疗,首选药物包括甲基多巴、β 受体阻滞剂(拉贝托洛尔)、CCB(硝苯地平和维拉帕米)和直接作用于血管的扩张剂(肼屈嗪)。

总之,2021 年 WHO《成人高血压药物治疗指南》重点关注高血压患者最重要的管理要点,在给出 8 条推荐的过程中,不仅基于最新的循证医学证据,同时考虑到低收入、资源匮乏地区的实际情况,对高血压药物治疗过程中的每一个环节和受众群体,从临床获益、成本效益、资源利用等方面综合分析,使得该指南成为近 20 年发布的真正意义上的全球高血压指南,对广大高血压患者的药物治疗有着重要的指导价值。其目的是,通过简单易行而积极的治疗理念,以期最大限度地提高降压达标率,降低心脑血管事件发生率。

（孙润民　余　静）

《高血压合并冠心病患者血压管理中国专家共识》解读

据《中国心血管健康与疾病报告 2019》显示,我国心血管疾病患病率仍处于上升阶段,总体现患病人数达 3.3 亿人,其中高血压患病人数达 2.45 亿人,冠心病患病人数达 1 100 万人。高血压是冠心病的重要危险因素之一,且两种疾病常同时存在。高血压和冠心病共病患者的血压管理具有其特殊性,为更好地辅助内科医师规范化诊治冠心病患者的血压问题,解决临床工作之需,2022 年 3 月 15 日由中国医疗保健国际交流促进会心血管病学分会牵头,组织冠心病、高血压领域专家制定并发布了《高血压合并冠心病患者血压管理中国专家共识》(以下简称《共识》)。《共识》从我国国情及临床实践经验出发,创新性地制定了针对共病患者的评估体系和管理流程,为相关医疗人员提供了全新的指导。本文针对《共识》的主要内容进行解读。

一、剖析高血压参与冠心病发生的主要机制

《共识》指出,高血压参与冠心病发生可能与遗传因素、血流动力学因素、神经体液机制、氧化应激等因素相关。既往研究发现多个基因多态性,如 RAAS 基因的多态性等,与高血压患者发生冠心病密切相关。此外,当血压升高时,血管内血流量及血流速率变化可引起血管内皮细胞剪切力的变化,进而引起内皮功能障碍,促进动脉硬化的发生、发展。高血压患者血浆中多种体液因子,如 RAAS、内皮素、转化生长因子 β 等,活性升高后引起相关效应致内皮细胞损伤,促进动脉粥样硬化形成。另外,氧化应激的作用也不可忽视,在机械因素或体液因素的影响下,NAD(P)H 氧化酶受激活可导致动脉粥样硬化。

二、强调高血压合并冠心病患者风险评估

1. 关于血压评估 《共识》强调,对高血压合并冠心病患者需进行系统的血压评估,避免单一评估方式造成的结果偏倚。评估应包括诊室血压评估、家庭血压评估及动态血压评估等,必要时可行四肢血管及血管功能的测定。此外,老年人或合并糖尿病以及临床怀疑有直立性低血压的患者应测量卧立位血压。因诊室血压仍是目前高血压诊断、分级和评估疗效的主要依据,故共识强调诊室血压测量的规范性。共识推荐使用经认证的上臂式医用电子血压计,具体方法参见《中国高血压防治指南 2018》。家庭血压监测可评估降压疗效和长时血压变异,家庭血压测量可参见《中国家庭血压监测指南》。动态血压评估可以准确地反映真实的血压水平,辅助识别白大衣高血压和隐匿性高血压,对心血管事件及心血管死亡有更高的预测价值。

2. 关于心血管风险评估 高血压合并不同临床类型冠心病的心血管风险不同,ACS 患者(包括 ST 段抬高心肌梗死、非 ST 段抬高心肌梗死、不稳定型心绞痛)属于极高危人群,稳定性冠心病(包括稳定型心绞痛、缺血性心肌病和 ACS 后的稳定阶段)属于高危人群。不同类型冠心病的风险程度不同,风险程度的差异会影响血压治疗的靶目标水平和药物选择。高血压合并冠心病的患者常伴发多种其他临床疾病,多病共存患者预后更差。临床最常见的伴发疾病有糖尿病、慢性肾脏病、脑卒中和周围血管病等。既往研究表明,对于高血压合

并冠心病的患者,不同临床疾病对于冠心病的风险权重不同。若同时合并糖尿病,发生心血管事件的风险增加1.77倍;若同时合并肾功能不全,发生心血管事件的风险增加1.5倍;若同时合并脑卒中,发生心血管事件的风险增加1.43倍;若同时合并周围血管病,发生心血管事件的风险增加1.27倍。

三、辨证设立高血压合并冠心病患者的降压目标

高血压合并冠心病患者应以降低心、脑、肾及血管事件和死亡风险为降压目标。结合最新国内外指南及中国人群的临床实践,本共识建议:当高血压合并冠心病的患者血压>140/90mmHg时,即开始启动药物降压治疗,除老年衰弱患者外,如果能耐受,血压可降至<130/80mmHg,不推荐DBP低于60mmHg,静息心率宜控制在55~60次/min。总体上,针对该类共病人群制定降压目标时需遵从个体化原则,根据血压水平及总体心血管事件风险决定降压时机和目标血压水平,还需综合考虑年龄、临床合并疾病及再血管化策略等多种因素。为支持上述论断,共识提供了详尽的循证医学证据,列举分析了EUROPA研究、PROVE IT-TIMI 22研究、CLARIFY研究、INVEST研究、HIJ-CREAT研究、TNT研究等六项近年已发表的研究结果,进一步阐述了针对高血压合并冠心病患者理想的目标血压目前尚存争议,且血压和心血管事件的发生风险之间可能存在J型或U型曲线关系。现有的循证医学证据一致认为,将该类共病患者血压降至<140/90mmHg有心血管获益。

四、细化高血压合并冠心病患者的血压管理

(一)非药物治疗

非药物治疗主要指全方位的生活干预,包括饮食干预、运动干预、心理干预、戒烟干预等。其中,饮食干预强调合理平衡膳食,限制钠盐摄入,严格控制饮酒量,肥胖患者积极减重等;运动干预指出,需谨慎制定高血压合并冠心病患者的运动干预方案,血压未控制者等高危人群在运动干预前需经医师评估;心理干预建议对患者行心理疏导,增强心理健康意识,必要时至专业医疗机构就诊;本共识强烈建议患者戒烟,若戒断症状明显,可应用尼古丁替代疗法类药物、盐酸安非他酮缓释片和酒石酸伐尼克兰片等。

(二)药物选择

1. 血管紧张素转化酶抑制剂(ACEI) 该类药物特别适用于高血压伴稳定型心绞痛、心肌梗死后心功能不全的患者。常见的不良反应为干咳,长期应用亦有血钾升高的风险。双侧肾动脉狭窄、高钾血症的患者禁用。

2. 血管紧张素受体阻滞剂(ARB) 该类药物适用于高血压伴冠心病、心力衰竭及不能耐受ACEI类药物的患者。双侧肾动脉狭窄、高钾血症的患者禁用。

3. β受体阻滞剂 该类药物适用于年轻患者或者合并有既往心肌梗死、心力衰竭、心绞痛或快速型心律失常的患者。常见的不良反应包括疲劳、肢端发冷、胃肠道反应、心动过缓及不适当停药引起的反跳性血压升高等。严重心动过缓、高度房室传导阻滞、哮喘患者禁用。

4. 钙通道阻滞剂(CCB) 二氢吡啶类CCB有明确的抗心绞痛/抗缺血作用,适用于高血压伴稳定型心绞痛的患者。常见的不良反应包括踝部水肿、面色潮红、齿龈增生等。非二氢吡啶类CCB也可用于高血压合并冠心病患者的降压治疗,但由于其能抑制心脏传导功能,可产生房室传导阻滞,故使用过程中需注意定期复查心电图,同时合并有心力衰竭的患

者禁用。

5. 利尿剂 该类药物适用于同时合并冠心病伴心力衰竭的高血压患者。大剂量使用噻嗪类利尿剂存在糖脂代谢和电解质异常,应慎用于合并痛风、严重肾功能不全的患者。

6. 醛固酮受体拮抗剂 该类药物适用于高血压合并冠心病伴心力衰竭的患者,尤其是已接受 ACEI、β 受体阻滞剂及利尿剂治疗,但仍存在左心室收缩功能不全的患者。血清肌酐水平升高(男性 ≥2.5mg/dl, 女性 ≥2.0mg/dl;1mg/dl=88.4μmol/L) 或血钾水平升高 ≥5.0mmol/L 的患者应避免使用醛固酮受体拮抗剂。醛固酮受体拮抗剂与 ACEI/ARB 类降压药合用时,也需警惕高钾血症的发生。

7. 单片复方固定制剂 以 ACEI/ARB 为基础的联合用药方案是高血压合并冠心病患者治疗的优选联合方案,优先推荐 CCB+ACEI/ARB 的复方固定单片。

(三) 冠心病不同亚型患者的血压管理

1. 稳定性冠心病患者的血压管理

(1)起始治疗时机:若既往无心肌梗死、左心室收缩功能障碍、糖尿病或有蛋白尿的慢性肾功能不全等合并症,当血压 ≥140/90mmHg,在生活方式调整的同时,应该给予降压治疗;如果患者存在上述任何一项合并症,则血压 ≥130/80mmHg,在生活方式调整的同时,应给予降压治疗。

(2)降压目标:该类患者血压管理的目标是预防死亡、心肌梗死和脑卒中的发生。合理的目标血压值应<140/90mmHg。如果能耐受,降至 130/80mmHg。对于合并心肌梗死、脑卒中、糖尿病、有蛋白尿的慢性肾功能不全等的患者,目标血压值应<130/80mmHg,不低于 120/70mmHg,对于高龄、存在冠状动脉严重狭窄的患者,血压目标值为<150/90mmHg 且 DBP 不宜降至<60mmHg。

(3)药物选择:共识推荐陈旧性心肌梗死及心绞痛发作的患者使用 β 受体阻滞剂;合并糖尿病或慢性肾功能不全的患者使用 RAS 阻滞剂;合并心肌梗死、左心室收缩功能障碍的患者应包含 β 受体阻滞剂和 RAS 阻滞剂;高血压合并稳定型心绞痛患者可以应用噻嗪类利尿剂。

(4)降压策略:1 级高血压患者初始治疗考虑单药,首选 β 受体阻滞剂或 ACEI/ARB。2 级及以上的高血压患者选择联合降压方案,对于合并心肌梗死和左心室收缩功能障碍的患者首选 ACEI 和 β 受体阻滞剂,若血压控制不佳,可联合噻嗪类利尿剂或 CCB 类药物(氨氯地平);对于症状性心绞痛且无合并症的患者,首选 β 受体阻滞剂,若 β 受体阻滞剂不耐受,可以考虑应用 CCB,血压控制不佳时可联合 RAS 阻滞剂或利尿剂。

2. ACS 患者的血压管理

(1)起始治疗时机:ACS 急性期,血压 ≥140/90mmHg,应该给予降压治疗;ACS 稳定期,血压 ≥130/80mmHg,在生活方式调整的同时,应给予降压治疗。

(2)降压目标:ACS 急性期,血流动力学稳定的患者血压控制的目标值是<140/90mmHg;ACS 稳定期,如果能耐受,合理的目标血压值应<130/80mmHg。

(3)药物选择:急性心肌梗死患者应早期使用 β 受体阻滞剂和 RAS 阻滞剂,并在心肌梗死后长期服用作为二级预防。当考虑冠脉痉挛存在时,应避免使用大剂量 β 受体阻滞剂。若心绞痛和高血压难以控制,可以在 β 受体阻滞剂、RAS 阻滞剂与噻嗪类利尿剂的基础上加用长效的二氢吡啶类药物。联合 β 受体阻滞剂及 RAS 阻滞剂后,仍有左心室功能不全的心肌梗死患者,加用醛固酮受体拮抗剂。

（4）降压策略：不稳定型心绞痛患者仍以 β 受体阻滞剂、CCB（氨氯地平）作为首选，血压控制不理想，可联合使用 RAS 阻滞剂及利尿剂。急性心肌梗死起病的 24 小时之内，血流动力学稳定且没有禁忌证的患者应口服 β 受体阻滞剂和 ACEI/ARB，对于严重的高血压或持续性心肌缺血的患者，可以考虑静脉药物，2~6 小时内将血压降至约 160/100mmHg，24~48小时达标。急性心肌梗死稳定期患者，降压药物首选 β 受体阻滞剂或 ACEI/ARB，若血压控制不住，可联用二氢吡啶类 CCB（氨氯地平）和 / 或噻嗪类利尿剂。

3. 冠心病合并心力衰竭患者的血压管理

（1）起始治疗时机：血压 ≥ 140/90mmHg，在生活方式调整的同时，应给予降压治疗。

（2）降压目标：合理的血压目标值是 < 140/90mmHg，如果能耐受，应 < 130/80mmHg；存在冠状动脉严重狭窄的患者，血压目标值为 < 150/90mmHg 且舒张压不宜降至 < 60mmHg。

（3）药物选择：射血分数降低的心力衰竭患者需联合应用 RAS 阻滞剂、β 受体阻滞剂和醛固酮受体拮抗剂。合并有心力衰竭（NYHA 分级 Ⅲ 或 Ⅳ 级）的患者，袢利尿剂对于容量改善优于噻嗪类利尿剂，对于血压控制用噻嗪类利尿剂更优。若高血压难以控制，可以在 β 受体阻滞剂、RAS 阻滞剂与噻嗪类利尿剂的基础上加用长效的二氢吡啶类药物，推荐应用氨氯地平。

（4）降压策略：推荐联合应用 ACEI（不能耐受者可使用 ARB）、β 受体阻滞剂和醛固酮受体拮抗剂。这三类药物的联合也是治疗缺血性心力衰竭的基本方案，可以降低患者的死亡率和改善预后，又均具有良好的降压作用。射血分数降低的心力衰竭可以启动沙库巴曲缬沙坦的治疗，但应在停用 ACEI/ARB 48 小时后应用。缺血性心力衰竭患者多需联合应用袢利尿剂或噻嗪类利尿剂，也有良好的降压作用。如仍未能控制高血压，推荐应用氨氯地平。

五、明晰特殊人群的血压管理

1. 合并糖尿病的冠心病患者的血压管理　对于合并糖尿病的冠心病患者，当血压 ≥ 130/80mmHg 时，可启动降压治疗，目标血压值 < 130/80mmHg，不低于 120/70mmHg，合并严重冠脉病变的舒张压不低于 60mmHg。该类人群的降压药物首选 ACEI/ARB，若控制不佳，可联合二氢吡啶类钙通道阻滞剂和长效噻嗪样利尿剂（吲达帕胺）。β 受体阻滞剂因其影响糖代谢，不作为一线用药，但对合并陈旧性心肌梗死、心绞痛发作和左心室收缩功能障碍的患者需使用 β 受体阻滞剂时，建议用 α_1、β 受体阻滞剂以减少代谢不良反应。同时，钠 - 葡萄糖共转运蛋白 2 抑制剂（sodium-glucose cotransporter 2，SGLT2i）有额外的降压作用及心血管获益，无论糖化血红蛋白是否达标，推荐尽早使用 SGLT2i。

2. 合并慢性肾脏病的冠心病患者的血压管理　对于无 / 少蛋白尿的 CKD 患者，当血压 ≥ 140/90mmHg 时，启动降压治疗，目标血压值 < 140/90mmHg；对于明显蛋白尿（24 小时尿蛋白定量 ≥ 1g/24h）的冠心病患者，血压 ≥ 130/80mmHg 时应予降压治疗，目标血压应 < 130/80mmHg，但不低于 120/70mmHg。维持性透析的 CKD 患者，血压值应 < 140/90mmHg。该类患者降压药物首选 ACEI/ARB，若血压控制不佳，可联合应用二氢吡啶类钙通道阻滞剂、β 受体阻滞剂或利尿剂，但在血肌酐 > 2mg/dl 的患者中应谨慎使用。

3. 合并稳定期脑卒中的冠心病患者的血压管理　对于稳定期脑卒中的冠心病患者，当血压 ≥ 140/90mmHg 时，启动降压治疗。对缺血性脑卒中的患者，目标血压值应 < 140/90mmHg，如不能降至 140/90mmHg 以下，则降至可耐受的最低水平。若患者双侧颈动脉狭窄 > 70%，建议收缩压控制在 150~170mmHg。对出血性脑卒中的患者，目标血压目标值<140/90mmHg,如果能耐受,应<130/80mmHg。该类患者首选 ACEI/ARB、利尿剂。若血压控制不佳,可联合应用二氢吡啶类钙通道阻滞剂、β 受体阻滞剂。老年、严重直立性低血压患者更应谨慎降压,降压药物从单药小剂量开始,根据需要逐渐增加剂量。

4. 老年冠心病患者的血压管理 对于老年冠心病患者,年龄在 65~79 岁,当血压 ≥ 140/90mmHg 时启动降压治疗,合理的血压目标值是<140/90mmHg,如果能耐受,应<130/80mmHg;年龄 ≥ 80 岁,当血压 ≥ 150/90mmHg 时启动降压治疗,且收缩压不应低于 60mmHg。治疗上,ACEI/ARB、二氢吡啶类钙通道阻滞剂、β 受体阻滞剂、利尿剂均可作为首选药物;单纯收缩期高血压可以首选利尿剂和二氢吡啶类钙通道阻滞剂。初始治疗从单药小剂量开始,根据需要逐渐增加剂量,治疗过程中密切监测血压,避免低血压、低灌注等不良事件的发生。

六、高血压合并冠心病的患者院外血压管理及随访

1. 院外随访 出院后 4~6 周进行一次随访;若冠心病病情稳定,血压、血糖、血脂达标,无其他特殊临床情况,可出院后 3~6 个月随访一次。共识强调长期、规律地进行家庭自测血压。

2. "互联网 +"时代智慧化管理新模式 随着信息化的发展,高血压领域开启基于"互联网 +"的高血压管理新模式,通过智能终端设备、移动互联网、智能手机 APP 和蓝牙血压仪,及时上传患者家庭自测血压,获得最真实的血压数据;同时智能平台推送健康教育知识,指导戒烟、限酒、减重、限盐、运动等,进行危险因素和生活方式干预,系统地完成"测量数据 - 上传 - 评估 - 监测 - 解读 - 随访"的完整化诊疗、评估、随访体系,形成基于信息化平台的远程智慧化血压管理新模式。

(孙艺祯 薛 浩)

参考文献

[1] 中国医疗保健国际交流促进会心血管病学分会.高血压合并冠心病患者血压管理中国专家共识[J].中华医学杂志,2022,102(10):717-728.

[2] NAKANISHI R, BASKARAN L, GRANSAR H, et al. Relationship of Hypertension to Coronary Atherosclerosis and Cardiac Events in Patients With Coronary Computed Tomographic Angiography [J]. Hypertension, 2017, 70 (2): 293-299.

[3] PEPINE C J, KOWEY P R, KUPFER S, et al. Predictors of adverse outcome among patients with hypertension and coronary artery disease [J]. J Am Coll Cardiol, 2006, 47 (3): 547-551.

[4] FOX K M. EURopean trial On reduction of cardiac events with Perindopril in stable coronary Artery disease Investigators. Efficacy of perindopril in reduction of cardiovascular events among patients with stable coronary artery disease: randomised, double-blind, placebo-controlled, multicentre trial (the EUROPA study)[J]. Lancet, 2003, 362 (9386): 782-788.

[5] BANGALORE S, QIN J, SLOAN S, et al. PROVE IT-TIMI 22 Trial Investigators. What is the optimal blood pressure in patients after acute coronary syndromes? : Relationship of blood pressure and cardiovascular events in the PRavastatin OR atorVastatin Evaluation and Infection Therapy-Thrombolysis In Myocardial Infarction (PROVE IT-TIMI) 22 trial [J]. Circulation, 2010, 122 (21): 2142-2151.

[6] VIDAL-PETIOT E, FORD I, GREENLAW N, et al. Cardiovascular event rates and mortality according to

achieved systolic and diastolic blood pressure in patients with stable coronary artery disease: an international cohort study [J]. Lancet, 2016, 388 (10056): 2142-2152.

［7］ WOKHLU A, SMITH S M, GONG Y, et al. Mortality implications of lower DBP with lower achieved systolic pressures in coronary artery disease: long-term mortality results from the INternational VErapamil-trandolapril STudy US cohort [J]. J Hypertens, 2018, 36 (2): 419-427.

［8］ KAMISHIMA K, OGAWA H, JUJO K, et al. Relationships between blood pressure lowering therapy and cardiovascular events in hypertensive patients with coronary artery disease and type 2 diabetes mellitus: The HIJ-CREATE sub-study [J]. Diabetes Res Clin Pract, 2019, 149: 69-77.

［9］ BANGALORE S, MESSERLI F H, WUN C C, et al. J-curve revisited: An analysis of blood pressure and cardiovascular events in the Treating to New Targets (TNT) Trial [J]. Eur Heart J, 2010, 31 (23): 2897-2908.

［10］ SUISSA K, LARIVIÈRE J, EISENBERG M J, et al. Efficacy and Safety of Smoking Cessation Interventions in Patients With Cardiovascular Disease: A Network Meta-Analysis of Randomized Controlled Trials [J]. Circ Cardiovasc Qual Outcomes, 2017, 10 (1): e002458.

［11］ YUSUF S, SLEIGHT P, POGUE J, et al. Effects of an angiotensin-converting-enzyme inhibitor, ramipril, on cardiovascular events in high-risk patients [J]. N Engl J Med, 2000, 342 (3): 145-153.

［12］ YUSUF S, TEO K K, POGUE J, et al. Telmisartan, ramipril, or both in patients at high risk for vascular events [J]. N Engl J Med, 2008, 358 (15): 1547-1559.

［13］ LINDAHL B, BARON T, ERLINGE D, et al. Medical therapy for secondary prevention and long-term outcome in patients with myocardial infarction with nonobstructive coronary artery disease [J]. Circulation, 2017, 135 (16): 1481-1489.

［14］ KOBRIN I, BIESKA G, CHARLON V, et al. Anti-anginal and anti-ischemic effects of mibefradil, a new T-type calcium channel antagonist [J]. Cardiology, 1998, 89 Suppl 1: 23-32.

［15］ BECKETT N S, PETERS R, FLETCHER A E, et al. Treatment of hypertension in patients 80 years of age or older [J]. N Engl J Med, 2008, 358 (18): 1887-1898.

［16］ PITT B, REMME W, ZANNAD F, et al. Eplerenone, a selective aldosterone blocker, in patients with left ventricular dysfunction after myocardial infarction [J]. N Engl J Med, 2003, 348 (14): 1309-1321.

［17］ MA L, WANG W, ZHAO Y, et al. Combination of amlodipine plus angiotensin receptor blocker or diuretics in high-risk hypertensive patients: a 96-week efficacy and safety study [J]. Am J Cardiovasc Drugs, 2012, 12 (2): 137-142.

《α 受体阻滞剂降压治疗中国专家共识》解读

《α 受体阻滞剂降压治疗中国专家共识》(以下简称《专家共识》)由王继光教授牵头,20 位专家反复讨论和推敲,最终定稿,已于 2022 年 5 月在《中华高血压杂志》发表。《专家共识》分为 6 个部分,包括 α 受体阻滞剂在中国的应用现状,药理学,降压作用、临床研究证据及临床应用观点,α 受体阻滞剂治疗高血压及相关疾病的临床应用,临床建议和小结。

一、《专家共识》制定的背景

α 受体阻滞剂是治疗高血压的经典药物,用于临床应用近 50 年,曾作为六大类一线降压药物之一被指南推荐,但因为在降压和降脂治疗预防心脏病发作试验(antihypertensive and lipid-lowering treatment to prevent heart attack trial, ALLHAT)中 α 受体阻滞剂与噻嗪类利尿剂相比并未显示出明显优势,其临床应用价值受到质疑,主要高血压指南不再推荐其作为一线降压药物。近年来,随着高血压临床研究不断深入,学术界对 α 受体阻滞剂的临床应用价值有了新的认识,虽然不在一线之列,但仍可在多种临床情况下发挥重要治疗作用。《中国高血压防治指南(2018 年修订版)》和 2021 年《高血压基层合理用药指南》均有推荐。但是,在我国高血压治疗中 α 受体阻滞剂的应用非常少,不少具有明确适应证的高血压患者未能接受 α 受体阻滞剂治疗,因而失去其治疗获益。鉴于这一现状,《α 受体阻滞剂降压治疗中国专家共识》专家委员会结合国内外相关临床研究证据和临床实践,对 α 受体阻滞剂治疗高血压的疗效与安全性进行了客观评价,经充分讨论,撰写了《α 受体阻滞剂降压治疗中国专家共识》。作为国内首部 α 受体阻滞剂降压治疗专家共识,希望能为 α 受体阻滞剂的临床合理应用提供指导。

二、α 受体阻滞剂的降压机制及特点

高血压发病机制之一是交感神经异常激活。α 受体阻滞剂通过竞争性拮抗作用,阻断位于血管平滑肌细胞上的 α_1 肾上腺素能受体,抑制交感神经活性,阻滞肾上腺素能神经递质与其结合,继而扩张血管,降低外周血管阻力,降低血压。

α 肾上腺素能受体有两个亚型,即 α_1 和 α_2,能同时阻断这两个受体的药物为非选择性 α 受体阻滞剂,如酚苄明、酚妥拉明等;另一类为选择性 α_1 受体阻滞剂,主要作用于 α_1 受体,代表性的药物有哌唑嗪、特拉唑嗪和多沙唑嗪。发挥降压作用的主要是 α_1 受体阻滞,α_2 受体阻滞无降压作用。多沙唑嗪有普通片及缓释片两种剂型,缓释片的血浆药物浓度较平片更为平稳,作用时间更久,降压效果更平稳。

该类药物的主要特点是没有明显的代谢不良反应,因此可用于合并糖尿病、高脂血症及高尿酸血症的高血压患者,也可用于合并外周血管病、哮喘等疾病的高血压患者。

三、关于 α 受体阻滞剂与心血管事件风险的争议

α 受体阻滞剂作为降压药物,无论是单药,还是联合治疗,均具有明确的降压效果,这点毋庸置疑,但在长期心血管事件风险方面尚存在一定争议,主要是因为 ALLHAT 研究的结

果。ALLHAT 研究是 α 受体阻滞剂最大规模的长期疗效研究,纳入 2 万多名年龄在 55 岁以上的高血压且合并有 1 项冠心病危险因素的患者,多沙唑嗪组 4 年充血性心力衰竭住院的风险是氯噻酮组的 2 倍,同时脑卒中、心绞痛、冠脉血运重建和外周血管病等事件的风险也更高;但多沙唑嗪并未增加 4 年全因死亡率。有学者认为 ALLHAT 试验中心力衰竭的诊断可能不够准确,对试验结果有一定影响。在随后进行的 ASCOT-BPLA 研究中,多沙唑嗪作为附加降压治疗药物,并未发现其增加心力衰竭风险。TOMHS 研究对比了包括多沙唑嗪在内的 5 种降压药物与安慰剂治疗轻中度高血压的长期疗效与安全性,结果发现,5 种药物治疗组合计,死亡与非致死性心血管事件的发生率略低于安慰剂组。因此,α 受体阻滞剂是否增加心力衰竭风险还需要进一步研究。

四、α 受体阻滞剂治疗高血压及相关疾病的临床应用建议

《专家共识》对 α 受体阻滞剂在难治性高血压、继发性高血压及特殊类型高血压的临床应用方面给予了临床应用建议,条理清晰,结构明了,为合理应用提供指导。

(一) 难治性高血压

难治性高血压是指在改善生活方式基础上应用了可耐受的足够剂量且合理的 3 种降压药物(包括一种噻嗪类利尿剂)至少治疗 4 周后,诊室和诊室外(包括家庭血压或动态血压监测)血压值仍在目标水平之上,或至少需要 4 种药物才能使血压达标。难治性高血压临床常见,治疗比较棘手,多采用 "A+C+D" 即血管紧张素转化酶抑制剂(ACEI)或血管紧张素Ⅱ受体阻滞剂(ARB)联合钙通道阻滞剂(CCB)和利尿药的三联降压方案,降压效果不佳时,还需加用第 4 种甚至第 5 种降压药物。α 受体阻滞剂是可供选择的降压药物之一。难治性高血压最佳治疗(optimum treatment for drug-resistant hypertension, PATHWAY-2)研究比较了螺内酯、比索洛尔及多沙唑嗪作为难治性高血压的第 4 种降压药的疗效。结果显示,加用多沙唑嗪后患者的家庭收缩压和舒张压分别降低 8.7/5.1mmHg,患者的降压达标率达 41.7%。因此,α 受体阻滞剂作为第 4 种或第 5 种降压药联合治疗难治性高血压的效果肯定。专家共识推荐 α 受体阻滞剂可作为难治性高血压联合治疗方案的第 4 种或第 5 种降压药物,用于难治性高血压的附加治疗(add-on therapy),提高降压治疗的达标率。难治性高血压患者合并高尿酸血症不宜使用利尿剂时,或长期使用 β 受体阻滞剂导致男性功能障碍等不良反应时,均可考虑优先使用 α 受体阻滞剂。

(二) 继发性高血压

1. 原发性醛固酮增多症筛查　原发性醛固酮增多症是最常见的继发性高血压,发生各种心血管事件以及心房颤动(房颤)等慢性并发症的风险均高于原发性高血压患者。原发性醛固酮增多症临床诊治流程包括筛查、确诊、分型(定侧)三步。筛查主要依靠检测血浆醛固酮与肾素水平,计算血醛固酮/肾素比值(aldosterone/plasma renin activity ratio, ARR)。多种降压药物均会影响醛固酮和/或肾素浓度,从而影响 ARR 检测的准确性,因此检测前需停用相关药物,如 CCB、ACEI、ARB、利尿剂等。停用这些药物期间有些患者会出现血压波动、血压控制不佳,有时需使用对 ARR 影响较小的替代降压药物。研究表明,α 受体阻滞剂对 ARR 影响较小,是常用替代药物之一。专家共识推荐 α 受体阻滞剂作为原发性醛固酮增多症筛查期间的降压药物。

2. 嗜铬细胞瘤　嗜铬细胞瘤由于持续或间断地释放大量儿茶酚胺,引起持续性或阵发性高血压。大量儿茶酚胺还能使血管强烈收缩、组织缺氧、微血管通透性增加,血容量减少。

手术切除肿瘤是重要的治疗方法。α 受体阻滞剂是嗜铬细胞瘤术前控制血压的一线降压药物。嗜铬细胞瘤术前采用 α 受体阻滞剂使血压下降,减轻心脏负荷,并使原来缩减的血容量扩大。在手术治疗前,α 受体阻滞剂的应用一般不少于 2 周。对因为嗜铬细胞瘤出现高血压危象的患者,可采用速效的 α 受体阻滞剂酚妥拉明静脉推注,继之以静脉滴注。专家共识推荐 α 受体阻滞剂用于嗜铬细胞瘤术前控制血压及高血压危象治疗。

(三)特殊类型高血压

1. 高血压合并良性前列腺增生　良性前列腺增生(benign prostatic hyperplasia,BPH)常见于中老年男性,我国年龄>40 岁男性 BPH 患病率约为 36.6%,BPH 合并高血压的比例高达 63.9%,是最常见的并存疾病。α 受体阻滞剂可作用于前列腺和膀胱颈部平滑肌上的 α_1 受体,改善 BPH 症状,是 BPH 的常用治疗药物之一。选择性 α_1 受体阻滞剂因为降压与改善 BPH 症状疗效均较强,对于高血压合并 BPH 的患者更有优势。因 α 受体阻滞剂具有降低血压和改善 BPH 症状双重疗效,专家共识推荐用于高血压合并 BPH 患者降压治疗。

2. 高血压合并慢性肾脏病　高血压和慢性肾脏病(chronic kidney disease,CKD)密切相关,互为病因和加重因素。α_1 受体阻滞剂可使外周血管扩张、血管阻力下降,降低血压,同时防止交感神经张力反射性增加,在降低血压和肾脏血管阻力的同时不减少肾血流量和肾小球滤过率(GFR)。专家共识推荐多沙唑嗪、特拉唑嗪用于高血压合并 CKD 的附加降压治疗。

3. 高血压合并代谢综合征　糖脂代谢异常是高血压患者的常见合并症。合并代谢综合征是导致高血压控制不佳的重要危险因素之一。利尿剂和 β 受体阻滞剂对糖脂代谢均会产生一定的不利影响,而 α 受体阻滞剂没有明显的代谢不良反应。ASCOT-BPLA 研究发现,多沙唑嗪作为附加降压治疗,对血脂有明显的改善作用。α 受体阻滞剂还可能具有改善胰岛素抵抗的作用。专家共识推荐多沙唑嗪、特拉唑嗪用于高血压合并代谢综合征的降压治疗,具有改善糖脂代谢的额外获益。

4. 高血压急症　α 受体阻滞剂可用于高血压急症降压治疗。在高血压急症降压治疗时,乌拉地尔具有明显的疗效和安全性优势。专家共识推荐静脉使用乌拉地尔作为控制高血压急症的一线临床用药。

《专家共识》推荐的 α 受体阻滞剂在高血压及其相关疾病应用的适应证见表 1。

表 1　α 受体阻滞剂的适应证

适应证	适用情况
难治性高血压	联合治疗第 4 种或第 5 种药物
原发性醛固酮增多症的筛查	原发性醛固酮增多症筛查期间控制血压药物
嗜铬细胞瘤	嗜铬细胞瘤切除术前降压一线用药
高血压合并良性前列腺增生	良性前列腺增生优先推荐药物
高血压合并慢性肾脏病	合并慢性肾脏病患者推荐用药
高血压合并代谢综合征	合并代谢综合征患者推荐用药
高血压急症	高血压急症一线用药

五、α 受体阻滞剂临床使用过程中需要注意的问题

1. α 受体阻滞剂在应用过程中可能出现直立性低血压。初次使用或停药后再次使用 α

受体阻滞剂者要特别注意应用过程中可能出现直立性低血压。建议患者初始用药时睡前服用,尽量不要开车,或者从事一些危险性工作,以降低直立性低血压的风险。在使用 α 受体阻滞剂的过程中需监测立位血压,以预防直立性低血压的发生。如发生直立性低血压,应迅速安排患者平躺,并可予快速饮水以扩大血容量,还可以采取收缩肌肉等措施加大外周血管阻力,增加回心血量,如抬脚趾、双腿交叉收缩、抬腿等。夜间睡眠时床头可抬高 10°~20° 或 10cm,以减少夜间高血压和夜尿的风险。

2. α 受体阻滞剂应根据剂型不同给药,通常普通片应在每晚睡前服用,而缓释剂型可根据血压情况在睡前或白天服药,α 受体阻滞剂的缓释剂型直立性低血压发生率较低。

3. α 受体阻滞剂治疗的其他不良事件还包括头晕、头痛、眩晕、嗜睡、心悸、心动过速、腹痛、消化不良、口干、恶心等。普通片的不良反应率较缓释片高,因此建议优先选择缓释剂型,并提醒患者缓释剂型应完整吞服,不应咀嚼、掰开或碾碎。

4. 近期心肌梗死、胃肠道梗阻患者禁用,冠心病、胃炎、胃溃疡患者慎用。α 受体阻滞剂静脉注射过快可引起心动过速等心律失常,诱发或加剧心绞痛,故冠心病患者慎用。

5. α 受体阻滞剂可能会有水钠潴留问题,与小剂量利尿剂联用可缓解这一问题。

6. α 受体阻滞剂是否增加心力衰竭风险尚存在争议,还需要进一步研究,专家共识暂不推荐合并心力衰竭患者选择 α 受体阻滞剂进行降压治疗。

六、α 受体阻滞剂临床使用原则

1. 个体化用药原则　不同 α 受体阻滞剂的疗效有一定差异;高血压患者的临床特征、合并症、合并用药情况等均可影响 α 受体阻滞剂的反应性,因此应遵循个体化用药原则。

2. "剂量滴定"原则　不良反应发生风险具有剂量依赖性,通常 α 受体阻滞剂需要从小剂量开始使用,逐渐加大剂量,以观察患者血压、心率等的变化,滴定到降压达标后,如果患者耐受良好,再维持滴定剂量。剂量滴定可减少由于剂量过大造成的不良反应。如使用 α 受体阻滞剂后患者不可耐受,应立即停药,并密切观察,及时对症处理。

3. 与 β 受体阻滞剂联合用于嗜铬细胞瘤患者降压治疗时,应先使用 α 受体阻滞剂,再使用 β 受体阻滞剂;停药顺序为:先停用 β 受体阻滞剂,再停用 α 受体阻滞剂。

4. 附加治疗　α 受体阻滞剂一般不作为高血压一线治疗药物。如患者血压未控制,α 受体阻滞剂可与 β 受体阻滞剂、ACEI、ARB、CCB、噻嗪类利尿剂联合应用。

α 受体阻滞剂的作用机制明确,降压效果肯定,且具有改善糖脂代谢、保护肾功能等优势。尽管 α 受体阻滞剂并非高血压一线治疗药物,但仍可在多种临床情况下发挥重要的治疗作用。《α 受体阻滞剂降压治疗中国专家共识》较为客观地评价了 α 受体阻滞剂在高血压应用中的疗效与安全性,对于推动和指导 α 受体阻滞剂在临床的合理应用具有积极的指导意义。

(徐婷嬿)

参考文献

[1]《α 受体阻滞剂降压治疗中国专家共识》专家委员会 . α 受体阻滞剂降压治疗中国专家共识 [J]. 中华高血压杂志 , 2022, 30 (5): 409-416.

［2］ SICA D A. Alpha1-adrenergic blockers: current usage considerations [J]. J Clin Hypertens (Greenwich), 2005, 7 (12): 757-762.

［3］ ALLHAT Officers and Coordinators for the ALLHAT Collaborative Research Group. Major cardiovascular events in hypertensive patients randomized to doxazosin vs chlorthalidone: the antihypertensive and lipid-lowering treatment to prevent heart attack trial (ALLHAT)[J]. JAMA, 2000, 283 (15): 1967-1975.

［4］ CHAPMAN N, CHEN C Y, FUJITA T, et al. Time to re-appraise the role of alpha-1 adrenoceptor antagonists in the management of hypertension？ [J]. J Hypertens, 2010, 28 (9): 1796-1803.

［5］ CHAPMAN N, CHANG C L, DAHLÖF B, et al. Effect of doxazosin gastrointestinal therapeutic system as third-line antihypertensive therapy on blood pressure and lipids in the Anglo-Scandinavian Cardiac Outcomes Trial [J]. Circulation, 2008, 118 (1): 42-48.

［6］ NEATON J D, GRIMM R H Jr, PRINEAS R J, et al. Treatment of Mild Hypertension Study. Final results [J]. JAMA, 1993, 270 (6): 713-724.

［7］ WILLIAMS B, MACDONALD T M, MORANT S, et al. Spironolactone versus placebo, bisoprolol, and doxazosin to determine the optimal treatment for drug-resistant hypertension (PATHWAY-2): a randomised, double-blind, crossover trial [J]. Lancet, 2015, 386 (10008): 2059-2068.

如何构建高血压分级诊疗体系

一、分级诊疗的概况和发展

分级诊疗是指根据疾病的严重及难易程度进行分类,不同级别的医疗机构承担不同层次疾病的诊治,主要包括三级医疗卫生服务、首诊(第一线照护)和转诊系统建立。分级诊疗制度是合理配置医疗资源、促进基本医疗卫生服务均等化的重要举措,是深化医药卫生体制改革、建立中国特色基本医疗卫生制度的重要内容。

1920 年,三级医疗的概念在英国最早被提出,到了 1957 年,世界卫生组织(WHO)也提出了三级医疗服务模式的概念,并建议在世界各国加以推行。WHO 提出的三级诊疗体系包括:三级服务主要针对疑难杂症和急危重症患者,二级服务针对一般性复杂疾病和常见多发病诊疗,一级服务由基层医疗机构提供常见病、多发病为核心所展开的治疗性、预防保健性服务,慢性病管理及恢复期康复治疗。

欧美国家普遍推行的卫生服务体系核心是社区家庭医师/全科医师首诊制和转诊机制,通过严格的"守门人制度"和强制性医保政策来保障分级诊疗的执行,以合理利用医疗资源、提高服务效率、控制医患行为、保障就医的连续性。分级诊疗的核心问题主要集中在如何提高医疗资源使用效率、加强初级医疗机构的服务功能、整合初级与次级医疗机构职责和功能、构建守门人制度等方面。各国在不同社会、经济、政治等因素下,探索适宜的分级诊疗管理模式,如关注组织接口的管理模式、注重初级和二级服务整合的公共卫生模式、强调"需求驱动"的以人为本模式、为特殊人群构建全面疾病服务的系统整合模式。

我国自 20 世纪 50 年代起建立了社区(街道/乡村)医疗机构和市、区(县)医院相互配合的诊疗体系。从 20 世纪 70 年代末开始,随着二级及以上医院不断扩张,基层医疗机构能力不断削弱,大量患者集中在大医院里,形成了"倒金字塔"状况,看病难、看病贵的问题日益突出。2006 年政府首次勾勒了分级诊疗制度内涵,强化社区医疗在疾病诊治过程中的核心地位,将高血压等常见多发病稳定在社区接受治疗。2014 年政府工作报告再次提出将分级诊疗制度作为深化医改的核心战略,通过调整资源布局,加强基层建设和机制建设,逐步形成基层首诊、双向转诊、急慢分治、上下联动的分级诊疗模式,为患者提供连续而便捷的服务,有机整合医疗资源,提高整体医疗服务效率。至 2020 年底,我国建有医院 35 394 家,社区卫生服务中心或卫生院 71 127 家,村卫生室 608 828 家,构成了国家分级诊疗的基础组织架构。

目前,心血管病已成为我国居民死因的首位,高血压是最常见的心血管病,18 岁以上成人患病率已高达 27.5%,估算高血压患病人数已达 2.7 亿人。高血压不仅具有患病广、病程长、进展慢和可防可控的慢性病特点,还具有多因起病、多病共存、急病救治的复杂临床诊疗特点。因此,高血压诊疗服务不但需保障规范的随访管理,还强调复杂病因甄别、早期并发症或合并症筛查和急危重症处置的连续服务。有效的高血压分级诊疗体系,需构建层级分明、功能定位适当、全程管理的医疗服务体系。2009 年,我国正式实施国家基本公共卫生服务,高血压和糖尿病被纳入慢性病患者健康管理,为高血压分级诊疗构建了政策基础。同时也对基层医疗机构服务能力提升提出了要求,为我国分级诊疗体系建设和管理模式探索提出了挑战。

二、高血压分级诊疗模式的国内外实践

(一)国外的高血压分级管理模式

国外并无分级诊疗概念,相近的概念如整合型医疗服务(integrated health services)。20世纪90年代以后,随着人口老龄化进程加快、慢性病患病率攀升、疾病治疗经济负担加重和居民健康意识增强,世界各国纷纷提出构建整合型医疗服务的改革方向,促进医疗服务质量的提升和医疗成本的降低。常见多发且需持续管理的高血压,正契合整合型医疗服务的特点,成为整合型医疗服务的典型。

英国国家医疗服务体系(national health system,NHS)整合不同层级医疗资源,建立三级诊疗体系:一级诊疗由全科医师和家庭诊所提供普通门诊服务,满足90%的诊疗需求;二级诊疗由地区性综合医院提供综合和专科医疗服务;三级诊疗由专科医院和教学医院提供,主要解决专科领域的疑难医疗问题。执行严格的守门人制度和转诊制度,患者必须经过全科医师的许可后才可以转诊,形成"社区首诊、双向转诊、分级治疗"的就医格局,有利于患者获得连续性的医疗服务,同时一定程度控制了医疗费用的过快增长。家庭医师在慢性病医疗服务体系中起着举足轻重的作用,通过有组织的健康干预,起到预防和控制高血压的作用。

美国最大的健康维护组织(HMO)凯撒医疗集团构建的管理型模式,建立从预防、诊疗到康复的以患者为中心的整合型医疗服务体系,一是注重对疾病的预防和健康管理,包括开展健康教育、健康体检、健康与疾病风险因素评估等,对服务的个体和群体进行有针对性的健康指导和干预;二是注重为患者提供全程、连续的医疗照护,从首诊、入院治疗到康复随访,建立了全面的服务体系;三是注重尊重和回应患者的喜好、需要与价值观,鼓励患者参与到自身健康保健管理。同时,整合保险公司和医疗服务机构利益,设置医疗机构内部分级诊疗,通过信息共享和质量监控指标体系,实现整合医疗。在强化疾病预防、推进健康管理、降低医疗成本等方面显示出更好的效能。高血压管理主要依靠全科医师、家庭医师,并有完善的转诊流程。其发布的《美国社区高血压管理临床实践指南》,指导基层医师高血压管理实践。凯撒管理模式平衡了医院、医师及保险公司之间的利益关系,从制度上鼓励医师加强对患者的健康教育,降低患者的发病次数,因此有利于高血压等慢性病的长期管理。

加拿大自1999年起每年制定加拿大高血压教育计划,以证据为基础,更新高血压诊断、评估、预防和治疗指南,指导高血压管理。加拿大具有非常成熟的社区卫生服务体系,以家庭医师、护理人员和其他专业人员共同协作的模式在慢性病管理中发挥了巨大作用。将电子健康档案系统应用到高血压管理中,实现健康档案共享、电子病历共享、药物治疗电子共享、远程医疗等基于信息系统建设的慢性病管理系统。

德国公共合同型模式,严格执行区域医院规划,明确区域内各医疗机构的功能定位,每个体系都有四级医疗机构:开业医师负责一般咨询和门诊检查;医院承担各类住院治疗;康复机构承担医院治疗的后期康复;护理类机构承担老年人或者残障人士的护理。通过政府主导规划公共医疗服务和医疗保险机构市场竞争,保证医疗服务公平、可及和医疗资源配置优化。实行转诊制,促进在医疗体系中的分级诊疗和合理分流格局。德国是全球最早开展社区健康管理项目的国家之一,通过在社区建立自助健康监测的"健康小屋",成为健康管

理机构的社区服务终端,为慢性病提供便捷服务;同时,重视个人电子数据库的建立,让民众通过健康应用软件等进行自我健康管理。

(二)国内的高血压分级诊疗模式

我国在建设高血压分级诊疗体系中,从制度建设、人才培养和技术支持等方面也做出了多种形式的尝试。

1. 区域纵向医联体模式　区域纵向医联体构建在不同层级区域内,通过以提高医联体内部基层医疗机构的服务能力和水平为重要目的,促进医疗资源的合理配置、相关政策和管理制度的共建完善,提高效率,规范就诊制序。区域纵向医联体以人、财、物管理形式不同,分为紧密型、相对紧密型和松散型 3 种形式。

(1)紧密型医联体:通常由政府出资履职,统筹"医疗、医保、医药"政策,以资产为纽带,组建临床检查、影像、采购、信息和社区卫生管理等医联体中心,开展一体化管理和集约化发展,通过激励机制、利益分配机制,形成社区 - 二级 - 三级医院分级诊疗体系。例如江苏镇江模式,镇江市政府委托卫生行政部门作为出资人履行办医职能,医联体组成以镇江市第一人民医院为核心,联合 5 家二级医疗机构和 10 家社区卫生中心。强化开展社区标准化能力建设,推出了家庭健康责任团队服务的守门人制度,同时在配套政策方面,充分发挥卫生部门统筹管理医疗保险和医疗卫生服务的优势,进行了以总额预算、按病种付费、按人头付费等方式相结合的组合支付方式改革,从基层能力、制度和保障体系建设等多维度组合开展分级诊疗体系构建。

(2)相对紧密型医联体:以社区保留独立法人单位,三级医院采用"人、财、物"一体化管理的"1+N"医疗协作体模式。例如湖北武汉模式,三甲医院为牵头医院,联合 6 家社区卫生服务中心,在保持中心机构公益性质、独立法人身份、"六位一体"职能不变的前提下,将其"人、财、物"移交给大医院统一管理,形成分工协作的区域医疗联合体。在推进分级医疗和双向转诊方面,一手提高基层能力,一手实施医疗下沉,建立双向转诊通道。

(3)松散型医联体:旗下医疗机构均为独立法人单位,以章程为共同规范,以管理、技术为联结纽带。联合体内部以信息化为基础,开展人才支持、技术共享、服务衔接等,从而整合区域内医疗资源,为居民带来同质化医疗服务。例如瑞金 - 卢湾分级诊疗,专家到社区卫生服务中心担任"首席医师",负责对社区医师的辅导和双向转诊;社区医师到上海交通大学医学院附属瑞金医院各科轮转;与居民签约,促进"社区首诊、双向转诊"诊疗模式的形成。国家心血管病中心高血压专病医联体亦通过信息化平台建设,开展技术传输为纽带的相对松散的双向转诊和分级诊疗模式。

2. 基于区域高血压专病防治机构的分级诊疗模式　20 世纪 80 年代起,卫健委和部分地方卫生行政部门相继成立高血压专病防治机构,依托医疗机构或疾病预防控制机构的技术力量,组织协调高血压的人群防治、科研、人才培养等工作。各级防治机构之间形成业务指导和协作,无直接的从属关系,防治机构从属于地方卫生行政部门。这种行政和业务并行的模式尝试,一方面保证了综合医院对高血压防治的技术支撑,另一方面保障了行政部门对高血压防治工作的政策支持。以浙江省为例,浙江省卫健委设立了浙江省心脑血管病防治办公室,挂靠于浙江医院;随后,各市、县根据工作实际,设立市、县级心脑血管病防治办公室,明确相应工作职责。通过各级防治机构防治策略的研究和制定、培训交流和学科建设,以人才培养为纽带,推动全省基层医疗单位高血压规范诊疗,为分级诊疗基层医务人员的能力提高积累了一定经验,在区域内开展松散型分级诊疗试点工作。

3. 县域医共体模式下的高血压分级诊疗体系 2015年国务院提出了县域医疗服务一体化管理概念,开始探索县域医共体建设与实践。2019年起,山西、浙江两省及全国567个县(市、区)开展紧密型县域医共体建设试点。县域医疗服务共同体(医共体)以县级医院为龙头,强调整合县域医疗卫生资源,实现职能结构一体化管理,构建运营管理和利益分配共同体。

以浙江省台州市玉环市为例,以市人民医院为龙头,将市级医院、乡镇卫生院、社区卫生服务中心等医疗卫生机构整合为独立法人的医疗集团,形成县乡一体、以乡带村、分工协作、三级联动、高效运转的医疗卫生服务新体系,各级机构承担的高血压管理范畴与传统方式相近。通过医共体模式创建,服务效能显著提高。

(1)搭建区域慢性病数据管理平台:将HIS系统诊疗记录、电子健康档案、双向转诊平台等系统的慢性病管理数据"一网归集",引入智能管理,动态更新高血压患者就诊重点数据,实现患者追踪、风险评估、分类管理、健康报告推送、处方监测、医保资金预警等功能,规范基层医师诊疗。

(2)医共体人才、设备共享:在村、乡级医疗机构设立"高血压一体化门诊",总院下派专家常驻坐诊,实现高血压诊前、诊中、诊后的全方位服务,与总院专家上下联动,畅通转诊机制,村、乡级机构的高血压服务能力得到提升。医共体内药品统一目录、统一采购,临床检查、影像等检查评估互通互认。在居民健康体检中将高血压相关检查设定为常规体检必检项目,提高村级卫生室的高血压筛查和评估能力。

(3)医共体内机制改革:开展绩效分配、财政经费拨付、医保支付的机制改革。实施区域医保总额预算、高血压患者门诊医保费用按人头包干、基本医疗保险门诊医疗服务结合家庭医师签约按人头付费等医保支付改革。搭建医保智慧管理平台,通过合理预付、超支自理、结余留用、精准监管等方式,激励医共体主动控制医疗费用。优化村、乡、县级医疗机构间的利益分配。玉环市从2018年开始实施医保支付改革,2020年全市医保总费用较2019年下降8752万元,2021年市域门急诊均次费用较2019年同期下降18.53%,门诊医保基金支出下降4.64%。

在村、乡、县三级医疗机构中推行相应的激励政策,提高医师的参与度。试点高血压门诊医保费用按人头包干,促进家庭医师的合理用药,管理签约高血压患者门诊医保费用。市级层面成立高血压并发重大疾病评审小组,评判家庭医师团队日常管理是否到位。患者门诊医保费用结余经费经考核后,奖励给家庭医师团队,引导家庭医师成为健康和医保的"双守门人"。

完善医共体集团绩效考核指标体系,在职称评聘、岗位设置、资金统筹和结余分配等方面向基层医疗机构和公共卫生大力倾斜,定期委托第三方机构全面评估医共体医防融合成效,对有明显成效的给予奖励补助。允许基层分院根据综合考核结果,参照总院绩效工资总额上浮部分及绩效考核奖的50%~90%发放。

全面实施基层医疗机构财政补偿新机制,市财政对每年新增的工作当量进行经费追加。2020年财政预算较2019年增加859.6万元,2021年再增加684.9万元,2021年"高血压和糖尿病"相关工作当量较2019年、2020年分别增加27.1%、25.8%。

(4)完善家庭医师签约服务:推行家庭医师团队"1+N"签约服务模式,即在"家庭医师+社区护士"签约团队的基础上,引入医共体集团总院心血管专家、健康专员、社工等,组建全专融合型家庭医师团队,依托总院开展模块化培训来提升家庭医师服务能力。实施家庭医师签约服务绩效考核,明确10类重点人群签约有效服务判定标准,实施第三方质量测评。

据统计,2021年玉环市签约居民满意度达96.82%,较2020年提升2.24%;市医保局近3年根据考核结果,累计支付签约有效服务配套经费763.77万元,其中2021年分配到家庭医师个人签约服务经费最高达到5.22万元。

(5)促进患者主动参与健康管理:患者可通过"浙里办"随时上传血压数据,记录健康状态及运动情况,获得本人1周血压分析和周报详解;家庭医师登录"浙政钉"医师管理端与患者进行线上互动,了解重点关注患者的健康管理情况,及时处理异常情况,定期推送高血压综合评估报告,提高患者的主动健康意识,提升高血压管理效率。

三、高血压分级诊疗体系的构建要素

分级诊疗实施目标是提升各级医疗机构服务能力和降低医疗成本,分级诊疗体系的构建要素是家庭医师"守门人"制度和强制的转诊机制,并把公立医疗体系作为分级诊疗的一项根本的卫生制度加以建设,通过实施严格的"守门人"制度和强制性的医保政策来保障分级诊疗政策的落地。

(一)切实提高家庭医师服务能力

切实提高家庭医师能力是落实"守门人"制度的关键环节。社区医务人员承担高血压的筛查、风险评估、日常随访、常规治疗工作,并开展生活方式干预和健康教育,与患者交流畅通,实现家庭医师的预防、诊断、康复的全方位管理职责。把大部分病情稳定的高血压患者留在社区,并能获得规范、全程的健康管理,是高血压分级诊疗的基础。提高基层高血压健康服务能力,要从人才培养、平台建设、机制建设等方向开展全面构建。

1. 人才培养是重点 基层高血压防治人才的培养包括临床能力、管理能力和健康教育能力的综合培养,基于全科医师培养机制,紧密围绕家庭医师工作职责,发挥团队优势,开展全-专科结合的人才培养。人才培养通过系统教育强基础、医疗下沉传帮带、医疗进修强专科、社区实践重管理等多种形式开展。

2. 信息化平台建设是加速器 信息化平台建设是医疗资源共建共享、分级诊疗的基础,是提高基层高血压管理能力均等化的有力工具。通过区域内电子健康档案等信息采集平台建立、不同平台信息互联互通和远程医疗等实现,才能从真正意义上实现分级诊疗的人群化管理和绩效评估管理。

(二)制定职责明确的分级诊疗机制

完善的分级诊疗机制是确保不同区域患者双向转诊、急慢分诊、分级诊疗、上下联动的机制保障。具体包括:

1. 制定分级诊疗制度,强化守门人制度。以职责分工和管理联动为主要内涵的机制建设,明确各级工作职责,通过资源整合和信息化手段开展系统管理。以"家庭医师签约服务"为抓手,通过医保支付联合管理,强化"守门人"制度实行。

2. 制定高血压分级诊疗规范和临床路径,结合工作职责,为各级医疗机构制定临床诊治流程,同时,作为分级诊疗质量控制和绩效考核的依据,从技术上和管理上强制保证分级诊疗机制的落实。

3. 制定分级诊疗专项质控体系和考核机制。结合临床规范及临床能力,制定考核机制,强制分级诊疗机制实施。

(三)探索保障机制建设

机制建设是触发分级诊疗体系运行的原动力。分级诊疗的根本目标是在保障患者利益

的前提下降低医疗成本,引导医疗成本从医疗向预防转化,提高成本效益。机制的改革势必触动绩效考核、医疗保障等机制转变。

1. 制定完善的绩效考核分配体系　制定分级诊疗体系内的各级和联动考核体系,细化"守门人"绩效考核制度。健全分级诊疗体系内三级联动绩效考核机制,建立以医疗质量、医保基金管理、公共卫生管理为考核指标的三级医保基金绩效管理考评体系,确保合理使用基金和提升医疗服务质量两手抓、两手硬,完善分级诊疗体系内临床医疗行为全流程闭环监督管理机制。细化社区卫生服务中心至村卫生室和社区卫生服务站的"守门人"绩效考核制度,全面提高"守门人"服务质量和效率,充分调动"守门人"的积极性和主观能动性。

2. 构建多层次医疗保障制度体系　在医保支付制度改革的各个环节中,落实构建分级诊疗秩序的目标和导向。从按项目付费的后付制转向预付制,通过门诊统筹基金以按人头打包付费的方式支付家庭医师签约服务,调动家庭医师积极性;通过对基层首诊且通过转诊平台上转到总院住院的家庭医师签约提高患者报销比例,优惠患者,通过医保基金双向调节促进分级诊疗制度落实。

建立以分级诊疗体系作为支付单元的医保总额付费制,构建上下转诊的利益协同机制。从单一支付方式,转向引导形成分级诊疗格局的多元复合型支付方式。开展以 DRG 付费为指导的分级诊疗强化实施,急重症在综合性医院开展 DRG 支付,轻症康复期转至基层医疗机构按床日支付,慢性稳定期在社区门诊随访管理。

(丁 芳　董 寅　俞 蔚)

参考文献

［1］WHO. Integrated health services: What and why? [R]. World Health Organization, 2008.

［2］刘英哲,王红宇,韦潇湘.国内外分级诊疗实施现状及改进思考 [J]. 内科, 2018, 13 (3): 411-413, 376.

［3］白文军.国内外分级诊疗研究现状分析与思考 [J]. 实用医技杂志, 2021, 28 (5): 621-623.

［4］LEICHSENRING K. Developing integrated health and social care services for older persons in Europe [J]. Int J Integr Care, 2004, 4: e10.

［5］中华人民共和国国家统计局.中国统计年鉴 [M]. 北京:中国统计出版社, 2021.

［6］国家心血管病中心.中国心血管健康与疾病报告 2021 [M]. 北京:科学出版社, 2022.

［7］GREEN A, ROSS D, MIRZOEV T. Primary health care and England: the coming of age of Alma Ata [J]. Health Policy, 2007, 80 (1): 11-31.

［8］马伟杭,张俊华,晏波.美国管理型、整合型医疗卫生保健服务模式初探 [J]. 中国卫生人才, 2012 (1): 78-80.

［9］SCHLETTE S, LISAC M, BLUM K. Integrated primary care in Germany: the road ahead [J]. Int J Integr Care, 2009, 9: e14.

［10］姜立文,宋述铭,郭伟龙.我国区域纵向医联体模式及发展现状 [J]. 医学与社会, 2014, 27 (5): 35-38.

动态血压监测在继发性高血压诊治中的应用

继发性高血压（secondary hypertension）是指由某些确定的原因（如肾实质性高血压、肾血管性高血压等）引起的血压升高，具有发病年龄轻、发病隐匿、血压水平更高、血压波动大、常规降压药物疗效不佳等特点。继发性高血压常是难治性高血压的重要原因之一。由于继发性高血压的病因明确，通过手术或相应的病因治疗常能够使患者得到根治或明显改善，因此，继发性高血压管理的关键及难点在于它的诊断。由于继发性高血压发病率相对较低，诊断程序复杂，而且费用较高，容易被临床医师忽视或漏诊而延误治疗，从而导致血压控制不佳、病情反复，甚至出现严重的心、脑、肾等重要脏器的损害，如高血压心脏病、心力衰竭、冠心病、脑卒中、慢性肾衰竭等。因此，提高继发性高血压的诊断率，早期发现、早期诊断、早期治疗，能够及时、有效地控制高血压，减少全身靶器官的损害，改善患者的预后，提高高血压的治愈率，减轻患者家庭及社会的经济压力及医疗负担。寻找简单、有效的继发性高血压早期筛查方法，依然是临床工作者的一个重要任务及挑战。

血压测量在高血压的诊断中必不可少，但常规的诊室血压测量仅能代表某一时刻的血压情况，并且容易受到测量环境、患者情绪及活动的影响，常不能准确反映患者的真实血压情况。近年来，24 小时动态血压监测（ambulatory blood pressure monitoring，ABPM，以下简称动态血压监测）逐渐被广泛应用于临床，可用于诊断白大衣高血压、顽固性高血压、发作性高血压、夜间高血压、自主神经功能障碍、过度使用降压药物引起的低血压和隐匿性高血压等多种血压的异常。动态血压监测具有操作简便、无创、定点测量、数据准确等优势，并且不影响患者的日常生活，患者配合度较高。与常规血压测量相比，它能更准确地反映患者 24 小时内血压的波动情况，特别是弥补了常规血压测量无法监测日常生活状态下及夜间睡眠状态下血压情况的不足，并且能更好地反映或预测患者的心脑血管事件或死亡风险，对于发现及诊断高血压、评估降压效果、指导个体化治疗等具有重要意义。在进行动态血压监测的同时，还可以进行动态心电图检查，能够更好地评估患者的血压、心率、心律情况，更有效地预测患者的心血管事件风险，减少了检查时间，提高了诊疗效率，可以达到事半功倍的效果。

最近，越来越多的研究发现，动态血压监测或许可用于继发性高血压的诊断及疗效评估，成为早期筛查继发性高血压的有效手段之一。本文旨在对动态血压监测在继发性高血压诊治中的应用进行总结。

一、动态血压监测注意事项及指标

进行动态血压监测时，必须选择经过验证的血压计型号，根据患者臂围大小，选择合适的袖带。若两侧上臂血压相差 ≥10mmHg，则应该选择血压较高的一侧上臂进行动态血压监测；若两侧上臂血压相差<10mmHg，则一般选择非优势侧上臂进行动态血压监测，并且要告知患者，在动态血压计进行自动测量时应尽量保持测量侧手臂静止不动，从而减少手臂活动对血压测量值的影响。此外，要尽可能确保监测时间不少于 24 小时，白天每 15~30 分钟测量一次，夜间每 20~30 分钟测量一次。一般有效读数应该在总读数的 70% 以上，白天血压有效读数至少 20 个，夜间血压有效读数至少 7 个。

　　动态血压监测提供的指标一般包括 24 小时血压随时间波动的曲线图、原始血压及脉率,计算各个时段平均收缩压、舒张压、脉率、测量次数、有效率,计算夜间收缩压、舒张压下降率,计算各个时段收缩压、舒张压、脉率的标准差、变异系数、最大值、最小值等。24 小时平均血压 ≥ 130/80mmHg,或白天血压 ≥ 135/85mmHg,或夜间血压 ≥ 120/70mmHg,可以诊断为高血压。

　　正常人动态血压呈明显的昼夜节律,表现为双峰一谷,高峰分别在上午 6:00—10:00 以及下午 4:00—8:00,而夜间血压明显偏低。动态血压监测中,若夜间下降值(日间血压平均值 – 夜间血压平均值)>10mmHg 或夜间下降百分率[(日间血压平均值 – 夜间血压平均值)÷ 日间血压平均值]>10%,则说明夜间血压下降,提示昼夜节律存在,称为杓型;若夜间下降值<10mmHg 或夜间下降百分率<10%,为夜间血压不下降,提示昼夜节律减弱或消失,称为非杓型;若夜间血压高于日间血压,则称为反杓型。其中,非杓型患者的靶器官损害更为明显,对评估预后具有重要价值。

二、继发性高血压动态血压监测的特点

　　1. 24 小时血压平均值均偏高　继发性高血压患者的 24 小时平均收缩压及舒张压、日间平均收缩压及舒张压、夜间平均收缩压及舒张压水平常明显高于原发性高血压患者。

　　2. 夜间血压下降不明显　继发性高血压患者夜间血压常明显高于原发性高血压患者。原发性高血压患者 24 小时血压节律曲线呈双峰一谷,但继发性高血压患者夜间谷不明显。研究发现,夜间血压下降减少是一个独立的心血管危险因素,因此,动态血压监测示夜间血压下降减少时,应警惕继发性高血压的可能及心血管疾病并发症的出现。此外,也可通过动态血压监测评估治疗效果及指导治疗,若夜间血压下降不明显,可考虑睡前加用降压药物,以控制夜间高血压,降低心血管并发症风险。

　　3. 血压负荷偏高　血压负荷是动态血压监测中评价血压升高幅度的主要指标,可以有效预测高血压器官损害的程度。研究发现,继发性高血压患者日间及夜间收缩压、舒张压负荷值均高于原发性高血压患者,其中,夜间血压负荷值较原发性高血压明显升高,说明原发性高血压患者的较高血压水平主要集中在白天,而继发性高血压患者 24 小时内血压均维持在较高水平。

　　4. 昼夜节律减弱或消失,呈非杓型　正常血压和原发性高血压多存在昼夜节律,在动态血压监测中表现为杓型。血压的这种变化是对机体活动变化的一种适应,对心、脑、肾等重要脏器的结构和功能具有重要的保护作用。这种昼夜节律主要是由于交感迷走神经平衡的昼夜节律性变化、人体内分泌节律的调节等的影响,同时也受体力、脑力活动变化的控制。动态血压昼夜节律减弱或消失在一定程度上能够反映高血压病情的发展阶段,其多发生于重症高血压、心脑肾器官受损者、睡眠呼吸暂停综合征、严重失眠、严重自主神经功能障碍和具有明显动脉粥样硬化的老年人。研究发现,大多数继发性高血压患者收缩压及舒张压昼夜节律均呈减弱或消失的趋势,呈非杓型。

三、继发性高血压动态血压监测变化的发生机制

　　继发性高血压患者昼夜节律减弱或消失,一方面可能是由于调节血压昼夜节律的机制如下丘脑 - 垂体 - 肾上腺周期失调或交感神经系统功能紊乱;另一方面可能是在组织器官缺血时维持器官供血,以防夜间组织缺血的代偿机制不全。因此,动态血压昼夜节律减弱或

消失能够反映调节昼夜节律的机制紊乱及器官缺血损伤。此外,还有可能是导致继发性高血压的原发病灶或病理改变尚未去除,导致血压一直保持在较高水平。

四、动态血压监测协助筛查继发性高血压

1. 原发性醛固酮增多症　原发性醛固酮增多症(primary aldosteronism)是一种以醛固酮自主分泌增多为特征的疾病,常由醛固酮瘤或特发性醛固酮增多症引起,是难治性高血压的重要原因之一,临床上以高血压伴低血钾为特征,但原发性醛固酮增多症早期可能仅表现为高血压,而无低血钾症状。因此,在临床上,原发性醛固酮增多症还是容易被忽视或漏诊。与原发性高血压相比,原发性醛固酮增多症患者发生心血管并发症、靶器官损害的风险更高。所以,在疾病早期诊断原发性醛固酮增多症并尽早治疗至关重要。原发性醛固酮增多症的诊断常需要依靠卧立醛固酮水平、血浆醛固酮/肾素(或肾素活性)比值、盐水试验、肾上腺 CT 或 MRI、肾上腺静脉采血等,检查项目较多且费用较高。

原发性醛固酮增多症患者无论白天还是夜间均在不断分泌醛固酮,醛固酮分泌过多可导致钠水潴留、交感神经系统兴奋性增加、血管对儿茶酚胺的敏感性增强,从而导致 24 小时血压值均偏高,以夜间高血压更为明显,表现为非杓型。此外,与总的继发性高血压 24 小时动态血压变化曲线相比,原发性醛固酮增多症第一峰升高时间较早,在凌晨 2:00—4:00 就已开始上升,以舒张压开始升高较为明显。研究发现,原发性醛固酮增多症患者术后血压明显下降,日间、夜间压力负荷也明显下降,昼夜节律恢复,有部分患者由非杓型转变为杓型。由此可见,动态血压监测对于原发性醛固酮增多症的早期筛查、治疗效果评估具有重要的临床价值。

2. 嗜铬细胞瘤/副神经节瘤　嗜铬细胞瘤/副神经节瘤(pheochromocytoma)起源于肾上腺髓质、交感神经节等部位的嗜铬组织,大多数位于肾上腺。临床常表现为阵发性高血压伴心动过速、头痛、出汗、面色苍白等,也可表现为持续性高血压、低血压等,但由于这些临床表现并不具有特异性而容易被忽视。嗜铬细胞瘤为可治愈的继发性高血压,手术治疗后,大多数患者可恢复正常。其诊断主要依靠血、尿儿茶酚胺及其代谢物检测、药理试验、影像学检查等,诊断有时较为复杂,也不适用于常规筛查。

嗜铬细胞瘤患者持续分泌儿茶酚胺,导致 24 小时血压均维持在较高水平,与原发性醛固酮增多症或库欣综合征患者相比,嗜铬细胞瘤患者夜间血压下降更少,有时夜间血压在 24 小时动态血压变化曲线上几乎呈一条直线。此外,也可出现阵发性血压升高和短时血压变异增大等特点。

图 1 为某位嗜铬细胞瘤患者的动态血压趋势图,该患者经相关检查已经确诊为嗜铬细胞瘤,其治疗前、后均进行了 24 小时动态血压监测。从图 1 中可见,治疗前,该患者 24 小时收缩压、舒张压、平均压的血压波动均很大,血压变异较大,并且夜间血压常波动在较高水平。而经过扩容和特拉唑嗪治疗后,该患者 24 小时收缩压、舒张压、平均压均较治疗前明显下降,且血压控制均达标,动态血压曲线也较为平稳,但血压昼夜节律仍消失。由此可见,在动态血压监测中,嗜铬细胞瘤有其独特之处,动态血压监测有助于嗜铬细胞瘤/副神经节瘤患者的诊断及疗效评估。

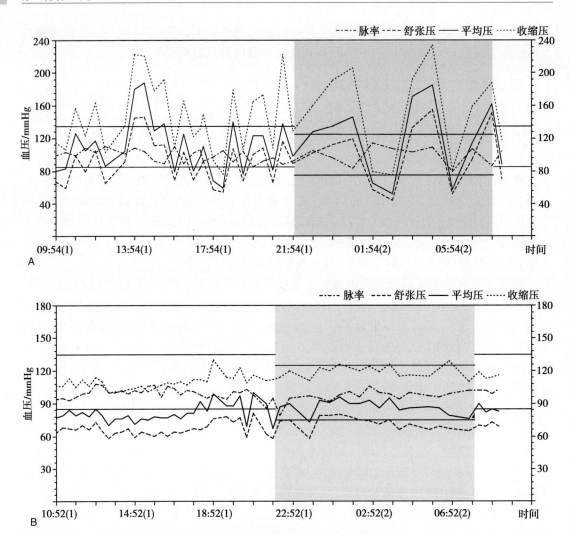

图 1　嗜铬细胞瘤患者动态血压趋势图

A. 治疗前；B. 治疗后。

3. **阻塞性睡眠呼吸暂停低通气综合征**　阻塞性睡眠呼吸暂停低通气综合征（obstructive sleep apnea hypopnea syndrome，OSAHS）是指睡眠状态下反复出现低通气、呼吸中断，导致慢性缺氧、睡眠结构紊乱，从而引起机体一系列病理生理改变的临床综合征。主要表现为夜间打鼾、呼吸暂停，白天疲乏、困倦、记忆力下降等。大部分患者由于未能察觉自己夜间低通气或呼吸中断情况，导致长期慢性缺氧，进而导致高血压、冠心病、糖尿病等多种并发症。OSAHS 也是继发性高血压中常见的原因之一。其诊断主要依靠多导睡眠监测（polysomnography，PSG），但是该项检查在很多医院特别是基层医院尚未开展或未引起重视，从而可能延误了患者的早期诊断及治疗。

近年来，由于动态血压监测的普及，有研究发现，与非 OSAHS 患者相比，OSAHS 患者的动态血压监测中日间平均舒张压、夜间平均收缩压以及夜间收缩压最小值明显偏高，24 小时收缩压负荷更大，夜间收缩压下降率更小，说明 OSAHS 夜间血压下降减少，且以收缩压表现更为明显。还有研究发现，新诊断的 OSAHS 患者的 24 小时收缩压变异性比非 OSAHS 者高，而 24 小时收缩压变异性增加与心血管疾病患病率增加相关。持续气道正压通气（continuous positive airway pressure，CPAP）是 OSAHS 常用的治疗方法之一，研究发现，CPAP 治疗 OSAHS 继发的难治性高血压可有效提高血压达标率，控制动态血压水平。由此可见，动态血压监测对于 OSAHS 的早期筛查及疗效评估具有重要意义。

4. 肾实质性高血压　肾实质性高血压是最常见的继发性高血压，包括肾小球肾炎、慢性肾盂肾炎、糖尿病等多种肾脏疾病引起的高血压。肾脏是调节血压的重要器官，肾实质性高血压由于肾素 - 血管紧张素 - 醛固酮系统（renin-angiotensin-aldosterone system，RAAS）活性增加，钠水潴留，导致血压明显偏高，而血压增高又能加剧肾功能的恶化，形成恶性循环。

在动态血压监测中，肾实质性高血压患者夜间收缩压、舒张压明显偏高，血压昼夜节律消失，若结合动态心电图可发现，肾实质性高血压患者心率变异性下降，ST-T 改变及心律失常发生率较高，因此，同步进行动态血压监测及动态心电图检查能早期发现肾实质性高血压及其靶器官损害情况，对临床诊治具有重要意义。

5. 肾血管性高血压　肾血管性高血压是由单侧或双侧肾动脉狭窄引起的高血压，也是很常见的继发性高血压之一。常见病因包括动脉粥样硬化、多发性大动脉炎、肾动脉纤维肌性发育不良等，以动脉粥样硬化性肾动脉狭窄（atherosclerotic renal artery stenosis，ARAS）最为常见。由于肾动脉狭窄，导致肾脏缺血，从而激活 RAAS，导致血压明显升高。若早期解除狭窄，血压可恢复正常，若狭窄长期存在，则可导致严重的肾功能损害。肾动脉狭窄确诊主要依靠肾动脉造影。但是肾动脉造影为有创检查，具有一定的风险，无法用于常规的筛查。

研究发现，与原发性高血压患者相比，ARAS 患者的 24 小时收缩压、日间收缩压、夜间收缩压及夜间舒张压明显偏高，夜间高血压明显，收缩压下降率明显偏低，脉压增大，大多数患者表现为反构型或非构型血压。因此，对于收缩压明显升高、脉压增大的患者，应该进行肾动脉狭窄的筛查，而动态血压监测可以作为一个有效的早期筛查方法。

6. 库欣综合征　库欣综合征（Cushing syndrome）是由于肾上腺分泌过多糖皮质激素导致的疾病。其病因包括库欣病、异位促肾上腺皮质激素（adrenocorticotropic hormone，ACTH）综合征、肾上腺皮质腺瘤、肾上腺皮质癌等。典型表现为向心性肥胖、满月脸、水牛背、多血质、紫纹等，但早期病例或不典型病例可以仅表现为高血压。库欣综合征的诊断需要进行皮质醇昼夜节律、小剂量地塞米松抑制试验、ACTH 检测、大剂量地塞米松抑制试验、影像学检查等，诊断程序较为复杂。

库欣综合征患者的动态血压监测也有一定的特征。库欣综合征患者无论血压升高还是正常，其 24 小时血压及日间血压的标准差较高，24 小时加权标准差及平均实际变异（连续24 小时血压测量值之间绝对差值的平均值）更高，而 24 小时内血压变异性被认为是心血管风险的独立预测因子。

综上所述，继发性高血压患者的 24 小时动态血压监测具有 24 小时血压平均值均偏高、夜间血压下降不明显、压力负荷值偏高、昼夜节律减弱或消失、呈非构型等特点，而继发性高血压中的每一种病因也都存在各自有利于鉴别的特点，例如原发性醛固酮增多症的血压第一高峰升高较早，嗜铬细胞瘤的血压波动较大及变异性高，OSAHS 夜间收缩压增高明显及收缩压变异增加，肾实质性高血压夜间血压偏高及昼夜节律消失，肾血管性高血压脉压明显增大及呈反构型，库欣综合征血压标准差及平均实际变异性较高等。这些特点有助于筛查继发性高血压、评估继发性高血压的治疗效果、指导个体化治疗等，有重要的临床应用价值。

近年来，由于动态血压监测的普及，对于高血压患者，大多数医院均会进行 24 小时动态血压监测。在动态血压监测报告中,不应仅关注 24 小时平均血压、白天平均血压以及夜间平均血压是否达到高血压诊断标准,也不应只关注高血压的降压是否达标而忽视寻找高血压的原因,还应重视动态血压昼夜节律、血压负荷、血压变异等指标,结合患者年龄、临床表现、血压控制情况等,从中发现有无继发性高血压的可能或心血管并发症发生风险,从而给予早期的进一步诊断、治疗及干预。治疗过程中不仅要做到"对症下药",更应该做到"对因治疗",从而实现有效的高血压综合管理。

此外,对于无家族史、肥胖等其他危险因素的早发高血压患者,顽固性高血压患者,严重高血压或高血压急症、先前稳定的血压突然升高、存在靶器官损害(左心室肥大、高血压视网膜病变等)等的患者,均应考虑到继发性高血压的可能。若 24 小时动态血压监测具有上述特点时,继发性高血压的可能性更大,应尽快进行实验室及影像学检查,以进一步明确诊断。

在分析动态血压监测结果时,还应该考虑到患者失眠、熬夜、各种原因导致夜尿增多等情况对血压的影响。排除相关因素影响导致的血压升高,才能更准确地进行相关疾病的诊断与治疗。

随着社会的发展及医疗事业的进步,越来越多的继发性高血压患者被诊断出来,由于继发性高血压的发病年龄较轻,对心、脑、肾等重要脏器的损害明显,同时,由于继发性高血压病因明确,治疗效果好,逐渐受到医疗工作者的重视。在继发性高血压的诊治中,我们应该开始重视动态血压监测的作用,并对其进行充分利用,应该对动态血压监测结果进行详细解读和分析,评估当前降压效果,预测靶器官损害风险,早期发现继发性高血压的可能,并尽早针对性地进行进一步诊断和治疗,从而减少患者靶器官的损害,减轻患者负担,提高患者生活质量,改善患者预后,突破继发性高血压诊治这一难关。

(刘正鑫　李利华)

参考文献

［1］ KANBAY M, TURKMEN K, ECDER T, et al. Ambulatory blood pressure monitoring: from old concepts to novel insights [J]. Int Urol Nephrol, 2012, 44 (1): 173-182.

［2］ YANG W Y, MELGAREJO J D, THIJS L, et al. Association of Office and Ambulatory Blood Pressure With Mortality and Cardiovascular Outcomes [J]. JAMA, 2019, 322 (5): 409-420.

［3］ 中国高血压联盟《动态血压监测指南》委员会 . 2020 中国动态血压监测指南 [J]. 中国循环杂志 , 2021, 36 (4): 313-328.

［4］ WHITE W B. Ambulatory blood pressure monitoring: dippers compared with non-dippers [J]. Blood Press Monit, 2000, 5: S17-S23.

［5］ 雷琳 , 赵芝琴 . 动态血压监测鉴别继发性与原发性高血压 [J]. 中国社区医师 , 2017, 33 (11): 105-106.

［6］ 金翠燕 , 钱珠 , 陈莉莎 . 继发性高血压 24 小时动态血压研究 [J]. 中华心血管病杂志 , 1999, 27 (3): 200.

［7］ CERUTI M, PETRAMALA L, COTESTA D, et al. Ambulatory blood pressure monitoring in secondary arterial hypertension due to adrenal diseases [J]. J Clin Hypertens (Greenwich), 2006, 8 (9): 642-648.

［8］ 陈瑜 , 陈慧敏 . 动态血压监测在继发性高血压中的意义 [J]. 临床合理用药杂志 , 2013, 6 (29): 94-95.

［9］ 张晓仙 , 陈玉婷 . 动态血压监测鉴别继发性与原发性高血压 [J]. 临床医学 , 2005, 25 (12): 93-94.

［10］ 朴正姬 . 动态血压监测在继发性高血压中的应用分析 [J]. 中国医疗器械信息 , 2021, 27 (13): 133-134.

［11］ MONTICONE S, D'ASCENZO F, MORETTI C, et al. Cardiovascular events and target organ damage in primary aldosteronism compared with essential hypertension: a systematic review and meta-analysis [J]. Lancet Diabetes Endocrinol, 2018, 6 (1): 41-50.

［12］鲍颖芳, 李库林, 吴小庆, 等. 原发性醛固酮增多症 24h 动态血压特点 [J]. 实用临床医药杂志, 2013, 17 (24): 131-133.

［13］ZELINKA T, STRAUCH B, PECEN L, et al. Diurnal blood pressure variation in pheochromocytoma, primary aldosteronism and Cushing's syndrome [J]. J Hum Hypertens, 2004, 18 (2): 107-111.

［14］张健, 任皎洁, 孙书臣, 等. 基于 24 小时动态血压数据识别阻塞性睡眠呼吸暂停综合征研究 [J]. 生物医学工程学杂志, 2022, 39 (1): 1-9.

［15］KE X, SUN Y, YANG R, et al. Association of 24 h-systolic blood pressure variability and cardiovascular disease in patients with obstructive sleep apnea [J]. BMC Cardiovasc Disord, 2017, 17 (1): 287.

［16］王聪, 周小波, 寇双庆. 持续正压通气对阻塞性睡眠呼吸暂停低通气综合征继发难治性高血压患者动态血压及实验室指标的影响 [J]. 吉林医学, 2021, 42 (12): 3014-3016.

［17］吴圆一. 动态心电图联合动态血压监测在临床肾性高血压患者中的应用研究 [J]. 当代医学, 2021, 27 (32): 115-117.

［18］张翠萍, 洪墨纳, 吴祁红, 等. 动脉粥样硬化性肾动脉狭窄患者 24 小时动态血压特征及靶器官损害相关研究 [J]. 中华老年心脑血管病杂志, 2020, 22 (3): 228-231.

［19］REBELLATO A, GRILLO A, DASSIE F, et al. Ambulatory blood pressure monitoring-derived short-term blood pressure variability is increased in Cushing's syndrome [J]. Endocrine, 2014, 47 (2): 557-563.

［20］RIMOLDI S F, SCHERRER U, MESSERLI F H. Secondary arterial hypertension: when, who, and how to screen? [J]. Eur Heart J, 2014, 35 (19): 1245-1254.

隐蔽性高血压研究进展

隐蔽性高血压是一种特殊类型的高血压,表现为诊室血压正常,而诊室外血压升高,20世纪 90 年代由美国学者 Thomas Pickering 首先报道,先被称为"白大衣性正常血压"或"反白大衣性高血压",后被称为"隐蔽性高血压"。"隐蔽性"是其主要特点,所以隐蔽性高血压易被医师和患者忽略,常被漏诊,得不到及时治疗。近 20 年来许多研究均一致表明,隐蔽性高血压患者合并靶器官损伤及发生心血管并发症和不良结局的风险均明显高于正常血压者,属于高风险的高血压亚型。因此,国内外指南也一致推荐对隐蔽性高血压应积极筛查,积极干预,减少高血压带来的危害。本文将综述目前对隐蔽性高血压的流行情况、诊断及治疗方面的研究进展。

一、隐蔽性高血压的定义和分类

根据《2020 中国动态血压监测指南》,诊室血压正常(<140/90mmHg),而 24 小时动态血压和 / 或家庭血压升高,可定义为隐蔽性高血压。

根据血压升高的时段来分类,24 小时动态血压诊断的隐蔽性高血压可分为单纯白天高血压(白天血压≥135/85mmHg 并且夜间血压<120/70mmHg)、单纯夜间高血压(夜间血压≥120/70mmHg 并且白天血压<135/85mmHg)、白天和夜间血压都升高的日夜高血压(白天血压≥135/85mmHg 并且夜间血压≥120/70mmHg)。家庭血压诊断的隐蔽性高血压可表现为单纯清晨高血压(7 天平均家庭清晨血压≥135/85mmHg 并且家庭晚间血压<135/85mmHg)、单纯晚间高血压(7 天平均家庭晚间血压≥135/85mmHg 并且家庭清晨血压<135/85mmHg)、全天家庭高血压(7 天平均家庭清晨血压≥135/85mmHg 并且家庭晚间血压≥135/85mmHg)。

根据是否服用降压药物来分类,对尚未服用降压药物的患者,表现为上述诊室及诊室外血压特征的,称为隐蔽性高血压(masked hypertension);对已服用降压药物的患者,则称为隐蔽性未控制高血压(masked uncontrolled hypertension,MUCH)。

另外,近年来随着主动脉血压研究的进展,有学者把外周肱动脉正常,而中心主动脉血压增高的情况,也称为隐蔽性高血压。隐蔽性高血压的定义得到了拓展。

二、隐蔽性高血压的患病情况

隐蔽性高血压在不同特点人群及采用不同的诊断定义方法,患病率不同。在自然人群中,隐蔽性高血压的患病率为 10%~20%。在我国浙江省丽水市景宁畲族自治县自然人群研究的 694 例居民中,以诊室血压<140/90mmHg,而白天动态血压≥135/85mmHg 为标准诊断的患病率为 10.8%。日本 OHASAMA 自然人群研究 1 332 例居民中,采用上述相同定义的隐蔽性高血压的患病率为 16.6%。国际动态血压合作研究(International Database on Ambulatory Blood Pressure in Relation to Cardiovascular Outcomes,IDACO)分析了来自 12 个人群的 8 237 例未降压治疗人群,发现采用不同定义(分别根据单纯白天、单纯夜间及 24 小时血压的标准来定义),隐蔽性高血压的患病率在 9.7%~19.6%。

已降压治疗的隐蔽性未控制高血压的患病率略高于未降压治疗人群,提示医师和患者在降压治疗过程中,常更注重诊室血压控制,而相对忽视诊室外血压达标。在 IDACO 已经降压治疗的患者中,隐蔽性未控制性高血压的患病率约为 30%,合并糖尿病患者的患病率可高达约 40%。在我国门诊患者血压登记研究中,以诊室血压<140/90mmHg,而 24 小时动态血压 ≥ 130/80mmHg 为标准诊断隐蔽性高血压,未降压治疗的 573 例患者中的患病率为 17.8%,而在已降压治疗的 1 201 例患者中,患病率为 18.7%。

采用家庭血压诊断的隐蔽性高血压的患病率要略低于动态血压诊断的患病率,尤其对夜间高血压患病率高的人群,因为家庭血压只包含清醒状态下的血压信息,缺少夜间睡眠状态的血压信息。国际家庭血压合作研究(International Database on Home Blood Pressure in Relation to Cardiovascular Outcome,IDHOCO)分析了来自欧洲、亚洲、南美洲 5 个人群的 6 458 例受检者,发现用诊室血压<140/90mmHg,而家庭血压 ≥ 135/85mmHg 诊断的隐蔽性高血压有 636 例,患病率为 9.8%。我国门诊患者血压登记研究显示,家庭血压诊断的隐蔽性高血压的患病率低于动态血压诊断的患病率,在未治疗患者中分别为 13.1% 和 17.8%,在已治疗患者中分别为 14.5% 和 18.7%,差别均具有统计学意义($P \leqslant 0.02$)。在上海交通大学医学院附属瑞金医院未降压治疗门诊患者研究中,家庭血压和白天动态血压相比,大约漏诊了 25% 的隐蔽性高血压或持续性高血压患者。

三、隐蔽性高血压的发病机制及影响因素

隐蔽性高血压的发病机制仍不完全清楚,可能与引起诊室血压和诊室外血压不匹配,以及引起诊室外血压升高的因素有关。例如,吸烟者常在就诊时不吸烟,而在医院外或就诊前后吸烟;工作压力、精神紧张、大量运动或体力活动等引起白天血压升高;而盐摄入量多或伴有肾脏水盐代谢障碍、肥胖、糖脂代谢紊乱、代谢综合征、睡眠呼吸暂停、失眠等常会引起夜间血压升高。这些因素可造成诊室外时段交感神经系统及肾素 - 血管紧张素 - 醛固酮系统等过度激活,炎症免疫因子调节异常,胰岛素抵抗,内皮功能紊乱,压力反射敏感性降低等,从而导致血压升高。

研究表明,隐蔽性高血压患者较正常血压个体的交感神经活性明显增高。本课题组也曾发现,近端肾小管钠重吸收增加或盐摄入量增加,与夜间舒张压增高有关。最近我们对 128 名单纯夜间高血压患者和 128 名正常血压对照进行了病例对照研究,分析个体、环境因素及生物钟基因与单纯夜间高血压的关系。研究发现,单纯夜间高血压倾向于在夏季更多见(26.6% *vs.* 18.0%,P=0.10),多元逐步回归分析显示,单纯夜间高血压患病风险与夜间心率、夜间睡眠时长、环境相对湿度相关,而与 12 个生物钟基因的 29 个单核苷酸多态性无显著相关。夜间心率每增快 10 次 /min,单纯夜间高血压的患病风险 *OR* 为 1.82(95% *CI* 1.25~2.65)。相对湿度每升高 10%,单纯夜间高血压患病风险 *OR* 为 0.82(95% *CI* 0.67~1.00)。9 小时以上睡眠时长与平均 7~8 小时睡眠相比,单纯夜间高血压患病风险 *OR* 为 0.63(95% *CI* 0.44~0.89)。在研究中单纯夜间高血压的诊断仅基于一次 24 小时的门诊记录,考虑到单纯夜间高血压的短期重复性不高,在未来的研究中,最好根据重复测量来更严格地定义单纯夜间高血压。

在浙江省丽水市景宁畲族自治县自然人群中,我们发现隐蔽性高血压患病风险与男性性别(*OR*=1.61,95% *CI* 1.32~1.88)、年龄(+10 岁,*OR*=1.40,95% *CI* 1.16~1.69)、体重指数(+1kg/m², *OR*=1.12,95% *CI* 1.01~1.23)有关。在 IDACO 分析中,隐蔽性白天高血压与诊室

高血压前期及糖尿病密切相关,高血压前期患者中隐蔽性高血压的患病比例是正常血压患者中的 3.9 倍(29.3% *vs.* 7.5%),糖尿病患者是非糖尿病患者的 1.6 倍(32.9% *vs.* 20.0%)。我们最近利用全国多中心动态血压和家庭血压登记研究数据,分析其中 1 646 名男性受试者数据后发现,吸烟与白天段动态血压、家庭晚间血压定义的隐蔽性高血压患病率显著相关,*OR*(95% *CI*)分别为 1.69(1.27~2.25)和 1.81(1.33~2.47),而与夜间段动态血压、家庭清晨血压定义的隐蔽性高血压患病无关,提示在白天吸烟后,增高白天动态血压及家庭晚间血压水平,而在诊室因为不吸烟,诊室血压在正常范围,从而表现为隐蔽性高血压。这种关联还与吸烟量有关,与从不吸烟者相比,每天吸烟 20 支以上者罹患动态白天和家庭晚间隐蔽性高血压风险 *OR*(95% *CI*)分别为 1.97(1.30~2.97)和 2.40(1.55~3.72),每天吸烟 1~19 支的 *OR*(95% *CI*)分别为 1.74(1.20~2.53)和 1.61(1.07~2.43),而现在不吸烟、过去吸烟的 *OR*(95% *CI*)分别为 1.20(0.82~1.77)和 1.17(0.77~1.76)。

对于已经降压治疗的隐蔽性未控制高血压,患病还可能和降压治疗方案的有效性及降压药物半衰期长短、降压疗效维持时间有关。使用中短效降压药物,可能诊室血压控制良好,而夜间和清晨血压得不到有效控制,可表现为隐蔽性未控制高血压。

四、隐蔽性高血压的可重复性研究

因为血压是一个时时刻刻在波动和变异的生命体征,血压测量的可重复性往往欠佳。因此,依赖于诊室和诊室外两种血压来诊断的隐蔽性高血压,其短期可重复性也一般。既往有研究在 50 例未降压治疗的成年人中,1 周内重复诊室、24 小时和家庭血压监测,发现隐蔽性高血压诊断的一致率在 45%~73%。我们也曾利用降压治疗临床试验中的安慰剂组数据进行分析,45 例患者 4 周内做了两次诊室和 24 小时动态血压监测。研究发现,约 2/3 的患者在 4 周复查时仍为隐蔽性高血压,另外 1/3 的患者转变为正常血压或持续性高血压。上述提示,在临床试验研究或临床诊断时,最好 1 个月内能做 2 次诊室和诊室外血压重复测量来确认隐蔽性高血压的诊断。

五、隐蔽性高血压与靶器官损害及心血管预后

国内外大量研究表明,隐蔽性高血压和心、脑、肾、血管损伤等密切相关。隐蔽性高血压患者的靶器官损伤患病率明显高于血压正常者,与持续性高血压患者水平基本相似。隐蔽性高血压患者的左心室质量指数及左心室肥厚患病率明显高于血压正常者,内皮依赖的血管舒张功能较血压正常者显著降低,脉搏波传导速度明显快于血压正常者。无论是在慢性肾脏病患者,还是在一般人群中,隐蔽性高血压均与肾脏损伤密切相关,尿微量蛋白/肌酐比值明显高于正常血压者。我们课题组最近在 1 808 名上海交通大学医学院附属瑞金医院高血压科门诊未治疗患者中发现,用动态血压诊断的隐蔽性高血压的不同亚型均表现为一定程度的靶器官损伤,但不同亚型之间略有不同。与正常血压者相比,单纯白天隐蔽性高血压表现为颈-股脉搏波传导速度增快及颈动脉内中膜厚度增加,单纯夜间隐蔽性高血压表现为尿微量白蛋白/肌酐比值增加及颈动脉内中膜厚度增加,而持续性隐匿性高血压上述靶器官损伤指标均显著增高。

隐蔽性高血压是一种高风险的高血压亚型。多项前瞻性研究一致表明,隐蔽性高血压和心血管风险增加及死亡等不良预后密切相关。IDACO 分析显示,白天隐蔽性高血压患者发生心脑血管事件的风险比值是正常血压者的 1.62 倍,与持续性高血压患者 1.80 倍

相似。另外，无论是哪一种隐蔽性高血压的亚型，单纯白天或者单纯夜间高血压心脑血管风险都显著增加，风险比值在1.76~2.03，非常相似。即使诊室血压处于理想血压范围（<120/80mmHg），只要动态血压异常增高，心脑血管风险也显著增加，风险比值为2.11。本课题组最近荟萃了21项有关隐蔽性高血压的前瞻性人群研究发现，使用动态血压或家庭血压监测诊断隐蔽性高血压，患者的全因死亡风险较正常血压人群分别升高78%和40%，致死性和非致死性心血管事件发生风险分别增加81%和61%，脑卒中、心脏事件、肾脏事件等发生风险也显著增加。上述提示，无论使用动态血压还是家庭血压监测诊断隐蔽性高血压，其事件发生风险均显著增加，组间差异没有统计学意义。

六、隐蔽性高血压的治疗研究

鉴于既往研究表明隐蔽性高血压患者有较高的心血管事件发生风险，国内外指南一致推荐，对隐蔽性高血压患者，要进行积极的生活方式干预，并且及时启动或者强化已有的降压药物治疗。但是降压治疗能否给患者带来获益，目前尚无直接的随机对照临床试验证据。所以，指南中的相关药物治疗推荐是Ⅱa~Ⅱb类推荐，C级证据。

在高血压前期患者中进行的降压治疗试验或许可以给隐蔽性高血压降压治疗的益处提供一些提示。2006年发表的预防高血压临床试验（trial of preventing hypertension，TROPHY）入选了809例收缩压130~139mmHg或舒张压85~89mmHg的正常高值血压患者，随机分配为每日坎地沙坦16mg或相应的安慰剂治疗组。结果显示，与安慰剂治疗组相比，降压治疗组2年的诊室一级高血压发生率下降了66.3%（$P<0.001$），4年高血压发生率下降了15.6%（$P<0.007$）。相似的德国高血压联盟支持的PHARAO研究是一项开放随机对照试验，选择1 008例诊室正常高值血压患者，随机分为雷米普利干预组（5mg）和空白对照组。随访3年后，雷米普利干预组有效减少诊室高血压发生率34.4%（$P=0.000 1$）。在PHARAO研究中，基线1 007人进行了动态血压监测，358例为隐蔽性动态白天高血压。在这个隐蔽性高血压亚组中，雷米普利治疗也显著减少了诊室高血压的发生率（39.4% *vs.* 51.9%，$P=0.019 6$）。糖尿病合理血压控制试验（appropriate blood pressure control in diabetes，ABCD）对伴有糖尿病的480例诊室正常血压患者（<140/90mmHg）进行降压治疗研究，一组给予尼索地平或依那普利，另一组给予安慰剂。平均随访5.3年后，发现降压治疗组虽没有明显改善肌酐清除率，但可明显延缓蛋白尿、糖尿病肾病进展以及脑卒中的发生。上述研究均提示，降压治疗可能会给隐蔽性高血压患者带来获益。

目前，国内外研究者正在积极进行关于隐蔽性高血压治疗的随机对照临床试验。例如意大利Parati教授为主要研究者的MASTER研究（MASked unconTrolled hypERtension management based on office BP or out-of-office BP measurement），计划在30个中心招募1 240名参与者，旨在探讨"治疗隐蔽性未控制高血压是否可减轻靶器官损伤，以及降低心血管事件、死亡等不良事件的发生"等问题。本课题组近期也完成了在我国15家医疗中心开展的"隐蔽性高血压降压治疗保护靶器官临床试验"（antihypertensive treatment in masked hypertension for target organ protection，ANTI-MASK），旨在探讨与安慰剂治疗相比，以阿利沙坦酯为基础的降压治疗是否可以改善隐蔽性高血压患者的靶器官损伤和血压。该试验结果经初步分析提示，降压治疗能明显改善隐蔽性高血压患者的靶器官损伤，降低诊室和诊室外血压水平，期待未来进一步有硬终点事件研究结果的发表。

另外，我们课题组也完成并发表了一项单中心、单盲、随机、安慰剂对照的"天麻钩藤饮颗粒治疗隐蔽性高血压的随机对照临床试验",探讨了中成药治疗隐蔽性高血压的疗效和安全性。251例入组患者诊室血压<140/90mmHg,且白天动态收缩压在135~150mmHg,白天动态舒张压在85~95mmHg,1:1随机分入天麻钩藤颗粒治疗组或安慰剂组,每次5~10g,每天2次,连续4周。意向性治疗分析结果显示,天麻钩藤颗粒组白天动态血压下降5.44/3.39mmHg,安慰剂对照组下降2.91/1.60mmHg。两组白天动态血压值降幅差别为2.52/1.79mmHg($P \leq 0.025$),24小时平均动态血压降幅差异为2.33/1.49mmHg($P \leq 0.012$),均具有统计学意义,而两组之间诊室血压和夜间动态血压降幅的差异均无统计学意义。在4周治疗期间,仅有1例患者报道出现不良反应(白天困倦),无严重不良反应发生。上述说明,中药天麻钩藤颗粒可有效降低隐蔽性高血压患者的白天动态血压水平,但其长期降压疗效如何,是否能改善隐蔽性高血压患者的靶器官损伤及减少心脑血管事件的发生,仍值得进一步研究。

七、小结与展望

隐蔽性高血压是一种特殊类型的高血压,数十年的研究均一致表明,隐蔽性高血压是一种高风险的高血压亚型,患者合并靶器官损伤及不良结局的风险均明显高于正常血压者。基于目前发现的一些临床特点,在诊室正常高值血压、吸烟、肥胖、合并代谢综合征、糖尿病、慢性肾脏病的人群中应加强隐蔽性高血压的筛查。利用家庭血压监测或24小时动态血压监测明确诊断。隐蔽性高血压诊断明确后,宜积极干预,在生活方式干预基础上,及时启动降压药物治疗。宜进一步加强对隐蔽性高血压的生活方式干预及降压治疗临床研究。

（李　燕）

参考文献

［1］PICKERING T G, DAVIDSON K, GERIN W, et al. Masked hypertension [J]. Hypertension, 2002, 40 (6): 795-796.

［2］李燕, 张冬燕. 重视隐匿性高血压的筛查诊断与治疗 [J]. 诊断学理论与实践, 2017, 16 (6): 571-575.

［3］中国高血压联盟《动态血压监测指南》委员会. 2020 中国动态血压监测指南 [J]. 中国循环杂志, 2021, 36 (4): 313-328.

［4］CHENG Y B, THIJS L, APARICIO L S, et al. International Database of Central Arterial Properties for Risk Stratification (IDCARS) Investigators. Risk stratification by cross-classification of central and brachial systolic blood pressure [J]. Hypertension, 2022, 79 (5): 1101-1111.

［5］WANG G L, LI Y, STAESSEN J A, et al. Anthropometric and lifestyle factors associated with white-coat, masked and sustained hypertension in a Chinese population [J]. J Hypertens, 2007, 25 (12): 2398-2405.

［6］OHKUBO T, KIKUYA M, METOKI H, et al. Prognosis of "masked" hypertension and "white-coat" hypertension detected by 24-h ambulatory blood pressure monitoring 10-year follow-up from the Ohasama study [J]. J Am Coll Cardiol, 2005, 46 (3): 508-515.

［7］ASAYAMA K, THIJS L, LI Y, et al. Setting thresholds to varying blood pressure monitoring intervals differentially affects risk estimates associated with white-coat and masked hypertension in the population [J]. Hypertension, 2014, 64 (5): 935-942.

［8］FRANKLIN S S, THIJS L, LI Y, et al. Masked hypertension in diabetes mellitus: treatment implications for clinical practice [J]. Hypertension, 2013, 61 (5): 964-971.

［9］ KANG Y Y, LI Y, HUANG Q F, et al. Accuracy of home versus ambulatory blood pressure monitoring in the diagnosis of white-coat and masked hypertension [J]. J Hypertens, 2015, 33 (8): 1580-1587.

［10］ STERGIOU G S, ASAYAMA K, THIJS L, et al. Prognosis of white-coat and masked hypertension: International Database of HOme blood pressure in relation to Cardiovascular Outcome [J]. Hypertension, 2014, 63 (4): 675-682.

［11］ ZhANG L, LI Y, WEI F F, et al. Strategies for classifying patients based on office, home, and ambulatory blood pressure measurement [J]. Hypertension, 2015, 65 (6): 1258-1265.

［12］ YANO Y, VIERA A J, HINDERLITER A L, et al. Vascular α1-adrenergic receptor responsiveness in masked hypertension [J]. Am J Hypertens, 2020, 33 (8): 713-717.

［13］ ZOU J, LI Y, YAN C H, et al. Blood pressure in relation to interactions between sodium dietary intake and renal handling [J]. Hypertension, 2013, 62 (4): 719-725.

［14］ HUANG J F, ZHANG D Y, SHENG C S, et al. Isolated nocturnal hypertension in relation to host and environmental factors and clock genes [J]. J Clin Hypertens (Greenwich), 2022: 1-8.

［15］ BRGULJAN-HITIJ J, THIJS L, LI Y, et al. International Database on Ambulatory Blood Pressure in Relation to Cardiovascular Outcome Investigators. Risk stratification by ambulatory blood pressure monitoring across JNC classes of conventional blood pressure [J]. Am J Hypertens, 2014, 27 (7): 956-965.

［16］ ZHANG D Y, HUANG J F, KANG Y Y, et al. The prevalence of masked hypertension in relation to cigarette smoking in a Chinese male population [J]. J Hypertens, 2020, 38 (6): 1056-1063.

［17］ VIERA A J, HINDERLITER A L, KSHIRSAGAR A V, et al. Reproducibility of masked hypertension in adults with untreated borderline office blood pressure: comparison of ambulatory and home monitoring [J]. Am J Hypertens, 2010, 23 (11): 1190-1197.

［18］ WEI F F, LI Y, ZHANG L, et al. Persistence of Masked Hypertension in Chinese Patients [J]. Am J Hypertens, 2016, 29 (3): 326-331.

［19］ HINDERLITER A L, LIN F C, VIERA L A, et al. Hypertension-mediated organ damage in masked hypertension [J]. J Hypertens, 2022, 40 (4): 811-818.

［20］ ZHANG D Y, CHENG Y B, GUO Q H, et al. Subtypes of masked hypertension and target organ damage in untreated outpatients [J]. Blood Press, 2020, 29 (5): 299-307.

［21］ HANSEN T W, KIKUYA M, THIJS L, et al. Prognostic superiority of daytime ambulatory over conventional blood pressure in four populations: a meta-analysis of 7, 030 individuals [J]. J Hypertens, 2007, 25 (8): 1554-1564.

［22］ ZHANG D Y, GUO Q H, AN D W, et al. A comparative meta-analysis of prospective observational studies on masked hypertension and masked uncontrolled hypertension defined by ambulatory and home blood pressure [J]. J Hypertens, 2019, 37 (9): 1775-1785.

［23］ WILLIAMS B, MANCIA G, SPIERING W, et al. 2018 ESC/ESH Guidelines for the management of arterial hypertension [J]. Eur Heart J, 2018, 39 (33): 3021-3104.

［24］ WHELTON P K, CAREY R M, ARONOW W S, et al. 2017 ACC/AHA/AAPA/ABC/ACPM/AGS/APhA/ASH/ASPC/NMA/PCNA Guideline for the Prevention, Detection, Evaluation, and Management of High Blood Pressure in Adults: A Report of the American College of Cardiology/American Heart Association Task Force on Clinical Practice Guidelines [J]. Hypertension, 2018, 71 (6): e13-e115.

［25］ JULIUS S, NESBITT S D, EGAN B M, et al. Trial of Preventing Hypertension (TROPHY) Study Investigators. Feasibility of treating prehypertension with an angiotensin-receptor blocker [J]. N Engl J Med, 2006, 354 (16): 1685-1697.

［26］ LÜDERS S, SCHRADER J, BERGER J, et al. The PHARAO study: prevention of hypertension with the angiotensin-converting enzyme inhibitor ramipril in patients with high-normal blood pressure: a prospective, randomized, controlled prevention trial of the German Hypertension League [J]. J Hypertens, 2008, 26 (7): 1487-1496.

[27] SCHRIER R W, ESTACIO R O, ESLER A, et al. Effects of aggressive blood pressure control in normotensive type 2 diabetic patients on albuminuria, retinopathy and strokes [J]. Kidney Int, 2002, 61 (3): 1086-1097.

[28] HUANG Q F, YANG W Y, ASAYAMA K, et al. Ambulatory Blood Pressure Monitoring to Diagnose and Manage Hypertension [J]. Hypertension, 2021, 77 (2): 254-264.

[29] ZHANG D Y, CHENG Y B, GUO Q H, et al. Treatment of Masked Hypertension with a Chinese Herbal Formula: A Randomized, Placebo-Controlled Trial [J]. Circulation, 2020, 142 (19): 1821-1830.

高血压左心室肥厚诊治进展

一、左心室肥厚（left ventricular hypertrophy，LVH）诊断

目前可以使用心电图、二维超声心动图、三维超声心动图、二维斑点追踪超声心动图及心脏磁共振成像等方法诊断和评估 LVH。各种方法敏感性、特异性及诊断标准存在差异。

1. 心电图（electrocardiogram，ECG）　ECG 作为临床实践首选方法，目前尚缺乏统一诊断标准。2018 年欧洲高血压指南提出 ECG 诊断标准包括：①Sokolow-Lyon 标准：$S_{V1}+R_{V5}$ 或 $R_{V6}>35mm$；②$R_{aVL} \geqslant 11mm$；③Cornell 电压指数：$S_{V3}+R_{aVL}>20mm$（女性）或 $>28mm$（男性）；④Cornell 乘积（Cornell × QRS 波时间）$>2\,440mV \cdot ms$。ECG 具有特异性高和敏感性低的特点，即 ECG 正常并不能排除 LVH。研究显示，基于 Cornell 电压指数和 Cornell 乘积的 LVH 诊断标准，与心脑血管事件以及全因死亡风险具有独立相关性。

2. 二维超声心动图（two dimensional echocardiography，2DE）　2DE 是评估左心室几何形状及其主要变量最常用的影像方法。利用 2DE 测得的参数可以计算左心室质量（left ventricular mass，LVM）及相对室壁厚度（relative wall thickness，RWT）。最常用于测量 LVM 的两种方法是径线测量法和二维测量法。

径线测量法计算公式为 $LVM=0.8 \times 1.04 \times [(LVST+PWT+LVDd)^3 - LVDd^3]+0.6g$。采用径线测量法的前提条件是左心室需满足长椭圆形的几何假设，在心脏几何形状正常时，可采用径线测量法简单且准确地评估 LVM，因此在临床工作中得到广泛应用。然而，径线测量法并没有考虑左心室室壁的局部变化，当左心室发生不对称性肥大、扩张或局部出现异常增厚时，其评估准确性将会受到严重影响。此外，即使是很小的测量误差，也会因为计算公式中参数三次方乘积导致测量误差增大。

二维测量方法有两种，分别是面积 - 长度公式法和截断的椭圆球体公式法。这两种方法能够对不规则的左心室几何形状进行部分校正。二维测量法的优点是对左心室几何形状假设依赖性较小，缺点是测量方法烦琐、变异性大、时间分辨力低且依赖于高质量的图像。

LVM 除了受血压影响外，还受到其他因素如体形、年龄、性别、种族和运动强度等影响，因此难以采用统一标准值诊断 LVH。目前 ASE/EACVI 指南推荐使用体表面积（body surface area，BSA）对 LVM 进行校正，得到 LVM 指数（LVM index，LVMI）。用径线测量法评估的 LVMI 女性 $>95g/m^2$ 和男性 $>115g/m^2$ 可以诊断 LVH。而在极度肥胖的个体中，用身高进行校正（$LVM/height^{1.7}$ 或 $LVM/height^{2.7}$）能够更加准确地反映肥胖对 LVH 的影响。RWT 对 LVH 的评估同样存在一定程度的局限性，比如左心室非对称肥厚时，采用 RWT 并不能准确地反映左心室的几何构型。目前 ASE/EACVI 指南采用 $RWT>0.42$ 定义为异常。RWT 计算公式为 $(PWT \times 2) \div LVDd$。RWT 与 LVH 相结合，可以对左心室几何形状进行分型：①正常左心室几何形状（无 LVH 及 $RWT \leqslant 0.42$）；②向心性肥厚（存在 LVH 及 $RWT>0.42$）；③离心性肥厚（存在 LVH 和 $RWT \leqslant 0.42$）；④向心性重构（无 LVH 和 $RWT>0.42$）。根据中国 EMINCA 最近研究结果显示，我国人群采用径线测量法测得 $LVMI>105g/m^2$（女性）和 $>109g/m^2$（男性）为异常，而 $RWT>0.51$ 为异常。

3. 其他诊断工具 三维超声心动图(three dimensional echocardiography, 3DE)、斑点追踪超声心动图(speckle tracking echocardiography, STE)、心脏磁共振成像(cardiac magnetic resonance imaging, CMR)正处于临床研究阶段,并逐渐应用于临床工作。相比于 2DE, 3DE 不受左心室几何形状影响,在测量左心室体积和质量方面更加准确,且可重复性高,将来可通过进一步研究来确定 3DE 的正常参考值,提高 LVH 诊断准确性。STE 技术是一种非多普勒且不受测量角度影响的定量超声技术,通过 2DE 或 3DE 跟踪心脏周期中斑点的运动来测量应变和应变率。整体纵向应变(global longitudinal strain, GLS)是临床最常用的 STE 应变参数,相比于射血分数(ejection fraction, EF),能更敏感地评估左心室收缩功能障碍,不仅能进行 LVH 鉴别诊断,还能为 EF 保留的高血压心脏病患者提供诊断和预后评估的价值。CMR 同样不受左心室几何形状影响,通常被认为是心室定量和评估的"金标准"。CMR 能够提供任意角度切面,清晰描绘心内膜和心外膜轮廓,具有可重复性高的特点,能够对 LVH 的诊断和鉴别诊断提供重要的价值。目前有研究使用 CMR 来评估降压治疗对 LVM 的影响,然而由于成本高和耗时长等限制了 CMR 在临床的推广。

二、流行病学

高血压是 LVH 最常见的危险因素。LVH 同时还受年龄、性别、遗传因素、肥胖、糖尿病、慢性肾脏病等因素影响。一项中位随访 14 年的前瞻性队列研究显示,高血压患者 LVH 发病率升高约 2.5 倍;收缩压每增加 19mmHg, LVH 发病率增加 49%。此外,一项纳入 37 700 名患者的荟萃分析显示,高血压患者 LVH 患病率为 36%~41%。若高血压患者同时合并糖尿病、其他心脑血管疾病,或为重度高血压、难治性高血压患者, LVH 患病率则增加至 58%~77%。高血压前期同样会引起 LVH。已有不少研究显示,高血压前期患者平均 LVM 和 RWT 高于血压正常人群。韩国大型队列研究及欧洲 PAMELA 队列研究均证实,正常血压、高血压前期和高血压患者 LVH 发病率逐渐升高。同时,还需要关注隐匿性高血压和白大衣高血压,与血压正常人群相比,这两种高血压患者 LVM 同样显著升高。

三、病理生理机制

高血压引起的 LVH 与心肌细胞和非心肌细胞如内皮细胞、成纤维细胞和免疫系统之间发生复杂的相互作用密切相关。

1. 心肌细胞肥大 心肌细胞肥大是压力负荷导致左心室壁应力增加的主要表现。通过刺激细胞内信号传导级联反应,激活基因表达和促进蛋白质合成,从而促进心肌细胞肥大。在多数情况下,心肌细胞的大小将决定 LVM 及 LVH 的进展。压力负荷激活神经体液机制(如儿茶酚胺和血管紧张素Ⅱ等)以及非心肌细胞(如成纤维细胞和血管内皮细胞)释放细胞生长因子,激活基因表达和促进心肌肥大。目前研究证据提示,与心肌细胞肥大相关的基因表达不只是适应性过程,同时还伴随能量代谢的变化,心肌细胞兴奋 - 收缩耦联的改变,以及心肌细胞骨架和细胞膜特性的紊乱。心肌细胞肥大导致脂肪酸氧化减少,而葡萄糖使用增加,线粒体呼吸链功能障碍, ATP 生成减少。这些变化导致心肌细胞结构紊乱和功能障碍,进而引起心脏舒张或收缩功能异常。

2. 心肌细胞凋亡 心肌细胞肥大与细胞凋亡相关。心肌细胞肥大过程中,蛋白质合成和加工障碍发生在内质网内,引起未折叠蛋白累积,导致内质网应激和未折叠蛋白反应激活,进而诱发心肌细胞凋亡。心肌细胞的凋亡可通过 3 种不同途径导致左心室功能障碍。

首先,细胞凋亡引起的心肌细胞丢失与心肌收缩功能障碍同时发生;其次,凋亡过程中激活的信号通路可能干扰存活的心肌细胞功能;最后,心肌细胞凋亡本身也可促进左心室重塑。严重的心肌细胞凋亡导致室壁变薄和室腔扩大。

3. 细胞间质炎症反应 炎症和免疫激活是高血压引起靶器官损伤的重要发病机制。研究证据支持炎症反应在高血压动物模型心脏损伤过程中起重要作用,尤其在采用血管紧张素Ⅱ、醛固酮和其他盐皮质激素、激活交感神经系统以及压力超负荷诱导的高血压模型。这些高血压动物模型主要表现为毛细血管壁通透性增加,以及细胞因子和趋化因子诱导炎症细胞在心肌组织中迁移和聚集。心肌组织炎症反应微环境以及细胞外基质的组成变化,对常驻心肌成纤维细胞分化为具有活性的成纤维细胞起至关重要的作用,后者启动和促进心肌组织纤维化的进展。研究结果显示,心肌组织炎症反应在高血压心肌纤维化和舒张功能障碍中起重要作用。全身性炎症反应在高血压心肌重构中的作用也值得进一步探讨。研究发现,T淋巴细胞亚群失衡导致的炎症反应,会引起血压进一步升高以及终末器官损害的进展。还有研究发现,高血压患者血浆C反应蛋白和促炎细胞因子(如IL-6、IL-1β和TNF-α)水平较高。全身炎症反应可导致冠状动脉微血管内皮氧化应激,心肌细胞蛋白激酶G减少,引起心肌一氧化氮浓度降低,进而导致心肌细胞肥大和僵硬。

4. 细胞间质纤维化 心肌纤维化是高血压心肌重构的主要特征之一。心肌纤维化可以替代坏死心肌组织,也可以作为对机械、神经体液和代谢产物刺激的反应。纤维化可能通过多种途径促进高血压心脏病的病理生理变化。心肌纤维化和左心室功能障碍具有明确相关性。纤维组织的积累会导致左心室舒张功能下降。纤维组织的持续积累伴随纤维组织空间排列方向的变化会进一步损害心肌细胞功能,使收缩功能下降。同时,血管周围纤维组织可通过外部压迫造成冠脉血流储备下降。肌成纤维细胞可通过直接的细胞间相互作用或旁分泌细胞因子改变心肌细胞的电活动,从而导致心律失常的发生。

5. 冠状动脉微血管病变 冠状动脉微血管病变在心脏重构过程中也起重要的作用。微血管僵硬导致舒张期心肌灌注压降低,引起心肌组织缺血。一方面,血管平滑肌细胞增生或肥大以及排列的改变会导致血管中膜向管腔突出,冠状动脉前小动脉和小动脉的管壁/管腔比值增加,最大横截面积减少,这些改变将导致微血管阻力增加。另一方面,LVH使血管密度相对降低。最后,前小动脉和小动脉周围纤维化组织沉积(即血管周围纤维化),增加氧气弥散距离,导致心肌细胞的氧供减少。冠状动脉微循环的改变以及内皮功能障碍导致高血压患者的冠状动脉血流储备下降。此外,微血管病变和心肌纤维化的结合可能参与了高血压患者心律失常的发生。

四、预后

LVH不仅是对血流动力学变化的适应性改变,还是心血管疾病的重要危险因素。30年前Framingham研究中提示,超声心动图诊断的LVH与心血管发病率、死亡率及全因死亡率具有独立相关性。ALLHAT研究结果显示,心电图诊断的LVH与心肌梗死、脑卒中、心力衰竭和全因死亡的风险增加存在关联。LVH对预后的影响在不同种族中均有报道。ARIC研究结果显示,合并LVH的非裔美国人心血管风险显著增加。北曼哈顿研究证实,西班牙裔美国人LVM与心血管死亡显著相关。我们最近的研究同样发现,采用中国人群超声心动图标准诊断的LVH与心血管死亡和全因死亡相关。一般而言,女性心血管疾病发病率低于男性。一项基于社区的前瞻性高血压队列研究显示,女性患者LVH患病率高于男性;在没有

LVH 的人群中，与男性相比，女性发生心血管事件风险较低；然而，在有 LVH 的人群中，这种性别差异消失，提示 LVH 对女性患者心血管事件发生风险影响可能更大。

1. 心血管和全因死亡 在一项包括 35 602 名研究对象的大型回顾性研究中，Milani 等报道 LVH 与全因死亡风险增加显著相关。与其他几何构型相比，向心性 LVH 具有更高死亡风险。进一步研究表明，向心性 LVH 逆转为正常几何构型的患者预后得到改善，提示动态评估心脏几何构型能够预测患者死亡风险。一项病例对照研究显示，超声心动图显示的左心室几何构型异常与心源性猝死风险增加显著相关。意大利的一项前瞻性队列研究显示，在校正性别、年龄、糖尿病和 24 小时动态血压后，心电图诊断的 LVH 与未经治疗的高血压患者心源性猝死风险增加具有显著关联。

2. 心力衰竭 为了强调心力衰竭的进展性和预防的重要性，2013 年 ACCF/AHA 心力衰竭管理指南将高血压和 LVH 分别定义为心力衰竭的 A 期和 B 期，即心力衰竭前期阶段。这一分期也强调了心力衰竭发展过程中这些危险因素的重要性。传统的心力衰竭模型包括持续的压力负荷增加导致的 LVM 和 RWT 的增加，左心室顺应性下降，进而出现左心室充盈压升高。相反，持续的容量负荷增加则表现为左心室扩张，而 RWT 在正常范围。然而，研究发现持续的压力负荷增加可导致心脏不同部位出现不同的重构模式，如间隔向心性肥厚，而左心室侧壁偏心性肥厚。此外，流行病学研究显示高血压患者离心性肥厚患病率高于向心性肥厚。LVH 是评估左心室舒张功能障碍的重要指标之一。此外，LVH 还与收缩功能障碍有关。Milani 等回顾性研究发现，在平均随访 33 个月后，13% 患有向心性肥厚高血压患者出现收缩功能障碍。Krishnamoorthy 等在一项回顾性研究中观察到类似的结果。他们研究发现，平均随访 7.5 年后，20% 患者从 LVH 进展为收缩功能障碍。LVH 患者血浆肌钙蛋白 T 或 NT-proBNP 水平能够预测这些患者发生心力衰竭的风险。

3. 冠心病 Dallas 研究采用心脏磁共振成像评估 LVH 与 CT 冠脉钙化评分之间关系。在校正其他危险因素后，LVM 仍与 CT 冠脉钙化评分具有显著相关性。最近一项研究显示，对于稳定型心绞痛患者，LVH 与心脏负荷超声心动图证实的心肌缺血风险存在关联。此外，对于行经皮冠状动脉介入治疗（percutaneous coronary intervention，PCI）的患者，LVH 与心血管死亡率增加具有独立相关性，提示 LVH 对冠心病患者预后评估具有重要的价值。一项回顾性研究分析 LVH 对成功进行急诊 PCI 的 ST 段抬高心肌梗死患者长期预后的影响，结果提示，LVH 与全因死亡风险增加之间存在关联。此外，死亡风险随 LVH 严重程度的增加而升高。对成功进行急诊 PCI 的 ST 段抬高心肌梗死患者进行心脏磁共振成像，结果提示，LVH 与心肌梗死面积、心肌存活指数及微血管阻塞程度具有相关性。

4. 心律失常 LVH 增加心律失常风险。一项针对未经治疗的高血压患者的回顾性研究显示，LVM 每增加 1 个标准差，心房颤动风险增加 20%。高血压患者 LVH 与心房颤动从阵发性进展为持续性和永久性也具有相关性。Hennersdorf 等前瞻性研究发现，经降压治疗后，LVM 减低与心房颤动发病率降低具有独立相关性。除了心房颤动外，LVH 与室性和室上性心律失常也具有相关性。一项荟萃分析研究显示，LVH 患者发生室性心动过速或心室纤颤的风险增加 2.8 倍，发生室上性心动过速的风险增加 3.4 倍。

5. 脑血管疾病 Framingham 研究显示，与 LVMI 最低四分位数的患者相比，最高四分位数的患者发生脑血管疾病的风险增加 2.7 倍。一项回顾性研究发现，有 37% 的缺血性脑卒中患者合并左心室几何构型异常，其中 21% 为向心性重构，16% 为 LVH。MESA 研究纳入 5 098 名社区人群，通过心脏磁共振成像评估 LVM 与脑卒中风险的相关性，结果提示，在校正其他危险因素后,LVMI 与脑卒中风险具有独立相关性。

6. 认知功能受损　LVH 增加认知能力受损的风险。一项研究发现,经过 5 年随访,超声心动图诊断的 LVH 与认知能力下降具有独立相关性。ARIC 研究结果提示,在中位随访 18 年后,心电图诊断的 LVH 增加痴呆发生风险。MESA 研究在中位随访 12 年后发现,心脏磁共振成像显示的 LVMI 和 LVH 均与痴呆风险增加独立相关。

五、治疗

早在 1990 年,Framingham 研究结果提示 LVH 的逆转与心血管事件的减少具有相关性。随后的几个随机对照临床研究如 MRFIT、HOPE 和 LIFE 证实,经过降压治疗后,LVH 得到改善的患者其心血管事件发生风险较低。SPRINT 研究也证实,强化降压治疗的患者 LVH 发生风险降低 46%;而对于基线合并 LVH 的患者,强化降压治疗可以增加 LVH 逆转的获益高达 66%。降压治疗对 LVH 的影响因不同人群特点可能存在差异。预测降压治疗对 LVH 影响的因素包括年龄、腹型肥胖、体重指数、肾脏疾病、收缩压控制情况以及高血压病程等。因此,应该在早期进行严格的血压控制,同时干预其他危险因素如肥胖等,才可能防止不可逆的 LVH 发生。2018 年欧洲高血压指南明确指出,对于合并 LVH 的高血压患者,应该首选肾素 - 血管紧张素系统(renin-angiotensin system,RAS)抑制剂,如果血压控制不理想,可以加上钙通道阻滞剂及利尿剂,以保证血压控制在 130/80mmHg 以下。

1. 非药物治疗　早在 1980 年,一项小样本的随机对照研究显示,对于超重合并高血压的患者,经过减肥和其他生活方式干预后,患者 LVM 能够减低高达 24%,而且这个获益独立于血压变化。一项包含 1 022 名肥胖患者的荟萃分析结果显示,经过外科减肥手术后,LVM 和 RWT,左心房直径以及左心室舒张功能不全都得到明显改善。同时,生活方式的改善也能够降低高血压患者 LVH 发生风险。一项纳入 454 名高血压且不合并 LVH 患者的前瞻性队列研究显示,在平均随访 8.3 年后,规律的有氧运动能够在改善血压的同时,降低 LVH 发生风险。

2. 降压药物治疗　既往临床研究证实,所有种类的降压药物,包括 RAS 抑制剂、利尿剂、钙通道阻滞剂及 β 受体阻滞剂,都能够逆转高血压导致的 LVH。早在 2000 年,HOPE 研究结果就证实,与安慰剂相比,雷米普利能够逆转和防止 LVH,同时能够降低心肌梗死和脑卒中等心血管事件发生风险。LIFE 研究纳入 9 193 例高血压患者,研究结果提示,与阿替洛尔相比,氯沙坦对 LVH 的改善以及心血管事件风险的降低更明显。此外,氯沙坦组患者新发糖尿病风险降低 25%。LIFE 研究进一步分析发现,新发心房颤动风险的降低与 LVH 改善具有独立相关性,而且这种作用独立于血压的下降以及降压药物种类的使用。PRESERVE 研究比较赖诺普利和长效尼非地平对高血压合并 LVH 患者疗效的影响,结果显示,两种降压药物对 LVM 的影响无明显差别。另一项研究结果提示,依普利酮和依那普利对高血压合并 LVH 患者 LVMI 的影响也无明显差别。然而,与单独使用依普利酮相比,依普利酮联合依那普利治疗对 LVH 的改善更加明显。ADVANCE 研究显示,培哚普利联合吲哒帕胺能够显著减低 LVMI,同时还能够降低心血管事件发生率。ALLHAT 研究证实,氯噻酮在降低心力衰竭风险方面优于氨氯地平、赖诺普利和多沙唑嗪,随后的研究提示,这些获益可能与氯噻酮能够更好地改善 LVH 有关。PARADIGM-HF 研究结果提示,与依那普利相比,沙库巴曲缬沙坦能够更好地降低心力衰竭患者心血管事件发生率和死亡率,这可能与沙库巴曲能够扩张血管及抗纤维化相关。另一项纳入高血压患者的随机对照临床研究提示,与奥美沙坦相比,沙库巴曲缬沙坦对 LVM 的改善更加明显,这可能在一定程度上解释了沙库巴曲缬沙坦具有更好的心血管保护作用。最近一项纳入 20 个临床研究的荟萃分析显示,对于射血分数降低的心力衰竭患者,与 RAS 抑制剂相比,沙库巴曲缬沙坦对 LVM 的改善更加明显(图 1)。

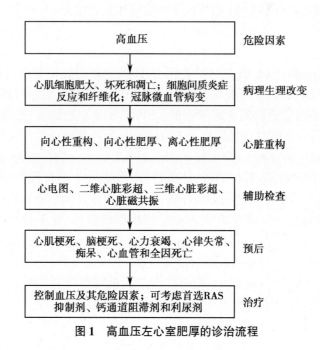

图 1　高血压左心室肥厚的诊治流程

3. 荟萃分析　一项纳入 80 个随机对照临床研究的荟萃分析结果显示,血管紧张素 II 受体阻滞剂(angiotensin II receptor blocker,ARB)、血管紧张素转换酶抑制剂(angiotensin converting enzyme inhibitor,ACEI)、钙通道阻滞剂、利尿剂和 β 受体阻滞剂能够分别降低左心室质量指数 13%、10%、11%、8% 和 6%;结果还提示,ARB、ACEI 和钙通道阻滞剂对 LVMI 的改善优于 β 受体阻滞剂。另一项纳入 75 个随机对照临床研究的荟萃分析结果显示,ARB 对 LVMI 的改善优于 β 受体阻滞剂。ARB、ACEI 和钙通道阻滞剂对 LVMI 改善可能与如下机制有关:①RAS 系统激活与心肌细胞肥厚进展有关;②血浆血管紧张素 II 浓度与 LVH 进展具有独立相关性;③交感神经系统的激活与 N 型钙离子通道激活相关。另外,β 受体阻滞剂对 LVH 改善不明显,可能与其对心率减慢的作用更大以及对中心动脉压的降低作用较小有关,两个作用导致左心室舒张末容量更大,从而增加左心室壁的应力。一项纳入 38 个随机对照临床研究的荟萃分析显示,与氢氯噻嗪相比,氯噻酮、吲哒帕胺及保钾利尿剂 / 氢氯噻嗪(CHIP)对 LVM 的改善更明显。另一项纳入 12 个头对头随机对照临床研究的荟萃分析显示,与 RAS 抑制剂相比,CHIP 利尿剂能够更好地降低 LVMI。

六、未来研究方向

糖尿病是心脏重构及 LVH 的重要危险因素,SGLT2 抑制剂不但能够控制血糖,还能够降低体重和血压。EMPA-REG Outcomes 和 CANVAS 等随机对照研究证实,恩格列净和卡格列净能够降低心血管事件发生率和死亡风险。目前正在开展数个小规模的临床研究(如 DAPA-LVH、EMPATROPHY、EMPA-HEART 等),旨在探讨 SGLT2 抑制剂的心血管保护作用是否与其改善心脏重构以及降低 LVH 发生风险有关。SGLT2 抑制剂能够改善左心室重构的机制可能包括如下几个方面：①通过利尿和利钠的作用，降低左心室壁的张力；②抑制心肌细胞上钠 - 氢泵，从而影响心肌重构。在非糖尿病的 HFpEF 动物模型中，恩格列净能够减低 LVMI 以及改善左心室舒张功能，这种作用独立于对血压的影响。动物模型还提示，黄嘌呤氧化酶抑制剂通过降低组织的氧化应激反应，从而改善心肌细胞肥大和 LVH。随机对照临床研究显示，对于冠心病、慢性肾功能不全或糖尿病的人群，黄嘌呤氧化酶抑制剂别嘌醇能够逆转 LVH。最近一项纳入 12 例观察性研究的荟萃分析结果显示，肾交感神经消融治疗与心脏磁共振成像评估 LVH 的改善具有独立相关性。这项研究结果提示，除了传统降压药物外，新型口服降糖药物、传统黄嘌呤氧化酶抑制剂以及新型器械治疗都可能改善或逆转 LVH，值得进一步研究和探索。

七、总结

LVH 与心肌梗死、脑卒中、痴呆、心血管死亡和全因死亡具有明确相关性。血压升高、高血压前期以及高血压是 LVH 的重要危险因素。心电图和二维超声心动图是评估左心室重构和 LVH 的常用手段。三维超声心动图能够提供更加准确和可重复性的数据，然而目前多用于研究阶段，尚缺乏统一的诊断界值。心脏磁共振成像不仅在评估 LVH 方面优于其他检查方法，还在鉴别 LVH 病因方面优于其他方法，然而这种方法耗时且费用高，因此尚未在临床推广应用。生活方式联合降压治疗能够预防或逆转 LVH。利尿剂、RAS 抑制剂和钙通道阻滞剂是目前指南推荐的能够逆转 LVH 以及改善预后的药物。目前很多临床研究正在探索 SGLT2 抑制剂对糖尿病合并高血压患者 LVH 的影响。这些进展将对今后临床诊疗产生深远的影响。

（蔡安平　周 丹　冯晓玄）

参考文献

[1] WILLIAMS B, MANCIA G, SPIERING W, et al. 2018 ESC/ESH Guidelines for the management of arterial hypertension [J]. Eur Heart J, 2018, 39 (33): 3021-3104.

[2] MARWICK T H, GILLEBERT T C, AURIGEMMA G, et al. Recommendations on the use of echocardiography in adult hypertension: a report from the European Association of Cardiovascular Imaging (EACVI) and the American Society of Echocardiography (ASE)[J]. Eur Heart J Cardiovasc Imaging, 2015, 16 (6): 577-605.

[3] SHENG Y, LI M, XU M, et al. Left ventricular and atrial remodelling in hypertensive patients using thresholds from international guidelines and EMINCA data [J]. Eur Heart J Cardiovasc Imaging, 2022, 23 (2): 166-174.

[4] CAO X, BROUGHTON S T, WAITS G S, et al. Interrelations Between Hypertension and Electrocardiographic Left Ventricular Hypertrophy and Their Associations With Cardiovascular Mortality [J]. Am J Cardiol, 2019, 123 (2): 274-283.

[5] JUNG J Y, PARK S K, OH C M, et al. The influence of prehypertension, controlled and uncontrolled hypertension on left ventricular diastolic function and structure in the general Korean population [J]. Hypertens Res, 2017, 40 (6): 606-612.

[6] CUSPIDI C, FACCHETTI R, BOMBELLI M, et al. High Normal Blood Pressure and Left Ventric-

ular Hypertrophy Echocardiographic Findings From the PAMELA Population [J]. Hypertension, 2019, 73 (3): 612-619.

［7］ SWYNGHEDAUW B. Molecular mechanisms of myocardial remodeling [J]. Physiol Rev, 1999, 79 (1): 215-262.

［8］ BAUTISTA L E, VERA L M, ARENAS I A, et al. Independent association between inflammatory markers (C-reactive protein, interleukin-6, and TNF-alpha) and essential hypertension [J]. J Hum Hypertens, 2005, 19 (2): 149-154.

［9］ DALEKOS G N, ELISAF M, BAIRAKTARI E, et al. Increased serum levels of interleukin-1beta in the systemic circulation of patients with essential hypertension: additional risk factor for atherogenesis in hypertensive patients？ [J]. J Lab Clin Med, 1997, 129 (3): 300-308.

［10］ LEVY D, GARRISON R J, SAVAGE D D, et al. Prognostic implications of echocardiographically determined left ventricular mass in the Framingham Heart Study [J]. N Engl Med, 1990, 322 (22): 1561-1566.

［11］ OKIN P M, DEVEREUX R B, JERN S, et al. Regression of electrocardiographic left ventricular hypertrophy during antihypertensive treatment and the prediction of major cardiovascular events [J]. JAMA, 2004, 292 (19): 2343-2349.

［12］ LEVY D, SALOMON M, D'AGOSTINO R B, et al. Prognostic implications of baseline electrocardiographic features and their serial changes in subjects with left ventricular hypertrophy [J]. Circulation, 1994, 90 (4): 1786-1793.

［13］ SOLIMAN E Z, AMBROSIUS W T, CUSHMAN W C, et al. Effect of Intensive Blood Pressure Lowering on Left Ventricular Hypertrophy in Patients With Hypertension: SPRINT (Systolic Blood Pressure Intervention Trial)[J]. Circulation, 2017, 136 (5): 440-450.

［14］ MCMURRAY J J, PACKER M, DESAI A S, et al. Angiotensin-neprilysin inhibition versus enalapril in heart failure [J]. N Engl J Med, 2014, 371 (11): 993-1004.

［15］ SCHMIEDER R E, WAGNER F, MAYR M, et al. The effect of sacubitril/valsartan compared to olmesartan on cardiovascular remodelling in subjects with essential hypertension: the results of a randomized, double-blind, active-controlled study [J]. Eur Heart J, 2017, 38 (44): 3308-3317.

［16］ WANG Y, ZHOU R, LU C, et al. Effects of the Angiotensin-Receptor Neprilysin Inhibitor on Cardiac Reverse Remodeling: Meta-Analysis [J]. J Am Heart Assoc, 2019, 8 (13): e012272.

［17］ KLINGBEIL A U, SCHNEIDER M, MARTUS P, et al. A meta-analysis of the effects of treatment on left ventricular mass in essential hypertension [J]. Am J Med, 2003, 115 (1): 41-46.

［18］ ROUSH G C, ABDELFATTAH R, SONG S, et al. Hydrochlorothiazide and alternative diuretics versus renin-angiotensin system inhibitors for the regression of left ventricular hypertrophy: a head-to-head meta-analysis [J]. J Hypertens, 2018, 36 (6): 1247-1255.

［19］ BROWN A J M, LANG C, MCCRIMMON R, et al. Does dapagliflozin regress left ventricular hypertrophy in patients with type 2 diabetes？ A prospective, double-blind, randomised, placebo-controlled study [J]. BMC Cardiovasc Disord, 2017, 17 (1): 229.

［20］ LU D, WANG K, LIU Q, et al. Reductions of left ventricular mass and atrial size following renal denervation: a meta-analysis [J]. Clin Res Cardiol, 2016, 105 (8): 648-656.

ARNI 治疗高血压的新进展

近年,首个干预利钠肽(natriuretic peptides,NP)系统的药物——沙库巴曲缬沙坦因其脑啡肽酶抑制剂的成分,减少了 NP 系统的降解,增强了 NP 系统的作用,显著改善心力衰竭患者的症状及生存率。晚近的众多研究也奠定了其在高血压及高血压伴靶器官损害领域中的应用,并有研究发现在高血压合并肥胖、代谢异常患者中应用沙库巴曲缬沙坦后,显著改善胰岛素敏感性,促进脂肪及尿酸代谢,可在一定程度上改善心血管代谢。因此,继《沙库巴曲缬沙坦在高血压患者中临床应用中国专家建议》出版后,高血压已经成为沙库巴曲缬沙坦除心力衰竭以外的另一种适应证。

一、ARNI 增强 NP 系统的生理作用影响血压及代谢的机制

沙库巴曲与缬沙坦(LCZ696)以 1∶1 摩尔比例形成共晶体药物,最初应用于心力衰竭患者,随着人们对其药理学作用的深入研究,其降压作用逐渐被认可。沙库巴曲是前体药物,经酯酶代谢为 LBQ657 活性产物,发挥抑制脑啡肽酶(neprilysin,NEP)的作用。其生物学作用主要与脑内啡肽酶活性受抑制后,减少利钠肽的降解,增强利钠肽的生物学作用有关。此外,NEP 广泛分布于人体各种组织中,包括内皮细胞、上皮细胞、平滑肌细胞、心肌细胞、脂肪细胞和胰岛,参与 50 多种血管活性肽,包括缓激肽、血管紧张素 -(1-7)、内皮素 -1、胰高血糖素、胰高血糖素样肽 -1(glucagon-like peptide-1,GLP-1)、胰岛素 -B 链、血管活性肠肽(vasoactive intestinal peptide,VIP)的降解,其靶器官保护作用和改善代谢的作用与 NEP 的底物的生物学作用有关。

(一)NP 合成、分泌及清除机制

利钠肽家族(natriuretic peptide,NP)包括心房利钠肽(atrial natriuretic peptide,ANP)、脑钠肽(B-type natriuretic peptide,BNP)和 C 型利钠肽(C-type natriuretic peptide,CNP)。1981年 De Bold 等首次发现 ANP,他们向大鼠静脉中注射心房组织提取物,引起强大的利尿作用。这个发现使心脏成为内分泌器官。具有 151 个氨基酸的心房利钠肽前体原(pre-pro-atrial natriuretic peptide,pre-proANP)在人体的心肌细胞内(主要在心房)合成,在内质网经过信号肽移除 25 个氨基酸序列后成为 ANP 的前体,即心房利钠肽前体(pro-atrial natriuretic peptide,proANP)。具有 126 个氨基酸的 proANP,储存在心房肌细胞的致密颗粒中。当心脏容量负荷及压力负荷增加时,proANP 从心肌细胞中释放,经丝氨酸蛋白酶 corin 水解前肽片段,产生有生物学活性的 28 个氨基酸 ANP 及等量的不具备生物学活性的 N 末端心房钠尿肽(N-terminal pro-atrial natriuretic peptide,NT-proANP)。

利钠肽系统包括 3 种膜受体,即利钠肽 A 型受体(natriuretic peptide receptor-A,NPRA)、利钠肽 B 型受体(natriuretic peptide receptor-B,NPRB)和利钠肽 C 型受体(natriuretic peptide receptor-C,NPRC)。ANP 和 BNP 都优先结合 NPRA,NPRA 含有鸟苷酸环化酶(guanylyl cyclase,GC)催化域,在组织、细胞内产生环磷酸鸟苷(cyclic guanosine monophosphate,cGMP),cGMP 通过蛋白激酶 G(protein kinase G,PKG)和离子通道使 ANP、BNP 发挥生物学作用。因此,NPRA 也分别被称为鸟苷酸环化酶 A(GC-A)。NPRC 是 ANP 和 BNP 的清

除受体,与 NPRC 结合后,经降解失去生物活性。

脑啡肽酶(NEP)是定位于细胞膜上的一种含锌的外切酶,可在疏水残基的氨基端切割底物。已鉴定出 ANP 环状结构中存在 7 个 NEP 裂解位点。NEP 可快速降解 ANP、BNP 和 CNP;此外,血管紧张素Ⅱ与 NEP 结合后也会被降解。

(二)NP 在循环系统中的作用

研究发现,ANP、BNP 在心血管方面主要通过利尿、舒张血管、抑制醛固酮和肾素分泌,参与血压和体液平衡的调节。动物研究提示,敲除小鼠编码 ANP 的基因 *NPPA*,小鼠出现盐敏感性高血压的表型。ANP 编码基因 *NPPA* 或 *NPRA* 敲除小鼠的血压增高,并导致高血压心脏病;相反,*NPPA* 表达增高,增加了 GC 活性和细胞内第二信使 cGMP,显著降低血压和减少心血管事件,减缓肾脏纤维化。

人群研究发现,ANP 的编码基因 *NPPA* 与血浆 ANP 浓度、血压水平和心血管疾病相关。在欧洲人群中发现,位于 5′ 启动子区域 g.664C>G,G 等位基因与血浆 ANP 较低、高血压和心肌肥厚的风险增高有关,在日本人群中也有类似的发现。位于 *NPPA* 的 1 号外显子突变体 rs5063,即 g.664G>A,A 等位基因与 ANP 升高、舒张压降低和高血压风险降低相关。突变体 rs5068,即 g.11905974A>G,位于 *NPPA* 3′ 非翻译区,与携带 2 个 A 等位基因的个体相比,携带 G 等位基因的个体血浆 ANP 浓度更高,收缩压和舒张压更低,其罹患高血压的风险更低;预测携带微小等位基因 G 的人群出现左心室肥厚和代谢综合征的风险较低。此外,由于丝氨酸蛋白酶 *CORIN* 基因突变,导致 ANP 生成减少,也与个体的血压增高有关,例如在 2 名中国先兆子痫患者中发现 *CORIN* 基因突变 Lys317Glu 和 Ser472Gly。尽管这些突变体并没有降低 corin 蛋白的表达,但 corin 的酶活性显著降低,导致子宫局部 ANP 水平降低,患者表现为妊娠高血压;在妊娠高血压患者的血浆中发现 ANP 及 corin 的水平显著增高,孕晚期 ANP 和 corin 增高提示发生先兆子痫的风险显著增加;此外,ANP 及 corin 的水平也与新生儿的不良事件相关。

由此可见,ANP、BNP 通过 NPRA 在高血压和心脏、肾脏及血管疾病的病理生理过程中发挥重要保护作用。其主要机制简要概括如下:

1. 肾脏机制 肾脏是水、钠调节的重要器官。肾髓质集合管对 Na^+ 的重吸收主要取决于阿米洛利敏感的 Na^+ 通道,该通道促进 Na^+ 的被动吸收。基底外侧的 Na^+/K^+-ATP 酶促进 Na^+-K^+-$2Cl^-$ 协同转运体主动将 Na^+ 从上皮细胞泵出到血液循环中。ANP 导致 Na^+ 通道功能和基底外侧 Na^+/K^+-ATP 酶活性受到抑制,抑制近曲小管、集合管对 Na^+ 的重吸收,使尿钠排泄增加。此外,已经证明 ANP 引起利尿和促进尿钠排泄部分原因是通过抑制 V2 受体介导的升压素在集合管中的作用。

2. ANP 直接扩张入球小动脉、降低去甲肾上腺素引起的入球小动脉收缩作用,使更多血液进入肾小球进行超滤,增加肾小球滤过率(GFR)。此外,同时扩张肾系膜细胞,增加肾小球有效滤过面积。

3. 扩张血管、抑制心肌重构 GC-cGMP 通路是调节心肌、平滑肌细胞功能的重要机制,cGMP 作用于心肌细胞,抑制心脏重构。ANP 导致 cGMP 依赖性 PKG 激活,PKG 激活 Ca^{2+}/ 钙调蛋白依赖性内皮一氧化氮(NO)合酶,促进 NO 合成,松弛血管平滑肌细胞,扩张血管,从而降低全身血压。

4. 神经内分泌 ANP 还通过 cGMP,直接抑制肾小球旁颗粒细胞释放肾素,而不改变细胞内 Ca^{2+},从而促进钠尿排泄。此外,NPRA 在肾上腺皮质,减少醛固酮的合成和释放。

ANP 通过调节神经节神经传递而不抑制迷走神经传入,增加心脏机械感受器的放电,来减少交感神经信号的流出。交感神经活动减少,减少血管的收缩,从而降低血压。

(三) NP 系统影响糖代谢、脂肪细胞增殖、脂代谢且促进尿酸排泄

1. 对糖代谢的影响及机制 在早期的动物研究中发现,ACEI/NEPI(omapatirat 及 mixanpril)改善了肥胖大鼠的胰岛素抵抗,增加胰岛素敏感性,增加了心肌细胞对葡萄糖的摄取与利用。基于早期的研究结果,在 PARADIGM-HF 临床研究中,也设计了观察新发糖尿病的研究终点。事后分析中发现,在减少新发糖尿病方面,沙库巴曲缬沙坦并没有比依那普利具有更大优势。分析原因,可能与在整个随访过程中,新发糖尿病病例非常少,仅有 84 例有关。但在 DM 患者中,与依那普利相比,使用沙库巴曲缬沙坦治疗可改善血糖。多项研究表明,ANP 和 BNP 水平可能与糖尿病的发展有关。Malmo 饮食和癌症研究中发现,在 16 年的随访期间,循环中 ANP 水平与新发 DM 呈显著负相关($OR=0.85$,95% CI $0.73\sim0.99$,$P=0.034$)。静脉输注 ANP,出现浓度依赖性的脂解作用增强、肝脏糖异生增加、脂肪组织中白细胞介素 6 和肿瘤坏死因子 α 的分泌减少,从而增强全身胰岛素敏感性。此外,ANP 可增加餐后游离脂肪酸(FFA)氧化,从而增加餐后能量消耗。ANP 和 BNP 都具有促进脂联素合成的作用,脂联素可增加胰岛素敏感性,通过 AMPK 信号通路改善葡萄糖代谢和胰岛素抵抗。在高脂喂养的 NEP 缺陷小鼠中,血糖状态的改善与 GLP-1 水平的升高、血浆 DPP-4 活性的降低和 β 细胞功能的改善相关,这提示抑制 NEP 具有改善代谢的作用。GLP-1 是 NEP 的底物,抑制 NEP 活性,通过增加内源性 GLP-1 改善糖代谢,是沙库巴曲缬沙坦实现改善糖代谢作用的另一种重要机制。

2. 对脂代谢的影响及机制 研究发现,在代谢综合征和肥胖患者中 ANP 水平显著降低,肥胖的高血压患者血浆 ANP 低于高血压非肥胖者;另有研究发现,ANP 和 BNP 激活 NPRA,能够抑制脂肪细胞增殖,低水平 ANP 降低 NPRA 对脂肪细胞增殖的抑制作用,导致患者发生肥胖。与此同时,肥胖高血压患者的血浆肾素活性和醛固酮较高,通过促进血管紧张素 Ⅱ(angiotensin Ⅱ,Ang Ⅱ)的生成,刺激脂肪合成和脂肪前细胞分化,导致肥胖的发生。RAAS 与 NP 系统存在相互制衡关系,NP/NPRA 抑制 RAAS 促进脂肪细胞合成导致的肥胖。另有研究提示,体育锻炼会增加肥胖患者血浆 ANP 水平。心房肌中的 GLP-1 通过诱导 ANP 分泌,改善代谢和血流动力学。

目前发现 ANP 可能通过多种途径调节脂肪代谢:①诱导脂肪组织褐变:研究发现,ANP 在米色脂肪细胞中表达和分泌。米色脂肪细胞是某些条件下白色脂肪库中出现的棕色脂肪细胞,也就是白色脂肪褐变。白色脂肪褐变刺激能量消耗。②诱导棕色脂肪产热:棕色和米色脂肪的产热程序可以增加全身代谢率,预防肥胖和糖尿病。ANP 与其受体 NPRA 结合,产生 cGMP,激活 PKG。PKG 进一步激活 p38MAPK,通过增加过氧化物酶体增殖物激活受体 γ 辅助激活因子(PPARγ coactivator-1α,PGC-1α)和 UCP1 的转录,诱导棕色脂肪组织的产热程序,从而预防肥胖和糖尿病。③ ANP 可以促进脂肪分解和脂质氧化:ANP 通过使激素敏感性脂肪酶(hormone-sensitive lipase,HSL)磷酸化,发挥脂解作用。

3. 对胆固醇代谢的影响 基于人群的研究发现,ANP 与血脂谱改变相关。家族性高胆固醇血症患者中,*ANP* 突变导致 NPRA 下调,表现为 apoA Ⅰ 和 HDL-C 水平降低,从而导致冠心病风险增高。突变体 rs5065,即 g.2238T>C,位于 *NPPA* 外显子 3 中,微小等位基因 C 与冠心病和心肌梗死的风险增高相关。子宫 ANP 缺乏的妊娠高血压综合征患者血浆 HDL-C 水平显著降低,而妊娠高血压综合征患者 5 年冠心病风险增高 3.79 倍。研究发现,

ANP 的基因多态性导致血浆 ANP 增高,与血浆中 HDL-C 水平增高、冠心病及心肌梗死风险降低有关。这些证据提示,ANP 激活 NPRA 可能是 HDL 相关途径的动脉粥样硬化性疾病的保护机制之一。

4. 促进尿酸排泄的机制 PARAGON-HF 亚组分析中发现,沙库巴曲缬沙坦与缬沙坦相比,可使 HFpEF 患者的血尿酸(serum uric acid,SUA)降低 0.38mg/dl,对高尿酸血症患者的 SUA 影响更大(0.51mg/dl)。同时,沙库巴曲缬沙坦可显著降低需要启动降尿酸的相关治疗(包括黄嘌呤氧化酶抑制剂、尿酸药物和秋水仙碱)的概率达 32%。近期另一项心力衰竭合并睡眠呼吸暂停的研究也得出同样的结果 $[(6.7 \pm 0.8)\,mg/dl\ vs.\,(5.9 \pm 1.0)\,mg/dl,$ $P<0.000\,1]$。尿酸在肾脏的转运主要依靠肾小管上皮细胞刷状缘侧尿酸阴离子转运体 1(urate transporters 1,URAT1)和基底侧膜上各种转运体。降低尿酸的机制考虑可能是 ANP 促进 Na^+ 排泄、减少 Na^+ 重吸收,从而使得管腔内有机阴离子减低,URAT1 对尿酸的重吸收依赖细胞内阴离子浓度,阴离子浓度下降,抑制 URAT1 对尿酸的重吸收,尿酸排泄增加。

二、沙库巴曲缬沙坦在高血压及合并症、代谢异常人群中的应用

(一)ARNI 在原发性高血压中的研究进展

孙宁玲教授等采用了网状荟萃分析,比较沙库巴曲缬沙坦与其他临床常见的血管紧张素 Ⅱ 受体阻滞剂(ARB)在原发性高血压患者中的降压效果。纳入 39 项比较沙库巴曲缬沙坦或其他临床常见的 ARB 或安慰剂治疗原发性高血压的随机对照试验。结果显示,与安慰剂相比,沙库巴曲缬沙坦治疗 8 周后对诊室坐位收缩压降压效果显著 $[-16.24mmHg(95\%$ $CI\ -19.03 \sim -13.49mmHg)]$。概率排序图和累积排序曲线下面积(SUCRA)结果显示,对于诊室坐位收缩压、舒张压和总体血压达标率结局,沙库巴曲缬沙坦的降压效果优于 ARB(SUCRA 分别为 91.39%、85.06%、91.26%)。一项荟萃分析探讨了沙库巴曲缬沙坦的舒张血管和抗高血压特性,结果显示,沙库巴曲缬沙坦较 ARB 具有更强的抗高血压作用,而且其对收缩压的降幅比舒张压更明显。因此,对于原发性高血压患者,沙库巴曲缬沙坦降压效果优于其他临床常见的 ARB。越来越多的证据均表明,沙库巴曲缬沙坦具有更显著的降压疗效,且安全性、耐受性良好。此外,对特殊高血压人群也有相应的临床研究证实其降压疗效。

(二)盐敏感性高血压的应用

盐敏感性高血压(salt-sensitive hypertension,SSH)人群在中国高血压人群中占比较高,研究显示中国大部分地区人均每天盐摄入量在 12~15g 以上,高钠膳食是这部分高血压人群的特点。在 Wang 等研究中,72 例 SSH 患者分别接受为期 4 周、1 次 /d 的沙库巴曲缬沙坦 400mg 与缬沙坦 320mg 治疗,结果发现,在短期内,沙库巴曲缬沙坦比缬沙坦在排钠、利尿方面更为显著,这可能与其改变 SSH 患者 N 末端脑钠肽前体水平有关。Kario 等学者认为可能是由于亚洲人盐摄入量高和盐敏感性高,血管紧张素受体脑啡肽酶抑制剂(ARNI)可通过增加利钠肽来增强降压效果,尤其是对于 RAAS 抑制剂反应不足的亚洲高血压患者。因此,沙库巴曲缬沙坦在降低 SSH 患者的诊室或动态血压方面更有优越性。

(三)老年高血压的应用

一项亚洲 65 岁以上的为期 14 周的随机、双盲研究中,主要评估沙库巴曲缬沙坦和奥美沙坦在降压方面的优越性。患者最初每天接受一次沙库巴曲缬沙坦 100mg 或奥美沙坦 10mg,在第 4 周增加到沙库巴曲缬沙坦 200mg 或奥美沙坦 20mg。在第 10 周时,对于血压仍高于 140/90mmHg 患者,将剂量增加到沙库巴曲缬沙坦 400mg 或奥美沙坦 40mg。结果

显示,在第 10 周时,沙库巴曲缬沙坦组坐位收缩压、坐位舒张压、脉压、24 小时平均压均低于奥美沙坦组,到第 14 周时,尽管奥美沙坦组有更多患者需要上调剂量,但沙库巴曲缬沙坦组的坐位收缩压和脉压从基线下降的幅度明显更大。另一项 PARAMETER(血管紧张素受体脑啡肽酶抑制剂与血管紧张素受体阻滞剂测量老年人动脉硬度的前瞻性比较)研究共纳入 454 名老年高血压患者,发现沙库巴曲缬沙坦比奥美沙坦在降低中心主动脉压力的作用更优,沙库巴曲缬沙坦在第 12 周的降幅达 3.7mmHg(P=0.010)。在第 12 周的二次评估中,中心主动脉脉压降低 2.4mmHg(P<0.012);平均 24 小时动态肱动脉收缩压和中心主动脉收缩压分别下降 4.1mmHg 和 3.6mmHg(均 P<0.001)。52 周后,治疗之间的血压参数相似,并且发现在这个老年队列中将血压目标值设定为 140/90mmHg 以下,沙库巴曲缬沙坦组对额外的降压药物(氨氯地平或阿米洛利)需求较少(LCZ696 32% $vs.$ 奥美沙坦 47%,P<0.002)。PARAMETER 研究首次证明了沙库巴曲缬沙坦在降低有收缩期高血压和动脉硬化的老年患者的动态中心主动脉和肱动脉压力方面的优势。但是临床研究往往纳入的是相对健康的老年人,有时无法反映真实世界的实际情况,比如肾功能不全、功能状态更差的衰弱的老年人等,因此需要更多临床研究以进一步证实 ARNI 的有效性及安全性。

(四)肥胖高血压患者的应用

研究表明,对于肥胖的高血压患者,沙库巴曲缬沙坦的降压效果明显优于氨氯地平,并且可以提高胰岛素的敏感性,增加腹部皮下脂肪组织的脂质动员。另一项 PARADIGM-HF 研究的事后分析显示,对于合并糖尿病的 HFrEF 患者,沙库巴曲缬沙坦组比依那普利组的糖化血红蛋白降低,需加用胰岛素治疗的患者比例减少 29%。

(五)难治性高血压的应用

难治性高血压(resistant hypertension,RH)是高血压治疗中的难点。在改善生活方式的基础上,合理应用了可耐受的、足量的、≥3 种降压药物(包括利尿剂)治疗超过 1 个月血压仍未达标,或服用 ≥4 种降压药物血压才能有效控制,称为 RH。姜一农团队共纳入 66 名中国难治性高血压患者。患者接受沙库巴曲缬沙坦 200mg 代替血管紧张素 Ⅱ 受体阻滞剂或血管紧张素转换酶抑制剂,其他降压药物继续使用。如果 4 周后血压仍不达标,则将沙库巴曲缬沙坦增加至 400mg。治疗 8 周后,通过诊室血压和动态血压监测评估血压降幅情况。基线诊室血压和平均动脉压(MAP)分别为 150.0/95.0mmHg 和 113.3mmHg。BP 和 MAP 在第 8 周降至 130.6/83.2mmHg 和 99.0mmHg。诊室血压和 MAP 在研究终点分别降低了 19.4/11.8mmHg 和 14.3mmHg(均 P<0.001)。基线时 24 小时、日间和夜间动态血压分别为 146.2/89.1mmHg、148.1/90.3mmHg 和 137.5/83.7mmHg,在第 8 周时血压分别降至 129.6/79.8mmHg、130.6/81.1mmHg 和 121.7/75.8mmHg。24 小时、白天和夜间动态血压在终点分别降低 16.6/9.3mmHg、17.5/9.2mmHg 和 15.8/7.9mmHg(均 P<0.001)。沙库巴曲缬沙坦显著降低难治性高血压患者的诊室和动态血压。该研究为沙库巴曲缬沙坦治疗难治性高血压提供了新的证据。

(六)高血压合并心力衰竭中的应用

1. 对于高血压合并射血分数降低的心力衰竭(HFrEF)患者 2014 年发表在 *New England Journal of Medicine* 的一篇 RCT 研究,纳入了 8 442 名 Ⅱ、Ⅲ 或 Ⅳ 级心力衰竭且射血分数 ≤40% 的患者,研究结束时主要结局发生在 LCZ696 组的 914 名患者(21.8%)和依那普利组的 1 117 名患者(26.5%)(LCZ696 组的风险比为 0.80,95% CI 0.73~0.87,P<0.001)。共有 711 名(17.0%)接受 LCZ696 的患者和 835 名(19.8%)接受依那普利的患者死亡(全

因死亡风险比为 0.84,95% *CI* 0.76~0.93,*P*<0.001);在这些患者中,分别有 558 人(13.3%)和 693 人(16.5%)死于心血管原因(风险比为 0.80,95% *CI* 0.71~0.89,*P*<0.001)。与依那普利相比,LCZ696 还将心力衰竭住院风险降低了 21%(*P*<0.001),并减少了心力衰竭的症状(*P*=0.001)。与依那普利组相比,LCZ696 组出现肾功能不全、高钾血症和咳嗽的患者比例较低。在 2020 年发表的一篇系统评价中提到,与 ARB 相比,100mg LCZ696 可显著降低收缩压(*MD*=-1.58mmHg,95% *CI* -2.09~-1.07mmHg,*P*<0.05)和舒张压(*MD*=-0.66mmHg,95% *CI* -0.98~-0.33mmHg,*P*<0.05)。LCZ696 200mg 显著降低 SBP(*MD*=-4.94mmHg,95% *CI* -6.54~-3.35mmHg,*P*<0.05)、DBP(*MD*=-2.24mmHg,95% *CI* -2.74~-1.75mmHg,*P*<0.05)、24 小时动态 SBP(24 小时 ASBP,*MD*=-3.69mmHg,95% *CI* -4.80~-2.58mmHg,*P*<0.05)和 24 小时 ADBP(*MD*=-1.71mmHg,95% *CI* -2.13~-1.28mmHg,*P*<0.05)。LCZ696 400mg 显著降低 SBP(*MD*=-6.25mmHg,95% *CI* -7.90~-4.61mmHg,*P*<0.05)、DBP(*MD*=-2.30mmHg,95% *CI* -2.80~-1.80mmHg,*P*<0.05)、24 小时 ASBP(*MD*=-4.31mmHg,95% *CI* -6.56~-2.07mmHg,*P*<0.05)和 24 小时 ADBP(*MD*=-1.69mmHg,95% *CI* -2.59~-0.79mmHg,*P*<0.05)。与 LCZ696 200mg 相比,LCZ696 400mg 显著降低 SBP(*MD*=1.71mmHg,95% *CI* 1.15~2.27mmHg,*P*<0.05)、DBP(*MD*=0.90mmHg,95% *CI* 0.65~1.16mmHg,*P*<0.05)、24 小时 ASBP(*MD*=1.50mmHg,95% *CI* 0.84~2.17mmHg,*P*<0.05)和 24 小时 ADBP(*MD*=0.76mmHg,95% *CI* 0.47~1.06mmHg,*P*<0.05)。因此,LCZ696 的降血压作用与剂量有关。与 ARB 相比,ARNI 在强化降压治疗方面更有效。对于高血压合并心力衰竭的患者,应首选 ARNI。因此,与传统药物相比,ARNI 显著改善了慢性心力衰竭患者的超声心动图指标、生命体征和生物标志物,降低了高钾血症、肾功能不全等不良反应的发生率。

2. 对于高血压合并射血分数保留的心力衰竭(HFpEF)患者　尤其以高血压为病因的 HFpEF,在心力衰竭症状出现后仍伴随高血压,推荐应用 ARNI 可在控制血压的同时,改善心血管病预后。2012 年在 *Lancet* 杂志上发表了一项针对 HFpEF(LVEF ≥45%)患者的Ⅱ期 RCT 研究(PARAMOUNT-HF),结果显示,与缬沙坦组相比,LCZ696 组的 NT-proBNP 在 12 周时显著降低(LCZ696:基线,*MD*=783pg/ml,95% *CI* 670~914pg/ml;12 周,*MD*=605pg/ml,95% *CI* 512~714pg/ml。缬沙坦:基线,*MD*=862pg/ml,95% *CI* 733~1 012pg/ml;12 周,*MD*=835pg/ml,95% *CI* 710~981pg/ml。LCZ696/缬沙坦比值为 0.77,95% *CI* 0.64~0.92,*P*=0.005)。LCZ696 的耐受性良好,不良反应与缬沙坦相似。其中,使用 LCZ696 的 22 名患者(15%)和使用缬沙坦的 30 名患者(20%)有 1 个或多个严重的不良事件。因此,在这类患者中,LCZ696 在应用 12 周时比缬沙坦降低 NT-proBNP 的程度更大,并且耐受性良好。在 2019—2020 年发表在 *New England Journal of Medicine*、*Circulation* 上的关于 ARNI 与 ARB 在 HFpEF 患者中整体结果的前瞻性研究(PARAGON-HF)中,结果显示,与缬沙坦相比,ARNI 并未显著降低心血管死亡或总的心力衰竭住院(首次和复发)的主要复合终点(比率为 0.87,95% *CI* 0.75~1.01,*P*=0.06)。在事后分析中发现在 12 个预先指定的亚组中,LVEF 和性别对心力衰竭风险的影响。在 LVEF 低于中位数(45%~57%,比率为 0.78,95% *CI* 0.64~0.95)和女性患者(比率为 0.73,95% *CI* 0.59~0.90)中,观察到应用 ARNI 相较于缬沙坦存在获益。

因此,对于高血压合并心力衰竭的患者,ARNI 不仅能改善心力衰竭患者的预后,还能降低心力衰竭患者的病死率和因心力衰竭导致的住院率。ARNI 的安全性良好,严重不良事件发生率低,但未来还需要进一步的大样本试验来确定 ARNI 对慢性心力衰竭患者的疗效和安全性的长期影响。

（七）高血压合并肾功能不全的应用

高血压既是慢性肾脏病（CKD）的原因，又是其并发症。英国的一项研究 HARP Ⅲ 对 414 例有蛋白尿的慢性肾脏病患者［肾小球滤过率为 20~60ml/（min·1.73m²）］分别予 ARNI 和厄贝沙坦进行比较，在 1 年的随访中，治疗组之间测量的肾小球滤过率（eGFR）相似，接受 ARNI 治疗的患者平均收缩压、平均舒张压各降低了 5.2mmHg，蛋白尿无显著降低。组间的不良事件发生率相似。这些数据加强了 ARNI 治疗慢性肾脏病患者的安全性证据，但这些发现的临床意义还需进一步评估。在 PARADOGM-HF 研究和 PARAGON-HF 研究的 CKD 亚组分析中，与 RAAS 抑制剂相比，ARNI 可显著降低肾脏复合终点的风险，延缓 eGFR 下降。尽管上述研究选取 4 期 CKD［eGFR 15~30ml/（min·1.73m²）］患者，但因为例数较少，从安全性考虑，ARNI 更适合在 CKD 1~3 期中应用。

ARNI 通过肾脏调节利尿排钠，促进水、电解质的平衡，降低肾小球内压力，使蛋白尿降低，使肾小球滤过率衰退减缓。这既保护了肾脏，又起到良好的降压效果。因此，高血压合并肾脏病的患者服用 ARNI，可以预防肾脏病的进一步恶化。

三、结语

越来越多的证据表明，NP 系统参与血压、体液调节及心血管代谢。沙库巴曲缬沙坦作为首个增强 NP 系统的药物，不仅在心力衰竭的药物治疗领域取得了显著疗效。更有明确的证据显示，沙库巴曲缬沙坦可作为降压药物，应用于高血压以及合并心脏、肾脏等靶器官损伤的高血压人群的治疗。但其对心血管代谢领域的远期获益需要更多大规模临床研究证实。

（宋　玮　杨明晖　张　英）

参考文献

［1］DE BOLD A J, BORENSTEIN H B, VERESS A T, et al. A rapid and potent natriuretic response to intravenous injection of atrial myocardial extract in rats [J]. Life Sci, 1981, 28 (1): 89-94.

［2］CONEN D, CHENG S, STEINER L L, et al. Association of 77 polymorphisms in 52 candidate genes with blood pressure progression and incident hypertension: the Women's Genome Health Study [J]. J Hypertens, 2009, 27 (3): 476-483.

［3］WILLARD J R, BARROW B M, ZRAIKA S. Improved glycaemia in high-fat-fed neprilysin-deficient mice is associated with reduced DPP-4 activity and increased active GLP-1 levels [J]. Diabetologia, 2017, 60 (4): 701-708.

［4］BORDICCHIA M, LIU D, AMRI E Z, et al. Cardiac natriuretic peptides act via p38 MAPK to induce the brown fat thermogenic program in mouse and human adipocytes [J]. J Clin Invest, 2012, 122 (3): 1022-1036.

［5］BARBATO E, BARTUNEK J, MANGIACAPRA F, et al. Influence of rs5065 atrial natriuretic peptide gene variant on coronary artery disease [J]. J Am Coll Cardiol, 2012, 59 (20): 1763-1770.

［6］PELAIA C, ARMENTARO G, VOLPENTESTA M, et al. Effects of Sacubitril-Valsartan on Clinical, Echocardiographic, and Polygraphic Parameters in Patients Affected by Heart Failure With Reduced Ejection Fraction and Sleep Apnea [J]. Front Cardiovasc Med, 2022, 9: 861663.

［7］ 孙宁玲, 王鸿懿, 喜杨. 沙库巴曲缬沙坦对比血管紧张素受体阻滞药治疗原发性高血压的疗效：网状荟萃分析 [J]. 中华高血压杂志, 2021, 29 (8): 748-756.

［8］ SUPASYNDH O, WANG J, HAFEEZ K, et al. Efficacy and Safety of Sacubitril/Valsartan (LCZ696) Compared With Olmesartan in Elderly Asian Patients (≥ 65 Years) With Systolic Hypertension [J]. Am J Hypertens, 2017, 30 (12): 1163-1169.

［9］ KARIO K, SUN N, CHIANG F T, et al. Efficacy and safety of LCZ696, a first-in-class angiotensin receptor neprilysin inhibitor, in Asian patients with hypertension: a randomized, double-blind, placebo-controlled study [J]. Hypertension, 2014, 63 (4): 698-705.

［10］ WILLIAMS B, COCKCROFT J R, KARIO K, et al. Effects of Sacubitril/Valsartan Versus Olmesartan on Central Hemodynamics in the Elderly With Systolic Hypertension: The PARAMETER Study [J]. Hypertension, 2017, 69 (3): 411-420.

［11］ JORDAN J, STINKENS R, JAX T, et al. Improved Insulin Sensitivity With Angiotensin Receptor Neprilysin Inhibition in Individuals With Obesity and Hypertension [J]. Clin Pharmacol Ther, 2017, 101 (2): 254-263.

［12］ SEFEROVIC J P, CLAGGETT B, SEIDELMANN S B, et al. Effect of sacubitril/valsartan versus enalapril on glycaemic control in patients with heart failure and diabetes: a post-hoc analysis from the PARADIGM-HF trial [J]. Lancet Diabetes Endocrinol, 2017, 5 (5): 333-340.

［13］ LI W, GONG M, YU Q, et al. Efficacy of angiotensin receptor neprilysin inhibitor in Asian patients with refractory hypertension [J]. J Clin Hypertens (Greenwich), 2022, 24 (4): 449-456.

［14］ MCMURRAY J J, PACKER M, DESAI A S, et al. Angiotensin-neprilysin inhibition versus enalapril in heart failure [J]. N Engl J Med, 2014, 371 (11): 993-1004.

［15］ GENG Q, YAN R, WANG Z, et al. Effects of LCZ696 (Sacubitril/Valsartan) on Blood Pressure in Patients with Hypertension: A Meta-Analysis of Randomized Controlled Trials [J]. Cardiology, 2020, 145 (9): 589-598.

［16］ SOLOMON S D, ZILE M, PIESKE B, et al. The angiotensin receptor neprilysin inhibitor LCZ696 in heart failure with preserved ejection fraction: a phase 2 double-blind randomised controlled trial [J]. Lancet, 2012, 380 (9851): 1387-1395.

［17］ SOLOMON S D, VADUGANATHAN M, CLAGGETT B L, et al. Sacubitril/valsartan across the spectrum of ejection fraction in heart failure [J]. Circulation, 2020, 141 (5): 352-361.

［18］ UK HARP-Ⅲ Collaborative Group. Randomized multicentre pilot study of sacubitril/valsartan versus irbesartan in patients with chronic kidney disease: United Kingdom Heart and Renal Protection (HARP)-Ⅲ-rationale, trial design and baseline data [J]. Nephrol Dial Transplant, 2017, 32 (12): 2043-2051.

［19］ DAMMAN K, GORI M, CLAGGETT B, et al. Renal Effects and Associated Outcomes During Angiotensin-Neprilysin Inhibition in Heart Failure [J]. JACC Heart Fail, 2018, 6 (6): 489-498.

［20］ MC CAUSLAND F R, LEFKOWITZ M P, CLAGGETT B, et al. Angiotensin-Neprilysin Inhibition and Renal Outcomes in Heart Failure With Preserved Ejection Fraction [J]. Circulation, 2020, 142 (13): 1236-1245.

妊娠期高血压疾病的血压管理策略：CHAP 研究

高血压是妊娠期间遇到的最常见的医学问题,使多达 10% 的孕妇妊娠复杂化。妊娠期高血压疾病(hypertensive disorders in pregnancy,HDP)仍然是世界范围内与妊娠相关的孕产妇和胎儿发病和死亡的主要原因之一。不仅如此,受影响的女性在以后的生活中患心血管疾病(CVD)的风险也会增加,且与传统的 CVD 风险无关。

由于妊娠期间降压治疗持续时间相对较短(一般几周到几个月),又因为对孕产妇和胎儿安全性的考虑,临床医师对 HDP 的研究十分谨慎,样本量通常较小,导致缺乏高质量的随机对照研究。正因如此,国内外关于 HDP 的血压管理策略一直存在争议,大多数指南的推荐或建议只是局限于已有的文献和专家的意见。

2015 年发表的 CHIPS 研究和 2022 年新近发表的 CHAP 研究均为多中心、大规模、开放、随机对照研究,为治疗 HDP 的里程碑式研究。两项研究都入选妊娠期间轻度高血压患者,采用严格降压或积极降压的治疗策略,探讨在此类人群中可能带来的获益,为妊娠期高血压的降压治疗启动时机、血压控制目标等方面提供了更多循证医学证据。两项试验结论将对 HDP 的血压管理策略产生重大影响。

一、妊娠期高血压疾病的危害与评估

(一)流行病学

高血压是妊娠期最常见的并发症,全世界孕妇的 HDP 发生率为 5%~10%。我国孕妇人群发病率与之相似,为 5.6%~9.4%。基于美国孕妇人群的数据显示,5%~6% 为妊娠期高血压(无蛋白尿),3%~6% 为妊娠合并子痫前期。

以往将妊娠期高血压疾病主要分为三类:①妊娠合并慢性高血压:即妊娠前高血压;②妊娠期高血压(gestational hypertension):指孕 20 周后出现的高血压;③子痫前期(preeclampsia):指妊娠期高血压伴蛋白尿和 / 或涉及其他靶脏器损伤。新近美国心脏协会(AHA)发表的"关于妊娠期高血压的诊断、血压目标和药物治疗的科学声明"增加了一类,即慢性高血压伴发子痫前期(preeclampsia superimposed on chronic hypertension)。

在美国,2000—2009 年 HDP 的发病率增加了 67%,这是由于首次妊娠年龄的增大,以及肥胖和其他心脏代谢危险因素的发病率增加。

HDP 的发病率往往使用不可靠的诊断评分进行评估;而且是在每次妊娠时表示,这可能低估了生育后有 HDP 病史的女性数量。每名女性而不是每妊娠一次的 HDP 发生率可以更好地评估未来有心血管疾病风险的女性数量,前者 HDP 发生率为 7.5%,后者为 15.3%。

目前对于妊娠期隐匿性高血压缺乏研究,尚不清楚其发生率和临床意义。妊娠期任何类型的非持续性血压升高都可能发展为持续性高血压,需要随访。短暂性妊娠期高血压,即妊娠晚期女性发生单纯性高血压(没有先兆子痫的其他表现)与后来发展为慢性高血压密切相关。

正常孕妇的血管系统对血管活性肽如血管紧张素 Ⅱ 和肾上腺素的反应性明显降低。相比之下,患有子痫前期的女性通常对这些激素表现出高反应性,这种变化甚至在高血压和子痫前期其他症状变得明显之前就可以看到。

(二) 母体风险

慢性高血压可增加女性孕产期并发症、远期不良结局及新生儿远期不良结局的发生风险。WHO 分析了各国国家层面的孕产妇死亡原因(包括 34 个数据集的 35 197 例死亡的孕产妇),位居前四位的原因分别是出血、高血压疾病、流产和败血症。出血是非洲和亚洲死亡的主要原因(估计分别为 33.9% 和 30.8%)。高血压是仅次于出血的孕产妇死亡的第二大原因。2011—2013 年间,妊娠高血压导致美国 7.4% 的孕产妇死亡。发达国家和发展中国家的产妇死亡中分别有 16.1% 和 25.7% 归因于妊娠期高血压,发生在各级医疗助产机构的 HDP 相关的孕产妇死亡约有一半是可以避免的。

HDP 也是胎儿 / 后代发病率的重要原因。妊娠期间收缩压升高,也与早产和胎龄小且低体重出生婴儿的风险增加有关。

近几年来关注到 HDP 是 CVD 的独立危险因素。在有 HDP 病史的女性中,CVD 危险因素(例如高血压和糖尿病)的增加可能使这些人患 CVD 的风险越来越大。心血管事件发生较早,以及多种慢性病并存,可以加快 HDP 病史女性的衰老。1994—2011 年,美国妊娠相关脑卒中住院率增加了 60% 以上,与非妊娠期高血压相关脑卒中相比,HDP 相关脑卒中的发生率增加了 2 倍。

分析 2004—2016 年间西班牙 433 430 名活产、单胎孕妇的资料表明,无论妊娠合并慢性高血压或妊娠期高血压,HDP 增加了产妇分娩后 5 年内发生冠心病、脑卒中及死亡的风险,而妊娠期高血压与全因死亡率、新发冠心病、新发脑卒中单独相关。

一项 9 862 例妊娠女性的队列研究结果显示,与无 HDP 病史的女性(年龄和胎次基本匹配)相比,有 HDP 病史的女性脑卒中的风险增加 2.3 倍,冠心病风险增加 1.9 倍,慢性肾脏病风险增加 2.4 倍。此外,在妊娠之前或在妊娠早期的高血压可使妊娠期糖尿病的风险增加 2 倍。

一项针对白大衣高血压研究的荟萃分析报道称,与血压正常的女性相比,先兆子痫和不良胎儿结局的风险增加;但低于患有慢性或妊娠期高血压的女性的风险。

HDP 造成的母体风险还包括多器官衰竭和弥散性血管内凝血。HDP 导致的胎儿的高风险主要有宫内生长迟缓、早产、胎盘早剥和宫内死亡。

Egeland 等进行的一项涵盖 13 000 多例妊娠女性的队列研究发现,妊娠期高血压和先兆子痫有几个共同的孕前危险因素,其中一些危险因素通过干预可以得到改善,以降低不良妊娠结局的风险。妊娠期高血压和先兆子痫患者共有的危险因素包括:糖尿病家族史、妊娠前女性自身的糖尿病状况、总胆固醇 / 高密度脂蛋白胆固醇比值(> 5)、超重和肥胖以及血压升高。此外,60 岁之前心肌梗死家族史和甘油三酯水平升高也可预测风险。

(三) 血压测量与分级

诊断 HDP,需要重复测量(2 次以上) 的收缩压(SBP) ≥ 140mmHg 和 / 或舒张压(DBP) ≥ 90mmHg。出于诊断目的,重复测量血压需要间隔 4 小时进行。

每次测量前,应静坐 5~10 分钟。当患者仰卧位时,妊娠子宫压迫下腔静脉,可使读数大幅度改变,导致血压被低估。同样,如果在较高的手臂上测量血压,如左侧卧位测量的血压值可能被低估,除非袖带小心地保持在心脏水平。

妊娠期高血压按血压的水平分为两级。轻度指 SBP 140~159mmHg 和 / 或 DBP 80~109mmHg;重度指 SBP ≥ 160mmHg 和 / 或 DBP ≥ 110mmHg。已有研究表明,血压水

平 ≥ 160/110mmHg 与胎盘早剥、胎儿宫内生长受限的风险和脑卒中风险增加相关,因此被认为是妊娠期重度高血压的诊断阈值。

家庭血压和动态血压测量已经越来越多地用于孕妇。假设家用自动血压计是准确的(对比诊室血压的验证),这些测量可以提供有关 HDP 的严重程度和血压是否被控制的有价值的数据。家用自动血压计能够提供妊娠期间的真实血压,但仅在少数子痫前期的临床试验中对自动血压计进行了验证。《欧洲心脏病学会妊娠期心血管疾病管理指南》建议水银柱血压计仍是测量血压的"金标准",这与 2018 年 5 月国际妊娠期高血压研究学会发表的《妊娠期高血压疾病:ISSHP 分类、诊断和管理指南》不一致,它建议使用电子血压计,但都需要用公认的验证方法校正过的血压计设备才能在妊娠期使用。

目前各相关指南均推荐 24 小时动态血压监测优于常规血压测量,特别适用于合并糖尿病或肾病的高危孕妇,并且能够排除白大衣血压与白大衣效应。

关于血压变异:独立于基线血压值的血压变异与 CVD 风险之间存在一定的相关性,其中比较明确的就是血压变异性的增大与脑卒中风险增加的关联。关于妊娠期短期和访视期血压变异的研究有限。相关的小样本研究表明,更大的血压变异与不良的孕产妇和围产期结局相关。需要开展进一步研究以获得更多证据,也需要就测量妊娠期血压变异的方法达成共识。

二、妊娠期高血压疾病的里程碑式研究——CHAP

由于妊娠期间降压治疗持续时间相对较短,妊娠期高血压研究的终点通常不是心血管事件或 CVD 死亡的结局,而是采用其他临床结局如重度高血压、子痫前期的发生率,早产、小样儿等。重度高血压被认为是一个有效的替代结局指标,与孕产妇、胎儿和新生儿不良结局相关。

既往 19 项试验、2 409 名研究对象的荟萃分析结果表明,降压治疗可将 HDP 日后发展为严重高血压的风险降低 50%。而另一项包括 22 项试验、2 702 名研究对象的荟萃分析结果表明,降压治疗不能明显降低子痫前期的风险。同样,在婴儿死亡、早产、小样儿的风险方面,降压治疗与对照组相比,均无明显差异。基于这些根据小样本研究的荟萃分析结果,不足以支持对妊娠期轻度慢性高血压的孕妇积极降压治疗,并且成为学术界争论的焦点。

(一) CHIPS 研究

2015 年发表的 CHIPS(control of hypertension in pregnancy study)研究是一项随机、开放的国际多中心试验,纳入 981 例轻、中度 HDP 的单胎孕妇;其中,慢性高血压患者占 2/3,妊娠期高血压患者占 1/3;黑种人占 12.5%。随机分组时的平均胎龄为 24 周,入组时的平均体重指数为 31kg/m²,两组之间的人群基线特征无明显差异。治疗时长为 13 周。

CHIPS 研究对比了血压严格控制(DBP ≤ 85mmHg)和血压宽松控制(DBP ≤ 100mmHg)之间的妊娠结局差异。

CHIPS 研究的主要复合终点为流产、出生后 28 天内新生儿高级护理超过 48 小时。研究结果显示,两组孕产妇主要终点事件相似(3.7% *vs.* 2.0%),但重度高血压(≥ 160/110mmHg)在血压宽松控制组中的发生率更高(40.6% *vs.* 27.5%),血压严格控制组平均血压更低(138.8/89.9mmHg *vs.* 133.1/85.3mmHg)。CHIPS 研究结果表明,对于轻中度妊娠高血压患者,严格控制血压虽然不能降低主要复合终点,但可以降低孕妇发展为重度高血压的风险。该研究结果为舒张压降至 85mmHg 时胎儿安全性问题提供了证据支持。

（二）CHAP 研究

CHIPS 研究结果的发表,并未停息关于轻度慢性高血压孕妇是否该接受降压药物治疗的争论。2022 年 4 月 2 日在美国心脏学会(ACC)年会上公布的 CHAP(chronic hypertension and pregnancy) 研究,继续对这一焦点问题进行探索,并同步发表在 *New England Journal of Medicine* 上。

1. CHAP 研究简介

(1)试验设计:CHAP 研究是一项开放标签、随机的对照研究,纳入了 2015—2021 年来自美国超过 70 个中心的妊娠期轻度慢性高血压受试患者,且为单胎、妊娠<23 周的孕妇。受试者按 1∶1 比例随机分为两组,积极降压组在孕期使用降压药物使血压<140/90mmHg($n=1\ 208$),标准降压组只有当血压 ≥160/105mmHg 时才接受降压治疗且使血压<140/90mmHg($n=1\ 200$)。情况相似时,降压药物首选指南推荐的拉贝洛尔和硝苯地平缓释片。

主要排除标准包括基线时为妊娠期重度慢性高血压、妊娠期慢性高血压(继发性)、易出现并发症的高危孕妇、对降压药物过敏者。

主要终点事件包括重度子痫前期、妊娠<35 周的早产、胎盘早剥和胎儿/新生儿死亡组成的复合终点。安全性终点事件为出生体重小于胎龄(small for gestational age,SGA,即出生体重<同胎龄正常参考值的 10% 或 5%)。次要终点事件包括严重的母婴并发症,妊娠 37 周前发生的早产和子痫前期。

(2)试验结果:29 772 名孕妇经筛选后,共有 2 408 名进入该随机对照研究。其中,积极降压治疗组 1 208 例,标准降压组 1 200 例。两组之间的人群基线特征未见明显差。超过一半(56%)患者在入组时正在服用降压药物。黑种人占 47.5%,随机分组时的平均胎龄为 15.4 周,平均体重指数为 37.5kg/m²,治疗时长为 21 周。这些基线特征的占比明显高于 CHIPS 研究。

积极治疗组的主要结局事件发生率低于对照组(30.2% *vs.* 37.0%),调整后风险比为 0.82 (95%CI 0.74~0.92,$P<0.001$)。亚组分析显示,对于服用降压药物、非西班牙裔白种人、糖尿病及 BMI<40kg/m² 的妊娠期慢性高血压孕妇,积极降压组可降低主要终点事件发生的风险。

两组孕产妇严重并发症的发生率分别为 2.1% 和 2.8%(风险比为 0.75,95% CI 0.45~1.26),新生儿严重并发症的发生率分别为 2.0% 和 2.6%(风险比为 0.77,95% CI 0.45~1.30)。

在重度子痫前期发生风险和妊娠 35 周前早产的终点事件上,也可以看到积极降压组显著获益的情况:两组子痫前期的发生率分别为 24.4% 和 31.1%(风险比为 0.79,95% CI 0.69~0.89),早产发生率分别为 27.5% 和 31.4%(风险比为 0.87,95% CI 0.77~0.99)。在胎盘早剥及新生儿/胎儿死亡的终点事件上,未观察到治疗组获益。

在安全性终点事件上,出生体重小于胎龄的发生率在两组间比较差异无统计学意义,积极降压组为 11.2%,对照组为 10.4%(调整风险比为 1.04,95% CI 0.82~1.31,$P=0.76$)。孕产妇严重并发症的发生率分别为 2.1% 和 2.8%(风险比为 0.75,95% CI 0.45~1.26),两组间比较差异无统计学意义。

CHAP 项目最近获得了美国国家心脏、肺和血液研究所(NHLBI)的资助,将继续跟踪这些女性长达 10 年,以评估妊娠期高血压管理对长期心血管健康的影响。

2. CHAP 研究的意义和影响　CHAP 研究较 CHIPS 研究具有更大的样本例数,增加了统计效能。不同种族的妊娠期轻度高血压孕妇入选,意味着样本来源具有代表性。在临床实践中,CHAP 研究有下面 3 个重要结果值得关注。

(1)积极降压治疗能够降低重度子痫前期的风险:ACOG 指南建议,对无法控制高血压的先兆子痫、血压 ≥ 160/110mmHg、妊娠<34 周的孕妇,在没有足够的孕产妇和新生儿重症监护设施时进行紧急分娩。然而,CHAP 研究首次证实了积极降压治疗能够降低重度子痫前期的风险。其实,下调降压治疗的阈值可以及时控制血压,在降低轻度高血压发展成为重度高血压的同时,也就避免会导致早产和相关并发症的仓促分娩。

当代社会首次高龄妊娠和合并心血管危险因素的孕妇越来越多,与多次妊娠也有关。另外,现代生育技术也让有与 CVD 风险升高相关疾病(例如糖尿病、慢性肾脏病和多囊卵巢综合征)的女性妊娠。更重要的是,人们开始认识到了妊娠期高血压疾病与未来 CVD、肾病和血管性痴呆之间的关联性。因此,有理由对这类孕妇进行更积极的降压治疗。

(2)妊娠早期降压能改善孕产结局:孕妇妊娠期循环中正常的生理变化,会因妊娠期出现的慢性高血压而变得复杂。在正常妊娠期,妊娠 7 周时,全身血管阻力将降低 10%;此后全身血管阻力进一步降低,在妊娠中期达到最低的 30%。在妊娠前半期,女性平均动脉压下降 10~15mmHg。大多数患有轻度慢性高血压的女性血压也有类似的下降,基于这方面的生理变化,加上顾忌药物对胎儿的影响,一般认为妊娠早期不必急于进行降压治疗,至少对于妊娠期高血压是这样。

CHAP 研究中,40% 以上在妊娠 14 周即进入随机化过程,提示在孕早期开始积极降压能够改善慢性高血压患者的孕产结局;将血压控制在 140/90mmHg 以下的策略与更好的妊娠结局相关。此外,不会增加小于胎龄出生体重的风险,也没有任何证据表明更积极的降压治疗会延缓胎儿生长。

(3)药物选择有了更大的空间:在 CHAP 研究之前,对于硝苯地平的使用仍有不同的观点。支持的观点认为口服硝苯地平可以作为中晚期妊娠高血压的一线治疗药物,在妊娠早期则可作为二线药物使用。保守的观点仅支持其在妊娠高血压急症或出现先兆子痫时使用。中立的观点认为其适合用于严重妊娠高血压患者。CHAP 研究证明,口服硝苯地平不仅安全,而且有效,其中包括轻度慢性高血压。实际上,硝苯地平也被很多学会推荐(但不是全部)。

CHAP 研究选用的降压药物,除了目前常用的硝苯地平、拉贝洛尔、甲基多巴外,还有氨氯地平。氨氯地平的使用在临床上非常普遍,因此,CHAP 研究在药物选择上,给予了临床医师更多的选择空间。虽然动物研究未发现非洛地平、维拉帕米对胎儿的致畸性,但是这些 CCB 类药物在孕妇中未进行充分且良好的对照研究,因此这些 CCB 类药物目前暂不推荐用于妊娠期高血压的药物治疗。

在没有拉贝洛尔的国家(例如德国),已经考虑用美托洛尔替代。尽管这个治疗选择是基于小样本试验,但受到国家和国际临床实践指南的推荐。β 受体阻滞剂中,比索洛尔、阿替洛尔可能降低胎盘灌注,不推荐使用。

3. 起始降压阈值和目标血压值将被修订 虽然妊娠期慢性高血压的主要风险是发生叠加性先兆子痫,但在 2022 年之前没有证据表明轻度高血压患者的药物治疗可降低该人群先兆子痫的发病率。因此,一般认为 SBP>160mmHg 或 DBP>100~105mmHg,孕妇才开始抗高血压治疗。

在 2015 年 CHIPS 研究发表之后、2022 年 CHAP 研究发表之前,不少学会或学术团体纷纷调低了起始治疗的血压阈值和目标血压值。这些学术组织包括（不限于）国际妊娠高血压研究协会、加拿大高血压教育计划（CHEP）、世界卫生组织的高血压指南。2021 年发表的《欧洲心脏病学会妊娠期心血管疾病管理指南》建议，对妊娠期高血压、妊娠前已患高血压合并妊娠期高血压、高血压伴亚临床器官损害症状的患者，SBP>140mmHg 或DBP>90mmHg 即需要开始药物治疗。

中华医学会心血管病学分会制定的《妊娠期高血压疾病血压管理专家共识（2019）》推荐，当孕妇未并发器官功能损伤，SBP 控制在 130~155mmHg，DBP 控制在 80~105mmHg；当孕妇并发器官功能损伤，SBP 控制在 130~139mmHg，DBP 应控制在 80~89mmHg；血压不可低于 130/80mmHg，以保证子宫、胎盘血流灌注。

CHAP 研究的主要作者、阿拉巴马大学 Heersink 医学院妇产科教授 Alan Tita 表示，在经历了几十年的不确定性之后，这项研究的结果支持对妊娠期轻度和重度慢性高血压的治疗。在试验数据的基础上，降压治疗可能对母亲和婴儿都有益处。

母婴医学会（Society for Maternal-Fetal Medicine）在 CHAP 研究结果公布半个月后，于 2022 年 4 月 19 日发表了"妊娠期轻度慢性高血压的降压治疗——慢性高血压与妊娠试验"的声明。声明建议，对妊娠期轻度慢性高血压患者进行降压治疗，将血压控制在<140/90mmHg，接受治疗的慢性高血压患者应在妊娠期继续进行已建立的降压治疗，或更换与妊娠相适应的方案，以达到这一治疗目标。

由此可以预期，将会有越来越多涉及妊娠期高血压管理的指南，对于起始治疗阈值和降压目标值会有所调低。

（陈鲁原）

参考文献

[1] GAROVIC V D, DECHEND R, EASTERLING T, et al. Hypertension in Pregnancy: Diagnosis, Blood Pressure Goals, and Pharmacotherapy: A Scientific Statement From the American Heart Association [J]. Hypertension, 2022, 79 (2): e21-e41.

[2] 中华医学会妇产科学分会妊娠期高血压疾病学组 . 妊娠期高血压疾病诊治指南 (2020)[J]. 中华妇产科杂志 , 2020, 55 (4): 227-238

[3] REGITZ-ZAGROSEK V, ROOS-HESERLINK J W, BAUERSACHS J, et al. 2018 ESC Guidelines for the management of cardiovascular diseases during pregnancy [J]. Eur Heart J, 2018, 39 (34): 3165-3241.

[4] American College of Obstetricians and Gynecologists' Committee on Practice Bulletins—Obstetrics. ACOG Practice Bulletin No. 203: Chronic Hypertension in Pregnancy [J]. Obstet Gynecol, 2019, 133 (1): e26-e50.

[5] KHALID S, KHAN K S, WOJDYLA D, et al. WHO analysis of causes of maternal death: a systematic review [J]. Lancet, 2006, 367 (9516): 1066-1074.

[6] KASSEBAUM N J, BARBER R M, BHUTTA Z A, et al. Global, regional, and national levels of maternal mortality, 1990-2015: a systematic analysis for the Global Burden of Disease Study 2015 [J]. Lancet., 2016, 388: 1775-1812.

[7] LEFFERT L R, CLANCY C R, BATEMAN B T, et al. Hypertensive disorders and pregnancy-related stroke: frequency, trends, risk factors, and outcomes [J]. Obstet Gynecol, 2015, 125 (1): 124-131.

[8] MALEK A M, WILSON D A, TURAN T N, et al. Maternal Coronary Heart Disease, Stroke, and Mortality Within 1, 3, and 5 Years of Delivery Among Women With Hypertensive Disorders of Pregnancy and Pre-

Pregnancy Hypertension [J]. J Am Heart Assoc, 2021, 10 (5): e018155.

［9］ GAROVIC V D, WHITE W M, VAUGHAN L, et al. Incidence and long-term outcomes of hypertensive disorders of pregnancy [J]. J Am Coll Cardiol, 2020, 75 (18): 2323-2334.

［10］ EGELAND G M, KLUNGSØYR K, ØVEN N, et al. Preconception cardiovascular risk factor differences between gestational hypertension and preeclampsia: Cohort Norway Study [J]. Hypertension, 2016, 67 (6): 1173-1180.

［11］ BROWN M A, MAGEE L A, KENNY L C, et al. Hypertensive Disorders of Pregnancy: ISSHP Classification, Diagnosis, and Management Recommendations for International Practice [J]. Hypertension, 2018, 72 (1): 24-43.

［12］ MAGEE L A, VON DADELSZEN P, REY E, et al. Less-tight versus tight control of hypertension in pregnancy [J]. N Engl J Med, 2015, 372 (5): 407-417.

［13］ TITA A T, SZYCHOWSKI J M, BOGGESS K, et al. Treatment for Mild Chronic Hypertension during Pregnancy [J]. N Engl J Med, 2022, 386 (19): 1781-1792.

［14］ HALPERM D G, WEINBERG C R, PINNELAS P, et al. Use of Medication for Cardiovascular Disease During Pregnancy: JACC State-of-the-Art Review [J]. J Am Coll Cardiol, 2019, 73 (4): 457-476.

［15］ BUTALIA S, AUDIBERT F, CÔTÉA M, et al. Hypertension Canada's 2018 Guidelines for the Management of Hypertension in Pregnancy [J]. Can J Cardiol, 2018, 34 (5): 526-531.

［16］ World Health Organization. Guideline for the pharmacological treatment of hypertension in adults [M]. Geneva: World Health Organization, 2021.

［17］ Society for Maternal-Fetal Medicine Statement. Society for Maternal-Fetal Medicine Statement: Antihypertensive therapy for mild chronic hypertension in pregnancy-The Chronic Hypertension and Pregnancy trial [J]. Am J Obstet Gynecol, 2022, 227 (2): B24-B27.

经导管去肾交感神经术治疗高血压：
新证据解读与未来探索

高血压是我国和全球的主要心血管危险因素。尽管抗高血压药物不断进步，但高血压人群服药依从性差，血压达标率低仍是最大的挑战。寻找有效、便捷、一次治疗长期降压的非药物降压治疗方法是众望所归。本文回顾了去肾神经治疗高血压的技术现状和主要临床试验结果，就当前面临的问题与挑战进行了阐述，对未来发展方向提出了建议。

交感神经系统是调控血压的关键支柱之一。交感神经系统在短时血压升高和长期血压升高机制方面均有重要作用。若能阻断交感神经兴奋信息传入或传入的反馈回路，则有可能避免血压的升高。肾脏是人体调节血压的最重要器官之一，肾脏交感神经在调节肾功能上有一定作用，病理生理研究发现肾脏交感神经在升高血压方面可能机制包括：①可促进肾动脉收缩，肾小球旁细胞分泌肾素增加，激活肾素 - 血管紧张素系统（RAS）；②可引起肾小球滤过率降低，肾小管再吸收钠和水的作用增加，血容量增加；③肾小球压力感受器接收到升高血压刺激后，向脑干血压调节中枢传输信号，中枢兴奋传出升高血压信号。基于这些发现，推测阻断肾神经可能有一定的降压效果。去肾交感神经术（renal denervation，RDN）的原理是破坏肾脏交感传入和传出神经，以达到减弱肾脏和全身交感神经活性，从而降低血压。目前可以采用多种手段进行 RDN 治疗，但主要的 RDN 随机临床试验使用射频能量和超声能量（图 1）。

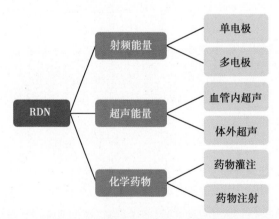

图 1　当前可采用多种技术进行去肾神经（RDN）治疗

RDN 射频消融导管第一代代表产品是 Symplicity Flex，系单电极线型射频导管。在概念验证试验 Symplicity HTN-1 及药物对照试验 Symplicity HTN-2 中发现，用该系统 RDN 的降压效果和安全性良好。随后的随机假手术对照 Symplicity HTN-3 试验再次验证了安全性，但两组间降压疗效未达到显著性差异，引发了对该疗法有效性的极大争议，提示有两个方面问题需要解决：①需要选择 RDN 合适的患者；②单电极线型射频导管阻断肾神经的效能不够。随后 RDN 随机假手术对照临床试验采用新的高血压患者入组标准和新一代三维去肾神经导管（图 2，彩图见二维码 1）。两个各 80 例高血压患者的 SPYRAL HTN off/on-

MED 随机假手术对照临床试验使用 Symplicity Spyral 系统（四电极螺旋型射频导管），消融范围从肾动脉主干扩大到主干加一级大分支近端，消融点数从原来每侧平均 5 个点增加到 20 个点。这两个试验改进了患者入选标准，均通过测量动态血压时取尿液分析降压药物，以调查患者的依从性。中期分析表明，24 小时平均降压幅度 RDN 组较假手术组低约 5/3mmHg，达到了研究设定的目标，重新燃起 RDN 治疗高血压的希望。SPYRAL PIVOTAL OFF-MED 研究的样本量增至 331 例，3 个月随访表明 RDN 组较假手术组 24 小时动态血压仍低约 4/3mmHg，进一步明确了 RND 确实有一定的降压作用。

二维码 1

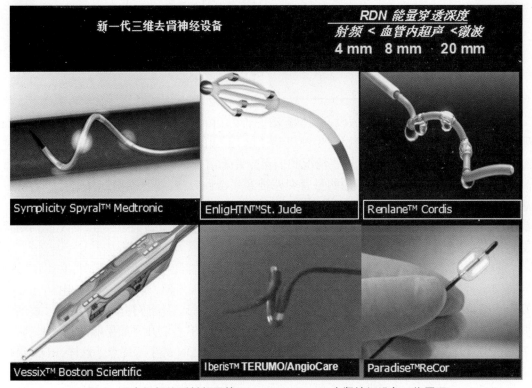

图 2　四电极螺旋型射频导管 Symplicity Spyral 去肾神经设备工作原理

去肾神经导管系统应用腔内超声能量是基于其穿透距离（4~8mm）较射频（<4mm）远的物理学特性，且环形发射，理论上能四象限损伤离肾动脉内膜更远、更多的肾神经。使用该器械的随机假手术对照的研究 RADIANCE-HTN 包括两个研究，即不用降压药的 SOLO 研究和用锁定降压药的 TRIO 研究。RADIANCE SOLO 研究（RDN 组 74 例，对照组 72 例）的两组差异在 2 个月时为 –6.3mmHg，6 个月时为 –4.3mmHg，提示用超声能量 RDN 近期安全、有效，中远期疗效还在随访中。刚发表的 RADIANCE TRIO 研究结果也类似。有关这两种能量 RDN 的三臂随机对照研究表明，肾动脉主干＋分支近端射频组和肾动脉主干超声组的降压疗效相似，但小幅度优于肾动脉主干射频组，提示通过单纯更多阻断肾神经并不能显著提高降压效果。

目前已经完成的 RDN 假手术对照随机临床试验总体显示（表 1），对 RDN 有明确降压应答的患者比例在 2/3~3/4，提示目前的 RDN 入组标准仍有缺陷；另外，Symplicity HTN-3 之后的随机临床研究，RDN 较假手术降压幅度 24 小时动态血压约 5/3mmHg，诊室血压约

7/4mmHg,与目前常用的一线降压药从、相比并无明显优势,这也给 RDN 的临床应用带来了巨大挑战。因此,显而易见,当前 RDN 治疗高血压面临更多深层次的问题和挑战。

表 1 2014—2021 年已发表的 RDN 假手术对照随机临床试验降压结果汇总

终点指标	异质性 (I^2)	血压平均差的变化 /mmHg	平均差(95% CI)	P 值
24 小时平均收缩压	0		−3.61(−4.89~−2.33)	<0.000 1
24 小时平均舒张压	18.6		−1.85(−2.78~−0.92)	<0.000 1
诊室舒张压	0		−5.86(−7.77~−3.94)	<0.000 1
诊室收缩压	0		−3.63(−4.77~−2.50)	<0.000 1

根据 RDN 治疗高血压的假设,选择肾交感神经兴奋性过高的患者行 RDN,才可能出现明显的降压效果。但高血压的病理生理机制复杂,不同的高血压个体是否均存在肾交感神经兴奋性过高? 比例是多少? 这些情况我们至今并未清楚。因此,RDN 可能并不适合所有高血压患者。目前尚缺乏适当的测量肾交感神经兴奋性方法,缺乏准确选择适合患者的方法,缺乏即刻确定肾神经是否被充分破坏的可靠方法,缺乏预测术后血压应答的手段,这些都给 RDN 的临床应用带来了巨大挑战。目前的消融器械只能做到消融神经,而不能判断肾交感神经兴奋的情况。

未来我们应该在术前、术中及术后客观地评价肾交感神经与血压的关系,即在术前监测到肾交感神经的传出和 / 或传入的过度兴奋信号与高血压伴随,人工输入这种电信号可引发肾交感神经过度兴奋伴随血压急剧上升;RDN 术中监测到肾交感神经的兴奋信号逐渐减弱至消失,RDN 后再次输入信号刺激肾交感神经,但血压不再上升。如果能做到这些,应该可以识别适合 RDN 的患者,预测 RDN 的降压幅度,判断 RDN 的手术终点。这样,RDN 治疗高血压就会更加科学、合理,设置假手术组也就没有必要了。我国开发了一种单电极射频 / 标测导管 SyMap 去肾神经设备,在这个方面已开始探索,随机临床试验也在进行中。我们应该在这个方向进一步进行系统、深入的研究,解决 RDN 临床应用中遇到的这些挑战性问题,夯实 RDN 治疗高血压的基础。在进一步研发肾神经专用检测设备过程中,逐步建立并完善检测交感神经兴奋性和定位交感神经束的方法,使 RDN 建立在可靠的技术平台上。我们有理由相信,随着这个技术平台的成熟,全身器官的自主神经调节机制研究将跨入新时代,对一些自主神经功能紊乱疾病的认识可能会有重大突破。

(蒋雄京 董 徽)

参考文献

[1] 高血压联盟,中国医疗保健国际交流促进会高血压分会,中国高血压防治指南修订委员会,等.中国高血压防治指南(2018 年修订版)[J]. 中国心血管杂志,2019, 24 (1): 25-55.

［2］ WEBER M A, MAHFOUD F, SCHMIEDER R E, et al. Renal Denervation for treating hypertension: current scientific and clinical evidence [J]. JACC Cardiovasc Interv, 2019, 12 (12): 1095-1105.

［3］ STAVROPOULOS K, PATOULIAS D, IMPRIALOS K, et al. Efficacy and safety of renal denervation for the management of arterial hypertension: A systematic review and meta-analysis of randomized, sham-controlled, catheter-based trials [J]. J Clin Hypertens (Greenwich), 2020, 22 (4): 572-584.

［4］ KRUM H, SCHLAICH M, WHITBOURN R, et al. Catheter-based renal sympathetic denervation for resistant hypertension: a multicentre safety and proof-of-principle cohort study [J]. Lancet, 2009, 373 (9671): 1275-1281.

［5］ Symplicity HTN-2 Investigators, ESLER M D, KRUM H, et al. Renal sympathetic denervation in patients with treatment-resistant hypertension (The Symplicity HTN-2 Trial): a randomised controlled trial [J]. Lancet, 2010, 376 (9756): 1903-1909.

［6］ BHATT D L, KANDZARI D E, O′ NEILL W W, et al. A controlled trial of renal denervation for resistant hypertension [J]. N Engl J Med, 2014, 370 (15): 1393-1401.

［7］ 蒋雄京, 高润霖. SIMPLICITY HTN3 研究后时代：去肾神经术治疗难治性高血压的现状与挑战 [J]. 中华医学杂志, 2014, 94 (23): 1761-1763.

［8］ 蒋雄京, 董徽. SYMPLICITY HTN-3 结果阴性不能否定经导管肾神经消融理念 [J]. 中国循环杂志, 2014, 29 (6): 404-405.

［9］ TOWNSEND R R, MAHFOUD F, KANDZARI D E, et al. Catheter-based renal denervation in patients with uncontrolled hypertension in the absence of antihypertensive medications (SPYRAL HTN-OFF MED): a randomised, sham-controlled, proof-of-concept trial [J]. Lancet, 2017, 390 (10108): 2160-2170.

［10］ KANDZARI D E, BÖHM M, MAHFOUD F, et al. Effect of renal denervation on blood pressure in the presence of antihypertensive drugs: 6-month efficacy and safety results from the SPYRAL HTN-ON MED proof-of-concept randomised trial [J]. Lancet, 2018, 391 (10137): 2346-2355.

［11］ 蒋雄京, 董徽. 评析 Spyral HNT OFF-MED 研究 - 谨慎而乐观看待 RDN 降压疗效 [J]. 中华高血压杂志, 2018, 26 (1): 7-9.

［12］ BÖHM M, KARIO K, KANDZARI D E, et al Efficacy of catheter-based renal denervation in the absence of antihypertensive medications (SPYRAL HTN-OFF MED Pivotal): a multicentre, randomised, sham-controlled trial [J]. Lancet, 2020, 395 (10234): 1444-1451.

［13］ AZIZI M, SCHMIEDER R E, MAHFOUD F, et al. Endovascular ultrasound renal denervation to treat hypertension (RADIANCE-HTN SOLO): a multicentre, international, single-blind, randomised, sham-controlled trial [J]. Lancet, 2018, 391 (10137): 2335-2345.

［14］ AZIZI M, SANGHVI K, SAXENA M, et al. Ultrasound renal denervation for hypertension resistant to a triple medication pill (RADIANCE-HTN TRIO): a randomised, multicentre, single-blind, sham-controlled trial [J]. Lancet, 2021, 397 (10293): 2476-2486.

［15］ FENGLER K, ROMMEL K P, BLAZEK S, et al. A Three-Arm Randomized Trial of Different Renal Denervation Devices and Techniques in Patients With Resistant Hypertension (RADIOSOUND-HTN) [J]. Circulation, 2019, 139 (5): 590-600.

［16］ AHMAD Y, FRANCIS D P, BHATT D L, et al. Renal Denervation for Hypertension: A Systematic Review and Meta-Analysis of Randomized, Blinded, Placebo-Controlled Trials [J]. JACC Cardiovasc Interv, 2021, 14 (23): 2614-2624.

［17］ KIUCHI M G, ESLER M D, FINK G D, et al. Renal Denervation: Update From the International Sympathetic Nervous System Summit [J]. J Am Coll Cardiol, 2019, 73 (23): 3006-3017.

［18］ 蒋雄京. 理性看待去肾神经治疗高血压问题 [J]. 中华高血压杂志, 2020, 28 (1): 2-3.

［19］ LIU H, CHEN W, LAI Y, et al. Selective Renal Denervation Guided by Renal Nerve Stimulation in Canine [J]. Hypertension, 2019, 74 (3): 536-545.

阻塞性睡眠呼吸暂停相关性高血压诊治进展

睡眠呼吸障碍是一组以睡眠呼吸节律和 / 或通气异常为主要特征的疾病,分为阻塞性睡眠呼吸暂停(obstructive sleep apnea,OSA)、中枢性睡眠呼吸暂停综合征、睡眠相关肺泡低通气障碍和睡眠相关低氧血症。OSA 在临床上最为多见,以睡眠过程中上气道反复出现的完全或部分阻塞伴呼吸努力为特征,可导致慢性间歇性低氧、二氧化碳潴留、反复觉醒、睡眠结构异常、自主神经功能紊乱,引起晨起头痛、白天嗜睡、睡眠质量差或失眠、记忆力下降、夜尿增多等症状。睡眠期间咽部肌肉塌陷是引起 OSA 的主要原因,其发病机制尚不完全清楚,目前认为遗传因素、上气道解剖结构的异常、睡眠时呼吸肌和上呼吸道扩张肌的活性改变、自主神经活性增强、慢性炎症、肥胖、体液 - 内分泌失衡均与睡眠时上气道狭窄有关。近年有研究证明 OSA 患者下气道的阻力同样是明显增加的,而且调整下气道张力的主要产物——肺泡表面活性物质是明显降低的,提示 OSA 的病理生理机制不仅局限在上气道,下气道的阻力增加、呼气时肺弹性回缩压异常增加可能是促进 OSA 发生的重要机制之一。

在成年人群中,OSA 是一种患病率较高的疾病,可发生在各年龄层,其患病率很大程度上取决于所采取的呼吸事件的判读规则、呼吸暂停低通气指数(apnea hypopnea index,AHI)的切割值、疾病的诊断标准以及不同级别的检测设备。大样本患病率研究显示,仅用 $AHI>5$ 次 /h 为标准,男性患病率高达 24%,女性为 9%,但加上白天嗜睡,男性患病率降至 4%,女性降至 2%。OSA 的临床危险因素包括年龄、性别、肥胖、颅面形态或上气道软组织异常、吸烟、酗酒、绝经和家族史等。OSA 在男性中更常见,是女性的 2~3 倍,但在绝经期女性中,这种差距缩小。OSA 的遗传倾向已被大量研究证实,OSA 一级亲属患病风险较一般人群高 2.9~4 倍。肌肉松弛药、苯巴比妥和苯二氮䓬类镇静催眠药物可降低气道扩张肌反应性,增加气道塌陷的可能。在一些人群中 OSA 发病率明显增加,如肢端肥大症、甲状腺功能减退、肾上腺皮质增生、2 型糖尿病、多囊卵巢综合征等内分泌系统疾病患者,高血压、心力衰竭、冠心病、心房颤动、脑卒中等心血管系统疾病患者,以及妊娠、终末期肾病、慢性肺病、神经肌肉疾病等患者。OSA 在一般高血压人群的检出率高达 30%~50%,在难治性高血压患者中的检出率更高,在 64%~83%,在重度 OSA 的人群中高血压检出率约为 70%。OSA 通过多种机制引起多系统受损,甚至猝死,患者常伴有日间认知功能下降,严重影响患者生活质量。

一、阻塞性睡眠呼吸暂停相关定义和诊断

(一)相关定义

1. 睡眠呼吸暂停　是指睡眠过程中口鼻呼吸气流消失或明显减弱(呼吸气流信号曲线峰值较基线水平下降 ≥90%),持续时间 ≥10 秒。

2. 低通气　是指睡眠时虽然没有发生呼吸暂停,但睡眠过程中记录的呼吸气流信号峰值较基线水平下降 ≥30% 并伴有血氧饱和度下降 ≥3% 或伴随有觉醒反应,持续时间 ≥10 秒。

3. 呼吸暂停低通气指数　是指整夜睡眠期平均每小时呼吸暂停和低通气的频数,是呼

吸暂停严重程度的测量指标。AHI=（总呼吸暂停次数＋总低通气次数）÷总睡眠时间（单位：次/h）。

4. 阻塞性睡眠呼吸暂停　是指出现呼吸暂停的同时，胸腹式呼吸运动仍然存在，是睡眠时由于气道完全或部分阻塞所致的呼吸暂停。

5. 中枢性睡眠呼吸暂停　是指出现呼吸暂停的同时，胸腹式呼吸运动同时消失，是睡眠时由于呼吸中枢对呼吸肌的驱动力完全或部分消失所致的呼吸暂停。

6. 混合性睡眠呼吸暂停　是指一次呼吸暂停过程中，开始口鼻呼吸气流与胸腹式呼吸运动同时消失，数秒或数十秒后出现胸腹式呼吸运动，但仍无口鼻呼吸气流。即在一次呼吸暂停过程中，先出现中枢性呼吸暂停，后出现阻塞性呼吸暂停。

7. 呼吸相关觉醒反应　睡眠过程中由于呼吸障碍导致的觉醒，可以是较长的觉醒而使睡眠总时间缩短，也可以是频繁而短暂的微觉醒。虽然目前尚未将微觉醒计入总的觉醒时间，但频繁微觉醒可导致白天嗜睡加重。

8. 微觉醒　是指睡眠过程中突然出现持续 3 秒以上的脑电图频率改变，包括 θ 波、α 波和 / 或频率大于 16HZ 的脑电波（但不包括纺锤波），并且之前有 10 秒以上的稳定睡眠。

9. 呼吸努力相关觉醒　未达到呼吸暂停或低通气标准，但有时间 ≥ 10 秒的异常呼吸努力并伴有相关觉醒反应。

（二）诊断标准

主要根据病史、体征和多导睡眠监测（PSG）结果。满足（A+B）或 C。

A. 出现以下至少一项：①患者主诉困倦、非恢复性睡眠、乏力或失眠；②因憋气、喘息或气哽从睡眠中醒来；③同寝者或其他目击者报告在睡眠中存在习惯性打鼾、呼吸中断或两者同时存在；④已确诊高血压、心境障碍、认知功能障碍、冠脉疾病、脑卒中、充血性心力衰竭、心房纤颤或 2 型糖尿病。

B. PSG 或睡眠中心外监测（OCST）证实：PSG 监测每小时睡眠期间或 OCST 每小时监测期间，发生阻塞为主的呼吸事件（包括阻塞性呼吸暂停、混合性呼吸暂停、低通气和呼吸努力相关觉醒）≥ 5 次。

C. PSG 或 OCST 证实：PSG 监测每小时睡眠期间或 OCST 每小时监测期间，发生阻塞为主的呼吸事件（包括阻塞性呼吸暂停、混合性呼吸暂停、低通气和呼吸努力相关觉醒）≥ 15 次。

（三）病情分度

根据 AHI 和夜间血氧饱和度，将 OSA 分为轻、中、重度。其中，以 AHI 作为主要判断标准，夜间最低血氧饱和度作为参考（表 1）。

表 1　成人阻塞性睡眠呼吸暂停的病情分度

指标	轻度	中度	重度
呼吸暂停低通气指数 /（次·h^{-1}）	≥ 5~15	15~30	>30
夜间最低血氧饱和度 /%	85~89	80~85	<80

（四）诊断方法

1. 一般性评估　了解打鼾相关病史，如打鼾年限、程度、有无呼吸暂停、有无晨起咽干、头晕、乏力、白天嗜睡及记忆力减退等情况的存在。了解有无鼻炎病史、鼻腔通气状况和上气道手术病史等。测量身高、体重,计算体重指数,判断肥胖程度。测量颈围、腹围,了解体脂分布特点。体格检查观察有无下颌后缩、下颌畸形,观察口咽腔有无软腭肥厚低垂、腭垂过低过大、扁桃体肿大和程度以及有无舌体肥大等。

2. 高危患者的早期发现 临床上如果遇到以下情况,应高度警惕患者是否同时患有OSA,或者其心血管疾病是否与 OSA 有关:①难治性高血压,或血压昼夜节律为非杓型或反杓型;②夜间反复发生心绞痛,难以缓解的严重心肌缺血;③夜间严重、复杂、难以纠正的顽固性心律失常,以缓慢心律失常或快慢交替性心律失常为主者;④顽固性充血性心力衰竭;⑤难以解释的白天低氧血症或红细胞增多症、血液黏滞度增加;⑥胰岛素抵抗、难以控制的糖尿病等。

3. 初筛诊断仪检查 采用便携式,如单纯血氧饱和度监测、口鼻气流 + 血氧饱和度监测、口鼻气流 + 鼾声 + 胸腹运动 + 血氧饱和度监测等,主要适用于基层缺少 PSG 监测条件、由于睡眠环境改变或导联过多而不能在睡眠监测室进行检查的一些患者,用来初步筛查OSA 患者,也可应用于治疗前后对比及患者的随访。

4. 多导睡眠监测 PSG 用于诊断睡眠障碍性疾病,是诊断 OSA 的“金标准”。通过记录脑电图、眼电图、下颌肌电图、心电图、口鼻呼吸气流、胸腹呼吸运动、血氧饱和度、体位、鼾声及胫前肌肌电图等多个生理指标,了解睡眠时相、呼吸和血氧情况、有无频发肢体活动等,综合评定 OSA 有无及性质和程度。

(1)整夜多导睡眠监测:是目前诊断睡眠呼吸紊乱的标准方法,正规监测需要整夜 ≥ 7 小时的睡眠。

临床应用指征:①临床上怀疑为 OSA 者,如睡眠打鼾、肥胖、白天嗜睡和鼻咽口腔解剖异常;②临床上其他症状与体征支持患有 OSA,如难以解释的白天嗜睡或疲劳;③难以解释的白天低氧血症或红细胞增多症;④疑有肥胖低通气综合征;⑤高血压尤其是难治性高血压;⑥原因不明的心律失常、夜间心绞痛、肺动脉高压;⑦慢性心功能不全;⑧顽固性难治性糖尿病及胰岛素抵抗;⑨脑卒中、癫痫、老年痴呆及认知功能障碍;⑩性功能障碍;⑪ 晨起口干或顽固性慢性干咳;⑫ 监测患者夜间睡眠时低氧程度,为氧疗提供客观依据;⑬ 评价各种治疗手段对 OSA 的治疗效果;⑭ 诊断其他睡眠障碍性疾病。

(2)夜间分段多导睡眠监测:在同一晚上的前 2~4 小时进行 PSG 监测,之后进行持续气道正压通气(CPAP)压力滴定,其优点在于可减少检查和治疗费用。

现仅推荐在以下情况采用:患者 AHI > 20 次 /h,反复出现持续时间较长的睡眠呼吸暂停或低通气,伴有严重低氧血症,CPAP 压力滴定时间应 > 3 小时,当患者处于平卧位时,CPAP 压力可完全消除快动眼及非快动眼睡眠期的所有呼吸暂停、低通气及鼾声。如果不能满足以上条件,应进行整夜 PSG 监测,并另选整夜时间进行 CPAP 压力滴定。

(3)午后小睡的多导睡眠监测:对于白天嗜睡明显的患者可以试用,通常需要保证有2~4 小时的睡眠时间(包括快动眼和非快动眼睡眠相)才能满足诊断 OSA 的需要,因此存在一定的失败率和假阴性结果。

(4)嗜睡的评价:包括主观评价和客观评价两个部分。嗜睡的主观评价现多采用Epworth 嗜睡量表(ESS),具体内容见表 2。

表 2　Epworth 嗜睡量表

在以下情况有无打盹、嗜睡的可能性	从不(0分)	很少(1分)	有时(2分)	经常(3分)
坐着阅读时				
看电视时				
在公共场所坐着不动时(如在剧场或开会)				
长时间坐车时中间不休息(超过1小时)				
坐着与人谈话时				
饭后休息时(未饮酒)				
开车等红绿灯时				
下午静卧休息时				

　　嗜睡的客观评价主要通过多次睡眠潜伏期试验进行客观评估,即在前一晚 PSG 检查结束后,保留脑电图、眼电图、下颌肌电图、心电图,让患者白天每 2 小时为间隔,进行 4~5 次小睡检查,计算患者平均睡眠潜伏时间。睡眠潜伏时间是指从关灯到脑电图出现第一帧睡眠期的时间,平均睡眠潜伏时间是 4 或 5 次小睡的睡眠潜伏时间的平均值。正常成人平均睡眠潜伏时间为 10~20 分钟,平均睡眠潜伏时间<5 分钟者为嗜睡,5~10 分钟为可疑嗜睡。

　　5. 其他实验室检查　包括红细胞计数、红细胞比容、平均红细胞体积、平均红细胞血红蛋白浓度、动脉血气分析、肺功能检测、胸部 X 线片、X 线头影测量(确定上气道阻塞平面)、鼻咽腔 CT、鼻咽喉腔内镜检查等。其他还包括病因或高危因素的常规检查以及可能发生的合并症的相应检查。

二、阻塞性睡眠呼吸暂停与高血压

　　20 世纪 80 年代,有学者发现 OSA 与高血压可能存在联系,此后在正常人群中发现血压与 OSA 的严重程度存在正相关的"量效"关系,这种关系在不同的性别、年龄和体重指数的人群中均被报道。睡眠心脏健康研究(SHHS)和威斯康星睡眠队列研究(WSCS)发现,中重度 OSA 患者与正常人相比,其高血压的发生风险分别增加 1.5 倍和 3.2 倍。目前认为 OSA 是最常见的导致高血压的继发性因素之一。

(一)阻塞性睡眠呼吸暂停相关性高血压的发病机制

　　在一次阻塞性睡眠呼吸暂停过程中,OSA 患者的血压变化表现为在呼吸暂停开始时先下降,随着呼吸暂停的延长逐渐上升,并于呼吸恢复时达到最高峰,之后再逐渐下降的双向过程,这一血压的急性变化过程是与其当时的交感神经兴奋和胸腔负压增加所致的血流动力学改变等机制有关,随着病程的持续,反复间歇性的低氧、高碳酸血症、睡眠片段化、氧化应激、神经内分泌激活以及容量负荷增加等多种因素,最终导致高血压的形成。

　　动物实验发现,间歇性低氧可以对血压产生明显的影响,而且在解除缺氧状态后,血压并没有得到恢复。间歇性低氧和/或高碳酸血症作用于外周化学感受器和中枢神经系统,引起交感神经持续活化,可能是血压增高的重要原因之一。交感神经过度兴奋,会通过促进心肌收缩、心排血量增加、血管阻力增加、血管紧张素 II 和醛固酮分泌增加而影响血压的变化。随着 OSA 病情加重,患者夜间间歇性低氧频繁发作,造成持续性外周化学感受器及脑干交感神经调定点上调,最终使日间交感神经兴奋性升高,导致外周小动脉收缩,肾脏-容量关系受损,左心室及血管平滑肌肥厚甚至重构,最终导致持续性高血压。动物模型的结果发现,短时的间歇性低氧就会造成慢快型心律失常影响血压波动,而后即便在氧供正常情况下血压亦会升高。肥胖和高血压患者常与 OSA 并存,均存在交感神经兴奋表现,这些因素干扰了 OSA 对交感神经作用的评估,但控制或校正这些混杂因素后,两者间的联系仍然被肯定。另外,CPAP 治疗可以降低 OSA 合并高血压患者的心率变异性和血压,提示交感神经的过度兴奋是 OSA 相关性高血压的发病机制之一。

肾素-血管紧张素-醛固酮系统过度激活是 OSA 导致血压增高的重要机制,但有研究发现,OSA 患者血管紧张素 II 及醛固酮水平虽显著高于对照者,但肾素水平差异无统计学意义,其中血浆醛固酮水平与难治性高血压患者的 OSA 严重程度显著相关。在醛固酮水平增高的高血压患者中,OSA 的检出率可以达到 77.3%。Calhoun 等使用柏林问卷评分评价 OSA 患病风险,发现高风险组原发性醛固酮增多症的检出率是低风险组的近 2 倍(36% *vs.* 19%,$P < 0.05$)。Barceló 等发现,OSA 患者合并或不合并代谢综合征组的醛固酮水平均高于非 OSA 组,使用 CPAP 治疗 12 个月后,发现血醛固酮水平较基线水平明显降低。高醛固酮水平可导致钠水潴留,以及心脏和肾脏血管纤维化等多种效应,影响血压。患者夜间平卧后,过多的体液重新分布后可加重咽腔的狭窄,且有研究显示高醛固酮水平可导致咽肌的纤维化,增加肌肉僵硬度而加重 OSA 的严重程度,进而进一步引起血压增高。与上述研究不同,Svatikova 等观察了 40 例 OSA 但无心血管疾病的患者和健康志愿者在 CPAP 治疗前后的醛固酮水平,却没有发现类似的结果,提示在 OSA 早期,OSA 对肾素-血管紧张素-醛固酮系统的影响是有限的,OSA 与醛固酮水平联系的建立可能受到疾病严重程度和病程等共同的影响。

在正常生理过程中,血管内皮可通过参与调节局部血管舒缩,抑制血小板聚集和单核细胞黏附,抑制血管平滑肌增生以及产生一氧化氮等一系列生理过程调节血管功能并影响血压,内皮功能障碍通常被认为是动脉硬化发展过程中可最早检测且可逆的病理过程。在不合并高血压的儿童中,已经观察到 OSA 严重程度与血管内皮功能指标存在相关关系,表现出早期动脉粥样硬化。Tagetti 等发现,在肥胖儿童中 AHI 与动脉血管僵硬度存在负相关性,推测 OSA 可能是导致血压升高的因素之一。近年的研究结果显示,OSA 与内皮功能障碍独立相关,OSA 通过缺氧/再氧合模式导致凝血功能异常、一氧化氮生物利用度降低、炎症因子释放、氧化应激产物水平升高等一系列病理生理过程,进而导致内皮功能障碍,外周血管阻力上升导致血压升高。除此以外,呼吸事件产生的缺氧诱导因子通过干扰颈动脉窦的功能参与调节血压的稳定。CPAP 可以改善 OSA 的系统性炎症水平,CPAP 的中断会加重血管内皮功能的损害,并显著增加收缩压、舒张压和心率水平,这些结果进一步支持血管性因素在 OSA 相关高血压发病机制中具有重要作用。

(二)阻塞性睡眠呼吸暂停相关性高血压的临床特点

1. 夜间及晨起血压升高,日间高血压或日间血压正常　清晨睡醒时血压较睡前血压明显升高,白天及晚间睡前血压较低。有部分患者表现为隐匿性高血压。

2. 血压节律紊乱　24 小时动态血压监测显示血压曲线为非杓型,甚至呈现反杓型,夜间血压变异性增加。

3. 单纯药物治疗降压效果较差　虽经多种药物联合、多次调整降压方案,仍很难将血压维持在正常范围内,OSA 得到有效治疗后可一定程度上减少降压药的使用量,少数患者甚至可以停服降压药物。

4. 伴随着呼吸暂停的血压周期性升高　结合动态血压监测和多导睡眠监测,可见夜间随呼吸暂停的反复发生,血压表现为反复发作的一过性升高。血压高峰值一般出现在呼吸暂停事件的末期、刚恢复通气时。

(三)阻塞性睡眠呼吸暂停相关性高血压患者的识别

在高血压人群中对 OSA 患者的识别和初步筛检是高血压病因鉴别的重要环节,对患者进行夜间睡眠打鼾相关病史的问诊和鼻咽腔的查体十分重要。对于肥胖、男性患者以及合并有糖尿病、脑卒中、心房颤动、顽固性心力衰竭、肺动脉高压、夜间心绞痛等高危患者,应注意进行 OSA 筛查。在原发性醛固酮增多症、甲状腺功能减退、皮质醇增多症等继发性高血压患者中合并 OSA 者增多,也需注意排查。临床可结合睡眠量表(包括 STOP-BANG、STOP、ESS、柏林问卷等)进行综合判断,但实际上相当多的 OSA,甚至中重度 OSA 患者缺乏明显的临床表现,临床上仍然存在较高的漏诊率。

利用 OSA 相关性高血压的血压变化特点,对患者进行 24 小时动态血压监测,通过分析血压变化参数也可以提供 OSA 的诊断线索。对于非构型,特别是反构型血压节律改变以及夜间血压变异性增加需注意排查 OSA 相关性高血压。简单的全血细胞检查,如果发现临床不能解释的血红蛋白升高、红细胞增多时,需注意排查 OSA 可能。对于无明显原因导致的夜间二氧化碳潴留,高碳酸血症也是有价值的指标。尽管一些研究发现一些血清标志物与 OSA 的严重程度可以建立联系,例如炎性细胞因子、特殊的蛋白和生物酶等,但敏感性和特异性较差、缺乏可重复性研究和应用人群的限制是这些生物学标志物的重要缺点。目前虽然 PSG 已经被广泛应用于临床,但由于操作和分析的复杂性制约了其广泛适用性,便携式睡眠筛查设备由于其可移动性和费用较低,便于家庭监测,患者接受度较高,对于高度怀疑 OSA 且不能及时进行标准多导睡眠监测的患者进行便携式睡眠筛查是减少漏诊的可行策略。

三、阻塞性睡眠呼吸暂停相关性高血压的治疗

(一)阻塞性睡眠呼吸暂停的治疗

OSA 的治疗选择要根据患者的不同情况,制定个体化治疗方案。

1. 病因治疗　纠正引起 OSA 或使之加重的基础疾病,如应用甲状腺素治疗甲状腺功能减退等。

2. 改变生活方式　是阻塞性睡眠呼吸暂停相关性高血压治疗的基础,一般包括减肥、戒烟、戒酒、白天避免过于劳累、慎用镇静催眠药及其他可引起或加重 OSA 的药物等。

3. 体位治疗　对于体位相关性 OSA 患者,采用侧卧睡眠可明显减轻 OSA 严重程度或纠正 OSA。

4. 口咽肌训练　是针对唇、舌、软腭以及口面部肌肉及其功能进行综合训练的治疗方法。目前研究结果显示,口咽肌训练可有效降低成人 OSA 患者的鼾声、ESS 评分、AHI,提高 OSA 患者的最低动脉血氧饱和度,但需要较长时间的锻炼(3~6 个月)。

5. 无创正压通气治疗　CPAP 治疗可消除睡眠期低氧,纠正睡眠结构紊乱,提高睡眠质量和生活质量,被认为是目前成人 OSA 疗效最为肯定的治疗方法。

(1)适应证:中、重度 OSA 患者;轻度 OSA 患者,但症状明显(如白天嗜睡、认知障碍、抑郁等),合并或并发心脑血管疾病和糖尿病等;手术前、后的辅助治疗和手术失败者的非手术治疗;口腔矫治器治疗后仍存在 OSA 者。

(2)以下情况应慎用：脑脊液鼻漏、肺大疱、气胸、昏迷、血压明显降低（低于 90/60mmHg）或休克、急性心肌梗死患者血流动力学指标不稳定、急性中耳炎、急性鼻炎和鼻窦炎、青光眼等。

(3)呼吸机治疗模式选择：CPAP 首选，包括合并心功能不全者。自动气道正压通气（APAP）适用于 CPAP 不耐受者，以及由于体位、不同睡眠期变异、饮酒和药物等导致呼吸暂停状态不稳定的 OSA 患者，其优势在于可根据上述不同的生理状况，自动调整治疗压力。对于心功能不全患者，应慎用 APAP。两种通气模式在患者的依从性、主客观嗜睡状况、生活质量的改善及风险获益方面无显著差异。关于无合并症的 OSA 患者通气模式的选择，主要根据患者的耐受性和症状反应采取个体化的策略。如治疗压力超过 15cmH_2O（1cmH_2O=0.098kPa），或不能接受或不适应 CPAP 治疗，以及合并慢性阻塞性肺疾病或肥胖低通气综合征的患者，可选用双水平气道正压通气（BiPAP）治疗模式。

(4)治疗效果评价：治疗效果体现在睡眠期鼾声和憋气消退，无间歇性缺氧，如应用 PSG 监测时，最佳效果要求 AHI<5 次 /h，最低血氧饱和度>90%；白天嗜睡明显改善或消失，其他伴随症状显著好转或消失；相关并发症，如高血压、冠心病、心律失常、糖尿病等得到改善。

6. 口腔矫治器　适用于单纯鼾症及轻中度 OSA 患者，特别是下颌后缩者。对于不能耐受 CPAP、不能手术或手术效果不佳者可以试用，也可作为 CPAP 治疗的补充治疗。重度颞颌关节炎或功能障碍、严重牙周病、严重牙列缺失者不宜使用。优点是无创伤、价格低，缺点是由于矫治器性能不同及不同患者的耐受情况不同，效果也不同，对重度患者疗效欠佳。其确切疗效目前尚无大规模临床研究报道。

7. 外科治疗　仅适合于手术确实可以解除上气道阻塞的患者，需要严格掌握手术适应证。可选用的手术方式包括腭垂腭咽成形术（UPPP）、扁桃体切除术、下颌骨前移术及双颌前移术、舌根射频消融术及舌骨肌切断悬吊术等。一般认为这类外科治疗仅适合于上气道阻塞且 AHI<20 次 /h 者，而对肥胖者及 AHI>20 次 /h 患者不适用。对于某些非肥胖而口咽部阻塞明显的重度 OSA 患者，可以考虑术前应用 CPAP 治疗，其夜间呼吸暂停及低氧已基本纠正情况下再行 UPPP 手术治疗。术前和术中严密监测，术后必须定期随访，如手术失败，应使用 CPAP 治疗。

（二）降压治疗

对于 OSA 相关性高血压患者，抗高血压治疗是有益的，但目前药物治疗的研究相对较少，且样本量偏小，降压药物疗效目前还存在争议，降压药物种类的选择和具体目标水平尚缺乏相关证据。理想的降压药物是在有效降低血压的同时，又能减轻睡眠期间呼吸暂停程度的药物。血管紧张素转换酶抑制剂（ACEI）或血管紧张素 II 受体阻滞剂（ARB）抑制肾素 - 血管紧张素 - 醛固酮系统，降低醛固酮水平，减轻水钠潴留，故首先推荐使用，如使用 ACEI 类降压药物出现干咳等不良反应，可调整为 ARB 类降压药物。在动态血压和 PSG 指导下，可适当调整用药剂量和用药时间，对夜间血压增高的患者建议在睡前服用药物。此外，降压药物治疗需注意：① OSA 相关性高血压患者由于交感神经系统活性增强，使用 β 受体阻滞剂可有效降低交感神经兴奋性，更好地控制心率，降低心血管疾病的风险，但 OSA 患者睡眠时经常发生心动过缓甚至心搏骤停，故选择可导致心率减慢和心脏传导阻滞作用的降压药物时须注意到这一点。②可乐定这一类中枢性降压药可能加重睡眠呼吸紊乱，但也有报道可乐定可以抑制快动眼睡眠期，从而降低来自快动眼睡眠期的呼吸暂停事件，进而减轻夜间低氧血症，因目前研究证据较少，不宜选用。③ OSA 人群普遍存在高血红蛋白和高黏血症,使用利尿剂时应考虑到这一点,建议小剂量,并联合阿司匹林使用。④研究显示,醛固酮受体拮抗剂在难治性高血压患者中不仅可以降低血压,还能降低 OSA 的严重程度,对于水钠潴留较重的 OSA 相关性高血压患者更适合。⑤在选择降压药物时,应注意选择不具有镇静作用的药物,以免加重 OSA。

CPAP 是目前 OSA 患者最有效的治疗方法,但对 CPAP 的降压效果仍有争议。近年的荟萃分析显示 CPAP 本身不足以控制血压,或者降压效果十分有限,主要集中在夜间血压水平的降低,联合降压药物治疗可不同程度降低平均血压水平,尤其是夜间血压。每晚使用 CPAP>4 小时的患者,血压改善更明显。大多数研究纳入中重度 OSA 患者,结果显示 OSA 程度越重,降压效果越明显。OSA 人群中以夜间血压增高为主的患者,使用 CPAP 治疗后会获得更好的降压收益。针对难治性高血压合并 OSA 患者,CPAP 治疗比一般高血压患者会获得更好的降压效果。对于老年人以及有脑血管病变的 OSA 患者在降压治疗时应严密监测血压变化,随时调整降压方案和药物剂量,尤其应对心、脑血管等重要脏器的血流灌注予以更多关注。Ohasama 研究认为,24 小时内不同时间的高血压对脑血管病危险性不同,对于已有慢性脑缺血病变的高血压患者,在降压治疗后夜间血压恢复为杓型者,再发脑卒中风险增加。随后几年也相继报道治疗后夜间血压呈现为极度杓型(夜间血压下降≥20%)的患者,其脑部无症状性腔隙性梗死,脑白质损害较杓型患者明显,夜间血压下降与脑部病变之间,呈 J 型曲线关系。其原因主要在于:尽管高血压可以加速脑部小动脉硬化改变,但是此类患者的血管反应性降低,脑血管自动调节曲线右移,对低血压特别敏感。当血压降至过低时,供应白质、基底核、半卵圆中心等区域的穿支动脉发生缺血,轻度缺血引起神经元与胶质损伤,髓鞘、轴索变性,星状细胞增生,严重缺血则引起脑梗死加重或复发。

(汪迎春　姚晓光　胡君丽　李南方)

参考文献

［1］ABDEYRIM A, LI N, SHAO L, et al. What can impulse oscillometry and pulmonary function testing tell us about obstructive sleep apnea: A case-control observational study? [J]. Sleep Breath, 2015, 10 (5): 876-879.

［2］ABDEYRIM A, ZHANG Y, LI N, et al. Impact of obstructive sleep apnea on lung volumes and mechanical properties of the respiratory system in overweight and obese individuals [J]. BMC Pulm Med, 2015, 15: 76.

［3］LIANG S, LI N, HEIZHATI M, et al. What do changes in concentrations of serum surfactant proteins A and D in OSA mean? [J]. Sleep Breath, 2015, 19 (3): 955-962.

［4］SHAO L, LI N, YAO X, et al. Relationship between surfactant proteins B and C and obstructive sleep apnea: is serum SP-B concentration a potential biomarker of obstructive sleep apnea? [J]. Sleep Breath, 2016, 20 (1): 25-31.

［5］PEPPARD P E, YOUNG T, PALTA M, et al. Prospective study of the association between sleep-disordered breathing and hypertension [J]. N Engl J Med, 2000, 342: 1378-1384.

［6］DURGAN D J, GANESH B P, COPE J L, et al. Role of the Gut Microbiome in Obstructive Sleep Apnea-Induced Hypertension [J]. Hypertension, 2016, 67 (2): 469-474.

［7］O' CONNOR G T, CAFFO B, NEWMAN A B, et al. Prospective study of sleep-disordered breathing and hypertension: the Sleep Heart Health Study [J]. Am J Respir Crit Care Med, 2009, 179: 1159-1164.

［8］BROOKS D, HORNER R L, KOZAR L F, et al. Obstructive sleep apnea as a cause of systemic hypertension. Evidence from a canine model [J]. J Clin Invest, 1997, 99: 106-109.

[9] CHOUCHOU F, PICHOT V, PÉPIN J L, et al. Sympathetic overactivity due to sleep fragmentation is associated with elevated diurnal systolic blood pressure in healthy elderly subjects: the PROOF-SYNAPSE study [J]. Eur Heart J, 2013, 34: 2122-2131.

[10] WALIA H K, GRIFFITH S D, FOLDVARY-SCHAEFER N, et al. Longitudinal Effect of CPAP on BP in Resistant and Nonresistant Hypertension in a Large Clinic-Based Cohort [J]. Chest, 2016, 149 (3): 747-755.

[11] SCHEIN A S, KERKHOFF A C, CORONEL C C, et al. Continuous positive airway pressure reduces blood pressure in patients with obstructive sleep apnea; a systematic review and meta-analysis with 1000 patients [J]. J Hypertens, 2014, 32 (9): 1762-1773.

[12] WALIA H K, GRIFFITH S D, FOLDVARY-SCHAEFER N, et al. Longitudinal Effect of CPAP on BP in Resistant and Nonresistant Hypertension in a Large Clinic-Based Cohort [J]. Chest, 2016, 149 (3): 747-755.

[13] MARTÍNEZ-GARCÍA M A, CAPOTE F, CAMPOS-RODRÍGUEZ F, et al. Effect of CPAP on Blood Pressure in Patients With Obstructive Sleep Apnea and Resistant Hypertension: The HIPARCO Randomized Clinical Trial [J]. JAMA, 2013, 310 (22): 2407-2415.

[14] PIMENTA E, STOWASSER M, GORDON R D, et al. Increased dietary sodium is related to severity of obstructive sleep apnea in patients with resistant hypertension and hyperaldosteronism [J]. Chest, 2013, 143 (4): 978-983.

经导管肾上腺消融术治疗原发性醛固酮增多症的理论基础与临床实践

一、概述

原发性醛固酮增多症（primary aldosteronism，PA）简称原醛症，其特征为肾上腺分泌过量醛固酮所致的临床综合征。醛固酮是肾上腺皮质的球状带细胞分泌的一种盐皮质激素，具有保钠排钾的生理作用，生理剂量的醛固酮在维持循环容量以及电解质平衡中起重要作用。PA 则是肾上腺过度分泌的醛固酮不受血钠、血管紧张素 II、血钾调控，从而导致水钠潴留，部分患者还可出现高血压和低血钾。1953 年由波兰学者 Litynski 用波兰语在该国医学期刊上首次描述了原醛症的临床特征，但未引起国际学术界关注。1955 年美国密西根大学医学院的 Conn 医师也独立报道了 1 例高血压、低血钾和肾上腺肿物的患者，引起学界关注，故 PA 也称为 Conn 综合征。我国第一例 PA 的诊断与治疗是 1957 年上海交通大学医学院附属瑞金医院邝安堃教授完成的。根据 PA 病因可分为不同类型，临床最常见的为醛固酮瘤（aldosterone-producing adenoma，约占 30%）及特发性醛固酮增多症（idiopathic hyperaldosteronism，简称特醛症，约占 65%），其他少见类型与遗传有关。既往 PA 被认为是一种少见病，而现在发现 PA 是继发性高血压中最常见的类型，而且占高血压患者的比例达到 10%~15%。我国高血压患者近 3 亿人，据估计全国的 PA 患者约 2 000 万人，PA 已成为一种常见病，且在内分泌性高血压的病因中占首位，但目前在国内外高血压患者中 PA 筛查率不足 2%，大量 PA 患者仍按普通高血压治疗。研究证实，相比于同等血压水平的原发性高血压患者，PA 患者出现心房颤动、缺血性心肌病、脑梗死及脑出血的风险都明显增加。部分患者还会出现肾功能损害、骨代谢及血糖代谢紊乱。过多的醛固酮严重影响患者的健康，并降低了其预期寿命。因此，对新 PA 患者进行早期诊断和规范治疗，对于防治 PA 患者远期的心脑血管事件十分重要。

二、原醛症诊断的困惑

1. 规范的 PA 诊断流程对治疗抉择十分重要　PA 患者的典型表现有高血压、低血钾、高醛固酮血症和低肾素水平，但约 30% PA 患者血压可不高，40% 无低血钾。为避免漏诊，国内外 PA 诊治指南推荐的规范流程为：第一，确定 PA 的高危人群，如有难治性高血压、早发脑卒中及反复低钾血症者。第二，完善初筛试验，目前公认血醛固酮与肾素比值（aldosterone/renin ratio，ARR）是初步判断 PA 的实用指标，当检测的肾素活性和醛固酮浓度单位分别是 ng/(ml·h) 和 ng/dl 时，最常用的 ARR 切点为 30；当检测的肾素浓度和醛固酮浓度单位分别是 mU/L 和 ng/dl 时，最常用的 ARR 切点为 3.7。新近有报道检测 24 小时尿醛固酮水平，对 PA 的初筛优于 ARR，尤其对血醛固酮水平不高、低肾素者，其高 ARR 值预测 PA 不可靠。第三，确诊试验，常用盐水负荷或疏甲丙脯酸抑制试验明确醛固酮分泌可否被抑制。第四，肾上腺 CT 影像学分型，判断为腺瘤、增生/结节或无异常。第五，功能定位检查,对肾上腺有影像学改变,且愿手术者推荐经肾上腺静脉取血(adrenal venous sampling,AVS)确定腺瘤有无功能及决定进一步治疗措施。目前,ARR 筛查还存在各地区检测方法不统一,特异性与敏感性差异大,结果难以比较的问题。国外调查发现,只有 13% 的中心按指南推荐的流程进行了 PA 的诊断,而国内的比例更低,这给治疗决择带来困难。

2. AVS 开展不足易导致 PA 误诊误治 PA 诊治指南推荐,一侧肾上腺有优势分泌者建议行腹腔镜肾上腺切除术,而等势分泌者可予醛固酮受体拮抗剂治疗,但大多数中心均依据肾上腺 CT 影像学,而非 AVS 结果决定治疗方案。荟萃分析发现,因技术难度,AVS 仅在少数中心开展,肾上腺 CT 与 AVS 的符合率仅为 50%,仅依据 CT 结果确定治疗方案,将导致 37.8% 的 PA 患者误诊误治,具体为 14.6% 的患者做了不必要的手术,19.1% 的患者本该进行手术却没做,4.6% 的患者手术侧选择错误。我们与中国医学科学院阜外医院的临床结果也显示肾上腺 CT 与 AVS 的符合率分别为 46% 及 52%,如仅依赖 CT 结果,可能造成的手术误切率约为 15%。此外,我们还发现 CT 显示非腺瘤的 PA 患者中,约 60% 经 AVS 检测出有优势分泌,其中易造成临床误诊与误治的情况有:双侧肾上腺无影像学变化,但一侧高分泌;一侧影像学改变,但对侧高分泌;双侧均有影像学变化,但仅有一侧高分泌。一项 1 625 例 PA 患者的 AVS 调查发现,在 AVS 指导下手术成功率比非 AVS 指导下更高(40.0% vs. 30.5%,$P=0.027$)。因此,PA 临床诊治指南已将 AVS 作为 PA 分型和功能定位,以及决定是否手术治疗的"金标准",但临床上对 PA 患者是否应行 AVS 检查的推荐主要取决于患者有无手术意愿,显然患者因专业背景限制很难做此决定,主要听取医师建议,而未行 AVS 医师也无法判断有无优势分泌。因此,指南的这种推荐似乎是一种鸡与蛋谁先有的悖论。欧美及日本的一些内分泌学者建议,凡无禁忌或特殊情况,均可建议 PA 患者行 AVS 检查。因 AVS 操作有一定技术难度,结果解释缺乏统一标准,在国内外仅在少数临床中心开展,这限制了 PA 的精准诊治。

三、原醛症治疗面临的挑战

1. PA 治疗发展的历程 1957 年美国密西根大学 Baum 医师开展了世界上首例开腹醛固酮瘤切除术,开创了部分 PA 患者的手术治疗,20 世纪 70 年代醛固酮受体拮抗剂用于治疗不适宜手术的 PA 患者,20 世纪 80—90 年代陆续有个案和小样体临床试验采用经导管化学消融治疗醛固酮瘤,进入 21 世纪,随着影像技术的发展,应用物理消融技术治疗醛固酮瘤逐渐增多。总之,逾半个世纪 PA 治疗进展并不大,药物干预与腹腔镜微创手术仍为 PA 治疗的主流。依 PA 规范性诊治流程均可获得良好的远期效果,某些 PA 患者甚至可达到临床治愈。目前国际上已推出评估 PA 手术疗效(primary aldosteronism surgical outcome,PASO)的标准,即:完全缓解,治疗后停服降压药,血压与生化(血钾、醛固酮及 ARR)正常;部分缓解,相同血压,所需降压药减少,或维持原有治疗药物时血压及生化明显改善;无缓解,与治疗前相比血压与生化无改善,或治疗药物增加,并建议术后 6 个月及 12 个月评估上述指标。

2. PA 药物治疗存在的问题

(1)缺乏长期大系列有关醛固酮受体拮抗剂的前瞻性、随机对照试验,且其降压效果也弱。

(2)国外对长期醛固酮受体拮抗剂治疗的 PA 患者随访发现,其远期重大心血管事件的风险为原发性高血压组的 2 倍,且全因死亡率更高。例如 Hundemer 等对 602 例接受螺内酯治疗的 PA 患者回顾性分析发现,PA 患者经醛固酮受体拮抗剂长期治疗后,10 年发生重大心血管事件的风险为原发性高血压组的 2 倍,且全因死亡率更高,而接受手术治疗的 PA 患者发生心脑血管事件的风险显著低于药物治疗组,并与原发性高血压患者基本相似。该研究发现,药物治疗后,如果 PA 患者仍处于肾素抑制状态,其发生心肌梗死、脑卒中、心力衰竭住院的风险几乎较原发性高血压患者高出 3 倍。

(3)要解除肾素抑制状态,需长期、足量的螺内酯干预,但药物可产生一系列不良反应,如高血钾(尤其在肾功能不全时)、胃肠道反应、男性乳房发育及性功能减退、女性月经紊乱、乳腺刺痛及中枢神经症状等,导致患者更改治疗方案。

(4)醛固酮受体拮抗剂仅在受体水平阻断其作用,但不能抑制其合成,因而并不能减少血醛固酮水平,且醛固酮尚有受体非依赖的作用,上述因素造成了醛固酮受体拮抗剂的临床应用依从性差,难以长期坚持。

3. 手术治疗问题　PA 手术可分为手术治愈型和手术不可治愈型,手术可治愈型包括醛固酮腺瘤、单侧肾上腺皮质结节增生、醛固酮癌。手术不可治愈型包括双侧肾上腺增生、单侧醛固酮腺瘤伴有双侧肾上腺增生、家族性醛固酮增多症 Ⅰ 型(糖皮质激素可抑制性醛固酮增多症)、家族性醛固酮增多症 Ⅱ~Ⅴ 型。有报道对于严重的非对称性双侧疾病建议考虑综合的治疗方式,先采用单侧肾上腺切除术减轻 PA 的严重程度,然后使用醛固酮受体拮抗剂治疗,这种综合的治疗方式最适合年轻患者以及患有心血管和肾脏疾病的患者,或具有发展成为这些结果的高风险患者。多项临床试验证实,外科手术在减少远期心脑肾血管事件、降低血醛固酮水平、减少药物的用量方面优于醛固酮受体拮抗剂治疗。按 PASO 标准,国外多中心大系列研究显示,手术治疗可使 37%(17%~62%)PA 患者的高血压达到临床治愈,94%PA 患者的生化恢复正常。显然,仍有相当一部分 PA 经手术治疗后仍有高血压,这可能与合并原发性高血压、心脑肾损害严重、老年、合并代谢紊乱、术前误诊等因素有关。另外,外科对高血压诊断与管理不规范也有重要影响,一项 PA 手术对血压作用的荟萃分析发现,在 66 项研究中,只有 37 项(56.1%)报道了手术前后的血压值,仅 19.7% 的研究描述了血压测定方法,不到 15% 的观察报道了随访次数与每次随访血压值,28% 的研究无血压诊断标准,甚至有的研究血压数据缺如。一项回顾性研究纳入 202 例接受了肾上腺切除术的患者,高血压患病时间为 10 年(3~20 年),术后均获得生化治愈,41% 的患者血压获得了完全临床治愈,分析显示服用降压药的种类,高血压患病时间和体重指数是术后临床治愈的相关因素,而年龄、性别、种族、术前醛固酮或肾素水平和肿瘤体积均不是预测临床治愈的相关因素。

四、肾上腺消融治疗原醛症的理论基础、适应证与方法

1. PA 消融的基本原理　PA 最重要的病理生理特征为肾上腺皮质病理性分泌过量醛固酮,且这种高醛固酮分泌不被盐反馈性抑制,从而引起机体肾素-血管紧张素系统活性受到抑制,导致体内水钠潴留、排钾增多、血容量增加,临床表现为高血压合并低钾血症。因此,PA 治疗的最主要的目标为消除高醛固酮血症及其相关高血压和生化异常。除传统药物干预和手术治疗外,近 20 年来以影像学技术引导下,先后推出经皮导管化学栓塞、射频能量、微波产热、激光诱导热疗、冷冻快速变温等消融技术治疗醛固酮瘤。各种消融技术的基本原理是利用物理产热或致冷效应、化学溶剂的侵蚀凝固蛋白导致肾上腺细胞的死亡和溶解,从而减少醛固酮的分泌。消融治疗与药物治疗相比,最大优点是能减少血醛固酮的水平及药物用量,如术前结合 AVS 功能定位则术后疗效更佳。物理消融的主要局限性有手术需要全

麻,只能针对比较大的腺瘤,较小的腺瘤存在定位和穿刺困难,消融部位受毗邻组织的限制,尤其邻近大血管,可能会导致腹膜后血肿等不良反应。经导管的化学消融术的主要难点在于肾上腺动脉的寻找,因血管较细,时有解剖变异,操作有一定难度。另外,消融剂的选择,有报道用栓塞剂和组织破坏药物,但综合比较无水乙醇多用,也更物美价廉。有学者将经导管的化学消融术称为肾上腺动脉栓塞术,但笔者认为无水乙醇不仅引起肾上腺供血动脉栓塞,主要导致一定范围的组织破坏,称为肾上腺消融更合适。

2. 肾上腺消融治疗 PA 的适应证　肾上腺消融术适合于 PA 患者经药物治疗无效,或不能耐受药物不良反应、不愿外科手术、有手术风险、无手术适应证或手术失败者,在患者充分知情同意情况下,且术前完成 AVS 分型定位,明确存在单侧优势分泌时,方可行肾上腺消融术。PA 常见的临床亚型有醛固酮瘤和原发性肾上腺皮质增生症,罕见亚型为家族性醛固酮增多症和肾上腺皮质癌等,肾上腺消融适用于前两者。虽然肾上腺优势分泌更常见于醛固酮瘤患者,但国外及我们在肾上腺无影像学变化的特醛症患者中,AVS 检测出 19%~38% 有优势分泌,这些 PA 患者仅用药物治疗消除不了高醛固酮血症。肾上腺动脉消融术的禁忌证主要包括造影剂或栓塞剂过敏、严重肾功能不全[eGFR<45ml/(min·1.73m^2)]、严重心功能不全(心功能 NYHA 分级Ⅲ~Ⅳ级)、脑血管结构异常有出血风险、血压>180/110mmHg、凝血功能障碍、妊娠期或哺乳期妇女。

3. 经导管肾上腺化学消融术　肾上腺消融术的大致流程为导管经桡动脉入路,随后以超滑导丝引导送入导管,于第 12 胸椎及第 1 腰椎水平行血管造影,了解病变肾上腺的主要供血动脉的分布与走向,肾上腺一般由肾上腺上、中、下三支动脉供血,但时有解剖变异,操作时应注意区分膈下动脉及脊髓动脉。确认病变肾上腺动脉血管走行后,以导丝配合微导管超选肾上腺动脉,经微导管造影确保微导管头端选择性置于病变部位的肾上腺动脉内,并已阻塞进入靶部位的动脉血流。经整体交换型球囊的输送导管,直接推注无水乙醇。栓塞后 5 分钟左右行肾上腺动脉造影复查,如肾上腺动脉内无前向造影剂通过,表明该供血动脉栓塞成功;如仍有前向造影剂通过,需重复之前的操作再次行栓塞治疗,直至目标肾上腺动脉无血流通过。由于无水酒精的刺激、疼痛应激,以及肾上腺组织破坏释放儿茶酚胺等因素,术中血压升高、心率增快常见,为避免高血压危象及脑病,术前应控制好高血压,如术中血压剧烈升高,应及时处理。少数患者于术中可能因疼痛引起的迷走张力增高导致血压和心率降低,可静脉推注或肌内注射阿托品,如血压仍低,可用多巴胺静脉滴注。术后不良反应主要有胃肠道反应,如恶心、呕吐、腹胀,以及短时腰背部疼痛等,可予对症处理。

五、肾上腺消融治疗原醛症的临床实践

CT 引导下肾上腺射频消融术治疗醛固酮瘤报道最多,但大多为个案或小样本研究,2019 年一项纳入 7 项研究、89 例患者的肾上腺瘤物理消融的荟萃分析显示,术后平均随访45.8 个月,消融后收缩压平均下降 29.06mmHg,舒张压平均下降 16.03mmHg,降压药物数量平均减少 1.43 种;所有生化指标在消融后均恢复到正常范围,高血压的完全缓解率和改善率达 75.3%。Hokotate 等报道了单中心肾上腺动脉栓塞术治疗 33 例醛固酮腺瘤的疗效及远期随访结果,随访 6~94 个月(平均 45 个月)显示,成功完成手术的 27 名患者中,11 名年龄在 45 岁或以下的患者(100%)和 16 名年龄在 45 岁以上的患者中,有 8 名(50%)血压下降。蒋雄京等采用经皮超选择性肾上腺动脉栓塞术治疗 10 例 PA 患者(7 例醛固酮腺瘤、2 例双侧肾上腺增生和 1 例单侧肾上腺增生),结果显示,9 例患者术后 6 个月的诊室血压、

平均动态血压值以及使用的降压药种类均显著降低,术后立位醛固酮水平显著降低,而血钾水平和血浆肾素活性较术前显著升高。2020年我们团队对40例无醛固酮瘤的PA患者行肾上腺动脉消融术,其中36例为特醛症,4例为外科醛固酮瘤切除复发者,依PASO标准,术后9例(25.0%)患者达到高血压完全缓解标准,13例(36.1%)患者达到高血压部分缓解,16例(44.4%)患者达到生化完全缓解;消融术后6个月,诊室血压和平均动态血压分别降低17/7mmHg和11/2mmHg。肾上腺动脉消融术的疗效是否优于传统药物治疗并不清楚,为此我们开展了随机对照试验,入选60例PA患者,随机分为螺内酯(20~60mg/d)为基础的药物治疗组和肾上腺动脉消融组,结果表明,治疗第1个月肾上腺动脉消融组的血压下降幅度大于药物治疗组,随访半年,两组诊室和动态血压的变化值无显著差异,但血醛固酮水平与降压药物限定日剂量在肾上腺动脉消融组明显减少,而药物治疗组明显增加;肾素抑制解除率在肾上腺动脉消融组也优于药物治疗组(60% *vs.* 30%,$P<0.05$)。依PASO评估标准,肾上腺动脉消融组的血压控制和生化(血钾及ARR值)的完全和部分缓解率均达到81%,值得关注的是,药物治疗组近52%患者发生药物相关的不良反应。2021年蒋雄京团队也报道了39例特醛症患者经超选肾上腺动脉化学消融治疗,随访1年,获得良好的疗效。最近我们又比较了醛固酮瘤肾上腺消融术与微创腹腔镜术的疗效,结果显示,外科手术的高血压和血生化完全缓解率优于消融术,但总缓解率(完全加部分缓解率)两组间无显著差异。

近年肾动脉消融去神经(RDN)治疗难治性高血压颇受关注,也有许多临床研究报道,RDN主要通过射频能量、超声能量或注射酒精,阻断肾交感神经的激活,减少交感神经对肾血管阻力、肾素释放和肾小管钠离子的重吸收,达到降压效应。肾动脉神经消融主要针对原发性难治性高血压,而肾上腺消融则适宜于继发性难治性高血压,两者的临床治疗特点见表1。

表1 去肾交感神经消融术与肾上腺消融术治疗高血压的比较

	RDN	**肾上腺消融术**
适应证	原发性难治性高血压	继发性难治性高血压
血压变化	血压降低	血压降低
主要靶标	抑制交感神经激活	减少肾上腺激素分泌
疗效评价指标	特异性指标不确定	特异性激素水平变化
术后降压药	减量	减量,约25%停药
成本效益	取决于射频消融系统	微导管,术前需AVS
远期疗效	有待长期随访观察	小样本观察长期疗效明确
不良反应	弥漫性动脉收缩、水肿、血栓,热损伤如夹层等	背腹部短时疼痛和消化道不适
治疗失败	多药联合降压	外科切除肾上腺

注:RDN,去肾交感神经消融术;AVS,肾上腺静脉取血。

六、存在的问题及临床应用展望

肾上腺消融术是PA药物和手术治疗的重要补充,具有安全、不良反应少、疗效确切的特点,也适于临床推广,但需注意有 20%PA 患者经肾上腺消融术后疗效不佳,需进一步手术或药物治疗。另外,对等势分泌的 PA 患者是否需肾上腺消融治疗尚需探索。消融术后药物调整也有一个过程,定期随访很关键,其远期心脑血管事件的风险也需随机对照试验明确。尤其值得指出的是,肾上腺消融术仅适合于传统治疗失败或不接受传统治疗的 PA 患者,不宜盲目扩大治疗指征。目前,肾上腺消融术多由介入科、心内科或高血压科独立开展,但 PA 属内分泌疾病,其处理原则仍必须遵循 PA 的诊治指南,需内分泌代谢科医师积极配合。国内外已报道的一些肾上腺消融研究显示,由于受专业限制,PA 筛查流程不规范,一些重要的检查结果缺如,如术前 AVS,这将影响 PA 的精准治疗。2020 年意大利高血压实用指南中已将 PA 消融治疗作为临床 II 类推荐,证据水平为 B 级,2021 年日本内分泌学会原醛症的诊断和处理临床实用指南将 PA 消融治疗列为手术和药物治疗效果不佳的备选措施,建议增加 PA 消融治疗与其他干预的随机对照研究的证据。2019 年中国医师协会介入医师分会肿瘤消融专业委员会发表了影像引导下肾上腺肿瘤消融治疗专家共识,2020 年美国临床内分泌协会、2018 年欧洲内分泌学会成人肾上腺皮质肿瘤治疗临床实践专家共识或指南指出对不适于手术治疗的肾上腺肿瘤,局部消融治疗也是一种选择。这些指南和共识表明肾上腺消融治疗 PA 及其相关高血压正逐步获得临床的认可及推广,但对存在的问题需进一步研究加以解决。

(祝之明)

参考文献

［1］ FUNDER J W, CAREY R M, MANTERO F, et al. The management of primary aldosteronism: case detection, diagnosis, and treatment: an endocrine society clinical practice guideline [J]. J Clin Endocrinol Metab, 2016, 101 (5): 1889-1916.

［2］ KUCHARZ E J. Forgotten description of primary hyperaldosteronism [J]. Lancet, 1991, 337 (8755): 1490.

［3］ ROSSI G P. Primary Aldosteronism: JACC State-of-the-Art Review [J]. J Am Coll Cardiol, 2019, 74: 2799-2811.

［4］ FUNDER J W, CAREY R M. Primary Aldosteronism: Where Are We now? Where to From Here? [J]. Hypertension, 2022, 79 (4): 726-735.

［5］ BROWN J M, SIDDIQUI M, CALHOUN D A, et al. The unrecognized prevalence of primary aldosteronism: A cross-sectional study [J]. Ann Intern Med, 2020, 173 (1): 10-20.

［6］ MONTICONE S, D'ASCENZO F, MORETTI C, et al. Cardiovascular events and target organ damage in primary aldosteronism compared with essential hypertension: a systematic review and meta-analysis [J]. Lancet Diabetes Endocrinol, 2018, 6 (1): 41-50.

［7］ KEMPERS M J E, LENDERS J W M, VAN OUTHEUSDEN L, et al. Systematic review: diagnostic procedures to differentiate unilateral from bilateral adrenal abnormality in primary aldosteronism [J]. Ann Intern Med, 2009, 151 (5): 329-337.

［8］ MENG X, MA W J, JIANG X J, et al. Long-term blood pressure outcomes of patients with adrenal venous sampling-proven unilateral primary aldosteronism [J]. J Hum Hypertens, 2020, 34 (6): 440-447.

［9］ SUN F, HONG Y, ZHANG H, et al. Determination of adrenal hypersecretion in primary Aldosteronism without aldosterone-production adenomas [J]. BMC Endocr Dis, 2021, 21 (1): 114.

［10］ PARKSOOK W W, YOZAMP N, HUNDEMER G L, et al. Morphologically normal-appearing adrenal glands as a prevalent source of aldosterone production in primary aldosteronism [J]. Am J Hypertens, 2022, 35 (6): 561-571.

[11] ROSSI G P, ROSSITTO G, AMAR L, et al. Clinical outcomes of 1625 patients with primary aldoste-ronism subtyped with adrenal vein sampling [J]. Hypertension, 2019, 74 (4): 800-808.

[12] OHNO Y, NARUSE M, BEUSCHLEIN F, et al. Adrenal venous sampling-guided adrenalectomy rates in primary aldosteronism: results of an international cohort (AVSTAT)[J]. J Clin Endocrinol Metab, 2021, 106 (3): e1400-e1407.

[13] LADD M R, ZEIGER M A. Who was Dr. William C. Baum? [J]. World J Surg, 2018, 42 (8): 2437-2443.

[14] STAVROPOULOS K, PAPADOPOULOS C, KOUTSAMPASOPOULOS K, et al. Mineralocorticoid Receptor Antagonists in Primary Aldosteronism [J]. Curr Pharm Des, 2018, 24 (46): 5508-5516.

[15] FOWLER A, BURDA J, KIM S. Adrenal artery embolization: anatomy, indications, and technical consid-erations [J]. Am J Roentgen, 2013, 201: 190-201.

[16] LIANG K W, JAHANGIRI Y, TSAO T F, et al. Effectiveness of thermal ablation for aldosterone-producing adrenal adenoma: A systematic review and meta-analysis of clinical and biochemical parameters [J]. J Vasc Interven Radiol, 2019, 30 (9): 1335-1342.

[17] GINAT D T, SAAD W E, TURBA U C. Transcatheter renal artery embolization for management of renal and adrenal tumors [J]. Tech Vasc Interv Radiol, 2010, 13 (2): 75-88.

[18] DEINUM J, RIKSEN N P, LENDERS J W. Pharmacological treatment of aldosterone excess [J]. Phar-macol Ther, 2015, 154: 120-133.

[19] YOUNG W F Jr. Diagnosis and treatment of primary aldosteronism: practical clinical perspectives [J]. J Inter Med, 2019, 285 (2): 126-148.

[20] WILLIAMS T A, LENDERS J W M, MULATERO P, et al. Outcomes after adrenalectomy for unilateral primary aldosteronism: an international consensus on outcome measures and analysis of remission rates in an international cohort [J]. Lancet Diabetes Endocrinol, 2017, 5 (9): 689-699.

[21] WACHTEL H, FRAKER D L. Therapeutic outcomes with surgical and medical management of primary aldosteronism [J]. Curr Cardiol Rep, 2021, 23: 89.

[22] LENDERS J W M, DEINUM J, PASSAUER J, et al. Low quality of reports on blood pressure in patients adre-nalectomized for unilateral primary aldosteronism [J]. J Clin Endocrinol Metab, 2020, 105 (6): dgaa159.

[23] SACKS B A, SACKS A C, FAINTUCH S. Radiofrequency ablation treatment for aldosterone-producing adenomas [J]. Curr Opin Endocrinol Diabetes Obes, 2017, 24: 169-173.

[24] LIU S Y, CHU C M, KONG A P, et al. Radiofrequency ablation compared with laparoscopic adrenalec-tomy for aldosterone-producing adenoma [J]. Br J Surg, 2016, 103 (11): 1476-1486.

[25] HOKOTATE H, INOUE H, BABA Y, et al. Aldosteronomas: experience with superselective adrenal arte-rial embolization in 33 cases [J]. Radiology, 2003, 227: 401-406.

[26] 董徽, 蒋雄京, 关婷, 等. 经皮超选择性肾上腺动脉栓塞治疗原发性醛固酮增多症 [J]. 中华高血压杂志, 2013, 21 (6): 536-541.

[27] ZHANG H, LI Q, LIU X, et al. Adrenal artery ablation for primary aldosteronism without apparent aldoste-ronoma: An efficacy and safety, proof-of-principle trial [J]. J Clin Hypertens (Greenwich), 2020, 22 (9): 1618-1626.

[28] ZHAO Z, LIU X, ZHANG H, et al. Catheter-based adrenal ablation remits primary aldosteronism: A randomized medication-controlled trial [J]. Circulation, 2021, 144 (7): 580-582.

[29] DONG H, ZOU Y, HE J, et al. Superselective adrenal arterial embolization for idiopathic hyperaldoste-ronism: 12-month results from a proof-of-principle trial [J]. Catheter Cardiovas Interv, 2021, 97 Suppl 2: 976-981.

[30] LAUDER L, AZIZI M, KIRTANE A J, et al. Device-based therapies for arterial hypertension [J]. Nat Rev Cardiol, 2020, 17: 614-628.

[31] ROSSI G P, BISOGNI V, BACCA A V, et al. The 2020 Italian Society of Arterial Hypertension (SIIA)

practical guidelines for the management of primary aldosteronism [J]. Int J Cardiol Hypertens, 2020, 5: 100029.

［32］ NARUSE M, KATABAMI T, SHIBATA H, et al. Japan Endocrine Society clinical practice guideline for the diagnosis and management of primary aldosteronism 2021 [J]. Endocr J, 2022, 69 (4): 327-359.

［33］ KISELJAK-VASSILIADES K, BANCOS I, HAMRAHIAN A, et al. American Association of Clinical Endocrinology disease state clinical review on the evaluation and management of adrenocortical carcinoma in an adult: a practical approach [J]. Endocr Pract, 2020, 26 (11): 1366-1383.

［34］ FASSNACHT M, DEKKERS O, ELSE T, et al. European Society of Endocrinology Clinical Practice Guidelines on the management of adrenocortical carcinoma in adults, in collaboration with the European Network for the Study of Adrenal Tumors [J]. Eur J Endocrino, 2018, 179 (4): G1-G46.

［35］ 祝之明, 赵志钢, 张和轩, 等. 肾上腺疾病相关难治性高血压的消融治疗 : 技术关键与临床前景 [J]. 中华心血管病杂志 , 2021, 49 (10): 951-956.

肌纤维发育不良诊治进展

1938 年 Ledbetter 等学者首次报道了动脉肌纤维发育不良这一疾病,并在 1961 年由 Palubinskas 等经过血管造影得到证实,将这类病因不明的系统性血管疾病命名为肌纤维发育不良(fibromuscular dysplasia,FMD),并逐步被医师认识,但直到最近 10 年才对这一疾病有更深入的了解。FMD 是一种特发性、非炎症性、非动脉粥样硬化性的节段性血管疾病,可导致动脉狭窄、扭曲、闭塞、动脉瘤形成及动脉夹层。至今 FMD 病因不明,诊断需要排除其他疾病,如动脉粥样硬化、炎症性动脉疾病、单基因血管疾病,动脉痉挛等。FMD 几乎可累及全身所有中、小动脉,最常见累及肾动脉,其他如颈动脉、椎动脉、颅内动脉、髂动脉、肠系膜动脉及冠状动脉等均可累及。目前报道的国内 FMD 相关研究也多见于肾动脉,故本文着重于描述肾动脉 FMD。

一、流行病学

2020 年美国一项电子健康管理数据库中 4 000 万人的数据分析显示,FMD 的患病率约为 12/10 万。但由于该研究并不是随机的人群调查研究,部分人被重复计算,并不能真实代表 FMD 的人群患病率。因此,目前仍缺乏严谨的 FMD 患病率的流行病学调查数据。欧美国家 FMD 注册研究报道的 FMD 平均诊断年龄为 43~53 岁,其中 30.2%~57.4% 的患者为多血管受累,66%~91% 累及肾动脉。以往一般研究发现近 75% 为女性,但近年来欧美研究显示 85%~95% 为女性。在欧美,FMD 是引起肾动脉狭窄的第二大病因,约占 10%。我国中国医学科学院阜外医院报道了对该院连续 18 年的 2 395 例肾动脉狭窄病例进行分析,FMD 导致的肾动脉狭窄占比 4.3%,为导致肾动脉狭窄的第三位病因,并且在 40 岁以下肾动脉狭窄患者中比例约为 1/3。与欧美国家不同,在中国肾动脉 FMD 研究中,平均诊断年龄为 28.3 岁,男女病例接近 1:1。

二、发病机制

既往传统观点认为,FMD 的发病可能与雌孕激素、机械因素及吸烟有关。欧美的研究显示,FMD 患者中,女性占大多数,因此,雌激素和孕激素已被怀疑为 FMD 的相关因素,但在使用口服避孕药或其他外源性激素补充治疗的人群中并无发现关联证据。研究发现,吸烟是 FMD 的危险因素,但具体机制也并未阐明。近 10 年,有关 FMD 的机制研究主要聚焦于 FMD 的遗传基因组学和生物标记物方面。研究发现,FMD 患者的血液中转化生长因子 $TGF-\beta_1$、$TGF-\beta_2$ 水平较同年龄组相同性别的对照组明显升高,而 α_1 抗胰蛋白酶缺乏,这些生物标记物或者转化因子也可能参与 FMD 潜在的发病机制。

至今,越来越多的专家学者认为,FMD 可能是环境与基因共同作用的结果。虽然 Rushton 等在部分 FMD 患者中发现了家族性常染色体显性遗传,但该研究的病例选择存在混杂因素而被质疑,并且在 FMD 患者中的占比非常低,提示遗传因素可能并不是 FMD 的主要致病原因。欧洲学者最新发表的研究提示,*PHACTR1* 基因突变与 FMD 和自发性冠状动脉夹层的发生密切相关,有可能是 FMD 的易感基因;在少数 FMD 患者中鉴定到了与经典 Ehlers Danlos 综合征相关的前列腺素 I_2 受体(hIP)*PTGIR* 基因和 *COL5A1* 基因的突变，但仍需要全球多国家地区的相互合作利用更大样本的基因组学研究来证实。

三、病理和造影分型

1971 年 Harrison 与 McCormack 等提出 FMD 的病理分型，可根据病变累及动脉血管壁层结构，分为内膜型、中膜型和外膜型。其中，中膜型最多见，占 70%~80%，其特征表现为病变区域交替变薄或增厚的纤维肌性隆起，内含胶原蛋白，某些区域可伴弹性内膜缺失；其次为内膜型，占 10%~15%，其特征是内膜的圆形或偏心的胶原沉积，间充质细胞不规则排列在内膜下结缔组织的疏松基质中，不含脂质或炎症成分；而外膜型最为少见，占 5%~10%，其病理学特征为致密的胶原替代了外膜纤维组织，并可延伸到周围组织。但往往一个患者可以同时累及多个血管壁层，三种类型动脉管壁病变可无明显界限，因为病变常累及相邻层。

随着影像技术的进步和血管腔内介入治疗的广泛开展，真实世界 FMD 难以取得标本，病理分型已不再适用。2019 年最新的欧洲/国际专家共识推荐根据动脉血管造影的影像学形态学结果进行分型，并指出造影分型更方便、适用，强调可用于分型的影像学方法包括计算机断层血管造影(CTA)、磁共振血管成像(MRA)和经皮选择性动脉造影术(DSA)。根据动脉血管造影的形态学结果，将 FMD 分为多灶型("串珠样"改变，图 1A)和局灶型(图 1B)，后者包括管状型(局灶型狭窄血管长度大于 1cm，图 1C)。欧美人群研究显示，70%以上的 FMD 为多灶型，局灶性仅占 10%~20%，而我国的研究结果与其截然不同，我国以局灶型为主，约为 75%，而多灶型不到 25%。

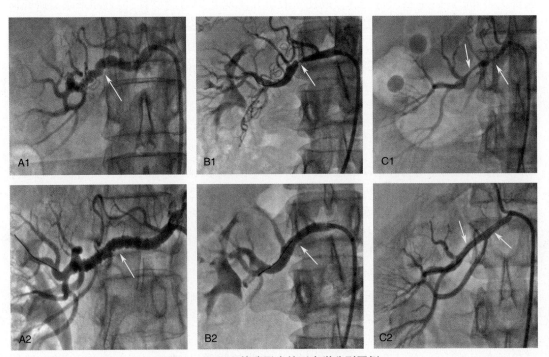

图 1　FMD 血管造影术的形态学分型图例

A1. 多灶型 FMD(介入治疗前)；A2. A1 球囊扩张成形术后；B1. 局灶型 FMD(介入治疗前)；B2. B1 球囊扩张成形术后；C1. 局灶型(管状型)FMD(介入治疗前)；C2. C1 球囊扩张成形术后。

研究表明,病理分型的中膜型在影像学多表现为肾动脉中远段可呈现典型的"串珠样改变","串珠"的直径多数大于正常动脉管径,少数患者可伴有动脉瘤形成;内膜型在影像学多表现为光滑的长狭窄或局灶的带状狭窄;而外膜型在影像学可表现为高度局限的管状狭窄。因此,对于病理分型和影像学分型的对应关系总结见表1。

表 1 FMD 分型

病理分型 McCormack(1971 年)	动脉造影分型	
	欧洲 / 国际专家共识(2019 年)	美国心脏协会声明(2014 年)
中膜型(70%~80%)	多灶型	多灶型
内膜型(10%~15%)	局灶型(<1cm),包括管状型(<1cm)	局灶型
外膜型(5%~10%)	局灶型(管状型,≥1cm)	

四、临床表现

FMD 患者的临床表现主要取决于所累及的动脉血管床的位置,几乎全身所有的动脉都可累及。累及肾动脉最常见的临床表现为高血压,多数患者会有轻度蛋白尿。在美国及欧洲的 FMD 注册研究中,高血压的平均诊断年龄分别为 44.8 岁和 36.5 岁。不同登记研究诊断高血压年龄上的差异可能与所登记患者的人种和造影分型不同有关。

上腹部及侧腹部的血管杂音和腹痛可能为肾动脉 FMD 的一个重要体征,在美国 FMD 注册研究中,发现约有 9.4% 患者有腹部杂音,15.7% 有腹部或者侧腹部疼痛,可见于肾动脉 FMD 血管夹层撕裂或急性闭塞,或者合并有肠系膜上动脉闭塞的患者。局灶型肾动脉 FMD 患者的患侧肾脏会发生萎缩和对应的肾小球滤过率减退,但严重肾功能不全甚至肾衰竭比较少见,如果部分肾动脉 FMD 患者同时累及肾动脉主干和肾小动脉分支,也可导致肾功能严重受损、肌酐增高。

此外,FMD 引起肾动脉狭窄的同时可导致肾脏缺血,可激活肾素 - 血管紧张素(RAS)系统,生化检测可发现血浆肾素水平升高,血、尿醛固酮水平升高。研究表明,RAS 系统过度激活表现为继发性醛固酮增多症,多见局灶型肾动脉 FMD。

如果 FMD 累及颈动脉、颅内动脉、冠状动脉、肠系膜上动脉及下肢动脉等部位,还可以出现头痛、搏动性耳鸣、眩晕、脑卒中、胸痛、腹痛、便秘及下肢间歇性跛行等症状,严重的下肢动脉狭窄患者还可以出现足背动脉搏动消失。

五、筛查与诊断

大部分 FMD 患者的临床表现和症状并无特异性,因此,当怀疑 FMD 时,尤其患者具备表 2 中临床表现时,要着重筛查肾动脉 FMD,并同时对其他动脉进行全部筛查。用于筛查和诊断 FMD 的无创方法主要有无创血管多普勒超声、CTA 和 MRA,但 DSA 是诊断 FMD 的影像学"金标准",一般用于 CTA 或 MRA 诊断不确定,但临床上又高度怀疑 FMD 时进行。如果患者对 CTA 检查有禁忌,可以选择采用 MRA。此外,对于诊断 FMD 有争议的,还可以通过血管内超声(IVUS)来协助诊断。无创血管多普勒超声作为一种廉价、无创的方法,在有条件的中心可作为筛查手段,但其准确性及敏感性较差,且很大程度上依赖超声医师的技术。同时需要注意的是,血管多普勒超声并不能完全用于诊断 FMD。有研究显示,肾动脉 CTA 对重度肾动脉主干 FMD 的诊断准确率可达 100%,而对肾动脉分支血管狭窄及轻微病变则检出率低,但最近的病例报道提示无创肾动脉血管多普勒超声对肾动脉分支血管狭窄和自发性肾动脉夹层的协助诊断更具优势,但是仍需要进一步完善 DSA 来证实(表2)。

表2 国人肾动脉 FMD 的临床表现和筛查建议

- 年龄<30 岁,高血压 2~3 级,尤其是难治性高血压患者

- 一侧肾萎缩,除外肾实质和上尿路梗阻疾病

- 腹部脐周可闻及杂音,除外动脉粥样硬化疾病、大动脉炎或其他血管炎

- 影像学检查发现肾动脉狭窄、瘤、夹层或肾梗死,难以用其他原因解释

- 在肾动脉以外其他部位血管有 1 处或多处出现典型的 FMD 病变

此外,肾动脉的影像学检查必须有至少 1 处狭窄,单纯的夹层、动脉瘤和动脉扭曲并不能诊断 FMD。而对于临床中发现的自发性冠状动脉夹层,可以根据专家共识来做出正确诊断。

对于 FMD 尤其局灶型 FMD 的诊断,需要排除大动脉炎和动脉粥样硬化性疾病,对于 FMD 的鉴别诊断可参考表3 和表4 的鉴别要点来进行排查。如果患者为年龄小于 18 岁的青少年儿童,还需要排除威廉姆斯综合征、阿拉吉勒综合征或 1 型神经纤维瘤病等基因疾病。对于所谓"非典型 FMD"或"FMD 样表现"的患者,如果年龄小于 60 岁,出现至少 1 个动脉夹层或 2 个动脉瘤,没有串珠、局灶性狭窄或遗传性动脉病的证据,方可诊断FMD。

表3 多灶型 FMD 的鉴别诊断

疾病名称	鉴别要点及影像学特征
系统性动脉中层溶解	非炎症性、非动脉粥样硬化性疾病,表现为自发性动脉夹层、闭塞或动脉瘤,主要发生在腹腔动脉。血管造影与多灶性 FMD 可能难以鉴别,IVUS 可能有所帮助,明确诊断需要组织病理学检查,显示动脉中膜空泡样变性
动脉痉挛、驻波	血管痉挛引起的良性放射学表现,如麦角胺衍生物、拟交感神经药物或导管操作所致血管痉挛。动脉内短暂的血流相关生理变化导致的有规律的波动,有别于多灶型 FMD(不同大小的串珠)。明确性质后,无须进一步评估及随访
影像学伪影	患者呼吸移动、心力衰竭、心房颤动引起的 CTA/MRA 伪影,可表现为管腔串珠样异常,可能被误认为多灶型 FMD

注:CTA,计算机断层血管成像;FMD,肌纤维发育不良;MRA,磁共振血管成像。

表 4　局灶型 FMD 的鉴别诊断

疾病名称	鉴别要点及影像学特征
动脉粥样硬化	传统的心血管危险因素有老龄、高血压、高脂血症、吸烟、肥胖、糖尿病等,主要累及动脉起始部位和近段及分叉处,多表现为不规则偏心狭窄,CTA、MRA 或超声可见斑块,伴或不伴钙化,如难以鉴别,IVUS 检查呈典型的脂质斑块特征
血管炎(大动脉炎、巨细胞动脉炎,结核性动脉炎等)	非特异性大血管炎,女性多见,常在 30 岁前发病。急性期可以出现低热、受累动脉处疼痛、炎症因子升高;慢性期主要表现为受累动脉供血器官缺血症状和体征。CTA、MRA 或超声可见主动脉及分支血管的起始处或近段局限性或管状狭窄和 / 或动脉瘤、管壁增厚、钙化或水肿
正中弓状韧带压迫(Dunbar 综合征)	正中弓状韧带(连接两侧膈肌纤维脚的纤维韧带)压迫腹腔干和肾动脉近端。在临床方面,常无症状,但可能引起慢性餐后上腹部疼痛和体重下降。在影像学方面,腹腔干起始处的动态、局灶性狭窄,可通过深吸气或直立减轻;也可累及肠系膜上动脉和肾动脉;可能存在狭窄后扩张
神经纤维瘤 I 型	常染色体显性遗传,罕见病,可累及肾动脉和多个系统。在临床表现,雀斑,牛奶咖啡斑,外周神经纤维瘤、视神经胶质瘤、中枢神经系统肿瘤和软组织肉瘤,骨骼异常,肾血管性高血压。在影像学方面,肾动脉狭窄,颅内动脉狭窄。相关基因有 NF1
自发性肾动脉夹层	无传统心血管危险因素的中青年患者,可有突发肾区胀痛、高血压等症状,或无症状,被影像学检查偶然发现,表现为肾动脉主干的夹层,可累及一级分支。这种夹层可发生于其他血管床,包括颈动脉、椎动脉、锁骨下动脉、冠状动脉及腹腔其他脏器的动脉。诊断需排除血管创伤、血管炎、FMD 或遗传性结缔组织疾病

注:CTA,计算机断层血管成像;FMD,肌纤维发育不良;MRA,磁共振血管成像。

六、治疗及预后

(一)药物治疗

FMD 最常累及肾动脉,肾动脉 FMD 患者多合并高血压,因此,FMD 的药物治疗主要包括降压治疗、抗血小板聚集治疗以及其他对应治疗(包括降脂、头痛及搏动性耳鸣等其他症状相关的治疗等),但遗憾的是,关于 FMD 患者的降压和抗血小板聚集治疗均无相关的随机对照前瞻性临床研究证据。

1. 降压药物治疗　目前有关 FMD 患者的降压目标值尚无共识,临床实践可根据《2018 年中国高血压防治指南》和《2018 年欧洲高血压管理指南》对患者进行血压管理。理论上,肾素 - 血管紧张素 - 醛固酮系统的激活是肾动脉 FMD 导致高血压的重要因素,因此建议使用血管紧张素转化酶抑制剂(ACEI)或者血管紧张素 II 受体阻滞剂(ARB)类药物,但应用过程中需严密监测肾功能,若需联合治疗,可以选择钙通道阻滞剂和利尿剂。但究竟选择何种降压药物以及联合治疗方案,目前缺少随机对照前瞻性研究证据。

2. 抗血小板聚集治疗　对于 FMD 患者,应用抗血小板聚集治疗的药物,尤其在介入术前后的抗血小板聚集治疗尚无临床随机对照试验以及相关的诊疗共识。2019 年国际 FMD 专家共识建议,对于 FMD 患者,除有禁忌证以外,均应长期服用阿司匹林 75~100mg/d 来防止血栓形成和血栓栓塞并发症。老年肾动脉 FMD 患者如合并冠心病、脑血管病、外周血管病或有血管介入病史等情况时,推荐常规进行抗血小板治疗。对于接受介入治疗的肾动脉 FMD 患者,术前至少 2 天开始服用阿司匹林 100mg/d 或氯吡格雷 75mg/d。介入治疗后的抗血小板聚集治疗,如果仅进行球囊成形,单药维持 6 个月或以上;如果使用金属裸支架,则阿司匹林 100mg/d 和氯吡格雷 75mg/d 维持 3 个月,随后单药长期维持。但对于有出血风险(既往蛛网膜下腔出血或其他出血个人史)的 FMD 患者,抗血小板聚集治疗需要权衡利弊;在美国 FMD 登记研究中,72.9% 的患者接受抗血小板聚集治疗,其中阿司匹林是最常用的处方药。高龄、合并冠心病、既往血管介入治疗史和单纯颅内血管 FMD 都与抗血小板聚集治疗使用率有关。

3. 降脂治疗 可根据美国的血脂管理指南 ATP Ⅲ 或者国内血脂管理专家共识推荐来进行血脂管理,FMD 患者尤其肾动脉 FMD 或者自发性冠脉夹层的患者常合并高血压、高血脂疾病,因此应该按照指南尽早启动降脂治疗,有助于预防动脉粥样硬化的发生和发展。

4. 头痛和搏动性耳鸣的治疗 美国 FMD 登记研究显示,67.5% 的 FMD 患者可合并明显头痛。头痛部分原因可能是未控制的血压,但也有患者没有脑血管疾病的情况下出现偏头痛,这种可以通过改善生活方式、避免诱发因素或者口服镇痛药物来缓解。目前尚无有关 FMD 患者偏头痛治疗的特异性药物相关研究,部分患者可根据情况给予尼麦角林等药物治疗,但使用时要小心谨慎。

(二)血运重建治疗

目前的血运重建治疗包括血管腔内介入治疗和外科开放手术。目前 FMD 的血运重建治疗主要为血管腔内介入治疗,包括球囊扩张成形术和支架植入术。外科开放手术主要用于一些复杂的动脉分叉病变,或严重狭窄合并动脉瘤而无法行介入治疗,必须行动脉修复术和转流术的患者。

1. 血管腔内介入治疗

(1)可作为肾动脉 FMD 的首选治疗,特别是新发高血压的年轻患者。首选球囊扩张术,支架治疗只是作为球囊扩张出现撕裂的补救措施。2019 年欧洲 / 国际专家共识不推荐球囊扩张失败的患者使用切割球囊,以免引起动脉破裂。肾动脉介入术后,FMD 肾血管性高血压的治愈率或改善率在各项研究中差别比较大,美国及欧洲的治愈率在 20%~30%,而在中国肾动脉 FMD 登记研究中,中国人群肾动脉 FMD 介入治疗后的高血压治愈率在 50% 左右。

(2)对于 FMD 导致的颈动脉夹层和颅内动脉瘤的介入治疗,也缺乏临床随机试验,目前共识推荐治疗方案与非 FMD 导致的颈动脉夹层和颅内动脉瘤的介入治疗方案类似。对于颈动脉夹层和颅内动脉瘤的血管介入治疗,要严格控制支架植入和动脉瘤栓塞术治疗的手术风险,避免血管干预治疗带来的医源性血管损伤。

2. 外科开放手术治疗 目前手术治疗仅作为血管腔内介入治疗困难或者治疗失败后的补充治疗。2019 年欧洲 / 国际 FMD 专家共识建议,肾动脉狭窄合并复杂的肾动脉瘤、复杂的分叉病变及反复血管腔内介入治疗失败等情况可选择外科手术。

(三)非药物治疗

非药物治疗主要包括改善生活方式和动脉夹层介入治疗后运动指导。改善生活方式主要包括戒烟等。对于既往有过颈、椎动脉夹层病史的患者,在介入治疗后,应该避免颈椎或者颈部按摩和过山车等刺激、剧烈的活动。其他诸如长时间颈部过度伸展、颈部牵引、重量训练、重物搬动和武术(力量对抗)等,应该也要尽量限制或者避免。

七、健康管理和随访

FMD 是一种慢性系统性血管疾病,有部分病例呈现进行性发展,并且部分 FMD 患者在进行血管介入治疗后有一定再狭窄发生率。因此,临床医师需要对 FMD 患者进行每年一次随访。根据最新的国际专家共识,FMD 患者的随访内容应该包括临床评估、肾功能评估(尤其肾动脉 FMD 患者)和影像学评估。临床评估内容主要包括对血管事件的发生评估、与 FMD 有关的临床症状(如头痛、颈部疼痛、搏动性耳鸣、间歇性跛行、腹部绞痛等)评估、与 FMD 有关的临床体征(包括脉搏有无、血管杂音)评估、血压控制情况(包括双上肢或双下肢血压是否对称等)评估以及药物治疗的依从性(包括降压药物和抗血小板聚集治疗)评估等。影像学评估对于肾动脉 FMD 患者尤其重要,建议肾动脉 FMD 患者介入治疗后 1 个月、6 个月及每年要复查肾动脉超声;如果无明显诱因下出现血压升高或者肾功能下降,要立即对肾动脉进行影像学评估。

另外,肾动脉 FMD 患者的随访内容除了以上的临床评估之外,还应评估血尿生化指标(包括血肌酐、蛋白尿等指标)和肾小球滤过率;如果患者所在地区的卫生水平允许,应该至少每月监测一次血压,每 3 个月复查一次肾功能和血肌酐水平,每年完善一次血管的影像学评估。对于部分合并有动脉瘤、动脉夹层的患者,根据患者的特殊情况,可能还需要进行必要的影像学检查来评估病情。

八、总结和展望

FMD 作为一种慢性系统性动脉血管疾病,可累及全身大多数动脉血管,FMD 也正在被逐步认识中。在过去的 10 年中,对 FMD 的相关研究也取得了重大进展,对 FMD 的流行病学、遗传学及蛋白质组学有了初步了解。虽然 FMD 的发病机制尚未完全阐明,FMD 的药物治疗和血运重建治疗仍缺少随机对照的前瞻性研究,但是目前欧美国家陆续开展了一系列有关 FMD 的多中心临床登记研究,建立国际 FMD 的登记研究数据库,为进行前瞻性研究创造了条件。

近年来,中国陆续建立了高血压诊疗管理中心、胸痛中心及脑血管疾病中心,国内的血管介入治疗水平飞速发展,我们也正在开展全国多中心的中国肾动脉 FMD 登记研究,该研究已在 Clinical Trial(研究编号为 NCT05363748)网站上注册,为进一步探讨中国人群 FMD 的病理生理学机制、临床特征、临床预后等提供循证医学证据,以提升国内肾动脉 FMD 的诊断、治疗和管理水平,尽快建立中国肾动脉 FMD 的诊疗规范或专家共识。

(亢园园　许建忠)

参考文献

[1] PALUBINSKAS A J, WYLIE E J. Roentgen diagnosis of fibromuscular hyperplasia of the renal arteries [J]. Radiology, 1961, 76: 634-639.

[2] SLOVUT D P, OLIN J W. Fibromuscular dysplasia [J]. N Engl J Med, 2004, 350 (18): 1862-1871.

[3] RANA M N, AL-KINDI S G. Prevalence and manifestations of diagnosed fibromuscular dysplasia by sex and race: Analysis of >4500 FMD cases in the United States [J]. Heart Lung, 2021, 50 (1): 168-173.

[4] PERSU A, DOBROWOLSKI P, GORNIK H L, et al. Current progress in clinical, molecular, and genetic aspects of adult fibromuscular dysplasia [J]. Cardiovasc Res, 2022, 118 (1): 65-83.

[5] XIONG H L, PENG M, JIANG X J, et al. Time trends regarding the etiology of renal artery stenosis: 18 years'experience from the China Center for Cardiovascular Disease [J]. J Clin Hypertens (Greenwich), 2018, 20 (9): 1302-1309.

[6] GORNIK H L, PERSU A, ADLAM D, et al. First International Consensus on the diagnosis and management of fibromuscular dysplasia [J]. Vasc Med, 2019, 24 (2): 164-189.

[7] OLIN J W, GORNIK H L, BACHARACH J M, et al. Fibromuscular dysplasia: state of the science and critical unanswered questions: a scientific statement from the American Heart Association [J]. Circulation, 2014, 129 (9): 1048-1078.

[8] RUSHTON A R. The genetics of fibromuscular dysplasia [J]. Arch Intern Med, 1980, 140 (2): 233-236.

[9] GEORGES A, YANG M L, BERRANDOU T E, et al. Genetic investigation of fibromuscular dysplasia identifies risk loci and shared genetics with common cardiovascular diseases [J]. Nat Commun, 2021, 12 (1): 6031.

[10] MCCORMACK L J, POUTASSE E F, MEANEY T F, et al. A pathologic-arteriographic correlation of renal arterial disease [J]. Am Heart J, 1966, 72 (2): 188-198.

[11] YANG Y K, ZHANG Y, MENG X, et al. Clinical characteristics and treatment of renal artery fibromuscular dysplasia with percutaneous transluminal angioplasty: a long-term follow-up study [J]. Clin Res Cardiol, 2016, 105 (11): 930-937.

[12] VAN TWIST D J, HOUBEN A J, DE HAAN M W, et al. Renal hemodynamics and renin-angiotensin system activity in humans with multifocal renal artery fibromuscular dysplasia [J]. J Hypertens, 2016, 34 (6): 1160-1169.

[13] SABHARWAL R, VLADICA P, COLEMAN P. Multidetector spiral CT renal angiography in the diagnosis of renal artery fibromuscular dysplasia [J]. Eur J Radiol, 2007, 61 (3): 520-527.

[14] ZHANG W Z. Intensified, optimized and standardized management of Chinese patients with hypertension: Comments on "2018 Chinese Guidelines for Prevention and Treatment of Hypertension" [J]. J Geriatr Cardiol, 2019, 16 (3): 178-181.

[15] WILLIAMS B, MANCIA G, SPIERING W, et al. 2018 ESC/ESH Guidelines for the management of arterial hypertension: The Task Force for the management of arterial hypertension of the European Society of Cardiology and the European Society of Hypertension: The Task Force for the management of arterial hypertension of the European Society of Cardiology and the European Society of Hypertension [J]. J Hypertens, 2018, 36 (10): 1953-2041.

[16] BHALLA V, TEXTOR S C, BECKMAN J A, et al. Revascularization for Renovascular Disease: A Scientific Statement From the American Heart Association [J]. Hypertension, 2022, 79 (8): e128-e143.

[17] WEINBERG I, GU X, GIRI J, et al. Anti-platelet and anti-hypertension medication use in patients with fibromuscular dysplasia: Results from the United States Registry for Fibromuscular Dysplasia [J]. Vasc Med, 2015, 20 (5): 447-453.

[18] Expert Panel on Detection, Evaluation, and Treatment of High Blood Cholesterol in Adults. Executive Summary of The Third Report of The National Cholesterol Education Program (NCEP) Expert Panel on Detection, Evaluation, And Treatment of High Blood Cholesterol In Adults (Adult Treatment Panel Ⅲ) [J]. JAMA, 2001, 285 (19): 2486-2497.

[19] O'CONNOR S C, PORIA N, GORNIK H L. Fibromuscular dysplasia: an update for the headache clinician [J]. Headache, 2015, 55 (5): 748-755.

[20] ORIBE S, TOYOHARA T, MISHIMA E, et al. Fibromuscular dysplasia with recurrence after "long-term" following percutaneous transcatheter renal angioplasty: two case reports with a review of 26 patients [J]. BMC Nephrol, 2021, 22 (1): 187.

药物相关高血压诊疗进展

药物相关高血压是指常规剂量的药物或该药物与其他药物之间发生相互作用而引起血压升高,当血压超过 140/90mmHg 时,即认为药物相关高血压。药物相关高血压作为继发性高血压及难治性高血压的常见原因之一,已经引起临床医师的广泛关注。NHANES 研究数据显示,18.5% 的高血压患者同时服用了升高血压的药物,其中最常见的是抗抑郁药(8.7%)、非甾体抗炎药(6.5%)、类固醇激素(1.9%)和雌激素(1.7%),这些药物多通过水钠潴留、交感神经激活、直接血管收缩等途径引起血压升高。充分认识临床工作中引起药物相关高血压的常见药物,有助于控制血压,同时可避免不必要的药物及诊疗花费。本文拟对可能引起血压升高的药物及其病理生理机制进行回顾。

一、水钠潴留

1. 非甾体抗炎药(nonsteroidal anti-inflammatory drug,NSAID) 长期使用 NSAID 可以升高血压,其机制主要是通过抑制环氧合酶(cyclooxygenase,COX)1 和 2,从而减少前列腺素的合成。前列腺素,尤其是 PGE_2 和 PGI_2,负责肾脏的血管扩张和钠的排泄。摄入 NSAID 后,PGE_2 和 PGI_2 的生成减少,导致血管舒张受限和钠潴留。早期研究显示,在高血压及正常血压患者中使用 NSAID 超过 1 周时,血压平均升高 5mmHg。NSAID 对血压的影响差异很大。布洛芬是使用最广泛的 NSAID,与萘普生相比血压升高 2.5mmHg,与塞来昔布相比血压升高 5mmHg。研究表明,在所有 NSAID 中,吡罗昔康引起血压升高的幅度最大,平均升高 6.2mmHg,而阿司匹林和舒林酸升高血压的幅度最小,分别为 0.6mmHg、2.2mmHg。2012 年一项回顾性分析探讨了 NSAID 对于降压药物的影响,结果显示,使用 NSAID 后,需要强化降压方案的风险比(*HR*)为 1.34(95%*CI* 1.05~1.71);其中,使用双氯芬酸和吡罗昔康的患者需要强化降压的风险更高,达到了 1.79(95%*CI* 1.15~2.78)和 2.02(95%*CI* 1.09~3.77)。在非选择性 NSAID 中,吲哚美辛、萘普生和吡罗昔康的血压升高幅度最大;在选择性 NSAID 中,罗非昔布与塞来昔布相比,升高收缩压的幅度更大。既往认为,选择性与非选择性 COX-2 抑制剂引起血压升高的风险相似。但随后的荟萃分析显示,选择性 COX-2 抑制剂比非选择性 COX-2 抑制剂更容易诱发高血压。

既往研究显示,对于高血压患者,对乙酰氨基酚无明显的升压作用,因其机制主要是抑制下丘脑体温调节中枢合成前列腺素。但近期一项研究对其安全性产生了质疑,研究提示,对乙酰氨基酚可显著提高冠心病患者的动态血压,并增加冠状动脉急性缺血事件的发生风险。因此,对血压不稳定的高血压患者应避免长期大剂量使用 NSAID,血压正常者在使用 NSAID 期间也应密切监测血压水平。

2. 性激素类 雌激素和黄体酮是常见的升高血压的药物。雌激素和黄体酮会增加肝脏中血管紧张素的合成,促进血管紧张素 Ⅱ 的产生,从而增加醛固酮的分泌,引起水钠潴留和血钾丢失;同时,也会引起胰岛素抵抗,从而通过多种途径升高血压。

约 5% 的育龄女性开始使用激素避孕药后(至少包含 50μg 雌激素和 1~4μg 孕激素)会出现高血压。其升高程度与高龄、雌激素避孕药的剂量相关。然而,即使是目前新上市的、低价量的复方制剂(含有 20~35μg 雌激素),也会导致血压升高。Narkiewicz 等比较了服用口服避孕药的轻中度高血压女性患者动态血压的变化情况,结果显示,与对照组相比,口服避孕药组患者日间收缩压升高 8mmHg,夜间收缩压升高 6.1mmHg($P \leqslant 0.04$)。Liu 等通过荟萃分析发现,口服避孕药的使用时间及使用剂量与高血压风险呈正相关,口服避孕药使用时间每增加 5 年,高血压的患病风险升高 13%。口服避孕药使用者发生高血压的危险因素包括妊娠期高血压病史、高血压家族史、年龄>35 岁、长期使用避孕药物、隐匿性肾病等。值得注意的是,激素避孕药引起高血压的机制具有"开关效应",随着避孕药停用,其风险迅速降低。关于绝经后女性使用雌激素替代疗法是否对血压有影响,目前结论并不一致。

睾酮可激活雄激素受体,导致水钠潴留而引起血压升高。但是,在接受治疗的性腺功能减退男性患者中,补充睾酮治疗 5 年后,诊室血压显著下降了 23/16mmHg。Cheetham 等近期的一项回顾性队列研究显示,随访 3.4 年后,与未接受睾酮治疗的患者相比,睾酮治疗的患者其复合心血管事件减少了 33%($HR=0.67,95\%CI\ 0.62~0.73$)。这在一定程度上归因于睾酮缺乏引起的代谢综合征,补充睾酮会减少其表现,引起体重、血脂等下降,但仍需要更多研究数据来明确睾酮对于血压的影响。

3. 类固醇激素　类固醇激素包括盐皮质激素和糖皮质激素,两类激素均可通过体液潴留升高血压。盐皮质激素,如醛固酮和氟氢可的松,可通过增加肾脏钠的重吸收来调节体液和电解质平衡。糖皮质激素,如泼尼松、甲泼尼松等,激活盐皮质激素受体的活性相对较低,但剂量增加时仍可诱导激活盐皮质激素受体,导致水钠潴留而升高血压。

合成类固醇激素可以剂量依赖的方式升高血压。据统计,约 20% 长期服用糖皮质激素药物的患者出现高血压。每日口服 80~200mg 糖皮质激素时,可使血压升高达 15mmHg。Ruth 等通过回顾性研究探讨了糖皮质激素是否与类风湿关节炎患者的高血压相关,结果显示,使用糖皮质激素可使高血压的风险增加 17%,尤其是剂量 ≥7.5mg 时,风险升高更为明显。因此,使用类固醇激素时应以最小有效剂量和最短维持时间,减少血压升高等不良反应,必要时可能需要添加血管紧张素转换酶抑制剂或血管紧张素 Ⅱ 受体阻滞剂,并且需要密切监测血钾。

4. 噻唑烷二酮类降糖药　噻唑烷二酮类降糖药如吡格列酮等,会导致血管紧张度下降,从而引起水钠潴留,且会促进内脏脂肪向皮下脂肪转移,造成体重增加,因此在部分患者中可能会引起血压升高。但随着研究数据增多,这一结论目前受到质疑。作为胰岛素增敏剂,其通过提高脂肪、肌肉等外周组织对胰岛素的敏感性,促进其对葡萄糖的摄取和利用,降低血浆胰岛素水平,改善胰岛素抵抗,也具有降低血压的作用。另有动物研究提示,吡格列酮可通过抑制血管紧张素 Ⅱ 的缩血管功能、促进 NO 合成达到降低血压的效果。

二、交感神经激活

1. 直接拟交感活性药物　直接拟交感活性药物可通过模拟交感神经系统的内源性激动剂作用,直接激活突触后受体发挥作用,临床上主要包括麻黄碱类、β 受体激动剂、茶碱类药物。

去氧肾上腺素和伪麻黄碱临床上常用作减充血剂,改善感冒的鼻塞和卡他症状。该类药物可通过刺激血管平滑肌的 α_1 肾上腺素能受体,引起血管收缩,来激活交感神经系统。去氧肾上腺素升高血压时呈剂量依赖性,45mg 去氧肾上腺素可使收缩压升高达 20mmHg。值得注意的是,去氧肾上腺素的生物利用度会随着对乙酰氨基酚的共同配伍而增加,而这种组合在非处方感冒药中十分常见。伪麻黄碱是一种广泛使用的减充血剂。Salerno 等通过荟萃分析显示,在血压正常者中使用伪麻黄碱,可使收缩压升高 0.99mmHg,心率升高 2.83 次/min;而在高血压患者中,收缩压则升高达 1.20mmHg。另外,随着剂量增加及使用速效制剂,血压升高程度进一步增加。但是,标准剂量的伪麻黄碱对于血压控制良好的患者并没有显著影响,目前认为在这些患者中使用伪麻黄碱是安全的。

β 受体激动剂,如 $β_1$ 受体激动剂(多巴酚丁胺)可通过提高心率和心输出量,小幅度增加血压;$β_2$ 受体激动剂(沙丁胺醇、特布他林等)可直接作用于 $β_2$ 受体,松弛支气管平滑肌,当剂量过大时,也可提高中枢交感活性和激活外周 $β_1$ 肾上腺素能作用,引起血压升高。

茶碱类药物属于磷酸二酯酶抑制剂,促进内源性肾上腺素和去甲肾上腺素释放,也可引起血压升高。

2. 咖啡因　咖啡因可以通过多种机制引起血压升高。它不仅能增加交感神经活性,还能增加儿茶酚胺的释放。Mesas 等的研究显示,服用 200~300mg 咖啡因可使收缩压平均增加 8.1mmHg(95% CI 5.7~10.6mmHg),舒张压增加 5.7mmHg(95% CI 4.1~7.4mmHg);这种急性的血压升高通常发生在摄入咖啡因的 1 小时内,且可持续超过 3 小时。然而,对于那些摄入咖啡超过 2 周的受试者进行分析时,基线和 2 周后的血压并无明显差异。这表明习惯性的咖啡因摄入可以提高对血压升高的耐受性。另外,目前并没有确切证据支持长期咖啡因摄入可以增加高血压患病率及增加心血管疾病风险。

3. 左甲状腺素　左甲状腺素作为甲状腺功能减退患者的治疗药物,也可能会引起血压升高。一方面,甲状腺功能减退患者存在血液高凝状态、血脂异常,其高血压风险相对增加;另一方面,其甲状腺激素合成或分泌不足,器官和组织代谢率低,导致水钠潴留,也会升高血压。在对甲状腺功能减退患者补充左甲状腺素的治疗过程中,如果激素使用过量,在甲状腺素的作用下,心脏处于高动力状态,收缩力增强、心排血量增加和外周血管扩张,同时甲状腺素能提高肾上腺素能受体对儿茶酚胺的敏感性,造成高动力循环状态,血压升高。

4. 抗抑郁药　目前,高血压合并焦虑、抑郁状态的患者在临床上并不少见,服用抗抑郁药的患者越来越多。常见的抗抑郁药主要有三类,即单胺氧化酶抑制剂(MAOI,如司来吉兰、雷沙吉兰等)、三环类抗抑郁药(TCA,如阿米替林、丙米嗪和氯米帕明等)和 5-羟色胺去甲肾上腺素再摄取抑制剂(SNRI,如氟西汀、帕罗西汀、舍曲林、艾司西酞普兰等)。

MAOI 目前在临床上使用较少,该类药物通过抑制单胺氧化酶,减少儿茶酚胺的灭活。但需要注意的是,服用 MAOI 时,如果摄入富含酪胺的食物(如奶酪、熏鱼、熏肉、啤酒等),可能会导致高血压危象。

TCA 和 SNRI 可通过增加去甲肾上腺素和交感神经活性,升高血压。一项荷兰的队列研究显示,与未使用抗抑郁药相比,TCA 可使收缩压和舒张压增加超过 8mmHg,且发生轻中度高血压的风险明显升高;而 SNRI 则未明显改变基线血压。但近年来一项对健康志愿者的研究显示,使用 SNRI 的过程中,其血压升高程度存在明显剂量效应,而一旦停用药物后,血压就会恢复到基线水平。因此,在治疗焦虑症或抑郁症时,尤其是在合并心血管疾病的患者中,SNRI 可能是更佳选择。如果确有使用 TCA 的需求时,应在严密监测血压的基础上谨慎使用。

5. 麻醉剂　麻醉剂通常认为会导致低血压,因其可以产生负性心血管效应,减慢心率,减弱心肌收缩力,扩张血管。但近年来也有病例报道显示,氯胺酮、芬太尼、可卡因等药物可能会引起一过性血压升高,甚至高血压危象的发生。氯胺酮、七氟烷、纳洛酮等常用麻醉药物可提高交感神经系统兴奋性;可卡因、苯丙胺等可促使多巴胺和 NE 从神经末梢释放并阻断其回收,使相应的突触部位含量增高和作用时间延长,通过 α 受体的激动作用,可引起小动脉和小静脉收缩,从而引起血压升高。

三、直接收缩血管

1. 钙调磷酸酶抑制剂　该类药物如环孢素、他克莫司等,能够与钙调磷酸酶结合并抑制其活性,从而发挥免疫抑制作用的药物,是临床上常用的免疫抑制剂。环孢素和他克莫司可以通过多种途径升高血压。该类药物已知可以减少 NO 的生成,从而抑制血管扩张;但近年来也有学者提出,钙调磷酸酶抑制剂的使用会抑制肾脏 KLHL3 的去磷酸化,从而增加肾脏钠 - 氯共同转运体活性,增加肾脏盐重吸收而引起高血压。

环孢素在临床中使用广泛。不同研究中,肾移植术 1 年后,环孢素相关高血压的患病率在 32.7%~81.6%。在骨髓移植患者中,接受环孢素治疗的患者,高血压的患病率为 57%,而接受甲氨蝶呤治疗患者的高血压患病率为 4%。而接受心脏移植的患者,高血压的患病率接近 100%。不同类型患者的差异可能与不同移植类型术后环孢素的血清目标水平及使用剂量有关。另外,环孢素引起的高血压在自身免疫病及银屑病患者中也很常见。值得注意的是,环孢素引起的高血压存在剂量相关效应,使用低剂量[1~4mg/(kg·d)]使血压平均升高 5mmHg,而大剂量[>10mg/(kg·d)]使用时则平均升高 11mmHg。其血压特点为昼夜节律紊乱,尤其是夜间血压升高明显;停用环孢素或更换为其他种类免疫抑制剂后,血压通常会明显下降。

他克莫司的使用也与血压升高相关。但是与环孢素相比,血压升高的幅度较小,因此可以考虑在部分患者中将环孢素替换为他克莫司,以减少相关不良反应。另外,西罗莫司(雷帕霉素)和吗替麦考酚酯(霉酚酸酯)也属于免疫抑制剂,但不抑制钙调磷酸酶,很少产生肾毒性和高血压等不良反应。

2. 血管内皮生长因子(VEGF)抑制剂　该类药物主要包括单克隆抗体,例如贝伐单抗,或抑制 VEGF 刺激的酪氨酸激酶的口服小分子,例如拉帕替尼、舒尼替尼、索拉非尼。高血压已演变为这些药物最常见的不良反应之一。VEGF 抑制剂引起高血压的分子机制尚未明确,目前推测的机制可能有:① VEGF 抑制剂通过抑制 eNOS,使 MAPK、p38MAPK 及 ERK1/2 活化下降,使 NO 及前列环素生成减少;② VEGF 抑制剂刺激内皮素 -1 受体,增强血管收缩;③使用 VEGF 抑制剂后,微血管床减少,微循环阻力增加。

贝伐珠单抗常用于治疗转移性结肠癌、直肠癌、肾、乳腺和多形性胶质母细胞瘤。在临床试验中,贝伐珠单抗组严重高血压(>200/100mmHg)的发生率与安慰剂相比高出 3~5 倍,高血压的总患病率高达 32%,11%~16% 的患者需要多种药物治疗,约 1% 的患者出现高血压危象。在贝伐珠单抗方案的治疗效果调查(BRiTE)研究中,22% 的患者出现了高血压,18.7% 的高血压患者出现血压波动。临床安全性数据表明,高血压的发生可能具有剂量依赖性。一项针对妇科肿瘤的研究显示,停用贝伐珠单抗后 87 天,约 82% 的患者恢复至基线血压状态。

索拉非尼常用于晚期肾细胞癌和肝细胞癌的治疗。在肾癌治疗全球评价研究(TARGET)中,17% 的患者出现与索拉非尼治疗相关的血压升高。索拉非尼组中 4% 的患者出现 2 级高血压,而对照组仅为 1%。荟萃分析结果也显示,使用索拉非尼患者高血压总患病率为 23.4%,严重高血压的发生率为 5.7%。Maitland 等通过分析使用索拉非尼的患者动态血压监测的数据发现,索拉非尼 400mg、2 次 /d 治疗 1 天后,24 小时收缩压即增加 8.2mmHg,舒张压增加 6.5mmHg。

舒尼替尼也与高血压有关。荟萃分析显示,在接受舒尼替尼治疗的癌症患者中,各级高血压和严重高血压(需要 2 种及以上降压药物或高血压危象)的发生率分别为 21.6% 和

6.8%。与对照组相比,舒尼替尼组与出现严重高血压的风险显著相关（$RR=22.7,95\%\ CI$ 4.48~115.29,$P<0.001$）。

我国学者进行的一项横断面研究显示,具有潜在 VEGF 抑制剂适应证的首诊癌症患者中 26% 合并高血压,因此在启用 VEGF 抑制剂前后更需注重血压监测。高血压风险的识别和管理对恶性肿瘤患者越来越重要,因为化疗可以降低癌症相关的患病率和死亡率,并且延长患者寿命,而血压控制不佳则会相应增加心脑血管事件。目前认为,ACEI、ARB、钙通道阻滞剂是 VEGF 抑制剂相关高血压的一线用药,利尿剂容易导致电解质紊乱,进而导致 QT 延长,故不推荐,其他现有的降压药物都为慎用。但也有研究提示,应当优先选择 RAS 抑制剂进行治疗,该类药物相比于 CCB 类药物对患者临床结局的改善更明显。

四、其他机制

1. 甘草类药物　甘草类药物中的甘草酸成分可以抑制 11β- 羟类固醇脱氢酶的活性,提高内源性皮质激素的水平,大量皮质醇能与盐皮质激素受体结合,导致"假性醛固酮增多效应",导致容量扩张性高血压、低血钾、低钾性碱中毒及低醛固酮血症。另外,也会抑制前列腺素和组胺的合成和释放,阻碍血管扩张,从而升高血压。持续摄入含有超过 100mg 甘草酸的药物,可使血压平均升高 5/3mmHg,因此使用该类药物期间需要严密监测血压情况。

2. 红细胞生成素（erythropoietin,EPO）　EPO 广泛应用于终末期肾衰竭患者和恶性肿瘤患者的贫血治疗。导致血压升高的可能机制包括:①血管平滑肌肌质钙含量增加,促进血管收缩;②局部 RAS 系统激活;③刺激血管内皮细胞内皮素合成。20%~30% 接受 EPO 治疗的患者在开始治疗的 2 周至 4 个月内会进展为高血压,44% 的血压透析患者和 31% 的慢性肾衰竭患者在单次 EPO 治疗 30 分钟内可使血压平均升高 5mmHg,血压升高与红细胞比容（HCT）呈正相关。因此,在血压未控制的高血压患者中,不建议使用 EPO 治疗。控制 HCT 上升速度和程度,可预防红细胞生成素所致的血压增高,初始用量应 <150U/（kg·周）,HCT 升高速度每周 <1%,控制 HCT≤33%。对于使用 EPO 引起的血压升高,可通过增加降压药物剂量、延长 EPO 给药间隔及超滤等途径进行处理。

3. 抗结核药物　异烟肼和利福平是目前广泛使用的经典抗结核药物,两种药物通过不同机制均可引起血压升高。异烟肼属于单胺氧化酶抑制剂,可拮抗单胺氧化酶及其他酶类,不利于细胞内、外儿茶酚胺的灭活而使血管收缩作用增强。利福平对于细胞色素 P450 3A4 具有很强的诱导作用,因此经 CYP3A4 代谢的药物与利福平合用,可导致该药物的代谢加快,疗效降低。临床上常用的降压药物中,钙通道阻滞剂（硝苯地平、维拉帕米）、部分血管紧张素 Ⅱ 受体阻滞剂（氯沙坦）和噻嗪样利尿剂（吲达帕胺）均经过 CYP3A4 代谢,于利福平合用时会使已平稳的血压急剧升高。

随着我国高血压患病率的逐渐升高,合并高血压的患者人数逐渐增多,特别是老年人群中,合并用药的情况更为普遍,不可避免地会碰到药物相关高血压。在处理药物相关高血压时应遵循如下原则:①评估药物是否必要,或者是否有不影响血压的替代药物;②如果需要该药治疗,建议使用最低有效剂量,因为大部分引起血压升高的药物具有剂量依赖性;③明确相关药物引起血压升高的潜在机制,如必须使用该药时,可根据作用机制联合使用降压药物。因此,在高血压患者的诊疗过程中,要求高血压专科医师能够规范识别及处理药物相关高血压（图 1）,全面评估联合用药对于血压的潜在影响,并指导患者监测血压,以避免发生严重的不良反应。

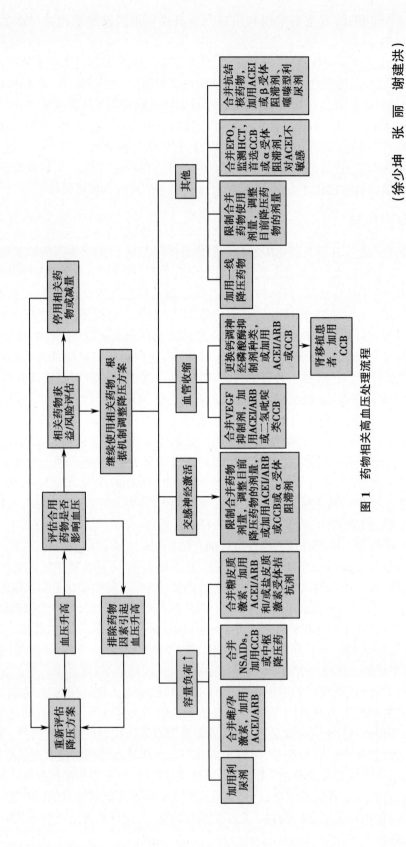

图 1 药物相关高血压处理流程

（徐少坤 张 丽 谢建洪）

参考文献

［1］ KAPLAN N M. Resistant hypertension [J]. J Hypertens, 2005, 23 (8): 1441-1444.

［2］ POPE J E, ANDERSON J J, FELSON D T. A meta-analysis of the effects of nonsteroidal anti-inflammatory drugs on blood pressure [J]. Arch Intern Med, 1993, 153 (4): 477-484.

［3］ FOURNIER J P, SOMMET A, BOURREL R, et al. Non-steroidal anti-inflammatory drugs (NSAIDs) and hypertension treatment intensification: a population-based cohort study [J]. Eur J Clin Pharmacol, 2012, 68 (11): 1533-1540.

［4］ CHAN C C, REID C M, AW T J, et al. Do COX-2 inhibitors raise blood pressure more than nonselective NSAIDs and placebo？ An updated meta-analysis [J]. J Hypertens, 2009, 27 (12): 2332-2341.

［5］ SUDANO I, FLAMMER A J, PERIAT D, et al. Acetaminophen increases blood pressure in patients with coronary artery disease [J]. Circulation, 2010, 122 (18): 1789-1796.

［6］ NARKIEWICZ K, GRANIERO G R, D'ESTE D, et al. Ambulatory blood pressure in mild hypertensive women taking oral contraceptives. A case-control study [J]. Am J Hypertens, 1995, 8 (3): 249-253.

［7］ LIU H, YAO J, WANG W, et al. Association between duration of oral contraceptive use and risk of hypertension: A meta-analysis [J]. J Clin Hypertens (Greenwich), 2017, 19 (10): 1032-1041.

［8］ FRANCOMANO D, LENZI A, AVERSA A. Effects of five-year treatment with testosterone undecanoate on metabolic and hormonal parameters in ageing men with metabolic syndrome [J]. Int J Endocrinol, 2014, 2014: 527470.

［9］ COSTELLO R E, YIMER B B, ROADS P, et al. Glucocorticoid use is associated with an increased risk of hypertension [J]. Rheumatology (Oxford), 2021, 60 (1): 132-139.

［10］ SALERNO S M, JACKSON J L, BERBANO E P. Effect of oral pseudoephedrine on blood pressure and heart rate: a meta-analysis [J]. Arch Intern Med, 2005, 165 (15): 1686-1694.

［11］ MESAS A E, LEON-MUNOZ L M, RODRIGUEZ-ARTALEJO F, et al. The effect of coffee on blood pressure and cardiovascular disease in hypertensive individuals: a systematic review and meta-analysis [J]. Am J Clin Nutr, 2011, 94 (4): 1113-1126.

［12］ LICHT C M, DE GEUS E J, SELDENRIJK A, et al. Depression is associated with decreased blood pressure, but antidepressant use increases the risk for hypertension [J]. Hypertension, 2009, 53 (4): 631-638.

［13］ DIAPER A, RICH A S, WILSON S J, et al. Changes in cardiovascular function after venlafaxine but not pregabalin in healthy volunteers: a double-blind, placebo-controlled study of orthostatic challenge, blood pressure and heart rate [J]. Hum Psychopharmacol, 2013, 28 (6): 562-575.

［14］ KOZLOFF M, YOOD M U, BERLIN J, et al. Clinical outcomes associated with bevacizumab-containing treatment of metastatic colorectal cancer: the BRiTE observational cohort study [J]. Oncologist, 2009, 14 (9): 862-870.

［15］ CORR B R, BREED C, SHEEDER J, et al. Bevacizumab induced hypertension in gynecologic cancer: Does it resolve after completion of therapy？ [J]. Gynecol Oncol Rep, 2016, 17: 65-68.

［16］ ESCUDIER B, EISEN T, STADLER W M, et al. Sorafenib in advanced clear-cell renal-cell carcinoma [J]. N Engl J Med, 2007, 356 (2): 125-134.

［17］ WU S, CHEN J J, KUDELKA A, et al. Incidence and risk of hypertension with sorafenib in patients with cancer: a systematic review and meta-analysis [J]. Lancet Oncol, 2008, 9 (2): 117-123.

［18］ MAITLAND M L, KASZA K E, KARRISON T, et al. Ambulatory monitoring detects sorafenib-induced blood pressure elevations on the first day of treatment [J]. Clin Cancer Res, 2009, 15 (19): 6250-6257.

［19］ ZHU X, STERGIOPOULOS K, WU S. Risk of hypertension and renal dysfunction with an angiogenesis inhibitor sunitinib: systematic review and meta-analysis [J]. Acta Oncol, 2009, 48 (1): 9-17.

［20］ LIU F, HIDRU T H, GAO R, et al. Cancer patients with potential eligibility for vascular endothelial growth factor antagonists use have an increased risk for cardiovascular diseases comorbidities [J]. J Hypertens, 2020, 38 (3): 426-433.

精准医学与高血压未来诊治

一、精准医学概况

2011年,美国国家研究委员会推出了十分广泛和全面的精准医学(precision medicine)概念,即基于个体基因组和表观基因组决定因素的疾病预防和治疗干预个性化的假设。2015年,美国政府正式提出精准医学计划,并得到美国国立卫生研究院(NIH)的支持。2016年,中国科学院宣布启动"中国人群精准医学研究计划"。此外,英国等多个国家都先后启动了精准医学计划,精准医学成为未来医疗的重要方向。精准医疗是建立在对人、病、药物深度认识基础上,采取的高水平医疗技术,旨在正确的时间为正确的患者提供正确的治疗。既往精确医学多关注基因组序列,这种方法可能对先天性疾病和癌症等疾病更为有效,因为少数基因组序列变异似乎在个体患者中起主要作用。由于恶性肿瘤的流行,越来越多恶性肿瘤的独特基因组标记及基因靶向治疗的潜在获益被识别,肿瘤学目前是精准医学倡议的重点。然而,单独的基因组序列并不能解释环境和生活方式等因素的影响,这些因素也导致了常见的复杂疾病,如高血压、心血管疾病和2型糖尿病。在这些疾病中,基因组序列变异的影响可能很小,个体的变异影响可能很大。因此,新型精准医学强调以个体化、集成化、具体化为核心,倡议开发检测、测量、分析广泛的生物医学信息,包括分子、基因组、细胞、临床、行为、生理和环境因素。

精确医学适用于疾病发展的所有阶段,包括风险预测、预防措施和靶向治疗方法。精确医学将受益于基因组学和其他组学领域的新发展,但同样严重依赖于已建立的生物标志物、功能测试和成像。相比肿瘤学和免疫学等临床学科已经转向了有助于精准医疗方法的分子诊断,心血管病学通常依赖于无创诊断程序和基于症状的疾病管理。心血管领域在精准医疗计划中长期以来被忽视。与其他疾病相比,心血管疾病通常在数十年内进展缓慢,且被错误地认为比其他疾病(如癌症和风湿病等)有着更好的疗效和预后。心血管疾病是众多疾病中对人群可能产生重大影响的一类疾病,恰好属于实施精准医疗的理想案例。事实上,心血管疾病的相对进展缓慢为识别高危人群提供了充足的机会和预防策略,并在疾病过程的早期能够开始治疗。

近年来,心血管疾病死亡率在欧美发达国家呈显著下降趋势,但我国多地研究显示死亡率仍呈上升态势,且心脑血管疾病死亡占总死亡人数的40%以上。此外,各国之间存在显著的区域差异,低收入和中等收入国家与心血管疾病相关的死亡率远高于高收入国家。另外,不同年龄、种族、民族和地理位置也有相当大的差异。假设目前肥胖、糖尿病、高血压和吸烟的趋势延续,到2025年,全球70岁以下因心血管疾病死亡的人数将从2013年的590万人增加到780万人。诸如此类令人不安的数字促使多个国际心血管学会致力于减轻全球心血管疾病负担。血压水平与心脑血管病发病和死亡风险之间存在密切的因果关系。在对全球61个人群(约100万人,40~89岁)的前瞻性观察研究中,基线血压从115/75mmHg到185/115mmHg,平均随访12年,结果发现,诊室收缩压或舒张压与脑卒中、冠心病事件、心血管病死亡的风险呈连续、独立、直接的正相关关系。收缩压每升高20mmHg或舒张压每升高 10mmHg,心脑血管病发生的风险倍增。我国高血压患者的知晓率、治疗率和控制率(粗率)近年来明显提高,但总体仍处于较低的水平,分别达 51.6%、45.8% 和 16.8%。高血压不是一种同质性疾病,不同亚组患者的高血压相关机制不同,不同类型抗高血压药的血压反应也不同。作为现代医疗技术的发展方向,将精准医学的思路与方法用于高血压的研究、预防、治疗与干预等方面,实现对高血压患者的个体化诊治,最终改善患者预后与生活质量。因此,在国内开展基于精准高血压的研究及临床实践具有重要的医疗价值和社会意义。

二、精准医学研究进展

(一) 遗传学与基因组学

针对不同病因和机制的高血压疾病,目前宽泛的治疗原则和方案对于血压的控制常出现波动和疗效下降等情况,为此,全基因组关联分析(GWAS)为高血压的精准治疗提供了新思路。一般而言,GWAS 要求对众多患者和健康人群展开三阶段实验验证,首先利用来自发现队列的数据,在此基础上在单独的大型病例和对照组上进行验证。GWAS 需要 50 万 ~ 250 万个被称为单核苷酸多态性(SNP)的标记,具有良好的全基因组覆盖率。

早在 2011 年 *Nature* 发表了一篇关于遗传变异与血压及心血管疾病风险的文章,通过 GWAS 研究总数超过 20 万名欧洲人并使用了多阶段设计,研究确定了 16 个新基因座,其中 6 个基因座包含以前已知或怀疑调节血压的基因(*GUCY1A3-GUCY1B3*、*NPR3-C5orf23*、*ADM*、*FURIN-FES*、*GOSR2*、*GNAS-EDN3*),其他 10 个基因拓展了血压生理学的新思路。研究显示,基于 29 个全基因组显著变异的遗传风险评分与高血压、左心室壁厚度、脑卒中和冠状动脉疾病相关。在 GWAS 荟萃分析基础上进行一项三阶段验证实验,结果表明,*MOV10* 等 28 个基因座中包含 rs2932538 在内的 29 个独立 SNP 与收缩压、舒张压或两者均显著相关,用遗传方法探究个体间血压变异相关的生物学机制。

Warren 等通过大规模 GWAS 的数据与基因功能和潜在心血管风险的生物学见解相结合,扩展我们目前对血压变异遗传基础的理解。该预测模型可用于评估患者队列中心血管疾病的风险,这成为研究血压变异的遗传基础。Warren 等通过多层次验证遗传关联后,确定了 107 个基因座。在这些基因座中,24 个与收缩压相关,41 个与舒张压相关,42 个与脉压相关;许多基因座与不止一种血压表型有关。多个基因座与已知在血压稳态中起作用的基因相关,包括 *ACE*(编码血管紧张素转换酶)、*CACNA2D2*(编码电压依赖性钙通道辅助亚基)、*MME*(编码金属内肽酶 / 中性内肽酶)、*ADRA2B*(编码肾上腺素能 β 2B 受体)和 *PDE5*(编码磷酸二酯酶 5a)。此外,27 个经过验证的基因座与其他心血管疾病(包括冠状动脉疾病、心肌梗死以及心血管危险因素)的全基因组关联。最后,Ingenuity 通路分析提示与心血管疾病的通路有关,包括 α 肾上腺素能通路、CXCR4 趋化因子信号通路、内皮素系统和血管紧张素受体通路。

(二)"下游"("更高级")组学

1. 表观遗传学 通常是指对 DNA 序列变化之外的基因功能的研究。因此,表观遗传学研究包括评估 DNA 损伤、端粒长度、DNA 甲基化以及对非编码 RNA 的研究。在全面评估此类变化的情况下,它们有时被称为表观基因组研究。最近对表观遗传变化的研究为包括高血压在内的心血管疾病提供了有力的证据。

2. 蛋白质组学 研究生物样品中大量蛋白质的表达谱。心血管医学中的大多数生物标志物,如 NT-proBNP 或心肌肌钙蛋白是肽链或蛋白质,蛋白质组学在疾病的诊断和管理等方面具有极大的潜力。包括冠状动脉疾病、慢性肾脏病和先兆子痫在内的心血管疾病的蛋白质组学特征已经确定,并且已经进行了临床蛋白质组学研究。例如,细胞外基质(胶原蛋白)、免疫反应相关蛋白(β_2-微球蛋白)、尿调节素和视黄醇结合蛋白4等可以预测心血管事件。与其他"高级"组学研究一样,为了将这些技术转化为常规临床应用,正在努力标准化和简化蛋白质组学分析。

3. 代谢组学　研究生物样品中小分子和代谢物的表达谱,与其他组学技术相比,它可能最接近生物体的实际状态。然而,这种明显的优点也伴随着缺点。诸如饮食或运动、样品处理以及不同代谢组学平台的性能等混杂因素,是当前代谢组学方法相关的挑战。从数据分析的角度来看,单一代谢物可以是多种生化途径的底物和产物,这是代谢组学研究的一个特殊问题。然而,大量证据表明基因组和代谢组之间存在关系。已有学者对高血压在内的心血管疾病的代谢组学特征进行了描述,例如:十六烷二酸、二高亚油酸(20:2n6)和咖啡因与高血压全因死亡率的密切关联,其中,十六烷二酸酯水平变化与血压水平和高血压致死率呈显著正相关,这表明高水平的代谢物可能通过升高血压而产生持续的有害作用。

(三)网络医学分析(network medicine analyses)

遗传关联研究的主要问题是,通常寻找单个基因座与生物性状之间的关联,即使对于高度普遍的病理表型也是如此。但是复杂性状不仅是由多个基因座引起的,而且可能受到这些基因座所控制的基因产物之间相互作用的影响。我们在网络医学方面的工作重点是,使用分子相互作用网络作为深入了解多个基因位点共同作用的手段。分子相互作用网络提供了识别相互作用及其对功能潜在影响所需的信息。使用综合物理相互作用网络(细胞中所有可确定的蛋白质-蛋白质相互作用)作为模板应用了这种方法,将与病理表型相关的基因或基因产物映射到该模板。借助遗传变异映射到疾病模块这一思路,创建个体的疾病模块,探索这种网状类型以寻找某处变化对机体产生异常功能的途径。目前网络分析主要开始应用于动物高血压模型中,但鲜有应用于临床实践中。

(四)大数据

虽然通过评估有限数量的风险因素和生物标志物有一定的精确度,但剩余风险和诊断需要大量数据提升准确性。并非所有的这些数据都必须在新研究中产生,早前的常规实践有时也可在实际研究时再次使用。挑战在于健康记录的整合、编码系统的标准化,以及明确将此类数据用于精准医学目的。在不违反机密性的情况下,通过一些医疗保健系统中引入电子健康记录和系统以整合数据,已经为探索可用信息以进行更精确的风险分层和疾病个体管理铺平了道路。这些努力从常规临床数据进一步扩展到从研究中获得的数据,例如,通过整合基因组和多组学数据与表型和流行病学数据。

(五)新的临床试验

当前的临床试验首先旨在测试预防或治疗策略的有效性。纳入和排除标准是预先确定的。在这种情况下,新临床试验设计前,有必要进行评估分层和干预效果。例如,正在进行的蛋白质组学通过预测肾素-血管紧张素-醛固酮系统来对2型糖尿病患者伴有正常蛋白尿的早期糖尿病肾病(PRIORITY)进行疗效预测。试验基于蛋白质组学对2型糖尿病和正常蛋白尿的患者进行分层,分为进展成微量白蛋白尿的低风险和高风险患者,并测试在高风险组中使用螺内酯治疗的预防效果。研究设计侧重于将诊断测试评估作为主要结果,但同时使用分层试验研究干预策略。

三、精准医学在高血压中的临床应用

1. 患病风险评估　个体的遗传构成从出生起就基本稳定,因此,遗传信息可以作为早期风险预测因子。原发性高血压受多个具有较小个体效应的遗传变异的影响,因此有意义的风险预测需要通过计算代表个体整体遗传风险的单一指标来检验多重变异的综合效应。最初,这种遗传风险是用一个简单的遗传风险评分来计算的,它是个体携带的风险等位基因数量的加法计数,通常来自 GWAS 的一些单核苷酸多态性位点。在过去 10 年里,人们认识到全基因组关联的高度严格的显著性阈值的单核苷酸多态性位点也可以预测疾病,从数千到数百万的更广泛的单核苷酸多态性位点已被用于改进的遗传风险评分,称为多基因风险评分。值得注意的是,多基因风险评分提供的风险信息是一个概率范围,而单基因疾病的遗传标记所提供的风险信息是二分类的,即致病的低或高概率。此外,一种罕见的基因变异表明该变异具有特定的生物学效应,而多基因风险评分是基因组中许多小效应变异的融合,并未涉及特定途径。GWAS 报道的所有全基因组显著的单核苷酸多态性构建的多基因风险评分显示,与脑卒中、冠状动脉疾病、心力衰竭和左心室质量有显著相关性,但与肾功能无关,这表明尽管成功降低了血压,但高血压引起的肾损伤仍可能继续进展。与遗传风险评分得分后 20% 相比,前 20% 的高血压患者的心血管疾病、心肌梗死和脑卒中的风险增加 35%~40%。多基因风险评分作为标志物,应用于指导预防或早期干预策略引起了极大关注,但其有效性取决于对某一特定疾病遗传风险增加的了解是否会促使个人改变健康的生活方式。目前的多基因风险评分主要是在欧洲血统的人群中提出的,人们对这些多基因风险评分适用于其他种族提出了担忧,初步分析表明,多基因风险评分仍然可以区分其他种族的高风险和低风险群体。

脑卒中是高血压重要的心脑血管并发症之一,而伴有血浆同型半胱氨酸升高的原发性高血压即 H 型高血压会增加脑卒中发生风险 12.7 倍。而在中国高血压人群中,H 型高血压患者占 75%。研究人员发现,血浆同型半胱氨酸升高、叶酸水平低、参与同型半胱氨酸代谢的关键酶亚甲基四氢叶酸还原酶(MTHFR)基因 TT 基因型比例高是我国脑卒中高发的重要因素之一。一项基于 *MTHFR* C677T 基因水平的中国脑卒中一级预防大型临床研究项目证实了叶酸对脑卒中的保护作用,并且获益程度与高血压患者的基因型有关。共纳入 20 702 例高血压患者,这些患者入组时血压情况基本一致。首先对 TT 基因型、CC 基因型和 CT 基因型进行筛查,然后分组给予等量的依那普利和依那普利叶酸片,并进行了 4.5 年的随访,发现在血压控制一样的情况下,服用依那普利叶酸片的人群脑卒中发生风险下降了 21%,并且在 TT 基因亚型中获益更加明显。此外,受试者同型半胱氨酸水平越高,在依那普利叶酸片治疗下的获益就越明显。进一步分析显示,TT 基因型人群的叶酸水平更低,需要更多叶酸进行治疗,这可能由于 TT 基因型会使还原酶的活性下降 70%,造成更多同型半胱氨酸蓄积。我国指南和共识中也对 H 型高血压进行了相关推荐,包括需要识别同型半胱氨酸血症的高血压以及需要特别识别 TT 基因型导致的 H 型高血压。

2. 高血压诊断与分型　高血压不像冠状动脉粥样硬化性心脏病、脑卒中等其他疾病纳入病理生理机制进行定义,而仅以血压值为标准,如"高血压前期"或"正常高血压"等概念提示其疾病分级情况,但未能显示其病理生理过程。从发病机制角度看,高血压是环境因素、遗传因素及其共同作用所导致的一种复杂性疾病。遗传因素可影响血压变化的 30%~50%。作为调控血压的重要因素,已知的血压遗传结构现在包括超过 30 个基因。单

基因遗传性高血压是由单个基因突变引起的高血压，其遗传方式符合孟德尔遗传规律，又称为孟德尔型高血压。单基因遗传性高血压主要涉及肾素-血管紧张素-醛固酮系统和肾上腺糖皮质激素通路，较小部分由交感和副交感神经系统的神经内分泌肿瘤引起，包括假性醛固酮增多症（Liddle 综合征）、Gordon 综合征、家族性醛固酮增多症等。其中，一些单基因遗传性高血压患者可以采用特定的药物针对致病基因进行治疗，并且明确病因的单基因遗传性高血压在临床上可以用基因芯片技术通过对基因突变的筛查来实现基因诊断，并结合临床表现及实验室检查明确临床诊断。

大部分高血压患者属于非单基因遗传性高血压，即原发性高血压，是遗传因素与环境因素共同作用而导致的疾病。全基因组关联研究发现，与血压和高血压相关的单核苷酸多态性位点最多可以解释血压遗传性的 27%。来自 GWAS 的 SNP 很少被定位到导致单基因遗传性高血压的已知基因，大多数与血压相关的 SNP 表现出多效性相关性，其主要涉及肾素-血管紧张素-醛固酮系统、交感神经系统、内皮系统、激肽释放酶-激肽系统、生长因子和激素等。每个 SNP 对血压表型的影响很小。随着样本、插补和测序数据的获取，研究人员也将重点放在鉴别低频和罕见变异（次要等位基因频率<1%）。到目前为止，已经有超过 1 000 个单核苷酸多态性位点与血压显著相关，并有希望进一步阐明高血压的遗传因素。然而，阐明因果仍然是一个挑战，大多数单核苷酸多态性位点映射到基因组的非编码区，变异常与 1 个或多个其他变异处于连锁不平衡，在人群中它们是非随机相关的。对于人数众多的原发性高血压患者来说，距离精准分型诊断和治疗尚有很长一段路要走。

3. 高血压干预与治疗　现有抗高血压药物的所有分子靶点都参与调节肾脏、血管或神经水平的血压或体液的生理机制，因此，这些药物还会干扰许多其他身体功能的生理调节，从而产生不良反应，并触发可能限制其功效和安全性的负反馈回路。例如，利尿剂会激活肾素-血管紧张素系统并产生相关的不良影响，尤其是首次治疗的高血压患者中。值得注意的是，这类患者的停药率是长期以来接受抗高血压治疗的患者的 4 倍，进一步加重我国高血压控制率较低的状况。精准医学可能提供新的和更具选择性的药物靶点，其校正可能导致血压正常化，而不会干扰其他生理机制，减少患者接受治疗中的不良反应，同时降低医疗成本。通过人类全基因组关联分析，找出与血压及高血压相关的遗传变异，用于调节降压药的药代动力学与药效学的遗传变异。根据血压相关基因，已经开发出多种降压药物用于临床，有力地验证了识别潜在药物靶点的遗传学方法。

在美国，BiDil 是一种单硝酸异山梨酯和肼屈嗪固定剂量的复方制剂，在美国被获批为非洲裔心力衰竭患者的标准治疗，而不包括其他种族心力衰竭人群。因此，不难预料，不同种族或遗传背景的高血压患者对降压药的反应也存在很大差异。年龄被认为是抗高血压药物反应的关键因素。例如，老年非洲裔美国人推荐使用地尔硫䓬或利尿剂，但不推荐年轻白种人使用。在 ADD1 盐敏感等位基因的个体中，与其他抗高血压疗法相比，利尿剂治疗可降低心肌梗死或脑卒中的风险。抗高血压药物反应的种族差异影响一些大型临床试验的结果，如 ALLHAT 或 INSIGHT 试验，但根据个体的基因型选择降压药可能较种族更好。在 GenHAT 研究中，对 ALLHAT 研究中所有参与者的遗传背景进行了分析，研究发现，抗高血压药物治疗 6 个月后，AGT 基因的 G-6A 多态性与不同性别的患者脉压变化显著相关。进一步对心房利钠肽基因（NPPA）前体的两种多态性测定发现，当随机接受利尿剂时，NPPA T2238C 多态性的 C 等位基因携带者心血管疾病预后更为有利，当随机接受钙通道阻滞剂治疗时，TT 基因型者的心血管疾病预后更有利。然而，在 GenHAT 研究中，大多数候选基因多态性与抗高血压治疗反应没有显示出显著的相关性。

多项研究显示,在混合受试者中,对噻嗪类利尿剂氢氯噻嗪、β 受体阻滞剂阿替洛尔和美托洛尔、血管紧张素转换酶抑制剂赖诺普利、血管紧张素 II 受体阻滞剂坎地沙坦的血压反应差异与其遗传确定的血统的相关性比自身确定的种族更密切。与有较强作用的药物信号通路(*KCNK3*、*SULT1C3*、*AMH*、*PDE3A*、*PLCE1*、*PRKAG2*)有关的基因位点变异的数量相对较少,在非洲裔与白种人个体间的不同等位基因频率解释了不同组间对坎地沙坦及氢氯噻嗪反应的较大差异。这些发现提示,基因组精准医学方法可以用于同一或不同人群的个体化降压治疗,而无须依赖于遗传背景的不同,如自身确定的种族。

四、未来的机遇与挑战

高血压是一种异质性疾病,改善高血压控制的策略可能包括对部分患者使用特定的治疗方法。不同亚组患者的高血压相关机制不同,不同类型抗高血压药的血压反应也不同。高血压中精准医学的发展潜力无穷,然而,一些挑战导致难以确定高血压和心血管疾病的表观遗传决定因素。特定的环境暴露可能难以识别和量化,并且可能有很小的影响。还有反向因果关系的可能性。由于其不稳定性,血压是一个难以准确评估的表型。此外,高血压可能不是一个独立的表型。基于流行病学证据和临床试验结果,高血压、高血压前期和血压控制目标的定义具有有用的临床相关性。然而,正如皮克林在半个多世纪前所阐述的那样:"……在正常高压和病理高压之间作出尖锐区分的做法完全是武断的,具有伪影的性质。原发性高血压代表了一个分布曲线的上端,显示出连续的变异,没有明确的证据表明有两个人群。"

美国国家研究委员会曾公开表示,对于精准医学来说,大数据的关键是数据的开放和分享。不同公司、不同科研机构要相信,开放数据的受益者终将是自己,而共享数据则将让所有人享受到大数据带来的福祉。为了真正实现精准医学,科研人员和医护人员必须将现有的信息系统进行大规模重组,实现信息的共享和互通。由于城乡医疗条件的差距,如何平衡不同地区的医疗卫生资源,帮助偏远地区建立完善电子通信系统和管理体系,让全国各地的医师、专家都有病例可以参考也是精准医疗项目中需要解决的问题。保障国家的每个公民都能够公平地享受先进的医疗待遇,让精准医疗更好地服务于人类健康。给边远地区的医院输送一定人才,培养地方的医师精英,也是项目中需要注意的问题。采用更快的采集和分析信息的工具,利用更先进的仪器、设备为患者提供更精确的诊断,患者和医师之间进行友好沟通,而目前的医疗体系在药品安全监管和医患关系方面存在缺陷,因而完善相应的法律制度,保障医患关系,是精准医疗项目的目标之一。当政府、管理机构、患者、科研机构和医药企业等都能完成各自承担的角色,那精准医疗计划将给人们工作和生活带来保障。

如何防止市场上出现假冒产品或推出不必要的产品,从而保护患者的权益和身体健康不受到伤害,是精准医疗项目发展中需要注意的问题之一。不论是通过权威发布主导医疗在市场的发展方向,也需为公众提供咨询平台,减少不必要的检查和治疗。

近年来,中国政府一致致力于积极推广精准医学,曾公开撰文称,精准医学是 21 世纪的发展前沿,是未来社会的"制高点"。精准医疗是医师征服心血管(和其他)疾病的根本追求的一个飞跃,是一个理念和发展观,是在遵循循证医学的基础上精益求精。精准医疗在高血压管理中的实施面临着与其他医学领域类似的挑战,医学大数据及其多维分析超出了人脑的传统思维方式,且与临床医学中传统的还原思维方式无法相容。许多临床问题将会难以归纳和总结为简单的定义或描述。我们已经讨论了技术挑战，例如基因组学实验的标准化、测试的一些要求以及用作分层工具的可用数据。然而，主要挑战在于社会和主要利益相关者对精准医学的接受。然而，尚未证明更精确的处方和更大的成功机会必然会减少制药行业的收入。事实上，更精确地定义将从预防和治疗方法中受益的患者群体。除了一般的社会挑战之外，我们认为精准医学中最重要的问题之一是从分层和基于指南的方法转向越来越个性化且仍然基于证据的策略。基因组学、生物信息学和大数据分析等新医学领域所涉及的技术的复杂性远远超出了医学院目前的课程范围，甚至可能离合格和执业医师的培训计划更远。高血压的精准医学只有牢牢地融入未来和现在的医师培训中才能成功。发展高血压精准医学期待临床医学理念的更新，需要基因组学、生物信息学和医学信息学的技术支持，同时依赖于临床医师、遗传学家、生物 / 医学信息学专家的共同努力。

（汪 洋　褚 超　牟建军）

参考文献

［1］MATTSON D L, LIANG M. Hypertension: From GWAS to functional genomics-based precision medicine [J]. Nat Rev Nephrol, 2017, 13 (4): 195-196.

［2］RICHARD M A, HUAN T, LIGTHART S, et al. DNA Methylation Analysis Identifies Loci for Blood Pressure Regulation [J]. Am J Hum Genet, 2017, 101 (6): 888-902.

［3］BROWN C E, MCCARTHY N S, HUGHES A D, et al. Urinary proteomic biomarkers to predict cardiovascular events [J]. Proteomics Clin Appl, 2015, 9 (5-6): 610-617.

［4］MENNI C, GRAHAM D, KASTENMÜLLER G, et al. Metabolomic identification of a novel pathway of blood pressure regulation involving hexadecanedioate [J]. Hypertension, 2015, 66 (2): 422-429.

［5］LINDHARDT M, PERSSON F, CURRIE G, et al. Proteomic prediction and Renin angiotensin aldosterone system Inhibition prevention of early diabetic nephRopathy in TYpe 2 diabetic patients with normoalbuminuria (PRIORITY): essential study design and rationale of a randomised clinical multicentre trial [J]. BMJ Open, 2016, 6 (3): e010310.

［6］PADMANABHAN S, DOMINICZAK A F. Genomics of hypertension: the road to precision medicine [J]. Nat Rev Cardiol, 2021, 18 (4): 235-250.

［7］HUO Y, LI J, QIN X, et al. Efficacy of folic acid therapy in primary prevention of stroke among adults with hypertension in China: the CSPPT randomized clinical trial [J]. JAMA, 2015, 313 (13): 1325-1335.

［8］KATSUYA T, MORISHITA R, RAKUGI H, et al. Genetic basis of hypertension for the development of tailored medicine [J]. Hypertens Res, 2009, 32 (8): 643-648.

［9］INIESTA R, CAMPBELL D, VENTURINI C, et al. Gene Variants at Loci Related to Blood Pressure Account for Variation in Response to Antihypertensive Drugs Between Black and White Individuals [J]. Hypertension, 2019, 74 (3): 614-622.

高血压急症伴急性左心衰竭 1 例

一、病例资料

1. 一般资料　患者男性,45 岁,半年前无明显诱因下出现胸闷,多于活动后加重,无胸痛、咳嗽、咳痰、发热等,1 周前劳累后出现感冒,有咳嗽、咳痰,开始为白痰,后症状逐渐加重,转为黄痰,胸闷症状较前加重,有时夜间不能平卧,期间未予以重视。2018 年 9 月 27 日晚突发胸闷伴呼吸困难就诊于安徽医科大学第一附属医院急诊科,急诊查血压 205/140mmHg,脑钠肽 1 571pg/ml,拟"①高血压急症;②急性左心衰竭;③肺部感染"收住我院心内科。患者既往有测血压偏高病史,未正规诊治,既往无心脏病、支气管哮喘等病史。

2. 体格检查　血压 205/140mmHg,神清,急性面容,端坐位。双肺呼吸音粗,可闻及广泛哮鸣音和湿啰音。心率 101 次 /min,心脏各瓣膜区未闻及杂音。腹软,无压痛及反跳痛。双下肢轻度凹陷性水肿,双侧巴氏征阴性。

3. 实验室检查　急诊查心肌酶谱示肌酸激酶 214U/L,肌酸激酶同工酶 31U/L;脑钠肽 1 571pg/ml;肌钙蛋白 I 0.04ng/ml,肌红蛋白 60ng/ml;血气分析示 PCO_2 57mmHg,PO_2 47mmHg;血常规示中性比 75.2%;肝功能示谷丙转氨酶 84U/L,谷草转氨酶 51U/L,总胆红素 27.03μmol/L,直接胆红素 7.61μmol/L,间接胆红素 19.42μmol/L;肾功能示尿酸 716μmol/L;全套血脂示总胆固醇 5.71mmol/L,高密度脂蛋白胆固醇 0.95mmol/L,低密度脂蛋白胆固醇 4.37mmol/L;C 反应蛋白 11.69mg/L;高血压五项(立位)示促肾上腺皮质激素 19.54pg/ml,皮质醇 12.66pg/ml,血管紧张素 II 133.107pg/L,醛固酮 123.246pg/L,肾素 285.437pg/L,醛固酮 / 肾素 0.4;高血压五项(卧位)示促肾上腺皮质激素 35.17pg/ml,皮质醇 20.32pg/ml,血管紧张素 II 129.806pg/L,醛固酮 120.575pg/L,肾素 25.952pg/L,醛固酮 / 肾素 4.6;尿微量蛋白 150mg/L(正常参考值 0~10mg/L)。尿 VMA 阴性,治疗后复测血气分析示 PCO_2 43mmHg,PO_2 69mmHg,甲状腺功能、大便常规、痰培养、糖基化血红蛋白等未见明显异常。

4. 影像学及其他特殊检查

(1) 心脏超声:全心增大,以左心房、左心室增大明显,左心室壁增厚,LA 5.53cm,LVD 6.49cm,左心室整体心肌活动受抑,LVEF 37%。

(2) 冠状动脉 CT:①左冠状动脉优势型血供;②前降支多发混合斑块,管腔局限性轻中度狭窄;③回旋支多发混合斑块,管腔局限性轻度狭窄;④后降支散在钙化斑块,管腔局限性轻度狭窄。

(3) 双侧肾上腺 CT:左侧肾上腺联合部结节,考虑腺瘤或增生可能,右侧肾上腺无明显异常。

(4) 胸部 CT:双下肺少许炎症、左下肺纤维化、纵隔肿大淋巴结。

(5) 18 导联心电图:①窦性心律;②室内传导阻滞。

(6) 动态心电图:①窦性心律;②间歇性右心房内结间束传导阻滞;③室内传导阻滞;

④频发房性期前收缩；⑤偶发室性期前收缩，成对房性期前收缩；⑥心率变异性降低。

（7）动态血压：①患者全天、白天及夜间平均收缩压及平均舒张压增高；②昼夜波动曲线异常。

（8）肺功能：轻度限制性通气功能障碍，小气道功能重度异常，残气正常，弥散功能正常。

（9）睡眠呼吸监测报告：呼吸暂停及低通气指数（AHI）14.8次/h。

二、诊疗过程

结合病史及相关辅助检查结果，该患者诊断为：高血压急症伴急性左心衰竭，心功能IV级，高血压心脏病，冠心病，肺部感染，肺动脉高压，高脂血症，低钾血症，心律失常，肾上腺结节性增生，睡眠呼吸暂停低通气综合征。入院后立即嘱患者半卧位腿下垂，予以吸氧、开放静脉通道、监测血氧饱和度，立即予以呋塞米20mg静脉推注快速利尿，硝酸甘油0.9mg/（3ml·h）持续静脉泵入扩血管降压，氨茶碱0.25g+甲泼尼龙40mg静脉滴注解除支气管痉挛，头孢曲松抗感染，洋地黄类药物强心。患者病情趋于平稳后，继续完善相关检查，继续予以控制血压，抗感染，积极改善心功能、营养心肌，改善心室重构、调脂，纠正电解质紊乱及其他对症处理。患者胸闷、气喘明显改善，肺部感染控制，血压控制平稳，患者一般情况较前明显好转，无特殊不适，予以办理出院，建议我科门诊随诊。

三、讨论

高血压急症是常在一些诱因下血压突然或明显升高（一般超过180/120mmHg），并伴有心、脑、肾相关靶器官损害，或器官原有功能受损进行性加重为特征的一组临床综合征。高血压急症是急诊科、心血管内科及很多临床科室经常面对的急危重症之一，由于其诱发因素多、病因较复杂、部分病理生理机制明确还尚不明确，临床表现呈多样性且多伴重要靶器官功能不全，常起病急、预后转归变化大、病死率高，虽然随现代医学的发展，该病的存活率有所提高，但是其住院死亡率仍高达0.48%~12.5%。因此，高血压急症需要快速识别并诊断，在稳定生命体征的同时完成病情评估，立即降低血压以避免进行性或不可逆性靶器官损害的发生。高血压急症根据不同的靶器官损害及临床表现，分为不同的临床类型，临床类型是选择治疗方案的主要依据。其中，高血压急症伴急性左心衰竭在临床比较常见，临床表现多为血压明显升高、严重呼吸困难、发绀、咳粉红色泡沫样痰，患者强迫坐位、大汗、两肺可听到哮鸣音及水泡音等，病情危急，可迅速发生心源性死亡，治疗的关键是迅速降低血压并积极纠正心力衰竭，常采用静脉滴注给药，使血压尽快降到比较安全的范围，再逐步控制性降压，目标收缩压<130/80mmHg，但不低于120/70mmHg，同时改善心肌供血、供氧、减轻心脏负荷。推荐药物：在联合使用利尿剂的基础上，可使用硝普钠、硝酸酯类、乌拉地尔和ACEI、ARB。在临床实践工作中，心内科青年医师不仅要熟练掌握基础理论知识，同时也要细心观察并分析临床症状、结合实验室指标及影像学等相关检查，正确诊断，及时处理。此病例提示，对于发现血压高的患者应早期正规诊治，早期控制血压预防高血压相关的靶器官损害；高血压急症伴急性左心衰竭患者易处于致命的危险，必须尽快处理，迅速缓解症状，稳定患者血流动力学状态。对于高血压急性左心衰竭应早发现，早采取适宜的治疗措施，改善患者预后。

（周碧蓉）

参考文献

［1］ 中国高血压防治指南修订委员会. 中国高血压防治指南 (2018 年修订版)[J]. 中国心血管杂志 , 2019, 24 (1): 24-56.

［2］ PALO K E D, BARONE N J. Hypertension and Heart Failure Prevention, Targets, and Treatment [J]. Cardiol Clin, 2022, 40 (2): 237-244.

［3］ LANE D A, LIP G Y H, BEEVERS D G. Improving Survival of Malignant Hypertension Patients Over 40 Years [J]. Am J Hypertens, 2009, 22 (11): 1199-1204.

［4］ LACKLAND D T. Hypertension: Joint National Committee on Detection, Evaluation, and Treatment of High Blood Pressure guidelines [J]. Curr Opin Neurol, 2013, 26 (1): 8-12.

［5］ MORSI R Z, Chehab O, Kanj A, et al. Hypertensive Emergency in Heart Failure: Trends, Risk factors and Outcomes from a Nationwide Analysis 2005-2014 [J]. High Blood Press Cardiovasc Prev, 2021, 28 (6): 619-622.

［6］ TURANA Y, TENGKAWAN J, CHIA Y C, et al. Hypertension and stroke in Asia: A comprehensive review from HOPE Asia [J]. J Clin Hypertens, 2021, 23 (3): 513-521.

［7］ 王建河 . 硝酸甘油联合酚妥拉明治疗高血压急症伴急性左心衰的疗效分析 [J]. 世界最新医学信息文摘 (连续型电子期刊), 2019, 19 (33): 169, 172.

［8］ SINNENBERG L, GIVERTZ M M. Acute heart failure [J]. Trends Cardiovasc Med, 2020, 30 (2): 104-112.

［9］ 牟钰钦 , 罗易 , 李应霞 . 乌拉地尔与硝普钠治疗高血压急症并急性心力衰竭患者的疗效比较研究 [J]. 实用心脑肺血管病杂志 , 2021, 29 (9): 82-86.

［10］ VIAU D M, SALA-MERCADO J A, SPRANGER M D, et al. The pathophysiology of hypertensive acute heart failure [J]. Heart, 2015, 101 (23): 1861-1867.

［11］ HUNTER B R, MARTINDALE J, ABDEL-HAFEZ O, et al. Approach to Acute Heart Failure in the Emergency Department [J]. Prog Cardiovasc Dis, 2017, 60 (2): 178-186.

［12］ 孙英贤 , 赵连友 , 田刚 , 等 . 高血压急症的问题中国专家共识 [J]. 中华高血压杂志 , 2022, 30 (3): 207-218.

［13］ WANG K, SAMAI K. Role of high-dose intravenous nitrates in hypertensive acute heart failure [J]. Am J Emerg Med, 2020, 38 (1): 132-137.

［14］《 α 受体阻滞剂降压治疗中国专家共识》专家委员会 . α 受体阻滞剂降压治疗中国专家共识 [J]. 中华高血压杂志 , 2022, 30 (5): 409-416.

远程血压管理病例 1 例

一、病例简介

（一）一般资料

患者男性,60 岁,因"血压高 40 年,加重 1 周"于 2019 年 10 月 5 日就诊入院。

现病史:40 年前体检发现血压高(具体测值不详),无特殊不适,未进一步诊治。18 年前因突发"口角歪斜"至当地医院就诊,诊断为"脑梗死、高血压",当时测量血压最高达 210/120mmHg,出院后规律口服"硝苯地平缓释片 10mg、每天 2 次,贝那普利 10mg、每天 2 次,美托洛尔 50mg、每天 2 次,阿司匹林 100mg、每天 1 次,瑞舒伐他汀 10mg、每晚 1 次"药物治疗,未遗留明显后遗症,间断测量血压,自述血压很少降到正常(＜140/90mmHg),未进一步诊治调药。2 年余前出现"脑干梗死",当地医院予"瑞舒伐他汀"加量至"20mg、每晚 1 次",余治疗未调整,出院后开始连续监测血压,家庭血压监测波动于 160/100mmHg 左右,遂来我科门诊就诊。发病以来,神志清,精神可,饮食口味偏重,睡眠欠佳,大小便正常,体重无明显减轻。

既往史:"2 型糖尿病"病史 5 年,目前应用"利拉鲁肽 0.6mg、每天 1 次皮下注射,阿卡波糖 50mg、每天 3 次随三餐嚼服,二甲双胍 0.5mg、每晚 1 次口服"降糖治疗,自诉血糖控制可。

个人史:无不良嗜好,本科学历,职业为退休教师。

婚育史:24 岁结婚,夫妻和睦,配偶患有"糖尿病";育有 1 女,体健。

家族史:父亲已故(死于不详),生前患"高血压";母亲健在,患"高血压"。

（二）体格检查

血压 158/94mmHg,BMI 27.2kg/m^2。心率 74 次 /min,律齐,心界向左下扩大,各听诊区未闻及病理性杂音。腹软,无压痛及反跳痛。双下肢稍水肿。

（三）辅助检查

血脂异常示甘油三酯 2.12mmol/L,高密度脂蛋白 0.92mmol/L,低密度脂蛋白 2.5mmol/L;空腹血糖 6.5mmol/L;糖化血红蛋白 6.8%,尿微量白蛋白 / 肌酐 450mg/g;心脏超声示左心大、二、三尖瓣及主动脉瓣少量反流,左心室舒张功能减低,微量心包积液,LVDD 59mm,EF 54%。

（四）治疗药物调整

予以调整药物为"氨氯地平 2.5mg、每天 1 次,沙库巴曲缬沙坦 100mg、每天 2 次,美托洛尔 50mg、每天 2 次,螺内酯 25mg、每天 1 次,呋塞米 20mg、每天 1 次"。

二、病例总结

1. 中年男性,血压高 40 余年,长期未得到有效血压测量管理,未规范治疗,血压未控制达标。

2. 伴有肥胖、高盐饮食、家族史、高脂血症等多项危险因素。

3. 伴有微量蛋白尿、心脏疾病、脑血管疾病、糖尿病等多种靶器官损害和并发症。

4. 患者为脑力劳动者,目前治疗依从性强。

三、血压管理过程

基于患者病史特点,建议给予远程血压监测设备开始后续血压管理。院外开始远程血压管理平台开始管理血压:

1. 2019 年 10—11 月,自我院就诊后,患者居家监测血压,患者下肢水肿好转,逐渐停用螺内酯、呋塞米,予以调整药物后"氨氯地平 2.5mg、每天 1 次,沙库巴曲缬沙坦 200mg、每天 1 次,美托洛尔 50mg、每天 2 次"血压波动于 100~130/70~80mmHg,心率<60 次 /min 左右,规律远程监测血压后将"美托洛尔"由 50mg、每天 2 次口服调整至缓释片 47.5mg、每天 1 次口服,居家监测血压控制在 7 天平均值为 124/84mmHg(图 1),心率 70 次 /min 左右,转当地县医院医师远程管理患者血压。

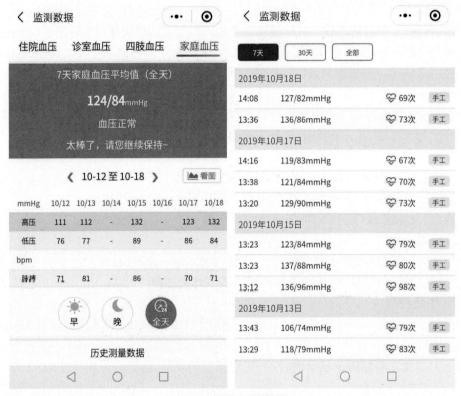

图 1 居家血压监测

2. 2019 年 11 月—2021 年 12 月,患者家庭血压监测平稳,继续当地县医院随访管理血压(中间有长时间中断)。

3. 2021 年 12 月,以"血压控制不佳"为由线上问诊,患者家庭血压测量多次 140~155/70~80mmHg(图 2),嘱当地医院查动态血压,当地医院上传动态血压结果,显示 24 小时平均 128/85mmHg,日间平均 128/86mmHg,夜间平均 127/79mmHg(图 3),这提示患者血压夜间非杓型改变。

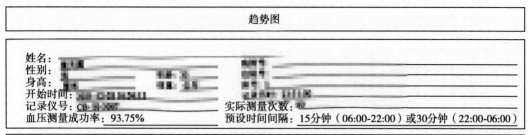

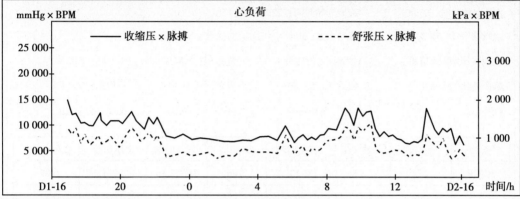

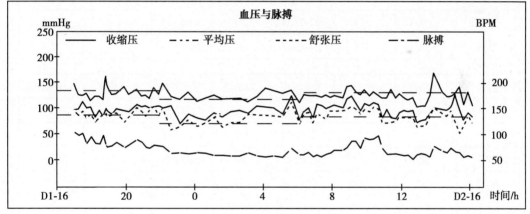

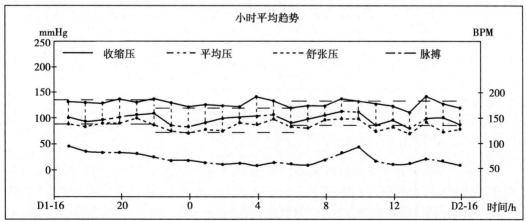

趋势图曲线下面积（mmHg·minute）：收缩压176250　　舒张压116250　　平均压134100　　波形趋势：构型趋势

图 2　血压控制不佳

动态血压监护报告

姓名：
性别：
身高：
开始时间：　　　　　　　　　　　　　　　记录历时：23:31:00
记录仪号：CB-SI-3007　　　　　　　　　　实际测量次数：80
血压测量成功率：93.75%　　　　　　　　　预设时间间隔：15分钟（06:00-22:00）或30分钟（22:00-06:00）

摘要统计

白天起始时间：06:00　　　　　夜晚起始时间：22:00

血压测量成功率：93.75%　　　成功次数：75　　　　总次数：80

夜间血压均值下降率　　　收缩：0.78%　　　舒张压：8.14%　　　平均压：4.08%

极限差比值（夜/白）　　　收缩压：55.38%　　舒张压：96.30%　　平均压：98.11%

脉压差　　　　　　　　全天：43mmHg　　　白天：42mmHg　　　夜晚：48mmHg

全天	平均值	最大值	发生时刻	最小值	发生时刻	血压负荷	血压变异性
收缩压	128	171	D2-13:56	106	D2-12:56	34.7%>=130	0.09
舒张压	85	111	D2-05:41	53	D2-15:26	68.0%>=80	0.15
平均压	98	127	D2-09:11	73	D1-23:11		
脉搏	72	102	D1-16:56	54	D2-12:41		

白天	平均值	最大值	发生时刻	最小值	发生时刻	血压负荷	血压变异性
收缩压	128	171	D2-13:56	106	D2-12:56	23.7%>=135	0.10
舒张压	86	107	D2-09:11	53	D2-15:26	61.0%>=85	0.14
平均压	98	127	D2-09:11	74	D2-12:56		
脉搏	74	102	D1-16:56	54	D2-12:41		

夜晚	平均值	最大值	发生时刻	最小值	发生时刻	血压负荷	血压变异性
收缩压	127	150	D1-22:11	114	D2-03:11	81.3%>=120	0.08
舒张压	79	111	D2-05:41	59	D1-22:41	75.0%>=70	0.18
平均压	94	125	D2-05:41	73	D1-23:11		
脉搏	62	78	D1-22:11	55	D2-05:11		

图3　动态血压结果

　　分析原因：①患者晚上血压控制不满意的原因可能与药物应用及睡眠问题等有关；②再次追问患者测量方法，近期患者每天多次血压测量，测量不规范，造成测量数据不准确。

　　处理方案：调整药物服用方案为"氨氯地平 2.5mg 下午 6：00，沙库巴曲缬沙坦 200mg、每天 1 次，美托洛尔 47.5mg，阿普唑仑 0.4mg 必要时每晚 1 次"；再次培训患者家庭血压测量方法。

4. 2022年5月,因"反复出现双踝部水肿"至当地医院完善相关检查,排除"心源性、肾源性水肿"等相关疾病,近期患者偶有血压93/53mmHg,线上咨询不排除药源性可能,停用氨氯地平降压,沙库巴曲缬沙坦改为100mg、每天1次,继续每天上午6:00、下午8:00规律家庭自测血压,近1周血压波动于100~125/70~80mmHg,双踝部水肿好转。

近1个月来远程监测血压如图4所示。

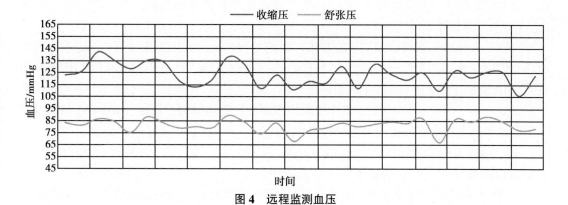

图4　远程监测血压

四、病例讨论

1. 远程血压管理对本例患者的意义　本例患者为小县城的学校老师,在当地人群中是有较高健康意识的人,但40年的高血压病史中,尤其是在发病最初的20多年,没有得到很好的健康知识普及,血压未检测,长期血压未达标,造成患者出现心脏增大、心功能不全、多次脑梗死发作等并发症,这种情况也代表着我国大多数高血压患者病情进展的过程。近些年互联网可穿戴设备的出现及普及,使得基层患者也能得到三甲医院医师指导下的远程血压管理。由此可见,远程血压管理是高血压慢性病管理中很重要的一部分,管理内容不仅包括规范院外血压监测管理,还包含高血压风险评估、规范药物治疗、生活方式指导、提高治疗依从性及患者健康教育。高血压患者院外管理的主要适宜人群为高血压诊断及治疗方案明确且血压控制稳定的复诊患者;高血压伴有相关危险因素和靶器官损害的诊断及治疗方案明确且病情控制稳定者;虽病情反复,但经医疗机构调整药物治疗方案后血压控制达标、稳定者;治疗依从性差或未进行生活方式干预且愿意加入院外管理的高血压患者。

远程血压管理是一种远程保健战略,允许将血压数据和患者的其他健康状况信息从住所或社区环境远程传输到医师办公室或医院。市场上的远程血压监测系统多种多样,大多包含有血压测量自动数据报告、测量提醒、服药提醒、患者健康教育平台、网上就诊咨询平台等,有些远程管理还兼有远程药物配送等功能。

远程血压管理可能有助于:①更好地控制高血压患者的血压。②有助于医师对患者进行更密切的随访,特别是那些需要更严格控制血压的患者(如心血管风险高或有合并症的患者)或需要监测多种生命体征的患者。③尤其是在疫情防控情况下减少面对面诊疗的频率,远程血压监测更容易为患者所接受,有助于提高患者的生活质量,优化降压治疗,减少医疗支出。④就远程血压监测的临床疗效而言,迄今为止发表的所有基于远程血压监测的研究都证实,远程血压监测具有改善高血压管理、改善患者预后和降低健康成本的潜力,特别是在长期随访时,具有优化高血压管理、改善患者预后等优势;研究显示,与传统的管理方式相比,基于物联网的高血压的远程管理方法能够更大限度地降低血压,提高血压的达标率,增进用药依从性。⑤新近引入的基于移动健康技术的远程血压监测有助于易化血压筛查并提高血压控制达标率,但需要更充分的评估。

2. 血压测量是远程血压管理技术关键　本例患者在血压管理过程中忽然出现家庭血压监测数值升高,追问原因是县医院给患者换用了新的血压管理平台,改变原来早晚测量血压的习惯,换为一天不定时测量血压,可能导致血压测量数据不准确。后在动态血压监测下,指导患者调整降压药物。

血压测量是血压远程管理的核心技术。目前远程血压监测主要涉及可传输的家庭自测血压(HBPM)及动态血压(HBPM),ESH/ESC 指南强调了诊室外血压(ABPM 和 HBPM)的重要性;ABPM 和 HBPM 有助于高血压的诊断。研究显示,ABPM 监测血压比诊室血压达标率要高 1 倍。ABPM 和 HBPM 比诊室血压预测心血管风险的价值更大,ABPM 和 HBPM 能更好地鉴别出白大衣高血压和隐匿性高血压。

ABPM 和 HBMP 哪个更好? 指南 / 科学声明和立场声明文章大多推荐 ABPM 确认诊断高血压或排除白大衣高血压。一方面可能由于临床研究更多采用 ABPM;另一方面在于 ABPM 能测量夜间高血压;由于支持 ABPM 的研究越来越多,ABPM 现为高血压诊治中诊室外血压测量的首选,如果没有 ABPM 或者患者不能耐受,可考虑 HBPM 作为替代方案。同时 ABPM 也具有一定的局限性:在普通全科中可用性有限,可能引起不适,特别是在夜间,部分患者可能不愿使用,特别是重复测量时,成本影响(设备成本降低,很快 ABPM 的成本效益将超过诊室血压),对每小时内的血压重复性不佳,测量的是一定时间间隔的血压,而不完全是动态的,在活动时测量的血压可能不准确,偶尔无法检测到真正的血压值。

家庭自测血压(HBPM)是患者自我管理血压的重点,HBPM 可用于评估数日、数周、数月甚至数年的降压治疗效果和长时血压变异,有助于增强患者健康参与意识,改善患者治疗依从性,适合患者长期血压监测。家庭自测血压的适应证包括:评估是否存在白大衣高血压或隐匿性高血压,检出白大衣效应,检出隐匿性控制不良高血压,监测患者降压药物疗效。HBPM 不仅能更准确地评估风险和血压控制情况,还能通过患者对 HBPM 结果的反馈咨询和依从性管理进行更好的血压管理。高血压管理者应积极推动家庭血压监测,检测对象为目前接受降压治疗的高血压患者,目前血压正常者,指导高血压患者选择合适的血压计及袖带等附件,培训患者进行血压测量的知识与方法;制订或变更治疗方案时,参考患者的家庭血压监测记录。另外,体位血压的测量在远程血压管理及家庭自测血压中未引起重视,尤其是在老年患者中,直立性低血压合并卧位高血压的发病率较高,该部分患者在家庭自测血压中应常规测量卧位及立位血压,同时应注意监测早晨服药前、患者有自觉症状时、睡前及餐后血压,在远程血压管理中,应对存在体位血压改变明显的患者实现精准诊疗。

移动计算处理技术和通信技术的发展,导致移动医疗应用程序的开发、推广和使用呈指数级增长。智能手机应用程序可以使患者获得精准的医学信息,并促进患者自我监测和管理,使其更大程度地参与到医疗决策中。可惜的是,在血压测量设备的应用程序中,只有 2.8% 的应用程序是专业由医疗机构开发的,很少有程序可以提供符合高血压患者测量"金标准"的有效认证文件,仅有少数测量设备正式获得美国食品和药物管理局或欧盟委员会的批准。随着科技的进步,智能手机有可能转变为一个能够精确测量血压的移动医疗设备。借此,数十亿人可以做到规律监测血压,移动设备将成为提高血压达标率的重要工具。

3. 远程血压管理目前存在的问题

(1)远程血压测量准确性问题:本患者在管理的过程中面临了不同血压计、不同管理平台等问题。这也是目前所有远程血压监测都可能存在的一个局限性,即极高的异质性。各地及各级医院家庭自测血压计和动态血压计准确性不一,大量动态血压计未经过 AAMI/ESH/ISO 等国际标准认证,动态血压结果报告欠规范,为确保血压测量值的准确,血压计在使用期间应进行定期校准,每年至少 1 次。一些销售网络较完善的血压计企业,通常会提供其所售血压计的校准服务。如果校准机制缺乏,应以不超过 1 年为周期,在医护人员的帮助下或利用就医机会,与标准水银血压计进行测量结果对比,发现误差过大,应及时维修或更换。

(2)测量方法需要统一和培训:目前基层血压测量培训仍存在诸多不足,基层医院医务人员未及时学习国内外高血压相关指南,理论知识更新滞后。患者缺乏家庭血压规范化测量的系统培训,现有国内外指南推荐方测量法尚未统一,2013 年《中国高血压患者教育指南》中指出,患者自测血压应接受医务工作者的培训或指导,并建议每次连续测量 2~3 遍,间隔 1 分钟,取后两遍的平均值;《中国高血压防治指南(2018 年修订版)》建议,测量血压时,应相隔 1~2 分钟重复测量,取 2 次读数的平均值记录。如果 SBP 或 DBP 的 2 次读数相差 5mmHg 以上,应再次测量,取 3 次读数的平均值记录;《2022 年中国台湾心脏病学会指南:高血压管理》推荐,间隔 1 分钟重复测量,采用 2 次以上读数的平均值;如果有 3 次以上的读数,取其中 2 次较低收缩压读数的平均值;《2020 年国际高血压学会国际高血压实践指南》建议,连续测量 3 次,每次间隔 1 分钟,计算最后 2 次测量的平均值。

(3)远程血压管理可持续性差:本例患者在血压管理过程中也出现过停止测量等中断远程血压管理的问题;另外,基本都是患者主动问诊,没有医师主动发现患者血压、心率的变化。这也是远程血压管理中存在的诟病。导致远程血压管理可持续性差的主要原因涉及团队建设不足、患者对远程血压管理依从性较差、管理资金匮乏等方面。由此,《高血压院外互联网管理中国专家共识》指出,高血压院外互联网管理团队由等级医院的专科医师、基层医疗机构的全科医师团队和辅助管理团队组成,以互联网企业作为技术支撑,医疗机构及医护人员作为实践者。对于适宜远程管理的人群可转至院外互联网管理,在城市医疗集团、县域医疗共同体及跨区域专病联盟等多种形式的医疗联合体框架下,借助平台及系统或互联网医院,通过各种健康监测设备,进行分级诊疗血压管理。同时,应严格执行线上线下双向转诊的医疗原则。

(4)远程血压监测网络建设和覆盖还需要加强:远程血压监测依然存在一些壁垒及缺点,除文化、经济等相关问题外,移动医疗技术发展过程中适当的监管、标准化和校正问题仍亟待解决,移动应用程序的质量评估亦缺乏关键的标准化方法。此外,在信息爆炸的时代,远程监测过程中涉及大量敏感数据,潜在的隐私和安全问题需要强有力的保障。在中国高血压防治实际工作中,大量需要远程血压管理的患者生活于基层,而基层地区远程血压监测管理的网络及平台覆盖往往不足,同时基层医师也缺乏对家庭血压测量及动态血压测量技术了解和认可,导致远程血压监测管理开展受限。

4. 未来展望　鉴于远程血压监测设备的方便性、便携性及设备外观不断得以提升,未来智能手机和可穿戴设备将成为远程血压监测的主流移动医疗装置,更有助于远程血压管理的推广及普及,随着人们对远程血压监测认可度的提高、远程血压监测网络和平台的扩大,高血压患者的临床诊疗效率和远程会诊服务将迈上新的台阶;随着国家对疾病"以预防为主"认识的提高和资金投入的加强,通过不同行业团结协作,远程血压管理将更加广泛的惠及广大高血压患者群,降低我国心血管疾病负担,未来可期。

(刘 敏 董文咏)

参考文献

［1］ 中国心血管健康联盟高血压达标中心,中国医疗保健国际交流促进会高血压分会,苏州工业园区心血管健康研究院.高血压院外互联网管理中国专家共识[J].中华心血管病杂志(网络版),2022,5(1):E007.

［2］ PARATI G, DOLAN E, MCMANUS R J, et al. Home blood pressure telemonitoring in the 21st century [J]. Clin Hypertens, 2018, 20 (7): 1128-1132.

［3］ DUAN Y, XIE Z, DONG F, et al. Effectiveness of home blood pressure telemonitoring: a systematic review and meta-analysis of randomised controlled studies [J]. J Hum Hypertens, 2017, 31: 427-437.

［4］ MCMANUS R J, MANT J, FRANSSEN M, et al. Efficacy of self-monitored blood pressure, with or without telemonitoring, for titration of antihypertensive medication (TASMINH4): an unmasked randomised controlled trial [J]. Lancet, 2018, 391 (10124): 949-959.

［5］ 孙靖,钟健,倪银星,等.家庭远程血压监测改善高血压患者的血压控制[J].内科理论与实践,2009,4(6):476-479.

［6］ OMBONI S, GAZZOLA T, CARABELLI G, et al. Clinical usefulness and cost effectiveness of home blood pressure telemonitoring: meta-analysis of randomized controlled studies [J]. J Hypertens, 2013, 31 (3): 455-467; discussion 467-468.

［7］ PURCELL R, MCINNES S, HALCOMB E J. Telemonitoring can assist in managing cardiovascular disease in primary care: a systematic review of systematic reviews [J]. BMC Fam Pract, 2014, 15: 43.

［8］ WILLIAMS B, MANCIA G, SPIERING W, et al. 2018 ESC/ESH Guidelines for the management of arterial hypertension [J]. Eur Heart J, 2018, 39 (33): 3021-3104.

［9］ 中国高血压联盟《家庭血压监测指南》委员会.2019中国家庭血压监测指南[J].中国循环杂志,2019,34(7):635-639.

［10］ 中国老年医学会高血压分会.老年人异常血压波动临床诊疗中国专家共识[J].中国心血管杂志,2017,22(1):1-11.

［11］ 赵婷,金煜,刘小利,等.神经源性直立性低血压与相关仰卧位高血压的筛查、诊断和治疗专家共识[J].中华老年病研究电子杂志,2017,4(2):16-27.

［12］ KUMAR N, KHUNGER M, GUPTA A, et al. A content analysis of smartphone-based applications for hypertension management [J]. J Am Soc Hypertens, 2015, 9 (2): 130-136.

［13］ 王维民,张鑫.远程血压监测在高血压管理中的应用及展望[J].中华高血压杂志,2015,23(7):622-624.

［14］ 吴兆苏,霍勇,王文,等.中国高血压患者教育指南[J].慢性病学杂志,2014(1):1-30.

［15］ 中国高血压防治指南修订委员会,高血压联盟(中国),中华医学会心血管病学分会,等.中国高血压防治指南(2018年修订版)[J].中国心血管杂志,2019,24(1):24-56.

［16］ WANG T D, CHIANG C E, CHAO T H, et al. 2022 Guidelines of the Taiwan Society of Cardiology and the Taiwan Hypertension Society for the Management of Hypertension [J]. Acta Cardiol Sin, 2022, 38: 225-325.

［17］ UNGER T, BORGHI C, CHARCHAR F, et al. 2020 International Society of Hypertension Global Hypertension Practice Guidelines [J]. Hypertension, 2020, 75 (6): 1334-1357.

[18] WOOD P W, BOULANGER P, PADWAL R S. Home Blood Pressure Telemonitoring: Rationale for Use, Required Elements, and Barriers to Implementation in Canada [J]. Can J Cardiol, 2017, 33 (5): 619-625.

[19] PARATI G, TORLASCO C, OMBONI S, et al. Smartphone Applications for Hypertension Management: a Potential Game-Changer That Needs More Control [J]. Curr Hypertens Rep, 2017, 19 (6): 48.

高血压合并锁骨下动脉狭窄介入治疗 1 例

一、临床资料

患者女性,70 岁,因"头晕 2 年"入院。2 年来患者反复出现头晕,偶伴视物模糊,自觉活动后左上肢酸胀沉重,不伴头痛、黑矇,无心悸、恶心、呕吐等,平卧休息数十分钟症状逐渐好转。1 年前就诊当地医院,查颈部血管超声提示颈动脉斑块,未见明显狭窄,予阿司匹林肠溶片 100mg、每天 1 次,阿托伐他汀 20mg、每晚 1 次治疗,症状未见明显缓解。1 周前至我院门诊,查颈部血管超声示双侧颈动脉斑块形成,左锁骨下动脉窃血,为求进一步诊治收入病房。既往史:10 年前发现血压升高(患者平素测量右上肢血压),最高血压 180/120mmHg(1mmHg=0.133kPa),平时口服替米沙坦 40mg、每天 1 次,右上肢血压维持在 140~150/95~105mmHg。既往无吸烟、饮酒史,无高血压家族史。

入院查体:右上肢血压 155/74mmHg,左上肢血压 113/80mmHg,心率 76 次 /min,呼吸 17 次 /min,体重指数 32.0kg/m²。双侧颈动脉听诊区和锁骨上窝未及血管杂音,双肺呼吸音清,未见干湿性啰音,心律齐,未见病理性杂音。腹软,无压痛和反跳痛,双下肢不肿,病理征未引出。

实验室检查:血钾 3.77mmol/L,血钠 146.33mmol/L,血肌酐 73.28μmol/L,尿素氮 6.85mmol/L,甘油三酯 0.93mmol/L,总胆固醇 4.45mmol/L,高密度脂蛋白胆固醇 1.64mmol/L,低密度脂蛋白 2.31mmol/L。

影像学及其他特殊检查:①超声心动图:左室射血分数 68%,左室舒张末期内径 44mm,室间隔厚度 10mm,静息状态下心内结构及功能未见明显异常,各房室腔内径正常范围。②尿微量白蛋白比肌酐 3.65mg/g,立位血浆肾素浓度 11.0mU/L(4.4~46.1mU/L),醛固酮 9.4ng/dl(3.0~35.3ng/dl),血常规、尿常规、血糖、甲状腺功能、C 反应蛋白、血沉正常。③无创四肢动脉血压检测:右上臂 156/89mmHg,左上臂 116/82mmHg,右脚踝 170/86mmHg,左脚踝 172/86mmHg,右侧臂踝脉搏波传导速度(brachial-ankle pulse wave velocity,baPWV)2 094cm/s,踝臂指数(ankle-arm index,ABI)1.09,左侧 baPWV 2 271cm/s,ABI 1.10(图 1)。④双侧锁骨下动脉超声:左侧锁骨下动脉内径 8mm,右侧锁骨下动脉内径 7mm。双侧锁骨下动脉近心段斑块形成,左侧较大厚者约 7.8mm,致左侧锁骨下动脉近心端管腔狭窄,血流束变细,该处最大收缩期峰值流速(peak systolic velocity,PSV)为 570cm/s,提示左侧锁骨下动脉近心端重度狭窄,远心段血流呈小慢波样改变;右侧斑块较大厚者约 2.5mm,PSV 为 111cm/s,管腔内血流通畅,充盈良好,频谱呈三相波型。⑤弓上动脉 CT 血管造影:动脉粥样硬化改变,左锁骨下动脉近段管腔重度狭窄近闭塞,以远管腔显影好;左椎动脉显影好,未见明确狭窄,其余血管未见明显狭窄(图 2,彩图见二维码 2)。

基于上述资料,初步诊断为外周动脉粥样硬化、左侧锁骨下动脉狭窄、高血压病 3 级(极高危)。遂行外周血管造影,经右侧股动脉入路,8F MPA1 指引导管在超滑导丝引导下至左侧锁骨下动脉近端,采用正位,左前斜 45° 造影均显示左锁骨下动脉近端重度狭窄 >95%(图 3),双肾动脉血流充盈好,未见明显狭窄。于左锁骨下动脉病变处予 4.0mm×30mm 球囊扩张后植入 7.0mm × 20mm 球囊扩张支架 1 枚,术后造影病变处无明显残余狭窄和夹层,左锁骨下动脉及左椎动脉血流通畅(图 4)。术后第 2 天,患者右上肢血压 119/65mmHg,左上肢血压 125/68mmHg。复查四肢动脉血压检测示右上臂 144/75mmHg,左上臂 138/70mmHg,右脚踝 176/77mmHg,左脚踝 182/69mmHg;右侧 baPWV 2 142cm/s,ABI 1.22;左侧 baPWV 2 210cm/s,ABI 1.26(图 5)。出院后予阿司匹林肠溶片 100mg、每天 1 次,氯吡格雷 75mg、每天 1 次,琥珀酸美托洛尔缓释片 23.75mg、每天 1 次,贝那普利片 10mg、每天 1 次,阿托伐他汀钙片 20mg、每晚 1 次。术后 1 个月随访患者未诉不适,家庭自测血压波动于 110~120/70~80mmHg,诊室血压为 113/74mmHg。

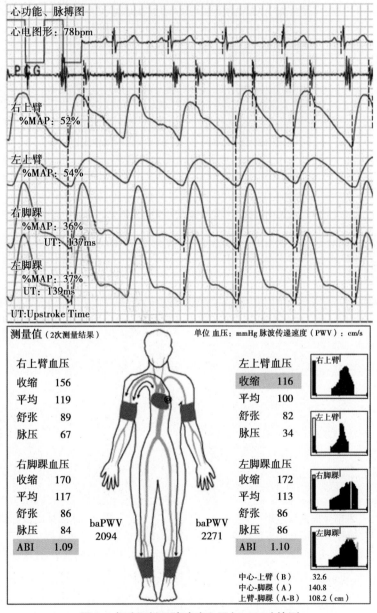

图 1　术后无创四肢动脉血压(mmHg)检测

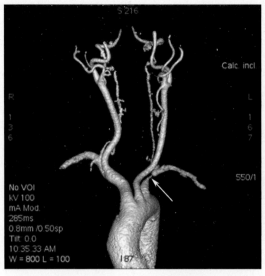

图 2　弓上动脉 CT 血管造影

动脉粥样硬化改变，左锁骨下动脉近段管腔重度狭窄近闭塞（箭头），以远管腔显影好；左椎动脉显影好，未见明确狭窄，其余血管未见明显狭窄。

二维码 2

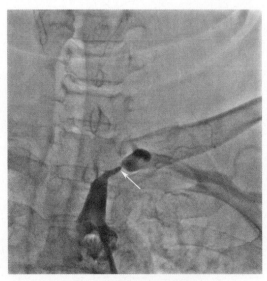

图 3　术前外周血管造影

外周血管造影示左锁骨下动脉近端重度狭窄 >95%（箭头）。

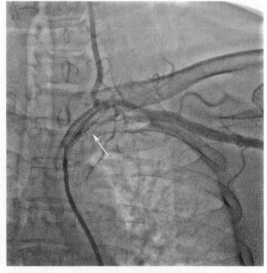

图 4　术后外周血管造影

外周血管造影示支架植入后左锁骨下动脉近段无明显残余狭窄，血流通畅（箭头），左椎动脉开口显影良好。

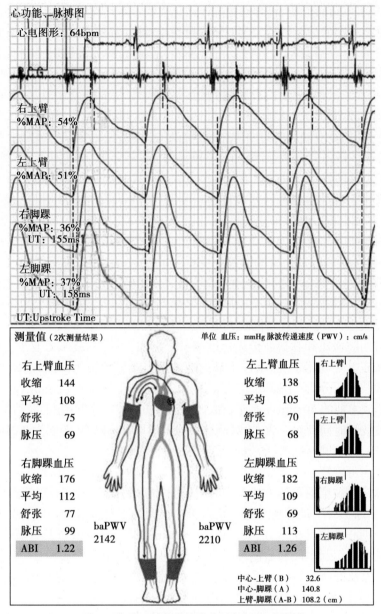

图 5　术后无创四肢动脉血压（mmHg）检测

二、讨论

根据《锁骨下 / 颅外椎动脉狭窄的处理：中国专家共识》关于筛查人群的建议，具备以下任何一条的人群，建议做进一步专业检查，包括：①有上肢缺血症状，或查体发现左、右侧肱 / 桡动脉搏动明显不对称，或锁骨上窝闻及明显血管杂音，或两侧肱动脉收缩压差值 ≥ 10mmHg；②有后循环缺血相关神经系统症状或体征的患者；③ 40 岁以上动脉粥样硬化性心血管病患者。本例患者为老年女性，高血压病 3 级，临床表现以头晕和左上肢缺血症状为主，外院超声提示颈动脉斑块形成，是锁骨下动脉 / 颅外椎动脉狭窄的重点筛查人群，随后的无创四肢动脉血压检测、锁骨下动脉超声和弓上 CT 血管造影示左锁骨下动脉近段重度狭窄,血管壁多发斑块形成,符合动脉粥样硬化性锁骨下动脉狭窄的诊断标准。

目前锁骨下狭窄的诊断包括无创四肢动脉血压检测、双功能超声、磁共振血管成像或计算机断层血管成像、经导管动脉造影。无创四肢动脉血压检测是筛查锁骨下动脉狭窄的一个简单、无创、经济的方法。两侧上肢收缩压差值在10mmHg以上,提示有上肢动脉病变的可能,荟萃分析显示其诊断锁骨下动脉的敏感度为31%,特异度为91%,如果收缩压差值在15mmHg以上,其诊断锁骨下动脉狭窄的阳性预测价值和阴性预测价值为100%。较低血压一侧一般为患侧,但是双侧病变时两侧血压也有可能差值不大,需结合波形上升加速度和峰值时间延迟诊断。但此方法敏感性较低,不作为首选。近年有研究表明,双臂间收缩压差联合脉搏容积图衍生参数诊断锁骨下动脉狭窄可以显著提高诊断的敏感度。

该例患者术前四肢血压和脉搏波传递速度测量分析如下:①四肢压力波形分析:对比左、右上肢脉搏波容积图波形差异明显,右上肢脉搏波上升支陡峭,而左上肢脉搏波上升支迟缓,峰值较低,提示可能左上肢动脉存在明显狭窄;②四肢血压分析:上肢收缩压左侧为116mmHg,右侧为156mmHg,臂间收缩压差达40mmHg,左侧低,提示左侧上肢动脉狭窄;③baPWV分析:经前两步分析初步判定左上肢动脉存在狭窄,通常需读取右侧(预估无狭窄的一侧)baPWV结果,仪器显示baPWV左侧为2 271cm/s,右侧为2 094cm/s,ΔbaPWV为177cm/s,反映出大动脉硬度较同龄人更重。

患者术后四肢血压和脉搏波传递速度测量分析如下:①四肢压力波形分析:双上肢脉搏波形态大致正常。与术前相比,左上肢脉搏波上升支较前更为陡峭,提示左上肢动脉狭窄解除。②四肢血压分析:上肢收缩压左侧为138mmHg,右侧为144mmHg,臂间收缩压差为6mmHg,相较术前的40mmHg有了极大改善。③baPWV分析:左上肢动脉狭窄解除,双侧上肢脉搏波波足时间大致一致,故双侧结果均可读取。baPWV左侧为2 210cm/s,右侧为2 142cm/s,反映出大动脉硬度较同龄人更重,需进行积极干预。

双功能超声可观察血管管腔、管壁及血流速度,同时结合频谱进行综合分析判断,可作为锁骨下动脉筛查狭窄的首选方法。同时,根据管腔大小、狭窄处湍流、流速及患侧椎动脉血流方向,可判断锁骨下动脉狭窄程度及是否存在锁骨下动脉窃血。本例患者超声结果示左锁骨下动脉近心端重度狭窄,最大PSV为570cm/s,结合患者头晕及上肢缺血症状,考虑左锁骨下动脉狭窄引起上肢和后循环缺血可能性大。MR血管造影和CT血管造影可以提供锁骨下动脉以及椎动脉的高分辨率图像,与直接进行数字减影造影相比,对锁骨下动脉狭窄检测敏感度和准确特异度高于90%。本例患者CT血管造影示左锁骨下动脉严重狭窄,近段狭窄>95%,同时观察到血管壁有多发斑块形成,对该患者的病因诊断起到提示作用。数字减影动脉造影仍是目前诊断血管狭窄的"金标准",可提供血管狭窄程度、部位、形态、范围等信息,并动态观察椎动脉血流方向。

本例患者最终诊断为外周动脉粥样硬化、左侧锁骨下动脉狭窄、高血压病3级(极高危),患者锁骨下动脉严重狭窄且存在上肢和后循环缺血症状,除针对动脉粥样硬化病变的药物治疗外,患者存在血运重建治疗指征,于左锁骨下动脉病变处植入球囊扩张支架1枚,术后造影示左锁骨下动脉及左椎动脉血流通畅,患者术后头晕及上肢缺血症状完全缓解。

现有证据表明,神经源性血压升高是椎基底核区动脉阻力增高导致脑组织缺血的一种代偿机制,即通过提高动脉血压的方式保证脑组织的供血,称为Cushing机制。锁骨下动脉近端/椎动脉狭窄导致椎动脉阻力增加、间断性的脑干低灌注、中枢血管紧张素Ⅱ活性增高以及脑干炎症等因素,可代偿性地引起全身交感神经活性增加,使得外周血管发生重构变厚,动脉血压升高,从而提供足够的脑血流量用以克服脑血管阻力的增加,维持脑干的血流灌注和血氧水平。中国医学科学院阜外医院一项前瞻性研究纳入了成功行血运重建治疗的 48 例症状性锁骨下动脉近端 / 椎动脉狭窄合并原发性高血压患者,研究显示,在降压药物数量维持不变的情况下,术后 1 个月、3 个月和 6 个月随访,诊室血压分别减少了 7/3mmHg、9/4mmHg 和 10/5mmHg,术后 6 个月动态血压下降了 5/3mmHg。因此,对于合并高血压的症状性锁骨下动脉近端 / 椎动脉狭窄患者,血运重建治疗术后需要密切监测患者血压水平变化,及时调整降压药物的种类和数量,避免发生脑血管事件。

综上所述,锁骨下动脉狭窄会隐藏患者血压的真实水平,因此在临床诊治患者时需测量双侧上肢血压以免延误诊治。此外,锁骨下动脉近端狭窄也是导致患者高血压的原因之一,及时解除狭窄、提高后循环血供有助于降低患者的血压水平,改善患者的临床预后。

(郑智豪　董　徽　蒋雄京)

参考文献

[1] 中国医疗保健国际交流促进会血管疾病高血压分会专家共识写作组. 锁骨下 / 颅外椎动脉狭窄的处理 : 中国专家共识 [J]. 中国循环杂志 , 2019, 34 (6): 523-532.

[2] PENG M, JIANG X J, DONG H, et al. Etiology of renal artery stenosis in 2047 patients: a single-center retrospective analysis during a 15-year period in China [J]. J Hum Hypertens, 2016, 30 (2): 124-128.

[3] CLARK C E, TAYLOR R S, SHORE A C, et al. Association of a difference in systolic blood pressure between arms with vascular disease and mortality: a systematic review and meta-analysis [J]. Lancet, 2012, 379 (9819): 905-914.

[4] SAHA T, NAQVI S Y, AYAH O A, et al. Subclavian artery disease: diagnosis and therapy [J]. Am J Med, 2017, 130 (4): 409-416.

[5] 车武强 , 蒋雄京 , 董徽 , 等 . 锁骨下动脉狭窄的病因和解剖特征 : 阜外医院 18 年 1793 例患者分析 [J]. 中国循环杂志 , 2018, 33 (12): 1197-1202.

[6] 邓宇 , 华倚虹 , 陈阳 , 等 . 双臂间收缩压差联合脉搏容积图参数筛查锁骨下动脉狭窄的研究 [J]. 中国循环杂志 , 2020, 35 (6): 588-593.

[7] MOUSA A Y, MORKOUS R, BROCE M, et al. Validation of subclavian duplex velocity criteria to grade severity of subclavian artery stenosis [J]. J Vasc Surg, 2017, 65 (6): 1779-1785.

[8] ABOYANS V, RICCO J B, BARTELINK M E L, et al. 2017 ESC Guidelines on the Diagnosis and Treatment of Peripheral Arterial Diseases, in collaboration with the European Society for Vascular Surgery (ESVS)[J]. Eur Heart J, 2018, 39 (9): 763-816.

[9] CATES M J, DICKINSON C J, HART E C, et al. Neurogenic hypertension and elevated vertebrobasilar arterial resistance: is there a causative link ? [J]. Curr Hypertens Rep, 2012, 14 (3): 261-269.

[10] PATON J F, DICKINSON C J, MITCHELL G. Harvey Cushing and the regulation of blood pressure in giraffe, rat and man: introducing 'Cushing's mechanism'[J]. Exp Physiol, 2009, 94 (1): 11-17.

[11] CHE W, DONG H, JIANG X, et al. The effect of stenting on blood pressure in hypertensive patients with symptomatic proximal subclavian or vertebral artery stenosis [J]. Catheter Cardiovasc Interv, 2020, 95 Suppl 1: 633-640.

[12] 中国高血压防治指南修订委员会 , 高血压联盟 (中国), 中华医学会心血管病学分会 , 等 . 中国高血压防治指南 (2018 年修订版)[J]. 中国心血管杂志 , 2019, 24 (1): 24-56.

第三部分

血脂异常

降脂治疗进入分子／基因靶向治疗时代

流行病学、遗传学、孟德尔随机化研究、大规模的随机对照试验（RCT）以及基础研究都一致且有力地证明，低密度脂蛋白胆固醇（LDL-C）是冠状动脉粥样硬化性心脏病（冠心病）的致病危险因素。胆固醇合成抑制剂他汀类药物的问世与成功无疑是心血管药物领域的奇迹，可降低 LDL-C 30%~50%。随后的胆固醇吸收抑制剂依折麦布更是为降胆固醇治疗锦上添花，可在他汀基础上进一步降低 LDL-C 20%~25%。后续的 PCSK9 抑制剂则为他汀治疗反应不佳或不耐受者带来了福音，不论是单药治疗还是在他汀基础上，均可进一步降低 LDL-C 达 60%。上述药物的降胆固醇作用均可转换成心血管终点获益。事实上，随着降脂治疗临床试验经验的积累，基于大型 RCT 的荟萃分析发现，不论以何种方式降低 LDL-C，每 1mmol/L 血 LDL-C 的降低与主要心血管事件 22% 的减少相关，并且似乎没有下限。这不仅验证了动脉粥样硬化的胆固醇学说，更是推动人们进一步开发更加强效、安全、经济和便捷的降脂疗法，以实现更高的血脂达标率。

但是，在现有降脂治疗的基础上，即使 LDL-C 已下降到极低水平，心血管残余风险仍然存在，提示存在除 LDL-C 以外的危险因素，如残粒胆固醇、甘油三酯（TG）、脂蛋白（a）等。因此，各类指南也推荐将非高密度脂蛋白胆固醇（non-HDL-C）作为 ASCVD 防治的次要靶点。流行病和孟德尔随机化研究均提示，在他汀类药物控制 LDL-C 达标的患者中，TG 升高是缺血事件的独立危险因素。虽然 ACCORD 研究的分层分析提示非诺贝特降低基线 TG 升高和 HDL-C 降低患者的 ASCVD 事件，但高选择性 PPARa 激动剂的临床终点研究（PROMINENT，NCT03071692）提前终止，给他汀治疗后高 TG 和低 HDL-C 患者的降TG 治疗蒙上了阴影。而降 TG 的另一类药物高纯度 ω-3 脂肪酸的研究结果并不一致，且REDUCE-IT 研究大剂量 EPA（二十碳五烯酸乙酯）显著降低心血管事件，但其获益的机制似乎也与 TG 降低无关。

除外 LDL 和 TG，越来越多的证据表明，Lp（a）水平与 ASCVD 有因果联系。Lp（a）是含载脂蛋白（a）（由 LPA 基因编码）的 LDL 样脂蛋白。目前尚缺乏针对 Lp（a）的降脂药物，但有多种针对 LPA 的小核酸药物正在临床试验阶段。

在过去的 20 年里，降脂药物的发展迅速，不仅表现在同类药物家族成员的扩充，如2008 年美国 FDA 批准上市的他汀类药物匹伐他汀和 2017 年在日本新上市的贝特类药物培马贝特；还体现在降脂新靶点的开发，如载脂蛋白 C Ⅲ（apoC Ⅲ）、血管生成素样蛋白 3（ANGPTL3）和胆固醇合成途径关键酶 ATP- 柠檬酸裂解酶（ACL）；更大的创新体现在药物干预策略的转变上（图 1，彩图见二维码 3）。从一开始的针对靶点活性的小分子药物（如他汀类药物和依折麦布），到针对蛋白的单克隆抗体（如 PCSK9 单克隆抗体），再到针对 mRNA的小干扰 RNA（siRNA）（如 PCSK9-mRNA 的 siRNA inclisiran）和反义寡核苷酸（ASO）（如apoC Ⅲ 的 ASO volanesorsen），以及未来可期的 DNA 基因编辑治疗，降脂治疗的干预靶点越来越追求精准和高效。干预策略的改变还带来了给药方式的优化，从他汀类药物和依折麦布等小分子药物的每天口服，到单克隆抗体类药物的 0.5~1 个月一次皮下或静脉注射，再到小核酸药物的半年一次皮下注射，以及未来可能的基因编辑治疗一生一次。新型降脂药不仅给患者带来更多选择,给药方式的简单化也能提高患者依从性,从而增加血脂达标率。本文将回顾近年来降脂药物领域,尤其是小核酸药物的重要突破(表 1)。

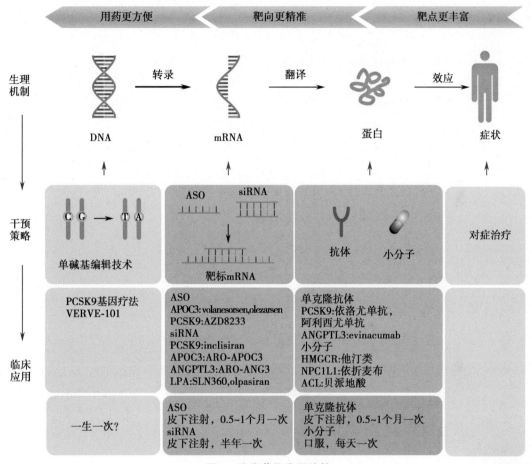

图 1　降脂药物发展趋势

二维码 3

表 1　主要降脂疗法一览表

种类	靶点	药物	阶段	用法	调血脂效果	心血管终点
小分子	HMGCR	他汀类	1987 年上市	口服,每天 1 次	↓ LDL-C 30%~50%	+
	NPC1L1	依折麦布	2002 年上市	口服,每天 1 次	↓ LDL-C 15%~0%	+
	ACL	贝派地酸	2020 年上市	口服,每天 1 次	↓ LDL-C 12%~24%	暂无
单克隆抗体	PCSK9	依洛尤单抗	2015 年上市	皮下注射,每 2 周或 4 周 1 次	↓ LDL-C 60%	+
		阿利西尤单抗	2015 年上市	皮下注射,每 2 周 1 次	↓ LDL-C 60%	+
	ANGPTL3	evinacumab	2021 年上市	静脉注射,每 4 周 1 次	↓ LDL-C 43%~56% ↓ TG 10%~45%	暂无

续表

种类	靶点	药物	阶段	用法	调血脂效果	心血管终点
ASO	apoB100	米泊美生	2013年上市	皮下注射,每周1次	↓ LDL-C 25%~37%	暂无
	apoCⅢ	volanesorsen	2019年上市	皮下注射,每周或每2周1次	↓ TG 77%	暂无
		olezarsen	Ⅲ期临床	皮下注射,每4周1次	↓ TG 50%~70%	暂无
	Lp(a)	pelacarsen	Ⅲ期临床	皮下注射,每4周1次	↓ Lp(a)达72%	暂无
	PCSK9	AZD8233	Ⅱ期临床	皮下注射、口服?	↓ LDL-C 70%	暂无
	ANGPTL3	vupanorsen	Ⅱb期临床,已被叫停	皮下注射,每2周或4周1次	↓ TG 41.3%~56.8%	暂无
siRNA	PCSK9	inclisiran	2020年上市	皮下注射,每24周1次	↓ LDL-C 50%	暂无
	apoCⅢ	ARO-APOC3	Ⅱ/Ⅲ期临床	皮下注射,每12周1次	↓ TG 50%~70%	暂无
	ANGPTL3	ARO-ANG3	Ⅱ期临床	皮下注射,每周或每2周1次	↓ LDL-C 30%~50%;↓ TG 25%~45%	暂无
	Lp(a)	SLN360	Ⅰ期临床	皮下注射,每24周1次?	↓ Lp(a)高达98%	暂无
		olpasiran	Ⅱ期临床	皮下注射,每24周1次?	↓ Lp(a)高达97%	暂无
基因治疗	PCSK9	VERVE-101	Ⅰ期临床	一生1次?	?	?

注:HMGCR,HMG-CoA 还原酶;NPC1L1,尼曼匹克 C1 样 1 蛋白;ACL,ATP-柠檬酸裂解酶;ANGPTL3,血管生成素样蛋白 3;apoB100,载脂蛋白 B100;apoCⅢ,载脂蛋白 CⅢ;olezarsen,曾用名 AKCEA-APOCⅢ-L$_{Rx}$;pelacarsen,曾用名 AKCEA-APO(a)-L$_{Rx}$;vupanorsen,曾用名 AKCEA-ANGPTL3-L$_{Rx}$;olpasiran,曾用名 AMG890。

一、降 LDL-C 药物进展

(一)PCSK9 抑制剂

PCSK9 抑制剂的开发史可谓是当代药物开发成功的典范。从 2003 年被发现并被证实与胆固醇代谢密切相关,到 2007 年晶体结构被解析,到 2015 年两种 PCSK9 单克隆抗体阿利西尤单抗(alirocumab)和依洛尤单抗(evolocumab)前后上市,中间只用了 12 年。PCSK9 单抗降低 LDL-C 的能力甚至较他汀类更深,达 60%。后续,FOURIER 试验和 ODYSSEY Outcomes 试验证实两种抗 PCSK9 单抗均能减少心血管事件,加之其良好的安全性和耐受性、仅需每月 1 次或每两 2 次给药,PCSK9 单抗很快就成了降脂界继他汀之后的新宠。2020 年 12 月,针对 PCSK9 的 siRNA inclisiran 在欧洲轰动上市,成为首个 siRNA 降脂药物,给降 LDL-C 药物再次注入新鲜血液。

1. 抗 PCSK9 单克隆抗体 目前批准上市的两种抗 PCSK9 单克隆抗体——阿利西尤单抗和依洛尤单抗都是全人源化的抗体,其作用机制是通过皮下注射后进入循环,以中和循环中的 PCSK9,从而减少 LDL 受体的降解,增加其对外周 LDL 颗粒的摄取和清除。两种单抗单药治疗最高可降低 LDL-C 达 60%,与高强度他汀合用时,降幅可达 75%。对于纯合子型家族性高胆固醇患者,PCSK9 降低血浆 LDL-C 的能力取决于患者 LDL 受体残留功能。

FOURIER 试验是第一项达到心血管获益的 PCSK9 抑制剂的研究。该研究纳入了 27 564 名具有临床症状的动脉粥样硬化性心血管疾病(ASCVD)患者。入选的患者在接受优化的、稳定的降脂治疗后,LDL-C 水平均大于 70mg/dl 或者 non-HDL-C 水平大于 100mg/dl。满足条件的受试者被随机分配接受依洛尤单抗或者安慰注射剂治疗。与安慰剂组相比,依洛尤单抗治疗 48 周可降低血浆 LDL-C 约 59%。依洛尤单抗治疗较安慰剂组可显著降低主要复合终点 15%(HR=0.85,95% CI 0.79~0.92)。对于基线 LDL-C 小于 70mg/dl 的亚组,依洛尤单抗可下降 LDL-C 至 21mg/dl,并且较安慰剂组可减少心血管死亡、心肌梗死或脑卒中复合事件 30%(HR=0.70,95% CI 0.48~1.01)。

ODYSSEY Outcomes 试验是一项大型Ⅲ期随机对照研究,该试验共纳入 18 924 名近 1~12 个月内发生过急性冠脉综合征的患者。患者需接受高强度或最大耐受量他汀治疗后 LDL-C 水平大于 70mg/dl,或血 non-HDL-C 水平大于 100mg/dl,或血 apoB 水平大于 80mg/dl。患者随机分为阿利西尤单抗或安慰剂治疗组。ODYSSEY Outcomes 试验主要复合终点是冠心病死亡、非致死性心肌梗死、致死性或非致死性脑卒中或者因不稳定型心绞痛入院。与安慰剂相比,阿利西尤单抗治疗 4 周可显著降低 LDL-C 57%。与安慰剂组相比,阿利西尤单抗组显著降低主要终点事件 15%(HR=0.85,95% CI 0.78~0.93)。

2. 针对 PCSK9 的 siRNA inclisiran 由针对 PCSK9 mRNA 的 siRNA 与 N-乙酰半乳糖胺(GalNac)共轭连接组成。GalNac 可与肝细胞膜表面的去唾液酸糖蛋白受体(ASGPR)发生特异性结合,从而介导 inclisiran 进入肝细胞。后者可通过 PCSK9 mRNA-siRNA 与 RNA 诱导沉默复合体(RISC)结合,特异性诱导 PCSK9 mRNA 降解,从而阻断 PCSK9 合成。

目前已有多项双盲、随机对照的Ⅲ期临床研究证实,inclisiran 可降低原发性高胆固醇血症和混合性血脂异常患者的血 LDL-C 约 50%。ORION-9 试验共纳入 482 例杂合子型家族性高胆固醇血症的成人患者,后者虽然已经接受最大耐受剂量他汀治疗,但 LDL-C 仍未达标。患者随机接受 300mg inclisiran 钠(相当于 284mg inclisiran)皮下注射或安慰剂治疗,结果显示,与安慰剂组相比,inclisiran 显著降低患者 LDL-C 水平 47.9%。ORION-10 试验纳入了 1 561 名已经接受最大耐受剂量他汀治疗,但 LDL-C 仍大于 70mg/dl 的 ASCVD 患者,结果显示,与安慰剂相比,inclisiran 可降低 LDL-C 达 52.3%,且无明显不良反应。ORION-11 试验共纳入 1 617 例患者有 ASCVD 或风险与 ASCVD 相当的患者,结果表明,与安慰剂组相比,inclisiran 显著降低患者 LDL-C 水平达 47.9%,且耐受性和安全性良好。

一项小型的、单组的前期研究 ORION-2 也初步表明,对纳入的 4 名纯合子型家族性高胆固醇血症患者,inclisiran 可降低其中 3 名患者的 LDL-C(180 天时降幅为 17.5%~37.0%)。但更多证据仍有待后续针对纯合子型家族性高胆固醇血症患者的Ⅲ期临床研究 ORION-5 的结果。正在进行的 ORION-16(NCT04652726)与 ORION-13(NCT04659863)临床研究将分别评估 inclisiran 杂合子型家族性高胆固醇血症和纯合子型家族性高胆固醇血症青少年患者血 LDL-C 的作用,有望为 inclisiran 适应证扩大至青少年提供证据。

FOURIER 试验和 ODYSSEY Outcomes 试验已经分别证实,针对 PCSK9 的两种单克隆抗体 evolocumab 和 alirocumab 联用他汀可带来心血管获益,但目前 inclisiran 是否会减少心血管事件,尚缺乏临床证据。正在进行的 ORION-4(NCT03705234)和 ORION-8(NCT03814187)Ⅲ期研究将评估 inclisiran 对心血管结局的影响。

3. 针对 PCSK9 的 ASO 目前没有获批上市的针对 PCSK9 的 ASO。AZD8233 是一款 GalNAc 修饰的靶向 PCSK9 的 ASO,经 GalNAc 介导进入肝脏后,AZD8233 可结合 PCSK9 mRNA 并抑制其翻译。研究发现,在高胆固醇血症的人群中,单次注射 AZD8233 可使 PCSK9 降低 90% 以上,LDL-C 可降低约 70%。此外,研究者还初步证实了 AZD8233 口服给药的可行性。目前,一项评估 AZD8233 在高脂血症人群中的安全性和有效性的Ⅱ期临床试验(NCT04964557)正在进行中。

4. PCSK9 基因治疗 目前尚无基于基因治疗的降脂疗法,但作为一个可实现高效降脂,并具有良好安全性和耐受性的靶点,PCSK9 的基因治疗已被提上日程。利用单碱基编辑器,美国生物技术公司 Verve Therapeutics 开发了针对 PCSK9 的首个体内基因疗法 VERVE-101。VERVE-101 预期永久关闭肝脏中 *PCSK9* 基因的表达,从而降低 LDL-C。目前该疗法已获批在新西兰开展临床试验。

(二)ANGPTL3 抑制剂

ANGPTL3 是近来备受关注的新型降脂靶点之一。ANGPTL3 主要在肝脏表达,通过抑制脂蛋白脂酶(LPL)和内皮脂酶(EL),ANGPTL3 可升高血 TG、LDL-C 和 HDL-C。抑制 ANGPTL3,则可提高 LPL 和 EL 的活性,从而降低血 TG、LDL-C 和 HDL-C,达到综合降脂的目的。鉴于 ANGPTL3 抑制剂降低 LDL-C 的机制不依赖于 LDL 受体功能,ANGPTL3 抑制剂在纯合子型家族性高胆固醇血症患者中有巨大的应用前景。目前唯一一个批准上市的 ANGPTL3 抑制剂是 ANGPTL3 单克隆抗体 evinacumab。另外,针对 ANGPTL3 的 ASO 和 siRNA 也处于临床开发阶段。

1. 抗 ANGPTL3 单克隆抗体 2021 年 2 月,美国 FDA 批准 evinacumab 上市,是目前首个也是唯一一个获批上市的 ANGPTL3 抑制剂。evinacumab 是一种重组全人源化的 ANGPTL3 单克隆抗体,其获批的适应证为辅助其他降低 LDL-C 的降脂疗法,用于治疗 12 岁及以上有纯合子型家族性高胆固醇血症的成人和儿童患者。

ELIPSE-HoFH 试验是一项双盲、随机、对照的Ⅲ期临床研究,也是 FDA 批准 evinacumab 用于辅助纯合子型家族性高胆固醇血症治疗的主要依据。该研究纳入了 65 名接受稳定的、最大耐受剂量降脂治疗的纯合子型家族性高胆固醇血症患者,其中 43 名患者接受 evinacumab 15mg/kg 静脉注射每 4 周 1 次,22 名患者接受安慰剂注射,一共治疗 24 周。尽管已经接受最大耐受剂量的降脂治疗,两组患者的平均基线 LDL-C 水平仍高达 255.1mg/dl。治疗 24 周后,evinacumab 组患者 LDL-C 水平较基线下降了 47.1%,而对照组患者 LDL-C 水平上升了 1.9%。第一次 evinacumab 给药 2 周后,LDL-C 水平即开始下降,并可维持整个 24 周的治疗期。不论患者 LDL 受体活性如何,evinacumab 均能较安慰剂更多地降低 LDL-C。对于 LDL 受体功能完全丧失(LDL 受体活性小于正常的 15%)的患者(evinacumab 组中 15 名患者,安慰剂组中 6 名患者),evinacumab 治疗使患者 LDL-C 水平较基线下降 43.4%(*vs.* 安慰剂上升 16.2%)。对于 LDL 受体功能非完全丧失患者,evinacumab 治疗使患者 LDL-C 水平较基线下降 49.1%(*vs.* 安慰剂下降 3.8%)。

在 24 周的治疗期后,65 名患者中,有 64 名进入了 24 周的开放标签延长治疗期,所有患者均接受每 4 周一次静脉注射 15mg/kg evinacumab 治疗。继续治疗 24 周后,所有患者 LDL-C 水平平均下降 46.3%,evinacumab 组和安慰剂组患者的 LDL-C 水平分别下降 42.7% 和 55.8%。LDL-C 水平的下降程度在 LDL 受体功能完全丧失和非完全丧失的患者间相似。

另一项 II 期临床研究探索了 evinacumab 对严重高 TG 患者的治疗作用。给药 12 周后,evinacumab 显著降低患者 TG 约 57%。但是 evinacumab 降低 TG 的能力与患者 *LPL* 基因型相关。对于 *LPL* 两个等位基因都有突变的患者,evinacumab 不能降低其 TG,而对于 *LPL* 一个等位基因突变或者野生型患者,evinacumab 可下降 TG 达 80%。一项正在进行的 II 期临床研究(NCT04863014)将评估 evinacumab 用于严重高 TG 血症患者预防急性胰腺炎的疗效。

2. 针对 ANGPTL3 的 ASO　vupanorsen 是一个结合 GalNac 的 ANGPRL3 ASO,可特异性靶向肝脏 ANGPTL3 mRNA 并抑制其翻译,从而减少 ANGPTL3 表达。尽管 IIb 期研究提示 vupanorsen 可显著抑制 ANGPTL3 达 69.9%~95.2%,并且降低已接受他汀治疗患者 non-HDL-C 22.0%~27.7%、降低 TG 41.3%~56.8%,但鉴于其降脂的幅度不支持继续进行针对心血管风险降低或高甘油三酯血症的临床开发计划,加之 vupanorsen 治疗还与肝脏脂肪剂量依赖性增加有关,以及较高剂量 vupanorsen 与肝酶升高有关,目前 vupanorsen 的开发公司已经停止了 vupanorsen 的临床开发项目。

3. 针对 ANGPTL3 的 siRNA　ARO-ANG3 是一个针对 ANGPTL3 的 siRNA。I 期临床试验证实,ARO-ANG3 用于杂合子型家族性高胆固醇血症(HeFH)可剂量依赖地降低 ANGPTL3 水平 62%~92%,并且可降低 LDL-C 23%~37%、降低 TG 25%~43%;用于非 FH 的血脂升高者,ARO-ANG3 可分别降低 ANGPTL3 约 85%、降低 LDL-C 约 28% 和降低 TG 约 29%。目前,一项正在进行的 II 期临床研究(NCT04832971)将评估 ARO-ANG3 治疗混合型高脂血症患者的安全性和有效性。另一项研究(NCT05217667)将评估 ARO-ANG3 治疗 HoFH 的安全性和有效性。

二、降 TG 药物进展

apoC III 可通过抑制 LPL 活性、减少肝脏对富含甘油三酯脂蛋白(TRL,如乳糜微粒)的摄取和增加肝脏 TG 分泌,从而升高血 TG。apoC III 是导致高甘油三酯血症和高乳糜微粒血症的重要原因。通过抑制 apoC III,有望减少血 TG。现已获批上市的 apoC III 抑制剂只有针对 apoC III 的 ASO——volanesorsen,但针对 ANGPTL3 的 siRNA 和其他 ASO 也处于临床开发阶段。

(一)针对 apoCIII 的 ASO

1. volanesorsen　volanesorsen 是 ANGPTL3 的 ASO,可特异性结合 apoC III mRNA,阻止 mRNA 的翻译并促进其降解,从而降低 apoC III 的表达。volanesorsen 于 2019 年在欧洲获批上市,用于辅助治疗经饮食控制和现有的降 TG 治疗控制不佳、存在胰腺炎高风险并且经基因检测确诊的家族性乳糜微粒血症综合征(FCS)成人患者。

三项 III 期临床试验(APPROACH、COMPASS、APPROACH 开放标签)是支撑 volanesorsen 上市申请的关键临床证据。APPROACH 试验纳入了 66 名确诊的 FCS 或高甘油三酯血症患者(空腹 TG>750mg/dl),随机接受每周一次皮下注射 volanesorsen 300mg 或安慰剂治疗,一共治疗 52 周。3 个月后,volanesorsen 较安慰剂显著降低空腹 apoC III 水平(较基线下降 84%*vs.* 上升 6.1%),同时,volanesorsen 较安慰剂可显著降低患者空腹 TG 水平(较基线下降 77% *vs.* 增加 18%),且 volanesorsen 下降 apoC Ⅲ 和 TG 的作用可维持整个 52 周治疗期。COMPASS 试验纳入了 114 名高甘油三酯血症(空腹 TG ≥ mg/dl)成人患者,随机接受皮下注射 volanesorsen 300mg 或安慰剂治疗,一共治疗 26 周。前 12 周 volanesorsen 给药频次为每周一次,第 13 周开始改为每 2 周一次。结果表明,3 个月后,volanesorsen 较安慰剂显著降低空腹 apoC Ⅲ 水平(较基线下降 76.1% *vs.* 下降 3.3%),同时,volanesorsen 较安慰剂可显著降低患者空腹 TG 水平(较基线下降 71.2%*vs.* 下降 0.9%)。volanesorsen 降低空腹 apoC Ⅲ 和 TG 的作用可维持整个 26 周治疗期。APPROACH 开放标签试验是在 APPROACH 试验(n=14)和 COMPASS 试验(n=3)的基础上,再招募了一批新的 FCS 患者(n=51),接受每周一次皮下注射 volanesorsen 300mg 治疗,一共治疗 52 周。该实验也表明,volanesorsen 可显著且持续地降低 TG。但是,volanesorsen 治疗可能会导致血小板减少,后者也是 FDA 未批准其在美国上市的主要原因。部分患者产生了抗 volanesorsen 抗体,但未观察到与抗药抗体相关的安全性问题或临床反应。

目前,还有多项临床试验正在评估 volanesorsen 治疗家族性部分脂肪营养不良的有效性,未来 volanesorsen 的适应证有望扩大至家族性部分脂肪营养不良。volanesorsen 降 TG 的有效性是否能转化为临床获益,也需要进一步验证。

2. olezarsen olezarsen 是一种与 GalNac 结合的 ANGPTL3 的 ASO,目前还在前期临床研究阶段。GalNac 可减少 olezarsen 的给药剂量,并帮助其更好地进入肝脏。理论上,olezarsen 会比 volanesorsen 更高效,并且不良反应更小。早期临床研究证实,单剂量的 olezarsen 给药量 2 周后,即可以降低 TG 42%~77%,并且不良反应少,未见血小板降低等不良反应。目前,olezarsen 正在进行 Ⅲ 期临床研究(NCT05130450、NCT04568434 和 NCT05079919),以评估其治疗 FCS 和严重高 TG 血症患者的安全性和有效性。

(二)针对 ANGPTL3 的 siRNA

ARO-APOC3 是针对 ANGPTL3 的 siRNA,目前仍处于早期临床研究阶段。Ⅰ 期研究发现,不管对于高 TG 血症患者还是乳糜微粒血症患者,ARO-APOC3 单次给药 4 周后,可显著降低两类患者 apoC Ⅲ 达 88%~99%,并分别降低 TG 67%~87% 和 90%~95%,且耐受性良好。目前,ARO-APOC3 正在进行 Ⅱ 期(NCT04720534 和 NCT04720534)和 Ⅲ 期(NCT05089084)临床试验,以评估 ARO-APOC3 用于治疗 FCS 和严重高 TG 血症患者的安全性和有效性。

三、降 Lp(a)药物进展

目前尚无获批用于降低 Lp(a)水平的药物。现有的降脂药物对 Lp(a)水平的影响十分有限,并且降低 Lp(a)水平与心血管获益之间仍缺乏直接证据。

他汀对 Lp(a)水平的影响存在争议。荟萃分析提示,他汀可造成 Lp(a)水平 8.5%~19.6% 的升高,但其具体机制和临床作用尚不明确。依折麦布对 Lp(a)水平几乎无影响。烟酸可显著降低 Lp(a)水平 19%~31%,但并未观察到烟酸的心血管获益。PCSK9 抑制剂可中等强度地降低 Lp(a)。FOURIER 研究中,依洛尤单抗在基线 Lp(a)大于 37nmol/L 的患者中可降低 Lp(a)水平约 26.9%;ODYSSEY Outcomes 研究中,阿利西尤单抗可降低 Lp(a)水平约 23%。上述两项研究中,Lp(a)水平的降低幅度都与基线 Lp(a)水平有关,并且 Lp(a)水平降低都与心血管事件减少相关。但由于 LDL-C 水平同时下降了 50%~60%,故无法判断 Lp(a)水平降低在心血管获益中所贡献的比例。类似地,针对 PCSK9 mRNA

的 siRNA inclisiran 也能降低 Lp(a) 水平 19%~22%。洛美他派治疗纯合子型家族性高胆固醇血症患者可使其 Lp(a) 降低 15%~19%,但洛美他派降低心血管风险尚缺乏证据。米泊美生可减少 apoB100 的合成,因此有望减少 Lp(a) 合成。荟萃分析发现,米泊美生可以降低 Lp(a) 26.4%,但米泊美生同样缺乏心血管获益的证据。血液净化可短暂地降低 Lp(a) 水平 53%~73%,并与心血管事件减少相关。目前,德国和土耳其已批准血液净化用于接受最大耐受剂量降脂治疗仍有心血管疾病进展且 Lp(a) 水平大于 60mg/dl 患者。MultiSELECT(NCT02791802)是一项正在进行的前瞻性观察性研究,将评估血液净化对心血管事件发生的临床获益。

目前降低 Lp(a) 水平的新型治疗方法主要是针对 *LPA* 基因的小核酸药物,包括 ASO(pelacarsen)和 siRNA(olpasiran 和 SLN360)。早期临床研究证明,这些小核酸药物可减少 Lp(a) 水平普遍高达 71%~98%,但尚缺乏心血管终点试验研究。pelacarsen 有望成为第一个降低 Lp(a) 的药物。目前 pelacarsen 已进入Ⅲ期临床阶段(NCT04023552),该研究将评估 pelacarsen 对心血管事件的影响。

四、总结与展望

目前降脂药物领域发展迅速,降脂药物的靶点越来越多,干预靶点的策略越来越精准。针对分子的单克隆抗体药物、针对 mRNA 的 siRNA 和 ASO 成为目前开发药物的热点策略。基因编辑治疗相关临床研究也逐渐提上日程。新型降脂药物降脂效果显著,在给药方式上也更为便捷,能帮助提高患者降脂效果和依从性。虽然目前的临床试验证实这些抗体药物和小核酸药物安全性和耐受性良好,但由于临床经验有限,这些新药的长期安全性还需要更长时间的观察。多数新型药物仅有血脂终点证据,其心血管获益也有待未来验证。此外,新型降脂药物的价格普遍偏高,成为阻碍其广泛应用的重要障碍,期待未来可以降低药物生产成本和价格。

(彭道泉　罗永红)

参考文献

[1] WANG N, FULCHER J, ABEYSURIYA N, et al. Intensive LDL cholesterol-lowering treatment beyond current recommendations for the prevention of major vascular events: a systematic review and meta-analysis of randomised trials including 327 037 participants [J]. Lancet Diabetes Endocrinol, 2020, 8 (1): 36-49.

[2] ACCORD Study Group, GINSBERG H N, ELAM M B, et al. Effects of combination lipid therapy in type 2 diabetes mellitus [J]. N Engl J Med, 2010, 362 (17): 1563-1574.

[3] BHATT D L, STEG P G, MILLER M, et al. Cardiovascular Risk Reduction with Icosapent Ethyl for Hypertriglyceridemia [J]. N Engl J Med, 2019, 380 (1): 11-22.

[4] SABATINE M S, GIUGLIANO R P, KEECH A C, et al. Evolocumab and Clinical Outcomes in Patients with Cardiovascular Disease [J]. N Engl J Med, 2017, 376 (18): 1713-1722.

[5] SCHWARTZ G G, BESSAC L, BERDAN L G, et al. Effect of alirocumab, a monoclonal antibody to PCSK9, on long-term cardiovascular outcomes following acute coronary syndromes: Rationale and design of the ODYSSEY Outcomes trial [J]. Am Heart J, 2014, 168 (5): 682-689.

[6] SCHWARTZ G G, STEG P G, SZAREK M, et al. Alirocumab and Cardiovascular Outcomes after Acute

Coronary Syndrome [J]. N Engl J Med, 2018, 379 (22): 2097-2107.

[7] KOREN M J, LUNDQVIST P, BOLOGNESE M, et al. Anti-PCSK9 monotherapy for hypercholes-terolemia: the MENDEL-2 randomized, controlled phase Ⅲ clinical trial of evolocumab [J]. J Am Coll Cardiol, 2014, 63 (23): 2531-2540.

[8] NISSEN S E, STROES E, DENT-ACOSTA R E, et al. Efficacy and Tolerability of Evolocumab vs Ezetimibe in Patients With Muscle-Related Statin Intolerance: The GAUSS-3 Randomized Clinical Trial [J]. JAMA, 2016, 315 (15): 1580-1590.

[9] RAAL F J, STEIN E A, DUFOUR R, et al. PCSK9 inhibition with evolocumab (AMG 145) in heterozygous familial hypercholesterolaemia (RUTHERFORD-2): a randomised, double-blind, placebo-controlled trial [J]. Lancet, 2015, 385 (9965): 331-340.

[10] ROBINSON J G, NEDERGAARD B S, ROGERS W J, et al. Effect of Evolocumab or Ezetimibe Added to Moderate-or High-Intensity Statin Therapy on LDL-C Lowering in Patients With Hypercholesterol-emia: The LAPLACE-2 Randomized Clinical Trial [J]. JAMA, 2014, 311 (18): 1870-1883.

[11] STROES E, COLQUHOUN D, SULLIVAN D, et al. Anti-PCSK9 Antibody Effectively Lowers Choles-terol in Patients With Statin Intolerance: The GAUSS-2 Randomized, Placebo-Controlled Phase 3 Clinical Trial of Evolocumab [J]. J Am Coll Cardiol, 2014, 63 (23): 2541-2548.

[12] WASSERMAN S M, SABATINE M S, KOREN M J, et al. Comparison of LDL-C Reduction Using Different Evolocumab Doses and Intervals: Biological Insights and Treatment Implications [J]. J Cardio-vasc Pharmacol Ther, 2018, 23 (5): 423-432.

[13] CANNON C P, CARIOU B, BLOM D, et al. Efficacy and safety of alirocumab in high cardiovascular risk patients with inadequately controlled hypercholesterolaemia on maximally tolerated doses of statins: the ODYSSEY COMBO Ⅱ randomized controlled trial [J]. Eur Heart J, 2015, 36 (19): 1186-1194.

[14] KEREIAKES D J, ROBINSON J G, CANNON C P, et al. Efficacy and safety of the proprotein convertase subtilisin/kexin type 9 inhibitor alirocumab among high cardiovascular risk patients on maximally toler-ated statin therapy: The ODYSSEY COMBO Ⅰ study [J]. Am Heart J, 2015, 169 (6): 906-915. e13.

[15] MORIARTY P M, THOMPSON P D, CANNON C P, et al. Efficacy and safety of alirocumab vs ezetimibe in statin-intolerant patients, with a statin rechallenge arm: The ODYSSEY ALTERNATIVE randomized trial [J]. J Clin Lipidol, 2015, 9 (6): 758-769.

[16] ROTH E M, TASKINEN M R, GINSBERG H N, et al. Monotherapy with the PCSK9 inhibitor alirocumab versus ezetimibe in patients with hypercholesterolemia: Results of a 24 week, double-blind, randomized Phase 3 trial [J]. Int J Cardiol, 2014, 176 (1): 55-61.

[17] ROBINSON J G, FARNIER M, KREMPF M, et al. Efficacy and Safety of Alirocumab in Reducing Lipids and Cardiovascular Events [J]. N Engl J Med, 2015, 372 (16): 1489-1499.

[18] RAAL F J, HONARPOUR N, BLOM D J, et al. Inhibition of PCSK9 with evolocumab in homozygous familial hypercholesterolaemia (TESLA Part B): a randomised, double-blind, placebo-controlled trial [J]. Lancet, 2015, 385 (9965): 341-350.

[19] HARTGERS M L, DEFESCHE J C, LANGSLET G, et al. Alirocumab efficacy in patients with double heterozygous, compound heterozygous, or homozygous familial hypercholesterolemia [J]. J Clin Lipidol, 2018, 12 (2): 390-396. e8.

[20] BLOM D J, HARADA-SHIBA M, RUBBA P, et al. Efficacy and Safety of Alirocumab in Adults With Homozygous Familial Hypercholesterolemia: The ODYSSEY HoFH Trial [J]. J Am Coll Cardiol, 2020, 76 (2): 131-142.

[21] SABATINE M S, GIUGLIANO R P, KEECH A, et al. Rationale and design of the Further cardiovas-cular OUtcomes Research with PCSK9 Inhibition in subjects with Elevated Risk trial [J]. Am Heart J, 2016, 173: 94-101.

[22] GIUGLIANO R P, KEECH A, MURPHY S A, et al. Clinical Efficacy and Safety of Evolocumab in High-

Risk Patients Receiving a Statin: Secondary Analysis of Patients With Low LDL Cholesterol Levels and in Those Already Receiving a Maximal-Potency Statin in a Randomized Clinical Trial [J]. JAMA Cardiol, 2017, 2 (12): 1385-1391.

[23] RAAL F J, KALLEND D, RAY K K, et al. Inclisiran for the Treatment of Heterozygous Familial Hypercholesterolemia [J]. N Engl J Med, 2020, 382 (16): 1520-1530.

[24] RAY K K, WRIGHT R S, KALLEND D, et al. Two Phase 3 Trials of Inclisiran in Patients with Elevated LDL Cholesterol [J]. N Engl J Med, 2020, 382 (16): 1507-1519.

[25] HOVINGH G K, LEPOR N E, KALLEND D, et al. Inclisiran Durably Lowers Low-Density Lipoprotein Cholesterol and Proprotein Convertase Subtilisin/Kexin Type 9 Expression in Homozygous Familial Hypercholesterolemia: The ORION-2 Pilot Study [J]. Circulation, 2020, 141 (22): 1829-1831.

[26] GENNEMARK P, WALTER K, CLEMMENSEN N, et al. An oral antisense oligonucleotide for PCSK9 inhibition [J]. Sci Transl Med, 2021, 13 (593): eabe9117.

[27] MARKHAM A. Evinacumab: First Approval [J]. Drugs, 2021, 81 (9): 1101-1105.

[28] RAAL F J, ROSENSON R S, REESKAMP L F, et al. Evinacumab for Homozygous Familial Hypercholesterolemia [J]. N Engl J Med, 2020, 383 (8): 711-720.

[29] NAPOLI N. Evinacumab Could Help Some Patients with Severe Hypertriglyceridemia [EB/OL]. (2021-03-16)[2022-07-16]. https://www. acc. org/about-acc/press-releases/2021/05/15/21/19/ evinacumab-could-help-some-patients-with-severe-hypertriglyceridemia#: ~: text = Evinacumab%20 is%20a%20monoclonal%20antibody%20currently%20approved%20for, LDL%20or%20 %E2%80%9Cbad%E2%80%9D%20cholesterol%2C%20in%20people%20with%20FH.

[30] BERGMARK B A, MARSTON N A, BRAMSON C R, et al. Effect of Vupanorsen on Non-High-Density Lipoprotein Cholesterol Levels in Statin-Treated Patients With Elevated Cholesterol: TRANSLATE-TIMI 70 [J]. Circulation, 2022, 145 (18): 1377-1386.

[31] WATTS G F, SCHWABE C, SCOTT R, et al. Abstract 15751: Pharmacodynamic Effect of ARO-ANG3, an Investigational RNA Interference Targeting Hepatic Angiopoietin-like Protein 3, in Patients With Hypercholesterolemia [J]. Circulation, 2020, 142 (Suppl_3): A15751.

[32] WITZTUM J L, GAUDET D, FREEDMAN S D, et al. Volanesorsen and Triglyceride Levels in Familial Chylomicronemia Syndrome [J]. N Engl J Med, 2019, 381 (6): 531-542.

[33] GOUNI-BERTHOLD I, ALEXANDER V J, YANG Q, et al. Efficacy and safety of volanesorsen in patients with multifactorial chylomicronaemia (COMPASS): a multicentre, double-blind, randomised, placebo-controlled, phase 3 trial [J]. Lancet Diabetes Endocrinol, 2021, 9 (5): 264-275.

[34] PAIK J, DUGGAN S. Volanesorsen: First Global Approval [J]. Drugs, 2019, 79 (12): 1349-1354.

[35] ALEXANDER V J, XIA S, HURH E, et al. N-acetyl galactosamine-conjugated antisense drug to APOC3 mRNA, triglycerides and atherogenic lipoprotein levels [J]. Eur Heart J, 2019, 40 (33): 2785-2796.

[36] CLIFTON P, SULLIVAN D R, BAKER J, et al. Abstract 12594: Pharmacodynamic Effect of ARO-APOC3, an Investigational Hepatocyte-targeted RNA Interference Therapeutic Targeting Apolipoprotein C3, in Patients With Hypertriglyceridemia and Multifactorial Chylomicronemia [J]. Circulation, 2020, 142 (Suppl_3): A12594.

[37] TSIMIKAS S, GORDTS P L S M, NORA C, et al. Statin therapy increases lipoprotein (a) levels [J]. Eur Heart J, 2020, 41 (24): 2275-2284.

[38] ALBERS J J, SLEE A, O'BRIEN K D, et al. Relationship of apolipoproteins A-1 and B, and lipoprotein (a) to cardiovascular outcomes: the AIM-HIGH trial (Atherothrombosis Intervention in Metabolic Syndrome with Low HDL/High Triglyceride and Impact on Global Health Outcomes)[J]. J Am Coll Cardiol, 2013, 62 (17): 1575-1579.

[39] PARISH S, HOPEWELL J C, HILL M R, et al. Impact of Apolipoprotein (a) Isoform Size on Lipoprotein (a) Lowering in the HPS2-THRIVE Study [J]. Circ Genom Precis Med, 2018, 11 (2): e001696.

［40］ CUCHEL M, MEAGHER E A, DU TOIT THERON H, et al. Efficacy and safety of a microsomal triglyceride transfer protein inhibitor in patients with homozygous familial hypercholesterolaemia: a single-arm, open-label, phase 3 study [J]. Lancet, 2013, 381 (9860): 40-46.

［41］ SAMAHA F, MCKENNEY J, BLOEDON L T, et al. Inhibition of microsomal triglyceride transfer protein alone or with ezetimibe in patients with moderate hypercholesterolemia [J]. Nat Clinl Pract Cardiovasc Med, 2008, 5 (8): 497-505.

［42］ SANTOS R D, RAAL F J, CATAPANO A L, et al. Mipomersen, an antisense oligonucleotide to apolipoprotein B-100, reduces lipoprotein (a) in various populations with hypercholesterolemia: results of 4 phase Ⅲ trials [J]. Arterioscler Thromb Vasc Biol, 2015, 35 (3): 689-699.

［43］ FRANCHINI M, CAPUZZO E, LIUMBRUNO G M. Lipoprotein apheresis for the treatment of elevated circulating levels of lipoprotein (a): a critical literature review [J]. Blood Transfus, 2016, 14 (5): 413-418.

［44］ KOREN M J, MORIARTY P M, BAUM S J, et al. Preclinical development and phase 1 trial of a novel siRNA targeting lipoprotein (a)[J]. Nat Med, 2022, 28 (1): 96-103.

［45］ NISSEN S E, WOLSKI K, BALOG C, et al. Single Ascending Dose Study of a Short Interfering RNA Targeting Lipoprotein (a) Production in Individuals With Elevated Plasma Lipoprotein (a) Levels [J]. JAMA, 2022, 327 (17): 1679-1687.

［46］ YEANG C, KARWATOWSKA-PROKOPCZUK E, SU F, et al. Effect of Pelacarsen on Lipoprotein (a) Cholesterol and Corrected Low-Density Lipoprotein Cholesterol [J]. J Am Coll Cardiol, 2022, 79 (11): 1035-1046.

国家代谢心血管病中心建设标准设立与评分解读

为全面贯彻落实《"健康中国 2030"规划纲要》和《健康中国行动(2019—2030 年)》心脑血管疾病防治行动的相关要求,深入推动我国心血管疾病防治体系建设,实现全国心血管疾病诊疗质量均质化,多维度提升临床医师对重大心血管疾病的综合管控能力,全面提高心血管疾病诊疗水平。推动国家卫生健康委员会能力建设与继续教育中心全国心血管疾病管理能力评估与提升项目的实施,国家心血管疾病临床医学研究中心、中华医学会心血管病学分会共同开展"全国心血管疾病管理能力评估与提升工程(cardiovascular disease quality initiative,CDQI)",建设国家标准化心血管专病中心临床质量评估与能力提升体系。继高血压专病中心、胸痛中心、房颤中心、心力衰竭中心、心脏康复中心的基础上,国家代谢心血管病中心建设是在"健康中国 2030"大背景下的为提升全民健康行动的又一重要举措。

心血管与代谢疾病是包括高血压、糖尿病、血脂异常、高尿酸血症等一系列影响人体心血管与代谢状态的疾病的总称,其疾病负担持续增长。到 2030 年,心血管代谢疾病(心血管疾病和糖尿病)相关费用总计预计将会高达 17 000 亿美元以上。毫无疑问,心血管代谢疾病的持续流行,将不断加重各国尤其是中低收入国家的负担。国家标准化心血管与代谢疾病中心旨在指导众多心血管与代谢疾病患者的规范诊疗,以全国心血管与代谢疾病领域知名专家组成专家委员会,依据国际和国内最新指南,制定标准化心血管与代谢疾病诊疗规范,全方位、多维度对心血管与代谢疾病中心诊疗能力进行综合评价和有效提升。将信息、大数据与人工智能技术用于能力提升和临床数据库建设,促进互联网与医疗健康深度融合发展。以此为基础,提升管理与自我管理能力,建立一种全国覆盖、信息共享、分级诊疗和区域协同并举的心血管与代谢疾病中心诊疗新模式。

心血管与代谢疾病中心在韩雅玲院士、马长生教授领导下,其专委会委员共计 74 名成员,包括 4 位中心主任、4 位秘书长及 66 位委员会成员,中心主任分别为江苏省人民医院孔祥清教授、广东省人民医院谭宁教授、中南大学湘雅二医院彭道泉教授、中日友好医院孙艺红教授,4 位秘书长分别为中国医学科学院阜外医院郭远林教授、上海交通大学医学院附属瑞金医院陈祯玥教授、中山大学附属第一医院刘晨教授、四川大学华西医院祝烨教授。在 74 位专委会成员中,邀请全国范围内 10 位内分泌代谢领域的权威专家。在各位专家的指导下,经多次会议讨论,制定出符合中国医疗卫生国情的心血管与代谢疾病中心评估标准。该评估标准主要从以下几个方面进行阐述。

一、行政支持——成立心血管代谢中心(50 分)

国家心血管疾病临床医学研究中心联合中华医学会心血管病学分会发布官方文件至各成员医院,以此为基础,各成员医院发布心血管与代谢疾病中心成立的正式文件。

1. 医院发布文件支持成立国家标准化心血管代谢中心,则可得分 50 分。

2. 任命心血管代谢中心主任,负责心血管代谢中心建设及管理,可得 20 分。

这一评估标准旨在从医院层面上将其规范化,明确中心主任承担心血管代谢中心今后建设及管理的职责。各医疗单位 CDQI 国家标准化心血管与代谢中心团队建设成员包括:

①行政总指挥：建议由医院核心领导担任，能够协调医院资源，保障心血管与代谢疾病中心建设；②主任与执行主任：在心血管与代谢专业具有较高学术造诣，熟知心血管与代谢疾病的基础与临床研究现状，有强的组织协调能力和执行能力；③干事：协调各学科工作；④技术团队成员：可由心内科、CCU、心脏康复医学科、神经内科、内分泌科、老年病科、导管室、心电图室、超声等学科的专家参与，这些专家参与心血管与代谢疾病中心的工作，应得到医院和科室的大力支持。规范化管理和明确的职责分配，可以为国家标准化心血管与代谢疾病中心的建设及管理提供保障。

二、心血管代谢中心条件（100分）

心血管代谢中心的建设在行政支持的背景下，同时需要一定的技术支持，包括如下几个方面。

（一）心血管代谢多学科团队（20分）

代谢中心系列工作涉及代谢与血脂方面的学科交叉，需要内分泌代谢领域同行与心血管同道共同协作，共同建设心血管与代谢疾病平台。因此，评估标准中明确指出希望各成员单位可以组建心血管代谢多学科团队，团队成员固定，加强与各学科的合作，为建立规范化心血管与代谢疾病诊疗流程提供专业技术支撑。

多学科团队协作模式是指经过多学科专业人员的努力以及患者、家属的合作形成的以团队为基础的诊疗新模式，旨在提高心血管病预防的质量。既往研究表明，与常规诊治模式相比，以团队为基础的多方合作模式，可促进临床决策及时、有效制定，提升高血压、糖尿病及血脂异常患者的心血管病风险的综合管理和诊治能力。

（二）心血管代谢病床或病房（10分）

床位 ≥ 10 张，10 分；床位 6~9 张，5 分。

（三）心血管代谢中心门诊条件（70分）

门诊条件指从医院层面相关学科开设相关门诊，包括如下专病门诊：

1. 高血压门诊（10分） 开设高血压专病门诊，并可挂专病门诊号，10 分；仅设置高血压专病门诊标识，但不能挂专病门诊号，5 分。

高血压是世界性的公共卫生挑战，是心血管代谢疾病的重要构成部分，且与其他代谢紊乱之间存在相互作用。据《中国心血管健康与疾病报告 2020 概要》研究显示，目前我国高血压患者约 2.45 亿人，发病率逐年上升，高血压已成为严重危害我国人民健康和人口素质的首要慢性病。此外，一项观察性研究对中国 103 万人平均随访 5.43 年，结果显示，在心血管代谢状态进展人群中，约 70% 的患者在基线仅存在高血压这一种代谢疾病，5 年内约 18.3% 的高血压患者发展为冠状动脉粥样硬化性心脏病。高血压早期治疗达标对心血管代谢疾病患者的结局有重要意义。高血压门诊的设立对于把控心血管代谢疾病的进展具有重要的临床意义。

2. 肥胖 / 减肥专病门诊（包括营养减肥门诊，10 分） 开设肥胖 / 减肥专病门诊，并可挂专病门诊号，10 分；仅设置肥胖 / 减肥专病门诊标识，但不能挂专病门诊号，5 分。

肥胖是代谢综合征的重要组成部分，同时也是高血压、糖尿病的独立危险因素。研究显示，肥胖及超重可显著增加心血管病的风险。减肥专病门诊的设立，可从多方面着手，包括生活方式改善。已有研究表明，限制热量摄入、增加身体活动等方式减轻并维持体重，可降低心血管病风险及全因死亡率。此外，减重可降低超重、肥胖伴有高血压人群的血压水平。

由此可见,肥胖/减肥专病门诊的设立在心血管代谢中心中是不可或缺的。

3. 糖尿病门诊(10分) 开设糖尿病专业门诊,并可挂专业门诊号,10分;仅设置糖尿病专业门诊标识,但不能挂专业门诊号,5分。

近年来,国内外指南均将糖尿病患者列入心血管病的高危人群。究其原因,首先,糖尿病是心血管病的独立危险因素;其次,糖尿病患者的血管病变侵及范围广,这一部分人群一旦发生动脉粥样硬化性心血管疾病(arteriosclerotic cardiovascular disease,ASCVD),其病变弥漫钙化,预后差。据统计,2013年我国成人(≥18岁)糖尿病患病人数约1.03亿人,为1980年的5倍,然而知晓率、治疗率及控制率仅为36.5%、32.2%和49.2%,血糖的规范化管理与诊治仍有待加强。临床实际诊疗过程中,各家医疗单位内分泌专科门诊都具备糖尿病诊治水平,该项评分标准在CDQI心血管与代谢疾病中心后续推广介绍中更多强调功能大于形式。

4. 血脂异常门诊(10分) 开设血脂异常专业门诊,并可挂专业门诊号,10分;仅设置血脂异常专业门诊标识,但不能挂专业门诊号,5分。

我国成人的血脂异常患病率及患病人数近年来显著增加。据中国居民营养与健康状况监测统计,2010—2012年我国成人血脂异常患病率高达40.4%,而知晓率、治疗率及控制率仅为31%、19.5%及8.9%。低密度脂蛋白胆固醇(LDL-C)的水平已被证实与ASCVD关系最为密切,研究显示,我国仅39%的人LDL-C处于理想水平(≤2.6mmol/L)。血脂异常门诊的设立为心血管代谢疾病的诊疗创造客观条件,为血脂异常患者的规范化诊治提供保障。

5. 营养科门诊(10分) 开设营养科门诊,并可挂专业门诊号,10分;仅设置营养科专业门诊标识,但不能挂专业门诊号,5分。

饮食治疗作为低成本治疗在心血管代谢疾病前期至关重要,同时也是疾病后期的辅助治疗手段之一。中国营养学会提出一种新的饮食模式,即"平衡膳食",侧重于通过减少饱和脂肪、调味品食用盐、控制胆固醇摄入,避免摄入反式脂肪酸等措施,减轻肥胖、血脂异常、糖尿病等心血管疾病的发生。此外,对于高血压患者低盐饮食的宣教、对于冠心病患者低盐低脂饮食的宣教也至关重要。营养科门诊的设立不仅可以通过饮食指导降低血脂、改善心血管健康,同时营养指导可延缓心血管危险分层中的高危及极高危患者的疾病进展,对于改善预后具有重要的临床意义。

6. 运动医学/康复门诊(10分) 开设运动医学/康复门诊,并可挂专业门诊号,10分;仅设置运动医学/康复专业门诊标识,但不能挂专业门诊号,5分。

一项前瞻性队列研究发现,包含中高强度身体活动在内的健康生活方式与低心血管病发生率及死亡率密切相关。中国健康与营养调查显示,2011年中国居民身体活动量较1991年显著下降,且2014年国民体质监测提示20~59岁人群身体活动达标率仅为同期美国人群的一半。不同身体活动强度对于降低ASCVD风险的获益存在差异。研究表明,中至高强度的身体活动可逐步降低ASCVD风险。因此,运动医学/康复门诊的设立,致力于大力提倡规律身体活动,对于维持和改善心血管健康至关重要。

7. 戒烟门诊(10分) 开设戒烟门诊,并可挂专业门诊号,10分;仅设置戒烟门诊标识,但不能挂专业门诊号,5分。

吸烟及长期暴露于二手烟已被证实与心血管病、慢性呼吸道疾病、肺部恶性肿瘤及其他肿瘤的发生、发展密切相关。我国作为人口吸烟大国,吸烟造成了巨大的疾病及经济负担。研究表明,吸烟量越大、时间越长,其心血管病发病及死亡风险将同步增加。此外,临床研究统计,戒烟1年后,冠心病患者死亡及再发心脏事件比例可下降至50%,心肌梗死患者死亡率可至少降低70%。因此,应大力提倡戒烟,其相应门诊的设立及规范化诊治对于预防心血管病、其他慢性病以及改善冠心病患者的预后具有重要临床意义。

不同专科门诊的设立旨在从客观层面确保代谢中心可以为众多心血管与代谢疾病患者提供全面的诊疗环境。在此基础上,需进一步评估心血管代谢诊疗能力。

三、心血管代谢诊疗能力评估(550分)

(一)基本医疗设备(50分)

睡眠呼吸监测仪、人体成分分析仪、CT 及磁共振成像(测量评估内脏脂肪)各10分,共计30分;血脂净化设备、动脉硬化检测仪、心肺运动设备、康复设备各5分,共计20分。

内脏脂肪与心血管代谢疾病的相关性已被证实。最新研究表明,肾周脂肪与原发性高血压的发生密切相关。去除自发性高血压大鼠双侧肾周脂肪组织或化学阻断肾周脂肪组织传入神经,可引起自发性高血压大鼠的血压长期降低,提示肾周脂肪可能是今后原发性高血压的新的治疗靶点之一。因此,在评估标准中,对 CT 及磁共振成像提出新的要求,即可用于测量评估内脏脂肪,以期全面评估患者内脏脂肪情况及心血管与代谢疾病危险因素。CDQI 心血管与代谢中心旨在以"创新、务实"为理念,结合国内实际水平和现实需求,通过完善相应的医疗设备,为众多心血管与代谢疾病患者提供更全面的评估,制定最优的诊疗方案。

(二)检查项目(50分)

1. 血脂监测(20分)　总胆固醇、甘油三酯、低密度脂蛋白、高密度脂蛋白、脂蛋白(a)、载脂蛋白 A I、载脂蛋白 B、非高密度脂蛋白,20分;总胆固醇、甘油三酯、低密度脂蛋白、高密度脂蛋白、脂蛋白(a)、载脂蛋白 A I、载脂蛋白 B,15分;总胆固醇、甘油三酯、低密度脂蛋白、高密度脂蛋白、脂蛋白(a),10分;总胆固醇、甘油三酯、低密度脂蛋白、高密度脂蛋白,5分。

个体 ASCVD 风险的评估离不开血脂水平的检测。近年来,不同心血管风险模型的评估对于血脂水平的侧重有所不同。LDL-C 被公认为治疗靶点和疗效判断指标。ACC/AHA 及 ESC 相关指南中的风险评估模型,仅纳入 TC 及 HDL-C 两项血脂指标,TC 作为重要评估指标,HDL-C 可进一步增加风险评估模型的准确性。随着对血脂代谢异常的深入研究,其他血脂指标对 ASCVD 风险也具有独立预测价值。有研究指出,在部分 TG 升高的患者,LDL-C 不能准确反映 ASCVD 风险,因富含 TG 的脂蛋白颗粒为致动脉粥样硬化 apoB 颗粒的重要组成成分,TG 升高时 LDL-C 颗粒占 apoB 颗粒的比重减少,此时单独检测 LDL-C 易低估 ASCVD 风险。Lp(a)被定义为低密度脂蛋白(LDL)颗粒表面结合了载脂蛋白 A(apoA)的脂蛋白,可致动脉粥样硬化。研究显示,ASCVD 中危以上的患者检测 Lp(a),可增加 ASCVD 危险分层的准确性。既往 ASCVD 评分中未纳入 Lp(a),2019 年 AHA 及 ESC 相关指南将其作为 ASCVD 风险评估的辅助因素。

对于降脂目标的选择,多数指南推荐 LDL-C 作为首要目标,非 HDL-C 和 apoB 作为次要目标,但近年来有研究提出非 HDL-C 和 / 或 apoB 对 ASCVD 的预测价值优于 LDL-C,特别对于合并糖尿病、代谢综合征、肥胖及高 TG 患者,建议非 HDL-C 作为首要目标。因此,该项评分标准中,若可以评估包含非高密度脂蛋白的水平,对于患者的全面诊疗、后期降脂目标的监测、ASCVD 风险分层有一定的科学价值及临床意义,分值也相应会增加,体现对血脂水平的评估更全面。

2. 糖化血红蛋白测定(10分) 糖化血红蛋白测定(检验科具备ISO15189资质),10分;糖化血红蛋白测定(检验科不具备ISO15189资质),5分。

国外指南提出,对于2型糖尿病患者的诊断,糖化血红蛋白的水平可作为独立的诊断标准。2011年WHO建议,在条件具备的国家和地区采用糖化血红蛋白诊断糖尿病,诊断切点为糖化血红蛋白≥6.5%。然而,国内对于2型糖尿病的诊断并未明确提出将糖化血红蛋白作为独立诊断标准,究其原因,与国内糖化血红蛋白的检测水平不均质有关。在该项评估标准中,明确提出若该医院单位的检验科具备ISO15189资质,可在一定程度上增加糖化血红蛋白检测的准确性,对于全面评估患者3个月的血糖水平具有一定的诊疗价值,若不具备该资质,则分数减半。

3. C肽及胰岛素水平测定(10分) 胰岛素与C肽是由胰岛素原在胰腺经蛋白酶与羧肽酶作用下生成并循环入血,对糖代谢的调节意义重大。胰岛素与C肽水平可准确反映胰岛β细胞功能,对准确判断高危人群是否发生DM及DM严重程度具有重要价值。但胰岛素在流经肝脏时会有部分被灭活,因此单独检测胰岛素水平并不能完全反映患者实际情况。C肽受外周血清除与肝脏新陈代谢影响几乎可忽略,半衰期与胰岛素比较明显较长,因此,旨在通过测定血清胰岛素与C肽释放水平变化,为T2DM诊疗及预后判断提供参考。

4. 同型半胱氨酸(5分) 研究指出,同型半胱氨酸血症可通过氧化损伤、DNA甲基化及含硫化合物代谢异常等多种机制损害细胞内皮功能等,导致心脑血管疾病、高血压、糖尿病、肾脏疾病等发生与发展。同型半胱氨酸水平的测定,对于防控心血管与代谢疾病具有重要临床意义。

5. 尿酸测定(5分) 尿酸由饮食摄入和体内分解的嘌呤化合物在肝脏中产生,随着社会经济发展、人们生活方式及饮食结构改变,我国高尿酸血症(hyperuricemia,HUA)的患病率逐年增高,并呈年轻化趋势,已成为仅次于糖尿病的第二大代谢性疾病。血尿酸升高除可引起痛风之外,还与肾脏、内分泌代谢、心脑血管等系统疾病的发生和发展有关,高尿酸血症作为心血管代谢疾病的重要组成部分,应引起重视。医疗设施的完备及检查项目的完善,是全面评估患者靶器官损害及心血管风险评估的前提。

(三)靶器官损害及心血管风险评估(260分)

1. 心脏检查(10分,包括心电图和超声心动图检查) 住院患者的评估比例>90%,10分;住院患者的评估比例为80%~90%,5分。

2. 血管检查(20分,包括颈动脉超声和ABI检测) 住院患者的评估比例>90%,20分;住院患者的评估比例为80%~90%,10分。

3. 其他器官检查(90分)

(1)眼底检查(10分,包括出院建议):>90%,10分;80%~90%,5分。

视网膜动脉病变可以反映小血管病变情况,高血压伴有糖尿病患者的检眼镜检查尤为重要。采用眼底检查可观察分析视网膜小血管的重构,对于及时评估小血管情况具有一定的诊疗价值。

(2)微量蛋白尿检测(20分):定性/定量,>90%,20分;80%~90%,10分。

微量蛋白尿的检测对于肾功能的评估具有一定的指导意义。住院患者三大常规的尿常规中尿蛋白的定性检测可以对肾功能异常患者进行初筛,定量检测可以反映高血压、糖尿病等引起的继发性肾损伤。

（3）心血管风险分层评估率（住院患者病历系统，60分）：住院患者病历系统中，心血管风险分层评估率 >90%，60分；80%~90%，50分；70%~80%，40分；60%~70%，30分；50%~60%，20分；40%~50%，10分。

心血管风险分层评分对于指导心血管高危患者的诊疗具有较大的临床意义。ASCVD评分有多种分类方法。在 ESC 相关指南的 ASCVD 风险评估模型（SCORE）、中国的 ASCVD 风险评估模型、ACC/AHA 的 ASCVD 风险评估模型中，危险度分层及血脂的侧重均有所不同，可分为低危、中危、高危、极高危等不同等级。2020 年我国将发生过 ≥ 2 次严重的 ASCVD 事件或发生过 1 次严重的 ASCVD 事件合并 ≥ 2 个高风险因素的患者，定义为超高危 ASCVD 患者。建议对符合中国超高危 ASCVD 定义的患者，LDL-C 的干预靶点为降至 1.4mmol/L 以下且较基线降幅超过 50%。在评估标准中，并不限制 ASCVD 分层的具体模型，旨在通过倡导对住院患者进行系统的 ASCVD 评分以期明确患者的危重程度，制定适宜的干预靶点，改善患者预后。

4. 代谢危险因素监测（140分）

（1）血脂检测（20分）：至少包括总胆固醇、甘油三酯、低密度脂蛋白、高密度脂蛋白，>90%，20分；80%~90%，10分。

早期检出血脂异常个体，监测其血脂水平变化，是有效实施 ASCVD 防治措施的重要基础。我国绝大部分医疗机构均具有血脂检测条件，血脂异常患者检出和监测工作，主要通过对医疗机构就诊人群进行常规血脂检测来开展。目前，国内外血脂异常防治指南均提倡，以 LDL-C 水平作为降脂治疗的首要干预靶点。

（2）血糖检测（20分）：至少包括糖化血红蛋白、C 肽及胰岛素水平，>90%，20分；80%~90%，10分。

（3）甲状腺功能检测（20分）：至少包括 FT_3、FT_4、TSH，>90%，20分；80%~90%，10分。

（4）尿酸检测（10分）：>90%，10分；80%~90%，5分。

（5）血压检测（30分）：包括四肢血压或动态血压，>90%，30分；80%~90%，20分。

（6）人体成分分析检测（10分）：>50%，10分；40%~50%，5分。

（7）人体测量身高、体重（评估 BMI）及腰围（30分）：>90%，30分；80%~90%，20分。

通过血脂、血糖、甲状腺功能、尿酸水平、血压及人体测量等代谢危险因素监测，可以对患者的代谢危险因素进行全面监测，进行相应的 ASCVD 评分，为患者制定合适的诊疗策略。住院患者的评估比例对应不同的分值，旨在督促提高心血管代谢疾病的综合评估及管理能力。

（四）疑似家族性高胆固醇血症的筛查（30 分）

表型评分、家系筛查及基因检测，30分；表型评分及家系筛查，20分；表型评分，10分。

家族性高胆固醇血症（familial hypercholesterolemia，FH）属常染色体显性遗传性胆固醇代谢障碍，发生机制主要系 LDL 受体的功能性遗传突变，少数是由于 apoB 或 PCSK9 的功能突变产生，LDL 受体调整蛋白基因突变。FH 的临床表型分为纯合子型（homozygous familial hypercholesterolemia，HoFH）和杂合子型（heterozygous familial hypercholesterolemia，HeFH）。按胆固醇水平甄别，HeFH 的血清 TC 水平常 >8.5mmol/L（328mg/dl），发病率为 1/500~1/200，而 HoFH 的血清 TC 水平常 >13.5mmol/L（521mg/dl），发病率为 1/30 万 ~1/16 万。如果未经治疗，HeFH 患者常在中年期罹患心血管疾病，而 HoFH 则多于幼童时期就发生严重心血管疾病，预后不佳。

FH 患者的诊治包括以下几个方面：①首先为生活方式的改变，包括减少脂肪及胆固醇摄入、培养良好的健身活动、戒烟、减重等；②FH 患者应加强降脂治疗，常需 2 种或更多重调脂药物联合治疗，可显著降低冠心病的风险；③加强高血压、糖尿病等代谢异常疾病的防治。

FH 的评分标准旨在提高基层医院对于家族性高胆固醇血症的诊疗意识和诊治能力，若可以对表型评分，即可得到 10 分；家系筛查及基因检测分别可得 10 分。CDQI 心血管与代谢疾病中心的设立希望可以为更多罹患家族性高胆固醇血症者提供更及时、准确的诊治，降低心血管疾病的风险，减少致死性和致残性心血管疾病发生。

（五）心血管代谢异常治疗（100 分）

1. 健康生活方式教育（门诊病历及出院小结或以宣传册形式发放，40 分） 包括如下 4 点：建议戒烟，10 分；建议戒酒，10 分；饮食处方，10 分；运动处方，10 分。

健康生活方式是预防心血管病危险因素发生、发展和临床事件的上游措施，是心血管病预防的基石。干预包括合理膳食、限盐、限酒、减重和身体活动。据统计，20 世纪 90 年代以来，我国人群的食盐摄入量仍为相关指南推荐的 2 倍以上，仍需大力加强生活方式干预以预防心血管病。我国 2020 年版中国心血管病一级预防指南明确提出，建议高血压患者不饮酒。如饮酒，每日酒精摄入量男性不超过 25g，女性不超过 15g。

2. 降脂药物（他汀类 / 依折麦布 /PCSK9）治疗率（30 分）

（1）糖尿病患者降脂药物治疗率（10 分）：>80%，10 分；60%~80%，5 分。

（2）高血压患者降脂药物治疗率（10 分）：>80%，10 分；60%~80%，5 分。

（3）冠心病患者降脂药物治疗率（10 分）：>90%，10 分；80%~90%，5 分。

他汀类（statins）亦称 3- 羟基 -3- 甲基戊二酰辅酶 A（HMG-CoA）还原酶抑制剂，能够抑制胆固醇合成限速酶 HMG-CoA 还原酶，减少胆固醇合成，继而上调细胞表面 LDL 受体，加速血清 LDL 分解代谢。此外，其可抑制 VLDL 合成。因此，他汀类能显著降低血清 TC、LDL-C 和 apoB 水平，用于 ASCVD 一级预防证据最为充分。大量研究证实，他汀类药物可显著降低高、中甚至低危人群的 ASCVD 风险。

依折麦布作为他汀降脂的协同用药，其机制为有效抑制肠道内胆固醇的吸收。既往研究表明，急性冠脉综合征患者在辛伐他汀基础上加用依折麦布，能够进一步降低心血管事件。两者联合治疗可使血清 LDL-C 在他汀治疗的基础上再下降 18% 左右，且不增加他汀类的不良反应。

前蛋白转化酶枯草溶菌素 9（PCSK9）抑制剂是肝脏合成的分泌型丝氨酸蛋白酶，可与 LDL 受体结合并使其降解，从而减少 LDL 受体对血清 LDL-C 的清除。研究结果显示，PCSK9 抑制剂无论单独应用或与他汀类药物联合应用均明显降低血清 LDL-C 水平，该药可使 LDL-C 降低 40%~70%，并可减少心血管事件。

3. 伴 CVD 或 CV 高危糖尿病患者的新型降糖药物治疗率（20 分） SGLT2 抑制剂 /GLP-1 受体激动剂治疗率 >70%，20 分；50%~70%，15 分；30%~50%，10 分。

研究表明，对 2 型糖尿病患者进行针对 ASCVD 危险因素的长期强化综合治疗，可显著降低其心血管事件风险。SGLT-2 抑制剂作用于肾近端小管，通过抑制其对葡萄糖的重吸收，促进葡萄糖排泄。恩格列净、卡格列净及达格列净已被证明可显著减少 ASCVD 高危的成年 2 型糖尿病患者的心血管事件。GLP-1 受体激动剂以葡萄糖依赖的方式增强胰岛素分泌、抑制胰高血糖素分泌，通过中枢性的食欲抑制减少进食量，部分 GLP-1 受体激动剂（如利拉鲁肽、司美格鲁肽）可降低成年 2 型糖尿病患者的 ASCVD 风险。新型降糖药物的应用对于综合管理伴 CVD 或 CV 高危糖尿病患者具有重要的临床实践意义。

4. 降压药物治疗率（10 分） >90%，10 分；80%~90%，5 分。

（六）伴发危险因素的管理（60 分）

1. 睡眠呼吸暂停治疗（20 分）

（1）轻度患者随访 / 一般治疗（减重、戒烟戒酒、体位治疗，10 分）：治疗率 >80%，10 分；50%~80%，5 分。

（2）中重度患者（10 分）：治疗率 >50%，10 分；30%~50%，5 分。

2. 甲状腺功能异常监测 / 治疗率（20 分）

（1）亚临床患者甲状腺功能监测率（10 分）：治疗率 >80%，10 分；60%~80%，5 分。

（2）甲状腺功能亢进或甲状腺功能减退患者治疗率（10 分）：>80%，10 分；60%~80%，5 分。

3. 肥胖患者治疗率（20 分）

（1）运动减肥（门诊病历 / 出院建议 / 宣传册形式，10 分）：>90%，10 分；80%~90%，5 分。

（2）营养减肥（门诊病历 / 出院建议 / 宣传册形式，5 分）：>90%，5 分；80%~90%，3 分。

（3）外科减重手术开展（5 分）。

心血管与代谢疾病的诊治过程往往不是单一病种，而是多种代谢异常的疾病共存，需要全面评估患者代谢情况，多方评估，综合治疗。为了达成终结心血管代谢疾病这一目标，我们需要建立从预防到诊断再到治疗康复的多层次、全方位、最有效的立体综合防控体系，其中，随访及数据管理、教育培训也是中心建设的重点内容之一。

四、随访与数据管理（120 分）

1. 实施国家标准化心血管代谢中心制定的心血管代谢患者管理随访方案（100 分）

（1）复诊及随访率 ≥ 80%，20 分。

（2）血压控制率：≥ 80%，20 分；60%~80%，10 分。

（3）血糖控制率：≥ 70%，20 分；50%~70%，10 分。

（4）血脂控制率：一级预防控制率 ≥ 70%，20 分；50%~70%，10 分。二级预防控制率 ≥ 80%，20 分；60%~80%，10 分。

一级预防是指在心血管事件发生之前，通过控制吸烟、高血压、血脂异常和糖尿病等心血管病的主要危险因素，降低心血管临床事件发生风险的预防措施。血脂一级预防的控制率在临床实际操作过程中往往易被忽视，CDQI 心血管与代谢疾病中心希冀以此为平台加强一级预防的控制率，延缓疾病的进展。

2. 制定实施与 CDQI 心血管大数据平台对接计划（20 分）

五、教育培训（180 分）

1. 成立 CDQI 心血管代谢省 / 市区域中心，签约培训协作单位（50 分） 成立省区域中心，签约 >10 个单位，50 分；成立市区域中心，签约 5~10 个单位，30 分。

2. 建立提供患教培训公众号，定期组织患教培训活动（40 分） 患教培训活动每月进行一次且公众号关注患者 >2 000 人，40 分；患教培训活动每月进行一次且公众号关注患

1 000~2 000 人,30 分;患教培训活动每月进行一次且公众号关注患者 <1 000 人,20 分;患教培训活动每月进行一次,10 分。

3. 提供对外教育培训专家 4 名(10 分)
4. 平均每月指导其他医院心血管代谢教育培训活动(含线上)一次(20 分)
5. 平均每季度提供心血管代谢教学查房实况转播一次(20 分)
6. 平均每月提供完整心血管代谢教学病例一例(20 分)
7. 平均每季度开展心血管代谢远程会诊一次(20 分)

CDQI 工程参与中心分为建设单位(700 分以下)、示范中心(达 700 分)和卓越中心(达 850 分)三个等级,并采取实时跟踪、定期飞检、不断反馈、动态评级的方式进行管理。充分借鉴国内外心血管医疗质量提升项目的经验,通过确定目标、评估数据、分析结果、制定方案、实施方案、质量控制等系列步骤,以"评估、反馈、改进、再评估"的循环模式不断提高心血管疾病的核心诊疗能力和整体水平。

国家代谢心血管病中心建设旨在通过开发一系列能力评估与提升工具,客观、高效地进行医疗质量评估,全面提升心血管与代谢疾病核心诊疗能力和医疗服务质量。推出一个面向全国、信息共享、分级诊疗和区域协同并举的心脏病救治新模式,成为推进"健康中国"全面向前的重要驱动力。

(孔祥清)

参考文献

[1] BLOOM D, CAFIERO E, JANÉ-LLOPIS E, et al. The global economic burden of noncommunicable diseases [R]. Pgda Working Papers from Program on the Global Demography of Aging, 2012.

[2] 陈伟伟,高润霖,刘力生,等. 中国心血管病报告 2017 [J]. 中国循环杂志, 2018, 33 (1): 1-8.

[3] CARTER B L, ROGERS M, DALY J, et al. The potency of team-based care interventions for hypertension: a meta-analysis [J]. Arch Intern Med, 2009, 169 (19): 1748-1755.

[4] MILLS K T, OBST K M, SHEN W, et al. Comparative Effectiveness of Implementation Strategies for Blood Pressure Control in Hypertensive Patients: A Systematic Review and Meta-analysis [J]. Ann Intern Med, 2018, 168 (2): 110-120.

[5] 中国心血管健康与疾病报告编写组. 中国心血管健康与疾病报告 2020 概要 [J]. 中国循环杂志, 2021, 36 (6): 521-545.

[6] ZHANG D, TANG X, SHEN P, et al. Multimorbidity of cardiometabolic diseases: prevalence and risk for mortality from one million Chinese adults in a longitudinal cohort study [J]. BMJ Open, 2019, 9 (3): e024476.

[7] HUXLEY R, MENDIS S, ZHELEZNYAKOV E, et al. Body mass index, waist circumference and waist: hip ratio as predictors of cardiovascular risk--a review of the literature [J]. Eur J Clin Nutr, 2010, 64 (1): 16-22.

[8] ANDREACCHI A T, GRIFFITH L E, GUINDON G E, et al. Body mass index, waist circumference, waist-to-hip ratio, and body fat in relation to health care use in the Canadian Longitudinal Study on Aging [J]. Int J Obes (Lond), 2021, 45 (3): 666-676.

[9] KAWADA T. Body mass index, waist circumference, visceral adiposity, and cardiometabolic risk profile [J]. Am J Cardiol, 2015, 116 (2): 336.

[10] LEBLANC E S, PATNODE C D, WEBBER E M, et al. Behavioral and Pharmacotherapy Weight Loss Interventions to Prevent Obesity-Related Morbidity and Mortality in Adults: Updated Evidence Report and

Systematic Review for the US Preventive Services Task Force [J]. JAMA, 2018, 320 (11): 1172-1191.

［11］ MA C, AVENELL A, BOLLAND M, et al. Effects of weight loss interventions for adults who are obese on mortality, cardiovascular disease, and cancer: systematic review and meta-analysis [J]. BMJ, 2017, 359: j4849.

［12］ NETER J E, STAM B E, KOK F J, et al. Influence of weight reduction on blood pressure: a meta-analysis of randomized controlled trials [J]. Hypertension, 2003, 42 (5): 878-884.

［13］ 中国成人血脂异常防治指南修订联合委员会 . 中国成人血脂异常防治指南 (2016 年修订版)[J]. 中华心血管病杂志 , 2016, 44 (10): 833-853.

［14］ 中华医学会心血管病学分会 . 中国心血管病预防指南 [J]. 中华心血管病杂志 , 2011, 39 (1): 3-22.

［15］ 中国心血管病预防指南 (2017) 写作组 . 中国心血管病预防指南 (2017)[J]. 中华心血管病杂志 , 2018, 46 (1): 10-25.

［16］ PIEPOLI M F, HOES A W, AGEWALL S, et al. 2016 European Guidelines on cardiovascular disease prevention in clinical practice: The Sixth Joint Task Force of the European Society of Cardiology and Other Societies on Cardiovascular Disease Prevention in Clinical Practice (constituted by representatives of 10 societies and by invited experts) Developed with the special contribution of the European Association for Cardiovascular Prevention&Rehabilitation (EACPR)[J]. Eur Heart J, 2016, 37 (29): 2315-2381.

［17］ ARNETT D K, BLUMENTHAL R S, ALBERT M A, et al. 2019 ACC/AHA Guideline on the Primary Prevention of Cardiovascular Disease: A Report of the American College of Cardiology/American Heart Association Task Force on Clinical Practice Guidelines [J]. J Am Coll Cardiol, 2019, 74 (10): e177-e232.

［18］ WANG L, GAO P, ZHANG M, et al. Prevalence and Ethnic Pattern of Diabetes and Prediabetes in China in 2013 [J]. JAMA, 2017, 317 (24): 2515-2523.

［19］ 国家卫生计生委疾病预防控制局 . 中国居民营养与慢性病状况报告 (2015 年)[M]. 北京 : 人民卫生出版社 , 2016.

［20］ PAN L, YANG Z, WU Y, et al. The prevalence, awareness, treatment and control of dyslipidemia among adults in China [J]. Atherosclerosis, 2016, 248: 2-9.

［21］ ZHANG M, DENG Q, WANG L, et al. Prevalence of dyslipidemia and achievement of low-density lipoprotein cholesterol targets in Chinese adults: A nationally representative survey of 163, 641 adults [J]. Int J Cardiol, 2018, 260: 196-203.

［22］ 中国营养学会 . 中国居民膳食指南 (2016 版)[M]. 北京 : 人民卫生出版社 , 2016: 266-284.

［23］ LIU G, LI Y, HU Y, et al. Influence of Lifestyle on Incident Cardiovascular Disease and Mortality in Patients With Diabetes Mellitus [J]. J Am Coll Cardiol, 2018, 71 (25): 2867-2876.

［24］ Committee PAGA. 2018 Physical Activity Guidelines Advisory Committee Scientific Report [R]. Washington DC: US Department of Health and Human Services, 2018.

［25］ SATTELMAIR J, PERTMAN J, DING E L, et al. Dose response between physical activity and risk of coronary heart disease: a meta-analysis [J]. Circulation, 2011, 124 (7): 789-795.

［26］ National Center for Chronic Disease Prevention and Health Promotion (US) Office on Smoking and Health. The health consequences of smoking-50 years of progress: a report of the surgeon general [M]. Atlanta (GA): Centers for Disease Control and Prevention (US), 2014.

［27］ O'FLAHERTY M, BUCHAN I, CAPEWELL S. Contributions of treatment and lifestyle to declining CVD mortality: why have CVD mortality rates declined so much since the 1960s？ [J]. Heart, 2013, 99 (3): 159-162.

［28］ PAN A, WANG Y, TALAEI M, et al. Relation of Smoking With Total Mortality and Cardiovascular Events Among Patients With Diabetes Mellitus: A Meta-Analysis and Systematic Review [J]. Circulation, 2015, 132 (19): 1795-1804.

［29］ United States Public Health Service Office of the Surgeon General, National Center for Chronic Disease Prevention, Health Promotion (US) Office on Smoking and Health. Smoking Cessation: A Report of the Surgeon General [R]. Washington (DC): US Department of Health and Human Services, 2020.

［30］ BIERY D W, BERMAN A N, SINGH A, et al. Association of Smoking Cessation and Survival Among Young Adults With Myocardial Infarction in the Partners YOUNG-MI Registry [J]. JAMA Netw Open, 2020, 3 (7): e209649.

［31］ LI P, LIU B, WU X, et al. Perirenal adipose afferent nerves sustain pathological high blood pressure in rats [J]. Nat Commun, 2022, 13 (1): 3130.

［32］ COOK N R, MORA S, RIDKER P M. Lipoprotein (a) and Cardiovascular Risk Prediction Among Women [J]. J Am Coll Cardiol, 2018, 72 (3): 287-296.

［33］ KAMSTRUP P R, TYBJAERG-HANSEN A, NORDESTGAARD B G. Extreme lipoprotein (a) levels and improved cardiovascular risk prediction [J]. J Am Coll Cardiol, 2013, 61 (11): 1146-1156.

［34］ MACH F, BAIGENT C, CATAPANO A L, et al. 2019 ESC/EAS Guidelines for the management of dyslip-idaemias: lipid modification to reduce cardiovascular risk [J]. Eur Heart J, 2020, 41 (1): 111-188.

［35］ LIU J, SEMPOS C T, DONAHUE R P, et al. Non-high-density lipoprotein and very-low-density lipoprotein cholesterol and their risk predictive values in coronary heart disease [J]. Am J Cardiol, 2006, 98 (10): 1363-1368.

［36］ CHAPMAN M J, GINSBERG H N, AMARENCO P, et al. Triglyceride-rich lipoproteins and high-density lipoprotein cholesterol in patients at high risk of cardiovascular disease: evidence and guidance for management [J]. Eur Heart J, 2011, 32 (11): 1345-1361.

［37］ LANGLOIS M R, CHAPMAN M J, COBBAERT C, et al. Quantifying Atherogenic Lipoproteins: Current and Future Challenges in the Era of Personalized Medicine and Very Low Concentrations of LDL Cholesterol. A Consensus Statement from EAS and EFLM [J]. Clin Chem, 2018, 64 (7): 1006-1033.

［38］ BOEKHOLDT S M, ARSENAULT B J, MORA S, et al. Association of LDL cholesterol, non-HDL cholesterol, and apolipoprotein B levels with risk of cardiovascular events among patients treated with statins: a meta-analysis [J]. JAMA, 2012, 307 (12): 1302-1309.

［39］ Expert Dyslipidemia Panel, GRUNDY S M. An International Atherosclerosis Society Position Paper: global recommendations for the management of dyslipidemia [J]. J Clin Lipidol, 2013, 7 (6): 561-565.

［40］ JACOBSON T A, ITO M K, MAKI K C, et al. National lipid association recommendations for patient-centered management of dyslipidemia: part 1—full report [J]. J Clin Lipidol, 2015, 9 (2): 129-169.

［41］ DUERDEN M, O'FLYNN N, QURESHI N. Cardiovascular risk assessment and lipid modification: NICE guideline [J]. Br J Gen Pract, 2015, 65 (636): 378-380.

［42］ GARBER A J, ABRAHAMSON M J, BARZILAY J I, et al. Consensus Statement by the American Association of Clinical Endocrinologists and American College of Endocrinology on the Comprehensive Type 2 Diabetes Management Algorithm-2017 Executive Summary [J]. Endocr Pract, 2017, 23 (2): 207-238.

［43］ World Health Organization. Use of Glycated Haemoglobin (HbA1c) in the Diagnosis of Diabetes Mellitus: Abbreviated Report of a WHO Consultation [R]. Geneva: World Health Organization, 2011.

［44］ 毕学超, 李文英, 王真, 等. 血清 C 肽、胰岛素抵抗、尿酸水平与脑小血管病发病的相关性 [J]. 中西医结合心脑血管病杂志, 2020, 18 (23): 4080-4083.

［45］ 高婷婷. 不同糖耐量人群尿 C 肽肌酐比值与胰岛 β 细胞功能和胰岛素抵抗的关系研究 [J]. 北华大学学报 (自然科学版), 2017, 18 (3): 352-355.

［46］ AZZINI E, RUGGERI S, POLITO A. Homocysteine: Its Possible Emerging Role in At-Risk Population Groups [J]. Int J Mol Sci, 2020, 21 (4): 1421.

［47］ LIU R, HAN C, WU D, et al. Prevalence of Hyperuricemia and Gout in Mainland China from 2000 to 2014: A Systematic Review and Meta-Analysis [J]. Biomed Res Int, 2015, 2015: 762820.

［48］ 中华医学会心血管病学分会动脉粥样硬化与冠心病学组, 中华心血管病杂志编辑委员会. 超高危动脉粥样硬化性心血管疾病患者血脂管理中国专家共识 [J]. 中华心血管病杂志, 2020, 48 (4): 280-286.

［49］ ZHANG X, LIU J, WANG M, et al. Twenty-year epidemiologic study on LDL-C levels in relation to the risks of atherosclerotic event, hemorrhagic stroke, and cancer death among young and middle-aged population in China [J]. J Clin Lipidol, 2018, 12 (5): 1179-1189.

［50］ CUCHEL M, BRUCKERT E, GINSBERG H N, et al. Homozygous familial hypercholesterolaemia: new insights and guidance for clinicians to improve detection and clinical management. A position paper from the Consensus Panel on Familial Hypercholesterolaemia of the European Atherosclerosis Society [J]. Eur Heart J, 2014, 35 (32): 2146-2157.

［51］ 中华医学会心血管病学分会, 中国老年学和老年医学会心脏专业委员会, 中国医师协会心血管内科医师分会血栓防治专业委员会. 中国心血管病一级预防指南 [J]. 中华心血管病杂志, 2020, 48 (12): 1000-1038.

［52］ CANNON C P, BLAZING M A, GIUGLIANO R P, et al. Ezetimibe Added to Statin Therapy after Acute Coronary Syndromes [J]. N Engl J Med, 2015, 372 (25): 2387-2397.

［53］ BALLANTYNE C M, WEISS R, MOCCETTI T, et al. Efficacy and safety of rosuvastatin 40 mg alone or in combination with ezetimibe in patients at high risk of cardiovascular disease (results from the EXPLORER study)[J]. Am J Cardiol, 2007, 99 (5): 673-680.

［54］ MIKHAILIDIS D P, SIBBRING G C, BALLANTYNE C M, et al. Meta-analysis of the cholesterol-lowering effect of ezetimibe added to ongoing statin therapy [J]. Curr Med Res Opin, 2007, 23 (8): 2009-2026.

［55］ STEIN E A, MELLIS S, YANCOPOULOS G D, et al. Effect of a monoclonal antibody to PCSK9 on LDL cholesterol [J]. N Engl J Med, 2012, 366 (12): 1108-1118.

［56］ SABATINE M S, GIUGLIANO R P, WIVIOTT S D, et al. Efficacy and safety of evolocumab in reducing lipids and cardiovascular events [J]. N Engl J Med, 2015, 372 (16): 1500-1509.

［57］ GAEDE P, VEDEL P, LARSEN N, et al. Multifactorial intervention and cardiovascular disease in patients with type 2 diabetes [J]. N Engl J Med, 2003, 348 (5): 383-393.

［58］ TOURKMANI A M, ABDELHAY O, ALKHASHAN H I, et al. Impact of an integrated care program on glycemic control and cardiovascular risk factors in patients with type 2 diabetes in Saudi Arabia: an interventional parallel-group controlled study [J]. BMC Fam Pract, 2018, 19 (1): 1.

［59］ MARSO S P, DANIELS G H, BROWN-FRANDSEN K, et al. Liraglutide and Cardiovascular Outcomes in Type 2 Diabetes [J]. N Engl J Med, 2016, 375 (4): 311-322.

［60］ MARSO S P, BAIN S C, CONSOLI A, et al. Semaglutide and Cardiovascular Outcomes in Patients with Type 2 Diabetes [J]. N Engl J Med, 2016, 375 (19): 1834-1844.

《脂蛋白(a)与心血管疾病风险关系及临床管理的专家科学建议》要点解读

动脉粥样硬化性心血管疾病(ASCVD)是全球人类致死致残的首位病因。脂代谢异常被视为 ASCVD 发生与发展的致病性危险因素。近年来,随着 ASCVD 研究的不断深入和科学技术的快速发展,人类抗击 ASCVD 的能力,尤其是降低密度脂蛋白胆固醇(LDL-C)的手段取得了长足的进步,但 ASCVD 仍是严重威胁人类健康与生命的头号杀手,其整体的防治水平也不尽如人意。大量研究提示,即使我们采用科学而理想的优化治疗,包括强化降 LDL-C 和综合管理血压、血糖及其他与 ASCVD 相关的独立危险因素,仍存在心血管残余风险。因此,寻找抗 ASCVD 的新靶点成为当今抗 ASCVD 治疗的新挑战。

近年来的深入研究表明,心血管残余风险发生机制与脂类相关因素和非脂类相关因素有关,脂蛋白(a)[Lp(a)]是近年来证据较多且备受关注的脂类相关因素之一,极有可能是心血管残余风险干预的潜在新靶点。据此,2019 年英国心脏医学科学与研究委员会和美国脂质协会分别发布了关于 Lp(a)临床管理的专家共识,Lp(a)的科学与临床意义成为心血管领域关注的焦点。然而,欧美国家的 Lp(a)专家共识主要基于西方人群的研究数据,亚洲人群 Lp(a)管理的指导性文件缺乏,且人们对 Lp(a)的认知度还相对有限,尤其是中国患者与血脂相关专业工作者极需专业性文件,充分了解 Lp(a)的临床意义。为了科学而系统地开展中国人群 Lp(a)的临床管理,2021 年 12 月《脂蛋白(a)与心血管疾病风险关系及临床管理的专家科学建议》[以下简称《Lp(a)科学建议》]正式发布,成为中国乃至亚洲针对脂蛋白(a)[Lp(a)]的第一份完整的指导性文件。

《Lp(a)科学建议》收集了国内血脂领域知名专家的基本意见,充分结合现有的科学证据,尤其是中国人群的研究数据,将《Lp(a)科学建议》分 9 个部分进行系统论述。首先就 Lp(a)的结构与流行病学特点进行介绍。Lp(a)由 LDL 和 apo(a)组成(图 1,彩图见二维码 4),其血浆水平主要由遗传因素决定,在人群中呈偏态分布,并存在一定的种族和地域性差异,中国人群 Lp(a)较其他国家人群偏低。随后,对基因组学研究与引起 Lp(a)升高的因素进行梳理,展示了冠心病(CAD)和钙化性主动脉瓣狭窄(CAVS)患者中的 Lp(a)基因组学研究结果。有关 Lp(a)升高导致心血管疾病的机制,则着重从病理学阐述 Lp(a)的致病作用,包括致动脉粥样硬化、促进血栓形成和促炎作用。《Lp(a)科学建议》最具特色的是在 Lp(a)水平与 CVD 的关系的证据描述方面,引用了大量来自中国人群的数据,基于中国 CAD、缺血性脑卒中、CAVS 患者与 Lp(a)的多项遗传学、基因组学、观察性研究证据,指出血 Lp(a)水平升高是 CAD、缺血性脑卒中和 CAVS 的独立危险因素。在此基础上,《Lp(a)科学建议》进一步指出,Lp(a)升高也是家族性高胆固醇血症(FH)和 2 型糖尿病患者发生 CVD 的危险增强因素,提示加强这类人群的 Lp(a)科学管理十分重要。

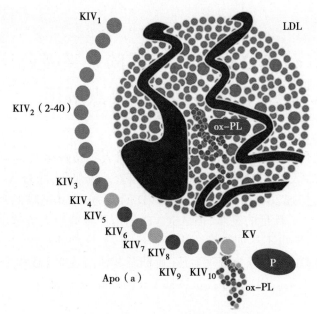

二维码 4

图 1 脂蛋白 a [Lp（a）] 的结构示意图

关于哪些人群需要 Lp（a）的临床检测，当前国际血脂指南的推荐并非一致。2018 年美国心脏协会（AHA）胆固醇管理指南推荐，具有早发性 ASCVD 家族史和不能被主要危险因素解释的 ASCVD 个人史患者应该检测 Lp（a）。2019 年英国心脏医学科学与研究委员会 Lp（a）共识声明推荐，早发 ASCVD 患者、早发 ASCVD 家族史，严重高胆固醇血症（LDL-C>190mg/dl）或怀疑 FH，ASCVD 极高危人群，应进行 Lp（a）筛查。2019 年欧洲血脂指南建议，成人一生中应考虑至少测定 1 次血 Lp（a）水平以筛查极高水平人群。综合国外指南和 /或共识的推荐，Lp（a）水平主要由遗传决定的特性和 Lp（a）与心血管疾病循证证据，《Lp（a）科学建议》推荐在中国人群中以下五类人群应检测血清 Lp（a）水平：① ASCVD 极高危人群；②有早发 ASCVD 家族史（男性 <55 岁，女性 <65 岁）；③直系亲属血清 Lp（a）水平升高 >90mg/dl（200nmol/L）；④ FH 或其他遗传性血脂异常患者；⑤ CAVS 患者。与既往的国内外指南或共识推荐相比，《Lp（a）科学建议》新增直系亲属血清 Lp（a）水平升高 >90mg/dl（200nmol/L）和 CAVS 患者作为 Lp（a）检测人群。此外，有关 Lp（a）水平引起心血管疾病风险增高的切点，至今尚无定论。国外指南多推荐，Lp（a）>50mg/ml 作为风险增加的切点。《Lp（a）科学建议》汇总 6 项中国 CVD 和脑卒中人群中探究 Lp（a）风险切点的研究，多数研究结果显示，Lp（a）>30mg/dl 是中国人群 CAD 和缺血性脑卒中的独立预测因子。因此，本科学建议基于中国人群的现有数据，倾向于支持将 30mg/dl 作为中国人群 Lp（a）的风险增高切点，即 Lp（a）超过 30mg/dl，心血管疾病风险可能性增加。值得指出的是，风险增高切点并不等于干预切点，后者尚需更多大样本随机对照研究加以明确。另外，关于 Lp（a）的实验室检测尚存在一定困惑，Lp（a）多态性、标准物质和单位尚未统一是当前的主要挑战，因此，选择异构体不敏感的抗体、统一校准品和单位是目前检测要解决的主要问题。

此外，《Lp（a）科学建议》提出了关于 Lp（a）水平升高患者的综合管理建议。众所周知，运动和饮食对血 Lp（a）水平无明显影响，迄今尚缺乏有效降低 Lp（a）水平的治疗方法，也无药物获批专门用于降低 Lp（a）。因此，降低总体 ASCVD 风险、控制伴随的其他有临床意义的血脂异常是目前的治疗原则。这是目前全球几乎所有关于Lp(a)管理指南或共识的共同建议。有研究证实,对于Lp(a)水平显著增高的人群,积极管理LDL-C水平和总体心血管风险,可获得明显的心血管事件减少。同时,临床亟待降低Lp(a)的新型药物问世,基于RNA的靶向疗法是目前最有希望获批用于降低Lp(a)的干预措施。旨在评估反义寡核苷酸疗法的新药pelacarsen对Lp(a)升高患者心血管结局影响的全球Ⅲ期临床试验(HORIZON,NCT04023552)正在进行中,该研究是全球首个针对Lp(a)升高患者的心血管终点研究,值得期待。最后,《Lp(a)科学建议》强调,加强中国人群Lp(a)水平与心血管疾病的系列研究包括Lp(a)病理生理、流行病学和检测的准确性研究是我们未来工作的重点。

综上所述,本科学建议既与国际接轨,又具有大量基于中国人群的研究数据,围绕降低CVD风险这一宗旨,对中国人群Lp(a)的检测、风险增加切点和管理等方面进行了明确推荐,具备很强的临床指导意义和实用性,是一部科学与实用兼具的心血管疾病防治科学文件。

(李建军)

参考文献

[1] WALDEYER C, MAKAROVA N, ZELLER T, et al. Lipoprotein (a) and the risk of cardiovascular disease in the European population: results from the BiomarCaRE consortium [J]. Eur Heart J, 2017, 38 (32): 2490-2498

[2] CEGLA J, NEELY R D G, FRANCE M, et al. HEART UK consensus statement on Lipoprotein (a): A call to action [J]. Atherosclerosis, 2019, 291: 62-70.

[3] WILSON D P, JACOBSON T A, JONES P H, et al. Use of Lipoprotein (a) in clinical practice: A biomarker whose time has come. A scientific statement from the National Lipid Association [J]. J Clin Lipidol, 2019, 13 (3): 374-392.

[4] 北京心脏学会. 脂蛋白(a)与心血管疾病风险关系及临床管理的专家科学建议 [J]. 中国循环杂志, 2021, 36 (12): 1158-1168.

[5] MACH F, BAIGENT C, CATAPANO A L, et al. 2019 ESC/EAS guidelines for the management of dyslipidaemias: lipid modification to reduce cardiovascular risk [J]. Eur Heart J, 2020, 41 (1): 111-188.

[6] JIN J L, CAO Y X, ZHANG H W, et al. Lipoprotein (a) and cardiovascular outcomes in patients with coronary artery disease and prediabtes or diabetes [J]. Diabetes Care, 2019, 42: 1312-1318.

[7] ZHANG Y, JIN J L, CAO Y X, et al. Lipoprotein (a) predicts recurrent worse outcomes in type 2 diabetes mellitus patients with prior cardiovascular events: a prospective, observational cohort study [J]. Cardiovasc Diabetol, 2020, 19: 111.

[8] PEN J, LIU M M, LIU H H, et al. Lipoprotein (a)-mediated vascular calcification: population-based and in vitro studies [J]. Metabolism, 2022, 127: 154960.

[9] LIU H H, CAO Y X, JIN J L, et al. Association of lipoprotein (a) levels with recurrent events in patients with coronary artery disease [J]. Heart, 2020, 106 (16): 1228-1235.

[10] SUN D, LI S, ZHAO X, et al. Association between lipoprotein (a) and proprotein convertase substilisin/kexin type 9 in patients with heterozygous familial hypercholesterolemia: A case-control study [J]. Metabolism, 2018, 79: 33-41.

[11] ZHANG M, LIU H H, JIN J L, et al. Lipoprotein (a) and cardiovascular mortality in oldest-old (≥ 80 years) patients with acute myocardial infarction: a prospective cohort study [J]. Atheroscle-

rosis, 2020, 312: 54-59.

［12］ LIU H H, CAO Y X, JIN J L, et al. et al. Predicting cardiovascular outcomes by baseline Lipopro-tein (a) concentrations: a large cohort and long-term follow-up study on real world patients receiving percutaneous coronary intervention [J]. J Am Heart Assoc, 2020, 9 (3): e014581.

2021 年 ESC 心血管防治指南：血脂管理部分解读

心血管疾病(cardiovascular disease,CVD)尤其是动脉粥样硬化性心血管疾病(atherosclerotic cardiovascular disease,ASCVD)已成为我国乃至世界的首位死因。其中,高脂血症,尤其是高胆固醇血症是 ASCVD 重要且可控的危险因素。美国自 20 世纪通过 Framingham 研究确定了包括高胆固醇血症在内的 ASCVD 危险因素后,开展了全面、系统的大规模降胆固醇、降压等一级预防措施,形成了包含人群筛查、危险分层、分级管理和综合干预的完备诊疗体系,心、脑血管病发病率和死亡率大幅下降;同样,英国冠心病的发病率在 1980 年后的 20 年间下降 58%,得益于系统、全面的危险因素控制。由此可见,在临床实践中,有效预防心血管疾病和规范治疗心血管疾病同等重要。从个人层面和人群层面做好心血管危险因素的防控,可以有效地降低心血管疾病的发病率。我国目前高胆固醇血症的患病率高达 4.9%,且呈逐年上升趋势。在已经发布的《2021 年 ESC 心血管疾病预防临床实践指南》中,详细地对心血管疾病的风险因素评估、生活方式干预,"三高"慢性病管理等多个方面进行了全面阐述和指导。其中,在血脂异常的管理方面,该指南从脂蛋白的检测、不同血脂指标的控制目标、降脂策略及特殊人群的降脂针对性治疗等方面进行了全面阐述,基于近年发表的相关领域研究对所涉内容进行了进一步调整和更新,本文将依据该指南中的血脂异常管理要求进行全面解读。

一、概述

本次指南中血脂管理主要提出了对异常血脂水平的诊断和治疗的建议。关于包括遗传性血脂异常疾病等复杂病例的更多细节内容和指导建议,可于 2019 年 ESC/EAS 发布的《血脂异常管理指南》中获得。最近的证据目前已经证实,动脉粥样硬化发生的关键起始步骤是低密度脂蛋白(low density lipoprotein,LDL)和其他富含胆固醇的脂蛋白在动脉壁内的沉积。LDL-C 和其他载脂蛋白 B 相关脂蛋白在 ASCVD 发展中的因果作用,已通过遗传学、观察性和干预性研究得到证实。而在 CVD 的风险控制方面,一项纳入 26 个临床试验涉及 170 000 人的荟萃分析表明,CVD 发生风险的降低与 LDL-C 的绝对降低成正比,而与用于实现这一目标的药物无关,这为联合用药提供了基础;该荟萃分析还发现,这种 CVD 风险降低与 LDL-C 下降之间没有呈现"J"型曲线,也就是说目前没有证据表明 LDL-C 的下降需要界定一个下限阈值。值得注意的是,既然降低 LDL-C 的绝对益处取决于 ASCVD 的绝对风险和 LDL-C 的绝对降低,那么即使 LDL-C 小幅度绝对降低,也可能转化为 ASCVD 风险评估为高风险或极高风险患者的绝对风险降低。缺血性脑卒中或短暂性脑缺血发作患者的 LDL-C 控制目标目前仍需进一步探讨,一项近期完成的 RCT 研究结果显示,共有 2 860 名患者入组,中位随访时间为 3.5 年,使用他汀类药物,必要时联用依折麦布进行强化降脂治疗,一组的目标 LDL-C 水平为 <1.8mmol/L(70mg/dl),另一组的目标范围为 2.3~2.8mmol/L(90~110mg/dl)。对比两组的结果显示,在有动脉粥样硬化证据的缺血性脑卒中或短暂性脑缺血发作后,目标 LDL 胆固醇水平低于 70mg/dl 的患者发生后续心血管事件的风险低于目标范围为 90~110mg/dl 的患者,这也为缺血性脑卒中患者的血脂控制目前提出了有力的证据。而关于极低 LDL-C 值的临床安全性的研究还需要更长时间的随访来证

实,目前尚未引起广泛关注。

二、脂质和脂蛋白的测量

1. 是否需要空腹测量 常规血脂指标的检测是否需要空腹测量一直存在一定争议。一项研究纳入了 2016 年 2—9 月在研究所在医院入组的 1 093 名要测空腹血脂的成人门诊患者,参与者被要求在吃完常规早餐后的 3~4 天后回来抽血以测定非空腹血脂。结果显示,91.6% 的患者总胆固醇变化在该参数预期的生物学变化范围内,HDL-C(94.3%)、非 HDL-C(88.8%)和 apoB(93.0%)也有类似的结果。少数患者在 TG(78.8%)和 LDL-C(74.6%)的预期生物学变异范围内。这提示禁食与非空腹测量结果同样可以用于进行风险筛查,因为它们具有相同的预后价值,尤其是非 HDL-C 和 apoB,应该是非空腹状态患者的优选监测指标和治疗靶点。需要提醒的是,对于患有代谢综合征、糖尿病或高甘油三酯血症的患者,根据非空腹样本计算出的 LDL-C 应谨慎对待。

2. LDL-C 的测量建议 LDL-C 可以直接测量,但在大多数研究和许多实验室中,LDL-C 是使用 Friedewald 公式计算的:

$$LDL\text{-}C(mmol/L)=TC-HDL\text{-}C-(0.45×TG)$$
$$LDL\text{-}C(mg/dl)=TC-HDL\text{-}C-(0.2×TG)$$

需要注意的是,这个公式在 TG<4.5mmol/L(400mg/dl)是准确的。而当 LDL-C 处于极低的水平时[<1.3mmol/L(50mg/dl)],该公式也可能是不准确的。那么,对于高 TG 血症或 LDL-C 处于极低水平的患者,可以直接进行 LDL-C 的测量或应用改良的计算公式:

$$LDL\text{-}C=\frac{TC}{0.948}-\frac{HDL\text{-}C}{0.971}-\left(\frac{TG}{8.56}+\frac{TG×Non\text{-}HDL\text{-}C}{2\ 140}-\frac{TG^2}{16\ 100}\right)-9.44$$

3. 非 HDL-C 的测量 非 HDL-C 是通过从 TG 中减去 HDL-C 来计算的胆固醇。之所以建议使用非 HDL-C 去评估血脂异常的程度及导致 ASCVD 的风险,是因为这个指标中可以包含除 LDL-C 以外的其他富含甘油三酯的脂蛋白胆固醇带来的残余风险。与 LDL-C 不同,非 HDL-C 的计算不需要要求甘油三酯的浓度 <4.5mmol/L(400mg/dl)。这个目标值的另一个优点是它在非空腹的患者中应用也是准确的,并且对糖尿病患者的血脂情况反映可能更为准确。一项纳入了 8 个相关研究、共 62 154 名患者的荟萃分析,旨在评估接受他汀类药物治疗的患者中 LDL-C、非 HDL-C 和 apoB 与心血管病风险相关性的相对强度,结果发现,在接受他汀类药物治疗的患者中,治疗中的 LDL-C、非 HDL-C 和 apoB 的水平均与未来主要心血管事件的发生风险呈正相关,但非 HDL-C 的这种关联强度是大于 LDL-C 和 apoB 的,LDL-C 与 apoB 对未来心血管事件发生风险的预测强度是类似的。因此,可以考虑把非 HDL-C 作为降脂治疗的靶点,因为它可能包含了关于所有载脂蛋白 B 相关脂蛋白的 ASCVD 风险相关信息。该指南建议,将其作为一个可以替代 LDL-C 的新治疗目标,特别是对那些合并高甘油三酯血症或糖尿病患者。该指南同时给出了非 HDL-C 水平对应常用的 LDL-C 目标值的参照列表(表 1)。

表 1 常用的非 HDL-C 和载脂蛋白 B 水平对应于 LDL-C 目标

LDL-C	非 LDL-C	apoB
2.6mmol/L(100mg/dl)	3.4mmol/L(131mg/dl)	100mg/dl
1.8mmol/L(70mg/dl)	2.6mmol/L(100mg/dl)	80mg/dl
1.4mmol/L(55mg/dl)	2.2mmol/L(85mg/dl)	65mg/dl

4. 载脂蛋白 B 的测量　载脂蛋白 B 可以帮助直接估计导致动脉粥样硬化脂质颗粒总浓度，特别是在甘油三酯明显升高的患者中。然而，正如刚才提到的荟萃分析结果所示，载脂蛋白 B 所提供的心血管风险预测信息与计算得到的 LDL-C 相似。而载脂蛋白 B 水平如何对应常用的 LDL-C 目标，如表 1 所示，可供临床参考。

三、血脂靶目标的确立

1. LDL-C　对于评估为 CVD 高危或超高危的健康人群，以及已确诊的 ASCVD 和 / 或 DM 患者，要综合考虑个体 CVD 风险、治疗益处、风险调控因素、共病情况和患者偏好，建议采用逐步强化治疗方法达到靶目标。

考虑到患者并非所有降脂药物都能耐受或可负担，治疗应侧重于达到尽可能接近给定目标的 LDL-C 水平。治疗应该是医师和患者之间的共同决策过程。指南中强调了 LDL-C 作为致 ASCVD 的危险因素和降低 ASCVD 发生风险的治疗目标的关键特点：①长期将 LDL-C 控制在较低的水平与降低 ASCVD 风险显著相关；即使在低 LDL-C 水平下，降低 LDL-C 也能安全地降低 CVD 风险。② CVD 风险的相对降低与 LDL-C 变化的绝对大小成正比，而不取决于实现这种变化的药物组合。③降低 LDL-C 的绝对益处取决于 ASCVD 的风险和 LDL-C 的绝对降低，因此即使 LDL-C 小幅度绝对降低，对高风险或超高风险的患者也可能是有益的。④非 HDL-C 包括所有致动脉粥样硬化脂蛋白，其与心血管疾病风险之间的关系不弱于 LDL-C。因此，非 HDL-C 是系统性冠状动脉风险评估 2（SCORE2）和老年人系统性冠状动脉风险评估（SCORE2-OP）评分体系的一个重要指标。

防治指南在对于整体心血管病危险因素的治疗部分提出了一种按步骤逐步达成治疗目标的治疗方案，这种逐步治疗的方法也适用于 LDL-C。这种方法不仅看起来很新颖，还是更加符合现实的临床实践治疗方法，这种强化治疗是基于预期的获益、可能的不良反应及患者的偏好共同决定的。这种逐步治疗的方法之前曾用于血糖的控制，而相关研究结果也证实，逐步治疗的方法并不会影响预期目标的实现，同时有可能出现更少的不良反应和更高的患者满意度。采用分步降脂的治疗策略，可以使我们对于目标降脂人群的危险评估更加细致，有利于找出真正能从强化降脂中获益的人群，使强化治疗应用得更加精准。指南建议，全部人群在进行过第一步骤评估和治疗后，都应该进行第二步骤强化治疗的评估。对于健康人群强化降脂治疗的获益评估，也可以参考"可获得无心血管疾病年数模型"，该模型是基于年龄、性别、吸烟、收缩压和非 HDL-C 这些危险因素，评估健康人群平均每降低 1mmol/L（40mg/dl）LDL-C，其可获得无心血管病年数。

对于已确诊的 ASCVD 或无 ASCVD 但危险评估为极高危的患者，相比于 2016 年 ESC 预防指南，本次指南将步骤二中的 LDL-C 靶目标设立为 <1.4mmol/L（55mg/dl），而不是之前的 1.8mmol/L（70mg/dl）。这个更低目标的设立是基于近期孟德尔随机化研究的数据、胆固醇治疗试验成员合作组的荟萃分析、类似 IMPROVE-IT 的 RCT 研究结果和近些年不断涌现的不同 PCSK9 抑制剂的临床研究结果。需要注意的事，对于 ASCVD 患者推荐更低的靶目标值，其证据级别与 2019 年 ESC/EAS 的《血脂异常管理指南》相同，而对于 ASCVD 极高危患者一级预防中更低的靶目标值的推荐，其证据级别有所不同，在本指南中为Ⅱa 类推荐，而在 2019 年指南中为Ⅰ类推荐。对于 ASCVD 患者在 2 年内发生第二次血管事件（不一定与第一次相同），同时接受最大耐受量的基于他汀的治疗，可以推荐将 LDL-C 降至 <1.0mmol/L（40mg/dl）这样更低的目标。

2. 富含甘油三酯的脂蛋白及其残余物　对于甘油三酯的控制目标,本次指南里没有给出明确推荐,但是提出 <1.7mmol/L(150mg/dl)提示风险较低,而较高水平则提示需要更积极地寻找其他危险因素。

3. HDL-C　迄今为止,尽管许多研究发现低 HDL-C 与 ASCVD 患者的(残留)风险相关,但在临床试验中尚未确定 HDL-C 水平的具体目标,以及达到相应目标推荐的具体方法。合适的运动及其他生活方式干预因素目前仍然是提高 HDL-C 水平的重要手段,而药物治疗目前并不在推荐范畴。

四、控制血脂异常的策略

在开始降脂治疗前,要求必须排除继发于其他疾病的血脂异常,因为继发性血脂异常在针对原基础疾病进行有效治疗后,可以同时改善高脂血症,而不一定需要针对降脂的专门治疗。常见的继发性血脂异常可由酗酒、糖尿病、库欣综合征、肝脏和肾脏疾病、甲状腺疾病以及特殊药物的使用(如糖皮质激素)引起。此外,需要注意的是,除药物治疗外,生活方式的优化干预对于所有血脂水平高于其血脂理想范围的患者都是至关重要的。

(一)控制低密度脂蛋白胆固醇的策略

1. 饮食及生活方式改变　饮食因素对 ASCVD 的影响可以通过直接作用或间接通过其对血脂、血压、血糖等传统危险因素的作用达到最终改变。来自流行病学研究的一致证据表明,多食用水果、非淀粉蔬菜、坚果、豆类、鱼、植物油、酸奶和全谷物,以及持续的较低水平的红肉和加工肉类、高精细碳水化合物食物和盐的摄入,与较低的心血管事件发生率有关。此外,用植物脂肪来源和多不饱和脂肪酸替代包括乳制品脂肪在内的动物脂肪,可能会降低 ASCVD 的发生风险。

2. 治疗血脂异常的药物　降脂药物的种类越来越丰富,除了目前可用的降脂药物包括 3- 羟基 -3- 甲基戊二酰辅酶 A 还原酶(他汀类药物)抑制剂、贝特类、胆汁酸螯合剂、选择性胆固醇吸收抑制剂(如依折麦布),以及最近比较热门的 PCSK9 抑制剂外,还有一些新的药物涌现出来。贝派地酸(bempedoic acid)是一种 ATP 柠檬酸裂解酶抑制剂,是一种口服的胆固醇合成抑制剂,最近已经在几个国家获得批准,对于他汀不耐受或者他汀使用已达最大耐受剂量仍不能达标的患者,该药是一个很好的替代或补充方案,常与依折麦布联用。该药在针对他汀不耐受的患者和杂合子型家族性高胆固醇血症患者的降脂研究中显示了很好的降低 LDL-C 的能力,其针对 ASCVD 终点获益的研究目前尚未公布结果。此外,inclisiran 是一种新的小干扰 RNA,只需要每年皮下应用 2 次,在Ⅲ期临床研究中显示可使受试者的 LDL-C 降低 50%~55%。该药也已经在欧洲的几个国家得到了获批,其 ORION 系列研究中非常重要的心血管终点获益研究预计在 2023 公布结果。需要注意的是,这些新药降低 LDL-C 的研究结果要么是在他汀类药物已经应用到可耐受的最大剂量基础上获得的,或是在没有其他降脂疗法的情况下获得的,而且几乎没有明显的不良反应,这让我们看到了这些新药的潜力。

现有的常用药物治疗方案对 LDL-C 的预期降低幅度是可以进行预估的:中等强度他汀方案可降低约 30%;高强度他汀方案可降低约 50%;高强度他汀 + 依折麦布方案可降低约 65%;PCSK9 抑制剂方案可降低约 60%;PCSK9 抑制剂 + 高强度他汀方案可降低约 75%;PCSK9 抑制剂 + 高强度他汀 + 依折麦布方案可降低约 85%。但需要注意的是,这个降脂强度的预估在不同个体间可能存在很大差异,因此无论为患者选择了哪种治疗初始方案,都应该定期监测对 LDL-C 水平的影响，并在治疗策略开始或改变后的 4~6 周内重复测量 LDL-C 水平。

3. 他汀类药物　他汀类药物降低 LDL-C 的水平，从而进一步降低 ASCVD 的发病率、死亡率以及冠脉血运重建的发生率，这已经在既往临床研究及荟萃分析中被反复证实。另外，他汀类药物还能降低甘油三酯，并可能降低胰腺炎的风险。因此，他汀类药物依然是针对 ASCVD 高风险患者治疗的首选药物。

他汀类药物常见不良反应的发生，是影响患者长期用药依从性的一个重要因素。但即便是他汀类药物治疗非常常见的不良反应肌病，其发生率也是罕见的。一项针对他汀的有效性及安全性的荟萃分析中也提示，他汀的使用没有对非心血管死亡率的增加产生任何影响。在他汀类药物治疗期间，肝酶水平的升高也是一个比较常见的不良反应，但通常是可逆的，指南建议不需要常规监测肝酶水平，但这方面也需要结合患者临床的实际情况而定。另一个患者普遍非常关注的他汀类相关不良反应是血糖和糖化血红蛋白水平升高，即 2 型糖尿病风险的增加，且这种影响呈现剂量依赖性，但对大多数患者来说，使用他汀的益处明显超过了所带来的风险，因此还是建议有指征的情况下积极应用他汀类药物，而且在服用他汀类药物时，坚持生活方式的干预也可以部分降低糖尿病的发生风险。

尽管 5%~10% 接受他汀类药物治疗的患者主诉有肌痛，但在大多数情况下，它不能归因于他汀类药物。通过识别易感患者和 / 或避免他汀类药物与特定药物的相互作用，才可以将肌病（严重肌肉症状）的风险降至最低。他汀类药物引起严重的横纹肌溶解症极为罕见。由于他汀类药物是长期使用的，可能与其他很多药物存在相互作用，这方面需要进行持续的关注，因为许多患者将接受伴随疾病的药物治疗。在实践中，对肌痛患者肌酸激酶的监测和对出现异常后的管理，尤其是涉及药物调整方案的管理是非常常见的，通常涉及转向不同的他汀类药物或每周几天使用极低剂量，并逐渐增加频率和剂量。2019 年血脂指南中提供了一种管理算法给临床参考。

4. 胆固醇吸收抑制剂（依折麦布）　他汀类药物与依折麦布联合使用带来的心血管获益已经被 IMPROVE-IT 研究证实，而荟萃分析也显示，降低 LDL-C 带来的获益是独立于所使用的药物或方法的。依折麦布是通过抑制 NPC1L1 蛋白的活性来降低血浆中 LDL-C 水平，一项针对冠心病和健康对照人群的基因研究对 *NPC1L1* 外显子进行了测序，结果发现 *NPC1L1* 失活突变的杂合子携带者的平均 LDL-C 水平比非携带者低 12mg/dl，而携带者的冠心病相对风险降低了 53%（*P*=0.008），这说明有破坏 NPC1L1 功能的自然突变与血浆 LDL-C 降低和冠心病风险降低显著相关，为依折麦布的心血管获益提供了基因研究的支持。这些数据全面支持依折麦布作为降脂二线治疗的立场，尤其是当应用他汀类药物已达最大耐受剂量、治疗目标仍未达到时，或因为不良反应等无法耐受使用他汀类药物时。

5. 前蛋白转化酶枯草溶菌素 9（PCSK9）抑制剂　PCSK9 是肝脏合成的分泌型丝氨酸蛋白酶，可与 LDL 受体结合并使其降解，从而减少 LDL 受体对血清 LDL-C 的清除。通过抑制 PCSK9，可阻止 LDL 受体降解，促进 LDL-C 的清除。目前临床应用的 PCSK9 抑制剂主要是 PCSK9 单克隆抗体，单药应用可达到约 60% 的 LDL-C 降幅，联合高强度他汀和依折麦布强化降脂时，更是可以达到更高的 LDL-C 降幅。另外，PCSK9 抑制剂的疗效在很大程度上独立于基础降脂治疗，与高强度或最大耐受程度的他汀类药物联合使用时，阿利昔尤单抗、依洛尤单抗和安慰剂相比进一步降低 LDL-C 达 46%~73%，而与依折麦布相比增加了约 30% 的降幅。更重要的是，在两种 PCSK9 抑制剂分别进行心血管终点获益的研究中，无论哪一种 PCSK9 抑制剂,均能明显降低 ASCVD 高风险或极高风险患者心血管复合终点的发生率。而对于他汀不耐受的患者,应用 PCSK9 抑制剂单药进行替代或联合依折麦布,均能达到明显的降低 LDL-C 的作用。对于其他血脂指标,PCSK9 也都显示出良好的作用,比如可以降低 TG、Lp(a),升高 HDL、载脂蛋白 A I,虽然对于这些血脂指标影响的作用机制尚未完全阐明,但潜在的作用可以明显丰富临床使用 PCSK9 的场景。不过考虑到它们的成本效益和长期安全性,未来如何应用于 ASCVD 的一级预防,还需要更多探索与循证医学证据的支持。inclisiran 是一种长效肝 PCSK9 合成抑制剂,也能显著降低 LDL-C 水平,未来将会成为 PCSK9 抑制剂这个大家庭中的一个重要成员。

70 岁以下人群低密度脂蛋白胆固醇降低的药物策略推荐:①建议处方高强度他汀类药物达到最大耐受剂量,以达到为特定风险组设定的 LDL-C 目标(Ⅰ类推荐,A 级证据);②对于大体健康的 70 岁以下极高危人群,应考虑将 LDL-C 的终极目标设立为 <1.4mmol/L(55mg/dl)和将 LDL-C 从基线降低≥ 50%(Ⅱa 类推荐,C 级证据);③对于大体健康的 70 岁以下高危人群,应考虑将 LDL-C 的终极目标设立为 <1.8mmol/L(70mg/dl)和将 LDL-C 从基线降低≥ 50%(Ⅱa 类推荐,C 级证据);④对于 ASCVD 的确诊患者,LDL-C 的控制目标设立为 <1.4mmol/L(55mg/dl)和将 LDL-C 从基线降低≥ 50%(Ⅰ类推荐,A 级证据);⑤如果他汀类药物的最大耐受剂量不能达到目标,建议与依折麦布联合使用(Ⅰ类推荐,B 级证据);⑥对于非家族性高胆固醇血症的极高风险人群进行一级预防,如果他汀类药物联合依折麦布的最大耐受剂量不能达到 LDL-C 目标,则可以考虑包括 PCSK9 抑制剂在内的联合治疗(Ⅱb 类推荐,C 级证据);⑦对于进行二级预防的患者,如果他汀类药物联合依折麦布应用至最大耐受剂量仍未达到 LDL-C 目标,推荐包括 PCSK9 抑制剂在内的联合治疗(Ⅰ类推荐,A 级证据);⑧对于极高危的 FH 患者(即 ASCVD 患者或合并其他主要危险因素),如果他汀类药物联合依折麦布应用至最大耐受剂量仍未达到 LDL-C 目标,推荐包括 PCSK9 抑制剂在内的联合治疗(Ⅰ类推荐,C 级证据);⑨如果以他汀类药物为基础的方案在任何剂量下都不能耐受,应考虑依折麦布(Ⅱa 类推荐,B 级证据);⑩如果以他汀类药物为基础的方案在任何剂量下都不能耐受,则可以考虑在依折麦布方案中加入 PCSK9 抑制剂(Ⅱb 类推荐,C 级证据);⑪如果目标没有达到,可以考虑他汀类药物与胆汁酸螯合剂联合使用(Ⅱb 类推荐,C 级证据);⑫他汀类药物治疗不推荐于考虑妊娠或未使用充分避孕的绝经前女性患者(Ⅲ类推荐,C 级证据)。

(二) 控制血浆甘油三酯的策略

虽然空腹甘油三酯 >1.7mmol/L(150mg/dl)时,CVD 的风险会增加,但指南建议只有当甘油三酯 >2.3mmol/L(200mg/dl)和经生活方式干预后不能有效降低甘油三酯时,才考虑使用药物降低甘油三酯水平。常用的药物包括他汀类药物、贝特类、PCSK9 抑制剂和 ω-3 PUFA。

贝特类药物:贝特类药物主要用于降低甘油三酯,既往研究也显示此类药物有增加 HDL-C 的能力。目前相关的研究结果支持贝特类药物能明显减少 CVD 事件的证据有限,尤其是和他汀类药物联用时对于心血管事件残余风险的降低方面的作用仍有待探索,因此该指南不建议常规使用此类药物进行 CVD 的预防。

对高甘油三酯血症患者的药物策略推荐:①他汀类药物治疗被推荐为降低高甘油三酯血症高危患者 CVD 风险的首选药物[甘油三酯 >2.3mmol/L(200mg/dl)](Ⅰ类推荐,A 级证据);②对于服用他汀类药物且甘油三酯 >2.3mmol/L(200mg/dl)的患者,可考虑非诺贝特或苯扎贝特（Ⅱb 类推荐，B 级证据）；③对于高风险和极高风险人群，在接受了他汀类药物治疗和生活方式干预后甘油三酯 >1.5mmol/L（135mg/dl），可考虑与他汀类药物联合使用 ω-3 PUFA（二十碳五烯酸 2~4g/d）（Ⅱb 类推荐，B 级证据）。

五、不同人群的降脂策略

1. 女性　对于 LDL-C 每减少 1mmol/L 带来的主要血管事件、主要冠脉事件、冠脉血运重建和脑卒中相应发生比例的下降在男性和女性中是相似的。此外，降低 LDL-C 的非他汀类药物（在高强度他汀类药物之上加用的依折麦布和 PCSK9 抑制剂）的相对效果在女性和男性中也是相似的。

2. 老年人（≥ 70 岁）　为了和该指南的其他部分年龄界限统一，此次血脂管理建议中将老年人定义为 ≥ 70 岁而不是 2019 年血脂指南中定义的 75 岁。因此，特别要强调的是，一些年龄组的证据类别和证据水平发生改变，特别是 70~75 岁患者。虽然现在使用的是单一的年龄临界值，但需要注意的是，所有这些年龄临界值都是相对任意划定的，而生物年龄在临床实践中会影响这个阈值。例如，一个非常健康的 75 岁的人有可能获得通常为 <70 岁的人预留的治疗建议。相反，一个非常虚弱的 65 岁的人有时可能被视为"老年人"而给出降脂治疗建议。

最近基于哥本哈根一般人群研究队列的结果进一步支持 LDL-C 作为老年患者 ASCVD 危险因素的作用，研究重点关注了 70~100 岁的年龄组，结果发现 LDL-C 的升高与该年龄组心肌梗死及 ASCVD 发病风险显著相关。而近期发表的一篇荟萃分析也提示，在 75 岁及以上的患者中，降脂在减少心血管事件方面与 75 岁以下的患者一样有效，他汀类药物和其他降脂药物均能显著减少主要血管事件。然而，在没有 ASCVD 的老年患者中，他汀类药物获益的直接证据仍然较少。年龄在 70 岁以下时，他汀类药物根据风险水平可以被推荐用于一级预防，但在 70 岁以上，对高风险或极高风险的人群，可以考虑开始他汀类药物治疗进行一级预防，但指南中也明确建议需考虑其他因素，包括风险调节因子、虚弱、预估的生命益处、共病和患者偏好等。尤其是当合并肾功能损害或药物相互作用的风险，应格外小心他汀类药物剂量的选择。虚弱和肌肉症状仍然是老年患者需要考虑的相关因素。对于老年人药物干预 LDL-C 进行一级预防，尽管 <2.6mmol/L（100mg/dl）的常规 LDL-C 目标似乎合理，但相关支持证据仍不足，需等待正在进行的老年患者一级预防试验的结果（STAREE 研究，NCT02099123）。

对老年患者（≥ 70 岁）的药物策略推荐：①对于老年 ASCVD 患者的他汀类药物治疗建议，与年轻患者相同（Ⅰ 类推荐，A 级证据）；②如果是高危或极高危的老年人群，可考虑开始他汀类药物治疗作为一级预防（Ⅱb 类推荐，B 级证据）；③如果有明显的肾功能损害和 / 或潜在的药物相互作用，建议起始应用低剂量他汀类药物（Ⅰ 类推荐，C 级证据）。

3. 糖尿病患者　糖尿病患者是 ASCVD 高风险人群，其 LDL-C 的降低与 CVD 风险降低显著相关。该指南针对糖尿病人群，提出了与健康人群类似的预防评估和治疗体系，同样推荐了一种依赖于风险、终生获益的评估、共病状态和患者偏好的逐步调控血脂的方法。而 PCSK9 抑制剂也可用于使用他汀类药物和 / 或依折麦布未达到预期 LDL-C 目标的糖尿病患者。

对糖尿病患者的血脂异常药物策略推荐：①在极高风险的 2 型糖尿病患者中（例如已确诊 ASCVD 和 / 或严重的靶器官损害），应实行强化降脂治疗方案，终极目标是 LDL-

C<1.4mmol/L(55mg/dl)和将 LDL-C 从基线降低 ≥ 50%(Ⅰ类推荐,A 级证据);②对于年龄>40 岁的 2 型糖尿病高危人群患者,终极目标是 LDL-C<1.8mmol/L(70mg/dl)和将 LDL-C 从基线降低 ≥ 50%(Ⅰ类推荐,A 级证据);③对于年龄 ≤ 40 岁的 1 型或 2 型糖尿病且已存在靶器官损害证据和 / 或 LDL-C 水平 >2.6mmol/L(100mg/dl)的患者,只要近期无妊娠计划,均可考虑使用他汀类药物治疗(Ⅱb 类推荐,C 级证据);④如果未达到 LDL-C 目标,应考虑他汀类药物与依折麦布联合使用(Ⅱa 类推荐,B 级证据)。

4. 慢性肾脏病患者 慢性肾脏病患者同样是 ASCVD 的高风险或极高风险的重点关注人群,而且其存在特征性的血脂异常,表现为高甘油三酯、低 HDL-C,而 LDL-C 常处于正常水平。既往研究也证实,应用他汀类药物治疗或他汀类药物治疗联合依折麦布(通常在不增加他汀类药物剂量的情况下进一步降低 LDL-C)对慢性肾脏病患者的 ASCVD 预后存在明显获益。指南中也指出,对于终末期肾病患者,并不建议开始针对血脂进行降低的药物治疗。如果已经在接受降脂治疗的 CKD 患者进入终末期肾病,则可以继续进行治疗。

对中度至重度慢性肾脏病患者(肾脏疾病患者生活质量 3~5 期)血脂异常药物策略推荐:①对于非透析依赖的 3~5 期 CKD 患者,推荐使用他汀类药物或他汀类药物 + 依折麦布联合治疗(Ⅰ类推荐,A 级证据);②对于在透析开始前已经使用他汀类药物、依折麦布或他汀类药物 + 依折麦布联合治疗的患者,特别是合并 ASCVD 的患者,应考虑继续使用这些药物(Ⅱa 类推荐,C 级证据);③对于无 ASCVD 的透析依赖 CKD 患者,不建议开始他汀类药物治疗(Ⅲ类推荐,A 级证据)。

5. 家族性高胆固醇血症 家族性高胆固醇血症是具备遗传特征的特殊血脂异常的患者,具备胆固醇水平极端升高、ASCVD 高风险等临床特征。对于可能存在遗传性血脂异常的患者如杂合子型 FH 可以通过极端的血脂异常水平和 / 或家族史来帮助早期识别。在未接受降脂治疗的情况下,如检出患者的 LDL-C>4.9mmol/L(190mg/dl),需要仔细评估 FH 的可能性。而如果患者本身存在早发 ASCVD 或直系亲属存在早发 ASCVD 家族史的情况下,即便患者 LDL-C 水平没有极端升高,也应该考虑 FH 的可能。除了进行基因检测外,荷兰的 DLCN 诊断评分体系是目前识别和诊断 FH 的重要手段。纯合子型 FH 患者罕见,同时也是 ASCVD 极高风险人群,一经诊断,需长期由医师随访监管血脂的调控和相关并发症的诊疗。此次指南对于 FH 患者的治疗推荐与 2019 年欧洲血脂管理指南治疗推荐相比并无更新。

六、展望

血脂管理领域目前仍有亟待回答的问题尚未解决,这些问题也会成为未来血脂领域研究的主要方向,包括但不限于:①从 RCT 研究中获得的逐步强化治疗方法的直接经验证据,同时设计研究评估达到 LDL-C 水平 <1.4mmol/L(55mg/dl)的可行性和效果,特别是在一级预防中的获益;②对低至中度 CVD 风险人群、老年人和新的降脂药物干预研究中,需要更多的长时程随访 RCT 的证据支持血脂修饰治疗对总死亡率的影响;③使用终身 CVD 风险评估和更精确的 CVD 风险评分来靶向指导降脂干预治疗的成本效益需要进一步研究;④甘油三酯或 HDL-C 值作为治疗目标的潜在获益及靶目标值;⑤降低 Lp(a)的药物治疗方案除去药物本身的影响是否可以带来心血管病风险降低额外获益;⑥具有降脂作用的功能性食品和食品补充剂是否可以安全地降低 CVD 的发生风险。

(张 龙 李建平)

参考文献

[1] CBD 2019 Stroke Collaborators. Global, regional, and national burden of stroke and its risk factors, 1990-2019: a systematic analysis for the Global Burden of Disease Study 2019 [J]. Lancet Neurol, 2021, 20 (10): 795-820.

[2] ROTH G A, MENSAH G A, JOHNSON C O, et al. Global Burden of Cardiovascular Diseases and Risk Factors, 1990-2019: Update From the GBD 2019 Study [J]. J Am Coll Cardiol, 2020, 76 (25): 2982-3021.

[3] D'AGOSTINO R S, VASAN R S, PENCINA M J, et al. General cardiovascular risk profile for use in primary care: the Framingham Heart Study [J]. Circulation, 2008, 117 (6): 743-753.

[4] GRUNDY S M, STONE N J, BAILEY A L, et al. 2018 AHA/ACC/AACVPR/AAPA/ABC/ACPM/ADA/AGS/APhA/ASPC/NLA/PCNA Guideline on the Management of Blood Cholesterol: A Report of the American College of Cardiology/American Heart Association Task Force on Clinical Practice Guidelines [J]. Circulation, 2019, 139 (25): e1082-e1143.

[5] 赵旺，叶平，胡大一，等. 根据《中国成人血脂异常防治指南 (2016 年修订版)》再分析 DYSIS-China 横断面调查 [J]. 中国心血管杂志 , 2020, 25 (1): 55-61.

[6] VISSEREN F L J, MACH F, SMULDERS Y M, et al. 2021 ESC Guidelines on cardiovascular disease prevention in clinical practice [J]. Eur Heart J, 2021, 42 (34): 3227-3337.

[7] MACH F, BAIGENT C, CATAPANO A L, et al. 2019 ESC/EAS Guidelines for the management of dyslipidaemias: lipid modification to reduce cardiovascular risk [J]. Eur Heart J, 2020, 41 (1): 111-188.

[8] FERENCE B A, GINSBERG H N, GRAHAM I, et al. Low-density lipoproteins cause atherosclerotic cardiovascular disease. 1. Evidence from genetic, epidemiologic, and clinical studies. A consensus statement from the European Atherosclerosis Society Consensus Panel [J]. Eur Heart J, 2017, 38 (32): 2459-2472.

[9] Cholesterol Treatment Trialists'(CTT) Collaboration, BAIGENT C, BLACKWELL L, et al. Efficacy and safety of more intensive lowering of LDL cholesterol: a meta-analysis of data from 170, 000 participants in 26 randomised trials [J]. Lancet, 2010, 376 (9753): 1670-1681.

[10] MIHAYLOVA B, EMBERSON J, BLACKWELL L, et al. The effects of lowering LDL cholesterol with statin therapy in people at low risk of vascular disease: meta-analysis of individual data from 27 randomised trials [J]. Lancet, 2012, 380 (9841): 581-590.

[11] AMARENCO P, KIM J S, LABREUCHE J, et al. A Comparison of Two LDL Cholesterol Targets after Ischemic Stroke [J]. N Engl J Med, 2020, 382 (1): 9.

[12] CHAPMAN M J, GINSBERG H N, AMARENCO P, et al. Triglyceride-rich lipoproteins and high-density lipoprotein cholesterol in patients at high risk of cardiovascular disease: evidence and guidance for management [J]. Eur Heart J, 2011, 32 (11): 1345-1361.

[13] CARTIER L J, COLLINS C, LAGACE M, et al. Comparison of fasting and non-fasting lipid profiles in a large cohort of patients presenting at a community hospital [J]. Clin Biochem, 2018, 52: 61-66.

[14] SAMPSON M, LING C, SUN Q, et al. A New Equation for Calculation of Low-Density Lipoprotein Cholesterol in Patients With Normolipidemia and/or Hypertriglyceridemia [J]. JAMA Cardiol, 2020, 5 (5): 540-548.

[15] BOEKHOLDT S M, ARSENAULT B J, MORA S, et al. Association of LDL cholesterol, non-HDL cholesterol, and apolipoprotein B levels with risk of cardiovascular events among patients treated with statins: a meta-analysis [J]. JAMA, 2012, 307 (12): 1302-1309.

[16] CERSOSIMO E, JOHNSON E L, CHOVANES C, et al. Initiating therapy in patients newly diagnosed with type 2 diabetes: Combination therapy vs a stepwise approach [J]. Diabetes Obes

Metab, 2018, 20 (3): 497-507.

［17］FERENCE B A, BHATT D L, CATAPANO A L, et al. Association of Genetic Variants Related to Combined Exposure to Lower Low-Density Lipoproteins and Lower Systolic Blood Pressure With Lifetime Risk of Cardiovascular Disease [J]. JAMA, 2019, 322 (14): 1381-1391.

［18］CANNON C P, BLAZING M A, GIUGLIANO R P, et al. Ezetimibe Added to Statin Therapy after Acute Coronary Syndromes [J]. N Engl J Med, 2015, 372 (25): 2387-2397.

［19］SABATINE M S, GIUGLIANO R P, KEECH A C, et al. Evolocumab and Clinical Outcomes in Patients with Cardiovascular Disease [J]. N Engl J Med, 2017, 376 (18): 1713-1722.

［20］SCHWARTZ G G, STEG P G, SZAREK M, et al. Alirocumab and Cardiovascular Outcomes after Acute Coronary Syndrome [J]. N Engl J Med, 2018, 379 (22): 2097-2107.

［21］RIDKER P M, ROSE L M, KASTELEIN J J P, et al. Cardiovascular event reduction with PCSK9 inhibition among 1578 patients with familial hypercholesterolemia: Results from the SPIRE randomized trials of bococizumab [J]. J Clin Lipidol, 2018, 12 (4): 958-965.

［22］MOZAFFARIAN D. Natural trans fat, dairy fat, partially hydrogenated oils, and cardiometabolic health: the Ludwigshafen Risk and Cardiovascular Health Study [J]. Eur Heart J, 2016, 37 (13): 1079-1081.

［23］RAY K K, WRIGHT R S, KALLEND D, et al. Two Phase 3 Trials of Inclisiran in Patients with Elevated LDL Cholesterol [J]. N Engl J Med, 2020, 382 (16): 1507-1519.

［24］Cholesterol Treatment Trialists'(CTT) Collaboration, FULCHER J, O'CONNELL R, et al. Efficacy and safety of LDL-lowering therapy among men and women: meta-analysis of individual data from 174, 000 participants in 27 randomised trials [J]. Lancet, 2015, 385 (9976): 1397-1405.

［25］Myocardial Infarction Genetics Consortium Investigators, STITZIEL N O, WON H H, et al. Inactivating mutations in NPC1L1 and protection from coronary heart disease [J]. N Engl J Med, 2014, 371 (22): 2072-2082.

［26］MORTENSEN M B, NORDESTGAARD B G. Elevated LDL cholesterol and increased risk of myocardial infarction and atherosclerotic cardiovascular disease in individuals aged 70-100 years: a contemporary primary prevention cohort [J]. Lancet, 2020, 396 (10263): 1644-1652.

［27］GENCER B, MARSTON N A, IM K, et al. Efficacy and safety of lowering LDL cholesterol in older patients: a systematic review and meta-analysis of randomised controlled trials [J]. Lancet, 2020, 396 (10263): 1637-1643.

高血压患者血压与血脂管理

随着社会经济的发展、人口老龄化的加速和居民生活方式的改变,我国心血管疾病发病率持续增高。据 2021 年《中国心血管健康与疾病报告》显示,心血管疾病仍占我国城乡居民总死亡原因的首位。我国心血管疾病发病率的逐年升高是多种危险因素共同作用的结果,高血压是其中一个重要的危险因素。过去数十年高血压的患病率不断增高,2015 年中国成人高血压患病率为 27.9%,患病人数已达 2.45 亿人。为应对高血压疾病负担的迅速增加,1999 年至今我国已先后制定了一系列高血压管理指南和共识,极大地规范了高血压的管理路径,促进了高血压防治更加科学化和保持与世界同步接轨。尽管如此,高血压的管理仍存在较大的改善空间。我国第 4 次高血压调查显示,≥ 18 岁的成年人高血压知晓率、治疗率和控制率分别为 51.6%、45.8% 和 16.8%。除高血压外,高胆固醇血症、肥胖、糖尿病等动脉粥样硬化性心血管疾病(atherosclerotic cardiovascular disease,ASCVD)危险因素的患病率也呈上升趋势。其中,高胆固醇血症是高血压患者最常见的并存心血管危险因素,研究显示高血压和高胆固醇血症已成为我国居民缺血性心脏病死亡最重要的危险因素。因此,2021 年中华医学会心血管病学分会高血压学组和中华心血管病杂志编辑委员会联合制定的《中国高血压患者血压血脂综合管理的专家共识》(以下简称《共识》)将进一步提升高血压患者心血管疾病防治的规范性和科学性,改善高血压患者的预后,为健康中国的建设添砖加瓦。

一、合并高胆固醇血症,让高血压患者的 ASCVD 风险雪上加霜

心血管疾病是目前中国最主要的疾病负担和公共卫生挑战。最近发表的 PURE-China 是一项由研究人员发起的前瞻性队列研究,包含来自中国 12 个省 115 个城乡社区的 47 262 名中年人,评估了包括高血压在内的 12 种可变心血管危险因素对人群心血管发病和死亡的影响。随访近 12 年,研究发现心血管疾病是中国第一位的死亡原因,占比 36%,而 41.7% 的心血管疾病发病与代谢性危险因素,如高血压、糖尿病、腹部肥胖和非高密度脂蛋白胆固醇(non-high density lipoprotein cholesterol,non-HDL-C)的暴露有关。该研究认为在人群水平上高血压是对心血管疾病(cardiovascular disease,CVD)发病和死亡影响最大的危险因素,控制高血压可以减低 25% 的心血管发病和 10.8% 的死亡风险。最近 Rehman 等从多维度探讨了高血压、糖尿病和高胆固醇血症对冠心病、脑卒中等心血管疾病死亡的影响,发现高胆固醇血症是导致冠心病相关死亡的首要原因。高血压合并高脂血症,特别是合并高胆固醇血症,无疑是"雪上加霜",心血管风险明显提高。

MRFIT 研究发现,升高的血压和总胆固醇水平有协同作用,可明显增加冠心病的死亡风险。对总胆固醇 <182mg/dl 的患者,SBP 为 120mmHg 左右时,其冠心病死亡风险为每年 3/1 万,但随着 SB 升高,死亡风险明显加大,当 SBP>142mmHg 时冠心病死亡风险增加至每年 14/1 万。亚太地区队列研究协作组(Asia Pacific Cohort Studies Collaboration,APCSC)也得到类似结果。APCSC 收集了来自亚洲、澳大利亚和新西兰的 380 216 人的临床数据,分析了收缩压、血胆固醇水平与冠心病事件或缺血性脑卒中之间的关系,平均随访约 7 年,结

果显示在所有胆固醇水平,随着收缩压水平的升高,冠心病和缺血性脑卒中的风险增加;同样在所有收缩压水平,随着胆固醇水平的升高,冠心病和缺血性脑卒中的事件也增加。

二、ASCVD危险分层是高血压患者血压和血脂管理的必要前提

20世纪80年代,为更有针对性地降低高危患者的心血管风险,世界卫生组织(WHO)提出聚焦高危患者筛查和干预的高危策略。长期以来,高危策略是高血压患者血压、血脂管理的主要方法。该策略要求首先评估高血压患者ASCVD风险,并进行危险分层,根据危险分层确立相应的血压和血脂管理目标,以实现更个性化的医疗服务,提高防治的效价比。

共识推荐高血压合并血脂异常患者的ASCVD危险分层见表1。传统心血管危险分层通常将个体ASCVD风险分为低危、中危、高危和极高危,《中国成人血脂异常防治指南(2016年修订版)》以及《2021年ESC心血管病临床实践指南》等采用的都是上述分类。上述分类将所有ASCVD患者划入极高危范畴,采用相同的防治策略。但近年的研究发现,ASCVD患者的10年复发心血管事件风险不尽相同,有高低大小的差异,采取更强的防治措施,能降低ASCVD复发风险。同时,随着前蛋白转化酶枯草溶菌素9(PCSK9)抑制剂的上市,人们降低低密度脂蛋白胆固醇(low density lipoprotein cholesterol,LDL-C)的能力大大加强,在这种背景下,2017年ACCE首先在ASCVD的危险分层中提出超高危的概念,将ASCVD患者中更易出现新发事件的患者定义为超高危(表2),之后美国心脏病学会(ACC)/美国心脏协会(AHA)、中国CCEP和中华医学会心血管病学分会也分别于2018年、2019年和2020年在相关指南共识中采用了"超高危"的概念,尽管各自对"超高危"的定义不尽相同,但治疗靶点和靶目标基本一致,均建议以LDL-C为主要靶标,在极高危患者靶目标的基础上进一步下调LDL-C的目标水平(表2)。本共识也引入了"超高危"的概念,将高血压合并血脂异常的患者分为低危、中危、高危、极高危和超高危5大类(表1),其中超高危的定义同中华医学会心血管病学分会制定的《超高危动脉粥样硬化性心血管疾病患者血脂管理中国专家共识》中的定义基本相同。

表1　高血压患者ASCVD危险分层

危险分层	临床状态
超高危	发生过2次严重ASCVD事件,或1次严重ASCVD事件合并≥2个高风险因素 严重ASCVD事件:①既往12个月内发生过急性冠脉综合征;②心肌梗死史(12个月以上);③缺血性脑卒中史;④有症状的周围血管病变、既往接受过血运重建或截肢 高风险因素:①多血管床病变(冠状动脉、脑动脉和外周动脉同时存在2~3处有缺血症状的病变);②早发冠心病史(男性<65岁);③基线LDL-C>4.9mmol/L;④既往有PCI/CABG治疗史;⑤糖尿病;⑥慢性肾脏病(3/4期);⑦吸烟;⑧最大耐受剂量他汀类药物治疗后,LDL-C仍≥2.6mmol/L
极高危	有ASCVD证据者
高危	高血压合并以下1项及以上疾病者:①糖尿病(年龄≥40岁);②LDL-C≥4.9mmol/L;③慢性肾脏病(3/4期) 高血压合并3项其他危险因素 高血压合并2项其他危险因素且LDL-C≥2.6mmol/L

续表

危险分层	临床状态
中危	高血压 +2 项其他危险因素且 1.8 ≤ LDL-C<2.6mmol/L 高血压 +1 项其他危险因素且 LDL-C ≥ 2.6mmol/L
低危	高血压 +1 项其他危险因素且 1.8mmol/L ≤ LDL-C<2.6mmol/L 高血压不伴其他危险因素

注：其他危险因素包括年龄 ≥ 45/55 岁（男性 / 女性）、吸烟、HDL-C<1.0mmol/L、体重指数 ≥ 28kg/m² 、早发缺血性心血管疾病家族史。

表 2 不同指南共识对 ASCVD 超高危患者的定义和防治策略

	定义	主要靶点
2017 年 AACE/ACE 血脂指南	超高危 ASCVD 患者：① LDL-C 已经 <70mg/dl 依然发生进展性 ASCVD（包括不稳定型心绞痛）；②临床确诊的心血管疾病合并糖尿病、慢性肾脏病 3/4 期或杂合子型家族性高胆固醇血症；③早发 ASCVD 史（男性 <55 岁，女性 <65 岁）	LDL-C
2018 年 AHA/ACC 血脂指南	超高危 ASCVD 患者：发生多次主要 ASCVD 事件，或发生过 1 次主要 ASCVD 事件合并多种高风险因素的患者 主要 ASCVD 事件：①近期发生过 ACS（在既往 12 个月内）；②心肌梗死史（上面列出的近期 ACS 事件除外）；③缺血性脑卒中史；④有症状的周围血管病变［跛行病史且踝臂指数（ABI）<0.85，此前冠脉血运重建或截肢］ 高风险因素：①年龄 ≥ 65 岁；②杂合子型家族性高胆固醇血症；③主要 ASCVD 事件以外的 CABG 或 PCI 既往史；④糖尿病；⑤高血压；⑥慢性肾脏病［eGFR 15~59ml/（min·1.73m²）］；⑦吸烟；⑧使用最大耐受他汀联合依折麦布治疗后，LDL-C 仍持续升高（LDL-C ≥ 2.6mmol/L）；⑨充血性心力衰竭病史	LDL-C
超高危动脉粥样硬化性心血管疾病患者血脂管理中国专家共识	超高危 ASCVD 患者：发生 ≥ 2 次严重的 ASCVD 事件，或发生过 1 次严重的 ASCVD 事件合并 ≥ 2 个高风险因素的患者 严重 ASCVD 事件：①近期发生过 ACS（在既往 12 个月内）；②心肌梗死史（12 个月以上）；③缺血性脑卒中史；④有症状的周围血管病变，既往接受过血运重建或截肢 高风险因素：①多血管床病变（冠状动脉、脑动脉和外周动脉同时存在 2~3 处有缺血症状的动脉病变）；②早发冠心病（男性 <55 岁，女性 <65 岁发病史）；③家族性高胆固醇血症或基线 LDL-C>4.9mmol/L；④既往有 CABG 或 PCI 治疗史；⑤糖尿病；⑥高血压；⑦慢性肾脏病（3/4 期）；⑧吸烟；⑨最大耐受量他汀类药物治疗后，LDL-C 仍 ≥ 2.6mmol/L	LDL-C
CCEP 调脂治疗降低心血管事件专家建议	对于超高危 ASCVD 患者，ASCVD 患者并存以下情况之一列为超高危人群：①复发的 ASCVD 事件；②冠状动脉多支血管病变；③近期 ACS；④心、脑或外周多血管床动脉粥样硬化性血管疾病；⑤LDL-C ≥ 4.9mmol/L（190mg/dl）；⑥糖尿病	LDL-C

三、齐抓共管血压与血脂异常使高血压患者获益更大

过去 30 年,中国的高血压患病率不断增加,但知晓率、治疗率和控制率仍较低,血压得到良好控制的比例小于 10%。在继续提高高血压管理相关的"三率"的同时,全面管理高血压患者总的心血管风险也是改善预后的重要措施。

血压与血脂异常的同时管控,可使患者获得更大的心血管益处。Stevens 等预测从 2016 年到 2030 年的 15 年间中国将增加 7 500 万例 AMI 患者和 1.18 亿例脑卒中患者,而同时管控血压与血脂异常则可以使 AMI 和脑卒中的发病人数分别减少 2 000 万人和 3 000 万人,获益明显大于单纯降压或单纯降脂治疗。ASCOT 研究也发现,与单纯降压相比,降压联合降脂可以使 MACE(非致死性 MI 和致死性冠心病)和脑卒中发生率进一步降低 36% 和 27%。HOPE-3 研究也获得类似结果。在 HOPE-3 研究中,单纯降压组和降压联合降脂组降低 MACE 的幅度分别为 27% 和 41%,提示降压联合降脂临床获益更多。尽管如此,高血压患者合并胆固醇水平升高患者的管理仍有较大差距,知晓率和治疗率分别为 23.7% 和 13.0%,而控制率仅 6.5%。

共识认同健康的生活方式是高血压患者的治疗基础,建议降压治疗的目标值为 <130/80mmHg,对 75 岁及以上的老年患者血压目标可考虑 <140/90mmHg,衰弱高血压患者的血压目标可根据患者耐受性个体化设定。在降压药的选择上,首先要考虑的因素是降压达标能力和对预后的影响。共识推荐血管紧张素转化酶抑制剂(ACEI)、血管紧张素 II 受体阻滞剂(ARB)、钙通道阻滞剂(CCB)、利尿剂和 β 受体阻滞剂均为一线降压药物。除高血压急症外,降压药应在 4~12 周内能将血压逐步降至目标水平,并长期维持血压达标;其次,要关注降压药对血脂代谢的影响。部分利尿剂和 β 受体阻滞剂对血脂代谢有轻度不利影响,但因影响轻微,且 ALLHAT 等研究未发现对心血管预后有不利影响,因此共识仍推荐利尿剂和 β 受体阻滞剂为一线降压药。当基础血压 ≥ 160/100mmHg,共识认为可以考虑起始联合降压策略。

共识推荐 LDL-C 为高血压患者首要降脂治疗靶标,并在 ASCVD 风险评估的基础上确定 LDL-C 的目标值(表3),对超高危患者中 2 年内至少发生了 2 次主要心血管事件的患者,共识建议采取更积极的降胆固醇措施,可以将 LDL-C 降至 1.0mmol/L 以下,且较基线降幅超过 50%。尽管甘油三酯和脂蛋白(a)水平增高和心血管风险有一定的相关性,但能否作为 ASCVD 防治的靶点还有待进一步研究。

表 3　高血压患者根据 ASCVD 危险分层的降脂目标

危险分层	LDL-C 目标值(主要靶点)	非 HDL-C 目标值(次要靶点)
超高危	<1.4mmol/L,且较基线降幅超过 50%,2 年内发生 ≥ 2 次主要心血管事件者,可下调 LDL-C 至 <1.0mmol/L 且将基线降幅超过 50%	<2.2mmol/L
极高危	<1.8mmol/L,或降幅 30%~50%	<2.6mmol/L
高危	<1.8mmol/L	<3.4mmol/L
中危	<2.6mmol/L	<3.4mmol/L
低危	<3.4mmol/L	<4.2mmol/L

在启动降脂药物治疗前,对合并血脂异常的高血压患者首先要寻找导致血脂异常的继发因素(表4),糖尿病、甲状腺功能减退、酗酒和肾功能异常是导致血脂异常的常见原因。近年来新型抗肿瘤药物如雨后春笋般涌现,相关的血脂异常也日益增多,应该引起关注。排除继发性血脂异常,关键是要仔细询问病史和查体。继发性血脂异常的治疗主要是去除相关的因素,治疗相应的疾病。

表4 继发性血脂异常的常见原因

	高 LDL-C	高甘油三酯(TG)
饮食	饱和或反式脂肪、体重增加、厌食	体重增加、非常低的脂肪饮食、大量摄入精致的碳水化合物和酒精
药物	利尿剂、环孢素、糖皮质激素、胺碘酮	口服雌激素、糖皮质激素、胆酸螯合剂、蛋白酶抑制剂、维甲酸、合成类固醇、帕雷霉素、雷洛昔芬、他莫昔芬、β受体阻断剂、噻嗪类利尿剂
疾病	胆道阻塞肾病综合征、甲状腺功能减退、肥胖	肾病综合征、慢性肾衰竭、肥胖、甲状腺功能减退、糖尿病(控制不好)
其他	妊娠	妊娠

他汀类药物为降脂治疗的基石和首选药物,LDL-C 达标后,应维持长期治疗。对单纯他汀类药物不能使 LDL-C 达标者,指南推荐依次联合应用胆固醇吸收抑制剂和 PCSK9 抑制剂。共识未涉及 LDL-C 达标后 TG 仍高(200~500mg/dl)患者的进一步治疗,欧洲动脉粥样硬化学会建议对有上述血脂表型的 ASCVD 患者和糖尿病患者,可以加用非诺贝特和高纯度鱼油制剂治疗。高血压合并中轻度高甘油三酯血症(TG<500mg/dl)患者的治疗原则同上。对合并严重高甘油三酯血症(≥ 500mg/dl)的患者,则建议首选降低 TG 药物,例如贝特、烟酸和高剂量的 ω-3 不饱和脂肪酸,以降低急性胰腺炎的风险。开始降脂药治疗或增加剂量/种类4~6周后,应复查主要血脂参数和与不良反应相关的生化指标(例如肌酸激酶、ALT、AST 等),以判断降脂疗效和安全性。

合并高脂血症的高血压患者,降压和降脂治疗原则同单纯高血压患者,但要关注降压药和降脂药之间的相互作用。药物的相互作用既可提高疗效,也可增强不良反应发生风险,但事先难以预测药物相互作用的最终表型。大部分他汀类药物和二氢吡啶类的降压药都通过肝脏的细胞色素 P450 酶代谢,因此必须提高防范风险的意识。另外,高血压是脑出血的重要危险因素已获公认,但 LDL-C 水平、降脂药物使用和脑出血风险之间的关系错综复杂,虽然低基线 LDL-C 水平与脑出血之间的相关性得到较多人的认可,但尚缺乏有力证据支持他汀类等降脂药可以增加脑出血风险。因此,建议高血压患者血压与血脂管理要齐头并进,实现双达标。对存在脑出血高风险(如有脑出血病史和脑血管淀粉样病变等)的高血压患者应综合考虑心血管风险,定制个性化的治疗策略。

总之,防治 ASCVD 最重要的是从源头上控制危险因素,高血压和高脂血症在我国心血管疾病患病率增长中起重要作用,我国高血压与血脂异常人群基数庞大,我们要关注高血压患者的血脂水平,有效的联合控制这两种危险因素在我们防治动脉粥样硬化性心血管疾病的征程上起重要作用。

（刘传芬　陈红）

参考文献

［1］ 国家心血管病中心 . 中国心血管健康与疾病报告 2021 [M]. 北京 : 科学出版社 , 2022.

［2］ FANG L, SONG J, MA Z, et al. Prevalence and characteristics of hypertension in mainland Chinese adults over decades: a systematic review [J]. J Hum Hypertens, 2014, 28: 649-656.

［3］ WANG Z, CHEN Z, ZHANG L, et al. Status of hypertension in China: results from the China Hypertension Survey, 2012-2015 [J]. Circulation, 2018, 137 (22): 2344-2356.

［4］ 中华医学会心血管病学分会高血压学组 , 中华心血管病杂志编辑委员会 . 中国高血压患者血压血脂综合管理的专家共识 [J]. 中华心血管病杂志 , 2021, 49 (6): 554-563.

［5］ LI S, LIU Z, JOSEPH P, et al. Modifiable risk factors associated with cardiovascular disease and mortality in China: a PURE substudy [J]. Eur Heart J, 2022, 43 (30): 2852-2863.

［6］ REHMAN S, REHMAN E, MUMTAZ A, et al. Cardiovascular Disease Mortality and Potential Risk Factor in China: A Multi-Dimensional Assessment by a Grey Relational Approach [J]. Int J Public Health, 2022, 67: 1604599.

［7］ NEATON J D, WENTWORTH D. Serum cholesterol, blood pressure, cigarette smoking, and death from coronary heart disease. Overall findings and differences by age for 316, 099 white men. Multiple Risk Factor Intervention Trial Research Group [J]. Arch Intern Med, 1992, 152 (1): 56-64.

［8］ Asia Pacific Cohort Studies Collaboration. Joint effects of systolic blood pressure and serum cholesterol on cardiovascular disease in the Asia Pacific region [J]. Circulation, 2005, 112 (22): 3384-3390.

［9］ 中国成人血脂异常防治指南修订联合委员会 . 中国成人血脂异常防治指南 (2016 年修订版)[J]. 中华心血管病杂志 , 2016, 44 (10): 833-853.

［10］ VISSEREN F L J, MACH F, SMULDERS Y M, et al. ESC National Cardiac Societies; ESC Scientific Document Group. 2021 ESC Guidelines on cardiovascular disease prevention in clinical practice [J]. Eur Heart J, 2021, 42 (34): 3227-3337.

［11］ BOHULA E A, MORROW D A, GIUGLIANO R P, et al. Atherothrombotic risk stratification and ezetimibe for secondary prevention [J]. J Am Coll Cardiol, 2017, 69 (8): 911-921.

［12］ SABATINE M S, DE FERRARI G M, GIUGLIANO R P, et al. Clinical benefit of evolocumab by severity and extent of coronary artery disease [J]. Circulation, 2018, 138 (8): 756-766.

［13］ JUKEMA J W, SZAREK M, ZIJLSTRA L E, et al. Alirocumab in patients with polyvascular disease and recent acute coronary syndrome: ODYSSEY OUTCOMES Trial [J]. J Am Coll Cardiol, 2019, 74 (9): 1167-1176.

［14］ BOHULA E A, BONACA M P, BRAUNWALD E, et al. Atherothrombotic risk stratification and the efficacy and safety of vorapaxar in patients with stable ischemic heart disease and previous myocardial infarction [J]. Circulation, 2016, 134 (4): 304-313.

［15］ JELLINGER P S, HANDELSMAN Y, ROSENBLIT P D, et al. American Association of Clinical Endocrinologists and American College of Endocrinology Guidelines for Management of Dyslipidemia and Prevention of Cardiovascular Disease-Executive Summary [J]. Endocr Pract, 2017, 23 (4): 479-497.

［16］ GRUNDY S M, STONE N J, BAILEY A L, et al. 2018 AHA/ACC/AACVPR/AAPA/ABC/ACPM/ADA/AGS/APhA/ASPC/NLA/PCNA Guideline on the management of blood cholesterol: a report of the American College of Cardiology/American Heart Association Task Force on Clinical Practice Guidelines [J]. J Am Coll Cardiol, 2019, 73 (24): e285-e350.

［17］ 中国胆固醇教育计划 (CCEP) 工作委员会 , 中国医疗保健国际交流促进会动脉粥样硬化血栓疾病防治分会 , 中国老年学和老年医学学会心血管病分会 , 等 . 中国胆固醇教育计划调脂治疗降低心血管事件专家建议 (2019)[J]. 中华内科杂志 , 2020, 59 (1): 18-22.

［18］ 中华医学会心血管病学分会 . 超高危动脉粥样硬化性心血管疾病患者血脂管理中国专家共识 [J]. 中华心血管病杂志 , 2020, 48 (4): 280-286.

［19］ STEVENS W, PENEVA D, LI J Z, et al. Estimating the future burden of cardiovascular disease and the value of lipid and blood pressure control therapies in China [J]. BMC Health Serv Res, 2016, 16: 175.

［20］ 中国高血压调查研究组 . 2012~2015 年我国 ≥ 35 岁人群血脂异常状况调查 [J]. 中国循环杂志 , 2019, 34 (7): 681-687.

2021年EAS共识解读：高危及极高危患者联合降脂治疗实践指南

迄今为止,低密度脂蛋白(LDL-C)仍然是动脉粥样硬化性心血管疾病(ASCVD)一级、二级防控最为重要的可控危险因素和药物干预靶点。既往的随机对照试验(RCT)研究和荟萃分析显示,LDL-C每下降1mmol/L,不良心血管事件平均下降21%。2019年欧洲心脏病学会(ESC)对LDL-C提出"the lower,the better"——越低越好的呼吁和号召:即使LDL-C降低至婴儿水平,仍然是安全的,且会带来更大的心血管获益。至于LDL-C降低的底线在哪里,尚无定论。这也给临床医师特别是心血管专科医师带来了困惑和挑战,究竟给患者制定怎样的降脂目标和降脂策略? 如何评估权衡药物不良反应风险、医疗花费和心血管获益?

基于这些临床实践中的具体问题,为了更加个体化地优化药物治疗,找到亟须强化降脂的患者,2019年ESC对人群进行高危及极高危的分层和定义,并分别制定了不同的LDL-C靶目标(表1)。与此同时,2019年中国胆固醇教育计划(CCEP)工作委员会在原2016年CCEP专家建议的基础上,对极高危ASCVD患者进行进一步危险分层,划分出能够从更加强化的降胆固醇治疗中获益的人群,进一步提出"超高危"的概念,代表原"极高危"患者中心血管事件风险特别高的部分人群(表2)。可以说,2019年CCEP中的"超高危"是对2019年ESC"极高危"的一种适用性变通,对这部分人群提出LDL"<1.4mmol/L,较基线降幅≥50%"更加严格的LDL-C控制靶目标。

表1 2019年ESC高危、极高危组的定义及LDL-C靶目标

分组	定义	LDL-C靶目标
极高危	已知ASCVD 10年致死性CVD风险,SCORE评分≥10% FH合并ASCVD或其他主要危险因素& 重度肾功能不全[eGFR<30ml/(min·1.73m²)] DM合并靶器官损害*,≥3个主要危险因素&或早发的、时程超过20年的T1DM	LDL-C<1.4mmol/L且较基线水平下降至少50% 对于在2年内发生第2次事件且正在接受最大耐受剂量他汀的ASCVD患者,LDL-C<1.0mmol/L
高危	TC>8mmol/L,LDL-C>4.9mmol/L,或血压≥180/110mmHg 10年致死性CVD风险,SCORE评分≥5%且<10% FH,不合并其他主要危险因素& DM不合并靶器官损害*,DM病程超过10年或合并其他危险因素& 中度肾功能不全[eGFR 30~59ml/(min·1.73m²)]	LDL-C<1.8mmol/L且较基线水平下降至少50%

注:* 靶器官损害定义为微量白蛋白尿、视网膜病变或神经病变。

& 主要危险因素包括年龄(男性≥45岁或女性≥55岁)、吸烟、低高密度脂蛋白胆固醇、体重指数≥28kg/m²、早发心血管病家族史。

FH,家族性高胆固醇血症;DM,糖尿病;T1DM,1型糖尿病;TC,总胆固醇。

表 2　2019 年 CCEP 超高危、极高危、高危组的定义及 LDL-C 靶目标

分组	定义	LDL-C 靶目标
超极高危	ASCVD 并存以下情况之一 复发 ASCVD 事件 冠状动脉多支血管病变 近期 ACS（12 个月内） 心、脑或外周动脉粥样硬化性血管疾病 LDL-C ≥ 4.9mmol/L 糖尿病	LDL-C<1.4mmol/L 或较基线水平 降低幅度 ≥ 50%
极高危	ASCVD 糖尿病 + 高血压 糖尿病合并靶器官损害或合并至少 3 项其他危险因素 糖尿病 +1 项其他危险因素*且 LDL-C ≥ 3.4mmol/L 外周动脉粥样硬化性疾病（狭窄 >50%）	LDL-C<1.8mmol/L 或较基线水平 降低幅度 ≥ 50%
高危	糖尿病 高血压 +2 项其他危险因素*且 LDL-C ≥ 2.6mmol/L 慢性肾脏病（3 或 4 期） LDL-C ≥ 4.9mmol/L	LDL-C<2.6mmol/L

注：*危险因素包括年龄（男性 ≥ 45 岁或女性 ≥ 55 岁）、吸烟、低高密度脂蛋白胆固醇、体重指数 ≥ 28kg/m²、早发心血管病家族史。

ACS，急性冠脉综合征。

除 LDL-C 外，我们一直在试图寻找可进一步改善心血管预后的其他血脂干预靶点。流行病学研究显示，甘油三酯（TG）水平升高与心血管事件密切相关。然而遗憾的是，既往以降低 TG 为主要治疗目标的贝特类、鱼油类等药物一直未得到可改善心血管预后的可靠循证医学证据。新近发表的二十五碳五烯乙酯［高纯度鱼油制剂 Vascepa（icosapent ethyl，IPE）］降低心血管事件干预研究（REDUCE-IT 研究）为我们重新点燃干预 TG 以进一步减少心血管不良事件的希望——TG 水平在 1.5~5.6mmol/L 的 ASCVD 或 ASCVD 高危者在他汀治疗基础上给予高纯度鱼油制剂（IPE）治疗，心血管事件发生率显著降低。在上述研究基础上，2021 年欧洲动脉粥样硬化学会（EAS）工作组发布指南，为高危和极高危患者其 LDL-C 和 / 或甘油三酯（TG）升高的联合降脂治疗提出实用性建议，以期指导临床医师制定更加合理的降脂治疗策略。EAS 工作组再次强调指出，LDL-C 仍然是降脂治疗的首要靶目标；同时更新了对于轻度至中度 TG 升高时的管理建议，尤其是提出应用高纯度鱼油下调富含 TG 的脂蛋白颗粒，以进一步减少不良心血管事件。

1. 降脂治疗策略中 LDL-C 首要靶目标地位不动摇，推荐联合治疗以尽早实现 LDL-C 达标　该共识继续强调了 LDL-C 在降脂治疗中的首要靶目标地位，且推荐联合治疗以实现 LDL-C 尽早达标。真实世界中，LDL-C 达标率不尽如人意，尤其是在高危和极高危群体中 LDL-C 达标率很低（保守估计，大概只有 1/3 的人达到 LDL-C 管理目标）。和发达国家相比，我国血脂异常的患病率仍然呈持续上升趋势且知晓率、控制率低，高危人群中未达标率高达 74.5%，极高危人群中更是高达 93.2%。其背后的原因有高强度他汀应用不足，以及依折麦布的联合使用不足。除此之外，还有药物耐受性导致患者用药依从性差，以及临床医师

潜意识中对血脂管控的"宽松处理意识"。

工作组给出的实用性建议强调了血脂达标、尽早达标和个体化治疗的重要性。在临床实践中,应根据患者个体化降脂需求,选择合适的起始治疗方案。常用的降 LDL-C 药物包括他汀类药物、依折麦布和前蛋白转化酶枯草溶菌素 9(PCSK9)抑制剂等,他汀类药物是用药基础。具体地,我们应该了解到患者起始 LDL-C 距离目标的差距,每种方案预期可实现的 LDL-C 降幅(表 3),何种方案可达到 LDL-C 靶目标。

表 3 不同降脂治疗后 LDL-C 平均下降幅度

降脂治疗	LDL-C 平均降幅
他汀类药物	
中等强度他汀类药物	~30%
高强度他汀类药物	~50%
高强度他汀类药物 + 依折麦布	~65%
PCSK9 抑制剂	~60%
PCSK9 抑制剂 + 高强度他汀	~75%
PCSK9 抑制剂 + 高强度他汀 + 依折麦布	~85%

注:高强度他汀类药物包括阿托伐他汀 40~80mg/d、瑞舒伐他汀 20~40mg/d;中等强度他汀类药物包括阿托伐他汀 10~20mg/d、瑞舒伐他汀 5~10mg/d、氟伐他汀 80mg/d、洛伐他汀 40~80mg/d、匹伐他汀 1~4mg/d、普伐他汀 40~80mg/d、辛伐他汀 20~40mg/d。

有相当比例的欧美人群接受高强度他汀类药物治疗,但不同于既往指南提到的,在尝试高强度或最大耐受剂量他汀类药物治疗后启用联合降脂治疗的理念,2021 年 ESA 工作组对某些情况推荐起始联合降脂治疗。指南强调,在临床工作中,需要个体化分析,制定降脂方案。中心思想是尽早实现 LDL-C 达标,同时兼顾 TG,并且兼顾考虑到患者的经济负担、医保背景和药物成本等,提高患者的治疗依从性。总的来说,ASVD 患者建议给予最大耐受剂量的高强度他汀类药物;如基线 LDL-C 水平 ≥ 2.6mmol/L,建议起始给予高强度他汀类药物联合依折麦布。高强度他汀类药物联合依折麦布治疗后 LDL-C 未达标或存在其他危险因素,可考虑联合 PCSK9 抑制剂(图 1)。对于不能耐受他汀类药物的患者,可予依折麦布及贝派地酸(bempedoic acid)的组合方式。对于极高危患者,若因费用等问题不能使用 PCSK9 抑制剂,可用贝派地酸或胆汁酸螯合剂来替代,后者除降脂外还可以改善 2 型糖尿病的血糖控制。对于不伴有 ASCVD 的 FH 患者,高强度或最大耐受剂量他汀类药物联合依折麦布作为标准的起始治疗方案。监测 LDL-C 水平 4~6 周,经治疗后,若 LDL-C 距离靶目标 >50%,建议加用 PCSK9 抑制剂(图 2)。由于他汀类药物耐受性相对更差,大部分国人都无法用到表 3 中提及的高强度他汀类药物,普遍应用中等强度他汀类药物。起始单用中等强度他汀类药物,预期可实现的 LDL-C 平均降幅在 30% 左右,在此基础上联合使用依折麦布,可再降低 20%~30%,大致可达到单用高强度他汀类药物的降幅。因此,对于国人来说,中等强度他汀类药物 + 依折麦布的联合降脂方案,可推荐为高危 / 极高危患者的起始治疗方案。

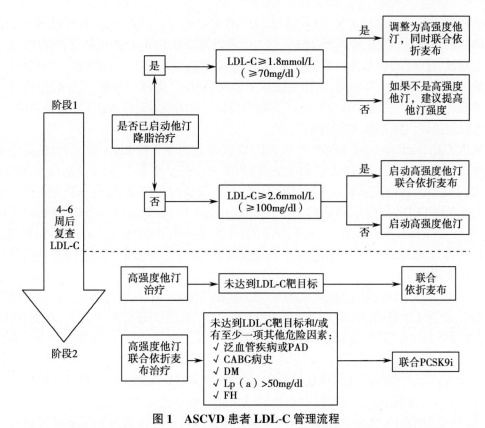

图 1　ASCVD 患者 LDL-C 管理流程

PAD, 外周动脉疾病; CABG, 冠状动脉搭桥术; Lp(a), 脂蛋白 a; FH, 家族性高胆固醇血症; PCSK9i, 前蛋白转化酶枯草溶菌素 9 抑制剂。

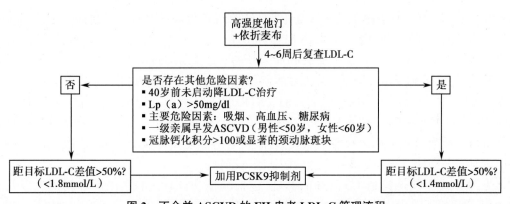

图 2　不合并 ASCVD 的 FH 患者 LDL-C 管理流程

无论选择他汀类或者非他汀类何种降脂治疗方式, LDL-C 下降和不良心血管事件下降之间的关系是明确的(LDL-C 每下降 1mmol, 风险下降 20%~25%)。除他汀类药物、依折麦布、PCSK9 抑制剂等, 一些营养保健品可能有助于降低 LDL-C 水平, 但不能替代药物治疗。如红曲米这样的保健品, 可以作为他汀类等降脂药物的补充, 但不能完全取代降脂药物。除了 RYR(红曲米)研究和 PREDIMED(地中海饮食)研究, 其他可降低 LDL-C 的营养保健品其相关的临床试验未证明心血管硬终点获益。尽管如此, 鉴于大量证据表明降低 LDL-C 与降低心血管事件发生率相关性,且获益与 LDL-C 降低的程度成正比,营养保健品可作为前述几种药物的补充。究竟推荐哪部分人群尝试使用有降低 LDL-C 作用的营养保健品,指南也给出建议:① LDL-C 水平轻度至中度升高,尚未接受药物治疗且 ASCVD 事件低风险者;②无论 ASCVD 事件风险如何,不愿意或不能增加(如他汀类药物不耐受的情况)他汀类药物剂量或强度,且无法使用其他非他汀类降脂药物的患者;③无论 ASCVD 事件风险如何,不愿考虑服用任何降 LDL-C 药物的患者。

其他方面,inclisiran 是一种靶向 PCSK9 肝脏合成的小干扰 RNA 治疗剂,它提供了一种与他汀类药物联合降低 LDL-C 的便捷方法,因为给药频率不高(每年 2 次皮下注射),从而大大提高了患者的依从性。3 期试验表明,高危和极高危患者(包括 ASCVD 和杂合子型 FH 患者)的 LDL-C 持续降低约 50%。除 inclisiran 外,还有多种新型降 LDL-C 药物如 apoC Ⅲ 反义寡核苷酸(volanesorsen)、ANGPTL3 反义寡核苷酸(vupanorsen)、ANGPTL3 的单克隆抗体(evinacumab)尚在研发和 / 或临床试验阶段,期待未来可以进一步提高降脂治疗依从性和达标率。

2. 心血管残余风险仍是血脂领域的未解难题,非 HDL-C 为次要降脂靶目标 既往长期的循证医学证据表明,即使优化他汀治疗将 LDL-C 降低到理想范围,仍会发生 ASCVD 事件,我们称为心血管剩留风险。多个 RCT 研究显示,LDL-C 积极管理后的剩余风险高达 60%~80%。富含甘油三酯(TG)的脂蛋白颗粒其水平升高和心血管不良事件风险之间显著相关。在孟德尔基因多态性随机化分析中,降低 LDL-C 或 TG 水平的益处可以用 apoB 来统一量化,心血管获益与 apoB 的绝对降幅成正比。根据统计学的论证,LDL-C 水平降低 40mg/dl 所能带来的心血管风险获益,与 TG 下降 5 倍或者降低大约 200mg/dl 的获益大致持平。这可以解释为何 ACCORD Lipid 研究未能证明降低 TG 后的心血管获益,因为没有足够高的、可以达到统计学差异的基线 TG 水平。

他汀类药物和非诺贝特的组合可使富含 apoB 的脂蛋白降低,但长期以来一直未得到可改善心血管预后的结论。另一类降低 TG 的药物鱼油制剂(ω-3 脂肪酸,包括二十碳五烯酸和二十二碳六烯酸,分别简称 EPA 和 DHA),也是一直争议不断。根据 REDUCE-IT 的结果,EPA 水平决定鱼油制剂的心血管获益;治疗期间血清 EPA 水平与主要和关键次要复合终点、心血管死亡风险、总死亡风险等均具有显著相关性,换言之,血清 EPA 水平是 REDUCE-IT 研究获取阳性结果的关键。STRENGTH 研究同样聚焦于高纯度鱼油,但与 REDUCE-IT 不同的是,该研究使用的 ω-3 CA(EPA 和 DHA 混合制剂)在降低主要不良心血管事件的复合终点方面未见明显获益,且患者心房颤动风险增加,试验提前终止。因此,目前只有 IPE 有使 ASCVD 事件降低的循证医学证据。

生活方式干预是控制 TG 升高的基础,包括减重、增加运动量、限制酒精摄入以及避免食用果糖和高碳水化合物食物。是否积极地使用药物控制 TG,与基线 TG 水平密切相关。TG 水平显著升高(>10mmol/L 或 >800mg/dl)的患者通常携带有致高 TG 血症的易感基因,并且处于胰腺炎的高风险中。这些患者应积极进行基因筛查,采用低脂饮食和高剂量高纯度鱼油制剂进行积极管理,贝特类亦被证明对多基因乳糜微粒血症有效。对于轻度至中度高甘油三酯血症(TG>2.3mmol/L 且 <5.6mmol/L),指南建议优先使用他汀类药物治疗,可尝试使用贝特类或高纯度鱼油制剂,但应充分评估贝特类或高纯度鱼油制剂的获益与风险。对于糖尿病患者来说,TG 总体管理策略更加积极。对于那些已给予最大限度的降 LDL-C 治疗但 TG 升高的 T2DM 患者,降 TG 治疗可能带来除大血管之外的其他靶器官获

益可能。在 ACCORD LIPD 和 FIELD 研究中，非诺贝特治疗被证明可以防止糖尿病微血管并发症的进展，特别是糖尿病视网膜病变。因此，该工作组建议，在接受他汀类药物治疗的 TG>2.3mmol/L 的 T2DM 患者(伴有或不伴有 ASCVD)中，可以考虑联合使用他汀类药物(± 依折麦布)和非诺贝特。

具体来说，对于轻、中度高甘油三酯血症(<5.6mmol/L 或 <500mg/dl)，若甘油三酯水平 >2.3mmol/L(或 >200mg/dl)，建议使用高强度他汀类药物。经过生活方式干预和他汀治疗，若 LDL-C 未达标，可增加他汀剂量(± 依折麦布)。监测 LDL-C 和 TG 水平 4~5 周，若经治疗后甘油三酯水平仍然在 2.3~5.6mmol/L(200~500mg/dl)，可考虑降甘油三酯药物治疗。使用贝特类或 ω-3 脂肪酸(二十碳五烯酸乙酯，IPE)治疗之前，应充分平衡风险和获益。对于 2 型糖尿病患者来说，降 TG 治疗更加积极。2 型糖尿病合并或不合并 ASCVD 患者，在他汀治疗后甘油三酯水平 >2.3mmol/L(或 >200mg/dl)，可考虑给予他汀(± 依折麦布)+ 非诺贝特进行治疗，加用非诺贝特对大血管和微血管可能有益。使用非诺贝特时，应注意监测血肌酐水平。经过风险获益评估后，也可考虑使用大剂量二十碳五烯酸乙酯，但需考虑心房颤动风险(图 3)。

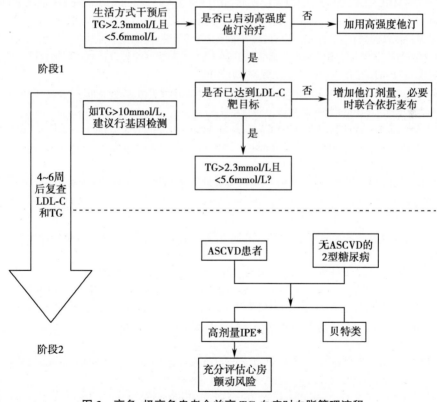

图 3　高危、极高危患者合并高 TG 血症时血脂管理流程
*IPE，icosapent ethyl，二十五碳五烯乙酯。

在该共识之后，关于佩玛贝特这一新型选择性过氧化物酶体增殖物激活受体 α 调节剂的 PROMINENT 研究于 2022 年 4 月公布了最新结果。PROMINENT 研究共纳入 10 544 例甘油三酯在 2.26~5.65mmol/L、HDL-C ≤ 1.03mmol/L 的糖尿病患者，所有患者均已接受中等或高等强度他汀治疗且 LDL-C 已达到目标值以下。将受试者随机分为两组,分别应用佩玛贝特(pemafibrate,0.2mg、2 次 /d)或安慰剂治疗。主要复合终点包括非致死性心肌梗死、非致死性脑卒中、因不稳定型心绞痛行血运重建治疗、心血管死亡。佩玛贝特治疗组获益不显著,该研究提前以失败落幕,贝特类药物前途渺茫,未来关于贝特类药物的推荐等级会下降。基于越来越多临床研究结果的公布,无论是 LDL-C 或是 TG 的管理流程会发生新的变化。对于心血管剩余风险,非 HDL-C 脂蛋白管理方面,希望未来关于高纯度鱼油(IPE)的研究能给我们带来更多的希望。

(高海洋　汪　芳)

参考文献

［1］ FERENCE B A, GINSBERG H N, GRAHAM I, et al. Low-density lipoproteins cause atherosclerotic cardiovascular disease. 1. Evidence from genetic, epidemiologic, and clinical studies. A consensus statement from the European Atherosclerosis Society Consensus Panel [J]. Eur Heart J, 2017, 38 (32): 2459-2472.

［2］ MACH F, BAIGENT C, CATAPANO A L, et al. 2019 ESC/EAS Guidelines for the management of dyslipidaemias: lipid modification to reduce cardiovascular risk [J]. Eur Heart J, 2020, 41 (1): 111-188.

［3］ 中国胆固醇教育计划 (CCEP) 工作委员会, 中国医疗保健国际交流促进会动脉粥样硬化血栓疾病防治分会, 中国老年学和老年医学学会心血管病分会, 等. 中国胆固醇教育计划调脂治疗降低心血管事件专家建议 (2019)[J]. 中华内科杂志, 2020, 59 (1): 18-22.

［4］ BHATT D L, STEG P G, MILLER M, et al. Cardiovascular Risk Reduction with Icosapent Ethyl for Hypertriglyceridemia [J]. N Engl J Med, 2019, 380 (1): 11-22.

［5］ AVERNA M, BANACH M, BRUCKERT E, et al. Practical guidance for combination lipid-modifying therapy in high-and very-high-risk patients: A statement from a European Atherosclerosis Society Task Force [J]. Atherosclerosis, 2021, 325: 99-109.

［6］ RAY K K, MOLEMANS B, SCHOONEN W M, et al. DA VINCI study. EU-Wide Cross-Sectional Observational Study of Lipid-Modifying Therapy Use in Secondary and Primary Care: the DA VINCI study [J]. Eur J Prev Cardiol, 2021, 28 (11): 1279-1289.

［7］ 中国心血管健康与疾病报告编写组. 中国心血管健康与疾病报告 2021 概要 [J]. 中国循环杂志, 2022, 36: 553-578.

［8］ LU Z, KOU W, DU B, et al. Effect of Xuezhikang, an extract from red yeast Chinese rice, on coronary events in a Chinese population with previous myocardial infarction [J]. Am J Cardiol, 2008, 101 (12): 1689-1693.

［9］ ESTRUCH R, ROS E, SALAS-SALVADÓ J, et al. Primary Prevention of Cardiovascular Disease with a Mediterranean Diet Supplemented with Extra-Virgin Olive Oil or Nuts [J]. N Engl J Med, 2018, 378 (25): e34.

［10］ RAAL F J, KALLEND D, RAY K K, et al. Inclisiran for the Treatment of Heterozygous Familial Hypercholesterolemia [J]. N Engl J Med, 2020, 382 (16): 1520-1530.

［11］ AHN C H, CHOI S H. New drugs for treating dyslipidemia: beyond statins [J]. Diabetes Metab J, 2015, 39 (2): 87-94

［12］ GINSBERG H N, PACKARD C J, CHAPMAN M J, et al. Triglyceride-rich lipoproteins and their remnants: metabolic insights, role in atherosclerotic cardiovascular disease, and emerging therapeutic strategies-a consensus statement from the European Atherosclerosis Society [J]. Eur Heart J, 2021, 42 (47): 4791-4806.

［13］ GINSBERG H N. The ACCORD (Action to Control Cardiovascular Risk in Diabetes) Lipid trial: what we learn from subgroup analyses [J]. Diabetes Care, 2011, 34 Suppl 2 (Suppl 2): S107-S108.

［14］ NICHOLLS S J, LINCOFF A M, GARCIA M, et al. Effect of High-Dose Omega-3 Fatty Acids vs Corn Oil on Major Adverse Cardiovascular Events in Patients at High Cardiovascular Risk: The STRENGTH Randomized Clinical Trial [J]. JAMA, 2020, 324 (22): 2268-2280.

［15］ ACCORD Study Group, ACCORD Eye Study Group, CHEW E Y, et al. Effects of medical therapies on retinopathy progression in type 2 diabetes [J]. N Engl J Med, 2010, 363 (3): 233-244.

［16］ KEECH A C, MITCHELL P, SUMMANEN P A, et al. Effect of fenofibrate on the need for laser treatment for diabetic retinopathy (FIELD study): a randomised controlled trial [J]. Lancet, 2007, 370 (9600): 1687-1697.

［17］ PRADHAN A D, PAYNTER N P, EVERETT B M, et al. Rationale and design of the pemafibrate to reduce cardiovascular outcomes by reducing triglycerides in patients with diabetes (PROMINENT) study [J]. Am Heart J, 2018, 206: 80-93.

2021 年 ACC 专家共识解读：合并持续高甘油三酯血症患者 ASCVD 风险管理专家共识

尽管使用他汀治疗，高甘油三酯患者的 ASCVD 事件发生率仍然居高不下。研究指出，因为残余胆固醇颗粒水平升高，高甘油三酯与动脉粥样硬化之间存在因果关联。甘油三酯升高还与高密度脂蛋白胆固醇降低相关，也会使形态上变得小而稠密的 LDL 颗粒增多。2018 年 AHA、ACC 等多协会发布的胆固醇指南推荐在 ASCVD 一级预防中，将高甘油三酯血症作为一种"风险增强因素"。此后，包括 REDUCE-IT（Reduction of Cardiovascular Events with Icosapent Ethyl-Interventional Trial）在内的诸多研究结果公布，所以 ACC 召集了这个写作委员会，用以解决目前对于高危的轻中度及重度甘油三酯血症患者的治疗问题。这份共识广泛采纳了 2018 年胆固醇指南中的证据，同时也纳入了基于之后的随机对照试验证据的专家建议。

一、持续性高甘油三酯血症的定义

持续性高甘油三酯血症被定义为，在至少 4~12 周生活方式干预后，有指征的情况下稳定地服用了最大耐受剂量他汀类药物，以及评价和管理了高甘油三酯血症的继发原因后，空腹甘油三酯仍然 ≥150mg/dl。

二、现有临床证据

专家共识对二十碳五烯酸乙酯（icosapent ethyl，IPE）、二十碳五烯酸（eicosapentaenoic acid，EPA）、二十二碳六烯酸（docosahexaenoic acid，DHA）和选择性过氧化物酶体增殖物激活受体 α（peroxisome proliferator-activated receptor alpha，PPAR-α）激动剂进行的心血管结局研究进行了解读。

1. ω-3 脂肪酸制剂　处方级别的 ω-3 脂肪酸制剂，包括 EPA 和 DHA 的混合物（比如 ω-3 乙酯和羧酸类）以及纯 EPA（比如 IPE）每天 4g，已显示可以降低极高的甘油三酯水平。然而，值得注意的是，在一些验证 ω-3 脂肪酸是否降低心血管风险的大型随机对照试验中，基线甘油三酯水平并非纳入标准。

GISSI-Prevenzione 研究显示，低剂量的 EPA 和 DHA 混合物可以让近期心肌梗死患者获益，但只有低比例的患者曾经接受过他汀治疗。此后，包括了 3 项大型随机对照研究 ASCEND、VITAL 和 OMEMI 在内的，研究低剂量 EPA 和 DHA 混合物的大型研究陆续开展，均纳入包括他汀在内的多种背景治疗，但其结果都未显示显著降低的心血管事件。

有两项研究仅单独针对 EPA。JELIS（Japan EPA Lipid Intervention Study）研究是一项开放标签、盲法终点事件研究，纳入 18 645 名日本高胆固醇血症受试者（基线 TC 约为 250mg/dl），旨在比较每天 1.8g EPA 加低剂量他汀和单用低剂量他汀的疗效。平均随访 4.6 年，主要终点为主要冠脉事件，其在 EPA 组的发生风险比对照组显著降低 19%；EPA 组的甘油三酯水平比对照组轻度降低 9%，两组的 LDL-C 水平没有差异。JELIS 研究开展的国家族群相当单一，并且有很高的人均鱼肉食用量。该研究也没有安慰剂对照组。为了验证 JELIS

研究的结果,随后开展了 REDUCE-IT 研究。该研究是多民族、随机、安慰剂对照研究,纳入 8 179 名受试者(70.7% 是 ≥45 岁的二级预防患者,29.3% 是 ≥50 岁合并糖尿病和至少 1 项其他危险因素的高危一级预防患者),其 LDL-C 在 41~100mg/dl,甘油三酯在 135~499mg/dl。受试者在接受基线他汀治疗(93% 接受了中高强度的他汀治疗)。干预组和对照组的基线甘油三酯中位数(四分位数区间)分别为 216.5mg/dl(176.5~272mg/dl) 和 216mg/dl(175.5~274mg/dl)。患者被随机分配入每天 4g EPA(以 IPE 的形式)组和安慰剂组(矿物油)。基线 EPA 水平低至 26mg/ml。在中位 4.9 年的随访中,干预组的主要终点事件(心血管死亡、非致死性心肌梗死、非致死性脑梗死、冠脉再灌注或不稳定型心绞痛)风险比对照组显著降低 25%(HR=0.75,95% CI 0.68~0.93)。需治疗人数(number needed to treat,NNT)为 21 人。关键次要终点事件(心血管死亡、非致死性心肌梗死或非致死性脑梗死)风险也显著下降(HR=0.74,95% CI 0.65~0.83)。包括心血管死亡在内的每一项独立终点事件风险均可见显著下降。全因死亡未见降低。心房颤动风险在 IPE 组高于安慰剂组(绝对发生率:5.3% $vs.$ 3.9%,P=0.003)。出血相关的严重不良事件在 IPE 组更频繁(2.7% $vs.$ 2.1%,P=0.06),尽管两组均无致死性出血事件发生。1 年治疗后,中位下降数的组间差异为 19.7%。另外,LDL-C 和非 HDL-C 水平的中位下降数在组间的差异分别为 5.0mg/dl(6.6%) 和 15.5mg/dl(13.1%)。IPE 潜在的抗炎作用体现在高敏 C 反应蛋白在干预组从 0.8mg/L 降到 0.6mg/L,而在对照组从 0.8mg/L 升到了 1.0mg/L。EPA 水平在干预组从 26mg/ml 升到了 144mg/ml,而在安慰剂组从 26mg/ml 降低到 23mg/ml。干预带来获益的机制看起来不仅仅简单地与甘油三酯的改变有关,因为无论是基线还是治疗后的甘油三酯水平都和获益没有显著关联,而治疗带来的 EPA 水平改变与事件风险的下降相关。IPE 已获得美国食品药品监督管理局批准用于降低特殊患者的 ASCVD 风险。

STRENGTH 研究是一项随机、双盲、安慰剂对照研究,纳入 13 078 名已有心血管疾病、糖尿病、年龄 ≥40 岁(男性)/50 岁(女性)、合并 ≥1 项其他危险因素,或者是高危一级预防患者,年龄 ≥50 岁(男性)/ ≥60 岁(女性)、合并 ≥1 项其他危险因素的个体作为受试者。作为纳入标准,甘油三酯水平必须 ≥180mg/dl 并且 HDL-C 水平必须 <42mg/dl(男性)/<47mg/dl(女性)。患者被随机分配到 4g ω-3 羧酸(每片胶囊含有 550mg EPA 和 200mg DHA 混合物)干预组和 4g 安慰剂胶囊(玉米油)对照组。研究在中期分析中因为无效而终止。能解释 REDUCE-IT 和 STRENGTH 研究结果差别的潜在考虑因素包括:两研究治疗方案不同、STRENGTH 研究中治疗后的 EPA 水平更低、单用 EPA 和采用 EPA/DHA 混合物的生物效应不同、REDUCE-IT 研究中已有心血管疾病的患者比例更高(71% $vs.$ 56%)、REDUCE-IT 研究有更长的中位随访时间(4.9 年 $vs.$ 3.5 年)、不同的安慰剂制剂(矿物油 $vs.$ 玉米油)。最大的争议之一在于 REDUCE-IT 研究中发现的心血管风险的下降不仅仅源于 IPE 的正面作用,也源于矿物油升高 LDL-C 和 hs-CRP 的负面效应。近期一项综述表明,矿物油治疗后的血脂水平和炎症标志物的变化总的来说很小且没有明确的临床意义。尽管 REDUCE-IT 研究中观察到的获益可能部分归因于矿物油安慰剂引起的 LDL-C 和 hs-CRP 水平的升高,但这不可能解释其绝对(4.8%)和相对风险(25%)的大幅下降。

近期关于 ω-3 治疗的研究(REDUCE-IT、STRENGTH、OMEMI)均一致地发现治疗组的心房颤动风险会升高,这一点在权衡治疗利弊时需要被考虑。

2. 纤维酸盐衍生物　VA-HIT、ACCORD 等研究表明,贝特类降脂药物作为单药时显示出其益处,但在他汀治疗基础上则未显示明显获益。PROMINENT(pemafibrate to reduce

cardiovascular outcomes by reducing triglycerides in patients with diabetes）研究于 2017 年 3 月开始，纳入了 10 000 例甘油三酯在 2.26~5.65mmol/L、HDL-C ≤ 1.03mmol/L 的糖尿病患者，包括一级预防和二级预防两个队列，受试者均已接受中等或高等强度他汀治疗且 LDL-C 已达到目标值以下。受试者分别被随机分入佩玛贝特（pemafibrate，0.2mg，2 次 /d）组或安慰剂组。主要复合终点包括非致死性心肌梗死、非致死性脑卒中、因不稳定型心绞痛行血运重建治疗、心血管死亡。计划累计主要终点事件达到 1 092 次（预期平均随访 3.75 年）时结束研究。但是因佩玛贝特治疗组获益不显著，该研究已经于 2022 年 5 月提前结束。

三、甘油三酯的测定

大多数人餐后甘油三酯的上升程度很小，在 12~27mg/dl。2018 年胆固醇指南建议，年龄 ≥ 20 岁、未服用降脂药物治疗的成年人可以使用空腹或非空腹血脂谱来评估 ASCVD 风险和记录基线 LDL-C 水平。对于非空腹甘油三酯 ≥ 400mg/dl 的人，建议重复测量空腹血脂来评估空腹甘油三酯和基线 LDL-C。在以下情况下应进行空腹脂质测试：

1. 建立代谢综合征的诊断，因为空腹甘油三酯 ≥ 150mg/dl 是诊断标准之一。

2. 识别没有临床 ASCVD 但有早发 ASCVD 家族史或遗传性脂类疾病家族史的患者是否有血脂紊乱。

3. 评估为降低 ASCVD 风险而接受降脂药物治疗的患者对生活方式和药物治疗的依从性。

4. 识别甘油三酯 ≥ 500mg/dl，有发生甘油三酯引起的胰腺炎风险的个体，并监测他们对治疗的反应。

在开始使用甘油三酯风险基础上的非他汀类药物治疗前，应进行空腹血脂检查。临床决策应该以至少两次空腹测量的血脂结果为基础，两次测量最好间隔至少 2 周。

四、高甘油三酯血症的继发原因

临床医师调查和治疗高甘油三酯血症的继发原因至关重要。表 1 描述了甘油三酯升高的主要原因，临床医师可以用来排除高甘油三酯血症的继发原因。这些包括已知会导致甘油三酯水平中度或重度升高的疾病，与饮食和生活方式有关的原因，导致中度或重度甘油三酯高血症的药物，以及代谢紊乱。

表 1　高甘油三酯血症的继发原因

类别	导致高甘油三酯血症的条件和药物
疾病	控制不佳的糖尿病
	慢性肾脏病、肾病综合征
	家族性部分脂肪营养不良
	不受控制的甲状腺功能减退
	库欣综合征
	糖原贮积病、急性肝炎
	类风湿关节炎
	银屑病（牛皮癣）
	系统性红斑狼疮
	多发性骨髓瘤
	脓毒症（如果在脓毒症发作期间测量血脂，建议重复测量）

续表

类别	导致高甘油三酯血症的条件和药物
饮食 / 生活方式	饮酒过量或酗酒史 富含饱和脂肪、糖或高升糖指数食物的饮食 久坐的生活方式 脂肪乳剂全胃肠外营养
药物*	麻醉：异丙酚 心脏病：β 受体阻滞剂、噻嗪类和袢利尿剂、胆汁酸螯合剂（消胆胺、考来替泊、考来维仑） 内分泌：糖皮质激素、合成代谢类固醇、口服雌激素、雷洛昔芬、克罗米芬柠檬酸盐、雌二醇、炔雌醇、结合雌激素、他莫昔芬 皮肤科：异维甲酸 传染病：HIV 蛋白酶抑制剂 肿瘤：他莫昔芬、L- 门冬酰胺酶、贝沙罗汀、环磷酰胺 精神病：非典型抗精神病药（如奥氮平、米氮平、氯氮平） 免疫抑制剂：他克莫司、西罗莫司、环孢素、干扰素
代谢紊乱	超重和肥胖 代谢综合征 / 胰岛素抵抗 减肥后体重增加 妊娠（尤其是妊娠晚期，当与妊娠相关的甘油三酯升高达到峰值时）

注：*升高甘油三酯的药物需要仔细监测；尽量减少导致甘油三酯升高的其他条件；并且在临床上适当时，使用替代品。

五、高甘油三酯血症的生活方式干预

图 1 显示了共识中涉及的人群、高甘油三酯血症每个临床阶段需要考虑的因素以及需要考虑的潜在干预措施。

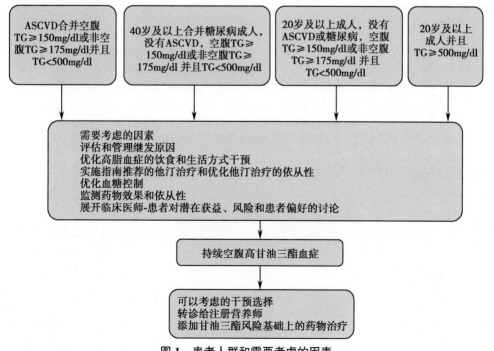

图 1　患者人群和需要考虑的因素

图 2 展示了生活方式干预的综合临床工作流程。优化饮食干预加上有规律的有氧活动,可使甘油三酯水平降低 20%~50%。

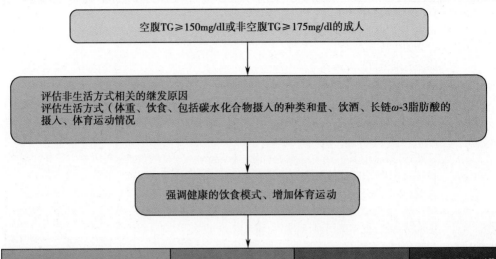

共同商讨干预决策	TG < 500mg/dl ↑	TG 500~999mg/dl ↑	TG ≥ 1 000mg/dl
添加糖（占能量比例）	<6%	<5%	Ekunubate
总脂肪（占能量比例）	30%~35%	20%~25%	10%~15%
酒精	限制	完全禁止	完全禁止
有氧运动	每周进行累积量至少为150分钟的中等强度有氧运动，或每周进行累积量至少为75分钟的高强度有氧运动（或两者的等量组合）		
减重（占体重的百分比）	推荐所有TG升高患者减重5%~10%		

空腹TG≥150mg/dl或非空腹TG≥175mg/dl的成人

评估非生活方式相关的继发原因
评估生活方式（体重、饮食、包括碳水化合物摄入的种类和量、饮酒、长链ω-3脂肪酸的摄入、体育运动情况

强调健康的饮食模式、增加体育运动

监测干预的效果
考虑转诊给注册营养师、运动训练师和其他支持治疗服务提供者
根据指征继续或调整干预措施

图 2　对体重减轻程度不断增加的患者生活方式干预的建议及其对甘油三酯的影响

高甘油三酯血症患者的营养建议总结见表 2。

表 2　高甘油三酯血症患者的营养建议总结

	TG < 500mg/dl	TG 500~999mg/dl	TG ≥ 1 000mg/dl[*]	给患者的信息
酒精	限制(不要超过限量：男性不超过 2 标准杯 /d，女性不超过 1 标准杯 /d)	完全禁止	完全禁止	对于 TG<500mg/dl 的患者，如果摄入酒精，推荐酒精含量较低的葡萄酒或啤酒，比有较高的酒精含量的饮料更好。酒精含量列在包装上，如果要饮酒，鼓励患者选择含有低酒精含量的饮料

续表

	TG＜500mg/dl	TG 500~999mg/dl	TG≥1 000mg/dl[*]	给患者的信息
含糖饮料	限制	完全禁止	完全禁止	推荐白开水或苏打水、不加糖的茶或咖啡
水果[†]	可以食用,但根据个体情况推荐——3~4 份/d	限制在 3~4 份/d,根据个体情况决定具体量,但要避免具有高升糖指数的水果(即菠萝、芒果、西瓜、熟香蕉)	限制为 1 份/d。推荐注册治疗营养师指导下的个体化营养治疗	食用整个水果,尽可能避免喝果汁。强调新鲜水果不加糖或盐
蔬菜	强调蔬菜的摄入	强调蔬菜的摄入,但要避免高升糖指数的蔬菜(即胡萝卜、土豆、红薯、山药、欧洲防风草)	强调蔬菜的摄入,但要避免高升糖指数的蔬菜(即胡萝卜、土豆、红薯、山药、欧洲防风草)	避免罐头蔬菜加盐和用酱汁冷冻的蔬菜。避免蔬菜汁。推荐 2.5 杯/d[‡]
豆类(豆类、小扁豆、鹰嘴豆、豆腐等)	强调豆类的摄入	强调豆类的摄入	强调豆类的摄入	避免添加盐。强调植物性蛋白质而不是红肉。避免使用超加工肉类替代品
鱼/海鲜	强调肥鱼;至少推荐 2 份/周	强调肥鱼或瘦鱼;推荐 2 份/周(或更多)	强调瘦鱼;推荐 2 份/周(或更多)	肥鱼包括鲑鱼、养殖虹鳟鱼和金枪鱼。瘦鱼或海鲜包括鳕鱼、罗非鱼、黑线鳕、比目鱼和虾。优先新鲜、冷冻或无钠包装
家禽/瘦肉	鼓励	鼓励	仅限于最瘦的肉	用家禽和瘦肉代替红肉。避免加工肉类
乳制品	限制全脂乳制品产品,避免加糖的乳制品	限制全脂乳制品,避免含糖的乳制品	禁止全脂乳制品和加糖的乳制品	食用脱脂乳制品,避免任何含有添加糖的乳制品
富含纤维的全谷类	强调;6 份/d;除非需要低碳水化合物饮食[§]	强调;4~6 份/d;除非需要低碳水化合物饮食[§]	强调注册营养师指导下个体化医疗营养疗法	用富含纤维的全麦谷物、面包、糙米替代精制谷物(白面包、白米饭、意大利面)
坚果和花生	强调	适量食用	限制	最好是不加糖和盐的原味
总脂肪的脂肪类型	中等脂肪(30%~35% 的能量):限制 SFA,并强调不饱和脂肪	低脂肪(20%~25% 的能量)[k]:限制 SFA,并强调不饱和脂肪	极低脂肪(10%~15% 能量或更少):将脂肪限制在 20~30g/d 或更少;满足必需脂肪酸要求;对于需要额外热量的患者,逐渐添加 MCT 油	强调液体油(大豆、油菜、玉米、橄榄油),而不是固体脂肪、黄油、猪油和热带油(椰子、棕榈和棕榈仁)

281

续表

	TG<500mg/dl	TG 500~999mg/dl	TG≥1 000mg/dl*	给患者的信息
胆固醇	选择健康的蛋白质食物、乳制品和脂肪会限制胆固醇	选择健康的蛋白质食物、乳制品和脂肪会限制胆固醇	选择健康的蛋白质食物、乳制品和脂肪会限制胆固醇	
甜点(糖饼干、蛋糕、馅饼、其他糕点、冰淇淋、糖果)	偶尔放纵	偶尔放纵	完全禁止	
添加糖(糖/果酱/果冻/蜂蜜)	偶尔放纵(<6%的能量)	偶尔放纵(<5%的能量)	完全禁止	

注：* 患者的营养资源可参考美国国家脂质协会推荐。

† 一份水果=1小片水果(苹果、橙子、梨)或1/2杯切碎。

‡ 建议基于2 000cal的饮食。

§ 示例包括糖尿病或肥胖患者。对于这些人,可能需要更少的份量。

k 临床医师可能会选择将其中一些患者的总脂肪占卡路里的百分比降低到10%~15%(例如有胰腺炎病史的患者或处于此范围较高端的患者)。

MCT,中链甘油三酯;SFA,饱和脂肪酸;TG,甘油三酯。

六、患者管理路径

对所有高甘油三酯患者进行管理的第一步是提供基于证据的生活方式咨询。所有接受治疗的患者都应排除继发性原因,特别是糖尿病控制不佳和过量饮酒,升高甘油三酯的药物也是临床实践中常见的继发因素。根据2021年美国糖尿病协会标准,血糖控制也可能有益地改变血浆脂质水平,特别是在甘油三酯非常高且血糖控制不佳的患者中。

委员会考虑在以下患者组中添加基于甘油三酯风险的非他汀类药物治疗对降低ASCVD风险可能带来的净收益:①临床有ASCVD,空腹甘油三酯≥150mg/dl或非空腹甘油三酯≥175mg/dl且甘油三酯<500mg/dl的二级预防患者;②年龄≥40岁的糖尿病患者,无ASCVD,空腹甘油三酯≥150mg/dl或非空腹甘油三酯≥175mg/dl且甘油三酯<500mg/dl;③年龄≥20岁,无ASCVD或糖尿病,空腹甘油三酯≥150mg/dl或非空腹甘油三酯≥175mg/dl且甘油三酯<500mg/dl的成年患者;④年龄≥20岁,严重高甘油三酯血症,甘油三酯≥500mg/dl,尤其是甘油三酯≥1 000mg/dl。

1. 临床有ASCVD,空腹甘油三酯≥150mg/dl或非空腹甘油三酯≥175mg/dl且甘油三酯<500mg/dl的二级预防患者　对于合并临床ASCVD的患者,是否进行基于LDL-C风险的初始治疗、基于甘油三酯风险的初始治疗或同时基于两者的治疗,取决于LDL-C水平和患者的风险水平。

无论是否存在高甘油三酯血症,ASCVD患者基于LDL-C风险的治疗是最大耐受剂量的他汀类药物。这种治疗对高甘油三酯血症患者特别有益。

（1）基于 LDL-C 风险的初始治疗：

1）临床 ASCVD 处于极高风险并伴有持续性高甘油三酯血症的患者：因反复发生 ASCVD 事件或因 ASCVD 伴有高风险状况而被确定处于极高风险的患者，若其 LDL-C 降低 < 50%、LDL-C 在最大耐受他汀治疗后仍 ≥ 70mg/dl 且空腹甘油三酯持续 ≥ 150mg/dl（< 500mg/dl），应考虑加用非他汀药物治疗，依折麦布是首选药物，如果此后 LDL-C 仍持续在 70mg/dl 以上，添加 PCSK9i 是合理的。贝派地酸（bempedoic acid）也被 FDA 批准作为辅助药物，CLEAR Outcomes 研究将探讨贝派地酸对于心血管结果的益处。

2）临床非极高危 ASCVD 患者合并持续性高甘油三酯血症：其治疗方案取决于 LDL-C 水平。对于使用最大耐受剂量他汀后 LDL-C 仍 ≥ 70mg/dl 的患者，增加依折麦布是合理的。贝派地酸也被 FDA 批准作为辅助治疗。

（2）基于甘油三酯风险的初始治疗：

1）已接受最大耐受剂量他汀类药物治疗后 LDL-C < 70mg/dl，但持续空腹甘油三酯 ≥ 150mg/dl 且 < 500mg/dl 的患者：临床医师应重新解决生活方式和药物依从性问题，并重新考虑可能导致高甘油三酯血症的继发原因。在排除这些因素的情况下，下一步添加 IPE 可能是合理的。在有阵发性 AF 病史或有 AF 高风险的患者中，需要讨论 IPE 的潜在净收益。

2）临床 ASCVD 和 LDL-C 为 70~99mg/dl、空腹甘油三酯为 150~500mg/dl 的患者：关于这部分患者额外降低 LDL-C 治疗、添加 IPE 或两者同时进行的疗效证据不足。尽管缺乏比较，但考虑到大量试验和证据，基于 LDL-C 风险的方法可能更可取。

3）临床 ASCVD 和 LDL-C ≥ 100mg/dl、持续空腹甘油三酯 ≥ 150mg/dl 且 < 500mg/dl 的患者：若其 LDL-C 降低 < 50% 且在最大耐受他汀治疗后仍 ≥ 70mg/dl，应考虑加用非他汀药物治疗，依折麦布是首选药物，如果此后 LDL-C 仍持续在 70mg/dl 以上，添加 PCSK9i 是合理的。贝派地酸也被 FDA 批准作为辅助药物。

当充分降低 LDL-C 之后，临床医师应重新解决生活方式和药物依从性问题，并重新考虑高甘油三酯血症的可能继发原因。在没有这些因素的情况下，添加 IPE 可能是合理的。

2. 年龄 ≥ 40 岁的糖尿病患者，无 ASCVD，空腹甘油三酯 ≥ 150mg/dl 或非空腹甘油三酯 ≥ 175mg/dl 且甘油三酯 < 500mg/dl

（1）基于 LDL-C 风险的治疗：根据 2018 年胆固醇指南，对于 ≥ 40 岁的糖尿病患者，无论是否存在高甘油三酯血症，都应考虑最大耐受剂量的他汀类药物治疗。在 10 年 ASCVD 风险 ≥ 20% 的患者中，他汀联合依折麦布将 LDL-C 降低 ≥ 50% 可能是合理的。

（2）基于甘油三酯风险的治疗：实施初始生活方式干预策略、优化最大耐受他汀类药物治疗和改善血糖控制之后，应重复进行空腹血脂检查。对于患有糖尿病和持续性空腹高甘油三酯血症的患者，考虑是否对患者进行基于甘油三酯风险的治疗，取决于患者年龄和是否存在其他 ASCVD 危险因素。对于 ≥ 50 岁且至少有 1 个额外的 ASCVD 风险因素的糖尿病患者，可考虑加用 IPE 以降低风险。

3. 20 岁以上，无 ASCVD 或糖尿病，空腹甘油三酯 ≥ 150mg/dl 或非空腹甘油三酯 ≥ 175mg/dl 且甘油三酯 < 500mg/dl 的患者　目前没有证据表明，在此类一级预防患者中，使用非他汀类药物治疗可降低 ASCVD 风险。

2018 年胆固醇指南建议临床医师使用 PCE 估计 10 年 ASCVD 风险，将患者分为低（< 5%）、临界（5%~7.5%）、中等（7.5%~19.9%）或高（≥ 20%）风险。对于低风险人群，优化饮食

和生活方式并定期评估 10 年风险是推荐的做法。对于处于临界和中等风险的患者,可能早期开始他汀类药物治疗是有益的。在具有高风险的患者中,应及时给予高强度他汀类药物治疗。

如果临床医师和 / 或患者仍然不确定是否开始他汀类药物治疗,指南推荐进行冠状动脉钙化评分。冠状动脉钙化评分为 0 分,可以推迟他汀类药物的使用。

尽管鼓励摄入富含 ω-3 脂肪酸的食物,但没有数据支持 ω-3 脂肪酸膳食补充剂可降低 ASCVD 风险。

4. 20 岁以上,患有严重高甘油三酯血症,甘油三酯 ≥ 500mg/dl,尤其是甘油三酯 ≥ 1 000mg/dl 在有严重高甘油三酯血症(甘油三酯 ≥ 500mg/dl,尤其是 ≥ 1 000mg/dl)的患者中,VLDL 升高和多种代谢危险因素(如糖尿病、肥胖)会增加 ASCVD 的风险。此外,这些患者中乳糜微粒的大量增加也与急性胰腺炎的风险增加有关。有严重高甘油三酯血症的患者急性胰腺炎的发病率相对较高(14%),可能引发急性胰腺炎的甘油三酯水平在易感患者中各有不同,应实施治疗以减少严重高甘油三酯血症中过量的乳糜微粒和 VLDL。包括医学营养疗法(medical nutrition therapy,MNT)在内的生活方式干预对所有甘油三酯升高的患者都很重要,对于甘油三酯 ≥ 1 000mg/dl 的患者,建议采用非常严格的方法。具体而言,对于甘油三酯为 500~999mg/dl 的患者,建议 20%~25% 的能量来自脂肪,添加糖摄入量小于能量的 5%;而对于甘油三酯为 1 000mg/dl 的患者,建议 10%~15% 的能量来自脂肪,不建议摄入添加糖。根据 2021 年美国糖尿病协会糖尿病医疗护理标准,血糖控制可能有益地改变血浆脂质水平,特别是在甘油三酯非常高且血糖控制不佳的患者中。对于显著升高的甘油三酯和胰岛素不足,应首先治疗高血糖,然后重新评估高甘油三酯血症。当甘油三酯 ≥ 1 000mg/dl 时,药物疗法降低甘油三酯水平的作用是有限的,原因是这些药物主要减少甘油三酯的合成和分泌,如肝脏中 VLDL 中的甘油三酯,而不是清除循环中的乳糜微粒。

(1)20 岁以上、甘油三酯 500~999mg/dl 的成年人:2018 年胆固醇指南建议,通过实施极低脂肪饮食(10%~15%)、避免精制碳水化合物和酒精,处方 ω-3 脂肪酸(IPE 或 ω-3 酸乙酯)以进一步降低甘油三酯水平,如果需要预防急性胰腺炎,加用贝特类药物治疗。

(2)40~75 岁、甘油三酯 500~999mg/dl 和 10 年 ASCVD 风险 ≥ 5%,合并 ASCVD 或糖尿病的成年人:此类患者应考虑使用他汀类药物治疗,他汀类药物因其对 LDL-C 的影响而广为人知,但它们还可以剂量依赖性地使甘油三酯降低 10%~30%。此外,虽然乳糜微粒血症本身可能不会致动脉粥样硬化,但在大多数患者中,它与其他致动脉粥样硬化因素有关,因此开始他汀类药物治疗是合理的。如果在开始他汀类药物治疗后甘油三酯水平仍高居500~999mg/dl,可使用 ω-3 脂肪酸(IPE 或 ω-3 酸乙酯)进一步降低甘油三酯,必要时可使用贝特类药物以预防急性胰腺炎。

(3)20 岁以上且甘油三酯 ≥ 1 000mg/dl 的成年人:患有严重高甘油三酯血症的成年人发生急性胰腺炎的风险很高,因此建议实施极低脂肪饮食(10%~15% 的能量),糖尿病患者的血糖控制也可能有益地改变血浆脂质水平,应考虑处方 ω-3 脂肪酸(IPE 或 ω-3 酸乙酯)以进一步降低甘油三酯,必要时添加贝特类药物治疗。

各类患者的管理路径参见图 3~ 图 6。

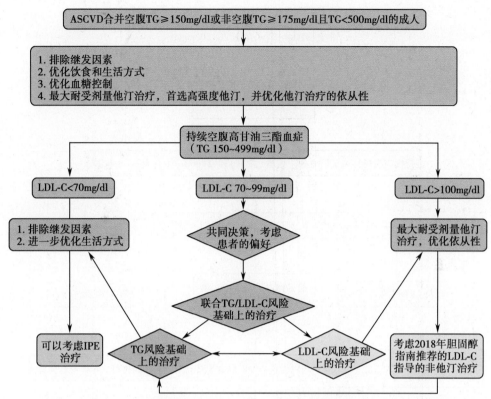

图 3　患有 ASCVD、空腹甘油三酯 ≥ 150mg/dl 或非空腹甘油三酯 ≥ 175mg/dl 且
甘油三酯<500mg/dl 的成年人管理路径

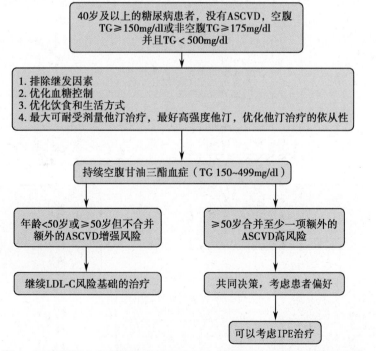

图 4　40 岁及以上患有糖尿病、无 ASCVD、空腹甘油三酯 ≥ 150mg/dl 或
非空腹甘油三酯 ≥ 175mg/dl 且甘油三酯<500mg/dl 的成年人管理路径

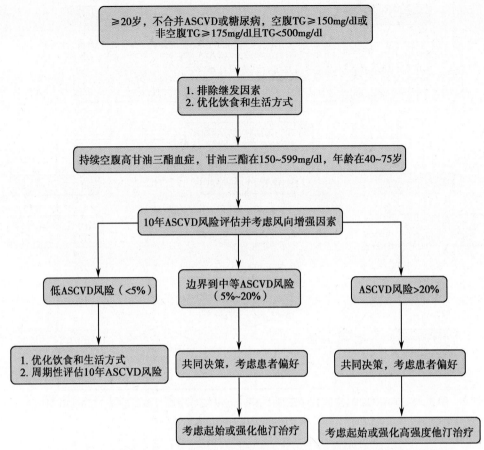

图 5　20 岁以上无 ASCVD 或糖尿病、空腹甘油三酯 ≥ 150mg/dl 或非空腹甘油三酯
≥ 175mg/dl 且甘油三酯 < 500mg/dl 的成年人管理路径

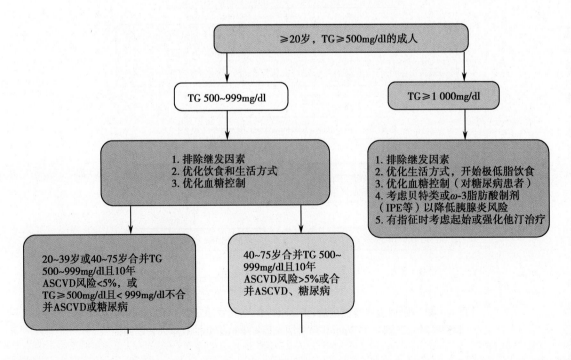

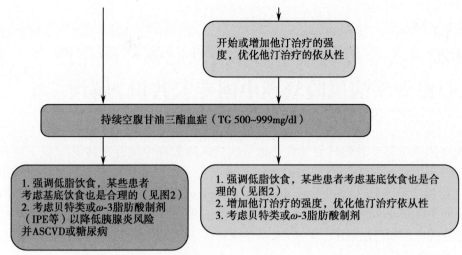

图 6　20 岁以上患有严重高甘油三酯血症、甘油三酯 ≥ 500mg/dl 尤其是
甘油三酯 ≥ 1 000mg/dl 的成年人管理路径

今后，针对冠脉疾病患者加用 EPA 的临床试验及在 2 型糖尿病患者中加用选择性过氧化物酶体增殖物激活受体 α 激动剂的实验，将为临床实践提供更多信息。类似的，基因治疗，如 apoC Ⅲ 和 ANGPTL3 的 RNA 疗法，包括反义寡核苷酸和小干扰 RNA 的临床试验，可能帮助我们更好地理解基于甘油三酯风险的动脉粥样硬化通路。展望未来，这些实验可能会为临床医师提供对持续性高甘油三酯血症患者在最大耐受剂量他汀之后的更多选择。

（孟庆涛　李 盈　祝 烨）

2022 年《非传统血脂指标与动脉粥样硬化性心血管疾病风险管理中国专家共识》解读

  《非传统血脂指标与动脉粥样硬化性心血管疾病风险管理中国专家共识》(以下简称《共识》)发表于《中华预防医学杂志》2022 年第 4 期,主要针对区别于常用的传统血脂指标,如低密度脂蛋白胆固醇(low-density lipoprotein cholesterol,LDL-C)、高密度脂蛋白胆固醇(high-density lipoprotein cholesterol,HDL-C)和甘油三酯(triglycerides,TG)之外的脂类检测项目,即非传统血脂项目在临床中的应用,基于现有循证医学证据,进行梳理、形成专家共识,供临床实践中参考使用。

一、《共识》撰写背景

  2019 年 7 月,中共中央、国务院印发《"健康中国 2030" 规划纲要》指出,通过努力使我国主要健康指标进入高收入国家行列,人均预期寿命较目前再增加 3 岁,达到 79 岁。然而,大量流行病学调查研究显示,目前我国心血管疾病负担很重,尤其动脉粥样硬化性心血管疾病(atherosclerotic cardiovascular disease,ASCVD)是导致我国人口死亡的主要原因之一。另外,由于社会节奏加快、不良生活方式的人群增多、精神压力增加,我国 ASCVD 患者的发病率和死亡率呈现持续增长以及年轻化的趋势。因此,及早并准确地对潜在人群进行风险评估,对已患病人群进行危险分层及相应干预,对重点人群进行长期管理,具有重要的社会意义和经济意义。LDL-C 作为 ASCVD 的主要参与因素,已经被大量研究证明,与动脉粥样硬化斑块的形成及其进展、不稳定以及主要不良心血管事件(major adverse cardiovascular event,MACE)密切相关。作为治疗动脉粥样硬化(atherosclerosis,AS)的首要靶点,降低 LDL-C 可以改善患者结局。但近 10 年来,虽经推广规范化和强化治疗,急性冠脉综合征的死亡率仍无明显下降。同时,近些年大量基础研究和临床研究都注意到,LDL-C 并不是唯一参与 ASCVD 的血脂成分,部分患者即使接受高强度的降脂治疗,仍然存在一定程度或进展的 ASCVD 和 MACE 风险;另有部分 LDL-C 正常的患者,仍然发生冠心病。基于上述这些现象,ASCVD 残留风险逐渐被人们认识。随着研究的不断深入,除 LDL-C、HDL-C 和 TG 之外的非传统血脂项目,引起研究者的广泛重视,大量临床证据不断出现、积累,逐渐获得了专业人士的共识。因此,有必要对非传统血脂检测在 ASCVD 患者管理中的应用,针对中国患者进行全面梳理。在此背景下,我们组织相关专家,在基于大量研究的基础上,特别是纳入了较多的中国研究,撰写了《非传统血脂指标与动脉粥样硬化性心血管疾病风险管理中国专家共识》,期望方便中国医师在临床实践中应用。《共识》经过执笔小组撰写初稿、专家组首轮评议、执笔小组修改、专家组二次评议、再次修改等阶段,最终定稿。

二、非传统血脂指标在 ASCVD 患者管理中的价值

  《共识》所讨论的非传统血脂指标包括非 HDL-C(non-HDL-C)、载脂蛋白 B(apoB)、脂蛋白(a)〔Lp(a)〕、残粒脂蛋白胆固醇(remnant lipoprotein cholesterol,RLP-C)、非空腹血脂、

氧化 LDL（oxidized LDL, ox-LDL）、小而密低密度脂蛋白（small dense LDL, sdLDL）以及载脂蛋白 C Ⅲ。这些血脂指标，有的是单一血脂，有的则是某些血脂的统称。

（一）非 HDL-C 在 ASCVD 风险管控中的应用

《共识》首先给出了非 HDL-C 的定义和计算方法。从定义可知，非 HDL-C 除了包含 LDL-C 外，还包含了其他可导致 AS 的脂蛋白颗粒中的胆固醇，如极低密度脂蛋白胆固醇（VLDL-C）、中间密度脂蛋白胆固醇（IDL-C）以及 Lp(a) 中的胆固醇，其中 LDL-C 占 70% 以上。目前，关于非 HDL-C 与 ASCVD 的关系证据比较充分，甚至有些研究表明，非 HDL-C 在预测全因死亡和 ASCVD 死亡方面，比 LDL-C 更有预测价值；而在 LDL-C 已经达标的患者中，非 HDL-C 仍然可以预测风险。另外，对于部分特定的患者，如肥胖、代谢综合征（metabolic syndrome, MS）、糖尿病（diabetes mellitus, DM）和高甘油三酯血症等患者，非 HDL-C 也比 LDL-C 有更好的风险预测价值。尤其是对于 2 型糖尿病患者冠脉介入围手术期心肌损伤的预测价值，结果来自国内一项前瞻性较大样本量研究。该研究结果显示，对于接受经皮冠状动脉介入治疗而血糖控制欠佳（糖化血红蛋白 ≥ 7%）的患者，非 HDL-C 而非 LDL-C，与围手术期心肌损伤独立相关，而且非 HDL-C ≥ 130mg/dl 患者的风险显著高于非 HDL-C<100mg/dl 患者。事实上，这些特定患者在临床中非常常见，特别是肥胖、MS 和 DM 患者。研究显示，中国成年居民腹型肥胖检出率达 29.1%，全国估计有 2.778 亿成人腹型肥胖；成人糖尿病患病率为 11.2%，估计中国目前成人糖尿病患者大约有 1.298 亿人；另有研究显示，中国居民代谢综合征的标化率为 24.2%。对于这样庞大的人群，非 HDL-C 的预测价值不言而喻。除了风险预测研究证明了非 HDL-C 的应用价值外，临床干预研究也表明，降低非 HDL-C 可以使 ASCVD 的风险降低。因此，越来越多的指南对非 HDL-C 的使用进行了推荐，例如 2015 年美国国家脂质协会建议、2016 年中国成人血脂异常防治指南以及 2019 年欧洲血脂异常管理指南，都对非 HDL-C 进行了推荐。

非 HDL-C 的检测不需要禁食，而且在非禁食的状态下，非 HDL-C 比 LDL-C 更为可靠，这一点更符合临床实践的需要。因为不同患者生活方式、节奏差异很大，非禁食下采血还有利于获得患者的配合。同时，非 HDL-C 不需要增加新的检测项目，只需在常规血脂检测后直接计算，即可获得结果。当然，使用非 HDL-C 也存在一定的局限性。非 HDL-C 综合了致 ASCVD 胆固醇的水平，但不能区分具体是何种成分。个别患者 LDL-C 中胆固醇含量低，或残余胆固醇水平高而 LDL-C 低、Lp(a) 低时，用非 HDL-C 可能都无法准确预测风险。另外，非 HDL-C 的准确性依赖 HDL-C 的检测结果，而 HDL-C 的检测结果与血液中甘油三酯含量和脂蛋白组成结构有关。

《共识》对非 HDL-C 的目标值进行了推荐，并且区分了不同 ASCVD 危险层次的人群，这与 LDL-C 的目标值管理是一致的。因此，在任何患者中，无论采用哪种血脂指标，都应该对患者进行 ASCVD 的危险分层，然后根据不同危险度，设立针对性的管理目标值。总的来说，非 HDL-C 使用方便，与 LDL-C 具有类似的风险预测能力，甚至在部分患者中预测能力更强。在 ASCVD 患者中，特别是高危的 ASCVD 患者，应当在关注 LDL-C 是否达标的同时，关注非 HDL-C 是否达标，如果仍然高于相应目标值，则提示患者仍然存在一定的残留风险，应当考虑联合其他药物强化干预并对患者加强监测随访，及时发现不良事件并予以处理。

（二）apoB 在 ASCVD 风险管理中的应用

《共识》简要介绍了 apoB 的检测，结合生化研究的结果，进一步解释了 apoB 作为血脂指标的优点。每个导致 AS 的脂蛋白颗粒中都含有一个分子的 apoB,因此 apoB 可以更为准确地反映致 AS 脂蛋白的数量,而且其检测即使在较低水平时,也比 LDL-C 和非 HDL-C 更为精准。另外,apoB 的检测也无须空腹,方便患者。《共识》还简单解释了 apoB 在 AS 形成与发展过程中的作用机制,与自由基、巨噬细胞、内皮细胞、平滑肌细胞炎症反应、血脂在细胞内聚集等密切相关。

《共识》对 apoB 在 ASCVD 风险管理中的循证医学证据进行了总结。首先,apoB 联合 LDL-C 时比单独使用 LDL-C 有更强的预测能力;其次,部分研究结果显示 ASCVD 风险与 apoB 水平更为相关,而且 apoB 在评估降脂治疗的心血管获益大于 LDL-C。基于大量临床证据,2017 年、2018 年及 2019 年的三部指南都对 apoB 进行了重点推荐,2016 年中国指南也将 apoB 推荐为特定人群的监测指标,但没有设定其干预目标值,相信未来中国指南最新的修订,将结合中国人的数据,对 apoB 目标值进行合理推荐。

《共识》对 apoB 的专家意见主要包括 3 点:① apoB 检测应当标准化,并做好质量控制;② apoB 可以作为 ASCVD 的防治靶点,特别是对于糖尿病、肥胖等代谢异常的患者;③设定了启动他汀类药物治疗的 apoB 阈值和目标值,该目标值的作用与上述非 HDL-C 的作用类似,对于高危 ASCVD 患者,无论 LDL-C 是否达标,都可以将 apoB 作为联合监测指标,判断强化他汀治疗后患者是否还存在残留风险,或者判断基线 LDL-C 水平较低患者的 ASCVD 风险。

(三) Lp(a)在 ASCVD 风险管理中的应用

Lp(a)受到重视的时间较久,研究成果也较多。《共识》对 Lp(a)的代谢进行了梳理。Lp(a)结构比较复杂,代谢途径目前还不是很清楚,可能主要通过肝脏代谢,还有部分通过肾脏代谢。在肝脏代谢的机制也比较复杂,涉及多种受体,如 LDL 受体(LDLR)、VLDL 受体等。其中,近年取得突破性进展的前蛋白转化酶枯草溶菌素 9(proprotein convertase subtilisin/kexin type 9,PCSK9)抑制剂可使 LDLR 表达显著增加,从而大幅降低 LDL-C 和 Lp(a)水平,达到进一步降低心血管事件的效果。

大量医学研究发现,Lp(a)可能比 LDL-C 更具有致 ASCVD 作用,而且机制比较复杂,基础医学研究认为与几个方面有关:Lp(a)中的 LDL 致 AS 作用,apo(a)与内皮结合并加重后者损伤,Lp(a)易氧化而被巨噬细胞通过清道夫受体摄取后形成泡沫细胞,Lp(a)激活转化生长因子刺激平滑肌细胞增殖、迁移,Lp(a)通过 apo(a)与氧化磷脂结合后具有很强的促进炎症作用,apo(a)与纤溶酶原竞争干扰其活化导致纤维蛋白降解减少、易于血栓形成。而大量临床研究也证实,Lp(a)确是 ASCVD 的独立危险因素。首先,Lp(a)与冠心病的风险存在一定的剂量关系,体现在两个方面,一方面 Lp(a)水平增加,发生冠心病和 AS 事件的风险增加;另一方面 Lp(a)水平增加,冠心病的严重程度增加。其次,Lp(a)水平还与缺血性脑卒中、颈动脉和颅内动脉狭窄有关。此外,还与主动脉瓣疾病的风险呈正相关。事实上,还有一些研究发现,在 LDL-C 水平较低的高血压患者中,Lp(a)升高是肾动脉狭窄的危险因素。总的来说,Lp(a)作为 ASCVD 的危险因素,目前意见比较一致。

在临床实践中应用时,则需要确定不同的 Lp(a)水平所对应的风险。《共识》指出,当高于 50mg/dl 时,Lp(a)水平与 ASCVD 风险大致呈线性关系,而且即使 LDL-C 已经下降,Lp(a)水平升高仍然可以预测 ASCVD 残留风险。同时,Lp(a)水平降低幅度与冠心病风险降低也呈线性关系。根据这些结果,2019 年欧洲指南和美国指南均对 Lp(a)检测的风险预测作用进行了明确的推荐。不过,关于针对 Lp(a)进行干预的研究,目前还不充分。已经上市的药物中,烟酸和 PCSK9 抑制剂均可以使 Lp(a)降低 20% 左右,相反,他汀类药物可能使 Lp(a)升高,但目前不明确这种作用是否影响他汀对 ASCVD 患者的益处。针对降低 Lp(a)的新药反义寡核苷酸的 Ⅱ 期临床研究显示,该药可安全、有效地降低 Lp(a),但对心血管事件和患者总的结局的影响还需要进一步观察。

由于 Lp(a)结构复杂,导致不同检测系统和方法的检测结果之间差异较大,经过 WHO/IFCC 等机构的努力,目前建议通过使用不受 apo(a)水平影响的方法,测定 apo(a)的浓度来反映 Lp(a)的水平,并以 nmol/L 为计量单位。

因此,虽然 Lp(a)的相关研究很多,但实际能应用到临床中的目前相对还较少,特别是缺少量化的标准用于指导临床监测、评估、干预。在临床实践中,可适当参考欧美指南中的推荐,对 ASCVD 患者的风险进行补充评估。

(四) RLP-C 在 ASCVD 风险管理中的应用

RLP-C 指的是残粒脂蛋白(remnant lipoprotein,RLP)中所含有的胆固醇,包括水解后的 VLDL、IDL 和乳糜微粒残粒胆固醇中的胆固醇。RLP 由脂蛋白脂肪酶水解乳糜颗粒和 VLDL 而得,富含胆固醇、胆固醇酯和载脂蛋白 E,具有较强的致 AS 作用。研究显示,RLP-C 水平与冠状动脉 Gensini 积分显著相关。RLP-C 的检测方法比较复杂,或缺乏特异性。不过,近年来的研究发现,采用估算法计算 RLP-C 具有较好的临床应用价值。《共识》的专家意见之一,认为采用计算法获得的 RLP-C 可能更有临床使用价值,并给出了 RLP-C 的参考值范围。

之所以提出 RLP-C 的概念,并区分其在 ASCVD 中的作用,是因为 RLP-C 致 AS 的机制与经典的 LDL-C 存在一定不同,RLP-C 携带胆固醇的能力更强、不需氧化、在穿透动脉壁后可直接被巨噬细胞摄取形成泡沫细胞,并引起局部炎症。临床研究中,RLP-C 与 ASCVD 的关系体现在几个方面。第一,RLP-C 可独立于其他血脂指标,预测心肌梗死和其他心血管不良事件;第二,RLP-C 与 ASCVD 主要危险因素之一的高血压密切相关,表现为 RLP-C 升高与中心动脉收缩压升高有关;第三,在非糖尿病的青少年中,可以看到 RLP-C 水平与颈动脉内膜增厚有关。

基于上述发现,部分研究观察了不同干预对 RLP-C 水平的影响。TNT 研究事后分析显示,与低强度相比,高强度阿托伐他汀可使 RLP-C 水平下降 24%;REDUCE-IT 研究事后分析显示,鱼油可使血浆 RLP-C 水平下降 0.5mmol/L;降糖药物利拉鲁肽也可以显著降低 RLP-C 水平。但目前还不清楚这些药物降低心血管不良事件的作用是否与 RLP-C 降低有关,包括目前新型靶向调节富含甘油三酯的脂蛋白药物,如 volanesorsen、evinacumab 等,能否在降低 RLP-C 的同时降低 ASCVD 风险,都有待更多的临床研究加以观察。

综合目前的研究成果,《共识》认为 RLP-C 在当前可以作为风险评估的参考指标,用于补充评估他汀类药物治疗过程中或 LDL-C 显著降低后的残留风险。但能否实际用于指导临床治疗方案的制定与调整,还需要更多的临床研究和循证医学证据。

(五) 非空腹血脂检测在 ASCVD 风险管理中的应用

《共识》对非空腹血脂检测可行的原因进行了分析。首先,空腹并不是人们生活的真实状态,每天三餐和随机进食(如水果、咖啡、零食等)的间隔时间很少达到 8 小时,所以非空腹检测结果更能准确反映机体的代谢和血脂水平的日常状态;其次,空腹检测容易给患者带来不便,首次就诊很多患者没有空腹,随访中复查前空腹容易增加某些患者的风险,影响患者的依从性;早高峰采血也增加医疗机构采血工作人员的负担;同时,研究显示,非空腹检测并不会从本质上影响结果,而且 HDL-C 等指标不受进食影响。正如高血压或糖尿病患者,随机血压和随机血糖更能反映人体真实情况一样。

临床研究的积累,也为非空腹血脂检测提供了有力的支持。首先是非空腹 TG 检测,2007 年 *JAMA* 发表了两篇非空腹血脂与心血管事件关系的文章,第一篇研究结果显示,非空腹 TG 水平升高,显著增加缺血性心脏病、心肌梗死、死亡的风险;第二篇研究结果显示,对研究之初健康的女性,非空腹 TG 水平与女性心血管事件密切相关,并且独立于传统的血脂指标和胰岛素抵抗。其次,非空腹 LDL-C 检测也有类似的预测价值。一项研究结果显示,非空腹 LDL-C 水平升高,增加全因死亡和心血管死亡风险,与空腹 LDL-C 检测的预测作用相似。其后,多个研究均证实非空腹血脂水平与心血管风险具有较好的关联强度,而且与空腹检测结果无显著差异,却更为便利。因此,对于大部分生活不是严格规律的人来说,非空腹血脂水平检测可能更为真实地反映他们的实际情况。

类似于血糖的检测,《共识》提出了两种检测非空腹血脂的方法。一种是类似于糖耐量试验,患者进食高脂餐后,间隔一定时间进行检测;另一种是正常进食后 8 小时内随机检测。前者反映机体对高脂负荷的清除能力,后者反映日常真实情况。检测项目与平常基本一致。关于非空腹血脂指标检测的适用情况,《共识》提供了参考意见,主要针对需要立即检测血脂、ASCVD 风险评估和高危 ASCVD 确诊的患者。关于非空腹血脂检测的更为全面的内容,可以参考 2021 年发布的《非空腹血脂检测与临床应用建议》。

（六）其他血脂指标

除了上述几种血脂指标外,《共识》还简要论述了另外几种研究较多的非传统血脂指标。

1. 氧化低密度脂蛋白(ox-LDL)　ox-LDL 被认为是 AS 斑块形成过程中的关键物质,其血浆水平与 ASCVD 密切相关,可以独立预测冠心病的风险。然而,关于 ox-LDL 的研究,更多的是相关病理和机制的探索与观察,或者是探讨其与 ASCVD 患者某种临床表现、检测或检查指标的关系,属于定性研究。而真正用于临床实践中风险预测、干预监测、预后判断的研究相对较少,特别是关于 ox-LDL 不同水平值的临床应用研究比较缺乏。因此,目前还很难对 ox-LDL 的实际使用总结出充分的循证医学证据和成熟的标准和意见,所以,临床工作者可以在实践中关注 ox-LDL 的水平与风险预测、治疗效果的关系,开展更多高质量临床研究,从而获得更多循证医学证据,并在证据积累的基础上形成更为明确的结论。

2. 小而致密 LDL(sdLDL)　sdLDL 体积小、密度大,与 LDL 相比具有更强的致 AS 作用。《共识》总结了多项大型研究,结果表明,sdLDL 可独立预测冠心病患者的总体风险、他汀类药物治疗后的残余风险以及低水平 LDL-C 患者的冠心病风险。不过,与 ox-LDL 类似,目前缺少对 sdLDL 定量用于风险预测、治疗监测的研究,还不清楚 sdLDL 用于临床实践的理想取值范围。

3. apoC Ⅲ　apoC Ⅲ 可升高甘油三酯水平,增强 LDL 致 AS 作用。若 *apoC Ⅲ* 基因突变,可导致甘油三酯水平和冠心病风险明显降低。欧洲癌症前瞻性调查(ERIC)-Norfolk 研究、路德维希港风险与心血管健康(LURIC)研究、CARE 研究等均证实,apoC Ⅲ 与 ASCVD 密切相关。然而,apoC Ⅲ 的量化水平在临床实践中的应用还需要进一步研究。

总的来说,这些非传统血脂指标与 ASCVD 的关系已经比较明确,但目前的研究结果还不能建立具体取值范围,确定其在风险预测、治疗监测及预后判断的意义。一方面,需要进一步的多中心、大样本、覆盖多种人群的临床研究,通过科学、合理的统计学分析,确定合适的取值范围；另一方面，需要检验方法学的统一、标准化，从而确保检测结果的一致性和稳定性。

三、结语

《共识》对目前研究较多的几个非传统血脂指标的检测、与 ASCVD 的关系、临床应用情况进行了总结，重点阐述了各个指标目前的研究成果与存在的问题，根据现有的循证医学证据，对非 HDL-C 和 apoB 的目标值给出了共识意见，临床实践中可将这两个指标用于患者风险预测和治疗效果的监测，特别是糖尿病、代谢综合征等患者；对于 Lp（a）升高者，应注意其 ASCVD 风险；对于 RLP-C 和非空腹血脂检测，给出了大致的正常值范围。其他几个指标，包括 ox-LDL、sdLDL 和 apoC Ⅲ，目前还没有成熟的目标值用于临床风险预测和干预效果评估。同时，在临床实践中，对于预防和治疗 ASCVD 患者，应当注意即使在高强度的他汀甚至联合使用 PCSK9 抑制剂的前提下，仍有部分患者存在残留风险，对这些患者可选择适当的非传统血脂指标进行残余风险评估。对于未形成具体使用建议的非传统血脂指标，我们认为是未来临床研究的重要方向，期待启动更多前瞻性、多中心研究，特别是基于中国患者的研究，为这些指标的实际使用提供更为可靠的循证医学证据。

（袁　慧）

参考文献

［1］ 中国中西医结合学会检验医学专业委员会 . 非传统血脂指标与动脉粥样硬化性心血管疾病风险管理中国专家共识 [J]. 中华预防医学杂志 , 2022, 56 (4): 405-421.

［2］《中国心血管健康与疾病报告》编写组 .《中国心血管健康与疾病报告 2020》概述 [J]. 中国心血管病研究 , 2021, 19 (7): 582-590.

［3］ NAVARESE E P, ROBINSON J G, KOWALEWSKI M, et al. Association Between Baseline LDL-C Level and Total and Cardiovascular Mortality After LDL-C Lowering: A Systematic Review and Meta-analysis [J]. JAMA, 2018, 319 (15): 1566-1579.

［4］ WONG N D, ZHAO Y, QUEK R G W, et al. Residual atherosclerotic cardiovascular disease risk in statin-treated adults: The Multi-Ethnic Study of Atherosclerosis [J]. J Clin Lipidol, 2017, 11 (5): 1223-1233.

［5］ QUISPE R, BROWNSTEIN A J, SATHIYAKUMAR V, et al. Utility of non-HDL-C and apoB targets in the context of new more aggressive lipid guidelines [J]. Am J Prev Cardiol, 2021, 7: 100203.

［6］ ZENG R X, LI X L, ZHANG M Z, et al. Non-HDL cholesterol is a better target for predicting periprocedural myocardial injury following percutaneous coronary intervention in type 2 diabetes [J]. Atherosclerosis, 2014, 237 (2): 536-543.

［7］ JACOBSON T A, ITO M K, MAKI K C, et al. National lipid association recommendations for patient-centered management of dyslipidemia: part 1--full report [J]. J Clin Lipidol, 2015, 9 (2): 129-169.

［8］ 中国成人血脂异常防治指南修订联合委员会 . 中国成人血脂异常防治指南 (2016 年修订版)[J]. 中华心血管病杂志 , 2016, 44 (10): 833-853.

［9］ MACH F, BAIGENT C, CATAPANO A L, et al. 2019 ESC/EAS Guidelines for the management of dyslipidaemias: lipid modification to reduce cardiovascular risk [J]. Eur Heart J, 2020, 41 (1): 111-188.

［10］ WELSH C, CELIS-MORALES C A, BROWN R, et al. Comparison of Conventional Lipoprotein Tests and Apolipoproteins in the Prediction of Cardiovascular Disease [J]. Circulation, 2019, 140 (7): 542-552.

［11］ JELLINGER P S, HANDELSMAN Y, ROSENBLIT P D, et al. American Association Of Clinical Endocrinologists And American College Of Endocrinology Guidelines For Management Of Dyslipidemia And Prevention Of Cardiovascular Disease [J]. Endocr Pract, 2017, 23 (Suppl 2): 1-87.

[12] GRUNDY S M, STONE N J, BAILEY A L, et al. 2018 AHA/ACC/AACVPR/AAPA/ABC/ACPM/ADA/ AGS/APhA/ASPC/NLA/PCNA Guideline on the Management of Blood Cholesterol: A Report of the American College of Cardiology/American Heart Association Task Force on Clinical Practice Guidelines [J]. J Am Coll Cardiol, 2019, 73 (24): e285-e350.

[13] KHAN S U, RIAZ H, RAHMAN H, et al. Association of baseline LDL-C with total and cardiovascular mortality in patients using proprotein convertase subtilisin-kexin type 9 inhibitors: A systematic review and meta-analysis [J]. J Clin Lipidol, 2019, 13 (4): 538-549.

[14] GENCER B, KRONENBERG F, STROES E S, et al. Lipoprotein (a): the revenant [J]. Eur Heart J, 2017, 38 (20): 1553-1560.

[15] RUSCICA M, SIRTORI C R, CORSINI A, et al. Lipoprotein (a): Knowns, unknowns and uncertainties [J]. Pharmacol Res, 2021, 173: 105812.

[16] TADA H, NOHARA A, INAZU A, et al. Remnant lipoproteins and atherosclerotic cardiovascular disease [J]. Clin Chim Acta, 2019, 490: 1-5.

[17] VALLEJO-VAZ A J, FAYYAD R, BOEKHOLDT S M, et al. Triglyceride-Rich Lipoprotein Cholesterol and Risk of Cardiovascular Events Among Patients Receiving Statin Therapy in the TNT Trial [J]. Circulation, 2018, 138 (8): 770-781.

[18] BHATT D L, STEG P G, MILLER M, et al. Effects of Icosapent Ethyl on Total Ischemic Events: From REDUCE-IT [J]. J Am Coll Cardiol, 2019, 73 (22): 2791-2802.

[19] NORDESTGAARD B G, BENN M, SCHNOHR P, et al. Nonfasting triglycerides and risk of myocardial infarction, ischemic heart disease, and death in men and women [J]. JAMA, 2007, 298 (3): 299-308.

[20] BANSAL S, BURING J E, RIFAI N, et al. Fasting compared with nonfasting triglycerides and risk of cardiovascular events in women [J]. JAMA, 2007, 298 (3): 309-316.

LDL-C 以外的血脂剩余风险干预进展

低密度脂蛋白胆固醇(LDL-C)是动脉粥样硬化性心血管疾病(ASCVD)最重要的危险因素之一,两者之间有明确的因果关系。已有充分证据显示,降低 LDL-C 水平可带来心血管(CV)获益,因此 LDL-C 是目前大多数指南推荐的血脂管理的首要靶标。然而,即使用了强化他汀、他汀联合依折麦布和 / 或 PCSK9 抑制剂,使 LDL-C 达到现行指南推荐的水平,依然有约 2/3 的个体发生 CV 事件,这部分风险通常被称为 LDL-C 以外的心血管剩余风险。剩余风险又包括血脂相关和非血脂相关,血脂相关剩余风险主要包括富含甘油三酯(TG)脂蛋白(TRL)及其残粒(RLP)、载脂蛋白 B(apoB)、脂蛋白(a)[Lp(a)]。本文就这些 LDL-C 以外血脂剩余风险的干预进展做相关综述。

一、针对 TRL 及 RLP

近几年,TRL 及 RLP 逐渐成为 ASCVD 防治的关注热点。血浆 TG 主要存在于乳糜微粒(CM)和极低密度脂蛋白(VLDL)核心中,两者统称为富含 TG 脂蛋白(TRL)。apoB 是 TRL 最主要的结构蛋白,每个颗粒均含有 1 分子的 apoB。TRL 主要通过脂蛋白酯酶(LPL)的作用,逐渐水解去除大量 TG、磷脂和载脂蛋白 C,并经胆固醇酯转移蛋白(CETP)作用,摄取胆固醇酯与载脂蛋白 E,形成比其新生颗粒体积更小、更致密,但富含载脂蛋白 E 与胆固醇(酯)的 CM 残粒与 VLDL 残粒,即脂蛋白残粒(RLP)。RLP 易于被巨噬细胞吞噬,滞留在内皮组织中后,带来炎症、胆固醇沉积和泡沫细胞的形成,从而促进动脉粥样硬化斑块形成。在 TRL 的 TG 和脂肪酸水解过程中,apoB 始终存在于 TRL 中。TG 本身并不致动脉粥样硬化,而是 TRL 及其残粒与 ASCVD 风险相关;TG 与 TRL 及脂蛋白残粒胆固醇(RC)水平呈线性相关,TG 水平越高,TRL 及 RC 水平越高。当空腹 TG 水平高于 1.2mmol/L(100mg/dl),TRL 及其脂蛋白残粒开始在血液中积累。一旦空腹 TG 水平高于 1.7mmol/L(150mg/dl),会使 VLDL 和 CM 过度产生和低效脂解,导致 TRL 残粒形成增加,意味着心血管风险增加。TRL 及残粒水平增加,在普通人群中与亚临床动脉粥样硬化和血管炎症相关;在使用他汀的人群中,仍是 LDL-C 以外的脂质相关心血管剩余风险,特别是糖尿病患者。但由于目前 TRL 检测尚不能广泛用于临床,用非 HDL-C 或 apoB 覆盖 TRL,能更好地反映糖尿病或糖代谢异常及胰岛素抵抗等人群相关心血管剩余风险。关于非诺贝特的两项研究 FIELD 研究和 ACCORD 研究,均未能提供非诺贝特在降低 TG 水平的同时可改善 T2DM 患者的心血管结局。但在高 TG/ 低 HDL-C 的亚组分析中获得阳性结果,提示在这类人群中降低 TG 水平可能获得心血管风险的降低。然而,培马贝特相关 PROMINENT 研究因预期阴性结果而提前终止,为通过降 TG 而获得心血管剩余风险降低的治疗策略蒙上阴影。同时,鱼油相关研究 REDUCE-IT 大幅降低事件风险 25%,推测获益主要来源 EPA 水平的显著增加,而非 TG 的降低。贝特类药物、鱼油类制剂、靶向抗血管生成素样蛋白 3(ANGPTL3)或载脂蛋白 C Ⅲ(apoC Ⅲ)的药物制剂均能降低 TG 及非 HDL-C,但这些干预策略是否能带来相关临床获益引发了一系列热烈讨论。

（一）培马贝特（pemafibrate）

培马贝特是一种新型的过氧化物酶体增殖物激活受体α（PPAR-α）调节剂，对PPAR-α的活化效力和选择性方面优于非诺贝特。基于培马贝特的PROMINENT研究始于2017年3月，共纳入10 544例TG 200~499mg/dl、HDL-C≤40mg/dl，有或没有既定ASCVD的2型糖尿病患者：其中1/3为一级预防人群（无心血管病），男性≥50岁、女性≥55岁；2/3为二级预防人群，年龄≥18岁确诊的ASCVD患者。所有患者均已接受中、高强度他汀治疗，且LDL-C已达到目标值以下。受试者随机分为两组，分别使用培马贝特（0.2mg、2次/d）或安慰剂治疗。主要复合终点包括非致死性心肌梗死（MI）、非致死性脑卒中、因不稳定型心绞痛需要行冠状动脉血运重建、CV死亡。预期平均随访3.75年，计划累计主要终点事件达到1 092次时结束研究。然而，数据安全监察委员会对PROMINENT研究数据进行中期分析，认为该研究难以达到CV获益研究终点，故该研究于2022年4月8日提前终止。

回顾PROMINENT早期研究结果，尽管培马贝特（0.4mg/d）对TG和残粒胆固醇有较大降幅，分别为42.7%和50.1%，但非HDL-C或apoB（尤其是apoB100）降幅有限。通过计算获得的残粒胆固醇水平主要与TG水平相关，因其体积差异巨大，残粒胆固醇下降不能等同于脂蛋白残粒数量下降，而后者才是与ASCVD风险相关的衡量指标。

尽管PROMINENT研究结果提示，高选择的PPAR-α激动剂培马贝特可能不产生CV获益；但其在新的治疗领域（非酒精性脂肪性肝病和非酒精性脂肪性肝炎）显示出治疗潜力。同时，研究也引发了对非诺贝特的思考和讨论。非诺贝特与培马贝特为不同化合物，PROMINENT研究的提前终止不能否定之前贝特类的研究和临床应用证据。相关研究显示，非诺贝特不仅能显著降低TG，也能有效降低非HDL-C水平、VLDL颗粒及LDL颗粒。ACCORD等研究证实，对于TG≥2.3mmol/L且HDL-C偏低的患者，在他汀基础上加用非诺贝特可以显著降低残余心血管风险。

由于PROMINENT研究的具体数据尚未公布，PPAR-α激动剂在心血管剩余风险领域将何去何从、通过降低TG到底能否降低心血管剩余风险、降低TG是否带来TRL及RLP的有效降低等，都有待分析和进一步讨论。

（二）ω-3脂肪酸（OM3FA）

OM3FA主要包括α-亚麻酸、二十碳五烯酸（eicosapentaenoic acid，EPA）和二十二碳六烯酸（docosahexaenoic acid，DHA）。后两者多来自深海鱼类，又称为鱼油。目前主要有3种处方级OM3FA产品：① OM3FA乙酯，主要成分为EPA和DHA；②二十碳五烯酸乙酯（icosapent ethyl，IPE），主要成分为EPA的乙酯；③ ω-3羧酸，主要成分为EPA、DHA和二十二碳五烯酸。

2018年REDUCE-IT研究的阳性结果迎来了鱼油的"高光"时刻。REDUCE-IT研究共纳入8 179例合并CVD或合并2型糖尿病+≥1种其他危险因素的患者（空腹TG 150~500mg/dl、LDL-C 40~100mg/dl）。随机分配至IPE（4g/d）+他汀治疗组或安慰剂（矿物油）+他汀治疗组，中位随访4.9年。主要终点为CV死亡、非致死性MI、非致死性脑卒中、冠脉血运重建或不稳定型心绞痛的复合事件。结果显示，4g/d IPE可显著降低TG水平（19.7%），同时减少25%的主要终点事件，其中CV死亡风险降低20%，MI风险降低31%，脑卒中风险降低28%。EPA亚组分析结果表明，IPE的初始心血管获益程度和时间与EPA水平密切相关，说明EPA水平可能是IPE心血管获益的关键机制。患者所达到的EPA水平与心血管事件、脑卒中、冠状动脉血运重建、不稳定型心绞痛、心搏骤停、新发心力衰竭或任何原因死亡的发生率显著相关。TG 水平及其他心血管危险标志物的变化也可能与患者的总体获益部分相关,但并非主要来源。今年发布的 REDUCE-IT 研究事后分析结果显示,IPE 显著降低首次致死和非致死性脑卒中事件风险分别为 28% 和 32%,降低首次缺血性脑卒中事件发生风险 36%;冠脉血运重建风险下降 34%;择期、紧急和急诊冠状动脉血运重建术发生率均显著下降,这种冠脉血运重建风险方面的益处在治疗 11 个月时就已显现;既往心肌梗死患者的首次和总体(首次 + 再发)主要终点发生风险分别显著降低 26% 和 35%,次要终点风险显著降低 32%;既往接受过 PCI 的患者,IPE 组主要复合终点降低了 34%;在接受他汀类药物治疗的 TG 升高且既往有 PCI 病史的患者中,IPE 在平均 5 年的随访期间显著降低了复发事件的风险。美国糖尿病学会、欧洲心脏病学会 / 欧洲动脉粥样硬化学会和国家脂质协会等多个专业学会指南基于 REDUCE-IT 的发现,将鱼油用于二级预防和糖尿病一级预防。FDA 批准,EPA 用于甘油三酯水平升高且伴有至少 2 种其他心血管疾病危险因素的心血管疾病或糖尿病患者,以降低心血管事件发生风险。

紧随其后的 STRENGTH 研究纳入 13 078 例接受他汀治疗的 ASCVD 患者,TG 180~500mg/dl,HDL-C<42mg/dl(男性)或 47mg/dl(女性)。随机分为 ω-3 羧酸组(EPA 和 DHA 混合物,Epanova、4g/d)或安慰剂组(玉米油),中位随访 3.5 年。尽管相较于基线数据,ω-3 羧酸组 TG 水平下降 19%(对照组下降 0.9%),但在随访 54 个月进一步分析数据显示,两组主要终点事件(CV 死亡、非致死性 MI、非致死性脑卒中、冠脉血运重建或因不稳定型心绞痛住院)并无显著统计学差异。

REDUCE-IT 及 STRENGTH 研究结果一阴一阳,目前可能的解释有 2 种。其一,治疗后 EPA 所达到的绝对水平在两个研究中相差甚远,导致结果不同。STRENGTH 研究中所用的 EPA+DHA 混合制剂的 EPA 含量较低,导致治疗后 EPA 水平未达获益切点。其二,安慰剂效应,REDUCE-IT 的矿物油与 STRENGTH 的玉米油不同。有学者用哥本哈根研究人群模拟 REDUCE-IT 和 STENGTH 研究,认为是对照组的差异在一定程度上影响了研究结果。用作安慰剂的矿物油可引起 LDL-C、apoB 和高敏 C 反应蛋白(hs-CRP)小幅上升,可能对 CV 风险产生负面影响,REDUCE-IT 研究的获益因对照组的效应而被放大。然而,也有研究表明,矿物油并未增加冠脉斑块体积的进展;而在未使用矿物油的 CHERRY 研究中,仍能观察到高度纯化的 EPA 在改善动脉斑块和 CV 风险方面的有益作用,使得这一"安慰剂假说"又起争议。

两项研究中均观察到 OM3FA 治疗组心房颤动发生率增加。在 REDUCE-IT 研究中,大部分记录的心房颤动是复发性而非新出现,缺血性脑卒中事件没有增加。分析 REDUCE-IT 研究净获益表明,高剂量处方 EPA 对研究人群有整体保护作用。IPE 的益处随着 CV 风险水平的提高而增加:无 CVD 的糖尿病患者绝对风险降低 4%,无糖尿病的 CVD 患者绝对风险降低 6%,而糖尿病合并 CVD 的患者获益最高,绝对风险降低 10%。尽管 EPA 的心血管保护作用及其机制还有待进一步探究,但 REDUCE-IT 的成功为我们提供了一个降低 CV 风险的新工具,并应刺激我们进一步探索将 IPE 作为 CV 治疗药物。此外,也期待正在进行的 RESPECT-EPA 研究,能进一步为鱼油类制剂降低血脂残余风险提供新证据。

(三)靶向 ANGPTL3

ANGPTL3 即血管生成素样蛋白 3,由肝脏合成和分泌,通过抑制脂蛋白脂酶(LPL)和内皮脂酶(EL)活性,无须依赖 LDL 受体(LDLR),调节 LDL-C 和 TG 的分解代谢。在人群中,该基因功能缺失与 TG 和其他致 AS 脂蛋白水平降低相关。

1. evinacumab 是一种靶向 ANGPTL3 的全人源单克隆抗体,已于 2021 年 2 月获得 FDA 批准,作为 12 岁及以上儿童或成人纯合子型家族性高胆固醇血症(HoFH)患者的附加治疗。evinacumab 能显著降低非 HDL-C 和 TG,并能使 HoFH 患者的 LDL-C 大幅下降。

2. vupanorsen 是一款靶向 ANGPTL3 mRNA 的反义寡核苷酸(ASO)药物,通过 N-乙酰化的半乳糖胺(GalNAc)分子靶向肝细胞,抑制 ANGPTL3 合成,提高 LPL 活性,从而降低 TRL 水平。2022 年 4 月美国心脏病学年会(AHA)公布了 TRANSLATE-TIMI 70 2b 期研究结果:该研究纳入 286 名接受他汀治疗后 TG 水平为 150~500mg/dl 且非 HDL-C ≥ 100mg/dl 的 40 岁以上患者,随机分配到安慰剂组和 vupanorsen 多个剂量组(每 4 周 80mg/120mg/160mg,每 2 周 60mg/80mg/120mg/160mg),观察 24 周。主要终点为非 HDL-C 水平降低,次要终点为 TG、LDL-C、apoB 和 ANGPTL3 下降。结果发现,所有剂量 vupanorsen 组非 HDL-C 均显著下降(降幅为 22.0%~27.7%)。次要终点方面,TG 和 ANGPTL3 下降呈现剂量依赖性(TG 降幅为 41.3%~56.8%,ANGPTL3 降幅为 69.9%~95.2%)。然而,vupanorsen 对 LDL-C 和 apoB 的降幅较小(分别为 7.9%~16.0% 和 6.0%~15.1%),仅在较高降幅组有统计学意义;对 HDL-C 水平也有降低作用,对 hs-CRP 水平无影响。安全性方面,vupanorsen 组未见血小板减少的不良反应。

TRANSLATE-TIMI 70 研究中,vupanorsen 并没有显现出对 LDL-C 和 apoB 水平的有效降低。vupanorsen 虽然能显著降低 TG 水平,但对降低 apoB 的作用较弱。因此推测,vupanorsen 降低了 TRL 中的 TG 成分,而对其中的胆固醇成分作用较小,并且不能减少 apoB 颗粒数。因此,仍需进一步临床试验探究 evinacumab 和 vupanorsen 对 CV 事件的影响。

3. ARO-ANG3 是一种持续抑制肝细胞表达 ANGPTL3 的 siRNA 制剂。2019 年 ARO-ANG3 的 I 期临床试验结果显示,健康志愿者单次给予 ARO-ANG3,ANGPLT3、TG 及 VLDL 呈剂量依赖性降低,LDL-C 和 HDL-C 水平相应降低,具有良好的安全性和耐受性。2020 年欧洲心脏病学会年会公布的相关研究结果显示,健康志愿者间隔 4 周予以 2 剂 ARO-ANG3,受试者的 ANGPTL3、TG 及 LDL-C 水平下降。目前正在进行中的 2b 期研究 ARCHES-2(AROANG3-2001)已完成 180 多名患者入组,旨在评估 ARO-ANG3 在成人混合性血脂异常患者中的安全性和有效性,以及后期的给药方案。该研究数据预计在 2023 年上半年公布。

(四)靶向 apoC Ⅲ

apoC Ⅲ 是脂蛋白代谢的重要调节因子,主要通过抑制 LPL 活性以及直接抑制肝脏对血浆 TRL 摄取,来升高 TG 和其他致 AS 脂蛋白的水平。目前临床上尚无 apoC Ⅲ 单克隆抗体。

1. volanesorsen 是一种选择性抑制 apoC Ⅲ、不结合 GalNAc 的第 2 代 ASO 制剂。2019 年 5 月获得欧洲药物管理局(EMA)批准上市,成为全球首个也是唯一一个治疗家族性乳糜血症综合征(FCS)的药物。FCS 是一种由 LPL 活性丧失引起的罕见遗传性疾病,以乳糜血症和反复发作的胰腺炎为特征。但由于 volanesorsen 常见血小板减少和注射部位不良反应,暂没有被美国 FDA 批准用于临床。回顾既往临床试验,APPROACH 研究纳入 66 例 FCS 患者,与对照组相比,volanesorsen 3 个月可降低空腹 TG 94%,减少急性胰腺炎复发。COMPASS Ⅲ 期研究纳入空腹 TG ≥ 500mg/dl 的患者,按 2:1 的比例随机分配每周一次 300mg volanesorsen 或安慰剂;在第 13 周 volanesorsen 的剂量改为每周 1 次 150mg 或每

2 周一次 300mg；为期 26 周。结果显示，volanesorsen 组 TG 水平较安慰剂组下降 72%。

2. olezarsen　最初被称为 APOC Ⅲ-L$_{Rx}$，一种结合 GalNAc、靶向 apoC Ⅲ 的 ASO 药物，与 volanesorsen 的序列相同。前期临床试验结果表明，APOC Ⅲ-L$_{Rx}$ 可显著降低高 TG 血症患者 apoC Ⅲ 及其他致 AS 脂蛋白水平，升高 HDL-C 水平。APOC Ⅲ-L$_{Rx}$ 安全性良好，未见血小板降低、肝功能损害、肾功能损害等不良反应。2020 年 11 月公布的 Ⅱ 期临床试验结果显示，olezarsen 每周注射 10mg 或每 4 周注射 50mg，可降低 TG 60%。Ⅲ 期 CORE 和 BALANCE 研究正在进行，分别纳入高 TG 患者和 FCS 成年患者，随机接受 olezarsen 或安慰剂治疗，每 4 周皮下注射一次 50~80mg olezarsen，后续进一步评估 olezarsen 的安全性及有效性。

3. ARO-APOC3　是一种靶向 apoC Ⅲ mRNA 的 siRNA 药物。前期试验结果显示，健康志愿者间隔 4 周给予 2 剂 ARO-APOC3，apoC Ⅲ、TG 及 LDL-C 水平降低，HDL-C 水平升高，效果持续长达 16 周，且安全性评价良好。2022 年 1 月，Arrowhead 公司启动了 ARO-APOC3 用于 FCS 的 Ⅲ 期临床研究 PALISADE。2022 年 4 月 AHA 公布的最新 Ⅰ/Ⅱ 期临床试验数据显示，在多因素乳糜微粒血症（MCM）和 FCS 患者中，ARO-APOC3 分别将 TG 水平降低 90% 和 91%。值得一提的是，ARO-APOC3 可能只需每 3 个月或 6 个月 1 次，即可有效控制血脂，有望为患者提供更多便利。

然而，目前尚缺乏该类靶向 apoC Ⅲ 的药物与 CV 获益方面的评估。

二、针对 apoB

apoB 包括 apoB100 和 apoB48，但血液中 apoB48 极少，约占 apoB100 的 0.1%，故 apoB 通常指的是 apoB100。正常情况下，每一个含有致 AS 的脂蛋白颗粒（即 LDL、IDL 和 VLDL）中都有 1 个 apoB100，因此，相比 LDL-C 和非 HDL-C，apoB 能更精确地反映出血液中致 AS 脂蛋白的颗粒数。2019 年 ESC/EAS 血脂异常管理指南建议，使用 apoB 进行风险评估，特别是对于高 TG 血症、糖尿病、肥胖、代谢综合征及 LDL-C 非常低的患者；apoB 治疗目标为中危<100mg/dl，高危<80mg/dl，极高危<65mg/dl。2020 年中国心血管病一级预防指南推荐，在合并高 TG、糖尿病、肥胖及 LDL-C 极低患者中，apoB100 作为 ASCVD 风险预测和干预指标优于非 HDL-C，可替代 LDL-C（Ⅰ 类推荐，C 级证据）。2022 年 *JAMA Cardiology* 公布的大型前瞻性队列研究纳入两组人群，即一级预防组 389 529 例未接受降脂治疗，AS 组 40 430 例接受他汀类药物治疗。结果显示，一级预防队列中，apoB、非 HDL-C 和 TG 分别与 MI 发生相关，当合并预估时，只有 apoB 与 MI 发生相关；二级预防队列中，也只有 apoB 与 MI 发生相关。综上表明，apoB 可能是 AS 的主要驱动因素，未来治疗策略的重点集中在降低所有含 apoB 的脂蛋白浓度。

1. mipomersen（米泊美生）　是一种抑制 apoB mRNA 的 ASO 制剂，抑制肝内 apoB100 的产生，从而减少所有含 apoB100 的脂蛋白水平，包括 VLDL、IDL、LDL、Lp（a）颗粒。肝脏负荷增加是该药降脂过程的潜在安全问题，因此临床试验暂时仅纳入高胆固醇血症患者，Ⅰ/Ⅱ/Ⅲ 期试验结果显示，apoB 与 LDL-C 降幅相当（25%~47%）。2013 年 FDA 已批准该药用于 ≥12 岁 HoFH 患者的辅助治疗，并不适用于常规的降脂治疗。目前缺乏证据支持其治疗相关的 CV 获益。

2. lomitapide（洛美他派）　是一种微粒体 TG 转移蛋白（MTP）抑制剂，抑制肠壁和肝脏细胞内含 apoB 的脂蛋白组装，血浆 LDL 和 apoB 随之减少。肝脏的不良反应是该药潜在的安全问题。HoFH Ⅲ期研究结果发现,患者 apoB 降幅为 49%,LDL-C 降幅为 50%;HoFH 长期研究结果表明,LDL-C 降幅为 45.5%,肝脂肪含量平均增加 10%,肝脏的安全性问题还有待长期、大规模数据进一步评价。该药已被 FDA 批准用于 ≥ 18 岁 HoFH 患者的辅助治疗。

三、针对 Lp(a)

Lp(a)是一类独立的脂蛋白,其结构与 LDL 类似,但更复杂,包含 LDL 样微粒(LDL、apoB100)、apo(a)、氧化磷脂(ox-PL)等。Lp(a)浓度主要由遗传因素决定,不受性别、饮食、运动等影响。大量遗传学、流行病学证据和荟萃分析结果已证实,Lp(a)是 ASCVD 和主动脉瓣狭窄的独立危险因素。目前认为,Lp(a)相关的致 ASCVD 风险主要体现在促动脉粥样硬化[LDL 样颗粒(apoB100)+ox-PL]、促血栓形成[apo(a)]和促炎症反应(ox-PL)。研究提示,Lp(a)平均降幅需达到 50% 以上,才可能转化为心血管结局研究(CVOT)的获益。根据中国人群现有的研究数据,倾向于将 Lp(a)30mg/dl 作为风险增加的切点。目前降 LDL-C 的药物中,只有 PCSK9 抑制剂可适度降低 Lp(a)20%~30%。一项 PCSK9 降低 Lp(a)水平对总体事件影响研究(ODYSSEY Outcome 研究)再分析结果显示,近期发生急性冠脉综合征的患者,当 LDL-C 水平接近 70mg/dl 时,Lp(a)水平>13.7mg/dl 组较 Lp(a)≤ 13.7mg/dl 组有更高的心血管事件风险;而在 LDL-C<70mg/dl 的患者中,使用 PCSK9 抑制剂进一步降低 LDL-C 水平仅在 Lp(a)>13.7mg/dl 的亚组中,能带来额外主要心脏不良事件(MACE)下降的获益。旨在降低 Lp(a)的 ASO 或 siRNA 制剂正在临床试验中,但迄今尚无靶向 Lp(a)的单克隆抗体药物。

1. pelacarsen 是一种靶向 apo(a)mRNA 的 ASO 药物,能特异性结合肝细胞表面 GalNac,精准抑制 Lp(a)在肝脏的合成。前期 Ⅰ / Ⅱ 期试验结果已证明,pelacarsen 能安全、有效地降低 Lp(a)浓度,降幅为 70%~90%。目前 pelacarsen Ⅲ期 Lp(a)HORIZON 临床试验正在开展,预计纳入 7 680 名受试者,旨在证明 pelacarsen 能否降低 Lp(a)≥ 70mg/dl 或 ≥ 90mg/dl 患者 MACE 风险,预期 2024 年结束。

2. olpasiran 是一种 siRNA 药物,通过减少 apo(a)生成,来降低 Lp(a)水平。2022 年 5 月 31 日 olpasiran Ⅱ期 OCEAN(a)-DOSE 研究结果公布,该研究纳入 281 例 Lp(a)超过 150nmol/L(中位水平 260nmol/L)、有 ASCVD 的患者,随机分配至安慰剂组及皮下注射 olpasiran 组(每 12 周 1 次 10mg、75mg、225mg,或每 24 周 1 次 225mg),观察用药后第 36 周(主要终点)和第 48 周(次要终点)Lp(a)的降幅。最新结果显示,患者第 36 周和第 48 周 Lp(a)水平下降超过 90%,多个剂量组中观察到一致效果且安全性良好。

3. SLN360 是一种新型 siRNA 药物,通过阻断肝脏中 Lp(a)的关键成分 apo(a),来抑制 Lp(a)生成。2022 年 4 月 ACC 发布 APOLLO Ⅰ期试验结果,该研究纳入 32 名 Lp(a)≥ 150nmol/L 且无 ASCVD 的参与者,随机分为安慰剂组和单次 SLN360 皮下注射 30mg、100mg、300mg 或 600mg 组。血浆 Lp(a)浓度呈剂量依赖性降低,且持续至少 150 天。300mg 和 600mg 组 Lp(a)水平分别最高下降 96% 和 98%;同时,高剂量 SLN360 使 LDL-C 和 apoB 降低 20%~30%。该研究将继续随访至 365 天,进一步评估安全性及降脂作用持续时间。

非 HDL-C 和 apoB 是国内外指南推荐的血脂剩余风险的干预靶点,能降低非 HDL-C 的鱼油类制剂 RESPECT-EPA 研究、靶向 ANGPTL3/apoCⅢ 的临床研究正在开展。直接靶向 apoB 的药物制剂因肝脏不良反应,尚无显著进展。Lp(a)是 LDL-C 以外血脂剩余风险潜在的干预靶点,pelacarsen 率先进入 Ⅲ 期 HORIZON 试验评价其 CV 获益情况,olpasiran、SLN360 相关的临床研究为降 Lp(a)药物再添新依据,期待进一步证实降低 Lp(a)可带来独立 CV 获益的证据。目前基于核酸的靶向治疗已经取得重大进步,希望新疗法不断涌现以应对脂质剩余风险,为进一步降低 ASCVD 风险提供新武器。

(陈桢玥　孙燕依)

参考文献

［1］ 中国成人血脂异常防治指南修订联合委员会. 中国成人血脂异常防治指南 (2016 年修订版)[J]. 中国循环杂志 , 2016, 31 (10): 937-953.

［2］ MACH F, BAIGENT C, CATAPANO A L, et al. 2019 ESC/EAS Guidelines for the management of dyslipi-daemias: lipid modification to reduce cardiovascular risk: the Task Force for the management of dyslipi-daemias of the European Society of Cardiology (ESC) and European Atherosclerosis Society (EAS)[J]. Eur Heart J, 2020, 41 (1): 111-188.

［3］ GINSBERG H N, PACKARD C J, CHAPMAN M J, et al. Triglyceride-rich lipoproteins and their remnants: metabolic insights, role in atherosclerotic cardiovascular disease, and emerging thera-peutic strategies—a consensus statement from the European Atherosclerosis Society [J]. Eur Heart J, 2021, 42 (47): 4791-4806.

［4］ FERENCE B A, KASTELEIN J J, RAY K K, et al. Association of triglyceride-lowering LPL variants and LDL-C-lowering LDLR variants with risk of coronary heart disease [J]. JAMA, 2019, 321 (4): 364-373.

［5］ ELAM M B, GINSBERG H N, LOVATO L C, et al. Association of fenofibrate therapy with long-term cardiovascular risk in statin-treated patients with type 2 diabetes [J]. JAMA Cardiol, 2017, 2 (4): 370-380.

［6］ CHAIT A, GINSBERG H N, VAISAR T, et al. Remnants of the triglyceride-rich lipoproteins, diabetes, and cardiovascular disease [J]. Diabetes, 2020, 69 (4): 508-516.

［7］ RAPOSEIRAS-ROUBIN S, ROSSELLÓ X, OLIVA B, et al. Triglycerides and residual atherosclerotic risk [J]. J Am Coll Cardiol, 2021, 77 (24): 3031-3041.

［8］ MARSTON N A, GIUGLIANO R P, IM K, et al. Association between triglyceride lowering and reduction of cardiovascular risk across multiple lipid-lowering therapeutic classes: a systematic review and meta-regression analysis of randomized controlled trials [J]. Circulation, 2019, 140 (16): 1308-1317.

［9］ PRADHAN A D, PAYNTER N P, EVERETT B M, et al. Rationale and design of the Pemafibrate to Reduce Cardiovascular Outcomes by Reducing Triglycerides in Patients with Diabetes (PROMI-NENT) study [J]. Am Heart J, 2018, 206: 80-93.

［10］ BACKES J, ANZALONE D, HILLEMAN D, et al. The clinical relevance of omega-3 fatty acids in the management of hypertriglyceridemia [J]. Lipids Health Dis, 2016, 15 (1): 1-2.

［11］ GABA P, BHATT D L, STEG P G, et al. Prevention of cardiovascular events and mortality with icosapent ethyl in patients with prior myocardial infarction [J]. J Am Coll Cardiol, 2022, 79 (17): 1660-1671.

［12］ LAKSHMANAN S, SHEKAR C, KINNINGER A, et al. Comparison of mineral oil and non-mineral oil placebo on coronary plaque progression by coronary computed tomography angiography [J]. Cardiovasc Res, 2020, 116 (3): 479-482.

［13］ DOI T, LANGSTED A, NORDESTGAARD B G. A possible explanation for the contrasting results of REDUCE-IT vs. STRENGTH: cohort study mimicking trial designs [J]. Eur Heart J, 2021, 42 (47): 4807-4817.

［14］ TOKGÖZOĞLU L, LIBBY P. The dawn of a new era of targeted lipid-lowering therapies [J]. Eur Heart J, 2022, 43 (34): 3198-3208.

［15］ BERGMARK B A, MARSTON N A, BRAMSON C R, et al. Effect of Vupanorsen on Non-High-Density Lipoprotein Cholesterol Levels in Statin-Treated Patients With Elevated Cholesterol: TRANSLATE-TIMI 70 [J]. Circulation, 2022, 145 (18): 1377-1386.

［16］ MARSTON N A, GIUGLIANO R P, MELLONI G E, et al. Association of apolipoprotein B-containing lipoproteins and risk of myocardial infarction in individuals with and without atherosclerosis: distinguishing between particle concentration, type, and content [J]. JAMA Cardiol, 2022, 7 (3): 250-256.

［17］ YEANG C, KARWATOWSKA-PROKOPCZUK E, SU F, et al. Effect of pelacarsen on lipoprotein (a) cholesterol and corrected low-density lipoprotein cholesterol [J]. J Am Coll Cardiol, 2022, 79 (11): 1035-1046.

［18］ O'DONOGHUE M L, LÓPEZ J A, KNUSEL B, et al. Study design and rationale for the Olpasiran trials of Cardiovascular Events and LipoproteiN (a) reduction-DOSE Finding Study (OCEAN (a)-DOSE)[J]. Am Heart J, 2022, 251: 61-69.

［19］ NISSEN S E, WOLSKI K, BALOG C, et al. Single ascending dose study of a short interfering RNA targeting lipoprotein (a) production in individuals with elevated plasma lipoprotein (a) levels [J]. JAMA, 2022, 327 (17): 1679-1687.

降脂治疗临床研究最新进展与临床应用展望

随着对脂代谢调控通路的进一步阐明,以及孟德尔随机分析法在血脂领域的应用,作用于新靶点的降脂新药不断被成功研发,相关临床研究主要针对各种难治性血脂异常以及血脂相关的心血管剩余风险。本文按新型降脂药物的类别就上述两方面的最新研究进展进行介绍,并对未来临床应用前景予以展望。

一、PCSK9 抑制剂

1. PCSK9 单抗　　PCSK9 单抗 evolocumab 和 alirocumab 是降脂新药研发的成功代表,两者均已顺利在国内外上市且有大规模 CVOT 获益证据,目前临床主要用于 LDL-C 不能达标的 ASCVD 患者或 ASCVD 高危人群(包括杂合子或纯合子型家族性高胆固醇血症),儿童仅批准用于>12 岁纯合子型家族性高胆固醇血症(HoFH)。PCSK9 单抗的进一步临床研究主要针对儿童 HeFH、长期接受抗病毒治疗的 HIV 感染患者、长期接受免疫移植剂治疗的心脏移植后患者等特殊人群或 PCSK9 单抗长期应用的潜在安全性问题。多种国产 PCSK9 单抗研发产品也正在上市前临床试验进行中。

ODYSSEY KIDS 研究纳入 42 名 8~17 岁接受常规降脂治疗、LDL-C ≥ 3.4mmol/L、体重 ≥ 25kg 的 HeFH 儿童,在继续原有降脂治疗的基础上,接受以下 4 种 alirocumab 治疗方案之一(每种方案均按体重<50kg 或 ≥50kg 给予剂量):①每 2 周皮下注射 30mg 或 50mg;②每 2 周皮下注射 40mg 或 75mg;③每 4 周皮下注射 75mg 或 150mg;④每 4 周皮下注射 150mg 或 300mg。结果显示,高剂量方案(即 2 组和 4 组)的 LDL-C 降幅最大,分别为 46% 和 45%,不良反应率为 50%~90%,但多数轻微,仅 2 名因不良事件而停药。同期进行的 HAUSER-RCT 研究纳入 157 名 10~17 岁接受常规降脂治疗、LDL-C ≥ 3.4mmol/L 的 HeFH 儿童,随机给予联合 evolocumab 420mg 每月皮下注射一次或安慰剂治疗,结果显示,联合 evolocumab 治疗组 LDL-C 水平降低 1.8mmol/L,降幅为 38.3%(vs. 安慰剂),不良事件与安慰剂组无差异。这两项研究为 PCSK9 单抗应用于 HeFH 儿童以及 12 岁以下儿童提供了临床试验证据。

BEIJERINCK 研究纳入 HIV 感染的 ASCVD(35.6%)或 ASCVD 高危患者 464 名,其中 20.7% 存在他汀不耐受或禁忌证,随机接受 evolocumab 420mg 每月皮下注射一次或安慰剂治疗,结果显示,联合 evolocumab 治疗组 LDL-C 进一步降幅达 56.9%(vs. 安慰剂),不良事件与安慰剂组无差异。另一项正在进行中的 EVOLVD 研究纳入心脏移植术后 4~8 周的患者,旨在证实 evolocumab 是否能在他汀基础上进一步降低术后 1 年的心脏移植物血管病(cardiac allograft vasculopathy,CAV)风险。上述两项研究为接受抗病毒等免疫抑制治疗的患者应用 PCSK9 单抗提供了临床试验证据。

最近一项研究纳入已接受最大耐受量他汀治疗的 ASCVD 或其高危患者 2 176 例,随机接受每 2 周皮下注射 alirocumab 75/150mg 或安慰剂治疗,每半年测试神经认知功能,共 2 年。结果显示,alirocumab 治疗 2 年对神经认知功能无不良影响。这是继 EBBINGHAUS 研究之后证实 PCSK9 单抗治疗不影响神经认知功能的又一项 RCT 研究。

2. PCSK9 小干扰 RNA　第二类成功研发的 PCSK9 抑制剂为小干扰 RNA 制剂 inclisiran,它通过特异性识别肝细胞表面的受体而靶向性进入肝细胞,在肝细胞内借助 RNA 诱导沉默复合物(RICS)特异性地裂解编码 PCSK9 蛋白的信使 RNA,从而影响 PCSK9 蛋白的翻译与合成。三项 RCT 研究 ORION-9、10、11 均证实,inclisiran 具备持久的降 LDL-C 疗效(皮下注射 300mg 每半年 1 次可在他汀基础上进一步降低 LDL-C 达 48%~52%),同时总体安全耐受性好,除了注射部位反应(多数轻微)外,其他不良反应与安慰剂组无差异。2021 年 12 月,inclisiran 先后被 EMA 和 FDA 批准用于治疗原发性高胆固醇血症患者,其突出优势是作用持久、注射 1 剂疗效最长可维持半年,有利于提高患者的治疗依从性。

目前正在进行中的 ORION 系列 RCT 研究有 6 项:ORION-5 拟纳入成年 HoFH 患者 56 例,前 6 个月双盲 RCT、后 18 个月开放标签,共 2 年;ORION-13 拟纳入 12~17 岁儿童 HoFH 患者 15 例,前 1 年双盲 RCT、后 1 年开放标签,共 2 年;ORION-16 拟纳入 12~17 岁儿童 HeFH 患者 150 例,前 1 年双盲 RCT、后 1 年开放标签,共 2 年;ORION-14 为针对中国人的 I 期临床试验,拟纳入 ASCVD 患者 40 例,随访 3 个月;ORION-18 为针对亚裔人种的 III 期临床试验,纳入中国、韩国 ASCVD 及 ASCVD 高危患者 320 例,随机、双盲、安慰剂对照治疗 12 个月,随访至 18 个月;令人拭目以待的是 HPS4/TIMI65/ORION-4 研究,拟从英国、美国 150 家中心纳入 ASCVD 患者 15 000 名,随机、双盲、安慰剂对照治疗并随访 5 年,以评价 inclisiran 的长期有效性、远期心血管获益及长期安全性。

3. PCSK9 疫苗　PCSK9 疫苗的降脂机制是通过接种抗原肽,诱导机体持续性产生 PCSK9 特异性抗体,其主要研发价值在于可能获得长达 1 年的超长效降低 LDL-C 作用。目前有 2 种 AFFITOPE® 肽疫苗候选品——AT04A 和 AT06A 已完成单盲、随机、安慰剂对照 I 期临床试验,研究纳入 72 名健康受试者,随机分为 3 组,分别接受 AT04A、AT06A 或安慰剂接种,接种方式为第 0、4、8 周接受 3 次启动免疫,第 60 周接受 1 次强化免疫。结果显示,AT04A 和 AT06A 均安全、耐受,且均触发了持久抗体反应,但只有 AT04A 显示出显著降低 LDL-C 的活性,证明 AT04A 具备进一步研发潜力。

4. 口服 PCSK9 抑制剂　MK-0616 是生物可利用的大环肽类口服 PCSK9 抑制剂,其 I 期临床试验显示了很好的疗效和安全性,目前 II 期临床试验正在进行中。多种小分子口服 PCSK9 抑制剂也在积极研发中,NNC0385-0434 已进入 II 期临床试验。口服 PCSK9 抑制剂存在诸多优势,如使用简便、安全便携等,对于难以接受或不耐受注射剂型的患者尤其具有临床应用价值。

二、三磷酸腺苷柠檬酸裂解酶(ACL)抑制剂

细胞内胆固醇合成的原料乙酰辅酶 A 来自柠檬酸在 ACL 作用下的裂解,可见 ACL 位于胆固醇合成通路的最上游,因此,ACL 抑制剂属于胆固醇合成抑制剂,其降脂机制是通过减少乙酰辅酶 A 的生成而减少胆固醇合成,并因细胞内胆固醇合成减少而上调 LDLR、降低血浆 LDL-C 水平。

bempedoic acid(BA)是一种成功研发的口服 ACL 抑制剂,其独特优势是属于前体药、在肝脏中被激活而抑制肝细胞胆固醇合成,但在骨骼肌细胞中不被激活、有可能避免肌肉相关不良事件。临床试验数据显示,BA 单用时 LDL-C 降幅约 30%,他汀基础上联合 BA 治疗 LDL-C 进一步降低 17%~22%,依折麦布基础上联合 BA 治疗 LDL-C 进一步降低 28.5%、总降幅为 48%,他汀基础上联合 BA/ 依折麦布固定复方片剂 LDL-C 进一步降低 38%,总体安

全耐受性良好,高尿酸血症有 3.5%(安慰剂有 1.1%),痛风有 1.5%(安慰剂有 0.4%)。BA 和 BA/依折麦布固定复方片剂(180/10mg)已在欧美获批上市,用于治疗 LDL-C 不达标的原发性高胆固醇血症(包括杂合子型 FH)或 ASCVD 患者。

BA 最新Ⅰ期临床研究对 24 名肾功能正常或轻、中、重度肾功能损害受试者的药代动力学和安全性进行评估,结果显示,肾功能损害增加 BA 暴露量,但对不良事件发生率和类型无显著影响,提示轻、中度肾功能损害患者应用 BA 时无须调整剂量。BA 最新Ⅱ期临床研究对接受 PCSK9 抑制剂治疗者联合 BA 的有效性和安全性进行评估,纳入 59 例患者,前 3 个月接受 PCSK9 抑制剂治疗、后 2 个月继续 PCSK9 抑制剂的同时随机接受 BA 180mg/d 或安慰剂,结果显示,BA 可在 PCSK9 抑制剂的基础上进一步降低 LDL-C 30.3%,安全性与安慰剂相当。BA 最新Ⅲ期临床研究为 CLEAR Harmony 延长研究,对 RCT 期间接受 BA 者继续 BA 治疗(≤130 周)、接受安慰剂者启动 BA 治疗(≤78 周),结果证实,经长达 2.5 年的持续治疗,BA 显示出持续的降 LDL-C 疗效,且总体耐受性与之前Ⅲ期 RCT 研究一致。此外,研究者对 4 项 BA 的Ⅲ期 RCT 研究(12~52 周)进行事后分析,评估 BA 对血糖的影响,证实对于不同糖代谢背景的患者,BA 降低 LDL-C 效果无差异,且 BA 可轻度降低糖尿病和糖尿病前期患者的 HbA1c(均 $P<0.000\ 1$),空腹血糖、不良事件与安慰剂组无差异。最后,BA 用于他汀不耐受患者的大规模、双盲、随机、对照、心血管硬终点事件驱动的临床试验 Clear-OUTCOME 正在进行中,入选标准为已确诊 ASCVD 或 ASCVD 高危、记录在案的他汀不耐受、接受最大耐受量降脂治疗后 LDL-C≥100mg/dl,目前已完成随机 14 014 例,预计的中位治疗时间为 42 个月。

三、血管生成素样蛋白 3(ANGPTL3)抑制剂

ANGPTL3 是调控 VLDL 代谢的关键蛋白,其抑制剂可显著降低血浆 TG、LDL-C、HDL-C 水平,降脂机制包括上调脂蛋白酯酶(LPL)、上调内皮脂酶(EL)活性、减少肝脏 VLDL 分泌、增加肝脏对残粒和 LDL(非 LDLR 依赖途径)的摄取等。导致 ANGPTL3 水平降低的遗传变异可使冠心病风险降低达 39%,而 ANGPTL3 无效变体导致独特的家族性低 β 脂蛋白血症,其特征是所有脂蛋白水平较低,胰岛素敏感性增强,而脂肪肝患病率并没有增加。这些基因变异与疾病的关系研究结果,是以下 ANGPTL3 抑制剂研发产品设计临床试验入选人群的重要依据。

1. ANGPTL3 单克隆抗体   evinacumab(商品名 EVKEEZATM)是全人源 ANGPTL3 单抗(静脉或皮下注射),其Ⅲ期临床试验纳入 HoFH 患者,结果显示,在已使用所有可获得的降脂药物(包括洛美他派、米泊美生等)以及血脂净化的基础上,evinacumab 仍可进一步降低 LDL-C 近 50%。美国 FDA 授予该药"突破性药物资格",于 2020 年 2 月批准其用于≥12 岁儿童或成人 HoFH 患者,推荐剂量为 15mg/kg 静脉注射、每 4 周 1 次。目前,evinacumab 治疗 5~11 岁 HoFH 儿童的单臂、开放标签、剂量探索Ⅲ期临床试验 (NCT04233918)正在进行中,其结果将为该药用于低龄 HoFH 患儿提供依据。

evinacumab 治疗严重高甘油三酯血症(SHTG)初步结果显示,TG 降幅变异度较大: 5 例 450mg/dl≤TG<1 500mg/dl 患者平均 TG 降幅达 81.8%(安慰剂为 20.6%),但 6 例 TG >1 000mg/dl 患者 TG 降幅差异巨大(0.9%~93.2%),可能归因于 SHTG 患者具体基因突变类型。evinacumab 静脉注射用于 SHTG 伴胰腺炎病史患者的Ⅱ期临床试验将 51 例患者按基因型分为 3 组,即家族性乳糜微粒综合征(FCS,LPL/LPL 相关基因双等位 LOF 突变)17

例、多因素乳糜微粒综合征（MCS,LPL/LPL 相关基因 LOF 杂合突变）15 例、多基因 SHTG（无上述基因突变）19 例,3 组均按 2∶1 随机予以每 4 周 evinacumab 15mg/kg 或安慰剂静脉注射。结果显示,FCS 组对治疗无反应,MCS 组 TG 降幅为 65%,多基因 HTG 组 TG 降幅为 80%。据此,2021 年启动了一项新的 Ⅱ 期临床试验（NCT04863014）,拟纳入 120 例 SHTG 伴 HTG 胰腺炎病史患者(排除基因确诊的 FCS),其结果将为 SHTG 相关胰腺炎患者的二级预防提供进一步依据。

2. ANGPTL3 反义寡核苷酸　vupanorsen 是一种皮下注射的 ANGPTL3 反义寡核苷酸,目前已完成用于我国和日本健康受试者的耐受性和药代动力学 Ⅰ 期研究,治疗 FH 患者的研究尚在 Ⅰ 期临床试验进行中,治疗中度 HTG 相关研究较多,SHTG 研究较少。

针对中度 HTG 的 Ⅱ 期临床试验主要有 2 项,一项纳入 2 型糖尿病、脂肪肝、超重、TG>1.7mmol/L 的受试者 105 例,结果显示,vupanorsen（最大剂量 80mg、每 4 周 1 次）显著降低空腹 TG 和计算的残粒胆固醇（RC）水平,TG 最大降幅为 44%,RC 最大降幅为 38%（vs. 安慰剂）,总体安全性良好,提示该药具备降低 TG 相关心血管剩余风险的潜力。另一项是最新发表的 TIMI-70 研究,纳入接受他汀治疗的中度 HTG 患者 286 例,以非 HDL-C 为主要终点,结果显示,虽然 TG 最大降幅达 58.8%,但非 HDL-C 最大降幅为 27.7%,而 apoB 最大降幅仅 15.1%。此外,最大剂量组（160mg、每 2 周 1 次）转氨酶 3 倍以上比例达 39%。TIMI-70 研究的这些结果似乎不足以支持 vupanorsen 进一步开展大规模心血管结局临床研究。

vupanorsen 治疗 SHTG 的单臂、开放标签 Ⅱ 期临床试验截至目前的有限数据显示,3 例 FCS 患者 TG 平均降低 32.8%,4 例家族性部分性脂肪营养不良（FPLD）患者 TG 降低 59.9%,暂无 vupanorsen 治疗 SHTG 的进一步临床试验信息。

3. ANGPTL3 小干扰 RNA　ARO-ANG3 是 ANGPTL3 mRNA 的小干扰 RNA 研发产品,其 Ⅰ 期临床试验中,22 例已接受降脂治疗的高胆固醇血症患者接受 ARO-ANG3 皮下注射后,LDL-C 最大降幅平均为 42%,5 例 TG 升高患者 TG 最大降幅平均为 79%~88%。目前 ARO-ANG3 有两项 Ⅱ 期临床试验正在进行中,一项是针对混合型血脂异常患者（NCT04832971）,拟纳入已接受他汀治疗、LDL-C ≥1.8mmol/L（或非 HDL-C ≥1.8mmol/L）且 1.7mmol/L ≤TG ≤5.6mmol/L 的患者 180 例,随机、双盲接受 2 次 ARO-ANG3 皮下注射或安慰剂,主要终点为 24 周时 TG 降幅,次要终点为安全性以及其他血脂指标;另一项是针对 HoFH 患者的开放标签研究（NCT05217667）,拟纳入基因确诊的 ≥16 岁 HoFH 患者 16 例,接受最大耐受量降脂治疗后 LDL-C>2.6mmol/L,第 1 天和第 84 天分别接受 2 次不同剂量的 ARO-ANG3 皮下注射,主要终点为 24 周时 LDL-C 降幅和安全性。ARO-ANG3 较前两类 ANGPTL3 抑制剂的研发优势在于作用更持久。

四、apoC Ⅲ 抑制剂

apoC Ⅲ 是调控 CM 与 VLDL 代谢的关键载脂蛋白,机制主要与抑制 LPL 活性有关。apoC Ⅲ 抑制剂通过上调 LPL 活性而促进 CM、VLDL 水解所携带的 TG,从而降低血浆 TG 水平。

（一）apoC Ⅲ 反义寡核苷酸

1. volanesorsen　是 apoC Ⅲ 第二代反义寡核苷酸,主要针对 3 类难治性高 TG 血症进行研发,即 FCS、多因素乳糜微粒综合征（MCS）、FPLD。APPROACH 研究（Ⅲ 期）显示,

volanesorsen 对成年 FCS 患者的 TG 降幅平均达 77%，但因血小板计数低于 10 万个 /μl 者达 48.5%，美国 FDA 未批准其上市；2019 年 5 月 EMA 批准其上市（商品名 Waylivra®），但仅限用于治疗饮食和其他降脂药物疗效不佳的成年 FCS 患者。COMPASS 研究（Ⅲ期）显示，volanesorsen 对 76 例成年 MCS 患者的 TG 降幅平均为 71.2%（安慰剂组 38 例 TG 降幅平均为 0.9%），总体安全性良好，volanesorsen 组血小板计数低于 10 万个 /μl 者有 9 例（11.8%），低于 5 万个 /μl 者仅 1 例（1.3%）。BROADEN 研究（Ⅱ/Ⅲ期）对 40 例 FPLD 患者随机给予 volanesorsen 300mg 或安慰剂每周一次皮下注射，52 周之后进入开放标签延长治疗期 52 周，共 104 周，RCT 期和延长期的主要终点均为 TG 降幅，次要终点均为肝脏脂肪分数（MRI 法）降幅及安全性。

2. olezarsen（AKCEA-APOC Ⅲ-LRx） 是 apoC Ⅲ 第三代反义寡核苷酸，其 Ⅰ/Ⅱa 期临床试验显示 TG 最大降幅达 77%，无血小板计数减少，可能具有更好的研发前景。其 Ⅱ期临床试验纳入 ASCVD 或 ASCVD 高危伴中度高 TG 血症（2.3~5.6mmol/L）患者 114 例，随机接受不同剂量的 olezarsen 或安慰剂每 1、2、4 周皮下注射，主要终点是 24 周 TG 降幅和 52 周安全性，初步数据未发现血小板减少。目前 olezarsen 针对成年 FCS 的临床研究正在进行中，BALANCE 研究（Ⅲ期）为双盲 RCT，拟纳入 FCS 患者 60 例，治疗 49 周，完成 RCT 期后进入延长研究（开放标签，所有受试者均接受每 4 周 1 次皮下注射 olezarsen，共 49 周）；另一项开放标签研究（Ⅲ期）拟纳入 30 例目前或曾接受 volanesorsen 治疗、应用上市后的 Waylivra® 但因不良反应停药的 FCS 患者，治疗 49 周，主要终点是发生血小板计数减少的比例和低于 5 万个 /μl 者比例。olezarsen 治疗 SHTG 的 Ⅲ 期多中心双盲 RCT 研究也正在进行，拟纳入 TG>5.6mmol/L 患者 540 例，进一步评估其疗效和安全性。该药的未来应用人群可能以 HTG 为主，包括中度 HTG、SHTG、FCS（包括 volanesorsen 不耐受）。

（二）apoC Ⅲ 小干扰 RNA

ARO-APOC3 是 apoC Ⅲ mRNA 的小干扰 RNA 研发产品，其 2b 期双盲 RCT 研究拟纳入 TG>5.65mmol/L 的 SHTG 患者 300 例，随机接受注射 2 剂 ARO-APOC3 或安慰剂，疗效终点是 24 周 TG 降幅，次要终点是 48 周 TG 降幅。ARO-APOC3 注射 1 剂 4 周后的初步结果显示，apoC Ⅲ 降低>90%，TG 降低 80%。同其他 siRNA 类药物，ARO-APOC3 的主要研发优势是单次注射后疗效可维持 3~6 个月。

五、ω-3 脂肪酸

ω-3 脂肪酸指主要含二十碳五烯酸（EPA）和 / 或二十二碳六烯酸（DHA）的鱼油制剂。高纯度 ω-3 脂肪酸鱼油制剂并非新药，早在 2004 年即在欧美上市，主要用于治疗高 TG 血症，目前已上市的高纯度 ω-3 脂肪酸鱼油制剂有 3 种：① ω-3 脂肪酸乙酯化制剂（O3AEE），含乙酯化的 EPA 和 DHA，商品名为 LOVAZA、OMACOR；② ω-3 脂肪酸羧酸制剂（O3CA），含游离的 EPA 和 DHA，商品名为 Epanova；③二十碳五烯酸乙酯（IPE），只含乙酯化 EPA，不含 DHA，商品名为 Vascepa。近年，一种磷虾油衍生的新型 ω-3 脂肪酸制剂 CaPre 即 ω-3-PL/FFA 也在研发中。

1. ω-3 脂肪酸鱼油制剂 高纯度 ω-3 脂肪酸鱼油制剂临床研究主要针对 TG 相关剩余心血管风险，但两项大剂量高纯度 ω-3 脂肪酸的大规模 CVOT 结果不一致：REDUCE-IT 研究显示，EPA 4g/d 能在他汀基础上进一步降低心血管风险达 25%，而设计与之高度类似的 STRENGTH 研究却因 EPA+DHA 4g/d 未发现心血管获益趋势而提前终止，提示

ω-3 脂肪酸在他汀基础上的进一步获益可能主要来自 EPA，但 EPA 的具体获益机制不能用其降 TG 作用解释。一项前瞻性、随机、开放标签研究 IPE-PREVENTION 正在进行中，拟通过分析 EPA 治疗 3 个月时血管祖细胞的变化，探索 REDUCE-IT 研究心血管获益的潜在分子和细胞机制。另一项正在日本进行的开放标签 CVOT 研究——RESPECT-EPA（UMIN000012069）纳入接受他汀治疗后 LDL-C 基本达标的稳定性冠心病患者 3 900 例，随机分别加用 EPA 1.8g/d 或安慰剂治疗，旨在证实对于日本人群，中等剂量 EPA 也能在他汀基础上进一步心血管获益且独立于 TG 水平，其研究结果将为在他汀治疗基础上应选择何种高纯度 ω-3 脂肪酸及何种剂量以进一步降低心血管风险提供更多证据。此外，韩国正在进行一项 EPA 上市后 RCT 研究，计划纳入 105 例 T2DM 伴无症状动脉粥样硬化患者，随机接受阿托伐他汀联合 EPA+DHA 或阿托伐他汀联合依折麦布，通过颈动脉斑块变化比较两种联合调脂方案的优劣，该研究结果将为联合调脂策略的优化提供一定参考。

2. ω-3 脂肪酸磷虾油制剂 CaPre（即 ω-3-PL/FFA）是含有 EPA 和 DHA 作为磷脂（PL）和游离脂肪酸（FFA）的天然衍生的磷虾油制剂，是一种具有高生物利用度的新型 ω-3 脂肪酸制剂。其Ⅲ期临床试验 TRILOGY 研究纳入 SHTG（500~1 500mg/dl）患者 520 例，按 2.5∶1 随机接受 CaPre 4g/d 或安慰剂（玉米淀粉）治疗 26 周。结果显示，CaPre 组治疗 12 周 TG 降幅为 26%（vs. 安慰剂 15.1%，P=0.02），非 HDL-C 两组无差异，安全耐受性良好。

六、降低 Lp（a）新药

国内外研究均已证实 Lp（a）升高带来剩余心血管风险，研发降低 Lp（a）的新药旨在解决该临床需求。目前研发中的降低 Lp（a）新药有 apo（a）反义寡核苷酸和 apo（a）小干扰 RNA。

1. apo（a）反义寡核苷酸 pelacarsen（TQJ230）是成功研发的第二代肝细胞靶向性 apo（a）反义寡核苷酸，其结构上的 GalNAc 特异性与肝细胞 ASGPR 配体结合，从而实现药物的高效靶向递送，药物的稳定性、特异性增强且作用时间延长。pelacarsen Ⅰ期临床试验证实了其显著降低 Lp（a）达 90% 以上，Ⅱ期临床试验纳入 Lp（a）≥60mg/dl 或 150nmol/L 的心血管疾病患者 286 例，进一步证实了其明确的降 Lp（a）疗效，且肝功能、肾功能、血小板计数等安全性良好。目前，轻度肝损伤的成人受试者应用 pelacarsen 的药代动力学Ⅰ期研究正在进行中；德国正在进行一项Ⅲ期多中心双盲 RCT 研究，纳入接受每周 1 次脂蛋白净化治疗、筛查时 Lp（a）≥60mg/dl 的 ASCVD 患者 60 例，随机接受加用 pelacarsen 80mg 或安慰剂每月 1 次皮下注射，旨在评估 pelacarsen 能否减少此类患者的脂蛋白净化治疗率。最令人期待的是大规模、国际多中心、心血管硬终点 RCT 研究 Lp（a）-Horizon，纳入 Lp（a）≥70mg/dl 的 ASCVD 患者，所有患者均已接受标准二级预防和危险因素优化管理，在此基础上随机接受 pelacarsen 80mg 或安慰剂每月 1 次皮下注射，主要终点为整体人群以及 ≥90mg/dl 亚组的复合 MACE 风险。截至目前，Lp（a）-Horizon 已完成全球入组 8 308 例，其中我国完成随机 476 例，其研究结果将为 Lp（a）能否作为降低 ASCVD 风险的降脂靶点以及 pelacarsen 能否获批上市提供最终证据。

2. apo（a）小干扰 RNA SLN360 是 apo（a）的小干扰 RNA，其Ⅰ期临床试验共拟纳入 Lp（a）≥150nmol/L、无 CVD 的受试者 88 例，评估单次递增剂量（5 组）和多次递增剂量（4 组）后 150 天的安全性、耐受性、药代动力学（PK）和药效学（PD）。目前单次递增剂量的 32 例受试者结果显示，耐受性良好，无药物相关严重不良反应，SLN360 剂量依赖性显著降低 Lp（a），最大平均降幅为 98%（ *vs.* 安慰剂 10%），疗效至少维持 150 天（最大平均降幅为 81%）。SLN360 初步数据所显示的良好耐受性、Lp（a）降幅显著且疗效长达 5 个月等支持其继续开展Ⅱ~Ⅲ期临床试验，具备独特的临床应用前景。

七、其他血脂相关新药临床试验进展

1. HDL 模拟物　HDL 模拟物并不是降脂药，而是改善 HDL 功能的新药。CER-001 是前 β-HDL 颗粒的生物工程制剂，Ⅱ期双盲 RCT 研究显示静脉注射 CER-001 可抑制 ACS 患者冠脉斑块进展，但另一种代号 MDCO-216 的重组 ApoA-Ⅰ Milano（rApoA-ⅠM）Ⅱ期双盲 RCT 研究纳入 112 例 ACS 患者，结果未显示 MDCO-216 对冠脉斑块消退有明显作用。目前具备研发前景的 HDL 模拟物是一种从人血浆中纯化的 apoAⅠ新剂型、经重组形成 HDL 颗粒，代号 CSL112，前期临床试验数据显示了良好的安全性和抑制冠脉斑块的作用，且机制可能与增强胆固醇流出能力有关。CSL112 目前正在进行Ⅲ期大规模、多中心、双盲、随机、对照、心血管硬终点临床试验 AEGIS-Ⅱ研究，拟纳入心肌梗死患者 17 400 例，其结果将证实 CSL112 是否能在常规治疗的基础上进一步降低 MACE 风险及安全耐受性。此类药物需在医院实施静脉注射，另存在血浆制品过敏的潜在风险，可能会一定程度限制其广泛应用。

2. 甲状腺激素模拟物　甲状腺激素在脂代谢中起着重要的多靶向调控作用，因此，甲状腺激素模拟物一直以来都是降脂新药的重要研发方向之一，临床试验已进入 2~3 期，适应证包括血脂异常和 / 或 NAFLD。近年来，分子和结构生物学的进展已可实现肝脏选择性结合的甲状腺激素受体 β_1（TRβ_1），其中仍有研发前景的药物是 resmetirom（MGL-3196），目前主要针对 NAFLD 进行研究；肝靶向 "TR 激动剂前药" VK2809（MB07811）可避免肝外组织 TR 激活相关有害影响，目前最有研发前景。VK2809 用于原发性高胆固醇血症伴 NAFLD 患者安全性和有效性的Ⅱ期双盲 RCT 研究（NCT02927184）已于 2021 年完成 59 例患者的入选与随机，结果尚待公布。目前研发现状表明，此类药物用于治疗 NAFLD 可能比治疗血脂异常更有应用前景。

3. gemcabene　gemcabene 是二烷基醚二羧酸一钙盐，可全面调脂（降低 TG、降低 LDL-C 和升高 HDL-C），其降脂作用靶点和具体机制至今尚未阐明，可能与激活 PPAR 通路（但与 PPAR-α 无关）、下调 apoCⅢ mRNA 有关，并可能因下调肝脏硫酸酯酶 2 mRNA 而增强肝脏硫酸乙酰肝素蛋白多糖（HSPG）活性，使得肝脏摄取 VLDL 残粒增加。临床试验数据显示，gemcabene 可在他汀基础上进一步降低 LDL-C≥20%，同时显著降低 CRP≥40%，且肝脏耐受性好。COBALT-1 研究纳入 8 例 HoFH 患者，结果显示，在其他降脂药基础上，LDL-C 进一步降幅最大可达 44.3%，HeFH 患者可达 55.3%。gemcabene 突出优势是肝脏耐受性好且为口服制剂，被认为具备 HTG 和 NAFLD 的治疗潜力。其Ⅱ期临床试验 INDIGO-1 研究纳入 91 例 SHTG（TG 500~1 500mg/dl）患者，随机接受 gemcabene 或安慰剂治疗 12 周后，虽然 gemcabene 组 TG 较基线降低 47%（ *vs.* 安慰剂 27%），较安慰剂组降低 19%（*P*=0063）。gemcabene 治疗成人 FPLD 的Ⅰ/Ⅱ期临床试验和儿童 NAFLD 的Ⅱ期临床试验因出现肝脏脂肪含量增加，已暂停进一步研究。目前认为其临床应用前景主要是 FH 和混合性血脂异常，但暂无进一步临床试验信息。

（郭远林）

参考文献

［1］ DANIELS S, CAPRIO S, CHAUDHARI U, et al. PCSK9 inhibition with alirocumab in pediatric patients with heterozygous familial hypercholesterolemia: The ODYSSEY KIDS study [J]. J Clin Lipidol, 2020, 14 (3): 322-330.

［2］ SANTOS R D, RUZZA A, HOVINGH G K, et al. Evolocumab in Pediatric Heterozygous Familial Hyper-cholesterolemia [J]. N Engl J Med, 2020, 383 (14): 1317-1327.

［3］ BOCCARA F, KUMAR P N, CARAMELLI B, et al. Evolocumab in HIV-Infected Patients With Dyslipidemia: Primary Results of the Randomized, Double-Blind BEIJERINCK Study [J]. J Am Coll Cardiol, 2020, 75 (20): 2570-2584.

［4］ BROCH K, GUDE E, KARASON K, et al. Cholesterol lowering with EVOLocumab to prevent cardiac allograft Vasculopathy in De-novo heart transplant recipients: Design of the randomized controlled EVOLVD trial [J]. Clin Transplant, 2020, 34 (9): e13984.

［5］ JANIK M J, URBACH D V, VAN NIEUWENHUIZEN E, et al. Alirocumab treatment and neurocognitive function according to the CANTAB scale in patients at increased cardiovascular risk: A prospective, randomized, placebo-controlled study [J]. Atherosclerosis, 2021, 331: 20-27.

［6］ RAAL F J, KALLEND D, RAY K K, et al. Inclisiran for the Treatment of Heterozygous Familial Hypercho-lesterolemia [J]. N Engl J Med, 2020, 382 (16): 1520-1530.

［7］ RAY K K, WRIGHT R S, KALLEND D, et al. Two Phase 3 Trials of Inclisiran in Patients with Elevated LDL Cholesterol [J]. N Engl J Med, 2020, 382 (16): 1507-1519.

［8］ ZEITLINGER M, BAUER M, REINDL-SCHWAIGHOFER R, et al. A phase I study assessing the safety, tolerability, immunogenicity, and low-density lipoprotein cholesterol-lowering activity of immunotherapeutics targeting PCSK9 [J]. Eur J Clin Pharmacol, 2021, 77 (10): 1473-1484.

［9］ KUZMICH N, ANDRESYUK E, POROZOV Y, et al. PCSK9 as a Target for Development of a New Generation of Hypolipidemic Drugs [J]. Molecules, 2022, 27 (2): 434.

［10］ MULLARD A. Merck readies oral, macrocyclic PCSK9 inhibitor for phase II test [J]. Nat Rev Drug Discov, 2022, 21 (1): 9.

［11］ MARKHAM A. Bempedoic Acid: First Approval [J]. Drugs, 2020, 80 (7): 747-753.

［12］ AMORE B M, SASIELA W J, RIES D K, et al. Pharmacokinetics of bempedoic acid in patients with renal impairment [J]. Clin Transl Sci, 2022, 15 (3): 789-798.

［13］ RUBINO J, MACDOUGALL D E, STERLING L R, et al. Lipid lowering with bempedoic acid added to a proprotein convertase subtilisin/kexin type 9 inhibitor therapy: A randomized, controlled trial [J]. J Clin Lipidol, 2021, 15 (4): 593-601.

［14］ BALLANTYNE C M, BANACH M, BAYS H E, et al. Long-Term Safety and Efficacy of Bempedoic Acid in Patients With Atherosclerotic Cardiovascular Disease and/or Heterozygous Familial Hypercholesterol-emia (from the CLEAR Harmony Open-Label Extension Study)[J]. Am J Cardiol, 2022, 174: 1-11.

［15］ LEITER L A, BANACH M, CATAPANO A L, et al. Bempedoic acid in patients with type 2 diabetes mellitus, prediabetes, and normoglycaemia: A post hoc analysis of efficacy and glycaemic control using pooled data from phase 3 clinical trials [J]. Diabetes Obes Metab, 2022, 24 (5): 868-880.

［16］ NICHOLLS S, LINCOFF A M, BAYS H E, et al. Rationale and design of the CLEAR-outcomes trial: Evaluating the effect of bempedoic acid on cardiovascular events in patients with statin intolerance [J]. Am Heart J, 2021, 235: 104-112.

［17］ MOHAMED F, BOTHA T C, RAAL F J. Inhibition of angiopoietin-like 3 for the management of severe hypercholesterolemia [J]. Curr Opin Lipidol, 2021, 32 (4): 213-218.

[18] RAAL F J, ROSENSON R S, REESKAMP L F, et al. Evinacumab for Homozygous Familial Hypercholesterolemia [J]. N Engl J Med, 2020, 3 83 (8): 711-720.

[19] AHMAD Z, PORDY R, RADER D J, et al. Inhibition of Angiopoietin-Like Protein 3 with Evinacumab in Subjects with High and Severe Hypertriglyceridemia [J]. J Am Coll Cardiol, 2021, 78 (2): 193-195.

[20] GAUDET D, KARWATOWSKA-PROKOPCZUK E, BAUM S J, et al. Vupanorsen, an N-acetyl galactosamine-conjugated antisense drug to ANGPTL3 mRNA, lowers triglycerides and atherogenic lipoproteins in patients with diabetes, hepatic steatosis, and hypertriglyceridaemia [J]. Eur Heart J, 2020, 41 (40): 3936-3945.

[21] BERGMARK B A, MARSTON N A, BRAMSON C R, et al. Effect of Vupanorsen on Non-High-Density Lipoprotein Cholesterol Levels in Statin-Treated Patients With Elevated Cholesterol: TRANSLATE-TIMI 70 [J]. Circulation, 2022, 145 (18): 1377-1386.

[22] WITZTUM J L, GAUDET D, FREEDMAN S D, et al. Volanesorsen and Triglyceride Levels in Familial Chylomicronemia Syndrome [J]. N Engl J Med, 2019, 381 (6): 531-542.

[23] GOUNI-BERTHOLD I, ALEXANDER V J, YANG Q, et al. Efficacy and safety of volanesorsen in patients with multifactorial chylomicronaemia (COMPASS): a multicentre, double-blind, randomised, placebo-controlled, phase 3 trial [J]. Lancet Diabetes Endocrinol, 2021, 9 (5): 264-275.

[24] GAUDET D, KARWATOWSKA-PROKOPCZUK E, BAUM S J, et al. Vupanorsen, an N-acetyl galactosamine-conjugated antisense drug to ANGPTL3 mRNA, lowers triglycerides and atherogenic lipoproteins in patients with diabetes, hepatic steatosis, and hypertriglyceridaemia [J]. Eur Heart J, 2020, 41 (40): 3936-3945.

[25] SHAMSUDEEN I, HEGELE R A. Advances in the care of lipodystrophies [J]. Curr Opin Endocrinol Diabetes Obes, 2022, 29 (2): 152-160.

[26] MASON R P, ECKEL R H. Mechanistic Insights from REDUCE-IT STRENGTHen the Case Against Triglyceride Lowering as a Strategy for Cardiovascular Disease Risk Reduction [J]. Am J Med, 2021, 134 (9): 1085-1090.

[27] MOZAFFARIAN D, MAKI K C, BAYS H E, et al. Effectiveness of a Novel ω-3 Krill Oil Agent in Patients With Severe Hypertriglyceridemia: A Randomized Clinical Trial [J]. JAMA Netw Open, 2022, 5 (1): e2141898.

[28] TSIMIKAS S, KARWATOWSKA-PROKOPCZUK E, GOUNI-BERTHOLD I, et al. Lipoprotein (a) Reduction in Persons with Cardiovascular Disease [J]. N Engl J Med, 2020, 382 (3): 244-255.

[29] NISSEN S E, WOLSKI K, BALOG C, et al. Single Ascending Dose Study of a Short Interfering RNA Targeting Lipoprotein (a) Production in Individuals With Elevated Plasma Lipoprotein (a) Levels [J]. JAMA, 2022, 327 (17): 1679-1687.

[30] ZHENG B, DUFFY D, TRICOCI P, et al. Pharmacometric analyses to characterize the effect of CSL112 on apolipoprotein A-I and cholesterol efflux capacity in acute myocardial infarction patients [J]. Br J Clin Pharmacol, 2021, 87 (6): 2558-2571.

[31] GIBSON C M, KASTELEIN J J P, PHILLIPS A T, et al. Rationale and design of ApoA-I Event Reducing in Ischemic Syndromes Ⅱ (AEGIS- Ⅱ): A phase 3, multicenter, double-blind, randomized, placebo-controlled, parallel-group study to investigate the efficacy and safety of CSL112 in subjects after acute myocardial infarction [J]. Am Heart J, 2021, 231: 121-127.

[32] SAPONARO F, SESTITO S, RUNFOLA M, et al. Selective Thyroid Hormone Receptor-Beta (TRβ) Agonists: New Perspectives for the Treatment of Metabolic and Neurodegenerative Disorders [J]. Front Med (Lausanne), 2020, 7: 331.

[33] SIRTORI C R, YAMASHITA S, GRECO M F, et al. Recent advances in synthetic pharmacotherapies for dyslipidaemias [J]. Eur J Prev Cardiol, 2020, 27 (15): 1576-1596.

PCSK9 单抗低反应的识别与处理

随着我国居民生活方式的改变,血脂异常的流行趋势日益严重,对我国人民生命和健康的威胁日益增加。血脂包括总胆固醇(cholesterol,TC)、甘油三酯(triglyceride,TG)和类脂,血脂异常表现为 TC 和 / 或 TG 升高,高密度脂蛋白胆固醇(high-density lipoprotein cholesterol,HDL-C)降低以及上述血脂异常共同存在。研究显示,我国 ≥35 岁人群血脂异常患病率高达 34.7%。血脂异常是动脉粥样硬化性心血管疾病(arteriosclerotic cardiovascular disease,ASCVD)最重要的危险因素,而作为动脉粥样硬化(atherosclerosis,AS)形成的始动因素的低密度脂蛋白胆固醇(low-density lipoprotein cholesterol,LDL-C),与 ASCVD 关系最密切。2017 年全国调查发现,我国成年人群中 LDL-C 水平 ≥4.14mmol/L 者达 8.1%,≥3.4mmol/L 者达 26.3%。随着对血脂代谢的深入研究发现,将 LDL-C 降得越低、持续时间越长,ASCVD 风险降低越多,且目前未发现 LDL-C 与 ASCVD 失关联的阈值。调控 LDL-C 水平已是各血脂指南降脂策略的重中之重,2019 年 ESC/EAS 指南中将高危患者的降脂目标调整为 LDL-C<1.4mmol/L(<55mg/dl)。这提示我们有必要根据 ASCVD 危险分层的血脂目标进行强化降脂治疗。

一、PCSK9 抑制剂概述

他汀类降脂药是目前临床最常用的一线降脂药,它通过抑制体内 3- 羟基 -3- 甲基戊二酰辅酶 A 还原酶,减少胆固醇的内源性合成,从而降低胆固醇的水平。尽管他汀类药物是降胆固醇治疗的基础,中等强度他汀类药物对 LDL-C 的降幅为 30%~49%,剂量增加 1 倍,LDL-C 降低效果也只能增加 6%,且我国人群对大剂量他汀类药物耐受性差,大剂量他汀类药物治疗不仅不能达到理想的 LDL-C 水平,还会增加发生不良反应如横纹肌溶解、肝损伤及关节炎的可能。作为一种新型降脂药物,前蛋白转化酶枯草溶菌素 9(pro-protein convertase subtilisin/kexin type 9,PCSK9)抑制剂具有强大的降脂能力,是目前研究与开发的热点。PCSK9 抑制剂通过抑制 PCSK9 与低密度脂蛋白胆固醇受体(low density lipoprotein cholesterol receptor,LDLR)的结合,增加血浆中 LDL-C 的清除率,达到降低 LDL-C 的目标。研究发现,单用 PCSK9 抑制剂可使血浆 LDL-C 水平降低 50%~60%,并且其可与他汀类药物及其他降脂药物联用进一步降低 LDL-C 的水平。PCSK9 抑制剂的应用将 LDL-C 水平降低到前所未有的低水平,目前已广泛应用于 ASCVD 患者的降脂治疗。

二、PCSK9 抑制剂的作用机制

2003 年,*PCSK9* 首次在染色体 1p32 上发现,并因其调节神经凋亡的作用被命名为"神经凋亡调节的转化酶 1"。PCSK9 是由信号肽、前结构域、C 端结构域和催化结构域组成的蛋白质。家族性高胆固醇血症(familial hypercholesterol-aemia,FH)是一种以高胆固醇血症、特征性黄色瘤、早发心血管疾病家族史为特征的常染色体显性遗传病。早在 1999 年,Varret 等就利用孟德尔遗传学和连锁分析确定了 1 号染色体上存在与 FH 表型相关的第 3 个主要基因座。*PCSK9* 被报道的同一年,Abifadel 等证明了 *PCSK9* 基因突变可导致常染色体显性高胆固醇血症。*PCSK9* 是继 *LDLR* 和载脂蛋白 B（apolipoprotein B，apoB）之后发现的第 3 种与 FH 有关的基因。

作为一种刚性的疏水分子，胆固醇参与维持细胞膜结构的完整。其与脂肪酸酯化形成胆固醇酯，后者以脂滴形式储存在细胞中，或与其他载脂蛋白包装在一起，在肝脏中形成极低密度脂蛋白胆固醇（very low-density lipoprotein cholesterol，VLDL-C），在肠道中形成乳糜微粒（chylomicrons，CM）。人类携带胆固醇的两种主要脂蛋白是低密度脂蛋白（low-density lipoprotein，LDL）和高密度脂蛋白（high-density lipoprotein，HDL）。大约 70% 的循环胆固醇以 LDL-C 的形式运输。循环中 LDL-C 的清除主要靠 LDLR 介导的肝脏胆固醇摄取。LDLR 聚集在肝细胞表面，与 LDL 颗粒结合后从细胞表面收缩，形成内吞囊泡。在囊泡中，LDLR 经历构象变化释放 LDL 颗粒进入胞质；LDL 颗粒随后进入溶酶体被降解；而 LDLR 回到肝细胞表面，从循环中摄取更多 LDL 颗粒。LDLR 的胞外结构域由一个配体结合结构域、一个表皮生长因子（epidermal growth factor，EGF）前体同源结构域和一个 O- 连接的富糖结构域组成。当 LDLR 位于细胞表面时，细胞外结构域延伸，使配体结合域暴露于 LDL 颗粒并与之结合，随即受体 - 配体复合物被内化并传递到细胞内。在酸性环境中，LDLR 对 LDL 亲和力降低，LDL 颗粒释放，同时 LDLR 自我折叠，使 EGF 前体结构域的 β- 推进器区域与配体结合结构域紧密并置，重新排列成发夹结构，有助于 LDLR 再循环。

LDL-C 清除率取决于 LDL 颗粒与 LDLR 的结合效率，PCSK9 通过调节 LDLR 的数量参与 LDL-C 代谢调节。PCSK9 主要在肝细胞中表达，在肝脏胆固醇代谢中发挥着重要作用。PCSK9 前体蛋白在内质网中发生翻译后修饰，形成成熟的 PCSK9（前体蛋白 -PCSK9 异二聚体）分泌至胞外。成熟的 PCSK9 在分泌至胞外之前可与 LDLR 结合，形成 PCSK9-LDLR 复合物并进入溶酶体被降解，这一过程可被肝细胞中的内质网驻留蛋白阻止，该蛋白可与 PCSK9 结合，阻止 PCSK9 与 LDLR 结合，避免 LDLR 早期降解。循环中的 PCSK9 催化结构域可与 LDLR 的表皮生长因子样重复序列 A（epidermal growth factor-like repeat A，EGF-A）结构域结合，当 PCSK9-LDLR 复合物被内化时，PCSK9 阻止了 LDLR 的构象变化，LDLR 循环受阻，随复合体一起进入溶酶体被破坏。

PCSK9 基因突变包括功能丧失性和功能获得性（gain of function，GOF）突变。测序分析显示，一些常染色体显性高胆固醇血症表型的家族在 *PCSK9* 中存在 GOF 突变，GOF 突变体与 LDLR 亲和力更强，导致 LDLR 更多地被降解，从而减少肝脏对循环中 LDL-C 的清除。相反，Cohen 等发现，*PCSK9* 无义突变的个体循环 LDL-C 水平比未携带突变基因的个体低约 40%。这提示通过抑制 PCSK9 的功能，可能增加循环回肝细胞表面的 LDLR 数量，导致循环中的 LDL-C 清除增加，防止动脉粥样硬化的发生、发展。PCSK9 抑制剂通过与 PCSK9 竞争性结合，阻止 PCSK9 与 LDLR 的结合，减少 LDLR 的降解，以维持正常的 LDL-C 清除功能，从而降低血浆中 LDL-C 的水平。

在肝细胞中，胆固醇调节元件结合蛋白（sterol-regulatory element binding protein，SREBP）可以在转录水平上调控 PCSK9 的合成。SREBP 包括 SREBP1-a、SREBP1-c 和 SREBP-2 3 种亚型，其中 SREBP-2 与维持胆固醇稳态密切相关。胆固醇稳态是指当细胞胆固醇水平降低时，SREBP-2 被激活；活化的 SREBP-2 增加 LDLR、PCSK9 和 HMG-CoA 还原酶的表达；HMG-CoA 还原酶促进胆固醇的合成，同时，LDLR 表达增加导致肝细胞表面 LDLR/LDL 颗粒复合物增加，从而导致循环 LDL-C 水平降低，细胞胆固醇水平升高；另外，PCSK9 表达增加导致肝细胞表面的 PCSK9/LDLR 复合物增加，LDLR 数量减少，循环 LDL-C 水平升高，细胞胆固醇水平降低。临床试验发现,他汀类药物可以提高血浆 PCSK9 水平。这可能与他汀类药物激活 SREBP-2,增加 *PCSK9* 基因的转录相关。因此,他汀类药物在胆固醇的代谢中存在"矛盾效应"。一方面,他汀类药物直接抑制 HMG-CoA 还原酶以减少胆固醇合成,从而降低细胞胆固醇浓度;细胞内胆固醇水平降低间接激活 SREBP-2 及 LDLR 途径,降低循环 LDL-C 水平。另一方面,SREBP-2 也激活了 PCSK9 途径,进而增加了 LDL-C 水平。因此,他汀类药物可以通过激活 SREBP-2,增加 PCSK9 和 LDLR 表达,两者在功能上相互限制,以维持胆固醇稳态。但长期应用他汀类药物使 PCSK9 表达增加或许也是其降脂效果不达标的原因之一。因此,从理论和临床角度来看,他汀类药物与 PCSK9 抑制剂联用,使 LDLR 数量增加的同时,更多的 PCSK9 与 PCSK9 单克隆抗体结合,血浆 LDL-C 清除效率提高,发挥"1+1>1"的效果。

三、PCSK9 单抗治疗低反应

(一)PCSK9 单抗治疗低反应的定义及分类

2009 年,单克隆抗体 mAb1 首次被发现具有中和 PCSK9 的作用,该抗体与 PCSK9 的结合位点和 LDLR 在 PCSK9 上的结合位点相邻,并且在空间上阻碍与 PCSK9 蛋白同时结合,促进 LDLR 再循环,降低血浆 LDL-C 水平。作为一种强有效的降低 LDL-C 的手段,针对 PCSK9 的单克隆抗体以惊人的速度被开发并应用于临床。依洛尤单抗(evolocumab)和阿利西尤单抗(alirocumab)是目前常用的两种 PCSK9 单克隆抗体(以下简称单抗),两者都是皮下注射的全人源单克隆抗体。依洛尤单抗的推荐剂量为 140mg/2 周或 420mg/月,两种剂量对血浆 LDL-C 水平降幅相近;而阿利西尤单抗的推荐起始剂量为 75mg/2 周,最大剂量为 150mg/2 周。Ⅲ期临床试验中发现,无论是作为单一疗法、联合他汀类药物治疗或给他汀类药物不耐受的患者服用,推荐剂量的依洛尤单抗和最大剂量的阿利西尤单抗都可将血浆 LDL-C 水平降低约 60%。2015 年 7 月,PCSK9 抑制剂依洛尤单抗于欧洲批准上市,2018 年 7 月被批准在国内上市。最初其适应证仅为治疗成人或 12 岁以上青少年的纯合子型家族性高胆固醇血症(HoFH),发展至现在其适应证已逐渐扩展至 ASCVD 一级预防、成人原发性高胆固醇血症和混合型血脂异常等疾病。随着 PCSK9 抑制剂应用的人群基数不断增加,关于 PCSK9 抑制剂低反应的报道也逐渐增多。

药效学研究发现,PCSK9 单抗使用后 LDL-C 的降低峰值在第一次给药后 7 天内出现,2~3 次给药后达到稳定状态。因此,首次评估 PCSK9 单抗治疗反应的时间点应在第三次给药后或 PCSK9 单抗开始后 1 个月,此时可测得其最大 LDL-C 降低能力。大多数接受 PCSK9 抑制剂的受试者在首次评估 LDL-C 水平时均有 50%~60% 的降幅,但仍有部分受试者降幅不理想。基于 FDA 批准药物的一般最低 LDL-C 降幅,PCSK9 单抗治疗低反应定义为 PCSK9 单抗使用后首次评估的 LDL-C 降幅<15%。但这个定义基于基础降脂药物的降脂疗效,对于评估 PCSK9 单抗的 LDL-C 降低能力并不适宜。Qamar 等在 FOURIER (further cardiovascular outcomes research with PCSK9 inhibition in subjects with elevated risk) 试验中发现,依洛尤单抗治疗 4 周后降低 LDL-C 水平的中位数百分比为 61%,有 0.2% 的患者在 4 周依洛尤单抗治疗后 LDL-C 降幅<30%。这是小概率事件,且其降幅超出预期 LDL-C 平均降幅的 2 个标准差。据此,PCSK9 单抗治疗低反应更合适的定义可能是 LDL-C 降低<30%。而 Warden 等的队列研究中将 PCSK9 单抗治疗低反应进一步分为以下几种类型:①无反应:LDL-C 水平在所有时间点均无变化;②延迟反应:第三次给药后 LDL-C

降低<30%,但随后的时间降幅达到30%;③反应降低:在所有时间点LDL-C降低<30%;④失去响应:第三次给药后LDL-C降低30%,但在随后的时间内显示降幅<30%。

(二)PCSK9 单抗治疗低反应的原因及机制

PCSK9 单抗治疗低反应的原因可以分成两大类:一是药物注射相关问题,即PCSK9 单抗进入循环受阻,PCSK9 单抗血药浓度较低;二是PCSK9 单抗或LDLR 失功能,LDLR 与LDL 颗粒的结合效率降低(图 1)。

1. 患者治疗依从性差 PCSK9 单抗为皮下注射的针剂,用药频率为2周1次或1个月1次。其价格和用法影响患者长期治疗的依从性。Warden 及其同事发现,真实世界中PCSK9 单抗低反应发病率至少比临床试验中报道的高 3 倍。研究者对411 名接受 PCSK9 单抗治疗的患者回顾性随访发现,在54 名(13.1%)疑似低反应者中,仅31 名患者是真正的低反应者,另外23 名 PCSK9 低反应主要是由于未坚持良好的生活习惯、背景降脂治疗及PCSK9 单抗治疗,其中9 名患者未坚持 PCSK9 单抗治疗。

2. 药物注射相关问题 患者 PCSK9 抑制剂注射的方法及部位不正确,也是治疗低反应的原因之一。注射时对皮肤施压过低或注射部位在皮肤硬节处,可能导致皮内注射或注射到显著增厚的皮下脂肪,减少 PCSK9 抑制剂进入皮下组织的量。由于单克隆抗体-PCSK9 复合物的清除延迟,接受 PCSK9 单抗治疗的患者血浆 PCSK9 水平会上升。研究者通过检测血浆 PCSK9 水平发现,在 PCSK9 单抗治疗低反应的患者中,近一半的患者血浆 PCSK9 浓度未明显上升,提示 PCSK9 单抗进入循环受阻。

3. PCSK9 单抗失功能

(1)机体产生抗药物抗体:2017 年 Ridker 及其同事在4 300 名高脂血症患者中进行的临床试验发现,非全人源 PCSK9 抗体博考赛珠单抗治疗后,大部分患者产生抗药抗体,并减小LDL-C 的降幅;而在没有产生抗药抗体的患者中,可观察到更大的 LDL-C 降幅。抗药物抗体目前仅在非全人源 PCSK9 单抗治疗中被发现,临床常用的依洛尤单抗、阿利西尤单抗均为全人源性质的,在其长期治疗中暂未发现抗药物抗体的产生。

(2)未坚持背景降脂治疗:他汀类药物上调 LDLR 数量的同时也升高 PCSK9,他汀类药物联用 PCSK9 单抗可放大 PCSK9 抑制剂的降脂效果。Warden 等报道的54 名疑似低反应者中,即有14 人未坚持背景降脂治疗。

(3)*PCSK9* 突变改变单克隆抗体识别位点:PCSK9 蛋白结构中有 5~7 个特定的氨基酸决定其抗原特异性,与单克隆抗体的可变区特异性结构结合形成 PCSK9-单抗复合物。Yan 等利用蛋白质水解和定点突变研究表明,PCSK9 的抗原序列主要包括 Arg-549、Arg-580、Arg-582、Glu-607、Lys-609 和 Glu-612,是 PCSK9 C 末端结构域中的一段蛋白链。当编码 PCSK9 抗原结构区的核苷酸发生点突变,其结构和功能改变,阻止 PCSK9 与抗体结合。*PCSK9* 突变导致 PCSK9 与单抗的结合受阻,表现为循环中有 PCSK9 单抗,但血浆 PCSK9 水平不增加,PCSK9-单抗复合物水平也不增加。

(4)PCSK9 抗体被清除:Saeed 等在 2018 年报道了一例混合型高脂血症合并外周脱髓鞘神经病变的患者,该患者在规律且正确地注射了8 次依洛尤单抗后,血浆 LDL-C 降幅仅为7.2%。该患者在注射 PCSK9 单抗后48 小时内进行了治疗性血浆置换,可能导致血浆 PCSK9 抗体的清除,从而表现为 PCSK9 单抗治疗低反应。

4. LDLR 失功能 作为转运 LDL-C 的直接载体,LDLR 保持正常的结构和功能至关重要。当编码 LDLR 的基因发生突变时,LDLR 的结构和功能会受到相应的影响,根据

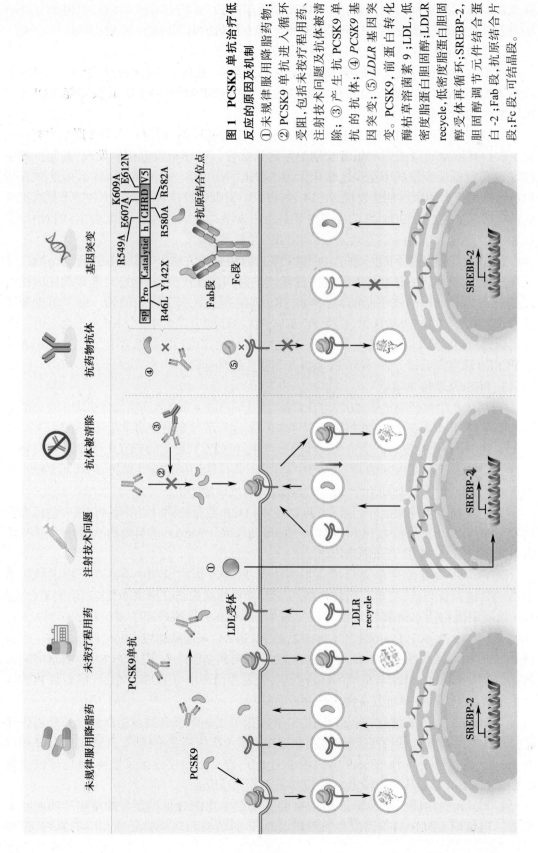

图1 PCSK9 单抗治疗低反应的原因及机制

①未规律服用降脂药物；②PCSK9 单抗进入循环受阻，包括未按疗程用药、注射技术问题及抗体被清除；③产生抗 PCSK9 单抗的抗体；④PCSK9 基因突变；⑤LDLR 基因突变。PCSK9，前蛋白转化酶枯草溶菌素 9；LDL，低密度脂蛋白胆固醇；LDLR recycle，低密度脂蛋白胆固醇受体再循环；SREBP-2，胆固醇调节元件结合蛋白-2；Fab 段，抗原结合片段；Fc 段，可结晶段。

LDLR 功能的损失程度,将其突变分为缺陷突变(defective mutation)和阴性突变(negative mutation)。缺陷突变多指错义突变、框内插入和缺失突变,在此突变后仍能合成一部分有功能的 LDLR,保留 2%~25% 的功能;而阴性突变是指基因突变导致无蛋白质合成或合成完全无功能的 LDLR,多见于 DNA 拷贝数变异、无义突变和剪接突变。高胆固醇血症(如 FH)多数是由 LDLR 基因突变导致的。LDLR 突变导致其胞外结构中与 EGF 前体结构域的构象变化密切相关的氨基酸残基发生改变,导致在酸性环境中,LDLR 自我折叠受阻,无法释放 LDL 颗粒。LDLR 突变后,转运 LDL 的功能部分或全部丧失,导致血浆 LDL-C 水平升高,组织中胆固醇沉积,产生黄色瘤和冠状动脉粥样硬化。该病具有常染色体共显性遗传模式,即具有 2 个 LDLR 等位基因突变(纯合子型 FH)的个体比具有 1 个等位基因突变(杂合子型 FH)的个体血浆 LDL-C 水平更高,无论饮食、药物或生活方式如何。杂合子型 FH 个体对他汀类药物有反应,主要机制可能是他汀类药物抑制 HMG-CoA 还原酶,并导致正常 LDLR 等位基因上调。但为了达到所需的 LDL-C 水平,经常需要与其他降脂药如依折麦布联合治疗。而纯合子型 FH 个体对 HMG-CoA 还原酶抑制剂和依折麦布反应差,大剂量使用对血浆 LDL-C 的降幅也很有限。

Pirillo 等研究在不同类型 FH 患者中进行 PCSK9 单抗降脂治疗的效果差异。研究发现,对于杂合子型家族性高胆固醇血症(HeFH),PCSK9 单抗降脂作用与普通患者相似,可降低 LDL-C 50%~60%;而对于纯合子型家族性高胆固醇血症(HoFH),阴性突变患者 PCSK9 单抗治疗反应低,降低 LDL-C 不足 10%;缺陷突变患者中,LDL-C 降幅可达到 20%~30%。因此,HoFH 患者为 PCSK9 抑制剂的低反应人群。

(三) PCSK9 单抗治疗低反应的判断

当 PCSK9 单抗进入循环中会与 PCSK9 蛋白结合,形成单克隆抗体 -PCSK9 复合物,减慢 PCSK9 蛋白代谢,因此血 PCSK9 浓度变化可以作为 PCSK9 单抗是否进入循环和与 PCSK9 结合的标志。通过测量 PCSK9 单抗治疗前后的血浆 PCSK9 浓度,可评估可能的 PCSK9 单抗治疗反应性。纯合子型 FH 具有高胆固醇血症、特征性黄色瘤、早发心血管疾病家族史的典型临床特征,如果受检者符合纯合子型 FH 的临床特征,则首先进行基因筛查,筛查编码 LDLR 和 PCSK9 的基因是否存在突变,若 2 个基因均无基因突变,则应进行血浆 PCSK9 和 PCSK9i 水平检测。若受检者不符合纯合子型 FH 的临床特征,则首先进行血浆 PCSK9 水平检测,若使用 PCSK9 单抗前后 PCSK9 水平至少增加了 2 倍,则不存在依从性和技术问题,考虑 LDLR 功能障碍,应进行基因筛查进一步寻找 PCSK9 单抗治疗低反应的生物学原因。若使用 PCSK9 单抗前后 PCSK9 水平增加不超过 2 倍,应考虑 PCSK9i 未进入循环或失功能,两者可通过测定治疗后血浆 PCSK9i 水平相鉴别。若 PCSK9i 治疗后血浆中检测出 PCSK9i 的药物浓度,则考虑 PCSK9i 与 PSCK9 结合的功能障碍;若血浆中未检测到 PCSK9i,提示 PCSK9i 未进入循环,则应考虑 PCSK9 单抗治疗低反应是依从性或技术问题,应进一步询问受检者 PCSK9i 使用的频率、剂量和药物注射的具体方法(图 2)。

(四) PCSK9 单抗治疗低反应的处理

1. 加强疾病教育和随访 PCSK9 单抗低反应的发病率在真实世界中比临床试验中报道的高 3 倍。在疑似低反应者中,近一半是对药物治疗依从性差导致的。所以,当怀疑出现治疗低反应时,对药物依从性进行详细的临床评估至关重要。加强对患者的疾病教育和随访,强调按时按量使用 PCSK9 单抗的必要性,教授正确的药物注射方法,对减少 PCSK9 单抗治疗低反应至关重要。同时,对 PCSK9 单抗进行深入研究和开发,提高其单针疗效和持续时间,以降低用药频率和药物价格,提高患者长期治疗的依从性。针对 PCSK9 的 siRNA 药物 inclisiran 可每半年注射一次,可大大提高患者依从性。

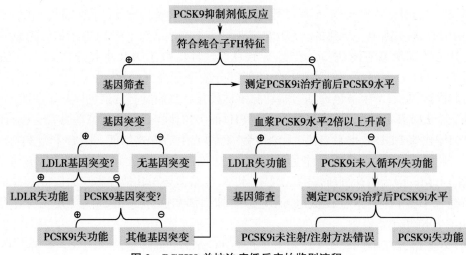

图 2 PCSK9 单抗治疗低反应的鉴别流程

2. 坚持背景降脂治疗 他汀类药物是降脂治疗的基石,他汀类药物联用 PCSK9 单抗上调了 LDLR 数量,同时升高的 PCSK9 被单克隆抗体结合,发挥更强大的降脂效果。Anthony 等报道了 2 例杂合子型家族性高胆固醇血症患者,这 2 例病例报道对 PCSK9 单抗单药治疗表现为低反应甚至完全无反应,但在 PCSK9 单抗联合他汀类药物的治疗方案下 LDL-C 水平显著降低。所以,对未坚持背景药物降脂治疗的患者,应长期联用他汀类药物。

3. 使用全人源 PCSK9 单抗 研究发现,非全人源 PCSK9 单抗博考赛珠治疗后,大部分患者产生抗药抗体,并减小 LDL-C 的降幅,而全人源 PCSK9 单抗治疗中暂未发现有抗药抗体产生,临床应用应选择全人源 PCSK9 单抗。此外,选择 siRNA 药物 inclisiran 也可避免抗药物抗体的产生。

4. 延长 PCSK9 单抗治疗时间 Warden 等的队列研究中对 PCSK9 单抗治疗低反应的分析发现,最常见的类型是延迟反应,即应用更长一段时间的 PCSK9 单抗治疗,最终可获得 30% 的 LDL-C 降低效果。因此,如果在治疗过程的早期出现低反应性效应,最好的策略就是延长 PCSK9 单抗治疗时间后再评估。但大多数延迟反应者的总体反应仍不理想,低于预期的 50%~60%,且更换单克隆抗体种类似乎对额外的 LDL-C 降低没有作用。

5. 增加 PCSK9 单抗治疗剂量 对于缺陷突变的 HoFH 患者,将依洛尤单抗的治疗剂量由每月 420mg 增加为每 2 周 420mg 或许有可能增加降脂治疗效果。一项包括 300 名 HF 患者的开放性研究 TAUSSIG(trial assessing long term use of PCSK9 inhibition in subjects with genetic LDL disorders)发现,有 48 例 HoFH 患者被发现将依洛尤单抗的治疗剂量由每月 420mg 增加为每 2 周 420mg,继续治疗 1 年后 LDL-C 的平均降幅由 19.6% 提高至 29.7%,提示增加 PCSK9 单抗治疗剂量也可能对 PCSK9 单抗治疗低反应有所改善。

6. 其他降脂药物的应用 HoFH 患者降脂治疗主要包括抑制 LDL-C 生成和促进 LDL-C 清除两个方面。既往治疗焦点主要集中在加强 LDL-C 从循环中的清除,最直接的方法是 LDL 单采。通过葡聚糖硫酸盐或肝素与 LDL 颗粒的体外结合,将 LDL 颗粒选择性地从循环中去除,促进黄色瘤的消退,减缓动脉粥样硬化的进展。然而,LDL 单采昂贵耗时,且其并不能阻止动脉粥样硬化的发展。而其他促进 LDL-C 清除的药物依赖 LDLR 活性,在 HoFH 患者中不能发挥很好的降脂效果,因此迫切需要新的疗法来治疗 HoFH 患者的高胆固醇血症。

（1）apoB 反义寡核苷酸:mipomersen 是一种反义寡核苷酸,可阻止 apoB 的产生,导致 VLDL 和 LDL 水平降低。研究发现,mipomersen 可降低 HoFH 患者 LDL-C 水平,平均降幅为 25%,但其降脂效果个体差异较大,最大降幅可达 80%。mipomersen 已于 2013 年获得批准用于 HoFH 患者的治疗,但其长期使用的不良反应包括脂肪肝、肝功能损伤、流感样症状以及局部注射反应,可能会限制其临床的应用。

（2）MTP 抑制剂:微粒体甘油三酯转移蛋白(microsomal triglyceride transfer protein, MTP)参与肝脏和肠道中 apoB 的脂蛋白组装和分泌。MTP 抑制剂 lomitapide 通过与 MTP 结合,抑制 VLDL 分泌,可降低循环中 LDL-C 的水平,部分患者 LDL-C 水平甚至可以达标。MTP 抑制剂降脂作用独立于 LDLR,降脂效果明确,已在美国、加拿大、拉丁美洲部分国家被批准用于 HoFH 的治疗。基于其机制,MTP 抑制剂同样具有脂肪肝和肝功能损伤的不良反应,也限制了其长期应用。

（3）ANGPTL3：血管生成素样蛋白 3(angiopoietin-like 3,ANGPTL3)是一种肝脏特异性合成的分泌型蛋白,可发挥抑制脂蛋白脂肪酶的作用。该蛋白最初在一种低脂血症表型的 KK/San 小鼠中被发现与血脂相关,随后发现家族性混合型低脂血症综合征(FHBL2)个体中存在 *ANGPTL3* 失功能突变。*ANGPTL3* 功能缺失突变与人类 LDL-C、HDL-C 和 TG 水平降低相关,因此,抑制 ANGPTL3 功能可能具有降血脂作用。进一步研究发现,在 *LDLR* 纯合子阴性突变的 HoFH 患者中,应用 ANGPTL3 单抗可降低 LDL-C 达 40%~50%,与 HeFH 患者幅度类似。这提示 ANGPTL3 单抗可能是 HoFH 患者有前景的治疗手段。

四、小结

随着血脂异常在人群中发病率不断上升,降脂治疗的方法和手段也在不断深入研究和发展。PCSK9 单抗具有强有力的降脂效果,近年来其应用范围不断扩大。随着临床应用的不断深入,PCSK9 单抗也被发现存在治疗低反应,且真实世界中的发病率至少比临床试验中报道的高 3 倍,因此,有必要呼吁临床医师关注这一问题。PCSK9 治疗低反应的原因多样,近一半的患者由于对药物治疗的依从性差。然而,其余受试者对这种治疗低反应有真正的生物学原因,通过对其生物学原因的分析和进一步研究,一些新的药物被发现可能用于 PCSK9 单抗治疗低反应的患者。

（于碧莲　李晨瑜）

参考文献

［1］陈雪莲,马明艳,陈祚,等.我国 35 岁以上不同类型肥胖人群血脂异常患病现状 [J]. 中国心血管病研究, 2021, 19 (5): 435-439.

［2］ZHANG M, DENG Q, WANG L, et al. Prevalence of dyslipidemia and achievement of low-density lipo-protein cholesterol targets in Chinese adults: A nationally representative survey of 163, 641 adults [J]. Int J

Cardiol, 2018, 260: 196-203.

[3] 中华医学会心血管病学分会, 中国康复医学会心脏预防与康复专业委员会, 中国老年学和老年医学会心脏专业委员会, 等. 中国心血管病一级预防指南 [J]. 中华心血管病杂志, 2020, 48 (12): 1000-1038.

[4] VARRET M, RABÈS J P, SAINT-JORE B, et al. A third major locus for autosomal dominant hypercholesterolemia maps to 1p34. 1-p32 [J]. Am J Hum Genet, 1999, 64 (5): 1378-1387.

[5] EL KHOURY P, ELBITAR S, GHALEB Y, et al. PCSK9 Mutations in Familial Hypercholesterolemia: from a Groundbreaking Discovery to Anti-PCSK9 Therapies [J]. Curr Atheroscler Rep, 2017, 19 (12): 49.

[6] RUDENKO G, HENRY L, HENDERSON K, et al. Structure of the LDL receptor extracellular domain at endosomal pH [J]. Science, 2002, 298 (5602): 2353-2358.

[7] BARALE C, MELCHIONDA E, MOROTTI A, et al. PCSK9 Biology and Its Role in Atherothrombosis [J]. Int J Mol Sci, 2021, 22 (11): 5880.

[8] COHEN J, PERTSEMLIDIS A, KOTOWSKI I K, et al. Low LDL cholesterol in individuals of African descent resulting from frequent nonsense mutations in PCSK9 [J]. Nat Genet, 2005, 37 (2): 161-165.

[9] SABATINE M S. PCSK9 inhibitors: clinical evidence and implementation [J]. Nat Rev Cardiol, 2019, 16 (3): 155-165.

[10] QAMAR A, GIUGLIANO R P, KEECH A C, et al. Interindividual Variation in Low-Density Lipoprotein Cholesterol Level Reduction With Evolocumab: An Analysis of FOURIER Trial Data [J]. JAMA Cardiol, 2019, 4 (1): 59-63.

[11] WARDEN B A, MILES J R, OLEAGA C, et al. Unusual responses to PCSK9 inhibitors in a clinical cohort utilizing a structured follow-up protocol [J]. Am J Prev Cardiol, 2020, 1: 100012.

[12] RIDKER P M, TARDIF J C, AMARENCO P, et al. Lipid-Reduction Variability and Antidrug-Antibody Formation with Bococizumab [J]. N Engl J Med, 2017, 376 (16): 1517-1526.

[13] NI Y G, CONDRA J H, ORSATTI L, et al. A proprotein convertase subtilisin-like/kexin type 9 (PCSK9) C-terminal domain antibody antigen-binding fragment inhibits PCSK9 internalization and restores low density lipoprotein uptake [J]. J Biol Chem, 2010, 285 (17): 12882-12891.

[14] SAEED A, VIRANI S S, JONES P H, et al. Case reports of proprotein convertase subtilisin/kexin type 9 (PCSK9) inhibition nonresponse [J]. J Clin Lipidol, 2018, 12 (5): 1141-1145.

[15] PIRILLO A, CATAPANO A L, NORATA G D. Monoclonal Antibodies in the Management of Familial Hypercholesterolemia: Focus on PCSK9 and ANGPTL3 Inhibitors [J]. Curr Atheroscler Rep, 2021, 23 (12): 79.

[16] MATTA A, TARASZKIEWICZ D, BONGARD V, et al. Ineffective Subtilisin/Kexin Type 9 (PCSK9) Inhibitors Monotherapy in Dyslipidemia with Low-Density Lipoprotein Cholesterol (LDL-C) Receptor Abnormalities: A Report of 2 Cases [J]. Am J Case Rep, 2020, 21: e923722.

[17] SANTOS R D, STEIN E A, HOVINGH G K, et al. Long-Term Evolocumab in Patients With Familial Hypercholesterolemia [J]. J Am Coll Cardiol, 2020, 75 (6): 565-574.

[18] PARHAM J S, GOLDBERG A C. Mipomersen and its use in familial hypercholesterolemia [J]. Expert Opin Pharmacother, 2019, 20 (2): 127-131.

[19] GIAMMANCO A, CEFALÙ A B, NOTO D, et al. Therapeutic Options for Homozygous Familial Hypercholesterolemia: The Role of Lomitapide [J]. Curr Med Chem, 2020, 27 (23): 3773-3783.

[20] PIRILLO A, CATAPANO A L, NORATA G D. Monoclonal Antibodies in the Management of Familial Hypercholesterolemia: Focus on PCSK9 and ANGPTL3 Inhibitors [J]. Curr Atheroscler Rep, 2021, 23 (12): 79.

肿瘤患者血脂异常诊断与管理

根据世界卫生组织国际癌症研究机构(International Agency for Research on Cancer, IARC)报道,2020 年全球新发癌症病例有 1 929 万例,其中癌症死亡病例有 996 万例,随着肿瘤的早期检测和治疗手段的进展,未来 20 年肿瘤幸存者人数可增长 1 倍,因此需重视肿瘤患者的长期健康。动脉粥样硬化性心血管疾病(atherosclerotic cardiovascular disease, ASCVD)是肿瘤患者最常见的合并症之一,亦是决定其预后的主要因素。高脂血症是 ASCVD 的核心、致病性危险因素,恶性肿瘤患者尤其是老年肿瘤患者常合并高脂血症,且肿瘤相关治疗亦可影响血脂代谢、诱发或加重血脂异常,进一步增加肿瘤患者的心血管事件风险。此外,脂代谢异常不仅与心血管疾病发生密切相关,还与肿瘤发生、发展、侵袭和转移等密切相关。因此,科学诊治肿瘤患者的血脂异常,有利于防治 ASCVD、改善肿瘤患者的生活质量和延长其寿命。目前他汀类药物是在肿瘤患者血脂异常治疗方面积累了一定的循证证据,其他调脂药物如苯氧芳酸类(贝特类)、肠道胆固醇吸收抑制剂、前蛋白转化酶枯草溶菌素 9 抑制剂(proprotein convertase subtilisin/kexin type 9 inhibitor, PCSK9i)等尚需进一步临床研究提供更多证据。本文将系统阐述肿瘤患者血脂异常发病机制、影响因素,以及肿瘤患者 ASCVD 风险评估和血脂异常的干预措施等,为临床医师科学管理肿瘤患者血脂异常、防治 ASCVD 风险提供参考。

一、脂代谢异常参与肿瘤发病

流行病学研究显示,高胆固醇饮食与肿瘤发生密切相关,饮食胆固醇摄入的水平会影响肿瘤发生的风险。饮食中高胆固醇的摄入可能增加食管癌的风险,主要是腺癌和鳞状细胞癌。此外,饮食中高胆固醇的摄入亦会增加胰腺癌和卵巢癌的发病,每天摄入 100mg 胆固醇可能使胰腺癌发生风险增加 8%、患卵巢癌风险增加 2%。但饮食中的胆固醇与乳腺癌之间为非线性关系,每天胆固醇摄入量>370mg 时,乳腺癌患病风险增加 29%。Framingham 子代研究纳入 3 278 名成年人,随访 15 年,发现高极低密度脂蛋白胆固醇(very low density lipoprotein cholesterol, VLDL-C)血症 和 低 高 密 度 脂 蛋 白 胆 固 醇(high density lipoprotein cholesterol, HDL-C)水平分别增加恶性肿瘤(包括肠癌、肺癌、乳腺癌及前列腺癌等)发生风险 54% 和 182%。需要注意的是,低 HDL-C 和高 VLDL-C 是代谢综合征患者的血脂异常特点,上述肿瘤的发病可能与代谢综合征患者的不良饮食和生活习惯有关。一项韩国大型前瞻性研究结果显示,男性合并高胆固醇血症(total cholesterol, TC>240mg/L)可显著增加前列腺癌和结肠癌的发病率,但肺癌、肝癌和胃癌发生率则相对较低。一项对 12 项前瞻性研究的荟萃分析显示,TC 水平与恶性肿瘤发生风险之间存在负相关。由此可见,目前有关饮食胆固醇摄入、血清胆固醇水平与肿瘤关系的临床观察性研究结论并不一致,可能与机体状态、肿瘤产生的部位和肿瘤的时期等因素相关。

血脂异常不但与肿瘤发病相伴行,血脂尤其是胆固醇在肿瘤细胞的增殖、侵袭和耐药中也起着至关重要的作用。肿瘤组织和癌细胞中胆固醇的含量和组成与正常组织不同,胆固醇的氧化产物可以通过调控糖皮质激素受体、雌激素受体来促进或抑制肿瘤的进展。与非肿瘤细胞相比,肿瘤细胞可产生更多的促癌氧化胆固醇和更少的抑癌氧化胆固醇。27-羟基胆固醇(27-hydroxycholesterol,27-HC)是一种促癌氧化胆固醇,可通过促进游离 β-catenin的增加和核转位,诱导内皮 - 间充质转化,最终促进肿瘤进展和肿瘤细胞侵袭转移。但亦有研究发现,胆固醇代谢物能抑制癌症发生、发展。由此可见,针对组织脂代谢或胆固醇代谢进行干预,可能成为肿瘤治疗的新方法。下面介绍几种常见的与血脂关系密切的肿瘤。

1. 乳腺癌与血脂异常　乳腺癌是女性最常见的恶性肿瘤,亦是女性死亡率最高的肿瘤之一,ASCVD 相关死亡是女性乳腺癌患者的首要死因,其次为乳腺癌复发。临床研究显示,乳腺癌患者 TC、甘油三酯(triglyceride,TG)和低密度脂蛋白胆固醇(low density lipoprotein cholesterol,LDL-C)水平明显升高,HDL-C 水平明显降低。同时,有研究显示淋巴结转移的乳腺癌患者高脂血症发生率较无淋巴结转移患者显著升高。韩国一项大型前瞻性临床研究证实,高胆固醇血症(≥250mg/dl)显著增加女性乳腺癌风险 17%。由此可见,高胆固醇血症与乳腺癌的发生、发展和复发均相关。基础研究显示,高胆固醇血症可通过多种机制影响乳腺癌的发病,主要包括:胆固醇水平升高可促进脂筏合成,从而激活磷脂酰肌醇 3- 激酶(phosphoinositol 3 kinase,PI3K)信号通路,促进肿瘤组织生长;另外,胆固醇代谢过程中的羟固醇产物与乳腺癌的发生和发展有关,27-HC 可作为一种内源性的选择性雌激素受体调节剂,促进乳腺癌细胞生长和增殖,同时 27-HC 水平升高与他莫昔芬或芳香酶抑制剂治疗抵抗相关。例如,dendrogenin A 作为抑癌氧化胆固醇,在体外实验中能刺激乳腺癌细胞再分化、恢复其正常生理功能,小鼠实体瘤中发现 dendrogenin A 可控制肿瘤的生长速度,从而提高生存率,此外这种胆固醇代谢物在人体乳腺癌组织含量减少,提示 dendrogenin A 这种抑癌氧化胆固醇的减少在乳腺细胞癌变过程中具有重要作用,亦可能成为未来癌症干预的靶点。因此,加强乳腺癌患者的血脂异常监测和干预,有助于降低乳腺癌发病和 ASCVD风险。

2. 前列腺癌与血脂异常　随着前列腺特异性抗原的广泛应用,手术、放射疗法和内分泌治疗等多种手段的进步,前列腺癌患者的死亡率逐步下降,但非前列腺癌致死原因尤其是心血管疾病死亡显著增加。Kitahara 等研究证实,血清 TC、TG 水平升高与前列腺癌发生和复发风险呈正相关,血清 TC 水平每升高 10mg/dl,前列腺癌复发风险增加 9%,而 HDL-C水平每升高 10mg/dl,复发风险降低 39%。血脂异常可通过多种机制影响前列腺癌的发生和进展,腺苷三磷酸结合盒转运子 A1(ATP-binding cassette transporter A1,ABCA1)启动子甲基化降低了 ABCA1 胆固醇转运功能,引起胞内胆固醇水平升高,与高分化的前列腺癌相关。脂筏即质膜上富含胆固醇的微结构域,可通过雄激素受体、表皮生长因子受体和黄体素受体等参与多条信号通路,影响前列腺癌细胞的生长和 / 或进展,而 ABCA1 的表达与肝 X受体核受体(nuclear receptor of liver X receptor,LXR)形成异源二聚体,下调丝氨酸 / 苏氨酸激酶(serine-threonine protein kinase,AKT)信号,激活胆固醇转运和外排,诱导细胞凋亡,破坏脂筏。

3. 其他癌症与血脂异常　神经内分泌肿瘤是一类起源于肽能神经元和神经内分泌细胞、能够产生生物活性胺和 / 或多肽激素的异质性肿瘤,患者常可合并血脂异常。一项多中心回顾性研究纳入了 342 例胃癌来源神经内分泌肿瘤患者(gastric cancer with neuroendocrine immunophenotypes,GCNEI),发现血清 TC 和 LDL-C 水平升高、HDL-C 水平较低与 GCNEI 的发病和进展相关。在结肠癌中亦有类似发现,TC 和 TG 水平升高与结肠癌相关,HDL-C升高可降低腺癌风险。子宫内膜癌是雌激素依赖肿瘤,亦与血脂有关。子宫内膜癌发病有年轻化趋势,子宫及双侧附件全切术后的绝经前期肿瘤患者逐渐增多,患者可合并高脂血症,表现为血清LDL-C水平升高以及LDL-C/HDL-C比值升高,增加心脑血管疾病风险。而对于非子宫内膜癌术后的患者,无论绝经前后,行子宫及双侧附件切除术后更易合并高TG血症。

综上所述,关注肿瘤患者的血脂异常,对肿瘤患者肿瘤相关预后和其未来ASCVD风险防控均具有重要意义。

二、肿瘤所致血脂代谢异常

目前研究显示,肿瘤组织亦存在活跃的脂质代谢,肿瘤细胞脂质代谢的变化与持续的生长信号、死亡逃逸、永生复制、血管再生等肿瘤经典特征并列,在肿瘤发生、发展过程中发挥着至关重要的作用。肿瘤细胞脂质合成增强,不仅可以为细胞的生长提供额外的能量,也能作为激素和第二信使前体物质参与到细胞信号传导等生命活动当中。脂质代谢在肿瘤组织中异常活跃,主要表现为脂肪组织分解动员增强、外源脂类利用下降,血浆脂蛋白乳糜微粒、VLDL和TG水平升高。正常细胞的脂肪酸从头合成均受到抑制,但肿瘤细胞脂肪酸从头合成增强,脂肪酸分解降低,其原因尚不清楚,可能与肿瘤细胞不断增殖需要合成大量膜脂有关。在许多肿瘤细胞中,参与脂肪酸和脂类(磷脂和胆固醇等)合成通路的酶表达和活性显著升高。已有证据表明,脂肪代谢的关键酶之一脂酸合酶(fatty acid synthase,FAS)在乳腺癌、前列腺癌、肺癌、甲状腺癌等多种癌症中高表达,不仅可以作为一种新的肿瘤标志物,更与不良预后密切相关。固醇调节元件结合蛋白-1(sterol regulatory element-binding proteins-1,SREBP-1)是胆固醇合成过程中的重要蛋白,肿瘤细胞通过上调SREBP-1来加快脂质合成,为其细胞快速增殖提供能量和物质基础。同时,SREBP-1还能激活PI3K/Akt信号通路,调节肿瘤细胞内脂代谢、糖代谢和谷氨酰胺代谢。

肿瘤患者的长期脂类代谢异常会诱发肿瘤患者的脂肪不断氧化分解、脂肪储存耗竭,表现血浆VLDL和TG水平升高,外源性脂肪利用下降,且不受葡萄糖输入抑制影响,严重时可诱发骨骼肌蛋白分解,导致肿瘤患者体重逐渐下降、机体消瘦,最终可诱发肿瘤恶病质状态,可见长期脂代谢异常可能是导致肿瘤患者恶病质的重要因素。纠正肿瘤患者脂质代谢异常,可在一定程度上缓解恶病质的出现,并有利于改善肿瘤疾病的预后。

三、抗肿瘤治疗所致血脂异常

近年来肿瘤患者在接受抗肿瘤治疗过程中出现血脂异常的问题已经引起了众多的关注,肿瘤治疗中出现血脂异常主要原因包括:内分泌疗法、化疗药物或糖皮质激素等可通过引起肝脏损伤或者直接影响脂蛋白和三酰甘油脂肪酶的产生,进而影响血脂;放疗或者化疗引起与血脂代谢相关的激素(如促性腺激素)合成异常,从而导致高脂血症。

1. 内分泌治疗 内分泌治疗主要是通过影响性激素,包括雌激素、孕激素及雄激素等代谢和在血液中的含量以达到治疗目的,目前主要应用在乳腺癌和前列腺癌治疗领域。性激素与血脂关系密切,性激素含量的变化导致血脂异常,雌激素可以诱导肝窦上皮细胞上的低密度脂蛋白受体,增加血清LDL和TC的清除,从而降低血清LDL和TC水平。同时,雌激素能抑制肝脂肪酶的活性,减少HDL的降解,从而提高HDL的浓度并能减少VLDL的产生,抑制TG水平。正是基于此,绝经后女性常会出现血清TC、TG、LDL-C、VLDL-C、载脂蛋白 B(apoB)水平升高,HDL-C 水平降低。

雌激素受体阳性乳腺癌常采用他莫昔芬和非甾体类芳香化酶抑制剂治疗,在长时间的内分泌治疗中,几乎所有患者都会出现血脂代谢异常。选择性雌激素受体调节剂(SERM,如他莫昔芬、托瑞米芬)、选择性雌激素受体下调剂(SERD,如氟维司群)、芳香化酶抑制剂(AI,如阿那曲唑、来曲唑、依西美坦)等内分泌一线治疗药物虽然是以拮抗雌激素为主要机制,但它们对血脂代谢有不同的影响。研究发现,他莫昔芬对血脂具有双重作用,具有升高 HDL-C 和 TG,并降低 TC 和 HDL-C 的作用,而同一类的托瑞米芬则具有升高 TC 和 HDL-C,降低 TG 的作用。绝经后早期、雌激素受体阳性乳腺癌患者,他莫昔芬因其类雌激素样作用,对血脂代谢起到有利作用,大量临床实验表明他莫昔芬可降低心血管疾病的危险。绝经后早期乳腺癌患者大部分为激素受体依赖性乳腺癌,而以阿那曲唑为代表的内分泌治疗可使雌激素的水平进一步下降 90%,对血脂代谢产生不利影响。已有研究显示,相对于他莫昔芬,来曲唑治的患者具有高脂血症风险。ALEX 研究表明,甾体和非甾体类芳香化酶抑制剂对血脂的影响不同,依西美坦对血脂的负面影响相对较小。在乳腺癌中广泛使用的促性腺激素释放激素激动剂(GnRHa,如戈舍瑞林等)也会引起 TC、TG、HDL-C 的升高,但对 LDL-C 水平影响较小。

在前列腺癌治疗中,通常使用雄激素去势治疗,通过抑制睾丸雄激素分泌或抑制雄激素活性,包括手术去势(双侧睾丸切除术)和药物去势(黄体生成素释放激素类似物),是目前治疗进展性前列腺癌和转移性前列腺癌的标准治疗方式。一项评估前列腺癌治疗方案的荟萃分析纳入 3 项前瞻性多中心临床试验,共 1 102 例前列腺癌患者,评估药物去势三种疗法,即阿巴瑞克、亮丙瑞林、亮丙瑞林 + 比卡鲁胺三组对血脂水平的影响。经过 85 天的治疗,三种方案均不同程度引起血脂水平异常,但以阿巴瑞克组最为明显,表现为高 TG、高 TC 以及 HDL-C 水平升高。荟萃分析显示,雄激素去势治疗显著增加心血管疾病风险,其中睾丸切除术治疗心血管疾病风险增加 44%,促性腺激素释放激素激动剂组和抗雄激素组的心血管疾病风险分别增加 38% 和 21%。在瑞典的一项随访研究中,对比 41 362 例接受去势治疗的前列腺癌和 187 785 例非前列腺癌患者心血管事件风险,发现睾丸切除术和促性腺激素释放激素激动剂治疗增加心血管事件风险类似,这与长时间的去势治疗(12~101 个月)患者所致的血清 TC 和 LDL-C 均明显升高有关。

2. 糖皮质激素 长期给予糖皮质激素治疗可以引起糖脂代谢异常,包括血糖升高,血清 TC、TG 和 VLDL 水平增加。糖皮质激素可发挥促进脂肪量增加、增加游离脂肪酸的产生及其在肝脏中的积累、增加肝脏胆固醇和 TG 的合成、促进胰岛素抵抗等作用。游离脂肪酸是 VLDL 的主要合成底物,增加的游离脂肪酸也会导致 VLDL 生成增加。此外,糖皮质激素还可以降低脂蛋白脂肪酶活性,减少 TG 的清除。

在急性淋巴细胞白血病诱导缓解化疗方案中,糖皮质激素常与 L- 门冬酰胺酶联合。L- 门冬酰胺酶亦可致外源性乳糜微粒和内源性 VLDL 生成增加,亦可降低脂蛋白脂肪酶活性,导致 TG 清除减少,最终产生高 TG 血症。目前研究显示,有 10%~67% 接受该方案治疗的患者出现高 TG 血症。尽管研究显示高 TG 血症多为一过性,与胰腺炎无明确相关性,但仍可损害多个系统,包括中枢神经系统、凝血系统和心血管系统。

3. 免疫抑制治疗和其他抗肿瘤药物治疗 在非小细胞肺癌免疫治疗中,KEYNOTE-01 是一项帕博利珠单抗对比多西他赛的 Ⅱ～Ⅲ 期临床研究,纳入 1 034 例肿瘤程序性死亡受体配体 1 表达呈阳性且既往接受过至少 1 种化疗方案的局部晚期或转移性非小细胞肺癌患者,其中表皮生长因子受体或间变性淋巴瘤激酶阳性的患者已接受过相应的靶向药治疗。患者按 1∶1∶1 分组,分别给予标准剂量 2mg/kg 帕博利珠单抗、高剂量 10mg/kg 帕博利珠单抗或 75mg/m² 多西他赛,所有方案均为每 3 周 1 次。结果表明,帕博利珠单抗高剂量组患者高 TG 血症的发生率为 2%,严重高 TG 血症发生率为 0.9%。

哺乳动物西罗莫司靶蛋白(mammalian target of rapamycin,mTOR)是细胞生长和增殖的重要调节因子。mTOR 抑制剂如替西罗莫司和依维莫司具有抗肿瘤作用,但亦可导致糖脂代谢异常,表现为血糖升高和高脂血症以血清 TC、LDL-C 和 TG 水平升高。晚期肿瘤患者联合应用替西罗莫司和胰岛素生长因子受体抗体(cixutumumab),可引起高 TG 血症(TG ≥ 250mg/dl),以及血清 TC(≥ 300mg/dl)和 LDL-C(≥ 190mg/dl)水平显著升高。

目前,国内外均尚未见抗肿瘤药物所致血脂异常危险分层的统一标准,为此我国专家在恶性肿瘤患者血脂管理的中国专家共识中针对抗肿瘤药物所致血脂异常情况采用报告比值比法(reporting odds ratio,ROR),依据 ROR 数值 95% 置信区间下限值 ROR025 来进行分级,即高危(ROR025>1)、低危(ROR025 ≤ 1)。替西罗莫司、西罗莫司、劳拉替尼、L- 门冬酰胺酶的 ROR025 均>10,其引起血脂异常风险尤为高,应在用药期间做好血脂的检测和饮食方案的调整。其他抗肿瘤药物,由于其血脂异常的相关临床研究证据较少,暂均列为血脂异常低风险抗肿瘤药物。

四、肿瘤血脂异常的管理

肿瘤患者血脂异常的主要危害是增加 ASCVD 风险,但肿瘤患者的 ASCVD 风险往往被低估和忽视,目前有关肿瘤患者血脂管理的临床数据有限。一项韩国调查性研究提示,2007—2014 年 7 349 名肺癌伴有血脂异常的患者中,整体知晓率和治疗率分别为 31.8% 和 29.7%,在未接受血脂异常治疗的患者中,约 61.7% 的患者需要启动降脂药物治疗。因此,开展对肿瘤患者进行常规血脂检测,包括抗肿瘤治疗前后的血脂水平变化,同时进行肿瘤患者的 ASCVD 风险评估具有重要意义。尽管持续的降脂治疗对于肿瘤的发病率有明显降低,但肿瘤患者对降脂治疗的依从性仍然较差,一项回顾性队列研究调查了 1 393 名乳腺癌患者使用他汀类降脂药物的情况,其依从性仅为 51.9%。由此可见,提高肿瘤患者的降脂治疗依从性、降低 ASCVD 发生风险,对于改善肿瘤患者生存期是十分重要的问题。

1. 肿瘤患者的 ASCVD 风险评估　国内外尚缺乏有关肿瘤患者血脂管理的指南与规范,目前结合现有临床研究数据,考虑到降低肿瘤患者的 ASCVD 终生风险,个人认为可参考各国人群的血脂指南进行 ASCVD 风险评估和目标值设定,我国肿瘤患者可参照《中国成人血脂异常防治指南(2016 年修订版)》,进行 ASCVD 发病危险评估,有利于识别具有 ASCVD 高危风险的肿瘤患者,对其进行积极的血脂管理(图 1)。考虑我国人群特点,结合我国成人血脂异常防治指南,肿瘤患者血脂异常管理的首要靶标为 LDL-C,次要靶标为非 HDL-C。依据肿瘤患者 ASCVD 危险分层,极高危险患者 LDL-C 应控制在 1.8mmol/L 以下,高危患者 LDL-C 应控制在 2.6mmol/L 以下,中、低危患者 LDL-C 应控制在 3.4mmol/L 以下。针对合并存在高 TG 血症的肿瘤患者,应考虑非 HDL-C 水平达标,各风险人群的非 HDL-C 目标值应为 LDL-C 目标值加 0.8mmol/L。

2. 肿瘤患者血脂异常的干预策略　肿瘤患者降脂治疗的目的是降低肿瘤患者 ASCVD 风险和改善其长期预后,肿瘤患者的降脂治疗有其特殊性,要综合考虑肿瘤本身问题,肿瘤患者常合并肝肾功能异常、抗肿瘤治疗对血脂代谢的影响,以及抗肿瘤治疗药物与降脂药物的相互作用等因素,因此肿瘤患者的降脂策略要遵循个体化原则。

符合下列任意条件者,可直接列为高危及极高危人群:
极高危: 动脉硬化性心血管疾病患者
高危: (1)LDL-C≥4.9mmol/L或TC≥7.2mmol/L
　　　 (2)糖尿病患者LDL-C 1.8~4.9mmol/L或TC 3.1~7.2mmol/L,且年龄≥40岁

若不符合,评估10年发病风险 ↓

危险因素 (吸烟、低HDL-C、男性≥45岁或 女性≥55岁、慢性肾脏病等)		血清胆固醇水平分层/(mmol·L⁻¹)		
		3.1≤TC<4.1 1.8≤LDL-C<2.6	4.1≤TC<5.2 1.8≤LDL-C<2.6	5.2≤TC<7.2 1.8≤LDL-C<2.6
无高血压	0~1个	低危	低危	低危
	2个	低危	低危	中危
	3个	低危	中危	中危
有高血压	0个	低危	低危	低危
	1个	低危	中危	中危
	2个	中危	高危	高危
	3个	高危	高危	高危

若为中危,需继续评估余生风险 ↓

具有以下任意2项及以上危险因素者,定义为ASCVD高危人群:
高危人群: (1)收缩压≥160mmHg或舒张压≥100mmHg
　　　　　 (2)非HDL≥5.2mmol/L
　　　　　 (3)HDL-C<1.0mmol/L
　　　　　 (4)BMI≥28kg/m²
　　　　　 (5)吸烟

图1　肿瘤患者动脉粥样硬化性心血管疾病风险评估流程图

健康生活方式是所有肿瘤患者血脂异常管理防控 ASCVD 风险的基础,生活方式干预包括:①调整饮食结构:增加多种水果、蔬菜的摄入;②戒烟:不吸烟、避免吸二手烟,同时可行戒烟药物治疗或使用尼古丁替代;③保持理想体重或减重:通过运动、控制饮食及行为训练维持或减轻体重,保持体重指数在 20~24kg/m²,腰围<80cm;④运动:每周至少坚持150 分钟中等强度的有氧运动,如走路、慢跑、骑行、游泳、跳舞等。

ASCVD 高危及以上人群应在生活方式干预基础上,同时启动调脂药物治疗。他汀类药物是降低胆固醇防控 ASCVD 的基石用药。循证医学证据表明,他汀类药物不仅可以改善心血管疾病的预后,还能降低部分肿瘤患者包括乳腺癌患者的全因死亡率。胆固醇合成过程中的一种副产物像雌激素一样发挥作用,可推动乳腺癌的生长和扩散,而他汀类药物似乎可以减小这种激素样分子的促癌效应,通过采用他汀类药物或健康饮食来抑制胆固醇合成,有可能是降低乳腺癌风险的一种简单方法。此外,对于具有高胆固醇血症的乳腺癌妇女,服用他汀类药物或许可以延缓或阻止对他莫昔芬或芳香酶抑制剂等内分泌疗法产生耐药。虽然有荟萃分析显示脂溶性他汀类药物降低乳腺癌患者的全因死亡率有一定优势,但尚缺乏大规模的前瞻性研究证实。因此,脂溶性、水溶性他汀类药物均可作为治疗肿瘤患者

血脂异常的基石药物。但考虑到肿瘤患者的机体状态，以及他汀类药物和部分抗肿瘤药物之间的相互作用，并结合我国人种对他汀反应性好，但更易出现肝脏和肌肉等相关不良事件的特点，推荐中等强度他汀作为首选，如瑞舒伐他汀 5~10mg、阿托伐他汀 10~20mg、辛伐他汀 20~40mg、氟伐他汀 80mg、匹伐他汀 2~4mg、普伐他汀 40mg、洛伐他汀 40mg。

如果中等强度他汀治疗 LDL-C 水平不能达标，可以考虑联合降脂治疗。可以联合胆固醇吸收抑制剂如依折麦布，依折麦布为肠道胆固醇吸收抑制剂，在 IMPROVE-IT 试验中，依折麦布与辛伐他汀联合治疗可显著降低急性冠脉综合征患者的主要不良心血管事件，而且在长达平均 7 年的随访过程中，并未观察到恶性肿瘤、肌肉和胆囊相关事件发生率显著增加，间接证明了依折麦布联合他汀长期使用的安全性包括新发肿瘤方面。

如果他汀治疗后，仍残留轻到中度 TG 水平升高或非 HDL-C 不达标，针对 ASCVD 高风险以上人群，考虑实现非 HDL-C 达标，可联合贝特类药物治疗，考虑到中国人群的安全性数据，建议优选非诺贝特 200mg/d 与中等强度他汀联合使用。针对合并严重高 TG 水平的肿瘤患者，应调整抗肿瘤治疗方案、饮食控制，药物治疗可首选贝特类药物避免急性胰腺炎发生。

PCSK9i 是新型靶向降胆固醇药物，目前上市 PCSK9i 如依洛尤单抗和阿利西尤单抗单独应用或与他汀类药物联合均可显著降低 LDL-C 水平约 60%，同时显著降低 ASCVD 事件且安全性良好。虽然目前缺乏肿瘤患者中应用 PCSK9i 的证据，但 FOURIER、ODYSSEY OUTCOMES 等大型临床研究均证实 PCSK9i 显著降低胆固醇水平的同时，相对安慰剂组总体安全性良好，即使在治疗相关的极低 LDL-C 水平下，亦未观察到新发肿瘤的增加。有趣的是，最近研究显示 PCSK9 可促进肝癌、肺癌、白血病、乳腺癌等肿瘤的发生和进展，而 PCSK9i 能增加癌细胞表面的主要组织相容性复合体 I 类抗原的表达，可有效抑制肿瘤细胞的增殖和侵袭，并可能增强癌症免疫治疗的疗效，且该效应独立于其降脂作用。由此可见，PCSK9i 不仅是有效的降胆固醇药物，而且可能降低肿瘤相关风险。另外，考虑到 PCSK9i 与他汀类药物联合不会发生药物相互作用，在肝酶、肌酶及血糖方面安全性良好，新型靶向降脂药物 PCSK9i 在肿瘤患者血脂异常管理方面可能有较好的应用前景。但目前有关 PCSK9i 在肿瘤患者 ASCVD 事件防治中的有效性和安全性，尚需更大规模、长时间的临床研究和观察进行证实。

五、总结

肿瘤和 ASCVD 是目前危害人类健康最主要的两大类慢性非传染性疾病，两者常同时存在、互相影响，ASCVD 逐渐成为影响肿瘤患者预后的主要合并症。血脂代谢异常是 ASCVD 核心致病性危险因素，血脂代谢与肿瘤具有密切的联系。血脂代谢异常影响肿瘤的发生、发展和转归；肿瘤组织脂异常代谢活跃，亦可导致血脂代谢异常和肿瘤患者的恶病质状态；各种抗肿瘤治疗可引起血脂代谢异常。因此，针对肿瘤患者进行血脂异常筛查和定期监测，依据 ASCVD 风险进行肿瘤患者血脂异常管理，强调治疗性生活方式为基础，适当调整抗肿瘤治疗的方案；针对 ASCVD 高风险及以上人群启动降脂药物治疗，以他汀类药物为基础，首选中等强度他汀，注意与抗肿瘤药物间的相互作用，必要时联合依折麦布和 / 或 PCSK9i，最终提高肿瘤患者的血脂异常知晓率、治疗率和达标率，改善其长期降脂治疗的依从性，从而降低 ASCVD 风险，改善肿瘤患者的长期预后。

（潘一龙　张大庆）

参考文献

［1］ FERLAY J, COLOMBET M, SOERJOMATARAM I, et al. Cancer statistics for the year 2020: An overview [J]. Int J Cancer, 2021.

［2］ BLUETHMANN S M, MARIOTTO A B, ROWLAND J H. Anticipating the "Silver Tsunami": Prevalence Trajectories and Comorbidity Burden among Older Cancer Survivors in the United States [J]. Cancer Epidemiol Biomarkers Prev, 2016, 25 (7): 1029-1036.

［3］ 杨亚柳, 彭道泉. 肿瘤及其治疗中的血脂问题 [J]. 中国心血管杂志, 2018, 23 (5): 375-378.

［4］ CHENG C, GENG F, CHENG X, et al. Lipid metabolism reprogramming and its potential targets in cancer [J]. Cancer Commun (Lond), 2018, 38 (1): 27.

［5］ JIN Y, YANG T, LI D, et al. Effect of dietary cholesterol intake on the risk of esophageal cancer: a meta-analysis [J]. J Int Med Res, 2019, 47 (9): 4059-4068.

［6］ CHEN H, QIN S, WANG M, et al. Association between cholesterol intake and pancreatic cancer risk: evidence from a meta-analysis [J]. Sci Rep, 2015, 5: 8243.

［7］ SADEGHI A, SHAB-BIDAR S, PAROHAN M, et al. Dietary Fat Intake and Risk of Ovarian Cancer: A Systematic Review and Dose-Response Meta-Analysis of Observational Studies [J]. Nutr Cancer, 2019, 71 (6): 939-953.

［8］ LI C, YANG L, ZHANG D, et al. Systematic review and meta-analysis suggest that dietary cholesterol intake increases risk of breast cancer [J]. Nutr Res, 2016, 36 (7): 627-635.

［9］ MAINOUS A G 3rd, WELLS B J, KOOPMAN R J, et al. Iron, lipids, and risk of cancer in the Framingham Offspring cohort [J]. Am J Epidemiol, 2005, 161 (12): 1115-1122.

［10］ KITAHARA C M, DE GONZÁLEZ A B, FREEDMAN N D, et al. Total cholesterol and cancer risk in a large prospective study in Korea [J]. J Clin Oncol, 2011, 29 (12): 1592-1598.

［11］ WU B, TENG L, HE D, et al. Dose-response relation between serum total cholesterol levels and overall cancer risk: evidence from 12 prospective studies involving 1, 926, 275 participants [J]. Int J Food Sci Nutr, 2019, 70 (4): 432-441.

［12］ SILVENTE-POIROT S, DALENC F, POIROT M. The Effects of Cholesterol-Derived Oncometabolites on Nuclear Receptor Function in Cancer [J]. Cancer Res, 2018, 78 (17): 4803-4808.

［13］ ZHEN J, JIAO K, YANG K, et al. The 14-3-3η/GSK-3β/β-catenin complex regulates EndMT induced by 27-hydroxycholesterol in HUVECs and promotes the migration of breast cancer cells [J]. Cell Biol Toxicol 2021, 37 (4): 515-529.

［14］ DE MEDINA P, PAILLASSE M R, SEGALA G, et al. Dendrogenin A arises from cholesterol and histamine metabolism and shows cell differentiation and anti-tumour properties [J]. Nat Commun, 2013, 4: 1840.

［15］ Global Burden of Disease Cancer Collaboration, FITZMAURICE C, AKINYEMIJU T F, et al. Global, Regional, and National Cancer Incidence, Mortality, Years of Life Lost, Years Lived With Disability, and Disability-Adjusted Life-Years for 29 Cancer Groups, 1990 to 2016: A Systematic Analysis for the Global Burden of Disease Study [J]. JAMA Oncol, 2018, 4 (11): 1553-1568.

［16］ LIU W, CHAKRABORTY B, SAFI R, et al. Dysregulated cholesterol homeostasis results in resistance to ferroptosis increasing tumorigenicity and metastasis in cancer [J]. Nat Commun, 2021, 12 (1): 5103.

［17］ NELSON E R. The significance of cholesterol and its metabolite, 27-hydroxycholesterol in breast cancer [J]. Mol Cell Endocrinol, 2018, 466: 73-80.

［18］ ALLOTT E H, HOWARD L E, COOPERBERG M R, et al. Serum lipid profile and risk of prostate cancer recurrence: Results from the SEARCH database [J]. Cancer Epidemiol Biomarkers Prev, 2014, 23 (11): 2349-2356.

［19］ LEE B H, TAYLOR M G, ROBINET P, et al. Dysregulation of cholesterol homeostasis in human prostate cancer through loss of ABCA1 [J]. Cancer Res, 2013, 73 (3): 1211-1218.

［20］ TAZOE F, YAGYU H, OKAZAKI H, et al. Induction of ABCA1 by overexpression of hormone-sensitive lipase in macrophages [J]. Biochem Biophys Res Commun, 2008, 376 (1): 111-115.

［21］ ZOU Y, WU L, YANG Y, et al. Serum lipid levels correlate to the progression of gastric cancer with neuro-endocrine immunophenotypes: A multicenter retrospective study [J]. Transl Oncol, 2021, 14 (1): 100925.

［22］ HIRASAWA A, MAKITA K, AKAHANE T, et al. Hypertriglyceridemia is frequent in endometrial cancer survivors [J]. Jpn J Clin Oncol, 2013, 43 (11): 1087-1092.

［23］ HANAHAN D, WEINBERG R A. Hallmarks of cancer: the next generation [J]. Cell, 2011, 144 (5): 646-674.

［24］ CURRIE E, SCHULZE A, ZECHNER R, et al. Cellular fatty acid metabolism and cancer [J]. Cell Metab, 2013, 18 (2): 153-161.

［25］ NOMURA D K, CRAVATT B F. Lipid metabolism in cancer [J]. Biochim Biophys Acta, 2013, 1831 (10): 1497-1498.

［26］ WANG Y, KUHAJDA F P, LI J N, et al. Fatty acid synthase (FAS) expression in human breast cancer cell culture supernatants and in breast cancer patients [J]. Cancer Lett, 2001, 167 (1): 99-104.

［27］ LONG Q Q, YI Y, QIU J, et al. Fatty acid synthase (FASN) levels in serum of colorectal cancer patients: correlation with clinical outcomes [J]. Tumour Biol, 2014, 35 (4): 3855-3859.

［28］ JEON T I, OSBORNE T F. SREBPs: metabolic integrators in physiology and metabolism [J]. Trends Endocrinol Metab, 2012, 23 (2): 65-72.

［29］ FILIPPATOS T D, LIBEROPOULOS E N, PAVLIDIS N, et al. Effects of hormonal treatment on lipids in patients with cancer [J]. Cancer Treat Rev, 2009, 35 (2): 175-184.

［30］ CHOI Y, CHANG Y, KIM B K, et al. Menopausal stages and serum lipid and lipoprotein abnormalities in middle-aged women [J]. Maturitas, 2015, 80 (4): 399-405.

［31］ ANAGNOSTIS P, STEVENSON J C, CROOK D, et al. Effects of menopause, gender and age on lipids and high-density lipoprotein cholesterol subfractions [J]. Maturitas, 2015, 81 (1): 62-68.

［32］ VOGEL C L, JOHNSTON M A, CAPERS C, et al. Toremifene for breast cancer: a review of 20 years of data [J]. Clin Breast Cancer, 2014, 14 (1): 1-9.

［33］ RUHSTALLER T, GIOBBIE-HURDER A, COLLEONI M, et al. Adjuvant Letrozole and Tamoxifen Alone or Sequentially for Postmenopausal Women With Hormone Receptor-Positive Breast Cancer: Long-Term Follow-Up of the BIG 1-98 Trial [J]. J Clin Oncol, 2019, 37 (2): 105-114.

［34］ BOSCO C, BOSNYAK Z, MALMBERG A, et al. Quantifying observational evidence for risk of fatal and nonfatal cardiovascular disease following androgen deprivation therapy for prostate cancer: a meta-analysis [J]. Eur Urol, 2015, 68 (3): 386-396.

［35］ O'FARRELL S, GARMO H, HOLMBERG L, et al. Risk and timing of cardiovascular disease after androgen-deprivation therapy in men with prostate cancer [J]. J Clin Oncol, 2015, 33 (11): 1243-1251.

［36］ ORAY M, SAMRA K A, EBRAHIMIADIB N, et al. Long-term side effects of glucocorticoids [J]. Expert Opin Drug Saf, 2016, 15 (4): 457-465.

［37］ RIDOLA V, BUONUOMO P S, PALMA M, et al. Severe acute hypertriglyceridemia during acute lympho-blastic leukemia induction successfully treated with plasmapheresis [J]. Pediatr Blood Cancer, 2008, 50 (2): 378-380.

［38］ HERBST R S, BAAS P, KIM D W, et al. Pembrolizumab versus docetaxel for previously treated, PD-L1-positive, advanced non-small-cell lung cancer (KEYNOTE-010): a randomised controlled trial [J]. Lancet, 2016, 387 (10027): 1540-1550.

［39］YANNUCCI J, MANOLA J, GARNICK M B, et al. The effect of androgen deprivation therapy on fasting serum lipid and glucose parameters [J]. J Urol, 2006, 176 (2): 520-525.

［40］中国抗癌协会整合肿瘤心脏病学分会专家组 . 恶性肿瘤患者血脂管理中国专家共识 [J]. 中华肿瘤杂志 , 2021, 43 (10): 1043-1053.

［41］CHO I Y, HAN K, SHIN D W, et al. Cardiovascular risk and undertreatment of dyslipidemia in lung cancer survivors: A nationwide population-based study [J]. Curr Probl Cancer, 2021, 45 (1): 100615.

［42］FENG J L, QIN X. Does adherence to lipid-lowering medications improve cancer survival？ A nationwide study of breast and colorectal cancer, and melanoma [J]. Br J Clin Pharmacol, 2021, 87 (4): 1847-1858.

［43］CALIP G S, BOUDREAU D M, LOGGERS E T. Changes in adherence to statins and subsequent lipid profiles during and following breast cancer treatment [J]. Breast Cancer Res Treat, 2013, 138 (1): 225-233.

［44］中国成人血脂异常防治指南修订联合委员会 . 中国成人血脂异常防治指南 (2016 年修订版)[J]. 中国循环杂志 , 2016, 31 (10): 937-950.

［45］LIU B, YI Z, GUAN X, et al. The relationship between statins and breast cancer prognosis varies by statin type and exposure time: a meta-analysis [J]. Breast Cancer Res Treat, 2017, 164 (1): 1-11.

［46］CANNON C P, BLAZING M A, GIUGLIANO R P, et al. Ezetimibe Added to Statin Therapy after Acute Coronary Syndromes [J]. N Engl J Med, 2015, 372 (25): 2387-2397.

［47］HADJIPHILIPPOU S, RAY K K. Evolocumab and clinical outcomes in patients with cardiovascular disease [J]. J R Coll Physicians Edinb, 2017, 47 (2): 153-155.

［48］MAHBOOBNIA K, PIRRO M, MARINI E, et al. PCSK9 and cancer: Rethinking the link [J]. Biomed Pharmacother, 2021, 140: 111758.

［49］LIU X, BAO X, HU M, et al. Inhibition of PCSK9 potentiates immune checkpoint therapy for cancer [J]. Nature, 2020, 588 (7839): 693-698.

高脂血症与低蛋白血症 1 例

一、病例简介

患者女性,42 岁,因"间断双下肢水肿伴血脂升高 4 年"就诊。4 年前患者因月经失调服用中药后出现双下肢水肿,久坐后加重,伴轻微腹泻,无乏力、食欲减退,无胸闷、胸痛,无心悸、气促,无夜尿增多,无皮疹、脱发,无关节肿痛等不适,就诊于当地医院。行生化检查发现严重的"低白蛋白血症"及"高胆固醇血症",予以培补白蛋白、利尿、调脂后,好转出院。出院后不规律服用"他汀和依折麦布",自诉服用依折麦布后存在"腹泻"。期间反复出现双下肢水肿,查肝功能均提示"低蛋白血症",最低仅有 15.1g/L,多次输注白蛋白纠正,水肿可消退,但随时间推移,症状随白蛋白再次降低而反复发作。查血脂,提示低密度脂蛋白胆固醇(LDL-C)水平最高达 12.87mmol/L。为明确原因,曾就诊于数家医院,完善炎症指标、结缔组织、内分泌、铜蓝蛋白、24 小时尿蛋白、粪便 α_1- 抗胰蛋白酶、胃肠镜检查,胸、腹 CT 均未见明显异常。此次为进一步明确"低蛋白血症及血脂增高"的原因就诊于我科,患者一直坚持服用"瑞舒伐他汀 10mg/d,依折麦布 10mg/d"降脂。既往否认高血压、糖尿病、肾脏及甲状腺疾病。否认吸烟、饮酒、家族遗传病史。

体格检查:正常面容,无肢端肥大,神志清,智力正常,身高 155cm,体重 60kg,体重指数 25.0kg/m²。心率 77 次 /min,血压 108/77mmHg,未见皮疹及脂性角膜弓。心、肺、腹检查无特殊,双侧足踝部轻度水肿。

辅助检查:患者白蛋白水平明显减低(12.3g/L),前白蛋白(376.1g/L)、球蛋白(43.0g/L)代偿性增高。血清蛋白电泳示白蛋白比例明显降低(15.0%),但其他蛋白组分增加,与先天性低白蛋白血症的血清蛋白电泳表现类似。血脂全套提示混合型高脂血症,其中总胆固醇(TC)水平高达 11.52mmol/L,LDL-C 水平高达 8.88mmol/L,载脂蛋白 B(apoB)水平高达 2.05g/L,甘油三酯(TG)水平高达 6.66mmol/L,脂蛋白(a)水平高达 1 200.2mg/L,高密度脂蛋白胆固醇(HDL-C)水平为 1.50mmol/L,载脂蛋白 A Ⅰ(apoA Ⅰ)水平为 1.58g/L,游离脂肪酸(FFA)为 0.15mmol/L。三大常规、转氨酶、胆红素、谷氨酰氨基转肽酶、碱性磷酸酶、腺苷脱氨酶、胆汁酸、铜蓝蛋白、肾功能、快速尿蛋白定量,凝血功能、甲状腺功能、促肾上腺皮质激素、生长激素、性激素、补体、结缔组织相关检查,结核、艾滋梅毒等感染指标以及心脏彩超、腹部 B 超均未见明显异常。

尽管甲胎蛋白轻度增高(27.54ng/ml),但肝、肾功能均正常,无生殖系统肿瘤证据,考虑代偿性增高的可能;免疫球蛋白 IgG(20.18g/L,正常参考值 7~16g/L)、IgM(3.19g/L,正常参考值 0.4~2.3g/L)均有所增高,但血尿本周氏蛋白正常,排除 M 蛋白血症及家族性高代谢低白蛋白血症。入院(8 月 30 日)后予以持续培补白蛋白(10g/d),我们发现了一个有意思的现象,即输注人血白蛋白纠正低白蛋白血症的同时,患者血脂谱也得到了明显改善(表 1),提示低蛋白血症与高脂血症之间不仅仅是伴随关系,还存在因果关系的可能。

表1 输注白蛋白前后的血脂谱

时间	Alb/ (g·L⁻¹)	TC/ (mmol·L⁻¹)	TG/ (mmol·L⁻¹)	LDL-C/ (mmol·L⁻¹)	HDL-C/ (mmol·L⁻¹)	非HDL-C/ (mmol·L⁻¹)	apoB/ (g·L⁻¹)	Lp(a)/ (mg·L⁻¹)
8月 30日	12.3	11.52	6.66	8.88	1.5	10.02	2.05	1 200.2
9月 3日	19.9	7.79	2.47	5.7	1.41	6.38	1.6	1 013.5
9月 6日	23.8	7.03	2.87	4.86	1.41	5.62	1.38	835.6

注:Alb,白蛋白;TG,甘油三酯;TC,总胆固醇;LDL-C,低密度脂蛋白胆固醇;HDL-C,高密度脂蛋白胆固醇;apoB,载脂蛋白B;Lp(a),脂蛋白(a)。8月30日为输注白蛋白前,9月3日和9月6日分别为输注白蛋白后3天和6天。

　　鉴于上述结果无法明确低白蛋白血症的原因,且患者血脂谱类似于家族高胆固醇血症(FH),我们进一步完善了基因筛查以探寻背后的真相。然而,基因筛查结果并未提示存在任何白蛋白基因的突变,而提示FH常见基因 *PCSK9* 存在非同义剪切点突变(NM_174936.4:c.905A>G;p.Q302R,图1,彩图见二维码5),该突变位于催化功能域。尽管该突变位点意义未明,需要进一步功能验证,但通过软件预测突变对蛋白结构的影响,我们发现该位点突变会影响蛋白的一级结构和理化性质,包括等电点(PI)、分子量及不稳定系数(表2)。另外,如图2(彩图见二维码5)所示,该 *PCSK9* 非同义剪切点突变后,蛋白三级结构也较野生型发生了明显变化,提示该突变对蛋白的功能可能存在一定影响。目前文献报道,低蛋白血症所继发的高胆固醇血症主要包括肾病综合征、先天性低白蛋白血症。本例患者不存在肾病综合征,从基因检测结果上也不支持先天性低白蛋白血症,也不存在甲状腺功能减退等其他可以导致血脂异常的疾病,临床上还是考虑原发性高胆固醇血症可能性大。但是,患者补充白蛋白后血脂却有明显改善,说明低白蛋白血症仍在高胆固醇血症中发挥一定作用。综上所述,我们推测该患者最有可能是在FH(*PCSK9* 杂合突变)的基础上合并低白蛋白血症,进一步加重血脂异常。所以,降脂治疗在培补白蛋白的基础上可能效果更佳。

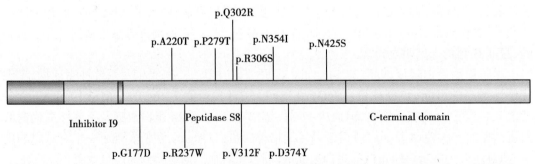

图1 患者的 *PCSK9* 基因突变位点(红色标注)以及目前该位点邻近部位已报道的 *PCSK9* 基因突变
Inhibitor I9 与 Peptidase S8 均为功能域,Peptidase S8 相当于 Peptidase S8/S53 domain/Proteinase K-like catalytic domain。

表 2　突变前后蛋白序列理化性质及一级结构对比（预测工具为 ProtParam）

理化性质	野生型	突变型	变化
氨基酸数量	692	692	不变
分子量	74 286.21	74 314.27	上升
等电点	6.14	6.20	上升
不稳定系数	46.77,不稳定	47.71,不稳定	上升
亲水性	−0.142	−0.142	不变
预估半衰期	30 小时	30 小时	不变

注：变异前后，氨基酸数量未发生变化，但该蛋白一级结构和理化性质发生了变化，包括等电点（PI）上升、分子量上升、不稳定系数上升，亲水性未发生改变。

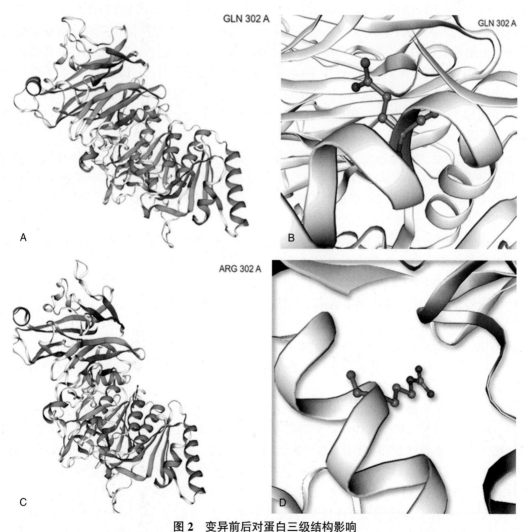

图 2　变异前后对蛋白三级结构影响

分析结果基于 SWISS-MODEL 建模工具：A. 野生型蛋白结构；B. 野生型位点结构；
C. 突变型蛋白结构；D. 突变型位点结构。

二、讨论

我们收治了一例不明原因低白蛋白血症合并高胆固醇血症的青年女性患者。既往文献报道,低白蛋白血症伴随高脂血症的疾病主要包括肾病综合征、先天性低白蛋白血症(congenial analbuminaemia,CAA)、*DGAT1* 突变相关的蛋白丢失性肠病(protein losing enteropathy,PLE)。本例患者低蛋白血症的临床表现类似于 CAA:间断的轻度水肿(一般不超过踝部),代偿性的其他血浆蛋白升高(如球蛋白、甲胎蛋白等)、典型的血清蛋白电泳表现,合并有高胆固醇血症,且排除了导致蛋白合成障碍及丢失增多的常见继发因素。先天性低白蛋白血症是一种白蛋白基因失功能突变的常染色体隐性遗传疾病,罕见,约 1/100 万的概率,目前文献已报道了 20 多种该分子缺陷,大部分是无义突变,部分为剪切和框移突变。尽管该患者临床表现酷似 CAA,但基因结果并不支持此诊断。而就患者 LDL-C 水平而言,根据荷兰血脂临床网络(DLCN)家族高胆固醇血症(FH)诊断标准,临床本就需疑诊 FH。此外,患者血脂谱中脂蛋白(a)也远远高出正常范围,从另一面也提示 FH 可能性大。尽管患者基因结果提示 *PCSK9* 非同义剪切点突变非已知致病突变,但蛋白结构预测分析显示突变后的蛋白结构出现明显改变,对功能产生影响的可能性极大。因此,综合考虑还是使得诊断更倾向于 FH。那么,该例患者高胆固醇血症与低蛋白血症之间只是伴随关系? 我们认为答案是否定的,因为在不改变原有降脂治疗的前提下,给患者输注白蛋白后,高胆固醇血症的确有了明显的改善,即白蛋白每上升 10%,LDL-C 下降了 7% 左右,提示两者之间存在一定的因果关系。

其实,最早认为低蛋白血症可能与脂蛋白代谢有关系是基于肾病综合征患者低白蛋白血症总是合并有血脂异常,而且白蛋白水平越低,其胆固醇水平越高的临床现象。进一步体内外实验证实,肾病综合征增加的胆固醇水平的确与脂蛋白颗粒,特别是含有载脂蛋白 B 的脂蛋白颗粒产生增加和清除减少有关。那么,白蛋白在中间到底发挥何等作用呢? 1997 年,Maugeais 等通过同位素技术,分析了 2 例先天性白蛋白血症患者的脂蛋白代谢动力学,发现低白蛋白水平增加载脂蛋白 B 的产生和分泌,同时还观察到甘油三酯丰富的脂蛋白颗粒清除减少,这些均与肾病综合征患者的脂蛋白代谢变化相似,为低白蛋白水平在肾病综合征的血脂异常中发挥直接作用提供了理论依据。另外,Vaziri 等还在先天性白蛋白血症的大鼠(NAR)中发现 NAR 的肝脏 3- 羟基 -3- 甲基戊二酸单酰辅酶 A(HMG-COA)还原酶蛋白明显增加,证明低白蛋白水平对胆固醇的合成增加。不管是胆固醇合成还是脂蛋白代谢,这些研究均说明高脂血症与低蛋白血症不止是伴随关系,还存在因果关系。然而,这些研究并未对具体机制进行深入探讨。

前蛋白转化酶枯草溶菌素 9(proprotein convertase subtilisin/kexin type 9,PCSK9)基因是第 3 个与常染色体显性家族性高胆固醇血症(ADH)相关的基因。*PCSK9* 编码产物为具有 692 个氨基酸的糖蛋白,分子量为 72kDa,由信号肽(第 1~30 位氨基酸区域)、前结构域(第 31~152 位氨基酸区域)、催化结构域(第 153~451 位氨基酸区域)和羧基末端结构域(V 结构域,第 452~692 位氨基酸区域)四个部分顺次连接而成。循环中的 PCSK9(催化结构域)首先识别并结合细胞表面 LDLR 的表皮生长因子 A(EGF-A)样结构域,形成 PCSK9 与 EGF-A 复合物,介导 LDLR 降解,使 LDL 清除受阻,从而导致高胆固醇血症。目前研究发现,肾病综合征患者的血清 PCSK9 水平增高与脂蛋白颗粒清除减慢有关,但是血清 PCSK9 为何增高并未完全阐明。那么,低白蛋白血症是否也对 PCSK9 有影响,从而参与低白蛋白血症相关脂蛋白代谢,值得进一步探讨。无独有偶,该低蛋白血症患者的基因结果提示 *PCSK9* 非同义剪切点突变,该突变正好位于催化结构域,且突变后蛋白一级结构理化性质均有所改变,进一步动力学分析发现该突变体金属结合位点位置变化,可影响其与 LDL 受体结构之间作用,可能是该患者高胆固醇血症的主要原因。有意思的是,该患者在不更改降脂方案的同时,补充白蛋白可以明显改善血脂,降低 LDL-C 水平。那么,白蛋白是否影响了 PCSK9 突变体与 LDL 受体的相互作用,从而影响 LDL-C 代谢,这有待进一步实验证明。

总之,尽管该患者低白蛋白血症的原因不明,高胆固醇血症也很大程度责之于 *PCSK9* 点突变,但综合该患者表现及既往文献报道,我们认为高脂血症与低蛋白血症不仅仅是伴随关系,更存在因果关系,具体机制仍值得进一步体内外实验去阐明。

致谢:非常感谢贝瑞基因陈国薇博士对数据分析的支持工作。

(胡 蝶)

参考文献

［1］ KOOT B G, HOUWEN R, POT D J, et al. Congenital analbuminaemia: biochemical and clinical implications. A case report and literature review [J]. Eur J Pediatr, 2004, 163 (11): 664-670.

［2］ WANI M A, HAYNES L D, KIM J, et al. Familial hypercatabolic hypoproteinemia caused by deficiency of the neonatal Fc receptor, FcRn, due to a mutant beta2-microglobulin gene [J]. Proc Natl Acad Sci U S A, 2006, 103 (13): 5084-5089.

［3］ WALDMANN T A, TERRY W D. Familial hypercatabolic hypoproteinemia. A disorder of endogenous catabolism of albumin and immunoglobulin [J]. J Clin Invest, 1990, 86 (6): 2093-2098.

［4］ MAUGEAIS C, BRASCHI S, OUGUERRAM K, et al. Lipoprotein kinetics in patients with analbuminemia. Evidence for the role of serum albumin in controlling lipoprotein metabolism [J]. Arterioscler Thromb Vasc Biol, 1997, 17 (7): 1369-1375.

［5］ ROSIPAL S, DEBREOVA M, ROSIPAL R. A speculation about hypercholesterolemia in congenital analbuminemia [J]. Am J Med, 2006, 119 (2): 181-182.

［6］ SHEARER G C, STEVENSON F T, ATKINSON D N, et al. Hypoalbuminemia and proteinuria contribute separately to reduced lipoprotein catabolism in the nephrotic syndrome [J]. Kidney Int, 2001, 59 (1): 179-189.

［7］ CROOK M A. Analbuminaemia: clinical features and associated hypercholesterolaemia [J]. Ann Clin Biochem, 2016, 53 (Pt 5): 525-526.

［8］ DEL BEN M, ANGELICO F, LOFFREDO L, et al. Treatment of a patient with congenital analbuminemia with atorvastatin and albumin infusion [J]. World J Clin Cases, 2013, 1 (1): 44-48.

［9］ LIANG K, VAZIRI N D. HMG-CoA reductase, cholesterol 7alpha-hydroxylase, LCAT, ACAT, LDL receptor, and SRB-1 in hereditary analbuminemia [J]. Kidney Int, 2003, 64 (1): 192-198.

［10］ XU L, GU W, LUO Y, et al. DGAT1 mutations leading to delayed chronic diarrhoea: a case report [J]. BMC Med Genet, 2020, 21 (1): 239.

［11］ VAN RIJN J M, ARDY R C, KULOGLU Z, et al. Intestinal Failure and Aberrant Lipid Metabolism in Patients With DGAT1 Deficiency [J]. Gastroenterology, 2018, 155 (1): 130-143.

［12］ MINCHIOTTI L, CARIDI G, CAMPAGNOLI M, et al. Diagnosis, Phenotype, and Molecular Genetics of Congenital Analbuminemia [J]. Front Genet, 2019, 10: 336.

［13］ MCGOWAN M P, DEHKORDI S H H, MORIARTY P M, et al. Diagnosis and Treatment of Heterozygous Familial Hypercholesterolemia [J]. J Am Heart Assoc, 2019, 8 (24): e013225.

［14］ YEANG C, WILLEIT P, TSIMIKAS S. The interconnection between lipoprotein (a), lipoprotein (a) cholesterol and true LDL-cholesterol in the diagnosis of familial hypercholesterolemia [J]. Curr Opin Lipidol, 2020, 31 (6): 305-312.

［15］ VEGA G L, TOTO R D, GRUNDY S M. Metabolism of low density lipoproteins in nephrotic dyslipidemia: comparison of hypercholesterolemia alone and combined hyperlipidemia [J]. Kidney Int, 1995, 47 (2): 579-586.

［16］ SEIDAH N G, AWAN Z, CHRETIEN M, et al. PCSK9: a key modulator of cardiovascular health [J]. Circ Res, 2014, 114 (6): 1022-1036.

［17］ SEIDAH N G, ABIFADEL M, PROST S, et al. The Proprotein Convertases in Hypercholesterolemia and Cardiovascular Diseases: Emphasis on Proprotein Convertase Subtilisin/Kexin 9 [J]. Pharmacol Rev, 2017, 69 (1): 33-52.

［18］ MOLINA-JIJON E, GAMBUT S, MACE C, et al. Secretion of the epithelial sodium channel chaperone PCSK9 from the cortical collecting duct links sodium retention with hypercholesterolemia in nephrotic syndrome [J]. Kidney Int, 2020, 98 (6): 1449-1460.

［19］ HAAS M E, LEVENSON A E, SUN X, et al. The Role of Proprotein Convertase Subtilisin/Kexin Type 9 in Nephrotic Syndrome-Associated Hypercholesterolemia [J]. Circulation, 2016, 134 (1): 61-72.

反复发作急性胰腺炎合并 1 次妊娠的严重高甘油三酯血症 1 例

一、病例简介

患者 37 岁,女性,因"反复腹痛、恶心,发现血脂升高 12 年"于 2022 年 2 月 10 日就诊于中南大学湘雅医院,化验结果示血糖 17.15mmol/L(↑),TG 61.59mmol/L(↑),TC 22.21mmol/L(↑),LDL-C 10.07mmol/L(↑),HDL 0.47mmol/L(↓),HDL/TC 0.02(↓);尿淀粉酶 209U/L(↑)。腹部彩超示脂肪肝、脾大、胰腺回声强弱不等,考虑治疗后声像改变。

对患者进行体格检查:体温 36.3 ℃,呼吸 20 次/min,脉搏 88 次/min,血压 126/92mmHg。发育正常、营养中等,正常面容,神清语利。双肺呼吸音清,未闻及干、湿啰音。心率 88 次/min,律齐,S$_1$ 正常,A$_2$=P$_2$,心脏各瓣膜听诊区未闻及病理性杂音。腹部平软,未见胃肠型及蠕动波,中上腹轻压痛,无腹肌紧张及反跳痛,Murphy 征(−),肾区叩痛(−),腹部移动性浊音(−),肠鸣音正常。

诊断为"复发性胰腺炎、混合型高脂血症、2 型糖尿病",患者拒住院治疗,要求回家自行服用非诺贝特(力平之胶囊)降脂,血脂控制欠佳:2022 年 6 月 2 日门诊复查结果示 TG 14.08mmol/L(↑),TC 11.25mmol/L(↑),LDL-C 4.52mmol/L(↑),HDL 0.87mmol/L(↓),HDL/TC 0.08(↓)。嘱患者予"非诺贝特(力平之)0.2g、1 次/d"联合"ω-3 脂肪酸乙酯 90 软胶囊(立乐欣)1 粒、2 次/d"治疗,并嘱 1 个月后复诊。患者于 2022 年 7 月 7 日门诊复诊,告知医师,自行停用"力平之胶囊",单药"ω-3 脂肪酸乙酯 90 软胶囊(立乐欣)2 粒、2 次/d"治疗,复查化验结果发现患者血脂仍控制欠佳,HbA1c 9%,TG 12.51mmol/L(↑),TC 8.57mmol/L(↑),LDL-C 4.07mmol/L(↑),HDL 0.73mmol/L(↓),HDL/TC 0.09(↓)。嘱患者下个月联合"非诺贝特(力平之)0.2g、1 次/d""ω-3 脂肪酸乙酯 90 软胶囊(立乐欣)1 粒、2 次/d"治疗。期待下个月复诊疗效有所改善。

考虑到患者不是简单的混合型高脂血症,其甘油三酯升高明显,伴总胆固醇、低密度脂蛋白胆固醇升高,很可能与遗传有关。追问既往史,发现患者从 25 岁开始无明显诱因反复呈发作性腹痛、恶心,到不同医院就诊查血脂均发现升高明显,最高时测不出来,多次诊断为"高脂血症、急性胰腺炎、2 型糖尿病",每次经止痛、解痉、抑制胰腺分泌、抗感染、护胃、降糖、降脂及对症支持等处理后好转。患者虽饮食有控制,但不规律降脂治疗,血脂控制不佳。回顾患者 12 年来因高脂血症就诊过程,其中 TG 最为显著升高的 3 次分别为:

1. 2015 年 11 月患者因"再次腹痛、恶心,并停经 16 周"到内蒙古医科大学附属医院治疗 2 天,期间查尿淀粉酶 998U/L(↑),因血标本严重浑浊,无法检测,无任何抽血化验结果。临床诊断为"急性胰腺炎",给予禁食、抗感染、护胃、抑制胰腺分泌及补液等对症支持治疗,腹痛症状无明显缓解;于 2 天后转入北京协和医院就诊,查血淀粉酶 105U/L,脂肪酶 1 031U/L(↑),TG 54.3mmol/L(↑),WBC 15.41×10^9/L(↑)。胸、腹部 CT 提示胰腺形态欠清,周围大量渗出,双肺少许渗出,双侧胸腔少许积液。诊断为"急性胰腺炎(脂源性)、高脂血症、2 型糖尿病、宫内妊娠"，予以积极抑制胰腺分泌、抗感染、降脂、降糖、护胃及对症支持治疗，并在症状好转后给予清宫术治疗。

2. 2019 年 8 月患者因"中上腹部疼痛 1 小时"入中南大学湘雅医院，急查血生化示 TG 59.5mmol/L（↑），TC 15.76mmol/L（↑），LDL-C 4.99mmol/L（↑），HDL 0.47mmol/L（↓），HDL/TC 0.32（↓），HbA1c 7.1%（↑）。腹部 CT 示急性胰腺炎？结肠脾区管壁增厚，炎症反应？予以积极抑制胰腺分泌、抗感染、降脂、降糖、护胃及对症支持治疗，患者好转出院。

3. 2021 年 3 月患者因"再次出现腹痛、恶心，腹痛持续 3 小时不能缓解"就诊于中南大学湘雅医院，急查化验结果示血糖 15.86mmol/L（↑），TG 62.97mmol/L（↑），TC 16.45mmol/L（↑），HDL 0.19mmol/L（↓），LDL-C 6.94mmol/L（↑），HDL/TC 0.01（↓）；血脂肪酶 634.3U/L（↑）；血乳酸 2.59mmol/L（↑）；尿淀粉酶 2 077.7U/L（↑）。上腹部 CT：①急性胰腺炎并胰周积液；②肝脏脂肪浸润；③左上肺下舌段及双下肺基底段少许炎症；④双侧胸腔少量积液。彩超肝胆脾胰＋门静脉系彩超示脂肪肝；肝多发钙化胰腺肿大；胰周少量积液；胰腺炎？诊断为"急性胰腺炎、高脂血症、2 型糖尿病、脂肪肝"，予以止痛、解痉、抑制胰腺分泌、抗感染、降糖、降脂及对症支持等处理后好转出院。出院后患者坚持非诺贝特胶囊降脂、吡格列酮二甲双胍降糖治疗，自诉效果欠佳，甘油三酯波动在 6~14mmol/L。

患者上述严重高脂血症发病就诊不同医院的血脂动态变化见图 1 和图 2。

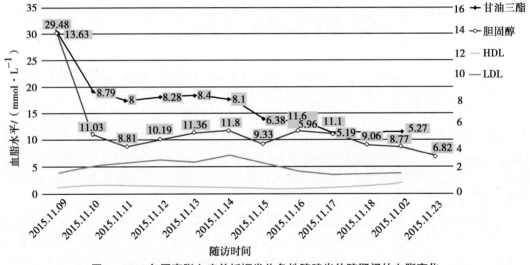

图 1　2015 年因高脂血症并妊娠发作急性胰腺炎住院期间的血脂变化

二、讨论

脂质代谢障碍导致的血脂异常经常损害心血管系统，并常可累及其他组织器官（如肝脏、肾脏、胰腺、眼睛等）。临床上把高脂血症分为高胆固醇血症、高甘油三酯血症、混合型高脂血症、低高密度脂蛋白血症四大类。

高甘油三酯血症是指血液中甘油三酯水平超过 1.7mmol/L，我国指南将 TG 小于 1.7mmol/L 定为合适水平，将 1.7~2.3mmol/L 定义为边缘升高；当 TG ≥2.3mmol/L 时，就可以诊断为高甘油三酯血症；TG ≥5.6mmol/L 称为重度升高。很多研究提示，甘油三酯升高

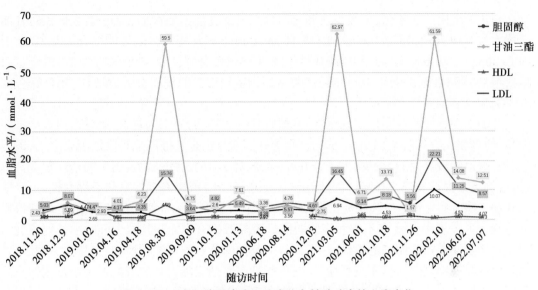

图 2　2018 年以来因高脂血症发作急性胰腺炎的血脂变化

对心血管系统的影响,可能通过影响低密度脂蛋白或高密度脂蛋白胆固醇的结构,而具有致动脉粥样硬化的作用。TG 水平轻度至中度升高,≥2.3mmol/L 但<5.6mmol/L 时,冠心病等动脉粥样硬化性心血管疾病(ASCVD)风险显著增加。当甘油三酯重度升高,≥5.6mmol/L 时,急性胰腺炎风险逐渐增加。高甘油三酯血症(4%~10%)是继胆结石(66%)和酒精(12%)之后的第三大急性胰腺炎最常见原因。高甘油三酯血症导致的急性胰腺炎反复发作,胰腺反复遭到破坏之后,胰岛功能不断减退,患者很容易在后期出现 2 型糖尿病。当血糖控制不佳时,2 型糖尿病反过来又因胰岛素抵抗抑制脂肪分解、降低脂蛋白脂肪酶活性、乳糜微粒清除延迟,以及肝细胞产生甘油三酯和极低密度脂蛋白(VLDL)等综合作用下,进一步促进高甘油三酯血症的发展。当血浆甘油三酯水平严重升高,≥10mmol/L,为重度高甘油三酯血症(severe hypertriglyceridemia,SHTG)。SHTG 的定义全球并未完全统一,美国内分泌学会专家小组意见认为血浆甘油三酯水平≥1 000mg/dl(11.3mmol/L),欧洲心脏病学会和欧洲动脉粥样硬化学会将甘油三酯水平≥885mg/dl(10.0mmol/L)定义为 SHTG。血清甘油三酯水平≥1 000mg/dl(11.3mmol/L)的患病率不足 1/5 000。但大多数中度升高的高甘油三酯血症患者有着复杂的多基因起源——至少 30 个与甘油三酯代谢有关基因的常见和 / 或罕见变异导致,故当患者出现中重度高甘油三酯血症并有急性胰腺炎病史,需要考虑进行基因检测,以进一步明确患者是否存在潜在的遗传形式的高甘油三酯血症(家族性高甘油三酯血症)。大多数有遗传疾病的个体往往具有中度以上的高甘油三酯血症,并在诱发因素(如糖尿病、妊娠、酒精或药物)的作用下,导致严重的高甘油三酯血症。

甘油三酯水平受遗传和环境因素的双重影响,与种族、年龄、性别及生活习惯(如饮食、运动等)有关。相当一部分重度高甘油三酯血症(SHTG)患者被证实为单基因突变所致的遗传病,比如 LPL、apoC Ⅱ、apoA Ⅴ、LMF1、GPIHBP1、GPD1 等基因缺陷,或其他目前尚未发现的基因缺陷患者。

女性在妊娠阶段很容易合并高甘油三酯血症,这是由于妊娠导致的多种激素水平变化,以及脂蛋白脂肪酶(lipoprotein lipase,LPL)活性降低所致;并且,妊娠期血浆甘油三酯升高加重胰岛素抵抗,反过来又使血脂水平进一步升高、恶化。这导致妊娠后期的 TG 通常升高到正常范围的 2~4 倍,但很少达到 SHTG 患者的甘油三酯水平。若患者在妊娠时甘油三酯水平显著升高,超过 10mmol/L(或 11.3mmol/L),需要警惕患者可能存在 *LPL*、载脂蛋白 E(apoE)等基因突变导致相应酶活性下降,伴随 TG 分解减少,内源性富含 TG 的脂蛋白生成增加,当 TG 浓度大于 10mmol/L 时,孕妇发生胰腺炎的概率会大大增加;当妊娠合并 SHTG,血浆甘油三酯水平显著,有时超过 20mmol/L 以上,极可能导致脂源性急性胰腺炎发作。妊娠期的急性胰腺炎可出现早产、多器官功能衰竭、胎儿宫内窘迫、胎死宫内等严重并发症,使母婴死亡风险增加 20%~50%。由于妊娠本身也是甘油三酯升高的因素之一,该类患者妊娠风险较高,相对少见,由于合并妊娠,亦无合适的治疗药物及统一的治疗规范。不过,多例个案报道发现,对缺乏部分脂蛋白脂肪酶(LPL)或患有糖尿病的妊娠女性,当严重高甘油三酯血症导致急性胰腺炎发作,严格的饮食控制联合 ω-3 脂肪酸乙酯治疗,均获得顺利分娩。上述表明,ω-3 多不饱和脂肪酸能显著降低 TG,可能与其减少肝脏中甘油三酯的释放并增加脂蛋白脂肪酶的活性有关,而且与其他降低甘油三酯的药物(贝特类、烟酸衍生物和他汀类药物)相比,其不良反应少,是妊娠期高甘油三酯血症患者的首选治疗用药。但我们文中患者在 2015 年妊娠合并严重高甘油三酯血症并发急性胰腺炎时,此类药物尚未在国内使用。本文患者虽然于 2022 年 6 月 2 日至 2022 年 7 月 7 日使用 ω-3 脂肪酸乙酯治疗 1 个月后复查血脂时,发现其 TG 水平下降得并不理想,但不能排除基因突变导致的遗传性高脂血症患者对药物反应性差所致;或是患者因完全缺乏 LPL,ω-3 多不饱和脂肪酸可能很难奏效。

回顾本文患者,连续 12 年来反复 10 余次发作急性胰腺炎,每次检查都发现甘油三酯严重升高,曾因妊娠合并严重高脂血症及急性胰腺炎而行剖宫产终止妊娠,此后降脂药物治疗效果差,不宜用普通的高脂血症确定诊断,患者很可能存在由基因突变导致的遗传性高脂血症。靶向捕获 - 高通量测序对患者进行全外显子组基因检测发现,患者脂蛋白脂酶(LPL)基因存在突变(图 3,彩图见二维码 6),其位于 EX6/C6 基因亚区的染色体 chr8:19813411 位点的核苷酸变化为 c.835C>G,氨基酸变化为 p.Leu279Val,该位点突变频率为 0.002,为已知致病突变的杂合突变。大量研究表明,高甘油三酯血症、糖尿病和冠心病患者都存在 *LPL* 基因突变。人类 LPL 基因位于第 8 号染色体短臂 8p22 上,长度约为 35kb,由 10 个外显子和 9 个内含子组成,编码 475 个氨基酸的脂蛋白。在高甘油三酯血症患者中,LPL 常见的基因突变有 Asp9Asn、Asn291Ser、Trp86Arg、Gly188Glu、Pro207Leu、Asp250Asn、Asn318Ser 和 Ser474X 等。

该患者 *LPL* 基因检出的 1 个已知致病杂合突变 c.835C>G(p.Leu279Val),Leu279V 突变位于(Cys278-Cys283)形成的二硫键结构中,该结构对于 LPL 催化肝素连接具有重要的作用;另通过对物种间该序列的对比,发现 *LPL* 基因 L279V 突变处于高度保守区域,其位点变异可能会影响 LPL 蛋白折叠,从而导致蛋白的酶活性丧失。有文献报道,该变异在多名相关患者基因组中检出。故该患者 *LPL* 的 Leu279V 变异为患者高脂血症的致病突变。从该患者的临床症状看来,*LPL* 的 Leu279V 变异后,影响了 LPL 蛋白质量,降低了脂蛋白酶活性,造成患者严重高甘油三酯血症,并由此引起反复发生急性胰腺炎,以及妊娠合并严重高甘油三酯血症等,患者不仅处于高发的胰腺炎风险中,也同样面临动脉硬化、冠心病及糖尿病的高发病风险。对先证者的妹妹进行一代测序(见图 3,彩图见二维码 6),发现其妹妹并未出现 *LPL* 基因突变。患者的基因突变究竟来自父母中的哪一方,最终确诊还需结合进一步临床检查和家系调查完成。

二维码 6

序号	基因名	转录本	染色体位置	核苷酸改变	氨基酸改变	受检者	受检者妹妹
1	*LPL*	NM_000237	chr8:19813411	C.835C>G	p.Leu279Val	杂合变异	无变异

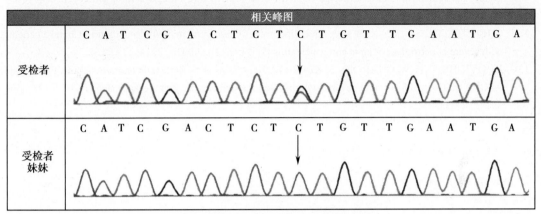

图 3 患者及患者妹妹的一代测序结果

（夏 珂 赵震宇）

参考文献

［1］褚骏仁, 高润霖, 赵水平, 等.《中国成人血脂异常防治指南 (2016 年修订版)》[J]. 中华健康管理学杂志, 2017, 11 (1): 7-28.

［2］CATAPANO A L, GRAHAM I, DE BACKER G, et al. 2016 ESC/EAS guidelines for the management of dyslipidaemias [J]. Eur Heart J, 2016, 37 (39): 2999-3058.

［3］中国胆固醇教育计划委员会. 高甘油三酯血症及其心血管风险管理专家共识 [J]. 中华心血管病杂志, 2017, 45 (2): 108-115.

［4］BeRGLUND L, BRUNZELL J D, GOLDBERG A C, et al. Evaluation and treatment of hypertriglyceridemia: an Endocrine Society clinical practice guideline [J]. J Clin Endocrinol Metab, 2012, 97 (9): 2969-2989.

［5］European Association for Cardiovascular Prevention & Rehabilitation, REINER Z, CATAPANO A L, et al. ESC/EAS Guidelines for the management of dyslipidaemias: the Task Force for the management of dyslipidaemias of the European Society of Cardiology (ESC) and the European Atherosclerosis Society (EAS)[J]. Eur Heart J, 2011, 32 (14): 1769-1818.

［6］Task force for the management of dyslipidaemias of the European Society of Cardiology (ESC) and the European Atherosclerosis Society (EAS), CATAPANO A L, REINER Z, et al. ESC/EAS Guidelines for the management of dyslipidaemias: the Task Force for the management of dyslipidaemias of the European Society of Cardiology (ESC) and the European Atherosclerosis Society (EAS)[J]. Atherosclerosis, 2011, 217 (Suppl 1): 1-44.

［7］LAUFS U, PARHOFER K G, GINSBERG H N, et al. Clinical review on triglycerides [J]. Eur Heart J, 2020, 41 (1): 99-109.

［8］HEGELE R A, GINSBERG H N, CHAPMAN M J, et al. The polygenic nature of hypertriglyceridaemia: implications for definition, diagnosis, and management [J]. Lancet Diabetes Endocrinol, 2014, 2 (8): 655-666.

［9］ HAN D H, MOH I H, KIM D M, et al. Gestational hyperlipidemia and acute pancreatitis with underlying partial lipoprotein lipase deficiency and apolipoprotein E3/E2 genotype [J]. Korean J Intern Med, 2013, 28 (5): 609-613.

［10］ ONG M, JERREAT L, HAMEED A. Familial hypertriglyceridaemia and type 2 diabetes in pregnancy: prevention of acute pancreatitis with diet control and omega-3 fatty acids [J]. BMJ Case Rep, 2019, 12 (5): e227321.

［11］ CHEN T Z, XIE S L, JIN R, et al. A novel lipoprotein lipase gene missense mutation in Chinese patients with severe hypertriglyceridemia and pancreatitis [J]. Lipids Health Dis, 2014, 13 (1): 52.

［12］ KHOVIDHUNKIT W, CHAROEN S, KIATEPRUNGVEJ A, et al. Rare and common variants in LPL and APOA5 in Thai subjects with severe hypertriglyceridemia: A resequencing approach [J]. J Clin Lipidol, 2016, 10 (3): 505-511.

早发急性冠脉综合征合并家族性高胆固醇血症患者长期应用依洛尤单抗影像学随访1例

一、病史摘要

（一）一般情况

患者男性,34岁,因"反复胸痛3天"于2019年11月24日急诊入院。

患者于3天前出现活动时胸痛,位于心前区,为闷痛,伴出汗、憋气,不伴放射痛、心悸、黑矇不适,休息1~2分钟后自行缓解,症状反复。当日晚6:00进餐时再次发作,持续10余分钟后自行缓解,遂自行开车来我院急诊就诊。当时查心肌梗死三项示肌钙蛋白升高(TnI 0.297ng/ml),肌红蛋白21.900ng/ml,CK-MB 3.050ng/ml;心电图正常,患者入院后无明显不适。次日晨复查心肌梗死三项示TnI 0.291ng/ml,肌红蛋白18.800ng/ml,CK-MB 2.830ng/ml;心电图提示下后侧壁ST-T改变(图1),考虑心电图有动态演变,诊断为"冠心病、急性心肌梗死"。冠脉造影提示罪犯血管LCX中段100%闭塞,血流TIMI 0级;D1近段90%狭窄,PDA近段90%狭窄,PLA中段95%狭窄,LAD近段80%狭窄,LAD中段80%狭窄,D1近段90%狭窄(图2)。于LCX行PCI术,植入Firehawk 2.25mm×23mm支架。术中及术后均无明显胸闷发作,收入CCU。7日后,患者病情平稳,转入普通病房继续治疗。于2019年12月3日行冠状动脉造影+冠状动脉球囊成形术,造影结果示LAD近段70%狭窄,LAD中段70%狭窄,LCX中段原支架通畅,PDA近段80%狭窄,PLA远段99%狭窄,于PDA行Bingo 3.0mm×15mm药物球囊扩张。术后继续药物治疗。患者诊断高脂血症3年,高血压1年。患者胆固醇水平显著增高(具体不详),联合口服降脂药物(他汀+依折麦布)治疗,自述未规律服用。父亲高脂血症及冠状动脉支架(PCI)史,大伯冠状动脉搭桥(CABG)史。

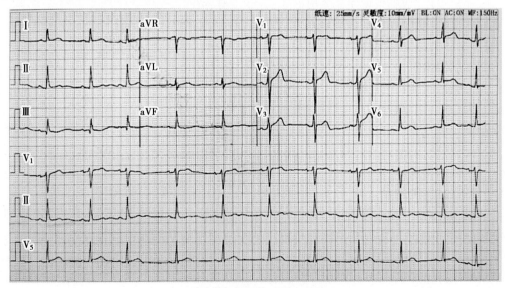

图1　患者急诊入院心电图

343

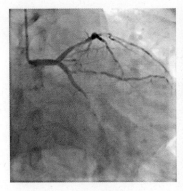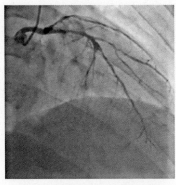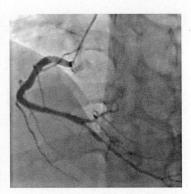

图 2　患者急诊入院冠脉造影

（二）体格检查

体温 37.1℃，脉搏 84 次 /min，呼吸 20 次 /min，血压 130/81mmHg。体重 100kg，身高 1.70m，BMI 34.6kg/m²。颈静脉无怒张，颈部血管无杂音，双肺呼音清，心脏浊音界正常。心率 84 次 /min，律齐，心音正常，未闻及心脏杂音及心包摩擦音。双下肢未见水肿。其余查体未见异常。

（三）辅助检查

血常规：白细胞总数 7.99×10⁹/L，中性粒细胞百分率 59.4%，淋巴细胞百分率 28.4%，红细胞总数 5.29×10¹²/L，血红蛋白浓度 159g/L，红细胞比容 0.463，血小板总数 239×10⁹/L。

血生化：TG 2.12mmol/L，TC 4.95mmol/L，LDL-C 3.45mmol/L，HDL-C 0.75mmol/L，游离脂肪酸 1.13mmol/L，小而密低密度脂蛋白（sdLDL）1.56mmol/L（↑），载脂蛋白 A Ⅰ 0.90g/L（↓）；ALT 86IU/L，AST 47IU/L，GGT 62IU/L，尿　酸 549.82μmol/L，hs-CRP 4.63mg/L，HCY 24.89μmol/L。血糖、甲状腺功能均正常。尿蛋白阴性。

心电图：Ⅰ、aVL、Ⅱ、Ⅲ、aVF、V₅~V₉ 导联 ST-T 改变（见图 1）。

超声心动图：左心房内径 38mm，左心室舒张末期内径 49mm，左室射血分数（LVEF）60%，节段性室壁运动异常。

胸部 X 线片：双肺未见明显渗出病变；冠状动脉钙化灶。

血管超声：双侧股总动脉斑块形成，双下肢深静脉未见明显异常。双侧颈动脉未见明显异常。

（四）初步诊断

冠状动脉粥样硬化性心脏病，急性下壁、侧壁、正后壁心肌梗死，心功能 Ⅰ 级（Killip 分级）；高血压病 3 级（极高危）；高脂血症；高尿酸血症；脂肪肝。

二、诊治思路

（一）病例特点

该患者因反复胸痛入院，依据患者临床症状、心电图下后侧壁 ST 段抬高变化和心肌酶学结果，结合冠脉造影所见，"冠状动脉粥样硬化性心脏病，急性下壁、侧壁、正后壁心肌梗死"诊断明确，三支冠状动脉不同程度狭窄。超声心动图示节段性室壁运动异常，血管超声示双下肢股总动脉斑块形成。入院后对罪犯血管 LCX 行 PCI 治疗，植入 Firehawk 2.25mm×23mm 支架；对狭窄血管 PDA 行 Bingo 3.0mm×15mm 药物球囊扩张。术后继续药物治疗,门诊随诊。高脂血症 3 年,高血压 1 年。TG、LDL-C、游离脂肪酸和 sdLDL 升高,经联合口服降脂药物(他汀 + 依折麦布)治疗后 LDL-C 水平仍处于 3.45mmol/L,估算其基线 LDL-C>6.5mmol/L。ALT、AST、GGT、尿酸、hs-CRP、HCY 升高。父亲高脂血症及 PCI 史,大伯 CABG 史。血糖、甲状腺功能正常、尿蛋白阴性。

(二)诊断依据

结合上述病史特点、体格检查和辅助检查结果等,考虑诊断:冠状动脉粥样硬化性心脏病(ASCVD),急性下壁、侧壁、正后壁心肌梗死,心功能 I 级(Killip 分级);高血压病 3 级(极高危);高脂血症;高胆固醇血症;高尿酸血症;痛风;阻塞性睡眠呼吸暂停低通气综合征;脂肪肝。由于该患者是早发 ASCVD(急性心肌梗死发病年龄为 34 岁),血清 LDL-C 水平升高,且能除外因甲状腺功能减退、肾病综合征及激素类药物等导致的继发性高脂血症,因此有必要对其进行家族性高胆固醇血症(FH)筛查。在 FH 诊断中,依据应用最广泛的荷兰脂质临床网络评分诊断标准(DCLN),该患者一级亲属 LDL-C 水平超过同性别、同年龄分布的 95% 可信限(1 分),本人早发冠心病(男性<55 岁)(2 分);体格检查未见肌腱黄色瘤或角膜弓(0 分);血 LDL-C 估算基线>6.5mmol/L(5 分);未进行基因检测(0 分)。评分合计 8 分,诊断为 FH 可能性大(DCLN 6~8 分)。根据 2018 年《家族性高胆固醇血症筛查与诊治中国专家共识》,该患者符合未接受调脂药物治疗血清 LDL-C 水平不低于 4.7mmol/L,一级亲属中有 FH 或早发 ASCVD 患者 2 项标准,可诊断为 FH。根据 2020 年《超高危动脉粥样硬化性心血管疾病患者血脂管理中国专家共识》,该患者近期发生过 1 次严重 ASCVD 事件,合并 ≥2 个高风险因素(早发冠心病、家族性高胆固醇血症、高血压、最大耐受剂量他汀类药物治疗后 LDL-C 仍 ≥2.6mmol/L),定义为超高危 ASCVD 患者。

(三)诊治策略和诊治经过

1. 冠状动脉造影检查和血运重建治疗 该患者为早发急性冠脉综合征患者,其临床症状、心电图及心肌酶学结果符合急性心肌梗死的诊断,急诊冠脉造影示 3 支病变,其中罪犯血管 LCX 中段 100% 闭塞,血流 TIMI 0 级,因此首先对 LCX 行 PTCA 治疗,植入 Firehawk 2.25mm×23mm 支架,择期处理 LAD 及 RCA 病变;经治疗 7 天后,患者病情稳定,行冠状动脉造影 + 冠状动脉球囊成形术,结果显示 LAD 近段及中段全程弥漫、偏心、不规则 70% 狭窄,LCX 中段原支架通畅,PDA 近段局限、偏心 80% 狭窄,PLA 远段不规则 99% 狭窄,对狭窄血管 PDA 行 Bingo 3.0mm×15mm 药物球囊扩张,复查造影结果满意。

2. 联合 PCSK9 抑制剂强化降脂治疗及冠心病二级预防治疗 国内外大量一级预防和二级预防研究表明,LDL-C 水平与心血管事件发生和复发风险呈剂量依赖性对数线性关联,降低 LDL-C 可以降低主要心血管事件风险。欧美与中国的指南一致将 LDL-C 作为血脂管理的核心干预靶点,并根据心血管危险分层设定相应的 LDL-C 目标值。根据《家族性高胆固醇血症筛查与诊治中国专家共识》,合并 ASCVD 的成人 FH 患者 LDL-C 水平的干预靶目标为降低至 1.8mmol/L(70mg/dl)以下。《超高危动脉粥样硬化性心血管疾病患者血脂管理中国专家共识》提出了 LDL-C"双达标",即超高危患者血 LDL-C 治疗目标达到<1.4mmol/L(55mg/dl),同时较基线(未接受降脂药物治疗时血 LDL-C 水平)相对降幅 ≥50%。综合两个共识,该患者 LDL-C 干预靶目标为 1.4mmol/L 以下且较基线降幅超过 50%。鉴于该患者已接受他汀与依折麦布联合治疗,LDL-C 水平仍未达标,且转氨酶轻度升高,故考虑联合应用前蛋白转化酶枯草溶菌素 9(PCSK9)抑制剂治疗以提高降脂疗效和 LDL-C 长期达标率,并于 2019 年 11 月 25 日注射第一支依洛尤单抗,患者出院带药:瑞舒

伐他汀 10mg 口服、每晚 1 次,依折麦布 10mg 口服、每日 1 次,并口服阿司匹林、替格瑞洛、美托洛尔、硝酸异山梨酯、尼可地尔、氯沙坦及泮托拉唑、碳酸氢钠、乳果糖、多烯磷脂酰胆碱治疗。在瑞舒伐他汀 10mg+ 依折麦布 10mg 基础上,规律联合应用依洛尤单抗 140mg 皮下注射、每 2 周 1 次,2021 年 1 月调整为 140mg 皮下注射、每 10 天 1 次(月剂量 420mg),2022 年 3 月调整为 420mg 皮下注射、每月 1 次(一次打 3 针)。

三、随访情况

患者依从性好,坚持用药,定期复查血脂谱、肝功能、肾功能及心肌酶谱。患者注射依洛尤单抗前基线及第 2 周、第 4 周、第 8 周、第 12 周、第 16 周及近 2 年 LDL-C 水平变化如图 3 所示。由此可见,PCSK9 抑制剂疗效显著,联合用药第 1 年 LDL-C 水平维持在 1.74~1.99mmol/L,降幅为 42%~50%。术后 1 年调整依洛尤单抗剂量后,LDL-C 水平进一步下降,维持在 1.39~1.54mmol/L,但自 2021 年 11 月 8 日反弹(图 3)。患者近 1 年自 88kg 增重至 98kg,并稳定维持在 95kg 左右。患者于 2022 年 3 月遵医嘱减重并规律注射利拉鲁肽,近 2 个月减重 5kg。2022 年 5 月 2 日复查血生化,LDL-C 自 2.79mmol/L 降至 2.05mmol/L;8 月 1 日复查,LDL-C 水平进一步下降至 1.82mmol/L。

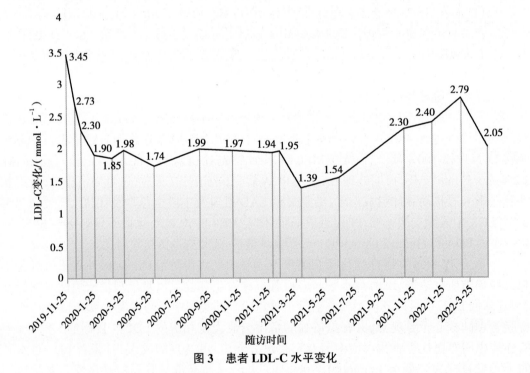

图 3 患者 LDL-C 水平变化

患者出院 1 年后住院复查(2020 年 11 月),行冠脉造影示 LAD 近段 70% 狭窄、中段 80% 狭窄,LCX 原支架通畅,OM1 近段 90% 弥漫狭窄,PDA 原药物球囊扩张部位无再狭窄,PLA 远段 100% 狭窄。QFR 测量发现 LAD QFR=0.65,于 LAD 行 SeQuent Please 2.5mm×17mm 药物球囊扩张术,行 OCT 提示夹层,但未累及中膜,选取 LAD 近段病变节段内脂质斑块作为下一次 OCT 复查对比的参考影像。

2年后(2021年11月)复查,冠脉造影示LAD较前无显著进展,LAD近段70%狭窄,LCX原支架通畅,OM1近段90%弥漫狭窄,PLA远段100%狭窄。于LAD行OCT可见参考病变保持稳定,在非最小管腔面积(MLA)段可见明显的管腔获得(4.59~5.83mm²),巨噬细胞分级明显降低,脂质弧角度减小,且纤维帽有增厚趋势,斑块性质由脂质斑块向纤维斑块转变(图4,彩图见二维码7)。

二维码7

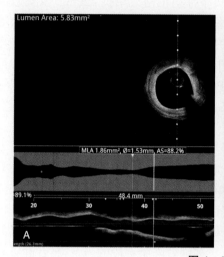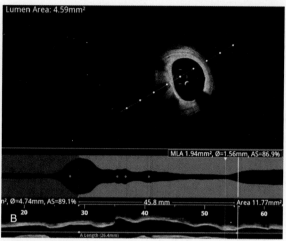

图4　患者OCT复查对比图

A. 2021年11月9日复查OCT;B. 2020年11月11日OCT。

四、知识拓展

以血清LDL-C升高为特征的高胆固醇血症是心血管疾病发生、发展的独立危险因素,强化降脂以达到LDL-C更大降幅可显著降低ASCVD发病及死亡风险,尤其对于LDL-C基线水平高的患者获益更大。FH是一种常染色体显性遗传病,临床表型包括纯合子型FH(HoFH)和杂合子型FH(HeFH),其中HeFH发病率高达1/300~1/200。FH患者自出生起就暴露于LDL-C高水平,因而罹患心血管疾病的风险显著增高,降脂治疗缺乏或不足导致早发心血管事件的风险也更高。

目前,国内外血脂管理指南对人群进行风险分层,并建议相应的降脂目标。2016年中国成人血脂异常防治指南指出,对于极高危人群即已诊断ASCVD患者,调脂治疗目标水平为LDL-C<1.8mmol/L(70mg/dl)。2017年美国临床内分泌医师协会(AACE)/美国内分泌学会(ACE)血脂异常管理与心血管病预防指南建议,"极度高危"人群的LDL-C应控制在1.4mmol/L(55mg/dl)以下。2018年美国心脏协会(AHA)/美国心脏病学会(ACC)胆固醇临床实践指南推荐,ASCVD患者二级预防的首要降脂目标为LDL-C降低幅度≥50%,若超高危患者接受最大耐受剂量他汀联合依折麦布治疗后LDL-C仍≥70mg/dl(≥1.8mmol/L),可考虑使用PCSK9抑制剂。2019年欧洲心脏病学会(ESC)/欧洲动脉粥样硬化学会(EAC)血脂异常管理指南进一步下调了LDL-C的目标值,对于已确诊ASCVD患者、FH人群中已有心血管事件或伴有高危因素等极高危患者,推荐LDL-C水平<1.4mmol/L(<55mg/dl)且降幅≥50%。然而,面对更严格的LDL-C目标值,部分极高危患者单用高强度他汀或联合依折麦布后尚难以达标,而阿利西尤单抗和依洛尤单抗等针对PCSK9靶点的抑制剂可在他汀

基础上进一步降低 LDL-C,并改善心血管结局。

光学相干断层成像(OCT)是一种高分辨率的血管内成像技术,能准确提供病变血管数值,识别斑块病理学特征,有助于精准判断病变、评估支架效果、检测斑块愈合,从而实现临床获益。OCT 技术目前在 ASCVD 的临床研究中亦有大量应用。近期发表的 HUYGENS 研究纳入 161 例接受最大耐受剂量他汀治疗的非 ST 段抬高心肌梗死(NSTEMI)患者,按 1:1 随机分配至 PCSK9 抑制剂依洛尤单抗组(每月皮下注射依洛尤单抗 420mg)及安慰剂组(每月皮下注射相匹配的安慰剂),采用 OCT 成像评估加用依洛尤单抗强化降脂对冠状动脉粥样硬化斑块表型的影响,研究为期 50 周。该研究证实,ACS 后早期联用依洛尤单抗强化降脂治疗 1 年,可显著增加冠脉内易损斑块最小纤维帽厚度(FCT),降低最大脂质弧,且受益程度与降脂强度成正比。这提示我们对于适用 PCSK9 抑制剂的极高危患者,可考虑尽早启用依洛尤单抗联合治疗并维持 1 年,以促进 LDL-C 达标,增加斑块稳定和逆转,从而实现长期心血管获益。

值得注意的是,本例患者在接受依洛尤单抗 1 年半后出现了 LDL-C 的反弹。首先需要考虑患者是否对 PCSK9 单抗产生耐药,即出现依洛尤单抗结合抗体。本例因条件有限,未进行中和性抗体检测,而目前研究暂未发现依洛尤单抗耐药现象,需要更长时间的临床评估。其次,患者在用药 1 年半后,体重增加,经医师提醒减重后,维持相同剂量的依洛尤单抗 LDL-C 又下降,提示依洛尤单抗仍有良好的降脂效果。因此,肥胖及未改善生活方式可能是血脂波动的一个重要原因。这也提示我们,在拥有更多强效降脂手段的当下,患者健康教育及生活方式改善对血脂管理仍有重要意义。

(吴娜琼　李之凡)

参考文献

[1] NORDESTGAARD B G, CHAPMAN M J, HUMPHRIES S E, et al. Familial hypercholesterolaemia is underdiagnosed and undertreated in the general population: guidance for clinicians to prevent coronary heart disease: consensus statement of the European Atherosclerosis Society [J]. Eur Heart J, 2013, 34 (45): 3478-3490.

[2] 中华医学会心血管病学分会动脉粥样硬化及冠心病学组, 中华心血管病杂志编辑委员会. 家族性高胆固醇血症筛查与诊治中国专家共识 [J]. 中华心血管病杂志, 2018, 46 (2): 99-103.

[3] 中华医学会心血管病学分会动脉粥样硬化与冠心病学组, 中华心血管病杂志编辑委员会. 超高危动脉粥样硬化性心血管疾病患者血脂管理中国专家共识 [J]. 中华心血管病杂志. 2020, 48 (4): 280-286.

[4] FERENCE B A, GINSBERG H N, GRAHAM I, et al. Low-density lipoproteins cause atherosclerotic cardiovascular disease. 1. Evidence from genetic, epidemiologic, and clinical studies. A consensus statement from the European Atherosclerosis Society Consensus Panel [J]. Eur Heart J, 2017, 38 (32): 2459-2472.

[5] ROSENBLIT P D. Lowering Targeted Atherogenic Lipoprotein Cholesterol Goals for Patients at "Extreme" ASCVD Risk [J]. Curr Diab Rep, 2019, 19 (12): 146.

[6] GRUNDY S M, STONE N J, BAILEY A L, et al. 2018 AHA/ACC/AACVPR/AAPA/ABC/ACPM/ADA/AGS/APhA/ASPC/NLA/PCNA Guideline on the Management of Blood Cholesterol: A Report of the American College of Cardiology/American Heart Association Task Force on Clinical Practice Guidelines [J]. Circulation, 2019, 139 (25): e1082-e1143.

[7] MACH F, BAIGENT C, CATAPANO A L, et al. 2019 ESC/EAS Guidelines for the management of dyslipi-

daemias: lipid modification to reduce cardiovascular risk [J]. Eur Heart J, 2020, 41 (1): 111-188.

［8］ AVERNA M, BANACH M, BRUCKERT E, et al. Practical guidance for combination lipid-modifying therapy in high-and very-high-risk patients: A statement from a European Atherosclerosis Society Task Force [J]. Atherosclerosis, 2021, 325: 99-109.

［9］ NAVARESE E P, ROBINSON J G, KOWALEWSKI M, et al. Association Between Baseline LDL-C Level and Total and Cardiovascular Mortality After LDL-C Lowering: A Systematic Review and Meta-analysis [J]. JAMA, 2018, 319 (15): 1566-1579.

［10］ BAIGENT C, KEECH A, KEARNEY P M, et al. Efficacy and safety of cholesterol-lowering treatment: prospective meta-analysis of data from 90, 056 participants in 14 randomised trials of statins [J]. Lancet, 2005, 366 (9493): 1267-1278.

［11］ POLYCHRONOPOULOS G, TZAVELAS M, TZIOMALOS K. Heterozygous familial hypercholesterolemia: prevalence and control rates [J]. Expert Rev Endocrinol Metab, 2021, 16 (4): 175-179.

［12］ SANTOS R D, GIDDING S S, HEGELE R A, et al. Defining severe familial hypercholesterolaemia and the implications for clinical management: a consensus statement from the International Atherosclerosis Society Severe Familial Hypercholesterolemia Panel [J]. Lancet Diabetes Endocrinol, 2016, 4 (10): 850-861.

［13］ JELLINGER P S, HANDELSMAN Y, ROSENBLIT P D, et al. American Association of Clinical Endocrinologists and American College of Endocrinology Guidelines for Management of Dyslipidemia and Prevention of Cardiovascular Disease [J]. Endocr Pract, 2017, 23 (Suppl 2): 1-87.

［14］ SABATINE M S. PCSK9 inhibitors: clinical evidence and implementation [J]. Nat Rev Cardiol, 2019, 16 (3): 155-165.

［15］ ARAKI M, PARK S J, DAUERMAN H L, et al. Optical coherence tomography in coronary atherosclerosis assessment and intervention [J]. Nat Rev Cardiol, 2022.

［16］ NICHOLLS S J, KATAOKA Y, NISSEN S E, et al. Effect of Evolocumab on Coronary Plaque Phenotype and Burden in Statin-Treated Patients Following Myocardial Infarction [J]. JACC Cardiovasc Imaging, 2022, 5 (7): 1308-1321.

［17］ TOTH P P, DESCAMPS O, GENEST J, et al. Pooled Safety Analysis of Evolocumab in Over 6000 Patients From Double-Blind and Open-Label Extension Studies [J]. Circulation, 2017, 135 (19): 1819-1831.

心力衰竭之谜——代谢综合征合并心力衰竭1例

一、病例简介

患者33岁,男性,因"反复劳累后气促"就诊。患者自2013年开始劳累后夜间阵发性呼吸困难伴咳嗽,当地医院住院诊治,超声心动图示全心扩大,室壁均匀变薄,心肌收缩弥漫性减弱,LVEF 36%;冠脉造影示第一对角支狭窄85%,余冠脉未见阻塞性病变。当地诊断为扩张型心肌病,同时确诊高血压、高脂血症。出院后,患者不规律服用卡维地洛、地尔硫草(合贝爽)、螺内酯治疗。此后曾发作过2次气促,但未就医。2017年患者确诊2型糖尿病,未接受规范治疗。患者抽烟10余年,每天1包半。2012年开始饮酒1.5年,每3天饮酒1次,每次1~1.5斤(酒精88~130g/d),2013年发病后减少,每月1次,每次4两,近2年完全戒酒。其父亲、爷爷有糖尿病病史,母亲有高血压、阻塞性睡眠呼吸暂停低通气综合征(OSAHS)、肥胖史。

2020年3月,患者再次出现呼吸困难,夜间无法平卧,到我院住院治疗。查体:BMI 31.9kg/cm^2,颈围46cm,腰围119cm,臀围112cm。血压波动在122~152/75~100mmHg。双肺呼吸音清,无啰音。心率76次/min,心界向左下扩大。双下肢无水肿。

血常规、肝功能、肾功能、心肌二项、皮质醇节律、香草扁桃酸、肾素/醛固酮、甲状腺功能、24小时尿皮质醇均正常。肾上腺、肾动脉CT未见明显异常。心电图见左心室高电压。超声心动图示全心扩大,左心室张舒末期直径(LVDd)75mm,左室射血分数(LVEF)34%。冠脉造影示LM未见狭窄,LAD中段狭窄30%~40%,LCX中远段狭窄30%~40%,RCA管壁不整,狭窄30%~40%。心脏磁共振成像示左心扩大,心肌收缩弥漫减弱,LVEF 39.9%,符合扩张型心肌病表现。建议患者完善基因检测,但患者拒绝。

诊断为扩张型心肌病、心力衰竭,同时合并高血压、2型糖尿病、高脂血症、高尿酸血症。予以抗心力衰竭以及降压、降糖、降脂治疗后,病情好转。出院后,长期服用沙库巴曲缬沙坦200mg、2次/d,卡维地洛10mg、1次/d,螺内酯20mg、1次/d,达格列净10mg、1次/d,阿托伐他汀20mg、1次/d,氨氯地平5mg、1次/d。

2020年12月患者自觉心悸,再次住院,心脏超声示左心扩大,LVDd 63mm,LVEF 39%。动态心电图示窦性心律、偶发室性期前收缩、偶见ST-T改变。追问患者,有睡眠时打鼾习惯。查体发现患者颈粗短,上气道重度狭窄。进一步行睡眠呼吸监测,显示A+H 36.6次/h,最低脉氧饱和度82%,提示重度阻塞性睡眠呼吸暂停低通气综合征。

患者为青年男性,慢性病程,突出表现为气促,偶有心悸。有肥胖、高血压、糖尿病、脂质代谢紊乱,即代谢综合征(MS),同时有高尿酸血症、OSAHS,影像学检查提示左心扩大、收缩功能减退。患者有高血压病史,但心脏磁共振成像无对称性肥厚,无纤维化,排除高血压心脏病。患者血糖控制联合减重治疗后,心功能无明显改善,糖尿病性心肌病可能性小。患者饮酒未超过5年,且戒酒6个月后心功能未改善,排除酒精性心肌病。患者有心悸,但无长期频发的快速性心律失常,不符合心动过速性心肌病。综上,诊断考虑扩张型心肌病。但患者治疗效果欠佳,回顾多年来的各项指标(表1),前期各项代谢指标均未能有效控制。同时并存 OSAHS,遂继续加强综合管理,以求改善心血管预后。药物方面调整降压药剂量,加用利拉鲁肽控糖,并嘱其积极减重,使用呼吸机持续正压通气(CPAP)治疗。强化治疗后,代谢指标控制情况:血压 120/80mmHg,体重 88kg,腰围 101cm,空腹血糖 5mmol/L,睡眠呼吸暂停低通气指数 A+H 1.9 次 /h,最低脉氧饱和度 91%(呼吸机治疗下)。随访半年,患者症状,心腔大小和功能均有显著改善。2021 年 7 月复查,心脏超声示左心扩大,LVDd 56mm,LVEF 62%。2022 年 2 月复查,心脏超声示左心扩大,LVDd 61mm,LVEF 64%。

表 1   患者各项检查指标的时间变化

时间	体重 /kg	BMI/ (kg·m⁻²)	血压 / mmHg	空腹血糖 / (mmol·L⁻¹)	HDL-C/ (mmol·L⁻¹)	甘油三酯 / (mmol·L⁻¹)	LDL-C/ (mmol·L⁻¹)	尿酸 / (mmol·L⁻¹)	糖化血红蛋白
2013 年 11 月	119	38	141/100	9.77 ↑	0.78	3.13 ↑	4,8 ↑	560 ↑	
2020 年 4 月	110		170/100	10 ↑	1.20	2.34 ↑	3.83 ↑	559 ↑	9.4 ↑
2020 年 12 月	100	31.9	136/100	5.37	0.88	1.3	3,73 ↑	430 ↑	8.4 ↑

表中的 BMI 单位为 $kg \cdot m^{-2}$,其余指标单位为 $mmol \cdot L^{-1}$。

二、讨论

我们收治了一例 MS 合并心力衰竭患者,对各项代谢指标进行严格控制后,心功能得到明显改善,LVDd 缩小。

MS 有若干种定义,使用最广泛的是美国国家胆固醇教育计划(NCEP)成人治疗专家组第 3 次报告(ATP Ⅲ)提出的标准。国际糖尿病联盟于 2005 年在 WHO 和 ATP Ⅲ 定义的基础上颁布了 MS 的全球共识定义,以中心性肥胖作为诊断的必要条件。以下 5 项特征中具备任何 3 项即可诊断:①腹型肥胖,男性腰围 ≥102cm,女性腰围 ≥88cm;②甘油三酯(TG)≥150mg/dl(1.7mmol/L),或使用药物治疗甘油三酯升高;③血清高密度脂蛋白胆固醇(HDL-C),男性低于 40mg/dl(1mmol/L),女性低于 50mg/dl(1.3mmol/L),或者使用药物治疗 HDL-C 低下;④血压 ≥130/85mmHg,或使用药物治疗血压升高;⑤空腹血浆葡萄糖 ≥100mg/dl(5.6mmol/L),或使用药物治疗血糖升高。

2017 年中国 2 型糖尿病防治指南对 MS 进行了新定义,该标准不仅与国际指南的标准接轨,同时也更加符合中国人的诊断标准。以下具备 3 项及以上即可诊断:①腹型肥胖,男性腰围 ≥90cm,女性腰围 ≥85cm;② TG ≥1.7mmol/L;③ HDL-C 低于 1.04mmol/L;④高血压:血压 ≥130/85mmHg 或使用药物治疗血压升高;⑤高血糖:空腹血糖 ≥6.1mmol/L 或糖负荷后 2 小时血糖 ≥7.8mmol/L 和 / 或已确诊为糖尿病并治疗者。患者有高血压、糖尿病、腹型肥胖、高甘油三酯,符合以上 2 项标准,可诊断为 MS。

MS 是 CVD 的重要危险因素,可增加心力衰竭风险。一些研究显示,糖尿病和胰岛素抵抗是心力衰竭的致病性因素,并且可以增加死亡率。胰岛素抵抗是 MS 的核心发病机制。

通过影响 PI3 激酶信号通路和 MAPK 信号通路,导致心肌肥厚、心肌纤维化以及心脏细胞和内皮细胞凋亡。营养过剩会影响脂质代谢,激活肾素 - 血管紧张素 - 醛固酮系统,这也是 MS 的发病机制,会导致心力衰竭。过多的甘油三酯堆积在心肌细胞,可诱发氧化应激反应,这也被认为是心力衰竭的发生机制。此外,肥胖导致脂肪细胞功能紊乱,并且激活巨噬细胞,从而使得细胞因子和脂肪因子分泌增加,导致胰岛素抵抗。胰岛素抵抗可诱导心肌细胞凋亡,细胞外基质纤维化,影响心肌功能,最终导致心力衰竭。

近 15 年,很多研究显示 OSAHS 是 MS 的一个独立于肥胖的危险因素。有许多机制被提出解释这一发现:间歇性缺氧、片段睡眠分别与胰岛素抵抗和高血压相关,还可增加交感兴奋,导致血糖内环境紊乱,过度脂解和血压升高。氧化应激进一步恶化胰岛素抵抗。MS也可以增加氧化应激。同时,高血压、糖代谢及脂代谢紊乱、肥胖也加重 OSAHS 合并 MS 的患者,持续气道正压通气是目前治疗 OSAHS 最主要的方法。Martines 等将 50 名同时患有 2 型糖尿病和 OSA 的患者随机分配至 CPAP 组和对照组,发现 CPAP 治疗 6 个月,降低糖化血红蛋白。Chirinos 等将 181 名肥胖合并 OSA 的患者随机分为 CPAP 组、减重组或者CPAP+ 减重组,随访 24 周,发现 CPAP+ 减重治疗使得胰岛素抵抗改善、甘油三酯水平下降以及血压下降。

该患者 MS 各项代谢指标常年未得到很好控制,心力衰竭逐渐加重。待血压、血糖、血脂及体重通过药物和生活方式调节后,患者症状有所好转,但血压控制欠佳,心功能改善不明显。使用呼吸机治疗后,患者血压控制较好,心功能明显改善。这提示对于该类患者,各项指标需要严密监测,明确了严格达标的重要性。

(陈姣华 王 玲)

参考文献

[1] GRUNDY S M, CLEEMAN J I, DANIELS S R, et al. Diagnosis and management of the metabolic syndrome: an American Heart Association/National Heart, Lung, and Blood Institute Scientific Statement [J]. Circulation, 2005, 112 (17): 2735-2752.

[2] WANG J, SARNOLA K, RUOTSALAINEN S, et al. The metabolic syndrome predicts incident congestive heart failure: a 20-year follow-up study of elderly Finns [J]. Atherosclerosis, 2010, 210 (1): 237-242.

[3] BERTRAND L, HORMAN S, BEAULOYE C, et al. Insulin signalling in the heart [J]. Cardiovasc Res, 2008, 79 (2): 238-248.

[4] LI J, SU S, ZONG X. Analysis of the association between adiponectin, adiponectin receptor 1 and diabetic cardiomyopathy [J]. Exp Ther Med, 2014, 7 (4): 1023-1027.

[5] TUUNANEN H, KNUUTI J. Metabolic remodelling in human heart failure [J]. Cardiovasc Res, 2011, 90 (2): 251-257.

[6] MESARWI O A, SHARMA E V, JUN J C, et al. Metabolic dysfunction in obstructive sleep apnea: A critical examination of underlying mechanisms [J]. Sleep Biol Rhythms, 2015, 13 (1): 2-17.

[7] MARTINEZ-CERON E, BARQUIEL B, BEZOS A M, et al. Effect of Continuous Positive Airway Pressure on Glycemic Control in Patients with Obstructive Sleep Apnea and Type 2 Diabetes. A Randomized Clinical Trial [J]. Am J Respir Crit Care Med, 2016, 194 (4): 476-485.

[8] CHIRINOS J A, GURUBHAGAVATULA I, TEFF K, et al. CPAP, weight loss, or both for obstructive sleep apnea [J]. N Engl J Med, 2014, 370 (24): 2265-2275.

GREAT WALL INTERNATIONAL CONGRESS OF CARDIOLOGY

心脏病学实践

2022 （全7册）

主　　编　陈绍良　吴永健
主　　审　袁祖贻　丛洪良
学术秘书　张俊杰　高　展

人民卫生出版社
·北京·

图书在版编目（CIP）数据

心脏病学实践 .2022：全 7 册 / 陈绍良，吴永健主编 . —北京：人民卫生出版社，2022.11

ISBN 978-7-117-33815-8

Ⅰ.①心… Ⅱ.①陈…②吴… Ⅲ.①心脏病学 Ⅳ.①R541

中国版本图书馆 CIP 数据核字（2022）第 194728 号

| 人卫智网 | www.ipmph.com | 医学教育、学术、考试、健康，购书智慧智能综合服务平台 |
| 人卫官网 | www.pmph.com | 人卫官方资讯发布平台 |

心脏病学实践 2022（全 7 册）

Xinzangbingxue Shijian 2022（Quan 7 Ce）

主　　编：陈绍良　吴永健

出版发行：人民卫生出版社（中继线 010-59780011）

地　　址：北京市朝阳区潘家园南里 19 号

邮　　编：100021

E - mail：pmph @ pmph.com

购书热线：010-59787592　010-59787584　010-65264830

印　　刷：三河市宏达印刷有限公司（胜利）

经　　销：新华书店

开　　本：787 × 1092　1/16　　总印张：94

总 字 数：2346 千字

版　　次：2022 年 11 月第 1 版

印　　次：2022 年 11 月第 1 次印刷

标准书号：ISBN 978-7-117-33815-8

定价（全 7 册）：254.00 元

打击盗版举报电话：**010-59787491**　E-mail：WQ @ pmph.com

质量问题联系电话：**010-59787234**　E-mail：zhiliang @ pmph.com

数字融合服务电话：**4001118166**　E-mail：zengzhi @ pmph.com

第二分册
冠 心 病

分册主编 李 悦 佟 倩 郭 宁

编者名单

（按姓氏笔画排序）

卜　军　上海交通大学医学院附属仁济医院
王宇石　吉林大学白求恩第一医院
王贵松　北京大学第三医院
公永太　哈尔滨医科大学附属第一医院
叶　涛　厦门大学附属心血管病医院
田　文　中国医科大学附属第一医院
司道远　吉林大学中日联谊医院
刘　健　北京大学人民医院
刘广忠　深圳市人民医院
刘远辉　广东省人民医院
孙　鑫　深圳市人民医院
孙宇彤　北京大学人民医院
孙佩伟　天津医科大学总医院
孙党辉　哈尔滨医科大学附属第一医院
李　妍　中国人民解放军空军军医大学第二附属医院（唐都医院）
李　悦　哈尔滨医科大学附属第一医院
李　毅　中国人民解放军北部战区总医院
李永乐　天津医科大学总医院
李新健　北京大学第三医院
杨峻青　广东省人民医院
何立芸　北京大学第三医院
何明俊　西安交通大学第一附属医院
佟　倩　吉林大学白求恩第一医院
余　航　西安交通大学第一附属医院
宋习文　天津医科大学总医院
张　松　哈尔滨医科大学附属第一医院
张文琪　吉林大学中日联谊医院
张仲樊　吉林大学中日联谊医院
张志宇　吉林大学白求恩第一医院
张俊杰　南京市第一医院
张瑞涛　北京大学第三医院

5

陈　瞳　厦门大学附属心血管病医院

陈江红　中国人民解放军空军军医大学第二附属医院（唐都医院）

林夏怡　广东省人民医院

林章宇　中国医学科学院阜外医院

罗德谋　南方医科大学南方医院

姜　萌　上海交通大学医学院附属仁济医院

徐　颖　中国人民解放军北部战区总医院

郭　宁　西安交通大学第一附属医院

曹伊楠　中国人民解放军北部战区总医院

葛　雷　复旦大学附属中山医院

葛　震　南京市第一医院

董少红　深圳市人民医院

窦克非　中国医学科学院阜外医院

谭　宁　广东省人民医院

霍黎明　北京大学人民医院

目　录

冠　心　病

过去1年里,尽管新型冠状病毒肺炎疫情对各学科领域的科学研究和技术发展造成一定影响,但在冠心病诊疗领域仍取得了令人瞩目的成果,为临床实践提供了丰富的循证医学证据。

一、抗血小板治疗领域研究进展

双联抗血小板治疗(DAPT)是目前国内外指南一致推荐的ACS或PCI术后冠心病患者标准治疗方案,但高出血风险(HBR)患者DAPT方案引起广泛关注。

MASTER DAPT研究是第一个针对HBR患者PCI术后抗血小板治疗方案探索的前瞻性、多中心RCT研究,随访335天发现,与3~6个月DAPT组患者相比,1个月DAPT组患者净临床不良事件(全因死亡、心肌梗死、脑卒中或大出血组成的复合终点)和主要心脑血管不良事件(全因死亡、心肌梗死或脑卒中组成的复合终点)发生风险均呈非劣效性,且能够降低大出血或临床相关非大出血事件发生率(6.5% *vs.* 9.4%,$P<0.001$)。TCT 2021年会上,MASTER DAPT研究团队进一步报道了高出血合并高缺血风险亚组分析结果,以入组前1年内发生过心肌梗死作为高缺血风险标准,相较于3个月以上DAPT,1个月DAPT能够降低双高风险患者BARC 2、3或5型出血风险,且并不增加死亡及缺血事件的风险。

ESC 2021年发布的TWILIGHT研究亚组分析——TWILIGHT-HBR研究进一步探索了具有高出血风险PCI患者在接受短期DAPT后替格瑞洛单药治疗的疗效。1 064名PCI术后接受3个月阿司匹林联合替格瑞洛DAPT,治疗3个月无事件发生的患者随机接受替格瑞洛单药治疗或继续标准DAPT至12个月,1年随访显示,替格瑞洛单药治疗组较标准DAPT组BARC 2、3或5型出血的风险降低47%(6.3% *vs.* 11.4%,$HR=0.53$,$P=0.004$),发生BARC 3或5型出血的风险降低69%(1.6% *vs.* 5.0%,$HR=0.31$,$P=0.004$),缺血终点事件方面替格瑞洛单药组与标准DAPT组差异无统计学意义,且缺血事件与HBR并无交互作用($P=0.771$),提示替格瑞洛单药治疗可能成为合并HBR行PCI患者短期DAPT后长期单药抗血小板治疗的一种合理选择。

目前多数指南推荐,接受PCI的急性心肌梗死患者优先选择强效的$P2Y_{12}$受体拮抗剂(如替格瑞洛或普拉格雷)而不是氯吡格雷与阿司匹林联合,以降低复发性血栓事件发生风险,对于PCI 1个月后患者能否采取降阶治疗尚不清楚。TALOS-AMI研究纳入来自韩国32家中心2 901名行PCI的急性心肌梗死患者,患者在接受1个月阿司匹林和替格瑞洛双联抗血小板治疗后,未发生严重出血或缺血事件的2 697名患者被1:1随机分组接受标准治疗(继续阿司匹林联合替格瑞洛)或降阶治疗(阿司匹林联合氯吡格雷)直至12个月,结果发现,降阶治疗组在降低由心血管死亡、心肌梗死、脑卒中或出血组成的主要终点事件发生率获益方面并不劣于标准治疗组(4.6% *vs.* 8.2%,$P<0.001$),心血管死亡、心肌梗死或脑卒中发生率两组之间不存在显著差异(2.1% *vs.* 3.1%,$HR=0.69$,$P=0.15$),且出血事件发生率更低(3.0% *vs.* 5.6%,$HR=0.52$,$P=0.001\ 2$)。该研究提示,对于PCI术后病情稳定的急性心肌梗死患者,将阿司匹林联合替格瑞洛的DAPT方案过渡为阿司匹林联合氯吡格雷的降阶策略

是可行的。

抗血小板药物造成的胃肠道黏膜损伤和出血在临床上并不少见。OPT-PEACE 研究是由韩雅玲院士发起的一项多中心、随机、双盲对照研究,目的在于评估植入新一代药物洗脱支架术后患者接受不同抗血小板治疗方案时胃肠道黏膜损伤发生情况,进而为 PCI 术后患者抗血小板治疗策略选择提供依据。该研究共纳入 783 名行 PCI 的低出血风险患者,在接受 6 个月 DAPT 后行磁控胶囊胃镜检查,如磁控胶囊胃镜检查确认未发生胃肠道损害,患者将随机接受阿司匹林单药、氯吡格雷单药或继续阿司匹林联合氯吡格雷 DAPT 至 12 个月,并再次通过磁控胶囊对胃肠道损伤情况进行评估。结果显示,与 DAPT 组患者相比,后 6 个月仅接受阿司匹林或氯吡格雷单药抗血小板治疗患者术后 12 个月时胃肠道黏膜损伤及临床出血事件发生率显著降低,而阿司匹林单药和氯吡格雷单药组患者之间不存在明显差异,各组患者在研究期间均无包括全因死亡、急性心肌梗死、再次血运重建、支架内血栓等在内的缺血事件发生。该研究首次以胶囊胃镜对 PCI 术后抗血小板治疗患者胃肠道黏膜损伤情况进行了系统评估,并证实对于低出血风险 PCI 术后患者缩短双抗时程至 6 个月能够在不增加缺血风险的同时,减少胃肠道黏膜损伤和出血,增加患者净获益。

既往 STOPDAPT-2 研究显示,PCI 术后患者极短期 DAPT(阿司匹林联合氯吡格雷 DAPT 1 个月)继之以氯吡格雷单药治疗,能够降低 PCI 术后 12 个月时心血管死亡事件、心肌梗死、缺血性或出血性脑卒中、明确的支架内血栓形成和出血组成的复合终点事件发生率,但该研究由于入组 ACS 患者较少,所得结论难以类推至 ACS 患者中。新近发表的 STOPDAPT-2 ACS 研究评估了该方案在行 PCI ACS 患者中的有效性和安全性,结果显示,在由心血管死亡、心肌梗死、脑卒中、明确的支架内血栓形成和出血组成的主要终点事件发生率方面,极短期 DAPT 组与 12 个月 DAPT 组相比未显示其非劣效性(3.2% *vs.* 2.8%,HR=1.14,$P_{非劣效性}$=0.06),提示对于 ACS 行 PCI 术后患者阿司匹林联合氯吡格雷 1~2 个月的短期 DAPT 方案净临床获益不足,在使用时需谨慎。

HOST-EXAM 研究是第一个比较 PCI 术后两种抗血小板治疗药物长期单药维持治疗效果的大型、前瞻、多中心、随机试验,纳入 5 438 名 PCI 术后维持 DAPT 6~18 个月而无临床事件的患者,评价阿司匹林或氯吡格雷单药长期维持治疗对预后的影响。24 个月随访发现,与阿司匹林单药维持相比,氯吡格雷可降低 27% 的由全因死亡、非致死性心肌梗死、ACS 再入院和 BARC 3 型或以上出血组成的复合终点事件风险(OR=0.73);同时,氯吡格雷组和阿司匹林组血栓事件的发生风险分别为 3.7% 与 5.5%,出血事件风险分别为 2.3% 和 3.3%,两组间差异均有统计学意义,显示了氯吡格雷在支架植入术后长期维持方面可能优于阿司匹林。鉴于目前临床上广泛采用阿司匹林进行长期单药维持治疗,这一研究结果很可能会改变我们的临床实践。当然,这也有待于更长时间随访来观察其远期获益。

在优化抗血小板治疗领域,近年来我们团队开展了一系列探索。61 例 NSTE-ACS 患者服用不同剂量替格瑞洛和氯吡格雷 5 天后行 VerifyNow 法检测显示,国人服用半量替格瑞洛(45mg、2 次 /d)与标准剂量替格瑞洛抗血小板作用相似,且均明显强于标准剂量氯吡格雷。另一项在稳定性冠心病患者中开展的小样本交叉设计研究进一步显示,1/4 标准剂量替格瑞洛仍较标准剂量的氯吡格雷抗血小板作用更强。在合并糖尿病的稳定性冠心病患者中研究发现,1/4 标准剂量替格瑞洛对血小板聚集的抑制作用与标准剂量氯吡格雷相似,半量替格瑞洛对血小板的抑制作用与标准剂量替格瑞洛相似,且显著强于氯吡格雷。对于氯吡格雷治疗呈血小板高反应性的 ACS 患者,服用半量替格瑞洛(45mg、2 次 /d)较双倍量氯吡格雷（150mg、1 次 /d）具有更强的抗血小板作用。对超过 3 000 例服用标准剂量氯吡格雷或不同剂量替格瑞洛的冠心病患者的回顾分析显示，与氯吡格雷 75mg、1 次 /d 相比，替格瑞洛 45mg、2 次 /d 和 90mg、1 次 /d 均具有更强的抗血小板作用（$P<0.000\ 1$），且替格瑞洛 90mg、1 次 /d 组患者处于治疗窗（$31mm \leqslant MA_{ADP} \leqslant 47mm$）内比例最高。在慢性冠脉综合征患者中，我们开展的交叉设计研究发现，替格瑞洛 60mg、1 次 /d 较标准剂量氯吡格雷抗血小板作用更强。在慢性冠脉综合征患者中进行的另一项研究中，我们还发现标准剂量的替格瑞洛和氯吡格雷对二磷酸腺苷和花生四烯酸途径诱导的血小板聚集均具有抑制作用，且替格瑞洛单药抑制效果明显强于氯吡格雷单药。系列研究为不同冠心病患者抗血小板治疗优化治疗方案选择提供了依据。

二、功能学和影像学指导 PCI 研究进展

FFR 是对冠状动脉狭窄病变进行功能学评价的公认指标。既往很多研究显示，CABG 对存在冠状动脉三支病变冠心病患者远期预后的改善优于 PCI，但 FFR 指导 PCI 是否能较 CABG 存在优势并不清楚。FAME3 研究 1 年随访结果显示，FFR 指导 PCI 组主要终点事件（全因死亡、心肌梗死、脑卒中或再次血运重建）的发生率为 10.6%，CABG 组为 6.9%，未达到非劣效性，提示 FFR 指导的 PCI 在降低存在冠状动脉三支病变冠心病患者事件风险方面较 CABG 并无优势。在此类患者中 FFR 指导 PCI 的临床价值仍有待进一步探索。

大量研究证据显示，FFR 指导 PCI 可显著改善稳定型心绞痛患者预后。新近一项对 23 860 例行 PCI 的稳定型心绞痛患者平均 4.7 年随访研究同样显示，与非 FFR 指导相比，FFR 指导的 PCI 可显著降低稳定型心绞痛患者全因死亡（$HR=0.81$，$P<0.001$）、支架血栓形成和再狭窄发生风险（$HR=0.74$，$P=0.022$）。然而，Flower-MI 研究和 FUTURE 研究并未能显示 FFR 指导较造影指导在改善预后方面的获益。Flower-MI 研究纳入 1 171 名 STEMI 合并多支冠脉病变患者（均已完成梗死相关罪犯病变 PCI），随机接受 FFR 指导或造影指导的 PCI，1 年随访结果显示，FFR 指导 PCI 组和造影指导 PCI 组患者由死亡、心肌梗死或计划外入院紧急血运重建的复合终点事件发生率差异未达到显著性。FUTURE 研究试图在多支病变患者中观察有无 FFR 指导对预后的影响，主要终点为 1 年主要不良心脑血管事件组成的复合终点。1 年随访显示，两组之间主要不良心脑血管事件的发生率不存在显著差异（14.6% $vs.$ 14.4%，$HR=0.97$，$P=0.85$），且 FFR 指导组全因死亡率有增加趋势，该研究被提前终止。阴性结果的出现固然可能与其设计和实施缺陷（如部分基线资料不匹配、终点事件发生率低于预计致样本量不足、随访时间尚短）等原因有关，同时不容忽视的是，斑块病理特征是决定患者预后的重要因素。研究发现，基于 IVUS 测得 MLA<$4.0mm^2$、存在 TCFA 且斑块负荷>70% 与冠心病患者远期 MACE 发生增加密切相关。COMBINE OCT-FFR 研究对冠状动脉存在至少 1 处狭窄在 40%~80% 的糖尿病患者随访 1.5 年发现，FFR>0.8 的患者中，有 TCFA 较无 TCFA 患者远期心源性死亡、靶血管心肌梗死、临床驱动的靶病变血运重建和因不稳定型心绞痛再入院率显著增加（13.3% $vs.$ 3.1%），且有 TCFA 患者较 FFR $\leqslant$ 0.8 但行 PCI 患者远期预后更差。因此，对于 ACS 患者，尤其伴随不稳定斑块患者，应结合功能学和影像学结果，制定个体化、精准的治疗策略。随着 PCSK9 抑制剂等逆转斑块作用强效的新型调脂药物的临床应用，未来冠心病患者诊疗策略可能发生重要调整。

新近发表的 EROSION Ⅲ 研究旨在评估 OCT 指导早期血管再通的 STEMI 患者后续治疗策略的有效性和安全性，所有入组患者经造影证实已实现血管再通（血流 TIMI 3 级）且管

腔残余狭窄≤70%,随机接受 OCT 或造影指导的 PCI,在 OCT 指导组患者如 OCT 检测提示为斑块侵蚀、自发冠脉夹层或无夹层的斑块破裂,行保守药物治疗,否则行支架植入。研究结果显示,与单纯造影指导相比,OCT 指导可显著减少早期血管再通的 STEMI 患者 15% 的支架植入;1 年随访发现,两组在心源性死亡、再发心肌梗死、靶病变再次血运重建及不稳定型心绞痛再入院等复合心脏事件终点发生率方面无显著差异。尽管由于该研究样本量相对较少,导致研究的安全性终点尚不具备统计学效力,但提示 OCT 指导早期血管再通的 STEMI 患者后续治疗策略的可行性,并有助于减少血管开通后的支架植入率。

基于 FFR 的多种新的功能学检测技术研究也取得了诸多进展。由中国医学科学院阜外医院徐波教授等牵头进行的 FAVOR Ⅲ China 研究对比了 QFR 指导和冠状动脉造影指导下 PCI 患者的临床获益情况。试验共纳入 3 847 例患者,并 1∶1 随机接受 QFR 或冠状动脉造影指导的 PCI,QFR 指导组中仅对 QFR≤0.8 的病变进行介入干预。术后 1 年随访发现,QFR 指导组患者 1 年 MACE 发生率显著低于造影指导组(5.8% *vs.* 8.8%,$HR=0.65$,$P=0.000\ 4$);QFR 指导组患者 1 年次要临床终点事件(剔除 MACE 中围手术期心肌梗死事件)发生率为 3.1%,造影指导组为 4.8%,均具有显著统计学差异,表明 QFR 指导 PCI 在改善患者 1 年临床终点方面的巨大获益。涂胜贤教授等采用人工智能算法,提出了一种基于默里定律的单一体位造影图像计算 FFR 技术——μQFR,计算时间仅需大约 1 分钟,研究显示其与 FFR 具有较好的相关性($r=0.90$,$P<0.001$),由于其具有快速、准确的优势,未来具有在导管室内广泛应用的潜力。

我们团队开发应用人工智能整合冠心病患者冠脉 CTA 和 CAG 影像信息、三维重建冠状动脉模型的软件,并采用人工智能深度学习算法,获得冠脉狭窄病变无创功能学定量评估新指标——$FFR_{CT-angio}$。$FFR_{CT-angio}$ 测量系统软件首先通过 DSA 二维图像定位血管二维中心线,并进行血管分割和半径提取,再与冠脉 CTA 的中心引导模型融合,进行几何校正,最终确定血管三维模型;利用帧计数方法计算出造影剂流经目标血管的时间,结合三维血管长度,计算平均血流速度,通过计算机模型转化为最大充血血流速度。将最大充血血流速度与三维重建的血管管腔作为输入,利用血流动力学方程,求解目标血管每一个位置处压力差,最终获得每个位置 $FFR_{CT-angio}$ 数值。$FFR_{CT-angio}$ 技术的一大优势是即使冠状动脉血管迂曲、二维 CAG 重建血管模型失败,仍可成功完成重建,使冠状动脉三维重建的成功率和精确度更高。在稳定性冠心病患者中验证结果显示,其与 FFR 结果具有较好的一致性($r=0.81$,$P<0.001$),其诊断准确性、敏感性和特异度分别达 92.54%、100% 和 88.1%。此外,冠脉 CTA 作为冠心病诊断筛查的重要手段已广泛应用于临床,有相当一部分冠心病患者在行冠状动脉造影前已完成冠脉 CTA 检查,$FFR_{CT-angio}$ 并不额外增加患者检查费用。$FFR_{CT-angio}$ 可为不愿接受有创 FFR 检查的患者提供一种新的选择。

三、肿瘤心脏病学研究方兴未艾

肿瘤与心脏病关系非常密切。与没有癌症的患者相比,成年癌症幸存者心血管事件风险显著增高,且与传统的心血管危险因素无关。同时,抗肿瘤治疗如放疗、化疗、靶向治疗及免疫治疗等,均与冠心病发生、发展存在一定相关性。一项纳入 2 168 名乳腺癌放疗患者研究发现,心脏放疗接受剂量越大,缺血性心脏病发生风险越高且无最小安全阈值。一项荟萃分析纳入 20 项研究发现,靶向药物贝伐单抗可显著增加心脏缺血事件发生风险($RR=2.14$)。免疫检查点抑制剂(ICI)治疗是近年来肿瘤免疫治疗领域的重大突破,但研究同时也增加了 ICI 治疗加速动脉硬化进展的担忧。一项荟萃分析纳入 63 项 ICI 治疗相关研究发现,ICI 治疗除会增加心肌炎、心包炎和心力衰竭发生风险外,还与心肌梗死发生率增加显著相关 (OR=1.51)。另一项研究对 2 842 名 ICI 治疗非小细胞型肺癌患者随访 3 年发现,ICI 治疗组心肌梗死、缺血性脑卒中等 ASCVD 事件发生率增加超过 3 倍,对其中 40 例患者行基线和治疗 12 个月后主动脉 CTA 检查对比显示,总主动脉斑块体积进展率增加超过 3 倍,提示 ICI 治疗可显著促进肿瘤患者动脉粥样硬化进展,并增加 ASCVD 事件发生率。

一项回顾性研究探讨了肿瘤合并缺血性心脏病患者是否行 PCI 和预后之间的关系,该研究证实,在肿瘤(结肠癌、胃癌、肺癌和前列腺癌)诊断 3 年内合并缺血性心脏病接受 PCI 的患者比未接受 PCI 的患者预后更好(HR=0.64,P<0.001),但仍高于不合并缺血性心脏病的肿瘤患者。合并肿瘤不应妨碍疑似冠心病患者实施诊断筛查和最佳血运重建,尤其对肌钙蛋白阳性的 ACS 患者。对于需行 PCI 的合并肿瘤的冠心病患者,尽量采取简化策略,使用新一代药物洗脱支架,推荐使用影像学、功能学手段优化 PCI。如需近期行肿瘤手术,可考虑行单纯球囊扩张,必要时可待肿瘤手术结束再植入支架。FFR 和 iFR 可以减少不必要的冠状动脉介入治疗和双联抗血小板治疗,从而降低肿瘤患者出血并发症的风险。血小板减少不应被视为实施 PCI 的禁忌证。一般认为,如患者术前 PLT 计数>50×10^9/L 且无凝血异常,可正常实施 PCI,术中使用标准剂量普通肝素(50~70U/kg)或比伐芦定;如 PLT 计数在 30~50×10^9/L,则应减少普通肝素初始剂量(30~50U/kg),并在术中 ACT<250 秒时追加肝素。合并肿瘤的冠心病患者如 PLT 计数<10×10^9/L(结直肠、妇科、膀胱或坏死性肿瘤患者 PLT 计数<20×10^9/L),建议在介入治疗前进行血小板输注;如 PLT 计数>10×10^9/L,可考虑使用阿司匹林单药抗血小板治疗;PLT 计数在 30×10^9/L 以上时,可采用阿司匹林联合氯吡格雷双联抗血小板治疗;PLT 计数<50×10^9/L 时,原则上禁用替格瑞洛、普拉格雷或血小板糖蛋白Ⅱb/Ⅲa 受体拮抗剂进行抗血小板治疗。既往认为肿瘤患者术后抗血小板治疗时间应尽可能短,但新近一项来自梅奥医学中心的研究显示,与非肿瘤患者相比,PCI 术后的肿瘤患者有更高的再次心肌梗死、支架血栓形成、再次血运重建和出血的发生率,提示肿瘤患者 PCI 术后抗血小板治疗的复杂性,优化治疗方案仍需进一步探索。

在规划和监测肿瘤患者抗肿瘤治疗时,要充分考虑到潜在的心血管风险,制定有效的防控策略。由于肿瘤患者被排除在多数冠心病相关临床研究之外,可用于指导临床实践的循证证据有限,结合医师经验制定的个体化治疗方案可能是目前大多数肿瘤合并冠心病患者治疗的最佳模式,有赖于肿瘤科与心脏科医师的多学科协作。

总之,在过去 1 年里,冠心病诊疗领域取得了许多进展,为冠心病精准化、个体化防治提供了依据。可喜的是,越来越多的中国学者和中国研究登上国际舞台,展示了中国学者的科研精神与风采,贡献了中国力量。期待未来能够涌现出更多优秀的国人临床研究成果,推动冠心病诊疗实践不断优化,使广大冠心病患者获益。

(李 悦 孙党辉)

参考文献

[1] VALGIMIGLI M, FRIGOLI E, HEG D, et al. Dual Antiplatelet Therapy after PCI in Patients at High Bleeding Risk [J]. N Engl J Med, 2021, 385 (18): 1643-1655.

［2］ VALGIMIGLI M, SMITS P C, FRIGOLI E, et al. Duration of Antiplatelet Therapy After Complex Percuta-neous Coronary Intervention In Patients at High Bleeding Risk: a MASTER DAPT trial sub-analysis [J]. Eur Heart J, 2022, 43 (33): 3100-3114.

［3］ ESCANED J, CAO D, BABER U, et al. Ticagrelor monotherapy in patients at high bleeding risk under-going percutaneous coronary intervention: TWILIGHT-HBR [J]. Eur Heart J, 2021, 42 (45): 4624-4634.

［4］ KIM C J, PARK M W, KIM M C, et al. Unguided de-escalation from ticagrelor to clopidogrel in stabilised patients with acute myocardial infarction undergoing percutaneous coronary interven-tion (TALOS-AMI): an investigator-initiated, open-label, multicentre, non-inferiority, randomised trial [J]. Lancet, 2021, 398 (10308): 1305-1316.

［5］ HAN Y, LIAO Z, LI Y, et al. Magnetically Controlled Capsule Endoscopy for Assessment of Antiplatelet Therapy-Induced Gastrointestinal Injury [J]. J Am Coll Cardiol, 2022, 79 (2): 116-128.

［6］ WATANABE H, DOMEI T, MORIMOTO T, et al. Effect of 1-Month Dual Antiplatelet Therapy Followed by Clopidogrel vs 12-Month Dual Antiplatelet Therapy on Cardiovascular and Bleeding Events in Patients Receiving PCI: The STOPDAPT-2 Randomized Clinical Trial [J]. JAMA, 2019, 321 (24): 2414-2427.

［7］ KOO B K, KANG J, PARK K W, et al. Aspirin versus clopidogrel for chronic maintenance mono-therapy after percutaneous coronary intervention (HOST-EXAM): an investigator-initiated, prospec-tive, randomised, open-label, multicentre trial [J]. Lancet, 2021, 397 (10293): 2487-2496.

［8］ XUE H J, SHI J, LIU B, et al. Comparison of half-and standard-dose ticagrelor in Chinese patients with NSTE-ACS [J]. Platelets, 2016, 27 (5): 440-445.

［9］ HE M, LIU B, SUN D, et al. One-quarter standard-dose ticagrelor better than standard-dose clopidogrel in Chinese patients with stable coronary artery disease: A randomized, single-blind, crossover clinical study [J]. Int J Cardiol, 2016, 215: 209-213.

［10］ HE M, LI D, ZHANG Y, et al. Effects of different doses of ticagrelor on platelet aggregation and endothe-lial function in diabetic patients with stable coronary artery disease [J]. Platelets, 2019, 30 (6): 752-761.

［11］ LIU G Z, ZHANG S, SUN D H, et al. Half-dose ticagrelor versus high-dose clopidogrel in reducing platelet reactivity in acute coronary syndrome patients with high on-clopidogrel platelet reactivity (divide study)[J]. Eur J Clin Pharmacol, 2019, 75 (8): 1059-1068.

［12］ SHI J, HE M, WANG W, et al. Efficacy and safety of different ticagrelor regimens versus clopidogrel in patients with coronary artery disease: a retrospective multicenter study (SUPERIOR)[J]. Plate-lets, 2021, 32 (1): 120-129.

［13］ HE M, ZHANG Y, YAN W, et al. 60mg dose ticagrelor provides stronger platelet inhibition than clopi-dogrel in Chinese patients with chronic coronary syndrome: A randomized, single-blind, crossover study [J]. Thromb Res, 2020, 190: 60-61.

［14］ HE M, YAN W, ZHANG Y, et al. Effects of ticagrelor monotherapy vs. clopidogrel monotherapy on platelet reactivity: a randomized, crossover clinical study (SINGLE study)[J]. Platelets, 2022: 1-7.

［15］ FEARON W F, ZIMMERMANN F M, DE BRUYNE B, et al. Fractional Flow Reserve-Guided PCI as Compared with Coronary Bypass Surgery [J]. N Engl J Med, 2022, 386 (2): 128-137.

［16］ VÖLZ S, DWORECK C, REDFORS B, et al. Survival of Patients With Angina Pectoris Under-going Percutaneous Coronary Intervention With Intracoronary Pressure Wire Guidance [J]. J Am Coll Cardiol, 2020, 75 (22): 2785-2799.

［17］ PUYMIRAT E, CAYLA G, SIMON T, et al. Multivessel PCI Guided by FFR or Angiography for Myocar-dial Infarction [J]. N Engl J Med, 2021, 385 (4): 297-308.

［18］ RIOUFOL G, DÉRIMAY F, ROUBILLE F, et al. Fractional Flow Reserve to Guide Treatment of Patients With Multivessel Coronary Artery Disease [J]. J Am Coll Cardiol, 2021, 78 (19): 1875-1885.

［19］ SCHUURMAN A S, VROEGINDEWEY M M, KARDYS I, et al. Prognostic Value of Intravascular Ultra-sound in Patients With Coronary Artery Disease [J]. J Am Coll Cardiol, 2018, 72 (17): 2003-2011.

［20］ KEDHI E, BERTA B, ROLEDER T, et al. Thin-cap fibroatheroma predicts clinical events in diabetic patients with normal fractional flow reserve: the COMBINE OCT-FFR trial [J]. Eur Heart J, 2021, 42 (45): 4671-4679.

［21］ NICHOLLS S J, PURI R, ANDERSON T, et al. Effect of Evolocumab on Coronary Plaque Composition [J]. J Am Coll Cardiol, 2018, 72 (17): 2012-2021.

［22］ JIA H, DAI J, HE L, et al. EROSION Ⅲ: A Multicenter RCT of OCT-Guided Reperfusion in STEMI With Early Infarct Artery Patency [J]. JACC Cardiovasc Interv, 2022, 15 (8): 846-856.

［23］ XU B, TU S, SONG L, et al. Angiographic quantitative flow ratio-guided coronary intervention (FAVOR Ⅲ China): a multicentre, randomised, sham-controlled trial [J]. Lancet, 2021, 398 (10317): 2149-2159.

［24］ TU S, DING D, CHANG Y, et al. Diagnostic accuracy of quantitative flow ratio for assessment of coronary stenosis significance from a single angiographic view: A novel method based on bifurcation fractal law [J]. Catheter Cardiovasc Interv, 2021, 97 Suppl 2: 1040-1047.

［25］ XUE J, LI J, SUN D, et al. Functional evaluation of intermediate coronary lesions with integrated computed tomography angiography and invasive angiography in patients with stable coronary artery disease [J]. J Transl Intern Med, 2022.

［26］ FLORIDO R, DAYA N R, NDUMELE C E, et al. Cardiovascular Disease Risk Among Cancer Survivors: The Atherosclerosis Risk In Communities (ARIC) Study [J]. J Am Coll Cardiol, 2022, 80 (1): 22-32.

［27］ DARBY S C, EWERTZ M, MCGALE P, et al. Risk of ischemic heart disease in women after radiotherapy for breast cancer [J]. N Engl J Med, 2013, 368 (11): 987-998.

［28］ DOLLADILLE C, AKROUN J, MORICE P M, et al. Cardiovascular immunotoxicities associated with immune checkpoint inhibitors: a safety meta-analysis [J]. Eur Heart J, 2021, 42 (48): 4964-4977.

［29］ DROBNI Z D, ALVI R M, TARON J, et al. Association Between Immune Checkpoint Inhibitors With Cardiovascular Events and Atherosclerotic Plaque [J]. Circulation, 2020, 142 (24): 2299-2311.

［30］ NISHIKAWA T, MORISHIMA T, OKAWA S, et al. Multicentre cohort study of the impact of percutaneous coronary intervention on patients with concurrent cancer and ischaemic heart disease [J]. BMC Cardiovasc Disord, 2021, 21 (1): 177.

［31］ MROTZEK S M, LENA A, HADZIBEGOVIC S, et al. Assessment of coronary artery disease during hospitalization for cancer treatment [J]. Clin Res Cardiol, 2021, 110 (2): 200-210.

［32］ HAN X J, LI J Q, KHANNANOVA Z, et al. Optimal management of coronary artery disease in cancer patients [J]. Chronic Dis Transl Med, 2019, 5 (4): 221-233.

［33］ DONISAN T, BALANESCU D V, PALASKAS N, et al. Cardiac Interventional Procedures in Cardio-Oncology Patients [J]. Cardiol Clin, 2019, 37 (4): 469-486.

［34］ GEVAERT S A, HALVORSEN S, SINNAEVE P R, et al. Evaluation and management of cancer patients presenting with acute cardiovascular disease: a Consensus Document of the Acute CardioVascular Care (ACVC) association and the ESC council of Cardio-Oncology-Part 1: acute coronary syndromes and acute pericardial diseases [J]. Eur Heart J Acute Cardiovasc Care, 2021, 10 (8): 947-959.

《2021 年 AHA/ACC/ASE/CHEST/SAEM/SCCT/SCMR 胸痛评估与诊断指南》带给我们的启示

胸痛是患者急诊科就诊的常见原因之一,占急诊总体就诊量的 4.7%。胸痛的病因复杂,胸痛病情的严重程度相差很大,尽管大多数胸痛的原因为非心源性的,但是冠状动脉疾病仍然是主要的死亡原因。因此,对于胸痛患者,早期进行鉴别和危险分层十分重要。2021年 10 月 28 日,美国心脏协会(AHA)联合美国心脏病学会(ACC)等多家学会共同发布了胸痛评估与诊断指南,该临床实践指南基于当前最新证据,为临床医师提供评估和诊断成人患者胸痛的指导建议。该指南强调胸痛评估与诊断时应进行危险分层,以便更好识别可能患有心脏急症的患者,为患者选择合适的检测或治疗手段,最终诊治决策建议与患者进行共享。

一、关于评估和诊断胸痛的十大重要信息

首先,指南提出了关于评估和诊断胸痛的十大重要信息,虽然胸痛是心肌梗死和其他心脏事件的主要症状,但是与心脏病有关的症状还会经常表现在其他部位,包括肩膀、手臂、下巴、颈部、背部和上腹部疼痛等。指南还强调胸痛不应被描述为非典型性,因为这种描述不利于病因的确定,并且可能被误解为良性胸痛,应将胸痛描述为心源性或非心源性。我们既往习惯使用的"非典型性胸痛"的描述,指南提出这种描述可能具有误导性,不应使用,而新指南这种术语可以更加具体地阐述潜在的诊断。十大重要信息分别是:

1. C(chest pain)——胸痛不仅仅意味着胸部的疼痛　胸部、肩部、手臂、颈部、背部、上腹部或下颌的疼痛、压迫感、紧绷感或不适感,以及呼吸急促和疲劳均应被视为等同于心绞痛。

2. H(high-sensitivity)——首选高敏肌钙蛋白　高敏心肌肌钙蛋白是确立急性心肌梗死生物标志物诊断的首选标准,可以更准确地检测和排除心肌损伤。

3. E(early care)——急性症状的早期诊疗　出现急性胸痛或胸痛同等症状的患者应立即拨打急救电话和就医。尽管大多数患者不存在心脏方面的病因,但对所有患者的评估应着重于早期识别或排除危及生命的原因。

4. S(share)——临床决策充分告知　稳定的胸痛患者应共同参与临床决策;应对患者充分提供有关不良事件风险、辐射暴露、费用和替代方案的信息,促进医患讨论。

5. T(testing)——对低风险患者不需要进行常规检查　对于确定为低风险的急性或稳定胸痛患者,不需要进行紧急冠状动脉疾病的诊断性检查。

6. P(pathways)——临床路径常规使用　在急诊和门诊应常规使用胸痛的临床路径。

7. A(accompanying)——伴随症状　胸痛是最终被诊断为急性冠脉综合征(ACS)的主要和最常见的症状。女性可能更容易出现伴随症状,如恶心和呼吸急促。

8. I(identify)——确定最可能从进一步检查中获益的患者　急性或稳定型胸痛患者,如果在检查前有中度风险或中度至高度风险的阻塞性冠状动脉疾病,将从心脏成像和检查

中受益最大。

9. N（noncardiac）——使用"非心源"术语，而不是"非典型"术语　如果不认为与心脏有关，应使用"非心源"来描述。"非典型"是对胸痛的一种误导性描述，不鼓励使用这种描述。

10. S（structured）——使用结构化的风险评估　对于急性或稳定型胸痛的患者，应使用基于循证医学证据的诊断方案来评估冠状动脉疾病和不良事件的风险。

二、胸痛的早期评估

尽管各个年龄段胸痛的病因大多数为非心源性，指南建议对所有胸痛患者进行评估，排查心脏急危症。规范化的胸痛评估与诊断，对胸痛病因的识别、急危重的排查、诊疗策略的制订、合理利用医疗资源都具有非常重要的意义。指南将科学证据转化为临床实践指南，并提出改善心血管健康的建议。建议类别（COR）表明了建议的强度，包括与风险成比例的效益的估计规模和确定性；证据水平（LOE）根据来自临床试验和其他来源的数据的类型、数量和一致性，对支持干预的科学证据的质量进行了评级。

（一）病史采集

评估胸痛的严重程度和病因至关重要，对于胸痛患者，应详细进行病史采集，包括症状特征、持续时间及相关伴随特征，以及心血管危险因素评估（Ⅰ类推荐，C 级证据）。指南提到关注特殊人群的胸痛，包括女性胸痛患者有被漏诊的风险，应始终考虑到有潜在的心脏病因的可能，详细询问病史，尤其是 ACS 女性常见的伴随症状；对于老年胸痛患者，>75 岁的胸痛患者，当出现呼吸急促、晕厥或急性谵妄等伴随症状，或发生不明原因的跌倒时，应首先考虑到 ACS；基于以患者为中心的考虑，胸痛患者应尽可能通过院前急救体系紧急送往急诊科。

不同的胸痛症状，可能提示不同的胸痛病因。根据患者常见的症状描述，指南给出缺血性心脏源性胸痛可能性大小的判断参考（图 1，彩图见二维码 8）。

二维码 8

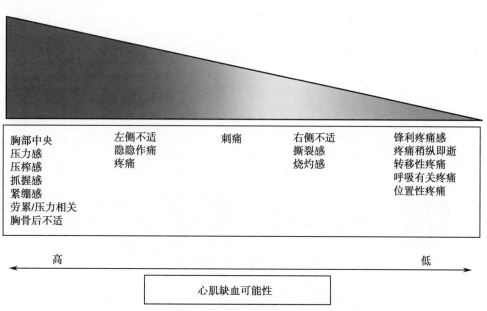

图 1　缺血性心脏源性胸痛可能性评估

（二）体格检查

对于出现胸痛的患者，应首先进行心血管检查，以帮助诊断 ACS 或其他潜在的致死性胸痛原因［如主动脉夹层、肺栓塞（PE）或食管破裂］，并确定并发症。如呼吸急促、心动过速、低血压、爆破音、S_3、二尖瓣杂音等，可能提示急性冠脉综合征；而肢体血压差异可能提示主动脉疾病；呼吸困难、心动过速伴有吸气时胸痛可能提示肺栓塞；胸痛合并腹痛，可能提示致死性的消化系统病因。

病史采集是医患接触的第一步，是医患沟通、交流、建立信任的最好时机。尽管目前医学发展迅速，新的诊断设备及新技术不断涌现，但详细的病史询问和细致的体格检查仍是诊断疾病最基本的手段之一，对于胸痛的诊断和评估也尤为重要。

（三）早期评估 + 辅助检查

为了提高急性胸痛的早期诊断和诊疗能力，减少误诊和漏诊，避免诊疗不足和过度，降低急性胸痛患者的死亡率、改善临床预后，自 2011 年开始，中国心血管健康联盟推动全国胸痛中心建设。有 ACS 临床表现或其他危及生命的急性胸痛疾病的患者应尽可能通过院前急救体系紧急送往急诊科或者胸痛中心进行早期评估（Ⅰ类推荐，C 级证据）。指南给出了早期评估的辅助检查建议，希望临床医师通过早期评估识别高风险患者，低风险患者通过早期评估，减少额外不需要的检测，减少低风险患者的"过度检测"。

1. 心电图　对所有出现急性胸痛的患者，都应在到达急诊科后 10 分钟内获取心电图，快速筛查急性 ST 段抬高心肌梗死（Ⅰ类推荐，C 级证据）。对于初始心电图无法诊断的胸痛患者，应进行持续或动态心电图检查以检测到潜在的缺血性改变，尤其是当临床高度怀疑 ACS、症状持续存在或临床状况恶化时。初始心电图符合 ACS 的胸痛患者，应根据 ST 段抬高心肌梗死（STEMI）和非 ST 段抬高 ACS（NSTE-ACS）指南进行治疗。对于临床中度至高度怀疑 ACS，但初始心电图无法确诊的胸痛患者，补充导联 V_7~V_9 心电图排除后壁心肌梗死。通过心电图指导胸痛诊治流程图见图 2。

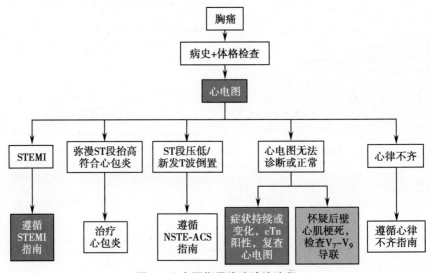

图 2　心电图指导胸痛诊治流程

2. 胸部 X 线片　急性胸痛的患者，胸部 X 线片有助于评估其他潜在的心脏、肺部和胸部原因。

3. 肌钙蛋白　对于急性胸痛患者,高敏感性 cTn 是首选的生物标志物,因为它能够更快速地检测或排除心肌损伤,并提高诊断的准确性。对于所有因急性胸痛和疑似 ACS 就诊的患者,应在就诊后尽快检测肌钙蛋白(Ⅰ类推荐,C 级证据)。临床医师应熟悉在其所在医疗机构使用的 cTn 检测的参考值。

三、急性胸痛患者的临床决策路径

急性胸痛和疑似 ACS 的患者,在排除 STEMI 后,应使用标准风险评估来确定患者是否处于低风险、中风险和高风险组,这种分层对于后续诊断评估和管理非常重要。指南使用了结构化的风险评估方式,结合临床信息,如年龄、心电图上的 ST 段变化、症状、CAD 风险因素和 cTn 等,来评估患者发生 ACS 的概率或 30 天主要心血管不良事件(MACE)的风险。指南中提到多个评分系统,例如 HEART 评分 / 路径是 HEART 评分是非常有效的早期预测诊断工具,可有效甄别出未来 6 周内发生急性冠脉综合征和主要心血管不良事件(MACE)的患者。急性胸痛患者临床决策路径见图 3。

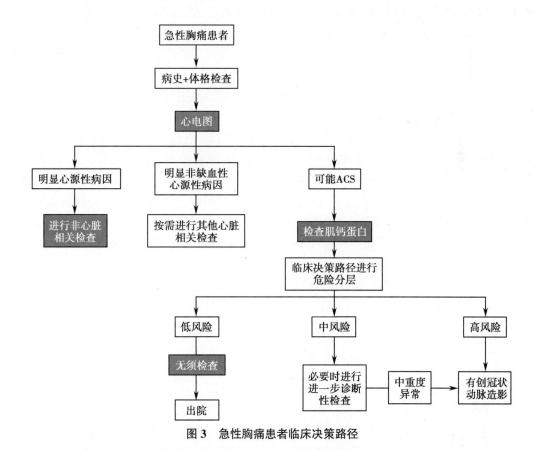

图 3　急性胸痛患者临床决策路径

1. 低风险组急性胸痛患者评估建议　急性胸痛和 30 天死亡风险或 MACE<1% 的患者,应认定为低风险。对于确定为低风险的急性胸痛和疑似 ACS 患者(<1% 30 天死亡风险或 MACE),无须入院或紧急心脏检查(Ⅱa 类推荐,B 级证据)。

2. 中风险组急性胸痛患者评估建议　无高危特征且未为低风险的患者,属于中风险组。此类患者没有肌钙蛋白证实的急性心肌损伤的证据,但仍有可能接受额外的心脏检查。

对于中风险组急性胸痛的患者,推荐经胸超声心动图(TTE)作为一种快速的床边检查,以获得基线心室和瓣膜功能,评估室壁运动以及心包情况(Ⅰ类推荐,C 级证据)。对于中危急性胸痛患者,与住院患者相比,在急诊或门诊进行管理对于缩短住院天数和降低费用成本是可行的。无冠脉疾病病史的急性胸痛中危患者,在 ACS 阴性或不确定时,冠状动脉计算机断层血管造影(CCTA)有助于排除动脉粥样硬化斑块和阻塞性冠心病。对于已有冠脉疾病病史急性胸痛中危患者,CCTA 可用于明确动脉粥样硬化斑块和阻塞性冠心病的进展情况(Ⅰ类推荐,A 级证据)。

3. 高风险组急性胸痛患者评估建议　对于急性胸痛和疑似心电图缺血性改变、肌钙蛋白证实的急性心肌损伤、新发左心室收缩功能障碍(射血分数<40%)、负荷试验新诊断的中 -重度缺血,血流动力学不稳定和 / 或临床决策路径风险评分高,应归为短期心血管不良事件高风险。对于急性胸痛和疑似 ACS 的高风险患者,推荐进行有创冠状动脉造影(Ⅰ类推荐,C 级证据)。

4. 合并其他特殊状况的急性胸痛患者评估建议　对于既往曾行冠状动脉旁路移植术,但没有 ACS 的急性胸痛患者,行负荷成像可以有效地评估心肌缺血,或 CCTA 评估移植血管血运情况(Ⅰ类推荐,C 级证据)。

在接受透析过程中出现急性无缓解胸痛的患者,建议转至急救中心进一步诊治(Ⅰ类推荐,B 级证据)。

5. 非缺血性心脏病的急性胸痛患者评估建议　主动脉夹层的急性胸痛患者,建议使用胸部、腹部和骨盆的计算机断层血管造影(CTA)进行诊断和治疗计划依据。如果 CT 有禁忌或无法使用,应进行经食管超声心动图(TEE)或 CMR 进行诊断(Ⅰ类推荐,C 级证据)。对于临床怀疑急性肺动脉栓塞(PE)的急性胸痛患者,推荐 CTA 及 PE 方案。对于可疑 PE 患者,是否需要进一步检查应以检查前的可能性为指导(Ⅰ类推荐,C 级证据)。无冠脉解剖学病变的急性胸痛伴心肌损伤患者,使用钆对比剂 CMR 检查以评估心肌、心包的炎症和纤维化程度(Ⅰ类推荐,C 级证据)。疑似心包炎的患者,推荐采用超声心动图评估心室壁运动、心包积液和瓣膜功能情况。心脏 CT 检查有助于判断心包增厚情况(Ⅱb 类推荐,C 级证据)。

6. 疑似非心源性的急性胸痛评估建议　急性胸痛的非心脏原因的鉴别诊断相当广泛,包括呼吸、肌肉皮肤骨骼原因、胃肠道原因、心理原因和其他因素。疑似焦虑和其他心身疾病者,诊断评估中没有器质性证据,建议转介双心门诊或心身医学科。

四、稳定型胸痛患者评估建议

稳定型胸痛是心肌缺血的常见症状,其特征是由压力(身体或情绪)引起的胸痛。指南根据既往有无冠心病病史,给出评估建议。

1. 无冠心病病史稳定型胸痛患者评估建议　既往无冠心病病史的稳定型胸痛患者,根据阻塞性冠心病预测概率的模型识别低危组、中高危组,指南给予相应评估路径(图 4)。

稳定型胸痛且无已知 CAD 的患者,估计阻塞性冠心病预测概率的模型可有效地识别阻塞性 CAD 的低危和预后良好的患者,这类患者可推迟额外的诊断性检查。归类为低风险的患者,冠状动脉钙化(CAC)斑块扫描可用于识别钙化斑块,心电图运动负荷试验可作为排除心肌缺血的一线检查(Ⅱa 类推荐,B 级证据)。

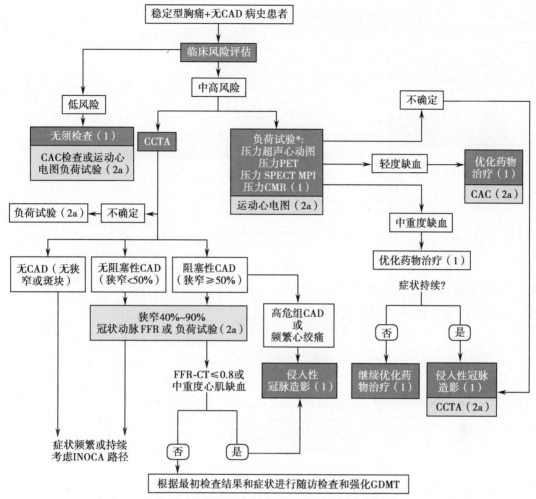

图 4　稳定型胸痛且无已知冠心病患者临床决策路径

检查的选择应以当地的可用性和专业知识为指导。* 根据患者的运动能力、静息心电图异常进行检查选择。CAD，冠状动脉疾病；CCTA，冠状动脉 CT 血管造影；CMR，心血管磁共振成像；CT，计算机断层扫描；CAC，冠状动脉钙化扫描；FFR-CT，CT 血流储备分数；GDMT，指南指导药物治疗；INOCA，缺血和无阻塞性冠状动脉疾病；PET，正电子发射断层扫描；SPECT，单光子发射 CT。

　　稳定型胸痛且无已知 CAD 的中高危患者，CCTA 对冠心病的诊断、风险分层和指导治疗决策都是非常有意义的（Ⅰ类推荐，A 级证据）。负荷试验(压力超声心动图、PET/SPET MPI 或 CMR)对于诊断心肌缺血和评估 MACE 风险是有效的（Ⅱa 类推荐，B 级证据）。对于有病理性 Q 波、心力衰竭症状或体征、复杂室性心律失常或诊断不明的心脏杂音的稳定型胸痛的中高危患者，超声心动图可以有效地诊断静息期左心室的收缩和舒张功能，发现心肌、瓣膜和心包的异常（Ⅰ类推荐，B 级证据）。

　　2. 已知冠心病病史稳定型胸痛患者评估建议　已知 CAD 患者既往有心肌梗死、血管重建、在有创冠状动脉造影或 CCTA 中已知有 CAD，包括非阻塞性 CAD 的患者。阻塞性冠心病的稳定型胸痛患者，依据指南建议优化药物治疗方案（Ⅰ类推荐，A 级证据）；非梗阻性冠心病的稳定型胸痛患者，建议优化预防性治疗方案（Ⅰ类推荐，C 级证据）。具体评估路径见图 5。

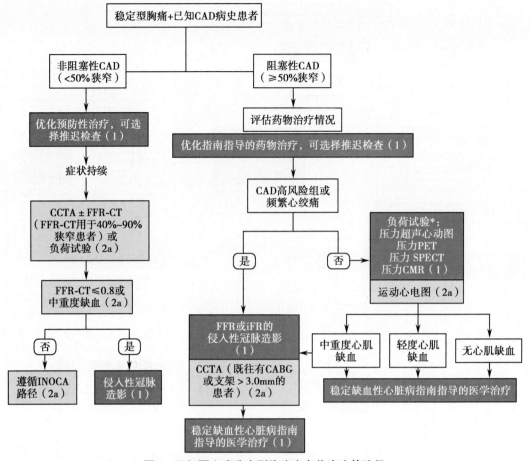

图 5　已知冠心病稳定型胸痛患者临床决策路径

检查的选择应以当地的可用性和专业知识为指导。*根据患者的运动能力、静息心电图异常进行检查选择。CABG,冠状动脉旁路移植术;CCTA,冠状动脉 CT 血管造影;CMR,心血管磁共振成像;CT,计算机断层扫描;FFR-CT,CT 血流储备分数;iFR,即时无波比;INOCA,缺血和无阻塞性冠状动脉疾病;PET,正电子发射断层扫描;SPECT,单光子发射 CT。

　　以往对稳定型心绞痛的治疗强调 CABG 或 PCI 等血管重建治疗,但近来越来越多的研究表明稳定型心绞痛的药物优化治疗效果不亚于 CABG 和 PCI,且可以减少费用成本。药物优化治疗(GDMT)是冠心病二级预防的基石,2021 年新指南提出稳定型心绞痛患者能够通过合理、有效的药物治疗,减少心绞痛发作,改善患者的预后,预防 MACE 的发生。

　　按照优化药物治疗(GDMT)下仍有稳定的胸痛和中重度缺血的阻塞性 CAD 患者,建议通过有创冠状动脉造影(ICA)的结果来指导治疗决策(Ⅰ类推荐,A 级证据)。负荷 PET/SPECT、心肌灌注显像、CMR 或超声心动图有助于心肌缺血诊断、预测 MACE 风险和指导治疗决策(Ⅰ类推荐,B 级证据)。

　　有稳定型胸痛症状的非阻塞性 CAD 患者,CCTA 可用于评估动脉粥样硬化斑块负荷以及阻塞性冠心病进展,指导治疗决策(Ⅱa 类推荐,C 级证据)。负荷成像(PET/SPECT、CMR 或超声心动图)对诊断心肌缺血是合理的。

五、总结

随着我国胸痛中心建设的推广,胸痛诊疗日趋规范。2019 年中华医学会急诊医学分会联合中国医疗保健国际交流促进会胸痛分会,撰写了《急性胸痛急诊诊疗专家共识》,指南规范了院前急救和急诊科的诊断和治疗流程。同一年中华医学会等组织也撰写的《胸痛基层诊疗指南(2019 年)》发布,旨在为基层医师提供诊疗指导。

《2021 年 AHA/ACC/ASE/CHEST/SAEM/SCCT/SCMR 胸痛评估与诊断指南》基于当前最新循证医学证据,为临床医师提供评估和诊断成人患者胸痛的指导建议。新指南提出了关于评估和诊断胸痛的十大重要信息,强调胸痛不应该被描述为“非典型性”,而应该描述为“心源性”或“非心源性”。与既往指南不同的是,2021 年新指南将急性胸痛与稳定型胸痛分别进行阐述,全面概述了胸痛的风险分层和临床决策路径,强调危险分层,以便更好地识别可能患有心脏急症的患者,为患者选择合适的检测或治疗手段,最终诊治决策建议与患者进行共享。2021 年新指南在成本效益分析方面权衡了非侵入性与侵入性诊断方法,为临床医师提供明确的选择指引。

2021 年新指南十分全面、系统地对胸痛评估与诊断进行概述,为医护人员提供医疗实践的推荐和建议,给了我们许多新的启发。国外的指南是否适用于中国国情,尚需要更多中国证据。

(林夏怡　刘远辉　谭　宁)

参考文献

[1] OTTO C M, NISHIMURA R A, BONOW R O, et al. 2020 ACC/AHA Guideline for the Management of Patients With Valvular Heart Disease: Executive Summary: A Report of the American College of Cardiology/American Heart Association Joint Committee on Clinical Practice Guidelines [J]. Circulation, 2021, 143 (5): e35-e71.

[2] GULATI M, LEVY P D, MUKHERJEE D, et al. 2021 AHA/ACC/ASE/CHEST/SAEM/SCCT/SCMR Guideline for the Evaluation and Diagnosis of Chest Pain: A Report of the American College of Cardiology/American Heart Association Joint Committee on Clinical Practice Guidelines [J]. Circulation, 2021, 144 (22): e368-e454.

[3] HSIA R Y, HALE Z, TABAS J A. A National Study of the Prevalence of Life-Threatening Diagnoses in Patients With Chest Pain [J]. JAMA Intern Med, 2016, 176 (7): 1029-1032.

[4] LEIFHEIT-LIMSON E C, D'ONOFRIO G, DANESHVAR M, et al. Sex Differences in Cardiac Risk Factors, Perceived Risk, and Health Care Provider Discussion of Risk and Risk Modification Among Young Patients With Acute Myocardial Infarction: The VIRGO Study [J]. J Am Coll Cardiol, 2015, 66 (18): 1949-1957.

[5] AMSTERDAM E A, WENGER N K, BRINDIS R G, et al. 2014 AHA/ACC guideline for the management of patients with non-ST-elevation acute coronary syndromes: a report of the American College of Cardiology/American Heart Association Task Force on Practice Guidelines [J]. Circulation, 2014, 130 (25): e344-e426.

[6] CULLEN L, MUELLER C, PARSONAGE W A, et al. Validation of high-sensitivity troponin I in a 2-hour diagnostic strategy to assess 30-day outcomes in emergency department patients with possible acute coro-

nary syndrome [J]. J Am Coll Cardiol, 2013, 62 (14): 1242-1249.

［7］ REICHLIN T, SCHINDLER C, DREXLER B, et al. One-hour rule-out and rule-in of acute myocardial infarction using high-sensitivity cardiac troponin T [J]. Arch Intern Med, 2012, 172 (16): 1211-1218.

［8］ MAHLER S A, RILEY R F, HIESTAND B C, et al. The HEART Pathway randomized trial: identifying emergency department patients with acute chest pain for early discharge [J]. Circ Cardiovasc Qual Outcomes, 2015, 8 (2): 195-203.

［9］ LEVSKY J M, SPEVACK D M, TRAVIN M I, et al. Coronary Computed Tomography Angiography Versus Radionuclide Myocardial Perfusion Imaging in Patients With Chest Pain Admitted to Telemetry: A Randomized Trial [J]. Ann Intern Med, 2015, 163 (3): 174-183.

［10］ PATEL M R, CALHOON J H, DEHMER G J, et al. ACC/AATS/AHA/ASE/ASNC/SCAI/SCCT/STS 2017 Appropriate Use Criteria for Coronary Revascularization in Patients With Stable Ischemic Heart Disease: A Report of the American College of Cardiology Appropriate Use Criteria Task Force, American Association for Thoracic Surgery, American Heart Association, American Society of Echocardiography, American Society of Nuclear Cardiology, Society for Cardiovascular Angiography and Interventions, Society of Cardiovascular Computed Tomography, and Society of Thoracic Surgeons [J]. J Am Coll Cardiol, 2017, 69 (17): 2212-2241.

［11］ JUAREZ-OROZCO L E, SARASTE A, CAPODANNO D, et al. Impact of a decreasing pre-test probability on the performance of diagnostic tests for coronary artery disease [J]. Eur Heart J Cardiovasc Imaging, 2019, 20 (11): 1198-1207.

［12］ WINTHER S, SCHMIDT S E, MAYRHOFER T, et al. Incorporating Coronary Calcification Into Pre-Test Assessment of the Likelihood of Coronary Artery Disease [J]. J Am Coll Cardiol, 2020, 76 (21): 2421-2432.

［13］ SHAW L J, MIERES J H, HENDEL R H, et al. Comparative effectiveness of exercise electrocardiography with or without myocardial perfusion single photon emission computed tomography in women with suspected coronary artery disease: results from the What Is the Optimal Method for Ischemia Evaluation in Women (WOMEN) trial [J]. Circulation, 2011, 124 (11): 1239-1249.

［14］ Evaluation of computed tomography in patients with atypical angina or chest pain clinically referred for invasive coronary angiography: randomised controlled trial [J]. BMJ, 2016, 355: i6420.

［15］ FIHN S D, GARDIN J M, ABRAMS J, et al. 2012 ACCF/AHA/ACP/AATS/PCNA/SCAI/STS Guideline for the diagnosis and management of patients with stable ischemic heart disease: a report of the American College of Cardiology Foundation/American Heart Association Task Force on Practice Guidelines, and the American College of Physicians, American Association for Thoracic Surgery, Preventive Cardiovascular Nurses Association, Society for Cardiovascular Angiography and Interventions, and Society of Thoracic Surgeons [J]. J Am Coll Cardiol, 2012, 60 (24): e44-e164.

［16］ MARON D J, HOCHMAN J S, REYNOLDS H R, et al. Initial Invasive or Conservative Strategy for Stable Coronary Disease [J]. N Engl J Med, 2020, 382 (15): 1395-1407.

［17］ NøRGAARD B L, LEIPSIC J, GAUR S, et al. Diagnostic performance of noninvasive fractional flow reserve derived from coronary computed tomography angiography in suspected coronary artery disease: the NXT trial (Analysis of Coronary Blood Flow Using CT Angiography: Next Steps)[J]. J Am Coll Cardiol, 2014, 63 (12): 1145-1155.

［18］ DANAD I, RAIJMAKERS P G, DRIESSEN R S, et al. Comparison of Coronary CT Angiography, SPECT, PET, and Hybrid Imaging for Diagnosis of Ischemic Heart Disease Determined by Fractional Flow Reserve [J]. JAMA Cardiol, 2017, 2 (10): 1100-1107.

［19］ 戚玮琳 . 2007 年 ACC/AHA 关于慢性稳定型心绞痛修订指南的介绍 [J]. 国际心血管病杂志 , 2008, 35 (1): 59-61.

《2021 年 ACC/AHA/SCAI 冠状动脉血运重建指南》解读

2021 年 12 月，由美国心脏病学会(ACC)、美国心脏协会(AHA)、心血管造影和介入协会(SCAI)共同制定的《2021 年 ACC/AHA/SCAI 冠状动脉血运重建指南》正式发布。该版新指南总结了冠状动脉疾病患者管理的循证医学证据，更新了 2011 年冠状动脉旁路移植术(CABG)指南以及 2011 年、2015 年经皮冠状动脉介入治疗(PCI)指南。2021 年版指南在 PCI 入路、分期 PCI 以及缩短双联抗血小板治疗(DAPT)时长等方面进行了更新推荐，为 STEMI、NSTE-ACS 和 SIHD 患者的血运重建提供了详尽的指导意见。此外，指南还介绍了特殊人群，如老年患者和慢性肾脏病(CKD)患者的管理策略。

一、新版冠状动脉血运指南十大更新要点

1. 冠状动脉疾病(CAD)的血运重建策略应根据临床适应证来确定，不分性别、种族或民族，因为没有证据表明某些患者的获益少于其他患者。努力减少人群间的管理差异是必要的。

2. 指南强调团队在最佳血运重建方法达成共识中的重要性。对于考虑行冠脉血运重建，但最佳治疗策略仍不确定的患者，建议进行多学科心脏团队合作。治疗决策应以患者为中心，充分考虑患者的偏好和目标，进行共同决策。

3. 对于有明显的左主干病变的患者，相对于药物治疗，外科血运重建可以提高生存率。对于中低解剖复杂性 CAD 和左主干病变、同样适于手术或经皮血运重建的患者，与药物治疗相比，经皮血运重建是提高生存率的合理选择。

4. 最新研究补充了关于血运重建对稳定型缺血性心脏病(SIHD)、左室射血分数正常和三支冠脉 CAD 患者死亡率获益的证据。外科血运重建可能是提高这部分患者生存率的合理方式，因为经皮血运重建的生存获益尚不确定。血运重建决策应考虑疾病复杂性、治疗技术可行性和多学科心脏团队讨论。

5. 相较于大隐静脉，首选使用桡动脉作为外科血运重建导管，以通过冠状动脉左前降支之后第二个具有明显狭窄的重要血管，优点在于出色的通畅性、减少不良心脏事件和提高生存率。

6. 对于急性冠脉综合征(ACS)或稳定型缺血性心脏病(SIHD)接受 PCI 的患者，桡动脉入路(Ⅰ类推荐，A 级证据)与股动脉入路相比可以减少出血和血管并发症，前者是首选；对于 ACS 患者，桡动脉入路的死亡率降低。

7. 稳定型缺血性心脏病(SIHD)患者经皮血运重建后，短期 DAPT 对于降低出血事件风险是可行的。在考虑复发性缺血和出血风险后，部分患者可以安全地过渡到 P2Y$_{12}$ 受体拮抗剂单药治疗，并在 DAPT 1~3 个月后停用阿司匹林。

8. 在特定的 ST 段抬高心肌梗死患者中，建议对显著狭窄的非罪犯冠脉进行分期介入治疗(在住院期间或出院后)，以改善预后。

9. 对于糖尿病合并多支冠脉 CAD 患者,建议心脏团队讨论优化血运重建策略。合并三支病变的糖尿病患者应选择外科血运重建,不适合的患者才考虑 PCI。

10. 使用胸外科医师协会(STS)风险评分计算患者的手术风险,可用于为接受 CAD 外科血运重建的患者做出治疗决策。SYNTAX 广泛用于指导多支血管病变患者的血运重建选择。指南建议使用 IVUS 来指导 PCI,特别是左主干病变或解剖结构复杂的患者。如果没有 IVUS,OCT 是一个合理的选择。

二、改善血运重建和共同决策中的治疗公平性

1. 提高冠脉血运重建公平性,医患共同决策　共同决策是一种协作的方法,为患者提供关于治疗选择的公正的、循证的信息,并鼓励患者和提供者之间的对话,目的是做出使用科学证据并与患者的价值观和偏好相一致的决策。临床医师必须使用患者所理解的术语,以便能够有效地处理健康信息,并促进患者参与治疗决策(图 1)。

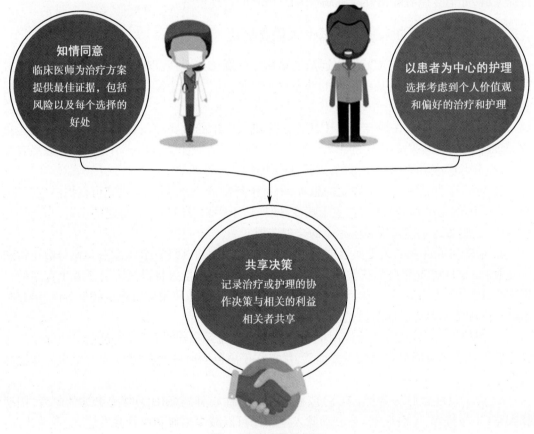

图 1　共同决策的制定

2. 术前评估及多学科心脏团队合作　多学科心脏团队,包括心脏病专家、心脏外科医师和其他专家,已成为血运重建决定的关键组成部分。心脏团队已成为临床实践中的一个重要范式,强调了团队就最佳的血运重建方法达成共识的重要性。核心团队的过程应该建立在共同合作、相互尊重和追求卓越的原则之上。对于紧急的临床情况,心脏团队应该被快速激活(图 2)。

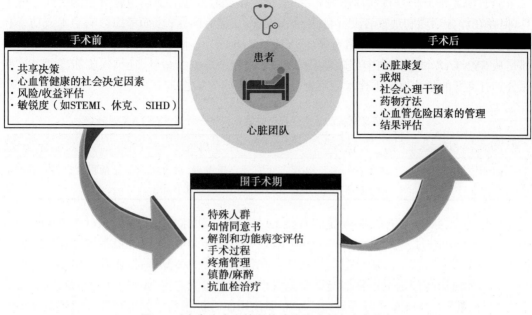

图 2　以患者为中心的冠状动脉疾病各个治疗阶段

三、冠状动脉病变严重程度的评估

1. 冠状动脉造影　冠状动脉造影仍是了解冠状动脉解剖结构和冠状动脉狭窄严重程度的默认方法。非左主干病变的直径狭窄严重程度≥70% 或左主干病变的直径狭窄严重程度≥50% 被定义明显的狭窄,指导血运重建策略。病变的长度也会影响缺血的严重程度,例如长的中度狭窄病变造成的心肌缺血可能比重度狭窄的点病变引起更为严重的心肌缺血事件,但目前没有明确的截断值来评价病变长度与缺血严重程度的关系。

2. 复杂冠状动脉病变的 SYNTAX 评分　病变的解剖复杂性、预期的血运重建的完整性、预测的死亡风险和其他不良结局是决定冠心病患者血运重建术类型的重要因素。许多因素有助于估计 CAD 的复杂性(表 1)。

表 1　造影评估冠脉病变的复杂性

多支血管病变
左主干病变或前降支近端病变
慢性完全闭塞病变
重度钙化
复杂的双分叉病变、三分叉病变
开口病变
严重的弯曲病变
血栓性病变
弥漫性病变
狭窄长度大于 20mm

SYNTAX 评分仍是目前使用最广泛的、指导多支病变患者血运重建方式的风险评分工具，但存在评分烦琐和观察者变异性大、缺乏临床变量等问题；全面考虑影响手术成功率和影响预后的解剖学复杂因素非常重要。SYNTAX Ⅱ 评分和修订后的 SYNTAX Ⅱ 评分 2020 都是从 SYNTAX 试验队列中回顾性开发出来的，除了解剖变量外，还纳入临床变量。这些评分具有良好的预测血运重建术后不良临床事件的能力（表 2）。

表 2 关于定义冠状动脉病变复杂性的建议——计算 SYNTAX 评分

推荐级别	证据水平	建议
Ⅱb	B-NR	对于合并多支血管病变的冠心病患者，对冠状动脉复杂程度进行评估，如 SYNTAX 评分，对指导再血管化治疗可能有用

3. 应用冠状动脉生理学指导血管重建术　冠状动脉血流储备分数（fractional flow reserve，FFR）和瞬时无波比（instantaneous wave-free ratio，iFR）是两种最常用的评估病变严重程度的生理学方法。FFR 是指冠状动脉存在狭窄病变的情况下，该血管所供心肌区域能获得的最大血流与理论上正常情况下所能获得的最大血流之比，是目前评价冠状动脉功能学的"金标准"。而 FFR 实际操作过程中需要使用血管扩张药物如腺苷等以达到最大充血状态，腺苷的反应个体差异较大，而且存在哮喘、严重慢性阻塞性肺疾病等多种禁忌证，从而导致操作风险增加、手术时间延长、整体费用增加。因此，尽管 FFR 对于冠状动脉血运重建具有重要指导意义，但其在临床普及度较差。iFR 定义为在舒张期无波形间期狭窄远端平均压力除以舒张期无波形间期平均动脉压，是一种不需要应用腺苷等药物即可检测血管内压力的新技术。对 FFR>0.80 或 iFR>0.89 的患者推迟 PCI，长期 MACE 风险较低。对 FFR 和 iFR 处于临界数值，需进一步评估缺血程度或进行其他检查（表 3）。

表 3 关于冠脉生理学指导 PCI 血运重建的建议

推荐级别	证据水平	建议
Ⅰ	A	对于有心绞痛，未见明确缺血或血管造影中度狭窄的患者，建议使用血流储备分数（FFR）或瞬时无波比（iFR）来指导决定是否进行 PCI
Ⅲ: 无获益	B-R	对于稳定患者，血管造影呈中度狭窄，FFR>0.80 或 iFR>0.89，不应行 PCI

4. 腔内影像学　IVUS 可以提供比冠状动脉造影更重要的解剖信息。IVUS 特别适用于累及左主干的病变，在这些病变中，由于血管重叠或缩短，冠状动脉造影的准确性受到限制。详细的横断面图像可以准确评估病变特征，包括管腔尺寸、病变长度、斑块形态和位置、血栓、夹层以及支架的贴壁和膨胀情况。IVUS 上的最小管腔面积已被证明与生理指标相关。对中度狭窄的左主干病变，研究表明 IVUS 测量的最小管腔面积超过 6~7.5mm^2 延迟干预是安全的，亚裔患者临界值（4.5~4.8mm^2）可能更适合。OCT 已被证明与 IVUS 测量值密切相关，但由于 OCT 需要血液清除，其对左主干开口病变成像的有效性有限（表 4）。

表 4 关于使用血管内超声来评估病变严重程度的建议

推荐级别	证据水平	建议
Ⅱa	B-NR	对于左主干中度狭窄的患者，使用血管内超声（IVUS）确定血管狭窄严重程度是合理的

四、ST 段抬高心肌梗死(STEMI)患者的血运重建

1. STEMI 患者梗死动脉的血运重建　多项随机对照试验和荟萃分析显示,与纤溶治疗相比,直接 PCI 可减少死亡、心肌梗死、脑卒中和大出血,特别是在治疗延迟最小化的情况下。即使在转诊时间合理的患者中,且就诊后总缺血时间为 120 分钟的情况下,依然获益。对于 STEMI 合并心源性休克的患者,早期血运重建策略与显著的生存获益相关。SHOCK研究显示,对于合并心源性休克的 STEMI 患者,与最初的药物治疗相比,虽然早期血管重建没有改善 30 天生存的主要终点,但无论采取 PCI 或 CABG 治疗,早期血管重建率的 6 个月死亡率较药物治疗组明显减低。与急诊 CABG 和 STEMI 机械性并发症的手术处理相关的死亡率仍然很高。然而,介入治疗方法很少能有效治疗心室破裂、乳头肌破裂导致严重的二尖瓣反流或缺血性室间隔缺损。对于合并机械并发症的患者,植入心室辅助装置对患者维持生命体征或维持循环稳定或有获益,但外科手术可能是必要的。尚无 RCT 研究证实,对于合并机械并发症的患者的外科手术时机及是否同期行 CABG。对溶栓失败的 STEMI 患者,行补救 PCI 是合理的,常规采取经桡动脉通路、避免血小板糖蛋白 Ⅱb/ Ⅲa 受体拮抗剂的常规使用,对于年龄>75 岁者采取半量溶栓等方法能减少出血并发症(表5,图3)。

表 5　STEMI 患者梗死动脉血运重建术的建议

推荐级别	证据水平	建议
I	A	对于缺血症状<12 小时的 STEMI 患者,建议进行 PCI 以提高生存率
I	B-R	对于有心源性休克或血流动力学不稳定的 STEMI 患者,无论心肌梗死发作的时间,建议进行 PCI 以提高生存率;当 PCI 不可行时,建议进行 CABG
I	B-NR	对于 STEMI 出现机械并发症(如室间隔穿孔、因乳头肌梗死或断裂导致二尖瓣关闭不全或游离壁破裂),建议在外科手术时行 CABG,以提高生存率
I	C-LD	对于溶栓治疗后再灌注治疗失败的 STEMI 患者,应进行梗死动脉补救性 PCI 以改善临床结局
Ⅱa	B-R	对于接受溶栓治疗的 STEMI 患者,在 3~24 小时内进行血管造影以指导 PCI,可以改善临床结局
Ⅱa	B-NR	对于病情稳定并且症状出现后 12~24 小时就诊的 STEMI 患者,PCI 可以改善临床结局
Ⅱa	B-NR	对 PCI 不可行或不成功的 STEMI 患者,并且大面积心肌处于危险中时,紧急 CABG 可作为一种有效的再灌注治疗手段,可改善临床结局
Ⅱa	C-EO	对于合并持续心肌缺血、严重急性心力衰竭或危及生命的心律失常的 STEMI 患者,无论心肌梗死发作的时间,PCI 可帮助改善临床结局
Ⅲ: 无获益	B-R	对于梗死相关动脉完全闭塞、无严重缺血证据、无症状的稳定性 STEMI 患者,症状出现>24 小时,不推荐进行 PCI
Ⅲ: 损害	C-EO	STEMI 患者直接 PCI 失败后,有以下情况不应进行紧急 CABG:没有缺血或大面积心肌处于危险中;或者由于无复流状态或远端靶病变不良而无法进行血运重建

2. STEMI 患者非梗死动脉的血运重建　多支血管病变的 STEMI 患者在行罪犯血管PCI 后,有多种策略处理非梗死相关血管,包括同期处理非罪犯血管、择期 PCI 处理非罪犯血管、择期 CABG 处理非罪犯血管。在决策血运重建的必要性和方式时,心脏团队应考虑

非罪犯动脉是否适合 PCI、病变复杂性和血运重建的风险、存在缺血心肌的风险程度以及患者合并症，包括预期寿命、慢性肾功能不全或急性肾损伤等重要合并症（表 6，图 4）。

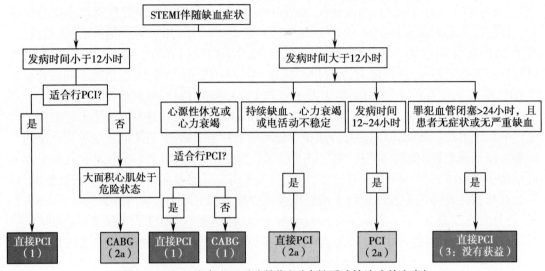

图 3　STEMI 患者血运重建的指征（未接受溶栓治疗的患者）

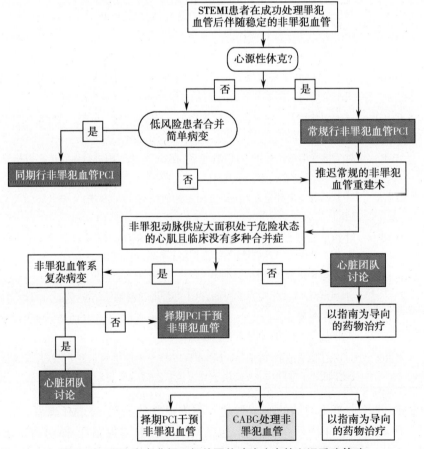

图 4　STEMI 患者非梗死相关冠状动脉病变的血运重建策略

表6 STEMI 患者非梗死动脉血运重建术的建议

推荐级别	证据水平	建议
I	A	对于某些血流动力学稳定的多支血管病变 STEMI 患者,直接 PCI 成功后,建议对明显的非梗死相关动脉狭窄进行分期 PCI,以降低死亡或心肌梗死的风险
IIa	C-EO	对于某些有复杂多支非梗死相关动脉病变的 STEMI 患者,直接 PCI 成功后,可以进行择期 CABG,以降低心脏事件风险
IIb	B-R	对于某些血流动力学稳定的低复杂性多支血管病变 STEMI 患者,直接 PCI 同时或可以考虑对非梗死动脉狭窄进行 PCI,以降低心脏事件发生率
III: 损害	B-R	对于并发心源性休克的 STEMI 患者,由于死亡或肾衰竭的风险较高,不应在直接 PCI 的同时对非梗死动脉常规进行 PCI

五、非 ST 段抬高急性冠脉综合征(NSTE-ACS)患者的血运重建

常规采用侵入性策略能够改善 NSTE-ACS 患者的预后,在 4~6 个月随访时,死亡、心肌梗死、难治性心绞痛复合终点较低,生物标志物升高和有高危因素的患者获益更大。建议使用评分对患者进行危险分层,并决定介入治疗时机。常用的评分有 GRACE 评分系统和 TIMI 评分系统,GRACE 评分>140 分表示临床事件风险较高的患者。其他高风险因素包括高龄(>75 周岁)、TIMI 评分升高和心脏标志物升高。需要急诊再血管化治疗(PCI 或 CABG)的情况包括高危解剖、持续缺血、血流动力学不稳定。针对上述复杂情况,治疗应该个体化并经过心脏团队的充分讨论(表 7,图 5)。

表7 NSTE-ACS 患者冠状动脉造影和血管重建的建议

推荐级别	证据水平	建议
I	A	对于复发性缺血事件风险较高且适合血运重建的 NSTE-ACS 患者,侵入性血运重建策略可减少心血管事件的发生
I	B-R	对于适合血运重建的 NSTE-ACS 和心源性休克患者,建议进行紧急血运重建以降低死亡风险
I	C-LD	对于有难治性心绞痛或血流动力学不稳定的某些 NSTE-ACS 患者,需要紧急侵入性血运重建以改善预后
IIa	B-R	对于最初病情稳定、临床事件风险高的 NSTE-ACS 患者,可以选择早期侵入性策略(24 小时内)而不是延迟侵入性策略,以帮助改善预后
IIa	B-R	对于最初病情稳定、临床事件风险处于中等或低风险的 NSTE-ACS 患者,可在出院前进行侵入性血运重建以改善预后
IIa	B-NR	对于 PCI 失败、持续性缺血、血流动力学受损或有动脉闭塞伴大面积心肌处于危险的 NSTE-ACS 患者,如果适合进行 CABG,则可以进行紧急 CABG
III: 损害	B-R	对于出现心源性休克的 NSTE-ACS 患者,不应对非罪犯病变常规进行多支血管的 PCI

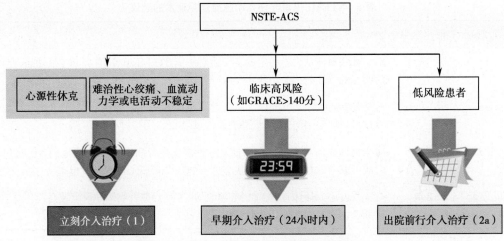

图 5   NSTE-ACS 患者侵入性策略时机的建议

六、稳定型缺血性心脏病(SIHD)患者的血运重建

1. 与药物治疗相比,再血管化能够提高 SIHD 患者的生存率(表 8,图 6)。

表 8   血运重建改善 SIHD 患者生存率的建议

推荐级别	证据水平	建议
左心室功能不全和多支血管病变		
I	B-R	对于有严重左心室收缩功能不全(LVEF<35%)的多支血管病变 SIHD 患者,如适合 CABG,推荐采用 CABG 以改善生存率
IIa	B-NR	对于有轻中度左心室收缩功能不全(LVEF 35%~50%)的多支血管病变 SIHD 患者,如适合 CABG,为改善生存率,行 CABG(包括将左内乳动脉移植到 LAD)是合理的
左主干病变		
I	B-R	对于存在左主干严重狭窄的 SIHD 患者,推荐 CABG 以改善生存率
IIa	B-NR	对于存在严重左主干狭窄的 SIHD 患者,如果 PCI 能提供 CABG 相似的血运重建效果,行 PCI 以改善生存率是合理的
多支血管病变		
IIb	B-R	对于正常 EF 值的三支主要血管(有或无前降支近端)病变的 SIHD 患者,如果解剖结构适合 CABG,行 CABG 以改善生存率是合理的
IIb	B-R	对于正常 EF 值的三支主要血管(有或无前降支近端)病变的 SIHD 患者,如果解剖结构适合 PCI,行 PCI 以改善生存率的有效性仍不确定
前降支近端狭窄		
IIb	B-R	对于正常 LVEF 值的前降支近端严重狭窄的 SIHD 患者,血运重建以改善生存率的获益仍不确定
不累及前降支近端的单支或两支血管病变		
III: 无获益	B-R	对于正常 LVEF 值的不累及前降支近端的单支或两支血管病变的 SIHD 患者,血运重建不能改善生存率
III: 损害	B-NR	对于单支或多支血管解剖学或功能学病变不严重的 SIHD 患者(非左主干病变狭窄<70%,FFR>0.80),血运重建不能改善生存率

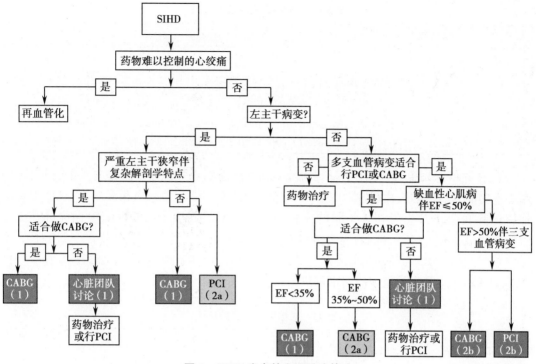

图 6　SIHD 患者的血运重建策略

2. 与药物治疗相比,血运重建能够降低 SIHD 患者心血管事件和改善临床症状(表 9)。

表 9　血运重建降低 SIHD 患者心血管事件和改善症状的建议

推荐级别	证据水平	建议
降低心血管事件		
Ⅱa	B-R	对于多支血管病变的 SIHD 患者,如适合 CABG 或 PCI,行血运重建以降低包括自发心肌梗死、计划外的紧急血运重建或心血管死亡在内的心血管事件风险是合理的
改善症状		
Ⅰ	A	对于药物治疗效果不佳的顽固性心绞痛患者,如存在严重冠脉狭窄且适合血运重建,推荐行血运重建以改善症状
Ⅲ: 损害	C-LD	对于存在心绞痛,但无解剖学或生理学标准适合行血运重建,CABG 或 PCI 均不应实施

七、首选 PCI 或 CABG 的情况

1. 复杂病变患者　CABG 或 PCI 血运重建术用于治疗特定患者的症状或改善预后。然而,CABG 和 PCI 在改善受损心肌血流的机制上有内在的不同。尽管大多数比较 CABG 和 PCI 的研究报道了相似的生存期,但某些亚组患者已被证明 CABG 与 PCI 相比获得生存获益。此外,与 PCI 相比,CABG 可能在降低晚期自发性心肌梗死的风险方面更有效(表 10)。

表 10 对复杂病变患者的建议

推荐级别	证据水平	建议
合并复杂病变		
I	B-R	对于因严重的左主干病变合并复杂冠脉病变而需要血运重建的患者,建议选择 CABG 而不是 PCI 以提高生存率
Ⅱa	B-R	对于多血管冠心病合并复杂或弥漫性冠心病的需要血管重建术的患者(如 SYNTAX 评分>33 分),选择 CABG 而不是 PCI 以获得生存优势是合理的

2. 合并糖尿病患者 糖尿病和多血管 CAD 患者的血管重建决策是复杂的,需要考虑左心室功能、患者偏好、症状、临床表现、共病和预期生存期。糖尿病和多血管 CAD 患者的临床试验表明,PCI 患者在 5 年时的死亡率高于 CABG 患者。CABG 的生存优势在 2 年后变得明显,并在 8 年后减弱,因为接受 CABG 治疗的患者经历了晚期死亡率的追赶。值得注意的是,CABG 与持续时间至 5 年的脑卒中风险增加相关。无论是否使用最新一代 DES,PCI 术后重复血运重建的需求都更高(表 11)。

表 11 对糖尿病患者的建议

推荐级别	证据水平	建议
合并糖尿病		
I	A	对于涉及 LAD 的糖尿病和多血管 CAD 患者,是 CABG 的合适候选人,建议 CABG(LAD 可行 LIMA 动脉旁路移植)优先于 PCI,以降低死亡率和重复血运重建
Ⅱa	B-NR	糖尿病合并多支血管 CAD 的患者,如果不适合手术,且可行 PCI,PCI 有助于减少长期缺血的预后
Ⅱb	B-R	对于不伴有其他血管复杂病变的左主干病变患者,PCI 被认为是 CABG 的替代方案,以减少主要的不良心血管结局

3. 既往行 CABG 的患者 与既往无 CABG 的患者相比,既往有 CABG 的患者的 PCI 和重复冠状动脉旁路移植术手术失败率更高,并发症发生率更高,预后更差。影响血管重建模式选择的因素包括乳内动脉可用性、前降支旁路移植模式、共患病、患者因素和偏好、目标血管的质量、原位和移植血管的解剖复杂性、血管重建方法的可行性和风险(表 12)。

表 12 对既往 CABG 患者的建议

推荐级别	证据水平	建议
既往行 CABG 术		
Ⅱa	B-NR	对于既往行 CABG 的患者,尤其是对 LAD 行 LIMA 旁路移植的患者需要再次行再血管化治疗,如果 PCI 可行,建议首选 PCI 优于 CABG
Ⅱa	C-LD	对于既往行 CABG 伴药物难以控制的心绞痛患者,如果 LAD 是罪犯血管,且乳内动脉可用,可以选择 CABG
Ⅱb	B-NR	对于既往行 CABG 伴有复杂冠脉病变,当可行乳内动脉到 LAD 的动脉桥时,可以选择 CABG

4. DAPT 依从性　　在接受冠状动脉重建术的患者中,应仔细考虑可能影响药物依从性的因素,包括患者偏好和共患病、社会经济地位和生活方式因素。PCI 术后过早停止双抗与支架内血栓形成和不良预后相关,包括死亡。因此,PCI 不适合作为存在依从性不良危险因素的患者的血运重建方式(表 13)。

表 13　DAPT 依从性建议

推荐级别	证据水平	建议
DAPT 依从性		
Ⅱa	B-NR	对于合并多支血管病变的 CAD 患者,当 CABG 和 PCI 均可行时,对于无法获取、耐受双抗治疗的患者,CABG 较 PCI 优选

八、特殊人群和特殊情况

绝大多数 PCI 包括支架植入。支架内血栓形成和支架内再狭窄是支架失败的关键机制,导致需要重复血运重建。

1. 妊娠患者的血运重建　　在妊娠患者中,考虑到患者的意愿、合并症和临床状态,通常使用扩大的、多学科的心脏团队方案,来确定适当的冠脉血运重建治疗(表 14)。

对妊娠患者的决策通常是困难的,必须考虑到对未出生胎儿的风险,以及对母亲的风险和益处。孕妇通常被排除在临床试验之外,因此关于妊娠期间抗血小板药物的安全性的证据有限,尤其是在妊娠晚期。一般认为小剂量阿司匹林在整个孕期是安全的。如果需要使用氯吡格雷,应尽可能缩短使用时间,同时密切监测。

表 14　妊娠患者血运重建的建议

推荐级别	证据水平	建议
Ⅱa	C-LD	对于非自发性冠状动脉夹层(SCAD)所致的妊娠期 STEMI 患者,可以将直接 PCI 作为首选的血运重建策略
Ⅱa	C-LD	对于妊娠期 NSTE-ACS 患者,如果药物治疗对危及生命的并发症无效,可以进行侵入性治疗

2. 老年患者的血运重建　　尽管文献中使用"老年人"或"老年"来描述不同的患者年龄亚组,但大多数临床试验都将老年患者定义为 75 岁及 75 岁以上的患者。老年患者是接受冠状动脉血运重建的患者中的一个脆弱群体,因为他们的临床表现更复杂,合并症的患病率更高。此外,他们在 PCI 术后出血并发症和脑卒中的风险增加。然而,对于有血运重建指征的老年患者,最佳治疗方法仍不明确,因为大多数研究排除了老年患者,只包括低风险人群(表 15)。

表 15　老年患者血运重建的建议

推荐级别	证据水平	建议
Ⅰ	B-NR	老年人和所有患者一样,冠心病的治疗策略应该基于患者个人的偏、认知功能和预期寿命

老年患者构成了一个日益增长的高危人群,不良事件发生率增加。由于多种药物带来的不良反应以及心血管功能、冠状动脉解剖结构的年龄相关变化,这些患者带来了额外的挑战。

3. 慢性肾脏病(CKD)患者的血运重建　CKD患者在人群中所占比例越来越大,并且已发现在AMI或PCI后预后更差。心血管死亡风险已被证明与估计的肾小球滤过率成反比,肾功能受损是心血管风险的独立预测因素。尽管所有接受PCI的患者中有30%~40%伴有CKD,但关于该人群最佳治疗策略的数据仍然很少,因为大多数RCT试验传统上排除了严重CKD的患者。与肾功能正常的患者相比,伴有ACS的CKD患者接受GDMT或有创血管造影的可能性较小,且随着CKD严重程度的增加,接受心血管干预的概率降低。在进行冠状动脉造影之前,应仔细考虑AKI的风险和获得诊断信息的益处。已经存在的CKD是AKI发展的最强的独立危险因素,CKD分期越高,风险越高(表16,表17)。

表16　NSTE-ACS患者冠状动脉造影和血管重建的建议

推荐级别	证据水平	建议
I	C-LD	CKD患者注射造影剂进行冠状动脉造影时,应采取措施将造影剂引起的急性肾损伤(AKI)风险降至最低
I	C-EO	对于有STEMI的CKD患者,建议进行冠状动脉造影和血运重建,并采取充分措施降低急性肾损伤风险
IIa	B-NR	对于NSTE-ACS伴CKD的高风险患者,可以进行冠状动脉造影和血运重建,并采取充分措施降低急性肾损伤风险
IIa	C-EO	对于NSTE-ACS伴CKD的低风险患者,应权衡冠状动脉造影和血运重建的风险与获益
III: 无获益	B-R	对于无症状的稳定性CAD伴CKD患者,如果没有明确的适应证,则不建议常规进行血管造影和血运重建

表17　CKD患者在导管室接受冠状动脉造影的推荐措施

术前评估造影剂致AKI的风险
给予充分的术前水化
记录造影剂的用量,尽量减少造影剂的使用
高强度他汀类药物预处理
如果可行,使用桡动脉入路
不要使用N-乙酰-L-半胱氨酸来预防造影剂诱导的AKI
不要进行预防性肾替代治疗
在临床可行的情况下,将血管造影后稳定的患者CABG延迟24小时以上

注:AKI,急性肾损伤;CABG,冠状动脉旁路移植术;CKD,慢性肾脏病。

4. 非心脏手术前患者的血运重建　患有严重CAD的患者如果正在接受高风险手术,如实体器官移植或血管手术,围手术期心血管事件的发生率会增加。常规预防性血运重建不能降低死亡或心血管事件的风险。对于有症状的患者或有其他血运重建临床指征的患者,应根据对此类情况另有规定的推荐考虑冠脉血运重建,但不应仅以减少围手术期并发症为目的进行血运重建(表 18)。

表 18　非心脏手术前患者血运重建的建议

推荐级别	证据水平	建议
Ⅲ: 无获益	B-R	对于拟行非心脏手术的非左主干或非复杂性 CAD 患者,不建议仅为了减少围手术期心血管事件而常规进行冠状动脉血运重建

5. 血运重建以减少室性心律失常　对于室性心律失常患者,潜在缺血性 CAD 的评估将指导适当的治疗,包括冠状动脉血运重建(表 19)。

表 19　血运重建以减少室性心律失常的建议

推荐级别	证据水平	建议
Ⅰ	B-NR	对于心室颤动、多形性室性心动过速(VT)或心搏骤停的患者,建议对显著的冠脉病变进行血运重建以提高生存率
Ⅲ: 无获益	C-LD	对于 CAD 和疑似瘢痕介导的持续性单形性 VT 患者,不推荐仅为了预防复发性 VT 而进行血运重建

6. SCAD 患者的血运重建　自发性冠状动脉夹层(SCAD)的特征是冠脉内膜中断和壁内血肿,导致血管受压,通常表现为 ACS。尽管大多数夹层会在没有干预的情况下愈合,但一个显著的事件与持续的症状性缺血有关,可进展为完全闭塞。

SCAD 患者的治疗是具有挑战性的,并且缺乏随机试验的指导。观察性研究表明,大多数保守治疗的患者无须进一步干预即可康复。对于持续缺血、血管闭塞或不稳定的患者,选择性血运重建术可能是必要的。然而,与其他形式的 ACS 不同,SCAD 患者的常规血运重建术可能不会带来同样的益处。PCI 导丝可能会导致夹层扩展,球囊和支架可扩大血肿并导致血管闭塞。对有夹层的血管或有夹层倾向的血管行 CABG 具有挑战性,多达 30% 的患者出现急性移植血管闭合。AHA 科学声明中描述了治疗 SCAD 的科学现状和最佳实践,该声明基于对回顾性研究和专家意见的评估(表 20)。

表 20　对 SCAD 患者血运重建的建议

推荐级别	证据水平	建议
Ⅱb	C-LD	对于保守治疗后仍有血流动力学不稳定或持续缺血的 SCAD 患者,如果可行,可以考虑血运重建
Ⅲ: 损害	C-LD	对于 SCAD 患者,不推荐进行常规的血运重建

7. 同种异体心脏移植患者血运重建　在原位心脏移植术后患者中,同种异体移植血管病变的发生是一个具有挑战性的治疗难题。同种异体心脏移植血管病变是原位心脏移植术后第一年死亡的主要原因。心脏移植血管病变通常是弥漫性的,其特征为向心性和快速进展的内膜增生。多种免疫和非免疫危险因素与疾病加速进展有关(表 21)。

8. 冠状动脉异常患者的血运重建　冠状动脉异常是最常见的先天性心血管异常之一,包括冠状动脉的主动脉起源异常、冠状动脉瘘和心肌桥。心源性猝死和心肌缺血仍然是临床关注的主要问题。《2018 年 AHA/ACC 成人先天性心脏病管理指南》对这些患者的介绍和最恰当的管理进行了广泛综述,该指南为当前不断发展的证据状态提供了指导。

表 21 同种异体心脏移植患者血运重建的建议

推荐级别	证据水平	建议
Ⅱa	C-LD	对于有移植血管病变和严重的近端、节段性的冠脉病变患者,经 PCI 进行血管重建术是合理的

九、PCI 一般手术问题

1. 经桡动脉和股动脉入路行 PCI 在过去 10 年中,接受桡动脉入路 PCI 的患者比例呈指数增长。患者更喜欢经桡动脉入路,这种入路的优势在于可以更早地下床活动,降低血管和出血并发症的发生率,并改善 ACS 患者的心血管结局。经桡动脉入路的一个关键是,要求手术医师具有桡动脉通路的经验。使用经桡动脉入路的决定,应考虑到将来可能需要桡动脉进行旁路移植术的可能性(表 22)。

表 22 关于经桡动脉和股动脉入路行 PCI 的建议

推荐级别	证据水平	建议
Ⅰ	A	对于接受 PCI 的 ACS 患者,为了减少死亡、血管并发症或出血的风险,建议采用经桡动脉入路而不是经股动脉入路
Ⅰ	A	对于接受 PCI 的 SIHD 患者,建议采用经桡动脉入路以减少入路部位出血和血管并发症

2. 支架类型的选择 早期研究比较了第一代 DES 和 BMS 的结果,使用 DES 的患者晚期支架内血栓形成增加,并增加了死亡率。在过去的 20 年中,DES 技术取得了重大进展,包括药物、聚合物和支架设计的优化,这些都支持了新型 DES 的安全性和有效性(表 23)。

表 23 关于支架类型选择的建议

推荐级别	证据水平	建议
Ⅰ	A	对于接受 PCI 的患者,为预防再狭窄、心肌梗死或支架内血栓形成,建议使用 DES 优于 BMS

3. 血管内成像的应用 由于血管造影术的局限性,冠脉内成像成为指导冠脉支架植入的有用工具,特别是在涉及左主干或复杂病变的情况下。IVUS 可实现血管壁的全层可见性,能够在 PCI 前评估斑块负荷、钙化程度、病变长度和外弹力层直径,用于确定支架尺寸和 PCI 后评估最小支架面积、贴壁不良、膨胀不足、组织突出、边缘病变和边缘剥离。OCT 使用红外光生成血管壁的高分辨率图像,在评估钙化厚度、脂质、血栓、纤维粥样硬化、斑块破裂、支架新内膜的厚度和位置,以及边缘解剖方面具有特别优势。然而,OCT 的成像深度有限,它还需要通过使用对比剂注射清除血液,这减少了它在左主干开口病变中的应用。IVUS 和 OCT 可以帮助评估病变准备的必要性、支架尺寸、最小化错位,验证支架膨胀,评估并发症和确定支架失败的原因(表 24)。

表 24　关于血管内成像（IVI）应用的建议

推荐级别	证据水平	建议
Ⅱa	B-R	对于接受冠脉支架植入术的患者，IVUS 有助于指导手术，特别是在左主干或复杂冠脉支架植入术的情况下，以减少缺血事件
Ⅱa	B-R	对于接受冠脉支架植入术的患者，除了左主干开口病变外，OCT 可作为 IVUS 的替代选择，指导手术操作
Ⅱa	C-LD	对于支架失败的患者，IVUS 或 OCT 是确定支架失败机制的合理方法

支架内血栓形成或再狭窄的病理生理学涉及支架、手术和患者相关因素的组合。先进的成像技术在检测导致支架内再狭窄（ISR）的潜在机械和病理生理因素方面具有重要作用，例如新生内膜增生、支架膨胀不全和折断。详细的支架内可视化为组织表征提供了新的可能性，并且可能有助于更好地识别有 ISR 风险的患者。OCT 更擅长区分支架相关机制，而 IVUS 更适合用于深入血管壁表征。

4. 血栓抽吸术　许多 STEMI 患者在初次血管造影时会出现梗塞动脉的血栓性闭塞。因此，很自然地考虑使用可减少血栓负荷的装置，以降低远端栓塞和无复流现象的风险。然而，研究中接受直接 PCI 的 STEMI 患者，并未从常规血栓抽吸术中获得任何临床益处。此外，虽然 STEMI 患者中血栓抽吸术的初步研究表明心肌灌注等级和 ST 段抬高消退率有所改善，但更大规模的研究未证明血栓抽吸可改善心血管结局（表 25）。

表 25　关于血栓抽吸术应用的建议

推荐级别	证据水平	建议
Ⅲ: 无获益	B-R	对于 STEMI 患者，在直接 PCI 前常规抽吸血栓是无效的

5. 钙化病变的治疗　纤维化或严重钙化的病变会阻碍支架膨胀。血管内成像中存在厚度超过 500μm 的钙沉积或涉及血管弧度 >270° 的钙化的存在，预示需要对病变进行处理以促进支架植入。可以通过使用旋磨术、轨道斑块旋切、切割球囊旋切术、冠脉内碎石术或准分子激光血管成形术来处理病变。尽管数百项小型机制研究取得了有希望的结果，但数十项大型 RCT 研究表明，常规使用动脉粥样硬化消融装置并不能改善临床或血管造影结果。然而，在特定情况下，使用动脉粥样硬化消融装置可能会提高手术成功率（表 26）。

表 26　关于钙化病变治疗的建议

推荐级别	证据水平	建议
Ⅱa	B-R	在有纤维化或严重钙化病变的患者中，使用旋磨术进行斑块处理，有助于提高手术成功率
Ⅱb	B-NR	对于纤维化或严重钙化病变的患者，为提高手术成功率，可考虑通过动脉斑块切除术、特殊球囊扩张、激光血管成形术或冠脉内碎石术对斑块进行修饰，是有用的

6. 大隐静脉移血管（SVG）病变（既往 CABG）的治疗　对于既往 CABG 的患者，对大隐静脉移血管（SVG）拟行 PCI，MACE 发生率显著高于自体冠脉 PCI 的患者，因为手术并发症的发生风险更高，包括无复流现象和围手术期心肌梗死（表 27）。

表 27　关于大隐静脉移血管（SVG）病变治疗的建议

推荐级别	证据水平	建议
Ⅱa	B-R	对于有 CABG 病史的患者,对大隐静脉移血管（SVG）拟行 PCI,为降低远端栓塞的风险,在技术上可行的情况下,使用栓子保护装置是合理的
Ⅱa	B-NR	对于有 CABG 病史的患者,如果对自体冠脉病变行 PCI 是可行的,选择对自体冠状动脉行 PCI 优于对严重病变的 SVG 行 PCI
Ⅲ: 无获益	C-LD	对于 SVG 慢性闭塞的患者,不应对 SVG 进行经皮血运重建术

7. 慢性完全闭塞（CTO）病变的治疗　大约 1/4 接受冠状动脉造影的患者会发现有 CTO 病变。介入血运重建技术方面的长足进步,使熟练操作者的成功率超过 80%。然而,CTO 病变 PCI 后 30 天死亡率为 1.3%,穿孔发生率为 4.8%。对顽固性心绞痛患者应采用共同决策治疗,尽管 GDMT 仍有 CTO 冠脉病变,并应该仔细讨论治疗这些病变的局限性以及潜在的获益。

EXPLORE 研究和 REVASC 研究显示,与优化药物治疗相比,CTO 病变的 PCI 未显示心室功能有任何改善。但是 EURO CTO 研究表明,与较佳药物治疗相比,对 CTO 病变的 PCI 可显著降低心绞痛频率,并改善生活质量。一项规模更大的试验即 DECISION-CTO 研究表明,CTO 病变的 PCI 在症状或临床结局方面没有任何差异。未来具有更明确终点的试验可能会改变当前的格局（表 28）。

表 28　关于 CTO 病变治疗的建议

推荐级别	证据水平	建议
Ⅱb	B-R	对于药物治疗无效的顽固性心绞痛患者,在处理完非 CTO 病变后,如果解剖结构合适,对 CTO 病变行 PCI 对改善症状的获益尚不确定

8. 支架再狭窄（ISR）的治疗　与 BMS 和第一代 DES 相比,越来越多地使用新一代 DES,显著降低了支架内再狭窄（ISR）和后续靶病变血运重建的风险。尽管如此,仍有 5%~10% 接受 PCI 的患者出现了 ISR。支架植入后 ISR 的主要机制是新生内膜增生,血管造影和组织病理学研究表明,基于支架类型的组织特征存在相当大的差异。再狭窄的风险还与临床表现、患者特征、病变位置和手术特征有关。已经有多种治疗再狭窄的方法,包括球囊血管成形术、DES、药物涂层球囊、刻痕和切割球囊、血管放射治疗、动脉粥样硬化治疗和 CABG。ISR 的治疗应该个体化。重要的是,强化药物治疗对这些患者也至关重要（表 29）。

表 29　关于支架内再狭窄（ISR）患者治疗的建议

推荐级别	证据水平	建议
Ⅰ	A	对于发生临床支架内再狭窄（ISR）拟再次行 PCI 的患者,如果解剖因素合适,且患者能够遵守 DAPT,则应使用 DES 来改善预后
Ⅱa	C-ED	对于有症状复发的弥漫性 ISR 并有血管重建指征的患者中,CABG 在减少复发事件方面,优于再次 PCI
Ⅱb	B-NR	对于复发的 ISR 患者,可考虑进行血管内放射治疗以改善症状

9. 复杂 PCI 的血流动力学支持　接受复杂 PCI 的患者存在发生低血压、失代偿性心力衰竭、休克或心律失常的风险,这些风险可能导致血流动力学迅速恶化或死亡。主动脉球囊反搏为 PCI 提供最小的血流动力学支持,但可改善冠脉和脑灌注。它在有严重外周动脉或主动脉疾病患者中的使用受到限制。它的优点是易于使用和较小的导管直径,从而降低了血管入路部位并发症的发生率。Impella 经皮左心室辅助装置可提供更大的左心室支持。Impella 支撑装置的使用在有左心室血栓、主动脉狭窄、外周动脉病变或主动脉病变患者中的使用受到限制。体外膜肺氧合和 TandemHeart 设备用于支持复杂 PCI 的研究还在实践中。新的血流动力学支持设备正在临床试验中进行评估。

复杂 PCI 中常规使用血流动力学支持装置尚未显示可减少心血管事件,但这些设备可以为有多支血管疾病的复杂 PCI、左主干疾病,或最后通畅导管疾病和严重的左心室功能障碍或心源性休克等特定患者提供血流动力学支持(表 30)。

表 30　关于复杂 PCI 血流动力学支持的建议

推荐级别	证据水平	建议
Ⅱb	B-R	在选定的高危患者中,为防止在 PCI 期间发生血流动力学受损,作为 PCI 的辅助手段,选择性植入适当的血流动力学支持装置可能是合理的

十、接受 PCI 患者的药物治疗

1. 阿司匹林和口服 P2Y$_{12}$ 受体拮抗剂在 PCI 患者中的应用　DAPT(阿司匹林联合口服 P2Y$_{12}$ 受体拮抗剂)仍然是预防 PCI 血栓并发症的治疗基石。在 PCI 早期,发现阿司匹林可有效减少球囊血管成形术中的冠脉血栓形成,从那时起,阿司匹林一直是慢性血管疾病患者的关键药物。目前用于 PCI 的口服 P2Y$_{12}$ 受体拮抗剂包括氯吡格雷、替格瑞洛和普拉格雷。患者应在 PCI 术前或 PCI 时使用这些药物的负荷剂量(表 31)。氯吡格雷是效力最低的药物,在负荷剂量后抑制血小板需要更长时间。对于稳定型心绞痛患者,在冠状动脉解剖结构未知的情况下,没有令人信服的证据支持在冠状动脉造影前使用 P2Y$_{12}$ 受体拮抗剂进行常规预处理。这一点尤其重要,因为在转诊进行血管造影的患者中仍有不可忽视的比例需要 CABG,预处理可能导致手术延期(表 32)。

表 31　PCI 患者口服和胃肠外用抗血小板药物

药物	负荷剂量	维持剂量
口服抗血小板药物		
阿司匹林	负荷剂量为 162~325mg 阿司匹林可以咀嚼以更快起效	维持剂量 75~100mg/d
氯吡格雷	负荷剂量为 600mg 溶栓治疗后患者应考虑降低负荷剂量至 300mg	维持剂量 75mg/d
普拉格雷	负荷剂量为 60mg	维持剂量 10mg/d 对于体重<60kg 的患者,建议维持剂量 5mg/d 对于年龄 ≥75 岁的患者,如有必要,建议维持剂量 5mg/d

续表

药物	负荷剂量	维持剂量
替格瑞洛	负荷剂量为 180mg 替格瑞洛可咀嚼以更快起效	维持剂量 90mg/ 次、2 次 /d
静脉用抗血小板药物		
阿昔单抗（GPI）*	0.25mg/kg 推注	维持输注 0.125µg/（kg·min）（最大 10g/min），至 12 小时
依替巴肽（GPI）	180µg/kg，两次推注（间隔 10 分钟一次）	维持输注 2.0µg/（kg·min），至 18 小时
替罗非班（GPI）	25µg/kg 推注，持续 3 分钟	维持输注 0.15µg/（kg·min），至 18 小时
坎格雷洛	30µg/kg 推注	维持输注 4µg/（kg·min），持续至少 2 小时或手术全程，以较长的时间为准

注：GPI，血小板糖蛋白 Ⅱb/ Ⅲa 受体拮抗剂；PCI，经皮冠状动脉介入治疗。

* 在美国，临床医师可能无法轻易获得阿昔单抗。

表 32 关于对接受 PCI 的患者服用阿司匹林和口服 P2Y$_{12}$ 受体拮抗剂的建议

推荐级别	证据水平	建议
I	B-R	对于接受 PCI 的患者，建议应用负荷剂量的阿司匹林和每日维持剂量，以减少缺血性事件
I	B-R	对于接受 PCI 的 ACS 患者，建议应用负荷剂量的 P2Y$_{12}$ 受体拮抗剂和每日维持剂量，以减少缺血性事件
I	C-LD	对于接受 PCI 的 SIHD 患者，建议应用负荷剂量的氯吡格雷和每日维持剂量，以减少缺血性事件
I	C-LD	对于溶栓治疗后 24 小时内接受 PCI 的患者，建议氯吡格雷 300mg 的负荷剂量，随后每日维持剂量，以减少缺血性事件
Ⅱa	B-R	对于接受 PCI 的 ACS 患者中，使用替格瑞洛 * 或普拉格雷 # 优于氯吡格雷，可以减少包括支架血栓形成在内的缺血性事件
Ⅱb	B-R	对于溶栓治疗后 24 小时内接受 PCI 的年龄 <75 岁的患者中，替格瑞洛 * 可能是氯吡格雷的合理替代品，以减少缺血性事件
Ⅲ: 损害	B-R	对于有脑卒中或短暂性脑缺血发作史的 PCI 患者，不应使用普拉格雷 #

注：* 替格瑞洛禁忌证包括既往颅内出血或持续出血。# 普拉格雷禁忌证包括既往颅内出血，既往缺血性脑卒中或短暂性脑缺血发作，或持续性出血。年龄 ≥75 岁或体重 <60kg 的患者应谨慎使用低剂量普拉格雷。

2. PCI 患者静脉注射 P2Y$_{12}$ 受体拮抗剂　坎格雷洛是一种有效、直接、可逆、短效的静脉注射 P2Y$_{12}$ 受体拮抗剂，可快速抑制血小板，并在停药后 1 小时内恢复血小板功能。它可有效预防支架血栓形成，并可用于未经 P2Y$_{12}$ 受体拮抗剂预处理的患者、口服药物吸收可能受到抑制的患者或无法口服药物的患者。坎格雷洛已在 CHAMPION 计划中进行了研究，并在 3 项大型临床试验中与 PCI 时给予负荷剂量氯吡格雷进行比较。目前还没有研究将坎格雷洛与 PCI 时予以替格瑞洛或普拉格雷的负荷剂量进行比较(表 33)。

表 33　对接受 PCI 的患者静脉注射 P2Y$_{12}$ 受体拮抗剂的建议

推荐级别	证据水平	建议
Ⅱb	B-R	对于使用 P2Y$_{12}$ 受体拮抗剂缺乏的 PCI 患者,静脉注射坎格雷洛可能是合理的,可以减少围手术期的缺血性事件

3. PCI 患者静脉注射血小板糖蛋白Ⅱb/Ⅲa 受体拮抗剂　血小板糖蛋白Ⅱb/Ⅲa 受体拮抗剂是以糖蛋白Ⅱb/Ⅲa 血小板受体为靶点的直接抗血小板药物。许多血小板糖蛋白Ⅱb/Ⅲa 受体拮抗剂用于 ACS 的试验都是在使用强效 P2Y$_{12}$ 受体拮抗剂或常规支架植入术之前进行的。此外,在早期试验中,从就诊到冠状动脉造影的时间往往延长。在当今时代,血运重建时间缩短,使用强效 DAPT,血小板糖蛋白Ⅱb/Ⅲa 受体拮抗剂的获益减少了(表 34)。

表 34　对接受 PCI 的患者静脉注射血小板糖蛋白Ⅱb/Ⅲa 受体拮抗剂的建议

推荐级别	证据水平	建议
Ⅱa	C-LD	对于接受 PCI 且血栓负荷大、无复流或慢血流的 ACS 患者,静脉注射血小板糖蛋白Ⅱb/Ⅲa 受体拮抗剂是提高手术成功率的合理选择
Ⅲ: 无获益	B-R	对于接受 PCI 的 SIHD 患者,不建议常规静脉使用血小板糖蛋白Ⅱb/Ⅲa 受体拮抗剂

4. 肝素、低分子量肝素和比伐芦定在 PCI 患者中的应用　抗栓治疗是 PCI 患者的主要治疗方法。目前,有 3 种抗血栓药物已经在 PCI 中进行了研究,分别是普通肝素(UFH)、比伐芦定和依诺肝素。考虑患者的临床表现(例如病情稳定、NSTE-ACS 或 STEMI)和出血风险特征,可能会影响最佳抗凝类型药物的选择(表 35)。

表 35　对接受 PCI 的患者使用肝素、低分子量肝素和比伐芦定的建议

推荐级别	证据水平	建议
Ⅰ	C-EO	对于接受 PCI 的患者,静脉注射 UFH 有助于减少缺血性事件
Ⅰ	C-LD	对于接受 PCI 的肝素诱导的血小板减少患者,推荐使用比伐芦定或阿加曲班替代 UFH,以避免血栓性并发症
Ⅱb	A	对于接受 PCI 的患者,为减少出血,比伐芦定可能是 UFH 的合理替代品
Ⅱb	B-R	对于使用皮下依诺肝素治疗的不稳定型心绞痛或 NSTE-ACS 患者,可以考虑在 PCI 时静脉使用依诺肝素以减少缺血事件
Ⅲ: 损害	B-R	在接受皮下依诺肝素治疗的患者中,若最后一次剂量是在 PCI 前 12 小时内给予的,对于 PCI 则不应使用 UFH,可能会增加出血风险

非肠道药物给药方案建议见表 36。

表 36　PCI 期间抗凝剂剂量

药物	患者既往接受过抗凝治疗	患者既往未接受过抗凝治疗
UFH	根据需要增加 UFH（例如 2 000~5 000U），以达到 ACT 250~300 秒	初始剂量 70~100U/kg，达到目标 ACT 250~300 秒
依诺肝素	对于既往的依诺肝素治疗，如果最后一次皮下注射剂量是在 8~12 小时之前给予的，或者仅静脉注射了 1 次依诺肝素，应给予 0.3mg/kg 依诺肝素静脉注射剂量；如果最后一次皮下注射剂量是在 8 小时内给予的，则不应再给予依诺肝素	0.5~0.75mg/kg 静脉滴注
比伐芦定	对于接受过 UFH 的患者，重复 ACT 如果 ACT 不在治疗范围内，则给予 0.75mg/kg 静脉推注，然后 1.75mg/（kg·h）静脉滴注	0.75mg/kg 静脉推注，1.75mg/（kg·h）静脉滴注
阿加曲班	200μg/kg 静脉推注，15μg/（kg·min）静脉滴注	350μg/kg，再 15μg/（kg·min）静脉滴注

注：ACT，激活凝血时间；UFH，普通肝素。

十一、血运重建后患者的药物治疗

1. 血运重建后患者危险因素控制的药物治疗　接受冠状动脉重建术的患者需要采取积极的二级预防措施，包括改变生活方式，控制胆固醇、血糖和血压的药物治疗，以及抗血小板治疗。

2. PCI 术后患者的双联抗血小板治疗　PCI 术后，使用 DAPT 可防止支架内血栓形成并减少缺血风险，但会增加出血风险。汇总数据显示，短期 DAPT（3~6 个月）出血事件减少，长期 DAPT（>12 个月）缺血事件（包括支架内血栓形成）减少。2016 年指南对 DAPT 持续时间的更新强调了在考虑 DAPT 时平衡缺血和出血风险的重要性，并提供了血运重建后短期和延长 DAPT 后阿司匹林单药治疗的建议。

考虑到血运重建术后可用的抗血小板方案的多样性，临床医师在决定选择 DAPT 时应权衡出血和复发性缺血的风险（表 37，图 7）。

表 37　对 PCI 术后患者进行双重抗血小板治疗的建议

推荐级别	证据水平	建议
Ⅱa	A	在接受 PCI 的患者中，缩短 DAPT 时间（1~3 个月），随后过渡到 $P2Y_{12}$ 受体拮抗剂单药治疗是合理的，以减少出血事件的风险

3. CABG 术后患者的抗血小板治疗　接受 CABG 治疗的患者需要 DAPT 的机制，与有 ACS 和接受 PCI 的患者不同。静脉移植血管闭塞的病理生理学与具有动脉粥样硬化、斑块破裂或支架内血栓形成的自体血管病变的病理生理学机制不同（表 38）。

手术出血在围手术期和术后即刻仍然是一个关注问题，因此出血风险是使用抗血小板治疗时的一个重要考虑因素。

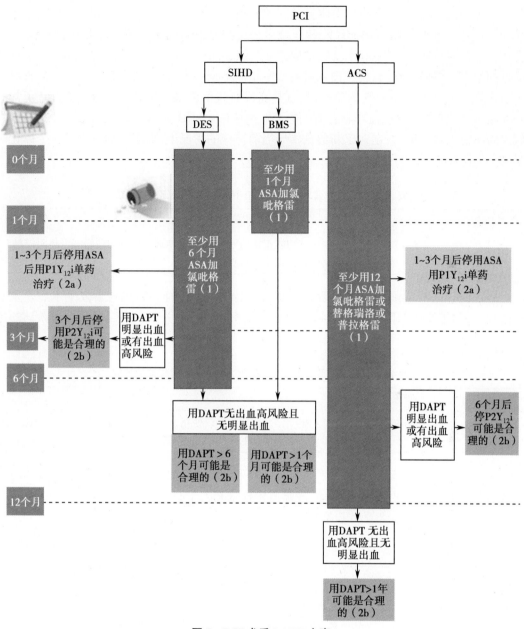

图 7 PCI 术后 DAPT 方案

表 38 对 CABG 术后患者进行抗血小板治疗的建议

推荐级别	证据水平	建议
I	A	对于接受 CABG 治疗的患者,应在术后 6 小时内开始服用阿司匹林(100~325mg/d),然后无限期地持续服用,以减少 SVG 闭塞和不良心血管事件的发生
Ⅱb	B-R	对于选定接受 CABG 治疗的患者,与单独使用阿司匹林相比,阿司匹林联合替格瑞洛或氯吡格雷 1 年的 DAPT 方案可能是改善移植静脉通畅性的合理方法

4. 血运重建术后患者的 β 受体阻滞剂的应用　对于接受过血运重建术的患者,在开始治疗前应考虑 β 受体阻滞剂的风险和获益。在这些亚组的临床试验中,已经明确报道了 β 受体阻滞剂对 AMI 后或左心室功能障碍患者二级预防的获益,既往的指南概述了基于这一证据的推荐。然而,在没有急性梗死或左心室功能不全的患者中,缺乏数据支持在血管重建术后常规使用 β 受体阻滞剂的获益,特别是在没有残留疾病的患者中。对于 LVEF 正常的心肌梗死患者,在使用抗血小板治疗、他汀和 ACEI 或 ARB 的 GDMT 的情况下,进一步降低风险可能无效。因此,在缺乏新数据指导当前治疗的情况下,临床医师将需要在个体化的基础上做出决定(表 39)。

表 39　对血运重建术后患者的 β 受体阻滞剂的应用的建议

推荐级别	证据水平	建议
Ⅲ: 无获益	C-LD	对于左心室功能正常的 SIHD 患者,常规长期使用口服 β 受体阻滞剂对减少完全血运重建后的心血管事件是无益的

5. β 受体阻滞剂预防 CABG 后心房颤动　CABG 术后约 18% 的患者发生术后新发心房颤动,并与脑卒中风险增加 4 倍和全因死亡率增加 3 倍相关。CABG 术后心房颤动的预防和治疗具有挑战性(表 40)。

表 40　对使用 β 受体阻滞剂预防 CABG 后心房颤动的建议

推荐级别	证据水平	建议
Ⅰ	B-R	对于 CABG 术后的患者,建议使用 β 受体阻滞剂,并应尽快开始使用,以减少术后心房颤动的发生率或临床后遗症

6. 抗凝的心房颤动患者 PCI 术后的抗血小板治疗　接受 PCI 的患者经常有或同时出现抗凝治疗的适应证,包括心房颤动、静脉血栓栓塞和人工心脏瓣膜。对这类患者抗凝治疗最有力的证据来自对心房颤动患者的研究(表 41)。

表 41　对 CABG 术后患者进行抗血小板治疗的建议

推荐级别	证据水平	建议
Ⅰ	B-R	对于接受 PCI 且口服抗凝治疗的心房颤动患者,建议术后 1~4 周停用阿司匹林,同时除了 NOAC(利伐沙班、达比加群、阿哌沙班或依度沙班)或华法林外,还应继续使用 P2Y$_{12}$ 受体拮抗剂,以降低出血的风险
Ⅱa	B-R	对于接受 PCI、正在口服抗凝治疗的心房颤动患者,若同时使用 DAPT 或 P2Y$_{12}$ 受体拮抗剂,选择 NOAC 优于华法林,以减少出血风险

十二、解决血管重建术后社会心理因素和生活方式改变的推荐

1. 心脏康复与教育　心脏康复是一种基于循证的干预措施,包括患者教育、行为矫正和运动训练,以改善 CVD 患者的二级预防。心脏康复帮助患者坚持健康的生活方式习惯;解决合并症(如糖尿病);监测安全问题,包括新发或复发的症状;并促进坚持循证医学治疗(表 42)。

表 42　心脏康复和教育的建议

推荐级别	证据水平	建议
I	A	对于接受血运重建术的患者,应在出院前或第一次门诊期间制定全面的心脏康复计划(以家庭或中心为基础),以减少死亡和再入院,提高生活质量
I	C-LD	接受血运重建术的患者应了解 CVD 的危险因素及其改变,以减少心血管事件

《2019 年 ACC/AHA 心血管疾病一级预防指南》提供了改善 CVD 危险因素(不健康的饮食模式、缺乏运动和体育活动、肥胖、糖尿病、高胆固醇、高血压和吸烟)的全面建议。这些信息和管理可在以中心或以家庭为基础的心脏康复方案中完成,并应根据年龄、健康素养、文化习俗和社会经济状况进行调整。AHA 的简单生活 7 项计划涵盖了对 CVD 管理很重要的基本自我保健的活动(例如戒烟、维持体重指数、体力活动、健康饮食、维持低胆固醇、维持正常血压和维持正常空腹血糖)。

2. 血运重建术后患者的戒烟情况　烟草使用,特别是吸烟,是心血管疾病发病率和死亡率的一个主要风险因素,也是世界范围内可预防的主要死亡原因。在冠心病患者中,血运重建术后继续吸烟与不良的临床结果相关,特别是支架内血栓形成(表 43)。

表 43　关于血运重建术后患者戒烟的建议

推荐级别	证据水平	建议
I	A	对于吸烟并接受冠状动脉重建术的患者,建议结合行为干预加药物治疗,以最大限度地戒烟和减少不良心脏事件
I	A	对于吸烟并接受冠状动脉重建术的患者,建议在住院期间采取戒烟干预措施,并应包括出院后至少 1 个月的支持性随访,以促进戒烟,降低发病率和死亡率

3. 血运重建术后患者的心理干预　心脏事件和冠状动脉重建可能是令人痛苦的生活事件,导致心理社会疾病的发生。焦虑、抑郁和压力,与对健康行为和处方药物依从性差、生活质量下降、医疗费用增加和心脏事件复发增加相关,并且是 CVD 发病率和死亡率的独立危险因素(表 44,图 8)。

表 44　对血运重建术后患者进行心理干预的建议

推荐级别	证据水平	建议
I	B-R	对于已接受冠状动脉重建术且有抑郁、焦虑或压力症状的患者,采用认知行为疗法、心理咨询和 / 或药物干预进行治疗有助于改善生活质量和心脏预后
IIb	C-LD	对于接受冠状动脉重建术的患者,筛查抑郁症并在有指征时转诊或治疗,以改善生活质量和康复,可能是合理的

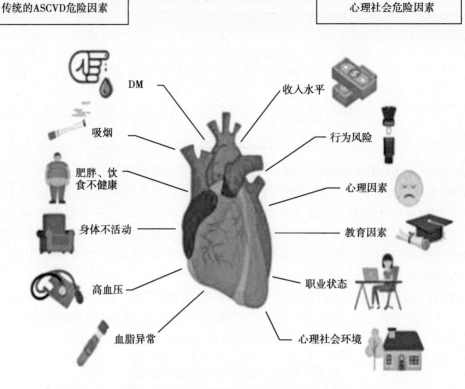

传统的ASCVD危险因素

心理社会危险因素

DM

吸烟

肥胖、饮食不健康

身体不活动

高血压

血脂异常

收入水平

行为风险

心理因素

教育因素

职业状态

心理社会环境

图 8　ASCVD 的传统和心理社会危险因素

（何明俊　余　航　郭　宁）

参考文献

［1］ LAWTON J S, TAMIS-HOLLAND J E, BANGALORE S, et al. 2021 ACC/AHA/SCAI Guideline for Coronary Artery Revascularization: Executive Summary: A Report of the American College of Cardiology/American Heart Association Joint Committee on Clinical Practice Guidelines [J]. Circulation, 2022, 145 (3): e4-e17.

［2］ SIANOS G, MOREL M A, KAPPETEIN A P, et al. The SYNTAX Score: an angiographic tool grading the complexity of coronary artery disease [J]. EuroIntervention, 2005, 1 (2): 219-227.

［3］ DE BRUYNE B, PIJLS N H, KALESAN B, et al. Fractional flow reserve-guided PCI versus medical therapy in stable coronary disease [J]. N Engl J Med, 2012, 367 (11): 991-1001.

［4］ PARK S J, AHN J M, KANG S J, et al. Intravascular ultrasound-derived minimal lumen area criteria for functionally significant left main coronary artery stenosis [J]. JACC Cardiovasc Interv, 2014, 7 (8): 868-874.

［5］ KEELEY E C, BOURA J A, GRINES C L. Primary angioplasty versus intravenous thrombolytic therapy for acute myocardial infarction: a quantitative review of 23 randomised trials [J]. Lancet, 2003, 361 (9351): 13-20.

［6］ HOCHMAN J S, SLEEPER L A, WEBB J G, et al. Early revascularization in acute myocardial infarction complicated by cardiogenic shock. SHOCK Investigators. Should We Emergently Revascularize Occluded Coronaries for Cardiogenic Shock [J]. N Engl J Med, 1999, 341 (9): 625-634.

［7］ CANNON C P, WEINTRAUB W S, DEMOPOULOS L A, et al. Comparison of early invasive and conservative strategies in patients with unstable coronary syndromes treated with the glycoprotein Ⅱb/Ⅲa inhibitor tirofiban [J]. N Engl J Med, 2001, 344 (25): 1879-1887.

[8] FARKOUH M E, DOMANSKI M, DANGAS G D, et al. Long-Term Survival Following Multivessel Revascularization in Patients With Diabetes: The FREEDOM Follow-On Study [J]. J Am Coll Cardiol, 2019, 73 (6): 629-638.

[9] MOSCUCCI M, ROGERS E K, MONTOYE C, et al. Association of a continuous quality improvement initiative with practice and outcome variations of contemporary percutaneous coronary interventions [J]. Circulation, 2006, 113 (6): 814-822.

[10] MEHRAN R, DANGAS G D, WEISBORD S D. Contrast-Associated Acute Kidney Injury [J]. N Engl J Med, 2019, 380 (22): 2146-2155.

[11] HAYES S N, KIM E, SAW J, et al. Spontaneous Coronary Artery Dissection: Current State of the Science: A Scientific Statement From the American Heart Association [J]. Circulation, 2018, 137 (19): e523-e557.

[12] STOUT K K, DANIELS C J, ABOULHOSN J A, et al. 2018 AHA/ACC Guideline for the Management of Adults With Congenital Heart Disease: A Report of the American College of Cardiology/American Heart Association Task Force on Clinical Practice Guidelines [J]. J Am Coll Cardiol, 2019, 73 (12): e81-e192.

[13] ABDEL-WAHAB M, TOELG R, BYRNE R A, et al. High-Speed Rotational Atherectomy Versus Modified Balloons Prior to Drug-Eluting Stent Implantation in Severely Calcified Coronary Lesions [J]. Circ Cardiovasc Interv, 2018, 11 (10): e7415.

[14] BITTL J A, CHEW D P, TOPOL E J, et al. Meta-analysis of randomized trials of percutaneous transluminal coronary angioplasty versus atherectomy, cutting balloon atherotomy, or laser angioplasty [J]. J Am Coll Cardiol, 2004, 43 (6): 936-942.

[15] LEE S W, LEE P H, AHN J M, et al. Randomized Trial Evaluating Percutaneous Coronary Intervention for the Treatment of Chronic Total Occlusion [J]. Circulation, 2019, 139 (14): 1674-1683.

[16] ALFONSO F, BYRNE R A, RIVERO F, et al. Current treatment of in-stent restenosis [J]. J Am Coll Cardiol, 2014, 63 (24): 2659-2673.

[17] AMIN A P, SPERTUS J A, CURTIS J P, et al. The Evolving Landscape of Impella Use in the United States Among Patients Undergoing Percutaneous Coronary Intervention With Mechanical Circulatory Support [J]. Circulation, 2020, 141 (4): 273-284.

[18] BHATT D L, STONE G W, MAHAFFEY K W, et al. Effect of platelet inhibition with cangrelor during PCI on ischemic events [J]. N Engl J Med, 2013, 368 (14): 1303-1313.

[19] MONTALESCOT G, BARRAGAN P, WITTENBERG O, et al. Platelet glycoprotein Ⅱb/Ⅲa inhibition with coronary stenting for acute myocardial infarction [J]. N Engl J Med, 2001, 344 (25): 1895-1903.

[20] HAN Y, GUO J, ZHENG Y, et al. Bivalirudin vs heparin with or without tirofiban during primary percutaneous coronary intervention in acute myocardial infarction: the BRIGHT randomized clinical trial [J]. JAMA, 2015, 313 (13): 1336-1346.

[21] LEVINE G N, BATES E R, BITTL J A, et al. 2016 ACC/AHA Guideline Focused Update on Duration of Dual Antiplatelet Therapy in Patients With Coronary Artery Disease: A Report of the American College of Cardiology/American Heart Association Task Force on Clinical Practice Guidelines: An Update of the 2011 ACCF/AHA/SCAI Guideline for Percutaneous Coronary Intervention, 2011 ACCF/AHA Guideline for Coronary Artery Bypass Graft Surgery, 2012 ACC/AHA/ACP/AATS/PCNA/SCAI/STS Guideline for the Diagnosis and Management of Patients With Stable Ischemic Heart Disease, 2013 ACCF/AHA Guideline for the Management of ST-Elevation Myocardial Infarction, 2014 AHA/ACC Guideline for the Management of Patients With Non-ST-Elevation Acute Coronary Syndromes, and 2014 ACC/AHA Guideline on Perioperative Cardiovascular Evaluation and Management of Patients Undergoing Noncardiac Surgery [J]. Circulation, 2016, 134 (10): e123-e155.

［22］BANGALORE S, MAKANI H, RADFORD M, et al. Clinical outcomes with beta-blockers for myocardial infarction: a meta-analysis of randomized trials [J]. Am J Med, 2014, 127 (10): 939-953.

［23］ANDERSSON C, SHILANE D, GO A S, et al. beta-blocker therapy and cardiac events among patients with newly diagnosed coronary heart disease [J]. J Am Coll Cardiol, 2014, 64 (3): 247-252.

［24］LOPES R D, HONG H, HARSKAMP R E, et al. Safety and Efficacy of Antithrombotic Strategies in Patients With Atrial Fibrillation Undergoing Percutaneous Coronary Intervention: A Network Meta-analysis of Randomized Controlled Trials [J]. JAMA Cardiol, 2019, 4 (8): 747-755.

［25］ARNETT D K, BLUMENTHAL R S, ALBERT M A, et al. 2019 ACC/AHA Guideline on the Primary Prevention of Cardiovascular Disease: A Report of the American College of Cardiology/American Heart Association Task Force on Clinical Practice Guidelines [J]. Circulation, 2019, 140 (11): e596-e646.

［26］BLUMENTHAL J A, SHERWOOD A, SMITH P J, et al. Enhancing Cardiac Rehabilitation With Stress Management Training: A Randomized, Clinical Efficacy Trial [J]. Circulation, 2016, 133 (14): 1341-1350.

冠脉介入治疗最新临床研究荟萃 2022

本文聚焦经皮心肌血运重建（PCI）适应证、血运重建策略的选择及优化、PCI 后抗血小板、抗炎治疗策略及相关预防手段，对 2021 年 1 月以来发表在 *New England Journal of Medicine*、*Lancet*、*Journal of the American Medical Association*、*Circulation*、*European Heart Journal*、*Journal of the American College of Cardiology* 等期刊上冠脉治疗领域重要研究进行荟萃和解读。

一、PCI 诊断与治疗适应证

1. 非 ST 段抬高的院外心搏骤停复苏后的幸存患者，不推荐常规立即冠脉造影　对于非 ST 段抬高的院外心搏骤停患者是否应行即时冠脉造影及 PCI 尚无定论。TOMAHAWK 研究（*New England Journal of Medicine*、*Lancet*，2022）纳入了 530 名成功复苏的、可能是冠脉源性、复苏后心电图无 ST 段抬高、需除颤或非除颤的院外心搏骤停幸存患者，1∶1 随机进入即时组（进行即时冠状动脉造影）或延迟组（经初期评估后延迟或择期血管造影）。主要研究终点定义为 30 天内的全因死亡。结果显示，即时组和延迟组主要终点的发生率没有显著差异（54% *vs.* 46%，*HR*=1.28，95% *CI* 1.00~1.63）。同时，即时组的严重神经功能缺损发生率高于延迟组（64.3% *vs.* 55.6%，*RR*=1.16，95% *CI* 1.00~1.34）。该研究支持了 COACT 研究（*New England Journal of Medicine*，2019）的结果。与 COACT 研究只纳入了需除颤的心搏骤停患者不同，TOMAHAWK 研究纳入了需除颤和非除颤的患者，扩大了研究结果的适用范围。TOMAHAWK 研究提示，对于非 ST 段抬高的院外心搏骤停患者，立即的血管造影检查可能不是最佳选择，可能的原因有两点：①冠脉造影可能仅对具有典型冠脉侵蚀性斑块的患者有益处，而这一部分人群仅占研究人群的 40%；②本研究中神经系统损伤所致死亡的构成比最大（38.11%），即相较于心脏损伤，严重的神经系统损伤对院外心搏骤停患者的总体预后影响更大。即时组的严重神经系统损伤发生率高于延迟组，提示即时冠脉造影所带来的临床益处可能会与神经系统损害相"抵消"。

2. 慢性冠脉综合征，血运重建前出现氧脉搏平台的单支病变稳定性冠心病患者可能从 PCI 中获益　氧脉搏是一项心肺运动试验（CPET）参数，等于摄氧量 / 相同时间内的心率，是一次心脏搏动时摄入肺的氧量，计算上可等价为每搏输出量与动脉 - 混合静脉血氧含量差的乘积。在进行 CPET 期间逐渐增加运动负荷时，氧脉搏的线性递增反映了每搏输出量可随着运动负荷的增加而渐进性增加；若氧脉搏曲线出现水平平台（即氧脉搏平台），表明每搏输出量无法随着运动负荷的增加而增加，是运动诱发心功能不全的一个特征，在量化心肌缺血方面具有潜在价值。ORBITA 子研究（*European Heart Journal*，2022）纳入了 195 名单支病变（≥70% 狭窄）稳定性冠心病患者，1∶1 随机分配到 PCI 组及假手术组。所有受试者在随机分组前及分组后 6 周随访结束时均接受了 CPET、多巴酚丁胺负荷超声心动图（DSE）、症状学评估和侵入性生理学评估（iFR 和 FFR）。研究者设计了一个算法以定义氧脉搏平台：①运动时间 ≥300 秒，若晚期斜率与早期斜率的比值<0.4，则视作出现"氧脉搏平台"（晚期斜率定义为运动最后 2 分钟内的氧脉搏曲线斜率，早期斜率定义为运动最早 2 分

钟内的氧脉搏曲线斜率);② 120 秒 ≤ 运动时间 ≤ 300 秒,若晚期斜率<0.3ml/(次·min),则视作出现"氧脉搏平台";③运动时间 ≤ 120 秒,不适用于获取氧脉搏平台,剔除数据。数据显示,术前氧脉搏平台的出现与更高的 DSE 评分(平均增加 0.82 节段,95% *CI* 0.40~1.25)、更低的 FFR(平均减少 0.07,95% *CI* 0.12~0.02)相关。协方差分析及交互分析提示,相较于假手术,PCI 可改善术前出现氧脉搏平台患者的 DSE 评分(*P*=0.026)和西雅图心绞痛躯体活动受限评分(*P*=0.037)。研究提示,CPET 在慢性冠脉综合征患者中筛选出可从 PCI 中获益患者的价值,然而 CPET 结果的校准和解读具有一定主观性、面罩使用的不适感等可能会限制其在临床上的推广与使用。

二、血运重建策略的选择

1. 三支冠脉病变,当前治疗背景下(PCI)*vs.* 冠状动脉旁路移植术(CABG) 基于既往的 SYNTAX、FREEDOM 和 BEST 研究结果,对于中高度狭窄的三支病变患者,仍推荐行外科血运重建。但在过去的 15 年,PCI 的实践发生了巨大变化,包括应用冠脉生理学指标及血管内超声技术(IVUS)指导血运重建、新一代药物洗脱支架的研发、慢性完全闭塞(CTO)病变的血运重建完全性强化治疗及双联抗血小板治疗(DAPT)的优化。SYNTAX Ⅱ 研究(*European Heart Journal*,2022)是一项全球多中心、开放标签、单臂研究,旨在评估当前治疗背景下接受 PCI 的三支病变患者的预后。研究纳入了 443 名新发三支病变且无左主干受累的稳定或不稳定型心绞痛患者,通过 SYNTAX Ⅱ 策略(使用冠脉生理学指标进行行术前评估,采用 SYNERGY 支架治疗,以 IVUS 作为术中引导,对 CTO 采用完全血运重建策略),形成 SYNTAX Ⅱ PCI 队列。同时,研究利用 SYNTAX Ⅰ 研究队列数据匹配了 229 名 PCI(SYNTAX Ⅰ PCI 队列)及 290 名 CABG 患者(SYNTAX Ⅰ CABG 队列)进行比较。研究的主要终点是 5 年内 MACCE(全因死亡、脑卒中、心肌梗死或再次血运重建)。结果提示,SYNTAX Ⅱ PCI 队列的 5 年 MACCE 发生率(21.5% *vs.* 36.4%,*P*<0.001)显著低于 SYNTAX Ⅰ PCI 队列,造成差异的主要原因是 SYNTAX Ⅱ PCI 较低的再次血运重建率(13.8% *vs.* 23.8%,*P*<0.001)及心肌梗死发生率(2.7% *vs.* 10.4%,*P*<0.001)。SYNTAX Ⅱ PCI 队列和 SYNTAX Ⅰ CABG 队列的 MACCE 发生率(21.5% *vs.* 24.6%,*P*=0.35)无统计学差异。这提示对于三支病变患者,在目前的治疗手段下接受 PCI 可能获得优于既往的临床结局。

FAME 3 研究(*New England Journal of Medicine*,2022)是一项国际、多中心、非劣效性试验。研究纳入了 1 500 名三支冠状动脉疾病患者,随机分配接受 CABG 或 FFR 引导的 PCI(FFR ≤ 0.80,使用佐他莫司洗脱支架)。主要终点是在 1 年内发生 MACCE(全因死亡、心肌梗死、脑卒中和再次血运重建)。结果提示,在主要终点的发生上,PCI 组高于 CABG 组(10.6% *vs.* 6.9%,*HR*=1.5,95% *CI* 1.1~2.2)。在安全性方面,CABG 组 BARC 3~5 型出血事件(3.8% *vs.* 1.6%,*P*=0.009)、心律失常(14.1% *vs.* 2.4%,*P*<0.001)和急性肾损伤(0.9% *vs.* 0.1%,*P*=0.04)的发生率高于 FFR 引导的 PCI 组。研究者进一步分析了两种血运重建对患者生活质量的影响(*Circulation*,2022),主要研究为终点 12 个月时的 EQ-5D 指数、CCS 心绞痛等级和是否重返工作岗位。数据显示,PCI 组<65 岁的患者在 12 个月时重返工作岗位的比例高于 CABG 组(68% *vs.* 57%,*OR*=3.9,95% *CI* 1.7~8.8)。上述结果提示,在治疗效果方面,虽然 FFR 引导的 PCI 没有达到对于外科血运重建的非劣效研究假设,但两者的差距较先前的研究缩小;在安全性方面,FFR 引导的 PCI 优于 CABG;在生活质量方面,FFR 引导的 PCI 可

更早改善患者的症状和生活质量,对于年轻患者,PCI 后更早和更大的机会重返工作岗位可能是决定血运重建策略的重要因素。

2. 低中度解剖复杂程度的左主干病变,药物洗脱支架 PCI 与 CABG 的 5 年全因死亡无统计学差异 Sabatine 等发表了一项纳入四项 RCT(SYNTAX、PRECOMBAT、NOBLE 和 EXCEL 研究)、涵盖 4 394 例左主干病变患者(中位 SYNTAX 评分为 25.0 分)个体数据的荟萃分析(*Lancet*,2021)。研究的主要终点为 5 年全因死亡。结果显示,接受药物洗脱支架 PCI 或者 CABG 的 5 年全因死亡(11.2% *vs.* 10.2%,*HR*=1.10,95% *CI* 0.91~1.32)没有统计学意义的差异。PCI 组自发性心肌梗死(6.2% *vs.* 2.6%,*HR*=2.35,95% *CI* 1.71~3.23)和再次进行血运重建(18.3% *vs.* 10.7%,*HR*=1.78,95% *CI* 1.51~2.10)发生率高于 CABG 组,但 PCI 组血运重建后第 1 年的脑卒中风险(2.7% *vs.* 3.1%,*HR*=0.37,95% *CI* 0.19~0.69)低于 CABG 组。研究认为,对于低中度解剖复杂程度的左主干病变患者的 5 年全因死亡率,PCI 不劣于 CABG。鉴于 PCI 组较 CABG 组高的自发性心肌梗死、再次血运重建发生率及较低的脑卒中风险,血运重建策略制定仍需权衡风险获益。

三、PCI 干预的优化

(一)支架植入指导方式的选择

1. 冠脉定量血流分数(QFR)优于造影 FAVOR Ⅲ China 研究(*Lancet*,2021)是一项在中国 26 家医院进行的多中心、盲法、随机、安慰剂对照试验。研究纳入了 3 825 名 ≥18 岁、有稳定型或不稳定型心绞痛,或在入组前至少 72 小时发生心肌梗死的患者,将其随机分配到 QFR 指导组(QFR ≤ 0.80 时行 PCI)或造影指导组(基于目测的标准血管造影评估)。主要研究终点为 1 年 MACE(全因死亡、心肌梗死或缺血驱动的血运重建)。结果显示,QFR 指导 PCI 组的主要研究终点发生率(5.8% *vs.* 8.8%,*HR*=0.65,95% *CI* 0.51~0.83)显著低于造影指导 PCI 组,造成差异的主要原因是 QFR 指导组的心肌梗死(3.4% *vs.* 5.7%,*HR*=0.59,95% *CI* 0.44~0.81)和缺血导致的血运重建发生率(2.0% *vs.* 3.1%,*HR*=0.64,95% *CI* 0.43~0.96)低于造影指导组。该试验表明,与标准的血管造影相比,QFR 指导的 PCI 改善了 1 年临床终点,QFR 与更低的 MI 和重复血运重建事件相关,同时 QFR 的操作简便性及安全性有助于将病变评估纳入常规的临床实践。

2. 光学相干断层扫描(OCT)可显著降低急诊 PCI 的支架植入率 EROSION Ⅲ 研究(*JACC Cardiovascular Interventions*,2022)是一项开放标签、前瞻性、多中心、随机、对照研究。研究对入组的 246 例急诊 STEMI 患者进行评估和筛选后,将 226 例经血管开通之后、造影显示狭窄 ≤70% 的患者 1:1 随机分配进入 OCT 指导组或造影指导组。在 OCT 指导组,若 OCT 检测提示为斑块侵蚀、自发性冠脉夹层或者无夹层的斑块破裂,则行保守药物治疗,反之则行支架植入;在造影指导组,术者将基于造影指导结果予以患者标准化治疗。研究的主要有效性终点是直接 PCI 术中患者水平的支架植入率;主要安全性终点是 1 个月内包括心源性死亡、复发心肌梗死、靶病变再次血运重建(TLR)或不稳定型心绞痛导致的再住院的复合事件。数据显示,OCT 指导下支架植入率降低了 15%(43.8% *vs.* 58.8%,*P*=0.024)。在接受支架植入治疗的患者中,OCT 指导组血管再通后轻中度残余狭窄率低于造影指导组(8.7% *vs.* 11.8%,*P*<0.001)。OCT 指导组与造影指导组主要安全性终点(11.6% *vs.* 9.6%,*P*=0.67)无统计学差异。研究提示,OCT 指导急诊 PCI 是安全、有效的,可显著降低急诊 PCI 的支架植入率。OCT 可能有助于在高度选择的 SIEMI 患者中实现精准治疗,针对部分血管

再通后存在轻中度残余狭窄的患者而言,可在 OCT 指导下进行药物保守治疗,同样可取得较为良好的预后。

3. 接受完全血运重建的多支病变 STEMI,血流储备分数(FFR)指导与造影指导的策略没有显著差异 FLOWER-MI 研究(*New England Journal of Medicine*,2021)是一项研究者发起的、随机、开放标签、多中心试验。研究纳入了 1 163 名多支病变 STEMI 患者,随机分配进入 FFR 指导组或造影指导组进行同期或分期(初始手术后 5 天内完成)完全血运重建。主要研究结局是 1 年 MACE(全因死亡、非致死性心肌梗死或非计划的紧急血运重建)。结果提示,FFR 指导的策略与血管造影指导的策略主要结局发生率没有统计学意义的差异(5.5% *vs.* 4.2%,*HR*=1.32,95% *CI* 0.78~2.23)。功能状态的评估结果提示,FFR 组基于 EQ-5D-5L 量表得分计算的质量调整生命年(QALY)劣于造影指导组(0.86 *vs.* 0.87,*HR*=0.01,95% *CI* 0.004~0.01)。结果表明,对于合并 MVD 的 STEMI 患者,FFR 指导的 PCI 相较于冠脉造影指导的 PCI 并未降低 1 年 MACE 风险。研究未得到阳性结果的可能原因是,对研究鼓励对所有病变(包括非罪犯病变)进行同期完全血运重建,即所有可能导致心肌缺血的病灶都得到了有效治疗,从而导致两组随访 1 年 MACE 实际发生率(FFR 组 5.5% *vs.* 造影组 4.2%)远低于样本量估计时的预期(FFR 组 9.5% *vs.* 造影组 15%)。

4. 瞬时无波比(iFR)指导的血运重建可提供不劣于 FFR 指导的血运重建的长期结果 相较于 FFR,iFR 具有低成本、操作便捷、不良反应少等特点。然而,在慢性或急性冠脉综合征患者中,iFR 是否可产生与 FFR 指导的血运重建策略相似的长期结果仍然未知。iFR-SWEDEHEART 研究(*Journal of the American College of Cardiology*,2022)是一项多中心、开放标签、随机、对照临床试验。研究纳入了 2 037 名 CCS 或 ACS 患者,随机分配接受 iFR 或 FFR 指导的血运重建。研究的主要终点是 5 年内全因死亡率、心肌梗死和计划外血运重建的复合临床终点。结果显示,两组的主要临床终点发生率无统计学差异(iFR 组 21.5% *vs.* FFR 组 19.9%,*HR*=1.09,95% *CI* 0.90~1.33)。研究进一步证实了 iFR 和 FFR 的一致性,为 iFR 的广泛应用提供了有力的证据支持。

(二)新型药物洗脱支架

1. 愈合导向的支架设计——新型 Supreme DES 新型 Supreme DES 可在植入后 4~6 周内同步输送靶向抗增殖药物(西罗莫司),之后聚合物基质降解,留下支架表面具有促进完全再内膜化的生物稳定超薄涂层,最大限度地减少对内膜修复的抑制,促进内膜的功能性愈合。PIONEER Ⅲ 研究(*Circulation*,2021)是一项国际、随机、单盲、非劣效性试验。研究纳入了 1 629 名 ACS、CCS 患者,按 2∶1 的比例随机给予 Supreme DES 与非可降解聚合物涂层依维莫司洗脱支架(DP-EES)。主要终点是血运重建后 12 个月内靶病变失败,包括心源性死亡、靶血管心肌梗死或临床驱动的靶病变血运重建。结果提示,Supreme DES 与 DP-EES 的主要终点发生率无统计学意义的差异(5.3% *vs.* 5.0%,*HR*=1.05,95% *CI* 0.67~1.66),研究支持了 Supreme DES 相对于标准 DP-EES 的非劣效假设,Supreme DES 促进血管内皮早期愈合的特性,为更短周期的 DAPT 提供了可能。

2. 抗血栓非可降解聚合物支架(DP-DES)*vs.* 生物降解可聚合物支架(BP-DES) HOST-REDUCE-POLYTECH-ACS 研究(*Circulation*,2021)是一项由研究者发起的、随机的、开放标签的、评估者盲法的、多中心、非劣效性试验。研究纳入了 3 413 名 ACS 患者,随机进入 DP-DES 组和 BP-DES 组。主要终点是 12 个月内的包括全因死亡、非致死性心肌梗死和任何重复血运重建的复合事件。关键的次要终点是 12 个月内包括心源性死亡、靶血管心肌梗死或靶病变血运重建的复合事件。数据提示,在 DP-DES 组和 BP-DES 组的主要终点发生率没有统计学差异(5.2% *vs.* 6.4%,*HR*=0.81,95% *CI* 0.61~1.08)。DP-DES 组次要终点发生率较 BP-DES 组低(2.6% *vs.* 3.9%,*HR*=0.67,95% *CI* 0.46~0.98),主要原因在于 DP-DES 组的靶病变血运重建率低于 BP-DES 组(1.0% *vs.* 1.8%,*HR*=0.54,95% *CI* 0.29~0.99)。研究支持了在接受 PCI 的 ACS 患者中,对 12 个月时的 POCE,DP-DES 对于 BP-DES 的非劣效假设。同时,与 BP-DES 相比,DP-DES 的靶病变血运重建发生率较低。

3. 冠心病合并糖尿病患者 Cre8 EVO 支架 *vs.* Resolute Onyx 支架 第二代药物洗脱支架在糖尿病患者的临床结果上尚无实质性差异。Cre8 EVO 支架可在改善具有剂量依赖性耐药性的糖尿病患者向组织进行药物递送,并可促进快速再内皮化和抗血栓形成。SUGAR 研究(*European Heart Journal*,2022)是一项由研究者发起、随机、对照、评估者盲法的研究。研究纳入了 1 175 名有 PCI 术适应证的糖尿病合并冠心病患者(至少存在一支>50% 狭窄病变),随机按 1∶1 分配进入 Cre8 EVO 支架组或 Resolute Onyx 支架组。主要终点是 1 年内靶病变失败,包括心源性死亡、靶血管心肌梗死和靶病变血运重建。数据表明,Cre8 EVO 支架组靶病变失败率较 Resolute Onyx 支架组低(7.2% *vs.* 10.9%,*HR*=0.65,95% *CI* 0.44~0.96)。Cre8 EVO 支架在糖尿病患者中的优越性可能与其在病变中较强的药物扩散能力及较薄的支架厚度(70~80μm)有关。研究证实,相较于 Resolute Onyx 支架,需行 PCI 的糖尿病患者可从 Cre8 EVO 支架植入中获益,为该人群提供了更好的介入治疗的选择。

四、PCI 后抗血小板、抗炎治疗及并发症评估

(一)抗血小板治疗

1. 对于 PCI 术后稳定的 AMI,从替格瑞洛转为氯吡格雷的无指导降阶梯治疗优于替格瑞洛标准治疗 目前指南推荐 ACS 患者在阿司匹林基础上优先选择抗血小板效果更强、起效更快的替格瑞洛,而不是氯吡格雷。然而,效果更强、疗程更长的 DAPT 也会增加出血风险及医疗费用。既往的 TRITON-TIMI 38 研究及 PLATO 研究结果认为,AMI 患者 PCI 术后 30 天内面临的缺血事件风险最高,30 天后缺血事件风险明显降低,而出血风险在标准 DAPT 期间(1 年内)没有降低趋势。因此,DAPT 降阶治疗策略受到人们的关注,但其安全性和有效性并未获得验证。TALOS-AMI 研究(*Lancet*,2021)是一项开放标签、评估者盲法、多中心、非劣效性、随机试验。研究纳入了 2 697 例首次 PCI 后第 1 个月内无严重缺血或出血事件且耐受阿司匹林加替格瑞洛治疗的急性心肌梗死患者,并按 1∶1 的比例随机分配到降阶梯治疗组(氯吡格雷 + 阿司匹林)或对照组(替格瑞洛 + 阿司匹林)。主要终点是随访 12 个月发生心源性死亡、心肌梗死、脑卒中或 BARC 2、3 或 5 型出血事件的复合终点。结果显示,降阶梯组的主要终点发生率低于对照组(4.6% *vs.* 8.2%,*HR*=0.55,95% *CI* 0.40~0.76),两者差异来源主要体现在降阶梯组较低的 BARC 2、3 或 5 型出血事件发生率(3.0% *vs.* 5.6%,*HR*=0.52,95% *CI* 0.35~0.77)。研究表明,对于 PCI 后稳定的 AMI 患者,从替格瑞洛转为氯吡格雷的统一无指导降阶梯抗血小板策略优于以替格瑞洛为基础的抗血小板策略,降阶梯策略具有良好的安全性和有效性。同时,该研究中患者随机接受 DAPT 降阶治疗,并未进行 *CYP2C19* 基因检测和血小板功能检测指导,表明 PCI 术后稳定的 AMI 患者能够普遍地从 DAPT 降阶治疗策略中获益。

2. 指导性抗血小板治疗优于标准抗血小板治疗 与标准抗血小板治疗相比,指导性抗血小板治疗是否能有效改善预后仍存在争议。Galli 等对 11 项 RCT 及 3 项观察性研究进

行了系统回顾和荟萃分析(*Lancet*,2021),数据涉及 20 743 名患者。研究的主要有效性终点是 6~12 个月内 MACE(主要包括心源性死亡、心肌梗死、脑卒中、支架内血栓形成及再次血运重建)的发生;主要安全性终点是 6~12 个月内任意出血事件的发生。研究结果显示,与标准治疗相比,指导性抗血小板治疗可减少 MACE(*RR*=0.78,95% *CI* 0.63~0.95)、出血事件(*RR*=0.88,95% *CI* 0.77~1.01)的发生。同时,与标准治疗相比,指导性抗血小板治疗的心血管死亡(*RR*=0.77,95% *CI* 0.59~1.00)、心肌梗死(*RR*=0.76,95% *CI* 0.60~0.96)、支架血栓形成(*RR*=0.64,95% *CI* 0.6~0.89)、脑卒中(*RR*=0.66,95% *CI* 0.48~0.91)和轻微出血事件(*RR*=0.78,95% *CI* 0.67~0.92)的发生率降低。此外,升阶梯方法显著减少缺血事件(MACE 的 *RR*=0.74,95% *CI* 0.57~0.95)而不存在安全性(任意出血事件的 *RR*=1.00,95% *CI* 0.80~1.25)上的权衡,降阶梯方法显著减少出血(任意出血事件的 *RR*=0.81,95% *CI* 0.68~0.96)而不存在有效性(*RR*=0.90,95% *CI* 0.72~1.14)上的权衡。研究结果表明,指导性抗血小板治疗改善了综合疗效和个体疗效,具有良好的安全性,该结果支持使用血小板功能或基因检测来优化 PCI 患者的药物选择。

3. 对于植入药物洗脱支架后的 DAPT,简化治疗方案优于标准治疗方案 对于植入药物洗脱支架后高出血风险患者,预防缺血性并发症的同时限制出血风险的 DAPT 的适当持续时间仍不清楚。MASTER DAPT 研究(*New England Journal of Medicine*,2021)是一项研究者发起的、多中心、随机、开放标签、非劣效性检验、顺序优效性检验研究。研究者纳入了 4 579 名植入可生物降解聚合物西罗莫司洗脱支架后的高出血风险患者,所有患者在接受 1 个月标准 DAPT 后,1∶1 随机分配进入简化组和标准组。对于有口服抗凝药(OAC)适应证的患者,立即改为 SAPT 5 个月(简化组)或继续 ≥ 2 个月的 DAPT 随后转为 SAPT(标准组)。对于没有 OAC 适应证的患者,则改为 SAPT 11 个月(简化组)或继续 ≥ 5 个月的 DAPT 随后转为 SAPT(标准组)。SAPT 药物可选择阿司匹林或 $P2Y_{12}$ 受体拮抗剂。主要终点是随机分组后 335 天的净不良临床事件(全因死亡、心肌梗死、脑卒中或大出血事件)、MACCE(全因死亡、心肌梗死或脑卒中)以及出血事件(BARC 2、3 或 5 型出血事件)。符合方案数据分析(*n*=4 434)提示,简化组和标准组的净不良临床事件(7.5% *vs.* 7.7%,$P_{非劣效性}$ < 0.001)及 MACCE(6.1% *vs.* 5.9%,$P_{非劣效性}$ < 0.001)发生率无统计学差异。意向治疗分析(*n*=4 579),简化组出血事件发生率低于标准组(6.5% *vs.* 9.4%,$P_{优效性}$ < 0.001)。研究表明,在发生净不良临床事件和 MACE 方面,1 个月 DAPT 不劣于继续治疗至少 2 个月,同时简化治疗也降低了出血事件的发生率。此外,研究团队对简化抗血小板方案在有或无 OAC 适应证的高出血风险患者中的安全性和有效性开展了进一步探究(*Circulation*,2021)。意向治疗分析(*n*=4 579)结果表明,在净不良临床终点和 MACE 的发生上,无论是否有 OAC 适应证,简化治疗方案与标准治疗方案没有统计学差异。在出血事件的发生上,对于有 OAC 适应证的患者,简化治疗方案与标准治疗方案的出血事件发生率没有统计学差异;但在没有 OAC 适应证的患者中,使用简化治疗方案的出血事件发生率低于标准治疗组(*HR*=0.55,95% *CI* 0.41~0.74),结果差异主要是由于 BARC 2 型出血事件的减少(*HR*=0.48,95% *CI* 0.33~0.69)。研究者认为,在有或无 OAC 适应证的高出血风险患者中,使用简化 APT 方案的净不良临床结果和 MACE 发生率没有差异,并且简化 APT 方案可减少无 OAC 适应证患者出血事件的发生。

4. 对于药物洗脱支架患者的长期抗血小板单药治疗,氯吡格雷单药治疗在预防未来不良临床事件方面优于阿司匹林单药治疗 HOST-EXAM 研究(*Lancet*,2021)是一项研究者发起的前瞻性、随机、开放标签、多中心试验。研究纳入了 5 438 名使用药物洗脱支架 PCI 后 6~18 个月内维持 DAPT 且未发生临床事件的患者,1:1 随机分配接受氯吡格雷 75mg/d 或阿司匹林 100mg/d,持续单药治疗 24 个月。研究的主要终点是 24 个月内意向治疗人群中的全因死亡、非致死性心肌梗死、脑卒中、因 ACS 再次入院和 BARC ≥ 3 型出血事件的复合终点。氯吡格雷组主要终点发生率显著低于阿司匹林组(5.7% *vs.* 7.7%,*HR*=0.73,95% *CI* 0.59~0.90)。结果表明,在植入药物洗脱支架后,完成 6~18 个月内维持 DAPT 且需要长期抗血小板单药治疗的患者中,氯吡格雷单药治疗在预防未来不良临床事件(包括出血事件和缺血事件)方面优于阿司匹林单药治疗。研究采用了低剂量阿司匹林(100mg/d),与术后长期抗血小板单药治疗的临床情景相同,对于该研究人群的长期单药抗血小板策略的制定具有指导意义,但研究仅纳入了使用 6~18 个月 DAPT 低风险人群,结论尚不能推广至短期 DAPT(1~3 个月)及完成 DAPT 的全人群中。

(二) 抗炎治疗

IL-6 受体抑制剂托珠单抗可提高急性 STEMI 患者的心肌挽救率。ASSAIL-MI 研究(*Journal of the American College of Cardiology*,2021)是一项在挪威进行的多中心、随机、双盲、安慰剂对照试验。研究纳入 199 名症状出现后 6 小时内入院并接受 PCI 的 STEMI 患者,以 1:1 的方式随机分配,进入托珠单抗组(立即接受单次输注 280mg 托珠单抗)或安慰剂组。主要终点是入院后 3~7 天通过磁共振成像测量的心肌挽救指数。结果提示,托珠单抗组的心肌挽救指数高于安慰剂组(调整后组间差异为 5.6%,95% *CI* 0.2%~11.3%,*P*=0.042)。托珠单抗治疗组的最终梗死面积虽然均低于安慰剂组,但其差异并无统计学意义(7.2% *vs.* 9.1%,*P*=0.08)。同时预设的亚组分析提示,在缺血症状持续>3 小时的患者中,使用托珠单抗的患者心肌挽救指数显著优于安慰剂组(调整后组间差异为 14.6%,95% *CI* 4.7%~24.5%,*P*=0.034)。研究提示,对于炎症系统的干预,可能可以使更多心肌免于凋亡。但需注意该研究样本量较小,仅采用心肌挽救指数作为评估疗效的标准(未对短期及长期临床终点进行评估),尚需更多大规模临床研究以提供有力证据。

(三) 造影剂相关急性肾损伤风险评分模型的构建与验证

Mehran 等发表了一项单中心观察性研究(*Lancet*,2021),从 2012 年 1 月到 2020 年 12 月在一家大型三级医疗中心连续纳入接受 PCI 的 20 222 名患者,并在手术前和手术后 48 小时内进行肌酐测量,并排除接受慢性透析的患者。2012—2017 年间接受治疗的 14 616 名患者构成模型训练队列,而 2018—2020 年间接受治疗的 5 606 名患者构成模型验证队列。研究主要终点是造影剂相关急性肾损伤(定义为 PCI 后 48 小时内肌酐较术前相对升高 ≥ 50% 或绝对升高 ≥ 0.3mg/dl)。变量筛选基于前向选择的多变量逻辑回归分析。研究构建了两个评分模型:模型 I 仅包括操作前变量(临床表现、估计的肾小球滤过率、左室射血分数、糖尿病、血红蛋白、基础葡萄糖、充血性心力衰竭和年龄),而模型 II 也包括了操作变量(造影剂量、围手术期出血、术后无血流或缓慢血流以及复杂的 PCI 解剖结构)。最终根据总分在研究人群中的分布,将评分分为低危、中危、高危、极高危 4 组。研究结果显示,模型训练队列中对比剂相关急性肾损伤的发生率在两个模型中从 4 个风险评分组的最低值逐渐增加到最高值(模型 I 中为 2.3%~34.9%,模型 II 中为 2.0%~38.8%)。模型 I 风险评分的 C 统计量在训练队列中为 0.72,在验证队列中为 0.84。模型 II 风险评分的 C 统计量在训练队列中为 0.74,在验证队列中为 0.86。研究证实,高危患者亚组(如老年人和充血性心力衰竭或肾功能受损的患者)中造影剂相关急性肾损伤的风险增加,强调需要为这些患者量身定制预防策略,以及允许在低风险患者中简化对比剂相关的急性肾损伤预防措施。

五、预防策略

1. 他汀类药物治疗的低密度脂蛋白胆固醇控制良好,但伴甘油三酯升高、残留心血管风险高的患者　高纯度鱼油(icosapent ethyl)降低了第一次和随后冠状动脉血运重建的需要。

REDUCE-IT 血运重建子研究(*Circulation*, 2021)是一项多中心、双盲、安慰剂对照试验。研究纳入了 8 179 名接受他汀类药物治疗已控制低密度脂蛋白(41~100mg/dl)水平,但甘油三脂升高(135~499mg/dl)的高心血管风险患者,随机进入高纯度鱼油组(icosapent ethyl, 4g/d)或安慰剂组。研究的主要终点是随访期间(中位随访时间为 4.9 年)冠状动脉血运重建事件的发生(包括急诊、择期及挽救性血运重建)。结果显示,高纯度鱼油组首次(*HR*=0.66, 95% *CI* 0.58~0.76)及随后血运重建发生率(*RR*=0.64, 95% *CI* 0.56~0.74)较安慰剂组低,包括 PCI(*HR*=0.68, 95% *CI* 0.59~0.79)和 CABG(*HR*=0.61, 95% *CI* 0.45~0.81)。研究表明,在他汀类药物的低密度脂蛋白胆固醇控制良好,但仍有残余心血管风险、伴有甘油三酯升高的患者中,高纯度鱼油可降低第一次和随后冠状动脉血运重建的需要。

2. 易损斑块的评估　近红外光谱联合血管内超声(NIRS)可在导致冠状动脉事件之前检测易损斑块。

易损斑块是指可能导致冠状动脉相关事件的非阻塞性斑块,因其在血管造影上常看起来轻微,并且是非流量限制的,这些病变通常不会被常规处理。PROSPECT Ⅱ研究(*Lancet*, 2021)是一项在丹麦、挪威和瑞典 16 个中心进行的自然史前瞻性研究。研究募集了 805 名在过去 4 周内发生急性心肌梗死的患者。所有患者在治疗所有罪犯病变后,使用 NIRS/IVUS 联合导管在 3 条主要的冠状动脉近端 6~8cm 内成像分析,确认非罪犯病变(40%<斑块负荷为<65%,长度>2mm)并测定斑块负荷及管腔面积,通过 NIRS 分析脂质含量,计算脂质核心负荷指数(LCBI)及 maxLCBI4mm(定义为贯穿整个病灶内任何 4mm 回拉长度最大的 LCBI 值)。研究预设的高风险易损斑块定义为:①高脂性病变:定义为所有非罪犯病灶的 maxLCBI4mm 最高四分位数(324.7);②大斑块负荷:斑块负荷 ≥ 70%;③小管腔面积:管腔面积 ≤ 4mm²。主要终点是 4 年内发生 MACE(心源性死亡、心肌梗死、不稳定型心绞痛、需要血运重建或病变快速进展的进行性心绞痛)。结果提示,高脂性病变(*OR*=7.47, 95% *CI* 3.94~14.20)及大斑块负荷(*OR*=11.37, 95% *CI* 5.60~23.11)是非罪犯病变相关 MACE 的独立预测因子。同时满足大斑块负荷及高脂性特征病变的 MACE 发生风险是其他病变的 11 倍(*OR*=11.33, 95% *CI* 6.10~21.03)。研究证实,NIRS 联合血管内超声具有检测易损病变的能力,而且这些病变具有增加未来心血管相关不良结局的风险,同时满足大斑块负荷及高脂性特征的病变面临这尤其高的 MACE 发生风险。目前仍需进一步研究探究针对易损斑块的干预性治疗方案。

3. alirocumab 联合高强度他汀类药物治疗可改善急性心肌梗死 52 周后非梗死相关动脉的冠状动脉斑块进展　PCSK9 抑制剂 alirocumab 联合他汀类药物对冠脉斑块负荷和成分的影响未知。PACMAN-AMI 研究(*Journal of the American Medical Association*, 2022)是一项在 9 家欧洲学术型医院进行的双盲、安慰剂对照、随机临床试验。研究纳入 300 例接受急诊 PCI 的急性心肌梗死患者。对罪犯病变行急诊 PCI 后不到 24 小时内,所有患者开始接受为期 52 周的高强度他汀类药物治疗(瑞舒伐他汀, 20mg),并 1∶1 随机分配接受皮下注射 alirocumab（150mg、2 次 / 周）或安慰剂。在基线和 52 周后，在 2 条非梗死相关冠状动脉中行 IVUS、NIRS 和 OCT。主要终点是从基线到第 52 周 IVUS 斑块体积百分比的变化。次要终点是从基线到第 52 周 NIRS 的 maxLCBI4mm、OCT 得出的最小纤维帽厚度的变化。结果显示，alirocumab 组斑块体积百分比的减少（–2.13% *vs.* –0.92%，$P<0.001$）、maxLCBI4mm 的减少（–79.42 *vs.* –37.60，$P<0.006$）及最小纤维帽厚度的增加（62.67μm *vs.* 33.19μm，$P=0.001$）较安慰剂组更为显著。研究者认为，在急性心肌梗死患者中，在高强度他汀类药物治疗中加入皮下注射 2 周 alirocumab 可显著改善第 52 周后非梗死相关动脉的冠脉斑块的消退。研究结合了多模态血管成像系统，为 PCSK9 抑制剂的研究提供了在体动态变化的结果参考。

六、结语

2021 年以来，冠脉介入治疗领域在血运重建治疗策略的选择、优化及重建后抗血小板、抗炎治疗策略均有重大进展，但现有结论的安全性和有效性仍需更多高水平的临床研究进行验证。

（林章宇　窦克非）

参考文献

［1］DESCH S, FREUND A, AKIN I, et al. Angiography after Out-of-Hospital Cardiac Arrest without ST-Segment Elevation [J]. N Engl J Med, 2021, 385 (27): 2544-2553.

［2］GANESANANTHAN S, RAJKUMAR C A, FOLEY M, et al. Cardiopulmonary exercise testing and efficacy of percutaneous coronary intervention: a substudy of the ORBITA trial [J]. Eur Heart J, 2022, 43 (33): 3132-3145.

［3］BANNING A P, SERRUYS P, DE MARIA G L, et al. Five-year outcomes after state-of-the-art percutaneous coronary revascularization in patients with de novo three-vessel disease: final results of the SYNTAX Ⅱ study [J]. Eur Heart J, 2022, 43 (13): 1307-1316.

［4］FEARON W F, ZIMMERMANN F M, DE BRUYNE B, et al. Fractional Flow Reserve-Guided PCI as Compared with Coronary Bypass Surgery [J]. N Engl J Med, 2022, 386 (2): 128-137.

［5］FEARON W F, ZIMMERMANN F M, DING V Y, et al. Quality of Life After Fractional Flow Reserve-Guided PCI Compared With Coronary Bypass Surgery [J]. Circulation, 2022, 145 (22): 1655-1662.

［6］SABATINE M S, BERGMARK B A, MURPHY S A, et al. Percutaneous coronary intervention with drug-eluting stents versus coronary artery bypass grafting in left main coronary artery disease: an individual patient data meta-analysis [J]. Lancet, 2021, 398 (10318): 2247-2257.

［7］XU B, TU S, SONG L, et al. Angiographic quantitative flow ratio-guided coronary intervention (FAVOR Ⅲ China): a multicentre, randomised, sham-controlled trial [J]. Lancet, 2021, 398 (10317): 2149-2159.

［8］JIA H, DAI J, HE L, et al. EROSION Ⅲ: A Multicenter RCT of OCT-Guided Reperfusion in STEMI With Early Infarct Artery Patency [J]. JACC Cardiovasc Interv, 2022, 15 (8): 846-856.

［9］PUYMIRAT E, CAYLA G, SIMON T, et al. Multivessel PCI Guided by FFR or Angiography for Myocardial Infarction [J]. N Engl J Med, 2021, 385 (4): 297-308.

［10］GOTBERG M, BERNTORP K, RYLANCE R, et al. 5-Year Outcomes of PCI Guided by Measurement of Instantaneous Wave-Free Ratio Versus Fractional Flow Reserve [J]. J Am Coll Cardiol, 2022, 79 (10): 965-974.

［11］ LANSKY A J, KEREIAKES D J, BAUMBACH A, et al. Novel Supreme Drug-Eluting Stents With Early Synchronized Antiproliferative Drug Delivery to Inhibit Smooth Muscle Cell Proliferation After Drug-Eluting Stents Implantation in Coronary Artery Disease: Results of the PIONEER Ⅲ Randomized Clinical Trial [J]. Circulation, 2021, 143 (22): 2143-2154.

［12］ KIM H S, KANG J, HWANG D, et al. Durable Polymer Versus Biodegradable Polymer Drug-Eluting Stents After Percutaneous Coronary Intervention in Patients with Acute Coronary Syndrome: The HOST-REDUCE-POLYTECH-ACS Trial [J]. Circulation, 2021, 143 (11): 1081-1091.

［13］ ROMAGUERA R, SALINAS P, GOMEZ-LARA J, et al. Amphilimus-vs. zotarolimus-eluting stents in patients with diabetes mellitus and coronary artery disease: the SUGAR trial [J]. Eur Heart J, 2022, 43 (13): 1320-1330.

［14］ KIM C J, PARK M W, KIM M C, et al. Unguided de-escalation from ticagrelor to clopidogrel in stabilised patients with acute myocardial infarction undergoing percutaneous coronary intervention (TALOS-AMI): an investigator-initiated, open-label, multicentre, non-inferiority, randomised trial [J]. Lancet, 2021, 398 (10308): 1305-1316.

［15］ GALLI M, BENENATI S, CAPODANNO D, et al. Guided versus standard antiplatelet therapy in patients undergoing percutaneous coronary intervention: a systematic review and meta-analysis [J]. Lancet, 2021, 397 (10283): 1470-1483.

［16］ VALGIMIGLI M, FRIGOLI E, HEG D, et al. Dual Antiplatelet Therapy after PCI in Patients at High Bleeding Risk [J]. N Engl J Med, 2021, 385 (18): 1643-1655.

［17］ SMITS P C, FRIGOLI E, TIJSSEN J, et al. Abbreviated Antiplatelet Therapy in Patients at High Bleeding Risk With or Without Oral Anticoagulant Therapy After Coronary Stenting: An Open-Label, Randomized, Controlled Trial [J]. Circulation, 2021, 144 (15): 1196-1211.

［18］ KOO B K, KANG J, PARK K W, et al. Aspirin versus clopidogrel for chronic maintenance monotherapy after percutaneous coronary intervention (HOST-EXAM): an investigator-initiated, prospective, randomised, open-label, multicentre trial [J]. Lancet, 2021, 397 (10293): 2487-2496.

［19］ BROCH K, ANSTENSRUD A K, WOXHOLT S, et al. Randomized Trial of Interleukin-6 Receptor Inhibition in Patients With Acute ST-Segment Elevation Myocardial Infarction [J]. J Am Coll Cardiol, 2021, 77 (15): 1845-1855.

［20］ MEHRAN R, OWEN R, CHIARITO M, et al. A contemporary simple risk score for prediction of contrast-associated acute kidney injury after percutaneous coronary intervention: derivation and validation from an observational registry [J]. Lancet, 2021, 398 (10315): 1974-1983.

［21］ PETERSON B E, BHATT D L, STEG P G, et al. Reduction in Revascularization With Icosapent Ethyl: Insights From REDUCE-IT Revascularization Analyses [J]. Circulation, 2021, 143 (1): 33-44.

［22］ ERLINGE D, MAEHARA A, BEN-YEHUDA O, et al. Identification of vulnerable plaques and patients by intracoronary near-infrared spectroscopy and ultrasound (PROSPECT Ⅱ): a prospective natural history study [J]. Lancet, 2021, 397 (10278): 985-995.

［23］ RABER L, UEKI Y, OTSUKA T, et al. Effect of Alirocumab Added to High-Intensity Statin Therapy on Coronary Atherosclerosis in Patients With Acute Myocardial Infarction: The PACMAN-AMI Randomized Clinical Trial [J]. JAMA, 2022, 327 (18): 1771-1781.

ACS 或 PCI 术后患者短程双联抗血小板治疗或降阶治疗研究进展

早在半个世纪前,人们就已经认识到抗血小板药物在心肌梗死(myocardial infarction,MI)治疗中的核心作用。20 世纪 90 年代,随着冠状动脉支架技术的广泛应用,冠状动脉介入治疗(percutaneous coronary intervention,PCI)术后应用单一抗血小板药物缺血事件频发,而联用抗凝药物显著增加出血事件。ISAR 研究和 STAR 研究证实,与单一抗血小板药物和抗凝药物联用相比,双联抗血小板药物治疗(dual antiplatelet therapy,DAPT)显著降低支架植入术后 1 个月的缺血事件和出血事件,为 DAPT 作为 PCI 术后的标准治疗方案提供了证据。2001 年发表的 CURE 研究显示,与单用阿司匹林相比,以阿司匹林和氯吡格雷为基础的 DAPT 持续 9~12 个月可以显著降低非 ST 段抬高急性冠脉综合征(non-ST segment elevation-acute coronary syndrome,NSTE-ACS)患者的主要缺血事件。2002 年发表的 CREDO 研究证实,PCI 术后患者应用 DAPT 连续 12 个月比单用阿司匹林能够降低主要缺血事件。尽管在 2 项研究中都发现 DAPT 组患者的主要出血发生率有所增加,但此后各国 ACS 管理指南大多强烈推荐把持续 9~12 个月的 DAPT 作为 ACS 患者或 PCI 术后管理的标准治疗方案。

尽管以阿司匹林和氯吡格雷为基础的 DAPT 比以往其他抗血栓方案大幅降低了 ACS 患者的血管事件,但 ACS 患者发病 1 年内的死亡率仍居高不下,PCI 术后支架内血栓形成也曾一度是介入心脏病医师挥之不去的痛。主流观点认为,一方面,第一代药物洗脱支架(drug eluting stents,DES)作为药物释放载体的多聚物涂层,可能抑制支架局部血管的再内皮化;另一方面,氯吡格雷的药学特点决定了药物起效较慢、作用较弱以及对不同基因型的患者敏感性不同,如能找到一种快速起效、强效、对患者药效一致性较强的抗血小板药物,将会进一步减少 ACS 或 PCI 术后患者的缺血事件。一种起效快、作用强、与血小板 $P2Y_{12}$ 受体可逆结合且为不需代谢活化的活性药物——替格瑞洛被成功研发。2009 年发表的 PLATO 研究证实,与氯吡格雷相比,以替格瑞洛为基础的 DAPT 能显著降低 ACS 患者(包括 STEMI 和 NSTE-ACS 患者)12 个月心脏缺血终点事件(心血管死亡、心肌梗死和脑卒中的复合终点)相对风险 16%,降低全因死亡相对风险 22%,降低心血管死亡相对风险 21%,且不增加 PLATO 定义和 TIMI 定义的主要出血风险。另一种新型 $P2Y_{12}$ 受体拮抗剂普拉格雷也在 ACS 患者的临床研究中得到了相似的结果。此后,针对缺血风险中-高危的 ACS 患者,作用更快、更强的抗血小板策略(含有替格瑞洛或普拉格雷的 DAPT)在各个指南中被优先推荐,并且 DAPT 的时程推荐也固定在了 12 个月。

随着更安全的第二代 DES 全面普及和新型抗血小板药物替格瑞洛的广泛应用,晚期或极晚期支架内血栓事件和其他主要缺血不良事件的发生率大幅降低。虽然强效 DAPT 的长期应用使 ACS 患者或 PCI 术后的缺血事件明显减少,但由此所导致的总体出血事件增加是不争的事实。考虑到随机对照试验(randomized controlled trial,RCT)所得到的循证医学证据大多来自临床试验精挑细选的患者,难以代表真实临床情境中的患者,尤其是那些高龄、合并慢性肾脏病和脑血管疾病等复杂临床情况的出血风险高危患者。再者,并没有充足确凿的临床证据能够确定 DAPT 的最佳时程。因此,ACS 患者以及 PCI 术后的 DAPT 强度及应用时程一直都是介入心脏病学专家关注的热点。

最初缩短 DAPT 时程的尝试是源于探索第二代 DES 植入术后的最佳抗血小板药物持续时间。RESET 研究和 OPTIMIZE 研究比较了两组植入佐他莫司洗脱支架后的患者,分别给予 DAPT(氯吡格雷＋阿司匹林)短程(3 个月)和标准疗程(12 个月),随访 1 年时的主要缺血性心脏不良事件和出血事件,结果发现两组患者间的事件发生率无显著差异。在另一项纳入 RESOLUTE 系列研究共 4 896 例植入佐他莫司支架患者的事后分析中,研究者发现患者在术后 1 个月内因故停用 DAPT 与支架内血栓等主要缺血事件显著相关;而在 1 个月后停用 DAPT 并不明显增加缺血事件的风险。与上述发现不同的是,一项纳入 6 个 RCT 研究共 11 473 例 PCI 术后患者的荟萃分析提示,与标准 DAPT 时程相比,短程 DAPT(3 个月)可能会增加 ACS 患者的缺血事件风险,而稳定性冠心病患者安全性良好,延长 DAPT 与出血风险增加有关。但是,该项荟萃分析纳入的部分患者应用了第一代 DES,可能对结果有一定影响。基于上述证据,2015 年欧洲心脏病学会(European Society of Cardiology,ESC)首次在 NSTE-ACS 管理指南中,针对出血高危患者,建议可考虑 DAPT 时长缩短至 3~6 个月(Ⅱb 类推荐)。

为了进一步规范 DAPT 的临床应用,2017 年 ESC 专门发布了冠状动脉疾病 DAPT 的指南更新,专家委员会明确指出,由于持续抗血小板治疗与增加的出血风险相关,故有必要将这一风险与潜在获益进行比较。这一指南更新标志着行业对 DAPT 关注的焦点从以缺血事件为主,逐渐转向缺血和出血事件并重。该指南建议,应用危险评分评估 ACS 患者的出血和缺血风险并指导 DAPT 的使用时间,制定针对患者具体情况的个体化治疗,并推荐应用 PRECISE-DAPT 评分和 DAPT 评分分别评估出血风险和缺血风险(可手机下载 APP 或在互联网网站输入数据得出评分)。PRECISE-DAPT 评分系统纳入了年龄、血红蛋白、白细胞、肾功能和既往出血史等因素,需要在启动 PCI 时进行评估,如分值 ≥ 25 分,则提示出血高危,建议缩短 DAPT 至 3~6 个月。2020 年 ESC 发布的 NSTE-ACS 指南建议,根据患者的个体特征(年龄、性别、种族及病史)、临床表现(慢性或急性冠脉综合征、NSTE-ACS 或 STEMI)、共病(是否合并糖尿病、慢性肾脏病、心力衰竭、周围动脉疾病等)、合并用药(同时口服抗凝药及可能相互作用的药物)和治疗策略(介入或保守治疗、PCI 或 CABG)等情况,综合评估出血和缺血风险,以选择抗栓药物、剂量及疗程。另外,采纳了学术研究协会(Academic Research Consortium,ARC)出血高风险人群(high bleeding risk,HBR)新的分类标准(表 1),可以替代以往推荐的 CRUSADE 评分评估出血风险。此外,推荐出血高风险(PRECISE-DAPT ≥ 25 分或符合 ARC-HBR 标准)人群植入支架后 3 个月应该停用 $P2Y_{12}$ 受体拮抗剂(Ⅱa 类推荐,B 级证据)。

尽管 HBR 人群 DAPT 的出血风险日益受到关注,但这一人群在 PCI 植入 DES 术后 DAPT 的最佳时程仍不清楚。MASTER-DAPT 研究入选了 4 434 例 HBR 患者,所有患者在植入 DES(生物可降解涂层)1 个月后按 1:1 随机被分至短程 DAPT 组(1 个月)和标准 DAPT 组(3~6 个月),患者在计划时间停用阿司匹林或 $P2Y_{12}$ 受体拮抗剂。三级主要终点设为主要净临床不良事件(包括全因死亡、MI、脑卒中和主要出血事件),主要心脑血管不良事件(全因死亡、MI 和脑卒中复合终点)和主要或临床相关的非主要出血。该研究入选人群特点复杂,平均年龄为 76 岁,男性占 69.3%,糖尿病患者占 33.6%,慢性肾脏病患者占 19.1%,

心力衰竭患者占 18.9%，12.4% 的患者有脑血管疾病史，36.4% 的患者同时服用口服抗凝药。平均 PRECISE-DAPT 评分为 26.8 分。随访至术后 1 年，结果显示，两组在净临床不良事件、MACCE 方面相当，在大出血或临床相关非大出血方面，短程 DAPT 组显著低于标准 DAPT 组（6.5% *vs.* 9.4%）。MASTER-DAPT 研究聚焦高危出血 PCI 人群，将 DAPT 时程缩短至 1 个月可以显著降低出血风险，且不增加缺血性不良事件。但是，该研究中短程 DAPT 降低出血事件获益的主要贡献来源于临床相关的非主要出血（4.5% *vs.* 6.8%）。对于同时存在高危缺血风险的患者，需要综合考虑并权衡缩短 DAPT 时程的风险和获益。另外，该研究未明确 DAPT 中断后应用哪一种抗血小板药物，增加了混杂因素对分析的干扰。

表 1　出血高风险的评估标准（根据学术研究协会）

出血高风险的主要标准	出血高风险的次要标准
1. 预期长时程应用口服抗凝药	1. 年龄 ≥ 75 岁
2. 严重或终末期肾病（eGFR < 30ml/min）	2. 中度 CKD（eGFR 30~59ml/min）
3. 血红蛋白 < 11g/dl	3. 血红蛋白 110~129g/dl（男性）或 110~119g/dl（女性）
4. 过去 6 个月内发生需要住院和/或输血的自发出血，或者任意时间的复发	4. 过去 12 个月内发生需要住院和/或输血的自发出血，未达到主要标准
5. PCI 术前基线血小板中 - 重度减少（< 100 × 10⁹/L）	5. 长期使用非甾体抗炎药或皮质激素
6. 慢性出血体质	6. 任何时间发生的缺血性脑卒中，未达到主要标准
7. 伴有门静脉高压的肝硬化	
8. 过去 12 个月内发生的活动性恶性肿瘤	
9. 既往任何时间自发的颅内出血	
10. 12 个月内发生的创伤性颅内出血	
11. 存在脑动静脉畸形	
12. 6 个月内发生的中 - 重度缺血性脑卒中	
13. PCI 术前 1 个月内主要手术或主要创伤	
14. 应用 DAPT 情况下无法推迟的手术	

注：至少满足 1 条主要标准或 2 条次要标准者被认为高出血风险。

除了 HBR 人群外，ACS 患者长程 DAPT 相关的出血风险也日渐引人关注，但至目前为止，几乎所有 ACS 管理指南仍然推荐长期服用阿司匹林联合一种 P2Y$_{12}$ 受体拮抗剂持续 12 个月（Ⅰ类推荐，A 级证据），除非患者禁忌或具有额外的出血风险，并且 P2Y$_{12}$ 受体拮抗剂优先推荐替格瑞洛和普拉格雷（Ⅰ类推荐，C 级证据）。

在临床诊疗过程中经常会遇到各种复杂的临床情境，尤其是高龄老年 ACS 或 PCI 患者，多合并 CKD、同时应用多种药物、跌倒骨折风险高、服药依从性差、面临侵入性检查或外科手术概率较高，可能并不属于出血高危人群，但潜在出血风险较高，医师在选择抗血小板治疗方案时经常会因为担心患者的出血风险而思考，DAPT 常规持续 12 个月是否时程太长？提前中断 DAPT 是否安全？什么时间停用合适？最好停哪一种？

新一代强效抗血小板药物替格瑞洛给接受 PCI 的 ACS 患者带来了比氯吡格雷更好的缺血事件保护作用，同时增加了出血风险。但关于替格瑞洛的多数证据都是在应用阿司匹林的基础上得到的。替格瑞洛具有独特的作用机制和药代学特点，并且能够阻断包括 P2Y$_{12}$ 受体和 COX-1 等多条血小板活化通路。相比 DAPT，单独应用替格瑞洛能否同时降低出血风险并获得良好的缺血保护作用?

针对这一假设,Global Leaders 研究入选了 18 个国家 130 个医疗机构的 15 991 例 PCI 的 ACS 和稳定性冠心病患者,按中心区块分组及临床表现进行 1∶1 随机分配,一组患者给予 1 个月 DAPT(阿司匹林和替格瑞洛),继之以单一替格瑞洛 23 个月;另一组患者给予标准 12 个月 DAPT,阿司匹林加用替格瑞洛(ACS 患者)或氯吡格雷(稳定性冠心病患者),之后长期服用阿司匹林。入选者平均年龄为 64.5 岁,女性占 23.3%,糖尿病患者约占 25%,接近半数患者表现为 ACS。研究设计的主要终点是 2 年全因死亡和新发 Q 波 MI 的复合终点。关键次要终点设定为 BARC 3 型或 5 型出血。结果发现,两组患者在随访 2 年时的主要终点(3.81% *vs.* 4.37%)和关键次要终点(2.04% *vs.* 2.12%)都没有显著差别。这提示阿司匹林和替格瑞洛应用 1 个月后接续替格瑞洛 23 个月,在预防 PCI 术后 2 年全因死亡和 Q 波心肌梗死方面,并不比常规时程 DAPT 更优。但是,ACS 患者亚组的事后分析提示,短程 DAPT 组患者在随访 1 年时的 BARC 3 或 5 型出血风险显著低于 12 个月 DAPT 组(0.8 *vs.* 1.5,*HR*=0.52),且全因死亡或 Q 波心肌梗死的发生率有下降趋势(1.5 *vs.* 2.0,*P*=0.07)。上述提示,对于 ACS 患者,1 个月 DAPT 之后续以 11 个月的替格瑞洛,能够减少主要出血,同时不增加主要缺血不良事件。

在 2019 年美国心脏病学会年会上公布了两项短程 DAPT 接续 P2Y$_{12}$ 受体拮抗剂治疗方案的研究。SMART-CHOICE 和 STOPDAPT-2 均为多中心、随机对照、开放标签、非劣效设计的临床研究。SMART-CHOICE 旨在比较 PCI 后短程 DAPT(3 个月)停用阿司匹林与 12 个月 DAPT,主要终点为 PCI 术后 12 个月时主要心脑血管不良事件(包括全因死亡、MI 或脑卒中),次级终点为主要终点各事件及 BARC 定义的 2~5 级出血事件。该研究入选患者平均年龄为 64 岁,女性占 26.6%,糖尿病患者占 37.5%,58.2% 的患者表现为 ACS,48.5% 的患者为冠脉多支血管病变。约 77% 患者的 P2Y$_{12}$ 受体拮抗剂为氯吡格雷,23% 的患者应用普拉格雷或替格瑞洛。1 年随访结果显示,短期 DAPT 接续 P2Y$_{12}$ 受体拮抗剂单药治疗组不劣于常规 DAPT 组,主要终点事件发生率分别为 2.9% 和 2.5%,且出血风险显著降低(2.0% *vs.* 3.4%,*HR*=0.58)。

STOPDAPT-2 研究比较了患者择期 PCI 术后常规 12 个月 DAPT(阿司匹林和氯吡格雷)与 1 个月 DAPT 后单独应用氯吡格雷在术后 1 年时的情况。该研究为随机开放标签研究,纳入 3 045 例患者,平均年龄为 68.6 岁,男性患者占 78%,糖尿病患者占 39%,稳定性冠心病占 62%,大多数患者的缺血和出血风险为低 - 中危。主要终点设计为主要缺血不良事件(心血管死亡、MI、缺血性 / 出血性脑卒中和确定的支架内血栓形成)和出血事件(主要及次要出血)的复合终点。结果发现,短程 DAPT 组患者的 1 年主要终点事件发生率显著低于常规 DAPT 组(2.36% *vs.* 3.70%,*HR*=0.64);主要缺血不良事件发生率两组间无显著差异(1.96% *vs.* 2.51%),统计学分析提示 1 个月 DAPT 接续氯吡格雷治疗不劣于 12 个月 DAPT;接受 1 个月 DAPT 患者的主要次级出血事件终点发生率显著低于标准 DAPT(0.41% *vs.* 1.54%,*HR*=0.26)。值得关注的是,与标准疗程相比,短程 DAPT 显著降低了该人群 TIMI 定义的主要出血事件(0.2% *vs.* 1.07%,*HR*=0.19)或 BARC 3 或 5 型出血事件(0.5% *vs.* 1.81%,*HR*=0.30)。STOPDAPT-2 研究提示,对于稳定性冠心病为主体的、缺血和出血风险低中危人群,PCI 术后给予 1 个月 DAPT 并接续氯吡格雷单药抗血小板治疗能够在不增加主要缺血事件的同时,显著减少出血事件,尤其是主要出血事件。

尽管诸多研究结果提示短程 DAPT(1~3 个月)后续用单一抗血小板药物安全、有效,但多数证据并非源于高危患者。这一方案应用于高危患者,能否降低患者出血风险的同时保留缺血事件的获益? 针对这一重要临床问题,TWILIGHT 研究纳入了 9 006 例植入冠脉药物洗脱支架后并服用阿司匹林和替格瑞洛的高危患者,其中 7 119 例术后 3 个月无主要缺血和出血事件的患者 1∶1 随机双盲分配至两组。一组患者再服用阿司匹林和替格瑞洛 12 个月,另一组患者服用安慰剂(阿司匹林)和替格瑞洛 12 个月。入选患者的平均年龄为 65 岁,女性占 23.8%,糖尿病患者约占 36.8%,64.8% 的患者表现为 ACS。主要终点设计为至随机后 12 个月首次发生的 BARC 2、3 或 5 型出血(优效设计),关键次要终点为全因死亡、MI 或脑卒中的复合终点(非劣效设计)。该研究的最大亮点是其入选的高风险人群,高危患者被定义为至少同时合并有一项缺血 / 出血高危的临床特征和血管造影发现的病变特征。具体的高危临床特征包括 65 岁以上、女性、肌钙蛋白阳性的 ACS、确诊的周围血管病、药物治疗的糖尿病和慢性肾脏病。高危病变特征包括多支血管病变、支架总长度超过 30mm、靶病变血栓负荷较重、双支架术式治疗的分叉病变、左主干或前降支近段阻塞性病变以及旋磨处理的钙化病变。研究排除了 STEMI 患者和需要长期口服抗凝药物的患者。结果显示,短程双抗患者随机后 12 个月时的主要终点(BARC 2、3 或 5 型出血)事件显著减少(4.0% vs. 7.1%,HR=0.56),并且主要出血风险(BARC 3 或 5 型出血)也显著降低(1.0% vs. 2.0%,HR=0.49)。而两组患者的全因死亡、心肌梗死和脑卒中复合终点发生率均为 3.9%(HR=0.99,支持非劣效假设)。TWILIGHT 研究提示,在高危患者 PCI 术后短程 DAPT(3 个月)延续替格瑞洛单药抗血小板治疗能够比常规 DAPT 减少临床相关的出血事件,且并不增加死亡、心肌梗死或脑卒中的风险。后续的 ACS 亚组分析提示,NSTE-ACS 患者应用短程 DAPT,出血风险降低幅度更大。值得一提的是,TWILIGHT-CHINA 预设亚组研究入选了 1 169 例中国高风险 PCI 患者,1 028 例患者成功随机分组,得到的研究结果与主研究基本一致:替格瑞洛单药治疗较常规 DAPT 的临床相关出血事件显著降低了 44%(3.5% vs. 6.2%),主要缺血事件无显著差异(2.4% vs. 3.4%,HR=0.70)。

旨在评价 ACS 患者 PCI 术后短程 DAPT 疗效的 TICO 研究纳入了韩国 38 个中心 3 056 例不稳定型心绞痛或心肌梗死患者,PCI 植入可降解涂层 DES 术后 1∶1 随机分配至基于替格瑞洛的常规 DAPT 组(12 个月)和短程 DAPT(3 个月)后接续单药替格瑞洛组。入选患者平均年龄为 61 岁,女性占 20%,糖尿病患者占 27%。大部分患者(69%)有急诊入院,其中 NSTEMI 患者占 34%,STEMI 患者占 36%。研究的主要终点设为 PCI 术后 1 年的净临床不良事件,定义为综合 TIMI 定义的主要出血事件和主要心脑血管不良事件(死亡、心肌梗死、支架内血栓形成、脑卒中和靶血管血运重建)。预设次要终点包括主要出血事件和心脑血管不良事件。结果显示,短程 DAPT 续用替格瑞洛单一抗血小板药物比常规 12 个月 DAPT 显著降低终点事件(3.9% vs. 5.9%,HR=0.66),显著减少主要出血事件(1.7% vs. 3.0%,HR=0.56),并且有降低心脑血管不良事件的趋势(2.3% vs. 3.4%,HR=0.69,P=0.09)。亚组分析显示,65 岁以上人群、女性、非糖尿病及 NSTE-ACS 患者获益显著。TICO 研究结果提示,植入新一代 DES 的亚洲 ACS 患者在 3 个月 DAPT 后单独应用替格瑞洛可显著改善净获益,尤其是明显减少主要出血事件。

O'Donoghue 等将上述 5 项研究共 32 145 例患者进行荟萃分析,按照总体人群(PCI 术后)和 ACS 患者两类人群分析短程 DAPT 后续用 P2Y$_{12}$ 受体拮抗剂与常规疗程 DAPT 相关的主要出血事件和缺血性心脑血管事件。结果显示,短程 DAPT(1~3 个月)续用 P2Y$_{12}$ 受体拮抗剂较常规时程 DAPT 显著减少总体患者 PCI 术后主要出血风险 40%(1.97% vs.

3.13%),且未发现有主要心血管不良事件(2.73% *vs.* 3.11%)、MI(1.08% *vs.* 1.27%)和死亡(1.25% *vs.* 1.47%)事件的增加。对于 ACS 患者,PCI 术后短程 DAPT 后停用阿司匹林能够显著减少主要出血风险 50%(1.78% *vs.* 3.58%),且主要心血管不良事件未见增加(2.51% *vs.* 2.98%)。

基于多个随机对照研究和荟萃分析得到的临床证据,2020 年 ESC 发布的 NSTE-ACS 指南建议,植入支架术后给予 DAPT 的患者,3~6 个月后在权衡缺血和出血风险的基础上可以考虑停用阿司匹林(Ⅱa 类推荐,A 级证据)。考虑到 ACS 患者 DAPT 中的 P2Y$_{12}$ 受体拮抗剂优先推荐替格瑞洛,但也有很多患者应用氯吡格雷。而 ACS 患者短程 DAPT 后停用阿司匹林,单用氯吡格雷抗血小板治疗目前尚无临床证据。2022 年发表的 STOPDAPT-2 ACS 研究纳入了 4 169 例 ACS 患者,与 STOPDAPT-2 研究设计方案相近,比较 1~2 个月 DAPT 后单用氯吡格雷或常规 12 个月 DAPT(阿司匹林 + 氯吡格雷)的主要出血事件和缺血事件的临床净获益,主要终点设计为非劣效假设。结果显示,12 个月时短程 DAPT 与常规 DAPT 组患者的主要终点事件分别为 3.2% 和 2.8%(HR=1.14,$P$$_{非劣效性}$=0.06),主要次级出血终点分别为 0.5% 和 1.2%(HR=0.46,95% CI 0.23~0.94)。上述提示,尽管 PCI 术后短程 DAPT 接续单药氯吡格雷能够显著减少 ACS 患者的出血风险,但临床净获益未能达到不劣于常规时程 DAPT 的疗效。因此,目前对于 ACS 患者 PCI 术后如选择短程 DAPT 后停用阿司匹林,之后应用替格瑞洛似乎较为合理。

除了 DAPT 时程优化的问题外,另一个心内科医师经常遇到的问题是关于 P2Y$_{12}$ 受体拮抗剂的选择。目前多数指南推荐所有无禁忌证的 ACS 患者都优先选用强效的替格瑞洛,但对于潜在出血风险较高的人群,可否优选氯吡格雷? 或者可以在 ACS 或 PCI 术后缺血事件风险较高的急性期应用替格瑞洛,在之后血栓风险下降的治疗维持期降低抗血小板强度以减少出血风险?

2015 年 ESC 血栓工作组在关于老年抗栓的专家立场文件中指出,老年患者择期 PCI 术后推荐氯吡格雷联用阿司匹林持续 12 个月,高出血风险的老年 ACS 患者,氯吡格雷优先于替格瑞洛。替格瑞洛常见呼吸困难、心动过缓及尿酸增高等腺苷相关的不良反应,而老年患者 ACS 患者又常合并 COPD、缓慢性心律失常及痛风等疾病,因此应慎用替格瑞洛。此外,老年人合并 CKD、缺血性脑血管病,尤其是合并脑血管淀粉样变时,替格瑞洛导致的主要出血风险明显高于氯吡格雷。替格瑞洛经肝细胞色素 P450 CYP3A4 灭活,血药浓度受 CYP3A4 的诱导剂(利福平)、抑制剂(地尔硫䓬、克拉霉素等)和代谢底物影响。另外,ACS 或 PCI 术后合并心房颤动或深静脉血栓栓塞性疾病时需应用口服抗凝药,目前指南推荐联用氯吡格雷。

一项 TRITON TIMI-38 研究的事后分析提示,相比氯吡格雷,普拉格雷相关的主要出血事件增加多发生在维持治疗阶段,而在 ACS 急性期出血事件增加并不显著。TROPICAL-ACS 研究入选了 2 610 例成功接受 PCI 且术后计划应用 12 个月 DAPT 的 ACS 患者,患者随机被分至抗血小板药物降阶治疗组(普拉格雷转换为氯吡格雷)和常规治疗组。降阶治疗组患者出院后继续应用普拉格雷,第 2 周改为氯吡格雷,随后进行血小板功能检测(PFT)评估,如提示血小板高反应性,则恢复普拉格雷,反之继续应用氯吡格雷。常规组患者出院应用普拉格雷 14 天后进行 PFT 评估,无论结果如何,均继续使用普拉格雷至术后 1 年。研究主要复合终点为临床净获益,包括心血管相关死亡、心肌梗死、脑卒中和 BARC 2 级及以上的出血事件。随访 1 年的结果显示,两组间主要终点事件无显著差异(7% *vs.* 9%),主要不良缺血事件发生率和 BARC 2 型以上出血事件均无显著差异。该研究提示,PFT 指导的抗血小

板药物早期降阶治疗不劣于常规基于普拉格雷的常规 12 个月 DAPT。另一项研究应用基因分型技术检测 *CYP2C9* 功能缺失突变,指导 MI 患者直接 PCI 术后选择 P2Y$_{12}$ 受体拮抗剂(野生型选择氯吡格雷,功能缺失突变者选择替格瑞洛或普拉格雷),被证实不劣于替格瑞洛或普拉格雷的缺血事件获益,且显著减少出血风险。上述研究提示,应用血小板功能检测或基因分型指导的抗血小板降阶治疗,是减少 ACS 患者 PCI 术后抗栓出血事件的重要方案。

　　TALOS-AMI 研究是另一项旨在评价稳定期 MI 患者抗血小板药物降阶治疗有效性和安全性的多中心随机对照研究。该研究纳入心肌梗死行 PCI 术后 1 个月内未发生严重缺血或出血等不良事件的 2 697 例患者,在术后 1 个月内给予阿司匹林 + 替格瑞洛。患者按 1∶1 被随机分至降阶治疗组(无血小板功能或基因检测指导,替格瑞洛直接改为氯吡格雷)和活性对照组(方案不变)。研究的主要终点设定为术后 1~12 个月的心血管死亡、心肌梗死、脑卒中以及 BARC 2、3 或 5 型出血等复合事件。结果显示,降阶治疗组 MI 患者终点事件率显著低于活性对照组(4.6% *vs.* 8.2%,*HR*=0.55);降阶治疗组患者出血事件风险显著低于活性对照组(3.0% *vs.* 5.6%,*HR*=0.52),两组间缺血事件没有显著差异(2.1% *vs.* 3.1%)。该研究提示,即使没有血小板功能检测指导,急性心肌梗死患者术后稳定期抗血小板降阶治疗可能在不增加缺血事件风险的情况下显著降低出血风险。

　　随着介入治疗技术、支架工艺水平和药物研发的不断进步,ACS 患者 PCI 术后的缺血事件发生率不断下降。而随着抗栓治疗强度的增加,主要出血事件日渐引人关注。如何平衡缺血和出血风险,是 ACS 患者抗栓治疗永恒的主题。精准评估患者的缺血和出血风险,并在此基础上探索不同类型患者最佳的 DAPT 强度和时程,以及选择适合个体的单一抗血小板药物,并在不同阶段有导向的药物强度调整,可能是心内科医师为 ACS 患者制定抗栓治疗方案需要思考的内容。

(田 文)

参考文献

［1］ WESSLER S, SHERMAN L A. Antiplatelet aggregant agents and thrombolytic compounds in myocardial infarction: current status [J]. Circulation, 1972, 45 (4): 911-918.

［2］ SCHÖMIG A, NEUMANN F J, KASTRATI A, et al. A randomized comparison of antiplatelet and anticoagulant therapy after the placement of coronary-artery stents [J]. N Engl J Med, 1996, 334 (17): 1084-1089.

［3］ LEON M B, BAIM D S, POPMA J J, et al. A clinical trial comparing three antithrombotic-drug regimens after coronary-artery stenting. Stent Anticoagulation Restenosis Study Investigators [J]. N Engl J Med, 1998, 339 (23): 1665-1671.

［4］ YUSUF S, ZHAO F, MEHTA S R, et al. Effects of clopidogrel in addition to aspirin in patients with acute coronary syndromes without ST-segment elevation [J]. N Engl J Med, 2001, 345 (7): 494-502.

［5］ STEINHUBL S R, BERGER P B, MANN J T 3rd, et al. Early and sustained dual oral antiplatelet therapy following percutaneous coronary intervention: a randomized controlled trial [J]. JAMA, 2002, 288 (19): 2411-2420.

［6］ BERTRAND M E, SIMOONS M L, FOX K A, et al. Management of acute coronary syndromes in patients presenting without persistent ST-segment elevation [J]. Eur Heart J, 2002, 23 (23): 1809-1840.

［7］ BRAUNWALD E, ANTMAN E M, BEASLEY J W, et al. ACC/AHA guideline update for the management of patients with unstable angina and non-ST-segment elevation myocardial infarction—2002: summary article: a report of the American College of Cardiology/American Heart Association Task Force on Practice Guidelines (Committee on the Management of Patients With Unstable Angina)[J]. Circulation, 2002, 106 (14): 1893-1900.

[8] WALLENTIN L, BECKER R C, BUDAJ A, et al. Ticagrelor versus clopidogrel in patients with acute coronary syndromes [J]. N Engl J Med, 2009, 361 (11): 1045-1057.

[9] WIVIOTT S D, BRAUNWALD E, MCCABE C H, et al. Prasugrel versus clopidogrel in patients with acute coronary syndromes [J]. N Engl J Med, 2007, 357 (20): 2001-2015.

[10] HAMM C W, BASSAND J P, AGEWALL S, et al. ESC Guidelines for the management of acute coronary syndromes in patients presenting without persistent ST-segment elevation: The Task Force for the management of acute coronary syndromes (ACS) in patients presenting without persistent ST-segment elevation of the European Society of Cardiology (ESC)[J]. Eur Heart J, 2011, 32 (23): 2999-3054.

[11] AMSTERDAM E A, WENGER N K, BRINDIS R G, et al. 2014 AHA/ACC Guideline for the Management of Patients with Non-ST-Elevation Acute Coronary Syndromes: a report of the American College of Cardiology/American Heart Association Task Force on Practice Guidelines [J]. J Am Coll Cardiol, 2014, 64 (24): e139-e228.

[12] 中华医学会心血管病学分会介入心脏病学组 . 中国经皮冠状动脉介入治疗指南 (2016)[J]. 中华心血管病杂志 , 2016, 44 (5): 382-400.

[13] KIM B K, HONG M K, SHIN D H, et al. A new strategy for discontinuation of dual antiplatelet therapy: the RESET Trial (REal Safety and Efficacy of 3-month dual antiplatelet Therapy following Endeavor zotarolimus-eluting stent implantation)[J]. J Am Coll Cardiol, 2012, 60 (15): 1340-1348.

[14] FERES F, COSTA R A, ABIZAID A, et al. Three vs twelve months of dual antiplatelet therapy after zotarolimus-eluting stents: the OPTIMIZE randomized trial [J]. JAMA, 2013, 310 (23): 2510-2522.

[15] SILBER S, KIRTANE A J, BELARDI J A, et al. Lack of association between dual antiplatelet therapy use and stent thrombosis between 1 and 12 months following resolute zotarolimus-eluting stent implantation [J]. Eur Heart J, 2014, 35 (29): 1949-1956.

[16] PALMERINI T, DELLA RIVA D, BENEDETTO U, et al. Three, six, or twelve months of dual antiplatelet therapy after DES implantation in patients with or without acute coronary syndromes: an individual patient data pairwise and network meta-analysis of six randomized trials and 11 473 patients [J]. Eur Heart J, 2017, 38 (14): 1034-1043.

[17] ROFFI M, PATRONO C, COLLET J P, et al. 2015 ESC Guidelines for the management of acute coronary syndromes in patients presenting without persistent ST-segment elevation: Task Force for the Management of Acute Coronary Syndromes in Patients Presenting without Persistent ST-Segment Elevation of the European Society of Cardiology (ESC)[J]. Eur Heart J, 2016, 37 (3): 267-315.

[18] VALGIMIGLI M, BUENO H, BYRNE R A, et al. 2017 ESC focused update on dual antiplatelet therapy in coronary artery disease developed in collaboration with EACTS: The Task Force for dual antiplatelet therapy in coronary artery disease of the European Society of Cardiology (ESC) and of the European Association for Cardio-Thoracic Surgery (EACTS)[J]. Eur Heart J, 2018, 39 (3): 213-260.

[19] COLLET J P, THIELE H, BARBATO E, et al. 2020 ESC Guidelines for the management of acute coronary syndromes in patients presenting without persistent ST-segment elevation [J]. Eur Heart J, 2021, 42 (14): 1289-1367.

[20] URBAN P, MEHRAN R, COLLERAN R, et al. Defining high bleeding risk in patients undergoing percutaneous coronary intervention: a consensus document from the Academic Research Consortium for High Bleeding Risk [J]. Eur Heart J, 2019, 40 (31): 2632-2653.

[21] VALGIMIGLI M, FRIGOLI E, HEG D, et al. Dual Antiplatelet Therapy after PCI in Patients at High Bleeding Risk [J]. N Engl J Med, 2021, 385 (18): 1643-1655.

[22] VRANCKX P, VALGIMIGLI M, JÜNI P, et al. Ticagrelor plus aspirin for 1 month, followed by

ticagrelor monotherapy for 23 months vs aspirin plus clopidogrel or ticagrelor for 12 months, followed by aspirin monotherapy for 12 months after implantation of a drug-eluting stent: a multicentre, open-label, randomised superiority trial [J]. Lancet, 2018, 392 (10151): 940-949.

[23] TOMANIAK M, CHICHAREON P, ONUMA Y, et al. Benefit and Risks of Aspirin in Addition to Ticagrelor in Acute Coronary Syndromes: A Post Hoc Analysis of the Randomized GLOBAL LEADERS Trial [J]. JAMA Cardiol, 2019, 4 (11): 1092-1101.

[24] HAHN J Y, SONG Y B, OH J H, et al. Effect of P2Y$_{12}$ Inhibitor Monotherapy vs Dual Antiplatelet Therapy on Cardiovascular Events in Patients Undergoing Percutaneous Coronary Intervention: The SMART-CHOICE Randomized Clinical Trial [J]. JAMA, 2019, 321 (24): 2428-2437.

[25] WATANABE H, DOMEI T, MORIMOTO T, et al. Effect of 1-Month Dual Antiplatelet Therapy Followed by Clopidogrel vs 12-Month Dual Antiplatelet Therapy on Cardiovascular and Bleeding Events in Patients Receiving PCI: The STOPDAPT-2 Randomized Clinical Trial [J]. JAMA, 2019, 321 (24): 2414-2427.

[26] MEHRAN R, BABER U, SHARMA S K, et al. Ticagrelor with or without Aspirin in High-Risk Patients after PCI [J]. N Engl J Med, 2019, 381 (21): 2032-2042.

[27] BABER U, DANGAS G, ANGIOLILLO D J, et al. Ticagrelor alone vs. ticagrelor plus aspirin following percutaneous coronary intervention in patients with non-ST-segment elevation acute coronary syndromes: TWILIGHT-ACS [J]. Eur Heart J, 2020, 41 (37): 3533-3545.

[28] HAN Y, CLAESSEN B E, CHEN S L, et al. Ticagrelor With or Without Aspirin in Chinese Patients Undergoing Percutaneous Coronary Intervention: A TWILIGHT China Substudy [J]. Circ Cardiovasc Interv, 2022, 15 (4): e009495.

[29] KIM B K, HONG S J, CHO Y H, et al. Effect of Ticagrelor Monotherapy vs Ticagrelor With Aspirin on Major Bleeding and Cardiovascular Events in Patients With Acute Coronary Syndrome: The TICO Randomized Clinical Trial [J]. JAMA, 2020, 323 (23): 2407-2416.

[30] O'DONOGHUE M L, MURPHY S A, SABATINE M S. The Safety and Efficacy of Aspirin Discontinuation on a Background of a P2Y$_{12}$ Inhibitor in Patients After Percutaneous Coronary Intervention: A Systematic Review and Meta-Analysis [J]. Circulation, 2020, 142 (6): 538-545.

[31] WATANABE H, MORIMOTO T, NATSUAKI M, et al. Comparison of Clopidogrel Monotherapy After 1 to 2 Months of Dual Antiplatelet Therapy With 12 Months of Dual Antiplatelet Therapy in Patients With Acute Coronary Syndrome: The STOPDAPT-2 ACS Randomized Clinical Trial [J]. JAMA Cardiol, 2022, 7 (4): 407-417.

[32] ANDREOTTI F, ROCCA B, HUSTED S, et al. Antithrombotic therapy in the elderly: expert position paper of the European Society of Cardiology Working Group on Thrombosis [J]. Eur Heart J, 2015, 36 (46): 3238-3249.

[33] ANTMAN E M, WIVIOTT S D, MURPHY S A, et al. Early and late benefits of prasugrel in patients with acute coronary syndromes undergoing percutaneous coronary intervention: a TRITON-TIMI 38 (TRial to Assess Improvement in Therapeutic Outcomes by Optimizing Platelet InhibitioN with Prasugrel-Thrombolysis In Myocardial Infarction) analysis [J]. J Am Coll Cardiol, 2008, 51 (21): 2028-2033.

[34] SIBBING D, ARADI D, JACOBSHAGEN C, et al. Guided de-escalation of antiplatelet treatment in patients with acute coronary syndrome undergoing percutaneous coronary intervention (TROPICAL-ACS): a randomised, open-label, multicentre trial [J]. Lancet, 2017, 390 (10104): 1747-1757.

[35] CLAASSENS D M F, VOS G J A, BERGMEIJER T O, et al. A Genotype-Guided Strategy for Oral P2Y$_{12}$ Inhibitors in Primary PCI [J]. N Engl J Med, 2019, 381 (17): 1621-1631.

[36] KIM C J, PARK M W, KIM M C, et al. Unguided de-escalation from ticagrelor to clopidogrel in stabilised patients with acute myocardial infarction undergoing percutaneous coronary intervention (TALOS-AMI): an investigator-initiated, open-label, multicentre, non-inferiority, randomised trial [J]. Lancet, 2021, 398 (10308): 1305-1316.

冠心病抗栓治疗与消化道出血

冠心病是全身动脉粥样硬化疾病的一部分,而冠脉内及系统性动脉粥样硬化血栓形成是冠心病最严重的并发症之一,可导致心肌缺血加重、心肌梗死、脑卒中甚至猝死,给患者带来极大危害,是冠心病临床防治的重点。抗栓治疗贯穿于冠心病防治的各个阶段,如一级预防、急性冠脉综合征(ACS)、经皮冠状动脉介入治疗(PCI)围手术期及慢性冠脉综合征长期二级预防。但抗栓治疗在降低血栓风险的同时,不可避免地带来出血风险的增高。据ADAPT-DES 研究报道,接受双联抗血小板治疗(DAPT)的 PCI 患者出院后中位随访时间300 天内出血事件发生率约为 6.2%,而其中消化道出血事件占全部出血的 61.7%,提示抗栓治疗相关的消化道出血风险不容忽视。本文针对冠心病口服抗栓药物的消化道出血风险及防治进行综述。

一、抗栓药物致消化道出血的机制

由于丰富的黏膜内和黏膜下血液供应、活跃的细胞更新率和频繁的黏膜损伤,胃肠道本身较易出血。抗栓药物致消化道出血的机制大体可分以下四类:①全身抗栓作用;②局部抗栓作用;③局部直接侵袭;④局部与抗栓无关的作用(如影响黏膜愈合等)。

阿司匹林致消化道损伤的机制包括两方面,一是直接作用于胃黏膜磷脂层,破坏胃黏膜的疏水保护屏障,并且其在胃内崩解后促进白三烯等细胞毒性物质释放,均可直接损伤胃黏膜;二是阿司匹林通过抑制环氧合酶(COX)-1 和 COX-2 活性,减少前列腺素 E_2 合成,导致胃黏膜血流减少、黏液和 HCO_3^- 合成分泌减少,进而削弱了胃黏膜的保护屏障作用。

氯吡格雷本身不具有胃毒性,但其可抑制局部血小板源性生长因子(PDGF)和血管内皮生长因子(VEGF)的释放,从而抑制新生血管形成,使消化道黏膜损伤修复受阻。

口服抗凝药(OAC),包括华法林和非维生素 K 拮抗剂口服抗凝药(NOAC),均可通过全身抗凝作用导致消化道出血,且多与剂量相关。除此之外,NOAC 还可能通过局部抗凝作用,引起胃肠道损伤。由于 NOAC 口服后不能完全被吸收,胃肠道管腔内存留大量活性药物,理论上可能会加剧胃肠道脆弱病变(如血管发育不良或糜烂)的出血。此外,研究发现,达比加群酯结构中含有的酒石酸成分会引起消化不良,并可损伤黏膜完整性,故推测其可能通过局部直接侵袭作用促进消化道出血。

二、抗栓治疗所致消化道出血的风险

(一) 抗血小板治疗与消化道出血风险

1. 阿司匹林 作为历史最悠久的抗血小板药物,阿司匹林与消化道出血风险有着大量循证依据。阿司匹林用于一级预防的 ARRIVE 研究入选男性 ≥ 55 岁或女性 ≥ 60 岁,并伴有中度心血管风险,排除胃肠道出血或其他出血风险高危和糖尿病患者 12 546 例,发现阿司匹林(100mg)相较于安慰剂,消化道出血风险显著增加(0.97% *vs.* 0.46%,*HR*=2.11,95% *CI* 1.36~3.28,*P*=0.000 7)。一项纳入 24 项随机对照研究(RCT)近 66 000 例患者的荟萃分析表明,长期服用阿司匹林可使消化道风险增高 68%(2.47% *vs.* 1.42%,*OR*=1.68,95%

CI 1.51~1.88,*P*<0.000 1),每治疗 106 例患者(平均 28 个月),可导致 1 起消化道出血事件。另一项荟萃分析纳入 35 项阿司匹林单独应用(总病例数 87 581 例,总随访时间 338 735 人年)、5 项阿司匹林联合氯吡格雷(总病例数 81 765 例)、18 项阿司匹林联合华法林(总病例数 29 875 例,总随访时间 64 481.5 人年)及 3 项阿司匹林联合质子泵(总病例数 4 134 例,总随访时间 2 090 人年)的 RCT,结果表明,低剂量阿司匹林(75~325mg)增加消化道大出血(Peto *OR*=1.55,95% *CI* 1.27~1.90,*P*<0.001)及任何消化道出血事件发生率(Peto *OR*=1.31,95% *CI* 1.21~1.42,*P*<0.001)。阿司匹林致消化道出血作用与剂量相关。CURRENT-OASIS 7 研究旨在探讨 DAPT 用于 ACS 或 PCI 患者的最佳剂量策略,患者被随机分配至氯吡格雷双倍剂量组(首日 600mg,第 2~7 天 150mg,之后 75mg/d 维持)、氯吡格雷标准剂量组(首日 300mg,之后 75mg/d 维持)、阿司匹林低剂量组(75~100mg)或阿司匹林高剂量组(300~325mg),结果表明,阿司匹林高剂量组消化道出血发生率高于低剂量组(0.4% *vs.* 0.2%,*P*=0.04)。

2. P2Y$_{12}$ 受体拮抗剂　国内最常用的包括氯吡格雷和替格瑞洛,是广泛应用的抗血小板药物之一,尤其是近年来,PCI 术后短期 DAPT 降阶至长期 P2Y$_{12}$ 受体拮抗剂单药治疗的方案越来越受到重视,其致消化道出血的风险也应予明确。CAPRIE 研究在 16 个国家 384 个中心入选 19 185 例动脉粥样硬化性心血管疾病(ASCVD)患者,头对头比较了氯吡格雷与阿司匹林的疗效与安全性,结果表明,氯吡格雷组(75mg)复合血管事件(缺血性脑卒中、心肌梗死和外周动脉疾病)发生率较低(*P*=0.043),消化道出血(1.99% *vs.* 2.66%)、消化不良 / 恶心 / 呕吐发生率均低于阿司匹林组(325mg)(*P*<0.05)。一项纳入了 9 项 RCT、共 42 108 例患者的荟萃分析比较了 P2Y$_{12}$ 受体拮抗剂单药与阿司匹林在动脉粥样硬化二级预防中的作用,发现与阿司匹林相比,P2Y$_{12}$ 受体拮抗剂的致消化道出血风险较低(*OR*=0.59,95% *CI* 0.39~0.89)。国内韩雅玲院士牵头开展的随机、双盲、安慰剂对照 OPT-PEACE 研究入选 783 例 PCI 术后患者,分别在基线和 6 个月 DAPT 后进行磁控胶囊内镜检查,排除胃肠道溃疡和出血患者后,共 505 例患者 1∶1∶1 随机接受阿司匹林、氯吡格雷或阿司匹林 + 氯吡格雷治疗 6 个月,结果表明,两个单药治疗组胃肠道出血风险显著低于 DAPT 组(0.6% *vs.* 5.4%,*P*=0.001),阿司匹林及氯吡格雷单药治疗组间消化道出血发生率无明显差异(0 *vs.* 1.2%,*P*=0.15)。值得重视的是,OPT-PEACE 研究表明,尽管抗血小板治疗相关的临床消化道出血绝对发生率并不高,但内镜检查表明,阿司匹林组、氯吡格雷组及 DAPT 组 6 个月或 12 个月时胃肠道黏膜损伤(包括溃疡、出血及糜烂)的发生率却很高,分别达 92.4%、96.2% 和 99.2%,其中溃疡发生率分别为 13.6%、15.2% 和 18.5%,提示抗血小板相关的亚临床胃肠道损伤不可忽视,且氯吡格雷致胃肠道损伤的作用可能并不弱于阿司匹林。

3. DAPT　阿司匹林基础上联合一种 P2Y$_{12}$ 受体拮抗剂的 DAPT,是 ACS 和 / 或 PCI 后抗栓治疗的基石。既往研究发现,阿司匹林联合氯吡格雷的 DAPT 显著增加消化道出血风险,低剂量阿司匹林上消化道出血 *OR* 值为 1.8,氯吡格雷为 1.1,阿司匹林联合氯吡格雷为 7.4。来自英国的一项纳入 38 077 例缺血性心脑血管疾病患者的研究发现,应用阿司匹林进行二级预防,上消化道出血发生率为 1.12 每 1 000 人年,与阿司匹林单药相比,DAPT 增加 61% 的上消化道出血发生率(*RR*=1.61,95% *CI* 0.85~3.05)。不稳定型心绞痛患者服用氯吡格雷预防复发事件研究(CURE)则发现,对于急性发作 24 小时内的 NSTE-ACS 患者,抗栓治疗 3~12 个月所导致的出血中,消化道出血最常见,且阿司匹林联合氯吡格雷 DAPT 组的消化道出血发生率高于阿司匹林组(1.3% *vs.* 0.7%)。DAPT 中 P2Y$_{12}$ 受体拮抗剂的选择对消化道出血风险也有一定的影响。TRITON-TIMI 38 研究将 13 608 例接受 PCI 的

ACS 患者随机分为阿司匹林联合普拉格雷(10mg)组或阿司匹林联合氯吡格雷(75mg)组,中位随访 14.5 个月,结果表明,普拉格雷组心血管源性死亡、非致死性心肌梗死或非致死性脑卒中发生率降低(9.9% $vs.$ 12.1%,$P<0.001$),但危及生命的出血风险增加(1.4% $vs.$ 0.9%,$HR=1.52$,95% CI 1.08~2.13,$P=0.01$),其中消化道出血最常见。一项纳入 62 580 例 ACS 患者的回顾性研究表明,与阿司匹林联合氯吡格雷相比,临床实践中 PCI 后阿司匹林联合替格瑞洛的方案增加了消化道出血风险(1.9% $vs.$ 1.4%,$P=0.02$)。一项纳入 41 项 RCT 共 58 678 例患者的荟萃分析得到了相同的结果,普拉格雷和替格瑞洛导致的消化道出血风险高于氯吡格雷($RR=1.28$,95% CI 1.13~1.46)。对于 DAPT 时程与消化道出血发生相关性的随机多中心研究——Nobori 双重抗血小板治疗的适宜疗程(NIPPON)表明,6 个月与 18 个月 DAPT 的主要终点无差异(1.92% $vs.$ 1.45%,$P=0.37$),胃肠道出血事件率亦无差异(0.5% $vs.$ 0.5%,$P=1$)。

综上,根据目前的证据,DAPT 的消化道出血风险显著高于单一抗血小板药物治疗,而单一抗血小板药物中,阿司匹林的致消化道出血风险可能高于氯吡格雷,但还存在争议。$P2Y_{12}$ 受体拮抗剂选择方面,强效 $P2Y_{12}$ 受体拮抗剂与氯吡格雷相比,消化道出血风险更高。以上可供临床决策参考。

(二)抗凝治疗与消化道出血风险

近年来,大量 NOAC 与华法林对比的 RCT 为观察 OAC 相关的消化道出血发生率提供了临床证据。

在一项长期抗凝治疗的随机评估试验(RE-LY)中,纳入 18 113 名患者,随机对比 110mg 达比加群、150mg 达比加群、华法林三者的疗效和安全性,结果提示,尽管两个达比加群剂量组的总体出血发生率低于华法林组,但消化道出血风险却有不同程度的增高:110mg 达比加群与华法林相比,消化道出血发生率无统计学差异($RR=1.09$,95% CI 0.87~1.36,$P=0.44$);而 150mg 达比加群组的消化道出血发生率则高于华法林组($RR=1.49$,95% CI 1.21~1.84,$P<0.001$);150mg 达比加群比 110mg 达比加群消化道出血发生率偏高($RR=1.37$,95% CI 1.12~1.67,$P=0.002$)。但在 75 岁以上的患者,110mg 达比加群组($RR=1.39$,95% CI 1.03~1.98,$P=0.02$)和 150mg 达比加群组($RR=1.79$,95% CI 1.35~2.37,$P=0.006$)的消化道出血发生率均高于华法林组。

ROCKET AF 研究入选 45 个国家和地区 1 178 个中心共 14 264 名患者,对比利伐沙班与华法林用于非瓣膜性心房颤动的疗效和安全性,利伐沙班剂量为 20mg、1 次/d,或 15mg、1 次/d(肌酐清除率在 30~49ml/min);华法林剂量为控制 INR 在 2.0~3.0。结果提示,利伐沙班组胃肠道部位大出血显著高于华法林组(3.2% $vs.$ 2.2%,$P<0.001$)。

随机双盲 ARISTOTLE 研究纳入 18 201 名心房颤动患者,对比阿哌沙班与华法林的疗效与安全性,其中阿哌沙班组 9 088 人,华法林组 9 052 人。阿哌沙班剂量为 5mg、2 次/d,或 2.5mg、2 次/d(满足其中两项或以上者,80 岁以上、60kg 以下、肌酐>133μmol/L);华法林剂量为控制 INR 在 2.0~3.0。结果提示,阿哌沙班组与华法林组消化道大出血发生率没有统计学差异($HR=0.89$,95% CI 0.70~1.15,$P=0.37$)。

随机、双盲、双模拟试验 ENGAGE AF-TIMI 48 研究在 46 个国家的 1 393 个中心纳入 21 105 名患者,对比 60mg 艾多沙班、30mg 艾多沙班与华法林用于心房颤动患者的有效性与安全性,其中 60mg 艾多沙班组 7 035 人,30mg 艾多沙班组 7 034 人,华法林组 7 036 人,中位随访时间为 2.8 年。结果提示,60mg 艾多沙班与华法林相比,消化道出血发生率增高(HR=1.23,95% CI 1.02~1.50,P=0.03),但上消化道出血与下消化道出血发生率却均无统计学差异(上消化道出血 HR=1.27,95% CI 0.99~1.63,P=0.06;下消化道出血 HR=1.20,95% CI 0.89~1.61,P=0.23)。30mg艾多沙班与华法林相比,则表现为消化道出血发生风险降低(HR=0.67,95% CI 0.53~0.83,P<0.001),其中上消化道出血无统计学差异(HR=0.78,95% CI 0.59~1.03,P=0.08),而下消化道出血发生风险显著降低(HR=0.54,95% CI 0.37~0.77,P<0.001)。

一项网状荟萃分析纳入29项RCT及4项大样本观察性研究,总病例数超过38.7万例,包括心房颤动、静脉血栓栓塞(VTE)、肺栓塞及外科术后预防VTE的患者。结果表明,与华法林相比,阿哌沙班可减少消化道大出血风险(RR=0.54,95% CI 0.25~0.76),而利伐沙班增高消化道大出血风险(RR=1.40,95% CI 1.06~1.85)。达比加群(RR=1.25,95% CI 0.98~1.60)、依度沙班(RR=1.07,95% CI 0.69~1.65)和依诺肝素(RR=1.24,95% CI 0.63~2.43)与华法林相比,消化道大出血风险未见显著增高。在心房颤动亚组分析中,与阿哌沙班相比,达比加群(RR=2.36,95% CI 1.55~3.60)与利伐沙班(RR=1.75,95% CI 1.10~6.41)均增高消化道大出血风险。

综上,在NOAC使用中,应警惕消化道大出血的风险,其中阿哌沙班的消化道出血风险可能低于达比加群及利伐沙班,但还缺乏头对头证据,可供临床决策参考。

三、抗栓相关消化道出血的预防

1. 消化道出血风险评估及预防策略 冠心病抗栓治疗前,应评估消化道损伤的风险,并采取防治措施。消化道出血高危人群特点包括:① 65岁以上;②有消化性溃疡或出血病史;③有消化道症状(或合并幽门螺杆菌感染);④合并使用非甾体抗炎药;⑤合并使用类固醇激素;⑥联合抗血小板和抗凝治疗。

合并消化道出血高风险的人群在接受抗栓治疗时,推荐接受预防性治疗,包括根除幽门螺杆菌,服用PPI、H_2受体拮抗剂(H_2RA)、胃黏膜保护剂等。其中,PPI是防治上消化道损伤的首选药物,效果比H_2RA和胃黏膜保护剂更好。高消化道出血风险的患者在病情稳定后,可考虑改为间断服用PPI或调整为H_2RA。但PPI不能减少下消化道出血的风险,目前尚无有效预防下消化道出血的药物。

2. 抗栓治疗与PPI COGENT研究的事后分析表明,无论阿司匹林剂量大小,联合应用PPI(奥美拉唑)均可保护患者避免发生复合上消化道临床事件,阿司匹林小剂量组(≤100mg)应用PPI与安慰剂相比,消化道事件发生率减少(1.16% $vs.$ 3.08%,P=0.003),主要心血管事件发生率无差异(5.55% $vs.$ 5.54%,P=0.95);大剂量组(>100mg)结果一致(消化道事件0.88% $vs.$ 2.61%,P=0.05;心血管事件4.23% $vs.$ 5.45%,P=0.92)。来自中国的一项研究招募了123名使用低剂量阿司匹林(100mg)超过1个月后出现溃疡并发症且合并幽门螺杆菌感染的患者,溃疡愈合并根除幽门螺杆菌感染后,患者被随机分为阿司匹林联合兰索拉唑(30mg)组或联合安慰剂组,中位随访12个月,结果发现联合应用PPI可减轻消化道损伤,并可预防出血及复发出血。纳入10项RCT的荟萃分析结果也显示,年龄>18岁、连续应用小剂量阿司匹林至少2周的消化道出血高风险患者,低剂量阿司匹林(75~325mg)联合PPI可降低上消化道出血风险73%(OR=0.27,95% CI 0.16~0.43,P<0.000 01),降低上消化道溃疡风险84%(OR=0.16,95% CI 0.12~0.23,P<0.000 01)。

DAPT联合PPI同样可降低消化道出血发生率。COGENT研究将患者随机分为

DAPT组和DAPT联合奥美拉唑(20mg)组,后者上消化道出血风险显著降低(1.1% *vs.* 2.9%,*P*<0.001),且并未增加心血管事件。近年的一项荟萃分析纳入ACS或PCI后接受DAPT的患者共190 476例,发现应用PPI与上消化道出血风险降低相关(*RR*=0.40,95% *CI* 0.24~0.64),并且心血管事件、全因死亡发生率无统计学差异。但今年来自中国的一项研究得出了相反的结果,研究基于CCC-ACS项目,从172家医院纳入25 567例患者,评估DAPT联合PPI与消化道出血间的关系,发现早期使用PPI与消化道出血风险增加(1.0% *vs.* 0.5%,*P*<0.001)及所有类型出血率升高(2.9% *vs.* 1.8%,*P*<0.001)相关,作者推测这可能与PPI的下消化道损伤效应有关。

PPI对抗凝治疗的消化道损伤亦有保护作用。一项入选1 643 123名患者的队列研究,对比了服用OAC的患者使用PPI与未使用PPI情况下上消化道出血的住院率。合用PPI的患者,无论阿哌沙班、达比加群、利伐沙班或华法林,其上消化道出血导致的住院率均有下降(阿哌沙班 *IRR*=0.66,95% *CI* 0.52~0.85;达比加群 *IRR*=0.49,95% *CI* 0.41~0.59;利伐沙班 *IRR*=0.75,95% *CI* 0.68~0.84;华法林 *IRR*=0.65,95% *CI* 0.62~0.69)。

3. PPI与氯吡格雷的相互作用 由于氯吡格雷的抗血小板作用需要通过CYP同工酶(主要是CYP2C19)在肝脏进行代谢转化,而部分PPI也被CYP酶代谢,导致对CYP2C19(主要是奥美拉唑和艾司奥美拉唑)的潜在抑制作用,当同时服用时,PPI可能降低氯吡格雷的代谢激活。

PPI与氯吡格雷的代谢相互作用已有数项研究进行探讨。一项回顾性队列研究旨在评估因ACS住院治疗后服用氯吡格雷联合或不联合PPI患者的结局,结果发现,在多变量分析中,联合使用PPI与ACS死亡或再住院的风险增加相关(29.8% *vs.* 20.8%,调整后的*OR*=1.25,95% *CI* 1.11~1.41)。国际多中心、随机、双盲、双模拟、安慰剂对照试验的COGENT研究结果证实,联合使用氯吡格雷和PPI未增加心血管事件的风险。包括20项回顾性研究、2项事后分析和1项前瞻性RCT,共23项研究93 278例患者的荟萃分析结果显示,同时使用氯吡格雷和PPI可能与不良心血管事件和心肌梗死有关,但研究间的异质性较大,RCT或倾向评分匹配的研究中未观察到PPI对心血管事件的影响,而观察性研究中则反之;对其中13项研究的汇总结果提示,PPI使用与总死亡率之间没有显著关联(*RR*=1.09,95% *CI* 0.94~1.26,*P*=0.23)。

联合使用PPI时,应充分考虑不同PPI对氯吡格雷抗血小板作用的影响。从药物相互作用研究来看,奥美拉唑和埃索美拉唑出现临床相关相互作用的倾向最高,兰索拉唑居中,泮托拉唑和雷贝拉唑最低。因此,不推荐氯吡格雷与奥美拉唑或艾司奥美拉唑联合使用,可首选雷贝拉唑或泮托拉唑。

四、抗栓治疗过程中发生消化道出血的处理原则

1. 风险评估 所有接受抗栓治疗过程中发生消化道出血的患者,在进行治疗决策前均应充分权衡缺血和出血风险,推荐由多学科团队进行风险评估。

缺血风险主要依据病史、临床诊断、实验室检查、介入治疗类型及复杂程度、DAPT疗程等进行判断。如高龄、ACS、合并糖尿病、慢性肾脏病、多血管床病变、有缺血事件病史、复杂PCI(如左主干、分叉病变、慢性完全闭塞病变、弥漫长病变、血栓性病变)、药物洗脱支架术后DAPT疗程不足1个月、心房颤动CHA$_2$DS$_2$-VASc高评分等,均为血栓事件高危因素,在考虑停用抗栓药物时应慎重。而对于一级预防或慢性冠脉综合征无心肌梗死或PCI史者,

因其血栓风险较低,出血发生后可考虑暂停抗栓药物。一些临床风险评分工具也可用于进行风险评价,如 GRACE 评分、OPT-CAD 评分等,但其对治疗决策的意义还有待更多的临床证据。

根据《ACS 抗栓治疗合并出血防治多学科专家共识》,胃肠道出血风险评估内容包括:①临床评估:结合症状与体征,评估血流动力学是否稳定,是否需要给予液体复苏治疗;②实验室评估:红细胞比容<25% 或者血红蛋白<80g/L 伴心率加快、鼻胃管抽出红色血液提示为严重上消化道出血;对于血尿素氮(BUN)<6.5mmol/L(18.2mg/dl),血红蛋白 ≥130g/L(男性) 或 ≥120g/L(女性),收缩压 ≥110mmHg(1mmHg = 0.133kPa),脉搏<100 次 /min,且无黑便、心功能不全、晕厥和肝脏疾病者为低危患者,可暂不进行干预;③危险评分:建议对所有急性上消化道出血患者进行 Blatchford 评分,以便在内镜检查前预判哪些患者需要接受输血、内镜检查或手术等干预措施,其取值范围为 0~23 分。内镜检查后,还可以结合患者年龄、休克状况、伴发病等进行 Rockall 评分,以评估患者的死亡风险,其取值范围为 0~11 分,0~2 分提示再出血和死亡风险均较低。此外,对消化性溃疡出血患者,还应结合内镜下表现进行 Forrest 分级,有助于优化止血治疗方案。

2. 抗栓治疗策略的调整　当缺血风险较低时(如阿司匹林一级预防),可考虑暂停抗栓治疗,待查明出血原因、出血停止后再恢复抗栓治疗,或换用消化道出血风险更低的药物。

当缺血风险较高时(如 ACS、PCI 术后 1 个月之内),小出血(如 BARC 出血分型<3 型)患者可在充分止血及监测下继续服用抗栓药物;严重出血(如 BARC 出血分型 ≥3 型)患者应考虑减少药物种类及剂量。当出血无法控制或可能威胁生命时,应立即停药,并予新鲜血小板输注等治疗。

当缺血风险远高于出血风险,停用 DAPT 造成支架内血栓、MI、脑卒中等严重后果的可能性较大时,应积极采用内镜下止血治疗,并尽可能保留 DAPT。

对于溃疡性出血复发危险较高的患者,不建议使用氯吡格雷替代阿司匹林,而应该给予阿司匹林联合 PPI 治疗。

对于合用抗血小板与 OAC 的患者,如出血风险较低,可考虑减少抗血小板药物使用,使用华法林时若 INR>2.5,应降至 2.0~2.5;当出血风险较高时,应考虑停用 OAC 甚至逆转抗凝直至出血控制,除非血栓风险过高(心脏机械瓣置换、心脏辅助装置、CHA_2DS_2-VASc 高分等)。

3. 恢复抗栓治疗的时机　满足以下条件考虑出血已经得到控制:①血流动力学稳定;②不输血情况下,血红蛋白稳定;③尿素氮不继续升高;④肠鸣音不活跃;⑤便潜血转阴(非必需)。

恢复用药的时机,应充分考虑残余缺血和出血风险,以及抗栓药物的药效学及药动学特征。出血停止后,DAPT 患者考虑在 3 天后恢复替格瑞洛或 5 天后恢复氯吡格雷;单一抗血小板治疗者,如心血管风险较低,可在 7 天后恢复用药,否则考虑在 3 天后恢复;接受华法林治疗者,如血栓栓塞风险较高,可考虑在止血 3 天后恢复用药,期间可以考虑采用肝素进行桥接治疗,如血栓栓塞风险较低,可于止血 7 天后恢复华法林;接受 NOAC 治疗者,可于止血后 3 天恢复用药。

4. 内镜诊断与治疗　内镜既可明确出血的病因和部位,还能通过其进行止血治疗,是抗栓治疗合并消化道出血处理的重要手段。由于诊断性内镜检查属于低出血风险操作,目前国内外指南均推荐在内镜检查期间无须停用抗栓药物。因此,抗栓治疗不应视为内镜检查的禁忌证。

根据《ACS 抗栓治疗合并出血防治多学科专家共识》,上消化道出血时,应结合患者病情,合理选择内镜检查时机和治疗策略:

(1)缺血风险高危者应推迟内镜下检查或治疗,并进行相关风险评估,每 24~48 小时重新评估 1 次是否行内镜检查。根据心脑血管疾病与消化道出血的危险程度,优先处理危及生命的病变。

(2)对于缺血风险低危、出血风险较高的患者,内镜操作前应至少停用抗血小板药物 5天,抗凝药可根据其半衰期进行调整。

(3)合并 BARC 出血分型 ≥3 型或内镜检查提示为高危(Forrest Ⅰ~Ⅱb)的患者,应在严密监测及生命体征平稳的条件下,于 24~48 小时内行内镜检查(严重出血 12 小时以内),以便尽早明确诊断和进行必要的干预;内镜下可单独采用热凝、机械方法或与注射方法联合止血。

(4)对喷射状活动性出血、血管裸露、活动性渗血、血凝块附着,应积极实施内镜下止血治疗。完成内镜下止血治疗后,建议静脉给予 PPI(如泮托拉唑首剂 80mg 弹丸注射,其后8mg/h)静脉注射维持 72 小时,能减少出血复发或外科手术,降低病死率。

(5)对黑色基底、洁净基底的患者,内镜检查后给予常规口服 PPI 治疗即可。

对于长期使用华法林抗凝的患者,一旦发生出血,应纠正凝血状态,尽快行内镜检查与治疗。研究显示,当 INR 在 1.5~2.5 时内镜仍可成功止血,而超过 2.7 时则内镜止血后再出血发生率仍较高。在纠正凝血作用的同时给予输血,将 INR 降至 2.5 以下,从而为内镜止血创造条件。在等待内镜的过程中,可使用促胃肠蠕动剂和 PPI。

5. 药物治疗　PPI 是预防和治疗抗血小板药物致消化道损伤的优选药物。对于无法或需延迟进行内镜检查的患者,建议立即给予静脉 PPI,必要时可联合胃黏膜保护剂治疗。禁用静脉止血剂、抗纤溶剂(如酚磺乙胺、氨甲苯酸等)。

抗血小板治疗合并严重出血,必要时可考虑输注血小板。替格瑞洛可逆性抑制血小板,故输注血小板的作用不大,近年来有新型替格瑞洛逆转剂 bentracimab,Ⅱ期临床试验效果显著,但还需进一步观察其有效性和安全性。合用 OAC 时发生严重消化道出血,可考虑使用逆转剂治疗。华法林治疗者可输注维生素 K,达比加群治疗者可使用特异性抗体idarucizumab,利伐沙班治疗者可输注凝血酶原复合物。

6. 其他治疗　下消化道出血时,如无法经内镜明确出血位置并止血,可选择经导管选择性动脉栓塞治疗,在出血灶注入栓塞剂。外科手术治疗适用于内镜未发现出血部位或无法进行介入栓塞的活动性出血且血流动力学不稳定的患者。术中同时做消化内镜,能够找到小而隐蔽的出血灶,提高检出率。

(李　毅　徐　颖　曹伊楠)

参考文献

[1] GENEREUX P, GIUSTINO G, WITZENBICHLER B, et al. Incidence, Predictors, and Impact of Post-Discharge Bleeding After Percutaneous Coronary Intervention [J]. J Am Coll Cardiol, 2015, 66 (9): 1036-1045.

［2］ GAZIANO J M, BROTONS C, COPPOLECCHIA R, et al. Use of aspirin to reduce risk of initial vascular events in patients at moderate risk of cardiovascular disease (ARRIVE): a randomised, double-blind, placebo-controlled trial [J]. Lancet, 2018, 392 (10152): 1036-1046.

［3］ DERRY S, LOKE Y K. Risk of gastrointestinal haemorrhage with long term use of aspirin: meta-analysis [J]. BMJ, 2000, 321 (7270): 1183-1187.

［4］ LANAS A, WU P, MEDIN J, et al. Low doses of acetylsalicylic acid increase risk of gastrointestinal bleeding in a meta-analysis [J]. Clin Gastroenterol Hepatol, 2011, 9 (9): 762-768.

［5］ INVESTIGATORS C O, MEHTA S R, BASSAND J P, et al. Dose comparisons of clopidogrel and aspirin in acute coronary syndromes [J]. N Engl J Med, 2010, 363 (10): 930-942.

［6］ COMMITTEE C S. A randomised, blinded, trial of clopidogrel versus aspirin in patients at risk of ischaemic events (CAPRIE). CAPRIE Steering Committee [J]. Lancet, 1996, 348 (9038): 1329-1339.

［7］ CHIARITO M, SANZ-SANCHEZ J, CANNATA F, et al. Monotherapy with a P2Y12 inhibitor or aspirin for secondary prevention in patients with established atherosclerosis: a systematic review and meta-analysis [J]. Lancet, 2020, 395 (10235): 1487-1495.

［8］ HAN Y, LIAO Z, LI Y, et al. Magnetically Controlled Capsule Endoscopy for Assessment of Antiplatelet Therapy-Induced Gastrointestinal Injury [J]. J Am Coll Cardiol, 2022, 79 (2): 116-128.

［9］ HALLAS J, DALL M, ANDRIES A, et al. Use of single and combined antithrombotic therapy and risk of serious upper gastrointestinal bleeding: population based case-control study [J]. BMJ, 2006, 333 (7571): 726.

［10］ CEA SORIANO L, RODRIGUEZ L A. Risk of Upper Gastrointestinal Bleeding in a Cohort of New Users of Low-Dose ASA for Secondary Prevention of Cardiovascular Outcomes [J]. Front Pharmacol, 2010, 1: 126.

［11］ YUSUF S, ZHAO F, MEHTA S R, et al. Effects of clopidogrel in addition to aspirin in patients with acute coronary syndromes without ST-segment elevation [J]. N Engl J Med, 2001, 345 (7): 494-502.

［12］ WIVIOTT S D, BRAUNWALD E, MCCABE C H, et al. Prasugrel versus clopidogrel in patients with acute coronary syndromes [J]. N Engl J Med, 2007, 357 (20): 2001-2015.

［13］ YOU S C, RHO Y, BIKDELI B, et al. Association of Ticagrelor vs Clopidogrel With Net Adverse Clinical Events in Patients With Acute Coronary Syndrome Undergoing Percutaneous Coronary Intervention [J]. JAMA, 2020, 324 (16): 1640-1650.

［14］ GUO C G, CHEN L, CHAN E W, et al. Systematic review with meta-analysis: the risk of gastrointestinal bleeding in patients taking third-generation P2Y$_{12}$ inhibitors compared with clopidogrel [J]. Aliment Pharmacol Ther, 2019, 49 (1): 7-19.

［15］ NAKAMURA M, IIJIMA R, AKO J, et al. Dual Antiplatelet Therapy for 6 Versus 18 Months After Biodegradable Polymer Drug-Eluting Stent Implantation [J]. JACC Cardiovasc Interv, 2017, 10 (12): 1189-1198.

［16］ CONNOLLY S J, EZEKOWITZ M D, YUSUF S, et al. Dabigatran versus warfarin in patients with atrial fibrillation [J]. N Engl J Med, 2009, 361 (12): 1139-1151.

［17］ EIKELBOOM J W, WALLENTIN L, CONNOLLY S J, et al. Risk of bleeding with 2 doses of dabigatran compared with warfarin in older and younger patients with atrial fibrillation: an analysis of the randomized evaluation of long-term anticoagulant therapy (RE-LY) trial [J]. Circulation, 2011, 123 (21): 2363-2372.

［18］ PATEL M R, MAHAFFEY K W, GARG J, et al. Rivaroxaban versus warfarin in nonvalvular atrial fibrillation [J]. N Engl J Med, 2011, 365 (10): 883-891.

［19］ GRANGER C B, ALEXANDER J H, MCMURRAY J J, et al. Apixaban versus warfarin in patients with atrial fibrillation [J]. N Engl J Med, 2011, 365 (11): 981-992.

［20］ GIUGLIANO R P, RUFF C T, BRAUNWALD E, et al. Edoxaban versus warfarin in patients with atrial fibrillation [J]. N Engl J Med, 2013, 369 (22): 2093-2104.

［21］ OH H J, RYU K H, PARK B J, et al. The risk of gastrointestinal hemorrhage with non-vitamin K antagonist oral anticoagulants: A network meta-analysis [J]. Medicine (Baltimore), 2021, 100 (11): e25216.

［22］ 抗血小板药物消化道损伤的预防和治疗中国专家共识组. 抗血小板药物消化道损伤的预防和治疗中国专家共识 (2012 更新版)[J]. 中华内科杂志, 2013, 52 (3): 264-270.

［23］ VALGIMIGLI M, BUENO H, BYRNE R A, et al. 2017 ESC focused update on dual antiplatelet therapy in coronary artery disease developed in collaboration with EACTS [J]. Eur J Cardiothorac Surg, 2018, 53 (1): 34-78.

［24］ VADUGANATHAN M, BHATT D L, CRYER B L, et al. Proton-Pump Inhibitors Reduce Gastrointestinal Events Regardless of Aspirin Dose in Patients Requiring Dual Antiplatelet Therapy [J]. J Am Coll Cardiol, 2016, 67 (14): 1661-1671.

［25］ LAI K C, LAM S K, CHU K M, et al. Lansoprazole for the prevention of recurrences of ulcer complications from long-term low-dose aspirin use [J]. N Engl J Med, 2002, 346 (26): 2033-2038.

［26］ MO C, SUN G, LU M L, et al. Proton pump inhibitors in prevention of low-dose aspirin-associated upper gastrointestinal injuries [J]. World J Gastroenterol, 2015, 21 (17): 5382-5392.

［27］ BHATT D L, CRYER B L, CONTANT C F, et al. Clopidogrel with or without omeprazole in coronary artery disease [J]. N Engl J Med, 2010, 363 (20): 1909-1917.

［28］ GUO H, YE Z, HUANG R. Clinical Outcomes of Concomitant Use of Proton Pump Inhibitors and Dual Antiplatelet Therapy: A Systematic Review and Meta-Analysis [J]. Front Pharmacol, 2021, 12: 694698.

［29］ ZHOU M, ZHANG J, LIU J, et al. Proton Pump Inhibitors and In-Hospital Gastrointestinal Bleeding in Patients With Acute Coronary Syndrome Receiving Dual Antiplatelet Therapy [J]. Mayo Clin Proc, 2022, 97 (4): 682-692.

［30］ RAY W A, CHUNG C P, MURRAY K T, et al. Association of Oral Anticoagulants and Proton Pump Inhibitor Cotherapy With Hospitalization for Upper Gastrointestinal Tract Bleeding [J]. JAMA, 2018, 320 (21): 2221-2230.

［31］ HO P M, MADDOX T M, WANG L, et al. Risk of adverse outcomes associated with concomitant use of clopidogrel and proton pump inhibitors following acute coronary syndrome [J]. JAMA, 2009, 301 (9): 937-944.

［32］ KWOK C S, LOKE Y K. Meta-analysis: the effects of proton pump inhibitors on cardiovascular events and mortality in patients receiving clopidogrel [J]. Aliment Pharmacol Ther, 2010, 31 (8): 810-823.

［33］ 中华医学会心血管病学分会动脉粥样硬化与冠心病学组, 中华医学会心血管病学分会介入心脏病学组, 中国医师协会心血管内科医师分会血栓防治专业委员会, 等. 冠心病双联抗血小板治疗中国专家共识 [J]. 中华心血管病杂志, 2021, 49 (5): 432-454.

［34］ VISSEREN F L J, MACH F, SMULDERS Y M, et al. 2021 ESC Guidelines on cardiovascular disease prevention in clinical practice [J]. Eur Heart J, 2021, 42 (34): 3227-3337.

［35］ 中国医师协会心血管内科医师分会, 中国医师协会心血管内科医师分会血栓防治专业委员会, 中华医学会消化内镜学分会, 等. 急性冠状动脉综合征抗栓治疗合并出血防治多学科专家共识 [J]. 中华内科杂志, 2016, 55 (10): 813-824.

从基础到转化——冠心病药物治疗靶点回顾及展望

动脉粥样硬化性疾病的发病率及死亡率均居人类疾病首位,是全人类共同面临的巨大健康挑战。近年来,针对冠状动脉粥样硬化性心脏病的发病机制及治疗手段不断更新,一个个全新的理论被验证并应用。作为冠心病治疗的基石,药物治疗在近年来也有了长足的进步,随着冠心病的临床研究不断完善,治疗新靶点不断涌现,传统药物循证证据趋近完善,新型药物崭露头角。本文以临床实践为支点,对冠心病的药物治疗靶点加以总结,对冠心病药物应用现状予以回顾,并对冠心病药物治疗的发展方向进行展望。

一、冠状动脉粥样硬化性心脏病的发病机制与临床分型

(一)冠状动脉粥样硬化性心脏病的发病机制

冠状动脉粥样硬化性心脏病(CHD)在大多数情况下,是由于动脉粥样硬化或血栓形成(单独或组合)引起的冠状血管阻塞所致。近年来,CHD 的发病率和死亡率逐年下降,但在工业化国家仍是主要的公共卫生负担。CHD 的发生与发展是复杂、多因素作用的结果。深入研究其发病机制,寻找预防和治疗 CHD 的新靶点,有利于进一步防治 CHD。目前,CHD 的发病机制尚不明确,主要包括内皮细胞损伤、脂蛋白沉积、炎症反应和平滑肌细胞帽形成。

1. 脂质代谢　血液中的脂质以脂蛋白的形式转运到各个组织,主要用于提供能量。血液脂蛋白由不同数量的胆固醇、甘油三酯、磷脂和载脂蛋白形成,包括 5 种,分别为乳糜微粒、极低密度脂蛋白、中间密度脂蛋白、低密度脂蛋白、高密度脂蛋白。血液中脂质和 / 或脂蛋白水平的升高或异常是一个重要的 CHD 风险因素,尤其低密度脂蛋白与较高的 CHD 风险密切相关。Zhang 等发现,氧化应激参与了脂质致病的过程,血清对氧磷酶活性与冠状动脉疾病的严重程度相关,氧化低密度脂蛋白可通过以下一种或多种效应促进冠状动脉粥样硬化,主要为内皮损伤、血管紧张度的改变、氧化低密度脂蛋白自身抗体的形成、血小板聚集增加、单核细胞和巨噬细胞的招募、巨噬细胞摄取低密度脂蛋白形成泡沫细胞和生长因子的诱导等。既往研究表明 CHD 与高胆固醇血症密切相关,降低血清胆固醇是目前降低 CHD 最重要的策略。在人体内,血清胆固醇水平主要是由三条代谢途径决定的,即膳食中胆固醇的摄入、胆固醇的合成和体内胆固醇的降解。

2. 炎症与免疫　冠状动脉粥样硬化是一种全身性、脂质驱动的动脉内膜免疫炎症性疾病;其病变的发生、发展与包括先天性免疫机制和获得性免疫机制在内的慢性炎症反应有关,炎症的发展变化决定了患者的最终临床结局。炎症在 CHD 的发病机制中起着重要的作用,CHD 的严重程度和预后通过炎症生物标志物的水平来评估,包括 IL-6、C 反应蛋白、补体、CD40 及 CD40L 和髓过氧化物酶。Wirtz 等发现,急性应激可导致炎症标志物增加,在高危的患者中触发急性冠脉综合征,提示针对炎症标志物的靶向药物的干预潜力,然而,目前从炎症到 CHD 的具体机制尚未建立。Kojok 等的研究发现,阿司匹林可通过抑制肌球蛋白轻链,降低 CD40L 对血小板聚集的增强作用,提示靶向血小板中 CD40L 轴的药物可能对 CD40L 水平升高但对阿司匹林无反应或反应较差的患者具有治疗潜力。

3. 内皮损伤　血管内皮是血流和血管壁的交界,这种动脉壁单细胞层的变化被认为在

血管疾病／动脉粥样硬化的发病机制中是最重要的。1973 年 Ross 首次提出内皮损伤反应假说，其考虑动脉粥样硬化是动脉的内皮和平滑肌受到各种形式的损伤而引起的过度炎症性纤维增生反应。既往研究表明，内皮细胞功能障碍是动脉粥样硬化病变形成的初始步骤，动脉粥样硬化易发生在受到低剪切应力和血流干扰的动脉弯曲和分支处。动脉内皮通过合成和释放血管活性物质对机械刺激做出反应，以调节整个循环中的张力，也可进行止血和产生炎症反应。这些机械刺激激活信号通路，导致功能障碍、促血栓形成和内皮内膜功能失调。一氧化氮（NO）是一种内皮舒张因子，对维持血管张力的恒定起着重要作用，Ren 等的研究发现，糖尿病患者的晚期糖基化终产物通过激活 p38 和 ERK1/2，降低冠状动脉内皮细胞内皮型一氧化氮合酶的表达和增加氧化应激，从而导致内皮功能障碍。研究发现，大量生长因子、细胞因子和血管调节分子参与了内皮功能障碍的过程，控制编码这些分子的基因表达，并以特定的细胞类型为靶向，改善内皮功能，有利于针对动脉粥样硬化开发新的诊断和治疗。

4. 平滑肌增殖　血管平滑肌细胞是冠状动脉管壁的基本成分，对动脉生理和病理过程至关重要。内膜增生是对急性或慢性血管损伤源的病理生理反应，过度的血管平滑肌细胞增殖、迁移和细胞外基质合成是内膜增生发展的关键，可导致血管腔变窄甚至闭塞，从而引发 CHD。

5. 血小板　血小板促进动脉粥样硬化形成的机制：①主要是通过直接受体 - 配体相互作用或释放趋化因子来募集白细胞，如 GP Ibα 与白细胞整合素、血小板特异性 P- 选择素及其配体 P- 选择素糖蛋白配体 1；②其次为血小板与氧化的低密度脂蛋白胆固醇结合；③还可为活化的血小板促进促炎性 IL-1β 的产生。血小板除了有助于促进斑块的早期形成外，还可介导病理性血栓形成。动脉粥样硬化斑块破裂或内皮细胞侵蚀，活化的血小板刺激血栓形成，促进动脉粥样硬化血栓性疾病，具体过程为血小板黏附到细胞外基质，然后血小板在胶原基质上滚动、黏附和扩散，形成活化的血小板单层。

6. 其他　近年来新发现的发病机制：

（1）同型半胱氨酸：同型半胱氨酸是一种含硫氨基酸，由来自膳食的必需氨基酸——蛋氨酸代谢产生。研究表明，高同型半胱氨酸血症可以损伤动脉内皮，促进冠状动脉粥样硬化的形成，考虑机制为高同型半胱氨酸降低了内皮细胞分泌 NO 的功能，从而导致内皮依赖性血管舒张功能障碍。Kaplan 等发现，CHD 的病理生理学与线粒体功能障碍有关。具体过程为活性氧作为同型半胱氨酸影响线粒体功能的重要介质，可通过电子传递链等途径或通过同型半胱氨酸的自氧化作用产生。活性氧对线粒体脱氧核糖核酸（DNA）的氧化损伤和蛋白质翻译后的修饰会导致线粒体蛋白质的含量和 / 或功能改变，包括电子传递链的组成部分、抗氧化剂 / 促氧化剂酶、膜载体和受体。线粒体蛋白功能的改变可能导致活性氧进一步升高，促使线粒体 - 内质网通道介导的钙离子聚集，腺苷三磷酸（ATP）产生减少，膜电位降低，进而启动有丝分裂和细胞凋亡。

（2）瘦素：瘦素是一种脂肪组织衍生的激素，在调节人体能量稳态方面起着重要作用。瘦素在调节血压、激活交感神经系统、胰岛素抵抗、血小板聚集、动脉血栓形成、血管生成和炎症血管反应中的作用表明，瘦素可能与 CHD 的发展有密切关系。然后 Yang 等的研究提示，高瘦素水平可能与 CHD 风险无关。未来需要进一步的大规模、设计良好的前瞻性队列研究来全面评估瘦素在 CHD 发生、发展中的作用。

（3）情绪：抑郁症是 CHD 事件和 CHD 患者心血管发病率和死亡率的一个非常普遍的

危险因素。已经假设了几种生物行为机制,作为抑郁症和 CHD 之间关系的基础,但是没有一种机制被研究证明。只有少数临床试验研究了治疗抑郁症是否能降低已确诊 CHD 患者的心脏事件风险,这些试验的二次分析表明,当抑郁症改善时,预后会改善。

(4)肠道菌群:肠道菌群是指定植在宿主肠道内并长期与人体相互依存的细菌群,可协助宿主完成多种理化功能,并产生代谢产物。Kasahara 等发现,肠道菌群影响小鼠的高胆固醇血症和动脉粥样硬化形成。目前肠道菌群导致 CHD 的确切机制未明,考虑其通过许多途径与宿主相互作用,包括三甲胺 / 三甲胺 -N- 氧化物途径、短链脂肪酸途径以及初级和次级胆汁酸途径。除了这些依赖代谢的途径外,代谢非依赖过程被认为也可能导致 CHD 的发病机制。

(5)高血压:CHD 是一种复杂的疾病,涉及多种机制、多种细胞类型,并受多种环境因素的影响,包括吸烟、饮酒、不良饮食习惯、生活方式等。这些环境因素进一步促进了 CHD 传统危险因素的发生,包括糖尿病、血脂异常和高血压。上文已阐述血脂、晚期糖基化终产物对 CHD 的影响。在此,简要总结高血压对 CHD 发生、发展的影响。从临床的角度来看,高血压主要通过 2 种机制导致心肌缺血,一是高血压诱导内皮功能障碍,加剧动脉粥样硬化过程,并使动脉粥样硬化斑块更加不稳定;二是高血压导致左心室肥大,从而导致了"冠状动脉储备"的减少和心肌需氧量的增加。

(6)遗传因素:随着分子生物学的发展和基因检测技术的完善和应用,越来越多的研究表明,遗传因素在 CHD 的发生、发展中起着重要的作用。目前,一些基因的单核苷酸多态性已被发现与 CHD 易感性相关,如 XKR6、IL-6 受体、T 细胞免疫球蛋白黏蛋白 -4 基因等,对其具体机制的研究,将有利于 CHD 的诊断及治疗。

(二)冠状动脉粥样硬化性心脏病的临床分型

根据 2019 年欧洲心脏病协会慢性冠脉综合征的诊治指南,CHD 是一种心外膜动脉中动脉粥样硬化斑块积聚(可为阻塞性的,也可为非阻塞性的)的病理过程。该病理过程可通过调整生活方式、药物治疗和侵入性治疗来干预。CHD 有较长的稳定期,但也可随时发生变化,如斑块破裂或侵蚀引起的急性动脉粥样硬化血栓形成事件。通常,这种疾病是慢性的、进行性发展的,因此,即使在临床上的静止期,它也是严重的。CHD 动态演变的过程可导致各种临床表现,根据临床表现可将其分为急性冠脉综合征(ACS)或慢性冠脉综合征(CCS)。

1. 慢性冠脉综合征　根据 2019 年欧洲心脏病协会慢性冠脉综合征的诊治指南,最常见 CCS 的 6 种临床情况包括:①疑似 CHD 和有"稳定"心绞痛症状,无论有无呼吸困难的患者;②新出现的心力衰竭或左心室功能障碍,怀疑 CHD 的患者;③在 ACS 后 1 年内无症状或症状稳定的患者,或近期行血运重建的患者;④无论有无症状,在最初诊断或血运重建后 1 年以上的患者;⑤心绞痛、疑似血管痉挛或微循环疾病的患者;⑥筛查时发现 CHD 的无症状患者。根据中华医师协会《稳定性冠心病基层诊疗指南(2020 年)》,稳定性 CHD 一般包括 3 种情况,即慢性稳定性劳力型心绞痛、缺血性心肌病和 ACS 之后稳定的病程阶段。就药物治疗的方案而言,两个指南基本保持一致,主要有抗心肌缺血的药物、抗血小板的药物以及治疗高血压、糖尿病、高血脂等合并症的药物。

2. 急性冠脉综合征　根据 2016 年中华医学会《急性冠脉综合征急诊快速诊疗指南》,ACS 是指冠状动脉内不稳定的粥样斑块破裂或糜烂引起血栓形成所导致的心脏急性缺血综合征,涵盖了 ST 段抬高心肌梗死、非 ST 段抬高心肌梗死和不稳定型心绞痛,其中非 ST

段抬高心肌梗死与不稳定型心绞痛合称非 ST 段抬高急性冠脉综合征。就药物治疗方案而言,主要为抗血小板、抗凝、抗缺血等治疗。

(三)小结

综上所述,CHD 可能涉及的机制包括血脂紊乱、炎症与免疫调剂紊乱、血管平滑肌细胞增殖、血小板活化、内皮功能障碍、氧化应激、遗传因素等。同时,其发生也与年龄、性别、高血压、糖尿病、慢性肾脏病等危险因素有关。截至目前,从对 CHD 机制的研究到临床实践,已经产生多种靶向药物。这些靶向药物主要围绕脂质代谢、炎症、免疫、血小板、心室重构、肠道菌群等方面,包括抗血小板药物、调整脂质代谢药物、抗炎、免疫调控、内皮功能调整类药物、改善心肌代谢、中成药等。随着基因、蛋白质等多组学的发展,进一步深化对 CHD 机制的研究,将有利于提高临床工作者对该疾病的诊治水平,改善诊断方式的灵敏度及特异度,开发新的靶向药物,加强药物疗效,降低药物相关的不良反应。

二、冠心病药物的应用现状及进展

原则上,冠心病发生过程的每一个调控靶点都对其治疗有一定意义,但因冠心病复杂的发病机制,许多药物在动物实验中就已因未能展现良好疗效而被淘汰,目前能够在临床水平上得到广泛应用的药物数目众多,但靶点仍然有限,综合我国和其他国家冠心病治疗指南,目前广泛应用于临床并在疗效和安全性上均得到长期验证的有以下几类:

(一)抗血小板药物的现状及进展

1. 阿司匹林是目前临床公认的应用最广泛的抗血小板药物。阿司匹林不可逆地抑制环氧合酶 -1,阻断血栓素 A_2 形成,并且抑制 G 蛋白偶联的血栓素 A_2 受体和前列腺素受体介导的血小板激活。

2. 另一类广泛应用的是 $P2Y_{12}$ 受体拮抗剂。$P2Y_{12}$ 受体主要参与二磷酸腺苷释放导致的瀑布效应,放大血小板活化反应,并通过抑制腺苷酸环化酶的活性来放大和稳定聚集物,从而促进糖蛋白 IIb/IIIa 活化;同时,$P2Y_{12}$ 受体激活还可以促进凝血酶的产生,激活凝血系统。目前临床广泛应用的 $P2Y_{12}$ 受体拮抗剂包括前体药物氯吡格雷、普拉格雷,以及活性药物替格瑞洛、坎格雷洛、伊诺格雷等。

3. 血小板糖蛋白 IIb/IIIa 与纤维蛋白原结合是多种因素引起血小板聚集不可缺少的最终共同通路,目前被批准使用的血小板糖蛋白 IIb/IIIa 受体拮抗剂有 3 种静脉制剂,包括阿昔单抗、依替巴肽和替罗非班,临床上适用于急性冠脉综合征、高血栓负荷患者,静脉制剂也限制了其临床使用。

4. 蛋白酶激活受体(PAR)拮抗剂　凝血酶通过裂解 PAR1 和 PAR4 激活血小板,PAR1 和 PAR4 均有希望成为抗血小板药物的作用靶点。沃拉帕沙(vorapaxar)是蛋白酶激活受体 1 拮抗剂,已被批准用于心肌梗死或外周动脉疾病患者以降低血栓性心血管事件的发生。atopaxar 同样是蛋白酶激活受体 1 拮抗剂,但不良反应大,已终止研发。PZ-128 是一种新型蛋白酶激活受体 1 拮抗剂,II 期研究表明在标准抗栓基础上使用可减少冠脉介入患者心肌损伤。蛋白酶激活受体 4 拮抗剂亦有类似作用,但近 3 年并无新的进展。

5. 糖蛋白 VI 竞争性拮抗剂　revacept 是血小板糖蛋白 VI 竞争性拮抗剂,能有效结合胶原蛋白,阻断血小板聚集。糖蛋白 VI 在止血中起着次要的作用,revacept 仅在血管损伤的局部阻断血小板的黏附、激活,并不影响循环血液中的血小板。研究发现,接受冠脉介入治疗的稳定性缺血性心脏病患者,在标准抗栓治疗基础上加用 revacept 并不能减少心肌损伤,但对于需要快速抑制血小板的急性冠脉综合征患者,有适用的潜力。

其他有潜力的靶点包括磷脂酰肌醇 3- 激酶 -β(PI3Kβ)拮抗剂、蛋白质二硫键异构酶(PDI)拮抗剂、12(S)- 脂氧合酶(12-LOX)抑制剂、布鲁顿酪氨酸激酶(BTK)抑制剂等,均有药物处于临床前开发阶段。

(二)调整脂质 / 胆固醇代谢药物的现状及进展

脂质,特别是胆固醇,在冠心病的发生、发展中起重要作用;降脂治疗,特别是降 LDL-C 治疗,始终被视为冠心病治疗过程中的基石。由于脂质代谢在体内的复杂过程,已有多款针对不同靶点的药物取得了良好的疗效,如他汀类药物、依折麦布、PCSK9 抑制剂等。

1. 他汀类药物 受弗莱明发现抗生素的启发,日本生物学家 Akira Endo 猜想,某种真菌可能会进化出某种物质,作为对需要固醇生长的微生物的防御机制。在不懈的努力后,他于 1973 在细菌中成功分离出 mevastatin(美伐他汀),自此他汀类药物走入人们的视野。在近 50 年的不断合成与改良中,他汀类药物为人类心血管健康做出了难以估量的贡献。

他汀类药物是一种 HMG-CoA 还原酶抑制剂,通过竞争性抑制胆固醇合成关键酶,从而达到降低循环总胆固醇及低密度脂蛋白胆固醇的作用,最终实现对动脉粥样硬化性疾病的疗效。在众多临床试验中,他汀类药物在冠心病的全程预防及治疗中均展现出了优秀的疗效。JUPITER 在纳入了 17 802 例 LDL-C 水平正常(<3.4mmol/L)但 C 反应蛋白(CRP)升高(>2.0mg/L)的健康人群受试者后证明,瑞舒伐他汀能够明显降低缺血性脑卒中发病率,奠定了他汀类药物在动脉硬化性疾病一级预防中的作用。4S、CARE 等较为早期的研究中就已证明了他汀类药物对动脉粥样硬化性疾病二级预防及三级预防中的作用,随着第三代他汀类药物的上市,更多大规模的临床研究也获得了和前相似的结果。严格来说,他汀类药物是唯一在动脉硬化性疾病的一级预防、二级预防及三级预防临床研究中均取得充分阳性循证证据的药物,在中国、美国、欧洲众多有关血脂管理、冠心病治疗的指南中均获得 I 类推荐,是冠心病降脂治疗的基石药物。

目前除了明确的竞争性抑制 HMG-CoA 还原酶这一特异靶点外,一些研究也展示出他汀类药物在抗炎、调整肠道菌群等方面的药理学活性,为解释其抗动脉粥样硬化及稳定斑块的疗效提供了新的方向。此外,他汀类药物引起的不良反应如肌肉痛、他汀不耐受(intolerance)和抵抗(resistance)所导致的依从性差或血脂不能达标也是目前亟待解决的问题。

2. 依折麦布 1990 年,依折麦布在药物筛选中被发现,与他汀类药物抑制胆固醇合成的机制不同,依折麦布可抑制小肠胆固醇的摄取和吸收,其作用靶点为小肠刷状缘的纽曼 - 皮克蛋白(NPC1L1)。肠道内的胆固醇主要有两个来源,一是饮食来源的膳食胆固醇,二是胆源性胆固醇。人体通过饮食摄入的胆固醇占身体内总胆固醇的 30%~40%,而胆源性胆固醇是胆固醇代谢及逆向转运的重要一环。因此,依折麦布在不影响胆固醇合成的前提下,通过特异性抑制胆固醇吸收,达到降低循环 TC 及 LDL-C 的效果。不仅如此,对胆固醇逆向转运的促进也提示其除了能够降低循环胆固醇外,也可能有抗动脉粥样硬化性疾病的疗效。不过在 IMPROVE-IT 研究中,依折麦布联合辛伐他汀相较于单独使用辛伐他汀的患者,LDL-C 确有进一步下降,但总体心血管事件未发现差异。ENHANCE、GRAVITY 等研究也得到了相似的结果。上述提示,依折麦布抗动脉粥样硬化的疗效仍需进一步确证。

值得注意的是,众多确证依折麦布疗效的临床试验几乎无一例外地将依折麦布与他汀类药物联用,依折麦布单药疗效仍有待进一步确证,其难以撼动他汀类药物的基石地位。众多指南中,都推荐了先他汀类药物、再依折麦布的序贯用药,即当他汀类药物治疗后不耐受或不达标时,再考虑应用依折麦布。可以预测的是,随着 PCSK9i 的循证证据不断充分,依折麦布的应用前景将逐步受限。

3. PCSK9 抑制剂　PCSK9 是一种肝源性分泌蛋白,它与 LDLR 的胞外区结合,介导 LDLR 的降解,使血中 LDL 清除减少,增加 LDL-C 并进一步促进动脉硬化发展。理论上,通过各种水平上对 PCSK9 的抑制,能够减少 LDLR 的降解,从而使循环 LDL 减少。孟德尔随机化分析也证实,PCSK9 水平与动脉粥样硬化性疾病存在显著的因果关系。目前,作用于 PCSK9 这一通路的转录、翻译、修饰及蛋白等水平的药物研究均有一定的进展,但获得了临床证据并批准上市的暂时只有 alirocumab 和 evolocumab。

alirocumab 及 evolocumab 均属于单克隆抗体,即能特异性识别 PCSK9 蛋白,通过抗原 - 抗体结合,减少循环 PCSK9 水平。FOURIER 研究显示,PCSK9i 的使用能够明显降低心肌梗死或脑卒中风险。荟萃分析也证实,PCSK9i 不仅降低了循环 LDL-C 水平,也降低了各种心血管事件发生率及全因死亡率。

PCSK9i 最初获批的适应证为家族性高胆固醇血症,但随着其安全性被证实,目前已被众多指南推荐,成为冠心病患者经强化他汀治疗后 LDL-C 仍未达标的首选治疗。同时,因为其肌肉毒性及肝毒性较小,也被作为他汀不耐受患者的降脂治疗方案。

目前单克隆抗体的 PCSK9i 药物半衰期为 11~20 天,在此后,抗体在循环中的水平显著下降,会造成 LDL-C 明显反弹,这使得每 2 周一次的用药不可避免,要求患者具有较强的依从性,也对患者及社会带来了较大的经济负担,因此针对 PCSK9 通路的更长效、更经济的药物是目前的重点研发方向。单克隆抗体有吸引力的替代方案是 PCSK9 疫苗、PCSK9 反义分子和 PCSK9-siRNA。理论上,基于基因沉默的 PCSK9 抑制给药频率及费用可能更低。但是,其耐受性和远期安全性需要审慎地验证。

4. 其他降脂药物　除此上三种降脂药物外,针对脂质代谢的其他靶点,目前也有得到了较为广泛应用的药物,例如:贝特类药物,通过激活 PPAR-α 和激活脂蛋白脂酶,而降低血清 TG 水平和升高 HDL-C 水平;烟酸类药物,抑制脂肪组织中激素敏感脂酶活性,减少游离脂肪酸进入肝脏和降低 VLDL 分泌;胆汁酸螯合剂,促进胆源性胆固醇排出。但在冠心病的治疗中,这些药物目前应用较局限,也缺乏与心血管事件相关的循证证据,应根据具体情况加以应用。同时,这些明确的降脂靶点也为后续冠心病研究给予启发。

此外,以小檗碱为代表的一些天然药物也展现出了良好的降脂活性,不仅如此,天然药物往往存在多个作用靶点,能同时产生降脂、抗炎、调整肠道菌群等药理作用,是目前研究的另一热点。

(三) 抗炎药物的现状及进展

虽然基础研究发现了多个动脉硬化相关性炎症因子,但近年兴起的孟德尔随机临床研究否定了大多数炎症因子与冠心病的因果关系。尽管如此,孟德尔随机研究的汇总分析发现,刺激 CRP 产生的上游因子 IL-6 与冠心病的发生具有因果关系,提示 IL-6 可作为 AS 抗炎治疗的靶点。但意外的是,IL-6 受体拮抗剂托珠单抗(tocilizumab)可导致患者 LDL-C 升高,故不利于 AS 的治疗。由于 IL-6 的上游调控因子是 IL-1,这一靶点迅速引起了人们的关注。近年来,Ridker 团队研制成功了人源性抗 IL-1β 单克隆抗体卡纳单抗(canakinumab),Ⅱ期临床试验显示,卡纳单抗可明显降低临床患者的血浆 IL-6 和 CRP 水平而不影响 LDL-C,这导致了 CANTOS 研究的设计和启动。

2017年发表的CANTOS研究首次证实了冠心病抗炎治疗的疗效,开创了冠心病抗炎治疗的新时代。卡那单抗没有进入心血管治疗领域,主要是由于成本高昂和致命败血症的潜在风险。然而,该研究在确定IL-1/IL-6/CRP通路在动脉粥样硬化血栓形成事件中的作用方面非常关键。因此,研究人员试图寻找一些替代性的抗炎药物,例如甲氨蝶呤和秋水仙碱。

2018年CIRT研究试验提前终止,研究结果显示,在冠心病患者中应用甲氨蝶呤既没有降低C反应蛋白和IL-1β等炎症指标的水平,也未能降低临床心血管事件发生率,给抗炎治疗铺上了阴霾。

秋水仙碱是一种植物生物碱,可抑制单核细胞和其他细胞类型内的微管蛋白聚合和含有蛋白-3(NLRP3)的结状受体吡喃结构域的炎症小体;据报道,秋水仙碱在体外可减少血小板聚集、超氧化物产生、中性粒细胞募集和黏附、肥大细胞脱颗粒、单核细胞趋化性等。2019年发表的COLCOT研究首次证实,秋水仙碱可显著降低近期心肌梗死患者发生缺血性心血管事件的风险。2020年LoDoCo2研究在大样本人群中再次证实了秋水仙碱能够使慢性冠心病患者的主要心血管事件风险下降31%,但同年发表的澳大利亚COPS研究发现秋水仙碱并不能改善急性冠脉综合征患者的预后。虽然秋水仙碱抗炎作用广泛,似乎是很有潜力的冠心病抗炎药物,但仍需大型临床研究进一步证实其安全性和有效性

另一种正在研究的药物泽韦奇单抗(ziltivekimab),是一种针对IL-6配体的窄谱全人类单克隆抗体,与其他临床可用的IL-6信号抑制剂不同,它是专门为动脉粥样硬化治疗而开发的。RESCUE是一项在美国40个临床中心进行的随机、双盲、Ⅱ期试验。研究发现,泽韦奇单抗显著降低了动脉粥样硬化相关炎症和血栓形成的生物标志物。在这些数据的基础上,一项大规模的以心血管结局为终点的试验将进行,以探讨泽韦奇单抗对慢性肾脏病、高敏CRP升高和心血管疾病患者的疗效。

目前来看,IL单克隆抗体的应用前景尚不明朗,但为冠心病抗炎治疗增添了佐证。未来抗炎治疗必定会为冠心病治疗添砖加瓦,成为耀眼的明星。

三、展望

冠心病药物的发展日新月异,近年来在基础研究及临床研究中都有了重大进展,除上述靶点外,一些与冠心病发病相关的靶点的药物研究也有一定进展。

肠道菌群与冠心病发病的关系在近10年中不断被明确,通过代谢组学技术,一些肠道菌的特异代谢产物,如TMAO、PAGIn等被发现在冠心病患者循环中异常聚积。进一步发现其与冠心病发展密切相关。因TMAO等产物均来源于食物中的胆碱、肉碱等含氮化合物,这一发现解释了高胆碱饮食和冠心病发病间的关系,也为冠心病的预防和治疗带来启发。例如,通过对肠道菌的靶向调整,使得肠道菌代谢胆碱产生TMAO能力减弱;或通过摄入胆碱类似物,竞争性抑制TMAO的产生。这些猜想已经在动物实验中得到初步验证,具有相当的转化前景。

巨噬细胞对胆固醇的吞噬是动脉粥样硬化的起始步骤,起初认为巨噬细胞分为促炎的M1型和抗炎的M2型,在冠心病发展中产生截然相反的作用。但随着研究的深入,巨噬细胞在冠心病,特别是心肌梗死中的作用十分复杂,M1/M2的分型过于简单,其作用可被多种药物促进或抑制。这也为我们提供了在心肌梗死后组织修复这一重要病理生理过程的药物靶点。

此外,针对胆固醇逆向转运、血小板活化、斑块稳定性及血管顺应性的研究在近年来也有较多进展,具有成为冠心病新治疗靶点的潜力。

综上,我们对冠心病的发病机制、现有治疗靶点及有潜力的新治疗靶点予以总结,期望在后续的研究中,冠心病的发病机制能被进一步明确,治疗靶点能够进一步细化,更多、更有效、更安全的药物能够逐步涌现,为人类健康造福。

（佟 倩）

从基础到转化——药物基因组学指导冠心病药物治疗

在心血管药物基因组学方面，虽然有国内外大量且不断增长的数据与研究，但目前国际上仍没有共识来统合目前的数据。就临床应用和治疗而言，不同国家、国内和国外都存在着不同与差距。随着基因检测技术的不断发展和其价格的不断下降，对于临床医师来说，相关药物基因检测报告的解读和判断也日趋常见且充满挑战。

随着我国人民生活水平的日益提高，肥胖、糖尿病、吸烟等冠心病的危险因素正日渐增加，随之而来的则是冠心病患者人数的日益增多和药物使用的不断严格。如何能有效、个体化、精准地使用冠心病的治疗药物，这对临床医师与医保体系都是不小的挑战。本文聚焦于冠心病相关药物基因组学的研究，根据已有的部分研究，以期对临床冠心病药物使用能有所裨益。

一、概述

2003年人类基因组计划的完成预示着人类进入了全新的时代。基因知识和测序技术的进步则为实施基因组计划提供了重要工具。基因组测序相关知识的进步同样也是实施个体化医疗的基石。所谓个体化医疗，即针对合适的人利用基因信息来选择合适的药物、合适的药理制剂以及合适的剂量。另外，最大限度地快速提高药物疗效，最大限度地减少药物不良反应。

药物基因组学描述了基因组变异对人体药物反应所产生的作用，而这可能与药代动力学和药效学相关。其中，药代动力学主要代表机体对药物的不同反应，包括吸收、分布、代谢和排出等。而药效学则主要代表药物对机体的影响。无论是药代动力学还是药效学，都会对药物的疗效、有效性和毒性产生影响。比如说，需要药物在肝脏中通过酶 CYP450 进行代谢。这些酶由不同的基因进行编码。而根据其不同的氨基酸结构，我们将其分为不同的家族和亚家族。比如基因 *CYP2C*，其中数字 2 代表其家族序列，而 C 则代表其亚家族序列。一个完整的代码即代表一个特定的基因。同时，其他药物代谢酶、受体和转运体等也在药物反应中发挥重要作用。全基因组测序中不可避免地会发现新的药物基因，其中就包括可以决定药物疗效或安全性的治疗目标基因。随着基因组学的不断深入，药物基因与治疗目标基因的不断发现，这使得药物基因组学成为一个日新月异且充满前景的领域。

需要注意的是，尽管在药物基因组学指导下的治疗已经得到了许多药物监管组织、药物研发者和研发投资者的认可，但在其中仍存在巨大的分歧。药物基因组学是一个专业知识需求度高的领域，而鉴于基因检测技术的不断发展、检测费用的不断下降和相关机构的不断普及，对于能够对基因检测报告提供支持、理解、解释，对实施基于报告而给予专业调整的临床机构或临床医师的需求正不断增加。于我国而言，由于物质生活的不断丰富及人口老龄化，冠心病的高危因素如高龄、肥胖、糖尿病和高脂血症等发生率正逐年攀升。冠心病相关药物的使用则可粗分为抗凝、抗血小板、降脂、抗心室重构、降压等数个方面。鉴于药物基因组学与冠心病临床药物使用的广泛关联，本文将讨论特定药物与相关基因匹配的证据，医学临床应用中存在的基因组学方法，以及药物基因组学在临床实验当中的潜在应用。希望能对临床医师提供简单指导。

二、抗凝血药物——华法林

众所周知,华法林是一种可以用来预防或治疗血栓的药物。尽管现在全世界对于新型口服抗凝药的使用正快速增加,但华法林仍是许多医师治疗血管栓塞时的首选药物。华法林是一种香豆素衍生物,可以抑制维生素 K 环氧化物还原酶复合物亚单位 1(vitamin K epoxide reductase complex subunit 1,简称 VKORC1),从而导致凝血因子Ⅱ、Ⅶ、Ⅸ和Ⅹ的功能减退。华法林以外消旋体的形式给药,有两种不同的结构构成,即 S- 华法林和 R- 华法林。两种结构均主要通过 CYP2C9 代谢,其中 S- 华法林抗凝作用为 R- 华法林的 3~5 倍。虽然 S- 华法林的抗凝作用较强,但由于其半衰期较短(1.8 小时),故华法林药物的抗凝作用主要通过 R- 华法林实现。而对于华法林的剂量而言,要求患者的国际标准比值(international normalized ratio,INR)维持在 2.0~3.0。华法林的剂量个体间差异很大,例如根据相关研究,使 INR 稳定在目标范围的华法林的最小剂量和最大剂量之间相差约 25 倍(0.6~15.5mg/d),而真实世界登记数据显示抗凝治疗心房颤动的平均治疗范围内时间比值(time in the therapeutic INR range,TTR)为 65%(±20%)。综上所述,这种高度的个体间差异和狭窄的治疗范围增加了不良事件发生的概率。研究表明,6%~7% 使用华法林的患者在平均 425 天的随访时间中出现超出目标范围的 INR 值,且因出血事件而住院。但降低的 TTR 也同样预示更高的缺血性脑卒中,血栓事件、大出血和死亡率的发生。

对于华法林来说,55%~60% 患者稳定剂量的变化可以由 *VKORC1*(25%)、*CYP2C9*(15%)、*CYP4F2*3*(1%~7%)基因变异解释。剩下合计约 <20% 的变化则和临床因素(如年龄、体重指数、吸烟以及与华法林相互作用的药物)相关。

至少已有 14 项针对基因指导下华法林剂量的相关临床研究已经实行,其中采用了多种算法来探索遗传基因(*VKORC1*、*CYP2C9*±*CYP4F2*)和临床变量之间的关系。对于冠心病患者来说,临床中需要使用华法林的时机并不少见。多有冠心病合并心房颤动或合并外周血管栓塞事件发生。对于上述情况,无论美国 US COAG 研究还是欧洲 EU-PACT 研究,均表明华法林使用前需进行基因指导下的剂量使用。为了能够优化华法林治疗的相关剂量,患者的基因检测应该在使用的第 1 天即进行。

三、抗血小板药物

抗血小板治疗是治疗动脉粥样硬化血栓类疾病的基石,比如冠心病和脑卒中。在急性冠脉综合征和接受经皮冠状动脉介入治疗患者中,通常推荐双联抗血小板药物联合治疗,包括阿司匹林和 $P2Y_{12}$ 受体拮抗剂。其中 $P2Y_{12}$ 受体拮抗剂主要有 3 种,即氯吡格雷、普拉格雷和替格瑞洛。需要注意的是,尽管会增加出血的风险,相比氯吡格雷,普拉格雷和替格瑞洛这两种药效更强的 $P2Y_{12}$ 受体拮抗剂更推荐使用于高风险的动脉粥样硬化疾病中。研究表明,在脑卒中患者中,单用氯吡格雷抗血小板治疗是长期二级预防的首选。然而,抗血小板药物治疗的效果会受限于患者对该类药物的反应,特别是氯吡格雷,其中部分原因就来自基因的变异。

氯吡格雷的作用机制是,通过 2 个连续的酶 CYP2C19 决定步骤转化为其活性代谢产物。而高达 1/3 的患者会由于 *CYP2C19* 基因突变导致其酶活性降低,从而出现对氯吡格雷抗血小板药物反应的降低。这就增加了使用氯吡格雷时可能出现的缺血事件风险。

了解个体的基因特征就可以制定个性化的抗血小板策略,从而更好地对抗血小板治疗和其不良反应之间进行平衡。然而,基因变异并不总是转化为不良的临床结果。不同于血小板功能测试,基因分型并不能直接衡量个体对于治疗的反应,或者评估非基因因素对于血小板功能的影响。但血小板功能测试也同样受限于其需要在治疗时进行检测和缺乏标准的参考值这一特点。鉴于大量患者需要接受抗血小板治疗,其基因组学的应用会在大量人群中产生重大影响。有研究指出,基因组多基因风险评分是一种有效的风险分层工具,值得在前瞻性的临床研究中进行更具体的应用。

有荟萃分析显示,相较于标准治疗,基因指导下的抗血小板治疗对于急性冠脉综合征患者或接受冠脉介入治疗的患者并未显示出明显优势。但考虑到基因指导抗血小板药物治疗的局限性,这样的结果并不令人惊讶。相反,另一项包含了 6 项使用基因指导的 RCT 研究的荟萃分析则显示,基因指导下的抗血小板治疗可以显著减少不良临床事件($HR=0.65$,95% CI $0.45\sim0.95$,$P=0.03$),其中包括减少主要不良心血管事件($HR=0.59$,95% CI $0.43\sim0.82$,$P<0.01$)和出血事件($HR=0.75$,95% CI $0.61\sim0.93$,$P<0.01$)。

值得注意的是,大型 RCT 研究 POPular Genetic 发现,接受初级 PCI 的患者中,基因指导下的治疗效果在主要栓塞和出血事件的发生率非劣于使用普拉格雷或者替格瑞洛的标准治疗;其中,出血风险还有明显减低。

以上证据表明,基因指导下的抗血小板治疗方法在心血管相关结果和出血事件发生率中可能优于标准治疗。而快速诊断性基因测试的普及意味着基因指导下的抗血小板治疗方案在日常临床应用中的可行性。

综上所述,对氯吡格雷相关药物基因组学测试仍只推荐在特定的高风险情形下应用,比如需进行冠脉介入治疗的急性冠脉综合征患者,或反复出现不良事件或抗血小板治疗效果不佳,且氯吡格雷药物基因组学可能改变患者预后等情形。如果患者基因组学检测结果提示为中间代谢者或不良代谢者,建议换用其他抗血小板药物。考虑到冠心病在我国的巨大基数,即使使用氯吡格雷相关基因组学测试只能对患者疗效进行小幅改善,也可能转化为全国层面的健康收益。

四、他汀类药物

他汀类药物是治疗和预防心血管疾病最常用的降脂药物。有荟萃分析提示,低密度脂蛋白胆固醇水平的下降与心血管疾病风险的下降有明确的联系。他汀类药物在大多数人中耐受性良好,但也会在极少数患者中引起严重的肝毒性和糖尿病。除此之外,他汀相关性肌痛是最常见的他汀类药物不良反应和停药原因。而他汀相关性肌痛症状可轻可重。症状轻微时,可仅表现为没有肌酸激酶升高的轻微肌痛,而症状严重时,甚至可以引起危及生命的横纹肌溶解症或自身免疫坏死性肌炎。

他汀类药物在体内的活性取决于多种酶和运输工具,且它们的重要性在不同药物之间也略有不同。溶质载体阴离子转运体家族 1B1(solute carrier anion transporter family 1B1,SLCO1B1)编码有机阴离子转运多肽 1B1(organic anion transporting polypeptide 1B1,OATP1B1)。它是他汀类药物肝脏吸收和清除的核心。一项针对辛伐他汀引起的肌病的研究发现,SLCO1B1 基因杂合子可以显著增加肌病发生的风险。当该基因产生变异时,可以显著增加除了氟伐他汀外其他他汀类药物在血清中的浓度。最近有一项研究表明,SLCO1B1 基因突变与瑞舒伐他汀引起的中国汉族患者肌痛相关,尽管以前没有任何数据显示它可能与欧洲裔患者的肌痛相关。这可能是因为亚洲人接触瑞舒伐他汀的机会较欧洲人多，也有可能是两个种族之间其他基因方面的不同导致。

其他因素，如药物之间的相互作用、运动、神经肌肉疾病、线粒体损伤、免疫介导的肌肉毒性和维生素 D 缺乏等，以上这些因素和基因变异可能共同介导他汀类药物引起的肌肉损伤。

由于目前的证据基础仅限于特定的几种药物和基因配对，且大多数是回顾性研究，目前并不推荐在日常临床实践中推广他汀类药物组学的检查。

五、β受体阻滞剂

许多 β 受体阻滞剂，包括美托洛尔、卡维地洛和普萘洛尔，均由酶 CYP2D6 代谢。酶 CYP2D6 是一种 Ⅰ 期药物代谢酶，牵扯到 20%~25% 的临床处方药物的代谢。其由高度多态性基因 *CYP2D6* 进行编码，其中美托洛尔对这种酶的依赖程度最高。口服剂量的 70%~80% 都要经过酶 CYP2D6 介导进行生物转化。与此同时，其他一些 β 受体阻滞剂，如阿替洛尔和比索洛尔，不经过或几乎不经过酶 CYP2D6 进行转化和代谢。

一些研究已经在酶 CYP2D6 对于服用美托洛尔的患者可能的临床影响进行了研究。其中纳入的患者大部分由心力衰竭和高血压患者构成。研究发现，相对于正常代谢者，酶 CYP2D6 不良代谢者的美托洛尔维持剂量较低。相较于正常代谢者，心率下降的报道在中间代谢者和不良代谢者中明显增加。在这些研究中，并没有发现服用美托洛尔的患者酶 CYP2D6 的代谢与舒张压有任何关联。然而，有数个临床研究发现，相较于正常代谢型，酶 CYP2D6 不良代谢型与患者收缩压约 5mmHg 的下降相关。

美国食品药品管理局批准的美托洛尔标签指出，*CYP2D6* 依赖的代谢似乎对美托洛尔的安全性和耐受性影响不大。尽管如此，该标签还指出，强效的酶 CYP2D6 抑制剂可能会产生与不良代谢型一样的效果，并建议在使用美托洛尔时，如果要联合运用 CYP2D6 酶抑制剂，须谨慎。可以适当降低剂量，尤其在出现症状性心动过缓或需要逐渐降低剂量时。而在超快速代谢型患者中，应增加美托洛尔的剂量，超过通常的最大剂量或使用别的 β 受体阻滞剂进行替代。

综上所述，当患者在使用美托洛尔前就已经明确为 *CYP2D6* 基因不良代谢型或超快速代谢型时，应尽量避免使用美托洛尔，或寻找其他 β 受体阻滞剂进行替代。同时又由于 *CYP2D6* 基因是多种药物的代谢途径，在使用其他需要通过 CYP2D6 酶进行代谢的药物时应慎重，或需变更剂量。

六、降压药物

目前，虽然有许多药物治疗和生活方式调整方面的建议来控制高血压疾病，原发性高血压在全世界的流行趋势仍日趋严峻。原发性高血压是导致多种疾病发生和死亡的重要原因，其中就包括冠心病。由于现在发现超过 1 000 个遗传位点和血压调节相关，鉴于其遗传性的复杂和多基因性，临床常见的风险等位基因对血压的影响很小。

目前探索基因组预测疾病相关风险的最大 RCT 研究，GenHAT 的部分数据显示，基因组预测疾病风险模型在高血压分层及相关治疗上并不能够获益。无论对于白种人、非洲裔等，其结果均相似。需要注意的是，该研究并没有包括对于 β 受体阻滞剂的研究，因为 β 受体阻滞剂很少在日常生活中被用于降低血压。故现有证据并不支持临床医师常规对患者高血压基因进行药物基因组学检测，并据此制定不同的诊疗方案。

七、结语

综上所述，不难看出药物基因组学在当代临床工作中的重要指导意义和未来前景。同时不难发现，一些发现较早、临床机制明确的"老药"其药物基因组学相关研究数据也更为充足。而对于近年来逐渐出现的多种"新药"，如 PCSK9 抑制剂，其药物基因组学则显得没有那么完善。这是一个未来需要长期、大样本 RCT 研究需要回答的问题。此外，基因检测手段的不断完善和价格的不断亲民，将使得未来更加精细个体化用药成为可能，而国内相关方面的研究也亟待完善。

（叶　涛　陈　瞳）

参考文献

［1］ LANDER E S, LINTON L M, BIRREN B, et al. Initial sequencing and analysis of the human genome [J]. Nature, 2001, 409 (6822): 860-921.

［2］ SHEKHANI R, STEINACHER L, SWEN J J, et al. Evaluation of Current Regulation and Guidelines of Pharmacogenomic Drug Labels: Opportunities for Improvements [J]. Clin Pharmacol Ther, 2020, 107 (5): 1240-1255.

［3］ HOWARD H C, BORRY P. Direct-to-consumer pharmacogenomic testing [J]. Pharmacogenomics, 2011, 12 (10): 1367-1370.

［4］ PENGO V, PEGORARO C, CUCCHINI U, et al. Worldwide management of oral anticoagulant therapy: the ISAM study [J]. J Thromb Thrombolysis, 2006, 21 (1): 73-77.

［5］ VERHOEF T I, REDEKOP W K, DALY A K, et al. Pharmacogenetic-guided dosing of coumarin anticoagulants: algorithms for warfarin, acenocoumarol and phenprocoumon [J]. Br J Clin Pharmacol, 2014, 77 (4): 626-641.

［6］ LAU W C Y, LI X, WONG I C K, et al. Bleeding-related hospital admissions and 30-day readmissions in patients with non-valvular atrial fibrillation treated with dabigatran versus warfarin [J]. J Thromb Haemost, 2017, 15 (10): 1923-1933.

［7］ JONES M, MCEWAN P, MORGAN C L, et al. Evaluation of the pattern of treatment, level of anticoagulation control, and outcome of treatment with warfarin in patients with non-valvar atrial fibrillation: a record linkage study in a large British population [J]. Heart, 2005, 91 (4): 472-477.

［8］ BOURGEOIS S, JORGENSEN A, ZHANG E J, et al. A multi-factorial analysis of response to warfarin in a UK prospective cohort [J]. Genome Med, 2016, 8 (1): 2.

［9］ PIRMOHAMED M, KAMALI F, DALY A K, et al. Oral anticoagulation: a critique of recent advances and controversies [J]. Trends Pharmacol Sci, 2015, 36 (3): 153-163.

［10］ DONG O M, WHEELER S B, CRUDEN G, et al. Cost-Effectiveness of Multigene Pharmacogenetic Testing in Patients With Acute Coronary Syndrome After Percutaneous Coronary Intervention [J]. Value Health, 2020, 23 (1): 61-73.

［11］ PIRMOHAMED M, BURNSIDE G, ERIKSSON N, et al. A randomized trial of genotype-guided dosing of warfarin [J]. N Engl J Med, 2013, 369 (24): 2294-2303.

［12］ WALLENTIN L, BECKER R C, BUDAJ A, et al. Ticagrelor versus clopidogrel in patients with acute coronary syndromes [J]. N Engl J Med, 2009, 361 (11): 1045-1057.

［13］ SHULDINER A R, O'CONNELL J R, BLIDEN K P, et al. Association of cytochrome P450 2C19 genotype with the antiplatelet effect and clinical efficacy of clopidogrel therapy [J]. JAMA, 2009, 302 (8): 849-857.

［14］ LEWIS J P, BACKMAN J D, RENY J L, et al. Pharmacogenomic polygenic response score predicts ischaemic events and cardiovascular mortality in clopidogrel-treated patients [J]. Eur Heart J Cardiovasc Pharmacother, 2020, 6 (4): 203-210.

［15］ KHEIRI B, OSMAN M, ABDALLA A, et al. CYP2C19 pharmacogenetics versus standard of care dosing for selecting antiplatelet therapy in patients with coronary artery disease: A meta-analysis of randomized clinical trials [J]. Catheter Cardiovasc Interv, 2019, 93 (7): 1246-1252.

［16］ KHEIRI B, SIMPSON T F, OSMAN M, et al. Genotype-Guided Strategy for P2Y12 Inhibitors in Coronary Artery Disease: A Meta-Analysis of Randomized Clinical Trials [J]. JACC Cardiovasc Interv, 2020, 13 (5): 659-661.

［17］ CLAASSENS D M F, VOS G J A, BERGMEIJER T O, et al. A Genotype-Guided Strategy for Oral $P2Y_{12}$ Inhibitors in Primary PCI [J]. N Engl J Med, 2019, 381 (17): 1621-1631.

［18］ CATAPANO A L, GRAHAM I, DE BACKER G, et al. 2016 ESC/EAS Guidelines for the Management of Dyslipidaemias [J]. Eur Heart J, 2016, 37 (39): 2999-3058.

［19］ NEWMAN C B, PREISS D, TOBERT J A, et al. Statin Safety and Associated Adverse Events: A Scientific Statement From the American Heart Association [J]. Arterioscler Thromb Vasc Biol, 2019, 39 (2): e38-e81.

［20］ Search Collaborative Group, LINK E, PARISH S, et al. SLCO1B1 variants and statin-induced myopathy--a genomewide study [J]. N Engl J Med, 2008, 359 (8): 789-799.

［21］ ZISAKI A, MISKOVIC L, HATZIMANIKATIS V. Antihypertensive drugs metabolism: an update to pharmacokinetic profiles and computational approaches [J]. Curr Pharm Des, 2015, 21 (6): 806-822.

［22］ BIJL M J, VISSER L E, VAN SCHAIK R H, et al. Genetic variation in the CYP2D6 gene is associated with a lower heart rate and blood pressure in beta-blocker users [J]. Clin Pharmacol Ther, 2009, 85 (1): 45-50.

［23］ WILLIAMS B, MANCIA G, SPIERING W, et al. 2018 ESC/ESH Guidelines for the management of arterial hypertension: The Task Force for the management of arterial hypertension of the European Society of Cardiology and the European Society of Hypertension: The Task Force for the management of arterial hypertension of the European Society of Cardiology and the European Society of Hypertension [J]. J Hypertens, 2018, 36 (10): 1953-2041.

［24］ EVANGELOU E, WARREN H R, MOSEN-ANSORENA D, et al. Genetic analysis of over 1 million people identifies 535 new loci associated with blood pressure traits [J]. Nat Genet, 2018, 50 (10): 1412-1425.

［25］ LYNCH A I, ECKFELDT J H, DAVIS B R, et al. Gene panels to help identify subgroups at high and low risk of coronary heart disease among those randomized to antihypertensive treatment: the GenHAT study [J]. Pharmacogenet Genomics, 2012, 22 (5): 355-366.

冠状动脉微血管功能障碍研究进展

冠状动脉微血管功能障碍(coronary microvascular dysfunction,CMD)是指冠状动脉微循环结构和/或功能异常,导致冠状动脉血流受损,并最终引起心肌缺血的一类疾病。随着对 CMD 病理生理机制的不断了解和评估方法的不断发展,CMD 已被认为是非阻塞性冠状动脉疾病(coronary artery disease,CAD)和其他多种疾病(包括阻塞性 CAD、原发性心肌病、Takotsubo 综合征和射血分数保留的心力衰竭)心肌缺血的主要病因。

一、CMD 引起心肌缺血的病理机制

冠状动脉系统按直径和功能可分为 3 个部分:①心外膜冠状动脉:血管内径为 0.5~5.0mm,主要承担血流传导功能,对冠状动脉血流阻力作用很小。②前小动脉:血管内径为 100~500μm,是冠状动脉循环的主要阻力血管。当心外膜冠状动脉灌注压或血流量发生改变时,其通过血管舒缩稳定冠状小动脉压力,前小动脉可进一步分为对流量变化敏感的近端前小动脉(直径 150~500μm)和对压力变化敏感的远端前小动脉(直径 100~150μm)。③小动脉:血管内径<100μm,主要负责心肌血氧供需平衡,对心肌代谢产物浓度变化敏感,可根据心肌代谢需求调整冠状动脉血流量。前小动脉和小动脉共同构成冠状动脉微血管。

1. CMD 分子机制　CMD 的主要分子机制为细胞活性氧生成异常增加引起的氧化应激及其所致炎症反应。内皮细胞通过释放一氧化氮(nitric oxide,NO)和内皮素 -1(endothelin-1,ET-1)等活性分子调控血管舒张和收缩。还原型烟酰胺腺嘌呤二核苷酸磷酸氧化酶激活,导致活性氧生成,促进 p66^{Shc} 磷酸化并向线粒体内转移。p66^{Shc} 是哺乳动物体内主要的促凋亡蛋白,p66^{Shc} 活化可反馈性引起上述通路激活,产生更多活性氧。细胞内活性氧促进过氧亚硝酸盐向 NO 转化,并促进内皮型一氧化氮合成酶解偶联,使其从 NO 合成酶转变为活性氧合成酶,通过激活 RhoA/Rho 激酶通路引起 NO 介导的血管舒张功能受损而 ET-1 介导的血管收缩功能增强。此外,衰老过程常伴随机体活性氧水平增加,通过激活 NF-κB 和促进黏附因子表达,抑制抗氧化酶活性、促进促炎症因子生成,导致持续的氧化应激。

2. 冠状动脉微循环功能异常　冠状动脉微循环功能异常主要包括冠状动脉微血管舒张功能障碍和/或收缩功能增强(微血管痉挛)。NO 和其他内皮源性血管舒张因子的生成减少和/或降解增多,可导致内皮介导的血管舒张功能受损。心血管病危险因素可引起冠状动脉内皮功能障碍,微血管收缩,冠状动脉血流量明显降低。非内皮依赖性血管舒张功能障碍的机制仍不完全清楚,血管平滑肌功能受损可能参与其中。血管收缩因子释放增加,血管平滑肌对血管收缩因子敏感性增强和交感神经活性异常增加,也是导致 CMD 的重要机制。冠状动脉微循环功能还受到心率、舒张时程、血压和左心室收缩力等多种因素影响。

3. 冠状动脉微循环结构异常　冠状动脉微循环结构异常主要表现为小动脉和毛细血管管腔狭窄、血管周围纤维化和毛细血管密度降低。肥厚型心肌病和高血压心脏病患者冠状动脉微循环结构异常较常见,表现为弥漫性"微血管重构",微血管中膜显著增厚(平滑肌细胞肥大和胶原沉积)和内膜不同程度增厚,从而引起冠状动脉生理功能及血流异常。

二、CMD 检测方法

(一)非侵入性检测方法

采用非侵入性方法诊断 CMD 前,应先进行冠状动脉 CT 或冠状动脉造影检查以排除阻塞性 CAD。此外,非侵入性检测方法不能直接评估冠状动脉血管是否易发痉挛,仅能通过检测血管平滑肌细胞舒张能力确定微循环舒张功能是否受损。

经胸多普勒心脏超声可检测最大充血状态下和静息状态下心外膜冠状动脉舒张期血流速度,二者比值即冠状动脉血流速度储备。经胸多普勒心脏超声仅可检测前降支冠状动脉血流速度储备,以此代表整体冠状动脉微循环功能。通常认为冠状动脉血流速度储备 ≤ 2~2.5 时存在冠状动脉微循环功能受损。该检测方法花费较低且无须放射线辅助,但检测结果受操作医师技术及经验影响较大。

正电子发射断层扫描被认为是目前非侵入性检测方法的"金标准",通过计算药物诱导最大充血状态下心肌血流量和静息状态下心肌血流量的比值,可评估所有冠状动脉支配区域的心肌灌注储备水平。但由于费用较高和检测设备可及性较低,使其临床应用受到限制。

心脏磁共振成像可同时评估心脏解剖、形态、功能和心肌灌注。目前,负荷灌注心脏磁共振成像已成为诊断 CAD 患者心肌缺血常规检测方法,其对 CMD 也有较强的诊断和预后评估价值。与正电子发射断层扫描相似,心脏磁共振成像也可定量检测静息状态下和药物诱导最大充血状态下的心肌血流量。通过对心肌灌注首过时相图像进行分析,可计算出心肌灌注时间 - 信号强度曲线斜率,以此评估心肌灌注储备水平。

CT 心肌灌注是一种新型 CT 成像技术,可在解剖学成像基础上,通过连续动态扫描获取功能学成像信息,半定量 / 定量检测心肌血流量及其储备水平,精准诊断心外膜冠状动脉狭窄并评估冠状动脉微循环功能。

(二)侵入性检测方法

冠状动脉造影不仅可明确心外膜冠状动脉是否存在阻塞性病变,还可根据冠状动脉和心肌的显影速度评估微循环功能。冠状动脉"慢血流"现象是指非阻塞性 CAD 远端血管床出现造影剂充盈延迟,常提示存在 CMD。诊断冠状动脉"慢血流"常用指标包括冠状动脉血流 TIMI 分级(2 级)和校正的 TIMI 血流帧数(> 25 帧)。心肌显影速度评价指标包括 TIMI 心肌显影分级、心肌显影密度分级和 TIMI 心肌灌注帧数,可作为反映冠状动脉微循环灌注状态的半定量指标。

冠状动脉微循环功能的全面评估需结合微循环对血管扩张剂和血管收缩剂的反应。因此,临床常用冠状动脉内多普勒法和热稀释法检测冠状动脉血流储备(coronary flow reserve,CFR)和微血管阻力,从而诊断微血管舒张功能障碍和高收缩敏感性。CFR 是指最大充血状态与基础状态下冠状动脉血流速度的比值,可反映冠状动脉微血管舒张能力。由于阻塞性 CAD 和 CMD 均可导致 CFR 降低,故其只能评估非阻塞性 CAD 患者微循环功能,目前认为 CFR > 2.5 时微循环功能正常。基于热稀释法检测的微循环阻力指数,是冠状动脉远端压力与最大充血状态下冠状动脉血流平均传导时间的乘积,可精确反映冠状动脉微循环阻力,不受心外膜冠状动脉功能影响,测量结果的重复性较好。

微血管痉挛检测需经冠状动脉内给予血管活性药物进行激发实验。微血管痉挛是指激发实验时出现缺血性心电图改变并伴有典型心绞痛症状,但冠状动脉造影显示无心外膜冠状动脉痉挛。临床最常用的血管活性药物为乙酰胆碱和麦角新碱。乙酰胆碱具有双重作用：通过刺激内皮细胞释放 NO，扩张血管；通过结合毒蕈碱样乙酰胆碱受体刺激平滑肌细胞，收缩血管。内皮功能正常时，乙酰胆碱的血管扩张作用占主导地位；如内皮功能异常时，乙酰胆碱的血管收缩作用占优势，从而导致血管痉挛。

三、CMD 对不同心血管疾病的影响

（一）非阻塞性 CAD、心肌病和瓣膜病患者 CMD

1. 缺血伴非阻塞性冠状动脉疾病　CMD 是此类患者心肌缺血和心绞痛症状的主要机制之一，可导致原发性微血管心绞痛。约 40% 的存在典型心绞痛症状但不合并冠状动脉狭窄（直径狭窄<50%）患者病因为原发性微血管心绞痛。符合以下 4 项标准时可诊断为明确的微血管性心绞痛：①存在心肌缺血的症状和体征；② CFR 降低或微血管痉挛；③无阻塞性 CAD（冠状动脉狭窄<50% 或血流储备分数>0.80）；④存在微循环结构或功能受损证据。此类患者预后不良，主要心血管事件和全因死亡率显著高于对照人群。CFR 降低是患者主要心血管事件发生的强预测因子。研究证明，介入性诊断指导下的分层医学治疗能够有效改善患者心绞痛症状，并提高生活质量。

2. 冠状动脉非阻塞性心肌梗死　虽然 CMD 典型表现为稳定型心绞痛，但也可导致冠状动脉非阻塞性心肌梗死发生，其中最常见的冠状动脉微血管相关病因是微循环栓塞（来源于左心系统、反常栓塞和遗传性易栓症）和微血管痉挛。目前，探讨 CMD 在冠状动脉非阻塞性心肌梗死中作用的研究数量极少。冠状动脉非阻塞性心肌梗死的诊断率和治疗率均较低，远期不良事件发生率较高，并严重影响患者生活质量。

3. Takotsubo 综合征患者　CMD 是 Takotsubo 综合征的发病机制之一。应激事件引起交感神经过度兴奋，局部心肌细胞儿茶酚胺分泌增多，导致急性微血管收缩和心肌顿抑。经胸多普勒心脏超声和正电子发射断层扫描检测发现，患者急性期冠状动脉血流速度和 CFR 均显著降低。CMD 在大多数患者中是可逆的，冠状动脉内给予腺苷可即刻改善心脏运动异常节段的灌注缺损，CMD 通常在 1 个月内完全恢复。CMD 对患者预后具有预测价值，存在冠状动脉慢血流的患者临床症状更重，远期预后也更差。

4. PCI 或 CABG 术后心绞痛患者　CMD 在 PCI 或 CABG 术后持续或反复心绞痛发作中也发挥重要作用。该部分患者可能同时存在微循环结构和功能异常，多数患者术前就已存在微血管痉挛和 / 或舒张功能损伤。冠状动脉支架上洗脱的药物可加剧 CMD 患者内皮功能障碍，诱发血管收缩。研究发现，约 50% 的 PCI 术后反复心绞痛发作患者虽然冠状动脉无狭窄，但存在心外膜冠状动脉或微血管痉挛所致心肌缺血。

（二）阻塞性 CAD 患者

1. 慢性冠脉综合征　对于阻塞性 CAD 患者，CMD 可能是无狭窄冠状动脉供血区域心肌缺血的主要原因，并共同参与引起狭窄病变冠状动脉供血区域的心肌缺血。稳定型阻塞性 CAD 患者常存在较好的冠状动脉舒张能力储备和侧支循环，故发生应激诱导心肌缺血的可能性较低。冠状动脉微血管对于狭窄病变远端低压力灌注的慢性适应，可导致微血管重构和舒张功能障碍。在冠状动脉狭窄解除后，通常需要一段时间，微循环功能才可恢复正常。CMD 可导致 FFR 检测结果呈假阴性，低估心外膜冠状动脉狭窄程度，这也是患者冠状动脉狭窄程度和心肌缺血症状有时并不一致的原因。CMD 对于阻塞性 CAD 患者远期预后也有重要预测价值。研究发现，择期 PCI 术后 CFR<2.5，可预测 1 个月内再发心绞痛或心肌缺血发生。此外，CFR 降低与心血管死亡和心力衰竭再入院密切相关。

2. 急性冠脉综合征　急性冠脉综合征可引起"急性"CMD,即微血管阻塞。微血管阻塞是指尽管闭塞的心外膜冠状动脉已开通,但先前缺血区域的冠状动脉微循环仍然无法恢复有效灌注。微血管阻塞的病理生理机制复杂,包括远端动脉粥样硬化血栓栓塞、缺血-再灌注损伤导致的内皮细胞和心肌细胞死亡、心肌水肿和/或炎症导致的微血管床压缩。弥漫且严重微血管阻塞,可使毛细血管破裂、红细胞外渗至周围组织,引起不可逆性心肌内出血。研究发现,发生微血管阻塞的急性ST段抬高心肌梗死患者远期左心室重构、心力衰竭和死亡发生率更高。一项纳入288例急性ST段抬高心肌梗死患者的荟萃分析发现,直接PCI术中微循环阻力指数>41提示很大可能发生微血管阻塞,且此类患者远期死亡和心力衰竭再入院率显著升高。

3. 心肌病和瓣膜病

(1)射血分数保留的心力衰竭(heart failure with preserved ejection fraction,HFpEF):HFpEF的主要特征是心室舒张功能障碍,其病理机制包括左心室重构、心脏能量代谢异常和间质纤维化。研究表明,HFpEF存在内皮依赖性NO释放能力降低,不仅可促进心脏成纤维细胞增殖,还可通过调控细胞骨架蛋白磷酸化水平降低心肌细胞舒张功能。心内膜心肌病理组织学检测发现,HFpEF患者冠状动脉微血管存在炎性反应,单核细胞浸润和转化生长因子β释放增多,促进心脏成纤维细胞分化和胶原纤维沉积。持续炎症和氧化应激状态将导致冠状动脉微循环功能障碍、心肌缺血易感性增加和微梗死,诱发心肌间质纤维化、能量代谢异常和收缩功能储备降低,最终引起HFpEF。新近观点认为,HFpEF并不仅是心脏舒张功能障碍,而是一种多器官炎症和微血管功能障碍的系统性疾病。多系统疾病驱动的促炎反应可导致冠状动脉微血管炎症、微血管密度降低和心肌纤维化。PROMIS-HFpEF研究证实,约75%的HFpEF患者存在CMD(CFR<2.5)。新近另一项研究也证实,91%的HFpEF患者存在阻塞性CAD、CMD或二者并存,其中在不伴有阻塞性CAD患者约81%存在CMD。但CMD是否为导致心室重构、舒张功能障碍和HFpEF的根本原因,还是HFpEF心室重构导致了CMD,仍不清楚。与男性CMD患者相比,女性CMD患者左心室舒张功能障碍更为常见,远期发生HFpEF风险也更高。

(2)CMD与糖尿病心肌病:既往将存在心功能异常,但无明显心肌损伤病因(如高血压、瓣膜病和CAD)的糖尿病患者,称为"糖尿病心肌病"。该类患者常存在CAD和衰老等多种危险因素或共病,故目前不推荐采用"糖尿病心肌病"这一称谓,而应根据左室射血分数进行分类。

心脏胰岛素代谢信号通路受损、晚期糖基化终末产物蓄积、肾素-血管紧张素-醛固酮系统激活、线粒体功能障碍和NO生物利用度降低等多种机制参与糖尿病相关心脏舒张功能障碍发生,其通过诱发氧化应激和炎症反应,引起微血管功能障碍和HFpEF。糖尿病相关心脏舒张功能障碍患者常伴有心功能不全、活动耐量降低、生活质量较差和较高死亡率。

(3)CMD与主动脉瓣狭窄:约40%的主动脉瓣狭窄患者存在心绞痛症状,且通常不伴冠状动脉狭窄。心绞痛发作可显著增加患者猝死风险。随着病情进展,心室和冠状动脉循环均出现结构和功能障碍,导致心肌血供无法满足代谢需求。主动脉瓣狭窄患者常存在心肌血流量、CFR和运动耐量降低。涉及心肌重构、冠状动脉微血管功能和压力梯度异常的多种因素共同参与影响患者冠状动脉血流和心绞痛症状,研究发现,CFR降低是患者远期心血管不良事件的唯一独立预测因子。外科手术或经导管瓣膜置换术可降低左心室壁应力,从而恢复心肌灌注和收缩力,并改善微循环功能。

（4）CMD 与浸润性心肌病：Anderson-Fabry 病是一种由于 X 染色体相关遗传性溶酶体 - 半乳糖苷酶 α 缺乏，导致鞘糖脂沉积，引起肾脏、心脏和颅内血管损伤的综合征。CMD 是此类患者心肌病和心绞痛发作的主要机制之一。心肌细胞肥大、心肌纤维化、血管平滑肌细胞及内皮细胞增殖和微血管管腔狭窄共同参与，导致冠状动脉阻力升高和心肌耗氧量增加。新近研究发现，CMD 是该病的早期特征，在心肌肥厚发生前就已出现。

心脏淀粉样变是一种由于错误折叠的不溶性蛋白质形成纤维样物质沉积于心脏组织，导致以心力衰竭及相关症状为主的浸润性心肌病。心脏淀粉样变患者 CMD 的发病机制包括微血管结构改变（血管壁浸润损伤和增厚导致血管闭塞）、微血管功能异常（自主调节失衡和内皮功能障碍所致）、左心室质量增加、心外膜冠状动脉受压（血管周围淀粉样纤维沉积）、左心室顺应性降低和左心室舒张期充盈压升高等。探究 CMD 对心脏淀粉样变患者心脏功能影响的研究较少，有研究显示 CFR 降低和心绞痛症状先于淀粉样变的典型系统性表现出现。目前尚无研究评估 CMD 严重程度对患者预后影响及特异性治疗对微血管功能的改善作用。

结节病是一种多系统非干酪样肉芽肿性疾病。约 25% 结节病患者存在心脏损伤，但仅有 5% 患者出现心脏相关症状。许多研究提示，结节病患者也存在 CFR 降低，但其病理生理机制尚不清楚。

（5）CMD 与肥厚型心肌病：多项研究表明，肥厚型心肌病患者心内膜下和心肌肥厚区域冠状动脉 CFR 明显降低，非肥厚区域 CFR 也受损，说明存在显著 CMD。肥厚型心肌病患者冠状动脉微血管结构发生明显改变，即血管内膜增生或中膜肥厚导致管腔面积显著缩小，毛细血管数量和密度明显降低。心脏收缩期肥厚心肌对心肌内小动脉的压迫和心脏舒张期心室舒张功能障碍及心肌僵硬度的增加，导致收缩期和舒张期冠状动脉血流均显著减少。CMD 可引起心肌反复缺血，导致心肌细胞死亡，进而发生替代性纤维化。CMD 对患者远期心脏重构、收缩功能障碍、临床恶化和死亡具有较高预测价值。

（6）CMD 与扩张型心肌病：既往研究发现，存在中 - 重度心脏重构的扩张型心肌病患者存在心肌灌注异常，但心肌灌注异常与心室功能障碍发生的先后顺序仍不完全清楚。CMD 所致心肌缺血可促进病程进展。CMD 严重程度是患者心血管事件发生的独立预测因子，并与患者心力衰竭恶化和远期死亡密切相关。

（7）医源性 CMD：PCI 或 CABG 术后的医源性 CMD 将显著降低患者远期获益。PCI 患者术后 CMD 的原因可能是支架植入过程中斑块或血栓脱落引起的远端栓塞。球囊扩张所致心肌缺血或血管拉伸可导致交感神经系统激活，引起微血管收缩。CMD 导致约 30% 的 PCI 术后患者肌钙蛋白升高，增加患者心血管事件发生、死亡、心肌梗死和再次 PCI 风险。研究发现，稳定性 CAD 患者择期 PCI 术后微循环阻力升高可独立于 FFR 预测不良事件发生风险，提示即使心外膜冠状动脉血流已得到恢复（FFR > 0.80），CMD 仍对远期预后具有重要影响。许多因素包括心脏停搏、体外循环、围手术期心肌缺血和炎症反应均可影响 CABG 患者术后微血管功能。CMD 是 CABG 术后患者心绞痛症状发作的重要原因。

四、CMD 的治疗进展

目前，尚无针对 CMD 特定治疗策略进行验证的大规模随机临床试验，故 CMD 患者的治疗仍旨在控制危险因素和改善临床症状。

控制危险因素：体育训练、戒烟和减肥有利于提高 CFR、运动能力、心肺功能，并改善心血管疾病患者预后。对于 LDL-C 水平升高或心血管疾病风险高危患者，应用他汀类药物不仅可以降低血脂水平，还可通过其抗炎和抗氧化作用，显著提高 CFR。

第三代 β 受体阻滞剂（卡维地洛和奈必洛尔）和二氢吡啶类钙通道阻滞剂可改善血管内皮功能，降低心肌耗氧量，延长舒张期心肌灌注时间。β 受体阻滞剂是伴有冠状动脉微血管功能异常的稳定型劳力性心绞痛一线治疗药物，可显著改善患者心绞痛症状。非二氢吡啶类钙通道阻滞剂可用于改善微血管痉挛或同时伴有心外膜冠状动脉痉挛的微血管性心绞痛。

血管紧张素转化酶抑制剂（特别是喹那普利）可显著改善 CAD 患者内皮功能障碍。不伴有阻塞性冠状动脉病变的 CMD 患者应用喹那普利 16 周后，CFR 和心绞痛症状均得到显著改善。小样本研究发现，依那普利也可显著改善不伴有阻塞性冠状动脉病变的微血管性心绞痛患者 CFR。旨在观察沙库巴曲 / 缬沙坦对 CMD 治疗作用的临床研究正在进行中。

硝酸酯类药物对 CMD 疗效存在争议。其他几种临床常用抗心绞痛药物（尼可地尔、雷诺嗪、伊伐布雷定和曲美他嗪）对 CMD 的治疗作用均有研究报道。研究显示，静脉或冠状动脉内应用尼可地尔，可保护急性 ST 段抬高心肌梗死直接 PCI 时冠状动脉微循环功能。小型随机对照研究显示，雷诺嗪对 CMD 患者 CFR 和心绞痛症状的改善效果并不一致。伊伐布雷定可缓解微血管性心绞痛患者心绞痛症状，但未能改善冠状动脉微循环功能，提示其获益可能归因于对心率的控制作用。但也有研究发现，在校正心率影响后，伊伐布雷定仍能改善稳定性 CAD 患者 CFR，提示对微血管功能具有有益作用。

磷酸二酯酶 -5 抑制剂可通过抑制环磷酸鸟苷分解，增强 NO 作用，松弛血管平滑肌。研究显示，在微血管功能受损患者中，西地那非可显著增加 CFR。Rho 激酶抑制剂法舒地尔可抑制乙酰胆碱诱发的微血管痉挛，减少心绞痛发作。

新近研究提示，钠 - 葡萄糖转运体 2 抑制剂和胰高血糖素样肽 1 受体拮抗剂可显著降低糖尿病伴心血管疾病高风险患者不良心血管事件发生率。上述两种药物可有效抑制细胞因子、炎症介质和氧化应激诱导的血管内皮功能损伤和平滑肌细胞增殖，改善 CMD 相关病理性异常。EMPEROR-PRESERVED 研究证实，恩格列净可明显改善 HFpEF 患者主要终点事件（心血管死亡或心力衰竭入院）。观察达格列净能否改善 HFpEF 患者预后的 DELIVER 研究正在进行中。

冠状动脉微循环功能障碍是心肌梗死患者重要干预靶点，目前尚无确切方法被证实可有效治疗急性心肌梗死患者微血管阻塞。因此，未来研究应致力于寻找到改善心肌梗死患者微循环功能的有效方法。此外，由于缺乏相关随机对照研究，目前指南中也没有针对冠状动脉非阻塞性心肌梗死患者 CMD 长期管理的推荐意见。

五、结语

CMD 包括微循环结构和功能异常两方面，参与导致多种心血管疾病发生、发展。目前 CMD 在不同心血管疾病中的作用仍不完全清楚，其在不同疾病中的发生机制也存在差异，导致缺乏 CMD 针对性治疗方法。期待未来更多 CMD 相关研究发表，为更清楚地了解 CMD 发病机制并寻找到个体化治疗方案提供充分依据。

（张 松 公永太）

参考文献

［1］ DEL BUONO M G, MONTONE R A, CAMILLI M, et al. Coronary Microvascular Dysfunction Across the Spectrum of Cardiovascular Diseases: JACC State-of-the-Art Review [J]. J Am Coll Cardiol, 2021, 78 (13): 1352-1371.

［2］ TAQUETI V R, DI CARLI M F. Coronary Microvascular Disease Pathogenic Mechanisms and Therapeutic Options: JACC State-of-the-Art Review [J]. J Am Coll Cardiol, 2018, 72 (21): 2625-2641.

［3］ MASI S, RIZZONI D, TADDEI S, et al. Assessment and pathophysiology of microvascular disease: recent progress and clinical implications [J]. Eur Heart J, 2021, 42 (26): 2590-2604.

［4］ FORD T J, STANLEY B, GOOD R, et al. Stratified Medical Therapy Using Invasive Coronary Function Testing in Angina: The CorMicA Trial [J]. J Am Coll Cardiol, 2018, 72 (23 Pt A): 2841-2855.

［5］ NICCOLI G, MONTONE R A, IBANEZ B, et al. Optimized Treatment of ST-Elevation Myocardial Infarction [J]. Circ Res, 2019, 125 (2): 245-258.

［6］ SHAH S J, LAM C S P, SVEDLUND S, et al. Prevalence and correlates of coronary microvascular dysfunction in heart failure with preserved ejection fraction: PROMIS-HFpEF [J]. Eur Heart J, 2018, 39 (37): 3439-3450.

［7］ RUSH C J, BERRY C, OLDROYD K G, et al. Prevalence of Coronary Artery Disease and Coronary Microvascular Dysfunction in Patients With Heart Failure With Preserved Ejection Fraction [J]. JAMA Cardiol, 2021, 6 (10): 1130-1143.

［8］ PIROZZOLO G, SEITZ A, MARTINEZ PEREYRA V, et al. Different vasoreactivity of arterial bypass grafts versus native coronary arteries in response to acetylcholine [J]. Clin Res Cardiol, 2021, 110 (2): 172-182.

［9］ BAIREY MERZ C N, PEPINE C J, SHIMOKAWA H, et al. Treatment of coronary microvascular dysfunction [J]. Cardiovasc Res, 2020, 116 (4): 856-870.

［10］ PACKER M, BUTLER J, ZANNAD F, et al. Effect of Empagliflozin on Worsening Heart Failure Events in Patients With Heart Failure and Preserved Ejection Fraction: EMPEROR-Preserved Trial [J]. Circulation, 2021, 144 (16): 1284-1294.

经远端桡动脉径路 PCI 技术要点及研究进展

经皮冠状动脉介入治疗（percutaneous coronary intervention，PCI）的动脉路径在不断更新与发展。最初时股动脉作为 PCI 的路径选择，而后桡动脉路径（transradial artery access，TRA）被证实优于股动脉路径，成为 PCI 的首选路径。但 TRA 导致的桡动脉闭塞问题也逐渐被大家认识，相关报道 TRA 导致的桡动脉闭塞率为 0~33%，这也限制了患者术侧桡动脉的反复使用，同时左侧 TRA 操作相对不便的缺陷也常被提及。

2011 年，Babunashvili 等报道了鼻咽窝部位远端桡动脉路径（distal transradial artery access，dTRA）逆向开通近段闭塞桡动脉的 2 个病例，将 dTRA 首次引入介入领域。2014 年，Kaledin 等以俄文发表经 dTRA 行血管内介入治疗的文章，并在欧洲心血管介入会议上作了报道。2017 年 Kiemeneij 等的临床研究证实了经 dTRA 行 PCI 的安全性和可行性，dTRA 逐渐受到关注。2020 年，深圳市人民医院报道了经鼻咽窝以远的合谷穴区域 dTRA 进行 PCI，该位置具有较多的骨性结构，利于穿刺点定位及术后压迫止血。目前，国内越来越多的医院开展经 dTRA 行 PCI，2019 年由国内众多 PCI 术者发起成立了大拇指俱乐部以推动 dTRA 在中国的应用，并于 2020 年发布了《经远端桡动脉行冠状动脉介入诊疗的中国专家共识》。本文将对经 dTRA 行 PCI 的技术要点及研究进展进行阐述。

一、经远端桡动脉路径 PCI 的技术要点

（一）远端桡动脉解剖

发出掌浅支之后的桡动脉称为远端桡动脉。掌浅支与尺动脉末端吻合成掌浅弓，后延续为桡动脉背支，斜过拇长展肌和拇短伸肌腱深面由手掌侧转向手背侧穿第 1、2 掌骨间隙入手掌深部，分出拇主要动脉后，与尺动脉掌深支吻合成掌深弓。

（二）远端桡动脉穿刺点定位

掌浅弓与掌深弓之间的桡侧动脉段为 dTRA 的穿刺部位，包括两个解剖位置的定位，即鼻咽窝解剖区域及鼻咽窝解剖区域外区域（合谷穴解剖区域）（图 1，彩图见二维码 9）。

1. 鼻咽窝解剖区域　鼻咽窝位于腕和手背的桡侧，当伸展拇指时，呈尖向拇指的三角形凹陷，其桡侧界为拇长展肌腱和拇短伸肌腱，尺侧界为拇长伸肌腱，近侧界为桡骨茎突，窝底为手舟骨及大多角骨，窝内可触及桡动脉背支搏动。

2. 合谷穴解剖区域　合谷穴位于手背，在第 1、2 掌骨之间，位于第 2 掌骨桡侧中点处。合谷穴解剖区域为合谷穴与第 1、2 掌骨围成的区域，桡动脉背支跨过第 1、2 掌骨的"径向顶点"走行于该区域内，并在此区域外分出拇主要动脉及示指桡侧动脉。

（三）远端桡动脉穿刺技术要点

1. 穿刺点确定　于鼻咽窝及合谷穴解剖区域触摸远端桡动脉搏动，搏动最强的位置为穿刺点，以第 1 掌骨和第 2 掌骨交汇处的"径向顶点"作为远端桡动脉穿刺的骨性定位标志。有条件的中心可进行超声检测，术前超声检测可明确远端桡动脉的走行及直径，同时可指导穿刺点选择，也可以术中使用超声实时指导穿刺。

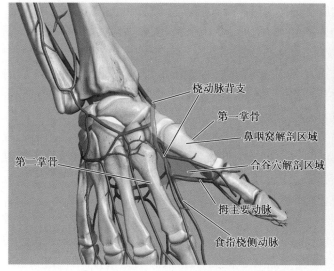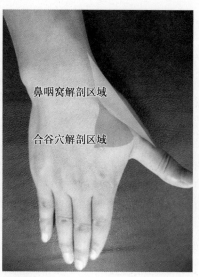

图 1　远端桡动脉穿刺点定位解剖示意图

2. 体位　穿刺右手时,患者取平卧位,手呈休息位,术者站立于患者右侧进行穿刺。穿刺左手时,患者取平卧位,左手置于右侧腹股沟区,呈休息位,术者站立于患者右侧偏头端完成穿刺,也可以患者左手稍外展置于身体左侧,呈休息位,术者站立于患者躯体与左手之间完成穿刺。穿刺时患者拇指握于掌心内或手握无菌纱布使得鼻咽窝及合谷穴解剖区域更为平坦,便于穿刺。

二维码 9

3. 穿刺　2~3ml 利多卡因局部麻醉后,可采用 Seldinger 穿刺法或改良的 Seldinger 穿刺法进行穿刺。

Seldinger 穿刺法使用套管针完成。套管针缓慢刺入远端桡动脉前壁,见穿刺软管内有回血后,轻微再推送穿刺软管 0.51mm 左右,拔出穿刺针芯,由于远端桡动脉离舟骨及梯形骨较近,可能出现套管针不能穿透动脉后壁的情况,此时可沿穿刺针芯前推软管后再撤出针芯。改良的 Seldinger 穿刺法使用开放钢针完成。开放钢针缓慢刺入桡动脉前壁,见穿刺针内有血喷出或滴出后即可。

术者可根据个人习惯选择穿刺方式,但由于远端桡动脉相对细小且离骨性结构较近,故选择改良的 Seldinger 穿刺法可以提高穿刺成功率。穿刺鼻咽窝解剖区域时,穿刺针呈 30°~45° 刺入;而穿刺合谷穴解剖区域时,穿刺针呈 15°~30° 刺入,亦可提高穿刺成功率。

4. 导丝送入　穿刺成功后,经穿刺针送入导丝,然而经常会发生导丝不能顺利送入的情况,包括两种:一种为导丝不能进入远端桡动脉穿刺入口,此时多为穿刺针口未完全在动脉内或穿刺针顶在了动脉后壁上,可左手微调穿刺针使得动脉血流出更为快速及顺畅,右手持导丝反复尝试进入,若导丝仍未能进入或穿刺针动脉血流出减速或停止,则需重新进行穿刺;另一种为导丝在桡动脉内遇到阻力,其原因可能为桡动脉闭塞、导丝进入掌浅弓尺侧、远端桡动脉由手掌侧转向手背侧的自然弯曲以及桡动脉迂曲,术前触摸桡动脉搏动或行超声检查可排查桡动脉闭塞及迂曲,透视下送入导丝可避免进入掌浅弓尺侧,若导丝通过远端桡动脉自然弯曲或迂曲桡动脉困难,可将导丝撤出,将头端 3~5mm 塑形 30°~45° 弯,遇阻力稍回撤导丝,顺时针每次缓慢旋转 30° 再送入,也可以使用 0.014" PTCA 导丝顺时针转动送入,然后沿导丝推入穿刺针软管,然后再更换为穿刺导丝或者沿 PTCA 导丝轻柔送入鞘管。

5. 置鞘 穿刺点使用刀片破皮后,沿导丝送入桡动脉鞘管,如遇阻力,可缓慢转动鞘管并进行推送。由于远端桡动脉较细小,且此区域皮肤神经分布较为丰富,故置鞘过程中患者可能会有较强的疼痛感,可在置鞘前补充皮下注射 2~3ml 利多卡因。远端桡动脉内径在不同性别、人种中有差异,与桡动脉内径之比约 0.8:1,文献报道在(1.71±0.5)mm 至(2.4±0.5)mm 不等,可使用 6F 桡动脉鞘管及 7F 薄壁鞘管。

6. PCI 过程 经 dTRA 行 PCI 与经 TRA 行 PCI 过程一致,可根据动脉鞘管的内径选择 6F 或者 7F 指引导管。需要注意的是,由于 dTRA 穿刺点位于更远段,故对于身高超过 185cm 的患者,选择常规的 100cm 导管,可能会出现导管不够长的情况,此时可选择 110cm、120cm 导管或者将导管尾部的保护套切除可获得 4~5cm 的额外长度。

7. 压迫止血 压迫止血有绷带、止血器及手动按压三种方式。目前国内多采用弹性或黏性绷带进行压迫止血,完成 PCI 后,将一块纱布对折 3 次,置于穿刺点上,纱布块长轴与远端桡动脉走行平行,纱布块前中 1/3 交界点与穿刺点重合,拔出动脉鞘管,用弹性绷带缠绕 4~5 圈固定或者采用 8 字法缠绕 4~5 圈固定,也可以使用 3 条黏性胶带 8 字法粘贴固定,根据肝素使用剂量,2~6 小时后撤除包扎。另外,也可使用远端桡动脉止血器 SafeGuard 或 PreludeSync 进行压迫止血,但目前国内尚无进入临床使用的远端桡动脉止血器,2~3 小时撤除止血器。此外,可采用手动压迫穿刺点的止血方法,如蔡高军教授团队采用术者压迫 15 分钟后患者自行压迫进行止血。

需要注意的是,远端桡动脉穿刺失败后,即使穿刺点没有出血,术后仍有发生出血、血肿的可能,建议更换动脉入径前手动压迫止血,并于术后对穿刺点进行加压包扎。

二、经远端桡动脉路径 PCI 的研究进展

从 2017 年 Kiemeneij 等发表第一篇 dTRA 临床研究至今有超过百篇的临床研究文章发表,围绕 dTRA 的安全性以及在冠脉造影、桥血管造影、择期 PCI、急诊 PCI 及慢性完全闭塞(chronic total occlusion,CTO)病变等复杂病变中的应用展开研究。虽然多为单中心回顾性或前瞻性研究,但也不乏多中心前瞻性随机对照研究,为 dTRA 在 PCI 中的应用提供了夯实的依据。

(一) dTRA 和 TRA 对比的临床研究

DISCO RADIAL 是一项国际性、多中心、随机化研究,将有 PCI 指征的患者随机分配到 dTRA 组(650 例)或 TRA 组(657 例),两组均遵循预防桡动脉闭塞的专家共识止血方案,包括使用 6F 薄壁鞘、术中充分抗凝、开放性止血等,结果显示,桡动脉闭塞率在两组中均小于 1%,dTRA 组有下降趋势,但与 TRA 组相比没有统计学差异(0.91% vs. 0.31%),dTRA 组更换入路发生率更高(3.5% vs. 7.4%),中位止血时间更短(180 分钟 vs.153 分钟),桡动脉痉挛发生率更高(2.7% vs. 5.4%),出血事件和血管并发症方面两组间没有差异。

Hamandi 等发表的荟萃分析纳入 5 项临床研究,包括 4 项观察性研究、1 项随机对照研究,共计 dTRA 3 209 例、TRA 3 537 例。结果显示,dTRA 组和 TRA 组的失败率相似(5.26% vs. 3.75%),血肿(1.20% vs. 1.24%)、桡动脉痉挛(1.42% vs. 3.84%)、桡动脉夹层(0.11% vs. 0.20%)的发生率均没有统计学差异,但 dTRA 组桡动脉闭塞率较低(2.30% vs. 4.86%)。Mhanna 等针对 8 项观察性研究及 4 项随机对照研究进行了荟萃分析,其中 dTRA 1 634 例、TRA 1 657 例,两组穿刺成功率相似(OR=0.62,95% CI 0.30~1.26,P=0.18),桡动脉痉挛

和局部血肿的发生率相似,dTRA 与桡动脉闭塞率较低相关($OR=0.36$,95% CI 0.22~0.59,$P<0.001$),但有较长的置管时间(平均差值为 0.89 分钟,95% CI 0.36~1.42,$P<0.000\ 1$),表明 dTRA 在预防桡动脉闭塞方面具有优越性。Prasad 等发表的荟萃分析纳入 5 项随机对照研究共 1 005 例患者,分析数据显示,两组患者的成功率相似($RR=0.85$,95% CI 0.68~1.07,$P=0.16$),dTRA 组桡动脉痉挛率显著高于 TRA 组($RR=0.51$,95% CI 0.34~0.75,$P=0.000\ 7$),桡动脉闭塞率($RR=0.24$,95% CI 0.05~1.20,$P=0.08$)和支架后出院时间($RR=0.52$,95% CI 1.149~0.18,$P=0.22$)较 TRA 组有降低趋势,但未显示出统计学差异,但平均止血时间显著缩短(平均差异为 6.64 分钟,95% CI 2.90~10.37,$P=0.000\ 5$)。

(二)dTRA 在冠状动脉旁路移植术后桥血管造影中的应用

dTRA 在冠状动脉造影中的应用已有大量报道,其在冠状动脉旁路移植术后桥血管造影中的安全性最近也有研究报道。Aksoy 等将 57 例冠状动脉旁路移植术后行桥血管造影的患者随机分为 dTRA 组(34 例)及 TRA 组(23 例),结果显示,两组间对比剂使用和辐射暴露剂量无明显差别,dTRA 组置鞘时间显著延长,但总操作时间无差异,非常规血管造影管的使用在 dTRA 组手术中显著增加,两组均无大出血,仅在 TRA 组有 3 例小出血。该研究表明,dTRA 用于既往冠状动脉旁路移植术患者的桥血管造影是安全、可行的。

(三)dTRA 在择期 PCI 中的常规应用

目前大多数术者在择期 PCI 中将 dTRA 作为 TRA 失败后的补充入路,也有术者将其作为常规选择。DISTRACTION 为一项前瞻性队列注册研究,描述了使用 dTRA 作为择期 PCI 常规入路的真实世界结果,共 3 683 例经 dTRA 行 PCI 的患者,右侧 dTRA(80.2%)最常见,其次为同侧重复使用 dTRA(10.5%)、左侧 dTRA(8.6%)和同时双侧 dTRA(0.7%),总体入路成功率为 97.9%,无 EASY 分类 2 型以上的入路部位相关血肿发生,无手 / 拇指功能障碍发生,1 例患者出现假性动脉瘤,1 例患者因导丝导致前臂桡动脉穿孔,未发现与 dTRA 直接相关的重大并发症,也未发现与 dTRA 直接相关的重大脑血管及心脏不良事件,表明在择期 PCI 中常规采用 dTRA 是安全、可行的。

(四)dTRA 在急诊 PCI 中的应用

对于熟练掌握 dTRA 的术者,在急诊 PCI 中也可使用。Yamada 等报道了急性心肌梗死中使用 dTRA 完成急诊 PCI 的研究,研究入组 131 例患者,入路成功率为 88.6%,其中只有 2 例发生轻度出血,1 例发生血肿,1 例发生桡动脉闭塞。另一项在 STEMI 患者急诊 PCI 中使用 dTRA 与 TRA 作为入路的对比研究纳入了 91 例患者,30 例患者采用 dTRA,而 61 例患者采用 TRA,两组的成功率相似(dTRA 90% $vs.$ TRA 91.8%),穿刺时间也相似(dTRA 28.63 秒 $vs.$ TRA 28.93 秒),dTRA 组的透视时间(10.11 分钟 $vs.$ 13.75 分钟)、总辐射暴露(917.87mGy $vs.$ 1 940.91mGy)和住院时间(4.2 天 $vs.$ 6.2 天)较低,表明在 STEMI 的急诊 PCI 中 dTRA 较 TRA 更为方便及安全。

(五)dTRA 在 CTO 中的应用

dTRA 可用于 CTO 的 PCI。Gasparini 等报道了 41 例经左侧 dTRA 使用 7F 薄壁鞘 PCI 治疗 CTO 的研究,82.9% 的患者成功完成了手术,住院期间未发生血管通路相关并发症。吴炯仁教授等报道了双侧 dTRA 进行 CTO 治疗的临床研究,研究纳入 298 例经 dTRA 行 PCI 治疗 CTO 的患者,平均置管时间为(4.6±2.9)分钟,平均手术时间为(115.9±55.6)分钟,左侧 dTRA 入路成功率为 96.5%,右侧 dTRA 入路成功率为 97.7%,107 例患者为双侧

dTRA，所有患者均未出现严重的桡动脉痉挛，2 例患者出现严重的通路血管并发症，2 例患者发生桡动脉闭塞。这些研究表明，dTRA 联合薄壁鞘管应用于复杂 CTO 干预是安全、可行的。

三、经远端桡动脉径路 PCI 的未来展望

1993 年 Kiemeneij 教授实施首例经 TRA 的 PCI，标志着 PCI 微创化的开始，随后 TRA 在国际范围内逐渐得到了推广、普及。近几年来由 Kiemeneij 教授、吴炯仁教授等倡导的 dTRA 的优势受到越来越多的关注及认可。dTRA 显著降低桡动脉穿刺并发症发生率，并能提高患者及术者舒适度，有望取代 TRA 成为冠脉介入诊疗的首选入径。但 dTRA 也存在着一些缺点，比如较长的学习曲线，应不断加大年轻术者的教育与培训，从而更加广泛地推动 dTRA 的规范临床应用。

（孙　鑫　刘广忠　董少红）

参考文献

［1］ JOLLY S S, YUSUF S, CAIRNS J, et al. Radial versus femoral access for coronary angiography and intervention in patients with acute coronary syndromes (RIVAL): a randomised, parallel group, multicentre trial [J]. Lancet, 2011, 377 (9775): 1409-1420.

［2］ LU Y, ZHANG H, WANG Y, et al. Percutaneous Coronary Intervention in Patients Without Acute Myocardial Infarction in China: Results From the China PEACE Prospective Study of Percutaneous Coronary Intervention [J]. JAMA Netw Open, 2018, 1 (8): e185446.

［3］ BABUNASHVILI A, DUNDUA D. Recanalization and reuse of early occluded radial artery within 6 days after previous transradial diagnostic procedure [J]. Catheter Cardiovasc Interv, 2011, 77 (4): 530-536.

［4］ KIEMENEIJ F. Left distal transradial access in the anatomical snuffbox for coronary angiography (ldTRA) and interventions (ldTRI)[J]. EuroIntervention, 2017, 13 (7): 851-857.

［5］ 孙鑫，林耀望，童玲，等 . 合谷穴解剖位置远端桡动脉入径在冠状动脉影及介入治疗中的应用：124 例初步经验 [J]. 中华心血管病杂志 (网络版) 2020, 3 (1): 1-9.

［6］ AMINIAN A, SGUEGLIA G A, WIEMER M, et al. Distal Versus Conventional Radial Access for Coronary Angiography and Intervention: The DISCO RADIAL Trial [J]. JACC Cardiovasc Interv, 2022, 15 (12): 1191-1201.

［7］ HAMANDI M, SAAD M, HASAN R, et al. Distal Versus Conventional Transradial Artery Access for Coronary Angiography and Intervention: A Meta-Analysis [J]. Cardiovasc Revasc Med, 2020, 21 (10): 1209-1213.

［8］ MHANNA M, BERAN A, NAZIR S, et al. Outcomes of distal versus conventional transradial access for coronary angiography and intervention: An updated systematic review and meta-analysis [J]. Int J Cardiol, 2021, 344: 47-53.

［9］ PRASAD R M, PANDRANGI P, PANDRANGI G, et al. Meta-Analysis Comparing Distal Radial Artery Approach Versus Traditional for Coronary Procedures [J]. Am J Cardiol, 2022, 164: 52-56.

［10］ AKSOY M N, SAHINKUS S, AGAC M T, et al. A randomized trial comparing left distal radial versus femoral approach for coronary artery bypass graft angiography: a pilot study [J]. Minerva Cardiol Angiol, 2021.

［11］ OLIVEIRA M D, NAVARRO E C, CAIXETA A. Distal transradial access for coronary procedures: a prospective cohort of 3, 683 all-comers patients from the DISTRACTION registry [J]. Cardiovasc Diagn Ther, 2022, 12 (2): 208-219.

［12］ YAMADA T, MATSUBARA Y, WASHIMI S, et al. Vascular Complications of Percutaneous Coronary Intervention Via Distal Radial Artery Approach in Patients With Acute Myocardial Infarction With and Without ST-Segment Elevation [J]. J Invasive Cardiol, 2022, 34 (4): E259-E265.

［13］ OLIVEIRA M D, CAIXETA A. Distal Transradial Access for Primary PCI in ST-Segment Elevation Myocardial Infarction [J]. JACC Cardiovasc Interv, 2022, 15 (7): 794-795.

［14］ GASPARINI G L, GARBO R, GAGNOR A, et al. First prospective multicentre experience with left distal transradial approach for coronary chronic total occlusion interventions using a 7 Fr Glidesheath Slender [J]. EuroIntervention, 2019, 15 (1): 126-128.

［15］ LIN C J, LEE W C, LEE C H, et al. Feasibility and Safety of Chronic Total Occlusion Percutaneous Coronary Intervention via Distal Transradial Access [J]. Front Cardiovasc Med, 2021, 8: 673858.

［16］ KIEMENEIJ F, LAARMAN G J. Percutaneous transradial artery approach for coronary stent implantation [J]. Cathet Cardiovasc Diagn, 1993, 30: 173-178.

STEMI 合并多支血管病变的非罪犯病变 PCI：
策略与时机

急性 ST 段抬高心肌梗死（ST-segment elevation myocardial infarction, STEMI）的主要病理生理机制是冠状动脉粥样硬化斑块发生破裂、侵蚀或形成钙化小结，进而导致冠脉血栓形成、管腔急性闭塞，继而引起心肌缺血性坏死。及时行经皮冠状动脉介入治疗（percutaneous coronary intervention, PCI）开通梗死相关动脉（infarction-related artery, IRA）是 STEMI 患者再灌注治疗的首选方法。研究表明，STEMI 患者中有 30%~50% 除罪犯病变外，还存在严重的非罪犯血管病变，而多支血管病变是这部分患者不良预后的主要预测因子之一。通过对非罪犯病变进行介入治疗以达到完全血运重建或仅处理罪犯病变是我们临床工作中经常需要面临抉择的问题。因此，本文就 STEMI 合并多支血管病变患者非罪犯病变是否需要干预以及干预的策略和时机做一综述，以期为临床工作提供参考。

一、STEMI 患者完全血运重建治疗的临床研究进展

自 21 世纪初以来，对于 STEMI 患者 IRA 以外的病变血管治疗策略一直是临床工作中争论的焦点。2004 年一项纳入 69 例 STEMI 患者的随机对照试验表明，与仅处理 IRA 相比，急诊 PCI 术中干预非罪犯血管并未改善患者的临床预后。而 2010 年发表在 *Heart* 杂志上的随机对照研究结果则显示，通过平均 2.5 年的随访发现，仅干预 IRA 组发生主要不良心血管事件（major adverse cardiac event, MACE）的患者为 42 例（50%），择期干预非罪犯血管组的患者为 13 例（20%），急诊术中同期干预非罪犯血管组为 15 例（23.1%），仅干预 IRA 组患者院内死亡、重复血运重建及再入院的发生率都显著高于其他两组（$P < 0.05$），但另外两组 MACE 发生率相当。与此同时，既往观察性研究显示在 STEMI 患者中，与仅处理 IRA 的血运重建策略相比，通过急诊术中同期或择期干预非罪犯病变达到完全血运重建治疗目的，均可以减少 MACE 的发生。

由于缺乏高质量临床证据的支持，考虑到在 STEMI 早期患者处于高血栓负荷和高炎症状态，急诊术中同期干预非罪犯病变势必会延长手术时间和增加患者所受辐射剂量，从而增加手术相关风险，比如造影剂肾病、支架内血栓、无复流、放射性皮炎、致命性大出血及急性脑血管意外等。基于此，2013 年美国心脏病学会（ACC）和美国心脏协会（AHA）联合制订的 STEMI 指南不推荐"在血流动力学稳定的 STEMI 患者中，同期开通非罪犯血管"。

近年来，随着冠脉介入领域的不断发展（如主动脉反搏术、血流储备分数检测、光学相干断层成像、血管内超声等），尤其是 PCI 技术和水平的不断提高，冠脉多支病变患者进行 PCI 的结局也得到了显著改善。目前多项随机对照临床研究表明，对于 STEMI 合并多支血管病变的患者，多血管 PCI 方案是安全、有效的，在减少心血管死亡、非致死性心肌梗死、重复血运重建治疗等结局方面，完全血运重建（即刻或分期进行）较仅处理罪犯病变具有显著优势。

PRAMI（心肌梗死预防性血管成形术）研究将 465 例 STEMI 患者随机分为两组，其中 234 例纳入预防性 PCI 组（除开通 IRA 外，还对其他狭窄程度达到 50% 及以上的病变进行

PCI)，231 例纳入仅罪犯血管 PCI 组。主要临床终点为心源性死亡、非致命性心肌梗死和顽固性心绞痛。平均随访 23 个月后，预防性 PCI 组发生 21 次终点事件，而仅罪犯血管 PCI 组发生 53 次终点事件（$HR=0.35$，95% CI 0.21~0.58，$P<0.001$），其中两组复合终点的差异主要是由顽固性心绞痛所驱动的。尽管 PRAMI 研究发现预防性 PCI 有降低心源性死亡和非致命心肌梗死的趋势，但由于终点事件发生率较低，没有足够的效能发现两种治疗策略之间的差别。

CvLPRIT（完全性血运重建与仅罪犯病变直接经皮冠状动脉介入对比）研究是另一项随机对照试验，比较 STEMI 患者完全血运重建与仅处理罪犯血管 PCI 策略的疗效，由术者决定非罪犯病变介入是于急诊 PCI 术中完成或于出院前完成。主要复合终点包括死亡、心肌梗死、心力衰竭或缺血导致的血运重建。仅干预 IRA 组 146 例患者中主要终点发生率为 21.2%，完全血运重建组 150 例患者中主要终点发生率为 10%（$HR=0.45$，95% CI 0.24~0.84，$P=0.009$）。分别就死亡、心肌梗死、心力衰竭以及缺血导致的血运重建来看，两组并无显著性差异，但接受完全血运重建治疗的患者在以上终点事件发生率方面有下降趋势。

2015 年发表在 *Lancet* 上的 DANAMI-3-PRIMULTI（STEMI 患者最佳急性治疗试验）研究表明，院内对非罪犯血管进行 FFR 指导的完全血运重建治疗较仅罪犯血管 PCI，能显著降低 STMI 合并多支病变患者包括全因死亡、非致命性心肌梗死以及缺血导致的血运重建在内的主要终点发生率（$HR=0.56$，95% CI 0.38~0.83，$P=0.004$），同上述两项研究结果相似，两组结局的差异主要是由缺血驱动的血运重建所导致的，在改善死亡及心肌梗死等硬终点方面，两组并无显著性差异。

Compare-Acute（STEMI 合并多支血管病变患者由 FFR 指导下的完全血运重建与仅处理罪犯血管的对比）研究是一项研究者发起、前瞻性、国际多中心的随机对照试验，该研究从欧洲及亚洲的 24 个中心共纳入 885 例 STEMI 合并多支血管病变的患者，按照 1:2 的比例随机分配至 FFR 指导完全血运重建组或仅处理罪犯血管组。经 12 个月随访，完全血运重建组共发生 23 例主要复合终点事件（包括全因死亡、非致死性心肌梗死、血运重建、缺血性脑卒中），而仅处理罪犯血管组共发生 121 例主要复合终点事件（$HR=0.35$，95% CI 0.22~0.55，$P=0.001$）。与仅处理罪犯血管相比，FFR 指导下进行完全血运重建可显著降低患者 12 个月内血运重建风险（$HR=0.32$，95% CI 0.20~0.54）。同样，FFR 指导对非罪犯病变进行 PCI 在减少死亡及心肌梗死硬终点方面并未达到统计学差异。

上述多项随机对照研究表明，在 STEMI 合并多支血管病变的患者中，通过对非罪犯病变进行造影或 FFR 指导下的介入治疗以达到完全血运重建目的较仅开通罪犯血管更有优势，可以改善患者的临床预后，但主要是降低患者重复血运重建的风险（可能与完全血运重建干预非罪犯血管有关），而并未显著降低死亡、心肌梗死等硬终点的风险。基于此，COMPLETE（STEMI 合并多支血管病变直接 PCI 后，完全血运重建与仅罪犯血管血运重建策略的选择）研究是一项大规模、国际多中心的随机对照试验，旨在评估与仅干预罪犯血管的治疗策略相比，常规分期干预非罪犯血管是否可以降低 STEMI 合并多支血管病变患者心源性死亡或再发心肌梗死的风险。自 2013 年 2 月至 2017 年 3 月该研究从 31 个国家 140 个中心共纳入 4 041 例 STEMI 合并多支血管病变（定义为非罪犯血管直径在 2.5mm 以上，造影可见管腔狭窄超过 70% 或管腔狭窄 50%~70% 合并 FFR<0.8）的患者，入组患者按照 1:1 的比例随机分入完全血运重建组（离院前或随机后 45 天内择期手术）或仅处理罪犯血管组，主要复合终点包括心源性死亡及再发心肌梗死，次要复合终点包括心源性死亡、再

发心肌梗死、缺血驱动的血运重建。经过中位数 3 年的随访发现，与仅处理罪犯血管相比，完全血运重建可降低 26% 的主要复合终点的发生风险 (7.8% *vs.* 10.5%，*HR*=0.74，95% *CI* 0.60~0.91，*P*=0.004)，降低 49% 的次要复合终点的发生风险 (8.9% *vs.* 16.7%，*HR*=0.51，95% *CI* 0.43~0.63，*P*<0.001)。该研究结果表明，通过常规分期干预非罪犯病变达到完全血运重建治疗的策略可以显著减少 STEMI 合并多支血管病变患者再发心肌梗死的发生率，从而减少心源性死亡的风险。COMPLETE 研究的一项亚组分析经过对 93 例入组患者行 OCT 检查后发现，大约 50% 的非罪犯病变含有易损斑块的形态学特点 (薄纤维帽、脂质斑块、巨噬细胞聚集、微血管形成等)，这可能是完全血运重建降低再发心肌梗死的机制之一。

PRAMI、CvLPRIT、DANAMI-3-PRIMLTI、Compare-Acute 等研究已经表明，在开通 IRA 的前提下实现完全血运重建治疗要优于仅干预罪犯血管的治疗策略，可作为 STEMI 合并多支血管病变患者的优选方案。这些随机对照研究的结果促使相关指南对于完全血运重建的推荐程度由 "不应该这样做" 转变为 "在适当情况下可以这样做"。2015 年 AHA/ACC/SCAI 联合发布的急诊 PCI 指南对于 2013 年 ACC/AHA 指南进行了更新，将血流动力学稳定的 STEMI 合并多支血管病变患者的非罪犯血管进行急诊术中同期或择期 PCI 从Ⅲ类推荐更改为Ⅱb 类推荐，同时编者指出该更新并非支持对于所有 STEMI 合并多支血管病变患者常规进行完全血运重建治疗，而是需要临床医师根据患者的临床特点、冠状动脉病变的严重程度及复杂性、造影剂肾病的风险等情况合理制订个体化的 PCI 策略和治疗时机。此次指南的更新为血流动力学稳定的 STEMI 患者对其非罪犯病变进行常规 PCI 提供策略选择，同时对于 2013 年 STEMI 指南中关于表现自发性胸痛或非侵入检查发现中高危风险的患者进行完全血运重建 PCI 的推荐等级不变。随着 COMPLETE 研究结果的公布，AHA/ACC/SCAI 于 2021 年再一次更新了急诊 PCI 指南，将血流动力学稳定的 STEMI 合并多支血管病变患者的非罪犯血管于急诊 PCI 成功开通 IRA 后择期血运重建列为Ⅰ类推荐，此处指南的更新旨在降低患者心源性死亡或再发心肌梗死的风险。

2017 年欧洲心脏病学会 (ESC) 与欧洲心胸外科学会 (EACTS) 发布了急性 ST 段抬高心肌梗死管理指南，将完全血运重建治疗列为Ⅱa 类推荐，指出 STEMI 患者如存在多支血管病变时，出院前应考虑对严重的非 IRA 进行血运重建。2018 年 ESC 和 EACTS 共同更新发布了心肌血运重建指南，同样将血流动力学稳定的 STEMI 合并多支血管病变患者在离院前接受完全血运重建列为Ⅱa 类推荐，同时指出冠脉多支病变患者的预后和症状改善的关键取决于血运重建的完全性，然而是否具备完全血运重建能力是治疗策略选择的关键问题。

因此，随着越来越多临床研究结果的公布，临床医师对于非罪犯血管血运重建策略的观点也发生了变化，也逐渐接受了完全血运重建的理念。然而，以上指南均未明确何时才是完全血运重建的最佳时机 (即刻还是分期，离院前还是离院后)。因此，越来越多的学者开始聚焦于对合并多支血管病变的急性心肌梗死患者进行完全血运重建的时机选择。

2016 年 Shah 等的一项荟萃分析纳入了 2004—2015 年 9 个随机对照试验共 2 176 例 STEMI 合并多支血管病变的患者，通过比较 3 种血运重建策略 (单纯 IRA 血运重建、同期完全血运重建、阶段性完全血运重建) 发现，与单纯 IRA 血运重建相比，同期完全血运重建降低 66% 的心肌梗死发生风险，但阶段性完全血运重建则没有这种优势，而且 3 种血运重建策略之间的全因死亡率没有差异。

2017 年 Elgendy 等的一项荟萃分析纳入包括 PRAMI 研究、CvLPRIT 研究、PRAGUE 13 等研究在内的 10 个随机对照试验，将 2 285 例 STEMI 合并多支血管病变的患者根据血运重建策略分为 4 组，分别为：①急诊同时完成对罪犯血管和非罪犯血管的血运重建；②急诊仅完成对罪犯血管的血运重建并在患者出院前开通非罪犯血管；③急诊完成对罪犯血管的血运重建并在出院后几周内开通非罪犯血管；④急诊仅开通罪犯血管，之后不干预非罪犯血管。该荟萃分析结果表明，与仅开通罪犯血管相比，完全血运重建策略（即前三组）可以显著降低患者发生 MACE 的风险（14.6% *vs.* 24.4%，*RR*=0.57，95% *CI* 0.42~0.77，*P*<0.000 1，I^2=57%）。完全血运重建主要降低患者重复血运重建的风险（9.0% *vs.* 18.6%，*RR*=0.44，95% *CI* 0.30~0.66，*P*<0.000 1，I^2=56%），而并未显著降低全因死亡、心肌梗死的发生风险。同时，前三组在 MACE 发生率、远期死亡率和心肌梗死发生率方面没有统计学差异。该研究结果提示，急诊同期完全血运重建、同次住院期间阶段性完全血运重建和非同次住院期间阶段性完全血运重建这三种不同的处理策略对患者预后的影响没有明显区别。然而，Marino 等一项观察性研究经过倾向性评分匹配，共纳入 2005—2013 年接受 PCI 的 600 例 STEMI 合并多支血管病变患者（其中 300 例接受阶段性完全血运重建，300 例仅接受罪犯血管治疗），结果表明，阶段性完全血运重建组患者的全因死亡率和心血管相关死亡率均低于仅接受罪犯血管治疗组，而且在 30 天内接受阶段性完全血运重建的患者主要终点事件发生率与 30 天后接受治疗的患者相比显著降低。

2018 年 Bangalore 等的一项纳入 11 个随机对照试验的荟萃分析，通过比较 3 150 例 STEMI 合并多支血管病变患者的血运重建策略发现，单次多血管 PCI 较仅处理罪犯血管 PCI 显著降低患者的死亡率（*RR*=0.64，95% *CI* 0.40~1.02，*P*=0.06）和心肌梗死再发率（*RR*=0.42，95% *CI* 0.25~0.69，*P*<0.000 1），而阶段性多支血管 PCI 的患者死亡率和仅罪犯血管 PCI 患者相比无显著差距，两种完全血运重建策略都可以减少患者重复血运重建的风险，且安全性无显著差异。

COMPLETE 研究在通过评价包括对非罪犯病变进行 PCI 实现完全血运重建与仅罪犯病变 PCI 的 MACE 风险后，还进一步探讨了非罪犯病变 PCI 时间对 STEMI 患者预后的影响。研究发现，STEMI 患者住院期间对非罪犯病变进行 PCI（中位时间为 1 天）或出院后 45 天内（中位时间为 23 天）对非罪犯病变进行 PCI，两组患者相较于仅罪犯病变 PCI 组在降低心源性死亡（*HR*=0.77，95% *CI* 0.59~1.00）、再发心肌梗死（*HR*=0.69，95% *CI* 0.49~0.97）方面具有相近的获益。

2021 年 Hiroki 等发表在 *Journal of the American College of Cardiology* 的荟萃分析共纳入 11 项随机对照实验中 7 015 例 STEMI 合并多支血管病变患者，结果表明，与仅处理罪犯血管 PCI 相比，无论是急诊 PCI 术中完全血运重建治疗，还是择期完全血运重建治疗，都显著降低患者 MACE 和重复血运重建的风险，然而急诊完全血运重建与择期完全血运重建（无论出院前还是出院后）相比，两组发生 MACE（*HR*=0.82，95% *CI* 0.64~1.05）、心源性死亡（*HR*=0.69，95% *CI* 0.35~1.33）、心肌梗死（*HR*=0.66，95% *CI* 0.37~1.61）的风险无显著差异。同时，出院前完全血运重建组和出院后完全血运重建组之间各结局发生风险也无显著差异。

上述临床试验及荟萃分析显示，在 STEMI 合并多支血管病变患者中，完全血运重建较仅开通罪犯血管在改善患者临床预后方面具有优势，但是对于完全血运重建时机的选择还不清楚，临床研究的结果也不一致，但是出于减少患者接受介入治疗次数的考虑，2021 年 AHA/ACC/SCAI 更新的急诊 PCI 指南提出，在血流动力学稳定的 STEMI 合并多支血管病变的患者中，如果在冠状动脉病变并不复杂且患者合并症较少的情况下，可以选择急诊 PCI 完全血运重建治疗策略，该建议的推荐等级为 Ⅱb（B 级证据）。未来需要更多的多中心、前瞻性、随机对照试验给出更为清晰的回答。

二、STEMI 多支病变合并心源性休克患者的 PCI 策略

STEMI 合并心源性休克患者的全身炎症反应、微循环障碍、凝血功能紊乱等病理生理过程要严重于血流动力学稳定的患者,大多数随机对照试验都将这部分患者排除在外,但是为了改善 STEMI 患者的整体预后,心源性休克患者的血运重建策略也应该得到重视。尽管随着急诊 PCI 的广泛开展,STEMI 合并心源性休克的发病率已经明显降低,但患者的病死率仍然很高,且这部分患者往往合并多支血管病变(约 80%)。其原因可能与 PCI 成功率低、完全血运重建难度大、泵功能衰竭、组织灌注减低导致多器官功能衰竭有关。对于此类患者,虽然早期血运重建的远期效果显著优于单纯药物治疗,但非罪犯血管的血运重建时机和策略仍有争议,其最佳血运重建策略尚无定论。

多项观察性研究表明,在 STEMI 合并心源性休克患者中,完全血运重建 PCI 较仅对罪犯血管行 PCI 的患者院内与院外的生存情况明显改善。2017 年 de Waha 等发表的一项荟萃分析纳入 10 个观察性研究(包括 IABP-SHOCK Ⅱ、ALKK、KAMIR、EHS-PCI、NCDR、SHOCK 等)共 6 051 例 STEMI 合并多支血管病变的心源性休克患者,其中 1 194 例(19.7%)接受急诊完全血运重建治疗,4 857 例(80.3)急诊仅开通罪犯血管(可能或不接受择期完全血运重建),对比两组患者临床转归后发现,急诊进行完全血运重建显著增加患者 30 天死亡率(37.5% *vs.* 28.8%,*RR*=1.26,95% *CI* 1.12~1.41,*P*=0.001),但长期随访显示两组死亡率无显著差异(41.7% *vs.* 37.5%,*P*=0.77)。

由于缺乏随机对照试验,而且各研究间差异也较大,导致各试验结果相互矛盾,也导致了各指南的推荐无法统一。2013 年 ACCF/AHA 指南和 2015 年 AHA/ACC/SCAI 指南对于 STEMI 合并多支血管病变的心源性休克患者再灌注策略没有特别推荐,同样 2015 年中华医学会心血管病学分会的 STEMI 指南也没有就此问题给出明确指导。2017 年 ESC 的 STEMI 指南建议,对于 STEMI 合并多支血管病变的心源性休克患者,若其血流动力学不稳定,可以考虑“急诊 PCI 术中对多支血管进行干预,其推荐等级为Ⅱa(C 级证据),但对非罪犯血管进行 PCI 应满足以下标准:特别严重的狭窄(狭窄≥90% 管腔直径)、重度不稳定病变或干预罪犯血管后持续存在心肌缺血证据等。2017 年 AHA 关于心源性休克当代管理的科学声明指出,急诊 PCI 术中对罪犯血管和显著影响血流动力学稳定的非罪犯血管进行血运重建治疗是合理的。2017 年发表在 *Journal of the American College of Cardiology* 上的一篇合理化建议认为,在合并心源性休克的 STEMI 患者中,开通罪犯血管后若休克状态持续存在,可以考虑即刻处理非罪犯血管,实施完全血运重建治疗,推荐级别为Ⅱa。

CULPRIT-SHOCK(急性心肌梗死合并心源性休克患者的 PCI 策略)研究是一项国际多中心、前瞻性、随机对照试验,旨在探讨急性心肌梗死合并多支血管病变伴心源性休克患者最佳 PCI 策略。该研究共纳入 706 例急性心肌梗死合并心源性休克患者,其中 STEMI 患者占 62%,入选患者按照 1:1 的比例随机分至同期多血管 PCI 组和仅处理罪犯血管组,其中同期多血管 PCI 组是指除开通罪犯血管外,同时开通所有管腔狭窄>70% 的病变(主要冠状动脉),包括在急性期开通慢性闭塞病变,推荐的造影剂最大剂量为 300ml;仅处理罪犯血管是指首次 PCI 仅开通罪犯血管,不干预其余病变,术后对患者临床症状、一般情况、精神状态进行评估(包括非侵入性检查或行 FFR 等侵入性检查)确定是否存在残留的心肌缺血风险,以决定是否择期开通非罪犯血管。研究的主要终点为 30 天内全因死亡或需行肾脏

替代治疗的肾衰竭，次要终点包括 1 年内全因死亡、复发性心肌梗死、重复血运重建、因充血性心力衰竭入院。其他次要终点包括恢复血流动力学稳定的时间、血管活性药物使用及持续时间、需在 ICU 住院时间、简化急性生理学评分、机械通气的使用及持续时间。安全性终点包括出血性事件和脑卒中。该研究的 30 天结果在 2017 年美国经导管心血管治疗学术会议（TCT）上公布，通过 30 天的随访发现，与完全血运重建策略相比，仅处理罪犯病变的 PCI 策略可显著降低患者全因死亡及肾脏替代治疗组成的复合终点发生风险（45.9% vs. 55.4%，RR=0.83，95% CI 0.71~0.96，P=0.01），其中两组全因死亡的发生风险有显著差异（43.3% vs. 51.6%，RR=0.84，95% CI 0.72~0.98，P=0.03），而仅处理罪犯血管组和同期多血管 PCI 组需要肾脏替代治疗的发生率无显著差异（11.6% vs. 16.4%，RR=0.71，95% CI 0.49~1.03，P=0.07）。在次要终点及安全性终点方面，两组无显著差异。CULPRIT-SHOCK 研究发现，对患有多支血管病变且伴有心源性休克的急性心肌梗死患者，在首次 PCI 中仅开通罪犯血管（择期根据残余心肌缺血风险干预非罪犯血管）较同期干预多支血管病变的治疗策略更为有效，仅处理罪犯血管的血运重建策略不仅不影响患者血流动力学恢复稳定的速度，反而可以降低患者 30 天内的死亡率，且不增加其他终点事件发生的风险。虽然统计学上无显著差异，但仅处理罪犯血管导致患者需要肾脏替代治疗的发生率要低于同期干预多支血管组，这说明多支血管 PCI 需要更长的手术时间、更多的造影剂用量、更高的支架内血栓风险和更多的操作相关并发症，这可能是导致该策略增加患者死亡率的原因之一。

随着 CULPRIT-SHOCK 研究 30 天随访结果的公布，2018 年 ESC/EACTS 血运重建指南更新了相关内容：不再推荐合并心源性休克的急性心肌梗死患者行急诊完全血运重建，针对非罪犯血管的干预不宜在急性期一次性完成，而是应该根据患者具体情况制订择期手术计划，而对于此类患者同期多支血管 PCI 的推荐等级由原来的Ⅱa 类降至Ⅲ类（B 级证据）。之后，CULPRIT-SHOCK 研究的 1 年随访结果于 2018 年欧洲心脏病学会年会（ESC 2018）上公布。该研究的 1 年随访结果显示，仅处理罪犯血管组有 172 例（50%）患者死亡，同期多支血管 PCI 组有 194 例（56.9%）患者死亡（RR=0.88，95% CI 0.76~1.01）；仅处理罪犯血管组心肌梗死发病率为 1.7%，同期多支血管 PCI 组为 2.1%（RR=0.85，95% CI 0.29~2.50）；主要复合终点发生率两组间也无统计学差异（RR=0.87，95% CI 0.76~1.00）。与仅罪犯血管 PCI 策略相比，多支血管 PCI 策略可降低随访 1 年时心力衰竭再入院风险（RR=0.22，95% CI 0.08~0.66，P=0.003）及再次血运重建风险（RR=0.29，95% CI 0.20~0.42，P<0.001），在安全终点方面两种血运重建策略无明显别差异。纵观 CULPRIT-SHOCK 研究，急性期仅干预罪犯血管的血运重建策略可减少患者短期死亡率和降低手术相关并发症风险，这对改善 STEMI 合并心源性休克的高危患者近期临床转归有重要意义，但该策略并不降低患者长期病死率，可能与此类患者本身预后差、病死率高相关，因为这部分患者往往合并多支血管病变以及严重的合并症，所以完全血运重建才是改善这些患者远期预后的关键。同期多支血管 PCI 策略会减少患者因缺血导致重复血运重建的风险，同时通过完全血运重建还可以改善患者的心功能，从而减少因心力衰竭再入院的风险，但却增加手术相关并发症的发生率。基于 CULPRIT-SHOCK 研究结果，2021 年 ACC/AHA/SCAI 更新的急诊 PCI 指南将常规在 STEMI 合并心源性休克患者中行同期多血管 PCI 的推荐等级列为Ⅲ类（B 级证据）。2022 年发表在《中华心血管病杂志》上的《急性心肌梗死合并心原性休克诊断和治疗中国专家共识（2021）》指出，急性心肌梗死合并心原性休克患者急诊 PCI 时，不推荐常规同期处理非 IRA，仅在特定情况下可以考虑同期或出院前处理非 IRA，如非 IRA 供血范围大且存在 90%

以上狭窄、非 IRA 存在不稳定病变（如斑块破裂、夹层、血栓形成等）、IRA 开通后仍存在可能与非 IRA 相关的缺血症状或血流动力学不稳定等。

STEMI 合并心源性休克最根本的治疗措施是紧急血运重建，挽救濒死或顿抑的心肌，减少心肌坏死范围，维持心排血量。针对 STEMI 合并心源性休克患者，仅对罪犯血管实施急诊 PCI 是可接受的标准治疗策略，但对非罪犯血管是否应该同期干预或择期干预，何时为择期干预的最佳时机，何种血运重建策略既有效又可以减少医疗支出等问题，仍需要更多的临床研究来回答。

三、对于 STEMI 合并多支血管病变患者血运重建策略的临床思考

我国临床实践中较少对 STEMI 合并多支血管病变患者进行一次性完全血运重建。延长手术时间意味着要增加术中造影剂的用量，将加重多支血管病变患者造影剂介导急性肾损伤的发生，而急性肾损伤是导致患者死亡的主要因素之一。COMPARE-ACUTE 研究结果表明，虽然完全血运重建较仅罪犯血管血运重建临床效果更好，更能改善患者的远期预后，但完全血运重建的手术时间明显长于单支血管的血运重建，自然而然地增加了术中造影剂的用量。Bertaina 等发表的荟萃分析表明，无论 STEMI 患者是否合并心源性休克，多支血管 PCI 增加患者急性肾损伤的风险。这个问题对于临床医师来说是不容忽视的，因为我们要对患者整体生命健康负责，既要挽救患者的生命，也要考虑到患者的生活质量，所以对于 STEMI 合并多支血管病变的患者应该做到：第一，充分评估患者的肾功能及手术的复杂程度，尽可能缩短单次 PCI 的手术时间及术中造影剂的用量；第二，努力提高自身手术技艺，尽可能在减少造影剂用量的情况下完成手术；第三，对于需要完全血运重建的患者，尽量制订合理的间隔周期，保证造影剂可以得到充分代谢，避免造成体内蓄积；第四，充分的术前准备以及改进造影剂工艺，尽可能减少造影剂对患者肾脏的损害。

除造影剂的不利影响外，多支血管 PCI 还会增加术中心肌损伤和小血管闭塞的风险。CvLPRIT 研究中，术后（中位时间为 3 天）心肌增强磁共振成像发现，完全血运重建治疗较仅开通罪犯血管 PCI 增加患者手术相关的心肌梗死面积。因此，在指定多支血管血运重建策略时，也要充分考虑到患者冠状动脉的解剖特点，在手术过程中要注意规范化操作和小血管分支的保护，减少手术带来的心肌损伤。

在稳定型心绞痛患者中，FFR 可作为判断病变血管是否适合血运重建治疗的"金标准"，但在 STEMI 患者中 FFR 的应用还尚未得到普及。可能的主要原因是，STEMI 患者的早期微循环功能紊乱会影响 FFR 对血流储备功能的判断。2020 年一项纳入 COMPLETE 研究的荟萃分析表明，在 STEMI 合并多支血管病变患者中，由单纯造影指导或由 FFR 指导的完全血运重建策略在改善患者临床转归的效应上无显著差别。然而，一项大规模随机对照试验显示，采取 FFR 指导完全血运重建治疗较单纯处理罪犯血管不仅可以改善患者的临床预后，还大大减少了不必要的支架植入以及随后的血运重建次数，比如该研究中近 50% 的非罪犯血管虽经造影显示为重度狭窄，但 FFR 值 > 0.8，而这些血管未接受血运重建治疗。由于单纯从造影结果判断病变血管是否需要血运重建有一定的主观偏倚，所以功能学上的判断（如 FFR）应该更为准确，但 STEMI 患者不同于其他类型急性冠脉综合征患者的病理生理特点也是要考虑的因素，而且目前尚缺乏关于影像学指导和功能学指导 STEMI 合并多支血管病变患者血运重建策略的随机对照试验来清楚地回答这个问题。

综上所述，对于血流动力学稳定的 STEMI 合并多支血管病变患者，接受完全血运重建

治疗（单次或阶段性）是可接受的标准治疗策略,而对于合并心源性休克的患者,不推荐单次行多支血管的血运重建,而是应该根据患者的具体情况选择合适的治疗策略,而且也要充分考虑到医疗方案的经济学效益,在保证改善患者生活质量的前提下,合理选用功能学检查手段指导治疗,控制阶段性血运重建次数,争取用最小的代价让患者取得最大的临床获益。

（李永乐　孙佩伟　宋习文）

参考文献

[1] PARK D W, CLARE R M, SCHULTE P J, et al. Extent, location, and clinical significance of non-infarct-related coronary artery disease among patients with ST-elevation myocardial infarction [J]. JAMA, 2014, 312 (19): 2019-2027.

[2] DI MARIO C, MARA S, FLAVIO A, et al. Single vs multivessel treatment during primary angioplasty: results of the multicentre randomised HEpacoat for cuLPrit or multivessel stenting for Acute Myocardial Infarction (HELP AMI) Study [J]. Int J Cardiovasc Intervent, 2004, 6 (3-4): 128-133.

[3] POLITI L, SGURA F, ROSSI R, et al. A randomised trial of target-vessel versus multi-vessel revascularisation in ST-elevation myocardial infarction: major adverse cardiac events during long-term follow-up [J]. Heart, 2010, 96 (9): 662-667.

[4] HANNAN E L, SAMADASHVILI Z, WALFORD G, et al. Culprit vessel percutaneous coronary intervention versus multivessel and staged percutaneous coronary intervention for ST-segment elevation myocardial infarction patients with multivessel disease [J]. JACC Cardiovasc Interv, 2010, 3 (1): 22-31.

[5] WALD D S, MORRIS J K, WALD N J, et al. Randomized trial of preventive angioplasty in myocardial infarction [J]. N Engl J Med, 2013, 369 (12): 1115-1123.

[6] GERSHLICK A H, KHAN J N, KELLY D J, et al. Randomized trial of complete versus lesion-only revascularization in patients undergoing primary percutaneous coronary intervention for STEMI and multivessel disease: the CvLPRIT trial [J]. J Am Coll Cardiol, 2015, 65 (10): 963-972.

[7] ENGSTRØM T, KELBÆK H, HELQVIST S, et al. Complete revascularisation versus treatment of the culprit lesion only in patients with ST-segment elevation myocardial infarction and multivessel disease (DANAMI-3—PRIMULTI): an open-label, randomised controlled trial [J]. Lancet, 2015, 386 (9994): 665-671.

[8] SMITS P C, ABDEL-WAHAB M, NEUMANN F J, et al. Fractional Flow Reserve-Guided Multivessel Angioplasty in Myocardial Infarction [J]. N Engl J Med, 2017, 376 (13): 1234-1244.

[9] MEHTA S R, WOOD D A, STOREY R F, et al. Complete Revascularization with Multivessel PCI for Myocardial Infarction [J]. N Engl J Med, 2019, 381 (15): 1411-1421.

[10] SHAH R, BERZINGI C, MUMTAZ M, et al. Meta-Analysis Comparing Complete Revascularization Versus Infarct-Related Only Strategies for Patients With ST-Segment Elevation Myocardial Infarction and Multivessel Coronary Artery Disease [J]. Am J Cardiol, 2016, 118 (10): 1466-1472.

[11] ELGENDY I Y, MAHMOUD A N, KUMBHANI D J, et al. Complete or culprit-only revascularization for patients with multivessel coronary artery disease undergoing percutaneous coronary intervention: a pairwise and network meta-analysis of randomized trials [J]. JACC Cardiovasc Interv, 2017, 10 (4): 315-324.

[12] MARINO M, CRIMI G, LEONARDI S, et al. Comparison of Outcomes of Staged Complete Revascularization Versus Culprit Lesion-Only Revascularization for ST-Elevation Myocardial Infarction and Multivessel Coronary Artery Disease [J]. Am J Cardiol, 2017, 119 (4): 508-514.

[13] BANGALORE S, TOKLU B, STONE G W. Meta-Analysis of Culprit-Only Versus Multivessel Percutaneous Coronary Intervention in Patients With ST-Segment Elevation Myocardial Infarction and Multi-

vessel Coronary Disease [J]. Am J Cardiol, 2018, 121 (5): 529-536.

[14] UEYAMA H, KUNO T, YASUMURA K, et al. Meta-Analysis Comparing Same-Sitting and Staged Percutaneous Coronary Intervention of Non-Culprit Artery for ST-Elevation Myocardial Infarction with Multivessel Coronary Disease [J]. Am J Cardiol, 2021, 150: 24-31.

[15] REYENTOVICH A, BARGHASH M H, HOCHMAN J S. Management of refractory cardiogenic shock [J]. Nat Rev Cardiol, 2016, 13 (8): 481-492.

[16] DE WAHA S, JOBS A, EITEL I, et al. Multivessel versus culprit lesion only percutaneous coronary intervention in cardiogenic shock complicating acute myocardial infarction: A systematic review and meta-analysis [J]. Eur Heart J Acute Cardiovasc Care, 2018, 7 (1): 28-37.

[17] THIELE H, AKIN I, SANI M, et al. PCI Strategies in Patients with Acute Myocardial Infarction and Cardiogenic Shock [J]. N Engl J Med, 2017, 377 (25): 2419.

[18] BERTAINA M, FERRARO I, OMEDÈ P, et al. Meta-Analysis Comparing Complete or Culprit Only Revascularization in Patients With Multivessel Disease Presenting With Cardiogenic Shock [J]. Am J Cardiol, 2018, 122 (10): 1661-1669.

[19] SMITS P C, ABDEL-WAHAB M, NEUMANN F J, et al. Fractional Flow Reserve–Guided Multivessel Angioplasty in Myocardial Infarction [J]. N Engl J Med, 2017, 376 (13): 1234-1244.

冠状动脉分叉病变介入治疗策略和研究进展

冠状动脉(下称"冠脉")分叉病变占日常经皮冠脉介入治疗(percutaneous coronary intervention,PCI)总量的15%~20%。相对于非分叉病变,冠脉分叉病变介入治疗的预后较差,主要表现为主要不良心脏事件(main adverse cardiac events,MACE)更高。因此,冠脉分叉病变的介入治疗技术及手术策略一直是冠脉介入领域讨论热点。随着药物洗脱支架(drug-eluting stent,DES)平台的不断改进,DES在分叉病变中优越的造影和临床结果;药物涂层球囊(drug-coating balloon,DCB)在分叉病变中使用证据的增多;以及介入技术的改良包括应用高压后扩张、对吻扩张及腔内影像学指导等,冠脉分叉病变介入治疗的预后已经得到明显改善。本文总结当前冠脉分叉病变的技术及手术策略的研究进展。

一、分叉病变的分型

对于分叉病变的分型,有多个分叉病变分型系统试图统一分型和指导治疗策略的选择。然而,现有的分型系统都有缺陷,要么忽视了最为关键的解剖学要素,要么是涵盖了比较全面的要素,却难以使用。Medina分型最简单、常用,它将分叉病变分成三段,即近端主支血管(proximal main vessel,PM)、远端主支血管(distal main vessel,DM)和分支(side branch,SB),再根据是否有≥50%的狭窄给每一节段赋予一个二元值(1或0)。Medina 1,1,1、Medina 0,1,1、Medina 1,0,1定义为真性分叉病变,Medina 1,0,0、Medina 1,1,0、Medina 0,1,0、Medina 0,0,1定义为假性分叉病变。根据DM和SB间的角度(<70°或≥70°),将病变分为"Y型"或"T型"。尽管Medina分型并没有解决以往分型系统的缺陷,仅描述了分叉病变的位置,忽略了决定介入术式及预后的其他关键信息,如分叉角度、分支病变长度、血管直径、心肌梗死溶栓试验(thrombolysis in myocardial infarction,TIMI)血流、斑块分布及其特征等,但是它易于使用且容易记忆,并可以给读者就分叉部位病变分布情况一个即刻的感性认识。

二、复杂分叉病变的分型

即兴支架技术(provisional stenting,PS)为多数分叉病变的首选术式。然而,采用PS处理复杂分叉病变时,术中分支闭塞风险高,再次血运重建率高。因此,如何有效地识别复杂分叉病变,是制定分叉病变治疗策略的关键。

COBIS II注册研究指出,术前分支狭窄程度、分支病变的长度、主支狭窄程度及急性冠脉综合征是主支支架植入后分支闭塞的独立危险因素。然而,此预测模型没有给出分叉病变长度的界定值。

RESOLVE积分系统包括6个预测边支闭塞的变量,即术前主支TIMI血流、斑块分布位置、分叉核心部分的狭窄程度、分叉角度、主支与分支直径比及分支狭窄程度,根据其权重分别赋予不同数值,依据总积分评估分支闭塞的危险性。对于分支闭塞风险较高的病变,建议采取积极的分支保护策略;对于直径较大的分支,可能需要选择计划性双支架技术。V-RESOLVE评分系统是基于RESOLVE评分系统得来。将RESOLVE评分系统中根据定量冠脉造影(quantitative coronary angiography,QCA)结果计分的 4 个计分项(即分叉核心部分的狭窄程度、分叉角度、主支与分支直径比及分支狭窄程度)改为目测评估结果,计分方法参考 RESOLVE 评分系统不变,比较目测评估结果与 QCA 结果的一致性。以 <12 分和 ≥12 分作为 V-RESOVE 评分区分非高危患者和高危患者诊断分界点。

2018 年欧洲心脏病学会心肌血运重建指南建议,对于分支血管直径 ≥2.75mm、分支病变长度 >5mm 及预计主支支架后分支受累风险高且分支导丝难以进入的分叉病变,建议考虑计划性双支架技术。对于左主干末端的分叉病变,因为分支血管直径往往较粗大,与主支的成角较大,分支导丝难以进入,急性闭塞后可能导致严重不良事件,推荐双对吻挤压技术(double kissing crush,DK crush)可能更优于 PS。

DEFINITION 标准能够有效地区分复杂和简单分叉病变,并指导治疗策略,它包括 2 个主要标准及 6 个次要标准组成。符合以下 1 个主要标准及任何 2 个次要标准,即可判定为复杂分叉病变。主要标准:①左主干分叉病变(left main-coronary bifurcation lesions,LM-CBLs),分支病变长度 ≥10mm 且分支狭窄程度 ≥70%;②非左主干分叉病变,分支病变长度 ≥10mm 且分支狭窄程度 ≥90%。次要标准:①中重度钙化;②多处病变;③分叉角度 <45° 或 >70°;④主支直径 <2.5mm;⑤血栓病变;⑥主支病变长度 ≥25mm。

为了验证 DEFINITION 复杂分叉病变分型的准确性,陈绍良教授牵头组织了 DEFINITION Ⅱ 研究,该研究共纳入 660 例 DEFINITION 标准定义的复杂分叉病变患者,1∶1 随机接受双支架组或 PS 组。主要终点是术后 12 个月靶病变失败率(target lesion failure,TLF),包括心源性死亡(cardiac death,CD)、靶血管心肌梗死(target vessel myocardial infraction,TVMI)和靶病变再次血运重建(target lesion revascularization,TLR)。入选的患者左主干末端分叉占 29%,分支病变的长度约 20mm,双支架术中 DK crush 使用比例占 77.8%,PS 组中使用双支架术式的比例有 47.1%。在术后 12 个月,双支架组 TLF 为 6.1%,明显低于 PS 组的 11.4%(P=0.02),该复合终点的差异主要由于双支架组降低了 12 个月的 TVMI(3.0% $vs.$ 7.1%,P=0.03)和 TLR(2.4% $vs.$ 5.5%,P=0.049)所致。DEFINITION Ⅱ 研究证实了 DEFINITION 标准的精准性及可靠性,对于 DEFINITION 标准定义的复杂分叉病变,在降低 TLF 方面,双支架术式(主要是 DK crush 技术)明显优于 PS 术式,这个结果对于分叉病变术式选择具有里程碑意义。

三、腔内影像学在分叉病变中的运用

冠状动脉造影不能准确评估 SB 开口处的病变特征、病变分布、导丝再次进入 SB 位置和支架膨胀等情况。血管内超声(intravascular ultrasound,IVUS)和光学相干断层扫描(optical coherence tomography,OCT)是指导治疗策略和优化 PCI 的两种最常用的腔内影像学工具。先前的一项研究表明,相对于血管造影指导复杂分叉病变 PCI,IVUS 指导明显改善患者临床结果。ULTIMATE 研究表明,与血管造影指导 PCI 相比,IVUS 指导明显降低靶血管失败率(target vessel failure,TVF)。ULTIMATE 研究亚组分析也表明,对于复杂分叉病变患者,IVUS 指导比血管造影指导具有更大的临床益处。在该研究中,预先设定了 3 个 IVUS 指导 PCI 的优化标准:①膨胀指数 >0.9,或支架段的最小支架面积(minimal stent area,MSA)>5.0mm^2;②支架边缘近端或远端 5mm 内的斑块负荷 <50%;③无长度 >3mm 深达中膜的边缘夹层。同时符合上述 3 个优化标准,才被定义为 IVUS 指导优化 PCI。对

于左主干末端分叉病变,韩国学者报道,IVUS 测量的 LCX-LAD-POC-LM 的 MSA 界定值分别为 5-6-7-8mm^2 与临床事件相关。然而,EXCEL 研究表明,IVUS 测量的 MSA 界定值于 LCX-LAD-LM 处为 6-7-10mm^2。针对分叉病变的 IVUS 引导 PCI 的优化标准目前尚无定论。DKCRUSH- Ⅷ试验(NCT03770650)旨在依据 DEFINITION 标准定义的复杂分叉病变中,确定 IVUS 指导相对于冠脉造影指导 DK crush 处理复杂分叉病变的优越性。DKCRUSH- Ⅷ试验将确立 LM-CBLs 或非 LM-CBLs 的 IVUS 指导 PCI 的最佳优化标准。OCTOBER 试验(NCT03171311)是一项前瞻性、多中心、随机对照研究,旨在比较 OCT 引导的 PCI 与血管造影引导的 PCI 在接受 PS 或计划双支架技术治疗的真性分叉病变患者中的优越性。上述随机对照研究将进一步论证腔内影像学指导分叉病变介入治疗的重要性。

四、生理学评估在分叉病变中应用

血流储备分数(fractional flow reserve,FFR)是指充血状态下远端冠状动脉压力(Pd)与主动脉压力(Pa)的比值。FFR 是评估冠状动脉狭窄是否有功能学意义的"金标准"。FFR 指导的冠脉分叉病变拘禁 SB 干预策略已被证明可产生良好的功能学结果和较少的 SB 干预,与传统策略相比,短期临床结果没有显著差异。然而,由于压力导丝可操控性较差,以及分叉病变的复杂解剖特征,DKCRUSH Ⅵ研究提示在 MV 支架植入后 SB FFR 测量的失败率高达 9%。LM-CBLs 常累及 LAD 或 LCX 开口,并伴有下游病变。在存在下游病变的情况下,LM 病变的严重程度通常被低估。迄今为止,缺乏大规模随机对照试验来验证 FFR 指导的 LM-CBLs 介入策略的临床应用。

由于 MV 支架术后 SB FFR 测量的挑战、FFR 测量需要充血状态、高成本,以及压力导丝可能引起并发症的潜在风险,FFR 在 SB 生理评估中的应用受到限制。定量血流分数(quantitative flow ratio,QFR)是一种基于冠脉造影图像评估冠状动脉疾病生理学功能的工具。QFR 的诊断性能和预后价值已经过验证。FAVOR Ⅲ China 研究旨在评价 QFR 指导的 PCI 病变选择是否优于传统的造影指导,从而改善患者预后。FAVOR Ⅲ China 主要研究结果显示,与造影指导的 PCI 相比,QFR 指导的 PCI 可显著改善患者 1 年临床终点,QFR 指导组 1 年 MACE 发生率为 5.8%,与造影指导组(8.8%)相比,相对风险下降 35%(*HR*=0.65,95% *CI* 0.51~0.83,*P*=0.000 4)。其主要获益源于 QFR 指导组具有更低的心肌梗死(3.4% *vs.* 5.7%)和缺血驱动的血运重建(2.0% *vs.* 3.1%)发生率。尽管如此,通过假设参考血管尺寸呈线性递减,QFR 在评估分叉病变中的诊断准确性会降低。μQFR 是一种基于 Murray 定律从单一血管造影图像中计算 QFR 的新方法,并由人工智能自动描绘 MV 及 SB。μQFR 的可行性和诊断准确性已经过验证,但 SB QFR 在分叉病变患者中的临床相关性需要进一步研究。

五、分叉病变的血运重建策略

多项随机对照试验评估了 PS 与计划双支架技术在分叉病变中临床效果。多数研究表明,与 PS 相比,计划双支架技术增加 MACE 发生率。基于上述循证医学证据,对于大多数冠脉分叉病变,首选 PS。然而,与 DK crush 技术相关的 DEFINITION Ⅱ、DKCRUSH- Ⅱ和 DKCRUSH- Ⅴ试验表明,计划双支架技术(DK crush)优于 PS。研究结果不同主要与纳入研究中分叉病变的复杂性不同,同时不同双支架技术的使用有关。在决定治疗分叉病变之前,应考虑两个关键因素:①分叉病变的复杂性:DEFINITION 研究报道,分叉病变的复杂性与临床结果相关。尤其是 SB 病变的长度,是影响不同支架技术临床效果的关键因素。DEFIITION 标准是从 DEFIITION 研究发展而来,并在 DEFINITION-Ⅱ研究中得到验证。对于按照 DEFIITION 标准分层的复杂分叉病变,相对于 PS,计划双支架技术(DK crush)明显降低 TLF。②不同的双支架技术可能在临床结果上有差异:与经典 crush 技术或裙裤支架技术(Culotte)相比,DK crush 技术在降低非 LM-CBLs 和 LM-CBLs 的 TLF 方面表现出优异的临床结果。因此,分叉病变的复杂性及不同双支架技术的选择是决定分叉病变治疗策略重要环节。

六、左主干分叉病变的血运重建策略

左主干分叉病变因解剖部位的特殊性,其血运重建策略一直是临床上争论的焦点。近年来随着 PCI 技术的进步、药物洗脱支架材料和工艺的改进、腔内影像学的发展、新型抗血小板药物的应用以及国内外相关随机对照研究结果提供的有力的循证医学证据,介入治疗已经成为左主干分叉病变的重要治疗策略之一。

DKCRUSH-Ⅴ研究比较 DK crush 与 PS 两种术式在左主干末端分叉病变中的治疗效果。研究主要终点是 PCI 术后 1 年 TLF,包括 CD、TVMI 及 TLR。1 年随访结果发现,DK crush 组 TLF 为 5.0%,显著低于 PS 组的 10.7%($P=0.02$),尤其对于复杂左主干分叉病变,DK crush 组获益更为明显。与 1 年结果类似,3 年随访发现,相比于 PS 组,DK crush 组可以显著降低 TLR(5.0% *vs.* 10.3%,$P=0.03$)、TVMI(1.7% *vs.* 5.8%,$P=0.02$)和支架内血栓(0.4% *vs.* 4.1%,$P=0.01$)。

EBC-MAIN 研究比较 PS 与计划双支架术式在真性左主干分叉病变中的治疗效果。研究主要终点是术后 1 年复合终点,包括全因死亡、MI 及 TLR。1 年随访发现,计划双支架组主要终点为 17.7%,PS 组为 14.7%($P=0.34$),两组间无统计学差异。EBC-MAIN 研究结果提示,在真性左主干分叉病变中,PS 不劣于计划双支架术。然而,EBC-MAIN 研究与 DKCRUSH-Ⅴ研究的主要区别是,入选患者中左主干分叉病变的复杂程度不同,EBC-MAIN 研究中 PS 组与计划双支架组的分支支架长度分别为 17.6mm 和 19.3mm,而 DKCRUSH-Ⅴ 分支病变的长度分别为 28.3mm 和 32.4mm,显然 DKCRUSH-Ⅴ分支病变更长。同时,两项研究的计划双支架术不同,EBC-MAIN 研究中计划双支架组的双支架术主要为 Culotte(53%)和 T or TAP(32%),而 DKCRUSH-Ⅴ研究中双支架技术为 DK crush。DKCRUSH-Ⅲ研究已经发现,DK crush 技术较 Culotte 技术显著降低术后 1 年和 3 年 MACE 和 TLR,而 T or TAP 技术分支血管口较高的再狭窄率已被多个临床研究证实,因此可能会增加双支架组事件发生率。

韩雅玲院士及陈绍良教授引领中华医学会心血管病学分会心血管临床研究学组、冠状动脉腔内影像及生理学学组和介入心脏病学组组织相关专家联合撰写了《中国冠状动脉左主干分叉病变介入治疗指南》。本指南结合国内外最新循证医学证据,对左主干分叉病变的解剖特点、分型、术前心脏团队的评估、危险分层、介入治疗适应证及相关介入治疗技术给予推荐,并拟定出左主干分叉病变的介入治疗流程,以期进一步规范我国左主干分叉病变的介入治疗,提升治疗水平,改善左主干疾病患者的预后。本指南推荐对于左主干末端复杂分叉病变使用 DK crush(Ⅰ类推荐,A 级证据),简单分叉病变使用 PS(Ⅱa 类推荐,B 级证据),而对于假性分叉病变推荐 PS(Ⅰ类推荐,A 级证据)。

七、分叉病变支架术式

（一）PS

DEFINITION 标准定义的简单分叉病变首先采用 PS 策略。通常可以使用 6F 指引导管经桡动脉途径完成。从技术上来说，PS 操作需要注意以下问题。

1. 分支保护　对于分支闭塞风险高的患者，积极的分支保护策略可以降低分支闭塞风险。拘禁导丝和拘禁球囊技术是比较常用的分支保护策略，两者之间的优劣尚无前瞻性研究结果。

2. 球囊预扩张　目前分支预扩张一直存在争议，常规分支预扩张并不推荐，除非分支开口狭窄严重、极度钙化的分支或分支导丝难以到位，这时小球囊预扩张可能是必须的。分支预扩张的弊端包括夹层增加分支支架植入难度，以及扩张后的分支开口没有主支支架覆盖导致的分支再狭窄可能。

3. 主支支架　主支支架直径的选择参考主支远端直径。按主支远端选择支架直径会引起主支近端支架贴壁不良，增加导丝交换难度和支架内血栓的风险，主支近端行优化技术（proximal optimizing technique，POT）。

4. 近端优化技术　POT 技术重建分叉处原有的生理解剖形态，确保近段主干支架贴壁良好，有利于交换导丝，避免再次下导丝进入分支时，导丝从主干支架下通过。POT 需要一个短的适当大小的球囊扩张完成。因此，在选择主支支架时，需要考虑主支近段预留 6~10mm 的支架长度，球囊与主支近段的直径比应为 1:1，仔细定位是 POT 的关键，如果球囊超过嵴部，会增加边支闭塞的风险；如果球囊太靠近端，没法将支架结构推向边支开口，而且会造成近段血管损伤。

5. 分支的处理　目前认为，分叉病变单支架术后常规对吻扩张（kissing balloon inflation，KBI）无明确临床获益。主支支架植入后，如果分支的结果不满意（TIMI 血流<3 级、≥B 型夹层或 FFR<0.8），导丝应该从支架的远端网眼进入分支，依次完成 POT、KBI、再次 POT。

6. 分支支架植入　PS 不等同于简单术式或单支架术，当分支经球囊扩张或 KBI 后，如果分支结果仍不满意而需要植入支架，PS 便转换为双支架术，具体如下：如确定分支导丝经远端网孔进入分支，分支球囊扩张后，分支开口有更好的支架丝覆盖，则可以使用 PS-T 术式；如导丝经近端网孔进入分支，则仅推荐使用 PS-TAP（T-stenting and small protrusion）或 Culotte 技术。

（二）双支架术式

目前经典 T 支架术、Culotte 技术和 DK Crush 技术成为双支架术的主流。

1. 经典 T 支架术　该项技术缺陷主要是分支开口覆盖不全或支架突入主支过多，导致分支再狭窄和支架血栓风险增加。当分支以"T"型发出时，分支支架无须突入或轻微突入主支，就能确保完全覆盖分支开口。另外，锐角分叉（Y 型）会导致分支嵴更长，呈椭圆形。这种几何构型意味着分支支架要突入分支更多，方能完全覆盖分支开口，但同时会形成更长的新嵴。因此，经典 T 支架术更适合 T 型分叉，尽量减少分支支架突入主支的长度或分支开口覆盖不全，最终 KBI 同等重要。

2. Culotte 技术　Culotte 技术属于改良的 T 支架术，经典 Culotte 技术创立于金属裸支架时代，先后于主支、分支植入支架，是一种 PS-T 术式。随着技术及支架平台不断改进,该术式逐渐转换为先于分支植入支架,但具有以下任何特征之一的血管需要考虑先植入支架:①重要的血管(供血面积大或丢失后果严重);②与主支成角相对大的血管;③将要或可能闭塞的血管。由于经典 Culotte 技术中分叉近端主支内重叠的支架丝过多、新建立的金属分叉嵴较长、支架丝和初始分叉嵴之间空隙较大,以及受限于主支和分支直径落差、分叉夹角等,其适应证范围窄、疗效差。陈良龙教授改良的双对吻微裙裤支架术(DK mini-culotte)拓宽了 Culotte 术式的适应证,使其可用于主支和分支直径相差较大(≥1.0mm)的病变。尽管目前尚缺乏大样本的随机对照临床研究证实 DK Mini-culotte 术的长期疗效,但根据临床经验判定,DK mini-culotte 为代表的新术式治疗真性分叉病变的效果优于 PS 术,可能不劣于其他双支架术。DK mini-culotte 术的主要技术要点包括缩短分支支架突入主支的长度;使用 POT 后从远端网孔进入主支,并完成第 1 次 KBI;植入主支支架;依次完成 POT、KBI、再次 POT,且 DK mini-culotte 易于转换为经典的 mini-crush 术。

3. DK Crush 技术　crush 技术由 Colombo 最新报道,陈绍良教授及其团队进行了改良,发展为 DK crush 技术。这种改良通过两次 KBI 操作,降低了经典 crush 技术不能完成最终 KBI 的风险及对吻质量。其包括如下步骤:①分支支架植入(突入主支 2~3mm),使用支架球囊或短耐高压球囊优化分支支架;②主支球囊充分挤压分支支架(当分叉远端主支直径与近端主支直径差距较大时,建议使用与近端主支直径匹配的耐高压球囊进行完全挤压);③近端网眼穿越进入分支,完成首次 KBI;④主支植入支架;⑤依次完成 POT、最终 KBI、Re-POT。DKCRUSH 系列研究显示,较之与经典 crush 和 Culotte 相比,DK crush 在最终 KBI 成功率、对吻质量和再次血运重建率上占优势,且 DK crush 的运用不受分叉角度的影响。

八、DCB

一般来说,DCB 处理分叉病变的方式包括:①用 DCB 处理主支和分支,然后主支植入裸支架;②用 DCB 处理分支,然后主支植入 DES;③主支植入 DES,然后 DCB 处理分支;④用 DCB 处理主支和分支。当前研究方向集中于 DES 用于主支,而 DCB 应用于分支。主支由于血管直径较大,血管弹性纤维丰富,在球囊扩张后易出现弹性回缩,一般会选择使用支架,而分支一般使用 DCB 进行治疗。BEYOND 研究是一项前瞻性、多中心、随机对照研究,入选 222 例分叉病变患者,在主支植入 DES 并完成对吻扩张后,随机分为 DCB 扩张分支或者普通球囊扩张分支。结果显示,DCB 治疗显著减小 9 个月靶病变血管管腔直径狭窄程度[$(28.7 \pm 18.7)\%$ $vs.$ $(40.0 \pm 19.0)\%$,$P < 0.000\ 1$]和晚期管腔丢失[(-0.06 ± 0.32)mm $vs.$ (0.18 ± 0.34)mm,$P < 0.000\ 1$]。两组临床事件发生率无显著差异。从目前的研究来看,在分叉病变的治疗中应用 DCB 处理分支血管能获得更好的治疗效果,但现在主要的证据来源于替代终点,仍需临床硬终点的研究来进一步明确 DCB 处理分支的获益。陈绍良教授牵头的 DCB-BIF(NCT04242134)是一项前瞻性、多中心的随机对照研究,旨在确定在 DEFINITION 标准定义的简单分叉病变患者 PS 后 SB 治疗策略,DCB 与普通球囊相比的优势。主要终点为手术后 1 年 TVF(包括心源性死亡、靶血管 MI 和临床驱动血运重建)。本研究将为 DCB 治疗分叉病变的有效性和安全性提供可靠的循证医学依据。

九、总结

冠脉分叉病变介入策略的决定,需要对分叉病变进行危险分层,首先需筛选出简单或复杂分叉病变。DEFINITION 标准是经过临床验证的、能够有效的筛选出简单或复杂分叉病变,并指导分叉病变治疗策略的工具。对于简单分叉病变,首选 PS 策略;对于复杂分叉病变,应该优选双支架术式,而 DK crush 在降低分支再狭窄、TLR 方面优于 T/TAP、经典 crush 和 Culotte。DCB 的应用将为分叉病变介入治疗提供一个新的思路。使用腔内影像学和 / 或生理学指导分叉病变介入治疗,将会进一步优化介入治疗,患者会有更大的临床获益。

(葛 震 张俊杰)

参考文献

[1] NEUMANN F J, SOUSA-UVA M, AHLSSON A, et al. 2018 ESC/EACTS Guidelines on myocardial revascularization [J]. Eur Heart J, 2019, 40: 87-165.

[2] CHEN S L, SHEIBAN I, XU B, et al. Impact of the complexity of bifurcation lesions treated with drug-eluting stents: the DEFINITION study (Definitions and impact of complEx biFurcation lesIons on clinical outcomes after percutaNeous coronary IntervenTIOn using drug-eluting steNts)[J]. JACC Cardiovasc Interv, 2014, 7: 1266-1276.

[3] HAHN J Y, CHUN W J, KIM J H, et al. Predictors and outcomes of side branch occlusion after main vessel stenting in coronary bifurcation lesions: results from the COBIS Ⅱ Registry (COronary BIfurcation Stenting)[J]. J Am Coll Cardiol, 2013, 62: 1654-1659.

[4] DOU K, ZHANG D, XU B, et al. An angiographic tool for risk prediction of side branch occlusion in coronary bifurcation intervention: the RESOLVE score system (Risk prEdiction of Side branch OccLusion in coronary bifurcation interVEntion)[J]. JACC Cardiovasc Interv, 2015, 8: 39-46.

[5] HE Y, ZHANG D, YIN D, et al. Development and validation of a risk scoring system based on baseline angiographic results by visual estimation for risk prEdiction of side-branch OccLusion in coronary bifurcation InterVEntion: The baseline V-RESOLVE score [J]. Catheter Cardiovasc Interv, 2019, 93 (S1): 810-817.

[6] ZHANG J J, YE F, XU K, et al. Multicentre, randomized comparison of two-stent and provisional stenting techniques in patients with complex coronary bifurcation lesions: the DEFINITION Ⅱ trial [J]. Eur Heart J, 2020, 41: 2523-2536.

[7] CHEN L, XU T, XUE X J, et al. Intravascular ultrasound-guided drug-eluting stent implantation is associated with improved clinical outcomes in patients with unstable angina and complex coronary artery true bifurcation lesions [J]. Int J Cardiovasc Imaging, 2018, 34 (11): 1685-1696.

[8] ZHANG J, GAO X, KAN J, et al. Intravascular Ultrasound Versus Angiography-Guided Drug-Eluting Stent Implantation: The ULTIMATE Trial [J]. J Am Coll Cardiol, 2018, 72: 3126-3137.

[9] KANG S J, AHN J M, SONG H, et al. Comprehensive intravascular ultrasound assessment of stent area and its impact on restenosis and adverse cardiac events in 403 patients with unprotected left main disease [J]. Circ Cardiovasc Interv, 2011, 4 (6): 562-569.

[10] GE Z, KAN J, GAO X F, et al. Comparison of intravascular ultrasound-guided with angiography-guided double kissing crush stenting for patients with complex coronary bifurcation lesions: Rationale and design of a prospective, randomized, and multicenter DKCRUSH Ⅷ trial [J]. Am Heart J, 2021, 234: 101-110.

[11] HOLM N R, ANDREASEN L N, WALSH S, et al. Rational and design of the European randomized Optical Coherence Tomography Optimized Bifurcation Event Reduction Trial (OCTOBER)[J]. Am Heart

J, 2018, 205: 97-109.

[12] DE BRUYNE B, PIJLS N, KALESAN B, et al. Fractional flow reserve-guided PCI versus medical therapy in stable coronary disease [J]. N Engl J Med, 2012, 367: 991-1001.

[13] KOO B, PARK K, KANG H, et al. Physiological evaluation of the provisional side-branch intervention strategy for bifurcation lesions using fractional flow reserve [J]. Eur Heart J, 2008, 29: 726-732.

[14] CHEN S L, YE F, ZHANG J J, et al. Randomized Comparison of FFR-Guided and Angiography-Guided Provisional Stenting of True Coronary Bifurcation Lesions: The DKCRUSH-Ⅵ Trial (Double Kissing Crush Versus Provisional Stenting Technique for Treatment of Coronary Bifurcation Lesions Ⅵ)[J]. JACC Cardiovasc Interv, 2015, 8: 536-546.

[15] TU S, WESTRA J, YANG J, et al. Diagnostic Accuracy of Fast Computational Approaches to Derive Fractional Flow Reserve From Diagnostic Coronary Angiography: The International Multicenter FAVOR Pilot Study [J]. JACC Cardiovasc Interv, 2016, 9: 2024-2035.

[16] XU B, TU S, QIAO S, et al. Diagnostic Accuracy of Angiography-Based Quantitative Flow Ratio Measurements for Online Assessment of Coronary Stenosis [J]. J Am Coll Cardiol, 2017, 70: 3077-3087.

[17] BISCAGLIA S, TEBALDI M, BRUGALETTA S, et al. Prognostic Value of QFR Measured Immediately After Successful Stent Implantation: The International Multicenter Prospective HAWKEYE Study [J]. JACC Cardiovasc Interv, 2019, 12: 2079-2088.

[18] XU B, TU S, SONG L, et al. Angiographic quantitative flow ratio-guided coronary intervention (FAVOR Ⅲ China): a multicentre, randomised, sham-controlled trial [J]. Lancet, 2021, 398: 2149-2159.

[19] TU S, DING D, CHANG Y, et al. Diagnostic accuracy of quantitative flow ratio for assessment of coronary stenosis significance from a single angiographic view: A novel method based on bifurcation fractal law [J]. Catheter Cardiovasc Interv, 2021, 97 Suppl 2: 1040-1047.

[20] HILDICK-SMITH D, DE BELDER A J, COOTER N, et al. Randomized trial of simple versus complex drug-eluting stenting for bifurcation lesions: the British Bifurcation Coronary Study: old, new, and evolving strategies [J]. Circulation, 2010, 121: 1235-1243.

[21] STEIGEN T K, MAENG M, WISETH R, et al. Randomized study on simple versus complex stenting of coronary artery bifurcation lesions: the Nordic bifurcation study [J]. Circulation, 2006, 114: 1955-1961.

[22] FERENC M, GICK M, KIENZLE R P, et al. Randomized trial on routine vs. provisional T-stenting in the treatment of de novo coronary bifurcation lesions [J]. Eur Heart J, 2008, 29: 2859-2867.

[23] MOVAHED M. Letter by Movahed regarding article, "Randomized Study of the Crush Technique Versus Provisional Side-Branch Stenting in True Coronary Bifurcations: The CACTUS (Coronary Bifurcations: Application of the Crushing Technique Using Sirolimus-Eluting Stents) Study" [J]. Circulation, 2009, 120: e63; author reply e64.

[24] CHEN S L, SANTOSO T, ZHANG J J, et al. A randomized clinical study comparing double kissing crush with provisional stenting for treatment of coronary bifurcation lesions: results from the DKCRUSH-Ⅱ (Double Kissing Crush versus Provisional Stenting Technique for Treatment of Coronary Bifurcation Lesions) trial [J]. J Am Coll Cardiol, 2011, 57: 914-920.

[25] KUMSARS I, HOLM N, NIEMELÄ M, et al. Randomised comparison of provisional side branch stenting versus a two-stent strategy for treatment of true coronary bifurcation lesions involving a large side branch: the Nordic-Baltic Bifurcation Study Ⅳ[J]. Open Heart, 2020, 7: e000947.

[26] CHEN S L, ZHANG J J, HAN Y, et al. Double Kissing Crush Versus Provisional Stenting for Left Main Distal Bifurcation Lesions: DKCRUSH-Ⅴ Randomized Trial [J]. J Am Coll Cardiol, 2017, 70: 2605-2617.

[27] CHEN S L, ZHANG J J, YE F, et al. Study comparing the double kissing (DK) crush with classical crush for the treatment of coronary bifurcation lesions: the DKCRUSH-1 Bifurcation Study with drug-eluting stents [J]. Eur J Clin Invest, 2008, 38: 361-371.

[28] CHEN S L, XU B, HAN Y L, et al. Comparison of double kissing crush versus Culotte stenting for

unprotected distal left main bifurcation lesions: results from a multicenter, randomized, prospective DKCRUSH-Ⅲ study [J]. J Am Coll Cardiol, 2013, 61: 1482-1488.

[29] CHEN X, LI X, ZHANG J J, et al. 3-Year Outcomes of the DKCRUSH-Ⅴ Trial Comparing DK Crush With Provisional Stenting for Left Main Bifurcation Lesions [J]. JACC Cardiovasc Interv, 2019, 12: 1927-1937.

[30] HILDICK-SMITH D, EGRED M, BANNING A, et al. The European bifurcation club Left Main Coronary Stent study: a randomized comparison of stepwise provisional vs. systematic dual stenting strategies (EBC MAIN)[J]. Eur Heart J, 2021, 42 (37): 3829-3839.

[31] Chinese guideline for percutaneous coronary intervention in patients with left main bifurcation disease [J]. Zhonghua xin xue guan bing za zhi 2022; 50: 349-360.

[32] FAN L, CHEN L, LUO Y, et al. DK mini-culotte stenting in the treatment of true coronary bifurcation lesions: a propensity score matching comparison with T-provisional stenting [J]. HEART Vessels, 2016, 31 (3): 308-321.

[33] JING Q, ZHAO X, HAN Y, et al. A drug-eluting Balloon for the trEatment of coronarY bifurcatiON lesions in the side branch: a prospective multicenter ranDomized (BEYOND) clinical trial in China [J]. Chin Med J (Engl), 2020, 133 (8): 899-908.

[34] GAO X, GE Z, KAN J, et al. Rationale and design for comparison of non-compliant balloon with drug-coating balloon angioplasty for side branch after provisional stenting for patients with true coronary bifurcation lesions: a prospective, multicentre and randomised DCB-BIF trial [J]. BMJ Open, 2022, 12: e052788.

当代 CTO 病变 PCI 新思维

冠状动脉慢性完全闭塞病变介入治疗（CTO PCI）由于其手术成功率低、并发症发生率高，一向被视为介入治疗待以攻克的堡垒。近些年来，随着技术的进步和器械的改进，尤其是介入治疗理念的变化，CTO PCI 成功率有了显著的提高。

一、血管结构概念

传统 CTO PCI 模式追求导引钢丝从"真腔"至"真腔"，毋庸置疑，这是 CTO PCI 最为理想的一种治疗模式，为了达到这一治疗目的，几十年来，众多专家不断努力，尝试了不同的器械和技术手段，尽管手术成功率有所提高，但在临床上仍有相当多的病例无法完成"真腔 - 真腔"这一目标。进一步研究发现，即便是冠脉造影提示导引钢丝可能为"真腔 - 真腔"模式，但腔内影像学检查发现近 10% 的病例导引钢丝其实位于"内膜下"。为了进一步提高 CTO PCI 成功率，部分专家致力于正向夹层再入真腔技术（ADR），临床上先后出现了不同类型的导引钢丝基础上的 ADR 技术，这些技术无疑在一定程度上提高了 CTO PCI 成功率，但这些技术的可重复性差，不确定因素多，围手术期并发症发生率、再狭窄率及再次血运重建比例高，这在一定程度上限制了导引钢丝基础上 ADR 的广泛应用。为克服该局限性，部分专家发明了器械基础上的 ADR 技术，其中以 Stingray 球囊为代表，并逐渐成为当代 CTO PCI 的重要治疗手段。目前研究发现，尽管导引钢丝从内膜下再入真腔，但其 1 年内随访并未增加不良事件发生率。饶有兴趣的是，在这些 ADR 病例中，将近 25% 为"真腔 - 真腔"模式。因此，部分专家认为传统的真腔、假腔概念可能不太适合当前 CTO PCI 临床实践。

CTO 学术研究联盟（CTO ARC）建议"斑块内"和"斑块外"来区分导引钢丝等器械的位置（图 1，彩图见二维码 10），其中"斑块内"是指位于内弹力膜以内的任何区域（包括"真腔"位置），"斑块外"是指内弹力膜以外，外膜或外弹力膜以内的任何区域，同时建议不再使用下列术语："内膜下（subintimal）""外膜内（sub-adventitial）""壁内（intramural）""壁外（extramural）""真腔（true lumen）""假腔（false lumen）"。"真腔"和"假腔"仅适用于描述器

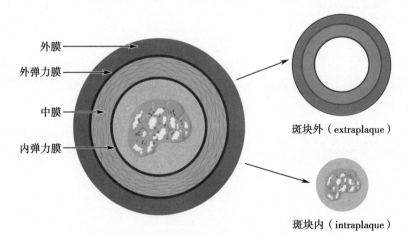

图 1 血管结构：斑块内和斑块外

械在 CTO 近端和远端纤维帽位置时使用。

二、血管结构相关技术

临床实践发现,当近端纤维帽或远端纤维帽解剖结构不清时,导引钢丝或相关器械常不易进入闭塞病变,而会偏离血管"真腔",甚至导致血管穿孔。如果术者采用合适的技术绕过复杂的解剖结构,使器械位于外膜或外弹力膜以内(斑块外),则有利于后续治疗技术的实施,这一理念即血管结构相关技术(图 2,彩图见二维码 10)。

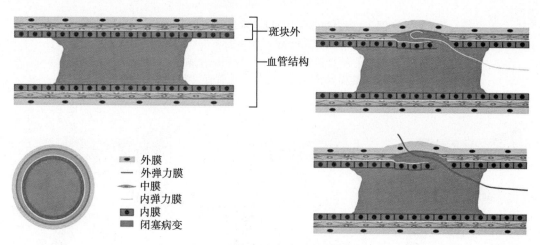

图 2　血管结构技术理念示意图

血管结构相关技术的关键步骤包括:①高穿透力导引钢丝攻克近端或远端纤维帽;② Knuckle 导引钢丝技术(曲节导引钢丝技术),使导引钢丝位于血管结构内。进行曲节导引钢丝技术时,建议选用亲水多聚物涂层导引钢丝,将其头端塑成伞柄状,联合使用微导管,只推送、不旋转,在多角度投照体位下避免进入分支血管、避免穿孔。与传统导引钢丝操作模式相比,曲节导引钢丝技术可以在很大程度上避免血管穿孔,尤其是长段闭塞病变、严重钙化或迂曲病变,曲节导引钢丝技术可以大大提高手术效率,降低并发症发生率。必须指出的是,采用曲节导引钢丝时,必须严格掌握其适应证,尤其是有可能累及较大分支血管时,应谨慎使用。

常用血管结构相关技术包括:强力曲节导引钢丝技术(Power Knuckle Technique)、穿刺 - 曲节导引钢丝技术(Scratch-and-Go)、球囊辅助内膜下再入真腔技术(balloon-assisted subintimal entry,BASE)、边支球囊辅助内膜下再入真腔技术(Side BASE)、Carlino 法及双腔微导管辅助穿刺技术(图 3~ 图 8,彩图见二维码 10)。

中国冠状动脉慢性完全闭塞介入治疗俱乐部(CTOCC)CTO PCI 流程图更新版建议,当 CTO 近端纤维帽解剖路径不清时,术者可以在冠脉内血管内超声(IVUS)的指引下进行介入治疗,但如果 IVUS 指引治疗失败或者无法进行 IVUS 检查时,术者可以尝试使用血管结构相关技术。部分 CTO 病变其近端纤维帽坚硬,导引钢丝无法进入闭塞病变,此时术者也可以采用血管结构相关技术。一旦采用了血管结构相关技术,应根据靶病变远段血管的解剖特征及有无可以利用的侧支血管,选择 ADR 或者逆向介入治疗(图 9)。

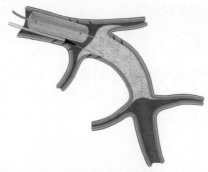

图 3　强力曲节导引钢丝技术（Power Knuckle Technique）示意图

为增加曲节导引钢丝的推送力，可以使用合适直径的球囊
导管锚定微导管（球囊直径：靶血管直径为 1∶1）。

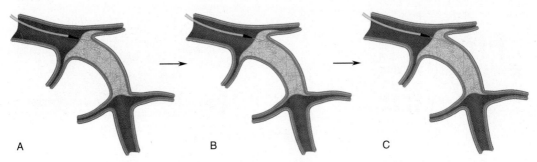

图 4　穿刺 - 曲节导引钢丝技术（Scratch-and-Go）示意图

A. 选择穿透力强的导引钢丝，例如 Conquest Pro 12、Gaia Third 或 Hornet 14 等，将其头端塑形为 90°，长度为 2~3mm，为避免穿孔，导引钢丝仅进入近端血管壁 1~2mm，沿导引钢丝将微导管送入血管壁（越短越好，通常 1mm），建议送入微导管前，正向造影以确保导引钢丝未导致穿孔；B. 选择多聚物涂层导引钢丝，例如 Fielder XT、Fighter、Pilot 200 或 Mongo，将其头端塑成伞柄状；C. 只推送、不旋转，进入血管结构内。

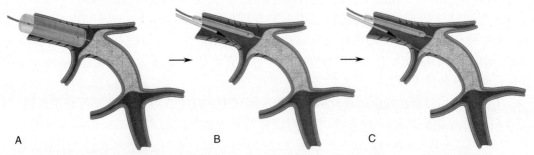

图 5　球囊辅助内膜下再入真腔技术（balloon-assisted subintimal entry，BASE）示意图

A. 稍大球囊（球囊：目标节段为 1.1∶1 或 1.2∶1）沿工作导丝送至目标节段，以 10~14atm 扩张；B. 近端夹层形成后，选用多聚物涂层导引钢丝及微导管送至近端纤维帽处；C. 只推送、不旋转，进行曲节导引钢丝技术。

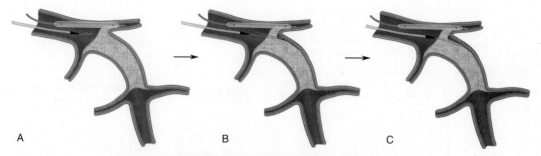

图6　边支球囊辅助内膜下再入真腔技术（Side BASE）示意图

A. 选择合适直径的球囊（球囊：分支血管为 1∶1），将其部分送至分支血管，以命名压扩张使近端纤维帽出现夹层；B. 球囊扩张的同时，使用多聚物涂层导引钢丝进行曲节导引钢丝技术；C. 曲节导引钢丝技术：只推送，不旋转。

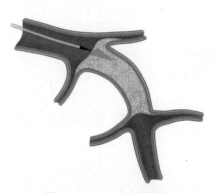

图7　Carlino 法示意图

微导管进入近端纤维帽或血管壁后，在 X 线指引下，使用小注射器（通常 2~3ml）轻柔注射少量（0.5~1.0ml）对比剂。

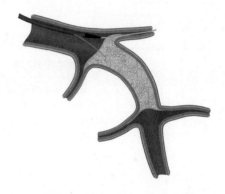

图8　双腔微导管辅助穿刺技术示意图

双腔微导管可以增强第二根导引钢丝的穿透力，拉直近段血管，便于交换导引钢丝。

三、CTO 修饰技术

尽管目前 CTO PCI 的手术成功率显著提高，但仍有 10%~20% 的病例经过术者努力，无法开通闭塞病变，以前对这类失败病例的后续介入治疗方案无明确推荐，近些年来随着人们对冠脉血管结构理念理解的深入，CTO 修饰技术这一治疗策略也慢慢得到众多医师的认可。

CTO 修饰技术，既往称为"内膜下斑块修饰技术（subintimal plaque modification，SPM）"或"投资技术（investment）"，由于无法准确判断导引钢丝的位置，CTO ARC 建议将其更名为 CTO 修饰技术。当导引钢丝在非常远端进入血管真腔，假腔较长，为了避免植入过多支架或累及较多分支血管，增加围手术期不良事件发生率，影响患者的预后，CTOCC 建议暂缓植入支架。部分病例导引钢丝始终无法进入血管真腔，如果导引钢丝位于血管结构内，术者也可以采用 CTO 修饰技术，以利于二次手术。

采用 CTO 修饰技术时，通常使用直径 2.0mm 以上的球囊，或根据靶血管的直径（1∶1）选择合适的球囊在 CTO 体部扩张，部分病例可越过远端纤维帽，其目的是增加前向血流恢复至 TIMI 3 级的概率，目前尚缺乏二次尝试手术时间的共识推荐，通常建议二次尝试的时间至少 2 个月后（2~3 个月）。

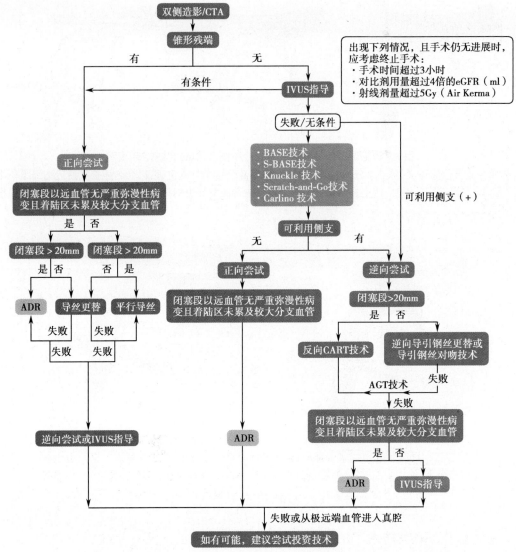

图 9　中国冠状动脉慢性完全闭塞介入治疗俱乐部（CTOCC）CTO PCI 流程图更新版

对 CTO 病变进行修饰后,夹层和血肿在愈合的过程中,部分闭塞病变可以一直维持前向血流,有利于提高二次手术成功率,减少支架数量和长度,同时在一定程度上改善患者的生活质量。必须指出的是,目前关于 CTO 修饰技术的报道多为小规模、回归性分析或个例报道(表 1),尚有诸多不确定因素(血管愈合程度、二次解剖形态、再次闭塞等),而且部分病例尽管维持前向血流,但解剖结构可能变得更为复杂和有挑战,因此不能想当然地认为"投资技术"后会使后续尝试变得更为简单。尽管目前的观察性研究已经证实 CTO 修饰技术的安全性,但初学者仍需关注血管穿孔等并发症。药物涂层球囊在 CTO 修饰技术中的作用仍待进一步研究。

表 1 SPM 技术临床研究汇总

研究者	入选时间	病例数	靶血管	J-CTO 积分	二次尝试时间	手术成功率	并发症	其他
Wilson 等,2013	-	4	RCA(75%) LAD(25%)	不详	1.5~4 个月	100%	不详	4 例个案报道
Visconti 等,2015	2010 年 1 月至 2012 年 12 月	69(STAR 技术成功后暂缓植入支架)	RCA(46%) LCX(42%) LAD(12%)	不详	(2.5±0.3)个月	94.2%	冠脉穿孔:2.5% 心脏压塞:1.4% 心包穿刺:1.4% 围手术期心肌梗死:55%	与既往 STAR 技术成功后立即植入支架患者相比:3 个月后随访 SPM 患者夹层短,植入支架短;6 个月时支架内血栓、心肌梗死和死亡率也显著降低
Wilson 等,2016	2012 年 1 月至 2014 年 12 月	151	不详	3.1±1.2	3 个月	96%	不详	第一次手术失败后,62% 的病例进行了 SPM,与未进行 SPM 的患者相比,SPM 提高了二次手术成功率(96% vs. 71%)
Hirai 等,2018	2014 年 1 月至 2015 年 7 月	59	RCA(64.4%) LCX(18.6%) LAD(15.3%) LM(1.7%)	40.7% 的病例超过 3 分或更高	无二次尝试	无二次尝试	穿孔:10.2% 急性心肌梗死:1.7% 急诊手术:1.7% 住院期间死亡:1.7%	OPEN CTO 注册研究中 138 例患者第一次手术失败,其中 59 例患者(42.8%)进行了 SPM,1 个月后随访发现,与未进行 SPM 的患者相比,SPM 患者心绞痛发作情况明显改善
Goleskid 等,2019	2015 年至 2017 年 5 月	32(STAR 后暂缓植入支架)	RCA(50%) LCX(44%) LAD(6%)	2.5	2.4 个月	88%	冠脉穿孔:3% 急性心肌梗死:3% 支架内血栓:3%	781 例 CTO 病例中,仅有 45 例患者(5.8%)进行了 SPM,其中仅有 32 例患者进行了二次尝试
Xenogiannis 等,2012 年 1 月至 2019 年 1 月 2019	2012 年 1 月至 2019 年 1 月	57	RCA(50%) LCX(29%) LAD(21%)	3.2	2 个月	83%	冠脉穿孔:1.7% 心包穿刺:1.7% 急性心肌梗死:1.7%	935 例失败病例,仅有 119 例(13%)患者进行了 SPM

注:LAD,前降支;LCX,回旋支;LM,左主干;CTO,慢性完全闭塞;RCA,右冠状动脉;STAR,内膜下寻径及重入真腔技术;SPM,内膜下斑块修饰技术。

(葛雷)

121

参考文献

［1］ SONG L, MAEHARA A, FINN M T, et al. Intravascular ultrasound analysis of intraplaque versus subintimal tracking in percutaneous intervention for coronary chronic total occlusions and association with procedural outcomes [J]. JACC Cardiovasc Interv, 2017, 10 (10): 1011-1021.

［2］ WALSH S J, HANRATTY C G, MCENTEGART M, et al. Intravascular healing is not affected by approaches in contemporary CTO PCI: The CONSISTENT CTO Study [J]. JACC Cardiovasc Interv, 2020, 13 (12): 1448-1457.

［3］ YBARRA L F, RINFRET S, BRILAKIS E S, et al. Chronic Total Occlusion Academic Research Consortium. Definitions and Clinical Trial Design Principles for Coronary Artery Chronic Total Occlusion Therapies: CTO-ARC Consensus Recommendations [J]. Circulation, 2021, 143 (5): 479-500.

［4］ AZZALINI L, CARLINO M, BRILAKIS E S, et al. Subadventitial techniques for chronic total occlusion percutaneous coronary intervention: The concept of "vessel architecture" [J]. Catheter Cardiovasc Interv, 2017, 91 (4): 725-734.

［5］ GE J, GE L, HUO Y, et al. Updated Algorithm of Chronic Total Occlusion Percutaneous Coronary Intervention from Chronic Total Occlusion Club China [J]. Cardiol Plus, 2021, 6: 81-87.

［6］ 葛均波, 葛雷, 霍勇, 等. 中国冠状动脉慢性完全闭塞病变介入治疗推荐路径更新 [J]. 中国介入心脏病学杂志, 2021, 29 (6): 302-305.

［7］ MEGALY M, PERSHAD A. Subintimal Plaque Modification and Subintimal Dissection and Reentry: Strategies to Turn Failure into Success [J]. Intervent Cardiol Clin, 2021, 10: 65-73.

［8］ WILSON W M, BAGNALL A J, SPRATT J C. In case of procedure failure: facilitating future success [J]. Interv Cardiol, 2013, 5 (5): 521-532.

［9］ VISCONTI G, FOCACCIO A, DONAHUE M, et al. Elective versus deferred stenting following subintimal recanalization of coronary chronic total occlusions [J]. Catheter Cardiovasc Interv, 2015, 85 (3): 382-390.

［10］ WILSON W, WALSH S, YAN A, et al. Hybrid approach improves success of chronic total occlusion angioplasty [J]. Heart, 2016, 102 (18): 1486-1493.

［11］ HIRAI T, GRANTHAM J A, SAPONTIS J, et al. Impact of subintimal plaque modification procedures on health status after unsuccessful chronic total occlusion angioplasty [J]. Catheter Cardiovasc Interv, 2018, 91 (6): 1035-1042.

［12］ GOLESKI P J, NAKAMURA K, LIEBESKIND E, et al. Revascularization of coronary chronic total occlusions with subintimal tracking and reentry followed by deferred stenting: experience from a high-volume referral center [J]. Catheter Cardiovasc Interv, 2019, 93 (2): 191-198.

［13］ XENOGIANNIS I, CHOI J W, ALASWAD K, et al. Outcomes of subintimal plaque modification in chronic total occlusion percutaneous coronary intervention [J]. Catheter Cardiovasc Interv, 2019, 96 (5): 1-7.

［14］ YBARRA L F, DANDONA S, DANEAULT B, et al. Drug-coated balloon after subintimal plaque modification in failed coronary chronic total occlusion percutaneous coronary intervention: a novel concept [J]. Catheter Cardiovasc Interv, 2019, 96 (3): 609-613.

血管腔内碎石术在冠状动脉钙化病变 PCI 术中的应用

针对有手术指征的冠心病患者诊疗,经皮冠状动脉介入治疗(percutaneous coronary intervention,PCI)已经成为最常规的手术治疗方式,随着 PCI 技术的发展,介入治疗更多涉及更为复杂的病变,冠状动脉钙化病变(coronary artery calcification,CAC)是介入治疗中非常棘手的病变,被称为"最硬的骨头"或"最坚硬的堡垒"。

一、钙化病变的流行病学及对介入治疗的影响

《中国心血管健康与疾病报告(2019)》显示,中国心血管病患病率处于持续上升阶段。推算心血管病现患人数 3.3 亿人。城乡居民疾病死亡构成比中,心血管病占首位。每 5 例死亡中,就有 2 例死于心血管病。其中,冠心病患病人数 1 100 万人,2019 年中国城市居民冠心病死亡率为 115.32/10 万,农村居民冠心病死亡率为 122.04/10 万。流行病学资料显示,冠状动脉钙化随年龄增加而增加,除高龄外,脂质代谢异常、高血压、糖尿病、慢性肾脏病、尿毒症、长期透析等也是冠脉钙化病变的危险因素。回顾性研究表明,在冠状动脉钙化(coronary artery calcification,CAC)已经发生的基础上,高龄、高血压、高血糖、高脂血及低肾小球滤过率均可以影响 CAC 的进展,加重钙化的程度。在 40~49 岁人群中的发生率约为 50%,在 60~69 岁人群中的发生率约为 80%,冠状动脉 CT 血管造影显示狭窄程度>75% 的冠状动脉节段中,54% 存在冠状动脉钙化,冠状动脉造影显示约 1/3 冠状动脉病变中可见重度钙化病变。冠状动脉钙化病变经常贯穿于各种复杂病变,增加了冠状动脉介入治疗的难度,是心血管介入医师所面临的主要挑战之一,尤其是严重钙化病变,或伴有扭曲、成角、弥漫的严重钙化病变,手术即刻的并发症以及早期和晚期主要不良心血管事件的发生率明显升高。

二、钙化病变的定义及诊断标准

血管钙化是羟基磷灰石沉积于血管壁的病理改变。CAC 指钙盐在冠脉管壁或粥样硬化斑块内沉积,是一种与新骨形成类似的受调控的主动性代谢过程。钙化病变的主要成分是羟磷灰钙,而非原来认为的磷酸钙,钙磷代谢障碍、脂质代谢异常、血管平滑肌细胞、巨噬细胞活动在血管钙化过程中发挥了重要作用。钙化发生部位可为冠脉外膜、粥样硬化斑块基底部或内膜。CAC 亦是动脉粥样硬化的基本特征之一,冠脉粥样硬化患者病理解剖发现,约 80% 存在不同程度的钙化表现。冠状动脉钙化病变的诊断主要依靠影像学方法。目前临床常见的识别和评估冠状动脉钙化病变的影像学手段包括冠状动脉 CT 血管造影、冠状动脉造影、血管内超声(intravascular ultrasound,IVUS)及光学相干断层成像(optical coherence tomography,OCT)。其中,与 IVUS 相比,OCT 评估钙化病变的优势在于能够评估钙化病变的厚度,能够更加准确地评估钙化病变的容积,这对指导选择恰当的预处理策略有重要意义。《冠状动脉钙化病变诊治中国专家共识(2021 版)》中,根据冠脉造影可以将钙化病变的严重程度分为:①无钙化;②轻度钙化:只有在心脏搏动时看到淡而模糊的高密度阴影,心脏不搏动时完全看不到钙化影的存在;③中度钙化:在心脏搏动

时看到较清晰、较容易看到的高密度阴影;④重度钙化:在心脏搏动和不搏动时均可看到清晰的高密度阴影。

三、冠状动脉钙化病变的治疗技术

冠状动脉钙化增加了介入手术的风险和难度。传统处理钙化斑块的方法包括高压球囊、切割球囊、棘突球囊和斑块旋切 / 旋磨术,但这些器械各有局限性,仅可处理血管内膜的表浅中度钙化,对中膜钙化、重度钙化则 "束手无策"。一个相对有效的利器就是冠脉斑块旋磨术,通过对钙化病变进行斑块消融改变病变的顺应性,以最小血管损伤来换取更大的管腔直径。但旋磨的局限性在于仅能消除表浅的钙化、无法完全避免远端微栓塞导致的慢血流无复流的风险。此外,旋磨或者特殊球囊都不能将钙化斑块碎裂,改善血管组织整体柔顺性;对于成角过大或者过度迂曲的血管,易引起血管穿孔和相关并发症。基于冠脉钙化病变的特殊性和复杂性,血管内碎石术(intravascular lithotripsy,IVL)逐渐登上历史的舞台,其思路主要借鉴了泌尿外科的碎石术,声压波优先冲击硬组织,破坏钙化,而使组织不受干扰。《冠状动脉钙化病变诊治中国专家共识(2021 版)》中指出,血管内冲击波碎石术不仅对浅表钙化有作用,而且是业界唯一对深层钙化有治疗作用的技术,其为冠状动脉钙化病变的治疗提供了一种全新的选择和有力的 "武器",并有望成为冠状动脉钙化病变的 "终结者"。血管腔内碎石系统具备微型化和排列的碎石发射器,在钙化的位置产生局域场效应,优化能量治疗心血管的钙化,改变血管顺应性,同时将损伤降至最小,保持血管原有纤维弹力组分的完整性。

四、冠状动脉冲击波碎石系统工作原理

冲击波球囊灵感来自体外碎石机,液电式碎石机的原理是利用液电式高位放电产生的巨大的能量,经过车轮球金属及反射体聚焦于经 B 超定位的结石上,经过连续多次放电冲击,将结石粉碎,然后排出体外,它适用于肾、膀胱、输尿管结石上、中、下段结石的治疗。血管内冲击波碎石系统(ISL)利用了一种创新性的血管钙化斑块压裂技术,其将传统液电碎石术和球囊血管成形术完美融合,适用于冠状(外周)动脉中重度钙化病变的血管内预处理。

冲击波球囊内置了若干个微型化和并联排列的声压力波发生器,声压力波发生器由一组或多组放电电极构成,其在高压脉冲放电产生的高场强电场作用下发生液电效应,电极间液体介质中被电离出的电子被加速,出现电子雪崩,并在几微秒时间内形成等离子通道,然后又被击穿。当等离子通道被击穿时,电容器中的储能在电极间等离子通道中瞬间释放,等离子体温度升高,周围液体介质迅速气化、膨胀并引起爆炸,而液体介质的不可压缩性企图阻止气体的膨胀,从而使气体瞬间出现膨胀收缩过程而形成巨大的声压力波,并以超声速向外传播,最终作用于球囊内壁表面(图 1,彩图见二维码 11)。

二维码 11

冲击波冠脉球囊导管是一种在冠状动脉血管内使用的冲击波碎石器械。动脉血管钙化狭窄通常会导致病变血管不能充分扩张,使血管支架植入困难或者不能完全膨胀。冲击波冠脉球囊导管能够在血管钙化病变部位间歇性地释放声压力波,进而达到断裂钙化斑块的目的;在钙化斑块断裂之后,借助较低的球囊膨胀压力就能够使血管钙化病变得到充分扩张。目前暂无在中国获批上市的同类产品,已在国外获准上市的同类产品为美国 Shockwave 公司的冠状动脉 IVL 系统。

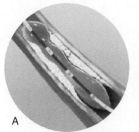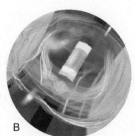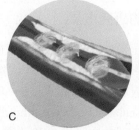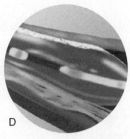

图 1　典型作用步骤

A. 球囊送至血管钙化病变处,4atm 低压力扩张;B. 触发系统向声压力波发生器释放高压放电脉冲,使其产生间歇性的声压力波;C. 通过非聚焦、脉冲式的机械能,高效、安全地碎裂血管腔浅表和深层的钙化斑块;D. 球囊扩张,狭窄部分解除,显著改善血管顺应性。

五、IVL 的临床试验证据

近年来,Disrupt CAD 系列临床试验(Ⅰ～Ⅳ)初步证实了 IVL 在治疗冠状动脉钙化病变中的安全性和有效性。

DISRUPT CAD Ⅰ试验是一项前瞻性、单臂、多中心上市前临床试验,该研究最初于 2016 年 TCT 上发布,共招募 60 例非美国患者,结果显示 30 天 MACE 为 5%,冲击波导管的器械成功率为 98%,所有患者在 IVL 后都放置了 DES,并且成功地放置了支架以及对冠状动脉扩张,基于此研究,Shockwave 公司的冠状动脉 IVL 系统获得欧盟 CE 认证。

DISRUPTCAD Ⅱ试验是继 DISRUPT CAD Ⅰ后开展的一项前瞻性、单臂、多中心上市后研究。临床试验结果在 2019 年 TCT 会议上揭晓,共招募 120 例欧洲患者。94.2% 的患者无 MACE 发生,也无穿孔、慢血流、无血流或动脉夹层发生。在 30 天的随访中,MACE 发生率为 7.6%。所有受试者导管操作放置成功,平均动脉面积增加 1.7mm²。在 47 例完成 OCT 的患者中,病灶中 79% 的钙化灶被证实断裂。

DISRUPTCAD Ⅲ研究是一项前瞻性、单臂、多中心临床试验,主要安全终点是无 MACE。主要疗效终点是手术成功率,定义为支架植入后 QCA 分析残余狭窄小于 50%,同时无院内 MACE 发生。两项终点均与预先指定的目标 PG 进行比较。结果纳入美国、英国、法国和德国 47 个中心共 384 名患者,所有病变均有严重钙化,分别有 92.2% 和 92.4% 的患者达到了主要安全性终点和有效性终点。在安全性(89.9% *vs.* 84.4%,*P* < 0.000 1)和有效性(90.2% *vs.* 83.4%,*P* < 0.000 1)方面,95% 置信区间(CI)的下限均超过预设 PG。研究结果表明,在严重钙化病变中,IVL 可安全、有效地辅助支架推送和优化支架扩张。支架植入前使用 IVL,临床耐受性好,主要围手术期临床和血管造影并发症发生率低。

Disrupt CAD Ⅳ研究是一个前瞻性、多中心临床研究。共有日本 8 个临床研究中心入组,共 64 例入组患者。器械成功率和造影成功率(< 50% 或 30%)均为 98.4%。处理前和植入支架后平均狭窄程度从 65.8% 降至 9.9%,无血管穿孔、持续性慢复流、无复流、无急性闭塞及支架血栓形成。Shockwave IVL 于 2021 年 2 月获得 FDA 批准,用于处理严重钙化的冠状动脉。这是 Shockwave IVL 自 2016 年获得 FDA 批准用于外周动脉钙化病变处理后,又一次适应证的大扩展。

综上所述,冲击波球囊导管已初步应用于冠状动脉及外周血管领域。

六、国内 IVL 的研究进展

目前国内尚无用于预处理冠脉钙化病变的同类冲击波球囊导管产品上市,所以现阶段尚无法采用与已上市产品进行阳性对照的试验设计。

但国内冲击波球囊导管的研究一直在不断研发进展中,例如冠状动脉冲击波碎石系统 LiqMagic C14(intravascular shockwave lithotripsy,ISL),包括冲击波冠脉球囊导管和体内冲击波治疗仪(图 2)。已完成注册检验和动物实验研究,并进入上市前的临床试验研究阶段。基于以上条件,由中国人民解放军空军军医大学第二附属医院(唐都医院)心血管内科李妍主任牵头,实施一项前瞻性、多中心、单组目标值的临床试验,计划在全国 16 家临床中心开展临床试验,用于评价冠状动脉冲击波碎石系统预处理冠脉重度钙化病变的有效性和安全性。

LiqMagic C14(intravascular shockwave lithotripsy,ISL)产品的特点、结构组成、工作原理、作用机制与试验范围:

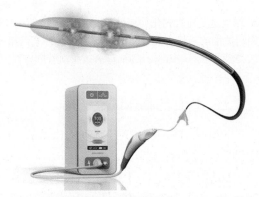

图 2　冠状动脉冲击波碎石系统:LiqMagic C14（intravascular shockwave lithotripsy,ISL）

1. 组成结构　包括冲击波冠脉球囊导管、体内冲击波治疗仪主机、操作手柄、球囊加压装置等部分。操作手柄分别与冲击波球囊导管和体内冲击波治疗仪的主机连接,通过操作手柄的控制键能够控制体内冲击波治疗仪的主机启动或停止血管内碎石治疗,具备良好的安全性、便捷性和可靠性。

2. 冲击波冠脉球囊导管特点　远端涂覆亲水涂层,导丝腔支持 0.014″(0.36mm)导丝通过,针对冠状动脉血管钙化病变,其具备优良的通过能力。LiqMagic C14 球囊设计更好地补偿了放电过程中冲击波对球囊的冲击而造成球囊爆破压降低的局限性,球囊破裂风险降低,从而提高手术的安全性。

3. 冲击波冠脉球囊导管规格　型号规格齐全;导管有效长度为 140cm,支持 0.014″(0.36mm)导丝,与普通 NC 球囊使用方法一致,为快速交换型球囊导管。可用于冠脉及外周血管治疗。治疗仪主机可自动识别球囊导管型号规格,根据球囊的型号、规格匹配相应的放电参数。冲击波治疗仪显示屏可显示系统状态、操作提示、导管剩余放电次数、球囊导管型号与规格、电池电量等关键信息,具有友好的交互界面。

七、临床应用探讨

冠状动脉血管内碎石术(IVL)适应证是介入治疗前冠脉钙化病变的预处理。与传统处理钙化斑块的方法,包括高压球囊、切割球囊、激光消融导管和斑块旋切 / 旋磨术相比,对于重度钙化、深层钙化,冲击波碎石球囊能产生足够机械,破裂重度钙化病变灶,针对不同程度偏心钙化 / 斑块结节钙化破裂率逐步增加,同时声压力波不伤害软组织,可传递至血管中膜钙化灶的优势。因此目前认为 IVL 术在允许通过的情况下更为有效、安全和简便,同时在更具挑战性钙化病变中应用的病例数量也在持续增加,其中包括急性冠脉综合征、无保护左主干、慢性完全闭塞病变及支架膨胀不全等。另外,IVL 术除了对浅表钙化有作用外,也是唯一对深层钙化有治疗效果的技术。冲击波球囊允许分叉病变处理时分支放置导丝，尤其是左主干分叉尤为重要；仅对钙化进行处理，几乎对内膜等软组织无损伤。具有技术难度低、学习曲线短、术中血管损伤等并发症低、无复流发生率低等优点，个别患者术中可能出现一过性室性期前收缩、短暂的 ST 段抬高，停止工作后立刻恢复。冲击波球囊预处理后，能够显著改善血管柔顺性，提高支架通过率、膨胀率。该技术未来应用前景较为广阔，理论上可以适用于各个部位及类型的钙化病变，包括左主干病变、开口部病变、CTO 病变开通后广泛钙化病变，以及支架内钙化病变，期待有更多的循证医学证据证实。

八、总结与展望

国产原研的血管内冲击波碎石技术（ISL）是一种全新的针对重度钙化病变新技术，从体外实验和患者入选情况看，安全性良好，可有效地处理重度钙化。但作为一项新技术，还需要更多的临床证据。冲击波球囊目前存在的局限性主要是球囊外径，通过尺寸略大，对于某些重度狭窄的病变存在通过性限制，有时需要 GZ（Guidezilla）延长导管辅助下推送，因此有时需要传统钙化病变预处理手段如旋磨等技术联合使用。随着该技术应用范围不断扩大，相信未来会有更多的临床研究结果发表，成为安全、高效的钙化病变介入治疗新选择。

（李 妍 陈江红）

参考文献

［1］葛均波，王伟民，霍勇. 冠状动脉钙化病变诊治中国专家共识 [J]. 中国介入心脏病学杂志，2021，29（5）：251-259.

［2］王伟民，霍勇，葛均波. 冠状动脉内旋磨术中国专家共识 [J]. 中国介入心脏病学杂志，2017，25（2）：61-66.

［3］GENEREUX P, MADHAVAN M V, MINTZ G S, et al. Ischemic outcomes after coronary intervention of calcified vessels in acute coronary syndromes. Pooled analysis from the HORIZONS-AMI (Harmonizing Outcomes With Revascularization and Stents in Acute Myocardial Infarction) and ACUITY (Acute Catheterization and Urgent Intervention Triage Strategy) TRIALS [J]. J Am Coll Cardiol, 2014, 63 (18): 1845-1854.

［4］ALEXOPOULOS N, RAGGI P. Calcification in atherosclerosis [J]. Nat Rev Cardiol, 2009, 6 (11): 681-688.

［5］WILLIAMS M, SHAW L J, RAGGI P, et al. Prognostic value of number and site of calcified coronary lesions compared with the total score [J]. JACC Cardiovasc Imaging, 2008, 1 (1): 61-69.

［6］HUTCHESON J D, GOETTSCH C, BERTAZZO S, et al. Genesis and growth of extracellular-vesicle-derived microcalcification in atherosclerotic plaques [J]. Nat Mater, 2016, 15 (3): 335-343.

［7］于祥浩，于波. 冠状动脉钙化的相关研究进展 [J]. 中国介入心脏病学杂志，2020，28（12）：709-712.

［8］CHEN J, BUDOFF M J, REILLY M P, et al. Coronary Artery Calcification and Risk of Cardiovascular Disease and Death Among Patients With Chronic Kidney Disease [J]. JAMA Cardiol, 2017, 2 (6): 635-643.

［9］DURHAM A L, SPEER M Y, SCATENA M, et al. Role of smooth muscle cells in vascular calcification: implications in atherosclerosis and arterial stiffness [J]. Cardiovasc Res, 2018, 114 (4): 590-600.

［10］FUJINO A, MINTZ G S, MATSUMURA M, et al. A new optical coherence tomography-based calcium scoring system to predict stent underexpansion [J]. EuroIntervention, 2018, 13 (18): e2182-e2189.

［11］DE MARIA G L, SCARSINI R, BANNING A P. Management of Calcific Coronary Artery Lesions: Is it Time to Change Our Interventional Therapeutic Approach？ [J]. JACC Cardiovasc Interv, 2019, 12 (15): 1465-1478.

［12］ SERRUYS P W, KATAGIRI Y, ONUMA Y. Shaking and breaking calcified plaque: lithoplasty, a break-through in interventional armamentarium？［J］. JACC Cardiovasc Imaging, 2017, 10 (8): 907-911.

［13］ FORERO M N T, DAEMEN J. The coronary intravascular lithotripsy system [J]. Interv Cardiol, 2019, 14 (3): 174-181.

［14］ WONG B, EL-JACK S, NEWCOMBE R, et al. Shockwave intravascular lithotripsy for calcified coronary lesions: first real world experience [J]. J Invasive Cardiol, 2019, 31 (3): 46-48.

［15］ WONG B, EL-JACK S, NEWCOMBE R, et al. Shockwave intravascular lithotripsy of calcified coronary lesions in ST-elevation myocardial infarction: first-in-man experience [J]. J Invasive Cardiol, 2019, 31 (5): E73-E75.

［16］ KARIMI GALOUGAHI K, PATEL S, SHLOFMITZ R A, et al. Calcific Plaque Modification by Acoustic Shock Waves: Intravascular Lithotripsy in Coronary Interventions [J]. Circ Cardiovasc Interv, 2021, 14 (1): e009354.

［17］ 周佐邑, 龚艳君. 冠状动脉严重钙化病变介入治疗的新利器——血管内碎石术 [J]. 中国心血管病研究, 2021, 19 (6): 557-563.

［18］ ALI Z A, NEF H, ESCANED J, et al. Safety and Effectiveness of Coronary Intravascular Lithotripsy for Treatment of Severely Calcified Coronary Stenoses: The Disrupt CAD D Study [J]. Circ Cardiovasc Interv, 2019, 12 (10): e008434.

［19］ BLACHUTZIK F, HONTON B, ESCANED J, et al. Safety and effectiveness of coronary intravascular lithotripsy in eccentric calcified coronary lesions: a patient-level pooled analysis from the Disrupt CAD Ⅰ and CAD Ⅱ Studies [J]. Clin Res Cardiol, 2021, 110 (2): 228-236.

［20］ SAITO S, YAMAZAKI S, TAKAHASHI A, et al. Intravascular Lithotripsy for Vessel Preparation in Severely Calcified Coronary Arteries Prior to Stent Placement-Primary Outcomes From the Japanese Disrupt CAD Ⅳ Study [J]. Circ J, 2021, 85 (6): 826-833.

PCI 术后早期外科手术患者的围手术期抗血小板桥接治疗

根据国家卫健委统计,现阶段我国约有 2.9 亿名心血管疾病患者,且发病率大致呈现出逐年递增趋势,2017 年冠心病介入治疗病例总数为 753 142 例。同时,经皮冠状动脉介入治疗(percutaneous coronary intervention,PCI)术后早期需要外科手术患者并不罕见,这类患者的围手术期管理对临床医师来说无疑是个巨大的考验;其围手术期血栓与出血风险的平衡、抗血小板药物的安全调整、手术是否延期等已成为临床上备受关注的问题。此章节将对抗血小板药物对 PCI 术后早期非心脏外科手术影响、围手术期血栓与出血风险、如何安全调整围手术期抗血小板药物使用等问题进行阐述。

一、抗血小板药物对非心脏外科手术的影响

抗血小板药物导致的凝血功能障碍是影响手术安全的主要原因之一,行 PCI 的患者术后需要使用抗血小板药物来防止早期支架内血栓形成,这是目前指南的共识;现临床上常用的抗血小板药物主要有四大类,即 COX-1 抑制剂(如阿司匹林等)、$P2Y_{12}$ 受体拮抗剂(如氯吡格雷、替格瑞洛等)、血小板糖蛋白 GP Ⅱb/ Ⅲa 受体拮抗剂(如阿昔单抗、替罗非班等)以及磷酸二酯酶阻断剂(如双嘧达莫等),其抗血小板作用特性详见表 1。有研究指出,冠状动脉支架植入 12 个月内,约 5% 的患者需要行非心脏外科手术,此时若使用抗血小板药物,会显著增加出血风险,给患者的预后带来一定的不确定性。尤其是对于像颅内手术、前列腺经尿道切除术、扁桃体切除术等出血风险高的手术,在手术期间对于抗血小板药物的使用更为慎重。许多外科医师为了手术安全,选择在降低抗血小板药物的使用剂量或围手术期停用抗血小板药物,从而使得患者在围手术期血小板功能得到恢复,使手术安全得到一定保障。

抗血小板药物在人体内的半衰期通常较短,但部分此类药物对血小板的抑制是部分不可逆的,其抗血小板作用需要在停用抗血小板药物后一定时间才能解除。有荟萃分析指出,在围手术期持续使用低剂量阿司匹林易引起出血,且不利于患者预后;然而对围手术期死亡率没有影响,也不会使出血严重程度继续恶化。而 PCI 术后早期常需要双联抗血小板治疗(dual antiplatelet therapy,DAPT),有研究指出在围手术期使用 DAPT 会明显增加手术出血风险以及出血严重程度。但是也有研究认为,对于出血风险低的小型外科手术,DAPT 并未显著增加手术出血风险,通过外科止血手段基本可以控制手术中的出血情况,这也提示在不同类型的手术操作中,抗血小板药物对出血的影响存在可能的差异性。而对于手术过程复杂、止血难度较高以及一些在封闭腔隙内进行的手术而言,在围手术期使用抗血小板药物的风险是极大的。在出血风险较大的手术过程中,医师为了保证手术的顺利进行、减少术后并发症,一般需要提前停止抗血小板药物;而对于一些出血风险小的手术,停止抗血小板药物对减少手术出血风险的意义不明显。因此,是否停药,需要根据患者的实际情况而定。总体来看,早期停用抗血小板药物会导致支架内血栓发生风险显著增加,并带来一系列不良结局,故而对于允许延期进行的外科手术的情况,通常采用延期外科手术来保证治疗的安全性。

表 1　国内主要抗血小板药物

药物名称	类型	作用方式	起效时间	特异性逆转剂	停药后作用持续时间
阿司匹林	COX-1 抑制剂	不可逆阻断 COX-1 第 529 位丝氨酸	0.5~4 小时	无	7~10 天
氯吡格雷	$P2Y_{12}$ 受体拮抗剂	不可逆阻断血小板 P2Y12 的半胱氨酸残基	1 小时	无	5~7 天
替格瑞洛	$P2Y_{12}$ 受体拮抗剂	直接作用于血小板 ADP 受体起效	0.5 小时	PB2452	3~5 天
替罗非班	血小板糖蛋白 Ⅱb/Ⅲa 受体拮抗剂	竞争性阻断血小板糖蛋白 Ⅱb/Ⅲa 受体	10 分钟内	无	2~4 小时
依替巴肽	血小板糖蛋白 Ⅱb/Ⅲa 受体拮抗剂	竞争性阻断血小板糖蛋白 Ⅱb/Ⅲa 受体	15 分钟内	无	2~4 小时
双嘧达莫	磷酸二酯酶阻断剂	阻断环核苷酸磷酸二酯酶,阻断腺苷摄入,导致血小板内 cAMP 水平升高,阻断信号传导	24 分钟	无	3 小时
西洛他唑	磷酸二酯酶阻断剂	阻断环核苷酸磷酸二酯酶,阻断腺苷摄入,导致血小板内 cAMP 水平升高,阻断信号传导	3 小时	无	3~5 天

二、PCI 术后非心脏手术血栓与出血风险

1. 血栓形成风险　凝血的部分作用机制是血小板在血管损伤部位聚集,它是人体血管损伤后最基本的生理反应之一;冠状动脉斑块破裂或内皮细胞受损后血小板的过度活化是导致冠状动脉血栓形成的主要原因。而对于行 PCI 的患者来说,球囊扩张以及支架的机械压迫将会使得机体中释放出更多炎性因子,以及产生异常的血小板活化,血小板与胶原蛋白结合,使人体组织分泌出大量血栓素 A_2,在这一过程中,还会形成一定量的二磷酸腺苷(ADP),后者与 $P2Y_{12}$ 受体结合,并讲一步使血小板活跃度增加,最后将直接导致糖蛋白 Ⅱb/Ⅲa 受体构象改变。血小板糖蛋白 Ⅱb/Ⅲa 受体与纤维蛋白原结合后,两者的复合物会引起血小板聚集。在此期间,有部分纤维蛋白原未能与受体结合,组织中的凝血酶将这部分蛋白原转化为纤维蛋白,这种情况下,纤维蛋白会交联血小板聚集。由于以上种种因素的影响,PCI 术后早期支架内血栓形成的风险会显著增加,这种风险一直延续到新内膜生成为止。

患者 PCI 术后不同时期发生支架内血栓的风险等级见表 2。不同类型支架内血栓形成发病率各异,且支架内血栓的发生时间也存在差别:①急性血栓在 24 小时之内发病,其形成原因通常是支架放置不良;②早期血栓在 30 天内发病,裸金属支架(bare metal stent,BMS)和药物洗脱支架(drug-eluting stent,DES)支架内血栓形成发病率均为 1%;③晚期血栓在 1 年内发病,BMS、DES 支架内血栓形成发病率分别为 0.1%、3%;④超晚期血栓(>1 年),BMS、DES 支架内血栓发生率分别为 0.1%、0.5%。支架内血栓形成是 PCI 术后的严重并发症,其死亡率可达 20%~45%,DAPT 策略可将其风险降低至 1% 以内。一项大规模的随访研究显示,DES 植入后过早停用 $P2Y_{12}$ 受体拮抗剂是支架内血栓形成风险增加的预测因子,

同时指出抗血小板治疗药物的过早停用可使支架内血栓形成风险增加 89 倍,不利于疾病预后。在 PREMIER 研究中也指出,DES 后第 1 个月停用 P2Y$_{12}$ 受体拮抗剂,则在 1 年内患者死亡人数增加,其死亡风险增加了 9 倍。同样,荟萃分析显示在冠状动脉性心脏病患者中阿司匹林可降低 46% 的心血管事件,同时即使是在 PCI 术后 1 年以后单独停用阿司匹林仍然存在支架内血栓形成的风险;也有研究报道,在冠状动脉性心脏病二级预防中停用阿司匹林治疗会导致心血管并发症发生率升高 3 倍,该风险对于冠脉支架植入的患者更高。

外科手术过程中诱发的促炎症和高凝状态,以及液体转移和麻醉导致的血流动力学紊乱,都是围手术期心脏缺血事件的重要诱因。手术应激反应包括交感活动和细胞因子释放,促使剪切应力作用于动脉斑块,增强血管收缩反应,降低纤溶酶活性,引起高凝血状态。手术后高凝状态可持续数日。PCI 或手术均可导致内皮损伤,引起炎症活性增加,加速血栓前状态,促进血栓形成。在临床实践中经常遇到的情况是,外科医师在围手术期管理中出于对出血风险的考虑,停止所有抗血小板药物以减少术中出血,但忽视了患者有发生心血管并发症的可能,特别是在支架植入后早期,血管新内膜未完全内皮化时。

表 2　PCI 术后不同时期支架或冠脉内血栓风险

PCI 术后时间	单纯球囊扩张术	BMS	DES	EES	BSV
<1 个月	高风险(2 周) 中风险	高风险	高风险	高风险	高风险
1~3 个月	低风险	中风险	高风险	中风险	高风险
4~6 个月	低风险	低 / 中风险	中风险	低 / 中风险	高风险
6~12 个月	低风险	低风险	中风险	中风险	高风险
>12 个月	低风险	低风险	低风险	低风险	未知

2. 出血风险　抗血小板药物的应用会使外科手术的出血风险增加。在血管外科围手术期中使用阿司匹林会使出血事件的发生率增加 2.6%,但大多是非致命性出血,致死性大出血罕见。抗血小板治疗也使髋关节置换术中出血和输血率均有所增加,但在股骨颈骨折患者中增加不明显。一项双盲、安慰剂对照的随机研究显示,对于接受颈动脉手术治疗患者,在手术中出血量方面并无明显差别。在冠状动脉旁路移植术(coronary artery bypass grafting,CABG)中使用阿司匹林和安慰剂,在再手术率、纵隔引流以及成分输血等方面无明显差异。对于大部分外科门诊手术,抗血小板药物的使用对出血并无过多影响,DAPT 策略增加大出血的绝对风险 0.4%~1%。血液丢失量平均增加 30%~50%,但这些数据大多基于心脏手术数据。Badreldin 等对 650 例心脏手术患者回顾性分析发现,对于抗血小板治疗,患者无论是单一用药还是联合用药,其在围手术期出血的概率均高于未用药者,患者围手术期需要接受输血、输血小板、新鲜冰冻血浆量较未接受抗血小板治疗的患者比例明显升高,而单一用药和联合用药出血风险组间比较并无明显差异。Payne 等报道,联合应用 75mg 氯吡格雷和 150mg 阿司匹林后出血时间增加 3.4 倍,可明显增加外科手术出血风险。

关于术前风险评估和围手术期管理的临床决策是复杂的,需要个体化。对每位患者特定心脏风险的估计,取决于在外科手术类型和紧迫性的背景下对临床特征的仔细评估。通常,手术患者出血发生率的影响因素包括特定手术出血并发症的预期风险,以及增加出血倾向的患者临床条件的存在。与特定手术类型相关的出血风险,取决于潜在的失血量以及实现局部止血的预期难度。在某些外科手术中,尽管失血的定量风险很小,但止血不良可能对临床有害。基于这些原则,专家的多学科协作为不同外科专业的各种干预措施提供了出血风险的实用分类(表3)。然而,这种对手术风险进行系统分级的正式尝试仅适用于数量有限的程序。在无数可能的临床场景中,无数潜在的干预措施和技术使得单一、全面的分类难以实现。除了以上因素外,手术的环境也与出血发生率直接相关。如果进行 DAPT,可计划进行择期手术,并有足够的时间仔细评估个体风险和恢复血小板功能,然而对于不可延迟的手术会增加出血并发症的风险,这是可以理解的。

表 3 根据手术类型和患者相关特征的出血风险分层

	出血风险特征		
	低风险	中风险	高风险
手术类型相关			
普外科	• 疝成形术,胆囊切除术,阑尾切除术,结肠切除术,胃/肠切除术	• 痔疮切除术,脾切除术,胃切除术,减肥手术,直肠切除术,甲状腺切除术	• 肝切除术,胰十二指肠切除术
血管外科	• 颈动脉内膜切除术,下肢血管重建术,血管内主动脉修复术,截肢手术	• 腹主动脉开放手术	• 开胸,胸、腹主动脉手术
泌尿科	• 软性膀胱镜,输尿管置管,输尿管镜	• 前列腺活检,睾丸切除术,包皮环切术	• 肾切除术,肾造口术,碎石术,膀胱切除术,前列腺切除术,阴茎切除术
骨科	• 手部手术,肩关节和膝关节镜检查	• 肩关节置换术,膝关节手术,足部手术	• 髋关节或膝关节置换术,重大创伤手术(包括老年人股骨近端骨折)
胸外科	• 肺楔形切除,胸腔镜,胸壁切除	• 肺叶切除术,全肺切除术,纵隔镜检查,胸骨切开术,纵隔肿块切除术	• 食管切除术,胸膜及全肺切除术,肺纤维板剥脱术
消化内镜	• EGD 或结肠镜检查 ± 活检,息肉切除术(<1cm),ERCP	• FNAB,胃肠支架植入术或扩张术,息肉切除术(>1cm),静脉曲张和痔疮结合	• 贲门失弛缓症的扩张,黏膜切除术,壶腹切除术
颌面关节	• 闭合性复位或下颌骨骨折,颞下颌关节镜检查	• 鼻骨骨折闭合性复位,颌骨骨折开放性复位,腮腺切除术	• 开放性复位或颧骨骨折,涎腺切除术
整形外科	• 小皮损切除,眼睑成形术,鼻整形术,耳成形术,隆胸术	• 主要乳房重建,小吸脂,中度组织丢失的创伤治疗,轻度腿部溃疡治疗,烧伤治疗(10%~15%),腹部成形术	• 有大量组织丢失的创伤治疗,大抽脂,烧伤手术治疗(>15%),严重腿部溃疡治疗

续表

	出血风险特征		
	低风险	中风险	高风险
妇科	• 宫腔镜 ± 活检,息肉切除术,子宫成形术,宫颈锥切术,输卵管结扎术,轻度子宫内膜异位症的治疗	子宫肌瘤切除术,中度子宫内膜异位症的治疗,良性疾病的子宫切除术,盆底手术,外阴切除术	卵巢 / 子宫内膜 / 宫颈癌的根治性手术,治疗严重子宫内膜异位症,盆腔切除
神经外科	• 小脊柱手术	• 大型脊柱手术,EVD,脑室导管放置,脑室 - 腹腔分流,硬膜外病变切除	硬膜内病变(肿瘤、出血)的治疗,ETV,血管畸形的治疗,脑内血肿
眼科	• 玻璃体内注射,白内障手术	• 玻璃体切割术,眼部肌手术,球后麻醉,巩膜固定人工晶状体	巩膜扣带,眼部附件手术,眼部异物切除,PK,眼癌切除,肾小梁切除术
耳鼻咽喉科	• 喉部内镜手术,外耳道、中耳手术	• 气管切开术,唾液腺手术,颈部清扫术,喉部切除术,喉部激光手术,鼻窦内镜手术,颅底手术	头颈部肿瘤手术,扁桃体切除术,血管球瘤切除术
呼吸内科操作	• 支气管镜检查,胸腔穿刺术	• 支气管活检,经支气管针头穿刺,胸腔引流	经支气管肺活检

患者特征相关

| 高出血风险的学术研究联盟(ARC-HBR)标准 | - | • 高龄(≥ 75 岁)
• 中度 CKD
• 轻度贫血
• 在过去 12 个月内自发性出血需要住院和 / 或输血,不符合高危标准
• 长期使用口服非甾体抗炎药或类固醇
• 任何不符合高危标准的缺血性脑卒中 | • 长期服用口服抗凝剂
• 严重或终末期慢性肾脏病
• 中度或重度贫血
• 在过去 6 个月出现自发性出血需要住院 / 输血
• 中度或重度血小板减少(血小板计数<100×10^9/L)
• 慢性出血性疾病
• 已知或疑似门静脉高压的肝硬化,过去 12 个月内活跃的恶性肿瘤(不包括非黑色素瘤皮肤癌)
• 既往自发性脑出血
• 过去 12 个月内既往创伤性脑出血
• 存在脑动静脉畸形
• 过去 6 个月内中度或重度缺血性脑卒中
• DAPT 期间需进行限期的大型手术 |

三、近期需要外科手术患者的冠脉血运重建策略选择

在冠状动脉血运重建前,对于相当一部分患者来说可以提前预期是否需要外科手术,而需要重点探讨的问题是预期需要早期外科手术患者的冠脉血运重建策略如何选择。在 CARP 研究中,研究者对围手术期心血管事件高危的稳定性冠状动脉性心脏病患者开展了随机临床试验,在大血管手术前将 510 例患者随机分配为接受血运重建(PCI 或 CABG)或药物治疗,结果发现,冠状动脉血运重建并未降低术后心肌梗死发生率或远期死亡率。由此可知,稳定性冠心病患者在外科手术前进行预防性血运重建并不获益。因此,对于这部分患者,外科手术前应避免不必要的冠状动脉血运重建。对于需要进行冠状动脉血运重建且需要 PCI 术后早期进行外科手术的患者,则应权衡外科手术的紧急程度以及结合其他因素进行考量,以选择最佳的血运重建策略,尽可能地降低并发症发生率,何种血运重建策略使 PCI 术后早期外科手术患者风险最低则是临床评估的重要内容。

1. 单纯球囊扩张 若患者预期在 1 个月以内进行非心脏外科手术,且术前必须行冠状动脉血运重建,应选择风险低的干预方案。以往的实践经验表明,对术前需要冠状动脉血运重建的患者,采用单纯球囊扩张策略在围手术期心肌梗死发生率为 0.9%,与之相比,支架植入后行心脏外科手术患者的发生率为 3.9%,部分情况下这一概率可高达 32%。同时,近年来药物涂层球囊(drug coated balloon,DCB)作为一种新的介入治疗技术在国内也已经投入临床使用,其通过在球囊扩张的短时间内快速、均一、足量的将足够多的抗增殖药物传递至冠状动脉狭窄处血管内皮下而发挥发作;具有无聚合物基质,又无金属支架残留的特点,减少了血管内膜炎症反应,大大降低了血栓形成的风险,并可缩短 DAPT 时间。对于高出血风险或者需要早期外科手术患者,DCB 较支架有明显优势。最近临床试验显示,单纯 DCB 处理冠脉血管最短 DAPT 时间可缩短至 4 周。有资料显示,对于异常高出血风险(有最近出血病史或未来短期内需外科手术)者,DCB 术后可仅应用一种抗血小板药物,它的出现为 PCI 术后早期需要外科手术患者的治疗提供了新的选择。综上所述,若单纯球囊扩张能达到满意的治疗效果,应首先考虑使用该方案,其相对于支架植入来说,是一种更安全的策略选择;然而需要指出的是,尽管单纯球囊扩张患者可避免支架内血栓,但为了提高外科手术治疗的安全性和可靠性,降低急性或亚急性冠状动脉闭塞风险,有学者建议仍需将非心脏外科手术推迟至少 2 周以待损伤血管修复。

2. PCI 术中支架类型的选择 在 PCI 术后早期中断 DAPT,会增加心血管不良事件风险。在患者必须植入冠状动脉支架的情况下,需要 DAPT 的疗程越短,则围手术期停用抗血小板药物安全性可能就越高。因此,既往指南建议对于冠状动脉支架术后 1 个月需要外科手术者,可首选 BMS 植入进行处理。但近年来一些循证医学证据表明,患者无论是选择 BMS 植入还是选择 DES 植入,PCI 术后 45~180 天内进行外科手术者发生主要心血管事件的风险基本上相一致,而新一代 DES 在 PCI 术后 0~6 个月进行外科手术时似乎安全性更好,老一代 DES 则与较差的临床结局相关。同时 Kang 等的研究表明,与植入 BMS 相比,DES 术后 1 年内发生支架内血栓的风险更低,且同样的条件下依维莫司洗脱出现支架内血栓的风险最小。而在 RESET 试验中,Endeavor 佐他莫司洗脱支架术后进行 3 个月 DAPT,与其他 DES 术后进行 12 个月 DAPT 相比,得出了非劣结论;在心血管死亡、支架内血栓、心肌梗死、血运重建或出血风险方面均不劣于其他 DES 术后进行 12 个月 DAPT 的疗效和安全性,满足安全性和可靠性要求。EXCELLENT 试验也指出,西罗莫司、依维莫司药物洗

脱支架术后进行 6 个月 DAPT,不会导致更高的 1 年内心血管死亡、心肌梗死和冠状动脉血运重建风险。新一代生物可降解支架(BVS)证据较少,有研究发现其支架内血栓风险低于BMS,但高于依维莫司药物洗脱支架。以上研究提示,选择不同的支架类型条件下,DAPT疗程也各有不同。

3. 推迟择期非心脏外科手术时机　PCI 术后行外科手术发生不良结局的风险呈时间依赖模式,支架术后越早进行外科手术,则越容易出现严重的心血管事件;在手术的必要性不高,且血栓风险高的情况下,应该延期手术。观察数据表明,在支架植入术后 4~6 周内进行手术时,血栓性并发症的风险最高。虽然血栓形成的风险随着时间的推移逐渐降低,但这种风险可在 PCI 术后 2~3 年内维持较高水平。Cruden 等研究发现,PCI 术后 6 周至 1 年内行外科手术者,其死亡率是 1 年后手术患者的 4 倍,且与支架类型无关;Schouten 等指出,支架植入且早期进行外科手术者主要心血管不良事件的发生率远高于晚期手术者(13.3% *vs.*0.6%),且围手术期停用抗血小板药物可显著影响早期手术的主要心血管不良事件发生率。然而,值得注意的是,许多这方面的研究缺乏足够的对照组,来评估手术是否对近期 PCI 患者的血栓形成风险有真正的附加影响。事实上,即使在没有手术的情况下,在 PCI 术后的初期也存在包括支架血栓形成在内的不良事件风险。为了解决研究设计中的这一局限性,一项大型队列研究将 PCI 术后 2 年内接受非心脏手术的患者与仅接受 PCI 术的患者进行了匹配。尽管两组患者 PCI 术后早期的不良心脏事件发生率均较高,但在 PCI 术后 6 周内进行非心脏手术的患者,增加的不良心脏事件风险在第 6 周达到了峰值,6 个月后逐渐稳定。这与既往比较有 / 无 PCI 的患者进行外科手术的研究报道的结果一致。

基于已有的循证医学证据,2016 年 ACC/AHA 指南建议,若手术延期风险高,则择期外科手术至少在 BMS 植入后 DAPT 1 个月后进行,DES 植入后则至少需要 6 个月的 DAPT疗程(Ⅰ类推荐,B 级证据);如果 DES 植入后延迟手术的不良结局风险大于预期缺血或支架内血栓形成的风险,可考虑 PCI 术后 3 个月停用 P2Y$_{12}$ 受体拮抗剂,然后进行择期外科手术,术后尽快恢复 DAPT(Ⅱb 类推荐,C 级证据);2017 年 ESC 指南建议,将择期外科手术推迟到整个 DAPT 疗程结束;无论支架类型如何,PCI 术后至少进行 1 个月 DAPT 再进行择期外科手术,对于近期心肌梗死或其他高缺血风险特征需要 DAPT 的患者,择期外科手术可推迟 6 个月,同时强调手术必须在具备 PCI 条件的医院进行。

四、围手术期抗血小板药物使用与桥接原则

关于 PCI 术后早期外科手术围手术期管理需要关注以下几个问题:①围手术期何种抗血小板药物可以停用或继续使用? ②若要停用,停用时机、恢复时机为何? ③停用口服抗血小板药物后,是否需要或如何进行桥接治疗? 这些问题在围手术期需要心脏科医师、外科医师和其他围手术期护理专家(如麻醉师)之间根据目前指南进行多学科讨论,以评估血栓形成和出血风险,确定最佳的抗栓管理策略。然而,目前的困境是缺乏确凿的循证医学证据来支持具体的围手术期抗血小板建议,现有的指南只提供了有限的见解和一般的指导。为了解决这困境,来自不同国家的相关领域专家合作,根据预测的个人血栓事件风险和预期的出血并发症风险,发布了实用的建议 / 共识,以规范各种手术环境中的抗血小板管理(表4)。

总的来说,除了出血性并发症风险极高的手术外,大多数外科手术都可以在接受阿司匹林治疗的患者身上安全进行。对于因近期植入支架或 ACS 而有 DAPT 适应证的患者,如果择期手术需要停止 P2Y$_{12}$ 受体拮抗剂的治疗,应始终考虑将手术时间推迟到建议的 DAPT

表 4　PCI 早期外科手术围手术期抗血小板与桥接策略

出血风险	血栓风险		
	低风险	中风险	高风险
低风险	• 口服阿司匹林；若术后无活动性出血，尽早恢复 DAPT	• 延期择期手术 • 不可延期手术：围手术期持续使用阿司匹林、P2Y$_{12}$ 受体拮抗剂	• 延期择期手术 • 不可延期手术：围手术期持续使用阿司匹林、P2Y$_{12}$ 受体拮抗剂
中风险	• 延期择期手术 • 不可延期手术：尽可能口服阿司匹林；若术后无活动性出血，尽早恢复 DAPT	• 延期择期手术 • 不可延期手术：尽可能口服阿司匹林；若术后无活动性出血，尽早恢复 DAPT	• 延期择期手术 • 不可延期手术：尽可能口服阿司匹林；LMWH 或静脉使用短效抗血小板药物"桥接"治疗；若术后无活动性出血，尽早恢复 DAPT
高风险	• 延期择期手术 • 不可延期手术：术前 5 天停用所有口服抗血小板药；若术后无活动性出血，尽早恢复口服 DAPT	• 延期择期手术 • 不可延期手术：术前 3~5 天停用所有口服抗血小板药；LMWH 或静脉使用抗血小板药物"桥接"治疗；若术后无活动性出血，尽早恢复 DAPT	• 延期择期手术 • 不可延期手术：术前 3~5 天停用所有口服抗血小板药；LMWH 或静脉使用抗血小板药物"桥接"治疗；若术后无活动性出血，尽早恢复 DAPT

疗程之后，并权衡这种推迟可能带来的影响。如果手术时间紧迫，不能推迟到建议的时间段，此时如果需要停止 DAPT，应考虑用静脉抗血小板药物进行桥接。口服 P2Y$_{12}$ 受体拮抗剂的停药时间应根据预期的手术日期来判断。一般来说，P2Y$_{12}$ 受体拮抗剂停用后，非心脏外科手术的最小延迟时间为：替格瑞洛 3~5 天，氯吡格雷 5~7 天，普拉格雷 7~10 天。然而，这些停药时间根据不同的国家和专业指南也有所不同；各指南中 P2Y$_{12}$ 受体拮抗剂的推荐停用期大致范围为术前 7~10 天，如果阿司匹林也需要停用，其不可逆的抗血小板作用的清除需要 7~10 天（相当于一个血小板的平均寿命）。但完全恢复阿司匹林抑制的血小板功能并不是达到足够的止血能力的必要条件。因此，在手术前 5 天左右停用阿司匹林，可能对大多数重大侵入性手术来说已经足够了。在外科手术后，一旦达到满意的止血效果，应尽快（最好在 48 小时内）重新开始使用口服 P2Y$_{12}$ 受体拮抗剂的负荷剂量。对于有出血并发症高风险的患者，应首选氯吡格雷而非更强效的 P2Y$_{12}$ 受体拮抗剂。如果术后胃肠功能受损（如接受过腹部手术的患者），可采用静脉输注抗血小板药物，直至恢复。

根据欧洲指南，如果阿司匹林和 P2Y$_{12}$ 受体拮抗剂治疗都必须在围手术期内停止，特别是在 PCI 术后 1 个月停止，可以考虑使用抗血小板药物的静脉桥接策略。相比之下，美国指南没有提供关于桥接的具体建议，并承认没有令人信服的证据支持这种做法。抗血小板治疗的桥接涉及从口服抗血小板方案到静脉注射的临时转变。考虑使用静脉注射剂进行桥接的原因是其抗血小板作用可快速起效和清除。这种静脉抗血小板策略可能使进行限期 / 急诊手术的 DAPT 患者获益，因为在这些患者中，暂停或继续抗血小板治疗都会导致血栓或出血并发症的风险明显增加。

坎格雷洛和血小板糖蛋白 Ⅱ b/ Ⅲ a 受体拮抗剂是目前唯一可用于临床的静脉抗血小板药物，但这两类药物有不同的药理特性。坎格雷洛通过与 P2Y$_{12}$ 受体可逆性结合，即刻诱发血小板抑制,拥有半衰期短(3~5 分钟)、血小板功能恢复快速的特点(停止输液后 30~60 分钟)。在随机、安慰剂对照的 Ⅱ 期 BRIDGE 试验中,坎格雷洛已被评估为 CABG 患者的有效桥接策略,用法为 0.75μg/(kg·min)静脉维持,术前 1~6 小时停用。然而,关于其临床经验的真实世界数据仍然有限,仅少部分关于坎格雷洛在非心脏外科手术中桥接治疗的研究数据被报道,都显示了一致的结果,坎格雷洛的桥接治疗过程中无缺血或出血并发症发生。目前 MONET BRIDGE 试验(NCT03862651)正在进行中,将有助于揭示坎格雷洛在支架植入后 12 个月内因非心脏手术而需要中止 DAPT 的患者中的效用。

血小板糖蛋白 Ⅱ b/ Ⅲ a 受体拮抗剂(依替巴肽或替罗非班)通过靶向血小板表面的血小板糖蛋白 Ⅱ b/ Ⅲ a 受体,几乎完全抑制了血小板的聚集,有学者认为其是良好的抗血小板桥接药物。Walker 等发现,在大型外科手术充分止血后使用无初始负荷剂量的替罗非班桥接策略的有效性和安全性与既往研究结果相当。故相关研究与共识建议,对于缺血与出血均为高危的患者,为降低外科手术围手术期血栓性事件风险,同时降低出血风险,可考虑应用替罗非班作为桥接治疗的抗栓药物,用法为术前 48~72 小时开始使用,直至术前 4~6 小时停用,与急性冠脉综合征 PCI 不同,其桥接治疗无须尽早达到最大血小板抑制,因此可不用负荷,直接使用维持剂量,替罗非班 0.1μg/(kg·min)。肾功能不全(肌酐清除率<30ml/min)患者可考虑减低剂量(通常减半),术前 8~12 小时即可停用,术后应根据多学科会诊决策尽快给予氯吡格雷负荷剂量治疗(通常 48 小时内)。鉴于替格瑞洛出血风险相对高,不建议术后早期应用。若无法口服氯吡格雷,可考虑术后 4~6 小时继续桥接治疗直至开始口服氯吡格雷。对于依替巴肽,考虑到我国药品说明书适应证及禁忌证指出,依替巴肽禁用于前 6 周内接受过大型外科手术的患者,仅推荐其作为术前桥接药物,剂量为依替巴肽 2.0μg/(kg·min)。但需关注的是,目前还没有建立专门的血小板糖蛋白 Ⅱ b/ Ⅲ a 受体拮抗剂的桥接剂量方案,上述的剂量推荐是基于血小板糖蛋白 Ⅱ b/ Ⅲ a 受体拮抗剂目前使用的 PCI 剂量经验,该剂量已知具有较慢的作用偏移,并且在肌酐清除率降低的患者中需要调整剂量,这增加了其在围手术期应用中出现出血并发症的可能性。血小板糖蛋白 Ⅱ b/ Ⅲ a 受体拮抗剂在其他临床环境中的应用经验也表明,对其应用在围手术期桥接的安全性担忧是有必要的;故血小板糖蛋白 Ⅱ b/ Ⅲ a 受体拮抗剂尽管被认为是围手术期良好的抗血小板桥接药物,但在接受限期手术的支架植入患者的具体应用数据很少。

同时值得注意的是,对使用 DAPT 需要进行桥接的患者,也有用普通肝素或低分子量肝素(LMWH)进行桥接治疗的策略,《抗栓治疗患者接受非心脏手术围手术期管理的上海专家共识(2021 版)》指出抗凝药物具有一定的抗血小板作用,临床医师可在临床工作中按照经验使用 LMWH 进行桥接治疗,建议使用预防剂量,不宜使用治疗剂量。对于严重肾功能不全患者,LMWH 应减量或禁用,具体用法、用量以产品说明书为准。但它们作为一种抗凝剂,并不能完全替代阿司匹林、氯吡格雷等的抗血小板作用。现有的证据表明,围手术期使用肠外抗凝剂(如普通肝素和低分子量肝素)与出血风险的增加有关。此外,普通肝素是血小板激活的诱导剂,可能诱导血栓栓塞事件的发生。故对于准备接受外科手术的患者,目前在国外血小板糖蛋白 Ⅱ b/ Ⅲ a 受体拮抗剂的应用较肠外抗凝剂更为普遍。

五、总结与展望

PCI 术后早期外科手术患者是接受外科手术人群中的一个特殊且高危的亚组,他们更容易受到外科手术相关压力引起的不良心脏事件的影响。有关术前风险评估和围手术期管理的临床决策是复杂的,需要根据相关风险分层个体化处理。对每个患者的心脏风险评估,取决于在外科手术的类型和紧迫性背景下对患者临床情况的仔细考量。在过去的 20 年里,不同的抗血小板药物和干预策略在减少已患心血管疾病患者围手术期并发症方面的作用产生了不太一致的循证医学证据,这导致现有的指南只提供了有限的见解和一般的指导;同时,这些不确定性又导致目前的建议 / 共识对日常临床实践的适用性有限。特别是,围绕 PCI 术后早期外科手术患者围手术期管理 DAPT 的争议引起了相关领域专家的极大关注。一般来说,对于 PCI 术后早期患者,应考虑推迟择期外科手术,直到完成推荐的 DAPT 疗程。如果不能推迟手术,继续或暂停抗血小板治疗的决定必须由参与围手术期护理的所有多学科专家共同决策。这种合作方式对于了解与患者相关和与手术相关的危险因素对出血和血栓性并发症风险的相对影响至关重要。有指南提出对心脏并发症高风险患者使用静脉注射抗血小板药物的桥接方案,进行围手术期管理;然而,支持这种桥接策略的临床数据仍然有限。随着相关技术和药物的不断发展,可能会改善 PCI 术后早期外科手术患者的治疗质量和临床结果,同时仍需要探索更好的桥接药物和治疗方案。

(张文琪　司道远　张仲樊)

参考文献

［1］胡盛寿, 高润霖, 刘力生, 等 .《中国心血管病报告 2018》概要 [J]. 中国循环杂志 , 2019, 34 (3): 209-220.

［2］VICENZI M N, MEISLITZER T, HEITZINGER B, et al. Coronary artery stenting and non-cardiac surgery--a prospective outcome study [J]. Br J Anaesth, 2006, 96 (6): 686-693.

［3］IAKOVOU I, SCHMIDT T, BONIZZONI E, et al. Incidence, predictors, and outcome of thrombosis after successful implantation of drug-eluting stents [J]. JAMA, 2005, 293 (17): 2126-2130.

［4］ANTITHROMBOTIC TRIALISTS C. Collaborative meta-analysis of randomised trials of antiplatelet therapy for prevention of death, myocardial infarction, and stroke in high risk patients [J]. BMJ, 2002, 324 (7329): 71-86.

［5］BADRELDIN A, KROENER A, KAMIYA H, et al. Effect of clopidogrel on perioperative blood loss and transfusion in coronary artery bypass graft surgery [J]. Interact Cardiovasc Thorac Surg, 2010, 10 (1): 48-52.

［6］PAYNE D A, HAYES P D, JONES C I, et al. Combined therapy with clopidogrel and aspirin significantly increases the bleeding time through a synergistic antiplatelet action [J]. J Vasc Surg, 2002, 35 (6): 1204-1209.

［7］CAO D, CHANDIRAMANI R, CAPODANNO D, et al. Non-cardiac surgery in patients with coronary artery disease: risk evaluation and periprocedural management [J]. Nat Rev Cardiol, 2021, 18 (1): 37-57.

［8］MCFALLS E O, WARD H B, MORITZ T E, et al. Coronary-artery revascularization before elective major vascular surgery [J]. N Engl J Med, 2004, 351 (27): 2795-2804.

［9］KANG S H, PARK K W, KANG D Y, et al. Biodegradable-polymer drug-eluting stents vs. bare metal stents vs. durable-polymer drug-eluting stents: a systematic review and Bayesian approach network meta-analysis [J]. Eur Heart J, 2014, 35 (17): 1147-1158.

［10］KIM B K, HONG M K, SHIN D H, et al. A new strategy for discontinuation of dual antiplatelet therapy: the RESET Trial (REal Safety and Efficacy of 3-month dual antiplatelet Therapy following Endeavor zotarolimus-eluting stent implantation)[J]. J Am Coll Cardiol, 2012, 60 (15): 1340-1348.

［11］GWON H C, HAHN J Y, PARK K W, et al. Six-month versus 12-month dual antiplatelet therapy after implantation of drug-eluting stents: the Efficacy of Xience/Promus Versus Cypher to Reduce Late Loss

After Stenting (EXCELLENT) randomized, multicenter study [J]. Circulation, 2012, 125 (3): 505-513.

[12] CRUDEN N L, HARDING S A, FLAPAN A D, et al. Previous coronary stent implantation and cardiac events in patients undergoing noncardiac surgery [J]. Circ Cardiovasc Interv, 2010, 3 (3): 236-242.

[13] SCHOUTEN O, VAN DOMBURG R T, BAX J J, et al. Noncardiac surgery after coronary stenting: early surgery and interruption of antiplatelet therapy are associated with an increase in major adverse cardiac events [J]. J Am Coll Cardiol, 2007, 49 (1): 122-124.

[14] HOLCOMB C N, GRAHAM L A, RICHMAN J S, et al. The incremental risk of noncardiac surgery on adverse cardiac events following coronary stenting [J]. J Am Coll Cardiol, 2014, 64 (25): 2730-2739.

[15] LEVINE G N, BATES E R, BITTL J A, et al. 2016 ACC/AHA Guideline Focused Update on Duration of Dual Antiplatelet Therapy in Patients With Coronary Artery Disease: A Report of the American College of Cardiology/American Heart Association Task Force on Clinical Practice Guidelines: An Update of the 2011 ACCF/AHA/SCAI Guideline for Percutaneous Coronary Intervention, 2011 ACCF/AHA Guideline for Coronary Artery Bypass Graft Surgery, 2012 ACC/AHA/ACP/AATS/PCNA/SCAI/STS Guideline for the Diagnosis and Management of Patients With Stable Ischemic Heart Disease, 2013 ACCF/AHA Guideline for the Management of ST-Elevation Myocardial Infarction, 2014 AHA/ACC Guideline for the Management of Patients With Non-ST-Elevation Acute Coronary Syndromes, and 2014 ACC/AHA Guideline on Perioperative Cardiovascular Evaluation and Management of Patients Undergoing Noncardiac Surgery [J]. Circulation, 2016, 134 (10): e123-e155.

[16] VALGIMIGLI M, BUENO H, BYRNE R A, et al. 2017 ESC focused update on dual antiplatelet therapy in coronary artery disease developed in collaboration with EACTS: The Task Force for dual antiplatelet therapy in coronary artery disease of the European Society of Cardiology (ESC) and of the European Association for Cardio-Thoracic Surgery (EACTS)[J]. Eur Heart J, 2018, 39 (3): 213-260.

[17] ROSSINI R, TARANTINI G, MUSUMECI G, et al. A Multidisciplinary Approach on the Perioperative Antithrombotic Management of Patients With Coronary Stents Undergoing Surgery: Surgery After Stenting 2 [J]. JACC Cardiovasc Interv, 2018, 11 (5): 417-434.

[18] VIVAS D, ROLDAN I, FERRANDIS R, et al. Perioperative and Periprocedural Management of Antithrombotic Therapy: Consensus Document of SEC, SEDAR, SEACV, SECTCV, AEC, SECPRE, SEPD, SEGO, SEHH, SETH, SEMERGEN, SEMFYC, SEMG, SEMICYUC, SEMI, SEMES, SEPAR, SENEC, SEO, SEPA, SERVEI, SECOT and AEU [J]. Rev Esp Cardiol (EnglEd), 2018, 71 (7): 553-564.

[19] GODIER A, FONTANA P, MOTTE S, et al. Management of antiplatelet therapy in patients undergoing elective invasive procedures: Proposals from the French Working Group on perioperative hemostasis (GIHP) and the French Study Group on thrombosis and hemostasis (GFHT). In collaboration with the French Society for Anesthesia and Intensive Care (SFAR)[J]. Arch Cardiovasc Dis, 2018, 111 (3): 210-223.

[20] WALKER E A, DAGER W E. Bridging with Tirofiban during Oral Antiplatelet Interruption: A Single-Center Case Series Analysis Including Patients on Hemodialysis [J]. Pharmacotherapy, 2017, 37 (8): 888-892.

当急性冠脉综合征遇上感染

急性冠脉综合征（ACS）和感染，看似泾渭分明，实为胶漆相投。当 ACS 遇上感染，为了避免感染加重，选择药物治疗可能更为谨慎、稳妥，除非生命危在旦夕，即使存在感染加重的风险，也要即时行血运重建，放手一搏。无论如何，感染的存在一定会掣肘医师对 ACS 治疗方案的选择。然而，ACS 为什么会遇上感染，近年来多项研究表明，急性感染可能是 ACS 的罪魁祸首。

众所周知，动脉粥样硬化是一种炎症性疾病，始于内皮损伤，继而白细胞迁移，尤其是单核细胞和淋巴细胞，进入动脉内膜。在动脉壁内，低密度脂蛋白（LDL）生化特性改变，变成氧化低密度脂蛋白（ox-LDL），诱导更严重的内皮功能障碍和炎症反应。渗出的单核细胞变成巨噬细胞，识别和内化 ox-LDL，最后变成富含脂质的泡沫细胞，这是动脉斑块的标志性细胞成分。这些炎症细胞增生并分泌细胞因子，刺激平滑肌细胞迁移进入内膜并产生胶原和其他纤维产物，而巨噬细胞也可产生金属蛋白酶，降解细胞外基质。炎症反应促进巨噬细胞、平滑肌细胞凋亡，进一步加重炎症过程。缓慢增长的动脉硬化斑块导致冠脉阻塞，最后出现 ACS，也就是说炎症反应贯穿 ACS 发生与发展的全过程（图 1，彩图见二维码 12）。

二维码 12

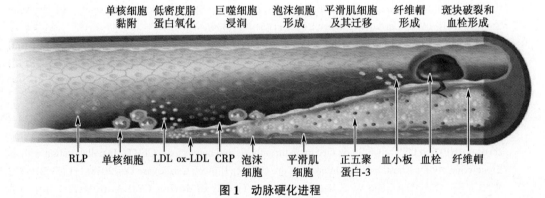

图 1　动脉硬化进程

炎症反应贯穿了动脉粥样硬化发展的全过程，最终促使 ACS 的发生。

反过来，急性感染导致的全身炎症反应，也会同时促进 ACS 的发生。已有研究表明感染，包括呼吸道、胃肠道、泌尿道感染与 ACS 的发生之间存在密切的关系。目前大家研究最多的 ACS 相关急性感染主要集中在肺炎和脓毒症，当然其他部位的感染如消化道、泌尿系统等，如果足够严重也可能导致 ACS，因为感染后引起的病理生理机制是类似的。

首先，ACS 发生前血中会有高浓度的炎症标志物，如 C 反应蛋白（CRP）、中性粒细胞髓过氧化物酶、降钙素原（PCT）及白细胞。与稳定性冠心病相比，ACS 患者整个冠脉血管床炎症激活更高。然而，对比破裂与腐蚀斑块及其他冠脉，罪犯病变处有更多渗出的炎症细胞。这些细胞通过产生细胞因子、蛋白酶、凝血因子、氧自由基等血管反应分子增加内皮损伤,破坏纤维帽,促血栓形成。大量研究证实,急性肺炎入院阶段大量促炎症细胞因子释放,如 IL-6、TNF-α、IL-10,这些炎症因子与心血管疾病相关,增加斑块破裂风险。尤其对于既往存在心血管疾病患者,在这些炎症因子的作用下凝血活性增强,作用于血小板的CD40L 亦上调,均促使急性感染时冠脉血栓的形成。已有证据表明,这种全身炎症反应也会导致冠状动脉的炎症及既往存在的动脉硬化斑块的炎症。动物实验中,患有流感的脂蛋白 E 缺乏大鼠(动脉硬化模型)就会在动脉硬化斑块处产生明显的炎症反应。尸检发现,患有急性感染的人冠状动脉壁有明显的炎症细胞浸润,与死于其他原因的患者相比明显更多。

其次,急性感染时凝血活性增强。研究发现,肺炎伴发 ACS 的患者较单纯 ACS 者有更高血小板聚集活性和对阿司匹林的无反应性,说明急性肺炎也会导致血小板聚集功能失调。将肺炎患者血浆注入大鼠,会诱导致命性的血栓形成,而肺炎治愈患者血浆的这一作用却会消失。肺炎触发的全身炎症反应也会导致内皮功能障碍,增加血液的促凝活性,促使易碎的冠脉斑块形成栓塞。内皮功能障碍也会改变冠脉张力如冠脉收缩,导致进一步心肌缺血和梗死。还有文献报道,急性感染能以各种方式促进血栓形成,包括血小板能直接被抗原和炎症反应激活;急性感染能使冠脉收缩,进一步使狭窄的管腔变小,诱导因剪切力改变而发生的血小板激活;这些作用也能因内源性儿茶酚胺增加而增强;活化蛋白 C 浓度、凝血酶原激活抑制物 I 的改变都会促进凝血系统的失调;急性感染也能导致或加重内皮功能失调,破坏正常的抗凝成分;交感兴奋性增加、循环容量改变、全身及冠脉血管张力改变都会刺激冠脉斑块,触发其破裂;除了狭窄冠脉血流减少外,冠脉收缩也压迫动脉硬化斑块,促进其腔内破裂,斑块侵蚀;动物研究表明,细菌的降解产物可直接诱导冠脉收缩。

另外,肺炎导致换气障碍和通气血流比例失调,继而出现低氧血症,心脏的氧供减少。而肺炎所致的全身炎症反应触发了交感神经兴奋,出现窦性心动过速,心率的增加不仅增加心肌氧需,而且缩短舒张期,影响冠脉灌注,最后的净效应是心肌氧供需失衡,出现心肌缺血,尤其是对于既往存在冠心病患者。在这种情况下,不稳定斑块破裂的风险增加。故肺炎患者氧供与氧需的失衡也是促成 ACS 的机制之一(图2)。

临床研究方面,强烈证据表明 ACS 与急性呼吸道感染之间存在相关性,90% 都发生在7 天内,超过一半都发生在前 24 小时。大型回顾性研究发现,呼吸道感染后 1~2 周内 ACS风险增加 2~3 倍,前 72 小时几乎达 5 倍,这种风险随时间而下降,但 3 个月内仍高于其他患者。另外,既往存在心血管疾病的流感患者经初始治疗后,可降低心血管事件反复发生的风险约 60%,包括 ACS。近年来已明确流感流行期间 ACS 发病率及死亡率增加。许多观察性研究也发现这种相关性。故临床医应密切关注肺炎患者出现 ACS 的可能性,尤其诊断此病的 24 小时内。

流感疫苗降低了 ACS 的风险。目前已有回顾性研究发现,接受流感疫苗者 ACS 发生率下降。前瞻随机临床试验表明,流感疫苗降低冠脉事件风险约 50%,尽管最近发表的荟萃分析质疑这些结果的真实性,因为患者数量少,心血管事件亦少。曾有大型病例对照研究表明,肺炎球菌疫苗注射后 10 年内心肌梗死的发生率下降约 50%;亦有病例报道,低冠心病风险的患者在细菌感染后出现 ACS。目前专家们一致同意推荐冠心病及其他动脉硬化性血管病患者使用流感及肺炎球菌疫苗。

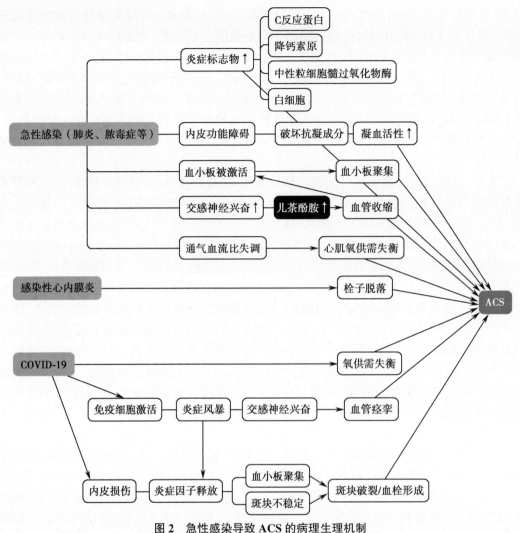

图 2　急性感染导致 ACS 的病理生理机制

急性感染（肺炎、脓毒症等）、感染性心内膜炎、COVID-19 通过不同的病理生理学机制最终导致 ACS 的发生。

当然，ACS 还可能是感染性心内膜炎少见的并发症。20%~50% 感染性心内膜炎患者会发生血栓栓塞，其中冠脉血栓栓塞（图 2）是少见的并发症，发生率约为 2%。目前仅有少量病例报道和小样本的研究，各种血运重建策略在文献中均有提及，包括血栓抽吸、球囊扩张、旁路移植或外科取栓、支架植入及溶栓，但结果都不一致。溶栓应视为禁忌，因为这种栓塞并不都是由血栓形成所致的。支架植入感染部位可能导致霉菌性冠状动脉瘤形成，这些动脉瘤也能在介入球囊时挤压血管壁上的感染斑块。外科手术的好处是可以取出坏死组织，瓣膜置换，同时行旁路移植，但对于这些 ST 段抬高急性心肌梗死患者急诊血运重建具有很大的风险，且无外科条件的医院无法实施，而对于没有完全梗阻的血管可能获益。血栓抽吸较好，可以使血运完全恢复。当然，仅血栓抽吸不可能使狭窄完全解决，还需要球囊或支架植入。手术切开取栓技术有脑卒中增加的风险。故对于感染性心内膜炎导致的 ACS 患者，再血管化策略尚缺乏一致意见。

目前世界大流行的新型冠状病毒（SARS-COV-2）感染也会导致 ACS 的发生，其机制尚未完全清楚,可能与以下因素有关:①血流动力学异常:严重疾病患者常有血小板减低,D-二聚体增加。研究表明,炎症因子风暴对凝血系统产生影响,如血友病因子多聚体和组织因子过表达都是参与原发和继发血流动力学异常的因素,如激活凝血瀑布,导致高凝状态,增加血栓形成。②内皮功能障碍:血管内皮是循环与组织之间的交界,在血管稳态中发挥重要作用。有功能的内皮需包含有用的成分来调节血管运动、炎症、血小板的活性、凝血、血管的渗透性及宿主的防御能力。传统的心血管危险因素包括糖尿病、高血压、老年及吸烟等可损伤血管内皮,机制包括氧化应激,与细胞内超氧阴离子水平增加有关。所有机制都会导致内皮功能障碍相关的血管收缩及促凝状态,这些均为冠状动脉疾病的典型特征。最近研究表明,内皮功能障碍是新型冠状病毒肺炎(COVID-19)中危害最大的机制之一。内皮损伤由直接病毒作用诱导,这能通过内皮细胞内查到病毒及炎症细胞的堆积来证实,由此可致静脉、动脉及微血管中栓子形成。从病理生理状态看,内皮维持抗凝、抗栓及促纤溶的特性,当受到炎症和感染刺激时,就会向相反的方向转化,通过组织因子的表达,释放血友病因子,产生血栓素和纤溶酶原激活物抑制剂。正常情况下,功能性内皮能够通过过氧化物歧化酶和谷胱甘肽限制氧化应激,当炎症因子激活时,内皮细胞产生超氧阴离子,局部氧化应激增加,这与心肌梗死和其他心血管后果相关。内皮素-1产生增加,这是一种血管收缩和促凝剂,可以导致血管收缩/舒张失衡,血小板聚集,导致心肌缺血。最近一项单中心研究发现,血栓调节剂水平增高,这是一种特异性内皮损伤标志物,这与住院期间患者预后差相关。另一个内皮功能障碍通路是血管内皮多糖包被 SARS-COV-2 介导的损伤。多糖包被是糖基化的脂质-蛋白质复合物,覆盖在血管内皮上,在血管稳态方面起重要作用。很多情况,如炎症反应、缺氧、高糖、缺血再灌注损伤都与多糖包被损伤相关。此外,循环中多糖包被的成分升高与危重患者预后差相关。严重的 COVID-19 患者表现为多糖包被明显受损。已有研究报道,住院的 COVID-19 患者多糖包被损伤标志物升高,包括 syndecan-1、透明质酸等。另外,有人发现肝素酶 2 明显减少,这是对多糖包被的结构和功能起保护作用的一种酶。尽管缺乏足够的数据,仍有理由推测多糖包被损伤导致严重的 COVID-19 患者内皮功能障碍,从而出现血栓性和血管性并发症。如果既往存在内皮功能障碍,如心血管疾病危险因素和冠心病患者,ACS 或其他血栓并发症风险增加。③炎症反应和细胞因子风暴:在病毒感染的过程中,炎症可能破坏稳态,加重促凝状态,激活血小板,促进内皮功能障碍。此外,感染能增加交感神经兴奋性,引起冠脉血管收缩。所有生物和机械状态的交互作用能诱导动脉硬化斑块破裂,导致冠脉血栓形成和 ACS。严重的 COVID-19 临床特征就是异常的炎症反应和心源性休克。心源性休克时,主要的炎症细胞因子 IL-1 能刺激其他炎症介质的产生,如肿瘤坏死因子、IL-6 和趋化因子,参与炎症细胞的组织穿透。另外,局部的作用是 IL-6 诱导急性阶段反应物合成,如纤溶酶原、纤溶酶原激活物抑制物 1(PAI-1)导致促凝与纤溶的失衡。已经有多项研究证实,SARS-CoV-2 相关的心源性休克时促炎因子增加,包括 IL-1、IL-6、IL-10、干扰素、集落刺激因子、单核细胞趋化因子、血小板源性生长因子、肿瘤坏死因子、血管内皮生长因子等。这些促炎因子破坏功能性内皮的生理稳态,促进血栓形成及局部组织损伤。④氧供需失衡:低氧性呼吸衰竭是 COVID-19 患者的主要死因。严重的低氧状态,结合其他机制,如脓毒症、快速心律失常、贫血、低血压、休克,都会因氧供需失衡诱导心肌缺血的发生,即使没有动脉硬化斑块,也容易合并 ACS(图2)。合并 ACS 的 COVID-19 患者病情危重且复杂,住院死亡率高。COVID-19 患者合并 ACS 的治疗策略仍较棘手。刚开始流行之时,为了避免暴露,推荐溶栓作为 STEMI 的一线治疗方法。但再灌注时间延迟增加了病死率和左心衰竭的风险,而且常无罪犯冠脉病变存在这一事实也并不支持 PCI 和抗栓治疗。多种抗血小板药物,如糖蛋白 IIb/ IIIa 受体拮抗剂、P2Y$_{12}$ 受体拮抗剂等,因其可限制中性粒细胞的招募,故对病毒感染后的肺组织起保护作用。尽管所有 P2Y$_{12}$ 受体拮抗剂都能减少血小板 - 白细胞的聚集及血小板来源的促炎细胞因子,但替格瑞洛是唯一能抑制平衡核苷转运体(ENT1)的 P2Y$_{12}$ 受体拮抗剂,具有更强的抗血小板作用,还有抗细菌活性。曾有非 COVID-19 的队列研究表明,用替格瑞洛治疗的肺炎患者肺损伤的减轻和脓毒症的预防均有明显存活方面的获益。然而,与血栓并发症相反,也有在 COVID-19 和严重急性呼吸综合征患者肺泡出血的报道。由于严重的 COVID-19 患者存在高出血风险,也有些作者提出 ACS 后应用双抗治疗的疗程应该更短些。因此,COVID-19 合并 ACS 患者合理的抗血小板治疗方案一直是临床争论的话题,应该认真评估缺血与出血的风险,个体化治疗。抗凝药能使 COVID-19 患者获益,因其不仅抗栓,还有抗炎作用。肝素与低分子量肝素均具有多效的抗炎作用,包括抑制血小板与中性粒细胞之间的相互作用,减少炎症介质的释放,如 IL-1β、IL-6、E-selectin 和 ICAM-1 等。肝素亦具有直接抗病毒作用。

总之,当 ACS 遇上感染,我们应首先判断感染来源,因为不同的感染部位有不同的常见病原体,故经验性首选的抗菌素也是不同的。同时,对于 ACS 治疗策略的选择亦是非常重要的,如为脓毒症,血运重建的有创操作可能使感染播散;如为重症肺炎,则随时做好气管插管呼吸机辅助呼吸的准备;如为感染性心内膜炎,则血运重建的过程中有瓣膜赘生物脱落的风险等。当然,如果 ACS 有急诊血运重建的指征,仍应积极快速开通血管,挽救心肌,只是如能事先仔细判断感染来源,更能做到心中有数,有的放矢,规避风险。目前急性感染触发 ACS 的这种相关性已经得到流行病学及大量临床研究的证实,应引起临床医师的警惕,尤其对于存在基础心血管疾病的高危人群。未来的研究应进一步深入这种相关机制的下游信号通路,制作更有价值的动物模型,寻找新的治疗靶点,同时阐明急性感染后 ACS 高危人群除了注射疫苗之外的预防方法。

(王宇石　张志宇)

参考文献

［1］VO V D, KHALIL M K, AL-HASAN M N. Risk and clinical outcomes of acute myocardial infarction and acute ischemic stroke following gram-negative bloodstream infection [J]. Int J Cardiol Hypertens, 2021, 8: 100079.

［2］CORRALES-MEDINA V F, MADJID M, MUSHER D M. Role of acute infection in triggering acute coronary syndromes [J]. Lancet Infect Dis, 2010, 10 (2): 83-92.

［3］CORRALES-MEDINA V F, SERPA J, RUEDA A M, et al. Acute bacterial pneumonia is associated with the occurrence of acute coronary syndromes [J]. Medicine (Baltimore), 2009, 88 (3): 154-159.

［4］ANTUNES G, EVANS S A, LORDAN J L, et al. Systemic cytokine levels in community-acquired pneumonia and their association with disease severity [J]. Eur Respir J, 2002, 20 (4): 990-995.

［5］KALSCH T, ELMAS E, NGUYEN X D, et al. Enhanced expression of platelet CD40-ligand by in vitro lipopolysaccharide-challenge in patients with ventricular fibrillation complicating acute myocardial infarction [J]. Int J Cardiol, 2006, 107 (3): 350-355.

［6］HAIDARI M, WYDE P R, LITOVSKY S, et al. Influenza virus directly infects, inflames, and resides in the arteries of atherosclerotic and normal mice [J]. Atherosclerosis, 2010, 208 (1): 90-96.

[7] MADJID M, VELA D, KHALILI-TABRIZI H, et al. Systemic infections cause exaggerated local inflamma-tion in atherosclerotic coronary arteries: clues to the triggering effect of acute infections on acute coronary syndromes [J]. Tex Heart Inst J, 2007, 34 (1): 11-18.

[8] MILBRANDT E B, READE M C, LEE M, et al. Prevalence and significance of coagulation abnormalities in community-acquired pneumonia [J]. Mol Med, 2009, 15 (11-12): 438-445.

[9] VALLANCE P, COLLIER J, BHAGAT K. Infection, inflammation, and infarction: does acute endothelial dysfunction provide a link ? [J]. Lancet, 1997, 349 (9062): 1391-1392.

[10] SHORR A F, BERNARD G R, DHAINAUT J F, et al. Protein C concentrations in severe sepsis: an early directional change in plasma levels predicts outcome [J]. Crit Care, 2006, 10 (3): R92.

[11] SIBELIUS U, GRANDEL U, BUERKE M, et al. Leukotriene-mediated coronary vasoconstriction and loss of myocardial contractility evoked by low doses of *Escherichia coli* hemolysin in perfused rat hearts [J]. Crit Care Med, 2003, 31 (3): 683-688.

[12] MUSHER D M, RUEDA A M, KAKA A S, et al. The association between pneumococcal pneumonia and acute cardiac events [J]. Clin Infect Dis, 2007, 45 (2): 158-165.

[13] SMEETH L, THOMAS S L, HALL A J, et al. Risk of myocardial infarction and stroke after acute infec-tion or vaccination [J]. N Engl J Med, 2004, 351 (25): 2611-2618.

[14] CORRALES-MEDINA V F, SERPA J, RUEDA A M, et al. Acute bacterial pneumonia is associated with the occurrence of acute coronary syndromes [J]. Medicine (Baltimore), 2009, 88 (3): 154-159.

[15] WARREN-GASH C, SMEETH L, HAYWARD A C. Influenza as a trigger for acute myocardial infarction or death from cardiovascular disease: a systematic review [J]. Lancet Infect Dis, 2009, 9 (10): 601-610.

[16] JOY G, LEWIS M, FURNISS S. Acute coronary syndrome caused by extrinsic coronary compression from an aortic root abscess in a patient with mechanical aortic valve endocarditis: a case report and literature review [J]. Eur Heart J Case Rep, 2021, 5 (1): a483.

[17] ESPOSITO L, CANCRO F P, SILVERIO A, et al. COVID-19 and Acute Coronary Syndromes: From Pathophysiology to Clinical Perspectives [J]. Oxid Med Cell Longev, 2021, 2021: 4936571.

[18] CHAPMAN A R, SHAH A, LEE K K, et al. Long-Term Outcomes in Patients With Type 2 Myocardial Infarction and Myocardial Injury [J]. Circulation, 2018, 137 (12): 1236-1245.

[19] STAHL K, GRONSKI P A, KIYAN Y, et al. Injury to the Endothelial Glycocalyx in Critically Ill Patients with COVID-19 [J]. Am J Respir Crit Care Med, 2020, 202 (8): 1178-1181.

[20] LANCELLOTTI P, MUSUMECI L, JACQUES N, et al. Antibacterial Activity of Ticagrelor in Conventional Antiplatelet Dosages Against Antibiotic-Resistant Gram-Positive Bacteria [J]. JAMA Cardiol, 2019, 4 (6): 596-599.

心脏磁共振成像在冠心病中的应用价值及展望

心血管疾病是全球死亡的主要原因,其中冠状动脉疾病(coronary artery disease,CAD)仍然是导致死亡和发病的第一大心血管原因。CAD 的早期检测能够对最有可能发生缺血性心血管疾病的患者进行有针对性的风险分层和早期治疗,因此准确识别并诊断 CAD 尤为重要。在常规临床实践中,侵入性冠状动脉血管造影是评估 CAD 的临床"金标准",但越来越多的证据表明,单纯开通闭塞血管并不能改善所有患者的预后,心肌、血管一体化评估才能更加全面地认识心血管病理生理状态,更好地判断预后,为治疗提供更多信息。无创成像技术在确诊或疑似心肌梗死患者的心肌损伤特征评估中发挥着不可或缺的作用。心脏磁共振成像(cardiac magnetic resonance imaging,CMR)以其无辐射、无创、多参数、多维度以及高分辨率成像、交互式成像等诸多优点,成为"一站式"评估心脏结构、功能、组织特征及心肌灌注的首选方法。最新版心肌梗死定义标准已将 CMR 列为重要的诊断工具,并被欧美指南推荐为诊断冠心病及评估心肌损伤的一线检查手段,更是成为提示冠心病患者再血管化治疗后是否获益的重要参考依据。

一、CMR 成像技术特点

CMR 成像不仅可以评估房室功能、房室容积和压力、心肌厚度及运动,还可从组织学水平可视化观察心肌组织灌注特征、心肌细胞有无水肿、坏死和瘢痕,近来也逐渐被用于观察冠状动脉解剖结构等(表 1)。CMR 成像具有无创、无辐射、无须碘类对比剂的特点,对于心脏成像可以任意角度、任意方向观察,具有组织对比度好、成像分辨率高等优点。在 EARLY-MYO 临床试验中,研究者对所有入组心肌梗死患者行 CMR 检测,准确评估心功能及梗死面积、微循环障碍及心肌内出血等病理改变,进一步证实并支持 CMR 在冠心病诊疗工作中对患者心功能评估及预后预测的重要价值。

表 1　心肌损伤临床特征与 CMR 技术应用

临床特征	CMR 序列	CMR 解读
房室形态与功能	SSFP 心肌应变	房室容积 收缩功能 室壁运动 心肌应变
T_2 成像	T_2W	心肌水肿
心肌灌注	首过灌注(静息 / 负荷)	微血管完整性 心肌灌注储备 心肌缺血
心肌活性 / 瘢痕	延迟强化	心肌梗死瘢痕 微循环障碍

二、CMR 对冠心病心脏结构与功能的评价

当心肌缺血、缺氧发生时,冠心病患者可出现心脏结构与功能异常,主要包括房室的收缩与舒张功能障碍、心脏瓣膜运动减低以及狭窄的冠状动脉供血区域相关心肌节段运动减弱至消失。CMR 稳态自由进动(steady state free precession,SSFP)电影成像是一种可视化评估心脏结构与功能的 3D 电影序列,可重复性高。与超声心动图不同,其成像质量不受声窗、患者体位及肺部病变的影响。SSFP 电影成像是目前最基础且最常用的 CMR 序列,主要用来评估房室的结构及收缩功能改变,已有大量临床研究证实其检测心功能的准确性与敏感性显著优于超声心动图,在心肌缺血、心肌梗死、心肌重构等各个时期发挥作用。此外,CMR 可通过测量不同瓣膜的瓣环动力学来评估心室舒张功能,其结果与传统组织多普勒成像具有良好的一致性。

基于 SSFP 电影成像进行后期图像处理得到的心肌组织特征追踪成像,常用于定量评价心肌张力和收缩率,在纵向、径向和环周不同方向来反映心脏整体及局部心肌的应变力改变。左室射血分数(left ventricular ejection fraction,LVEF)主要反映左室心肌整体的收缩功能,并不能早期反映心肌的收缩活动降低,而 CMR 心肌组织特征追踪技术则可以定量实时评价局部心肌运动,对冠心病早期或非冠状动脉阻塞型心肌梗死(myocardial infarction with nonobstructive coronary arteries,MINOCA)时,尚未发生 LVEF 下降,就能够敏感地反映出局部心肌组织内部结构与力学改变,早期发现心肌损伤,现已成为定量评估早期心肌运动障碍的技术手段。研究表明,与 LVEF 及心肌梗死面积相比,心肌组织特征追踪成像能够更好地反映不良心室重构,并预测主要心血管不良事件(major adverse cardiovascular event,MACE)。因此,CMR 心肌组织特征追踪在冠心病早期检测心肌运动、评估心肌损伤范围以及预后评估方面具有重要价值。

心室重构是心肌梗死患者常见的晚期并发症,主要表现为局部心肌变薄,运动减弱至消失或出现心腔扩大,或向外膨出形成室壁瘤(图 1),室壁瘤可引起恶性心律失常、心力衰竭及附壁血栓等严重并发症,进一步降低心肌梗死患者的生存率。相较于超声心动图,CMR 以其高组织分辨率的优势,已成为近年来评估心室重构的首选方法,不仅能够准确地反映心肌梗死患者晚期左心室重构的表征,并且对疾病的预后风险评估具有更显著的预测价值。

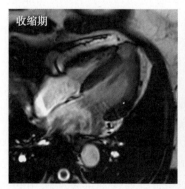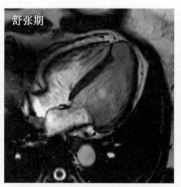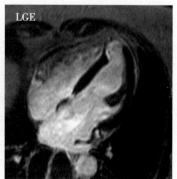

图 1　心肌梗死后室壁瘤的 CMR 成像

陈旧性心肌梗死心尖部室壁瘤形成,收缩期向外膨出,延迟强化期显示为心肌瘢痕。

LGE,late gadolinium enhancement,延迟强化。

三、CMR 对冠心病心肌水肿的评价

急性心肌缺血或梗死时,缺血、缺氧导致心肌细胞内 ATP 合成障碍,并引起细胞肿胀,进一步损伤导致心肌组织水肿。CMR 中的 T_2 加权成像在识别急性心肌损伤情况下心肌组织间质内游离水的增加具有较高的准确性,甚至可以在肌钙蛋白增高或延迟强化(late gadolinium enhancement,LGE)瘢痕等出现之前清晰地描述急性心肌细胞损伤,将心肌水肿可视化为局部高信号(图 2 第一列,彩图见二维码 13);T_2 mapping 则用于定量评价损伤心肌的水肿程度。这些检测手段有望对有缺血可挽救心肌的患者进行早期判断,及时干预以阻止心肌细胞死亡过程,并对评估冠状动脉血运重建的效果具有一定指导意义。此外,在 MINOCA 患者中,T_2 加权或 T_2 mapping 成像能够早期及时发现局灶性心肌水肿,对 MINOCA 的病因学诊断发挥重要作用。

从机制上看,冠心病血运重建后,狭窄血管的血流恢复加重了组织间反应性充血和受损毛细血管渗漏的间质水肿,并且来自破裂的动脉粥样硬化斑块所继发的细胞碎片、血小板和炎症细胞激活、内皮细胞破坏及血管痉挛等因素导致微血管结构和功能障碍。已有研究表明,T_2 加权和 T_2 mapping 成像可清晰地显示出缺血/再灌注损伤心肌中反应性水肿的双峰模式。最初的水肿波在再灌注时突然出现,并在 24 小时后消退,紧随其后出现与愈合相关的延迟性水肿波,在心肌梗死后 4~7 天进入平台期。这对临床工作者选择合理的 CMR 检查时间窗(心肌梗死后 4~7 天内)具有重要的指导意义,结合 LGE(瘢痕出现)的部位和范围,可评价可挽救心肌。此外,T_2 加权成像高信号对鉴别急、慢性心肌梗死同样具有重要的指导作用,并帮助预测冠心病患者的不良预后。

随着超高速成像扫描技术的发展,磁共振弥散加权成像(diffusion weighted imaging,DWI)作为目前唯一能对机体内水分子弥散进行定量分析的无创性检查手段,已被推荐用于检测急性心肌水肿,以明确早期的心肌损伤。在 DWI 图像上,正常心肌组织中水分子弥散自由度较大,DWI 信号较低;在心肌梗死的早期阶段,心肌组织发生肿胀并从细胞外间隙吸收水分,心肌细胞内外水分子弥散受限,DWI 表现为高信号,使得病变组织在 DWI 的信号改变类似于常规 T_2 加权成像。DWI 成像克服了 T_2 加权成像中扫描时间长、受试者呼吸伪影的影响,可在短时间内判断心肌组织的损伤程度。与 T_2 加权成像相比,DWI 检测急性心肌梗死心肌信号增加区域的敏感性(83.1%)较好、特异性(90.0%)相当,且与心肌梗死面积的相关性较强。

四、CMR 对心肌活性的评价

及时识别冠心病患者存活心肌,并判断其心肌储备功能,对血运重建适应证的选择与明确心肌功能障碍是否可逆具有重要指导价值。研究表明,心肌活性水平和心肌梗死患者血运重建后的预后生存率密切相关。CMR 是检测存活心肌的关键的成像方式,包括 LGE、收缩功能储备评价、心肌血流储备以及可挽救心肌的评估。

CMR-LGE 成像是无创检测心肌瘢痕组织的"金标准",可定量评估心肌梗死面积(图 2 第三列,彩图见二维码 13)。心肌细胞急性坏死时,细胞膜破裂导致钆对比剂进入细胞,由于胶原沉积和梗死区完整心肌细胞相对较少,细胞外基质增多,钆对比剂从血管分布到组织间质发生"慢进慢出"效应,因此心肌梗死区表现为高信号。可根据成像信号强度差异,区分心肌坏死或瘢痕组织。心肌梗死后,纤维瘢痕的形成与患者的左心室重构、心律失常及心源

性猝死的发生密切相关。Stone 等在荟萃分析中总结了血运重建后 1 个月内，心肌梗死面积每增加 5%，1 年内因心力衰竭住院和全因死亡的相对危险比增加 20%。因此，准确评价心肌梗死面积及位置，对于指导临床治疗和评估预后风险具有重要意义。

二维码 13

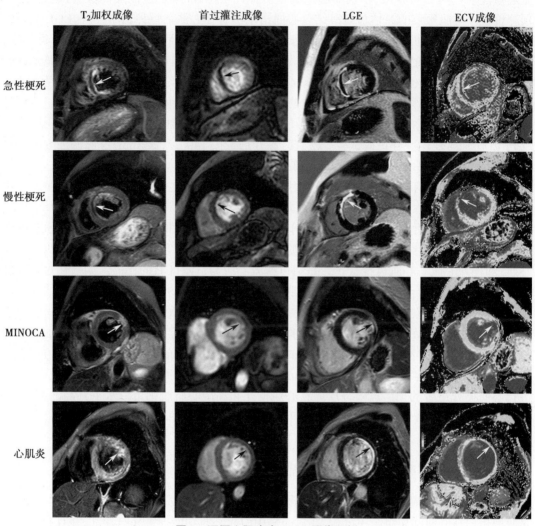

图 2 不同心肌疾病 CMR 图像示例

从左至右分别描述了 T_2 加权成像、首过灌注成像、LGE 成像和 ECV 成像。T_2 加权成像：急性心肌梗死区域心肌水肿，呈高信号，梗死核心中低信号强度提示 IMH 可能；慢性心肌梗死中 T_2 加权成像显示水肿消失，未见高信号，低信号区代表铁残余。首过灌注成像：室间隔低信号，心肌灌注缺损，提示室间隔心肌缺血。LGE 成像：心肌梗死组织呈高信号，高信号增强区域中低信号区为 MVO。ECV：通过伪彩显示心肌梗死区域信号，代表胶原纤维沉积或瘢痕，可定量测定。

MINOCA，myocardial infarction with nonobstructive coronary arteries，非冠状动脉阻塞型心肌梗死；LGE，late gadolinium enhancement，延迟强化；ECV，extracellular volume，细胞外容积。

在收缩功能储备评价方面，LGE 与 SSFP 电影序列结合能够更加敏感地评价节段性室壁运动及心肌瘢痕的透壁范围。研究表明，冠状动脉狭窄对应的心肌节段如发生超过 75% 以上的透壁性坏死，在血运重建后该节段心肌收缩功能难以恢复。其次，低剂量多巴酚丁胺 MRI（low-dose dobutamine MRI，Dob-MRI）是一种通过应用多巴酚丁胺药理应激作用来评价心肌收缩功能储备的技术，低剂量多巴酚丁胺激动 β_1 受体，扩张冠状动脉血管，使得正常心肌收缩力增加，而已发生坏死或形成瘢痕的心肌收缩反应明显减弱，从而可以通过注射前、后的 SSFP 电影序列观察节段心肌的收缩变化，判断心肌活性水平。研究发现，在血运重建前进行 Dob-MRI，不仅能够准确检测并评估冬眠心肌，还能发挥疾病预后风险的预测价值。心肌瘢痕的评估（LGE）结合心肌运动两者在心肌活性评估中互补，LGE 成像侧重于检测不可逆心肌，而 Dob-MRI 侧重于检测存活心肌和心肌收缩功能的储备。近年来，利用氧合血红蛋白的顺磁特性开发的血氧水平依赖的 CMR（blood-oxygen-level dependent CMR，BOLD CMR）也可以帮助识别存活心肌和瘢痕组织，但该技术目前还处于研究阶段。

心肌血流储备评估：CMR 可以评价心肌血流储备，提示冠状动脉的狭窄程度。运用钆对比剂首过灌注技术，可以评价心肌微循环改变，反映相关缺血区域（图 2 第二列，彩图见二维码 13）。通常使用腺苷负荷试验。检查时腺苷剂量按 140μg/（kg·min）静脉滴注 6~8 分钟使血管扩张，心肌缺血、损伤或坏死时造影剂在局部心肌摄取减低甚至缺失。研究表明，在稳定型心绞痛和患有冠状动脉疾病高危因素的患者中，CMR 心肌灌注成像对于心脏不良事件的预测能力与侵入性的冠状动脉血流储备分数相当。

可挽救心肌的评估：在心肌梗死早期，评估危险区域与可挽救心肌，对预测心肌梗死的预后同样具有重要意义。危险区域指由梗死动脉供血的区域，包括可逆性损伤心肌（可挽救心肌）和梗死心肌。心肌可挽救指数是指可挽救心肌与危险区域的比值。如果在冠状动脉阻塞后没有及时进行血运重建以挽救存活心肌，会导致相应的心肌坏死。与单独的梗死面积大小相比，心肌挽救指数被认为是评估新型心脏保护疗法效果更加敏感的指标。临床上综合使用多参数 CMR 成像技术手段来评估可挽救心肌，包括 SSFP 电影成像、T_2 加权成像与 T_2 mapping、首过灌注或早期强化（early gadolinium enhancement，EGE）与 LGE 成像、T_1 mapping 与细胞外容积（extracellular volume，ECV）检测等，有助于早期识别可挽救心肌，并进行心肌梗死患者的预后风险分层。在心肌梗死和高敏心肌肌钙蛋白水平升高的患者中，早期应用 CMR 检查评价患者是否存在可挽救心肌，可明显降低后续行侵入性血管成形术的概率。

五、CMR 对心肌梗死后纤维化的评估

心肌梗死后远端心肌间质发生的弥漫性间质纤维化改变是一种病理生理过程，其特征是胶原蛋白在心肌间质组织中沉积，在冠心病中引起心肌功能损害和电紊乱，并且参与左心室重构。

通常使用钆对比剂注入前、后 T_1 加权映射成像及 ECV 来评估（图 2 第四列，彩图见二维码 13）。通过 Look-Locker 反转恢复（MOLLI）序列测量获得图像，并通过后处理计算 T_1 值获得。心肌梗死后，ECV 显著升高，与心肌活检组织病理分析心肌内胶原纤维累积程度保持高度一致，因此，对冠心病患者进行 T_1 与 ECV 值的测量能够检测心肌梗死后心肌代偿性改变，并有助于评估疾病预后。

六、CMR 对微循环障碍和心肌内出血的评估

微循环障碍（microvascular obstruction，MVO），即通常所称的"无复流"（no-flow）现象。急性心肌梗死患者中，即使经过及时的冠状动脉血运重建，仍有约 35% 的心肌梗死患者会

出现缺血区域冠状动脉微循环无法再灌注，其发生机制主要与几个因素相关：缺血相关损伤程度；再灌注损伤程度；有无血管远端栓塞；个体易感性。这些因素的相互作用增加了微循环障碍的发生风险。

近年来，越来越多的研究发现，血运重建后的微循环障碍可以作为独立因素预测左心室不良重构的发生，因此早期识别MVO具有重要的临床意义。最近多参数CMR的出现为了解、量化以及定位心肌MVO发挥了不可或缺的作用。心肌梗死区域核心由于冠状动脉阻塞、心肌坏死，钆对比剂无法及时渗透入心肌细胞内，通常可通过EGE和LGE对MVO进行诊断。在早期，常用首过灌注成像或EGE成像（1~4分钟内）来检测MVO，MVO心肌因缺乏钆对比剂强化而呈现低信号；在延迟期，LGE成像（10~15分钟后）用来检测晚期MVO，梗死区域内钆对比剂发生延迟代谢呈现高信号，而MVO区域则表现为心肌高信号区域内的低信号（图2第三列第一行，彩图见二维码13）。研究表明，对微循环障碍的检测，前者敏感性明显高于后者。在一项多中心研究中表明，相较于传统MACE预测风险指标，MVO比左心室体积≥2.6%时具有更高的临床MACE预测价值，可以作为心血管事件的独立预测因子，为心肌梗死后危险分层、调整治疗策略提供参考。

心肌梗死后冠状动脉微循环血管损伤特别严重时，血管内皮损伤导致血管完整性受损，则可能发生红细胞外渗进入心肌，称为心肌内出血（intramyocardial haemorrhage，IMH）。心肌内出血是MVO的一种严重形式，其发生风险及严重程度与冠状动脉侧支循环的数量、有无缺血预处理、梗死面积大小、有无血管远端栓塞以及冠心病危险因素数目和程度（如糖尿病或吸烟等）相关。IMH同样可以作为心肌梗死后左心室重构和预后不良的预测指标，因此利用CMR早期检测IMH对于指导临床治疗具有积极作用。目前多数研究采用T_2加权的短时间反转恢复（short-tau inversion recovery，STIR）序列或T_2^*加权的梯度回波脉冲序列来评估IMH。由于心肌内红细胞膜的分解导致巨噬细胞内的铁蛋白和含铁血黄素沉积，缩短了T_2弛豫时间，因此IMH在T_2加权成像中表现为梗死区内低信号。值得注意的是，由于MVO出现时，梗死核心的质子密度较低，在T_2加权图像上也可以表现为低强化区域，故可能造成IMH的误判，因此，目前更多的推荐是采用T_2^*加权成像对IMH判断。相较于T_2加权成像，因血红蛋白分解产物的顺磁效应对T_2^*弛豫时间的影响更大，T_2^*加权成像对检测心IMH更为敏感。在一项纳入ST段抬高心肌梗死患者的队列研究中，T_2^*加权成像检测出36%患者存在心肌内出血，其中59%的患者在6个月随访时存在心肌铁残余，预示左心室重构的出现可能性大。

七、CMR对心室血栓的评价

心室血栓是缺血性心肌病和非缺血性心肌病的严重并发症，且缺血性心肌病患者心室血栓患病率明显高于非缺血性心肌病，且更易出现在心肌瘢痕处。与其他成像方式相比，CMR检测心室血栓的优势在于钆剂首过灌注时立即增强心室腔，造影剂则不能进入血栓，血栓在图像上呈黑色。在钆剂延迟强化阶段，由于血栓内部无血管组织，血栓在图像上呈黑色（图3）。LGE图像可准确评估在超声心动图或CMR电影序列中可能会漏诊的较小血栓，尤其是附壁血栓，显著提高了心室血栓的诊断率。此外，LGE检测的梗死面积与心室血栓发生风险显著相关。

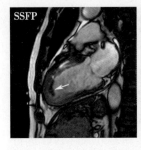 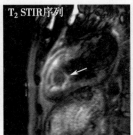 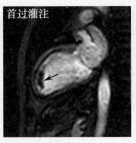 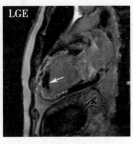

图 3 左心室血栓的 CMR 成像

急性心肌梗死患者行血运重建后左心室血栓形成,SSFP 电影成像中见心尖部附壁血栓;T₂ 加权成像、首过灌注成像及 LGE 成像中见心尖部附壁血栓呈局部低信号(箭头)。

SSFP,steady state free precession,稳态自由进动;STIR,short-tau inversion recovery,短时间反转恢复;LGE,late gadolinium enhancement,延迟强化。

八、冠状动脉磁共振血管成像的应用

冠状动脉磁共振血管成像(coronary magnetic resonance angiography,CMRA)以其无创和高时间分辨率、无射线、无须碘造影剂等优点,不仅可显示冠状动脉管腔,而且可将冠状动脉与周围组织的解剖关系清晰地呈现出来(视频 1)。CMRA 可提供血管多种功能学及组织学参数,包括管腔狭窄程度、斑块负荷、高风险斑块特征、斑块活动度,可用于检测疑似冠状动脉开口异常、冠状动脉瘤(例如川崎病)和近端冠状动脉有无狭窄。此外,对冠状动脉 CMRA 斑块成像,MRA 可以利用斑块特征(斑块内出血、血栓、脂质核心、薄纤维帽、粥样硬化、钙化、巨噬细胞和胆固醇簇)的 T₁ 映射缩短效应来评估高风险冠状动脉斑块,对疾病预后产生重要指导意义。在冠心病患者中,结合冠状动脉结构与心肌灌注、瘢痕等心肌组织特征的评估,不仅有助于临床决策,如是否施行再血管化,而且对长期预后风险评估及未来心血管疾病的风险分层具有指导意义。但应注意的是,与冠状动脉计算机体层血管成像(computed tomography angiography,CTA)相比,CMRA 的空间分辨率较低、采集时间延长、扫描序列更复杂以及信噪比较低等原因限制了其在临床中的常规应用。随着 CMR 技术不断革新,对比增强 CMRA 在评估冠状动脉时的表现有望与 CTA 相当。

视频 1 CMRA
三维成像

九、CMR 对可疑冠心病的鉴别诊断

CMR 有助于识别与冠状动脉供血区域不相符的局灶性心肌损害,揭示可能的 MINOCA 病因(图 2 MINOCA 病例)。SMINC-2 前瞻性研究显示,77% 的 MINOCA 患者在早期(中位时间为 3 天)使用 CMR 可以得到明确诊断,与 SMINC-1 研究(中位时间为 12 天)相比,通过多参数 CMR 技术检测有助于发现更多心肌炎(17% *vs.* 7%,$P=0.01$)和 Takotsubo 综合征(35% *vs.* 19%,$P=0.002$),但心肌梗死(22% *vs.* 19%,$P=0.56$)和其他心肌病(3% *vs.* 2%,$P=0.46$)的比例相似。因此,目前在 MINOCA 的病因学诊断中,建议患者早期使用 CMR 进行病因学评估。此外,多项临床研究表明,CMR 与冠状动脉光学相干断层扫描结合更有助于提高 MINOCA 患者诊断率,明确 MINOCA 发病机制。欧洲心脏病学会非 ST 段抬高心肌梗死患者管理指南中表明,对所有不明原因的 MINOCA 病例,建议进行 CMR 检查(Ⅰ类推荐,B 级证据);美国心脏病协会推荐,首选 CMR 作为继冠状动脉造影后进一步

评估 MINOCA 病因的非侵入性检查手段。

CMR 新技术：

1. 磁共振谱（magnetic resonance spectroscopy，MRS） 越来越多的 CMR 新技术被用来尝试检测冠心病患者的心脏代谢改变。基于心肌组织的生物能量学，磷 -31 MRS、质子 MRS 和钠 MRS 等方法相继出现，例如通过磷 -31 MRS 测量磷酸肌酸、ATP 及其比率以及肌酸激酶的动力学。通过测量心肌梗死区的代谢产物，反映心肌有无代谢异常，由此区分存活心肌和坏死组织。

2. 应变编码磁共振（Strain-encoded imaging，SENC） SENC 是一种无对比剂的心肌标记技术，可量化心肌应变，较准确地分析局部心肌的应变和应变率。与传统的心肌追踪技术相比，SENC 可评估局部心肌的收缩和舒张功能，对检测早期心脏损伤具有较高敏感性。目前关于 SENC 的临床应用尚未完全开展，因此，SENC 在评估局部缺血、心肌功能障碍及预后风险评估中的临床前景尚有待探索。

3. 心脏磁共振指纹成像（cardiac MR fingerprinting，CMRF） CMRF 是近年新兴的 CMR 多参数定量成像技术，能够在单次扫描中同时提供心肌组织多参数定量信息。相较于常规 CMR 定量成像，CMRF 具有数据同步采集、多参数成像、图像共同配准以及高效成像等优势。目前关于 CMRF 在冠心病人群中的相关应用及研究甚少，因此，CMRF 在冠心病人群中的应用有可能成为潜在可推广技术。

十、结论

CMR 技术具有独特的心肌可视化和量化特性，不仅提高了临床工作者对冠心病心肌梗死范围、可挽救心肌和远端心肌发生改变的直观理解，也提供了心肌梗死面积大小、微血管阻塞和心肌内出血等临床信息，为疾病的诊断和预后评估提供了功能学、形态学和组织学的客观依据，有助于心血管疾病临床决策和管理。随着对 CMR 技术的不断开发，CMR 有望更加快捷，检查更具有普适性，并提供能量代谢等新信息。

（姜 萌 卜 军）

参考文献

［1］ THYGESEN K, ALPERT J S, JAFFE A S, et al. Fourth Universal Definition of Myocardial Infarction (2018)[J]. J Am Coll Cardiol, 2018, 72 (18): 2231-2264.

［2］ PU J, DING S, GE H, et al. Efficacy and Safety of a Pharmaco-Invasive Strategy With Half-Dose Alteplase Versus Primary Angioplasty in ST-Segment-Elevation Myocardial Infarction: EARLY-MYO Trial (Early Routine Catheterization After Alteplase Fibrinolysis Versus Primary PCI in Acute ST-Segment-Elevation Myocardial Infarction)[J]. Circulation, 2017, 136 (16): 1462-1473.

［3］ JENKINS C, MOIR S, CHAN J, et al. Left ventricular volume measurement with echocardiography: a comparison of left ventricular opacification, three-dimensional echocardiography, or both with magnetic resonance imaging [J]. Eur Heart J, 2009, 30 (1): 98-106.

［4］ WU V, CHYOU J Y, CHUNG S, et al. Evaluation of diastolic function by three-dimensional volume tracking of the mitral annulus with cardiovascular magnetic resonance: comparison with tissue Doppler imaging [J]. J Cardiovasc Magn Reson, 2014, 16: 71.

［ 5 ］ EITEL I, STIERMAIER T, LANGE T, et al. Cardiac Magnetic Resonance Myocardial Feature Tracking for Optimized Prediction of Cardiovascular Events Following Myocardial Infarction [J]. JACC Cardiovasc Imaging, 2018, 11 (10): 1433-1444.

［ 6 ］ BULLUCK H, CARBERRY J, CARRICK D, et al. Redefining Adverse and Reverse Left Ventricular Remodeling by Cardiovascular Magnetic Resonance Following ST-Segment-Elevation Myocardial Infarction and Their Implications on Long-Term Prognosis [J]. Circ Cardiovasc Imaging, 2020, 13 (7): e009937.

［ 7 ］ FERNANDEZ-JIMENEZ R, BARREIRO-PEREZ M, MARTIN-GARCIA A, et al. Dynamic Edematous Response of the Human Heart to Myocardial Infarction: Implications for Assessing Myocardial Area at Risk and Salvage [J]. Circulation, 2017, 136 (14): 1288-1300.

［ 8 ］ KOCIEMBA A, PYDA M, KATULSKA K, et al. Comparison of diffusion-weighted with T_2-weighted imaging for detection of edema in acute myocardial infarction [J]. J Cardiovasc Magn Reson, 2013, 15: 90.

［ 9 ］ WELLNHOFER E, OLARIU A, KLEIN C, et al. Magnetic resonance low-dose dobutamine test is superior to SCAR quantification for the prediction of functional recovery [J]. Circulation, 2004, 109 (18): 2172-2174.

［ 10 ］ NAGEL E, GREENWOOD J P, MCCANN G P, et al. Magnetic Resonance Perfusion or Fractional Flow Reserve in Coronary Disease [J]. N Engl J Med, 2019, 380 (25): 2418-2428.

［ 11 ］ STONE G W, SELKER H P, THIELE H, et al. Relationship Between Infarct Size and Outcomes Following Primary PCI: Patient-Level Analysis From 10 Randomized Trials [J]. J Am Coll Cardiol, 2016, 67 (14): 1674-1683.

［ 12 ］ SMULDERS M W, KIETSELAER B, WILDBERGER J E, et al. Initial Imaging-Guided Strategy Versus Routine Care in Patients With Non-ST-Segment Elevation Myocardial Infarction [J]. J Am Coll Cardiol, 2019, 74 (20): 2466-2477.

［ 13 ］ SORENSSON P, EKENBACK C, LUNDIN M, et al. Early Comprehensive Cardiovascular Magnetic Resonance Imaging in Patients With Myocardial Infarction With Nonobstructive Coronary Arteries [J]. JACC Cardiovasc Imaging, 2021, 14 (9): 1774-1783.

［ 14 ］ REYNOLDS H R, MAEHARA A, KWONG R Y, et al. Coronary Optical Coherence Tomography and Cardiac Magnetic Resonance Imaging to Determine Underlying Causes of Myocardial Infarction With Nonobstructive Coronary Arteries in Women [J]. Circulation, 2021, 143 (7): 624-640.

［ 15 ］ GERBAUD E, ARABUCKI F, NIVET H, et al. OCT and CMR for the Diagnosis of Patients Presenting With MINOCA and Suspected Epicardial Causes [J]. JACC Cardiovasc Imaging, 2020, 13 (12): 2619-2631.

［ 16 ］ BOTKER H E, KALTOFT A K, PEDERSEN S F, et al. Measuring myocardial salvage [J]. Cardiovasc Res, 2012, 94 (2): 266-275.

［ 17 ］ SYMONS R, PONTONE G, SCHWITTER J, et al. Long-Term Incremental Prognostic Value of Cardiovascular Magnetic Resonance After ST-Segment Elevation Myocardial Infarction: A Study of the Collaborative Registry on CMR in STEMI [J]. JACC Cardiovasc Imaging, 2018, 11 (6): 813-825.

［ 18 ］ CARBERRY J, CARRICK D, HAIG C, et al. Persistent Iron Within the Infarct Core After ST-Segment Elevation Myocardial Infarction: Implications for Left Ventricular Remodeling and Health Outcomes [J]. JACC Cardiovasc Imaging, 2018, 11 (9): 1248-1256.

［ 19 ］ WEINSAFT J W, KIM R J, ROSS M, et al. Contrast-enhanced anatomic imaging as compared to contrast-enhanced tissue characterization for detection of left ventricular thrombus [J]. JACC Cardiovasc Imaging, 2009, 2 (8): 969-979.

［ 20 ］ RIPLEY D P, MOTWANI M, BROWN J M, et al. Individual component analysis of the multi-parametric cardiovascular magnetic resonance protocol in the CE-MARC trial [J]. J Cardiovasc Magn Reson, 2015, 17: 59.

影像技术在冠状动脉精准治疗的应用进展

一、影像技术发展的必要性

(一)经皮冠状动脉介入治疗(PCI)整体发展趋向"精准"

经过近 50 年的发展,PCI 已经成为一类成熟的技术。过去 30 年,我国 PCI 经历了从无到有,从有到多,一批术者的技术能力达到国际前列,国家年手术量已经全球第一,目前正在向基层推广普及。上一时代的经验证明,单纯 X 线冠状动脉造影和必要时的定量影像分析(QCA)已经可以满足大部分 PCI 决策和指导治疗过程的需求。但是,球囊扩张或支架植入后,血管夹层、地理丢失(病变覆盖不完全)、支架贴壁不良或膨胀不全常有发生,冠脉造影诊断敏感度有限。术后并发症,早期或晚期的,急性或慢性的,血管狭窄或闭塞仍有发生。研究发现,对于此类不理想的手术结果或并发症,需要更敏感的影像学工具;了解其发生原因和机制,更少不了这类影像学工具。

PCI 的发展,下一阶段是"从推广到优化",手术的"精准度"是不可回避的主题。无创影像、X 线介入影像、腔内影像、功能影像的可获得和进步为临床医师和患者提供了条件,各种技术的联合应用使精准化 PCI 得以实现。

(二)冠脉病变复杂程度增高

随着人均寿命延长,人口平均年龄上升,需要处理的患者年龄更高,糖尿病、肾功能不全等合并症更多,动脉系统粥样硬化严重程度和冠脉病变的复杂程度增加。随着介入技术的进步、经验的积累,许多过去视为禁忌证的情况如今常规接受介入干预。甚至过去为介入医师"托底"的心外科医师会建议一些高危、复杂的患者选择介入手术。另外,越来越多这类患者接受介入治疗成功获益。介入术中常见的复杂情况一般包括但不限于:

1. 慢性完全闭塞(CTO)病变 单纯 X 线介入造影经常难以提供足够信息,术前的 CT 造影、术中的血管内超声(IVUS)有时是必不可少的工具,帮助寻找 CTO 入口,了解闭塞段组织成分,显示器械所在位置等,提高手术成功率、效率和安全性。

2. 长病变 传统定义为病变长度 >20mm。常合并存在高龄、糖尿病、血管扭曲钙化、累及分叉等,斑块常不稳定,PCI 结果不理想或早期、晚期并发症发生率较高。另外,如果缺乏正常血管段作为参考,长病变还容易被误诊为"没有显著病变"。

3. 迂曲病变 一方面因为影像缩短、重叠,X 线造影有时显示不理想,需要腔内影像辅助,但是另一方面迂曲造成的高阻力增加腔内影像器械通过的难度。

4. 分叉病变 在 PCI 中颇为常见,可占 30%,常是手术难点之一。一支血管的 PCI 可能影响分叉的另一支血管。分支保护增加操作复杂性;双支架技术预后并不更好,一旦分叉部位再狭窄,处理尤其棘手。因此,关于分叉部位处理多大是范围的,处理到什么程度,尤其需要精细分析、准确操作。

5. 钙化病变 临床常见,严重钙化一般意味着动脉粥样硬化程度高,有些钙化病变增加斑块的不稳定性。严重的钙化病变影响手术成功率,增加早期、晚期并发症发生率。根据钙化程度和分布,需要特殊干预。

6. 开口病变　斑块负荷、干预范围和参考血管直径为难点。腔内影像帮助决策。

7. 夹层病变　自发夹层常没有明显破口，支架边缘夹层有时也比较隐匿，腔内影像有助识别或证实。

8. 血栓病变　腔内影像比 X 线造影更能确定血栓的存在和容量，甄别类型，提示成因。

（三）科学研究的需求

科学研究需要准确、定量的资料。各种影像技术在各自优势维度采集信息，补充协同，令资料更加完整、精细、可重复、可比较。

二、各种影像工具的应用场景

（一）无创性冠状动脉相关影像技术

1. 心肌灌注相关影像学检查　如负荷超声心动图（stress echocardiography）、单光子发射计算机断层成像（SPECT）、心脏磁共振成像（CMR）、正电子发射断层扫描（PET），可帮助确定是否存在缺血及其区域，预判供血血管病变；或与冠脉影像比对，判断冠脉病变的功能学意义；尤其重要的是，判断缺血部位心肌是否存活，这些都有助于指导血管重建治疗。药物或运动负荷后，根据目标区域灌注和代谢的特点，心肌状态可分为正常（正常灌注、正常代谢）、冬眠（灌注减少、代谢尚正常）、死亡（灌注减少、代谢减少）。对此，CMR 具有较高的敏感度（89%~90%）和特异度（87%~94%）。CMR 还可较准确地测量病变心肌节段的厚度和瘢痕相对厚度（室壁<6mm，心肌瘢痕≥50% 自身厚度）。无创心肌灌注相关影像具有一些局限，如：① SPECT、负荷超声心动图等传统心肌灌注成像对多支冠脉病变患者的敏感度低，当三支血管同时存在显著病变或右冠状动脉合并左主干同时存在病变时，常呈假阴性。PET等新型技术可以克服。②当存在系统性疾病或其他疾病（如严重贫血）引起慢性缺血、缺氧时，运动或药物负荷均可能诱发缺血的改变，用以判断冠脉病变则为假阳性。③微血管病变导致的缺血也不容易与大冠脉病变区分。当然，利用这一点，却有助于发现大冠脉以外原因导致的缺血，对难以直接检测的微循环系统而言，颇具价值。④体型可能影响检查结果。⑤通常达到显著狭窄时，心肌负荷灌注才倾向于达到阳性结果，因此其敏感性较低，但特异性尚高。

2. 冠状动脉 CT 造影（CCTA）　通过造影剂的增强显影，直接显示具体的冠脉解剖学病变节段，相较于心肌灌注显像能更为直观地确定血管病变的严重程度，且能初步评估病变的性质（如长度、狭窄率、钙化程度、迂曲情况等）。北美缺血性心肌病诊治指南目前将功能性检查作为无创性冠脉检查的首要推荐，而英国则将冠脉 CT 作为首要推荐。荟萃分析显示，若优先选择冠脉 CT 作为疑诊冠心病的无创性冠脉检查，可显著降低疑诊冠心病患者远期缺血事件的发生率。但受限于分辨率和钙化对影像的影响，CCTA 对病变的定量判断尚不理想，一般来讲敏感性高、特异性低，适合作为介入手术的"看门人（gate keeper）"，无法全面替代介入冠脉造影。CCTA 检查的射线和造影剂暴露不低于一般介入冠脉造影。

（二）介入冠脉影像技术

1. X 线介入冠脉造影（invasive coronary angiography，ICA）　显示对比剂充盈的冠脉纵轴二维投影，仍然是冠脉病变诊断和治疗的基本手段，不可替代，为腔内影像技术的使用提供"平台"。与无创影像相比，ICA 直观、准确地反映血管的形态、病变部位和程度。大部分病例 ICA 结果满足指导血管重建需求。ICA 的局限在于：①难以准确识别病变成分和性质（纤维、脂质、钙化、血栓、夹层，稳定、不稳定等）；②大部分管腔以外的结构难以识别；③直接贴壁效果难以判断；④小型夹层等情况不敏感；⑤测量受到主观影响变异较大。因此，要提高冠脉干预的精准程度，需要在 ICA 基础上联合腔内影像学技术。

2. 血管内超声（intravenous ultrasound，IVUS） 实时显示包括血管腔、血管壁和部分血管外结构的横断面影像。临床应用 20~60MHz 的超声波，最佳的轴向分辨率达到 $<100\mu m$ 水平。测量血管大小、病变长度以及评估血管狭窄的严重程度和形态有优势；还可分析斑块的结构和成分如钙化、纤维、脂质池等，对 ICA 不确定或难以解释的图像时，价值尤其高。术后评价是否完全覆盖病变、支架扩张贴壁效果、有无支架边缘夹层血肿等。日常应用通过定性分析和定量测量，指导决定干预与否、选择干预技术和器械、评价干预效果。IVUS 在左主干、主要血管开口、分叉节段价值更高。部分 CTO 病例离开 IVUS 难以完成。利用 IVUS 还可能减少造影剂的使用，对肾功能不全患者有价值。

荟萃分析显示，参考血管直径 $>3mm$ 的非左主干病变，IVUS 最小管腔面积（minimal lumen area，MLA）$<2.8mm^2$ 可作为提示干预的界值；参考血管直径 $<3mm$ 者，可以 MLA $<2.4mm^2$ 为界值。左主干病变 MLA $>6.0mm^2$，可暂不干预；MLA $<4.5mm^2$，考虑需要干预；MLA 介于两者之间，则建议功能学检查辅助决策。

对于预防支架贴壁不良及其并发症（如支架内血栓、再狭窄等），IVUS 的优势在于直观地观察支架贴壁影像和评估 PCI 术后管腔大小。东亚人群的研究显示，左主干分叉 PCI 后管腔面积回旋支开口 $\geq 5.0mm^2$，前降支开口 $\geq 6.3mm^2$，分叉汇合部位 $\geq 7.2mm^2$，以及左主干体部至开口 $\geq 8.2mm^2$ 为较满意结果，预后良好。

薄纤维帽斑块（thin-cap fibroatheroma，TCFA）被认为是经典的易损斑块（vulnerable plaque），与急性冠脉综合征（acute coronary syndrome，ACS）的发生和发展有关。TCFA 较为宽泛的定义为含有较大脂质池的坏死核心并纤维帽厚度 $<65\mu m$。使用高分辨率和定性斑块成分的 IVUS 有助识别 TCFA。

可满足大部分临床需求，但是由于超声波的局限，其分辨率和定性能力不如光学相干断层成像（optical coherence tomography，OCT）。

3. OCT 利用近红外光成像 光波频率和传播速度远高于超声，OCT 的空间分辨率达到 $10\mu m$ 水平，远高于 IVUS。另外，基于各种组织对光的反射、吸收的特异性，OCT 对各种组织成分的识别能力更高。因此，OCT 影像清晰，对目标结构的解析能力及其重复性非常高。在显示范围内，OCT 能更精细地反映：①冠状动脉粥样硬化斑块的成分和易损性；②易损斑块的鉴定和分析；③准确识别破裂斑块或夹层撕裂；④识别和分析血栓；⑤这些能力可用于监控斑块的演变、评估药物治疗效果等；⑥大部分情况下，OCT 与 IVUS 一样，可用于指导冠脉干预决策、评估干预效果。

由于 OCT 与 IVUS 在 PCI 中的应用范围、要点有许多重合的部分，很多情况下可在实际应用过程中相互替代，因此我们仅对 OCT 存在明显优势的地方进行讨论。

（1）对纤维斑块致病机制的在体识别：临床上多认为纤维斑块是稳定的，多引起稳定型心绞痛。但部分纤维斑块存在炎症细胞浸润，可反复形成血栓或易受激惹引起痉挛，引发 ACS。OCT 可比较清楚地鉴别出斑块范围内当时是否存在血栓或痉挛，指导介入和药物治疗。

（2）对钙化斑块的呈现：超声在钙化表面全部反射，无法进入钙化病变，因此 IVUS 无从检测钙化病变厚度。OCT 使用的光波可以进入钙化病变内部，因此除非病变过厚，OCT 可以呈现钙化厚底，与钙化病变在横截面的弧度、沿血管长轴的长度以及距离管腔内表面的距离(深度)等参数共同表征钙化病变,更有效指导干预。

(3)易损斑块的识别:由于更高的分辨率和组织识别能力,OCT 比 IVUS 更能识别易损斑块。OCT 可清晰地测量纤维帽厚度(TCFA 的诊断标准之一为纤维帽厚度<65μm),可测量管壁脂质池范围(部分研究以所占区域超过 90° 为定义 TCFA 的另一界值)。另外,巨噬细胞浸润常被认为是炎症活动的表现,与斑块的不稳定性有关。巨噬细胞浸润在 OCT 图像中表现为高反射、强衰减的点状或条带状结构,后方常有放射状光影。OCT 可见的胆固醇结晶也是易损斑块的标志之一。

(4)对 ACS 罪犯病变性质的判定,并指导干预决策:①斑块破裂:目前定义为脂质斑块的纤维帽连续性中断,继而使斑块内引起血栓的核心暴露到血液中。OCT 表现为脂质斑块的纤维帽连续性中断,伴空腔形成,伴或不伴血栓覆盖。②斑块侵蚀:定义为纤维帽完整,无斑块破裂,但斑块表面内皮细胞功能缺失或功能不全导致血栓形成。③钙化结节:是指单个或多个钙化的区域,向管腔内部形成尖锐突起,易并伴有血栓形成。OCT 清晰识别上述结构。

(5)实时三维成像:能更直观地显示病变范围、狭窄程度以及参考血管直径等。三维模型可以在空间自由旋转,能够在各个角度显示左主干、分叉血管的角度和分支,指导导丝进入位置。

OCT 也有其局限性:① OCT 需要在短时间内注射造影剂持续完全充盈受检冠脉,因此在相应时间内对应心肌缺乏前向血流的灌注,加大缺血风险,少数患者可诱发恶性心律失常。这种一过性缺血通常时间较短,随着前向血流的恢复,症状、心电等可迅速恢复。②于左主干或右冠开口部位,由于持续正向血流,局部造影剂充盈不佳,对于需要排空红细胞才能显示血管壁的 OCT 而言,无法显影。因此,目前在涉及左主干开口的介入诊疗,IVUS 的使用率依然比 OCT 高。③每次使用 OCT 进行腔内检查,需要在单位时间内注射较多造影剂,更多造影剂的使用量增加了造影剂相关急性肾损害的风险。

4. 定量血流分数(quantitative flow ratio,QFR) 是近年我国原创的计算血流动力学技术。得益于算法的积累和算力的提高,使用血管影像重建和计算,估计最大充血态血流计算压力差和远端、近端压力之比,传统上只用于评估血管解剖的 ICA 被赋能,得以定量进行功能学评估,部分替代经典的血流储备分数(fractional flow reserve,FFR)。

经过验证,QFR 对冠脉病变功能学诊断的准确率达到 90% 以上,指导临床决策的获益也被临床研究所证实。与 FFR 相比,QFR 测量可不使用腺苷等充血药物,也不需要进入血管的压力传感器,减少血管内操作和相关损伤,缩短手术时间。作为影像功能学评估手段,QFR 在临床优化 PCI 的应用:

(1)明确形态学中度狭窄病变的干预指征,降低症状反复、再发缺血相关的二次手术的风险。大规模随机临床研究 FAVOR Ⅲ China 研究显示,QRF 联合冠脉造影指导 PCI 的患者,其 1 年随访心血管主要不良事件(major adverse cardiac event,MACE)发生率明显低于单纯冠脉造影指导 PCI 的患者。

(2)评估急性心肌梗死非罪犯病变的介入指征及其介入时机,QFR 也有重要作用。QFR=0.80 可以作为具备较好敏感性、特异性的界值。STEMI 患者接受介入治疗的同时,非罪犯病变可在不显著增加手术时间和器械侵入性的条件下,得到有效评估和及时、合理的处理。

(3)评估 PCI 术后效果及远期预后:PCI 提高靶血管的 QFR 值,术后 QFR 值的改善程度反映了 PCI 的治疗效果。近年的临床研究证实了这一点。HAWKEYE 研究显示,若 PCI 术后 QFR ≤ 0.89,心血管事件发生率增加。SYNTAX Ⅱ 研究显示,三支病变患者 PCI 术后 QFR=0.91 是区分 PCI 术后 2 年心血管事件发生率的比较理想的界值。简单使用 ICA 图像仅能判断球囊扩张及支架术的形态学效果。QFR 完成形态学评估同时实现了血管功能的评估,可以发现潜在不理想的结果并及时补救,可能避免或减少再次手术。

(4)QFR 评估微循环状态:目前部分临床研究利用 QFR 作为工具对一些 STEMI 患者的冠脉微循环进行评估。这些研究提示,微循环阻力指数(index of microcirculation resistance, IMR)和充血流速(hyperemic flow velocity,HFV)是比较好的评估微循环状态的参考指标。更多相关研究正在进行中,期待这种影像功能学评估血管功能状态的手段能为指导包括手术和药物治疗在内的精准治疗提供更多帮助。

QFR 的局限性:作为一项基于影像学评估功能学的转化新技术,QFR 在根据临床实践、临床研究结果不断地改进中,目前已经在中国、美国、欧洲、日本等进入市场,心脏介入医师也在临床工作中越来越多地使用这项技术,但 QFR 仍存在其局限性。①作为新技术,根据 QFR 的测量结果评估非梗死血管对应心肌的缺血状态与 FFR 有较好的一致性,但对于梗死相关血管的评估,仍需更多临床研究加以证实;②目前 FAVOR Ⅲ China 研究显示,联合 QFR 与冠脉造影指导的介入治疗可改善临界病变患者的 1 年预后,仍需更多研究证据支持其进入相关的 PCI 指南;③ QFR 的测量过程和结果准确性有赖于造影剂充盈良好、血管全程暴露充分,因此,对于血管重叠、左主干开口或右冠状动脉开口病变、严重钙化扭曲病变等可能缺乏一定的精准性;④特殊病变如桥血管病变、CTO、STEMI 相关病变等仍缺乏明确的适应证。

5. 其他基于腔内影像的计算流体动力学技术　光学定量血流分数(optical flow ratio, OFR)是利用血管 OCT 影像,重建和计算获得的;超声定量血流分数(ultrasonic flow ratio, UFR)是利用 IVUS 影像,重建和计算获得的。上述影像功能技术已研发成功,在应用推广中。

三、冠脉精准介入诊疗的历史与展望

我们所处的这个时代,积累的手术经验更多,伴随观念进步、技术成熟,器械也在不断进步。一方面对诊断和治疗精准化、个体化和效果最优化的要求越来越高,另一方面冠脉介入面对的患者和病变越来越复杂。单一、传统的 ICA 难以全面满足需求。无创和介入影像技术,在 ICA 基础上应用 IVUS、OCT 等腔内影像,或利用 ICA 和 IVUS、OCT 计算的 QFR、UFR、OF 等功能学参数,是已经实现和应用的进步。除此之外,计算流体动力学技术根据 ICA、OCT 或 IVUS 可能呈现血管壁应力,判断病变易损性的研究正在进行中。基于 CTA 的无创影像功能学技术 CT-FFR 技术已经实现国产化。血管内近红外光谱(near-infrared spectroscopy,NIRS)成像直接呈现各象限血管壁脂质含量。不同影像融合,如上述 NIRS 和 IVUS 或 OCT 的融合、OCT 和 ICA 影像的融合(coregistration)已经实现。多种影像技术的协同、影像和功能学技术的联合应用是介入医师需要关注和学习的方向。未来,诊断和治疗技术在器械上的融合可能是研发的方向之一。

（罗德谋　杨峻青）

参考文献

［1］高润霖. 经皮冠状动脉介入治疗发展历程 [J]. 中国医学前沿杂志 (电子版), 2015, 7 (1): 1-6.

［2］WERNER N, NICKENIG G, SINNING J M, et al. Complex PCI procedures: challenges for the interventional cardiologist [J]. Clin Res Cardiol, 2018, 107 (Suppl 2): 64-73.

［3］LU J, LU Y, WANG X, et al. Prevalence, awareness, treatment, and control of hypertension in China: data from 1. 7 million adults in a population-based screening study (China PEACE Million Persons Project)[J]. Lancet, 2017, 390 (10112): 2549-2558.

［4］LI D L, KRONENBERG M W. Myocardial Perfusion and Viability Imaging in Coronary Artery Disease: Clinical Value in Diagnosis, Prognosis, and Therapeutic Guidance [J]. Am J Med, 2021, 134 (8): 968-975.

［5］ARMSTRONG W F, ZOGHBI W A. Stress echocardiography: current methodology and clinical applications [J]. J Am Coll Cardiol, 2005, 45: 1739-1747.

［6］DANAD I, SZYMONIFKA J, TWISK J W R, et al. Diagnostic performance of cardiac imaging methods to diagnose ischaemia-causing coronary artery disease when directly compared with fractional flow reserve as a reference standard: a meta-analysis [J]. Eur Heart J, 2017, 38: 991-998.

［7］TAKX R A, BLOMBERG B A, EL AIDI H, et al. Diagnostic accuracy of stress myocardial perfusion imaging compared to invasive coronary angiography with fractional flow reserve meta-analysis [J]. Circ Cardiovasc Imaging, 2015, 8: e002666.

［8］NANDALUR K R, DWAMENA B A, CHOUDHRI A F, et al. Diagnostic performance of stress cardiac magnetic resonance imaging in the detection of coronary artery disease: a meta-analysis [J]. J Am Coll Cardiol, 2007, 50: 1343-1353.

［9］MANKA R, JAHNKE C, GEBKER R, et al. Head-tohead comparison of first-pass MR perfusion imaging during adenosine and high-dose dobutamine/atropine stress [J]. Int J Cardiovasc Imaging, 2011, 27: 995-1002.

［10］SCHINKEL A F, BAX J J, POLDERMANS D, et al. Hibernating myocardium: diagnosis and patient outcomes [J]. Curr Probl Cardiol, 2007, 32: 375-410.

［11］SCHINKEL A F, BAX J J, POLDERMANS D, et al. Hibernating myocardium: diagnosis and patient outcomes [J]. Curr Probl Cardiol, 2007, 32: 375-410.

［12］KIM R J, WU E, RAFAEL A, et al. The use of contrast-enhanced magnetic resonance imaging to identify reversible myocardial dysfunction [J]. N Engl J Med, 2000, 343: 1445-1453.

［13］HACHAMOVITCH R, BERMAN D S, SHAW L J, et al. Incremental prognostic value of myocardial perfusion single photon emission computed tomography for the prediction of cardiac death: differential stratification for risk of cardiac death and myocardial infarction [J]. Circulation, 1998, 97: 535-543.

［14］HECHT H S, SHAW L, CHANDRASHEKHAR Y S, et al. Should NICE guidelines be universally accepted for the evaluation of stable coronary disease ? A debate [J]. Eur Heart J, 2019, 40: 1440-1453.

［15］FOY A J, DHRUVA S S, PETERSON B, et al. Coronary computed tomography angiography vs functional stress testing for patients with suspected coronary artery disease a systematic review and meta-analysis [J]. JAMA Intern Med, 2017, 177: 1623-1631.

［16］DOUGLAS P S, HOFFMANN U, PATEL M R, et al. Outcomes of anatomical versus functional testing for coronary artery disease [J]. N Engl J Med, 2015, 372: 1291-1300.

［17］SHIN D H, HONG S J, MINTZ G S, et al. Effects of intravascular ultrasound-guided versus angiography-guided new-generation drug-eluting stent implantation: meta-analysis with individual patient-level data from 2, 345 randomized patients [J]. JACC Cardiovasc Interv, 2016, 9 (21): 2232-2239.

［18］ PARK S J, KANG S J, AHN J M, et al. Effect of statin treatment on modifying plaque composition: a double-blind, randomized study [J]. J Am Coll Cardiol, 2016, 67 (15): 1772-1783.

［19］ MARIANI J, GUEDES C, SOARES P, et al. Intravascular ultrasound guidance to minimize the use of iodine contrast in percutaneous coronary intervention: the MOZART randomized controlled trial [J]. JACC Cardiovasc Interv, 2014, 7 (11): 1287-1293.

［20］ SOUTEYRAND G, AMABILE N, MANGIN L, et al. Mechanisms of stent thrombosis analysed by optical coherence tomography: insights from the national PESTO French registry [J]. Eur Heart J, 2016, 37 (15): 1208-1216.

［21］ PRATI F, KODAMA T, ROMAGNOLI E, et al. Suboptimal stent deployment is associated with subacute stent thrombosis: optical coherence tomography insights from a multicenter matched study. From the CLI Foundation Investigators: the CLI-THRO study [J]. Am Heart J, 2015, 169 (2): 249-256.

［22］ ADRIAENSSENS T, JONER M, GODSCHALK T C, et al. Optical coherence tomography findings in patients with coronary stent thrombosis: a report of the PRESTIGE Consortium (Prevention of Late Stent Thrombosis by an Interdisciplinary Global European Effort)[J]. Circulation, 2017, 136 (11): 1007-1021.

［23］ KANG S J, AHN J M, SONG H, et al. Comprehensive intravascular ultrasound assessment of stent area and its impact on restenosis and adverse cardiac events in 403 patients with unprotected left main disease [J]. Circ Cardiovasc Interv, 2011, 4 (6): 562-569.

［24］ FUJII K, HAO H, OHYANAGI M, et al. Intracoronary imaging for detecting vulnerable plaque [J]. Circ J, 2013, 77 (3): 588-595.

［25］ 血管内超声在冠状动脉疾病中应用的中国专家共识专家组 . 血管内超声在冠状动脉疾病中应用的中国专家共识 (2018)[J]. 中华心血管病杂志 , 2018, 46 (5): 344-351.

［26］ MUSHENKOVA N V, SUMMERHILL V I, ZHANG D, et al. Current Advances in the Diagnostic Imaging of Atherosclerosis: Insights into the Pathophysiology of Vulnerable Plaque [J]. Int J Mol Sci, 2020, 21 (8): 2992.

［27］ GERBAUD E, WEISZ G, TANAKA A, et al. Multilaboratory inter-institute reproducibility study of IVOCT and IVUS assessments using published consensus document definitions [J]. Eur Heart J Cardiovasc Imaging, 2016, 17 (7): 756-764.

［28］ WANG X, MATSUMURA M, MINTZ G S, et al. In vivo calcium detection by comparing optical coherence tomography, intravascular ultrasound, and angiography [J]. JACC Cardiovasc Imaging, 2017, 10 (8): 869-879.

［29］ 葛均波 , 王伟民 , 霍勇 . 冠状动脉内旋磨术中国专家共识 [J]. 中国介入心脏病学杂志 , 2017, 25 (2): 61-66.

［30］ MACNEILL B D, JANG I K, BOUMA B E, et al. Focal and multi-focal plaque macrophage distributions in patients with acute and stable presentations of coronary artery disease [J]. J Am Coll Cardiol, 2004, 44 (5): 972-979.

［31］ DAI J, TIAN J, HOU J, et al. Association between cholesterol crystal and culprit lesion vulnerability in patients with acute coronary syndrome: An optical coherence tomography study [J]. Atherosclerosis, 2016, 247: 111-117.

［32］ SCHAAR J A, MULLER J E, FALK E, et al. Terminology for high-risk and vulnerable coronary artery plaques. Report of a meeting on the vulnerable plaque, June 17 ad 18, 2003, Santorini, Greece [J]. Eur Heart J, 2004, 25 (12): 1077-1082.

［33］ 杨文滔 , 沈玲红 , 何奔 . 定量血流分数的对比验证与临床应用研究进展 [J]. 中华心血管病杂志 , 2022, 50 (3): 302-308.

［34］ TU S, WESTRA J, ADJEDJ J, et al. Fractional flow reserve in clinical practice: from wire-based invasive measurement to image-based computation [J]. Eur Heart J, 2020, 41 (34): 3271-3279.

［35］ TU S, WESTRA J, YANG J, et al. Diagnostic accuracy of fast computational approaches to derive frac-tional flow reserve from diagnostic coronary angiography: the international multicenter FAVOR pilot study [J]. JACC Cardiovasc Interv, 2016, 9 (19): 2024-2035.

［36］ WESTRA J, ANDERSEN BK, CAMPO G, et al. Diagnostic performance of in-procedure angiography-derived quantitative flow reserve compared to pressure-derived fractional flow reserve: the FAVOR Ⅱ Europe-Japan study [J]. J Am Heart Assoc, 2018, 7 (14): e009603.

［37］ WESTRA J, TU S, WINTHER S, et al. Evaluation of coronary artery stenosis by quantitative flow ratio during invasive coronary angiography: the WIFI Ⅱ study (wire-free functional imaging Ⅱ) [J]. Circ Cardiovasc Imaging, 2018, 11 (3): e007107.

［38］ XU B, TU S, SONG L, et al. Angiographic quantitative flow ratio-guided coronary intervention (FAVOR Ⅲ China): a multicentre, randomised, sham-controlled trial [J]. Lancet, 2021, 398 (10317): 2149-2159.

［39］ LAURI F M, MACAYA F, MEJÍA-RENTERÍA H, et al. Angiography-derived functional assessment of non-culprit coronary stenoses in primary percutaneous coronary intervention [J]. EuroIntervention, 2020, 15 (18): e1594-e1601.

［40］ BÄR S, KAVALIAUSKAITE R, UEKI Y, et al. Quantitative flow ratio to predict nontarget vessel-related events at 5 years in patients with ST-segment elevation myocardial infarction undergoing angiography-guided revascularization [J]. J Am Heart Assoc, 2021, 10 (9): e019052.

［41］ BISCAGLIA S, TEBALDI M, BRUGALETTA S, et al. Prognostic value of QFR measured immediately after successful stent implantation: the international multicenter prospective HAWKEYE study [J]. JACC Cardiovasc Interv, 2019, 12 (20): 2079-2088.

［42］ KOGAME N, TAKAHASHI K, TOMANIAK M, et al. Clinical implication of quantitative flow ratio after percutaneous coronary intervention for 3-vessel disease [J]. JACC Cardiovasc Interv, 2019, 12 (20): 2064-2075.

［43］ TANG J, CHU J, HOU H, et al. Clinical implication of QFR in patients with ST-segment elevation myocardial infarction after drug-eluting stent implantation [J]. Int J Cardiovasc Imaging, 2021, 37 (3): 755-766.

［44］ ZUO W, SUN R, ZHANG X, et al. The Association Between Quantitative Flow Ratio and Intravascular Imaging-defined Vulnerable Plaque Characteristics in Patients With Stable Angina and Non-ST-segment Elevation Acute Coronary Syndrome [J]. Front Cardiovasc Med, 2021, 8: 690262.

冠状动脉功能学研究进展

冠心病已经成为威胁人类健康的重大疾病。近 10 余年间,我国冠心病患病率持续增高。根据《中国心血管健康与疾病报告 2020》,估计目前我国冠心病患病人数约为 1 139 万人,且心血管病死亡早已成为最常见的城乡居民死亡原因。尽管血运重建治疗已成为常用的冠心病治疗策略,但对于稳定性冠心病患者,大规模临床研究并没有发现经皮冠状动脉介入治疗(percutaneous coronary intervention,PCI)比优化的药物治疗有更好的改善预后作用,甚至在部分患者中冠状动脉旁路移植术(coronary artery bypass graft,CABG)的作用也极其有限。这些现实提醒我们,冠心病患者的预后不仅依赖于心外膜冠脉狭窄,可能更多取决于冠脉循环的复杂调节机制。

一直以来,冠状动脉造影(coronary angiography,CAG)被认为是冠心病诊断的"金标准",将冠心病定义为心外膜冠脉至少一支血管存在直径狭窄 ≥ 50% 的病变。然而,这一诊断标准忽略了病变长度、病变部位、受累心肌数量及心肌微循环状态对心肌供血的影响。加之以 CAG 评估病变严重程度的准确度还受多种解剖和人为因素的影响,因此,仅以 CAG 难以准确评价病变与心肌缺血之间的关系。

目前,我们已明确认识到冠心病患者的预后更取决于心肌缺血的存在和程度,各种治疗应该以减少心肌缺血为首要目标。单光子计算机断层成像(single-photon emission computed tomography,SPECT)显示有心肌缺血证据的患者比无心肌缺血证据的患者年全因死亡率和心血管疾病死亡率均显著增高,且心肌缺血的面积是心血管死亡和非致死性心肌梗死的独立相关因素。COURAGE 研究的 SPECT 亚组分析发现,PCI 能更多减少心肌缺血面积,缺血心肌面积减少 ≥ 5% 的患者死亡和非致死性心肌梗死发病率低于心肌缺血面积减少不足 5% 的患者。然而,近年来冠脉功能学评价及功能性血运重建的概念加深了我们对冠心病的认识,也更加迫切需要影像学以外的心肌缺血的客观评价和冠脉病变的精准治疗。

时至今日,冠脉功能学指导的功能学血运重建的临床价值已得到充分证实,在稳定性冠心病患者临界病变和多支病变(multivessel disease,MVD)的介入治疗中,使用冠状动脉血流储备分数(fractional flow reserve,FFR)进行指导已被多国写入介入治疗指南。冠脉功能学评价的概念越来越受到重视,大量临床研究不断涌现,本文将对近年来 FFR 的进展做一综述。

一、FFR 的计算及结果解读

1993 年 Pijls 教授首次提出 FFR 的概念,定义为狭窄冠脉所支配区域心肌的最大血流量(Qs)与理论上同一支冠脉无狭窄时该处心肌所能获得的最大血流量(Qn)的比值,即 FFR=Qs/Qn= [(Pd–Pv)/Rs] ÷ [(Pa–Pv)/Rn]。当使用药物 [如腺苷、三磷酸腺苷(adenosine triphosphate,ATP)、罂粟碱、尼可地尔、瑞加德松] 诱发最大充血状态时,微循环阻力降到最低,狭窄血管内的阻力(Rs)等于正常血管内的阻力(Rn),而平均静脉压(Pv)相对于主动脉根部压力(Pa)和冠脉狭窄远端压力(Pd)来说可忽略不计,因此上述公式被化简为 FFR=Pd/Pa。

FFR 的正常值为 1.0。当 FFR<0.75 时,提示病变导致显著心肌缺血,具有介入干预意

义,其预测的敏感度为88%,特异度为100%,准确度为93%。FFR>0.80则提示病变不引起明显心肌缺血,可安全地推迟PCI或CABG。FFR在0.75~0.80时为"灰区",是否诱发缺血存在不确定性,患者的治疗策略需结合临床情况、病变特点、血管内超声(intravenous ultrasound,IVUS)或光学相干断层成像术(optical coherence tomography,OCT)等其他指标进行。FFR不受血压、心率及心肌收缩力等血流动力学因素影响,重复性好,被认为是冠脉病变功能学评价的"金标准"而广泛应用于临床。

二、FFR在稳定性冠心病中的应用

目前,FFR多用于稳定性冠心病患者冠状动脉病变功能学意义的评估。

2009年发表的COURAGE研究显示,稳定性冠心病患者PCI疗效并不优于药物治疗。

然而,DEFER研究用15年的随访证明,在单支血管病变的稳定性冠心病患者中,对于FFR≥0.75的临界病变给予药物治疗是可行的,由这些狭窄导致的心源性死亡或心肌梗死的年发生率<1%,且并不因行PCI而减少;而对于FFR≥0.75的患者,行PCI并不能使患者获得比优化药物治疗更多的预后和症状改善方面的获益,且心肌梗死发生率显著增高。而2012年公布的FAME Ⅱ研究证明,对于FFR≤0.80的稳定性冠心病患者,PCI组主要终点事件发生率显著低于药物治疗组(4.3% vs. 12.7%);虽然两组间死亡和心肌梗死发生率无明显差异,但PCI组紧急再次血运重建的比例显著低于药物治疗组(1.6% vs. 11.1%)。而随访2年的结果并没有改变PCI降低心肌缺血患者紧急再次血运重建的结果。由此证明了稳定性冠心病患者在FFR指导下进行PCI的重要性。

一些单中心研究和注册研究对FFR在指导形态学复杂病变介入治疗中的作用进行了探讨。

对于弥漫或串联病变,通过压力导丝回撤技术可以获得压力回撤曲线,根据回撤过程中跨病变的Pd压力曲线回升的程度,预测每个病变对心肌缺血的贡献程度,当靶血管FFR<0.80时,若通过某个病变时压力曲线(Pd)陡峭回升超过10mmHg,则应优先处理该病变,随后再次对病变血管进行FFR检查,如FFR仍<0.80,重复上述过程。FFR评估串联、弥漫病变是安全、可靠的。

对于左主干(left main,LM)病变,确定是否需要血运重建治疗十分关键。荟萃分析发现,以FFR≤0.80决定LM是否需进行血运重建治疗是安全的。

对于分叉病变,使用FFR评估分支的功能意义,有助于避免在复杂病变中不必要的支架植入。在220例非LM分叉病变患者,FFR指导组在主支植入支架后对分支进行FFR检测,FFR<0.75者进行PTCA术,术后重复检测FFR仍<0.75者植入支架;CAG指导组的手术策略由术者自行决定。术后9个月的随访结果表明,FFR指导组和CAG指导组心源性死亡、心肌梗死、靶血管血运重建率无明显差异。在DKCRUSH-Ⅵ研究中,320例medina分型1,1,1和0,1,1的病变随机分为FFR指导组和CAG指导组,FFR指导组边支所需介入治疗比例小于CAG指导组(PTCA 56.3% vs. 63.1%,P=0.07;支架25.0% vs. 38.1%,P=0.01),1年的随访结果表明,两组间主要心血管不良事件(MACE)、心源性死亡、心肌梗死、缺血驱动的靶血管血运重建率无显著差异(18.1% vs. 18.1%,P=1.00)。因此,FFR指导组分叉病变治疗的预后不劣于CAG指导组,而需要进行介入治疗的病变比例低于CAG指导组,可有效减少不必要的介入操作。由于担心可能损伤压力导丝的压力传感器或导致导丝断裂,故以往一直不建议将压力导丝拘禁在边支内。然而,近期有小规模的研究认为,将基于耐用光

纤的压力导丝拘禁于边支中,主支支架使用高压球囊后扩张,未发生任何并发症或压力导丝断裂,最终 95.9% 的病例 FFR 测量无明显漂移,49.0% 的病例 FFR 测量有助于术者确定是否进行最终的球囊对吻扩张。

三、FFR 在急性冠脉综合征(acute coronary syndrome,ACS)患者中的应用

FFR 在稳定性冠心病中的应用证据比较充分,但由于 ACS 患者存在不稳定斑块、微循环功能受损等一系列复杂的病理生理过程,故在 ACS 患者中 FFR 应用的证据结果不尽一致。

1. ACS 患者 FFR 检测的准确性 在一项纳入了 115 名 ACS 患者共 334 条血管(115 条罪犯血管和 219 条非罪犯血管)的前瞻性研究中,在成功 PCI 后和 6 个月后分别对罪犯血管、非罪犯血管进行有创血流动力学测量,结果显示,在基线时罪犯血管组 FFR 和冠状动脉血流储备(coronary flow reserve,CFR)均低于非罪犯血管组,而微循环阻力指数(index of microcirculatory resistance,IMR)高于非罪犯血管组,在 6 个月的随访中,罪犯血管组 IMR 显著降低(27.10 ± 10.88 *vs.* 18.34 ± 7.64,$P<0.01$),CFR 显著增加(2.66 ± 0.78 *vs.* 3.61 ± 0.78,$P<0.01$),FFR 显著降低(0.89 ± 0.09 *vs.* 0.87 ± 0.10,$P<0.01$);而非罪犯血管组 FFR、CFR 和 IMR 在急性期和慢性期之间保持不变。因此,ACS 患者在急性期的罪犯血管区存在微血管功能障碍,这种微血管功能障碍并未累及非罪犯血管区且在慢性期相对恢复。FFR 准确性与特异性的重要决定因素是,通过静脉给予腺苷等药物,使冠状动脉微血管处于最大充血状态。而在 ACS 急性期,由于微血管功能障碍,部分病变血管应用腺苷后未能达到最大充血状态,罪犯血管的 FFR 值可能出现假阴性结果。

然而,一些在急性 ST 段抬高心肌梗死(ST-segment elevation myocardial infarction,STEMI)急性期探讨非罪犯血管 FFR 检测可靠性的研究结果却不尽相同。一项研究纳入101 名 AMI 患者,其中 STEMI 患者 75 例、急性非 ST 段抬高心肌梗死(non-ST-segment elevation myocardial infarction,NSTEMI)患者 26 例,在直接 PCI 开通罪犯血管后对非罪犯血管进行 FFR 测量,并在(35 ± 4)天后重复测量 FFR,患者两次 FFR 测量值差异无统计学意义(0.78 ± 0.10 *vs.* 0.76 ± 0.10,$P=NS$),只有 2 名患者在直接 PCI 术中测量 FFR 值>0.8,而在随访时复测 FFR 值<0.75。WAVE 研究纳入了 50 名 STEMI 患者,分别在直接 PCI 术中和 5~8 天后对非罪犯血管进行 FFR 测量,结果显示两次测量值差异亦无统计学意义(0.82 ± 0.07 *vs.* 0.82 ± 0.08,$P=0.62$)。但在纳入了 98 名 STEMI 患者的 REDUCE-MVI 研究中,患者 AMI 1 个月后复测的非罪犯血管 FFR 平均值较直接 PCI 术中测量的 FFR 平均值显著降低(0.86 ± 0.07 *vs.* 0.88 ± 0.09,$P<0.01$)。尽管研究结果不尽一致,但有理由认为 STEMI 急性期对非罪犯血管进行 FFR 测量有可能会在一定程度上低估病变的严重性,从而影响直接 PCI 术中对非罪犯血管同时进行 PCI 的决策。然而,上述研究样本量均较小,因此尚需更大规模的相关研究对 STEMI 患者急性期非罪犯血管病变 FFR 测量的时机进一步评估。

2. FFR 在 NSTE-ACS 患者中的应用 在一些开创性研究中也纳入了部分 NSTE-ACS 患者。在 FAME 研究中,30% 的患者患有 NSTE-ACS,在其 NSTE-ACS 亚组分析中,与 CAG 指导组相比,FFR 指导组 2 年主要不良心血管事件(MACE)发生率显著降低,CCS 组和 NSTE-ACS 组之间无差异,且 NSTE-ACS 亚组中 FFR 指导的延迟介入治疗病变中未发

生心肌梗死。在一项纳入了 304 548 名 ACS 患者的"真实世界"观察性研究中,AMI 患者中 FFR 指导者比 CAG 指导者的住院死亡率更低(1.1% *vs.* 3.1%,$P<0.01$),住院时间、急性肾损伤(AKI)和出血更少;且无论是 STEMI 患者(3.3% *vs.* 6.6%,$P<0.01$,$OR=0.44$,95% CI 0.29~0.68),还是 NSTE-ACS 患者(1.5% *vs.* 2.6%,$P<0.01$,$OR=0.56$,95% CI 0.43~0.74),FFR 的使用都与较低的死亡率相关。在纳入了 350 例 NSTEMI 患者的 FAMOUS-NSTEMI 研究中,患者随机接受 FFR 或 CAG 指导的血运重建,FFR 的检测结果使 21.6% 的患者治疗策略发生改变,减少了不必要的血运重建;尽管 FFR 组耗材费用较高,但最终两组的住院费用没有统计学差异;在 12 个月的随访中,两组患者在 MACE 发生率和健康相关生活质量评分之间的差异均没有统计学意义。一项荟萃研究纳入了 3 项随机对照临床试验的 746 名 NSTEMI 患者,与 CAG 指导相比,FFR 指导可降低 NSTEMI 患者的心肌梗死发生率,而死亡或全因死亡率和靶血管血运重建方面没有任何差异。PRIME-FFR 研究纳入了 R3F 研究和 POST-IT 研究的 1 983 例患者,FFR 导致 NSTE-ACS 组($n=533$)与 CCS 组($n=1 450$)患者治疗策略发生改变的比例相似(ACS 38%,CCS 39%);在 NSTE-ACS 患者中,FFR 指导使血运重建的比例从 70% 降至 38%,而药物治疗的比例从 30% 增加至 62%;治疗策略改变(FFR 与 CAG 不一致)组与治疗策略未改变(FFR 与 CAG 一致)组之间的 MACE(8.0% *vs.* 11.6%,$P=0.20$)或无心绞痛率(92.3% *vs.* 94.8%,$P=0.25$)无显著差异。NSTE-ACS 组与 CCS 组相比,FFR 指导下延迟 PCI 同样安全(MACE 8% *vs.* 8.5%;血运重建 3.8% *vs.* 5.9%;无心绞痛 93.6% *vs.* 90.2%)。然而,在一项针对 1 596 名患者的研究中,301 名 NSTE-ACS 患者的 449 个非罪犯病变与 1 295 名 CCS 患者的 2 484 个病变进行对比,中位随访期为 722 天,基于 FFR 的延迟血运重建使 NSTE-ACS 组 MACE 发生率(3.8% *vs.* 1.6%,$P=0.016$)和缺血驱动的血运重建率(2.8% *vs.* 1.1%,$P=0.013$)均显著高于 CCS 组,且无论延迟血运重建病变的 FFR 范围如何(0.81~0.85、0.86~0.90、0.91~0.95 和 0.95~1.00),ACS 非罪犯病变的 MACE 发生率都是 CCS 的 2 倍以上。荟萃分析显示,基于 FFR 延迟血运重建使 ACS 患者的心肌梗死风险较非 ACS 患者显著增加。基于这些证据,2020 年 ESC NSTE-ACS 指南对于应用 FFR 指导 NSTE-ACS 患者非罪犯血管的血运重建做了 Ⅱb 类推荐。

3. FFR 在 STEMI 患者中的应用　荟萃分析显示,完全血运重建可使合并 MVD 的 STEMI 患者获益,但 FFR 指导的完全血运重建是否与稳定性冠心病患者一样优于 CAG,尚无定论。

研究证实,STEMI 患者在 FFR 指导下进行完全血运重建优于单纯开通 IRA。DANAMI 3-PRIMULTI 研究纳入 627 例 STEMI 合并 MVD 患者,随机分为 FFR 指导的完全血运重建组与仅开通梗死相关动脉(IRA)组,FFR 指导的完全血运重建组在出院前对狭窄>50% 且直径≥2mm 的非梗死相关动脉(non-IRA)进行 FFR 测量,对 FFR 值≤0.80 或狭窄>90% 的 non-IRA 进行血运重建,中位随访 27 个月后,FFR 指导的完全血运重建组较仅开通 IRA 组的复合终点事件(包括全因死亡、非致命性心肌梗死和缺血导致的再次血运重建)发生率明显降低(13% *vs.* 22%,$HR=0.56$,95% CI 0.38~0.83,$P=0.004$)。Compare-Acute 研究将 885 例血流动力学稳定的 STEMI 合并 MVD 患者随机分为 2 组,FFR 指导的完全血运重建组在直接 PCI 术中对 non-IRA 进行 FFR 测量并对 FFR≤0.80 的病变行 PCI,仅开通 IRA 组在开通 IRA 后仅对 non-IRA 行 FFR 测量而未予 PCI。结果表明,FFR 指导的完全血运重建组较仅开通 IRA 组的 MACE(包括全因死亡、非致命性心肌梗死、再次血运重建和脑血管事件)发生率显著降低(7.8% *vs.* 20.5%,$HR=0.35$,95% CI 0.22~0.55,$P<0.001$)。FFR 指导的

完全血运重建组 MACE 发生率降低的获益主要源于再次血运重建的减少,而死亡与心肌梗死发生率与仅干预 IRA 组相比无显著性差异。COMPLETE 研究将 4 041 例 STEMI 合并 MVD 患者随机分为 2 组,完全血运重建组在住院期间或出院后 45 天内对狭窄 ≥ 70% 的病变和狭窄 50%~69% 且 FFR ≤ 0.8 的 non-IRA 病变进行 PCI,仅干预 IRA 组仅对 IRA 行 PCI,随访 3 年后,完全血运重建组心源性死亡和心肌梗死的主要终点事件发生率显著低于仅干预 IRA 组(7.8% *vs.* 10.5%,$HR=0.74$,95% CI 0.60~0.91,$P=0.004$)。此外,Compare-Acute 研究的成本效益分析提示,随访 3 年时 FFR 指导的完全血运重建较仅干预 IRA 在减少 MACE 发生率的同时,还可以降低医疗支出。

然而,2021 年公布的 FLOWER-MI 研究结果对 FFR 在 STEMI 患者指导完全血运重建的优势提出质疑。该研究是首个比较 FFR 与 CAG 指导 STEMI 合并 MVD 患者完全血运重建的随机对照临床研究。1 171 例 STEMI 合并 MVD 患者随机分为 FFR 指导组和 CAG 指导组,患者在直接 PCI 术中(4%)或术后 5 天内(96%)对 non-IRA 进行血运重建,FFR 指导组对狭窄 ≥ 50% 且 FFR ≤ 0.80 的 non-IRA 病变进行 PCI,CAG 指导组对狭窄 ≥ 50% 的 non-IRA 病变进行 PCI,主要终点为包括全因死亡、非致命性心肌梗死和非预期紧急血运重建的复合终点。结果表明,FFR 指导组有 66.2% 的患者完成 non-IRA 的血运重建,CAG 指导组有 97.1% 的患者完成 non-IRA 的血运重建,两组中平均每名患者植入支架数分别为 (1.01 ± 0.99) 枚和 (1.50 ± 0.86) 枚。随访 1 年时,FFR 指导组中有 32 例患者(5.5%)发生主要终点事件,CAG 指导组有 24 例患者(4.2%)发生主要终点事件($HR=1.32$,95% CI 0.78~2.23,$P=0.31$),两组在主要终点发生率及亚组分析中差异均无统计学意义。在 STEMI 合并 MVD 患者中,FFR 指导的完全血运重建虽然减少了支架植入数量,但在减少死亡、心肌梗死或紧急血运重建的风险方面并不优于 CAG 指导的完全血运重建。因此,目前的证据证明,STMEI 患者在 AMI 发作 5 天内在 FFR 指导下完全血运重建较 CAG 指导下完全血运重建并无优势。然而,由于 AMI 对微循环状态的影响,在 STEMI 发作后不同时期应用 FFR 指导完全血运重建的结果是否相同,尚需要进一步临床研究证实。

当今时代 PCI 技术的进步和抗栓药物的优化,让 PCI 本身及支架相关的风险大大下降,FLOWER-MI 研究主要终点事件发生率(FFR 指导组 5.5%、CAG 指导组 4.2%)远低于研究设计预期(FFR 指导组 9.5%、CAG 指导组 15%),风险比置信区间较宽(95% CI 0.78~2.23,$P=0.31$),样本量不足以对 FFR 指导下完全血运重建与 CAG 指导下完全血运重建的优劣进行结论性解释。FLOWER-MI 研究主要终点事件风险比为 1.32,进一步扩大样本量也可能仍不能体现 FFR 指导完全血运重建的获益。2020 年发表的 2 篇荟萃分析亦提示,STEMI 患者 FFR 指导的完全血运重建在降低心源性死亡或心肌梗死风险方面的获益较 CAG 指导的完全血运重建反而减少。FLOWER-MI 研究 FFR 指导组中对 non-IRA 行 PCI 的患者主要终点事件发生风险显著低于对 non-IRA 未行 PCI 的患者(4.1% *vs.* 8.1%,$HR=0.42$,95% CI 0.20~0.88,$P=0.02$)。DANAMI 3-PRIMULTI 研究发现,再次血运重建主要发生于未行 PCI 的 non-IRA,而非新发病变或支架内再狭窄。COMPLETE 研究的 OCT 亚组发现,近 50% 的患者 non-IRA 中至少有一个包含复杂易损斑块的阻塞性罪犯病变,且梗阻性病变比非梗阻性病变更容易包含易损斑块。由于 non-IRA 中易损斑块的存在,因 FFR>0.80 而未行 PCI 的不稳定病变可能是远期不良事件增加的原因之一。因此,对于血流动力学稳定的 STEMI 合并 MVD 患者,可考虑在直接 PCI 术中或出院前根据 CAG 结果对 non-IRA 进行 PCI,不常规推荐在 FFR 指导下进行。

四、FFR 在多支病变中的应用

FAME 研究证明,对于合并 MVD 的稳定性冠心病患者 FFR 指导 PCI 组死亡、非致死性心肌梗死和再血管化的一级终点发生率在 1 年、2 年和 5 年时均显著低于 CAG 指导 PCI 组;此外,FFR 指导 PCI 还显著减少植入支架数量和对比剂用量,缩短住院时间,并使治疗费用降低 14%。因此,目前的临床指南以 Ⅱa 类推荐(B 级证据)建议以 FFR 指导 MVD 患者血运重建的策略。

然而,2021 年发表的 FUTURE 研究并没有发现 FFR 指导的治疗策略可降低 MVD 患者 1 年随访时缺血性心血管事件或死亡的风险。FUTURE 研究旨在评估基于 FFR 的治疗策略在 MVD 患者治疗中是否优于没有 FFR 的传统策略。该研究为一项前瞻性、随机、开放标签的优效性试验,入选了合并 MVD 的稳定型心绞痛、入院时间>24 小时的 STEMI、持续时间>12 小时的 NSTEMI 或不稳定型心绞痛患者,按 1∶1 随机分配到 FFR 指导组和 CAG 指导组。在 FFR 组中,所有狭窄 ≥50% 的冠状动脉均检测 FFR,对 FFR ≤ 0.80 的病变进行血运重建(PCI 或 CABG);在 CAG 指导组中,对所有狭窄>50% 的病变均认为是有意义的病变,从而进行临床决策。主要终点是 1 年时主要不良心脑血管事件的复合终点。在研究过程中因发现 FFR 组全因死亡率显著升高,而被提前终止,最终共 927 名患者被纳入研究,在 1 年的随访中,根据意向治疗,两组之间 MACE 发生率没有显著差异(FFR 组 14.6% *vs.* 对照组 14.4%,*HR*=0.97,95% *CI* 0.69~1.36,*P*=0.85),全因死亡率的差异不显著(FFR 组 3.7% *vs.* 对照组 1.5%,*HR*=2.34,95% *CI* 0.97~5.18,*P*=0.06);延长随访至 24 个月后,结果没有变化,但 FFR 组接受血运重建患者的比例明显更低,更多患者接受了药物治疗(*P*=0.02)。不同于 FAME 研究,FUTURE 研究未能在如今普遍使用第二代药物洗脱支架的 PCI、动脉化的 CABG 和优化药物治疗的大背景下,显示 MVD 患者基于 FFR 的策略与传统 CAG 的策略相比在 1 年 MACE 方面的益处。两项研究的结果存在差异,可能与以下方面的因素有关。第一,在稳定型心绞痛或稳定型 ACS 中进行的 FAME 研究入选的患者以稳定性冠心病患者为主,FUTURE 研究中 ACS 患者比例接近 50%,而在 ACS 的情况下,FFR 的临床作用是值得商榷的;第二,FUTURE 研究人群的冠脉病变更重,平均 SYNTAX 评分为(19±8)分,高于 FAME 研究的(14.5±9)分,且超过 50% 的人群为 3 支病变,是 FAME 研究 2 倍;第三,在 FUTURE 研究中,探索性多变量分析显示射血分数<40% 和 SYNTAX 评分>32 分与 MACE 发生率独立相关,但在这种情况下 FFR 未能改善临床预后。因此,在具有复杂冠状动脉病变的严重患者中,FFR 对临床指导作用可能仍需更多的临床证据。

五、FFR 在 TAVR 患者中的应用

多达 50% 的适合行经导管主动脉瓣植入术(transcatheter aortic valve implantation,TAVI)的严重主动脉瓣狭窄患者合并冠心病。然而,主动脉瓣狭窄可能通过引起心肌肥厚和降低冠状动脉扩张储备等机制,影响 FFR 结果的准确性。有研究探讨了 TAVI 术前与术后 FFR 数值的变化,54 名严重主动脉瓣狭窄患者的 133 处冠状动脉病变被纳入研究。结果发现,TAVI 前、后 FFR 值总体没有显著变化(0.89±0.10 *vs.* 0.89±0.13,*P*=0.73),但 FFR ≤ 0.80 组在 TAVI 术后 FFR 降低(0.71±0.11 *vs.* 0.66±0.14),而 FFR>0.80 组在 TAVI 术后 FFR 有升高趋势(0.92±0.06 *vs.* 0.93±0.07)。同样,直径狭窄率>50% 的病变 FFR 值在 TAVI 术后降低(0.84±0.12 *vs.* 0.82±0.16,*P*=0.02),而直径狭窄率<50% 的病变 FFR 值在 TAVI 术后

$(0.90 \pm 0.07 \ vs. \ 0.91 \pm 0.09, P=0.69)$ 改变不明显。主动脉瓣狭窄患者左心室舒张末期压高，左心室微血管床压力也增高，导致微血管循环阻力增加。使用 TAVI 纠正高压梯度后，左心室微血管床立即发生变化，使 TAVI 后微血管阻力下降，最终导致 FFR 水平下降。

正在进行的北欧主动脉瓣介入试验（NOTION-3）将随机选择合并冠心病的重度主动脉瓣狭窄患者接受 FFR 引导的 PCI 加 TAVI 或 TAVI（NCT03058627），其结果的公布将有助于我们选择合适的治疗策略。

六、FFR 与 CABG

新近发表的 FAME 3 研究对比了 FFR 指导的 PCI 与 CABG 对三支病变患者预后的影响。在这项多中心、国际、非劣效性随机对照试验中，三支病变患者被随机分配接受 CABG 或 FFR 指导的 PCI，主要终点是在 1 年内发生主要的心脏或脑血管不良事件（包括任何原因导致的死亡、心肌梗死、脑卒中或再次血运重建），次要终点包括死亡、心肌梗死或脑卒中的复合终点以及安全性评估。研究共纳入了 48 个中心的 1 500 名患者。复合主要终点的 1 年发生率在 FFR 指导的 PCI 组为 10.6%，在 CABG 组为 6.9%（$HR=1.5, 95\% \ CI \ 1.1\sim2.2$），FFR 指导的 PCI 组死亡、心肌梗死或脑卒中发生率为 7.3%，而 CABG 组为 5.2%（$HR=1.4, 95\% \ CI \ 0.9\sim2.1$），CABG 组大出血、心律失常和急性肾损伤的发生率高于 FFR 引导的 PCI 组。上述提示，对于三支病变患者，FFR 指导的 PCI 未显示出不劣于 CABG 的临床疗效。

2018 年发表的一篇回顾性研究观察了 FFR 指导与 CAG 指导的 CABG 对患者预后的影响。该研究连续纳入了 627 名 2006—2010 年间接受 CABG 治疗的患者。FFR 指导组（$n=198$）中，至少 1 个狭窄病变根据 FFR 结果进行移植；而在 CAG 指导组（$n=429$）中，所有病变都根据 CAG 结果进行移植。2 个主要终点是总体死亡或心肌梗死和 MACE（包括总体死亡、心肌梗死和靶血管血运重建）。FFR 指导组患者更年轻［66 岁（57~73 岁）$vs.$ 70 岁（63~76 岁），$P<0.001$］、男性更多（82% $vs.$ 72%，$P=0.008$）、糖尿病患者更少（21% $vs.$ 30%，$P=0.023$），在对这 3 个变量进行 1∶1 倾向评分匹配后，对 396 名患者进行了 6 年的临床随访。FFR 指导组与 CAG 指导组相比，总体死亡率或心肌梗死发生率显著降低（16% $vs.$ 25%，$HR=0.59, 95\% \ CI \ 0.38\sim0.93, P=0.020$），MACE 发生率在数值上也低于 CAG 指导组，但未达到统计学差异（21% $vs.$ 26%，$P=0.21$）。

FARGO 研究探讨了 CAG 指导与 FFR 指导的 CABG 对患者生活质量的影响，研究纳入 86 名患者，随机分为 CAG 指导组与 FFR 指导组，两组患者在 CABG 后 6 个月时的健康相关生活质量（HRQoL）和心绞痛改善相似，延迟病变的移植失败或低 FFR 与低 HRQoL 和心绞痛相关。

在 GRAFFITI 研究中，172 名患者被随机分为 CAG 指导与 FFR 指导的 CABG，主要终点是 1 年的移植物通畅率。结果显示，与 CAG 指导组相比，FFR 指导组接受的吻合更少（$P=0.004$）。1 年的随访显示，两组间移植物通畅率没有差异（80% $vs.$ 81%，$P=0.885$），而死亡、心肌梗死、靶血管血运重建和脑卒中的构成也没有差异。该研究后续进行的评价 FFR 对治疗策略影响的分析显示，知晓 FFR 结果前的预期策略是对 236 处病变进行旁路移植，FFR 结果的知晓使其中 48 名（55%）患者的 64 处病变（21.3%）的治疗策略发生了变化；在预期策略为药物治疗的 64 个病变中，16 个（25%）在知晓 FFR 后改为旁路移植，计划进行>1 个静脉移植的手术数量从 37 名患者减少至 27 名患者（$P=0.031$），体外循环手术的比例从 71 名患者减少至 61 名患者（$P=0.006$）。有或没有至少一项策略改变的患者在 1 年时的临床事件发生率相似。上述提示,FFR 指导的 CABG 可使 55% 的患者手术程序简化,且临床结果相似。

七、FFR 在临床应用的现况

目前临床工作中,医师遵循指南使用功能学检测方法的现况,2021 年发表的 ISIS-2 研究给出了答案。对于慢性冠脉综合征(chronic coronary syndrome,CCS)患者,当缺乏无创性缺血证据时,指南要求对临界病变进行血运重建时应进行有创性功能学评价。ISIS-2 研究中,334 名医师进行了 2 059 次中度狭窄病变的评估,参与者可通过 CAG 或请求辅助侵入性诊断方法(血管内成像或功能检查)来制定血运重建策略,主要终点是请求辅助功能评估的比例,次要终点是基于 CAG 的决定与已知功能严重程度之间的一致率。结果显示,1 202 次(59%)的决定完全基于 CAG,这些决定与 39% 的已知功能意义不一致,主要是存在过度治疗的可能性。参与者要求进行侵入性功能评估 643 例(31%),血管内成像 214 例(10%)。与 2013 年进行的 ISIS-1 研究相比,单纯基于 CAG 的决策率有所下降(59% $vs.$ 66%,$P < 0.001$),而侵入性功能检查的要求更频繁(31% $vs.$ 25%,$P < 0.001$)。因此可以认为,近年来人们正开始逐渐接受将侵入性冠状动脉功能学整合到血运重建决策的制定中来这样的观念,但目前临床应用的现况与指南的推荐之间仍存在较大差距。

一项在加拿大进行的回顾性、多中心、基于人群的队列研究探讨了是否遵从于 FFR 结果对患者远期预后的影响。研究纳入了 2013—2018 年接受单支冠状动脉 FFR 评估的 9 106 名非 STEMI 患者,将患者分为心肌缺血队列(FFR ≤ 0.8)和无心肌缺血队列(FFR > 0.8),随访 5 年,评估 PCI 的应用情况及其与 MACE 的关系。结果发现,在心肌缺血队列中,有 24.7% 的患者没有进行 PCI 而仅接受药物治疗,与药物治疗患者相比,PCI 患者在 30 天(2.8% $vs.$ 6.0%,$HR = 0.47$)、1 年(11.9% $vs.$ 15.2%,$HR = 0.76$)和 5 年(31.5% $vs.$ 39.1%,$HR = 0.77$)内 MACE 发生率均较低;而在无心肌缺血队列中,有 12.6% 的患者接受了 PCI,与药物治疗患者相比,PCI 患者在 30 天(3.1% $vs.$ 1.5%,$HR = 2.11$)、1 年(10.6% $vs.$ 6.5%,$HR = 1.67$)和 5 年(33.3% $vs.$ 24.4%,$HR = 1.37$)MACE 发生风险均更高,尽管 PCI 与 5 年死亡风险无关,但 PCI 患者发生心肌梗死、不稳定型心绞痛及紧急冠脉血运重建的风险均更高。在目前的临床实践中,仍有相当一部分患者的治疗未能依从于指南的推荐,这部分患者的预后更差,因此,提高人们对冠脉病变功能学检测的认知仍任重而道远。

八、FFR 的局限性

对于稳定性冠心病患者,FFR 能够判断固定狭窄导致的心肌缺血程度,对治疗策略的制定有很大价值。但斑块的稳定性也与患者预后密切相关。薄纤维帽脂质斑块(TCFA)由于其破裂的风险增加,是未来不良心血管事件的独立预测因素。而 FFR 并不能反映斑块的稳定性,因此,理论上讲,FFR 可能会遗漏部分狭窄程度不重但存在易损斑块的高危患者。

2021 年发表的 COMBINE(OCT-FFR)研究即在糖尿病人群中证实了这一假设。研究入选了存在至少 1 处直径狭窄 40%~80% 的冠状动脉病变(如为 ACS,则为非罪犯病变)的合并糖尿病的稳定型心绞痛或 ACS 患者 547 例。在 423 例 FFR > 0.80 的患者中,390 例患者同时接受了 OCT 检查,根据斑块性质分为无 TCFA 组和有 TCFA 组。主要终点为 18 个月的心源性猝死、靶病变血管心肌梗死(TV-MI)、临床驱动的靶病变血管血运重建(CD-TLR)、因不稳定或恶化性心绞痛住院的复合终点。结果显示,有 TCFA 的患者高达 25.1%,

有 TCFA 的患者发生主要终点事件的风险是无 TCFA 患者的 4 倍（13.3% *vs.* 3.1%，*HR*=4.7，95% *CI* 2.0~10.9，*P*=0.000 4）。有 TCFA 的患者发生 TV-MI、CD-TLR 及因不稳定或恶化性心绞痛住院（*P* 均<0.01）等单个终点事件的风险也远高于无 TCFA 的患者。因此，FFR 可以评估血管狭窄对血流和心肌缺血的影响，但无法辨别斑块的性质及斑块破裂导致心血管事件的风险。然而，对于 FFR>0.80 但存在 TCFA 的病变的治疗策略目前仍存在争议。目前大部分医师可能会首先选择强化药物治疗，关于介入治疗是否会改善此类患者的预后，仍需要大规模临床研究证实。

总而言之，随着近年来研究的开展，FFR 使用的场景越来越广泛，而对 FFR 的优势与不足认识得也越来越深入。前期研究证明了 FFR 在稳定性冠心病患者中的重要价值，而近期研究显示 FFR 指导的多支病变 PCI 未能达到与 CABG 同等的疗效，在 ACS 和复杂多支病变患者中 FFR 的价值尚需要进一步探讨，TCFA 可能是影响 FFR 筛选高危患者的一个重要因素。iFR 和 RFR 等非充血压力比值的价值正逐步受到人们的认可，QFR 和 CT-FFR 也在进行着进一步探索，冠脉功能学检测领域逐步走向百花齐放的局面，期待未来的研究能够为冠脉功能学检测在不同场景中的应用提供更精细的结果，并可能修正现有研究结论，新的检测技术的进步可能带给我们更精确的检测结果，而功能与影像的有机结合有可能会是未来冠脉介入领域的一个发展方向。

（何立芸　李新健　张瑞涛　王贵松）

参考文献

［1］《中国心血管健康与疾病报告 2020》编写组.《中国心血管健康与疾病报告 2020》要点解读 [J]. 中国心血管杂志, 2021, 26 (3): 209-218.

［2］BODEN W E, O'ROURKE R A, TEO K K, et al. Optimal medical therapy with or without PCI for stable coronary disease [J]. N Engl J Med, 2007, 356 (15): 1503-1516.

［3］GROUP B D S, FRYE R L, AUGUST P, et al. A randomized trial of therapies for type 2 diabetes and coronary artery disease [J]. N Engl J Med, 2009, 360 (24): 2503-2515.

［4］MACHECOURT J, LONGERE P, FAGRET D, et al. Prognostic value of thallium-201 single-photon emission computed tomographic myocardial perfusion imaging according to extent of myocardial defect. Study in 1, 926 patients with follow-up at 33 months [J]. J Am Coll Cardiol, 1994, 23 (5): 1096-1106.

［5］SHAW L J, BERMAN D S, MARON D J, et al. Optimal medical therapy with or without percutaneous coronary intervention to reduce ischemic burden: Results from the clinical outcomes utilizing revascularization and aggressive drug evaluation (COURAGE) trial nuclear substudy [J]. Circulation, 2008, 117 (10): 1283-1291.

［6］VAN NUNEN L X, ZIMMERMANN F M, TONINO P A, et al. Fractional flow reserve versus angiography for guidance of pci in patients with multivessel coronary artery disease (FAME): 5-year follow-up of a randomised controlled trial [J]. Lancet, 2015, 386 (10006): 1853-1860.

［7］DE BRUYNE B, FEARON W F, PIJLS N H, et al. Fractional flow reserve-guided PCI for stable coronary artery disease [J]. N Engl J Med, 2014, 371 (13): 1208-1217.

［8］NEUMANN F J, SOUSA-UVA M, AHLSSON A, et al. 2018 ESC/EACTS guidelines on myocardial revascularization [J]. Eur Heart J, 2019, 40 (2): 87-165.

［9］Writing Committee Members, LAWTON J S, TAMIS-HOLLAND J E, et al. 2021 ACC/AHA/SCAI guideline for coronary artery revascularization: A report of the American College of Cardiology/American Heart

Association Joint Committee on clinical practice guidelines [J]. J Am Coll Cardiol, 2022, 79 (2): e21-e129.

[10] 中华医学会心血管病学分会介入心脏病学组, 中国医师协会心血管内科医师分会血栓防治专业委员会, 中华心血管病杂志编辑委员会. 中国经皮冠状动脉介入治疗指南 (2016)[J]. 中华心血管病杂志, 2016, 44 (5): 382-400.

[11] PIJLS N H, VAN SON J A, KIRKEEIDE R L, et al. Experimental basis of determining maximum coronary, myocardial, and collateral blood flow by pressure measurements for assessing functional stenosis severity before and after percutaneous transluminal coronary angioplasty [J]. Circulation, 1993, 87 (4): 1354-1367.

[12] PIJLS N H, DE BRUYNE B, PEELS K, et al. Measurement of fractional flow reserve to assess the functional severity of coronary-artery stenoses [J]. N Engl J Med, 1996, 334 (26): 1703-1708.

[13] Authors/Task Force members, WINDECKER S, KOLH P, et al. 2014 ESC/EACTS guidelines on myocardial revascularization: The task force on myocardial revascularization of the European Society Of Cardiology (ESC) and the European Association For Cardio-Thoracic Surgery (EACTS) developed with the special contribution of the European Association Of Percutaneous Cardiovascular Interventions (EAPCI) [J]. Eur Heart J, 2014, 35 (37): 2541-2619.

[14] BODEN W E, O'ROURKE R A, TEO K K, et al. Impact of optimal medical therapy with or without percutaneous coronary intervention on long-term cardiovascular end points in patients with stable coronary artery disease (from the COURAGE trial)[J]. Am J Cardiol, 2009, 104 (1): 1-4.

[15] PIJLS N H, VAN SCHAARDENBURGH P, MANOHARAN G, et al. Percutaneous coronary intervention of functionally nonsignificant stenosis: 5-year follow-up of the DEFER study [J]. J Am Coll Cardiol, 2007, 49 (21): 2105-2111.

[16] BECH G J, DE BRUYNE B, PIJLS N H, et al. Fractional flow reserve to determine the appropriateness of angioplasty in moderate coronary stenosis: A randomized trial [J]. Circulation, 2001, 103 (24): 2928-2934.

[17] ZIMMERMANN F M, FERRARA A, JOHNSON N P, et al. Deferral vs. Performance of percutaneous coronary intervention of functionally non-significant coronary stenosis: 15-year follow-up of the DEFER trial [J]. Eur Heart J, 2015, 36 (45): 3182-3188.

[18] DE BRUYNE B, PIJLS N H, KALESAN B, et al. Fractional flow reserve-guided PCI versus medical therapy in stable coronary disease [J]. N Engl J Med, 2012, 367 (11): 991-1001.

[19] PARK S J, AHN J M, PIJLS N H, et al. Validation of functional state of coronary tandem lesions using computational flow dynamics [J]. Am J Cardiol, 2012, 110 (11): 1578-1584.

[20] MALLIDI J, ATREYA A R, COOK J, et al. Long-term outcomes following fractional flow reserve-guided treatment of angiographically ambiguous left main coronary artery disease: A meta-analysis of prospective cohort studies [J]. Catheter Cardiovasc Interv, 2015, 86 (1): 12-18.

[21] CERRATO E, ECHAVARRIA-PINTO M, D'ASCENZO F, et al. Safety of intermediate left main stenosis revascularization deferral based on fractional flow reserve and intravascular ultrasound: A systematic review and meta-regression including 908 deferred left main stenosis from 12 studies [J]. Int J Cardiol, 2018, 271: 42-48.

[22] KOO B K, PARK K W, KANG H J, et al. Physiological evaluation of the provisional side-branch intervention strategy for bifurcation lesions using fractional flow reserve [J]. Eur Heart J, 2008, 29 (6): 726-732.

[23] CHEN S L, YE F, ZHANG J J, et al. Randomized comparison of FFR-guided and angiography-guided provisional stenting of true coronary bifurcation lesions: The DKCRUSH- VI trial (double kissing crush versus provisional stenting technique for treatment of coronary bifurcation lesions VI)[J]. JACC Cardiovasc Interv, 2015, 8 (4): 536-546.

[24] OMORI H, KAWASE Y, HARA M, et al. Feasibility and safety of jailed-pressure wire technique using durable optical fiber pressure wire for intervention of coronary bifurcation lesions [J]. Catheter Cardiovasc Interv, 2019, 94 (2): E61-E66.

［25］ JO Y S, MOON H, PARK K. Different microcirculation response between culprit and non-culprit vessels in patients with acute coronary syndrome [J]. J Am Heart Assoc, 2020, 9 (10): e015507.

［26］ CUCULI F, DE MARIA G L, MEIER P, et al. Impact of microvascular obstruction on the assessment of coronary flow reserve, index of microcirculatory resistance, and fractional flow reserve after st-segment elevation myocardial infarction [J]. J Am Coll Cardiol, 2014, 64 (18): 1894-1904.

［27］ NICCOLI G, INDOLFI C, DAVIES J E. Evaluation of intermediate coronary stenoses in acute coronary syndromes using pressure guidewire [J]. Open Heart, 2017, 4 (2): e000431.

［28］ NTALIANIS A, SELS J W, DAVIDAVICIUS G, et al. Fractional flow reserve for the assessment of nonculprit coronary artery stenoses in patients with acute myocardial infarction [J]. JACC Cardiovasc Interv, 2010, 3 (12): 1274-1281.

［29］ MUSTO C, DE FELICE F, RIGATTIERI S, et al. Instantaneous wave-free ratio and fractional flow reserve for the assessment of nonculprit lesions during the index procedure in patients with st-segment elevation myocardial infarction: The WAVE study [J]. Am Heart J, 2017, 193: 63-69.

［30］ VAN DER HOEVEN N W, JANSSENS G N, DE WAARD G A, et al. Temporal changes in coronary hyperemic and resting hemodynamic indices in nonculprit vessels of patients with ST-segment elevation myocardial infarction [J]. JAMA Cardiol, 2019, 4 (8): 736-744.

［31］ PIJLS N H, FEARON W F, TONINO P A, et al. Fractional flow reserve versus angiography for guiding percutaneous coronary intervention in patients with multivessel coronary artery disease: 2-year follow-up of the FAME (fractional flow reserve versus angiography for multivessel evaluation) study [J]. J Am Coll Cardiol, 2010, 56 (3): 177-184.

［32］ SELS J W, TONINO P A, SIEBERT U, et al. Fractional flow reserve in unstable angina and non-ST-segment elevation myocardial infarction experience from the FAME (fractional flow reserve versus angiography for multivessel evaluation) study [J]. JACC Cardiovasc Interv, 2011, 4 (11): 1183-1189.

［33］ OMRAN J, ENEZATE T, ABDULLAH O, et al. Outcomes of fractional flow reserve-guided percutaneous coronary interventions in patients with acute coronary syndrome [J]. Catheter Cardiovasc Interv, 2020, 96 (2): E149-E154.

［34］ LAYLAND J, OLDROYD K G, CURZEN N, et al. Fractional flow reserve vs. Angiography in guiding management to optimize outcomes in non-ST-segment elevation myocardial infarction: The british heart foundation FAMOUS-NSTEMI randomized trial [J]. Eur Heart J, 2015, 36 (2): 100-111.

［35］ BRIASOULIS A, PALLA M, MOSTAFA A, et al. Fractional flow-guided management in patients with acute coronary syndromes: A systematic review and meta-analysis [J]. Int J Cardiol, 2015, 187: 334-337.

［36］ VAN BELLE E, BAPTISTA S B, RAPOSO L, et al. Impact of routine fractional flow reserve on management decision and 1-year clinical outcome of patients with acute coronary syndromes: PRIME-FFR (insights from the POST-IT [portuguese study on the evaluation of FFR-guided treatment of coronary disease] and R3F [french FFR registry] integrated multicenter registries-implementation of FFR [fractional flow reserve] in routine practice)[J]. Circ Cardiovasc Interv, 2017, 10 (6): e004296.

［37］ LEE J M, CHOI K H, KOO B K, et al. Prognosis of deferred non-culprit lesions according to fractional flow reserve in patients with acute coronary syndrome [J]. EuroIntervention, 2017, 13 (9): e1112-e1119.

［38］ MARTINS J L, AFREIXO V, SANTOS J, et al. Fractional flow reserve-guided strategy in acute coronary syndrome. A systematic review and meta-analysis [J]. Arq Bras Cardiol, 2018, 111 (4): 542-550.

［39］ LIOU K P, OOI S M, HOOLE S P, et al. Fractional flow reserve in acute coronary syndrome: A meta-analysis and systematic review [J]. Open Heart, 2019, 6 (1): e000934.

［40］ COLLET J P, THIELE H, BARBATO E, et al. 2020 ESC guidelines for the management of acute coronary syndromes in patients presenting without persistent ST-segment elevation [J]. Eur Heart J, 2021, 42 (14): 1289-1367.

［41］ GABA P, GERSH B J, ALI Z A, et al. Complete versus incomplete coronary revascularization: Definitions, assessment and outcomes [J]. Nat Rev Cardiol, 2021, 18 (3): 155-168.

[42] ENGSTROM T, KELBAEK H, HELQVIST S, et al. Complete revascularisation versus treatment of the culprit lesion only in patients with ST-segment elevation myocardial infarction and multivessel disease (DANAMI-3-PRIMULTI): An open-label, randomised controlled trial [J]. Lancet, 2015, 386 (9994): 665-671.

[43] PIROTH Z, BOXMA-DE KLERK B M, OMEROVIC E, et al. The natural history of nonculprit lesions in STEMI: An FFR substudy of the COMPARE-ACUTE trial [J]. JACC Cardiovasc Interv, 2020, 13 (8): 954-961.

[44] SMITS P C, ABDEL-WAHAB M, NEUMANN F J, et al. Fractional flow reserve-guided multivessel angioplasty in myocardial infarction [J]. N Engl J Med, 2017, 376 (13): 1234-1244.

[45] WANG L J, HAN S, ZHANG X H, et al. Fractional flow reserve-guided complete revascularization versus culprit-only revascularization in acute ST-segment elevation myocardial infarction and multi-vessel disease patients: A meta-analysis and systematic review [J]. BMC Cardiovasc Disord, 2019, 19 (1): 49.

[46] NEUPANE S, SINGH H, EDLA S, et al. Meta-analysis of fractional flow reserve guided complete revascularization versus infarct related artery only revascularization in patients with ST-elevation myocardial infarction and multivessel coronary artery disease [J]. Coron Artery Dis, 2019, 30 (6): 393-397.

[47] MEHTA S R, WOOD D A, STOREY R F, et al. Complete revascularization with multivessel PCI for myocardial infarction [J]. N Engl J Med, 2019, 381 (15): 1411-1421.

[48] SMITS P C, LAFORGIA P L, ABDEL-WAHAB M, et al. Fractional flow reserve-guided multivessel angioplasty in myocardial infarction: Three-year follow-up with cost benefit analysis of the COMPARE-ACUTE trial [J]. EuroIntervention, 2020, 16 (3): 225-232.

[49] PUYMIRAT E, CAYLA G, SIMON T, et al. Multivessel PCI guided by FFR or angiography for myocardial infarction [J]. N Engl J Med, 2021, 385 (4): 297-308.

[50] JUNI P. PCI for nonculprit lesions in patients with STEMI-no role for FFR [J]. N Engl J Med, 2021, 385 (4): 370-371.

[51] WALD D S, HADYANTO S, BESTWICK J P. Should fractional flow reserve follow angiographic visual inspection to guide preventive percutaneous coronary intervention in ST-elevation myocardial infarction ? [J]. Eur Heart J Qual Care Clin Outcomes, 2020, 6 (3): 186-192.

[52] GALLONE G, ANGELINI F, FORTUNI F, et al. Angiography- vs. Physiology-guided complete revascularization in patients with ST-elevation myocardial infarction and multivessel disease: Who is the better gatekeeper in this setting ? A meta-analysis of randomized controlled trials [J]. Eur Heart J Qual Care Clin Outcomes, 2020, 6 (3): 199-200.

[53] DE BACKER O, LONBORG J, HELQVIST S, et al. Characterisation of lesions undergoing ischaemia driven revascularisation after complete revascularisation versus culprit lesion only in patients with stemi and multivessel disease: A DANAMI-3-PRIMULTI substudy [J]. EuroIntervention, 2019, 15 (2): 172-179.

[54] PINILLA-ECHEVERRI N, MEHTA S R, WANG J, et al. Nonculprit lesion plaque morphology in patients with ST-segment-elevation myocardial infarction: Results from the COMPLETE trial optical coherence tomography substudys [J]. Circ Cardiovasc Interv, 2020, 13 (7): e008768.

[55] DENORMANDIE P, SIMON T, CAYLA G, et al. Compared outcomes of ST-segment-elevation myocardial infarction patients with multivessel disease treated with primary percutaneous coronary intervention and preserved fractional flow reserve of nonculprit lesions treated conservatively and of those with low fractional flow reserve managed invasively: Insights from the FLOWER-MI trial [J]. Circ Cardiovasc Interv, 2021, 14 (11): e011314.

[56] MONTONE R A, MEUCCI M C, NICCOLI G. The management of non-culprit coronary lesions in patients with acute coronary syndrome [J]. Eur Heart J Suppl, 2020, 22 (Suppl L): L170-L175.

[57] IBANEZ B, ROQUE D, PRICE S. The year in cardiovascular medicine 2020: Acute coronary syndromes

and intensive cardiac care [J]. Eur Heart J, 2021, 42 (9): 884-895.

[58] TONINO P A, DE BRUYNE B, PIJLS N H, et al. Fractional flow reserve versus angiography for guiding percutaneous coronary intervention [J]. N Engl J Med, 2009, 360 (3): 213-224.

[59] RIOUFOL G, DERIMAY F, ROUBILLE F, et al. Fractional flow reserve to guide treatment of patients with multivessel coronary artery disease [J]. J Am Coll Cardiol, 2021, 78 (19): 1875-1885.

[60] GILARD M, ELTCHANINOFF H, IUNG B, et al. Registry of transcatheter aortic-valve implantation in high-risk patients [J]. N Engl J Med, 2012, 366 (18): 1705-1715.

[61] PESARINI G, SCARSINI R, ZIVELONGHI C, et al. Functional assessment of coronary artery disease in patients undergoing transcatheter aortic valve implantation: Influence of pressure overload on the evaluation of lesions severity [J]. Circ Cardiovasc Interv, 2016, 9 (11): e004088.

[62] FEARON W F, ZIMMERMANN F M, DE BRUYNE B, et al. Fractional flow reserve-guided PCI as compared with coronary bypass surgery [J]. N Engl J Med, 2022, 386 (2): 128-137.

[63] FOURNIER S, TOTH G G, DE BRUYNE B, et al. Six-year follow-up of fractional flow reserve-guided versus angiography-guided coronary artery bypass graft surgery [J]. Circ Cardiovasc Interv, 2018, 11 (6): e006368.

[64] THUESEN A L, RIBER L P, VEIEN K T, et al. Health-related quality of life and angina in fractional flow reserve-versus angiography-guided coronary artery bypass grafting: FARGO trial (fractional flow reserve versus angiography randomization for graft optimization)[J]. Circ Cardiovasc Qual Outcomes, 2021, 14 (6): e007302.

[65] TOTH G G, DE BRUYNE B, KALA P, et al. Graft patency after FFR-guided versus angiography-guided coronary artery bypass grafting: The GRAFFITI trial [J]. EuroIntervention, 2019, 15 (11): e999-e1005.

[66] FOURNIER S, TOTH G G, DE BRUYNE B, et al. Changes in surgical revascularization strategy after fractional flow reserve [J]. Catheter Cardiovasc Interv, 2021, 98 (3): E351-E355.

[67] KNUUTI J, WIJNS W, SARASTE A, et al. 2019 ESC guidelines for the diagnosis and management of chronic coronary syndromes [J]. Eur Heart J, 2020, 41 (3): 407-477.

[68] TOTH G G, JOHNSON N P, WIJNS W, et al. Revascularization decisions in patients with chronic coronary syndromes: Results of the second international survey on interventional strategy (ISIS-2)[J]. Int J Cardiol, 2021, 336: 38-44.

[69] SUD M, HAN L, KOH M, et al. Association between adherence to fractional flow reserve treatment thresholds and major adverse cardiac events in patients with coronary artery disease [J]. JAMA, 2020, 324 (23): 2406-2414.

[70] KEDHI E, BERTA B, ROLEDER T, et al. Thin-cap fibroatheroma predicts clinical events in diabetic patients with normal fractional flow reserve: The COMBINE OCT-FFR trial [J]. Eur Heart J, 2021, 42 (45): 4671-4679.

人工智能、深度学习与心脏导管室的未来

人工智能(artificial intelligence,AI)是研究、开发用于模拟、延伸和扩展人的智能的理论、方法、技术及应用系统的一门新的技术科学。它是计算机科学的一个分支,旨在模仿人类在执行识别、计划和解决问题等任务时的认知。机器学习(machine learning,ML)是人工智能领域最为重要的、应用最广泛的技术。机器学习是基于已有数据和某种给定的衡量模型表现的方法,通过不断优化模型参数,最终得到最优模型的一系列方法。随着算法和算力的飞速发展以及医学数据的不断积累,人工智能在基础医学、临床医学等领域都有着重要突破。根据我国最新心血管疾病报告,目前国内有 1 139 万例冠心病患者、250 万例风湿性心脏病患者以及 200 万例先天性心脏病患者,心血管疾病仍是人类健康的头号杀手。同时,心血管内科是众多医学学科中研究较为深入、分科更为细化的学科,有着众多研究热点与人工智能相关。心导管室是心内科介入医师战斗的场所,人工智能在心导管室里也同样得到非常广泛的应用,从基于机器学习的 CT-FFR 等冠脉功能学评估,到机器学习方法改良血管内超声(intravenous ultrasound,IVUS)、光学相干断层成像(optical coherence tomography,OCT)等腔内影像学技术,到结构性心脏病精准化治疗,再到介入手术机器人,这一系列现代技术已经成为心内科医师的最强辅助。本文旨在从介绍人工智能、机器学习的基本概念入手,简要举例人工智能在心脏导管室中的冠脉及结构性心脏病领域的应用、目前存在的问题和局限性等数个方面,为读者呈现一个心导管室中人工智能应用的全貌,期盼能达到抛砖引玉的效果,引领业界诸多专家加入心导管室智能化建设思考中,以提高患者就医体验,优化心血管疾病诊疗。

一、人工智能与深度学习的技术介绍

人工智能是计算机科学的一个分支,旨在模仿人类在执行识别、计划和解决问题等任务时的认知。机器学习是一门以数学和计算机科学为基础的学科,它提出了一套新的算法和方法,用于构建由逻辑推理和数据驱动的模型。机器学习可以通过算法从诸多临床和影像数据中加以学习和改进,完成图像分析、疾病诊断和预后评估等多种任务,机器学习研究的是从数据中通过选取合适的算法,自动地归纳逻辑或规则,并根据这个归纳的结果(模型)与新数据来进行预测,最常用的学习模式为监督学习和无监督学习。监督学习是从标记的训练数据来推断一个功能的机器学习任务,主要算法包括决策树、随机森林、支持向量机以及boosting 类集成算法等。在监督学习中,每个实例都是由一个输入对象(通常为矢量)和一个期望的输出值(也称为监督信号)组成。监督学习算法是分析该训练数据,并产生一个推断的功能,其可以用于映射出新的实例。无监督学习是指一种从未标记的数据中自主得出结论的算法,主要算法有 K 均值聚类和主成分分析等。无监督学习的一个常见实例是聚类分析,其中一个数据集,在没有其真实标签的情况下,按照相似程度分为不同的组。

深度学习(deep learning,DL)是机器学习的一种特殊类型,是学习样本数据的内在规律和表示层次,试图模仿大脑神经元的工作模式,其本质为包含多个隐含层的神经网络结构。深度学习主要涉及三类方法,即卷积神经网络、自编码神经网络以及深度置信网络。卷积神

经网络（convolutional neural networks，CNN）是深度学习的代表算法，比较适用于计算机视觉分析，能够出色地完成心血管图像的分类、分割和测量等任务。借助新颖的 ML 框架、不断增强的计算能力和可用的大数据，机器学习研发团队正将其精力集中在医疗保健领域的复杂任务上，这些努力已经取得了相当多成果。例如，在放射学领域，人们已经证明在验证初步诊断方面，ML 平台与人类放射科医师具有相同的能力。在病理学领域，ML 发现了全新的可预测乳腺癌预后的组织学特征。在心血管内科领域，也有研究表明通过 ML 构建的临床预测模型与单独使用临床或影像学方法相比，预测心血管或全因死亡率的价值更大。

总之，人工智能、深度学习具有从根本上改变我们心内科医师传统行医方式的潜力，有着广泛的应用场景。

二、人工智能与冠状动脉粥样硬化性心脏病诊治

（一）人工智能与冠脉功能学

血流储备分数（FFR）指在冠状动脉存在狭窄病变的情况下，该血管所供心肌区域能获得的最大血流与同一区域理论上正常情况下所能获得的最大血流之比，即心肌最大充血状态下的狭窄远端冠状动脉内平均压（Pd）与冠状动脉口部主动脉平均压（Pa）的比值，是评估有无心肌缺血的"金标准"。但是，测量 FFR 需要特定的压力导丝，这就限制了一部分医师运用该项技术。2011 年 discovery-flow 试验将 FFR-CT 这一无创评估血流储备分数的方法引入了心脏成像领域。随后，人们也开始将机器学习应用于无创冠状动脉血流分析。MACHINE 注册研究是第一项比较机器学习算法与计算流体动力学算法的研究。该研究表明，机器学习 CTFFR 算法与混合流体动力学方法衍生的 FFR 区分功能显著阻碍的冠心病的能力相同。Tesche 等发现，机器学习 CTFFR 检测病变特异性缺血的灵敏度为 79%，特异性为 94%，曲线下面积为 0.89，显著高于冠脉 CT 血管成像（AUC=0.61）和定量冠状动脉造影（AUC=0.69）。Dugua 等也研究了机器学习 CTFFR 的诊断价值，他们回顾性研究了有 ACS 症状的患者，这些患者均接受了冠脉 CT 血管造影检查，并随后进行了侵入性冠状动脉造影，在平均 19.5 个月的随访期间，14 例患者因这些非罪犯病变而发生 MACE，这些非罪犯病变的平均 FFR-CT 为 0.78。研究结果表明，在具有 ACS 症状的患者中，FFR-CT ≤ 0.80 可作为未来 MACE 的预测指标。这些研究显示，机器学习 FFR-CT 具有很高的临床应用价值。由此可见，基于深度学习所衍生的无创血流动力学分析有着很好的准确性及应用前景。

1. 基于深度学习的 FFR-CT 估计与诊断准确性　尽管 FFR-CT 与冠脉造影结果具有良好的相关性，但由于需要相对较长的处理时间、非现场计算等，FFR-CT 仍然受到非实时性使用的阻碍。为了克服这一限制，人们提出了基于动脉腔分割、左心室心肌分割和动脉中心线跟踪等新的基于 ML 计算 CT-FFR 的方法。CT-FFR$_{ML}$ 模型是在 12 000 个合成的冠状动脉几何数据集上进行训练，使用深度神经网络，实现实时自动计算 FFR。Coenen 等进行了一项多中心的前瞻性研究，以有创 FFR 是"金标准"，评估 CT-FFR$_{ML}$ 在预测病变特异性缺血方面的诊断性能，并与传统的 CCTA 参数进行比较的研究。在这一研究中，CT-FFR$_{ML}$ 和 FFR-CT 之间的相关性（r=0.997）以及 CT-FFR$_{ML}$ 在预测病变特异性缺血方面均优于传统 CCTA（AUC：0.84 *vs.* 0.69，每条血管水平 P<0.001）。此后，多项回顾性研究也证明了 CT-FFR$_{ML}$ 的诊断准确性，并与作为"金标准"的有创 FFR 进行了对比验证。这些研究也进一步证明 CT-FFR$_{ML}$ 优于 CTA，对于狭窄程度和定量动脉粥样硬化斑块特征的诊断性能。为了进一步强调 CT-FFR$_{ML}$ 对中度狭窄血管的诊断价值，我们还进行了其他几项研究。Tang

等评价了 CT-FFR$_{ML}$ 在预测病变特异性缺血中的诊断价值。这一研究纳入了 101 例患者共 122 根血管,证明 CT-FFR$_{ML}$ 优于 CTA 的诊断价值(单根血管 CT-FFR$_{ML}$ 的 AUC 0.96 *vs.* CTA 的 AUC 0.63,$P<0.05$)。

2. 冠脉钙化对 CT-FFR$_{ML}$ 性能的影响　冠状动脉钙化会影响 CTA 的诊断性能,钙化范围越广泛,CTA 评估阻塞性 CAD 的能力越受限。CAC 评分采用多种指标计算,常用的有 Agatston 评分、钙体积、钙化重塑指数(CRI)和节段弧钙化法。阿加斯顿评分(Agatston score,AS)是应用最为广泛的方法,它综合了所有冠状动脉段单个病变的钙化评分(峰值密度和病变面积的函数)。CRI 可以评估特定病变的钙化程度,是最严重钙化部位的管腔横截面积与近端管腔面积的比值。节段弧形钙化法通过测量最大冠脉钙化角度来估计病变特异性钙化负荷,分为无钙化(无钙化)、轻度钙化(0°~90°)、中度钙化(90°~180°)和重度钙化(>180°)。Tesche 等对 314 例患者的 482 支血管进行了回顾性分析,评估钙化对 CT-FFR$_{ML}$ 性能的影响。随着 Agatston 评分的增加,CT-FFR$_{ML}$ 的鉴别能力在统计学上显著下降[在中低 Agatston 评分组(1~400 分)和高 Agatston 评分组(>400 分)中,CT-FFR$_{ML}$ 的 AUC 分别为 0.85 和 0.81,$P=0.04$]。Jiang 等评估了钙化角度和 CRI 对 CT-FFR$_{ML}$ 性能的影响。随着钙化负荷的增加,CT-FFR$_{ML}$ 对冠脉狭窄的鉴别能力的差异无统计学意义。在有 Agatston 评分的患者中,随着钙化严重程度的变化,CT-FFR$_{ML}$ 的诊断性能无明显差异。Tesche 等的研究中的差异可以解释为平均 Agatston 分数较低、样本量较小($n=150$)所导致的检测结果的差异。此外,Koo 等也进行了类似的研究,发现 Agatston 评分增加对 CT-FFR$_{ML}$ 的性能没有影响。有趣的是,该研究中,相当大比例样本的冠状动脉钙化程度更重(每条血管的平均 Agatston 评分为 311 分)。为了进一步验证 CT-FFR$_{ML}$ 对不同程度冠脉钙化的诊断性能,我们需要在这一领域开展更多的研究。

3. CT-FFR$_{ML}$ 预测血运重建事件　诸多研究已经证明,CT-FFR$_{ML}$ 是比由 CCTA 衍生的斑块特征更好的预测病变特异性缺血的指标,但 CT-FFR$_{ML}$ 是否会影响最终的治疗计划(按照 ICA-FFR 的指导),仍然是一个非常活跃的研究领域。Qiao 等证明,在 CCTA 中加入 CT-FFR$_{ML}$ 可以降低不必要的 ICA 发生率 35.2%(从而增加 ICA 时的血管重建比例),真正起到 ICA 的把关人作用。此外,较低的 CT-FFR$_{ML}$ 与 CCTA 狭窄直径(*HR*:6.84 *vs.* 1.47)或 ICA(*HR*:6.84 *vs.* 1.84)的主要不良心血管事件(MACE)风险相关。Liu 等在 2 年的随访中发现,CCTA 狭窄>50%,CT-FFR$_{ML}$<0.8 和 ICA 狭窄>75% 的再血管化后 MACE 发生率相似(2.9%)。该研究进一步强调了 CT-FFR$_{ML}$ 作为 ICA 的看门人的作用,以及对降低医疗成本的积极影响。但是,CT-FFR$_{ML}$ 也有一定的缺点。在接近有创 FFR 诊断阈值 0.8 时,CT-FFR$_{ML}$ 模型的诊断性能较低。传统的统计和 DL 方法显示的狭窄严重程度,斑块特征如低密度、非钙化斑块,以及重构指数是病变特异性缺血的独立预测因子,这些与 CT-FFR$_{ML}$ 无关。未来,一种结合临床特征、解剖斑块特征、血管特征和功能评估的综合 CT-FFR$_{ML}$ 方法可能会克服这一局限性。

(二)人工智能在冠状动脉腔内影像学中的应用

血管内超声(IVUS)和光学相干断层扫描(OCT)广泛应用于冠脉介入术中的腔内成像,主要包括评估斑块负荷、优化支架植入。IVUS 利用超声波生成冠状动脉横截面图像,其纵向分辨率为 70~200μm,横向分辨率为 200~400μm,穿透深度为 10mm,可以对冠状动脉血管壁进行完整的横截面分析。IVUS 可以辅助术者了解斑块特征,尤其是高危斑块(有大片坏死核心的斑块)。另外,IVUS 提示的重度钙化斑块会增加经皮冠状动脉介入治疗(PCI)

中支架扩张不良的风险。虚拟组织学 IVUS(VH-IVUS)是另一种基于 IVUS 射频数据的技术,可在血管腔内评估斑块的组成。通过对斑块特征和血管尺寸的描述,IVUS 在动脉粥样硬化斑块的定量和定性评估、制定介入策略、辅助支架植入中都发挥着重要的作用。在 PCI 术后,IVUS 可用于观察支架扩张情况,识别支架边缘夹层,并在正确的临床背景下确认支架内血栓的存在。因为这些优势,IVUS 可以优化支架植入,并改善临床结局,包括血运重建、MACE 和死亡率。基于近红外光谱原理的 OCT,对于血管横截面图像的纵向分辨率和横向分辨率分别为 10μm 和 20~40μm。因此,OCT 可以更详细地观察管腔和斑块,提供更准确的管腔面积和更好的斑块表征数据,包括斑块的易损性、纤维帽厚度、坏死核心的大小以及巨噬细胞的存在。薄纤维帽在病理上是易损斑块的前身,在临床是 MACE 的独立预测因子。由于 OCT 的分辨率较高,它已成为检测薄帽纤维斑块(TCFA)的侵入性"金标准"。OCT 的一个显著缺陷是其较低的穿透深度,这使得 IVUS 成为血管壁分析的更好方式。虽然这些应用十分吸引人,鉴于手术耗材价格,IVUS 和 OCT 在美国的应用率很低,在我国应用也较少。通过深度学习算法来优化图像的获得和解读,ML 有可能降低应用成本和缩短手术时间,这是 IVUS 和 OCT 广泛应用的两大主要障碍。

三、人工智能与结构性心脏病诊治

结构性心脏病,包括心脏瓣膜病及先天性心脏病,同样严重损害人民健康,严重增加社会经济负担。针对结构性心脏病,临床医师可以选择内科保守治疗、介入治疗及外科治疗。目前,人工智能、深度学习等在结构性心脏病领域同样有许多进展。

1. 疾病诊断　结构性心脏病症状的严重程度主要取决于畸形的部位、大小及严重程度,病变严重且复杂的病例早期即可影响患者生理功能而出现相应的临床表现,但是部分患者病变轻、症状出现较晚,早期诊断较为困难。临床医师诊断结构性心脏病主要依靠物理检查及心脏彩超等手段,通过查体可以发现相应部位特异性杂音,心脏超声可以发现瓣膜或心脏心室壁层面的血流分流而明确结构性心脏病的诊断。但是对于初学者,临床医师可能会忽视极小的心脏杂音,彩超医师也可能无法精确采集最佳切面而导致结构性心脏病的漏诊或者误诊。人工智能技术可以通过模拟医师临床诊断过程,为临床诊断提供参考。神经网络对心音的正确识别率可达 70%,隐马尔科夫模型对于心脏杂音的识别准确率可达 96%,特异度达 98%。Thompson 等通过心音数据库,筛选出病理性杂音、功能性杂音及无杂音病例,构建人工智能学习模型,训练模型去识别瓣膜病和先天性心脏病的心脏杂音,经过 3 180 份心音录音的训练,该模型诊断结构性心脏病的灵敏度和特异度分别达到 93% 和 81%。Bhatikar 等也使用基于神经网络的分类系统区分儿童正常心脏杂音和室间隔缺损杂音,灵敏度与特异度均达到 90% 及以上。Wu 等使用基于界面的视觉数据构建深度学习模型辅助先天性心脏病的诊断,该模型的灵敏度达到 86.5%,特异度达到 99.4%。人工智能可以辅助超声科医师准确定位最佳切面位置,采集最佳图像,便于心脏疾病的诊治。因此,临床工作者可以通过声音、图像等多维度数据构建人工智能模型,辅助医师进行患者筛查,对相应疾病患者可以早诊断、早治疗。

2. 术前评估、辅助制定手术方案　关于结构性心脏病的诊治,包括药物治疗、介入治疗和手术治疗三类,相比于外科手术创伤大、风险高等弊端,介入手术对于高龄、合并症多、拒绝外科手术的患者群体有着独特的优势。目前,心内科医师在心导管室可以完成经导管主动脉瓣置换术、经皮二尖瓣置换术、左心耳封堵术、房间隔缺损封堵术及室间隔缺损封堵术等多项操作。但是,由于结构性心脏病手术治疗也具有一定的复杂性及术中风险,对患者的急性准确术前评估显得格外重要。在术前,医师通过采集心脏 CT、MR 及彩超图像,构建患者本人个性化 3D 模型,可以构建 3D 打印模型,帮助术者急性手术方案制定,模拟植入不同型号瓣膜,对比不同型号瓣膜的稳定程度,个性化选择最佳植入器械。同样,手术医师可以利用该模型在术前与患者进行沟通,帮助患者充分了解自己的病情,了解手术流程及相关风险,将医患纠纷可能性降至最低。Ruiz-Fernández 等报道,使用多层感知器、自组织图、径向基函数网络和决策树 4 种机器学习方式,通过分析患者症状、体征数据,预测先天性心脏病手术风险,从而指导临床治疗。刘洋等利用人工智能结合 3D 打印技术模拟主动脉根部结构以及手术模拟辅助 TAVR 术前影像学评估,取得了 3D 打印技术应用于主动脉瓣狭窄及关闭不全 TAVR 手术的初步经验。Vukicevic 等开发了一种多材料 3D 打印二尖瓣模型,适用于使用 MitraClip 装置进行经皮二尖瓣修补的手术模拟和规划。Engelhardt 等通过计算机网络从二尖瓣修补的内镜实例中了解术中关键信息,并在模拟测试中学习,提高手术技术。总之,利用人工智能多模态优势可以构建患者个性化心脏模型,有助于术者充分评估患者病情,术前决定治疗方案及医患双方术前充分沟通。

3. 构建预测模型　疾病风险预测模型是以疾病的多风险因素为基础,利用数学公式计算某个人未来发生某个事件的概率的一种统计性评估方式。医护人员可以通过疾病风险预测模型对患病群体实施针对性的干预措施,改善患者预后。相比于传统的逻辑回归模型,人工智能有着强大的挖掘信息能力和探索数据间联系的能力,可以容纳更多维度的数据,包括患者人口学特征、实验室检查及影像学、声音数据等。Jacek 等通过对比逻辑回归模型与神经网络模型对 STEMI 患者急诊 PCI 后 6 个月死亡率,得出神经网络模型有着更好的预测效能(神经网络 AUROC 0.842 2 *vs.* 逻辑回归 AUROC 0.813 7,P=0.037),但是该模型也存在入组过于严格导致难以外推的问题。李聪等通过收集先天性心脏病患者临床资料、光学相干断层扫描图像及术后并发症情况构建了深度学习模型,其预测术后过度失血的 AUC 为 0.82,灵敏度和特异度分别为 0.90 和 0.75,准确率为 0.78;围手术期复合不良结局的 AUC 为 0.81,灵敏度和特异度分别为 0.83 和 0.80,准确率为 0.81,得出该深度学习模型可以高效预测先天性心脏病围手术期转归的结论。在术后患者的预后评估中,Taishi 等通过收集 TAVR 患者临床和影像学资料构建深度学习模型,预测脑血管事件该模型 AUC 为 0.79(0.65~0.93),得出可以使用深度学习算法来预测与 TAVR 相关的脑血管事件。Shah 报道了使用监督学习的方式预测心力衰竭患者生存状况的研究。先使用无监督学习的模式进行聚类分组,再使用监督学习模式对每组患者的结局进行预测,已经成为先天性心脏病患者术后生存状况研究的热点思路。总之,临床医师可以利用人工智能构建心脏病术后及远期预测模型,促进医护人员早期干预患者,改善患者长期预后。

4. 结构性心脏病介入医师培训　当前,结构性心脏病领域的新技术发展迅速,不断有新的产品进入临床试验中,不同的产品有着不同的学习周期。人工智能可以联合虚拟现实技术,帮助介入医师准确理解病变特点,优化手术技巧。同时,人工智能可以针对术者的手术特点予以反馈,缩短术者本人及不同术者间手术质量的差距,标准化手术方式,提高整体医师手术水平。

四、人工智能与介入手术机器人

机器人手术系统是继承多项现代高科技手段为一体的综合体,手术医师可以远离手术台操纵机器进行手术。在心脏导管室,介入医师需要冒着辐射的风险为患者做手术,可能会增加术者皮肤病及肿瘤的发病风险。搭载人工智能的机器人可以逐渐替代术者进行手术,以避免术者的放射风险。1989 年,第 1 代手术机器人"伊索"(AESOP)系统问世,经过40 余年的发展,手术机器人系统已经发展至第 3 代"达芬奇"(Da Vinci)机器人系统的第五代产品,并广泛应用于临床。在冠脉介入领域,Beyar 等通过远程导航系统,使用操纵杆遥控床边装置来操作导丝、球囊和支架。远程导航系统可提供导丝和球囊 1mm 的步进,用于更精确的病变长度测量和支架植入。在此基础上的 CorPath 200^{TM} 系统,在 164 例患者中进行的一项研究中得出手术成功率达 98.8%,可以减少了 95.2% 的手术暴露。2016 年经 FDA批准上市的 CorPath®GRX 系统,在设计上对导丝、装置和指引导管进行三重控制,还包含回撤和旋转功能,可以模拟旋转和摆动等技术。目前该系统在无保护主干病变、慢性完全闭塞病变也都有了成功的报道。随着 5G 通讯技术的普及,得益于较低的延迟率,冠脉介入医师可以远程操纵机器人进行手术。印度的 Patel 博士通过普通的有线连接对 35km 以外的5 名患者实施了 PCI。这样的技术使得医疗资源薄弱地区也可以得到及时、有效的医疗服务。在结构性心脏病领域,Torracca 等于 2001 年报道了在机器人手术系统辅助下进行房间隔缺损修补术并获得成功的病例。之后机器人手术系统迅猛发展,在房间隔缺损修补、室间隔缺损修补、动脉导管结扎、瓣膜病纠治等方面也均实现了应用。目前的机器人手术系统还是由医师控制台、床旁机械臂系统、成像系统 3 个部分组成,手术也主要是医师操控,机器人系统还不具备自动识别病变及制定与实施治疗方案的能力。将深度学习、人工智能与机器人相结合,赋予机器人识别病变及处理病变的能力,是未来机器人手术的方向。

人工智能在疾病诊断、指导治疗及判断预后方面有着众多优势,但是随之也带来许多难以解决的现实问题。第一,构建一个包含多中心多种维度信息的数据库需要统一的数据格式、高标准的数据质量。国内各家中心所采购的设备型号不一、成像质量不一、化验检查上限与下限值不同导致数据同化困难。在采集多中心数据时,同样会存在数据泄露的风险。第二,深度学习模型存在黑盒效应,无法用数学逻辑去解释变量之间的相互关系。医护人员通过深度学习构建的决策模型,如果出现医疗事故,那么责任归属于医师、医院还是人工智能提供厂家?医师在这样环境下的定位又是如何?第三,机器人辅助手术可以帮助介入医师避免接触放射线,那么如果程序故障导致出现严重并发症,后续手术处理及责任划归问题也应当得到重视。

人工智能是一个新兴学科,新技术的发展会像一把双刃剑,给心血管界带来新的发展机遇,推动学科发展与进步,但是也会带来一些新的问题。人工智能在心导管冠心病和结构性心脏病领域,可以辅助医师完善术前评估、确定最佳治疗方案,术中指导术者手术、降低射线、优化治疗,术后精准预测患者并发症发生率。由此可以预见,在将来的心导管室,介入医师可以在更少的射线接触情况下,为患者完成更为精准化的介入治疗。此外,也期待更多科研工作者及机构可以医工结合,让人工智能在心脏病领域有更多的成果产出。

(刘 健 孙宇彤 霍黎明)

参考文献

[1] 刘则烨,潘湘斌. 人工智能在心血管疾病防治中的应用 [J]. 中国胸心血管外科临床杂志,2022,29

(9): 1230-1235.

［2］ CHEN S J, HANSGEN A R, CARROLL J D. The future cardiac catheterization laboratory [J]. Cardiol Clin, 2009, 27 (3): 541-548.

［3］ AL'AREF S J, ANCHOUCHE K, SINGH G, et al. Clinical applications of machine learning in cardiovascular disease and its relevance to cardiac imaging [J]. Eur Heart J, 2019, 40 (24): 1975-1986.

［4］ BEYAR R, DAVIES J E, COOK C, et al. Robotics, imaging, and artificial intelligence in the catheterisation laboratory [J]. EuroIntervention, 2021, 17 (7): 537-549.

［5］ WEGNER F K, BENESCH VIDAL M L, NIEHUES P, et al. Accuracy of Deep Learning Echocardiographic View Classification in Patients with Congenital or Structural Heart Disease: Importance of Specific Datasets [J]. J Clin Med, 2022, 11 (3): 690.

［6］ GAUTAM N, SALUJA P, MALKAWI A, et al. Current and Future Applications of Artificial Intelligence in Coronary Artery Disease [J]. Healthcare (Basel), 2022, 10 (2): 232.

［7］ WANG J X, ZHAO S H. Artificial intelligence application in the field of cardiovascular imaging [J]. Zhonghua Xin Xue Guan Bing Za Zhi, 2021, 49 (11): 1063-1068.

［8］ HAHN R T. Topologic Data Analysis and Machine Learning: Defining the Aortic Valvular-Ventricular Disease Terrain [J]. JACC Cardiovasc Imaging, 2021, 14 (9): 1721-1723.

［9］ GHANAYIM T, LUPU L, NAVEH S, et al. Artificial intelligence-based stethoscope for the diagnosis of aortic stenosis [J]. Am J Med, 2022, 135 (9): 1124-1133.

［10］ LI H, LUO M, ZHENG J, et al., An artificial neural network prediction model of congenital heart disease based on risk factors: A hospital-based case-control study [J]. Medicine (Baltimore), 2017, 96 (6): e6090.

［11］ RIBEIRO J M, ASTUDILLO P, DE BACKER O, et al. Artificial Intelligence and Transcatheter Interventions for Structural Heart Disease: A glance at the (near) future [J]. Trends Cardiovasc Med, 2022, 32 (3): 153-159.

［12］ CHESSA M, VAN DE BRUAENE A, FAROOQI K, et al. Three-dimensional printing, holograms, computational modelling, and artificial intelligence for adult congenital heart disease care: an exciting future [J]. Eur Heart J, 2022, 43 (28): 2672-2684.

［13］ LEE S, LEE H C, CHU Y S, et al. Deep learning models for the prediction of intraoperative hypotension [J]. Br J Anaesth, 2021, 126 (4): 808-817.

［14］ NIEDZIELA J T, CIEŚLA D, WOJAKOWSKI W, et al. Is neural network better than logistic regression in death prediction in patients after ST-segment elevation myocardial infarction？[J]. Kardiol Pol, 2021, 79 (12): 1353-1361.

［15］ SHI H, YANG D, TANG K, et al. Explainable machine learning model for predicting the occurrence of postoperative malnutrition in children with congenital heart disease [J]. Clin Nutr, 2022, 41 (1): 202-210.

GREAT WALL INTERNATIONAL CONGRESS OF CARDIOLOGY

心脏病学实践
2022 （全 7 册）

主　　编　陈绍良　吴永健
主　　审　袁祖贻　丛洪良
学术秘书　张俊杰　高　展

人民卫生出版社
·北京·

图书在版编目（CIP）数据

心脏病学实践 .2022：全 7 册 / 陈绍良，吴永健主编 . —北京：人民卫生出版社，2022.11
ISBN 978–7–117–33815–8

Ⅰ.①心… Ⅱ.①陈…②吴… Ⅲ.①心脏病学
Ⅳ.①R541

中国版本图书馆 CIP 数据核字（2022）第 194728 号

| 人卫智网 | www.ipmph.com | 医学教育、学术、考试、健康，购书智慧智能综合服务平台 |
| 人卫官网 | www.pmph.com | 人卫官方资讯发布平台 |

心脏病学实践 2022（全 7 册）
Xinzangbingxue Shijian 2022（Quan 7 Ce）

主　　编：陈绍良　　吴永健
出版发行：人民卫生出版社（中继线 010-59780011）
地　　址：北京市朝阳区潘家园南里 19 号
邮　　编：100021
E - mail：pmph @ pmph.com
购书热线：010-59787592　010-59787584　010-65264830
印　　刷：三河市宏达印刷有限公司（胜利）
经　　销：新华书店
开　　本：787×1092　1/16　　总印张：94
总 字 数：2346 千字
版　　次：2022 年 11 月第 1 版
印　　次：2022 年 11 月第 1 次印刷
标准书号：ISBN 978-7-117-33815-8
定价（全 7 册）：254.00 元

打击盗版举报电话：010-59787491　E-mail：WQ @ pmph.com
质量问题联系电话：010-59787234　E-mail：zhiliang @ pmph.com
数字融合服务电话：4001118166　　E-mail：zengzhi @ pmph.com

第三分册
心 律 失 常

分册主编　龙德勇　樊晓寒　桑才华

编者名单

（按姓氏笔画排序）

马长生　首都医科大学附属北京安贞医院
王松云　武汉大学人民医院
左　嵩　首都医科大学附属北京安贞医院
龙德勇　上海交通大学医学院附属新华医院
付　华　四川大学华西医院
朱浩杰　中国医学科学院阜外医院
刘少稳　上海市第一人民医院
江　洪　武汉大学人民医院
江立生　上海交通大学医学院附属胸科医院
汤宝鹏　新疆医科大学第一附属医院
苏　蓝　温州医科大学附属第一医院
李　进　温州医科大学附属第二医院
李　希　武汉亚洲心脏病医院
李小荣　上海市东方医院
李若谷　上海交通大学附属胸科医院
杨　刚　江苏省人民医院（南京医科大学第一附属医院）
杨　兵　上海市东方医院
吴　楠　江苏省人民医院（南京医科大学第一附属医院）
吴圣杰　温州医科大学附属第一医院
何　奔　上海交通大学医学院附属胸科医院
邹建刚　江苏省人民医院（南京医科大学第一附属医院）
张　培　浙江大学医学院附属邵逸夫医院
张　萍　清华大学附属北京清华长庚医院
张劲林　武汉亚洲心脏病医院
张魏巍　上海交通大学附属胸科医院
张疆华　新疆医科大学第一附属医院
陈　石　四川大学华西医院
陈　欣　广东省人民医院
陈明龙　江苏省人民医院
陈学颖　复旦大学附属中山医院
林小平　浙江大学医学院附属第二医院

林加锋　温州医科大学附属第二医院
林炜东　广东省人民医院
周根青　上海市第一人民医院
项美香　浙江大学医学院附属第二医院
郝子雍　上海交通大学医学院附属胸科医院
胡有东　温州医科大学附属第二医院
姜天男　首都医科大学附属北京安贞医院
费金韬　清华大学附属北京清华长庚医院
钱智勇　江苏省人民医院（南京医科大学第一附属医院）
高明阳　首都医科大学附属北京安贞医院
郭　琦　首都医科大学附属北京安贞医院
郭衍楷　新疆医科大学第一附属医院
桑才华　上海交通大学医学院附属新华医院
黄伟剑　温州医科大学附属第一医院
宿燕岗　复旦大学附属中山医院
蒋晨阳　浙江大学医学院附属邵逸夫医院
谢　铣　浙江大学医学院附属第二医院
蔡　铖　江苏省人民医院（南京医科大学第一附属医院）
樊晓寒　中国医学科学院阜外医院
潘宇宸　武汉大学人民医院
薛玉梅　广东省人民医院
薛思源　江苏省人民医院（南京医科大学第一附属医院）

目　录

持续性心房颤动导管消融技术与策略

随着心房颤动(简称房颤)导管消融技术日趋成熟及消融器械不断改进,房颤导管消融已发展为房颤治疗的主要手段。房颤导管消融的适应证在不断拓宽,指南推荐级别逐渐提高。对于药物治疗无效的持续性房颤(房颤发作时间超过 7 天),2019 年美国心脏协会(AHA)/美国心脏病学会(ACC)/美国心律协会(HRS)房颤指南仅将房颤消融治疗作为 Ⅱa 类推荐(A 级证据),而 2020 年的欧洲心脏病协会(ESC)房颤指南则将其更新为 Ⅰ 类推荐(A 级证据)。作为房颤导管消融治疗的基石,环肺静脉隔离(pulmonary vein isolation,PVI)的安全性和有效性已得到证实,其适应证在 2020 年 ESC 的房颤指南中得到进一步拓宽,在所有房颤消融手术中均作为 Ⅰ 类推荐使用(A 级证据)。

然而对于持续性房颤,其有效性仍显不足。目前专家共识认为,还应该针对肺静脉之外的房颤触发和维持基质进行消融,即基质改良策略。最新的荟萃分析表明,平均随访 2.7 年,持续性房颤患者单纯行单次 PVI 后,窦性心律维持率仅为 57%,多次消融后窦性心律维持率为 71%,同时 PVI 联合其他基质改良策略均未显著提升消融有效性。本文就目前持续性房颤主要的基质改良消融策略进行简要综述。

一、腔内电图指导的消融

1. 碎裂电位(complex fractionated atrial electrogram,CFAE)消融 2004 年 Nademanee 等首次提出 CFAE 消融治疗房颤,在 64 例接受消融手术治疗的持续性房颤患者中,随访 1 年消融成功率为 87.5%,证实了其在持续性房颤中的治疗潜力,然而目前其他电生理中心并未观察到相似的成功率。荟萃分析显示,与单独使用 PVI 相比,CFAE 消融联合 PVI 并没有显著降低临床房颤复发率。另外两项临床随机对照研究(randomized clinical trial,RCT)RASTA 和 STAR-AF Ⅱ 研究均证实,CFAE 消融对消融成功率并未有额外影响。近期发表的一项纳入 8 项 RCT 的荟萃分析提示,相比 PVI,额外的 CFAE 消融并不能改善非阵发性房颤患者包括窦性心律维持率、重复手术率在内的多项预后结局,同时还会增加手术时间和消融时间。以上因素使 CFAE 消融的适用性和推广受到影响,目前在部分中心只将 CFAE 消融作为 PVI 之外的组合术式之一。

2. 心房转子消融 局灶驱动学说认为,房颤是由相对稳定的局灶高频电活动驱动的。利用精密标测,Hansen 等发现局灶高频电活动是由心内外膜形成的相对规律且快速的微折返——"转子"驱动的,而靶向消融驱动灶可以终止房颤。该技术最早于 2012 年在由 Narayan 等主持的 CONFIRM 研究中报道,该研究通过电极标测转子所在区域并进行消融,术后 9 个月窦性心律维持率为 82.4%,术后 3 年窦性心律维持率为 77.8%。然而,其他研究未能达到如此之高的有效性。2019 年美国心律学会(HRS)年会公布的一项 RCT(REAFFIRM 研究)也未发现转子消融的额外获益。最近一项纳入 6 项研究、674 例患者(88.5% 为持续性房颤)的荟萃分析发现,单纯 PVI 与转子消融(联合或不联合 PVI)对房性心律失常复发率的影响没有差异。由于缺乏公认的标测方法,同时存在游走性和稳定性差、起源位置难以确定等问题,心房转子消融并未被广泛使用。

1

3. 基质消融 心房纤维化在房颤患者的病理生理过程中发挥着重要作用,可产生振幅较低的腔内电图、碎裂电图。局部传导的不均匀易导致传导阻滞、心房内折返和房颤。这些异常的电生理特征可以在窦性心律下通过设定的电压标准来识别,心房低电压区域的标测和消融是目前房颤基质改良领域的研究热点之一。研究表明,对于这些异常电学基质区域的消融可能会改善结果。然而,这种方法高度依赖于瘢痕程度的界定。目前尚无统一的标准来定义瘢痕,限制了该技术的可重复性。Kottkamp 等首先描述了这种方法,使用标测消融导管来识别心房中的低电压区域,通过 Box 隔离以消除该区域基质的潜在致心律失常作用。国内陈明龙团队率先提出了依据窦性心律下左心房基质制定个体化消融策略的观点,遗憾的是,在其团队最近发布的 STABLE-SR-Ⅱ 研究中,仍未能证实在肺静脉隔离的基础上常规行基质标测及消融带来的获益。心脏磁共振能够更为准确地评价心房纤维化,然而 DECAAF Ⅱ 研究表明,心脏磁共振指导的基质改良策略依然未能实现 PVI 基础上的额外获益。

二、解剖消融策略

解剖消融策略起源于外科迷宫术,通过实现心房解剖分隔化而消除房颤的维持机制。目前临床上最为常用的策略为 CPVI 联合左心房顶部线、二尖瓣峡部线及三尖瓣峡部线消融,即"2C3L"术式。此外,后壁线性消融或 Box 隔离、前壁线、间隔线等也是临床较为常用的消融策略。

1. 左心房顶部及后壁消融 Hocini 等最早确立了左心房顶部线的消融策略,并通过一项小样本 RCT 发现其可能带来 PVI 之外的获益。此后,随着左心房后壁在房颤触发和维持中的重要作用被逐渐认识,更多观察性研究也提示了左心房后壁隔离在持续性房颤患者中的作用。一项纳入 9 项病例系列、4 项 RCT、4 项队列研究的荟萃分析显示,对持续性房颤患者行 PVI 联合左心房后壁隔离,1 次消融后 12 个月内无房性心律失常发生的概率为61.9%。然而,目前基于 RCT 的荟萃分析结果均未证实后壁隔离在 PVI 基础之上能带来额外获益。目前对于顶部线以及左心房后壁隔离的临床实践,最主要的问题在两个方面。第一,由于隔肺束与隔房束在左心房穹顶部常以脂肪组织分隔,位于心外膜的隔肺束难以通过心内膜面消融彻底阻断,约 1/3 的患者很难真正实现顶部线传导阻滞,需要行后壁线消融。同样,由于隔肺束的心外膜传导,左心房后壁常常难以真正实现隔离。第二,后壁消融存在较高的食管损伤风险,使很多术者望而却步。近年来的一些技术突破有望解决这一难题。食管牵拉装置能够有效避免后壁消融时食管内温度升高,减少食管损伤。脉冲电场消融由于其组织选择性,对食管及其周围组织的效应弱,同样在后壁消融中具有良好的应用前景。在术式方面,我国刘少稳团队提出了"改良后壁线"的概念,该消融线呈弧形连接双下肺静脉,低于传统的后壁线,所经过区域与食管之间的脂肪组织较厚,因而具有更好的安全性。

2. 二尖瓣峡部消融 二尖瓣峡部消融是目前线性消融策略中的主要瓶颈。在 STAR-AF Ⅱ 研究中,PVI 联合二尖瓣峡部线性消融与单纯 PVI 相比并未显著降低持续性房颤术后复发率。其主要原因在于,导管消融术中线性传导阻滞率相对较低且术后传导恢复率相对较高,尤其是二尖瓣峡部,局部复杂的解剖结构增加了实现透壁损伤的难度。STAR-AF Ⅱ研究中,仅有 74% 的患者实现了所有消融线的双向传导阻滞。ALINE 研究结果也显示,即使应用人工智能指导的点对点优化射频消融,也只能实现 80% 的二尖瓣峡部双向传导阻滞。同时既往研究表明,在复发心动过速的患者中,二尖瓣峡部传导恢复率高达 70%。

既往研究发现，Marshall 静脉有望成为房颤治疗的新靶点。Marshall 静脉无水乙醇化学消融（ethanol infusion into the vein of Marshall, EI-VOM）由 Valderrábano 等在 2009 年首次应用于临床。向该静脉内注射无水乙醇，可以在二尖瓣峡部、左侧肺静脉前庭前下部等区域产生透壁性损伤。新近研究发现，EI-VOM 可有效辅助实现二尖瓣峡部双向传导阻滞，同时EI-VOM 造成的损伤具有更好的可持续性，可减少二尖瓣峡部的传导恢复。VENUS 研究显示，相较于单纯射频消融，EI-VOM 联合射频消融可进一步提高持续性房颤手术成功率。然而，该研究中导管消融术式不固定，且两组间最终消融术式存在一定差异，因此对临床实践的指导意义较为有限。值得注意的是，其亚组分析表明，EI-VOM 获益与二尖瓣峡部是否传导阻滞密切相关，因而 EI-VOM 可能为线性消融策略的有效性带来突破。法国学者率先提出了 Marshall-PLAN 消融策略，主要包括 EI-VOM、冠状窦消融、PVI 和线性消融左心房顶部、二尖瓣峡部、三尖瓣峡部，在 68 例接受该策略治疗的持续性房颤患者中，单次消融后 1年内窦性心律维持率高达 79%。笔者所在中心近年来同样致力于将 EI-VOM 与"2C3L"术式进行结合，即"改良 2C3L"消融策略。相较于传统的"2C3L"消融策略，"改良 2C3L"消融策略可实现更高的二尖瓣峡部传导阻滞率和更低的房颤/房速复发率。此外，Marshall 静脉起源的房颤患者也可以从 EI-VOM 中获益。我国正在进行的多中心 RCT PROMPT-AF研究（NCT04497376）在克服二尖瓣峡部传导阻滞这一难题的基础上，有希望为持续性房颤解剖消融策略提供更多证据。

三、其他术式

1. 递进式消融　递进式消融是一种 PVI 联合上腔静脉隔离、冠状窦隔离、线性消融及CFAE 消融的房颤基质改良策略，由 Haïssaguerre 等于 2005 年首次提出，是终止持续性房颤或大折返性非典型性房性心动过速的重要策略。这项技术无须额外电复律，便可使 87% 的持续性房颤患者达到消融终止，重复消融更是能使 95% 的患者恢复窦性心律。但递进式消融的消融面积较大，心房僵硬综合征、冠状动脉损伤、心脏压塞等并发症的发生风险也显著增加。

2. 非肺静脉触发灶消融　既往研究表明，10%~30% 的患者存在非肺静脉房颤触发灶，常见的分布部位有界嵴、上腔静脉、冠状窦系统（含 Marshall 静脉）以及左心耳。对非肺静脉触发灶的干预主要包括两种策略，一是对常规解剖结构进行电隔离，如上腔静脉、左心耳；二是在异丙肾上腺素诱发下标测并消融这些触发灶。然而，上述策略的临床证据目前尚存争议。目前关于上腔静脉隔离的临床研究主要局限于阵发性房颤。其中一项同时纳入了阵发性和持续性房颤患者的研究表明，上腔静脉隔离未能使持续性房颤患者获益。此外，RASTA 研究表明，通过标准诱发流程消融与经验性解剖部位消融非肺静脉触发灶在远期窦性心律维持率方面无明显差别。

3. 心脏自主神经节消融　心脏自主神经节在房颤的触发以及心房重构中都扮演着重要作用。目前房颤射频消融术主要对双侧肺静脉周围及 Marshall 韧带神经节进行干预，依靠术中高频刺激诱发的迷走反射来定位。一项 RCT 表明，对于持续性房颤而言，PVI 联合神经节消融和 PVI 联合线性消融（二尖瓣峡部线 + 顶部线）的 12 个月窦性心律维持率分别为 54% 和 47%，二者无明显差异，但 PVI 联合神经节消融的 3 年窦性心律维持率显著高于PVI 联合线性消融（49% vs. 34%，P=0.035）。AFACT 研究主要纳入了持续性房颤、左心房增大或既往消融失败的进展期房颤患者。该研究中，与标准术式相比，胸腔镜下神经节消融不仅没有提高消融成功率,反而增加了窦房结功能障碍的风险。

现有的所有基质改良策略均缺乏循证医学依据。随着技术的进展,线性消融,尤其是二尖瓣峡部传导阻滞率提高,以 MARSHALL-PLAN、"改良 2C3L"等为代表的解剖消融策略可能有一定应用前景。除此之外,器械和技术的研发,如食管保护装置在后壁消融的应用、脉冲电场消融等,都将推动房颤节律控制时代更快、更好地到来。

(姜天男　桑才华　马长生)

参考文献

［1］ HAÏSSAGUERRE M, JAÏS P, SHAH D C, et al. Spontaneous initiation of atrial fibrillation by ectopic beats originating in the pulmonary veins [J]. N Engl J Med, 1998, 339 (10): 659-666.

［2］ HINDRICKS G, POTPARA T, DAGRES N, et al. 2020 ESC guidelines for the diagnosis and management of atrial fibrillation developed in collaboration with the European Association for Cardio-Thoracic Surgery (EACTS): The Task Force for the Diagnosis and Management of Atrial Fibrillation of the European Society of Cardiology (ESC) developed with the special contribution of the European Heart Rhythm Association (EHRA) of the ESC [J]. Eur Heart J, 2021, 42 (5): 373-498.

［3］ NADEMANEE K, MCKENZIE J, KOSAR E, et al. A new approach for catheter ablation of atrial fibrillation: mapping of the electrophysiologic substrate [J]. J Am Coll Cardiol, 2004, 43 (11): 2044-2053.

［4］ WYNN G J, DAS M, BONNETT L J, et al. Efficacy of catheter ablation for persistent atrial fibrillation: a systematic review and meta-analysis of evidence from randomized and nonrandomized controlled trials [J]. Circ Arrhythm Electrophysiol, 2014, 7 (5): 841-852.

［5］ VERMA A, JIANG C Y, BETTS T R, et al. Approaches to catheter ablation for persistent atrial fibrillation [J]. N Engl J Med, 2015, 372 (19): 1812-1822.

［6］ WARANUGRAHA Y, RIZAL A, SETIAWAN D, et al. Additional complex fractionated atrial electrogram ablation does not improve the outcomes of non-paroxysmal atrial fibrillation: A systematic review and meta-analysis of randomized controlled trials [J]. Indian Heart J, 2021, 73 (1): 63-73.

［7］ HANSEN B J, ZHAO J, CSEPE T A, et al. Atrial fibrillation driven by micro-anatomic intramural Reentry revealed by simultaneous subepicardial and subendocardial optical mapping in explanted human hearts [J]. Eur Heart J, 2015, 36 (35): 2390-2401.

［8］ NARAYAN S M, BAYKANER T, CLOPTON P, et al. Ablation of rotor and focal sources reduces late recurrence of atrial fibrillation compared with trigger ablation alone: extended follow-up of the CONFIRM trial (Conventional Ablation for Atrial Fibrillation With or Without Focal Impulse and Rotor Modulation)[J]. J Am Coll Cardiol, 2014, 63 (17): 1761-1768.

［9］ BRACHMANN J, HUMMEL J D, WILBER D J, et al. Prospective randomized comparison of rotor ablation vs conventional ablation for treatment of persistent atrial fibrillation-The REAFFIRM trial [J]. Heart Rhythm, 2019, 16 (6): 963-965.

［10］ ROMERO J, GABR M, ALVIZ I, et al. Focal impulse and rotor modulation guided ablation versus pulmonary vein isolation for atrial fibrillation: a meta-analysis of head-to-head comparative studies [J]. J Cardiovasc Electrophysiol, 2021, 32 (7): 1822-1832.

［11］ KOTTKAMP H, BERG J, BENDER R, et al. Box isolation of fibrotic areas (BIFA): a patient-tailored substrate modification approach for ablation of atrial fibrillation [J]. J Cardiovasc Electrophysiol, 2016, 27 (1): 22-30.

［12］ YANG G, ZHENG L, JIANG C, et al. Circumferential pulmonary vein isolation plus low-voltage area modification in persistent atrial fibrillation: The STABLE-SR-Ⅱ Trial [J]. JACC Clin Electrophysiol, 2022, 8 (7): 882-891.

［13］MARROUCHE N F, WAZNI O, MCGANN C, et al. Effect of MRI-guided fibrosis ablation vs conventional catheter ablation on atrial arrhythmia recurrence in patients with persistent atrial fibrillation: the DECAAF Ⅱ randomized clinical trial [J]. JAMA, 2022, 327 (23): 2296-2305.

［14］HOCINI M, JAÏS P, SANDERS P, et al. Techniques, evaluation, and consequences of linear block at the left atrial roof in paroxysmal atrial fibrillation: a prospective randomized study [J]. Circulation, 2005, 112 (24): 3688-3696.

［15］VALDERRÁBANO M, CHEN H R, SIDHU J, et al. Retrograde ethanol infusion in the vein of Marshall: regional left atrial ablation, vagal denervation and feasibility in humans [J]. Circ Arrhythm Electrophysiol, 2009, 2 (1): 50-56.

［16］SALIH M, DARRAT Y, IBRAHIM A M, et al. Clinical outcomes of adjunctive posterior wall isolation in persistent atrial fibrillation: a meta-analysis [J]. J Cardiovasc Electrophysiol, 2020, 31 (6): 1394-1402.

［17］VALDERRÁBANO M, PETERSON L E, SWARUP V, et al. Effect of catheter ablation with vein of marshall ethanol infusion vs catheter ablation alone on persistent atrial fibrillation: the VENUS Randomized Clinical Trial [J]. JAMA, 2020, 324 (16): 1620-1628.

［18］LADOR A, PETERSON L E, SWARUP V, et al. Determinants of outcome impact of vein of Marshall ethanol infusion when added to catheter ablation of persistent atrial fibrillation: A secondary Analysis of the VENUS randomized clinical trial [J]. Heart Rhythm, 2021, 18 (7): 1045-1054.

［19］HAÏSSAGUERRE M, SANDERS P, HOCINI M, et al. Catheter ablation of long-lasting persistent atrial fibrillation: critical structures for termination [J]. J Cardiovasc Electrophysiol, 2005, 16 (11): 1125-1137.

［20］POKUSHALOV E, ROMANOV A, KATRITSIS D G, et al. Ganglionated plexus ablation vs linear ablation in patients undergoing pulmonary vein isolation for persistent/long-standing persistent atrial fibrillation: a randomized comparison [J]. Heart Rhythm, 2013, 10 (9): 1280-1286.

［21］DRIESSEN A, BERGER W R, KRUL S, et al. Ganglion plexus ablation in advanced atrial fibrillation: the AFACT Study [J]. J Am Coll Cardiol, 2016, 68 (11): 1155-1165.

心脏绿色电生理导管室的建设与完善

一、背景介绍

随着人口老龄化的进程和人们对生活质量要求的不断提高,心脏电生理的导管介入治疗进入了高速发展阶段,我国心律失常的导管介入治疗已连续 3 年(2018—2020)超过 150 000 例。以临床中最常见的快速型心律失常——心房颤动(房颤)为例,根据《中国心血管健康与疾病报告 2021》,我国 35 岁以上居民房颤的患病率为 0.7%,可估算我国房颤患者近 800 万。目前,我国年完成房颤导管消融手术已超过 70 000 例,并且这一数字还在以每年超过 20% 的速度递增。传统的心脏电生理手术需在 X 射线引导下进行,因此需要在配备数字减影血管造影 X 线机器(digital subtraction angiography,DSA)的心导管室里完成。传统的心导管室为心脏导管手术的共享导管室,房颤导管消融手术时间长,需长时间使用导管室,限于导管室数量,国内心电生理医师加班甚至通宵手术的情况司空见惯。限于经济成本、场地限制和环境保护等因素,传统的心脏导管室的扩建存在诸多限制。据医疗招标采购统计数据,我国 2021 年 DSA 采购数量总计 960 台(套),成交金额人民币 91 亿元。更为重要的是,X 线可导致患者及医护人员的电离辐射暴露,导致恶性肿瘤、皮肤损伤、遗传缺陷和白内障等疾病的发病率增加。为了降低辐射暴露风险,相关专业技术人员须穿戴铅衣等防护设备。有研究显示,铅衣负担存在造成骨科疾病并发症的重大风险,还可明显增加医护人员身体疼痛等风险,降低职业满意度等。

随着心脏三维导航技术的不断发展,心脏电生理手术可以在极低 X 射线甚至"零" X 射线下完成,尤其是心腔内超声(intracardiac echocardiography,ICE)于 20 世纪 90 年代应用于临床并引进国内后,在心律失常的导管介入治疗中发挥了越来越重要的作用。心腔内超声可以精准显示心脏局部解剖并实时显示导管位置,指导心内导管定位,目前已经成为优选的无射线技术之一。将心脏三维电解剖图和 ICE 图像集成系统中是一种新的方式,有助于实现零射线或接近零射线来完成房颤消融。十年前就有研究证实了 ICE 指导下零射线下房颤消融的可行性。最近有研究表明,借助这种新方式,极低射线策略的房颤消融术,阵发性房颤的一年成功率可达 85%~90%。房颤导管消融术中 ICE 的应用可提高房间隔穿刺的安全性,还可以降低手术的透视时间及操作时间。在美国和加拿大,ICE 已成为房颤消融术中的标准配置。近年来,笔者所在中心每年完成近 1 000 例 ICE 引导下"零射线"房颤导管消融术,并总结出了一套安全高效的操作流程。在此背景下,无 DSA 的心脏绿色电生理导管室(以下简称绿色导管室)应运而生,国内诸多著名心脏电生理中心已建设绿色导管室并投入应用,本文就国内绿色导管室的现状与建设做一简述。

二、绿色导管室的硬件及人员要求

绿色导管室目前主要应用于开展心脏电生理手术,应在具备传统导管室且熟练开展心脏电生理手术的中心建设,同时必须具有熟练掌握 ICE 指导下房颤导管消融的独立术者,其余技术支持及护理人员要求等同于传统导管室。鉴于绿色导管室是新生事物,还应结合本中心情况,制定相应管理章程及紧急情况下处理流程。考虑到经济成本和场地限制,目前绿色导管室的模式主要有两种:一种是以目前的导管室为模板新建导管室,但不需要配备 DSA 机;另一种是借助于现存的外科手术室。笔者所在中心就借助于门诊外科手术室,固定 2~3 间绿色导管室定期进行电生理手术。两种模式各有利弊:全新绿色导管室一般布局于传统导管室中间,结构更加合理,有传统导管室作为"后备",术中出现意外情况需借助 X 线时可及时转移。缺点是需全新建设,受制于场地和整体规划。借助于外科手术室的导管室,就地取材,不受场地限制,但可能远离传统导管室,在需要借助 X 线的情况下,转移难度增大,同时护理等团队合作有待磨合。目前有中心配备移动式 DSA 机,但其在紧急情况下的及时性和实用性尚需进一步证实。

三、绿色导管室电生理手术适应证与禁忌证

绿色导管室主要用于开展心律失常的导管消融治疗手术,全程需在心脏三维导航下完成。因此,选择合适的患者至关重要。对于室上速、室性早搏等普通心律失常的导管消融,借助目前的心脏三维导航系统已可顺利完成。近年来,国内已有多例孕妇无射线下完成室上速、室性早搏等心律失常的导管消融治疗。对于涉及房间隔穿刺的复杂电生理手术(如房颤)建议在 ICE 引导下完成(后续将做专门介绍)。因此,绝大部分心脏电生理手术均可在绿色导管室开展。

对于需要在 X 射线下明确血管走行或重要解剖位置的手术,如 Marshall 静脉乙醇消融、心外膜穿刺等手术,暂不适合在绿色导管室开展。对于高龄,可能存在血管入路异常的患者也不适合在绿色导管室开展手术治疗。建议有条件的中心可在术前进行彩超或 CT 血管造影,明确血管入路。心脏植入装置的患者,如起搏器植入,如担心电极对手术操作有影响,也不建议在绿色导管室进行手术。

四、ICE 指导下房颤导管消融

房颤导管消融作为较复杂的电生理手术,在绿色导管室完成建议全程在 ICE 下引导。ICE 指导下房颤消融与传统 X 线下房颤消融的主要区别在于导管引导系统的差异,其主要手术步骤及操作要点相似(图1,彩图见二维码14)。

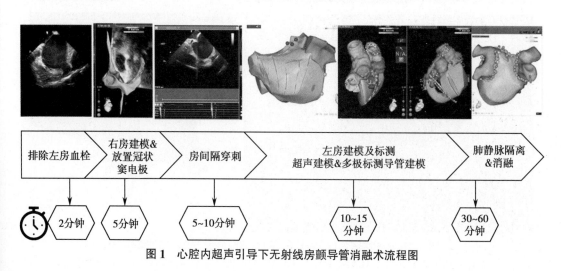

图1 心腔内超声引导下无射线房颤导管消融术流程图

（一）选择血管入路

首选经右侧股静脉途径，包括放置消融导管、ICE 导管、冠状窦电极。ICE 导管先行置入，推送过程中，超声实时监测，保证导管头端空间，确保安全性。其余导管送入困难时，可在 ICE 确定长导丝进入右房后送入长鞘，经长鞘送入其他导管。超声导管送入困难时，可经鞘管推注盐水明确静脉走行。反复尝试推送导管仍存在困难时，须借助 X 射线确认，忌暴力推送导管，以免造成血管损伤甚至破裂。置入鞘管后即推注肝素全身肝素化，常规 100IU/kg，因个体差异及口服抗凝药存在差异，推荐术中维持活化全血凝固时间（activated clotting time，ACT）300 秒以上。

（二）房间隔穿刺术前评估及准备工作

1. 左心房（耳）血栓评估　国外已有研究证实 ICE 在发现左心耳血栓上等效于经食管心脏超声（心超），同时具有潜在优势。ICE 可替代经食管心脏超声进行血栓检查，减少病人食管入路痛苦，避免交叉感染，操作简单安全，与房颤消融术同步进行，更加高效，可缩短住院时间，有助于实现房颤"日间手术"。技术操作上，左房短轴切面（图 2A，彩图见二维码 14）及长轴切面（图 2B，彩图见二维码 14）均可清楚显示左心耳内部结构，局部微调导管可显示不同角度，2 个轴向切面清晰展示左心耳（left atrial appendage，LAA）内部结构，血栓筛查效率更高。将 ICE 超声导管送至右室流出道更接近左心耳，避开干扰组织更清晰显示 LAA 内部结构，识别血栓（图 3）。

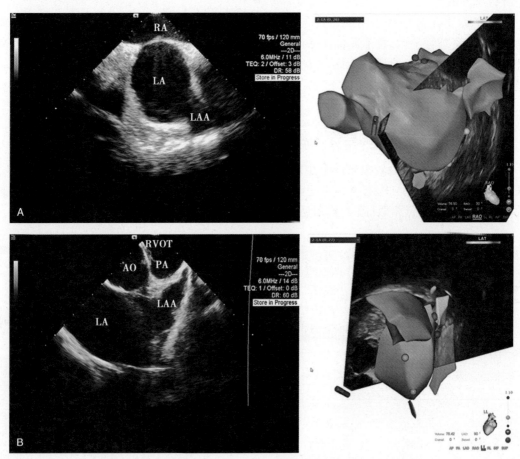

图 2　ICE 左房短轴（A）和长轴（B）可清晰显示左心耳内部结构

AO，主动脉；LA，左心房；LAA，左心耳；PA，肺动脉；RA，右心房；RVOT，右室流出道。

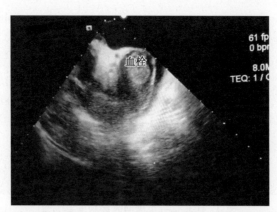

图 3　ICE 导管送入肺动脉瓣附近可见左心耳内巨大血栓

2. 心包积液及左房解剖评估　将 ICE 导管送至右室后松弯并顺时针旋转,可依次显示右室、左室心尖、左室侧壁及后壁心包积液情况。作为术前评估基线状态,有利于术中监测。ICE 在扫描左房过程中,可明确左房后壁与食管走行的关系,并大致观察左房及肺静脉有无解剖变异,为房间隔穿刺提供指导。

3. 构建右房模型　送消融导管至右房,激活矩阵,构建右房及冠状窦模型,结合 ICE 引导,放置冠状窦电极。目前已有带磁场定位及建模的冠状窦电极,则更加方便构建右房模型及置入冠状窦内。

（三）房间隔穿刺术

ICE 指导下房间隔穿刺为房颤消融术至关重要一步。推荐步骤如下(图 4)。

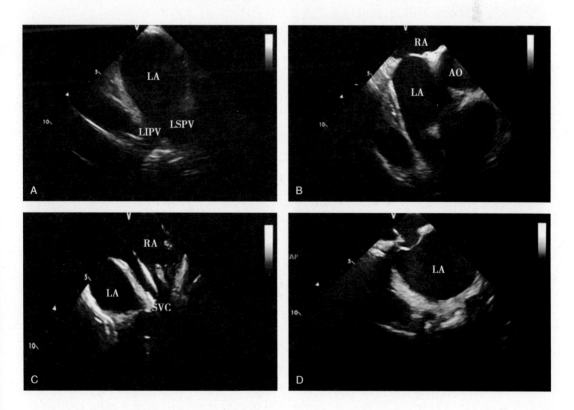

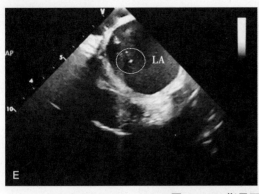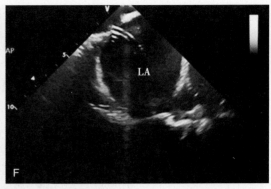

图 4　ICE 指导下房间隔穿刺主要步骤

调整 ICE 切面完全暴露上腔静脉及房间隔(A~C),下拉穿刺针鞘至卵圆窝下缘见帐篷征(D),调整前后位置,突破卵圆窝,确认穿刺针在左房安全位置(E,白色圆圈为针尖),推注盐水再次确认穿刺成功后,向前推送鞘管覆盖穿刺针,撤出扩张管及穿刺针,可见穿刺鞘管双轨征(F)。AO,主动脉;LA,左心房;LIPV,左下肺静脉;LSPV,左上肺静脉;RA,右心房;SVC,上腔静脉。

1. 显示上腔静脉　ICE 显示左侧肺静脉切面时,打 P 弯至显示主动脉根部,打 R 弯可显示上腔静脉,理想切面为同时显示上腔静脉及房间隔。确认长导丝送入上腔静脉后,送入房间隔穿刺鞘管至上腔静脉,ICE 切面上可见强回声导丝影逐渐被鞘管覆盖,可上下移动鞘管或盐水冲洗鞘管确认鞘管头端位置(图 4A~C)。

2. 穿刺针鞘回撤至卵圆窝　撤出导丝后,送入房间隔穿刺针,确认针尖在穿刺鞘管内,穿刺针鞘指示器方向指向 4 点钟方向,操作要点与传统房间隔穿刺术相同。在 ICE 监测下缓慢下拉穿刺针鞘至卵圆窝,此时可见帐篷征(图 4D)。

3. 调整穿刺点前后及上下位置　ICE 导管松弯并调整切面至显示左侧肺静脉"兔耳征"切面,此时切面位于房间隔中间偏后位置,为理想穿刺位置(定前后:切面显示左心耳穿刺位置偏前,显示左房后壁则位置偏后),适当顺时针(向后)或逆时针(向前)调整穿刺针鞘显示在 ICE 切面内。在 ICE 显示下,缓慢下拉穿刺针鞘至卵圆窝下缘,以与房间隔肌部结合处为佳(定高低)。

4. 穿刺房间隔　位置满意后顺时针旋转推送穿刺针突破卵圆窝,此时卵圆窝"帐篷征"消失,通过房间隔穿刺针推注肝素盐水,可在左心房观察到盐水泡显影,提示房间隔穿刺成功,确认穿刺成功后须确定针尖在左房安全位置(图 4E)。

5. 送穿刺鞘至左房　撤出穿刺针,送入长导丝,调整 ICE 导管指向左上肺静脉方向,在 ICE 引导下将导丝置入左上肺静脉内,再将鞘管向前推送入左心房,撤出扩张管及导丝,完成房间隔穿刺全过程。操作熟练的术者也可在穿刺针进入左房后,固定穿刺针,将穿刺鞘及扩张管前送约 2cm 覆盖穿刺针,穿刺鞘向左房推送过程中卵圆窝再次出现"帐篷征",待穿刺鞘进入左房后,卵圆窝帐篷征再次消失,确认鞘管进入左房后,直接撤出扩张管及穿刺针(图 4F),完成房间隔穿刺全过程。

(四)左房模型构建

在特殊软件(如 CartoSound)帮助下,ICE 可实现"无接触式"构建心脏解剖模型,可更加准确构建左房模型并确定肺静脉开口。多极标测电极进行肺静脉前庭局部解剖的补充,与 ICE 超声模型融合后可使左房电解剖模型更加精确(图 5A,彩图二维码 14)。同时,多极标测电极对检验肺静脉双向隔离及房速标测更具指导意义(图 5B,彩图二维码 14)。因此,推荐 ICE 超声模型与多极标测导管联合应用的模式。

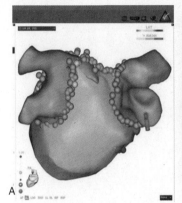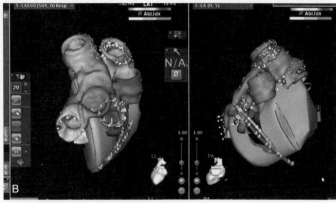

图 5　电解剖模型与 ICE 构建模型融合模型

多极标测导管完善肺静脉前庭结构细节（A），标测导管同时进行激动及电压标测（B）。

（五）ICE 指导房颤消融

肺静脉隔离过程中，ICE 可实时追踪消融导管位置，显示导管贴靠。线性消融是环肺静脉隔离术的有效补充，二尖瓣峡部和三尖瓣峡部线性消融是最常采用的线性消融方式。线性消融的目标是实现双向传导阻滞，二尖瓣峡部组织厚度变异性较大，在防止心脏穿孔破裂的同时实现完全透壁性消融颇具挑战性。ICE 可显示二尖瓣部厚度及导管与心房壁贴靠情况（图 6A，彩图二维码 14），在有效消融的同时减少了过度消融造成心脏穿孔破裂的风险。三尖瓣峡部同样存在解剖变异，欧氏嵴的阻挡、中部的憩室都会影响导管贴靠从而增加三峡线性消融的难度，ICE 可全程显示消融导管的贴靠情况，尤其是在近欧氏嵴、中段憩室等位置消融（图 6B，彩图二维码 14），指导有效、安全地完成三尖瓣峡部线性消融。另外，对于多极消融导管，比如冷冻球囊或射频球囊，ICE 都能显示球囊贴靠情况。

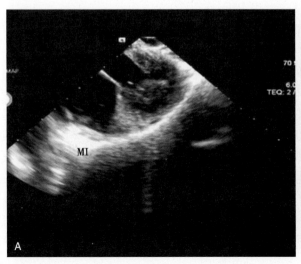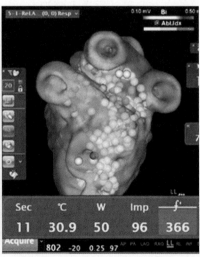

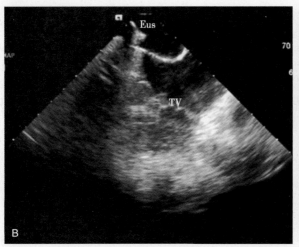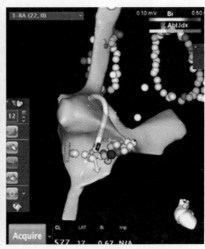

图 6 ICE 指导线性消融

超声切面中可见二尖瓣峡部较厚,需高功率高压力消融(A)。三尖瓣峡部消融时,倒"U"式贴靠可有效避过欧氏嵴,实现憩室有效贴靠(B)。MI,二尖瓣峡部;Eus,欧氏嵴;TV,三尖瓣环。

五、绿色导管室电生理手术常见并发症及处理

1. 血管入路困难与穿刺并发症

(1)血管入路困难:股静脉迂曲闭塞等原因导致导管送入困难,甚至造成静脉血管破裂等并发症。目前房颤导管射频消融效率提高,左房内单鞘足以解决肺静脉隔离及线性消融等问题,因此,推荐右侧股静脉入路,可置入冠状窦电极、ICE 超声导管、左房鞘管(消融导管与标测导管交换)。ICE 导管推送过程中,超声实时监测,保证导管头端空间。其余导管送入困难时,可在 ICE 确定长导丝进入右房后送入长鞘,经长鞘送入其他导管。超声导管送入困难时,可经鞘管推注盐水明确静脉走行。反复尝试推送导管仍困难时,须借助 X 射线引导。

(2)血管穿刺并发症:血管穿刺送导丝困难时,难以明确导丝走行,建议超声引导行血管穿刺,可提高成功率和安全性。当导丝尾端上翘或送入困难时,需明确导丝走行,建议采用长导丝在 ICE 确认后送入鞘管。

2. 心包积液 心脏压塞是导管消融术中最严重的并发症之一,也是绿色导管室中处理起来最为棘手的并发症。虽然 ICE 指导下可及时发现心包积液,但剑突下心包穿刺一般需 X 线引导并确定导丝位置。ICE 可实时显示消融过程中心包情况,ICE 导管在右室内可清晰显示左室侧壁及后壁情况,对心包积液极其敏感,心包积液的及时发现并行有效穿刺引流可避免产生严重后果。另外,ICE 的实时显示可为导管过度消融或蒸汽"爆破"提供预警,避免后续心脏穿孔的发生。近期有研究证实房颤导管消融中 ICE 的应用能有效减少心脏穿孔的发生。各中心应根据实际情况制定心脏压塞紧急处理流程(包括患者转移及外科支持)。本中心经验是术前超声测量剑突下至心包穿刺距离,评估穿刺难度。若存在穿刺困难,则避免绿色导管室手术;术中 ICE 实时监测,避免心脏压塞的出现。一旦发生心脏压塞,须紧急穿刺引流,推荐剑突下穿刺引流,需要 ICE 明确导丝进入心包腔内后置管引流(图 7)。本中心绿色导管室曾发生 2 例心脏压塞事件(房颤消融术中),ICE 引导下心包穿刺引流后好转。

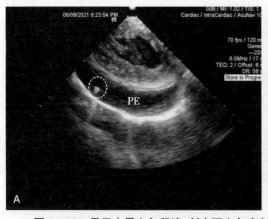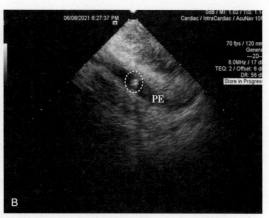

图7 ICE 显示大量心包积液,剑突下心包穿刺后置入导丝,ICE 可见导丝显影(A,白色圆圈),
引流后可见心包积液明显减少,ICE 可见引流管(B,白色圆圈,双轨征)。PE,心包积液。

3. 血栓形成　因个体差异,房颤患者对消融术中肝素抗凝效果反应不一。ICE 实时显像可早期识别血凝状态,如严重云雾影、泥沙样早期血栓、导管接触性血栓等(图8)。因早期血栓及时发现,通过追加肝素、上调 ACT,此类血栓都会很快溶解,不会造成栓塞事件。

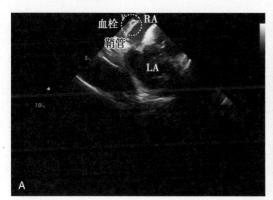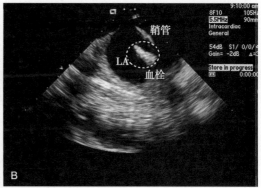

图8 消融过程中鞘管接触性血栓
ICE 可见房间隔穿刺鞘血栓(A,白色圆圈),左房鞘管可见血栓(B,白色圆圈),
追加肝素,延长 ACT 后血栓消失。LA,左房;RA,右房。

4. 困难房间隔穿刺　一些复杂房间隔穿刺本身存在困难,比如大心房房颤、房间隔膨出瘤、卵圆窝变异、复发房颤卵圆窝纤维化等。总体而言,ICE 直视下房间隔穿刺较传统 X 线更安全有效,操作要点同传统方法一致。需强调的是,两种方法并不冲突,必要时可相互补充确保安全。比如卵圆窝纤维化,穿刺针可以借助射频消融导管消融能量穿透卵圆窝(图9),也可通过电刀借助导丝完成房间隔穿刺,后续鞘管通过困难,可送入长导丝引导,顺利完成房间隔穿刺。

5. 心脏内植入装置　心脏内植入装置会对房间隔穿刺影响,起搏器电极、房间隔封堵伞片等植入装置因回声增强会干扰超声图像质量,对房间隔穿刺中穿刺针鞘识别定位造成影响。ICE 下房缺封堵伞片清晰定位,在封堵器后下方穿刺房间隔安全有效,若封堵器过大需从封堵器中间穿刺,鞘管通过困难时,可选用冠脉成型术中的扩张球囊进行预扩。当穿刺针鞘位置难以确认时,须借助传统 X 线引导下行房间隔穿刺,此类患者不建议绿色导管室进行手术。

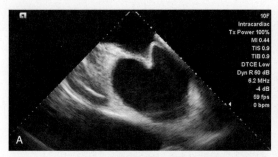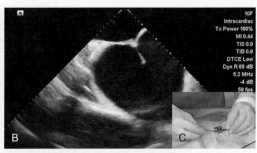

图 9 卵圆窝质韧,穿刺针难以穿透(A),消融导管连接穿刺针借助消融能量(C)
穿透卵圆窝,完成房间隔穿刺(B)

六、绿色导管室无 ICE 指导下心脏电生理导管消融术

绿色导管室内普通的室上速及室性早搏消融术可在常规心脏三维导航下完成,无须 ICE 引导。对于房颤或涉及房间隔穿刺的室上速或复杂的室性心律失常手术推荐 ICE 引导。国内也有学者研究出根据局部电位与解剖位置确认卵圆窝位置进行房间隔穿刺(无须 ICE),从而实现无射线的房颤导管消融术。但该操作技术难度较大,学习曲线较长,仅限于部分熟练术者掌握使用,广泛推广存在难度。

七、绿色导管室的前景与展望

目前的心脏三维电解剖标测系统可实现导管的实时定位,实现"零"射线的导管消融术。借助于 ICE,可最大程度提高该技术的安全性。因此,笔者建议复杂心脏电生理手术在 ICE 指导下完成"零"射线消融。国内大部分心脏电生理医师缺乏心脏超声的系统培训,ICE 作为一种新的心脏电生理介入引导方式,难免会存在一些问题和困难,但同时也存在一些新的领域和机遇。国外多年应用经验已证实房颤消融术中 ICE 的应用可减少手术并发症及死亡率。ICE 引进国内后,已建立起一个标准的零射线房颤射频消融的工作流程。这样一个安全有效的工作流程可缩短年轻电生理医师的学习曲线,让越来越多的电生理医师可以应用"零"射线进行房颤射频消融,引领房颤导管消融的新时代。同时,"零"射线的房颤导管消融,解放了心脏电生理医师的铅衣负荷,更重要的是,摆脱了对 X 射线的依赖,推动了无 X 线的"绿色"导管室的诞生。作为新生事物,绿色导管室还有诸多方面等待进一步完善,本中心牵头的无射线电生理导管消融专家共识正在讨论编写中,待正式发布后可进一步规范并推动绿色导管室的建设与完善。

(张 培 蒋晨阳)

参考文献

[1] JIANG R H, CHEN M L, LIU Q, et al. Body pain-an unheeded personal health hazard in interventional cardiologists: a national online cross-sectional survey study in China [J]. Int J Cardiol, 2022, 350: 27-32.

[2] BAYKANER T, QUADROS K K, THOSANI A, et al. Safety and efficacy of zero fluoroscopy transseptal puncture with different approaches [J]. Pacing Clin Electrophysiol, 2020, 43: 12-18.

[3] REDDY V Y, MORALES G, AHMED H, et al. Catheter ablation of atrial fibrillation without the use of fluo-

roscopy [J]. Heart Rhythm, 2010, 7 (11): 1644-1653.

[4] MATSUBARA T J, FUJIU K, ASADA K, et al. Direct left atrial ICE imaging guided ablation for atrial fibrillation without employing contrast medium [J]. Int J Cardiol, 2016, 203: 733-739.

[5] BULAVA A, HANIS J, EISENBERGER M. Catheter ablation of atrial fibrillation using zero-fluoroscopy technique: a randomized trial [J]. Pacing Clin Electrophysiol, 2015, 38: 797-806.

[6] SADEK M M, RAMIREZ F D, NERY P B, et al. Completely nonfluoroscopic catheter ablation of left atrial arrhythmias and ventricular tachycardia [J]. J Cardiovasc Electrophysiol, 2019, 30: 78-88.

[7] GOYA M, FRAME D, GACHE L, et al. The use of intracardiac echocardiography catheters in endocardial ablation of cardiac arrhythmia: meta-analysis of efficiency, effectiveness, and safety outcomes [J]. J Cardiovasc Electrophysiol, 2020, 31: 664-673.

[8] ANTER E, SILVERSTEIN J, TSCHABRUNN C M, et al. Comparison of intracardiac echocardiography and transesophageal echocardiography for imaging of the right and left atrial appendages [J]. Heart Rhythm, 2014, 11 (11): 1890-1897.

[9] FRIEDMAN D J, POKORNEY S D, GHANEM A, et al. Predictors of cardiac perforation with catheter ablation of atrial fibrillation [J]. JACC Clin Electrophysiol, 2020, 6 (6): 636-645.

[10] YU R, LIU N, LU J, et al. 3-Dimensional transseptal puncture based on electrographic characteristics of fossa ovalis: a fluoroscopy-free and echocardiography-free method [J]. JACC Cardiovasc Interv, 2020, 13 (10): 1223-1232.

[11] REN J F, CHEN S, CALLANS D J, et al. Role of intracardiac echocardiography for catheter ablation of atrial fibrillation: reduction of complications and mortality [J]. J Am Coll Cardiol,. 2020, 75 (10): 1244-1245.

[12] 范洁, 杨兵, 张劲林. 心腔内超声与三维电解剖标测 [M]. 北京: 科学出版社, 2019: 67-83.

局部阻抗指导的消融：从理论到实践

心脏射频消融术是通过电极导管经血管系统送至心腔内特定部位，释放射频电流，使局部心肌发生凝固性坏死，治疗心律失常的一种手段。目前，临床上常常使用心脏射频消融术治疗快速性心律失常，包括心房颤动（atrial fibrillation, AF）、心房扑动（atrial flutter, AFL）、房性期前收缩（premature atrial contraction, PAC）、室上性心动过速（supraventricular tachycardia, SVT）、室性心动过速（ventricular tachycardia, VT）和室性期前收缩（premature ventricular contraction, PVC）。随着技术的提升，射频消融术的成功率较以往有了极大的提升，影响射频消融手术成功率的因素包括机体本身的生理因素和导管消融相关参数。其中，机体本身的生理性因素包括心脏解剖部位、心室壁或心房壁的厚度、憩室、局部血流和纤维化程度等。导管消融相关因素包括导管接触压力、有效消融时间、释放功率、导管贴靠的稳定性、角度和盐水灌注速度等。在导管与心肌组织接触过程中，阻抗可以提示导管的贴靠程度、局部心肌结构。而在射频消融过程中，阻抗的变化可以反映组织在消融过程中的变化，从而提示消融效果。

射频消融术的环路是由射频能量发生器、消融导管、体表电极和组织等构成的。当交流电流通过心肌组织时，局部产生焦耳热，从而进一步达到损伤心肌组织的目的。既往，射频能量发生器测量从消融导管电极到普通皮肤电极的能量传递路径的经胸阻抗。尽管其中也包含了血液和组织间的阻抗，但由于人体躯干阻抗的显著差异性限制了这一方法的使用。Piorkowski教授等引入了体表参考电极，从而更好地提供局部的电阻信息，这一方法的有效性也在临床使用中得到了验证，通过这一方式改善了肺静脉隔离时单圈隔离的成功率。但据报道，这一方法测量的阻抗在一定程度上受到远场信号的干扰，包括体液环境、电极位置和呼吸浮动等的干扰。通过这种方式测量的阻抗，也称为发生器阻抗（generator impedance, GI），主要依赖于消融导管与电极贴片之间形成的电回路，仍在一定程度上受回路中的其他因素的干扰，如BMI指数、性别、体液状态、皮肤电极贴片的位置等。Qian教授等在实验中证明了固定电极和远端电极的位置变化将会产生几何偏倚，导致阻抗测量值发生改变，从而限制了GI对消融损伤预测的准确性。由于发生器阻抗存在一定的局限性，通过测量局部阻抗（local impedance, LI）的一种新技术应运而生，在体外实验和动物实验中取得较好的研究成果，并逐步被应用于临床。

一、原理

传统的发生器阻抗的测量方式是通过对环路上所有用电器的总的阻抗值进行测量，但由于环路上有其他用电器的存在，常导致无法精确地仅测量与导管接触的心肌组织的阻抗。因此，如何避开环路上其他用电器的干扰而仅测量导管接触的心肌组织的局部的阻抗大小具有一定的挑战性。为解决局部阻抗的测量技术的难题，工程师们借鉴了深海中弱电鱼类进行探测和交流的方式。与强电鱼类可以用来捕猎和自卫的强电流不同，弱电鱼类只能释放极其微弱的电流，但也就是通过这一类电流，弱电鱼类可以进行探测和交流，且仅能被电感鱼类感受到，不会对生物体造成任何影响。而弱电鱼类通过电流探测周围环境的这一种方法的原理,是通过释放电流在身体周围形成一个电场,由于不同物体的电阻不同,在遇到障碍时该电场会发生改变,并被弱电鱼类所感知,从而得知周围物体的形状和距离。这种探测方式在深海中起到了极大作用,能够很好地取代鱼类已经退化的眼睛。

工程师在消融导管的头端安置了 3 个微型电极(IntellaNav MiFi OI)系统,在该系统中,通过 IntellaNav MiFi OI 由远端电极向近端电极注入电流(14.5kHz,5.0μA)从而创建局部电场,然后测量两个电极中部微型电极上的电压变化,并计算出局部的阻抗值。与传统射频消融术中发生器阻抗的测量方式不同,通过这一方式测量局部电阻不依赖于消融环路,不受体表的电极贴片的影响,而是通过微型电极感知局部场变化,直接在心腔内实现测量的。

二、理论基础

1. 局部阻抗与贴靠程度　Sulkin 教授等在体外实验中发现局部阻抗的变化不受消融导管和组织贴靠所成的角度的影响。而影响局部阻抗变化的主要因素是导管与组织的距离以及导管与组织的贴合程度。在体外实验中,局部阻抗与导管和组织的距离呈非线性单调增长的趋势。当导管和组织的距离在 +5~+15mm 时,LI 增长缓慢,总体变化值<3Ω；当导管和组织的距离处于 0~+5mm 时,LI 增长总体增加了 22.2Ω；当导管完全贴靠组织或者压迫组织时,LI 增加明显,平均每增加 1mm,LI 增加 15.7Ω。当导管与组织在适度接触的状态(−2mm)下,心肌 LI 值为 140.4Ω(IQR,126.4~146.9Ω),而当导管与组织处于非接触状态(+2mm)下,LI 显著降低,为 94.2Ω(IQR,85.1~97.4Ω),两者对比 0mm 的接触状态时的 LI 均有统计学差异。该实验还对比了 LI 与 GI 在心腔内测量时的结果,该实验通过腔内超声和腔内电图检测导管贴靠程度,在导管未接触心脏组织时,LI 和 GI 分别为 69Ω 和 96Ω,而当导管完全接触心脏组织时,两者的阻抗值均增长至 120Ω。尽管最终当导管与组织完全接触时 GI 与 LI 的最终数值相近,但相较于 GI 而言,在逐渐靠近并最终接触组织时,LI 值的增长幅度明显较大,为 GI 的 2 倍(60△Ω *vs.* 30△Ω)。

2. 局部阻抗与温度变化、损伤程度　与 GI 相同,随着局部温度上升,局部阻抗下降。在体外实验中,在一定的时间和能量的条件下,组织的局部阻抗变化与组织内部温度有显著相关性。Sulkin 教授等在体外对比了 31W 和 50W 消融条件下,LI 和 GI 的阻抗记录变化。两组间的初始阻抗值相近,随着消融的进行,LI 下降的程度较为显著。与 31W 相比,50W 的消融条件下局部阻抗下降更快且幅度更大。相比之下,GI 的变化范围在 31W 和 50W 的两种消融功率条件下,均小于 LI 的变化范围。分别使用△GI 和△LI 作为消融损伤程度的预测模型变量发现,与使用△GI 为预测变量的模型相比,使用△LI 作为预测变量的模型的决定系数更高,即该模型更符合病变的实际程度(损伤深度：R2=0.82 *vs.* R2=0.58；损伤直径：R2=0.64 *vs.* R2=0.44)。同时,使用 GI 或 LI 进行预测的两种预测模型在病损直径范围预测的拟合程度均高于对深度范围预测的拟合程度。Kofi Osei 等在离体猪心肌组织上进行高功率消融(50W),分别在 LI 下降 10Ω、20Ω 或 30Ω 时检测损伤程度[*P*<0.05,1.8mm(1.6~2.4mm)、3.3mm(3.0~3.7mm)、4.9mm(4.3~5.5mm)]。与标准功率相比,LI 指导的高功率消融显著减少射频消融的持续时间,且比标准功率更容易实现 15~40Ω 的局部阻抗的下降。

3. 局部阻抗与导管压力、角度　与前文研究相同,随着导管头端压力的逐渐增加,LI 也会逐步升高。但当 LI 到达 140Ω 时,尽管压力继续上升,但是局部阻抗不再升高,局部阻抗与导管压力的关系进入平台期。这一现象提示导管头端被组织所包绕的面积达到最大值,因此尽管进一步增加导管与组织的贴靠压力,却不能够再有效增加导管与组织的接触面积。

Kenta Tsutsui 对比分析了 30W、40W 和 50W 三组功率下，以及在 10g、30g 和 50g 三组压力下，消融导管的参数以及损伤程度的变化。该研究提示导管压力与起始 LI 值、导管压力与 LI 下降值、导管压力与损伤容积、LI 的下降范围与损伤容积均存在正相关性。Gen Matsuura 对比分析导管在 30°、45° 和 90° 下 LI 值与消融损伤程度，提示在不同角度下，消融进行过程中，LI 值逐渐下降。在导管与组织成 90° 消融形成的损伤明显小于 30°。

4. 局部阻抗与组织类型　与 GI 不同，使用 LI 在心房或心室腔内低电压区域进行标测，记录的 LI 显著低于健康心肌组织。在一项针对心房颤动复发患者进行重复消融的相关研究中，发现在进行二次射频消融的心房颤动患者的基线 LI 显著低于首次进行肺静脉隔离术（pulmonary vein isolation，PVI）的患者。另外，有相关研究发现，LI 值在心房或心室的致密瘢痕组织低于血池中的 LI 值。此外，GI 和 LI 之间的差异随着腔内双极 EGM 振幅的减小而增大。Martin 等通过对比心房组织和心室组织在消融前、消融过程中和消融后局部阻抗的变化程度，从而对比健康组织和瘢痕组织的 LI 的区别。总共 31 例患者 [（65 ± 6）岁，20 例男性] 入组，记录局部阻抗、发生器阻抗、最大腔内电压振幅。左心室中成功消融且起搏失夺获的局部组织的 LI 下降中位数是 $16.0\,\Omega$（$12.1\sim19.8\,\Omega$）；在左心房中，成功消融位点的 LI 下降中位数是 $14.6\,\Omega$（$10.0\sim18.3\,\Omega$），数值显著高于消融失败的位点 [左心室：$9.4\,\Omega$（$5.4\sim15.6\,\Omega$），$P=0.001$；左心房：$6.8\,\Omega$（$4.7\sim13.0\,\Omega$），$P=0.049$]。

三、临床应用

1. 房性心律失常　在最早的关于 LI 指导的消融应用于三尖瓣峡部线消融（Cavotricuspid isthmus，CTI）的回顾性观察性研究中，对 50 例房扑患者共 602 个消融点进行研究分析，测量起始接触压力、LI、平均压力和消融过程中 LI 最小值。可以观察到起始接触压力与 LI 之间（$r=0.13$）存在较弱相关性，平均接触压力与 LI 下降程度（$r=0.22$）也存在弱相关性。与无效消融点对比，消融有效的位点的起始 LI、绝对 LI 和 LI 下降百分比均明显增加（中位数：$151\,\Omega$ *vs.* $138\,\Omega$、$22\,\Omega$ *vs.* $14\,\Omega$、14.4% *vs.* 9.9%；$P<0.001$），起始和平均压力不存在统计学差异。以 LI 绝对值下降 $21\,\Omega$ 和百分比下降 10.8% 的条件进行预测，该模型预测有效消融点的敏感性和特异性分别为 57.4%、88.9% 和 80.0%、61.1%。另一项来自意大利的研究，分析了 48 例右房起源的房扑患者的 392 个消融位点。在该项研究中，根据不同的消融成功的评判标准，消融成功部位的 LI 绝对值下降程度均大于无效消融部位 [碎裂的心房电位：$(17.8 \pm 6)\,\Omega$ *vs.* $(8.7 \pm 4)\,\Omega$；80% 的电压下降：$(17.2 \pm 6)\,\Omega$ *vs.* $(7.8 \pm 5)\,\Omega$；单极电图变化：$(19.6 \pm 6)\,\Omega$ *vs.* $(10.1 \pm 5)\,\Omega$，均 $P<0.000\,1$]，在该项研究中，所有病例最终均成功实现峡部的双向传导阻滞，且未报告与手术相关的不良事件。

已有较多的相关临床研究观察对比 LI 指导心房颤动导管消融的使用情况和治疗效果。一项来自日本的单中心试点研究中，对 15 例阵发性心房颤动的患者进行导管消融，并且对 LI 指标进行单盲。60%（$18/30$）的肺静脉实现了单圈隔离效果。其中有 48 个消融位点存在间隙连接，与无间隙连接的消融位点对比分析发现，存在间隙连接的位点的平均 LI 值下降减少一半 [$(12 \pm 7)\,\Omega$ *vs.* $(23 \pm 12)\,\Omega$，$P<0.001$]，而 GI 值不存在明显差异。ROC 曲线分析表明，LI 绝对值下降 $13.4\,\Omega$ 对于避免间隙连接的形成具有 98% 的正向预测价值。在另一项来自德国的研究中，该项研究单纯对比分析心房颤动消融过程中 LI 和 GI 对消融的指导作用。对 25 例心房颤动的患者进行导管消融，对总共 381 个射频消融位点进行分析。消融前可以观察到 LI 在高电压区域的值显著大于中等电压和低电压区域 [高电压区（$>0.5\,\text{mV}$）

LI 为（110.5±13.7）Ω，中等电压区（0.1~0.5mV）LI 为（90.9±10.1）Ω，$P<0.001$；低电压区（<0.1mV）LI 为（91.9±16.4）Ω，$P<0.001$；血液 LI 为（91.9±9.9）Ω，$P<0.001$］。消融过程中，平均 LI 下降值［△LI 为（13.1±9.1）Ω］是平均 GI 下降值［△GI 为（6.1±4.2）Ω］的 2.15 倍。基线 LI 值与消融过程中 LI 的下降程度相关，平均基线 LI 为 99.9Ω 可以预测消融后△LI 为 12.9Ω（95% CI 12.1~13.6，R^2=0.41，$P<0.001$）。而对于基线 GI 值来说，这种预测关系较弱（R^2=0.06，$P<0.001$）。

另一项前瞻性多中心研究 LOCALIZE 中，对 60 例阵发性心房颤动患者进行肺静脉隔离术，并且术中将 LI 值对手术医师进行单盲设置。将射频消融损伤的部位按照解剖节段进行分类。大约 1/6（16.8%）的肺静脉节段在术后 20 分钟内出现急性恢复，主要分布左肺静脉前嵴部和右肺静脉后壁/顶壁。相比于完全隔离的节段，存在间隙连接的节段的 LI 值下降程度明显较低。当设定 6mm 或更小的消融间隔距离时，前壁/顶壁 LI 值下降 16.1Ω 对急性肺静脉隔离的阳性预测价值为 96.3%，而后壁/下壁 LI 值下降 12.3Ω 对急性肺静脉隔离的阳性预测价值为 98.1%。消融后仍存在传导间隙的相关最大 LI 下降值为 20.1Ω。另外，当 LI 下降超过 25Ω 仍存在传导间隙现象时，可能与消融间距离大于 6mm 有关。在该研究中，LI 和 GI 降低程度均与起始阻抗相关，LI 的相关程度明显高于 GI（分别为 r=0.66 和 r=0.34）。在 ROC 曲线分析中，LI 值下降程度优于 GI 值下降程度。

来自意大利的单组注册研究 CHARISMA 使用 LI 指导消融治疗阵发性和持续性心房颤动。该研究显示，肺静脉前庭各节段的基线 LI 值较平均，但消融过程中，LI 值下降程度在右肺静脉高于左肺静脉，在前壁高于后壁，在顶部高于底部。该研究中使用信号电压降低 50% 和起搏失夺获作为评估病损的效果，约 3% 的病灶损伤不足，这些病灶的局部阻抗下降程度明显低于成功消融的区域。在该项研究中发现，LI 下降 14Ω（下降率>0.65Ω/s）与局部病灶的成功消融相关。153 例患者［平均年龄为（59±10）岁，70% 为男性，61% 为阵发性房颤，39% 为持续性房颤］术中或术后均未发生重大并发症，且所有肺静脉均被成功隔离，在 1 年的随访时间里，超过 80% 的患者未出现房性心律失常。

Shinsuke Miyazaki 教授等将 LI 应用于指导上腔静脉（superior vena cava，SVC）的消融，共入选了 20 例阵发性心房颤动患者［（68±9）岁，14 例为男性］。SVC 的基线 LI 和 GI 分别为（125±23）Ω 和（105±14）Ω。在射频消融过程中 LI 下降值显著大于 GI 下降值［（17±12）Ω $vs.$（4±4）Ω，$P<0.001$］。LI 下降值在 SVC 室间隔最高，在游离壁侧最低，其次是前外侧壁。ATP 诱发试验在 17 例患者中发现传导恢复现象，其中 7 例分布于前外侧壁。而在 ATP 诱发条件下是否存在休眠传导的消融位点间的 LI 下降值不存在统计学差异。因此，可能在对该部位进行射频消融时，需要进行额外的补充消融，以达到更好的 SVC 隔离。

2. 室性心律失常 一项德国的研究对比 LI 和 GI 应用于室性心律失常的治疗，主要对比分析 LI 和 GI 的基线值、消融过程中的阻抗变化和下降率（Δ阻抗/时间）。该研究入选了 28 例患者［（63±11）岁，26 例为男性，18 例为缺血性心肌病］，总共 625 个射频消融位点。健康心肌的基线 LI 值显著高于心肌瘢痕组织［97.5Ω（82.75~111.50Ω）$vs.$ 87.0Ω（79.0~95.0Ω），P=0.03］，而健康心肌与瘢痕组织两组间的 GI 值不存在统计学差异性。对消融位点进行分析发现，能够使室性心动过速终止的消融位点△LI 显著高于不能够使室性心动过速终止的消融位点［18Ω（9.4~26.0Ω）$vs.$ 13Ω（8.85~18.0Ω），P=0.03］，但对比两组间的△GI 没有统计学差异。与此同时，能够使室性心动过速终止的消融位点的△LI 的下降率更高［0.63Ω（0.52~0.76Ω）$vs.$ 0.32Ω（0.20~0.58Ω），P=0.008］，而两组间 GI 没有显著差异。该研究中还发现,非缺血性心肌病患者的 ΔLI 高于缺血性心肌病患者[16.0Ω(11.0~20.0Ω) *vs.* 11.0Ω(7.85~17.00Ω),P=0.003]。与 GI 对比,LI 对于指导室性心动过速消融具有相对敏感的优势,同时,潜在的心肌病的病因也是消融过程中参数变化的一个重要因素。既往有相关研究证明要实现局部心肌起搏失夺获的中位数 LI 值下降程度至少需要达到 16Ω。

另外,室性心动过速的基质消融要求准确地识别瘢痕区并向该局部释放射频能量。尽管开始释放射频能量区域的基线 LI 较低,但较高的 LI 下降值对于消融的效果仍有获益。对于这一现象目前主要有两种假设,一种假设认为导管方向对于信号振幅的干扰较大,使用导管进行信号标测本身对于术者的操作具有一定的挑战性。与传统的电压标测不同,LI 标测是另一种检测存活心肌的替代方法,且不受导管方向的干扰,可能更稳定地为消融提供关键性峡部的信息。另一种假设认为,瘢痕组织内消融损伤形成的过程与健康心肌组织不同。有效的消融损伤仍然需要较高的 LI 值下降,这也说明了尽管基质对射频能量的响应存在根本性差异,但ΔLI 仍能够有效地反映病损的形成程度。

3. 并发症　目前相关文献资料中未有关于 LI 指导消融时焦痂形成、凝血或血栓性栓塞等并发症的报道,这可能得益于目前消融技术的成熟、术者操作技术的水平、导管压力的监控和盐水灌注等因素。因此,在进行 LI 指导下的消融时,这一类并发症的发生率相对令人安心。

在猪体内试验期间使用非压力感知的 LI 导管,在 50W 的能量释放时发生组织内蒸汽爆裂(steam pops),发生 pops 现象时记录到较大的基线 LI 和ΔLI。与 pops 相关的最小的 LI 下降值为 37Ω。Gunawardene 等在 2019 年公布了一例 LI 指导消融使用过程中发生严重不良事件的病例,该患者消融过程中出现心脏压塞并需要进行心包穿刺术治疗,在消融左房顶部时 LI 下降 45Ω。后面将最大下降 LI 值限制在 40Ω 以下,进行了 105 次心房消融,未再出现心脏压塞的并发症。另外,在 LI 指导射频消融的应用中,有一项与心房颤动消融相关的研究和一项与室性心动过速消融相关的研究均报道了一次心脏压塞的并发症(1/157、1/28),但两个研究均没有展示 pop 时具体的 LI 值及其变化情况。在动物实验中,使用压力感知的 LI 导管对活体猪的左心室和右心室进行消融的过程中,仅仅在ΔLI 下降超过 40Ω 时才出现 pops,而当 LI 下降至 65Ω 或更大时,消融位点出现 pops 的概率高达 30%。相比之下,当使用 GI 监测消融时,在整个 GI 下降的范围内均可以出现 pops 现象,因此,LI 监测比传统 GI 监测预测 pops 事件的发生可能更具说服力。

截至目前,尚无关于 LI 指导 PVI 消融的已被验证的阈值,Dhiraj Gupta 教授等根据既有发布的相关数据和临床经验进行评估,建议在没有压力感知消融导管的情况下,消融间距控制在 4~6mm,后壁/下壁节段的 LI 下降 13Ω,前壁/顶部节段下降 17Ω,最大的 LI 下降值应限制在 30Ω 以下。

作为一项新型的技术,局部阻抗是对压力、发生器阻抗和腔内电压等传统参数的补充。由于 LI 具有较高对比度,在瘢痕区域标测或者复发病例的消融过程中,弥补了 GI 和腔内电压振幅等不敏感或易受其他因素干扰的缺点。与 GI 相比,研究中发现 LI 消融过程中的动态变化的范围较大,可以为术者提供更详细的数值变化,同时为术者接受信息和对阻抗变化做出反应提供更充分的时间。而传统的 GI 值在消融过程中,变化程度明显小得多。

现有的一些研究显示了 LI 使用过程中的一些潜在的局限性。在针对三尖瓣环依赖性房扑的消融研究中,以 LI 达到平台期作为目标,在完成首次 CTI 消融后,存在的传导间隙无法通过基线 LI 进行区分。在心房颤动的首次肺静脉隔离中，使用 LI 达到平台期作为消融终点，也提示存在较高的非心内膜间隙连接的发生率，尤其是肺静脉前庭嵴部相关的区域。当 GI 或 LI 达到平台期的时候反映了射频能量稳定地向组织传递并加热局部心肌，而且损伤将继续渗透至深部组织。但既往的研究显示，组织距离消融电极越远，该组织对 GI 值的影响越小。LI 是通过电场畸变来测量局部阻抗的变化的，因此，其对深层组织中的阻抗变化的敏感度可能随着测量的距离呈现距离平方反比定律式的衰减，这可能导致 LI 对评估深层组织基质的能力较弱。

导管消融是一个极为复杂的过程，在实际应用中我们可能不能期许仅仅依靠 LI 这一个单一指标指导消融并替代消融中所需要的其他相关参数。随着 LI 应用的进一步发展，类似消融指数（ablation index，AI）和损伤指数（lesion size index，LSI）等相似的消融计算公式将使 LI 成为一个很好的预测因子。Takigawa 教授等人最近在一个动物模型中对此进行了评估，表明在 FTI 公式（force-time-integral，FTI）中额外加入 △LI 显著增加了与消融损伤的病变深度、表面积和病损体积的相关性。一系列临床研究也将逐步解答 LI 指导消融过程中出现的问题。一项正在进行的扩展性研究对 LOCALIZE 研究（NCT03232645）队列的患者三个月后重复进行电生理检查，研究肺静脉间隙连接的相关信息从而改善 LI 指导 PVI 的终点获得更好的效果。另一项 LOCALIZE-CF 研究（NCT04740801）主要在真实世界数据研究中提供有效的压力感知消融导管相关的 LI 数据参考。另一项开放性随机临床试验 LAUDABLE（NCT04111731）通过对持续性心房颤动的患者随机分组采用冷冻球囊或 LI 指导下的射频消融进行 PVI，在术后 2 个月再次进行复查评估肺静脉隔离的效果和损伤的特点。Osei 教授等人也进行了相应的动物试验，研究应用 LI 进行高功率的消融方案，从而更高效地完成消融目标。随着相应研究的进展，局部阻抗作为一种新型的消融工具，为消融过程提供一个重要的参数和监测指标，是以往其他指标所无法监测和替代的，伴随相关研究结果的产出以及综合该指标的合理的损伤评估公式的应用，局部阻抗有可能在未来射频消融中发挥重要的指导作用。

（陈　欣　林炜东　薛玉梅）

参考文献

［1］ PIORKOWSKI C, SIH H, SOMMER P, et al. First in human validation of impedance-based catheter tip-to-tissue contact assessment in the left atrium [J]. J Cardiovasc Electrophysiol, 2009, 20 (12): 1366-1373.

［2］ GASPAR T, SIH H, HINDRICKS G, et al. Use of electrical coupling information in AF catheter ablation: a prospective randomized pilot study [J]. Heart Rhythm, 2013, 10 (2): 176-181.

［3］ CHU G S, CALVERT P, FUTYMA P, et al. Local impedance for the optimization of radiofrequency lesion delivery: A review of bench and clinical data [J]. J Cardiovasc Electrophysiol, 2022, 33 (3): 389-400.

［4］ QIAN P C, NGUYEN D M, BARRY M A, et al. Optimizing impedance change measurement during radiofrequency ablation enables more accurate characterization of lesion formation [J]. JACC Clin Electrophysiol, 2021, 7 (4): 471-481.

［5］ SULKIN M S, LAUGHNER J I, HILBERT S, et al. Novel measure of local impedance predicts catheter-tissue contact and lesion formation [J]. Circ Arrhythm Electrophysiol, 2018, 11 (4): e005831.

［6］ OSEI K, SULKIN M S, HAMANN J J, et al. Local impedance-guided radiofrequency ablation with standard and high power: results of a preclinical investigation [J]. J Cardiovasc Electrophysiol, 2021, 32 (8): 2060-2068.

［7］ TSUTSUI K, KAWANO D, MORI H, et al. Characteristics and optimal ablation settings of a novel, contact-force sensing and local impedance-enabled catheter in an ex vivo perfused swine ventricle model [J]. J Cardiovasc Electrophysiol, 2021, 32 (12): 3187-3194.

［8］ MATSUURA G, FUKAYA H, OGAWA E, et al. Catheter contact angle influences local impedance drop during radiofrequency catheter ablation: Insight from a porcine experimental study with 2 different LI-sensing catheters [J]. J Cardiovasc Electrophysiol, 2022, 33 (3): 380-388.

［9］ MARTIN C A, MARTIN R, GAJENDRAGADKAR P R, et al. First clinical use of novel ablation catheter incorporating local impedance data [J]. J Cardiovasc Electrophysiol, 2018, 29 (9): 1197-1206.

［10］ SASAKI T, NAKAMURA K, MINAMI K, et al. Local impedance measurements during contact force-guided cavotricuspid isthmus ablation for predicting an effective radiofrequency ablation [J]. J Arrhythm, 2022, 38 (2): 245-252.

［11］ SASAKI T, NAKAMURA K, INOUE M, et al. Optimal local impedance drops for an effective radiofrequency ablation during cavo-tricuspid isthmus ablation [J]. J Arrhythm, 2020, 36 (5): 905-911.

［12］ DUCCESCHI V, ZINGARINI G, NIGRO G, et al. Optimized radiofrequency lesions through local impedance guidance for effective CTI ablation in right atrial flutter [J]. Pacing Clin Electrophysiol, 2022, 45 (5): 612-618.

［13］ MASUDA M, KANDA T, KURATA N, et al. Clinical utility of local impedance monitoring during pulmonary vein isolation [J]. J Cardiovasc Electrophysiol, 2020, 31 (10): 2584-2591.

［14］ GUNAWARDENE M, MÜNKLER P, EICKHOLT C, et al. A novel assessment of local impedance during catheter ablation: initial experience in humans comparing local and generator measurements [J]. Europace, 2019, 21 (Supplement_1): i34-i42.

［15］ DAS M, LUIK A, SHEPHERD E, et al. Local catheter impedance drop during pulmonary vein isolation predicts acute conduction block in patients with paroxysmal atrial fibrillation: initial results of the LOCALIZE clinical trial [J]. Europace, 2021, 23 (7): 1042-1051.

［16］ SOLIMENE F, GIANNOTTI SANTORO M, DE SIMONE A, et al. Pulmonary vein isolation in atrial fibrillation patients guided by a novel local impedance algorithm: 1-year outcome from the CHARISMA study [J]. J Cardiovasc Electrophysiol, 2021, 32 (6): 1540-1548.

［17］ MIYAZAKI S, HASEGAWA K, MUKAI M, et al. Superior vena cava isolation using a novel ablation catheter incorporating local impedance monitoring [J]. J Interv Card Electrophysiol, 2022, 64 (2): 291-300.

［18］ MÜNKLER P, GUNAWARDENE M A, JUNGEN C, et al. Local impedance guides catheter ablation in patients with ventricular tachycardia [J]. J Cardiovasc Electrophysiol, 2020, 31 (1): 61-69.

［19］ NAKAMURA K, SASAKI T, MINAMI K, et al. Prevalence, characteristics, and predictors of endocardial and nonendocardial conduction gaps during local impedance-guided extensive pulmonary vein isolation of atrial fibrillation with high-resolution mapping [J]. J Cardiovasc Electrophysiol, 2021, 32 (8): 2045-2059.

［20］ GARROTT K, LAUGHNER J, GUTBROD S, et al. Combined local impedance and contact force for radiofrequency ablation assessment [J]. Heart Rhythm, 2020, 17 (8): 1371-1380.

心房颤动导管消融新器械与新技术

自从 1998 年,Haïssaguerre 等报道肺静脉肌袖的存在并提出其作为触发灶在心房颤动(房颤)中的重要作用后,肺静脉已成为房颤导管消融疗效最为肯定的干预靶点,肺静脉电隔离(PVI)是目前阵发性及非阵发性房颤导管消融治疗的基石。围绕 PVI 而产生的一系列器械和技术的创新,大大促进了房颤导管消融技术的发展。2000 年,三维标测系统问世并被应用于临床,开创了房颤介入导管消融新纪元。三维标测系统大大简化了房颤导管消融的难度,提高了手术的成功率,使得房颤导管消融手术量迅速增加。此后,随着压力导管、高密度标测导管、可视化可调弯鞘、量化消融概念等的使用,房颤射频消融手术难度进一步降低,明显缩短了新术者的学习曲线,使得即使中小型区域中心的新术者也达到大中心成熟术者的 PVI 成功率。近年来,房颤导管消融正处于快速发展阶段,新器械、新技术不断涌现,正在或即将用于临床,将进一步简化手术操作、缩短手术时间、提高成功率,并降低并发症发生率。本章,作者将就近几年国内外所出现的,尤其是关注度较高、临床研究开展较多的房颤导管消融的新器械、新技术进行简要介绍。

一、基于球囊的消融技术

目前,为实现 PVI,多采用单电极射频消融导管进行"逐点"消融。该技术对术者的操作要求相对较高、学习曲线较长、手术时间较长、患者体验感较差,限制了其在基层广泛开展。而采用可膨胀的球囊,堵住肺静脉开口,然后球囊所携带的不同能量方式(热/冷模式)对肺静脉肌袖和/或前庭心肌进行破坏,可实现扣动一次"扳机"完成单个 PVI,极大降低了操作难度,缩短了学习曲线和手术时间。目前相对成熟的冷冻球囊技术已在国内外广泛开展,而以射频为能源的热球囊和激光球囊在欧美、日本等国也已在临床用于房颤消融。

(一)冷冻球囊

冷冻球囊是目前使用最为广泛的球囊式消融方式。在冷冻球囊中,Arctic Front Cryoballoon(AFCB)应用最多,相关研究也最丰富。AFCB 有两种直径尺寸(23mm 和 28mm)的固定球囊,使用一氧化二氮(N_2O)作为制冷剂。第一代的冷冻球囊(Arctic Front)只能使赤道面冷却,第二代冷冻球囊(Arctic Front Advance)能实现远端半个球囊面更均匀冷却。目前国内各单位多采用第二代冷冻球囊。第三代冷冻球囊(Arctic Front Advance ST)因导管操作稳定的不足和温度差异大等因素在国外上市后很快就退市。目前国外最新的是第四代冷冻球囊(Artic Front Advance Pro)。该球囊相比于第二代球囊,其前端的标测电极缩短了 8mm,因此更容易记录到肺静脉电位,而制冷原件与第二代一致,保证了降温效果的稳定。

冷冻球囊进行 PVI 的疗效是确切的。第一代球囊急性 PVI 的成功率就高达 92%~100%。此后进行的"Fire and ICE"研究,证实了冷冻球囊 PVI 短期及长期疗效不劣于射频消融,部分房颤复发患者再次手术时发现肺静脉电位恢复率冷冻球囊甚至低于射频组。冷冻球囊易于操作,可缩短学习曲线及手术时间等,在国内外多个研究中已反复证实。但大家对于此种消融方式,仍存在一些顾虑,如目前房颤射频消融已进入 AI、LSI 等指数指导下的量化消融时代,而冷冻消融尚缺乏一个统一的量化消融终点。另外,冷冻球囊是为 PVI 而设计的,但部分阵发性房颤和不少持续性房颤患者需对肺静脉外的心房组织进行干预(非肺静脉触发灶、线性消融、碎裂电位、驱动灶消融),这可能会限制冷冻球囊的应用。畸形/膨大肺静脉前庭/共干肺静脉等解剖异常,对术者操作难度相应提高不少,同时,较大的X射线暴露量也与当代介入理念不合。近年来围绕冷冻球囊技术与三维系统的整合以及消融终点和对非肺静脉心房组织的干预也开展了不少研究。

对于冷冻消融的终点,第一代冷冻球囊推荐在每支肺静脉,先冷冻300s,再冷冻300s进行巩固。因第二代球囊冷冻效果优于第一代,因此推荐采用2×240s的方案,而"Fire and ICE"研究中冷冻组也是采用该方案。此后,不少专家尝试降低冷冻强度,如取消第二次巩固冷冻,或根据第一次冷冻中肺静脉电位消失时间(TTI)而调整冷冻时间或决定是否巩固冷冻第二次。一项随机对照研究,一组患者第一次冷冻240s,若TTI<75s,不进行第二次巩固,另一组按标准的2×240s方案进行。发现两组疗效相当,但标准方案组手术并发症率更高,手术时间及X线曝光时间均更长。另一项随机对照研究,一组采用第一次冷冻TTI后在冷冻60s,随后巩固120s,另一组采用2×180s的方案。研究结果仍然是两组疗效相当,2×180s方案明显延长手术和X线曝光时间。未来,随着第四代球囊使用,更多患者术中能记录到TTI,根据TTI调整冷冻时长会成为冷冻消融的主要方案。

在非肺静脉心脏组织的冷冻球囊消融研究中,Kuniss等尝试使用第2代28mm的冷冻球囊执行PVI+左房顶部线性消融的策略,从左至右,4~6次冷冻能完成消融。每次冷冻消融150~180s,,最低温度达-40℃。88%的患者成功建立左心房顶部线。与射频消融相比,冷冻球囊消融产生的低电压区更大,不仅是顶部线可能还涉及后壁上方,形成一条"损伤带"。国内不少中心也采用此种方法进行持续性房颤的冷冻球囊消融,相关临床研究也在进行中。目前认为冷冻球囊进行持续性房颤的左心房顶部线性消融是安全、可行的。冷冻球囊也可用于左房后壁隔离。一项多中心研究提示,利用冷冻球囊进行左房后壁隔离,需在PVI基础上平均增加冷冻次数13.7次,使得手术时间平均延长34分钟,其中32.4%的患者需要同时使用射频消融补点,才能完成左房后壁电隔离。该操作还会增加术中房速的发生率。BELIEF研究结果提示,左心耳电隔离可增加持续性房颤消融成功率,而冷冻球囊进行左心耳电隔离也可取得相似的效果,且操作简便、更加安全,但需注意冷冻中对于左侧膈神经、左冠状动脉回旋支等的监测与保护。

由于"Fire and ICE"研究中部分患者采用的是第一代冷冻球囊,而射频组部分患者采用的是非压力消融导管,因此,正在进行的"Fire and ICE 2"研究将比较第二代冷冻球囊与压力指导下的射频消融间PVI的效果。此外,该研究还将使用心脏磁共振平均导管消融后左房容积及纤维化的变化。该研究的结果令人期待。

(二)激光球囊

激光球囊,使用氧化氘(D_2O)的固定球囊释放激光能量来实现PVI。在球囊的近端有一个2F光纤内镜,可以引导球囊到达肺静脉开口,并直接观察PVI。当球囊充气后,980nm激光产生5.5~12W的能量,发出30°的光束,心房肌吸收激光后发热而导致坏死,可以旋转激光束使肺静脉口周围的损伤重叠。新一代激光球囊,改善了球囊的顺应性,在手柄上增加调节激光发射器的按钮,同时增加了激光标记,可调整激光轴向,并且可自动旋转激光束,保证PVI连续性。

第一、二代的激光球囊几乎可100%完成急性PVI。临床研究显示,阵发性房颤中激光球囊与逐点射频消融、冷冻球囊的疗效相当。在不同研究中,阵发性房颤接受激光球囊消融后,1 年窦性心律维持率在 61.7%~82.3%。在一项长期随访研究中,阵发性房颤接受激光球囊消融后 5 年窦性心律维持率为 51%。在持续性房颤的消融治疗中,Schmidt 等比较了激光球囊与逐点射频消融完成 PVI 的疗效,两种治疗方式的有效率相当。但对于非肺静脉心脏组织采用激光球囊进行干预的研究鲜见报道。

激光球囊不同于脉冲场消融,它与射频、冷冻相似,也是借助温度变化,破坏肺静脉肌袖心肌。因此,该技术所导致食管损伤、心房食管瘘、膈神经损伤等并发症发生与射频和冷冻相似,且有报道显示相比于冷冻球囊,激光球囊导致的膈神经损伤更不易恢复,因此术中应更加关注膈神经保护。此外,若球囊与血液接触,激光可导致血液凝固形成血栓,因此应确保球囊与肺静脉开口贴合严密。

(三)射频球囊

多电极射频球囊(Heliostar)采用 28F 的球囊,表面有 10 条射频消融电极,这 10 条电极可各自独立放电,因此可根据消融部位的需要,个体化选择不同电极的消融能量。每条电极有 4 个冷盐水灌注口。球囊中心有一个小通道,可用于注射造影剂或放置 3F 的环形标测电极。Heliostar 与前端环形标测电极可在 Carto3 系统兼容,构建左房模型,并显示其位置与消融效果。

RADIANCE 研究是首个在患者中评价 Heliostar 安全性及有效性的临床研究。该研究纳入 39 名阵发性房颤患者,100% 实现了 PVI,其中 79.6% 的肺静脉单次消融即能实现 PVI,单支肺静脉消融时间 ≤1 分钟。平均手术时间为 101.6 分钟。1 名患者在进行右上肺静脉消融时出现膈神经损伤。5 名患者术后食管镜观察发现无症状食管损伤。1 年随访,窦性维持率为 75.7%。随后,在欧洲进行的 SHINE 研究,纳入 85 名阵发房颤患者,其结果与 RADIANCE 研究相识。在 SHINE 研究中 100% 实现 PVI,其中左上肺静脉平均耗时 12 分钟,左下肺静脉平均耗时 9 分钟,右上肺静脉平均耗时 8.9 分钟,右下肺静脉平均耗时 9.1 分钟。急性肺静脉电位恢复率为 6.1%~14.7%。前述研究均为单臂研究,目前还缺少对比 Heliostar 与其他消融工具疗效的临床研究,而目前 FDA 尚未批准 Heliostar 的临床应用。

Hotballoon 是另一种以射频作为能源的球囊式消融工具。Hotballoon 球囊顺应性好,直径 25~35mm,球囊内充满盐水/造影剂。将球囊定位于肺静脉口,待球囊扩张,堵住肺静脉后,中心线圈释放射频能量,并通过一个产生湍流的混合系统将溶液均匀加热至 70~75℃,球囊表面通过直接热传导对肺静脉进行加热。在一项与抗心律失常药物对比的随机对照研究中,Hotballoon 消融后 1 年窦律维持率为 59%,优于药物治疗组。目前尚缺乏 Hotballoon 与其他消融器械头对头比较的临床研究。Hotballoon 根据注射的液体容积不同,其球囊大小有所不同。有研究发现若注射的液体 ≤8ml,会因球囊体积较小,导致消融部位过深,增加肺静脉狭窄的发生率。此外,Hotballoon 同样面临食管损伤、膈神经麻痹等并发症。

近期一项研究比较了冷冻球囊、激光球囊和 Hotballoon 三者的疗效和安全性。该研究发现,三种球囊中 Hotballoon 的 PVI 急性成功率最低,仅为 56%,而激光球囊和冷冻球囊均为 88%。在冷冻球囊消融中使用射频消融补点多发生在右下肺下壁,而在激光球囊和 Hotballon 中多发生在上肺静脉前壁。激光球囊完成 PVI 时间最长,平均为 89.2 分钟,而 Hotballoon 和冷冻球囊分别为 58.4 分钟和 65.1 分钟。三者并发症发生率和窦律维持率均相当。

二、脉冲电场消融（pulsed field ablation，PFA）

脉冲场是一种高压、高频电场，当靠近组织时，可改变细胞膜电位，影响细胞内外离子的重分布，从而破坏细胞膜完整性，造成"电穿孔"，随之导致细胞死亡。PFA 最早是用于肿瘤组织的消融。PFA 造成细胞死亡所需时间很短，局部产热不多，很快就被血液所带走，因此不同于射频和冷冻消融，是一种非温度依赖的消融方式，理论上对于邻近组织的影响较小。所以有学者开始关注 PFA，试图将其用于房颤的消融治疗。早在 2007 年，Lavee 等就通过直流电电穿孔的形式对猪进行了心外膜的消融。PFA 中，电压、脉冲发放时间、单向或双向电流、单极或双极消融等参数的设定，都会影响消融的效果及安全性。

PFA 消融后的组织改变与射频消融有明显差别。PFA 主要是引起细胞凋亡而非坏死，因此局部组织的完整性保留更好，很少有瘢痕形成、内膜增生、炎性细胞浸润等，且消融区域更加透壁、均一，少有存活心肌细胞。因 PFA 为高组织选择性及非温度依赖的消融，对邻近器官，如肺、食管、膈神经、冠脉等的影响明显小于射频和冷冻技术。

因 PFA 的上述特性，有人认为 PFA 可能成为改写房颤导管消融进程的技术革新。围绕这一能源方式，近年来的研究十分活跃，国内外新型 PFA 消融导管如雨后春笋般不断涌现，相关临床研究也正密集开展。为了简化 PVI，PFA 导管的设计有网篮/花瓣状、网格球状、环状，上述系统无法在三维标测系统下进行消融，因此需 X 线指导。而近期，公司推出形态类似 Lasso 导管的环状 PFA 导管，可匹配 Carto3 系统使用，减少 X 线的使用。而国内有公司推出了网篮/花瓣状的 CardioPulse PFA 导管，还有公司推出了 LEAD-PFA 导管，可匹配其 LEAD-Mapping 系统，实现三维标测系统指导下的房颤消融。

2018 年，Reddy 等人进行的 IMPULSE 研究和 PEFCAT 研究，是最早将 PFA 用于阵发性房颤的导管消融治疗的临床研究。该研究采用 Farapulse 的网篮/花瓣状 PFA 导管。共纳入 81 名患者，其中 15 人接受的是单向电流，而 66 人接受双向电流。接受单向电流的患者均全麻并使用肌松药物，术中未出现骨骼肌强直痉挛等现象。接受双向电流的 66 人中，65 人采用深度镇静的方式，术中有轻微骨骼肌刺激的表现，但不影响手术过程。术中，患者未出现明显并发症，100% 实现了 PVI。术后 3 个月左右，再次标测肺静脉电位，通过研究过程中对 PFA 参数不断优化，在接受单向电流组，无肺静脉电位恢复的比例，从 18% 提高到 45%，而在双向电流组中，该比例从 43% 提高到 100%。该组患者随访 12 个月，无房颤/房速复发的比例为 87.4%。2021 年，Reddy 发表了 IMPULSE、PEFCAT 及 PEFCAT Ⅱ 三项研究汇总结果。共 121 例阵发性房颤患者的 PFA 试验结果，即刻 PVI 率为 100%，术后 3 个月 PVI 率为 84.8%，术后 1 年窦性心律维持率为 84.5%。此外，心脏延迟钆成像显示与冷冻、射频消融相比，PFA 可造成完整、均质化消融，对周围食管、血管等组织影响不大。该团队还探索了 PFA 治疗持续性房颤的效果。采用 Farapulse 导管，对 21 名持续性房颤患者进行 PVI、后壁电隔离、三尖瓣环峡部阻断，术中三者成功率为 100%。术后 3 个月，再次标测，肺静脉和左房后壁电隔离率为 96% 和 100%。

2020 年 Reddy 等发表了兼具射频和脉冲功能的网格球状 Lattice 导管的首批人体研究结果，该研究纳入 55 例阵发性房颤，21 例持续性房颤，有 40 例使用了 Lattice 系统消融，100% 完成 PVI，并对部分患者进行了线性消融，平均 PVI 时间为 21.8 分钟，平均透视时间为 4.7 分钟，未出现与消融相关的并发症。

2021 年，Yavin 等报道了使用环状 PFA 导管（PFA lasso）在猪体内完成上下腔静脉间阻滞线的研究,证实了 PFA lasso 在心房内进行消融的有效性、消融阻滞线的持久性及安全性。

近两年,国内多家企业也先后推出了多款不同形态的 PFA 消融导管,部分产品目前已在国内多家医院陆续开展临床研究。2021 年,余锂镭等报道了在 5 例阵发性房颤患者中使用 LEAD-PFA 系统结合 LEAD-Mapping 三维标测系统进行消融的初步研究结果。5 例患者,PVI 率为 100%,平均透视时间为 12.5min,平均手术时间为 81.4 分钟。部分患者术中有轻微疼痛及膈肌刺激等不适,未出现严重并发症。2022 年,唐闽等报道了在 3 例阵发房颤患者中使用 CardioPulse 系统进行消融及随访结果。3 例患者均实现了 PVI,手术时间分别为 180 分钟、150 分钟、120 分钟,X 线曝光时间分别为 4 072 秒、2 874 秒、1 493 秒。可见随着手术量的积累,手术时间迅速减少,但因该系统无法结合三维标测系统使用,X 线曝光时间较长。1 例患者术中出现右下肢轻微活动,另有病例术中 ICE 观察到电极放电时附近有微泡形成,但无明显并发症发生。

上述国内外研究中,PFA 消融的效率令人印象深刻,一次心跳就能完成单次放电,而往往 4~6 次放电即可实现单支肺静脉的双向电隔离,大大缩短了手术时间。PFA 因其非温度依赖及高组织选择性的特点,可以明显减少在射频、冷冻消融中常见的并发症,但不能忽视,新的技术也可能带来新的并发症,例如液体气化形成的微泡、电极间的电弧形成、骨骼肌的刺激、溶血等,还有待更大研究样本、更长随访时间的检验。此外,不同公司 PFA 器械的参数优化仍在进行之中。未来可期,相信不久的将来 PFA 将会在国内上市,为房颤患者带来新的治疗选择。

三、KODEX-EPD 三维标测系统

KODEX-EPD 系统被称作第四代三维标测系统,该系统应用介电成像原理,与 Carto、Ensite NavX、Rhythmia 等系统的成像原理有明显差异。组织的介电特性是由其导电性和磁导系数所决定的。在外加电场的频率发生变化时,组织的导电性和磁导系数会发生改变,不同组织的变化程度不同,从而在不同组织间产生了介电特性的差异,利用这种差异可以进行组织成像。

KODEX-EPD 系统有 7 个体表贴片,在 X、Y、Z 方向上施加宽频电场,根据心脏与周围组织和血液的介电特性的差异,就可以直接构建心脏的三维解剖模型,随后在心腔内移动导管就可以通过非接触的方式构建心脏的解剖细节。所构建的心脏模型可以以现有的传统视角呈现,也可以采用"内镜"的视角,进行全景式呈现,并以地图上常用的等高线的形式标识出心腔内的隆起和凹陷。2019 年,有研究在动物和人体中将 KODEX-EPD 系统构建的心脏模型和肺血管造影、Carto 构建的模型进行对比。2020 年,Brodie 等以增强 CT 的左房影像为金标准,比较了 KODEX-EPD 系统结合 Achieve 电极构建的左房模型的精准性,发现两者有很高的一致性。

除上述非接触快速建模的特点外,KODEX-EPD 系统理论上还有很多优势。该系统为开放式系统,不同品牌导管均可在系统中显示,甚至冷冻球囊、鞘管等也可显示。利用该系统,在使用无压力感应的消融导管进行消融时,系统也可显示导管与组织间贴靠的紧密程度。该系统还可显示消融点的透壁性。此外,该系统还可以显示心肌组织的厚度。目前我们在进行量化消融时常用的 AI 或 LSI 指数并未考虑心肌的厚度,因此可能存在较薄的心肌消融过度而较厚的心肌消融不足。利用该功能,可以根据心肌厚度不同而调整我们消融强度。若上述功能均能实现,无疑 KODEX-EPD 系统将大大提高房颤导管消融的效率。但目

前第一代商业化的 KODEX-EPD 系统仅对部分导管兼容,如 Achieve 电极,而冷冻球囊、鞘管及大部分目前常用的标测和消融导管等都无法显示,而前述的显示导管贴靠程度、消融透壁性及组织厚度的功能也都不具备。另外,该系统目前仅能显示数量有限的激动标测点,无法满足高密度标测的需要。

正因为上述明显不足,第一代 KODEX-EPD 系统目前在临床上的使用十分局限。前述该系统可显示 Achieve 电极,同时可结合该电极精准构建肺静脉和左房的模型。此外,当冷冻球囊完全堵住肺静脉开口时,因导致肺静脉内介电特性发生改变,利用这一特点 KODEX-EPD 系统可以在不依赖 X 射线的情况下评估冷冻球囊封堵肺静脉的效果。因此,目前第一代 KODEX-EPD 系统的主要临床研究都是用于指导房颤的冷冻消融。Cauti、Pongratz 等团队,分别比较了 KODEX-EPD 系统和推注造影剂方式冷冻球囊封堵肺静脉的情况,发现该系统评价有残余漏的敏感性在 91%~94.5%,特异性在 71%~85%。由于无法做到与推注造影剂结果完全一致,目前尚无研究仅采用 KODEX-EPD 系统评估冷冻球囊是否完全封堵肺静脉开口,这也限制了该系统的使用。近年来,国内一些大的心电生理中心也尝试使用 KODEX-EPD 系统指导房颤冷冻消融,2021 年北部战区总医院、云南阜外医院均有相关系列病例报告见刊。

相信随着新一代 KODEX-EPD 系统在兼容性、对组织特征的显示改变,其在房颤导管消融中的应用范围会更加广泛,也会开展更丰富多样的临床研究。

目前国内外电生理事业蓬勃发展,新理论、新器械、新技术及新研究不断涌现。受篇幅限制,本章所涉及的仅是近年来已经或即将进入临床,且相关研究较为丰富的房颤消融的新器械、新技术,还有不少新器械和技术,如机器人微创消融、高强度聚焦超声消融等都无法在此一一详述。相信新器械和新技术的临床应用,会使 PVI 更加简化、安全、有效,最大限度消除肺静脉电位恢复所导致的房颤复发,并且助力临床专家突破 PVI 的天花板限制,进一步提高房颤尤其是持续性房颤导管消融的长期有效性。

(陈 石 付 华)

Marshall 静脉无水乙醇化学消融与二尖瓣峡部双向传导阻滞

肺静脉隔离（PVI）是心房颤动（简称房颤，AF）射频消融的基石，然而对于持续性心房颤动的消融策略目前仍然存在争议。当前主要的两种策略中，Cox-Maze 式式主要通过将心房区块化分割以实现心电传导的阻断效果；而另一种策略则主要是以消除房颤维持机制的电信号为特征。截至今日，这两种策略与单独肺静脉隔离相比，都未能减少房颤的复发。法国波尔多中心将这些策略整合为 "stepwise" 术式，以改善心律失常事件的发生率，但代价是心房生理大范围受损，以及术后发生复杂性心动过速。在那些复发性心动过速中，折返路径形成的部分原因是射频消融难以产生持久的透壁损伤，这种情况在线性消融，尤其是二尖瓣峡部（mitral isthmus，MI）消融时更为突出。对这些心房大折返性心动过速进行高精密度标测，结果显示片状瘢痕可成为高度致心律失常性病灶，通常通过局部传导的减缓而有利于折返的形成；其次，心外膜的解剖结构，如 Marshall 静脉或韧带（VOM/LOM）和冠状窦（CS），其肌束连接比预期更频繁地参与了心房大折返性心动过速的形成。本文将从局部解剖特点、生理功能及临床试验结果等方面阐述 Marshall 静脉无水乙醇化学消融（ethanol infusion in the vein of Marshall，EIVOM）与二尖瓣峡部双向阻滞的关联。

一、VOM 的解剖学及电生理学特性

Marshall 韧带（ligament of Marshall，LOM）是由胚胎时期左上腔静脉退化而来的心外膜褶皱，由 Marshall 静脉（vein of Marshall，VOM）与 Marshall 肌束（Marshall bundle，MB）及自主神经共同构成。LOM 分布于左外侧嵴（left lateral ridge，LLR）对应的心外膜面，走行于左心耳（left atrial appendage，LAA）与左侧肺静脉（left pulmonary vein，LPV）之间。从解剖位置来看，LOM 常表现为冠状静脉的第一心房分支，并斜行向上指向左上肺静脉。在冠状窦（coronary sinus，CS）内造影寻找 VOM 开口时，可将 Vieussens 瓣的上切迹作为标记以识别 VOM 位置。在与冠状窦的交界处，LOM 完全包绕 VOM 并直接插入冠状窦肌肉组织，或者更远地插入左房（left atrium，LA）侧后壁。在 VOM 中段或远段，肌纤维呈多束式插入左房前壁心外膜和左肺静脉，并以左下肺静脉为主。

Scherlag 等首先记录并描述了 VOM 的电活动，并发现其可作为连接左右心房的下房间通路的一部分而发生电传导。该研究并未发现 VOM 末端的肌束插入心房肌组织，但随后的尸检表明 VOM 与左房心肌存在多条组织学连接。其主要连接位于与冠状窦的交界处、左房 - 左肺静脉交界处，以及冠状窦和肺静脉之间的左房组织等部位。此后通过对犬类模型的研究发现，VOM 为 LA-LLR 和 CS 之间的区域提供了电学通道，这些复杂的心肌连接可以为心房大折返性心动过速的形成或维持提供解剖及电学基础。

同时，VOM 区域还包含了交感神经干及神经节，亦受到副交感神经的支配。研究显示 VOM 与自主神经系统在 LLR 上沿的心内膜表面非常接近，通常<3mm。LLR 的厚度、VOM 与自主神经的距离，以及肌纤维排列对房颤的触发与维持作用都具有重要意义。近几

年,VOM 已逐步成为二尖瓣周心房扑动(perimitral flutter,PMF)病例中顽固性峡部传导病例的特异性治疗靶点。

二、VOM 相关局灶活动

研究显示,VOM 起源的快速激活可在犬类和人类模型中诱发房性心动过速及房颤。Kamanu 等记录了持续性房颤患者的 VOM 电位,描述了 VOM 相关的局部电图,并发现局部异位电活动早于房颤的发生。Hwang 等证明 VOM 相关肌束可能是部分局灶性房颤的起源,该研究利用 VOM 电极指导下的射频消融成功地终止了房性快速性心律失常。在另一项研究中,将 LOM 与心房分离后,可记录到分离的 Marshall 相关电位,并利用异丙肾上腺素(1μg/min)诱导分离的规整的 Marshall 相关心动过速。但由于 LOM-LA 之间的解剖学剥离,Marshall 相关心动过速未能引发房性心律失常。部分实验研究表明,房颤维持的主要来源可能是生成高频螺旋波的转子,后者常呈现空间性频率分布梯度。临床研究亦显示,房颤期间转子激活率存在分级分布趋势。转子频率最高部位的消融与房颤的减缓与终止相关。因此,产生纤颤传导的高频局灶可能是房颤的驱动因素,而这些驱动因素很可能是导管消融的靶点。一些动物及人体实验显示,VOM 相关电位在持续性房颤期间具有极高的激动频率。将 LOM 从左房中分离后,交感神经刺激可诱发局部 VOM 相关心动过速,但心房仍保持窦性心律。这些结果表明,VOM 相关肌束能够独立快速激活,且可不被相邻的房颤波被动激活。

三、VOM 与左房 / 冠状窦的连接

冠状窦及其主要分支,如 VOM 和心大静脉,都与左房体相连接。解剖学研究发现 VOM 主要通过纤维 - 脂肪与心房心肌绝缘分离,在冠状窦近端、Marshall 静脉、Vieussens 瓣和左心耳处通过小肌肉束连接。组织分析表明,这些连接处的电传导无递减特性,而其传导速度比心房心肌处低 4 倍以上。鉴于其缓慢的电传导和有限的组织空间,这些肌肉束很可能成为电传导的"薄弱环节"。它们可能会长期保持沉默,直到由于衰老(纤维化浸润等)引起的组织学变化诱导产生功能性阻滞,继而成为折返的解剖学基础。同样,离体模型清楚地表明冠状窦肌肉组织可以很容易地通过这些散在的肌肉连接产生多个折返通路,而这取决于这些肌肉连接是否处于不应期。因此,当存在多个连接时,VOM 及其相关肌束还可以作为 CS 和 LPV 之间的旁路。有研究报道,根据 VOM 与其他左房结构(如 LLR、LPV 或 CS)之间的连接数量,VOM 相关肌束的电活动大致可分为三种模式。具有多个左房连接的 Marshall 肌束可显示复杂和碎裂的心内电图,而单个连接的 Marshall 肌束通常在房颤期间显示更慢和更规则的激动形式。Han 等证明大多数患者在 VOM 和 CS、LA 或 PV 的心肌之间有两处连接,因此他们推测存在两处连接(CS 和 PV)的患者可能会通过 VOM 形成大折返性心动过速。最近的研究也证明了在房颤消融后的房性心律失常中,无论是 PMF 或是局部折返的心房扑动,VOM 心外膜连接的作用都是至关重要的。Han 等记录了 72 例患者中 64 例(89%)的 VOM 相关肌束电位,并证明 VOM 相关肌束和 LA 之间存在多重连接允许它们之间发生大折返性心动过速,从而导致更复杂和快速的激动,有助于房颤的维持。该研究显示,在窦性心律期间 VOM 相关肌束电位从近端到远端激动,而在房颤期间,通常可观察到归整的被动激活和分离的缓慢的 VOM 相关肌束的异位激动。64 例患者中的 23 例(36%)可记录到 CS、LPV 周围 LA 的双重连接。消融远端连接后,VOM 相关肌束电位呈典

型的双电位。64 名患者中有 30 名（47%）发现了多重连接。在窦性心律期间,最早的激动点位于 VOM 的中间段。每位患者的激动模式不规则且多变;而在房颤期间,该组患者都表现为快速且碎裂的复合激动。这个发现的重要临床意义在于 PV-VOM 相关肌束连接通过冠状窦肌袖在肺静脉和左房之间形成了心外膜通路。

四、MI 消融的挑战与 EIVOM

人体中 VOM 与 LLR 对应心内膜表面的距离通常小于 3mm。VOM 周围的肌束在 VOM 和 CS 之间区域连接点的密度呈增加趋势。Hwang 等发现 LA 到 VOM 最短距离的部位位于 LA 后外侧区域,左下肺静脉口的下方。这些研究表明,在这些位置进行心内膜导管消融以试图打断 Marshall 肌束与 LA 的连接理论上是可行的。如果左肺静脉在前庭消融期间不能实现电隔离,则可以进行 Marshall 电位的标测和消融。通常环肺静脉前庭消融方式是实现双侧肺静脉隔离的主要策略。如果此后左侧肺静脉仍然保持电学连接,则可以从 CS 远端和 LAA 处行鉴别起搏。在 LA-PV 连接时,起搏 CS 远端可以使 LA 与 PV 之间的电位延迟更明显（左房激动早于肺静脉激动）;而在 Marshall 肌束 - 肺静脉连接时,CS 起搏使 Marshall 电位提前,激动顺序翻转（Marshall 肌束激动早于心房激动）。这种连接可以被认为是一种不经过左房心肌的心外膜旁路,VOM 相关肌束直接连接肺静脉肌肉,形成心外膜插入点。通常我们选择在 VOM 走行中的适当位置,如 LLR、LPV 前外侧以及 MI 后外侧等处放电,可以达到阻断 VOM 相关肌束电传导的效果。Kashimura 等发现对 VOM 电极记录到的电位给予消融是可行的,可以使 VOM 相关电位实现电隔离。该团队对 20 位持续性房颤患者给予双肺静脉隔离及 Marshall 肌束电位消融,其中 14 人（70%）实现了 VOM 相关肌束电位的隔离,7 人实现了部分隔离。对于 Marshall 肌束相关心律失常来说,消除 VOM 相关肌束电位可以作为一个明确的终点。

然而在某些患者中,VOM-LA 和 VOM-PV 连接距离心内膜较远,并且其上还覆有心外膜脂肪,因此心内膜射频能量可能无法触及。在射频消融治疗中,心脏组织的加热主要依靠电阻,而 VOM 相关肌束可能仅通过热扩散效应而受到影响。这些难点可以部分解释 MI 阻滞成功率低（32%~92%）,以及经常需要 CS 内消融的（59%~91%）的原因。MI 局部解剖学特征可能与其实现双向阻滞的困难相关,即该处局部肌肉更厚、峡部更长、冠状静脉、回旋支动脉、心外膜结构（如 CS/VOM）的解剖变化等。为了突破这些限制,当前已经报道了多种技术,包括应用可调弯鞘、高功率消融、房间隔前部入路,或者不同的线性消融策略。目前理想的选择是在连接二尖瓣环和左肺静脉的 MI 后部区域消融一条阻滞线。MI 后部区域在窦性节律下通常为左房最后激动部位,因此该区域实现双向阻滞后并不会干扰窦性节律的正常传导,也不会增加双房折返的可能性。然而,增加消融功率或增大导管接触压力以产生透壁损伤的策略可能会增加术中心脏压塞等并发症的风险。

无水乙醇灌注 Marshall 静脉（ethanol infusion in the vein of Marshall,EIVOM）策略是从心外膜侧消融二尖瓣峡部的一种内科替代方案。当前,一些研究详细介绍了 EIVOM 的方法,还有一些研究描述了未设立对照组的 EIVOM 单臂试验数据,另一部分研究则阐明了 EIVOM 作为持续性房颤消融辅助治疗的长期有效性,并可将房颤复发风险降低 80%。最近,多项研究证实了 EIVOM 可缩短 MI 双向阻滞所需的消融时间,并且提高了 MI 阻滞率。多变量分析显示,EIVOM 可将术后 1 年房速复发的风险降低 68%,并且 EIVOM 实现 MI 双向阻滞的可能性更大。一项多中心研究报告了 EIVOM 在 50 名接受二次消融手术的患者和 21 名新发房颤患者中的疗效和安全性,显示所有患者在 EIVOM 后仅需 2 分钟的消融便全部实现了 MI 双向阻滞,只有 1 名患者需要在 CS 内消融。Chugh 等描绘了 VOM 介导的肺静脉连接,56 例中的 18 例(32%)观察到由 VOM 介导的 PV 连接,18 例中的 12 例(67%)在 LPV 前沿(LLR、肺静脉开口外侧心肌等)消融时阻断了 VOM 相关肌束的心内膜连接。在 3 例患者(16%)中于二尖瓣环的外侧或后外侧消融阻断了 VOM-PV 连接。在其余患者(17%)中,左下肺静脉在 EIVOM 后完全隔离,未再接受任何消融治疗。

五、EIVOM 与 MI 双向传导阻滞

最近有研究比较了辅助性 EIVOM(EIVOM+RFCA)与单独射频消融对 MI 阻滞的作用,结果显示辅助性 EIVOM 相比单独射频消融,能够更有效地实现 MI 双向阻滞。其次,辅助性 EIVOM 提高了 MI 阻滞率。MI 厚度和长度可能会影响其双向阻滞的近期和长期成功率。一些研究评估了 EIVOM 在 MI 恢复中的作用,其易化了 VOM 连接区域的消融,如 CS 内或 LLR 部位的消融。EIVOM 对心房组织的破坏性效应可以从心外膜 VOM 相关肌束延伸至 MI 的心内膜,并指向左侧崤部。因此,EIVOM 可以克服消融和解剖的固有难点,提高 MI 消融效果,同时显著减少心内膜射频消融的需求量。此外,考虑到二尖瓣周附近的心房肌相对较薄,而在崤部区域肌肉更厚,EIVOM 能够影响左侧崤部这一心肌最厚区域,将成为其最大优势之一。因此,在许多研究中的 EIVOM 病例中,仅 MI 的瓣膜侧心肌需要消融,这显著缩短了心内膜消融的时间。与此同时,MI 传导恢复的位点往往也集中在该区域,这与 EIVOM 未影响的区域相一致。这些发现表明,通过辅助性 EIVOM 实现的 MI 双向性阻滞的持久性很高。

VENUS 研究结果显示在持续性房颤患者中,接受 EIVOM 及射频消融的患者在减少房颤/房速负担方面优于单独的射频消融。该研究纳入 343 名有症状的持续性房颤患者(持续超 7 天),且对至少一种抗心律失常药物无效。这些患者被随机分配到单独的导管消融组(n=158)或 EIVOM 组(n=185)。该研究的主要终点为消融 3 个月后无房颤/房速发作(超过 30 秒,单次消融,无抗心律失常药物)。结果显示,185 例接受 EIVOM 的患者中,有 30 例(16.2%)未顺利实施 EIVOM。EIVOM 组 6~12 个月的单次手术成功率为 49.2%,而射频消融组为 38% [风险比(HR),0.63,P=0.037]。排除未行乙醇消融的患者(实际接受干预分析),EIVOM 组主要终点发生率为 51.6%(HR 0.57,P=0.015)。在房颤负担方面,EIVOM 组中 78.3% 和单独消融组中 67.9% 的患者在 6 个月和 12 个月的监测中无房颤发作(P=0.011)。此外,Valderrábano 等研究表明未发现 EIVOM 操作与急性手术并发症直接相关。

六、VOM 与心外膜消融

EIVOM 的有效性和必要性反衬了心内膜消融难以透壁并干预心外膜通路的局限性。除了促进急性 MI 传导阻滞外,EIVOM 造成的 MI 损伤病变更加持久,二次手术期间 MI 传导阻滞率更高。直接心外膜消融及经皮心外膜消融已被证明对实现 MI 双向阻滞有效。由于神经节丛(GP)、LOM、CS 和肺静脉肌袖套都是心外膜解剖结构,因此心外膜方法有可能更加直接、有效。目前已发表了几项应用经皮心外膜通路作为心内膜标测和消融辅助手段的研究。Pak 等报道了在心内膜消融后无法达到手术终点的情况下,使用辅助消融来完成肺静脉隔离。在该研究的 5 例病例中,主要消融目标是左外侧崤及对应的 VOM。心外膜

入路对于心内膜左侧峰部具有理论上的优势，因为解剖结构上峰部与心外膜侧沟相对应，有利于更稳定地贴靠。Reddy 等报道了心外膜"局部消融"隔离后壁和肺静脉的潜在价值；Berruezo 等报道了在心内膜消融不成功后心外膜消融成功的个案。

七、总结

VOM 在房颤及折返性心律失常的发生机制中发挥了重要作用。尤其在 MI 阻滞的过程中，其常作为连接肺静脉或冠状窦的心外膜通路而引起临床重视。虽然临床中可以根据 VOM 走行于冠状窦中远段至左心耳之间的心内膜部位给予射频消融治疗，但辅助性 EIVOM 可提高 MI 双向阻滞的可能性与持久性，该策略也正成为 MI 消融的一项重要补充和有力支持。

（左　嵩　桑才华　龙德勇）

参考文献

［1］ HAÏSSAGUERRE M, SANDERS P, HOCINI M, et al. Catheter ablation of long-lasting persistent atrial fibrillation: critical structures for termination [J]. J Cardiovasc Electrophysiol, 2005, 16 (11): 1125-1137.

［2］ NADEMANEE K, MCKENZIE J, KOSAR E, et al. A new approach for catheter ablation of atrial fibrillation: mapping of the electrophysiologic substrate [J]. J Am Coll Cardiol, 2004, 43 (11): 2044-2053.

［3］ VERMA A, JIANG C Y, BETTS T R, et al. Approaches to catheter ablation for persistent atrial fibrillation [J]. N Engl J Med, 2015, 372 (19): 1812-1822.

［4］ SCHERR D, KHAIRY P, MIYAZAKI S, et al. Five-year outcome of catheter ablation of persistent atrial fibrillation using termination of atrial fibrillation as a procedural endpoint [J]. Circ Arrhythm Electrophysiol, 2015, 8 (1): 18-24.

［5］ TAKIGAWA M, DERVAL N, MAURY P, et al. Comprehensive multicenter study of the common isthmus in post-atrial fibrillation ablation multiple-loop atrial tachycardia [J]. Circ Arrhythm Electrophysiol, 2018, 11 (6): e006019.

［6］ FRONTERA A, TAKIGAWA M, MARTIN R, et al. Electrogram signature of specific activation patterns: Analysis of atrial tachycardias at high-density endocardial mapping [J]. Heart Rhythm, 2018, 15 (1): 28-37.

［7］ CHUGH A, GURM H S, KRISHNASAMY K, et al. Spectrum of atrial arrhythmias using the ligament of Marshall in patients with atrial fibrillation [J]. Heart Rhythm, 2018, 15 (1): 17-24.

［8］ VLACHOS K, DENIS A, TAKIGAWA M, et al. The role of Marshall bundle epicardial connections in atrial tachycardias after atrial fibrillation ablation [J]. Heart Rhythm, 2019, 16 (9): 1341-1347.

［9］ HWANG C, FISHBEIN MCCHEN P S. How and when to ablate the ligament of Marshall [J]. Heart Rhythm, 2006, 3 (12): 1505-1507.

［10］ CABRERA J A, HO S Y, CLIMENT V, et al. The architecture of the left lateral atrial wall: a particular anatomic region with implications for ablation of atrial fibrillation [J]. Eur Heart J, 2008, 29 (3): 356-362.

［11］ CORCORAN S J, LAWRENCE CMCGUIRE M A. The valve of Vieussens: an important cause of difficulty in advancing catheters into the cardiac veins [J]. J Cardiovasc Electrophysiol, 1999, 10 (6): 804-808.

［12］ KIM D T, LAI A C, HWANG C, et al. The ligament of Marshall: a structural analysis in human hearts with implications for atrial arrhythmias [J]. J Am Coll Cardiol, 2000, 36 (4): 1324-1327.

［13］ MAKINO M, INOUE S, MATSUYAMA T A, et al. Diverse myocardial extension and autonomic innervation on ligament of Marshall in humans [J]. J Cardiovasc Electrophysiol, 2006, 17 (6): 594-599.

［14］ SCHERLAG B J, YEH BKROBINSON M J. Inferior interatrial pathway in the dog [J]. Circ Res, 1972, 31 (1): 18-35.

［15］ OMICHI C, CHOU C C, LEE M H, et al. Demonstration of electrical and anatomic connections between Marshall bundles and left atrium in dogs: implications on the generation of P waves on surface electrocardiogram [J]. J Cardiovasc Electrophysiol, 2002, 13 (12): 1283-1291.

［16］ DOSHI R N, WU T J, YASHIMA M, et al. Relation between ligament of Marshall and adrenergic atrial tachyarrhythmia [J]. Circulation, 1999, 100 (8): 876-883.

［17］ HWANG C, KARAGUEUZIAN HSCHEN P S. Idiopathic paroxysmal atrial fibrillation induced by a focal discharge mechanism in the left superior pulmonary vein: possible roles of the ligament of Marshall [J]. J Cardiovasc Electrophysiol, 1999, 10 (5): 636-648.

［18］ HWANG C, WU T J, DOSHI R N, et al. Vein of marshall cannulation for the analysis of electrical activity in patients with focal atrial fibrillation [J]. Circulation, 2000, 101 (13): 1503-1505.

［19］ KAMANU S, TAN A Y, PETER C T, et al. Vein of Marshall activity during sustained atrial fibrillation [J]. J Cardiovasc Electrophysiol, 2006, 17 (8): 839-846.

［20］ HAN S, JOUNG B, SCANAVACCA M, et al. Electrophysiological characteristics of the Marshall bundle in humans [J]. Heart Rhythm, 2010, 7 (6): 786-793.

［21］ MANDAPATI R, SKANES A, CHEN J, et al. Stable microreentrant sources as a mechanism of atrial fibrillation in the isolated sheep heart [J]. Circulation, 2000, 101 (2): 194-199.

［22］ JALIFE J, BERENFELD OMANSOUR M. Mother rotors and fibrillatory conduction: a mechanism of atrial fibrillation [J]. Cardiovasc Res, 2002, 54 (2): 204-216.

［23］ SKANES A C, MANDAPATI R, BERENFELD O, et al. Spatiotemporal periodicity during atrial fibrillation in the isolated sheep heart [J]. Circulation, 1998, 98 (12): 1236-1248.

［24］ SAHADEVAN J, RYU K, PELTZ L, et al. Epicardial mapping of chronic atrial fibrillation in patients: preliminary observations [J]. Circulation, 2004, 110 (21): 3293-3299.

［25］ SANDERS P, BERENFELD O, HOCINI M, et al. Spectral analysis identifies sites of high-frequency activity maintaining atrial fibrillation in humans [J]. Circulation, 2005, 112 (6): 789-797.

［26］ PIORKOWSKI C, KRONBORG M, HOURDAIN J, et al. Endo-/Epicardial Catheter Ablation of Atrial Fibrillation: Feasibility, Outcome, and Insights Into Arrhythmia Mechanisms [J]. Circ Arrhythm Electrophysiol, 2018, 11 (2): e005748.

［27］ HAISSAGUERRE M, HOCINI M, DENIS A, et al. Driver domains in persistent atrial fibrillation [J]. Circulation, 2014, 130 (7): 530-538.

［28］ WU T J, ONG J J, CHANG C M, et al. Pulmonary veins and ligament of Marshall as sources of rapid activations in a canine model of sustained atrial fibrillation [J]. Circulation, 2001, 103 (8): 1157-1163.

［29］ PAMBRUN T, DERVAL NDUCHATEAU J. Beyond pulmonary veins···The new horizon remains atrial anatomy [J]. J Cardiovasc Electrophysiol, 2020, 31 (1): 160-162.

［30］ PAMBRUN T, DENIS A, DUCHATEAU J, et al. MARSHALL bundles elimination, Pulmonary veins isolation and Lines completion for ANatomical ablation of persistent atrial fibrillation: MARSHALL-PLAN case series [J]. J Cardiovasc Electrophysiol, 2019, 30 (1): 7-15.

［31］ MORITA H, ZIPES D P, MORITA S T, et al. The role of coronary sinus musculature in the induction of atrial fibrillation [J]. Heart Rhythm, 2012, 9 (4): 581-589.

［32］ KASHIMURA S, FUJISAWA T, NAKAJIMA K, et al. Electrical isolation of the marshall bundle by radiofrequency catheter ablation: in patients with atrial fibrillation [J]. JACC Clin Electrophysiol, 2020, 6 (13): 1647-1657.

［33］ HAYASHI T, FUKAMIZU S, MITSUHASHI T, et al. Peri-mitral atrial tachycardia using the marshall bundle epicardial connections [J]. JACC Clin Electrophysiol, 2016, 2 (1): 27-35.

［34］ HAYASHI T, MITSUHASHI TMOMOMURA S. Mitral isthmus ablation: the importance of epicardial connections between the coronary sinus and Marshall bundle [J]. Europace, 2016, 18 (3): 383.

［35］THOMPSON N, KITAMURA T, MARTIN R, et al. Demonstration of persistent conduction across the mitral isthmus via the vein of Marshall with high-density activation mapping [J]. Circ Arrhythm Electrophysiol, 2017, 10 (7): e005152.

［36］PARK H W, SHEN M J, LIN S F, et al. Neural mechanisms of atrial fibrillation [J]. Curr Opin Cardiol, 2012, 27 (1): 24-28.

［37］KATRITSIS D G, GIAZITZOGLOU E, ZOGRAFOS T, et al. Rapid pulmonary vein isolation combined with autonomic ganglia modification: a randomized study [J]. Heart Rhythm, 2011, 8 (5): 672-678.

［38］NAKAGAWA H, SCHERLAG B J, PATTERSON E, et al. Pathophysiologic basis of autonomic ganglionated plexus ablation in patients with atrial fibrillation [J]. Heart Rhythm, 2009, 6 (12 Suppl): S26-S34.

［39］CALKINS H, KUCK K H, CAPPATO R, et al. 2012 HRS/EHRA/ECAS expert consensus statement on catheter and surgical ablation of atrial fibrillation: recommendations for patient selection, procedural techniques, patient management and follow-up, definitions, endpoints, and research trial design [J]. Heart Rhythm, 2012, 9 (4): 632-696. e21.

［40］ULPHANI J S, ARORA R, CAIN J H, et al. The ligament of Marshall as a parasympathetic conduit [J]. Am J Physiol Heart Circ Physiol, 2007, 293 (3): H1629-H1635.

［41］VAITKEVICIUS R, SABURKINA I, RYSEVAITE K, et al. Nerve supply of the human pulmonary veins: an anatomical study [J]. Heart Rhythm, 2009, 6 (2): 221-228.

［42］LIN J, SCHERLAG B J, NIU G, et al. Autonomic elements within the ligament of Marshall and inferior left ganglionated plexus mediate functions of the atrial neural network [J]. J Cardiovasc Electrophysiol, 2009, 20 (3): 318-324.

［43］BÁEZ-ESCUDERO J L, KEIDA T, DAVE A S, et al. Ethanol infusion in the vein of Marshall leads to parasympathetic denervation of the human left atrium: implications for atrial fibrillation [J]. J Am Coll Cardiol, 2014, 63 (18): 1892-1901.

［44］ARMOUR J A, MURPHY D A, YUAN B X, et al. Gross and microscopic anatomy of the human intrinsic cardiac nervous system [J]. Anat Rec, 1997, 247 (2): 289-298.

［45］TAKATSUKI S, EXTRAMIANA F, HAYASHI M, et al. High take-off left inferior pulmonary vein as an obstacle in creating a conduction block at the lateral mitral isthmus [J]. Europace, 2009, 11 (7): 910-916.

［46］WILLEMS S, KLEMM H, ROSTOCK T, et al. Substrate modification combined with pulmonary vein isolation improves outcome of catheter ablation in patients with persistent atrial fibrillation: a prospective randomized comparison [J]. Eur Heart J, 2006, 27 (23): 2871-2878.

［47］YOKOKAWA M, SUNDARAM B, GARG A, et al. Impact of mitral isthmus anatomy on the likelihood of achieving linear block in patients undergoing catheter ablation of persistent atrial fibrillation [J]. Heart Rhythm, 2011, 8 (9): 1404-1410.

［48］CHAE S, ORAL H, GOOD E, et al. Atrial tachycardia after circumferential pulmonary vein ablation of atrial fibrillation: mechanistic insights, results of catheter ablation, and risk factors for recurrence [J]. J Am Coll Cardiol, 2007, 50 (18): 1781-1787.

［49］CHOI J I, PAK H N, PARK J H, et al. Clinical significance of complete conduction block of the left lateral isthmus and its relationship with anatomical variation of the vein of Marshall in patients with nonparoxysmal atrial fibrillation [J]. J Cardiovasc Electrophysiol, 2009, 20 (6): 616-622.

［50］ERNST S, OUYANG F, LÖBER F, et al. Catheter-induced linear lesions in the left atrium in patients with atrial fibrillation: an electroanatomic study [J]. J Am Coll Cardiol, 2003, 42 (7): 1271-1282.

［51］FASSINI G, RIVA S, CHIODELLI R, et al. Left mitral isthmus ablation associated with PV Isolation: long-term results of a prospective randomized study [J]. J Cardiovasc Electrophysiol, 2005, 16 (11): 1150-1156.

［52］JAÏS P, HOCINI M, HSU L F, et al. Technique and results of linear ablation at the mitral isthmus [J]. Circulation, 2004, 110 (19): 2996-3002.

［53］KUROTOBI T, SHIMADA Y, KINO N, et al. Local coronary flow is associated with an unsuccessful complete block line at the mitral isthmus in patients with atrial fibrillation [J]. Circ Arrhythm Electrophysiol, 2011, 4 (6): 838-843.

［54］MATSUO S, YAMANE T, DATE T, et al. Completion of mitral isthmus ablation using a steerable sheath: prospective randomized comparison with a nonsteerable sheath [J]. J Cardiovasc Electrophysiol, 2011, 22 (12): 1331-1338.

［55］ORAL H, SCHARF C, CHUGH A, et al. Catheter ablation for paroxysmal atrial fibrillation: segmental pulmonary vein ostial ablation versus left atrial ablation [J]. Circulation, 2003, 108 (19): 2355-2360.

［56］ANOUSHEH R, SAWHNEY N S, PANUTICH M, et al. Effect of mitral isthmus block on development of atrial tachycardia following ablation for atrial fibrillation [J]. Pacing Clin Electrophysiol, 2010, 33 (4): 460-468.

［57］BÁEZ-ESCUDERO J L, MORALES P F, DAVE A S, et al. Ethanol infusion in the vein of Marshall facilitates mitral isthmus ablation [J]. Heart Rhythm, 2012, 9 (8): 1207-1215.

［58］KAWAGUCHI N, OKISHIGE K, YAMAUCHI Y, et al. Clinical impact of ethanol infusion into the vein of Marshall on the mitral isthmus area evaluated by atrial electrograms recorded inside the coronary sinus [J]. Heart Rhythm, 2019, 16 (7): 1030-1038.

［59］WITTKAMPF F H, VAN OOSTERHOUT M F, LOH P, et al. Where to draw the mitral isthmus line in catheter ablation of atrial fibrillation: histological analysis [J]. Eur Heart J, 2005, 26 (7): 689-695.

［60］BECKER A E. Left atrial isthmus: anatomic aspects relevant for linear catheter ablation procedures in humans [J]. J Cardiovasc Electrophysiol, 2004, 15 (7): 809-812.

［61］VALDERRÁBANO M, PETERSON L E, SWARUP V, et al. Effect of Catheter Ablation With Vein of Marshall Ethanol Infusion vs Catheter Ablation Alone on Persistent Atrial Fibrillation: The VENUS Randomized Clinical Trial [J]. JAMA, 2020, 324 (16): 1620-1628.

［62］NAKASHIMA T, PAMBRUN T, VLACHOS K, et al. Impact of Vein of Marshall Ethanol Infusion on Mitral Isthmus Block: Efficacy and Durability [J]. Circ Arrhythm Electrophysiol, 2020, 13 (12): e008884.

［63］BERRUEZO A, BISBAL F, FERNÁNDEZ-ARMENTA J, et al. Transthoracic epicardial ablation of mitral isthmus for treatment of recurrent perimitral flutter [J]. Heart Rhythm, 2014, 11 (1): 26-33.

［64］JIANG R, BUCH E, GIMA J, et al. Feasibility of percutaneous epicardial mapping and ablation for refractory atrial fibrillation: Insights into substrate and lesion transmurality [J]. Heart Rhythm, 2019, 16 (8): 1151-1159.

［65］PAK H N, HWANG C, LIM H E, et al. Hybrid epicardial and endocardial ablation of persistent or permanent atrial fibrillation: a new approach for difficult cases [J]. J Cardiovasc Electrophysiol, 2007, 18 (9): 917-923.

［66］REDDY V Y, NEUZIL P, D'AVILA A, et al. Isolating the posterior left atrium and pulmonary veins with a "box" lesion set: use of epicardial ablation to complete electrical isolation [J]. J Cardiovasc Electrophysiol, 2008, 19 (3): 326-329.

左室假腱索相关室性早搏

本文彩图

二维码15

左室假腱索（left ventricular false tendons，LVFT），1893年由英国解剖学家Sir William Turner首次描述，但左室假腱索的功能和意义目前尚未被完全揭示清楚。左室假腱索是指左心室内除正常连接乳头肌和左房室瓣叶的腱索以外的条索样结构。目前已有临床研究表明，左室假腱索与室性早搏（简称室早）有显著的相关性。

一、左室假腱索的解剖

左室假腱索是被认为来自胚胎心脏的内层心肌。在心脏的胚胎发育期心肌分为外侧的致密层和内侧的非致密层。内侧的非致密层包含肌小梁，该小梁产生不规则的隆起突向左心室腔形成左室假腱索。第20周开始通过胎儿超声心动图就可以发现。

左室假腱索是单个或多个薄纤维或纤维肌肉穿过左室腔并延伸的结构，位于室间隔和左室乳头肌之间，以及左室游离壁，或左室顶部。心脏超声及磁共振能够发现左室假腱索的存在及其解剖位置（图1）。在超声心电图的图像中可以发现左室假腱索随着心脏跳动呈周期性的绷紧与松弛。大多情况下左室假腱索在舒张期拉伸，在收缩期松弛。而在少部分病例中，LVFT在整个心动周期中均呈拉伸或松弛状态。如果心脏扩大可以使其在整个心脏周期中都处于紧绷状态。超声心动图检查患者存在左室假腱索的发生率差异很大，儿童为0.8%~61%，成人为0.3%~71%，这可能与患者的个体差异以及检查者的操作水平、经验有关。超声心动检测出左室假腱索的敏感度和特异度分别为82%和85%。左室假腱索在胸骨旁或心尖长轴切面最易看到，在心尖四腔切面也易发现其存在。左室假腱索在临床工作中有时可能被错误描述成其他结构，如近左室心尖部的左室假腱索易与血栓混淆。

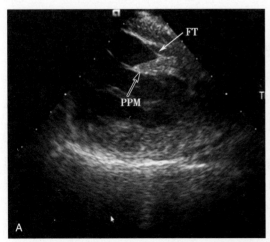
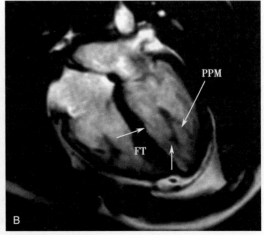

图1 左室假腱索的超声及磁共振图像

A.可见左室假腱索（FT，白色箭头）从左室间隔发出连接至左后乳头肌（PPM，黑色箭头）；

B.磁共振影像图中可以发现FT（白色箭头）及其解剖位置。

左室假腱索的厚度约 3mm,其包含数量不等的纤维组织、心肌纤维、冠脉血管的细小分支以及与左束支传导系统相延续的浦肯野纤维等 4 种成分。先前的研究也表明左室假腱索的近端肌远端均发现有浦肯野纤维细胞,这也是左室假腱索致室性心律失常的组织学基础。左室假腱索常起源于近室间隔膜部,组织学检查显示左心室假肌腱的心肌纤维与工作心肌细胞相比偏小而细,排列疏松呈束状结构,由位于中心的厚壁动脉供血。

二、左室假腱索相关室性早搏心电图特点及标测

通过对既往左室假腱索相关室性早搏心电图总结,我们发现左室假腱索相关室性早搏的心电图有一定特征,所有室性早搏均表现为右束支传导阻滞形态,心前区导联移行在 V_2 和 V_6 之间。部分 QRS 波表现为电轴左偏,Ⅰ 和 aVL 导联 QRS 波为 rS 或 RS 型,Ⅱ、Ⅲ 和 aVF 导联中 QRS 波为 rS 型。部分 QRS 波表现为电轴右偏,Ⅰ 和 aVL 导联 QRS 波为 rS 型,Ⅱ、Ⅲ 和 aVF 导联 QRS 波为 R 或 qR 型。

术中建议运用心腔内超声导管(ICE)辅助标测,首先可以通过 ICE 确定是否存在左室假腱索,其次运用 ICE 和三维解剖模型有利于发现 FT 具体的解剖位置,在术中一旦确定了 PVC 的最早激动区域,起搏标测在大多数患者中可进一步验证其是否为理想靶点。在某些情况下,标测部位位于 FT 与左室乳头肌的交界处,无法明确室性早搏是左室乳头肌起源还是左室假腱索起源。实际上,在此类室性早搏的标测和消融过程中,通过 ICE 的指导,尽量使消融大头向左室假腱索方向贴靠,从而来确定室性早搏是否起源于左室假腱索。另外左室假腱索相关的室性早搏,在消融靶点电图上,不论在窦性心律还是在室性早搏时,均可以观察到浦肯野电位,这一现象也作为室性早搏起源与左室假腱索的另一条线索。对于左室乳头肌起源的室性早搏,则不会有此现象,因为乳头肌起源的室性早搏,在室性早搏发生时,靶点处可观察到浦肯野电位,而在靶点处窦性心律时没有浦肯野电位(图 2,彩图见二维码 15)。

根据左室假腱索在左室的解剖位置,我们将其分为 4 种类型:①左室假腱索从左室间隔连接到左后乳头肌基底部;②左室假腱索从左室间隔连接至左前乳头肌基底部附近;③左室假腱索从左室间隔连接至左室心尖部;④左室假腱索从左室间隔连接至左后乳头肌头端(图 3,彩图二维码 15)。

三、左室假腱索相关室性早搏的消融

术中通过激动及起搏标测确定为左室假腱索相关室性早搏,消融前通过心腔内超声导管不仅能确定消融大头的位置,消融时还可以监测消融导管的实时贴靠。然而一些左室假腱索非常纤细,即使在心腔内超声导管的指引下,导管的贴靠及消融仍具挑战,术中需具备一定的耐心。

大多数成功的消融部位于左室假腱索的头端(左室假腱索与左室间隔的附着部位和 / 或左室假腱索与乳头肌、左室心尖部附着点),有部分病例会出现在消融过程中室性早搏 QRS 波形会不断变化,比如消融靶点从左室假腱索的头端,到最终成功消融部位在左室假腱索的另一端(图 4,彩图二维码 15),这现象也证实了左室假腱索是室性早搏起源的部位。

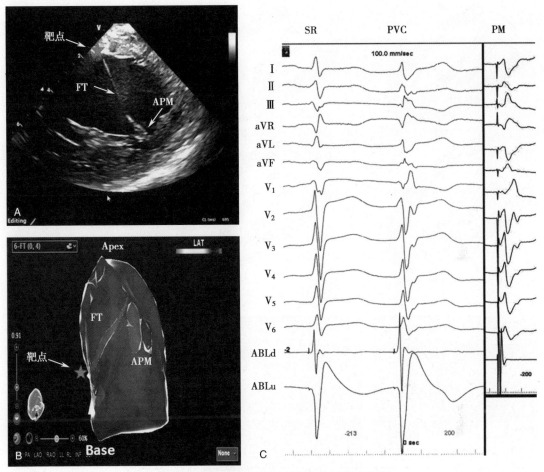

图2 左室假腱索室早的解剖定位及靶点电图

A. 左心室(LV)假腱索(FT)穿过左心室中腔(白色箭头),从间隔连接至前外侧乳头肌(APM)底部。红星表示室性早搏(PVC)成功消融的部位。B. 三维解剖模型中,可见APM(粉红色和棕色)和FT(绿色)的位置。红星表示消融成功的部位。C. 显示PVC成功消融部位的局部电图和靶点起搏图形。注意,窦性心律(SR)和PVC期间观察到明显的浦肯野电位。ABLd表示远端消融导管的双极电位。ABLu表示远端消融导管的单极电位。

　　术中路径可选择经股动脉途径或经房间隔途径,将消融导管送至左心室。消融导管可选用压力监测消融导管或非压力的冷盐水灌注消融导管。笔者倾向于选择非压力冷盐水灌注消融导管,因为左室腔小,组织结构复杂,非压力冷盐水灌注消融导管相对较细且柔软,有较好的顺应性,在左室心腔内操控性相比压力监测消融导管好。况且术中可用心腔内超声导管来监测消融导管的贴靠,不需要完全依靠消融导管的压力数值来反映消融导管的贴靠程度。

　　术中射频消融仪一般设置为功率模式,功率为30~40W,若选择压力监测消融导管,则压力维持10g以上,冷盐水灌注设置为20ml/min。在个别贴靠困难情况下,可适当提高消融功能率至45~50W。

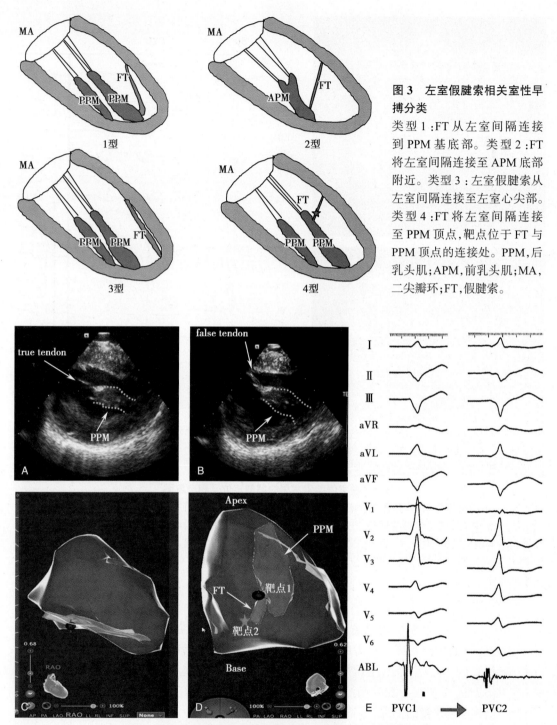

图 3　左室假腱索相关室性早搏分类

类型 1：FT 从左室间隔连接到 PPM 基底部。类型 2：FT 将左室间隔连接至 APM 底部附近。类型 3：左室假腱索从左室间隔连接至左室心尖部。类型 4：FT 将左室间隔连接至 PPM 顶点，靶点位于 FT 与 PPM 顶点的连接处。PPM，后乳头肌；APM，前乳头肌；MA，二尖瓣环；FT，假腱索。

图 4　左室假腱索室性早搏消融中可以出现 QRS 波形的改变

A、B. 显示左后乳头肌（PPM）、真腱索（红色箭头）和假腱索（黄色箭头）。假腱索（FT）位于室间隔和 PPM 顶点之间。C、D. 右前斜和左前斜解剖图显示了 PPM（粉红色）和 FT（绿色）的位置。室性早搏的最早激动点位于 FT 与 PPM 顶点（蓝点）的连接处。消融（靶点 1）后，PVC 形态发生变化，室性早搏的最早激动点位于 FT（红星）的室间隔附着处，在靶点 2 处消融成功。E. 室性早搏的十二导联心电图，在靶点 1 处进行初始消融后，PVC1 的形态发生了变化，随后出现了心前区导联移行的改变（PVC2）。注意：在 PVC2 的靶点可见一个尖电位。

总之左室假腱索在人群中存在具有一定比例,其组织构成以及在左室腔内连接的位置,是左室假腱索致室性心律失常的组织学基础。导管消融能够治疗此类室性心律失常,术中心腔内超声导管的运用对左室假腱索的发现、标测及消融有极大帮助作用。

（张劲林　李　希）

参考文献

［1］ SILBIGER J J. Left ventricular false tendons: anatomic, echocardiographic, and pathophysiologic insights [J]. J Am Soc Echocardiogr, 2013, 26 (6): 582-588.

［2］ SUWA M, HIROTA Y, NAGAO H, et al. Incidence of the coexistence of left ventricular false tendons and premature ventricular contractions in apparently healthy subjects [J]. Circulation, 1984, 70 (5): 793-798.

［3］ SUWA M, HIROTA Y, KAKU K, et al. Prevalence of the coexistence of left ventricular false tendons and premature ventricular complexes in apparently healthy subjects: a prospective study in the general population [J]. J Am Coll Cardiol, 1988, 12 (4): 910-914.

［4］ SÁNCHEZ FERRER F, SÁNCHEZ FERRER M L, GRIMA MURCIA M D, et al. Basic study and clinical implications of left ventricular false tendon. is it associated with innocent murmur in children or heart disease [J]. Rev Esp Cardiol (Engl Ed), 2015, 68 (8): 700-705.

［5］ LAZAREVIC Z, CIMINELLI E, QUARANTA F, et al. Left ventricular false tendons and electrocardiogram repolarization abnormalities in healthy young subjects [J]. World J Cardiol, 2016, 8 (10): 590-595.

［6］ KERVANCIOĞLU M, OZBAĞ D, KERVANCIOĞLU P, et al. Echocardiographic and morphologic examination of left ventricular false tendons in human and animal hearts [J]. Clin Anat, 2003, 16 (5): 389-395.

［7］ LUETMER P H, EDWARDS W D, SEWARD J B, et al. Incidence and distribution of left ventricular false tendons: an autopsy study of 483 normal human hearts [J]. J Am Coll Cardiol, 1986, 8 (1): 179-183.

［8］ LOUKAS M, LOUIS R G Jr, BLACK B, et al. False tendons: an endoscopic cadaveric approach [J]. Clin Anat, 2007, 20 (2): 163-169.

［9］ PHILIP S, CHERIAN K M, WU M H, et al. Left ventricular false tendons: echocardiographic, morphologic, and histopathologic studies and review of the literature [J]. Pediatr Neonatol, 2011, 52 (5): 279-286.

［10］ ABDULLA A K, FRUSTACI A, MARTINEZ J E, et al. Echocardiography and pathology of left ventricular "false tendons" [J]. Chest, 1990, 98 (1): 129-132.

［11］ CANALE E, FUJIWARA T, CAMPBELL G R. The demonstration of close nerve-Purkinje fibre contacts in false tendons of sheep heart [J]. Cell Tissue Res, 1983, 230 (1): 105-111.

［12］ ZHANG J, LIANG M, WANG Z, et al. Catheter ablation of premature ventricular complexes associated with left ventricular false tendons [J]. Heart Rhythm, 2021, 18 (11): 1968-1975.

心房颤动筛查进展

心房颤动(房颤,AF)是一种常见的室上性快速性心律失常,人群总发病率在1%左右,且其发生率随着年龄增长逐渐增高,在40~50岁人群中房颤发生率约为0.5%,而在80岁以上的老年人中,房颤发生率可达8%~10%。按照全球60亿人口进行计算,约有房颤患者6 000万例,因此其也被称为21世纪的心血管流行病。房颤是心力衰竭、缺血性脑卒中等疾病的重要原因,心源性卒中占全部缺血性脑卒中的14%~30%,而其中房颤相关脑卒中占全部心源性卒中的79%以上。房颤相关的脑卒中具有高发病率、高死亡率、高致残率、高复发率、高经济负担等特点,严重影响患者的生活质量,是心血管病患者住院和死亡的常见原因,给家庭和社会带来了沉重负担。

房颤有阵发性、非阵发性之分。症状表现差异较大,阵发性房颤患者非发作期没有任何不适主诉,部分持续性房颤和阵发性房颤患者即使发作亦无明显不适。但症状不明显并不代表没有危害,这些患者常常以脑卒中为首发症状,也有的患者发现时已合并心脏扩大、心功能不全,因而房颤亦被称为是"隐秘的杀手"。房颤相关的脑卒中是可防可治的,经抗凝治疗可显著减低缺血性脑卒中的风险达67%,因此及早发现房颤及时介入管理将使患者及早受益。故而,理论上讲,房颤筛查利于房颤的早期发现、早期诊断和早期规范治疗,特别对于无症状性房颤患者,筛查显得尤为重要。本文拟就房颤筛查现状和进展进行综述。

一、房颤筛查的必要性与利弊

(一)房颤流行病学

目前估计,全球成人房颤的患病率在2%~4%,随着人均寿命的延长和对未确诊房颤的强化筛查,预计房颤患病率将增加2.3倍。房颤是一种老年病,年龄是房颤的一种主要危险因素,其他危险因素包括高血压、糖尿病、心力衰竭、冠状动脉疾病、慢性肾病、肥胖和阻塞性睡眠呼吸暂停等。

关于我国的房颤流行病学研究,2004年胡大一教授等对我国13个省(自治区、直辖市)(河南省、河北省、山东省、山西省、广东省、江西省、天津市、内蒙古自治区、湖南省、湖北省、云南省、四川省和浙江省)自然人群中29 079例30~85岁人群的流行病学调查提示,年龄校正后房颤患病率为0.65%,且随年龄增长患病率增加,在>80岁人群中高达7.5%,但当时抗凝率极低,超过97%的病人从不服用华法林,而在有限的服药人群中(6/224),监测INR的仅有1人。2014—2016年,马长生教授等基于我国心律失常流行病学调查,采用两阶段整群抽样调查设计,从我国东北、华北、西北、华东、华中、华南和西南七个地理区域全国8个省市选取了39个社区/乡村进行调查,总计47 841名成年人(年龄≥45岁)完成了调查,其中42 031人完成了12导联心电图,共筛选出房颤932例(2.21%),≥45岁人群的房颤标化患病率约为1.8%,在≥75岁人群中高达5%。

2020年6月至2020年9月,黄从新教授率中国房颤中心联盟成员单位,全国129家医院参与的全国房颤流行病学研究(RWS-CAF,注册号:ChiCTR1900021250)是一项多中心、观察性、队列研究。该研究使用多阶段、分层整群抽样程序来招募18岁或以上的居民。以第六次全国人口普查人数为基准,按比例分配各个省的抽样人数。各省按照人均 GDP 排名分为高、中、低三层,各层内随机抽取 1 个地级市(地区),从随机选择的社区招募永久居民(在当前居住地居住 6 个月或更长时间的人)。在安静的情况下使用来自 Shinall 科技的心电记录仪为所有参与者记录十二导联体表心电图(ECG)或单导联心电图。共有来自 329 个社区(193 个城市社区和 136 个农村社区)的 130 541 人(61 584 名男性和 68 957 名女性)接受了调查,最终分析共纳入 114 039 名受访者,平均年龄为 55 岁,其中 52.1% 为女性,AF 的粗略患病率为 2.3%,并且随着年龄的增长而增加。房颤患者中,1 463 例(56.2%)有房颤病史,1 141 例(43.8%)为新诊断房颤,101 例(3.9%)为瓣膜性房颤,2 503 例(96.1%)为非瓣膜性房颤。中国成人年龄标化后的 AF 患病率总体为 1.6%,以此推算,我国房颤患病人群近2 000 万人。

随着人口老龄化和城市化进程、分级医疗制度的实施、医疗保险覆盖面的扩大以及新药和介入治疗的出现,近年来中国房颤的人口学特征和管理方式发生了快速变化。李毅刚教授等对上海市卫健委医保数据库(覆盖 96% 上海居民)中 2015—2020 年的 30 244 930 名医疗保险受试者进行的真实世界研究发现,上海的房颤患病率为 0.88%,房颤总人群达到26.62 万,随着年龄的增长而增加,80 岁及以上人群达到 6.70%。与男性相比,AF 在女性中更为普遍(0.89% *vs.* 0.88%,$P < 0.000\ 1$)。在 NOAC(非维生素 K 拮抗剂口服抗凝剂)处方的推动下,抗凝剂使用率从 2015 年的 19.46% 增加到 2020 年的 56.57%。左心耳封堵手术从 2015 年的 0.16% 增加到 2020 年的 1.23%。近年来,房颤的管理得到了显著改善,但即使如此,2015 年新诊断为 AF 的患者,在随后 2015 年到 2020 年平均 5.5 年的随访中,分别有8.41%、6.09%、5.74%、5.11% 和 1.44% 的患者出现急性心肌梗死、卒中、TIA、出血和全身性栓塞。

(二)房颤筛查必要性与获益

异常的房颤节律可促使患者心腔内形成血栓(血凝块),血栓一旦脱落,通常随血流达到大脑,进而引发严重的卒中,甚至导致死亡。房颤引起的卒中占全部卒中原因的 20%~30%。因此,理论上讲,对房颤高危人群的筛查有可能观察的获益有:①发现无症状性房颤,评估并发现栓塞高风险患者。无症状性房颤约占 39.7%,因其抗凝治疗率低,故无症状患者 1 年死亡率高于有症状患者。②早期发现、早期诊断后,给予规范的治疗。房颤筛查被认为是启动抗凝治疗、减少脑卒中事件的重要手段,房颤确诊后可以给予包括在高危患者中使用口服抗凝药物预防卒中 / 栓塞抗凝药物,治疗房颤引发的症状,预防 / 逆转心房电 / 机械重构,预防和治疗房颤相关的血流动力学紊乱,预防房颤性心动过速心肌病,预防 / 减少房颤相关的致残、住院和死亡等。

《心房颤动:目前的认识和治疗建议(2021)》指出,应针对房颤高危人群开展筛查,包括高龄、心力衰竭、肥胖、高血压、糖尿病、阻塞性睡眠呼吸暂停或结构性心脏病、接受过心脏手术、隐源性卒中 / 短暂性脑缺血发作、遗传性心律失常患者和特殊职业人群(职业运动员)等。欧洲心脏病学会(ESC)建议 65 岁及以上的患者在就诊时,应通过脉搏触诊或 ECG 进行机会性筛查。国际权威房颤组织 AF-SCREEN 国际协作组于 2017 年在全球范围同步发布《心房颤动筛查》白皮书,希望全球心内科医师、健康教育工作者以及普通大众对房颤重视,做好早期筛查从而降低脑卒中风险。

目前已有临床试验证实积极筛查可以提高房颤检出率,且可以降低临床终点事件发生率。SCREEN-AF 研究是一项多中心、开放性随机临床试验,研究者从加拿大和德国的 48

家初级医疗机构中纳入了 856 名年龄 >75 岁、既往无房颤病史、目前需要降压药物治疗的高血压患者。对照组（$n=422$）遵循临床标准流程诊疗和筛查，实验组（$n=434$）在入组时和第三个月结束时使用可穿戴设备，分别进行为期两周的房颤筛查。此外，实验组在使用可穿戴设备期间，同时使用具有房颤筛查功能的血压计筛查房颤。研究的主要终点为在 6 个月的随访过程中，监测到房颤发生（在可穿戴设备或者 12 导联心电图中记录到 >5 分钟的房颤波形）。结果显示，纳入患者平均年龄为 80 岁，女性占 56.9%，实验组 434 例患者中，共计筛查出 23 例（5.3%）发生房颤（其中 20 例通过可穿戴设备筛出，3 例在临床诊疗过程中发现），而对照组中只筛查出 2 名患者（0.5%）发生房颤。可穿戴设备的检出率是对照组的 11 倍（$RR=11.2$）。该结果表明，无症状的高血压老年人群易于接受的可穿戴设备，相比常规诊疗流程，应用可穿戴设备能提高房颤检出率十倍以上，可以有效地将患者抗凝治疗的启动时机前移，同时避免了现有筛查手段假阳性率高的问题。

STROKESTOP 试验是近期 *Lancet* 杂志发表一项多中心非盲随机对照试验，探讨了系统性房颤筛查与适当的口服抗凝药物干预是否可以为筛查人群带来心血管硬终点事件的获益。STROKESTOP 试验是纳入瑞典的 Halland 和 Stockholm 地区所有 75 岁或 76 岁（1936年或 1937 年出生）的居民，所有该年龄段的居民 1∶1 随机分至行房颤筛查组和对照组。被邀请进入筛查组并选择加入研究的个体被称为参与者，而选择不参加研究的个体被定义为非参与者。对所有人群进行至少 5 年的随访。纳入患者若既往有房颤史且未接受口服抗凝剂治疗，则直接转诊至心脏病专科门诊进行随访、治疗。对于无房颤病史的受试者，研究人员使用手持式单导联心电图指导其进行记录。如果初次 ECG 未显示房颤，则要求受试者每日两次，持续 2 周记录 ECG。如果在筛查期间检测到新发房颤，则将受试者转诊至心脏病专科进行随访，如果无禁忌证，则开始常规口服抗凝治疗。研究主要终点设为由缺血或出血性卒中、全身性栓塞、导致住院的出血事件和全因死亡构成的复合终点事件。次要终点设为房颤检出、全因死亡事件、心血管死亡事件、心血管相关住院事件、缺血性卒中、痴呆、静脉血栓栓塞事件等。结果发现，在 2012 年 3 月 1 日至 2014 年 5 月 28 日，28 768 例被试纳入研究并被随机分配至筛查组（13 979 例）或对照组（13 996 例）。13 979 例筛查组患者中有1 691 例（12.1%）在基线入组时已被诊断为房颤，13 996 例对照组患者中有 1 794 例（12.8%）在基线入组时已被诊断为房颤。在整个研究过程中，筛查组患者的房颤检出率显著高于对照组。在中位时长 6.9 年的随访过程中，筛查组患者的主要终点事件发生风险显著低于对照组患者。在总体人群的主要终点事件中，排在首位的是全因死亡事件（6 464 例，71.2%）；其次是导致住院的出血事件（2 879 例，31.7%）。口服抗凝治疗策略方面，筛查组与对照组患者在基线入组时和整个研究过程中无显著差异。随访期间两组房颤患者的口服抗凝剂使用均增长一倍左右。在未校正的风险模型中，相比对照组，房颤筛查策略可以带来除静脉血栓栓塞外的所有终点事件的显著获益。校正后风险模型中，相比对照组和未参与者，筛查组患者的缺血性卒中、主要复合终点和次要终点事件风险均显著降低。因此，STROKESTOP 试验作为第一项在大型人群中探讨房颤筛查的临床终点获益试验，有力地证明了在老年人群中进行房颤筛查，可以通过降低临床终点事件发生率从而带来显著获益。

（三）房颤筛查的风险与成本 - 效益

1. 风险　房颤筛查可能会带来一些风险。积极筛查房颤，可能会过度检查。发现"房颤"后，可能会对患者造成焦虑。针对"筛查心电图的错误解读"可能致过度诊断和治疗。如采用新型移动设备，如智能手表，筛查房颤，则可能面临更多的伦理问题。Predel 等的研究表明,使用智能手表检测房颤时,缺乏证据以及大量假阳性结果可能会导致伤害。由于智能手表是消费品,存在贫富差距更大的风险。对智能手表的过度依赖和缺乏足够的教育则会恶化医患关系。私营公司存储敏感医疗数据也可能引发道德和法律问题。各种新的监测技术帮助我们诊断出了亚临床和阵发性房颤,但对它们采取治疗的益处尚不明确,证明房颤筛查本身有害的证据很少,但 USPSTF 研究发现有充分证据证明对筛查出的房颤(任何方法筛出)采取抗凝治疗有小到中度危害。

LOOP 研究[植入式循环记录仪(ILR)检测房颤预防卒中]的研究结果表明,在有脑卒中危险因素的个体中,房颤筛查虽然增加房颤检出率和抗凝率,但没有显著降低卒中或系统性动脉栓塞的风险。LOOP 研究是从 2014 年开始在丹麦开展的一项多中心、前瞻性、随机对照临床研究,共纳入了 6 004 例年龄在 70~90 岁、无房颤病史、至少有一种其他脑卒中危险因素(如高血压、糖尿病、既往卒中或心力衰竭)的患者,按 1:3 随机分配到 ILR 组或对照组中。ILR 组中如果发现房颤发作持续 6 分钟或更长则建议抗凝。主要终点是首次脑卒中或全身动脉栓塞的时间。研究中位随访时间为 64.5 个月。ILR 组 1 501 人中有 477 人诊断房颤(31.8%),对照组 4 503 人中有 550 人(12.2%)诊断房颤($P<0.000\ 1$)。ILR 组和对照组分别有 445 人(29.7%)和 591 人(13.1%)接受抗凝治疗($P<0.000\ 1$)。共有 318 例(315 例脑卒中,3 例全身动脉栓塞)出现了主要结局,其中 ILR 组 67 例(4.5%),对照组 251 例(5.6%,$P=0.11$)。共有 221 例出现主要出血事件,ILR 组有 65 例(4.3%),对照组有 156 例(3.5%,$P=0.11$)。

迄今为止,尚未有大型临床随机对照研究证明房颤筛查能降低卒中风险,提高临床获益,关于临床终点事件的证据有限。目前指南关于房颤筛查的建议,也存在相互矛盾的地方。我国和欧洲均建议 65 岁及以上的患者在就诊时,应通过脉搏触诊或 ECG 进行机会性筛查。美国预防服务工作组则认为,虽然筛查可以发现更多的房颤患者,抗凝可以降低卒中风险,但同时带来出血风险,而这种针对“筛查出的房颤”抗凝利弊目前尚无相关的循证研究证据,因此不足以推荐在人群中开展常规心电图筛查。

2. 成本效益 《心房颤动:目前的认识和治疗建议(2021)》指出,≥65 岁的患者系统性及机会性筛查比未筛查的成本 - 效益更高,机会性筛查可能比系统性筛查成本 - 效益更好。应选择适当的筛查工具和环境,脉搏触诊、手持心电图设备及具有识别功能的智能手机在筛查项目中成本 - 效益更好。

二、房颤筛查类型

APHRS 共识将房颤筛查分为机会性筛查和系统筛查。我国专家共识则将筛查分为系统性筛查、机会性筛查、主动性筛查。系统性筛查,指对超过一定年龄的所有人或某一特定亚组进行筛查。ESC 建议通过心电图或脉搏触诊对一些老年患者(年龄范围 65~75 岁)进行伺机筛查,并对 ≥75 岁患者进行更加系统性的筛查。机会性筛查,指在普通人群中进行随机性筛查。主动性筛查,包括系统性筛查和机会性筛查,指在有房颤危险因素、症状或体征的人群中筛查房颤。美国心脏学会建议对 65 岁以上患者进行房颤主动筛查,先进行脉搏触诊,再进行心电图检查。

从 2001 年 10 月到 2003 年 2 月,Fitzmaurice 等将英格兰的 50 个初级保健中心的 14 802 名 65 岁或以上的患者随机分为干预组和对照组。干预的患者被随机分配到系统筛查(邀请进行心电图检查)或机会性筛查(脉搏检查,如果脉搏不规则,则邀请进行心电图检查）。结果：干预实践中房颤新病例的年检出率为 1.63%，对照实践中为 1.04%（差异 0.59%，95% *CI* 0.20%~0.98%）。系统性和机会性筛查检测到的新病例数量相似（1.62% *vs.* 1.64%，差异 0.02%，−0.5%~0.5%）。由此可见，房颤的主动筛查可以检测到比当前实践更多的病例。对 65 岁或以上的初级保健患者进行筛查的首选方法是机会性脉搏和心电图随访。

British Medical Journal 近期发表了一项在 96 个荷兰初级诊所开展的群组随机对照研究，探究机会性筛查对房颤检出率的影响。该研究采用群组随机对照试验设计。共纳入了96 个荷兰初级诊所，其中 47 个诊所随机分组到机会性筛查组，另外 49 个诊所随机分组到对照组。从每个诊所的服务对象中，系统随机抽取 200 名 65 岁或以上、电子病历系统中显示既往无房颤病史的患者纳入研究接受干预措施。机会性筛查组的患者，除接受常规治疗外，在首次就诊时还建议接受专门的房颤筛查，依次接受脉搏触诊、电子血压计房颤筛查和手持单导联心电图三项检查。三项检查结果任意一项为阳性的患者，与随机抽选的 10% 的三种检查结果均为阴性的患者，建议接受 12 导联心电图检查。心电图结果仍为阴性的患者，建议接受连续 2 周的动态心电图监测。对照组的患者和机会性筛查组中一开始就拒绝房颤筛查建议的患者，在就诊时只会得到常规的医疗服务。最终用于分析的患者包括机会性筛查组 9 218 名，对照组 9 526 名。机会性筛查组中共 4 106 名患者接受了房颤筛查建议，5 112 人未接受筛查建议。经过 1 年随访，机会性筛查组新确诊 144 名房颤患者，确诊率为 1.62%（144/8 874），常规治疗组新确诊 139 名房颤患者，确诊率为 1.53%（139/9 102）。无论是意向性筛查分析（intention to screen，*OR* 1.06，95% *CI* 0.84~1.35）还是方案集分析（per protocol analyses，*OR*=0.86，95% *CI* 0.61~1.20）都表明，在房颤筛查检出能力方面，机会性筛查模式和常规模式差异没有统计学意义。该研究表明，在初级诊所中，对于 65 岁或以上的老年人，开展房颤机会性筛查相比常规诊疗，并不增加房颤检出率，提示在这种情况下开展额外的房颤机会性筛查是无效的。

三、房颤的筛查工具

目前房颤筛查的工具多种多样，包括脉搏触诊、心音听诊、电子血压计的脉搏监测、心电图、动态心电图、植入装置、基于心电图移动医疗模式的手持心电图设备、穿戴式贴片、智能手机，以及基于非心电图的移动医疗技术，如脉冲光学体积描记技术、示波测量法、机械心动图、非接触式视频容积描记技术、智能音箱等，不同房颤的筛查方法的灵敏度和特异度不一。

1. 体格检查筛查法 包括医师进行的脉搏触诊、心音听诊都属于该类。脉搏和第一心音不规则是筛查房颤的一种简单方法，但不适宜病人居家自测。Ghazal F 等研究使用手持心电图记录心电图验证自我脉搏触诊的有效性。从 2017 年 7 月至 2018 年 12 月，4 个初级保健中心就诊的 65 岁及以上患者参加了这项 AF 筛查的横断面筛查研究。指导无 AF 病史的患者每天 3 次，持续 2 周测量自己的脉搏，同时行手持式间歇性心电图检查。结果共有1 010 名患者（平均年龄 73 岁，61% 为女性）参与研究，检测出 27 例（2.7%）新发 AF 病例，但与同步间歇心电图相比，自脉搏触诊 AF 筛查的敏感性较低。

2. 电子血压计的脉搏监测 普通的水银血压测量需要在拥有血压计的场所才能进行，但电子血压计的普及使得脉搏监测方便简易。需要值得注意的是，其敏感性不够高，SCREEN-AF 显示，血压计筛查敏感性为 35.0%、特异性为 81%，阳性预测值为 8.9%，阴性预测值为 95.9%。

3. 传统心电筛查 传统心电筛查包括普通心电图和动态心电图。通过 12 导联普通心电图方式进行筛查,诊断率低。纳入 17 项研究($n = 135\ 300$)的荟萃分析显示,使用 ECG 在 65 岁或以上无症状成人中进行系统筛查比不筛查可以发现更多新的房颤病例[在 12 个月内从 0.6%(95% *CI* 0.1%~0.9%)到 2.8%(95% *CI* 0.9%~4.7%);2 项 RCT,$n = 15\ 803$],但使用 ECG 的系统方法并未比使用脉搏触诊的方法检测到更多的病例(2 项 RCT,$n = 17\ 803$)。虽然心电图筛查可以检测到以前未知的心房颤动病例,但并未显示出比以脉搏触诊为重点的筛查检测更多病例。24 小时动态心电图较普通心电图筛查新发房颤,检出率高,但对于房颤发作次数少、无规律的患者,检查率依然较低。虽然普通心电图需要在专业的医疗机构才能完成,但到目前为止,房颤的最终临床确诊仍以标准心电图为依据,即由医师判定的全程标准 12 导联心电图或 30s 以上的单导联心电图房颤心电图。长程 Holter 筛查多需要在医疗机构进行。

4. 植入装置筛查 植入装置包括起搏器、ICD、事件记录仪等。植入事件记录仪多为查找晕厥原因,单纯仅为筛查房颤而植入者尚不多见。多数患者更多是在植入起搏器或 ICD 后,规律程控中发现了心房高频事件(AHRE),如果持续时间 ≥5 分钟者则称为亚临床房颤(SCAF)。亚临床房颤患者发生临床房颤的风险高于无亚临床房颤的患者,并且随着时间推移 SCAF 进展会进一步增加风险。亚临床房颤发作时间越长,卒中 / 全身性血栓栓塞风险越高。对于这部分亚临床房颤患者,应当通过心电图确认患者是否存在房颤,对于存在房颤的患者根据出血和卒中风险制定抗凝策略。

5. 基于心电图移动医疗模式的筛查设备 目前房颤的诊断仍以传统方式为主,但漏诊率非常高,这与患者自身就医行为和房颤疾病本身阵发特点相关。在常规检查不能有效发现房颤的情况下,移动医疗技术极速发展为房颤的筛查提供了很多支持手段,有助于在房颤危险因素人群中筛查房颤。目前全球有超过 10 万个移动健康应用程序(APP)和超过 400 种可穿戴设备用于医疗监测和检查。基于心电图移动医疗模式的筛查设备包括手持心电图设备、穿戴式贴片、智能手机等。研究表明,手持单导联设备的多次心电图记录有助于改善心房颤动的检测。年龄 ≥65 岁的患者在基层医疗机构就诊时,使用手持单导联心电图筛查所有患者是否有房颤是可行的,但并没有增加一年内房颤诊断的数量。而在年龄 ≥85 岁的老年人中,在基层医疗机构就诊时使用单导联心电图进行筛查,可能对识别未诊断的房颤有效。Chan 等使用智能手机心电图筛查 13 122 名香港市民的心房颤动以评估使用基于智能手机的无线单导联心电图(SL-ECG)社区筛查房颤(AF)的可行性。在 2014 年 5 月 1 日至 2015 年 4 月 30 日,13 122 名中国香港市民同意并自愿参加全港以社区为基础的 AF 筛查计划,结果有 56 例(0.4%)无法解释。101 名(0.8%)参与者新诊断为 AF,其中 66 名(65.3%)无症状。SL-ECG 检测到的 AF 患病率为 1.8%,SL-ECG 检测到或参与者自我报告的 AF 患病率为 8.5%。使用多变量逻辑回归分析,房颤的独立预测因素包括年龄、性别、身高、体重、体重指数、心力衰竭史、瓣膜性心脏病、脑卒中、高脂血症、冠状动脉疾病、外周动脉疾病和心胸外科手术。因此,用 SL-ECG 对 AF 进行社区筛查是可行的。STROKESTOP 研究显示,经过 2 周每天两次的间歇心电图系统筛查,房颤检出率从最初的心电图检出率 0.5% 提高到每日两次间歇心电筛查 3.0%。REHEARSE-AF 研究显示,1 年时间内,每周使用 1~2 次 30 秒单导联心电图记录可获得较高的检出率 3.8%。SCREEN-AF 研究结果表明:相比常规诊疗,可穿戴设备筛查房颤,可提高房颤检出率 10 倍多;相比手持心电图机、血压计等筛查工具,可穿戴设备有效降低了假阳性率;相比植入性心电监测仪,无创性的可穿戴设备更易于推广。这些移动设备多基于深度学习的心电人工智能,可在短时间内出具心电报告,为公众提供了一种更加方便、相对廉价且实时分析的心电检测方法，也极大地增加了对有房颤风险患者的诊断机会。

6. 基于非心电的移动医疗模式的筛查设备　基于非心电图移动医疗模式的筛查设备包括基于脉冲光学体积描记技术、示波测量法、机械心动图、非接触式视频容积描记技术、智能音箱等下的手表、手腕心电记录仪。Verbrugge 等通过智能手机摄像头使用光电体积描记（PPG）技术进行了大规模横断面筛查心房颤动，当地一家报纸发表了一篇文章号召加入研究，并进行为期 7 天的筛查以检测 AF。结果从自愿报名参加筛查的 12 328 名读者［(49±14)岁，58% 男性］中，获得了 120 446 条独特的 PPG 痕迹。在 92% 的病例中，光体积描记信号质量足以进行分析。在 136 人（1.1%）中检测到可能的 AF。在整个 7 天筛查期间，可能 AF 的累积诊断率从单一心律评估的 0.4% 增加到筛查的 1.4%。因此，仅使用基于 PPG 技术的专用应用程序的智能手机对 AF 进行大规模筛查是可行的。

Yan 等使用智能手机的面部光电体积描记技术对心房颤动进行了非接触式筛查，该方法使用 iPhone 摄像头检测和分析来自面部的光电容积脉搏波信号，无须身体接触，通过提取反映心脏搏动信号的皮肤颜色的细微变化来识别 AF。研究纳入入住心内科病房的患者，在记录 12 导联心电图之前，对 217 名住院患者［平均年龄为(70.3±13.9)岁，71.4% 男性］进行面部和指尖光电容积脉搏波测量，这些患者面对前置摄像头，示指覆盖 2 部独立 iPhone 的后置摄像头。每位患者连续获得三个 20 秒（总共 60 秒）的记录，并通过 Cardiio Rhythm 智能手机应用程序分析心律规律。≥1 个光电容积描记读数的脉搏不规则或 3 个无法解释的光电容积描记读数被认为是阳性 AF 筛查结果。结果显示，检测面部光电容积脉搏波信号的阳性和阴性预测值分别为 92%（95% CI 84%~96%）和 97%（95% CI 93%~99%），用其确定由 AF 引起的脉搏不规则是可行的，非接触式方法的便利性对社区筛查很有吸引力。这与我国古代有扁鹊通过"望色、听声"知蔡桓公的疾病状态有异曲同工之妙。

我国 Guo 等基于光电容积脉搏波（PPG）mHealth 技术的房颤筛查研究显示，在 187 912 个应用华为智能手环/表的人群中，筛查出 424 例（0.23%）"疑似"房颤患者，262 人接受了远程管理团队和医师的随访后，最终 227 例确诊为房颤，其阳性预测值（准确率）可达 91.6%。

因此，《世界心脏联合会心房颤动路线图（2020 年更新版）》指出，除常规心电检查外，可以利用现代 AI 技术根据现有的临床标本、样本或数据（包括心电图数据）有效预测房颤。Attia 等发现，通过窦性心律的 P 波可以预测房颤。Baek 等开发的递归神经网络深度学习算法通过学习利用房颤未发作时标准 12 导联窦性心律心电图的 AI 检测的细微差异，结果显示 AI-心电图 QRS 波群出现前 0.24s 是检测阵发性房颤细微变化的最佳时间间隔。AI 心电图作为一种低成本的筛查手段，可以从窦性心律心电图上识别阵发性房颤或预测房颤易发患者。

四、房颤筛查策略

常见的房颤筛查策略包括对超过一定年龄（通常>65 岁）或具有其他提示脑卒中风险增加特征的个体进行机会性或系统性筛查，采用间断单点或重复 30s 心电图记录持续 2 周。对于 75 岁以上的人群或其他有房颤或房颤相关卒中高风险的人群，进行 2 周每天两次的间歇性记录可能是合理的。筛查频率强度需要个性化，根据国家地区卫生特点和人群疾病特点而定。与单次评估相比，重复筛查的有效性显著提高。但重复检测也增加了筛查的成本，因此检测的最佳频率尚未确定。

美国预防服务工作组关于房颤筛查的最新证据报告和系统审查共纳入 26 项研究（n=113 784）。在一项为期 2 周的每日两次心电图（ECG）筛查的 RCT（n=28 768）中，复合终点（缺血性卒中、出血性卒中、全身性栓塞、全因死亡率和出血住院）的可能性为在 6.9 年的时间里，筛查组的风险比较低（HR=0.96，95% CI 0.92~1.00，P=0.045）。在 4 项 RCT（n=32 491）中，与不进行筛查相比，间歇性和连续性心电图筛查检测到的 AF 显著更多。在临床主要为持续性 AF 的人群中，平均 1.5 年使用华法林治疗与较少的缺血性卒中相关［合并风险比（RR）=0.32（95% CI 0.20~0.51），5 项 RCT，n=2 415］和与安慰剂相比，全因死亡率更低［RR=0.68（95% CI 0.50~0.93）］。需要注意的是，抗凝治疗也会增加大出血风险，但尚没有试验评估筛查检测人群中抗凝的益处和危害。

McIntyre 等利用起搏器模拟连续 14 天（两周）动态心电图，监测房颤的发生率以及房颤负荷与卒中风险的相关性。该研究入组了一组年龄>65 岁、有高血压和心脏起搏器植入但既往没有房颤病史患者。在纳入后 6 个月随访期内对每位患者随机选择 14 天窗口期来模拟动态心电图，计算房颤的平均负荷。使用针对 CHA_2DS_2-VASc 评分校正的 Cox 比例风险模型来估计与房颤负荷>6 分钟和 ≤6 分钟相关的缺血性卒中或全身性栓塞风险（SSE）。最终，一共纳入 2 470 例患者，CHA_2DS_2-VASc 评分平均 4.0，44 例患者在入组后 6 个月经历了 SSE。房颤负荷>6 分钟患者比例为 3.10%。在平均 2.4 年的随访中，房颤负荷<6 分钟的患者 SSE 发生率为 0.70%/年，≥6 分钟的为 2.18%/年，风险增加 3.02 倍（校正后 HR=3.02）。

中国老年人群心房颤动季度和年度筛查研究（AF—CATCH）采用随机对照试验设计，使用 30 秒单导联心电图在中国上海市 5 个社区卫生中心对 65 岁及以上的中国居民心房颤动进行筛查，比较不同筛查频率与中国人群房颤检出率之间关系。只有无心房颤动病史和基线无心房颤动节律的参与者才能入选试验。参与者以 1∶1 比例随机分配到年度或季度筛查组。季度筛查组进一步以 3∶1 的比例随机分配给季度筛查组和季度筛查加强组（随访第一个月每周筛查一次心电图，随后每季度筛查一次）。对随访期间至少有一次心电图记录的所有随机分配的患者进行意向性治疗分析。结果发现，2017 年 4 月 17 日至 2018 年 6 月 26 日，8 240 名受试者随机分为年度筛查组（n=4 120）、季度筛查组（n=3 090）和季度筛查加强组（n=1 030），中位随访 2.1 年（13 284 人年），平均心电图记录数为年度筛查组 1.6（SD=0.5）、季度筛查组 3.5（SD=1.5）、季度筛查加强组 5.2（SD=2.9）。随访期间发生房颤 73 例，年筛查组 26 例（4.1/1 000 人年），季度筛查组 47 例（6.7/1 000 人年）。与年度筛查组相比，季度筛查组房颤检出率显著增加（HR=1.71，95% CI 1.06~2.76，P=0.029），季度筛查组检出 40 例（7.2/1 000 人年，与年度筛查相比 HR=1.83，95% CI 1.12~3.00，P=0.017），季度筛查加强组 7 例（4.8/1 000 人年，与年度筛查组相比 HR=1.24，95% CI 0.54~2.86，P=0.61）。季度筛查组与季度筛查加强组之间无显著差异（季度筛查加强组与季度筛查组比较 HR=0.68，95% CI 0.30~1.52，P=0.35）。这项研究主要发现，季度心电图筛查的检出率明显高于年度心电图筛查；然而，第 1 个月每周一次的筛查加上每季度一次的心电图筛查并没有进一步提高房颤检出率。

五、房颤筛查人群

1. 针对房颤高危人群开展筛查　房颤高危人群包括高龄、心力衰竭、肥胖、高血压、糖尿病、阻塞性睡眠呼吸暂停(obstructive sleep apnea,OSA)或结构性心脏病、接受过心脏手术、隐源性脑卒中/短暂性脑缺血发作(transient ischemic attack,TIA)、遗传性心律失常患者和特殊职业人群(职业运动员)等。

2. 无症状人群 临床实践中常忽视该部分必要的房颤筛查,即便是进行房颤筛查,往往也只是简单的脉搏检测或普通12导联心电图检查。在无症状的卒中风险高危人群中,是否需要开展房颤筛查的一级预防,目前尚存在争议。SCREEN-AF研究一项多中心、开放性随机临床试验,研究者从加拿大和德国的48家初级医疗机构中纳入了856名年龄>75岁、既往无房颤病史、目前需要降压药物治疗的高血压患者。对照组(n=422)遵循临床标准流程诊疗和筛查,实验组(n=434)在入组时和第三个月结束时使用可穿戴设备,分别进行为期两周的房颤筛查。此外,实验组在使用可穿戴设备期间,同时使用具有房颤筛查功能的血压计筛查房颤。研究的主要终点为在6个月的随访过程中,监测到房颤发生(在可穿戴设备或者12导联心电图中记录到>5分钟的房颤波形)。研究的次要终点为6个月随访结束时使用口服抗凝药。结果显示,纳入患者平均年龄为80岁,女性占56.9%,CHA2DS2-VASc平均分值为4。可穿戴设备的平均佩戴时间为27.4天。实验组434例患者中,共计筛查出23例(5.3%)发生房颤(其中20例通过可穿戴设备筛出,3例在临床诊疗过程中发现),而对照组中只筛查出2名患者(0.5%)发生房颤。可穿戴设备的检出率是对照组的11倍(RR=11.2)。实验组中检测出的房颤总时程6.3小时(中位数)。6个月随访期后,实验组中有18例患者使用口服抗凝药(4.1%),对照组中有4例(0.9%)使用口服抗凝药。实验组患者的口服抗凝药使用率是对照组的4.4倍。该研究结果表明,无症状的高血压老年人群易于接受的可穿戴设备,相比常规诊疗流程,应用可穿戴设备能提高房颤检出率10倍以上,可以有效地将患者抗凝治疗的启动时机前移,同时避免了现有筛查手段假阳性率高的问题。

Engdahl等对瑞典某市75~76岁的所有居民进行了AF逐步筛查计划。第一步,参与者记录12导联心电图并报告了他们的相关病史。12导联心电图显示窦性心律、无AF病史和根据CHADS2≥2个危险因素的患者进一步使用手持心电图进行为期2周的记录,并要求每天记录两次,每次20或30秒,如果发生心悸则随时记录。结果发现,在记录12导联心电图的848名个体中,有10名(1%)发现了以前未确诊的无症状AF。在完成手持心电图事件记录的403名卒中危险因素≥2的人中,30人(7.4%)被诊断为阵发性房颤。

3. 高龄人群 VITAL-AF研究将16家基层诊所按1:1的比例随机分配,使用手持式单导联心电图进行房颤筛查,或进行常规筛查管理。纳入的患者年龄≥65岁。最终纳入了30 715名无房颤病史的患者,筛查组n=15 393(91%实际接受筛查),对照组n=15 322。筛查组中,1.72%的人在1年后诊断出新的房颤,对照组中1.59%人在1年后诊断出新的房颤,P=0.38),65岁或以上个体在基层医疗机构就诊时,与常规管理方案相比,通过单导联心电图筛查所有就诊患者的方案,并不增加65岁或以上个体的新房颤诊断效果。而在年龄≥85岁的亚组人群中,新诊断房颤更多(筛查组 vs 对照组:5.56% vs 3.76%,95% CI 0.18~3.30)。因此,在年龄≥85岁的老年人中,在基层医疗机构就诊时使用单导联心电图进行筛查,可能对识别未诊断的房颤有效。但是否应对老年人进行房颤筛查的证据仍然不足。美国预防服务工作组仍然认为现有证据不足以提出房颤筛查建议。

4. 来源不明的栓塞性脑卒中人群 约30%的脑卒中为隐源性,可能与未被诊断的房颤有关。房颤相关的脑卒中可以很大程度上被口服抗凝药物预防,但目前该观点仅停留在理论假设阶段,并无高质量研究证据证实房颤筛查对降低人群卒中风险的作用。

5. 亚临床房颤 ASSERT 研究证明心脏植入电子装置记录到的亚临床房颤显著增加卒中发生率，亚临床房颤发作时间越长，卒中 / 全身性血栓栓塞风险越高。但针对亚临床房颤或筛查发现的房颤启动抗凝治疗是否降低人群卒中风险尚不可知。仅有一项 STROKESTOOP 研究证实筛查及后续治疗可小幅降低复合终点事件风险（*HR*=0.95；95% *CI* 0.92~1.00）。

六、总结

随着筛查手段的信息化、智能化，房颤筛查变得越来越简单方便。理论上讲，筛查可以发现更多未知的房颤病例，积极的抗凝治疗可以降低首次脑卒中发生率，但抗凝同时也会增加大出血的风险。迄今为止，尚没有试验评估筛查检测人群中抗凝的益处和危害，有必要进行大型随机对照研究、使用临床硬终点（包括脑卒中、全身性栓塞和死亡）评估房颤筛查的利弊，以加强循证医学证据，为指南和国家系统筛查策略提供信息。

（李小荣　杨　兵）

参考文献

［1］ROTH G A, MENSAH G A, JOHNSON C O, et al. Global Burden of Cardiovascular Diseases and Risk Factors, 1990-2019: Update From the GBD 2019 Study [J]. J Am Coll Cardiol, 2020, 76 (25): 2982-3021.

［2］HINDRICKS G, POTPARA T, DAGRES N, et al. 2020 ESC Guidelines for the diagnosis and management of atrial fibrillation developed in collaboration with the European Association for Cardio-Thoracic Surgery (EACTS)[J]. Eur Heart J, 2021, 42 (5): 373-498.

［3］CHUGH S S, HAVMOELLER R, NARAYANAN K, et al. Worldwide epidemiology of atrial fibrillation: a Global Burden of Disease 2010 Study [J]. Circulation, 2014, 129 (8): 837-847.

［4］ZHOU Z, HU D. An epidemiological study on the prevalence of atrial fibrillation in the Chinese population of mainland China [J]. J Epidemiol, 2008, 18 (5): 209-216.

［5］周自强, 胡大一, 陈捷, 等. 中国心房颤动现状的流行病学研究 [J]. 中华内科杂志, 2004, 43 (7): 491-494.

［6］DU X, GUO L, XIA S, et al. Atrial fibrillation prevalence, awareness and management in a nationwide survey of adults in China [J]. Heart, 2021, 107 (7): 535-541.

［7］SHI S, TANG Y, ZHAO Q, et al. Prevalence and risk of atrial fibrillation in China: A national cross-sectional epidemiological study [J]. Lancet Reg Health West Pac, 2022, 23: 100439.

［8］CHEN M, LI C, LIAO P, et al. Epidemiology, management, and outcomes of atrial fibrillation among 30 million citizens in Shanghai, China from 2015 to 2020: A medical insurance database study [J]. Lancet Reg Health West Pac, 2022, 23: 100470.

［9］中华医学会心电生理和起搏分会, 中国医师协会心律学专业委员会, 中国房颤中心联盟心房颤动防治专家工作委员会. 心房颤动：目前的认识和治疗建议 (2021)[J]. 中华心律失常学杂志, 2022, 26 (1): 15-88.

［10］KIRCHHOF P, BENUSSI S, KOTECHA D, et al. 2016 ESC Guidelines for the management of atrial fibrillation developed in collaboration with EACTS [J]. Eur Heart J, 2016, 37 (38): 2893-2962.

［11］CHAN N Y, ORCHARD J, AGBAYANI M J, et al. 2021 Asia Pacific Heart Rhythm Society (APHRS) practice guidance on atrial fibrillation screening [J]. J Arrhythm, 2022, 38 (1): 31-49.

［12］GLADSTONE D J, WACHTER R, SCHMALSTIEG-BAHR K, et al. Screening for Atrial Fibrillation in the Older Population: A Randomized Clinical Trial [J]. JAMA Cardiol, 2021, 6 (5): 558-567.

［13］ SVENNBERG E, FRIBERG L, FRYKMAN V, et al. Clinical outcomes in systematic screening for atrial fibrillation (STROKESTOP): a multicentre, parallel group, unmasked, randomised controlled trial [J]. Lancet, 2021, 398 (10310): 1498-1506.

［14］ PREDEL C, STEGER F. Ethical Challenges With Smartwatch-Based Screening for Atrial Fibrillation: Putting Users at Risk for Marketing Purposes？ [J]. Front Cardiovasc Med, 2020, 7: 615927.

［15］ LUBITZ S A, ATLAS S J, ASHBURNER J M, et al. Screening for Atrial Fibrillation in Older Adults at Primary Care Visits: VITAL-AF Randomized Controlled Trial [J]. Circulation, 2022, 145 (13): 946-954.

［16］ SVENDSEN J H, DIEDERICHSEN S Z, HØJBERG S, et al. Implantable loop recorder detection of atrial fibrillation to prevent stroke (The LOOP Study): a randomised controlled trial [J]. Lancet, 2021, 398 (10310): 1507-1516.

［17］ KAHWATI L C, ASHER G N, KADRO Z O, et al. Screening for Atrial Fibrillation: Updated Evidence Report and Systematic Review for the US Preventive Services Task Force [J]. JAMA, 2022, 327 (4): 368-383.

［18］ FITZMAURICE D A, HOBBS F D, JOWETT S, et al. Screening versus routine practice in detection of atrial fibrillation in patients aged 65 or over: cluster randomised controlled trial [J]. BMJ, 2007, 335 (7616): 383.

［19］ UITTENBOGAART S B, VERBIEST-VAN GURP N, LUCASSEN W A M, et al. Opportunistic screening versus usual care for detection of atrial fibrillation in primary care: cluster randomised controlled trial [J]. BMJ, 2020, 370: m3208.

［20］ FREEDMAN B, CAMM J, CALKINS H, et al. Screening for Atrial Fibrillation: A Report of the AF-SCREEN International Collaboration [J]. Circulation, 2017, 135 (19): 1851-1867.

［21］ GHAZAL F, THEOBALD H, ROSENQVIST M, et al. Validity of daily self-pulse palpation for atrial fibrillation screening in patients 65 years and older: A cross-sectional study [J]. PLoS Med, 2020, 17 (3): e1003063.

［22］ JONAS D E, KAHWATI L C, YUN J D Y, et al. Screening for atrial fibrillation with electrocardiography: evidence report and systematic review for the us preventive services task force [J]. JAMA, 2018, 320 (5): 485-498.

［23］ 胡荣. 筛查和防治心房颤动　预防缺血性脑卒中 [J]. 中华健康管理学杂志, 2021, 15 (2): 109-112.

［24］ 董艳, 李小荣, 周秀娟, 等. 青年晕厥患者皮下植入心脏事件记录仪排除心源性晕厥一例 [J]. 中国心脏起搏与心电生理杂志, 2020, 34 (4): 406-408.

［25］ CHAN N Y, CHOY C C. Screening for atrial fibrillation in 13 122 Hong Kong citizens with smartphone electrocardiogram [J]. Heart, 2017, 103 (1): 24-31.

［26］ VERBRUGGE F H, PROESMANS T, VIJGEN J, et al. Atrial fibrillation screening with photo-plethysmography through a smartphone camera [J]. Europace, 2019, 21 (8): 1167-1175.

［27］ YAN B P, LAI W H S, CHAN C K Y, et al. Contact-free screening of atrial fibrillation by a smartphone using facial pulsatile photoplethysmographic signals [J]. J Am Heart Assoc, 2018, 7 (8): e008585.

［28］ GUO Y, WANG H, ZHANG H, et al. Mobile Photoplethysmographic Technology to Detect Atrial Fibrillation [J]. J Am Coll Cardiol, 2019, 74 (19): 2365-2375.

［29］ FREEDMAN B, HINDRICKS G, BANERJEE A, et al. World Heart Federation Roadmap on Atrial Fibrillation-A 2020 Update [J]. Glob Heart, 2021, 16 (1): 41.

［30］ ATTIA Z I, NOSEWORTHY P A, LOPEZ-JIMENEZ F, et al. An artificial intelligence-enabled ECG algorithm for the identification of patients with atrial fibrillation during sinus rhythm: a retrospective analysis of outcome prediction [J]. Lancet, 2019, 394 (10201): 861-867.

［31］ BAEK Y S, LEE S C, CHOI W, et al. A new deep learning algorithm of 12-lead electrocardiogram for identifying atrial fibrillation during sinus rhythm [J]. Sci Rep, 2021, 11 (1): 12818.

［32］ ENGDAHL J, ROSENQVIST M. Large-scale screening studies for atrial fibrillation-is it worth the effort？ [J]. J Intern Med, 2021, 289 (4): 474-492.

［33］ MCINTYRE W F, WANG J, BENZ A P, et al. Estimated incidence of previously undetected atrial fibrillation on a 14-day continuous electrocardiographic monitor and associated risk of stroke [J]. Europace, 2022, 24 (7): 1058-1064.

［34］ CHEN Y, HUANG Q F, SHENG C S, et al. Detection rate and treatment gap for atrial fibrillation identified through screening in community health centers in China (AF-CATCH): A prospective multicenter study [J]. PLoS Med, 2020, 17 (7): e1003146.

［35］ ENGDAHL J, ANDERSSON L, MIRSKAYA M, et al. Stepwise screening of atrial fibrillation in a 75-year-old population: implications for stroke prevention [J]. Circulation, 2013, 127 (8): 930-937.

难治性器质性室性心动过速的内外科联合治疗

一、背景介绍

导管消融是治疗器质性心脏病患者室性心动过速(VT)的有效疗法。15%~30% 的患者心内膜消融时需要附加心外膜消融。Sosa 等首先尝试了经皮心外膜标测和消融术。此后,该技术已广泛应用于非缺血性心肌病(NICM)、致心律失常性右心室心肌病(ARVC)和一些起源于心外膜的局灶性 VT 患者。然而,一些 VT 患者经心内外膜联合消融仍然无效。这些具有挑战性的 VT 通常会发展为电风暴,导致频繁的植入式心律转复除颤器(ICD)电击,并显著增加死亡率。心肌内或心外膜下 VT 基质可能是消融失败的原因。经皮心外膜消融中,导管常常贴靠差,或受心外膜脂肪组织的影响,限制其消融的有效性。最近报道了一些用于心肌内室性心律失常的非常规消融策略,包括双极消融、针刺消融和盐水灌注消融。然而,这些技术需要的特定装置或设备仅少数中心具备,难以推广。经血管乙醇消融 VT 作为射频消融失败有效替代策略也被报道。然而,其成功受到冠状动脉分支解剖结构的限制。Soejima 等率先描述了 6 名心包粘连患者,在电生理导管手术室中采用剑突下开窗的方法治疗 VT。然而,剑突下手术入路可能无法充分暴露左心室前壁和外侧壁。Michowitz 等随后对先前接受过心脏手术和心包粘连的患者使用了小切口前路开胸术。这种方法可以允许进入整个前壁和侧壁以及心尖。从此开始,通过内外科联合消融成为了治疗难治性器质性 VT 的一种终极手段。

二、单纯外科杂交消融治疗难治性器质性室速

(一)国外关于单纯外科杂交消融治疗难治性 VT 的经验

2004 年来自 Brigham and Women's Hospital 的 Soejima 等医师在 *Circulation* 发表文章,报道了对于特定患者,经剑突下外科小切口行心内外膜杂交消融手术的安全性和可行性。作者共入选了 6 名心内膜消融无效且既往有心脏外科手术史(5/6)或经皮心包穿刺困难(1/6)的患者。术者沿前正中线垂直方向剑突下作 3 英寸(约为 7.6cm)切口,直视下逐层钝性分离进入心包腔并置入一根 8F 鞘管及 7F 标测消融导管。消融靶点定义为起搏和拖带标测下折返关键峡部和窦律下电压标测的低电压区。在手术初始阶段,术者选用了 4mm 电极的射频消融导管,但在所有的病例均未能获得充分的消融。术者随即使用了内灌注导管,待冷却至 28℃ 至 30℃ 后,射频功率从 20W 滴定至最大 50W,以达到 40℃ 至 45℃ 的导管温度,持续消融 60 至 120 秒。术者在消融前行冠脉造影避免损伤冠脉或移植血管,并行膈肌起搏避免损伤膈神经。经三维电解剖标测,6 名患者均存在左室心外膜下壁或后壁的低电压区,且均可标测并消融至少一种与低电压区相关的室速。3 名患者心外膜消融后仍可诱发室速,遂进一步行心内膜标测及消融。术后所有患者除了胸膜炎性胸痛无其他并发症。在 106 到 675 天的随访过程中,3 名无休止室速患者术后无室速发作,1 名患者室速复发 1 次经 ICD 转复,2 名患者仍偶有室速发作。这项研究表明,直视下外科小切口行心内外膜杂交消融手术对于因先前心脏外科手术而导致心包粘连的心外膜室速

患者是安全可行的。

2010 年，来自 UCLA 的 Yoav Michowitz 医师等在 *Heart Rhythm* 上发表文章，对外科杂交消融的手术入路进行了探讨。该研究共回顾并分析了 14 例接受外科路径行导管标测和消融的药物难治性室性心动过速患者的临床资料，包括患者的基线特征、手术资料和随访结果。该文中外科手术的适应证包括既往心脏手术史(*n*=12)，既往经皮心外膜路径失败(*n*=1)，及消融靶点靠近冠状动脉和膈神经(*n*=1)。在总共 14 名患者［平均年龄为 (63.2 ± 10.3) 岁］中，11 名进行了剑突下开窗术，3 名患者进行了小切口前开胸手术以进入心外膜。10 名患者进行了心外膜消融，另外 4 名患者因为心外膜没有晚电位或较好的起搏电图而仅在心内膜进行消融。8 名患者(57%)获得了手术急性期的成功，在平均随访 (583 ± 370) 天后，仍有 7 名患者无室速复发。6 名患者术后仍可诱发室速或在住院期间即复发，在平均随访 (308 ± 372) 天后，3 名患者死亡，2 名患者接受了心脏移植手术，1 名患者在出院 28 天后经历体内电除颤。该文比较了剑突下开窗术和小切口前开胸手术两种外科入路的暴露区域。剑突下手术入路患者的标测仅限于心脏的下横膈表面，向后延伸至基底侧壁。而通过小切口前胸路径，可以到达心尖部、前壁和中部至心尖部前外侧壁。电生理医师需要在术前仔细评估搭桥血管解剖结构、心脏瘢痕位置、临床室速的心电图特点以及患者合并症，个体化地选择合适的心外膜入径。

2011 年 Hospital of the University of Pennsylvania 的 Elad Anter 等医师在 *Circulation：Arrhythmia and Electrophysiology* 上发表文献，评估了外科消融术前对室性心动过速的基质和环路进行电解剖和电生理特征标测以指导手术消融的治疗效果。该研究共入选了 8 名抗心律失常药物无效的持续性室性心动过速患者。首先，8 名患者均接受了经导管心内膜标测及消融手术，其中有 6 名患者还进行了经皮心外膜标测及消融。经皮入路消融手术中除了电解剖标测外，还使用电压、激动、拖带和起搏标测确定了室速基质和折返环路，并使用开放式灌注导管进行射频消融。在经皮入路手术失败后，这 8 名患者进一步地接受了外科冷冻消融术。手术经胸骨正中切口并实施体外循环，术中没有进行额外的标测，而是对上一次经皮入路手术中确定的心内膜和 / 或心外膜消融靶点再一次行冷冻消融。经过平均 (23 ± 6) 个月的随访，4 名患者没有室速复发，1 名患者有 1 次室速复发，1 名患者有 3 次室速事件，均出现在术后前三个月。总体而言，植入式心脏复律除颤器记录的室速负荷在外科消融术后显著减少，由术前 3 个月内平均每名患者 6.6 次 ICD 治疗降至 0.6 次(*P*=0.026)。随访过程中，两名患者死亡，一名死于进展性心力衰竭，一名死于严重败血症。

2016 年一项来自 Baylor St.Luke's Medical Center 的 Mehul Patel 医师等在 *Journal of Cardiovascular Electrophysiology* 上发表的文章对植入左室辅助装置的心衰终末期患者接受外科杂交标测及消融室性心动过速的可行性和安全性进行了探索。文章共报道了 5 名患者(4 名男性和 1 名女性，年龄范围 52~73 岁)在左室辅助装置植入过程中，接受了开胸电生理检查和心外膜标测复发性室性心动过速。这些考虑进行心外膜标测的患者既往心内膜消融失败和 / 或临床室速心电图特征提示心外膜出口。4 名患者在外科术前 1~3 天内曾行心内膜消融。大部分患者在接受了左室辅助装置后 1~3 天后继续进行心外膜标测及消融，所有的消融靶点均基于激动标测及基质标测的结果。其中 1 名患者在尝试心外膜消融失败后继续进行了心内膜标测，内膜标测结果与外膜类似，在进行了内外膜广泛消融后室速无法诱发。5 名患者中有 3 名(60%)获得了急性手术成功。在所有患者中，心外膜消融消除或显著减少了室速符合。在 363 天 ±368 天的随访期间，4 名患者因非心律失常原因死亡。开胸混合心外膜标测和消融治疗复发性 VT 是可行的，可以在 LVAD 植入期间的特定患者中考虑。

2017 年同样来自于 UCLA 的 Anthony Li 在 *Heart Rhythm* 上发表的文章介绍了单中心 13 年来外科路径行心外膜消融的经验，并通过比较经倾向性匹配两组患者随访数据，评估外科路径和经皮路径行心外膜消融临床效果是否存在差异。该研究共纳入了 38 名自 2004 年至 2016 年间接受了心外膜路径消融手术的患者，这些患者共接受了 40 次心外膜通路手术（剑突下，*n*=22；开胸手术，*n*=18）。经外科路径的适应证包括既往冠状动脉旁路移植术（45%）、瓣膜手术（22%）或心室辅助装置（VAD）（10%）。平均手术时间为（444±107）分钟。标测的心外膜几何面积为 149cm^2（四分位距 182cm^2），占经皮对照组所标测的 36%。与开胸路径相比，剑突下路径可以优先到达左心室下壁和下侧壁，而较少能够到达前壁、前侧壁和心尖。与倾向性匹配的经皮路径组相比，经外科路径组在室速复发的短期随访结果、并发症发生率和 1 年内无室速复发、死亡或心脏移植的复合终点方面均无统计学差异。

（二）本中心外科杂交消融治疗的病例分享

病例 1 扩张型心肌病合并室速经心内外膜联合消融失败后，转外科杂交消融成功的病例。患者为男性，45 岁，有扩张型心肌病史 10 余年。内外科杂交消融术前因心功能不全（LVEF 35%）、非持续性室速在我院心脏科植入 CRT-D。手术 1 年后患者反复发作室速并经历多次 CRT-D 放电。经足量 β 受体阻滞剂、胺碘酮并优化心功能治疗，患者 CRT-D 频繁放电治疗的情况并未有明显好转。由于该患者已经历过两次经皮心外膜消融，怀疑有心包粘连，最终决定进行外科开胸标测和消融。在手术室全麻后，行前正中线切口暴露心脏，同时 ECMO（体外膜肺氧合）保驾。首先是窦性心律下行基质标测，在左室前外侧壁发现瘢痕区域，并在瘢痕区域边缘发现了多个碎裂电位（图 1、图 2，彩图见二维码 16）。基质标测完成后，通过程序刺激诱导临床室速，并在瘢痕区域的边界发现中期舒张电位，在该位置行导管消融终止室速。射频能量设置为 30W、50℃、60ml/min 灌注速率。继续沿瘢痕区加强消融，但仍可诱发快速室速并容易蜕化为室颤。因该患者 CRT 反应不良，在室速消融后，最晚激活的部位但电压健康的区域放置了左室心外膜电极，起搏 QRS 宽度为 160 毫秒。术后患者良好，无任何手术并发症。随访 10 个月，除发生 11 次 480~520 毫秒的慢室速外，未发生电风暴。同时左室功能略有改善，临床症状得到缓解。

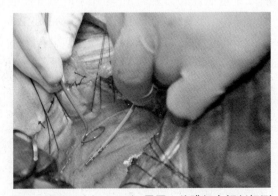

图 1 经前正中切口开胸，暴露心外膜行电解剖标测

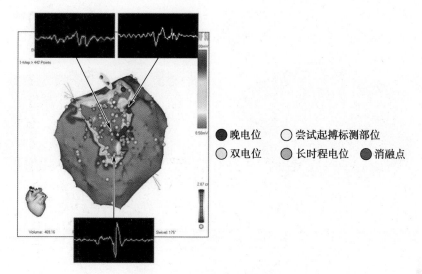

图2　左室心外膜电压标测图

应用 0.5~1.0mV 的标准,低电压区位于左室前侧壁近瓣环处,其内绝大多数为
长时程电位或者双电位。晚电位仅见于低电压区外侧缘。

　　病例2　双瓣置换术后器质性室速的单纯外科杂交治疗 1 例。患者 42 岁女性,风湿性瓣膜病主动脉瓣和二尖瓣联合置换术后,因持续性室速反复发作,且盐酸胺碘酮等药物治疗无效。入院时心脏超声检查提示节段性室壁运动异常,LVEF 26.4%。因双瓣均为金属瓣,内科入路均不可行,只能选择外科切口入路(图3,彩图见二维码 16)。术者在患者左侧操作导管进行标测消融(图4,彩图见二维码 16)。术中诱发室性心动过速并进行激动标测,可见清晰的舒张中期电位,消融室速终止(图5,彩图见二维码 16)。继续进行左室电压基质标测,并根据电压结果,对低电压区进行改良消融(图6,彩图见二维码 16)。

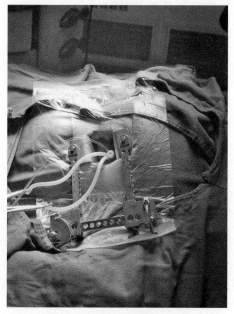

图3　经心尖部小切口入路,
心尖荷包缝合固定鞘管

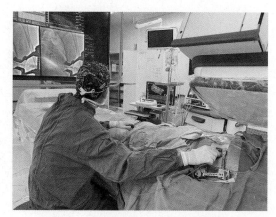

图4　术者在患者左侧进行导管操作

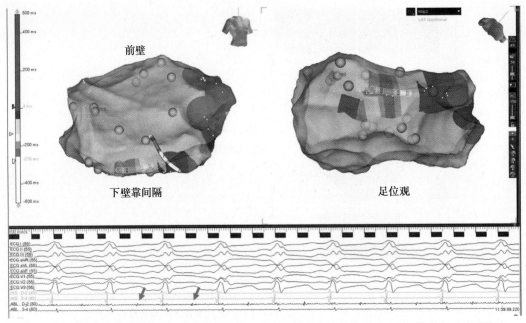

图 5　患者诱发室速后进行左室电压激动标测,可见清晰的舒张中期电位,消融此处心动过速终止

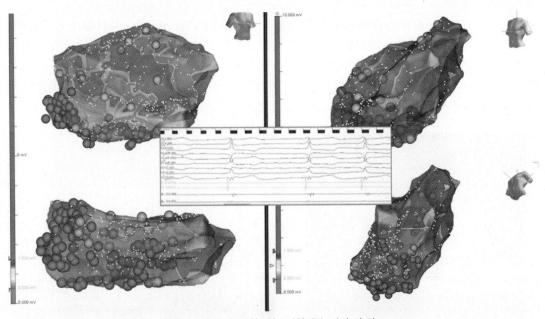

图 6　左室电压基质标测并进行改良消融

　　病例 3　致心律失常右室心肌病(ARVC)累积左室伴室壁瘤的外科杂交治疗 1 例。患者 40 岁男性,反复室速发作伴晕厥,明确诊断 ARVC。经心内膜消融后仍反复发作室速,且血流动力学不稳定,遂决定进行外科杂交消融手术。左侧小切口侧开胸,暴露左室心尖室壁瘤,可见在局部电压标测时明显的碎裂电位以及晚电位(图 7A,彩图见二维码 16),根据电压以及电图局部冷盐水消融后,可见局部组织坏死明显(图 7B,彩图见二维码 16)。

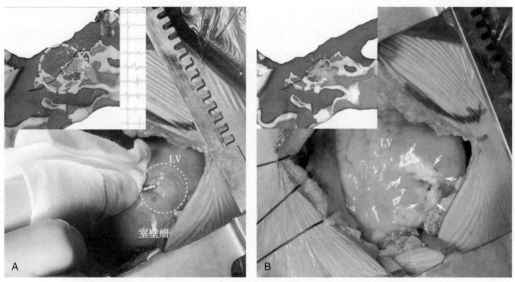

图 7　ARVC 累及左室心尖伴室壁瘤经左侧小切口入路内外科杂交消融

三、外科杂交手术联合无水乙醇注射治疗难治性室速

（一）经血管乙醇注射治疗难治性 VT

无水乙醇作为一种化学消融溶液，其在难治室速中的应用先于射频消融的发展，并在文献中有广泛报道。根据其注射方式不同可分为：①经冠状动脉乙醇注射；②逆行经冠状静脉乙醇消融；③心肌内乙醇注射。

冠状动脉乙醇注射（trans-arterial coronary ethanol ablation，TCEA）通过供应靶心肌组织的血管系统，传递细胞毒性损伤。1989 年 Brugada 等研究者首次报道通过冠状动脉内乙醇注射治疗 3 例心肌梗死后持续性室速患者，其中 3 例患者均获得急性期成功，而 1 例患者因侧支循环的发生而出现室速复发，另 1 例患者出现短暂房室传导阻滞，并需要起搏器植入。与此研究类似，Kay 等报道 10 例因难治性室速接受 TCEA 治疗的患者，其急性期成功率为90%，而 50% 患者在随访过程中室速复发。然而，TCEA 并发症较为常见，包括 40% 的患者出现三度房室传导阻滞，10% 出现心包炎。目前，TCEA 的应用仅限于接触式射频消融难治性的局灶性心律失常。其难以推广的原因包括，TCEA 后复发率为 33%~64%，同时其并发症的发生率仍然较高，最常见的是冠状动脉夹层、栓塞和心肌梗死。另外，乙醇注射可能扩散至非靶区的心肌，从而导致心肌梗死或房室传导阻滞。此外，TCEA 的局限性还包括受限于解剖结构、缺乏合适注射的动脉分支或存在冠脉狭窄，且由于血管的内径和血流速度不同，难以评估乙醇致细胞毒性的效果。最后，乙醇产生非均质的组织损伤，可能产生新的室速基质。

逆行经冠状静脉乙醇消融（retrograde coronary venous ethanol ablation，RCVEA）克服了经冠状动脉注射的局限性，成为乙醇消融的策略之一。RCVEA 在动物模型中的应用表明，由于静脉血流逆行流动，乙醇经稀释后流入冠状静脉窦，RCVEA 可避免乙醇外渗所致的冠状动脉损伤。同时靶区血管中，在血液回流的作用下，乙醇将被血液稀释，因此此行乙醇注射时进行球囊封闭以保持其灌注方向仍是必要的。Kreidieh 等研究表明，RCVEA 可作为室性心律失常导管消融失败后一种安全有效的消融策略，尤其针对左室顶部起源的室性心律失常患者。然而,冠状静脉系统其属支丰富,且其属支之间的连接也会导致乙醇被侧支回流的血液稀释,从而减少乙醇在靶区域的有效灌注(图8)。因此,最近的一项研究采用双球囊封闭行 RCVEA,其不仅减少了乙醇的侧支分流,保证其靶区的灌注;同时,对于较大静脉属支区域起源的室性心律失常,双球囊的使用可针对靶区静脉进行节段性消融。该研究纳入 8 例经心内膜导管消融治疗失败的室性心律失常患者,靶静脉分别为后侧静脉、侧静脉、前室间静脉、前室间静脉穿隔支和心中静脉,经平均 313 天随访,75%(6/8)患者无室性心律失常复发。然而 RCVEA 仍存在局限性,RCVEA 受限于冠状静脉系统的解剖结构,部分患者靶区内可能缺乏合适注射的静脉属支。

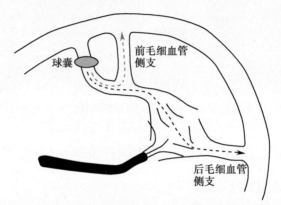

图 8 冠状静脉系统其属支之间的连接也会导致乙醇被侧
支回流的血液稀释,从而减少乙醇在靶区域的有效灌注

(二)经心肌直接注射无水乙醇治疗难治性 VT

Kurita 等研究者首次报道,在乌头碱诱发室性心动过速的犬类模型中,心肌内直接乙醇注射可以成功治疗室性心动过速。随后,Callans 等在猪的动物模型中经针式可调弯导管在左室心肌内注射乙醇,其结果显示毗邻注射部位的消融损伤即刻形成,且组织学显示其均质性损伤伴有心肌内出血和收缩带状坏死。Schaeffer 等研究者分析 25 例使用注射针式导管行乙醇消融的室性心动过速患者的组织扩布模式,研究表明圆形、卵圆形较常见,同时多例表现为多分段、长方形。因此,经注射针式导管乙醇消融,其注射的损伤范围可能较预期大。近期多例病例报道显示,经外科途径心肌内直接乙醇注射避免了乙醇外渗造成的血管损伤,且不受血管分布的解剖限制,可以有效治疗室性早搏,尤其是起源与左室顶部,并且可与合并的心脏外科手术同时进行。

本中心也进行了心肌乙醇注射的急性和延迟作用的犬实验。对四只犬进行心肌内乙醇注射试验,以探索急性病变的形态和组织学,并验证注射剂量与病变大小之间的关系。全身麻醉后,通过左侧开胸术暴露心脏。每只狗以 0.2ml、0.3ml 和 0.5ml 的剂量在 LV 前壁注射乙醇。完成注射后 15 分钟处死两只狗以研究急性效应。6 周后处死另外两只狗以研究延迟效应。对每个标本进行形态学和组织病理学检查(图9,彩图见二维码 16)。

组织学检查显示心肌的急性和慢性均质性坏死。急性组织学检查显示心肌肿胀,部分细胞核消失,肌原纤维的交叉减少。慢性病灶呈均匀纤维化,边界清晰但不规则(图10,彩图见二维码 16)。

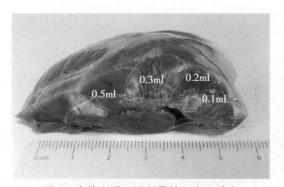

图 9　大体上看不同剂量的无水乙醇在
心肌内注射造成的损伤范围

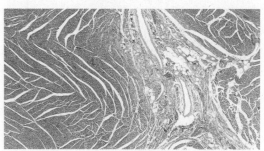

图 10　乙醇心肌内注射后病理组织切片

2014—2019 年本中心对心内膜和心外膜联合消融治疗难治的结构性心脏病 VT 患者中,筛选了表现为电风暴(室性心律失常风暴)且通过抗心律失常药物无法控制的患者接受外科杂交消融合并心肌内无水乙醇注射。

1. 心内膜和心外膜消融　所有病例均在全身麻醉下进行。三维电解剖图由 EnSite NavX 系统或 CARTO 3 系统引导。如果 VT 是在血流动力学稳定的情况下诱发的,则通过激动标测和拖带确定 VT 的关键峡部,然后最终确定消融靶点。在非诱导性或血流动力学不稳定的 VT 的情况下,在窦性心律期间进行基质改良。低电压区域、碎裂电位或晚电位以及具有起搏标测匹配性的部位作为消融靶点。在 45℃的温控模式下,以 30~45W 的功率进行射频(RF)消融。急性手术终点定义为 VT 的不再诱发。当心内膜 VT 消融失败时,尝试使用剑突下入路进入心外膜。标测和消融策略类似于上述心内膜方法。所有患者在消融前均进行冠状动脉造影,以避免冠状动脉的意外损伤。消融前在靠近膈神经走行的区域进行高输出起搏,以避免膈神经损伤。

2. 外科开胸消融　当内外膜 VT 消融失败时,符合条件的患者被重新安排进行外科 VT 消融。一根四极导管进入右心室,作为标测参考和 VT 的诱发。左侧小切口开胸是外科 VT 消融的首选途径。如果患者需要其他伴随的心脏手术,则将进行正中胸骨切开术。三维电解剖图系统用于指导该过程。标测策略类似于心内膜和心外膜入路。使用流速为 30~60ml/min 的冷盐水灌注消融导管。导管尖端暴露在空气中,因而记录的阻抗通常高于 200Ω,因此将阻抗上限重置为射频发生器允许的最大值。将消融导管的尖端手动压在心外膜表面以最大化接触力(图 11,彩图见二维码 16)。

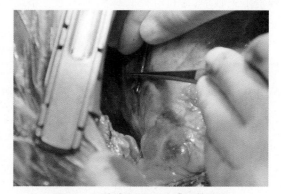

图 11　开胸直视下心外膜导管消融

3. 直视下心肌内乙醇注射　当外科心外膜消融未能消除室速或在基线时不能诱发室速时,将尝试注射乙醇。选择 RF 病变组织的边界作为注射部位。每个区域注射 4~5 次,每次注射剂量为 0.3~0.5ml。为避免无意中进入左心室(LV),针头由塑料管保护,以限制注射深度小于 5mm(图 12,彩图见二维码 16)。注射前,轻轻给以负压以确保无回血。

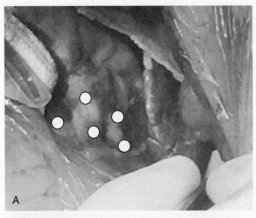
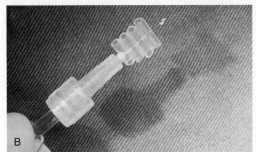
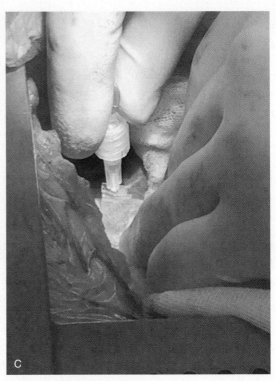

图 12   开胸直视下经心外膜无水乙醇心肌内注射

4. 消融以及随访的结果   从 2014 年到 2019 年,本中心约有 178 名非缺血性心肌病患者接受了 VT 消融。12 名患者进行外科治疗。本研究招募了 6 名患者,他们接受了外科直视下心外膜消融加心肌内乙醇注射。基线特征列于表 1。所有患者均对至少一种抗心律失常药物(AAD)无效。6 名患者中有 4 名(67%)之前植入过 ICD。他们在手术治疗前都经历了 VT 风暴和多次 ICD 电击。所有 6 名患者共有 14 种临床或诱发 VT(图 3)。当室速心内膜消融失败后,进行心外膜标测和消融。最后,对这 6 例导管心外膜消融无效的 12 例室速患者进行了手术干预。

表 1   患者基线资料表

序号	年龄/年	性别	病因	冠脉造影	左室射血分数/%	器械植入	抗心律失常药物	随访/月	LVEF/%
1	48	男	扩张型心肌病 + 冠状动脉粥样硬化性心脏病 + 二叶式主动脉瓣	左回旋支 50%	38	ICD	胺碘酮	65	45
2	69	男	扩张型心肌病 + 冠状动脉粥样硬化性心脏病	左前降支 90%+PCI	35	CRT	胺碘酮 + 美托洛尔	30	30
3	71	男	扩张型心肌病 + 冠状动脉粥样硬化性心脏病	左回旋支 90%+PCI	55	DDD	胺碘酮	29	56

续表

序号	年龄/年	性别	病因	冠脉造影	左室射血分数/%	器械植入	抗心律失常药物	随访/月	LVEF/%
4	55	男	扩张型心肌病 + 主动脉瓣返流	正常	42	ICD	胺碘酮 + 美托洛尔	13	45
5	80	男	扩张型心肌病	未查	55	ICD	胺碘酮	12	50
6	56	男	扩张型心肌病	未查	58	ICD	胺碘酮 + 尼非卡兰	6	55
平均值 ± 标准差	63 ± 12	–	–	–	47 ± 10	–	–	22	46 ± 9*

在 6 名患者中,3 名患者接受了左侧开胸,其他 3 名患者接受了正中胸骨切开术。值得注意的是,在有心外膜消融史的患者中,以前的心外膜 RF 病变很难在心脏表面上看到。临床 VTs 可以在所有患者的手术中诱发。在全身麻醉的支持下,所有患者都表现为血流动力学耐受的 VT,并进行激动标测。所有 VT 起源部位如表 2 所示。VT 可以在消融过程中终止,但在所有患者中很容易再诱发。如果发现 LVZs 和晚期电位或碎裂电位的电图,则会作为消融靶点。手术消融后,所有的外科射频病灶都在直视下可见。

表 2　外科消融以及乙醇注射的情况记录

序号	基线诱发室速/个	消融靶点部位	低电压以及晚电位	消融后 VT 是否诱发	无水酒精/ml	术后 VT 是否诱发	并发症
1	1	前壁近对角支	+/+	是	1.5	加速性室性自主心律	无
2	1	前壁近钝缘支	–/+	是	2	否	无
3	2	侧壁近回旋支	+/+	是	3	否	无
4	1	前壁近二尖瓣环	–/–	是	2.4	否	无
5	1	前侧壁	–/–	是	1.8	加速性室性自主心律	切口感染
6	1	LV Summit	–/–	是	3	否	无

当外科射频消融后 VT 重新被诱发时,尝试注射乙醇(图 13)。注射部位在消融损伤病变周围(表 2)。为每位患者注射平均(2.3 ± 0.6)ml 乙醇。在注射过程中,两名患者(Pt-1 和 Pt-5)出现加速的室性心律或非持续性室速,这可能是心肌对乙醇的急性反应。在患者 3 中,外科射频消融和乙醇注射后可再次诱发 VT。激动标测后,最早的部位位于靠近左冠状动脉(<1cm)。乙醇注射被考虑代替进一步的消融。去除局部心外膜脂肪组织,在该特定部位注射一剂 0.3ml 乙醇后,VT 立即终止(图 14,彩图见二维码 16)。除了外科射频消融和乙醇注射外,3 名患者还进行了伴随的外科手术(图 13)。在 22 个月的中位随访期间,所有 6 名患者均未出现持续性 VT(图 14,彩图见二维码 40)。一名患者在手术后 2 年死于重症肺炎。另一名患者发生了胸骨感染。没有与手术相关的其他并发症(表 2)。根据 LVEF 的测量结果,未观察到 LV 功能显著恶化(表 1)。

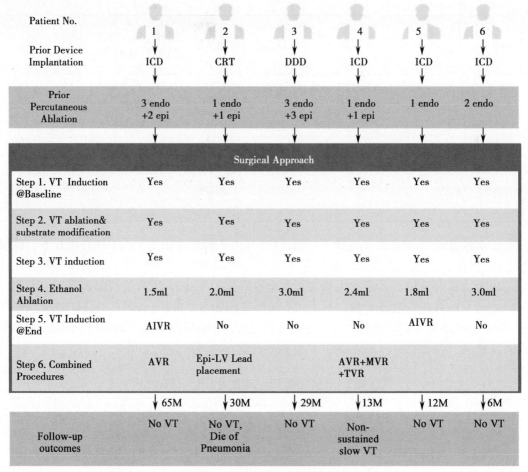

Patient No.	1	2	3	4	5	6
Prior Device Implantation	ICD	CRT	DDD	ICD	ICD	ICD
Prior Percutaneous Ablation	3 endo +2 epi	1 endo +1 epi	3 endo +3 epi	1 endo +1 epi	1 endo	2 endo
Surgical Approach						
Step 1. VT Induction @Baseline	Yes	Yes	Yes	Yes	Yes	Yes
Step 2. VT ablation& substrate modification	Yes	Yes	Yes	Yes	Yes	Yes
Step 3. VT induction	Yes	Yes	Yes	Yes	Yes	Yes
Step 4. Ethanol Ablation	1.5ml	2.0ml	3.0ml	2.4ml	1.8ml	3.0ml
Step 5. VT Induction @End	AIVR	No	No	No	AIVR	No
Step 6. Combined Procedures	AVR	Epi-LV Lead placement		AVR+MVR +TVR		
	↓65M	↓30M	↓29M	↓13M	↓12M	↓6M
Follow-up outcomes	No VT	No VT, Die of Pneumonia	No VT	Non-sustained slow VT	No VT	No VT

图 13 患者手术流程示意图

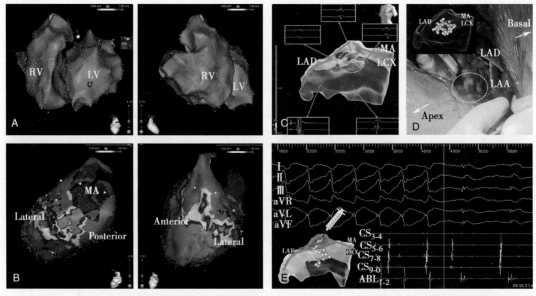

图 14 患者 VT 激动标测后提示在左室前壁前降支和回旋支之间,局部乙醇注射后室速终止

四、小结

与经皮通路相比,外科射频消融具有以下优点:①在直视下,可以安全、充分地消融紧邻冠状动脉的基质。②其他伴随的外科手术可以同时进行。对于抗心律失常药物和常规消融治疗均无效的频发 VT 患者,尤其是频繁 ICD 电击的患者,这种方法可以作为最后的手段。在有限的病例中,手术和长期结果是否可以在更大的患者群体中重现尚不清楚。射频损伤在健康心肌与瘢痕心肌的生物物理学不同。直接乙醇注射的病灶大小应三维测量,病灶几何形状尚未完全呈现,还需要进一步探索。

对于多次联合经皮导管消融治疗无效的 VT 患者,外科直视下心外膜消融并辅以乙醇注射的杂交策略是可行且有效的。对于具有挑战性的 VT,这可能是一种强有力的治疗方法,尤其是对于那些经皮消融失败的 ICD 风暴患者。

（杨 刚 蔡 铖 吴 楠 陈明龙）

参考文献

[1] SACHER F, ROBERTS-THOMSON K, MAURY P, et al. Epicardial ventricular tachycardia ablation a multicenter safety study [J]. J Am Coll Cardiol, 2010, 55 (21): 2366-2372.

[2] ALIOT E M, STEVENSON W G, ALMENDRAL-GARROTE J M, et al. EHRA/HRS Expert Consensus on Catheter Ablation of Ventricular Arrhythmias [J]. Heart Rhythm, 2009, 6 (6): 886-933.

[3] NAKAHARA S, TUNG R, RAMIREZ R J, et al. Characterization of the arrhythmogenic substrate in ischemic and nonischemic cardiomyopathy implications for catheter ablation of hemodynamically unstable ventricular tachycardia [J]. J Am Coll Cardiol, 2010, 55 (21): 2355-2365.

[4] SOSA E, SCANAVACCA M, D'AVILA A, et al. A new technique to perform epicardial mapping in the electrophysiology laboratory [J]. J Cardiovasc Electrophysiol, 1996, 7 (6): 531-536.

[5] SOEJIMA K, STEVENSON W G, SAPP J L, et al. Endocardial and epicardial radiofrequency ablation of ventricular tachycardia associated with dilated cardiomyopathy: the importance of low-voltage scars [J]. J Am Coll Cardiol, 2004, 43 (10): 1834-1842.

[6] GARCIA F C, BAZAN V, ZADO E S, et al. Epicardial substrate and outcome with epicardial ablation of ventricular tachycardia in arrhythmogenic right ventricular cardiomyopathy/dysplasia [J]. Circulation, 2009, 120 (5): 366-375.

[7] DANIELS D V, LU Y Y, MORTON J B, et al. Idiopathic epicardial left ventricular tachycardia originating remote from the sinus of Valsalva: electrophysiological characteristics, catheter ablation, and identification from the 12-lead electrocardiogram [J]. Circulation, 2006, 113 (13): 1659-1666.

[8] DUKKIPATI S R, D'AVILA A, SOEJIMA K, et al. Long-term outcomes of combined epicardial and endocardial ablation of monomorphic ventricular tachycardia related to hypertrophic cardiomyopathy [J]. Circ Arrhythm Electrophysiol, 2011, 4 (2): 185-194.

[9] TUNG R, VASEGHI M, FRANKEL D S, et al. Freedom from recurrent ventricular tachycardia after catheter ablation is associated with improved survival in patients with structural heart disease: An International VT Ablation Center Collaborative Group study [J]. Heart Rhythm, 2015, 12 (9): 1997-2007.

[10] KORUTH J S, DUKKIPATI S, MILLER M A, et al. Bipolar irrigated radiofrequency ablation: a therapeutic option for refractory intramural atrial and ventricular tachycardia circuits [J]. Heart Rhythm, 2012, 9 (12): 1932-1941.

［11］ ABDELWAHAB A, STEVENSON W, THOMPSON K, et al. Intramural Ventricular Recording and Pacing in Patients With Refractory Ventricular Tachycardia: Initial Findings and Feasibility With a Retractable Needle Catheter [J]. Circ Arrhythm Electrophysiol, 2015, 8 (5): 1181-1188.

［12］ NGUYEN D T, GERSTENFELD E P, TZOU W S, et al. Radiofrequency Ablation Using an Open Irrigated Electrode Cooled With Half-Normal Saline [J]. JACC Clin Electrophysiol, 2017, 3 (10): 1103-1110.

［13］ TOKUDA M, SOBIESZCZYK P, EISENHAUER A C, et al. Transcoronary ethanol ablation for recurrent ventricular tachycardia after failed catheter ablation: an update [J]. Circ Arrhythm Electrophysiol, 2011, 4 (6): 889-896.

［14］ MILLER M A, KINI A S, REDDY V Y, et al. Transcoronary ethanol ablation of ventricular tachycardia via an anomalous first septal perforating artery [J]. Heart Rhythm, 2011, 8 (10): 1606-1607.

［15］ SOEJIMA K, COUPER G, COOPER J M, et al. Subxiphoid surgical approach for epicardial catheter-based mapping and ablation in patients with prior cardiac surgery or difficult pericardial access [J]. Circulation, 2004, 110 (10): 1197-1201.

［16］ MICHOWITZ Y, MATHURIA N, TUNG R, et al. Hybrid procedures for epicardial catheter ablation of ventricular tachycardia: value of surgical access [J]. Heart Rhythm, 2010, 7 (11): 1635-1643.

［17］ ANTER E, HUTCHINSON M D, DEO R, et al. Surgical ablation of refractory ventricular tachycardia in patients with nonischemic cardiomyopathy [J]. Circ Arrhythm Electrophysiol, 2011, 4 (4): 494-500.

［18］ PATEL M, ROJAS F, SHABARI F R, et al. Safety and Feasibility of Open Chest Epicardial Mapping and Ablation of Ventricular Tachycardia During the Period of Left Ventricular Assist Device Implantation [J]. J Cardiovasc Electrophysiol, 2016, 27 (1): 95-101.

［19］ LI A, HAYASE J, DO D, et al. Hybrid surgical vs percutaneous access epicardial ventricular tachycardia ablation [J]. Heart Rhythm, 2018, 15 (4): 512-519.

［20］ DELACRETAZ E, SEILER J, TANNER H, et al. Ablation of ventricular tachycardia: neither inside nor out, thus back to alcohol [J]. Heart Rhythm, 2006, 3 (10): 1230-1231.

［21］ HAINES D E, WHAYNE J G, DIMARCO J P. Intracoronary ethanol ablation in swine: effects of ethanol concentration on lesion formation and response to programmed ventricular stimulation [J]. J Cardiovasc Electrophysiol, 1994, 5 (5): 422-431.

［22］ INOUE H. Can chemical ablation of ventricular myocardium with ethanol surpass radiofrequency catheter ablation? [J]. J Cardiovasc Electrophysiol, 1998, 9 (9): 985-987.

［23］ KAY G N, EPSTEIN A E, BUBIEN R S, et al. Intracoronary ethanol ablation for the treatment of recurrent sustained ventricular tachycardia [J]. J Am Coll Cardiol, 1992, 19 (1): 159-168.

［24］ BRUGADA P, DE SWART H, SMEETS J L, et al. Transcoronary chemical ablation of ventricular tachycardia [J]. Circulation, 1989, 79 (3): 475-482.

［25］ SACHER F, SOBIESZCZYK P, TEDROW U, et al. Transcoronary ethanol ventricular tachycardia ablation in the modern electrophysiology era [J]. Heart Rhythm, 2008, 5 (1): 62-68.

［26］ STEVENSON W G, WILBER D J, NATALE A, et al. Irrigated radiofrequency catheter ablation guided by electroanatomic mapping for recurrent ventricular tachycardia after myocardial infarction: the multicenter thermocool ventricular tachycardia ablation trial [J]. Circulation, 2008, 118 (25): 2773-2782.

［27］ ATIENZA F, ARENAL A, PEREZ-DAVID E, et al. New diagnostic and therapeutic approaches to treat ventricular tachycardias originating at the summit of the left ventricle: role of merged hemodynamic-MRI and alternative ablation sources [J]. Circ Arrhythm Electrophysiol, 2013, 6 (6): e80-e84.

［28］ WRIGHT K N, MORLEY T, BICKNELL J, et al. Retrograde coronary venous infusion of ethanol for ablation of canine ventricular myocardium [J]. J Cardiovasc Electrophysiol, 1998, 9 (9): 976-984.

［29］ KREIDIEH B, RODRIGUEZ-MANERO M, SCHURMANN P, et al. Retrograde Coronary Venous Ethanol Infusion for Ablation of Refractory Ventricular Tachycardia [J]. Circ Arrhythm Electrophysiol, 2016, 9 (7): 10.

［30］ DA-WARIBOKO A, LADOR A, TAVARES L, et al. Double-balloon technique for retrograde venous ethanol ablation of ventricular arrhythmias in the absence of suitable intramural veins [J]. Heart Rhythm, 2020, 17 (12): 2126-2134.

［31］ KURITA A, MITANI H, KATO R, et al. Efficacy of direct injection of ethanol into the myocardium to control aconitine-induced ventricular tachycardia in anesthetized dogs [J]. Jpn Heart J, 1996, 37 (5): 611-625.

［32］ CALLANS D J, REN J F, NARULA N, et al. Left ventricular catheter ablation using direct, intramural ethanol injection in swine [J]. J Interv Card Electrophysiol, 2002, 6 (3): 225-231.

［33］ SCHAEFFER B, TANIGAWA S, NAKAMURA T, et al. Characteristics of myocardial tissue staining and lesion creation with an infusion-needle ablation catheter for the treatment of ventricular tachycardia in humans [J]. Heart Rhythm, 2020, 17 (3): 398-405.

［34］ RANGASWAMY V V, SAGGU D K, YALAGUDRI S, et al. Management of refractory ventricular tachycardia by direct intramyocardial injection of alcohol: A novel method [J]. HeartRhythm Case Rep, 2020, 6 (9): 618-621.

［35］ KOWLGI G N, ARGHAMI A, CRESTANELLO J A, et al. Direct Intramyocardial Ethanol Injection for Premature Ventricular Contraction Arising From the Inaccessible Left Ventricular Summit [J]. JACC Clin Electrophysiol, 2021, 7 (12): 1647-1648.

左心室 Summit 起源室性心律失常标测及消融进展

近年来特发性室性心律失常（ventricular arrhythmias，VAs）消融成功率明显提高。但左心室 Summit（left ventricular summit，LVS）起源 VAs（LVS-VAs）的消融仍面临成功率较低、难度较大、复发率及风险较高等困扰。现将近年国内外相关研究进展做一论述。

一、LVS 的解剖特点

LVS 是左心室最高部分，位于左心室出口外侧，为左心室流出道（LVOT）的组成部分，1974 年由 MeAlpine 首次提出，解剖学上有狭义和广义之分。狭义的为心外膜三角形区域，其顶点为左主干发出左前降支（LAD）与左回旋支（LCX）分叉处，底部为 LAD 的第一间隔支与 LCX 外侧前方之间的弧形连线（图 1，彩图见二维码 17）。广义的还包含右室流出道（RVOT）间隔部、主动脉瓣 - 二尖瓣连接区（AMC）及左冠状动脉窦（LCC）。LVS 常指狭义，心大静脉远端（DGCV）将其分成两个区域：①靠近左心室基底部，因毗邻冠状动脉（CA）且覆有较厚的脂肪层，常无法消融（inaccessible area，不可达区）；②靠近三角形外侧和下部区域，距 CA 有一定距离，可经冠状静脉（CV）或心外膜途径行标测和消融，称可达区。

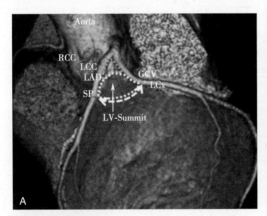

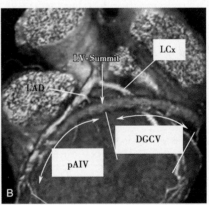

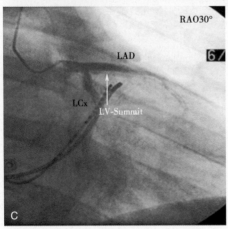

图 1　左心室 Summit 区解剖结构示意图
LAD，冠状动脉前降支；LCx，冠状动脉回旋支；SP，第一间隔支；LCC，左冠状动脉窦；RCC，右冠状动脉窦；GCV，心大静脉；DGCV，心大静脉远端；pAIV，前室间静脉近端；LV-Summit，左心室 Summit 区域；Aorta，主动脉根部；RAO，右前斜位。

心大静脉(GCV)为冠状静脉窦(CS)的延伸,位于冠状沟,其远端邻近二尖瓣环前间隔心外膜,经冠状沟向左,绕过心左缘至心后面注入 CS 的左端。DGCV 有 2 个分支,其中向前下行走于前室间沟与 LAD 伴行者为前室间静脉(AIV),另一根起源于 DGCV 与 AIV 交点,为 DGCV 延伸向右行走于 RVOT 与 LVOT 之间间隔的为左心室顶部穿间隔静脉(Summit CV),GCV 由后向前有 3 个分支,分别为后侧静脉(PLV)、侧静脉(LV)及前侧静脉(ALV),并将 GCV 分为近、中、远 3 段,DGCV 又分为 $DGCV_2$(与 AIV 交界处)和 $DGCV_1$(图 2,彩图见二维码 17)。

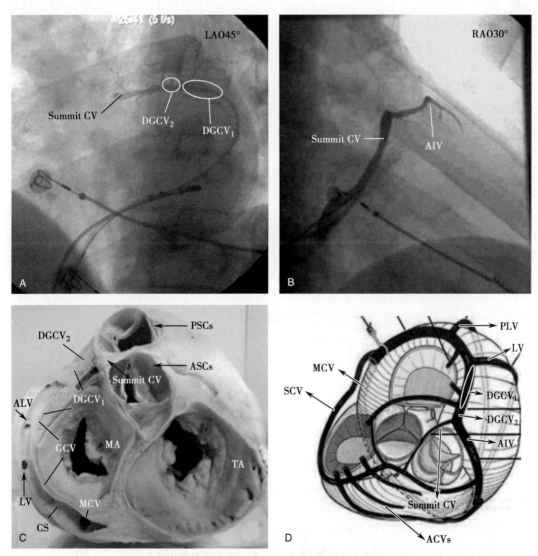

图 2　冠状静脉各主要分支 X 线影像、实体解剖及其示意图

$DGCV_1$,心大静脉远端 1 组;$DGCV_2$,心大静脉远端 2 组;GCV,心大静脉;CS,冠状静脉窦;AIV,前室间静脉近端;Summit CV,左心室顶部穿间隔静脉;TA,三尖瓣环;MA,二尖瓣环;ASCs,主动脉窦;PSCs,肺动脉窦;MCV,心中静脉;LV,侧静脉;ALV,前侧静脉;PLV,后侧静脉;LAO,左前斜位;RAO,右前斜位。

LVS 是心外膜 VAs 的好发部位,其解剖及毗邻结构复杂,如 DGCV、AIV、LCC、右冠窦(RCC)、AMC 和 RVOT 等,不同部位 VAs 的电生理特点相近又各有特殊性,其机制可能与此处纤维骨架、心肌及血管平滑肌的肌袖交错有关,亦可能与心肌纤维化相关。因其上述毗邻关系,也为 LVS-VAs 标测与消融提供了多种途径。

二、LVS-VAs 的 ECG 特点

其特征包括起源于心内膜与心外膜 2 种表现形式。共同特征为右束支传导阻滞型,Ⅱ、Ⅲ、aVF 呈高大的 R 波,$R_Ⅲ/R_Ⅱ$ 比值 >1.25。少数呈左束支传导阻滞型,胸导联移行早于窦性心律。假性 δ 波时限 >34ms,类本位曲折时间 ≥85ms,QRS 波群时限限 >200ms,RS 波时限 >120ms,最大偏转指数 ≥0.55。

Santangeli 等研究显示,LVS-VAs 可达与不可达区起源者 ECG 有差异:①可达区 Q_{aVL}/Q_{aVR} 比值更高 >1.85 ;② R_{V1}/S_{V1} 比值 >2 ;③消融成功者 V_1 均呈 q 波,而失败者仅 1/3 呈 q 波。不可达区无法消融的原因包括损伤 CA 风险以及脂肪层较厚,消融能量不能有效传递。

Lin 等发现 Q_{aVL}/Q_{aVR} 比值对预测成功消融靶点很重要,其在 LCC、主动脉瓣下、GCV/AIV 和经皮心外膜途径的截值分别为 ≤1.43、1.43~1.54、1.54~1.74 和 >1.74。其比值越大,VAs 起源点距 LCC 越远,越偏向 LVS 的侧壁。

1. DGCV-VAs 的 ECG 特征　因起源点为房室沟心室较高位,下壁呈高大 R 波,且 $R_Ⅲ>R_Ⅱ$;aVL 和 aVR 呈 QS 型($QS_{aVL}>QS_{aVR}$);Ⅰ 呈 rS 或 qs 型;除极的初始向量指向 V_1 并呈 R 波,胸导联移行 <V_1。与 $DGCV_2$ 比较,$DGCV_1$ 更靠左侧,向左除极向量变小,故 $DGCV_2 V_4~V_6$ 呈 R 型而 $DGCV_1$ 呈 Rs 型(图 3)。既往研究示 R_{V1} 时限 >75ms 为 DGCV-VAs 可能。此外,我们发现 $R_Ⅲ$ 升降支双切迹("尖顶军盔"征)是预测 DGCV-VAs 的高度特异指标(图 4)。

2. AIV-VAs 的 ECG 特征　下壁呈高大 R 波,$R_Ⅲ>R_Ⅱ$。Ⅰ 呈 qr 或 rS 型;aVL,aVR 呈 QS 型,$QS_{aVL}>QS_{aVR}$,其比值 >1.1,因 AIV 移行于前室间沟内,靠近 V_2,故其 R 波振幅相对偏低,若 $R_{V1}>R_{V2}$,高度提示 AIV 起源。$V_5~V_6$ 呈 R 型(无 S 波)。胸导联移行常在 $V_2~V_3$。

3. Summit CV-VAs 的 ECG 特征　其起源点在心脏上部且相对偏右。下壁呈 R 波,$R_Ⅱ>R_Ⅲ$,aVL 和 aVR 呈 QS 型。Ⅰ 以负向波为主,但在 Summit CV 的中远段可呈正向 R 波(图 3),V_1 呈 r 波或 rs 型,r/s 比值平均为 0.67 ± 0.33 ;移行区在 V_3 之前;$V_5~V_6$ 呈 R 型(无 S 波)。

三、LVS-VAs 的标测

激动标测是 LVS-VAs 的标准方法。因其解剖的特殊性,其标测有心内膜和心外膜途径。此外,其起源可能是心外膜下方的壁内,故也可从 LCC、AMC 或 RVOT 等邻近结构消融。Yamada 等报道,25% 起源于 ASC 的 VAs 存在 RVOT 的优先传导,在 RVOT 起搏比主 ASC 起搏匹配更好。但 ASC 起搏的 S-R 间期更长,故起搏标测不可靠。故单极和 / 或双极腔内电图识别"最早"激动点更为重要。

我们对 LVS-VAs 标测和消融分 2 步:①仔细分析其 12 导联 ECG,初步确定其起源部位;②对起源部位未明者先行 RVOT 再行 LVOT,最后经 CVS 标测。在三维电解剖标测系统指导下行详细的激动标测寻找"最早"激活部位,并结合起搏标测寻找合适的靶点。必要时行心腔内超声心动图(ICE)构建心室和流出道的三维解剖图,并与 Carto sound 模块融合,有助于指导 LVS-VAs 标测和消融。

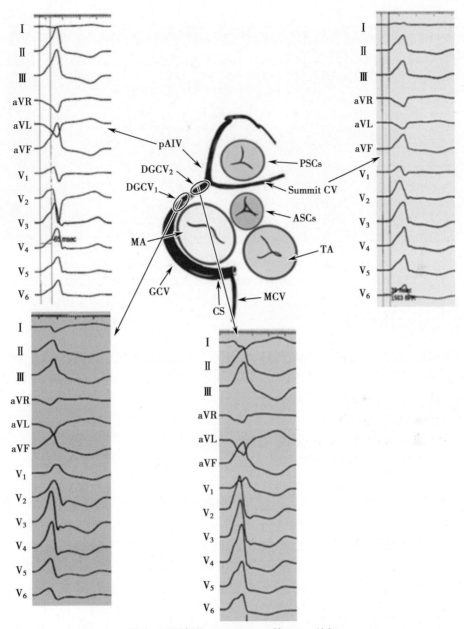

图 3　不同部位 DGCV-VAs 的 ECG 特征

GCV,心大静脉;Summit CV,左心室顶部穿间隔静脉;CS,冠状静脉窦;MCV,心中静脉;
DGCV₁,心大静脉远端 1 组;DGCV₂,心大静脉远端 2 组;MA,二尖瓣;TA,三尖瓣;ASCs,
主动脉瓣;PSCs,肺动脉瓣。

近年随着科技进步,不论是系统软件或导管及操作技术和经验不断积累,手术安全性更高,X 线照射时间更短。如 Carto UNIVU 模块结合冠状动脉造影(CAG)可避免 CA 损伤。而 Carto Segmentation 可将心脏三维 CT 重建与电解剖标测结合,并使主动脉根部、冠状血管和 LVS 可视化,无须重复的 CAG。其他如高精密度标测、可调弯鞘等的使用,对 LVS-VAs 标测或导管到位均有良好的辅助作用。

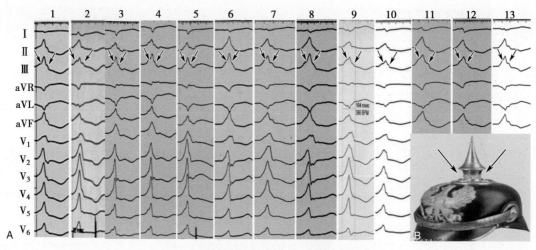

图 4　邻近 DGCV-PCVs 体表 ECG 特征

13 例 DGCV-PVCs 的 ECG（A，走速 100mm/s，正常增益），R_{III} 呈升降支双切迹形态（B）。

四、LVS-VAs 消融

因解剖的特殊性，消融路径也较特殊，可分为心内膜和心外膜途径。前者包括经 ROVT 和经 LOVT 心内膜消融，后者包括 CVS、CAS 和心包穿刺途径。考虑 LVS-VAs 的复杂性，有时单一途径无效，可多种途径相结合进行消融。

（一）经 CVS 导管消融

1. 经 CVS 标测与消融常用两种导管操作方法

（1）传统方法：直接经 CS 将消融导管送至 DGCV 行标测和消融（图 5A1~A2）。

（2）Swatz 鞘支撑法：若导管深入困难可加用 R0 Swatz 鞘，在消融导管的引导下，从 CS 口依次进入到达 DGCV 移行区，行标测和消融（图 5B1~B2）。若上述方法均失败（多数因 Vieussens 阻挡），但在消融导管引导下 R0 Swatz 鞘可以进入 CS，此时可用其先行 CVG（图 5C1），并在其导引下，先将亲水涂层导丝送至 DGCV，随后将 Judkins L4 CAG 导管跟进并行 CVG（图 5C2）；在两者双重引导下将 R0 Swatz 鞘送达 GCV 中段，最后撤出亲水涂层导丝及 CAG 导管，在 Swatz 鞘支撑下将消融导管送达目标区域（图 5C3~C4）。对可能 Summit CV 起源的 VAs，其血管管径极细，可尝试 2F 微导管协助标测。

理想靶点单极电图呈 QS 型，双极电图标测到领先的长程多峰碎裂的心室前电位亦提示为潜在消融靶点。对 VAs 是否壁内起源，可经激动标测结合 CVS 内冷盐水灌注后若自发 VAs 一过性消失，提示壁内起源（敏感度 90%，特异度 88%）。各研究的领先度不一，一项 47 例在 CVS 内标测到"最早"激动点的领先时间为（-39 ± 18）毫秒。因存在优势传导现象，起搏标测可能受限，即使在心室激动提前很多或成功消融靶点，起搏与自发的 VAs 形态也未必吻合，故起搏相似度 <95% 亦可试消融。但我们的经验是在 DGCV 移行区起搏，绝大多数相似度 ≥95%，甚至达 99%。近来一些新的标测技术，如心磁图联合 CT 标测具有非接触、准确度高等特点，当传统标测技术难以锁定靶点时可尝试。少数经心内膜及 CVS 反复消融失败者，可经剑突下穿刺至心包腔行心外膜标测。

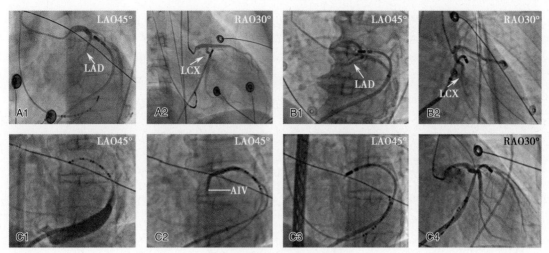

图 5　消融导管操作示意图

A1、A2. 导管头端直接从冠状窦口进入 $DGCV_2$；B1、B2. 导管头端在 GCV 内 Swatz 鞘的支持下被送入 Summit CV；C1. 由于 Vieussens 瓣阻挡（CVG 显示），即使有 Swatz 鞘的支持，导管也不能到位；C2. 亲水涂层导丝与 Judkins L4 导管在 Swatz 鞘支撑下，通过 Vieussens 瓣到达 $DGCV_2$；C3、C4. 在亲水涂层导丝和 Judkins L4 导管的引导下，将 Swatz 鞘交替推进，通过 Vieussens 瓣，将导丝和 Jukins 导管与消融导管互换，进行 DGCV 标测和消融。

　　消融前均行 CAG 明确靶点与 CA 的关系，放电过程中连续透视观察消融导管位置，一旦移位，立即停止放电，消融成功后再次行 CAG 了解其血运状况。此区域阻抗很高，常 > 200~300Ω，故均选择盐水灌注导管，预设温度 43℃，预置能量 25~35W，阻抗 300Ω（如放电困难则关闭），盐水流速 30~60ml/min，有效靶点定义为放电 15 秒内 VAs 终止，或放电中出现与自发 VAs 形态相同的频发 PVCs 或短阵 VT 并很快消失。有效靶点继续放电 60~90 秒，消融后观察 30 分钟，以 VAs 消失，电刺激及异丙肾上腺素静脉滴注等不再诱发 VAs 为消融终点。如试放电 15 秒后 VAs 未终止则重新标测。

　　经 CVS 行导管消融，了解其解剖结构至关重要。除上文所述的 Thebesian 瓣和 Vieussens 瓣外：①GCV 沿二尖瓣环外侧部延伸至其前外侧心外膜处的 DGCV，弯曲的 GCV 形态可能限制导管前行。②DGCV 在 LVS 的主动脉瓣尖下方移行为 AIV，其与 $DGCV_2$ 的夹角个体差异大。AIV 与 $DGCV_2$ 间呈锐角，消融导管不易到达 AIV，反之，则易进入 AIV。③Summit CV 是独特的，位于 $DGCV_2$ 和 AIV 之间过渡区远端的主动脉和肺动脉环之间，与 LVS 的上部密切相关。其管壁很薄，限制了导管到位和消融。总之，静脉瓣的阻碍、GCV 的偏斜、$DGCV_2$ 和 AIV 之间的锐角、Summit CV 薄的管壁均是阻碍 DGCV-AIV VAs 导管消融的潜在解剖因素。故任何有助于克服这些解剖障碍的方法均可提高 CVS-VAs 的消融成功率。

　　2. 有效靶点腔内双极电图特征　我们对 243 例心室流出道心外膜不同区域 VAs 的有效靶点腔内双极电图进行观察。根据 VAs 时有效靶点或"最早"激动点腔内双极电图 V 波特征、是否存在特殊电位及其时程和振幅，按图 6 将其定义为以下几种类型：初始短程碎裂电位；初始高幅尖峰电位；长程丛集和稀疏碎裂电位（为多峰碎裂电位，时程占 V 波时限 ≥50%。波峰数目 >5 个，最大间距 <2mm 为丛集碎裂电位；波峰数目 ≤5 个，最大间距 ≥2mm 为稀疏碎裂电位）；前序尖峰电位为 V 波前的尖峰（单峰）电位，与 V 波间有等电

位线。上述特殊电位波幅≤2mm 为低幅,而>2mm 为高幅电位,可伴或不伴电位翻转(窦性心律时特殊电位在 V 波后部,PVC 时翻转至 V 波之前)。结果发现,其不同区域 VAs 有效靶点腔内双极电图特殊电位的类型有差异。①LVS 组高幅长程丛集或稀疏碎裂电位明显高于 PSC 及 ASC 组;②ASC 组初始短程碎裂电位明显高于 LVS 及 PSC 组;③PSC 组初始高幅尖峰或多峰电位明显高于 LVS 及 ASC 组;④PSC 组伴电位翻转明显高于 ASC 及 LVS 组,均 $P<0.05$。

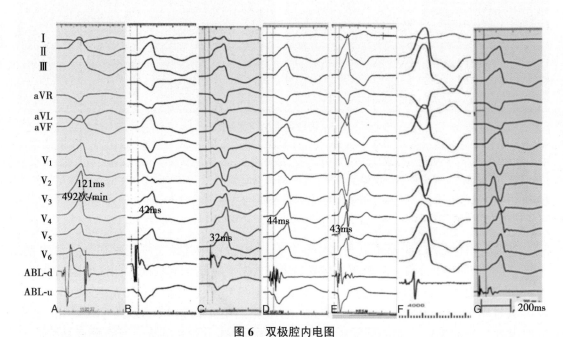

图 6　双极腔内电图

A. 初始短程低幅碎裂电位;B. 初始短程高幅碎裂电位;C. 初始高幅尖峰电位;D. 初始长程丛集碎裂电位;E. 初始长程稀疏碎裂电位;F. 前序低幅尖峰电位;G. 前序高幅尖峰电位。ABL-d 心内双极电图;ABL-u,心内单极电图。

　　3. CVS 不同部位阻抗变化及高阻抗处理策略　因 CV 主支(从 Cs 至 DGCV)的管腔内径较大,血流速度较快,消融时不易产生较高的阻抗。我们的研究发现,按 $DGCV_1 \rightarrow DGCV_2 \rightarrow AIV$ 和 Summit CV 顺序,其对应的阻抗依次递增。随着 CV 向远端移行,管腔直径递减而阻抗递增,CV 分支放电后局部阻抗快速攀升,难以达到额定功率,无法完成透壁消融并影响成功率。

　　(1)CVS 阻抗的变化规律:我们的研究显示,CVS 的阻抗受其部位、初始阻抗、盐水流速和消融仪不同等诸多因素的影响。试消融前(盐水流速 30~60ml/min)均较初始(盐水流速 2ml/min)阻抗明显下降,且初始阻抗越高,降幅越大。此外,在使用同种消融仪而盐水流速不同时,其阻抗降幅随盐水流速的增加而递增;反之,盐水流速相同而消融仪不同时,SE 的阻抗均高于 T11 组,两者差值为 40~60 Ω。

　　(2)LVS 高阻抗的对策:经 CVS 消融首选盐水灌注消融导管,其能更均匀冷却消融导管,有效提高功率输出,并减少血栓形成。动物研究发现,在心外膜采用 4mm 的盐水灌注导管较普通导管能产生更深的心肌损伤[(6.7±1.7)mm $vs.$ (3.7±1.3)mm,$P<0.05$]。消融采用温控模式,功率设置为 25~35W,电极 - 心肌组织温度范围为 43~60℃,盐水流速为

15~60ml/min。此外,术中采用下列处理策略,对降低阻抗、提高放电率、放电能量及消融成功率有裨益。①重置消融仪上限阻抗为 300Ω;②盐水流速增至 30~60ml/min;③上述处理后若放电前阻抗仍>300Ω,或可降至 300Ω 以下,但放电后迅速攀升>300Ω,且难以持续放电,则关闭阻抗;④若阻抗仍高放电困难,则将消融仪由 SES 更换为 T11,并重复上述各种方法进行试消融;⑤盐水由泵注改为手推,以加快灌流速度;⑥若经上述方法可持续放电,但能量释放<15W 且无效,则上调消融仪温度至 45℃甚至更高(我们最大温度设置为 48℃)。

4. 放电时注意事项

(1)CVS 解剖结构复杂,管壁较薄且毗邻 CAS,其分支因静脉较细并有更多的弯曲,直接放置消融导管较困难,多数需 Swatz 鞘支撑及 CVG 引导方可到位。

(2)因消融导管的直径与 DGCV 及分支类似,血流缓慢,阻抗很高,是降低有效放电及消融成功率重要因素。

(3)试消融靶点的选择与 RVOT 起源 VAs 相似,除注意心室电位领先程度(一般≥30毫秒)外,应选择小 A 大 V(A:V≤1:1,但 DGCV 因其前方毗邻左心耳,靶点常呈大 A 小V),起搏标测匹配良好,其相似度≥95%。

(4)因 CV 管壁较薄且毗邻 CA,标测与消融时易损伤 CA,或静脉破裂导致心脏压塞的风险,操作宜轻柔。

(5)Swatz 鞘需在消融导管的引导下移动,以防 CV 穿孔致心脏压塞。

(6)消融时应注意是否有胸痛等症状或心电监护提示 ST 段抬高,需警惕 CA 损伤、痉挛或血栓栓塞。

(二)心内膜导管消融

Yamada 等发现,部分 VAs 的起源点可能在 LVOT 壁内,故需在 DGCV 靶点相对应的心内膜消融,特殊情况下需心内膜、外膜双导管同步或双极消融才能成功,以心内膜、外膜靶点间距离>8mm 和消融部位的 V-QRS<−30 毫秒预测需心内膜、心外膜同时消融的敏感性与特异性分别为 100%、80% 与 88.9%、100%;并提出了"解剖消融"的概念,即在"最早"激动部位消融失败或激动领先位置不安全时,可对其毗邻部位进行"解剖消融"。

1. 经 RVOT 消融 Frankel 等报道 2 例起源于 AIV,因距 LAD 较近,放电风险大,最终在 RVOT 后部成功消融。目前认为消融靶点在 RVOT 后部,尤其是在肺动脉瓣下 2~3cm 时,消融时应反复造影监测导管与 LAD 的距离,避免损伤 LAD。

2. 经 LCC 与 AMC 消融 因 LCC 和 AMC 与 LVS 特殊的毗邻关系,故其可作为消融 LVS-VAs 首选的替代靶点。Jauregui 等报道 16 例 LVS-VAs,9 例在 GCV、AIV 内激动标测提早明显,但距 LAD 较近(<10mm),随后在 LCC 及 AMC 消融成功,且后期随访 VAs 完全消失。同时发现当 LCC 或 AMC 的"最早"激动点与 GCV/AIV 的"最早"激动点距离<13.5mm 时,可经 LCC 或 AMC 消融成功。因经主动脉逆行达 LCC 较容易,但跨主动脉瓣到 AMC 理想靶点较困难,故 Ouyang 等采用静脉穿房间隔跨二尖瓣"反 S"弯成功消融16 例 LVS-VAs。

3. 经皮心外膜消融 在经心内膜、CVS 等消融 LVS-VAs 失败,且考虑心外膜起源时,可行经皮心外膜导管消融,但因有较厚的脂肪层及增大的左心耳,会影响其成功率。Yamada 等报道 20 例经皮心外膜消融,以 DGCV 为界将 LVS 分为近基底和近心尖部,结果显示 6 例近心尖部均成功,14 例近基底部因邻近 CA 且有脂肪覆盖而放弃。此方法并发症发生率较高,其中 12.7% 为心包出血,6.6% 为心脏压塞,7.2% 为慢性复发性心包炎,1.7% 为胸膜损伤,0.7% 为膈神经损伤。

4. ICE 指导下导管消融　对于心脏结构畸形或有外科手术史的 LVS-VAs 者,ICE 引导下三维电解剖标测系统的辅助导管消融是个好帮手。目前报道零射线下消融 LVS-VAs,即刻成功为 84%,消融部位以 DGCV 最多见,其次是 PSC、ASC 及 AMC,随访 3 个月 24% 复发。

5. 乙醇消融　主要方式有 3 种。

(1) 经 CAS 乙醇消融:据报道 27 例 VT 行经 CA 无水乙醇消融,成功 10 例,7 例得到控制。

(2) 经 CVS 乙醇消融:有作者对 53 例 LVS-VAs 行靶静脉乙醇消融。术中 CVG 确定了支配 LVS 的静脉。①DGCV 的 LV 环状支(19/53);②AIV 间隔分支(53/53);③AIV 对角分支(51/53)。消融靶静脉分别为 AIV 间隔支 38 例、DGCV 的环状支 6 例和 AIV 对角支 2 例。结果显示,CVS 乙醇消融治疗 LVS-VAs 是可行的,尤其适合于病灶位于消融导管难以抵达区域者。

(3) 经胸心肌内直接注射乙醇消融:Gurukripa 等采用混合入路方式,经 CVS 及 CAS 标测到 LVS 不可达区域最早靶点,但消融失败,后经正中胸骨切开,心外膜标测证实 LAD-D1 分叉处"最早"。用穿刺针直达该区域 6mm 深的心肌,确定为"最早"激动点后,向心肌注射 3ml 乙醇后 VAs 消失。这为不可达区 LVS-VAs 的治疗提供了新的方法。

6. 0.45% 盐水灌注导管消融　当病灶起源点位于心肌深层时,常规使用 0.9% 盐水,其含高浓度的 Na^+,可在消融导管周围创造低阻抗环境及能量传导降低,不能将组织永久性损伤。动物模型显示,在消融时降低离子浓度和电荷密度,使组织损伤的深度增加。近年报道,用 0.45% 盐水对 94 例 0.9% 盐水消融失败的 VAs 进行消融,78 例(83%)成功,后期随访均未复发。

7. 经 CAS 导丝消融及弹簧圈填塞　当心内膜和心外膜消融均无效时,可尝试经 CAS 消融。将 PCI 导丝送至 CA 心肌深层,标测到"最早"激动点后将导丝尾端与消融电极相接,消融后可终止 Vas。或找到靶血管后,借助冠脉微导管将弹簧圈完全堵塞靶血管而终止 VAs。

8. 经 CVS 导丝消融　PCI 导丝不仅能经 CAS 消融 LVS-VAs,也可经 CVS 消融 LVS-VAs。Xua 等报道 1 例用 PCI 导丝消融 LVS-VAs(图 7),其经微导管调节导丝位置,标测时导丝尾端与 V_1 相连接,记录单极电位,消融时微导管末端与高压盐水泵连接实现盐水灌注并消融成功。这种消融方法虽存在导丝头端焦痂等问题,但对难治性 LVS-VAs 的治疗是一种很好的补充。

9. 单极和双极导管消融　单极消融是经心内膜和对应的心外膜,同时单极消融心肌深部的靶点,因同时产生两个阻抗热,可提高消融靶点温度并取得理想的效果。Yang 等报道 6 例标测定位 VAs 均起源于心肌深部,前期经提高功率、延长消融时间等均失败。改用内外膜单极同时消融,即刻均成功,平均随访 20 个月,4 例(67%)无复发。

与单极消融类似,双极消融时两根盐水灌注导管分别为正负极,放电时电流经导管之间组织产生透壁损伤。虽双极消融可产生更集中、更深的损伤灶,但风险更高。目前随着消融技术的提高及经济考量,我们常用单导管经不同路径夹击消融,效果理想。

10. 其他消融方法　目前大致有以下方法。

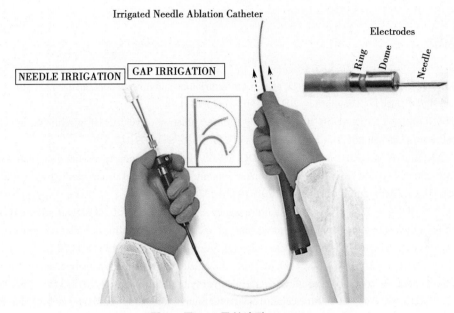

图 7　用 PCI 导丝消融 LVS-VAs

左前斜位（LAO 35°）、右前斜位（RAO 35°）CAG 示导丝头端与左冠状动脉（LCA）
之间的位置，RAO 导丝位于 GCV。

（1）经针式导管消融：因消融导管头端有可伸缩的针头，故主要用于深部心肌起源 VAs 的消融，近年来有小样本报道采用此方法对 LVS 深部起源 VAs 进行消融，获得较好疗效。此外，尚有采用冷冻导管经 CVS 对 LVS-VAs 行消融的个案报道，亦获得良好的效果。

（2）经左心耳消融：左心耳解剖位置特殊，覆盖部分 LVS，故经其消融 LVS-VAs 有解剖学基础，但因其形状、大小不同，覆盖范围亦各异。双源 CT 扫描显示其覆盖 75% 的 LVS 约 196.08mm^2，垂直距离为 5.14mm（1.45~10mm）。近年来有零星报道经 RVOT 后壁、LCC 和 DGCV 消融均失败，最终于左心耳的心室侧消融成功。但此技术难度较大，有较高的心包积液 / 心脏压塞风险，故消融前需完善相关检查，术中应在 ICE 指导下确定左心耳与 CA 和 LVS 的毗邻关系。

（3）外科手术直视下消融：目前均在复合手术时采用，且为个案报道，手术方式也不同，有直接心肌注射乙醇消融，也有内镜下机器人消融或开胸后结合射频或冷冻导管消融，与经心包心外膜消融比较，直视化的手术可选择最佳解剖定位和导管贴靠。

五、小结

本文从 LVS 的解剖、ECG 特点及标测和消融方法进行了系统性综述。目前对 LVS-VAs 的消融主要有心内膜和经 CVS 心外膜导管消融，但因后者较复杂，故在文中结合我们中心经验详细阐述了此方法操作及相关技术。随着材料、导管技术的进步和对 LVS-VAs 认识进一步明晰，近年经 CVS 或 CAS 乙醇消融、经左心耳消融、高精密度标测的应用，不论其机制或诊治均有长足的进步。但目前对 LVS-VAs 的相关研究均为小样本或个案报道，各种消融方法的安全性、有效性仍待明确，今后仍需大规模、多中心、前瞻性的研究给予阐明。

（林加锋　胡有东　李　进）

参考文献

［1］ KUNIEWICZ M, BASZKO A, ALI D, et al. Left ventricular summit-concept, anatomical structure and clinical significance [J]. Diagnostics, 2021, 11 (10): 1423-1431.

［2］ SANTANGELI P, LIN D, MARCHLINSKI F E. Catheter ablation of ventricular arrhythmias arising from the 1eft ventricular summit [J]. Card Electrophysiol Clin, 2016, 8 (1): 99-107.

［3］ SANTANGELI P, MARCHLINSKI F E, ZADO E S, et al. Percutaneous epicardial ablation of ventricular arrhythmias arising from the left ventricular summit: outcomes and electrocardiogram correlates of success [J]. Circ Arrhythm Electrophysiol, 2015, 8 (2): 337-343.

［4］ LIN C Y, CHUNG F P, LIN Y I, et al. Radiofrequency catheter ablation of ventricular arrhythmias originating from the continuum between the aortic sinus of Valsalva and the 1eft ventricular summit: electrocardiographic characteristics and correlative anatomy [J]. Heart Rhythm, 2016, 13 (1): 111-121.

［5］ BAMAN T S, ILG K J, GUPTA S K, et al. Mapping and ablation of epicardial idiopathic ventricular arrhythmias from within the coronary venous system [J]. Circ Arrhythm Electrophysiol, 2010, 3 (3): 274-279.

［6］ LIN Y N, XU J, PAN Y Q, et al. An electrocardiographic sign of idiopathic ventricular tachycardia ablatable from the distal great cardiac vein [J]. Heart Rhythm, 2020, 17 (6): 905-914.

［7］ LI Y C, LIN J F, LI J, et al. Catheter ablation of idiopathic ventricular arrhythmias originating from left ventricular epicardium adjacent to the transitional area from the great cardiac vein to the anterior interventricular vein [J]. Int J Cardiol, 2013, 167 (6): 2673-2681.

［8］ HIRASAWA Y, MIYAUCHI Y, IWASAKI Y K, et al. Successful radiofrequency catheter ablation of epicardial left ventricular outflow tract tachycardia from the anterior interventricular coronary vein [J]. J Cardiovasc Electrophysiol, 2005, 16 (12): 1378-1380.

［9］ YAMADA T, PLATONOV M, MCELDERRY H T, et al. Left ventricular outflow tract tachycardia with preferential conduction and multiple exits [J]. Circ Arrhythm Electrophysiol, 2008, 1 (2): 140-142.

［10］ KOMATSU Y, NOGAMI A, SHINODA Y, et al. Idiopathic ventricular arrhythmias originating from the vicinity of the communicating vein of cardiac venous systems at the left ventricular summit [J]. Circ Arrhythm Electrophysiol, 2018, 11 (1): e005386.

［11］ LI J, LIN W, ZHENG C, et al. Implication of the distinctive bipolar intracardiac electrograms for ventricular arrhythmias arising from different regions of ventricular outflow tract [J]. Europace, 2020, 22 (9): 1367-1375.

［12］ YAMADA T, MURAKAMI Y, YOSHIDA N, et al. Preferential conduction across the ventricular outflow septum in ventricular arrhythmias originating from the aortic sinus cusp [J]. J Am Coll Cardiol, 2007, 50 (6): 884-891.

［13］ 吕方舟，金琪琪，王耀吉，等 . 心大静脉远端移行区阻抗变化的影响因素及对策 [J]. 中华心律失常学杂志 , 2021, 25 (6): 534-538.

［14］ YAMADA T, YOSHIDA N, DOPPALAPUDI H, et al. Efficacy of an anatomical approach in radio frequency catheter ablation of idiopathic ventricular arrhythmias originating from the left ventricular outflow tract [J]. Circ Arrhythm Electrophysiol, 2017, 10 (5): e004959.

［15］ FRANKEL D S, MOUNTANTONAKIS S E, DAHU M I, et al. Elimination of ventricular arrhythmias originating from the anterior interven-tricular vein with ablation in the right ventricular outflow tract [J]. Circ Arrhythm Electrophysiol, 2014, 7 (5): 984.

［16］ JAUREGUI ABULARACH M E, CAMPOS B, PARK K M, et al. Ablation of ventricular arrhythmias arising near the anterior epicardial veins from the left sinus of Valsalva region: ECG features, anatomic distance, and outcome [J]. Heart Rhythm, 2012, 9 (6): 865-873.

[17] OUYANG F, MATHEW S, WU S, et al. Ventricular arrhythmias arising from the left ventricular outflow tract below the aortic sinus cusps: mapping and catheter ablation via transseptal approach and electrocardiographic characteristics [J]. Circ Arrhythm Electrophysiol, 2014, 7 (3): 445-454.

[18] YAMADA T, DOPPALAPUDI H, LITOVSKY S H, et al. Challenging radiofrequency catheter ablation of idiopathic ventricular arrhythmias originating from the left ventricular summit near the left main coronary artery [J]. Circ Arrhythm Electrophysiol, 2016, 9 (10): e004202.

[19] GURUKRIPA N K, ARMAN A, JUAN A C, et al. Direct Intramyocardial Ethanol Injection for Premature Ventricular Contraction Arising From the Inaccessible Left Ventricular Summit [J]. JACC Clin Electrophysiol, 2021, 7 (12): 1647-1648.

[20] FENGQI X, MING L, SAINAN L, et al. Guidewire ablation of epicardial ventricular arrhythmia within the coronary venous system: A case report [J]. HeartRhythm Case Rep, 2022, 8 (3): 195-199.

脉冲电场在心房颤动导管消融中的应用

一、概述

心房颤动(房颤)导管消融是房颤节律控制的主要手段,根据其消融能量的不同,主要可分为射频消融和冷冻消融。85%~95% 的阵发性房颤起始触发源来自肺静脉病灶,因而肺静脉隔离一直被视为房颤导管消融的基石。然而,无论是射频消融还是冷冻消融,其消融 3 个月后的肺静脉隔离率仅为 20%~79%(图 1)。与此同时,依赖于温度的消融方式缺乏组织特异性,可能造成邻近食管、神经、肺静脉等组织的损伤。因此,有必要寻找一种更为安全、有效的消融能量。近年来,脉冲电场作为一种新的消融能量,逐渐应用于房颤导管消融,并在临床实践中表现出较传统消融能量更好的安全性和有效性,引起心血管医师的广泛关注。

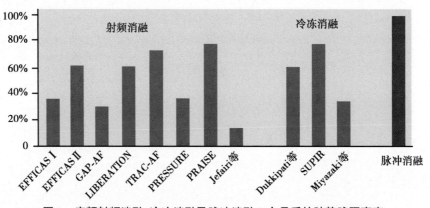

图 1　房颤射频消融、冷冻消融及脉冲消融 3 个月后的肺静脉隔离率

二、脉冲电场消融的机制和特征

(一)脉冲电场消融机制:电穿孔理论

细胞膜的基本骨架结构为磷脂双分子层。通常而言,两层磷脂分子呈相对排列,各自的亲水性头部分别指向细胞膜内外两侧,防止物质自由通过细胞膜。当细胞膜受到电场作用时,其细胞膜上的磷脂分子在电场刺激下会发生移动,并重新排列,形成一定尺寸的微孔,从而使细胞膜的通透性发生变化,这一现象称为电穿孔。

当电场强度较低时,该过程具有可逆性,细胞微孔会在撤去电场后迅速恢复,称为可逆性电穿孔,可用于辅助基因、药物等进行细胞内外的转移,如在化疗过程中辅助化疗药物靶向进入肿瘤细胞。而当电场强度进一步增高(数百至数千伏每厘米)及作用时间(微秒至毫秒)达到一定阈值时,这种短时程的放电可以在细胞膜上形成不可逆的微孔,称为不可逆电穿孔。不可逆电穿孔永久性地改变了细胞膜的通透性,造成细胞凋亡,从而造成组织永久性的损伤(图 2)。

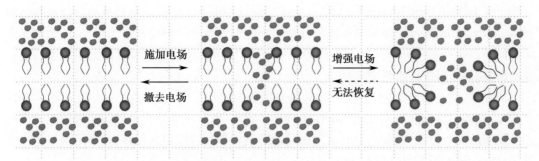

图 2 左图为正常磷脂双分子层结构,中图为可逆性微孔,右图为不可逆性微孔

(二) 脉冲电场消融特征

脉冲电场消融(pulsed field ablation,PFA)指利用不可逆电穿孔机制,采用短时程、高电压的多个电脉冲来造成组织损伤。高电压是形成不可逆电穿孔的必要条件,短时程放电避免因热效应或电流直接作用对组织的过度损伤,多个脉冲则有助于形成范围足够大、足够深的局部损伤灶。脉冲电场消融对组织的损伤程度可以通过改变脉冲的长度(时间)、频率、数量以及电场强度来调控,提高脉冲长度、数量及电场强度,降低脉冲的频率,可以提高组织损伤程度。通过选择合适的参数,脉冲电场消融所形成的损伤灶深度在心房、心耳、肺静脉甚至是心室均能达到透壁,并且随着消融能量的增大,损伤灶的范围也将等比例增大,这构成了脉冲电场可用于房颤导管消融的理论基础。与射频消融或冷冻消融相比,脉冲电场用于房颤导管消融时具有如下特征。

1. 组织学特征

(1) 选择性损伤心肌:不同细胞形成不可逆电穿孔所需的电场强度阈值不同(表 1),心肌细胞拥有所有组织中最低的电场阈值。当电场的强度足以对心肌细胞造成不可逆损伤时,距不可逆损伤邻近的血管平滑肌及神经组织所需的强度尚相距甚远,因此从理论上而言,将脉冲电场用于心脏消融时将具有良好的组织特异性。

表 1 不同组织细胞不可逆电穿孔所需的电场强度阈值

组织类型	电场阈值 /$(V \cdot cm^{-1})$
神经	3 800
血管平滑肌	1 750
红细胞	1 600
肝脏	700
肾脏	600
胰腺	500
心肌	400

(2) 不损伤细胞外基质:由于细胞外基质不存在细胞膜结构,故不会出现电穿孔现象。脉冲电场消融为微秒级别的瞬时作用,因此也不会出现明显的热效应。基于以上两点,脉冲电场消融不会引起凝固性坏死,不损伤细胞外基质,从而减少了消融部位的瘢痕组织增生,用于房颤消融时可以从根本上降低肺静脉狭窄的发生率。

（3）心肌纤维化更均匀：射频消融或冷冻消融过程中会因冷热血液对流而导致热量的扩散——称为热沉降效应，使得消融损伤灶里可能残存有血管周围的存活心肌，从而较难形成连续的消融线。而脉冲电场消融不依赖于热效应，使得脉冲电场消融可以做到不受邻近血流的影响，从而形成均质化消融灶。

研究证实，与射频消融相比，脉冲电场消融灶更加均质化，其形成的损伤灶里很少有孤立的存活心肌，肺静脉隔离完成后很少出现传导恢复，并且不会出现由射频消融引起的严重心外膜脂肪炎症以及周围血管损伤，消融后血管的完整性得以很好保留，几乎不会发生血管重构（图3、图4，彩图见二维码18）。

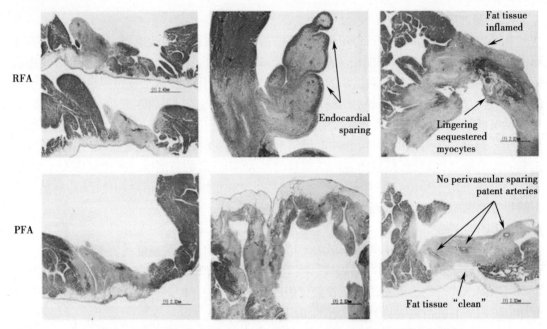

图3 射频消融后有残余的心肌及脂肪组织，脉冲电场消融后则未见残余

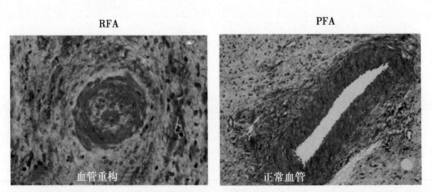

图4 分别采用射频（RFA）和脉冲电场（PFA）对猪右心耳消融，2周后病理切片，发现射频消融后发生了明显的血管重构，在脉冲电场消融后未见明显血管重构

2. 非组织学特征

（1）接触依赖性低：在传统的温度消融里，由于流动的血液会带走热量，故需要消融导管

与组织充分贴靠才能充分加热或冷冻组织,达到预期消融效果。而心脏内结构往往凹凸不平,使得消融导管难以充分贴靠心肌组织,从而不能形成透壁性损伤,导致消融后房颤复发。而脉冲消融可在正负电极间形成匀强电场,其强度仅受施加电压大小和电极间距离影响,无须使组织与电极充分接触,从而降低了消融的贴壁要求。一方面使得脉冲电场消融过程中无须增加压力实现导管贴靠,从而降低了因压力过大导致心脏破裂等的风险,另一方面更容易实现消融部位的透壁损伤。

(2)手术耗时短:脉冲电场消融具有瞬时性特点,单次放电可在数十微秒内实现对心肌的不可逆损伤,一般 3~4 次放电就足以形成透壁损伤,如果再采取环状电极进行放电,那么意味着单根肺静脉的隔离可以在数秒内完成。此外,脉冲电场消融的贴壁要求低,对电极摆放位置要求不高,因而也可以有效地节省房颤导管消融所需的手术时间。2019 年,Reddy 等报道了首个临床使用脉冲电场消融治疗阵发性房颤的结果。文章综合了 IMPULSE 和 PEFCAT 两项临床试验的结果,共入选了 81 例阵发性房颤患者,所有患者均实现了即刻的肺静脉电隔离,所有患者的总放电时间在 3 分钟以内,平均手术时间为 92(92.2 ± 27.4)分钟,平均透视时间为 13(13.1+7.6)分钟,提示脉冲电场消融可以在极短时间内迅速形成持久的损伤,大大节省了手术所需时间。

(3)不易实现线性消融及点状消融:脉冲电场消融主要是通过正负电极间的匀强电场进行的,然而除正负电极之间外,在垂直电极连线向两侧延展的空间内同样存在电场,只不过其电场强度会随距离加大而逐渐减小,直至低于形成不可逆电穿孔的最低电场阈值。因此,脉冲电场消融的损伤范围一般呈条带状(具体形状与电极形状有关),不易于进行精确的线性消融,尤其是点状消融。

(三)常见脉冲电场消融系统

脉冲电场消融系统应至少包括一对用于形成脉冲电场的正负电极和一个为电极提供电压的电源。根据电源采用直流电脉冲发生器或交流电脉冲发生器,以及产生的脉冲电场为单相波(释放方向相同的脉冲电场)或双相波(释放两个方向相反的脉冲电场),可将目前的脉冲电场消融系统粗略分为四类(表 2)。

表 2　脉冲电场消融系统分类

	直流电脉冲发生器	交流电脉冲发生器
双相波	无须全麻;会产生微泡	无须全麻;不会产生明显微泡
单相波	须全麻;会产生微泡	须全麻;不会产生明显微泡

早期的脉冲电场消融导管往往采用直流电脉冲发生器,产生单相波脉冲电场。然而,由于单相波脉冲电场消融会引起肌肉明显收缩,故需在全麻下进行。相关研究则已证明双相波脉冲电场消融靶向性更强,引起肌肉收缩的可能性及强度更低,镇静状态下即可进行操作。在 Reddy 团队 2019 年首批关于脉冲电场消融用于治疗阵发性房颤患者的临床研究里,尽管所有患者均能在急性期肺静脉隔离,但只有采用了优化波形的双相波脉冲电场的患者才全部实现了长期的肺静脉隔离。因而较单相波脉冲电场,双相波脉冲电场消融可能是房颤脉冲电场消融的更优波形。

由于水在直流电作用下会发生电解,故直流电脉冲发生器可能会引起血液成分中水的电解,从而在消融电极局部形成微泡。Reddy 团队通过血管内超声证实了这些微泡的存在,尽管这些患者并未发生有临床意义的脑卒中。目前有限的临床证据尚不足以支持或否认这些微泡是否会导致额外的脑卒中风险,但采用交流电脉冲电场消融发生器有可能可以避免这一潜在的脑卒中风险。

在此基础上,由于脉冲电场消融涉及参数较多,可调节范围较大,目前尚未确定脉冲电场消融的最佳参数(即最大程度实现肺静脉隔离的同时最小化并发症的发生)。设计脉冲电场消融导管的技术门槛也不高,因而各大厂商纷纷研发了自己的脉冲电场消融系统(部分见图5),这些消融系统电极形态各异(如篮状电极,优点是消融范围大,缺点是部分精细部位不易抵达;环状电极,优点是可单次实现肺静脉隔离,缺点是不能进行其他部位的消融;射频/脉冲电场转换电极,可根据消融部位调整为脉冲消融模式或射频消融模式等),消融参数也不相同,期待在未来可以制定一个统一的脉冲电场消融标准。

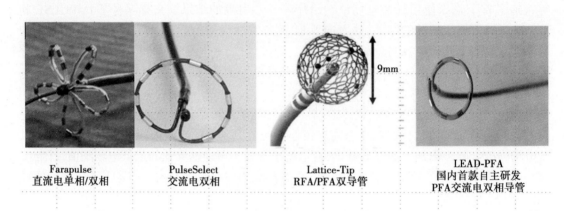

Farapulse
直流电单相/双相

PulseSelect
交流电双相

Lattice-Tip
RFA/PFA双导管

LEAD-PFA
国内首款自主研发
PFA交流电双相导管

图5　常见脉冲电场消融系统

三、脉冲电场用于房颤导管消融的安全性及有效性

脉冲电场用于房颤导管消融的历史并不长。2007年,Lavee等首次在动物实验中证明了脉冲电场消融可以在心房形成透壁损伤。研究者利用脉冲电场消融方式对猪心外膜进行消融,术后24小时进行组织学处理,结果提示所有消融部位均形成透壁损伤,过程中未监测到温度变化,并且经起搏验证完成电隔离。

2011年,Wittkampf等首次在动物实验中证明了脉冲电场消融用于环肺静脉隔离的可行性。该研究在猪肺静脉口放置一根环状电极进行脉冲电场消融(200J/次),每个肺静脉口进行4次放电,消融后大部分肺静脉口电位幅值降低,刺激阈值增高,随访3周后血管造影未见肺静脉狭窄。

2018年,Reddy首次将脉冲电场消融用于人体房颤消融,初步验证了脉冲电场消融用于肺静脉隔离的急性期成功率。该研究共入组了22例阵发性房颤患者,其中15例采取心内膜入路,7例采取心外膜入路,结果显示心内膜组全部实现术后即刻肺静脉隔离,心外膜组则有6例实现术后即刻肺静脉隔离。

房颤患者导管消融术后不良事件包括左心房-食管瘘、膈神经麻痹、肺静脉狭窄、冠状血管损伤、血栓栓塞、脑卒中或短暂性脑缺血发作等等。由于脉冲电场消融具有高度心肌细胞选择性,对周围组织(食管、血管等)影响较小,可大大减少温度消融对周围组织影响而引起的相关并发症。尽管进入临床应用的时间并不长,但目前已有一系列动物实验、观察性报告及临床研究初步评估了脉冲电场用于房颤导管消融的安全性及有效性,现对主要动物实验及临床研究概述如下。

(一)脉冲电场消融的动物试验

1. 食管　房颤消融手术最严重的致死性并发症是左心房-食管瘘。食管对脉冲电场有极高的耐受能力,有研究表明脉冲电场用于房颤消融可能引起轻微的食管损伤,但仅限于损伤肌层,而不损害上皮和黏膜肌层。在一个猪模型里,研究者以 700~900V/cm(远高于心肌消融的 400V/cm)的电场强度对被食管覆盖的下腔静脉进行消融(模拟房颤消融中食管和左心房密切接触),结果显示 4 只实验用猪里有 1 只出现血管瘘,未出现食管损伤。在其他直接用脉冲电场对食管进行消融的动物研究里,则没有在解剖检查里观察到明显的食管损伤,仅在组织学检查里观察到细微变化。研究表明,食管可以耐受 3 000V/cm 的脉冲电场,即使以极高的电场输送到猪食管(用双极钳直接压迫食管,在极其狭窄的电极间施加 900V 电压),病变也局限在肌层。

2. 肺静脉　尽管发生率不高,但无论是射频还是冷冻消融均无法在实现肺静脉隔离的同时完全避免肺静脉狭窄的风险。如出现肺静脉狭窄,患者将可能出现呼吸困难、反复肺部感染等症状,引起严重后果,部分患者需介入干预。脉冲电场消融因不损伤细胞外基质,故在理论上可以从根本上降低肺静脉狭窄的风险。

Van 等首次于 2014 年在猪模型上验证了脉冲电场消融用于肺静脉隔离的安全性,该研究为对照性研究,共纳入 10 只猪作为研究样本,每只猪均对两根肺静脉进行脉冲电场消融,另对一根肺静脉进行射频消融,均完成肺静脉隔离。随访 3 个月后,脉冲电场消融组的肺静脉未发现狭窄,而射频消融组则出现明显的肺静脉狭窄 [(21 ± 7)%]。其后 Howard 的犬实验模型也取得类似的结果,32 个脉冲电场消融位点均未发生肺静脉狭窄,而 32 个射频消融位点里则有 6 个检出了严重肺静脉狭窄。

3. 膈神经　射频消融可能对其邻近的膈神经造成损伤,引起膈神经麻痹,然而神经的不可逆电穿孔阈值较高,且具有再生潜力。Lee 等对小鼠的坐骨神经用 10 个 3 800V/cm 电场脉冲进行消融,所有神经甚至是大量髓鞘都在如此高强度的电场作用下被破坏,然而这些神经在 7~10 周后得以再生。在猪模型上采用 200J 电穿孔消融右侧膈神经后未见任何变化。这些研究提示脉冲电场对膈神经的影响微乎其微,且所造成的任何损伤很可能只是暂时的。

4. 冠状动脉　由于射频消融或冷冻消融时的热沉降效应,冠状血管内较丰富的血流可以拮抗射频或冷冻消融带来的温度变化,因而消融过程中甚少出现冠状血管损伤,只有当消融部位过于接近血管时,才有发生血管闭塞或狭窄的风险,少部分患者需接受冠状动脉介入治疗,极少数患者因此死亡。

脉冲电场消融时,血管本身不受热沉降效应的保护,但基于脉冲电场消融的高选择性,理论上不太可能引起血管的损伤。Neven 等采用 200J 的消融能量直接对实验用的 5 头猪的左前降支及左回旋支的近、中、远段分别进行脉冲消融,并在术后即刻及术后 3 个月行冠状动脉造影,结果提示消融后即刻有一过性的冠状动脉痉挛,但在 3 个月后所有消融部位均未见血管狭窄,提示了脉冲电场消融对冠状血管的安全性。

(二)脉冲电场消融的临床研究

1. Farapulse 脉冲电场消融系统　Farapulse 脉冲消融系统是全球范围内最早上市的脉冲消融系统,采用直流电脉冲发生器,可产生单相波或双相波,其形态如图 6 所示,该脉冲电场消融系统由 5 个独立的环状结构组成,其上均匀分布有 20 个电极,可以不同程度展开以适应不同内径的肺静脉,所有电极均可以作为消融电极。下列临床研究评估了其安全性和有效性。

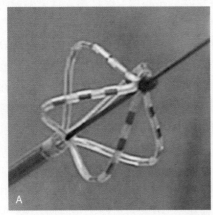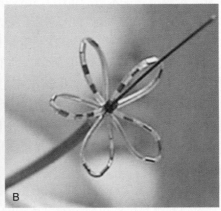

图 6　Farapulse 脉冲消融系统
A. 未完全展开;B. 完全展开。

(1)IMPULSE 研究(NCT03700385)和 PEFCAT 研究(NCT03714178):IMPULSE 研究和 PEFCAT 研究是最早一批评估脉冲电场消融用于阵发性房颤患者有效性及安全性的研究。

两项研究共入组了 81 名阵发性房颤患者,对其中 15 名患者采取单相波脉冲电场消融,66 名患者采取双相波脉冲电场消融,随后在术后 3 个月(两项研究分别为 75 天及 90 天)进行电生理检查,如未能实现肺静脉隔离,则采取优化参数后的双相波脉冲电场再次消融。结果提示,所有患者均实现了术后即刻肺静脉隔离,通过不断优化参数,所有接受双相脉冲电场消融的患者在术后 3 个月均实现了持久肺静脉隔离。至术后 1 年,(87.4 ± 5.6)% 的患者未出现心律失常。

安全性方面,所有患者经临床评估均未发生脑卒中、膈神经损伤、肺静脉狭窄和食管损伤。其中,有 29 例患者接受了内镜检查,均未发现食管损伤。有 13 例患者进行了头颅磁共振检查,未发现有无症状脑缺血。

(2)PersAFOne 研究(NCT04170621):PersAFOne 研究为一项单臂研究,研究入组了 25 例持续性房颤患者,采用双相波脉冲电场,对全部患者进行了肺静脉隔离,24 例患者进行了左房后壁消融,并在术后 2~3 个月进行了电生理检查评估消融效果。结果提示,全部患者在术后即刻及术后 3 个月均获得成功,且有内镜检查和增强 CT 确定无食管损伤及肺静脉狭窄。

本项研究首次将脉冲电场消融的应用范围从阵发性房颤拓展到持续性房颤,然而,该研究中评估左房后壁消融成功的标准为入口阻滞,而非检查左房后壁是否存在低电压区,因此尚需更多研究证实脉冲电场消融用于持续性房颤的有效性。

(3)MANIFEST-PF 研究:2022 年 6 月 1 日发表的 MANIFEST-PF 研究是迄今为止关于评估脉冲电场用于房颤消融的有效性及安全性的规模最大的临床研究,解决了至今为止脉冲电场消融相关研究样本量过小的问题。

该研究为回顾性研究,共有 24 个临床中心及 90 名术者参与,研究纳入了 2021 年 3 月至 2022 年 1 月接受脉冲电场消融的 1 758 名患者。这些患者平均年龄为 61.6 岁(范围

19~92 岁),女性占 34%,平均 CHA2DA2-VASc 评分为 2.1 分(范围 0~9 分),平均左房前后径39mm(范围 16~73mm),首次消融比例为 94%,阵发性及持续性房颤患者比例分别为 58%及 35%。

术后即刻肺静脉隔离(PVI)成功率为 99.9%(范围 98.9%~100%)。平均手术时间为 65分钟(范围 38~215 分钟),透视时间为 13.7 分钟(范围 4.5~33 分钟)。所有患者出院后均没有持续的食管并发症或膈神经损伤。严重并发症(1.6%)是心脏压塞(0.97%)和脑卒中(0.4%),以及 1 名患者因脑卒中死亡(0.06%)。轻微并发症(3.9%)主要是血管穿刺相关并发症(3.3%),但也包括有 8 名患者短暂性膈神经麻痹(0.46%),其中 3 名患者术后在数分钟内恢复,另 5 名患者在第 2 天恢复。有 2 名患者出现短暂性脑缺血发作(0.11%)。罕见并发症包括持续 6 周的冠状动脉痉挛、咯血和干咳(各有 1 人,均占 0.06%)。

这项来自真实世界的研究数据提示,脉冲电场用于房颤导管中表现出与理论预期一致的安全性及有效性,然而,仍有少部分患者出现了严重并发症(心脏压塞、脑卒中及死亡),提示脉冲电场消融的参数及策略可能需要进一步优化。

2. PulseSelect 脉冲电场消融系统　PulseSelect 是全球范围内第二个上市的脉冲电场消融系统,采用交流电脉冲发生器,产生双相波进行脉冲电场消融。系统结构如图 7 所示,头端与连接杆成直角相连,随后发出 9 个中空的环形电极。下列研究初步评估了其安全性和有效性。

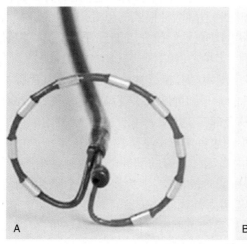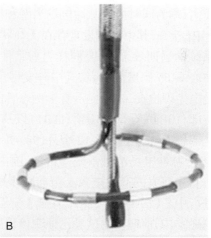

图 7　PulseSelect 脉冲消融系统
A. 正面观;B. 侧面观。

(1)PULSED AF 研究(NCT04198701):PULSED AF 研究是一项非随机、前瞻性、多中心的上市前临床研究。研究入组了来自 6 个中心的 38 例阵发性或持续性房颤患者,主要评价终点是术后即刻肺静脉隔离率及随访 30 天后的安全性。结果提示,全部患者均实现了术后即刻肺静脉隔离,随访 30 天无脑卒中、肺静脉狭窄、食管损伤或膈神经损伤发生。

该研究另一个亮点是术中监测并记录了食管温度,结果提示在脉冲电场消融后 1 秒内的平均温度变化(2.1±2.2)℃,这进一步佐证了脉冲电场消融不会产生明显的热效应。入组的所有病例将随访 12 个月,预计今年下半年将公布随访结果,值得期待。

(2)5S 研究:5S 研究是一项来自德国的单中心、单臂研究,研究纳入了全部 191 例房颤患者,对这些患者进行肺静脉隔离,术中监测食管温度,并对部分患者术后进行了头颅磁共振(53名)及消化道内镜检查(52名),全部患者术后完善72小时动态心电图检查,结果提示全部患者均实现了术后即刻肺静脉隔离,其中99.5%的患者在仅一次放电后即实现了肺静脉隔离。

在安全性方面,术中未监测到食管温度变化或食管损伤。有2例患者出现了轻微脑卒中,研究者考虑可能与导管交换时形成空气栓塞有关。没有患者出现严重脑卒中,10名患者出现了无症状的脑缺血,17名患者在围手术期内出现了房性快速心律失常复发。

3. Lattice-Tip 脉冲电场消融系统　Lattice-Tip 是一种可以在脉冲电场消融和射频消融两组消融模式间快速切换的消融系统,旨在解决目前的脉冲电场消融系统可以快速且有效地隔离肺静脉,但难以在肺静脉外进行精确线性消融或点状消融的问题,目前暂未上市。

该系统的首个人体临床研究是一项前瞻性、多中心、单臂研究(因研究者发起了两个几乎相同的研究版本,故有两个NCT编码——NCT04141007及NCT04194307,研究的数据最后被合并处理),主要目的是评估该消融系统急性期成功率和安全性。研究共纳入了来自3个中心共76例房颤患者,其中55例为阵发性房颤,21例为阵发性房颤。36例患者消融全程为脉冲电场消融模式,余下40例患者则同时接受了脉冲电场消融和射频消融。消融部位方面,所有患者均接受了肺静脉隔离,14例进行二尖瓣峡部消融,34例进行左房顶消融,44例进行三尖瓣峡部消融。全部患者均取得急性期成功,术后内镜检查提示有2例存在轻度黏膜热损伤(均为同时接受脉冲电场消融和射频消融两种模式的患者)。51例患者术后进行了头颅MRI检查,其中5例发现存在无症状脑缺血灶。研究者随后开展了进一步研究评估该消融系统的远期效果,研究同样为前瞻性、多中心、单臂研究(NCT04210622)。研究纳入了3个中心共65例房颤患者,其中阵发性房颤40例,持续性房颤25例。患者在术后3个月时接受电生理检查,结果提示有1例患者的1根肺静脉未实现肺静脉隔离,此外对大多数二尖瓣峡部(10/11)、全部左房顶(11/11)以及全部三尖瓣峡部(25/25)的消融均取得了持久性成功。全部患者随访至术后12个月,94.4%的患者未再发生房性心律失常。

4. 国产脉冲电场消融系统　目前,国内尚无已上市的脉冲电场消融系统产品,但已有多款国内自主研发的产品进入上市前临床研究阶段,进一步的多中心、前瞻性、随机对照研究也在进行中。LEAD-PFA脉冲消融系统是国内首款自主研发的交流电、双相波脉冲消融,为环状消融结构,前期动物试验已证明该消融系统可明显降低上腔静脉电位,可达到上腔静脉隔离的效果,初步证实了其有效性及安全性。我们中心采用该系统进行了5例阵发性房颤患者的脉冲消融,结果显示全部患者均实现了术后即刻肺静脉隔离,全部患者术后3天内完善头颅MRI均未见新发脑缺血灶,同时未出现心脏压塞、膈神经损伤、脑卒中等消融并发症,进一步的对照研究目前正在进行中。

四、脉冲电场消融的局限性

1. 缺乏高质量的临床证据　目前关于脉冲电场消融治疗房颤患者的临床证据多数来源于单中心或少数几个中心的观察性结果,唯一多中心、大样本的临床研究则为回顾性单臂研究,尚缺乏大样本、多中心、前瞻性、对照性的临床数据。这些研究采用的脉冲电场消融参数也不尽相同,因而脉冲电场消融的有效性和安全性还需在将来的临床实践中被进一步证实。同时,目前尚无有关房颤患者脉冲电场消融后长期临床结果文章的发表,其长期有效性也尚待证明。

2. 消融参数缺少标准化 脉冲电场消融的组织损伤程度和心肌选择性,受脉冲电压、脉宽、单双极、单双相、脉冲间期、脉冲数量、每一阵脉冲发放的总时间等参数,以及消融导管的形态所影响。尽管这些参数可以自由组合,但对不同心肌组织进行消融时,理论上应该存在一个参数组合的最优解,来提供最大限度的有效透壁损伤,而不会失去特异心肌组织选择性,然而关于这个最优解目前尚无定论。尽管目前国内外不少厂商均已开发出了自己的脉冲电场消融系统,但目前在这些系统里,各个厂商对参数的调制、消融导管的形态设计各异,缺乏统一标准。我们需要开展更深入的研究,以确定最佳消融参数,从而在确保安全性的前提下实现有效消融。

3. 围手术期脑卒中的风险尚未完全明确 总体来说,脉冲电场消融相对安全,然而其围手术期脑卒中的风险尚未完全明确。部分脉冲电场消融系统是通过直流脉冲发生器实现的,而水在直流电的作用下会发生电解并产生气体。Reddy 等通过心腔内超声技术证实了脉冲电场消融过程中电极处微泡的形成,因此必须警惕体循环栓塞(尤其是脑卒中)的可能性。尽管在目前研究中,未发现有血管内实体血栓的形成,微泡也未产生有临床意义的后果,但这给临床应用带来了未知的风险。在最新的 MANIFEST-PF 研究里,尽管脑卒中整体发生率不高,但却有 1 例导致死亡的严重脑卒中。考虑到将脉冲电场消融技术应用于持续性房颤后,在肺静脉隔离外的脉冲电场消融势必将进一步提高微泡形成的风险,需进一步进行系统研究。通过交流电进行脉冲电场消融的方案从理论上可以避免微泡形成,降低脑卒中风险。

4. 部分患者需进行全身麻醉和气管插管 由于单向波形的脉冲电场会导致骨骼肌显著收缩,影响操作,故应用此类脉冲电场消融系统的患者必须进行全身麻醉和插管,由此带来额外的麻醉风险。应用双向波进行脉冲电场消融的方案,可在产生有效损伤的同时减少肌肉收缩。

5. 脉冲电场消融对心脏植入物的影响未明确 脉冲电场消融的机制决定其消融过程中会产生电场,那么是否会对植入的心脏支架、起搏器及其导线产生作用,目前尚缺乏相关研究。

五、总结

脉冲电场用于房颤导管消融具有高效力、高选择性的优势,是极具潜力的临床应用研究方向,有望推动心律失常消融的技术迭代。现有研究已初步证实了其安全性及有效性,但关于其远期效果,以及如何实现消融参数的标准化,期待更进一步的研究。

(江 洪 王松云 潘宇宸)

参考文献

[1] CHEN S A, HSIEH M H, TAI C T, et al. Initiation of atrial fibrillation by ectopic beats originating from the pulmonary veins: electrophysiological characteristics, pharmacological responses, and effects of radiofrequency ablation [J]. Circulation, 1999, 100 (18): 1879-1886.

[2] REDDY V Y, NEUZIL P, KORUTH J S, et al. Pulsed field ablation for pulmonary vein isolation in atrial

fibrillation [J]. J Am Coll Cardiol, 2019, 74 (3): 315-326.

[3] ZAGER Y, KAIN D, LANDA N, et al. Optimization of irreversible electroporation protocols for in-vivo myocardial decellularization [J]. PLoS One, 2016, 11 (11): e0165475.

[4] NEVEN K, VAN DRIEL V, VAN WESSEL H, et al. Myocardial lesion size after epicardial electroporation catheter ablation after subxiphoid puncture [J]. Circ Arrhythm Electrophysiol, 2014, 7 (4): 728-733.

[5] KAMINSKA I, KOTULSKA M, STECKA A, et al. Electroporation-induced changes in normal immature rat myoblasts (H9C2)[J]. Gen Physiol Biophys, 2012, 31 (1): 19-25.

[6] WITT C M, SUGRUE A, PADMANABHAN D, et al. Intrapulmonary vein ablation without stenosis: a novel balloon-based direct current electroporation approach [J]. J Am Heart Assoc, 2018, 7 (14): e009575.

[7] STEWART M T, HAINES D E, VERMA A, et al. Intracardiac pulsed field ablation: Proof of feasibility in a chronic porcine model [J]. Heart Rhythm, 2019, 16 (5): 754-764.

[8] MEROLA G, FUSCO R, DI BERNARDO E, et al. Design and Characterization of a Minimally Invasive Bipolar Electrode for Electroporation [J]. Biology (Basel), 2020, 9 (9): 303.

[9] YE X, LIU S, YIN H, et al. Study on optimal parameter and target for pulsed-field ablation of atrial fibrillation [J]. Front Cardiovasc Med, 2021, 8: 690092.

[10] KORUTH J S, KUROKI K, KAWAMURA I, et al. Focal pulsed field ablation for pulmonary vein isolation and linear atrial lesions: a preclinical assessment of safety and durability [J]. Circ Arrhythm Electrophysiol, 2020, 13 (6): e008716.

[11] REDDY V Y, KORUTH J, JAIS P, et al. Ablation of Atrial Fibrillation With Pulsed Electric Fields: An Ultra-Rapid, Tissue-Selective Modality for Cardiac Ablation [J]. JACC Clin Electrophysiol, 2018, 4 (8): 987-995.

[12] 赵志宏, 陈永刚, 宁忠平, 等. 快速心律失常脉冲电场不可逆电穿孔消融治疗研究进展 [J]. 中国医疗器械杂志, 2021, 45 (5): 517-523.

[13] LAVEE J, ONIK G, MIKUS P, et al. A novel nonthermal energy source for surgical epicardial atrial ablation: irreversible electroporation [J]. Heart Surg Forum, 2007, 10 (2): E162-E167.

[14] WITTKAMPF F H, VAN DRIEL V J, VAN WESSEL H, et al. Feasibility of electroporation for the creation of pulmonary vein ostial lesions [J]. J Cardiovasc Electrophysiol, 2011, 22 (3): 302-309.

[15] HONG J, STEWART M T, CHEEK D S, et al. Cardiac ablation via electroporation [J]. Annu Int Conf IEEE Eng Med Biol Soc, 2009, 2009: 3381-3384.

[16] KORUTH J S, KUROKI K, KAWAMURA I, et al. Pulsed field ablation versus radiofrequency ablation: esophageal injury in a novel porcine model [J]. Circ Arrhythm Electrophysiol, 2020, 13 (3): e008303.

[17] VAN DRIEL V J, NEVEN K G, VAN WESSEL H, et al. Pulmonary vein stenosis after catheter ablation: electroporation versus radiofrequency [J]. Circ Arrhythm Electrophysiol, 2014, 7 (4): 734-738.

[18] HOWARD B, HAINES D E, VERMA A, et al. Reduction in pulmonary vein stenosis and collateral damage with pulsed field ablation compared with radiofrequency ablation in a canine model [J]. Circ Arrhythm Electrophysiol, 2020, 13 (9): e008337.

[19] POTHINENI N V, KANCHARLA K, KATOOR A J, et al. Coronary artery injury related to catheter ablation of cardiac arrhythmias: A systematic review [J]. J Cardiovasc Electrophysiol, 2019, 30 (1): 92-101.

[20] NEVEN K, VAN DRIEL V, VAN WESSEL H, et al. Safety and feasibility of closed chest epicardial catheter ablation using electroporation [J]. Circ Arrhythm Electrophysiol, 2014, 7 (5): 913-919.

[21] REDDY V Y, ANIC A, KORUTH J, et al. Pulsed field ablation in patients with persistent atrial fibrillation [J]. J Am Coll Cardiol, 2020, 76 (9): 1068-1080.

[22] EKANEM E, REDDY V Y, SCHMIDT B, et al. Multi-national survey on the methods, efficacy, and safety on the post-approval clinical use of pulsed field ablation (MANIFEST-PF)[J]. Europace, 2022, 24 (8): 1256-1266.

[23] VERMA A, BOERSMA L, HAINES D E, et al. First-in-human experience and acute procedural outcomes

using a novel pulsed field ablation system: The PULSED AF Pilot Trial [J]. Circ Arrhythm Electrophysiol, 2022, 15 (1): e010168.

[24] SCHMIDT B, BORDIGNON S, TOHOKU S, et al. 5S study: safe and simple single shot pulmonary vein isolation with pulsed field ablation using sedation [J]. Circ Arrhythm Electrophysiol, 2022, 15 (6): e010817.

[25] REDDY V Y, ANTER E, RACKAUSKAS G, et al. Lattice-tip focal ablation catheter that toggles between radiofrequency and pulsed field energy to treat atrial fibrillation: a first-in-human trial [J]. Circ Arrhythm Electrophysiol, 2020, 13 (6): e008718.

[26] REDDY V Y, NEUZIL P, PEICHL P, et al. A lattice-tip temperature-controlled radiofrequency ablation catheter: durability of pulmonary vein isolation and linear lesion block [J]. JACC Clin Electrophysiol, 2020, 6 (6): 623-635.

[27] ZHU T, WANG Z, WANG S, et al. Pulsed field ablation of superior vena cava: feasibility and safety of pulsed field ablation [J]. Front Cardiovasc Med, 2021, 8: 698716.

[28] 余锂镭, 王松云, 袁晓玲, 等. 脉冲电场消融治疗阵发性心房颤动的初步临床应用 [J]. 中国心脏起搏与心电生理杂志, 2021, 35 (5): 434-438.

心房颤动合并心力衰竭早期节律控制策略再评价

心房颤动（atrial fibrillation，AF）和心力衰竭（heart failure，HF）是 21 世纪两大流行疾病，二者可互为因果，形成恶性循环，其诊治是心血管领域的巨大挑战。节律控制是心房颤动（房颤）治疗的重要策略之一，包括抗心律失常药物治疗、电复律、导管消融和外科手术等多种方式。近年来随着对疾病认识的加深、药物治疗的更新、导管消融技术进步和方法完善等，越来越多的房颤患者采用了节律控制治疗，并取得了良好的临床效果，节律控制策略在房颤治疗中的地位也不断提高。随着 2020 年 EAST-AFNET 4 研究结果的发表，"早期节律控制"的理念在房颤治疗领域中得到前所未有的重视。而针对房颤合并心力衰竭，早期节律控制策略在其治疗中的价值和意义，也逐渐受到广大心血管医师的关注。

一、房颤和心力衰竭的关系

房颤和心力衰竭（心衰）都是常见的心脏疾病，具有较多的共同危险因素如高龄、高血压、糖尿病和结构性心脏病等，导致两种疾病经常并存。随着人口老龄化加剧，两者的流行程度将不断增加。心衰是房颤的危险因素，而房颤可以诱发或加重心衰，两者相互促进，形成恶性循环。研究显示，随着心功能恶化，房颤发病率逐渐增高，心功能 IV 级患者房颤发病率可达 50%，新发房颤是心衰恶化的重要指标，是心衰住院的独立危险因素。另外，20%~30% 的房颤患者伴左心室收缩功能下降，且有相近数量的患者合并舒张功能不全。在合并较多共同危险因素的基础上，房颤本身可通过房室收缩不协调、心室率增快及 RR 间期不等诱发或加重心衰。无论房颤和心衰哪种疾病先发生，以及房颤的类型或心衰的分级，这两种疾病的结合会使患者的死亡率和住院率更高。随着非维生素拮抗剂口服抗凝药物在房颤血栓栓塞预防中的普遍应用，房颤抗凝治疗策略在不断优化，心衰已逐渐取代脑卒中成为房颤患者的主要死亡原因。

二、节律控制在房颤合并心衰治疗中的地位

节律控制是房颤治疗的重要策略之一，包括抗心律失常药物治疗、电复律、导管消融和外科手术等多种方式，而抗心律失常药物治疗和导管消融是房颤节律控制最重要的两个组成部分。

（一）抗心律失常药物治疗

抗心律失常药物治疗主要目的是减少房颤发作、提高窦性心律维持率，改善房颤相关症状。而 AFFIRM、RACE 及 AF-CHF 等研究发现，采用抗心律失常药物进行节律控制未见总体死亡率降低。常用抗心律失常药物进行节律控制的有效性并不理想，难以长期维持稳定的窦性心律，同时因胺碘酮、索他洛尔等常用抗心律失常药物存在致心律失常、负性肌力作用和心外不良反应，使用不规范反而增加患者的死亡率，在合并心衰的房颤患者中尤为明显。实际上并非有效维持窦性心律不能使房颤患者获益，而是维持窦性心律的优点被抗心律失常药物失效和毒性反应所抵消。因此，近年来国内外多个房颤诊治指南、专家共识等均

强调,抗心律失常药物的选择首要应考虑安全性而不是有效性,抗心律失常药物治疗目标是减少房颤复发、减轻房颤相关症状,而非消除房颤。

2020 年 ESC 房颤诊断与管理指南中,关于抗心律失常药物用于长期节律控制的一线推荐:①胺碘酮可用于所有房颤患者的长期节律控制,包括射血分数降低的心衰(HFrEF)患者,但应高度关注其心外不良反应,如可行,则尽可能选用其他抗心律失常药物(Ⅰ类推荐,A 级证据);②决奈达隆可用于心功能正常或轻度受损但处于稳定期的患者,以及合并射血分数保留的心衰(HFpEF)、缺血性心脏病或瓣膜病患者长期节律控制(Ⅰ类推荐,A 级证据);③氟卡尼、普罗帕酮可用于左心室功能正常且无结构性心脏病(包括明显左心室肥厚和缺血性心脏病)患者长期节律控制(Ⅰ类推荐,A 级证据)。由此可以看出,除合并 HFrEF 或心肌梗死患者应首选胺碘酮以外,决奈达隆成了包括 HFpEF、稳定期心力衰竭等大部分房颤患者长期节律控制的首选。

决奈达隆是一种脱碘的苯并呋喃衍生物,为 Vaughan-Williams 分类中的Ⅲ类抗心律失常药物,但兼具多通道抑制作用,对钠、钾、钙离子通道和 β 受体等均有抑制作用。决奈达隆对心房的作用大于心室,主要作用于心房乙酰胆碱激活钾电流通道。EURIDIS-ADONIS 研究联合分析显示,与安慰剂相比,决奈达隆可降低非永久性房颤 / 房扑患者复发风险达 25%,并显著延长首次记录的房颤 / 房扑复发时间。尽管决奈达隆抗心律失常作用有效性不如胺碘酮,但决奈达隆同时对内向和外向电流的抑制可降低复极化跨膜离散度,因此其致心律失常风险较低。另外,因决奈达隆脂溶性降低和不含碘,其心脏外不良反应明显低于胺碘酮。总体而言,决奈达隆不良反应较胺碘酮明显减少。

2009 年,基于 ATHENA 研究结果,决奈达隆正式被批准用于治疗房颤 / 房扑。ATHENA 研究是一项随机、双盲、国际多中心、安慰剂对照临床试验,纳入 4 628 例阵发性或持续性房颤 / 房扑患者,并伴以下标准之一:年龄 ≥ 70 岁,≥ 2 类降压药物治疗中的原发性高血压、糖尿病、既往脑卒中或短暂性脑缺血发作史、体循环栓塞史、左心房内径 ≥ 50mm 或左心室射血分数(LVEF)≤ 40%。患者被随机分为决奈达隆组(400mg,2 次 /d)和安慰剂组,主要终点为首次因心血管事件住院或全因死亡。在平均随访 21 个月后,决奈达隆组和安慰剂组主要终点发生率分别为 31.9% 和 39.4%($HR=0.76,P<0.001$),即心血管事件住院或全因死亡复合终点风险降低 24%。其中心血管原因死亡率下降 29%(2.7% $vs.$ 3.9%,$HR=0.71$,$P=0.03$),两组间全因死亡差异无统计学意义。该研究使决奈达隆成为第一个,也是目前唯一一个经循证医学证明能够显著降低房颤患者终点事件风险的节律控制药物,开启了房颤抗心律失常药物治疗的新纪元。

针对房颤合并心衰的患者,该如何选择使用决奈达隆进行节律控制,ANDROMEDA 和 ATHENA 研究事后分析让我们有了更进一步的认识。ANDROMEDA 研究是一项随机、双盲、多中心临床试验,纳入 627 例近期因症状性心衰(NYHA Ⅱ级占 40.2%,Ⅲ级占 56.8%,Ⅳ级占 3.0%)和重度左心室收缩功能不全(LVEF ≤ 35%)住院治疗的患者,旨在评价决奈达隆与安慰剂比较用于严重心衰患者是否能改善预后,其中约 40% 的患者合并房颤。中位随访 2 个月后,该研究因决奈达隆组死亡率明显高于安慰剂组而提前终止(8.1% $vs.$ 3.8%,$HR=2.13,P=0.03$),研究发现决奈达隆使此类患者心衰加重,进而导致死亡率增加,故不推荐决奈达隆用于中重度心衰和左心室收缩功能严重下降的患者。ATHENA 研究的事后分析,共纳入 209 例 NYHA Ⅱ ~ Ⅲ级稳定期心衰患者(LVEF ≤ 40%),研究发现与安慰剂($n=114$)比较,决奈达隆($n=95$)并未增加患者死亡率,且降低心血管事件住院和全因死亡复合终点的趋势与主研究一致。因此,目前不建议决奈达隆用于 NYHA Ⅳ 级或不稳定的 NYHA Ⅱ~Ⅲ 级心衰患者,胺碘酮仍然是此类较重心衰患者的首选。

(二)导管消融治疗

导管消融是房颤节律控制的重要非药物治疗手段,近年来随着对疾病认识的加深、导管消融技术的进步和房颤导管消融方法的完善,越来越多的房颤合并心衰患者接受了房颤导管消融治疗,并取得了良好的临床效果。前期研究显示,经导管消融治疗房颤合并心衰,可改善患者心功能和生活质量,提高生存率,减少再住院率。与药物治疗相比,导管消融能更稳定地长期维持窦性心律,通过恢复房室同步、稳定而规律的心室舒缩、神经节改良等途径改善心功能,且无药物治疗的心外不良反应。

随着相关临床研究的不断开展和证据的积累,房颤合并心衰经导管消融治疗的地位也不断提高。2012 年 ESC 房颤诊治指南中,房颤合并心衰患者必要时可选择导管消融治疗,为 Ⅱb 类推荐(B 级证据)。而在 2016 年更新的 ESC 房颤诊治指南中,此类患者经导管消融治疗进一步上升为 Ⅱa 类推荐(C 级证据)。而 2020 年 ESC 房颤诊断和管理指南中指出,对房颤伴左心室收缩功能下降的心衰患者,如果有心动过速性心肌病的可能,则应积极行房颤导管消融,为 Ⅰ 类推荐(B 级证据)。在有选择的房颤伴左心室收缩功能下降的心衰患者中,现有证据提示,导管消融可以改善房颤患者的生存率,降低心衰住院率,为 Ⅱa 类推荐(B 级证据)。

陈少杰等 2020 年于 *European Heart Journal* 上发表荟萃分析,纳入了 ARC-HF、CAMTAF、AATAC、CAMERA-MRI、CASTLE-AF、CABANA HF 等 7 项随机对照临床研究(共纳入 1 112 例患者),旨在比较节律控制与心率控制在房颤合并心衰患者中的疗效差异。结果显示,与药物治疗相比,导管消融可以降低房颤合并心衰患者全因死亡率($OR=0.51$,$P=0.000\ 3$)和再住院率($OR=0.44$,$P=0.003$),显著改善 LVEF(6.8%,$P=0.000\ 4$),降低房颤复发率(29.6% *vs.* 80.1%,$OR=0.04$,$P<0.000\ 01$),提高生活质量(明尼苏达心衰生活质量量表评分为 -9.1 分,$P=0.007$),而脑卒中风险相似。

1. 经导管消融治疗房颤合并 HFrEF　既往房颤导管消融术主要集中于左心收缩功能正常的房颤患者,导管消融不仅可有效降低房颤复发,而且可以提高生活质量,具有良好的安全性和有效性。近年来多项研究表明,经导管消融治疗可以改善房颤合并 HFrEF 患者的心功能,提升 LVEF,改善活动能力和生活质量,且同样具有良好的安全性和有效性。

CAMERA-MRI 研究是一项前瞻性、多中心、随机对照试验,旨在评价与药物心率控制相比,房颤导管消融是否能改善左心室收缩功能。入选对象为持续性房颤伴特发性心肌病(LVEF ≤ 45%)患者,基线 LVEF 为(33 ± 8.6)%。经优化心室率控制后,分别行心脏磁共振检查评估 LVEF,行钆延迟显像评估左心室纤维化程度,然后随机分为导管消融组($n=33$)和心率控制组($n=33$)。导管消融组采用肺静脉隔离联合左房后壁电隔离策略,主要研究终点是 LVEF 的变化(心脏磁共振检查评估)。结果显示,随访 6 个月时两组患者 LVEF 均有改善,但导管消融组改善更为明显[(18 ± 13)% *vs.* (4.4 ± 13)%,$P<0.000\ 1$],左心室收缩末期容积在导管消融组较心率控制组也显著降低[(24 ± 24)ml/m^2 *vs.* (8.0 ± 20)ml/m^2,$P<0.007$]。导管消融组中 58% 的患者术后 LVEF 恢复正常(≥50%),而心率控制组仅有 9% 的患者在 6 个月时复查 LVEF 正常($P=0.000\ 2$)。同时,与心率控制组相比,导管消融组患者左房容积、BNP 水平、NYHA 分级均显著下降。此外,导管消融组中,心室钆延迟显像阴性者 LVEF 改善较阳性者更为明显(22.3% *vs.* 11.6%,$P=0.006\ 9$)。

经导管消融治疗房颤合并 HFrEF 疗效不仅优于单纯药物治疗，与房室结消融联合双心室起搏相比，同样具有明显的优势。PABA-CHF 研究是一项前瞻性、多中心、随机对照试验，旨在比较肺静脉电隔离与房室结消融＋双心室起搏两种不同治疗策略在房颤合并 HFrEF 治疗中的临床效果。该研究入选房颤患者 LVEF ≤ 40%，NYHA 心功能Ⅱ～Ⅲ级，抗心律失常药物控制不佳，随机分为肺静脉隔离组（n=41）和房室结消融加双心室起搏组（n=40），两组基线状态无显著差异。6 个月后，未服用抗心律失常药物情况下肺静脉电隔离组中 71% 的患者维持窦性节律，肺静脉隔离组较房室结消融加双心室起搏组生活质量明显改善（明尼苏达心衰生活质量量表评分 60 $vs.$ 82，$P<0.001$）、6 分钟步行距离明显增加（340m $vs.$ 297m，$P<0.001$），LVEF 显著提高（35% $vs.$ 28%，$P<0.001$）。此外，肺静脉隔离组中非阵发性房颤患者较阵发性房颤患者获益更为显著。

近几年来，AATAC、CASTLE-AF 等多项研究表明导管消融不仅可以改善房颤合并 HFrEF 患者心功能和生活质量，还可以改善临床预后。AATAC 研究是一项多中心随机、开放、平行对照临床研究，共入选持续性房颤合并心衰（LVEF ≤ 40%，NYHA 心功能Ⅱ～Ⅲ级）患者 208 名，所有患者已植入双腔 ICD 或 CRT-D，随机分为胺碘酮组（n=101）和导管消融组（n=101），平均随访 26 个月，主要终点为治疗的长期成功率（无房颤复发）。导管消融组平均接受（1.4 ± 0.6）次消融手术，71% 患者无房颤复发，胺碘酮组 34% 患者无房颤复发（$P<0.001$）；且导管消融组住院率较胺碘酮组明显下降（31% $vs.$ 57%，$P<0.001$）。多因素回归分析显示，胺碘酮组房颤复发风险是导管消融组的 2.5 倍。更为重要的是，导管消融组较胺碘酮组的总死亡率明显下降（8% $vs.$ 18%，$P<0.05$）。AATAC 研究是首个直接比较导管消融和胺碘酮治疗心衰合并持续性房颤的多中心随机试验，入选患者均为较严重心衰患者，两组患者平均 LVEF 分别为（29 ± 5）% 和（30 ± 8）%；入选患者常规应用 β 受体阻滞剂、ACEI/ARB、醛固酮拮抗剂；患者均植入双腔 ICD 或 CRT-D，均通过远程心脏植入器械程控随访，避免了无症状房颤的漏诊，数据更加准确、客观。研究表明，导管消融较胺碘酮治疗不仅更有效降低房颤复发，而且可以提高生活质量，提升运动耐力，更重要的是导管消融可降低房颤合并心衰患者住院率和死亡率。尽管住院率和死亡率不是本研究设置的主要研究终点，但研究提示导管消融不仅可以改善心衰患者症状，还可以改善临床预后，突破了传统获益。

CASTLE-AF 研究是一项前瞻性、多中心、随机对照临床研究，入选标准为有症状的阵发性或持续性房颤的患者、抗心律失常药物无效或不能耐受或不愿意应用抗心律失常药物的患者以及 LVEF ≤ 35%，NYHA 分级 ≥ Ⅱ级，且已植入 ICD/CRT-D 的患者。最终 363 例房颤合并 HFrEF 的患者完成研究，其中 179 例接受导管消融治疗，184 例接受常规药物治疗。导管消融组主要进行肺静脉电隔离，其他消融策略依据术者经验制定。常规药物组的治疗包括节律控制和心率控制，同时给予抗凝治疗。两组患者的基线特征（NYHA 分级、房颤类型、CRT-D 植入、ICD 植入）相似，使用 ACEI 或 ARB、β 受体阻滞剂、利尿剂、口服抗凝剂和抗心律失常药的比例基本相同。主要终点包括全因死亡及心衰进展导致的再住院，次要终点包括全因死亡、心衰进展导致的再住院、脑血管事件、心血管原因死亡、心血管原因导致的意外住院等。随访中位时间为 37.8 个月，发现导管消融组的房颤负荷显著低于常规药物治疗组，LVEF 显著提高（8.0% $vs.$ 0.2%，P=0.005）。更为重要的是，导管消融与常规药物治疗相比使主要终点发生率降低了 38%，全因死亡率降低 47%，心衰进展住院率减少 44%，心血管死亡率减少 51%。CASTLE-AF 研究的主要终点为预后指标，包括全因死亡及心衰进展导致的再住院,研究结果为房颤合并心衰患者导管消融提供了强有力的佐证,给了临床医师及患者更多信心。

基于既往多项临床研究结果,2021 年 AHA/ACC 房颤合并 HFrEF 患者管理申明中指出,导管消融在改善 AF 合并 HFrEF 患者的生存率、再住院率和生活质量,具有良好的安全性和有效性。

2. 经导管消融治疗房颤合并 HFpEF　近年来,HFpEF 的患病率明显增加,至今为止其药物治疗效果相对有限,HFpEF 的诊治对临床医师来说仍是一个挑战。房颤是 HFpEF 的危险因素,也是 HFpEF 进展过程中的并发症之一。对于 HFpEF 合并房颤患者的治疗更具有挑战,有研究显示采用导管消融治疗房颤合并 HFpEF 患者同样获益。

Kelly 等在一项观察性研究中,比较了节律控制和心率控制在房颤合并 HFpEF 患者中的临床疗效。节律控制包括 AADs、电复律、房颤导管消融或外科手术治疗,而心率控制包括 β 受体阻滞剂、钙通道阻滞剂、地高辛等药物单用或联合使用。研究纳入了 15 682 例年龄大于 65 岁的房颤合并 HFpEF 患者,1 857 例采用节律控制的患者中,62.5% 使用胺碘酮,11.7% 使用索他洛尔,2.0% 使用多非利特,11.4% 使用了其他 AADs,13.6% 住院期间进行了房颤电复律,1% 的患者进行了房颤导管消融或外科治疗;其余 13 825 例采用心率控制。治疗 1 年后,与节律控制组相比,心率控制组全因死亡率更高(37.5% *vs.* 30.8%,$P<0.01$)。该研究显示,采用包括电复律、导管消融在内的节律控制策略,可以改善房颤合并 HFpEF 患者的预后,降低全因死亡风险。

Fukui 等回顾性分析 85 例房颤合并 HFpEF 患者(LVEF ≥ 50%,有心衰住院史)。其中导管消融组 35 例,传统药物治疗组 50 例,主要终点为心衰再住院。两组患者年龄、持续性房颤比例、BNP 水平、LVEF 等基线特征均无显著差异。在平均 2 年余的随访期间,与药物治疗相比,导管消融能显著降低 HFpEF 患者的心衰再住院率($P=0.003\ 9$),多因素分析显示房颤导管消融是减少心衰再住院的唯一预测因子($OR=0.15$,$P<0.001$)。研究还提示,房颤导管消融成功与否与心衰再住院风险密切相关,房颤复发患者中心衰再住院率为 50%,而无房颤复发的患者中无一例因心衰再住院($P=0.001\ 3$)。

CABANA 研究是一项前瞻性、多中心、随机对照临床试验,纳入 2 204 例房颤患者,按 1∶1 随机分组接受导管消融或药物治疗,主要终点为全因死亡、致残性脑卒中、严重出血或心搏骤停构成的复合终点。研究共包括了 778 例 NYHA 心功能分级 ≥ Ⅱ 级的房颤合并心衰患者,其中 571 例患者基线 LVEF 已知,中位 LVEF 55%,仅 21% 的患者 LVEF<50%,9.3% 的患者 LVEF<40%。CABANA 心衰亚组分析发现,中位随访 48.5 个月后,导管消融在主要终点、全因死亡率等方面均优于药物治疗,而入选的患者中,绝大部分为 HFpEF 患者。

Aldaas 等新近发表的一项荟萃分析,入选了 6 项研究,包括 3 项回顾性研究和 3 项前瞻性观察性研究,旨在比较导管消融在房颤合并 HFpEF 患者和 HFrEF 患者中的临床疗效。研究共纳入 1 505 例房颤合并心衰的患者,其中 764 例(51%)为 HFpEF,741 例(49%)为 HFrEF,大部分患者为持续性房颤,并且正在服用抗心律失常药物。与 HFrEF 组患者相比,HFpEF 组患者导管消融手术时间、围手术期并发症发生率、术后 1 年房颤复发率和住院率均无显著差异,术后 1 年期间死亡率更低(MD 0.41,95% CI 0.18~0.94,$P=0.04$)。荟萃分析结果显示,与房颤合并 HFrEF 患者相似,经导管消融治疗房颤合并 HFpEF 患者同样安全、有效。基于导管消融治疗房颤合并 HFrEF 良好的临床疗效,预示着导管消融治疗房颤合并

HFpEF,同样可以帮助患者维持窦性心律、改善心功能、提高生活质量、降低住院风险,并降低死亡率。但目前仍需要单独设计的前瞻性、多中心、随机对照临床试验来为经导管消融治疗房颤合并 HFpEF 进一步提供强有力的证据。

三、房颤合并心衰:早期节律控制时代

2020 年发表的一项 ATHENA 研究事后分析,按照患者入组前房颤/房扑病史持续时间不同进行分组,评估决奈达隆在不同亚组人群中的有效性和安全性。结果显示,决奈达隆显著降低房颤患者心血管住院/全因死亡、房颤/房扑复发风险,且在房颤病史较短(<24 个月)的患者中获益更显著。该研究提示,房颤早期阶段使用决奈达隆进行节律控制,患者获益更多,优势更明显。

EAST-AFNET 4 研究结果的正式发表,吹响了房颤早期节律控制时代的号角。EAST-AFNET 4 研究是一项由国际多中心、前瞻性随机、开放标签临床试验,旨在评估早期节律控制是否可以降低房颤患者的心血管事件发生风险。研究纳入确诊早期房颤(入选前诊断时间 ≤ 1 年)且合并心血管疾病的患者,所有患者均遵循指南接受抗凝等治疗,并随机分为早期节律控制组和常规治疗组。早期节律控制组包括使用决奈达隆等抗心律失常药物、房颤导管消融治疗和房颤电复律等措施,而常规治疗组则首先选择心率控制治疗改善患者相关症状,无效时再考虑药物或非药物节律控制治疗。研究主要终点为心血管死亡、脑卒中(缺血或出血性)、因心衰恶化或急性冠脉综合征住院的复合终点,次要终点为患者每年住院天数。主要安全终点为死亡、脑卒中和节律控制治疗相关严重不良事件组成的复合终点。最终有来自欧洲 135 个中心的 2 789 例早期房颤患者进入随机分组,自诊断到入选的中位时间仅为 36 天,CHA$_2$DS$_2$-VASc 评分平均 3.4 分,其中 37.6% 的患者为首诊房颤。在中位随访 5.1 年后,早期节律控制组(n=1 395)主要疗效终点事件年发生率为 3.9%,而常规治疗组(n=1 394)患者为 5.0%,发生风险降低 21%(HR=0.79,P=0.005),两组患者平均住院天数无显著差异,主要安全终点事件的发生率也无明显差异。该研究结果提示,对于早期房颤伴有心血管危险因素的患者,与心率控制策略相比,尽早启动合理的抗心律失常药物和/或导管消融治疗,可显著降低主要的心血管不良结局风险。

与 AFFIRM 研究相比,EAST-AFNET 4 研究的患者入选标准、治疗策略和临床终点均不相同。AFFIRM 研究对纳入患者的房颤病程并未做要求,并采用了胺碘酮和索他洛尔作为主要的抗心律失常药物;而 EAST-AFNET 4 研究以新发房颤患者为主,并采用氟卡尼、决奈达隆等药物进行抗心律失常治疗,另有 19.4% 的患者在第二年采用了导管消融,抗凝治疗的比值达 90%,远高于 AFFIRM 研究。两项研究在研究设计上的巨大差异,既体现了房颤领域理论和技术的变革,亦是造成两个研究结果相差较大的部分原因。EAST-AFNET 4 研究结果的发表,极大地鼓舞了广大心血管医师对房颤患者采用早期节律控制的决心。

针对房颤合并心衰的患者,采用早期节律控制策略是否能同样获益呢? EAST-AFNET 4 研究心衰亚组分析,将心衰定义为符合 NYHA Ⅱ~Ⅲ级或 LVEF<50%,共纳入了 798 名患者,中位年龄为 71.0 岁,其中 785 名患者已知 LVEF,包括 442 名患者为 HFpEF[平均 LVEF 为(61 ± 6.3)%],211 名为射血分数中间值的心衰[平均 LVEF 为(44 ± 2.9)%],132 名为 HFrEF[平均 LVEF 为(31 ± 5.5)%]。中位随访 5.1 年后,节律控制组主要疗效终点年发生率为 5.7%,而常规治疗组为 7.9%,发生风险降低 26%(HR=0.74,P=0.03),且上述结果并

不因心衰状态而改变。由此可见,对合并有心衰的房颤患者,早期节律控制治疗,同样会带来临床获益。

针对房颤合并心衰的患者,采用导管消融治疗,时机选择同样重要,而 AMICA 研究和 CASTLE-AF 研究后期分析给我们带来了一些启示。AMICA 研究入选 LVEF ≤ 35% 的持续性房颤患者,随机分为导管消融组和药物治疗组,比较导管消融与药物治疗的效果,主要研究终点是 LVEF 在 1 年后的改善程度,次要终点包括 6 分钟步行试验距离、生活质量和 NT-proBNP 水平。该研究因未显示出导管消融与药物治疗之间的差异而提前终止。对已完成随访的 140 例患者进行分析显示,LVEF 在导管消融组中增加了 8.8%,而药物治疗组中增加了 7.3%,两组间 LVEF 增加程度相似(P=0.36)。与 CASTLE-AF 研究相比,AMICA 研究导管消融组入选患者持续性房颤占比更高(100% *vs.* 70%),基线 LVEF 更低(27.6% *vs.* 32.5%),心功能更差(Ⅲ~Ⅳ级患者占比 59% *vs.* 31%)。AMICA 研究提示,房颤导管消融的效果可能受基线时心衰程度影响,而对于严重左室功能障碍的晚期心衰患者,与药物治疗相比,导管消融获益有限。

CASTLE-AF 研究的主要终点包括全因死亡及心衰进展导致的再住院。后期分析显示,与药物治疗相比,接受导管消融治疗房颤合并 LVEF 中 - 重度降低(20%<LVEF<35%)和重度降低(LVEF<20%)的患者中,主要终点、全因死亡等风险均显著下降。研究获益主要来源于 NYHA 心功能 Ⅰ~Ⅱ 级的患者(主要终点 HR=0.43,P<0.001;全因死亡率 HR=0.30,P=0.001),而在 NYHA 心功能Ⅲ~Ⅳ级的患者中,导管消融无明显获益(主要终点 HR=0.98,P=0.935;全因死亡率 HR=0.93,P=0.853)。该研究提示,在房颤合并心衰患者中,在心衰早期行房颤导管消融,才能让患者获益更多。

对于已合并心衰的患者,在房颤早期进行积极的节律控制,患者获益大。从另一个角度讲,我们应该把房颤节律控制的“战线”前移,要在房颤患者出现心衰之前就积极进行治疗,包括合理的抗心律失常药物、导管消融等措施。房颤是一种进展性疾病,同样是节律控制策略,但相对而言,导管消融治疗较抗心律失常药物更有利于延缓房颤的进展,从而减少心衰和其他相关不良结局事件的发生。而且一旦出现心衰,抗心律失常药物应用将会受到更多限制。一项荟萃分析把近 10 年经导管消融治疗和药物治疗房颤患者的随访结果进行对比,结果发现接受导管消融的房颤患者虽然有一定的复发率,部分患者还进行了多次手术,但接受导管消融的患者群房颤不再进展,而使用药物治疗的患者,无论使用何种药物,都不能阻止房颤的进展,即每年有 10%~15% 的阵发性房颤进展为持续性房颤。ATTEST 研究结果表明,导管消融在延缓复发性阵发性房颤进展为持续性房颤方面优于抗心律失常药物治疗,房颤进展风险降低达 90%(HR=0.107,P=0.003 1)。因此,使用药物治疗,很难阻挡和延缓房颤的进展,阵发性房颤的负荷越来越重,持续性房颤占比越来越高,合并心衰的患者相应增加,而导管消融可以控制房颤的进展,降低此类患者心衰的发生率,且越早干预获益越大。

四、总结

采用合理的抗心律失常药物、导管消融等措施对房颤合并心衰患者进行节律控制,有利于提高患者生活质量,改善预后。而早期节律控制策略同样适用于房颤合并心衰患者,且房颤节律控制的“战线”未来仍将不断前移,最终让广大房颤患者早获益、多获益。

(周根青　刘少稳)

参考文献

［1］ KIRCHHOF P, CAMM A J, GOETTE A, et al. Early Rhythm-Control Therapy in Patients with Atrial Fibrillation [J]. N Engl J Med, 2020, 383 (14): 1305-1316.

［2］ ALEONG R G, SAUER W H, DAVIS G, et al. New-onset atrial fibrillation predicts heart failure progression [J]. Am J Med, 2014, 127 (10): 963-971.

［3］ HINDRICKS G, POTPARA T, DAGRES N, et al. 2020 ESC Guidelines for the diagnosis and management of atrial fibrillation developed in collaboration with the European Association for Cardio-Thoracic Surgery (EACTS): The Task Force for the diagnosis and management of atrial fibrillation of the European Society of Cardiology (ESC) Developed with the special contribution of the European Heart Rhythm Association (EHRA) of the ESC [J]. Eur Heart J, 2021, 42 (5): 373-498.

［4］ HEALEY J S, OLDGREN J, EZEKOWITZ M, et al. Occurrence of death and stroke in patients in 47 countries 1 year after presenting with atrial fibrillation: a cohort study [J]. Lancet, 2016, 388 (10050): 1161-1169.

［5］ CAMM A J, LIP G Y, DE CATERINA R, et al. 2012 focused update of the ESC Guidelines for the management of atrial fibrillation: an update of the 2010 ESC Guidelines for the management of atrial fibrillation--developed with the special contribution of the European Heart Rhythm Association [J]. Europace, 2012, 14 (10): 1385-1413.

［6］ SINGH B N, CONNOLLY S J, CRIJNS H J, et al. Dronedarone for maintenance of sinus rhythm in atrial fibrillation or flutter [J]. N Engl J Med, 2007, 357 (10): 987-999.

［7］ HOHNLOSER S H, CRIJNS H J, VAN EICKELS M, et al. Effect of dronedarone on cardiovascular events in atrial fibrillation [J]. N Engl J Med, 2009, 360 (7): 668-678.

［8］ KØBER L, TORP-PEDERSEN C, MCMURRAY J J, et al. Increased mortality after dronedarone therapy for severe heart failure [J]. N Engl J Med, 2008, 358 (25): 2678-2687.

［9］ HOHNLOSER S H, CRIJNS H J, VAN EICKELS M, et al. Dronedarone in patients with congestive heart failure: insights from ATHENA [J]. Eur Heart J, 2010, 31 (14): 1717-1721.

［10］ CHEN S, PÜRERFELLNER H, MEYER C, et al. Rhythm control for patients with atrial fibrillation complicated with heart failure in the contemporary era of catheter ablation: a stratified pooled analysis of randomized data [J]. Eur Heart J, 2020, 41 (30): 2863-2873.

［11］ KIRCHHOF P, BENUSSI S, KOTECHA D, et al. 2016 ESC Guidelines for the management of atrial fibrillation developed in collaboration with EACTS [J]. Europace, 2016, 18 (11): 1609-1678.

［12］ PRABHU S, TAYLOR A J, COSTELLO B T, et al. Catheter Ablation Versus Medical Rate Control in Atrial Fibrillation and Systolic Dysfunction: The CAMERA-MRI Study [J]. J Am Coll Cardiol, 2017, 70 (16): 1949-1961.

［13］ KHAN M N, JAÏS P, CUMMINGS J, et al. Pulmonary-vein isolation for atrial fibrillation in patients with heart failure [J]. N Engl J Med, 2008, 359 (17): 1778-1785.

［14］ DI BIASE L, MOHANTY P, MOHANTY S, et al. Ablation versus amiodarone for treatment of persistent atrial fibrillation in patients with congestive heart failure and an implanted device: results from the AATAC multicenter randomized trial [J]. Circulation, 2016, 133 (17): 1637-1644.

［15］ MARROUCHE N F, BRACHMANN J, ANDRESEN D, et al. Catheter ablation for atrial fibrillation with heart failure [J]. N Engl J Med, 2018, 378 (5): 417-427.

［16］ GOPINATHANNAIR R, CHEN L Y, CHUNG M K, et al. Managing atrial fibrillation in patients with heart failure and reduced ejection fraction: a scientific statement from the american heart association [J]. Circ Arrhythm Electrophysiol, 2021, 14 (6): e000078.

［17］ KELLY J P, DEVORE A D, WU J, et al. Rhythm control versus rate control in patients with atrial fibrillation and heart failure with preserved ejection fraction: insights from get with the guidelines-heart failure [J]. J Am Heart Assoc, 2019, 8 (24): e011560.

［18］ FUKUI A, TANINO T, YAMAGUCHI T, et al. Catheter ablation of atrial fibrillation reduces heart failure rehospitalization in patients with heart failure with preserved ejection fraction [J]. J Cardiovasc Electrophysiol, 2020, 31 (3): 682-688.

［19］ PACKER D L, PICCINI J P, MONAHAN K H, et al. Ablation versus drug therapy for atrial fibrillation in heart failure: results from the CABANA trial [J]. Circulation, 2021, 143 (14): 1377-1390.

［20］ ALDAAS O M, LUPERCIO F, DARDEN D, et al. Meta-analysis of the usefulness of catheter ablation of atrial fibrillation in patients with heart failure with preserved ejection fraction [J]. Am J Cardiol, 2021, 142: 66-73.

［21］ BLOMSTRÖM-LUNDQVIST C, MARROUCHE N, CONNOLLY S, et al. Efficacy and safety of dronedarone by atrial fibrillation history duration: Insights from the ATHENA study [J]. Clin Cardiol, 2020, 43 (12): 1469-1477.

［22］ RILLIG A, MAGNUSSEN C, OZGA A K, et al. Early rhythm control therapy in patients with atrial fibrillation and heart failure [J]. Circulation, 2021, 144 (11): 845-858.

［23］ KUCK K H, MERKELY B, ZAHN R, et al. Catheter ablation versus best medical therapy in patients with persistent atrial fibrillation and congestive heart failure: The Randomized AMICA Trial [J]. Circ Arrhythm Electrophysiol, 2019, 12 (12): e007731.

［24］ SOHNS C, ZINTL K, ZHAO Y, et al. Impact of left ventricular function and heart failure symptoms on outcomes post ablation of atrial fibrillation in heart failure: CASTLE-AF Trial [J]. Circ Arrhythm Electrophysiol, 2020, 13 (10): e008461.

［25］ PROIETTI R, HADJIS A, ALTURKI A, et al. A Systematic review on the progression of paroxysmal to persistent atrial fibrillation: shedding new light on the effects of catheter ablation [J]. JACC Clin Electrophysiol, 2015, 1 (3): 105-115.

［26］ KUCK K H, LEBEDEV D S, MIKHAYLOV E N, et al. Catheter ablation or medical therapy to delay progression of atrial fibrillation: the randomized controlled atrial fibrillation progression trial (ATTEST) [J]. Europace, 2021, 23 (3): 362-369.

左心耳封堵 2022 年进展

心房颤动（atrial fibrillation）简称"房颤"，是心血管学科发展最快的领域之一。近年来，除了治疗药物和治疗理念的更新外，技术上更是日新月异。左心耳封堵技术作为一种非药物方法预防非瓣膜性房颤相关性脑卒中的技术，自 2001 年开始临床应用以来，开展了大量临床研究，积累了系列的循证医学证据。迄今为止已经历过与抗凝治疗比较的 3 个 RCT 研究（PRPTECT AF、PREVAIL 和 PRAGUE 17），与不同器械比较的 AMULET IDE、PINNACLE FLX 两个 RCT 研究，以及 EWOLUTION、NCDR 和 LAARGE 等多个大样本的注册研究，这些研究结果一致显示左心耳封堵对非瓣膜性房颤相关性脑卒中具有预防价值和减少出血方面的优势。目前左心耳封堵技术在全球范围内发展得如火如荼，已被多个国际指南推荐用于非瓣膜性房颤相关性脑卒中的预防。然而该技术应用尚存在不少问题与争议，如消融封堵一站式的应用、器械相关血栓、残余分流等。笔者针对近年来的发展进展和存在的争议进行述评。

一、房颤相关性脑卒中的流行病学现状

中国是房颤大国，目前有房颤患者接近 1 000 万例。房颤除了引起各种不适症状外，最大的危害是脑卒中，以缺血性脑卒中最为常见。房颤患者发生缺血性脑卒中的总体风险达 20%~30%，约为非房颤患者的 5 倍，而且症状重，致残、致死率高，容易复发。因此，2020 年 ESC 房颤管理指南将抗凝 / 脑卒中预防（anticoagulation/avoid stroke）作为房颤治疗路径（ABC）的关键一环。抗凝治疗虽然减少了缺血性脑卒中的发生，但同时也带来一定的出血风险，患者也存在不依从或不耐受长期抗凝治疗的主观原因，这些因素都削弱了口服抗凝药预防脑卒中的价值。2021 年我国房颤流行病学调查显示，仅有 6% 的脑卒中高危房颤患者接受了抗凝治疗，房颤相关性脑卒中预防仍面临着巨大的困境。

二、左心耳封堵预防房颤相关性脑卒中的理论基础

房颤时，左房内皮容易受损，血小板激活和凝血亢进，同时由于心房失去规律的收缩与舒张，左房增大和左室射血分数降低等因素致使左房内血流变得缓慢、淤滞。左心耳是向左心房前侧壁下缘延伸的盲端结构，其形状不规则，内部存在丰富的梳状肌和肌小梁。由于房颤时左心耳收缩和舒张功能受损，排空速度显著降低，左心房内缓慢、淤滞的血流或形成的小血栓极易进入左心耳，且进入后不易排出，日积月累就会形成大块血栓。研究显示，非瓣膜性房颤左房内血栓 90% 以上位于左心耳。换言之，左心耳正是房颤血栓形成的主要源头所在，这为器械干预左心耳预防房颤相关性脑卒中提供了重要的理论基础（图 1）。

在此基础上，2021 年 LAAOS Ⅲ 研究结果的公布进一步从循证医学角度论证了左心耳是房颤血栓源头这一概念。LAAOS Ⅲ 研究是一项全球、多中心、随机对照临床研究，入组患者是接受心脏外科手术治疗的血栓高危房颤患者（CHA$_2$DS$_2$-VASc ≥ 2 分），1∶1 随机分配至 LAAO 组和非 LAAO 组。研究主要终点是缺血性脑卒中或系统性血栓栓塞事件。研究共入选来自 27 个国家的 4 811 名患者，中位随访时间为 3.8 年。3/4 的患者在术后 3 年时仍在

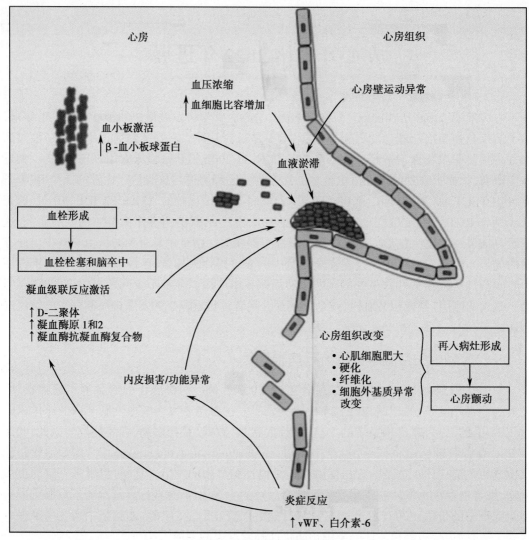

图 1　房颤血栓形成的机制

接受口服抗凝治疗。研究结果显示,与未关闭左心耳相比,外科手术同期关闭左心耳减少了33%的缺血性脑卒中事件,这一获益在手术30天后更为明显,且不良事件没有增加。该研究首次从循证医学角度证实了关闭左心耳有利于房颤相关性脑卒中预防。更为重要的是,在大部分人持续口服抗凝药的基础上,双盲法的研究仍然得出 LAAO 组主要终点事件降低,强化了左心耳是房颤相关性脑卒中万恶之源的概念。

三、左心耳封堵的技术可行性和安全性

左心耳封堵技术并不十分复杂,成功率高,并发症发生率低。以目前临床应用最广泛,循证医学证据最多的 Watchman 封堵器为例,在2005年开展的 PROTECT-AF 研究中左心耳封堵手术成功率仅为91%,围手术期并发症发生率较高(约8.4%),但随着手术经验的积累、技术的成熟和操作的规范化,手术成功率显著提高,围手术期主要并发症发生率大幅降低。到2010—2014年开展的 PREVAIL 研究中,手术成功率提高到95.1%,7天围手术期主要不良事件发生率则大幅降低到4.2%。到2016年发布的 EWOLUTION 多中心注册

研究中手术成功率更是提高到 98.5%,而围手术期主要不良事件率则降低到 2.7%。2020 年 ACC 大会上公布的 NCDR-LAAO 是迄今为止最大样本量的左心耳封堵真实世界注册研究。该研究涵盖了 2016—2018 年间美国 495 家医院共 38 158 名接受 Watchman 植入术的患者,总体手术成功率达 98.3%,围手术期并发症发生率仅为 2.16%,再次力证左心耳封堵安全、易行。在此基础上,新一代 Watchman 封堵器 Watchman FLX 表现更为优异。PINNACLE FLX 研究结果显示,Watchman FLX 的手术成功率为 98.8%,围手术期并发症发生率降至 0.5%,无死亡、器械脱落以及需要外科干预的心包积液事件发生率,远低于预设的目标值 4.21%,同时 2 年随访期间无任何器械栓塞。2022 年 CRT 大会期间公布的 SURPASS 研究早期结果显示,16 446 名接受 Watchman FLX 植入术的患者,手术成功率达 97.6%,围手术期严重不良事件发生率仅为 0.37%,这无疑将左心耳封堵术的安全性又推上了新的高度。

盖式封堵器,如 ACP/Amulet、LAmbre、LAcbes 等,虽然在设计理念和操作上与 Watchman 封堵器不同,但具有近似的手术成功率和安全性。LAARGE 是全球首个纳入多个左心耳封堵产品(包括 Watchman、ACP、Amulet 等)的真实世界 All-comers 注册研究,随访结果显示,左心耳封堵手术成功率为 98.1%,围手术期并发症发生率为 4.5%。2021 年 ESC 大会上公布的新一代盖式封堵器 Amulet 研究结果同样令人振奋,手术成功率高达 99.0%,围手术期并发症发生率为 3.2%。以上数据充分说明,左心耳封堵成功率高,技术安全、可靠,可作为房颤相关性脑卒中预防的常规术式进行推广。

四、左心耳封堵预防房颤相关性脑卒中——有理有据

尽管 2009 年发表的 PROTECT-AF 和 2014 年发表的 PREVAIL 两个前瞻性、随机化、对照研究的 1~2 年随访结果揭示了左心耳封堵在预防脑卒中和其他系统性血栓事件方面不劣于华法林,但由于随访时间不够长,许多学者对其长期疗效仍然存疑。然而,后期陆续发布的 PROTECT AF 和 PREVAIL 研究的 3~5 年长期随访结果则有助于消除上述疑虑。2014 年,JAMA 杂志公布了 PROTECT AF 研究 3.8 年的随访结果,再次证实左心耳封堵不仅在预防脑卒中 / 系统性血栓事件 / 心血管死亡 / 其他不明原因死亡的复合终点事件发生率上不劣于华法林(2.3% vs. 3.8%),而且统计学上还达到了优效性标准。2017 年公布的 PROTECT AF 和 PREVAIL 研究 5 年随访结果的联合分析依然证实,左心耳封堵组在脑卒中 / 系统性血栓 / 心血管死亡的复合终点事件发生率上不劣于甚至优于华法林组,在降低心血管死亡 / 不明原因死亡、致残 / 致死性脑卒中、出血性脑卒中和主要出血事件上明显优于华法林。目前样本量最大的 NCDR-LAAO 真实世界研究经过对中位 373 天共计 31 088 患者 - 年的随访数据分析发现,左心耳封堵术后 1 年的缺血性脑卒中发生率仅为 1.53%。通过 CHA_2DS_2-VASc 评分计算房颤脑卒中发生率,相比于未处理的房颤患者,左心耳封堵可降低 77% 的缺血性脑卒中发生率风险,1 年主要出血事件发生率为 6.2%,进一步证实了左心耳封堵预防房颤相关性脑卒中的有效性和安全性。新一代 Watchman 封堵器同样表现优异,PINNACLE FLX 随访 2 年缺血性脑卒中 / 系统性栓塞发生率为 3.4%,远优于预期目标 8.7%,且在第二年中仅有一名患者发生缺血性脑卒中事件。

另外,左心耳封堵的早期大部分循证医学证据是基于同华法林比较获得的,而如今新型口服抗凝药(novel oral anticoagulant,NOAC)由于其出血风险小、服用简便等优势,已成为口服抗凝治疗的主流,左心耳封堵的主要优势同样在于降低出血风险,因此左心耳封

堵与 NOAC 的头对头长期随访结果尤为引人关注。2019 年公布的首个小样本的随机化 PRAGUE-17 研究初步结果显示,在 20 个月的中位随访期内,左心耳封堵组在降低全因脑卒中 / 短暂性脑缺血发作(transient ischemic attack,TIA)/ 心血管死亡的复合终点事件发生率上不亚于 NOAC。4 年随访结果也于去年公布,长期随访仍显示两组全因脑卒中 /TIA/ 心血管死亡发生率相似,充分体现了左心耳封堵预防房颤相关性脑卒中的有效性。此外,尽管两组临床相关出血没有显著差异,但左心耳封堵组非手术相关出血事件率更低(3.4% *vs.* 5.9%,*P*=0.038)。这可能是由于停用抗栓药物后,随着随访时间的延长,左心耳封堵在降低出血事件方面的优势逐渐显现,再一次展现出这项技术带给房颤患者的关键获益。

五、左心耳封堵国际指南及共识建议

左心耳封堵自 2002 年第一个 Pilot 研究开始逐渐获得关注,2006 年美国 ACC/AHA/ESC 联合房颤指南首次在预防栓塞事件的非药物途径中提到左心耳封堵。2012 年,ESC 房颤指南首次推荐左心耳封堵应用于具有较高血栓栓塞风险且存在长期抗凝禁忌的患者(Ⅱb 类推荐,B 级证据)。2014 年,左心耳封堵第一篇专家共识出炉,从现有临床研究结果、适应证选择、各种封堵器械、标准操作流程、相关影像学技术及围手术期管理等方面为开展左心耳封堵提供了具体的指导和建议。2015 年,美国食品药品监督管理局正式批准 Watchman 左心耳封堵装置替代华法林用于非瓣膜性房颤患者血栓栓塞的预防。同年 6 月,ACC 发布经皮左心耳封堵装置推荐声明,该声明对左心耳封堵治疗进行了概述,提出术者培训、围手术期管理和患者选择等方面的推荐意见。

2016 年 ESC 房颤指南维持了 2012 年指南对 LAAC 的推荐。究其原因,一方面,仅有 Watchman 这一种封堵器器械有高等级的循证医学证据,而其他多个封堵器仅有例数有限的注册研究结果。另一方面,NOAC 的应用日益广泛,但左心耳封堵与 NOAC 的随机对照研究结果仍是空白。2019 年,AHA/ACC/HRS 对 2014 年房颤指南进行了更新,左心耳封堵首次被纳入新的指南。对于有长期抗凝禁忌证、脑卒中风险较高的房颤患者,可以考虑经皮左心耳封堵,作为Ⅱb 类推荐,证据等级为 B-NR。同年 8 月,EHRA/EAPCI 更新了经导管左心耳封堵专家共识,对左心耳封堵及相关技术的临床应用做了进一步详细讨论。共识将左心耳封堵的应用情景被细分为以下 5 种情况,即可以耐受长期口服抗凝药物的患者、口服抗凝药物禁忌的患者、口服抗凝出血风险增高的患者、依从性差的患者(不愿或不能服用抗凝药)以及一些特殊情况,并就抗凝治疗期间发生脑卒中、左心耳电隔离术后患者、导管消融联合左心耳封堵一站式手术、房颤相关性脑卒中"零级预防"等某些特定临床情境下左心耳封堵的应用价值进行了专门讨论。

2014 年,国家食品药品监督管理总局批准 Watchman 左心耳封堵器在国内上市。为规范左心耳封堵器在预防房颤血栓栓塞中的临床应用,中华医学会心电生理和起搏学分会、中华医学会心血管病学分会和中国医师协会心律学专业委员会共同发布了《左心耳干预预防心房颤动患者血栓栓塞事件:目前的认识和建议》。共识提出我国左心耳封堵术的适应证,即 CHA_2DS_2-VASc 评分 ≥ 2 分,且同时伴有以下情况之一:①不适合长期口服抗凝药;②服用华法林,但在国际标准化比值达标的基础上仍发生脑卒中或血栓栓塞事件;③ HAS-BLED 评分 ≥ 3 分。2015 年,中华医学会心电生理和起搏分会、中国医师协会心律学专业委员会心房颤动防治专家工作委员会联合发布的《心房颤动:目前的认识和治疗建议—2015》,将上述适应证作为Ⅱa 类推荐。

2019 年，中华医学会心血管病分会制定发布了《中国左心耳封堵预防心房颤动卒中专家共识》，为推动我国左心耳封堵技术的规范发展起到了至关重要的作用。在现有循证医学证据和临床实践经验基础上，该共识根据左心耳封堵及其相关技术应用的合理性、是否有更多临床获益或更少操作相关并发症等，分别给予"适合"（合理，有更多获益或更少并发症）、"不确定"（有一定合理性，但尚需更多证据）和"不适合"（不一定合理，不太可能获益或有更多并发症）3 种不同等级的推荐，以指导和规范左心耳封堵及相关技术的临床应用。在适应证的推荐上，共识不再停留在Ⅱa 类或者Ⅱb 类适应证的讨论，而是根据脑卒中风险评分高低、是否存在长期抗凝禁忌、出血风险以及患者意愿等具体临床情形给予不同级别的建议。此外，共识还就左心耳封堵术后抗凝方案等焦点问题进行了深入细致的探讨，提出了 NOAC 时代左心耳封堵术后的个体化抗凝策略。该共识英文版发表在 *Pacing and Clinical Electrophysiology* 杂志，获得国际认可。同年，《左心耳干预预防心房颤动患者血栓栓塞事件：目前的认识和建议 -2019》以及《中国经导管左心耳封堵术临床路径专家共识》也先后发布，标志着我国左心耳封堵事业进入了新的高速、规范化发展阶段。

2021 年，中华医学会心电生理和起搏分会牵头制定的《心房颤动：目前的认识和治疗建议（2021）》中，首次针对左心耳电隔离后的心房颤动患者给予了左心耳封堵的Ⅰ类推荐，并将常规左心耳封堵适应证证据级别由 B 级升至 A 级，新增对于"导管消融 + 左心耳封堵"一站式治疗的Ⅱb 类推荐。虽然目前国内外指南对左心耳封堵的推荐级别仍较低，但随着 PRAGUE-17、NCDR-LAAO、LAAOS Ⅲ等重要循证医学证据的更新，以及 Watchman FLX 等新一代封堵装置的大规模应用，可以预见，左心耳封堵技术将拥有更为广阔的应用前景，后续指南共识或将给予更为有力的推荐。

六、左心耳封堵相关影像技术应用及进展

影像技术的应用贯穿左心耳封堵术的全过程，包括术前评估、术中指导和术后随访，涉及的影像技术主要包括经食管超声心动图（transesophageal echocardiography, TEE）、心脏 CTA（cardiac computed tomography, CCTA）、心腔内超声（intracardiac echocardiography, ICE）等。

TEE 是左心耳封堵术前的必要检查之一，也是鉴别心腔内血栓、排除手术禁忌的"金标准"。TEE（包括三维 TEE）能够多角度观察左心耳形态、开口大小、分叶、可用深度、梳状肌分布等解剖信息，使术者提前了解手术难度、制定合理的手术策略，为封堵器选择提供参考。目前，国内外指南均推荐常规使用 TEE 进行左心耳封堵术前评估。CCTA 可作为 TEE 的补充手段，对于存在食管疾患不能耐受 TEE 或食管超声插入困难者，可以考虑使用 CCTA 替代 TEE 进行术前评估。CCTA 鉴别血栓的敏感性和阴性预测值可达 96%~100%，但阳性预测值仅为 44%，最主要的挑战是难以鉴别充盈缺损是由于血液淤滞还是血栓造成的。延迟显像有助于提高 CCTA 血栓判断的准确性，如果在早期图像中存在充盈缺损，但在延迟显像中不存在，则提示血液淤滞。相反，如果在早期和延迟显像中都存在充盈缺损，则提示血栓的可能性较大，必要时应进一步行 TEE 或 ICE 来排除左心耳血栓。此外，相对于二维 TEE，CCTA 测量心耳开口大小可能有一定优势。二维 TEE 测量的是某个角度（通常是 135°）上的投影，往往小于实际心耳开口的最大径，而 CCTA 多平面重建直接测量实际的最大径，并且可同时测量周长、面积等参数，相较于 TEE 和 X 线造影的测量结果，所测得的心耳开口最大。

TEE 在左心耳封堵术中监测中同样发挥关键作用,可用于协助房间隔穿刺定位、跟踪导丝和猪尾巴导管在左心房内走行、判断输送鞘管头端在左心耳的位置、辅助左心耳封堵器的释放定位、评价封堵效果和牵拉试验结果以及术中监测心脏压塞和血栓等并发症。对于不适合行 TEE 的患者,有条件的单位和有经验的术者,可以考虑使用心腔内超声 ICE 替代经 TEE 对左心耳封堵手术过程进行指导和评估。队列研究结果显示,使用 ICE 指导与使用 TEE 指导的左心耳封堵手术成功率相当,安全性良好,且有助于减少 X 线暴露及造影剂使用量。近年来,ICE 在左心耳封堵术中的标准化、规范化应用也愈发获得关注,未来随着成像质量的进一步优化以及收费的降低,ICE 有望在左心耳封堵术中监控及评估环节发挥更为重要的作用。CCTA 虽然缺乏实时性,但通过影像融合技术,融合心脏 CT 与术中实时的 X 线透视,可以指导左心耳封堵术中关键的房间隔穿刺和封堵器展开及释放的过程。小样本观察性研究结果显示,影像融合技术指导左心耳封堵安全、有效。此外,随着技术的成熟和器械的优化,单纯造影指导下左心耳封堵简化术式由于其简便、快捷的优势获得了不少术者的青睐,2022 年东方心脏病学会议上发布的《简化术式左心耳封堵术临床路径中国专家共识(2022)》首次提出了简化术式左心耳封堵的规范化流程和评价标准。但现阶段左心耳封堵简化术式的证据仍以小样本观察性单臂研究为主,且客观上 TEE 等影像学技术在左心耳封堵术中确实具有难以替代的作用,目前仍仅建议有经验的术者在有条件的患者中经充分术前评估后实施。

接受左心耳封堵手术的患者应常规在术后 3 个月和 6 个月各随访 TEE 1 次,评价器械位置、装置血栓、残余分流等情况。如果患者不能耐受或拒绝 TEE,可用 CCTA 检查替代,尤其是在新冠肺炎疫情的大背景下,术后 CCTA 随访获得普遍应用。与术前鉴别左心耳血栓不同,术后 CCTA 标准显像可能比延迟显像能够提供更为清楚的图像。值得注意的是,CCTA 和 TEE 对残余分流的定义不同。TEE 的标准是彩色多普勒下发现通过器械周围向左心耳方向的血流信号,而 CCTA 的标准则是左心耳内出现造影剂即可。研究显示 CCTA 的敏感性更高,残余分流的发生率明显高于 TEE。如何利用 CCTA 对残余分流分级并指导后续治疗有待进一步评估。

七、左心耳封堵尚存在的问题及对策

1. 消融封堵一站式 房颤导管消融可以恢复窦性心律,并改善患者症状和生活质量,但目前没有随机临床试验显示其可减少长期脑卒中风险。对于 CHA_2DS_2-VASc 评分 ≥ 2 分的患者,导管或外科消融成功后指南仍建议继续抗凝治疗。因此,对于特定的患者,如果同时具有高脑卒中风险,又具备消融指征的症状性房颤,那么采用"导管消融 + 左心耳封堵"一站式联合治疗理论上可能比单纯导管消融或单纯左心耳封堵获益更多。

自 2012 年荷兰医师 Swaans 等首次报道了"射频消融 + 左心耳封堵"一站式联合手术以来,有不少观察性的研究证实了"导管消融(包括射频或冷冻球囊)+ 左心耳封堵"一站式联合治疗的可行性及安全性。2020 年的一项多中心注册研究报道了 EWOLUTION 和 WASP 研究中行射频消融 + 左心耳封堵一站式治疗患者的 2 年随访结果。30 天内围手术期不良事件发生率为 2.1%,随访 2 年,92% 的患者停用了抗凝药物,脑卒中 /TIA/ 栓塞复合事件的发生率为 1.09/100 患者年,非手术相关的出血性事件发生率为 1.09/100 患者年,与评分估计的预期风险相比分别下降了 84% 和 70%。我国是开展一站式手术较为普遍的国家,许多中心已将一站式作为房颤综合治疗的常规策略,荟萃分析中近一半的引文来源于中国。

从总体效果来看,对于房颤消融和左心耳封堵都比较成熟的中心,行一站式治疗在技术上是可行的,安全性也能得到较好的保证。

但目前仍有以下几个问题有待进一步探讨。首先,哪些房颤患者会从一站式手术中获益? 我国 2019 年左心耳封堵专家共识提出,对于具有高脑卒中风险,不能耐受或不依从长期抗凝治疗的非瓣膜性房颤患者,如果存在症状且同时具备导管消融和 LAAC 适应证,有条件的中心可以施行一站式联合术。我国学者对现有一站式文献研究分析后提出,一站式治疗的潜在收益者可能具备以下特征:年龄 60~70 岁、CHA_2DS_2-VASc 评分 ≥2 分、左房内径 ≤48mm、房颤病程 ≤3 年。另外,现阶段"消融 + 抗凝"仍是主流,那么"消融 + 封堵"的联合治疗是否不劣于"消融 + 新型口服抗凝药"? 正在开展的 OPTION 研究和我国原创的 PROMOTE 研究有助于为此提供高质量的证据。其次,一站式先封堵还是先消融,也是一个比较经典的话题。一般认为,先消融后封堵时嵴部水肿可能会影响封堵器大小判断,后期水肿消退有可能导致封堵器松动、产生残余分流。而预防性的选择较大封堵器,也许有助于克服这类问题。先封堵后消融,嵴部消融时导管操作不当有可能影响到封堵器位置,导致新发残余漏,甚至封堵器脱落。观察性研究结果显示,先消融后封堵,可能会导致较高的术后新发残余分流。另外,左心耳封堵是否会影响导管消融的成功率? 早期小样本随机对照研究对比了肺静脉隔离 + 左心耳封堵与单独肺静脉隔离 1 年的房颤复发率,结果显示左心耳封堵并不提高肺静脉隔离后房颤消融的成功率,但仍需要更多研究证据的支持。

虽然目前已经有较多的研究证实了房颤"导管消融 + 左心耳封堵"一站式联合治疗的安全性及有效性,但尚缺乏高质量随机对照研究的长期结果。一站式治疗只是一种方法,其根本目的是使得房颤患者最大获益。因此,成熟的手术基础、充分的术前评估、恰当的消融方式与封堵器选择、严密的术后随访都是一站式治疗需要持续关注和探讨的话题。

2. 左心耳封堵术后器械相关血栓的危害及预防　　自左心耳封堵这项技术诞生以来,术后抗凝策略以及器械相关血栓(device-related thrombus,DRT)就备受热议。大部分研究报道的 DRT 发生率在 3%~7%,Dukkipati 等汇总了四项 Watchman 封堵器的前瞻性研究发现,DRT 的发生率为 3.7%。2018 年法国一项多中心回顾性研究中 DRT 发生率高达 7.2%,一时将左心耳封堵"治"栓还是"致"栓的争议推上了风口浪尖,但如此高的发生率可能与不规范的术后抗栓策略有关。随着器械的不断改良,DRT 的总体发生率呈现下降趋势。Amulet 封堵器术后 18 个月 DRT 发生率为 3.3%,PINNACLE FLX 2 年随访显示,DRT 发生率仅为 1.8%。TEE 仍是诊断 DRT 的"金标准",CCTA 敏感性高,但可能存在假阳性现象。

DRT 可能的危险因素包括患者本身的血栓高危因素、超声自发性回声增强、器械植入过深或残余分流、封堵器类型等。左心耳封堵术后的抗栓策略也是临床最为关注的话题。早期的 Watchman 随机对照研究提供的"华法林 + 阿司匹林"抗凝 45 天,之后改为双抗至术后 6 个月,长期阿司匹林维持的方案在实际临床当中已很少采用。法国多中心真实世界研究中术后抗凝比例仅为 33.5%,仅半数患者未服用任何抗栓药物或单用阿司匹林,这可能与 DRT 的高发息息相关。2022 年 HRS 大会上公布的 NCDR-LAAO 研究术后抗栓方案结果显示,仅有 12% 的患者采用了早期研究推荐的标准抗栓流程。针对临床抗凝治疗的不充分以及新型口服抗凝药的普遍应用,《中国左心耳封堵预防心房颤动卒中专家共识(2019)》给出了较为合理的标准化术后抗栓方案,推荐根据患者肾功能情况和出血风险早期给予 NOAC/ 华法林 + 氯吡格雷 / 阿司匹林抗栓 3 个月,然后改为阿司匹林 + 氯吡格雷继续治疗 3 个月,长期口服阿司匹林维持。NCDR-LAAO 研究中,阿司匹林加入抗栓方案会显著增加不良事件,尤其出血事件的发生风险。单用口服抗凝药可以减少主要不良事件的发生,但并不增加缺血事件的发生。双联抗血小板虽不增加出血发生风险,但器械相关血栓发生风险增加。上述研究结果将为后续前瞻性临床试验方案设计提供理论依据,进一步优化左心耳封堵术后抗栓方案。

DRT 是否会增加缺血性脑卒中的发生率仍没有明确答案。前瞻性研究的汇总分析显示,DRT 患者缺血性脑卒中或系统性栓塞的风险明显升高,出血性脑卒中的风险也同样升高,心血管和全因死亡率相当。尽管这一结果提示了 DRT 与脑卒中之间的联系,但大部分 DRT 患者(73.8%)并没有发生脑卒中,而大部分脑卒中(86.6%)实际出现在无 DRT 的患者中。也就是说,左心耳封堵术后的缺血性脑卒中主要还是与患者的一般状况有关,DRT 或许更多的是一种高缺血风险的表现,而非脑卒中的直接原因。尽管如此,DRT 的发生会增加抗凝疗程及强度。预防优于补救,术中精准释放、术后优化抗栓仍是左心耳封堵的重要课题。

3. 左心耳封堵术后残余分流的危害及预防　残余分流是左心耳封堵术后的另一困扰。关于残余分流,至少有 3 个方面的问题没有明确答案。第一,残余分流,尤其是显著残余分流的标准如何界定? 第二,残余分流以及残余分流的程度与不良临床事件之间有无相关性? 第三,残余分流是否有必要治疗,又该如何治疗?

早期 PROTECT-AF 研究中 1 年随访残余分流的发生率达 32.1%,在 PINNACLE-FLX 研究中则降至 10.5%,且没有观察到 5mm 以上的残余分流。新一代盖式封堵器 Amulet 术后 45 天残余分流发生率为 37%,仅有 1% 的患者出现 5mm 以上的残余分流。部分残余分流可能会随内皮化进展逐渐减小或消失。2022 年 ACC 大会上公布的 5 万多例样本量的 NCDR-LAAO 残余分流观察结果显示,大约 1/4 的患者在术后 45 天时存在残余分流,但 5mm 以上的大量分流罕见。值得注意的是,由于左心耳形态不规则,封堵术后残余分流客观上存在一定发生率,而残余分流的程度相较发生率或许更为重要。过大的残余分流意味着封堵不完全,左心耳并未有效隔绝于系统循环之外。换言之,也就失去了左心耳封堵手术的意义。目前业界对于显著残余分流的定义并不统一,指南将 >5mm 作为显著残余分流的界值,但在一些研究中也采用了 >3mm、≥3mm 或 ≥5mm 的标准。此外,TEF 和 CTA 对残余分流的定义和分级各不相同,这更加大了识别和治疗的困难,也从侧面体现出对残余分流认识的不足。

残余分流是否与临床不良事件相关? 这也是我们最关心的问题。包括 PROTECT-AF 在内的多项研究并未发现残余分流与血栓栓塞事件等不良临床预后有关,但 PROTECT-AF 中并未将 >5mm 的分流纳入分析,而是视作封堵失败。由于左心耳术后不良事件的总体发生率很低(2%~3%),既往小样本量的研究几乎无法回答残余分流与临床事件之间的关系。NCDR-LAAO 残余分流观察提示,左心耳封堵术后少量残余分流(0~5mm)可能导致血栓栓塞和出血风险升高。值得我们警醒的是,与无分流的患者相比,少量分流患者主要不良事件的发生率升高 10%,大出血发生率升高 11%,血栓栓塞事件风险升高 15%,差异均有统计学意义,值得我们警醒。

随之而来的问题是,残余分流是否需要治疗? 根据 PROTECT-AF 研究,5mm 以上的残余分流被视作封堵失败,推荐这些患者长期口服抗凝治疗。《中国左心耳封堵心房颤动卒中专家共识(2019)》同样推荐对于 >5mm 的残余分流,如无补救措施,应维持长期抗凝治疗。NCDR-LAAO 残余分流观察中,更多的大量残余分流患者接受了抗凝治疗,大量分流患者术后 6 个月和 1 年时口服抗凝药的比例分别为 40% 和 15%，而同期少量分流患者坚持抗凝治疗的比例均为个位数，另有少数患者因大量残余分流接受了介入器械治疗。但考虑到不良事件的总体发生率低，风险提升也比较有限，而长期抗凝则会带来出血风险的升高，因此两者的平衡也非常重要，根据患者的血栓和出血风险个体化评估是否接受进一步治疗或许更为合理。

考虑到这些残余分流的不确定性，早期预防相比治疗显得更为重要。新器械有助于降低残余分流发生率，PINNACLE FLX 研究和 Amulet-IDE 研究均将残余分流作为评价新一代封堵器性能的重要指标，结果令人欣喜。术前的精准影像学评估（包括 CT 重建、3D 打印等）、术中的实时超声引导和标准释放，都有助于减少残余分流的发生。此外，术后的影像学评估对发现残余分流和及时管理至关重要。对于存在残余分流的患者，更应强调个体化动态评估，根据残余分流的程度和血栓 / 出血风险，制定安全、有效的治疗策略。

八、左心耳封堵器械发展现状及展望

经皮介入左心耳封堵器械主要可分为塞式和盖式两种。其中，塞式封堵器的代表是 Watchman 封堵器，在 PROTECT-AF 及 PREVAIL 等 RCT 证据的支持下，于 2013 年经 FDA 批准用于临床，迄今全球植入例数已超过 10 万例。其升级版 Watchman FLX 装置拥有长度缩短（适配浅心耳）、铆钉内陷（降低 DRT 风险）、远端闭合（降低穿孔风险）等诸多改良设计，这些设计保障了 Watchman FLX 的手术安全性和远期预后。2022 年 CRT 大会上公布的 SURPASS 早期研究结果显示，16 446 例植入 Watchman FLX 的患者手术成功率 98%，7 天内围手术期严重不良事件发生率仅 0.37%，45 天完全封堵率（无任何残余分流）为 82%，仅有 5% 的患者出现 ≥3mm 的残余分流。这些结果充分体现了 Watchman FLX 左心耳封堵安全、有效。

与之相比，盖式封堵器产品众多，包括 ACP、Amulet 及国产 LAmbre、LAcbes 等均已在临床广泛应用。但由于缺乏 RCT 研究结果，基本都仅获得欧盟 CE 认证。2021 年 8 月，Amplatzer Amulet 左心耳封堵器正式获得 FDA 批准，其关键证据来自 Amulet IDE 研究。该研究是 Amulet 与 Watchman 2.5 对比的 RCT 研究，旨在评价 Amulet 封堵器在预防房颤相关性脑卒中方面的安全性和有效性。结果显示，Amulet 的封堵安全性和有效性不劣于 Watchman，且有效封堵率优于 Watchman。

那么，塞式和盖式封堵器孰优孰劣，如何选择？近日，首个 Watchman FLX 与 Amulet 对比的荟萃分析结果显示，4 186 名行左心耳封堵术的患者围手术期不良事件发生率为 0.60%（FLX）与 4.70%（Amulet）。Amulet 总体达到现有左心耳封堵的标准与要求，FLX 在围手术期安全性方面似乎更胜一筹，但远期患者获益仍不明确。在笔者看来，两种类型的封堵器各有其优势。以 Watchman 为代表的塞式封堵器循证医学证据充分，FLX 改良设计惊艳，并发症发生率低；而 Amulet 等盖式封堵器适用性可能更广，用于复杂解剖心耳的成功率更高。在实际手术当中需要审时度势、因地制宜。另外，Watchman FLX 和 Amulet 与 NOAC 对比的 1：1 随机对照研究（CHAMPION-AF 和 CATALYST）正在展开，器械的优化能否转化为患者的远期获益，助其赢下与 NOAC 的宿命之战，其结果令人期待。

此外，诸如 LAmbre、LAcbes、Lefort 等一系列国内原创的左心耳封堵装置也在临床获得了广泛应用，占据了国内左心耳封堵器械的半壁江山。器械革新是介入技术发展的核心动力，原创器械更是弥足珍贵，对我国左心耳封堵技术的发展起到了重要的推动作用。一枝独秀不是春,百花齐放春满园,如今百家争鸣、盛况空前的左心耳封堵器械之"争"令人对这项技术的未来更加充满期待!

九、结语

左心耳封堵是房颤相关性脑卒中预防的一项革命性技术。从早期的备受质疑,到如今重要循证医学证据的不断积累,这项技术二十年来充满韧劲的发展历程令人印象深刻。尽管目前仍有器械血栓、残余分流等一些问题尚未有明确答案,但忆往昔峥嵘岁月,我们有理由对左心耳封堵的未来充满遐想和期待。当务之急是要重视技术的规范化发展,强调术前评估、术中监测、远期随访的标准化流程,继续支持器械改良,保障患者能切实从中获益,也为开展高质量临床研究打下坚实基础。让我们共同见证左心耳封堵下一个二十年的蓬勃发展!

(郝子雍　江立生　何　奔)

参考文献

［1］中国心血管健康与疾病报告编写组 . 中国心血管健康与疾病报告 2020 概要 [J]. 中国循环杂志 , 2021, 36 (6): 521-545.

［2］HINDRICKS G, POTPARA T, DAGRES N, et al. 2020 ESC Guidelines for the diagnosis and management of atrial fibrillation developed in collaboration with the European Association for Cardio-Thoracic Surgery (EACTS): The Task Force for the diagnosis and management of atrial fibrillation of the European Society of Cardiology (ESC) Developed with the special contribution of the European Heart Rhythm Association (EHRA) of the ESC [J]. Eur Heart J, 2021, 42 (5): 373-498.

［3］HAYDEN D T, HANNON N, CALLALY E, et al. Rates and determinants of 5-year outcomes after atrial fibrillation-related stroke: a population study [J]. Stroke, 2015, 46: 3488-3493.

［4］DU X, GUO L, XIA S, et al. Atrial fibrillation prevalence, awareness and management in a nationwide survey of adults in China [J]. Heart, 2021, 107 (7): 535-541.

［5］DESIMONE C V, PRAKRITI B G, TRI J, et al. A Review of the relevant embryology, pathohistology, and anatomy of the left atrial appendage for the invasive cardiac electrophysiologist [J]. J Atr Fibrillation, 2015, 8: 1129.

［6］WATSON T, SHANTSILA E, LIP G Y. Mechanisms of thrombogenesis in atrial fibrillation: Virchow's triad revisited [J]. Lancet, 2009, 373 (9658): 155-166.

［7］BECKER R C. Thrombogenesis in atrial fibrillation: contributing mechanisms and natural history [J]. J Thromb Thrombolysis, 2008, 26: 262-264.

［8］LIP G Y H, HAMMERSTINGL C, MARIN F, et al. Left atrial thrombus resolution in atrial fibrillation or flutter: Results of a prospective study with rivaroxaban (X-TRA) and a retrospective observational registry providing baseline data (CLOT-AF)[J]. Am Heart J, 2016, 178: 126-134.

［9］CRESTI A, GARCÍA-FERNÁNDEZ M A, SIEVERT H, et al. Prevalence of extra-appendage thrombosis in non-valvular atrial fibrillation and atrial flutter in patients undergoing cardioversion: a large transoesophageal echo study [J]. EuroIntervention, 2019, 15 (3): e225-e230.

［10］WHITLOCK R P, BELLEY-COTE E P, PAPARELLA D, et al. Left Atrial Appendage Occlusion during Cardiac Surgery to Prevent Stroke [J]. N Engl J Med, 2021, 384: 2081-2091.

［11］HOLMES D R, REDDY V Y, TURI Z G, et al. Percutaneous closure of the left atrial appendage versus warfarin therapy for prevention of stroke in patients with atrial fibrillation: a randomised non-inferiority trial [J]. Lancet, 2009, 374 (9689): 534-542.

[12] HOLMES D R, KAR S, PRICE M J, et al. Prospective randomized evaluation of the Watchman Left Atrial Appendage Closure device in patients with atrial fibrillation versus long-term warfarin therapy: the PREVAIL trial [J]. J Am Coll Cardiol, 2014, 64: 1-12.

[13] BOERSMA L V A, SCHMIDT B, BETTS T R, et al. Implant success and safety of left atrial appendage closure with the WATCHMAN device: peri-procedural outcomes from the EWOLUTION registry [J]. Eur Heart J, 2016, 37: 2465-2474.

[14] FREEMAN J V, VAROSY P, PRICE M J, et al. The NCDR left atrial appendage occlusion registry [J]. J Am Coll Cardiol, 2020, 75: 1503-1518.

[15] SAIBAL K A R, DOSHI S K, SADHU A, et al. Primary outcome evaluation of a next-generation left atrial appendage closure device: results from the PINNACLE FLX Trial [J]. Circulation, 2021, 143: 1754-1762.

[16] TZIKAS A, SHAKIR S, GAFOOR S, et al. Left atrial appendage occlusion for stroke prevention in atrial fibrillation: multicentre experience with the AMPLATZER Cardiac Plug [J]. EuroIntervention, 2016, 11 (10): 1170-1179.

[17] HUANG H, LIU Y, XU Y, et al. Percutaneous left atrial appendage closure with the lambre device for stroke prevention in atrial fibrillation: a prospective, multicenter clinical study [J]. JACC Cardiovasc Interv, 2017, 10: 2188-2194.

[18] FASTNER C, NIENABER C A, PARK J W, et al. Impact of left atrial appendage morphology on indication and procedural outcome after interventional occlusion: results from the prospective multicentre German LAARGE registry [J]. EuroIntervention, 2018, 14 (2): 151-157.

[19] LAKKIREDDY D, THALER D, ELLIS C R, et al. Amplatzer amulet left atrial appendage occluder versus watchman device for stroke prophylaxis (Amulet IDE): A Randomized, Controlled Trial [J]. Circulation, 2021, 144: 1543-1552.

[20] REDDY V Y, SIEVERT H, HALPERIN J, et al. Percutaneous left atrial appendage closure vs warfarin for atrial fibrillation: a randomized clinical trial [J]. JAMA, 2014, 312: 1988-1998.

[21] REDDY V Y, DOSHI S K, KAR S, et al. 5-Year Outcomes after left atrial appendage closure: from the PREVAIL and PROTECT AF trials [J]. J Am Coll Cardiol, 2017, 70: 2964-2975.

[22] OSMANCIK P, HERMAN D, NEUZIL P, et al. Left atrial appendage closure versus direct oral anticoagulants in high-risk patients with atrial fibrillation [J]. J Am Coll Cardiol, 2020, 75: 3122-3135.

[23] OSMANCIK P, HERMAN D, NEUZIL P, et al. 4-Year Outcomes After Left Atrial Appendage Closure Versus Nonwarfarin Oral Anticoagulation for Atrial Fibrillation [J]. J Am Coll Cardiol, 2022, 79: 1-14.

[24] FUSTER V, RYDÉN L E, CANNOM D S, et al. ACC/AHA/ESC 2006 Guidelines for the Management of Patients with Atrial Fibrillation [J]. Circulation, 2006, 114 (7): e257-e354.

[25] CAMM A J, LIP G Y H, DE CATERINA R, et al. 2012 focused update of the ESC Guidelines for the management of atrial fibrillation: an update of the 2010 ESC Guidelines for the management of atrial fibrillation. Developed with the special contribution of the European Heart Rhythm Association [J]. Eur Heart J, 2012, 33 (21): 2719-2747.

[26] MEIER B, BLAAUW Y, KHATTAB A A, et al. EHRA/EAPCI expert consensus statement on catheter-based left atrial appendage occlusion [J]. EuroIntervention, 2015, 10 (9): 1109-1125.

[27] MASOUDI F A, CALKINS H, KAVINSKY C J, et al. 2015 ACC/HRS/SCAI left atrial appendage occlusion device societal overview: a professional societal overview from the American College of Cardiology, Heart Rhythm Society, and Society for Cardiovascular Angiography and Interventions [J]. Catheter Cardiovasc Interv, 2015, 86 (5): 791-807.

[28] KIRCHHOF P, BENUSSI S, KOTECHA D, et al. 2016 ESC Guidelines for the management of atrial fibrillation developed in collaboration with EACTS [J]. Eur Heart J, 2016, 37: 2893-2962.

［29］Writing Group Members, JANUARY C T, WANN L S, et al. 2019 AHA/ACC/HRS focused update of the 2014 AHA/ACC/HRS guideline for the management of patients with atrial fibrillation: A Report of the American College of Cardiology/American Heart Association Task Force on Clinical Practice Guidelines and the Heart Rhythm Society [J]. Heart Rhythm, 2019, 16: e66-e93.

［30］GLIKSON M, WOLFF R, HINDRICKS G, et al. EHRA/EAPCI expert consensus statement on catheter-based left atrial appendage occlusion-an update [J]. EuroIntervention, 2020, 15 (13): 1133-1180.

［31］中华医学会心电生理和起搏分会, 中华医学会心血管病学分会, 中国医师协会心律学专业委员会. 左心耳干预预防心房颤动患者血栓栓塞事件: 目前的认识和建议 [J]. 中国心脏起搏与心电生理杂志, 2014, 28 (6): 471-486.

［32］中国医师协会心律学专业委员会心房颤动防治专家工作委, 中华医学会心电生理和起搏分会. 心房颤动: 目前的认识和治疗建议 -2015 [J]. 中华心律失常学杂志, 2015, 19 (5): 321-384.

［33］中华医学会心血管病学分会, 中华心血管病杂志编辑委员会. 中国左心耳封堵预防心房颤动卒中专家共识 (2019)[J]. 中华心血管病杂志, 2019, 47 (12): 937-955.

［34］BEN H, CHANGSHENG M, SHULIN W. 2019 Chinese expert consensus statement on left atrial appendage closure in patients with atrial fibrillation [J]. Pacing Clin Electrophysiol, 2022, 45 (4): 535-555.

［35］黄从新, 张澍, 黄德嘉, 等. 左心耳干预预防心房颤动患者血栓栓塞事件: 目前的认识和建议 -2019 [J]. 中国心脏起搏与心电生理杂志, 2019, 33 (5): 385-401.

［36］中国医师协会心血管内科医师分会结构性心脏病专业委员会. 中国经导管左心耳封堵术临床路径专家共识 [J]. 中国介入心脏病学杂志, 2019, 27 (12): 661-672.

［37］中华医学会心电生理和起搏分会, 中国医师协会心律学专业委员会, 中国房颤中心联盟心房颤动防治专家工作委员会. 心房颤动: 目前的认识和治疗建议 (2021)[J]. 中华心律失常学杂志, 2022, 26 (1): 15-88.

［38］ROMERO J, CAO J J, GARCIA M J, et al. Cardiac imaging for assessment of left atrial appendage stasis and thrombosis [J]. Nat Rev Cardiol, 2014, 11: 470-480.

［39］LAZOURA O, ISMAIL T F, PAVITT C, et al. A low-dose, dual-phase cardiovascular CT protocol to assess left atrial appendage anatomy and exclude thrombus prior to left atrial intervention [J]. Int J Cardiovasc Imaging, 2016, 32: 347-354.

［40］YU S, ZHANG H, LI H. Cardiac Computed Tomography Versus Transesophageal Echocardiography for the Detection of Left Atrial Appendage Thrombus: A Systemic Review and Meta-Analysis [J]. J Am Heart Assoc, 2021, 10: e022505.

［41］CHOW D H, BIELIAUSKAS G, SAWAYA F J, et al. A comparative study of different imaging modalities for successful percutaneous left atrial appendage closure [J]. Open Heart, 2017, 4: e000627.

［42］SAW J, FAHMY P, SPENCER R, et al. Comparing measurements of ct angiography, tee, and fluoroscopy of the left atrial appendage for percutaneous closure [J]. J Cardiovasc Electrophysiol, 2016, 27: 414-422.

［43］KORSHOLM K, JENSEN J M, NIELSEN-KUDSK J E. Intracardiac echocardiography from the left atrium for procedural guidance of transcatheter left atrial appendage occlusion [J]. JACC Cardiovasc Interv, 2017, 10: 2198-2206.

［44］GIANNI C, HORTON R P, DELLA ROCCA D G, et al. Intracardiac echocardiography-versus transesophageal echocardiography-guided left atrial appendage occlusion with Watchman FLX [J]. J Cardiovasc Electrophysiol, 2021, 32: 2781-2784.

［45］CHU H, DU X, SHEN C, et al. Left atrial appendage closure with zero fluoroscopic exposure via intracardiac echocardiographic guidance [J]. J Formos Med Assoc, 2020, 119 (11): 1586-1592.

［46］BERTI S, PASTORMERLO L E, KORSHOLM K, et al. Intracardiac echocardiography for guidance of transcatheter left atrial appendage occlusion: An expert consensus document [J]. Catheter Cardiovasc Interv, 2021, 98 (4): 815-825.

［47］MO B F, WAN Y, ALIMU A, et al. Image fusion of integrating fluoroscopy into 3D computed tomography in guidance of left atrial appendage closure [J]. Eur Heart J Cardiovasc Imaging, 2021, 22: 92-101.

［48］CHEN T, LIU G, MU Y, et al. Application of cardiac computed tomographic imaging and fluoroscopy fusion for guiding left atrial appendage occlusion [J]. Int J Cardiol, 2021, 331: 289-295.

［49］GILHOFER T S, ABDELLATIF W, NICOLAOU S, et al. Cardiac CT angiography after percutaneous left atrial appendage closure: early versus delayed scanning after contrast administration [J]. Diagn Interv Radiol, 2021, 27 (6): 703-709.

［50］LINDNER S, BEHNES M, WENKE A, et al. Assessment of peri-device leaks after interventional left atrial appendage closure using standardized imaging by cardiac computed tomography angiography [J]. Int J Cardiovasc Imaging, 2019, 35: 725-731.

［51］PACKER D L, MARK D B, ROBB R A, et al. Effect of catheter ablation vs antiarrhythmic drug therapy on mortality, stroke, bleeding, and cardiac arrest among patients with atrial fibrillation: the CABANA randomized clinical trial [J]. JAMA, 2019, 321: 1261-1274.

［52］SWAANS M J, POST M C, RENSING B J, et al. Ablation for atrial fibrillation in combination with left atrial appendage closure: first results of a feasibility study [J]. J Am Heart Assoc, 2012, 1 (5): e002212.

［53］PHILLIPS K P, ROMANOV A, ARTEMENKO S, et al. Combining left atrial appendage closure and catheter ablation for atrial fibrillation: 2-year outcomes from a multinational registry [J]. Europace, 2020, 22 (2): 225-231.

［54］HU L X, TANG M, ZHANG J T. Device-Related Thrombosis in Patients Receiving One-Stop Intervention for Nonvalvular Atrial Fibrillation: A Systemic Review and Meta-Analysis [J]. Clin Appl Thromb Hemost, 2021, 27: 10760296211005033.

［55］HE B, JIANG L S, HAO Z Y, et al. Combination of ablation and left atrial appendage closure as "One-stop" procedure in the treatment of atrial fibrillation: Current status and future perspective [J]. Pacing Clin Electrophysiol, 2021, 44 (7): 1259-1266.

［56］DU X, CHU H, HE B, et al. Optimal combination strategy of left atrial appendage closure plus catheter ablation in a single procedure in patients with nonvalvular atrial fibrillation [J]. J Cardiovasc Electrophysiol, 2018, 29 (8): 1089-1095.

［57］ROMANOV A, POKUSHALOV E, ARTEMENKO S, et al. Does left atrial appendage closure improve the success of pulmonary vein isolation？Results of a randomized clinical trial [J]. J Interv Card Electrophysiol, 2015, 44 (1): 9-16.

［58］DUKKIPATI S R, KAR S, HOLMES D R, et al. Device-Related Thrombus After Left Atrial Appendage Closure: Incidence, Predictors, and Outcomes [J]. Circulation, 2018, 138: 874-885.

［59］FAUCHIER L, CINAUD A, BRIGADEAU F, et al. Device-Related Thrombosis After Percutaneous Left Atrial Appendage Occlusion for Atrial Fibrillation [J]. J Am Coll Cardiol, 2018, 71: 1528-1536.

［60］COCHET H, IRIART X, SRIDI S, et al. Left atrial appendage patency and device-related thrombus after percutaneous left atrial appendage occlusion: a computed tomography study [J]. Eur Heart J Cardiovasc Imaging, 2018, 19 (12): 1351-1361.

［61］FREEMAN J V, HIGGINS A Y, WANG Y, et al. Antithrombotic therapy after left atrial appendage occlusion in patients with atrial fibrillation [J]. J Am Coll Cardiol, 2022, 79: 1785-1798.

［62］VILES-GONZALEZ J F, KAR S, DOUGLAS P, et al. The clinical impact of incomplete left atrial appendage closure with the Watchman Device in patients with atrial fibrillation: a PROTECT AF (Percutaneous Closure of the Left Atrial Appendage Versus Warfarin Therapy for Prevention of Stroke in Patients With Atrial Fibrillation) substudy [J]. J Am Coll Cardiol, 2012, 59: 923-929.

［63］STAUBACH S, SCHLATTERBECK L, MÖRTL M, et al. Long-term transesophageal echocardiography follow-up after percutaneous left atrial appendage closure [J]. Heart Rhythm, 2020, 17: 728-733.

［64］ALKHOULI M, DU C, KILLU A, et al. Clinical impact of residual leaks following left atrial appendage occlusion: insights from the NCDR LAAO Registry [J]. JACC Clin Electrophysiol, 2022, 8 (6): 766-778.

［65］ JANG S J, WONG S C, MOSADEGH B. Leaks after Left Atrial Appendage Closure: Ignored or Neglected？[J]. Cardiology, 2021, 146: 384-391.

［66］ DELLA ROCCA D G, MAGNOCAVALLO M, GIANNI C, et al. Procedural and short-term follow-up outcomes of Amplatzer Amulet occluder versus Watchman FLX device: A meta-analysis [J]. Heart Rhythm, 2022, 19: 1017-1018.

双封堵器封堵房间隔缺损封堵术后持续性心房颤动射频消融 1 例

一、病例介绍

患者男性,73 岁,因"发现心房颤动(房颤)10 年,活动耐量下降 1 年"入院。患者 10 年前(2011 年)因继发孔型房间隔缺损(以下简称"房缺")行经导管房间隔缺损封堵术,封堵术前经食管心脏超声显示两处房缺(直径 10mm/15mm)。两缺损间距超过 10mm,考虑单个封堵器无法完全覆盖两处缺损,遂使用两个房缺封堵器分别进行封堵。较小缺损使用 16mm 封堵器,较大缺损使用 30mm 封堵器,两封堵器边缘部分重叠。术后患者多次查心电图均显示心房颤动,近 1 年自觉活动耐量较前下降,考虑房颤相关心力衰竭可能性大,遂于 2022 年 1 月 24 日入院拟行房颤射频消融术。

房颤射频消融术前经胸心脏超声显示患者双房增大(左房前后径 46mm,上下径 50mm,左右径 63mm;右房前后径 47mm,左右径 58mm),房间隔封堵器位置良好,未见残余分流。术前心脏 CT 显示自身房间隔几乎全部为封堵伞所覆盖,卵圆窝处为 4 层封堵伞边缘重叠部位,且上方封堵器上边缘与下方封堵器下边缘均位于理想房间隔穿刺范围之外(图 1,彩图见二维码 19)。

二维码 19

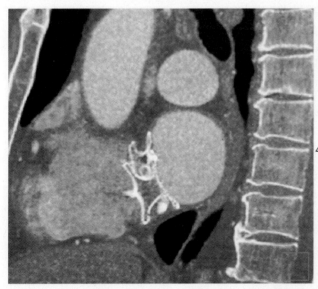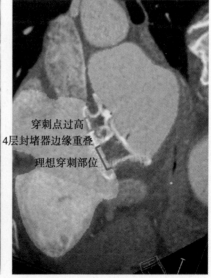

图 1　术前心脏 CT 评估房间隔与封堵器情况

在此种情况下,唯一可行的选择为经下方房间隔封堵伞中部(图 1 中标识理想穿刺部位处)穿刺。将穿刺针与内鞘塑形后使之与封堵器平面接近垂直(图 2A),可使穿刺针与内鞘穿过封堵器。但由于下方封堵器受压变形,外鞘经封堵器中央进一步进入左房困难,遂决定采用球囊逐级扩张方式扩张房缺封堵器,再送内外鞘进入左房。经 8.5F SL0 长鞘内芯可顺利送入 2.0mm×8.0mm OTW 球囊扩张封堵器,但直径超过 2.0mm 的球囊无法通过内芯孔径,只能经由外鞘送至封堵器。由于固定弯长鞘头端与封堵器盘面之间成一锐角,导致撤出内芯后,外鞘不能稳定固定于盘面上,易于向上方滑出理想选定穿刺区域(图 2B),遂将固定弯鞘更换为可调弯长鞘并调整鞘管弯度至基本垂直于封堵器盘面(图 2C),依次经可调弯鞘外鞘送入 2.5mm×12mm、3.0mm×15mm、4.5mm×15mm、5.0mm×8mm 后扩张球囊以 18~20atm 压力扩张封堵器,经上述球囊扩张步骤后再次尝试穿刺封堵器,可顺利将长鞘外鞘送入左房(图 3)。之后行改良 2C3L 术式(双侧肺静脉隔离、左房顶部、二尖瓣峡部、三尖瓣峡部线性消融及 Marshall 静脉乙醇消融)。手术过程顺利,未发生手术相关并发症,患者于术后次日出院。

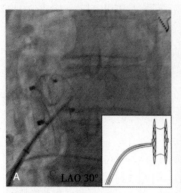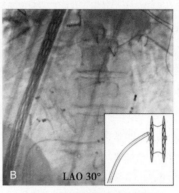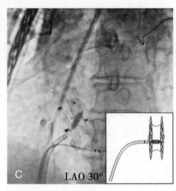

图 2 经封堵器穿刺过程

A.塑形穿刺针使针鞘整体接近垂直于封堵器平面;B.撤出长鞘内芯后,外鞘易于向上滑出理想穿刺区域;C.使用可调弯鞘使长鞘外鞘垂直于封堵伞平面,可经外鞘送入扩张球囊。

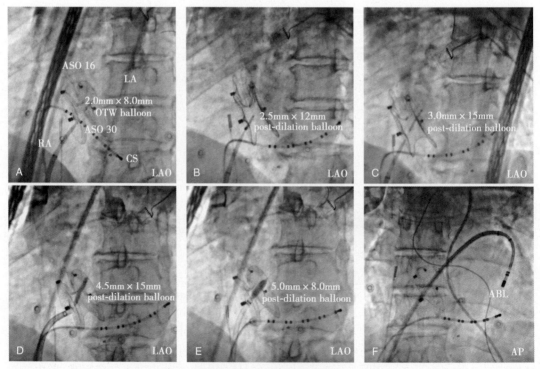

图 3 逐级球囊扩张后外鞘顺利通过封堵器

ABL,消融导管;post-dilation balloon,后扩张球囊;OTW balloon,全程交换球囊。

二、讨论

房颤是先天性房缺患者最常合并的心律失常之一,外科房缺修补及经导管房缺封堵后房颤发生率增加,其原因可能与心房牵拉、容量负荷增加有关。随着经导管消融手术的广泛开展,越来越多的房缺外科修补或介入封堵术后的患者面临着穿刺房间隔行左房导管操作的需要。Garg 等进行的荟萃分析显示,纳入分析的 64 例存在房间隔封堵器的患者均可在透视结合心腔内超声指导下实现成功房间隔穿刺,3 例(4.7%)发生穿刺针进入心包腔,无其他严重并发症,无封堵器分流或变形。

我团队在封堵器穿间隔方面的经验可总结为"序贯穿刺法"(图 4),要点包括以下内容。

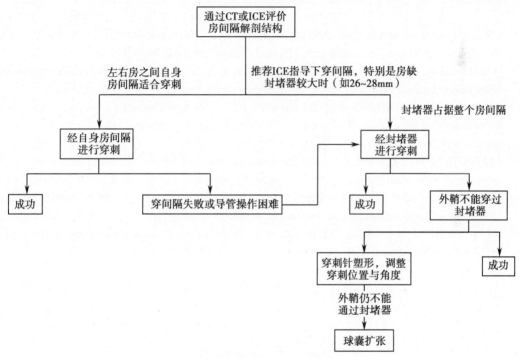

图 4 房间隔封堵器序贯穿刺法

1. 对于存在房间隔封堵器的患者,房间隔穿刺可经自身房间隔或封堵器进行;术前 CT 评估自身房间隔穿刺空间对于选择穿刺路径具有重要指导意义。

2. 如封堵器直径不大于 28mm,多可通过自身房间隔进行穿刺。

3. 对于需经封堵器穿刺患者,可通过两种方式使外鞘通过封堵器。

(1)对房间隔穿刺针进行塑形,使穿刺针鞘整体尽可能接近垂直于封堵伞盘面,亦可使用可调弯鞘辅助达到合适角度。

(2)如调整穿刺针鞘角度后仍不能顺利通过封堵器,可使用后扩张球囊逐级扩张穿刺通道,撤出穿刺针,经长鞘及内芯送入 0.014cm × 190cm BMW 导丝至左上肺静脉,之后撤出内芯,送入 3.0~5.0mm 非顺应性快速交换球囊,应用 14~18atm 对封堵器进行扩张。

4. 不推荐单侧经封堵器穿刺,如于右房侧经自身房间隔穿过后,在左侧经封堵器伞面穿出。由于两个不同穿刺部位之间存在成角,增加后续导管操作难度,应尽量避免。

另外，在封堵术后穿刺房间隔行左房导管操作时机方面，既往研究显示封堵器内皮化过程需要约 3 个月。目前一般认为，应至少在封堵术后 6 个月再考虑行房间隔穿刺。需要强调的是，尽管目前的研究较为一致地显示了经封堵器穿刺房间隔的可行性和安全性，且远期随访并未发现明显封堵器分流及移位，但仍不除外发生经食管超声未能发现的较小封堵器分流 / 移位，故对于存在房缺封堵器合并房颤患者的导管消融，应在慎重评估手术适应证后由有经验的术者进行手术。

（高明阳　郭 琦　桑才华）

参考文献

［1］ SPIES C, KHANDELWAL A, TIMMERMANNS I, et al. Incidence of atrial fibrillation following transcatheter closure of atrial septal defects in adults [J]. Am J Cardiol, 2008, 102: 902-906.

［2］ HIMELFARB J D, SHULMAN H, OLESOVSKY C J, et al. Atrial fibrillation following transcatheter atrial septal defect closure: a systematic review and meta-analysis [J]. Heart, 2022, 108 (15): 1216-1224.

［3］ CHEN K, SANG C, DONG J, et al. Transseptal puncture through Amplatzer septal occluder device for catheter ablation of atrial fibrillation: use of balloon dilatation technique [J]. J Cardiovasc Electrophysiol, 2012, 23: 1139-1141.

［4］ SANG C H, DONG J Z, LONG D Y, et al. Transseptal puncture and catheter ablation of atrial fibrillation in patients with atrial septal occluder: initial experience of a single centre [J]. Europace, 2018, 20: 1468-1474.

［5］ GUO Q, SANG C, BAI R, et al. Transseptal puncture in patients with septal occluder devices during catheter ablation of atrial fibrillation [J]. EuroIntervention, 2022, 17: 1112-1119.

［6］ SHARAFUDDIN M J, GU X, TITUS J L, et al. Transvenous closure of secundum atrial septal defects: preliminary results with a new self-expanding nitinol prosthesis in a swine model [J]. Circulation, 1997, 95: 2162-2168.

可穿戴设备在心律失常管理中的应用

一、概述

根据我国 2018 年发布的《可穿戴产品分类与标识》国家标准以及国际电子技术委员会（IEC）2021 年发布的相关标准，可穿戴设备（wearable devices，WD）可以定义为整合在随身佩带物品或植入表皮／体内，可以舒适穿戴或佩戴的智能电子设备。这类设备通常具备微处理器，具有一定计算能力，可以与使用者产生复杂交互，并通过物联网传输信息。WD 已进入大规模商用阶段。

WD 采集的大部分健康数据与心血管系统相关，例如脉率、心电图、运动强度、睡眠、血压等，目前有不少研究证明 WD 可以改善心血管疾病的诊疗流程与效果。本章将聚焦 WD 在心律失常管理中的应用。

二、可穿戴设备的分类与心律失常检测原理

目前健康领域的 WD 存在不同分类方式。根据 IEC 2021 年的分类方法，WD 可分为 4 大类：①近身电子产品（near-body electronics）：佩戴在身体附近但不直接接触身体的可穿戴电子产品；②贴身电子产品（on-body electronics）：佩戴在身体表面且直接接触身体的可穿戴电子产品；③体内电子产品（in-body electronics）：植入体内的可穿戴电子产品；④电子纺织品（electronic textiles）：与至少一个电子元件或设备结合的纺织品。因此，广义的 WD 概念包括起搏器等植入体内的电子设备，这部分设备在本文中暂不涉及。

我国 2018 年发布的《可穿戴产品分类与标识》（GB/T 37035—2018）将 WD 根据与身体接触程度（近身、贴身、体内）、穿戴位置（头部、颈部、躯干、臀部、手部、腰部、腿部、足部、全身、其他）、产品形态、领域进行详细分类。

知名技术咨询企业高德纳公司（Gartner）将 WD 按照目前已有的产品分为以下几类：智能手表（smartwatch）、腕带（wristband）、耳带式设备（ear-worn）、头戴式显示器（head-mounted display）、智能服装（smart clothing）、智能贴片（smart patches）。为实用起见，本文使用此分类方法。

可用于心律失常管理的 WD 有智能手表／腕带、智能贴片以及智能服装。智能手表／腕带及智能贴片仅能用于诊断，而智能服装兼具诊断与治疗功能（表 1）。

表 1　目前有证据用于心律失常管理的常见可穿戴设备

类别	代表产品
智能手表／腕带	苹果手表、华为手表、佳明手表、三星手表、Amazfit 手表、Fitbit 手环
智能贴片	AliveCor 心电片、MyDiagnostick 心电棒、Zio 心电贴片、BodyGuardian 心电贴片
智能服装	LifeVest 除颤背心

WD 通过光电体积描记(photoplethysmography,PPG)及心电图(electrocardiography,ECG)检测心律失常。

WD 的 PPG 通过实时描记测量部位(指端、手腕、耳垂等)的光吸收量周期性变化得出脉率。PPG 模组由光源、光电传感器组成,光子由光源射入组织后被散射、吸收,最终一部分光子反射出皮肤被探测到,其中静脉、组织细胞、色素等成分对光的吸收比较恒定,在 PPG 信号中为直流成分;而动脉会随心搏周期性扩张,对光的吸收呈周期性改变,在 PPG 信号中为交流成分。通过观察 PPG 中的交流成分可以得出脉率。当脉率过快、过慢或不规律时,WD 判断使用者出现心律失常。

智能手表/腕带在获取 ECG 时,需要使用者将未佩戴侧的手指放在设备侧面的电极上,另一电极位于设备接触皮肤的底部,两个电极之间形成双极肢体导联,最终显示左上肢与右上肢的电位差即 ECG Ⅰ导联。近年有部分研究发现,通过将智能手表/腕带放置在不同位置可以获取其他导联 ECG。智能手表/腕带仅能间断获取 ECG,因此存在漏诊可能。智能贴片与智能服装可以持续获得单导联或多导联 ECG,类似心电监护及 Holter,更容易捕捉到佩戴期间发生的心律失常。WD 获取的 ECG 与普通 ECG 形态相似度高。

三、可穿戴设备在心房颤动管理中的应用

心房颤动(简称房颤)是一种常见的心律失常,《中国心血管健康与疾病报告 2020》显示我国 ≥35 岁人群的房颤患病率为 0.7%,而 ≥75 岁人群的患病率达 2.4%,美国及欧盟也分别估计房颤患者为千万级别。房颤可导致血栓栓塞、心力衰竭、认知受损等并发症,积极治疗可以改善患者预后。超过一半的房颤患者在发作时并无症状,而这部分患者相比有症状者预后更差,更需要积极治疗。目前的房颤指南认为可以使用 WD 进行房颤筛查。

1. 智能手表/腕带 2015 年发布的 Apple Watch 具备 PPG 功能及不规则脉率检测算法。2019 年发表的 Apple Heart 研究在美国纳入约 42 万名无房颤病史的 Apple Watch 使用者,中位监测时间为 117 天,其中 0.52% 的使用者在监测期间收到脉率不规则的通知。脉率不规则的患者比例在各年龄组中从最低 0.16%(22~40 岁)到最高 3.1%(≥65 岁)。在接到脉率不齐通知后,参与者会收到 1 个可以使用 7 天的单导联心电贴片并要求在使用后寄回,最终 20.8% 的脉率不齐者寄回了心电贴片,其中 34% 确诊为房颤,对比同时使用心电贴片与 Apple Watch 期间的数据得出阳性预测值为 84%。

从 2018 年的 Apple Watch Series 4 开始,Apple Watch 搭载了单导联 ECG 功能,也可用于房颤检测。Apple Watch 的单导联 ECG 在多项研究中检测房颤的敏感性为 41%~96%,特异性为 86%~100%。

尽管研究发现 Apple Watch 可以发现房颤,但能否改善患者预后仍未知。在 Apple Heart 研究的脉率不齐者中 CHA_2DS_2-VASc 评分 ≥2 分的比例为 33%,另一项研究中 Apple Watch 筛查出的房颤患者预计仅 36% 会推荐抗凝治疗。目前有研究正在探索 Apple Watch 检测房颤能否提高患者的治疗依从性并改善预后(NCT04276441、NCT05007847)。此外,有学者认为 Apple Watch 的异常脉率警告可能会增加使用者心理压力,并导致医疗资源浪费。

2015 年发布的华为手表同样存在房颤筛查潜力。2019 年发表的 MAFA Ⅱ研究在中国纳入约 19 万名无房颤病史的华为手表/腕带使用者,最终 0.23% 的使用者被判定为疑似房颤,61.8% 的疑似房颤者接受了临床评估,其中 87.0% 最终确诊房颤。MAFA Ⅱ研究中各年龄组的疑诊房颤率从 0.06%(18~39 岁)至 2.78%(≥65 岁)不等。MAFA Ⅱ研究的疑诊房颤

率低于 Apple Heart 研究,可能与使用者年龄普遍较低(仅 1.8% 超过 65 岁)、普遍监测时间较短(67.7% 的使用者仅监测 0~7 天)、PPG 算法不同有关。最终 79.6% 的脑卒中高危房颤者接受了抗凝治疗。此研究中华为手表还证实,睡眠呼吸暂停会增加房颤风险 5 倍以上。

除用于房颤筛查外,华为手表/腕带在近期一项研究中发现可以预测房颤发作。研究者使用 554 名房颤患者的 17 种 PPG 特征,使用 XGBoost 模型预测房颤发作,随后招募 50 名频繁发作房颤的患者同时佩戴 Holter 与华为设备 72 小时以测试预测模型效果。最终模型可以在房颤发作前 4 小时以 81.9% 与 96.6% 的敏感性与特异性进行预测,在房颤发作前 1 小时预测的敏感性与特异性更高达 91.6% 与 95.5%。

此外,Garmin 手表、Samsung 手表、Amazfit 手表均发表过小规模研究证实筛查房颤的敏感性、特异性较好。Fitbit 腕带正在进行大规模的 PPG 筛查房颤研究(NCT04380415),已纳入 45 万名使用者,结果可能于近期发布。

心室率控制是房颤患者减轻症状、改善预后的重要治疗方法,智能手表/腕带可以长程持续监测心室率且准确性较高,未来可能用于房颤患者的心室率控制。

2. 智能贴片　可用于心律失常管理的智能贴片主要有两种,一种持续贴附在体表,可以连续监测心电,代表产品为 Zio 心电贴片;一种为手持式,仅在双手握持时才能监测心电,代表产品为 AliveCor 手持心电片。

与智能手表/腕带相同,智能贴片也可用于房颤筛查。在多项小型研究中,AliveCor 筛查房颤的敏感性为 55%~100%,特异性为 68%~99%。MyDiagnostick 是一种棒状的单导联心电仪,使用方法与 AliveCor 类似,筛查房颤的敏感性为 82%~100%,特异性为 93%~96%。使用 AliveCor 及 Zio 相比常规护理可以将房颤的确诊率提高 3~10 倍,大多数参与者对心电贴片采集 ECG 感到满意。但纳入 3 万余名就诊者的随机对照研究认为,老年人单次使用 AliveCor 筛查并不能增加房颤发现率,而对于风险最高的 ≥85 岁人群可以增加发现率。研究发现,在隐源性脑卒中患者中,AliveCor 及 Zio 相比于 Holter 可以发现更多的房颤。对于隐源性脑卒中患者或在一些不方便行标准 12 导联 ECG 的场景,各种心电贴片已经作为标准检测手段用于房颤筛查与治疗监测,极大改变了我们对房颤的认知。

抗凝治疗是房颤最基础的治疗之一。有研究使用 AliveCor 指导房颤消融后抗凝,所有患者每日自行评估节律 2 次,如果房颤发作持续 >1 小时或 ≤1 小时但反复多次发作,则予 2~4 周抗凝,否则不抗凝。随访 30 个月后 63% 的患者完全停用抗凝,14% 间断抗凝,仅 22% 长期抗凝,随访期间仅出现 1 次血栓栓塞事件与 1 次轻度出血事件。有研究使用 AliveCor 改善患者抗凝依从性,但效果不显著,因为抗凝依从性差的患者监测 ECG 的依从性也较差。

房颤患者可能使用节律控制药物,但抗心律失常药物往往具备致心律失常的不良反应,智能贴片可以帮助监测药物不良反应。一项研究使用 AliveCor 监测口服多非利特患者的 QT 间期,发现与普通 12 导联 ECG 上的 QTc 间期无显著差异(均在 ±20 毫秒以内)。

在接受房颤消融手术后仍有约 50% 的患者会在 3 个月内房颤复发,术后 5 年复发率为 16%~46%,10 年复发率为 30%~54%,而智能贴片可以提供长期、有效的房颤复发监测。一项研究使用 AliveCor 与传统固定电话监测器进行对比,发现 AliveCor 监测房颤复发的敏感性与特异性高达 100% 与 97%,绝大多数患者更喜欢使用 AliveCor 进行监测。另一项研究认为,使用 AliveCor 相比常规护理更可能发现并更早发现消融后的房颤复发。有研究认为,间断使用 AliveCor 相比短时间佩戴 Holter 可以发现更多的房颤复发。

阵发性房颤是一组异质性很强的疾病,精准分型有助于精准治疗。一项研究在 1.3 万名阵发性房颤患者中使用 Zio 进行长时程监测,发现患者可以分为反复频繁发作与持续但较少发作两种亚型,未来可能会产生不同的治疗策略。Zio 在研究中与 Holter 检测房颤负荷的效果类似。另一项研究使用 Zio 观察近 2 000 名房颤患者的房颤负荷,发现房颤负荷 ≥11% 的患者更容易发生脑卒中,为精准抗凝提供了证据。还有研究使用 Zio 发现,房颤负荷与认知下降有关,可能原因为房颤负荷高的患者更容易出现亚临床脑卒中。

四、可穿戴设备在其他心律失常管理中的应用

WD 在房颤以外的心律失常中也有大量研究,但主要集中在智能贴片。因为智能手表/腕带多数不具备 ECG 功能,单纯依赖 PPG 很难筛查其他心律失常。

智能手表/腕带可以通过放置在胸前不同位置获取不同导联 ECG,在部分研究中证实可以用于筛查心律失常。一项研究使用 Apple Watch 获取 Ⅰ、Ⅱ、V_1、V_6 导联,发现诊断房颤及束支传导阻滞的敏感性及特异性在 90% 左右,诊断 ECG 存在任何异常的敏感性可以达到 91%。另一项研究使用 Apple Watch 获取 Ⅰ、V_1、V_3、V_6 导联,在诊断长 QT 综合征、Brugada 综合征、心室预激、肥厚型心肌病、致心律失常性右室心肌病的敏感性及特异性均接近 100%。目前也有很多智能手表/腕带发现快速及慢速心律失常的报道。

对于心悸的患者,智能贴片可以帮助判断患者是否存在心律失常。在多项研究中认为,AliveCor 及 Zio 可以协助急诊就诊的心悸及晕厥患者筛查是否存在心律失常。在一项研究中 AliveCor 区分室上性心动过速与窦性心动过速的敏感度为 89%,特异度为 91%。另一项研究对比了传统 24 小时 Holter 与 14 天 Zio 监测对于可疑心律失常患者的诊断率,最终 Zio 发现的心律失常是 Holter 的 1.5 倍,这种差异主要由于监测时间的延长。还有研究认为,从佩戴 Zio 到首次发现心律失常往往超过 48 小时,因此 Holter 存在严重局限性。运动员由于职业特殊性,很难在运动过程中使用传统 Holter 监测心律失常,WD 则提供了一种便捷的检测方法,目前已有成功诊断运动期间心律失常的报道。

经导管主动脉瓣置换(transcatheter aortic valve replacement,TAVR)术后传导阻滞是常见并发症,但并不一定能在出院前发现。一项研究纳入了 365 名 TAVR 患者,发现使用 BodyGuardian 心电贴片持续监测 30 天,有大量出院后才出现起搏器指征的患者。另一项研究使用 Zio 同样在 TAVR 术后 2~3 个月发现了大量缓慢性心律失常。

当怀疑患者为先天性或药物诱导长 QT 综合征时,连续监测 QT 间期十分重要。一项研究使用 BodyGuardian 自动检测 QTc 间期并与 Holter 手工测量的 QTc 间期进行比较,发现大部分患者在两种设备的 QTc 间期差距在 15 毫秒以内。另一项研究使用 AliveCor 测量 QT 间期,发现测量 QTc ≥ 500 毫秒的敏感性及特异性分别为 80.0%、94.4%。Apple Watch 也被证实可用来远程监测 QT 间期,准确性较高。

WD 使用者众多、使用时间较长,因此积累了大量数据与深度学习进行结合。一项研究使用 5 万余名 Zio 使用者的 ECG,采用卷积神经网络建立 12 种心律的分类模型,发现深度学习模型的心律诊断准确性高于心脏病专家的平均水平。

WD 可以增加我们对心律失常流行病学的了解。一项研究总结了 524 名 Zio 使用者,发现 99% 的使用者存在心律失常,最常见的心律失常为室性期前收缩(早搏)(93%),最常见的显著心律失常为室上性心动过速(44%),但在心悸期间最常见的是窦性心律(50%),62%的房颤患者没有症状。另一项研究使用 Zio 评估室性早搏负荷,发现患者的室性早搏负荷

在不同日期差异很大，可能会影响治疗决策。

可穿戴心脏转复除颤器（wearable cardioverter defibrillator，WCD）也可以归类为WD，但与一般WD仅能监测不同的是，WCD兼具监测及治疗功能。WCD由4个部分构成：①可更换的棉质背心；②胸带上环形分布的4个监测电极；③背部和心尖的3个除颤电极；④挂在腰间的监测器及电池。当监测电极识别到恶性室性心律失常后，会有25~180秒的延迟时间，在延迟期间WCD会发出噪声及振动提醒患者，如果患者意识清醒可以按键取消电击，否则会在延迟结束后通过除颤电极电击。电击为双相150J，最多可电击5次。

目前的指南中WCD主要用于恶性心律失常风险高但不适合植入埋藏式心脏转复除颤器（implantable cardioverter defibrillator，ICD）的患者。目前研究认为WCD转复成功率与ICD类似，但仍有极少部分患者因未随时佩戴、未正确佩戴、发生不可电击性恶性心律失常等原因猝死，误放电风险很低。但也有研究认为WCD并未降低急性心肌梗死后患者的死亡风险。

五、总结

WD可以通过PPG或ECG的方式检查各种心律失常，在心房颤动中研究最多，其他心律失常也有涉及。除心律失常筛查外，WD对于日常监测、精准治疗、判断预后也有效果。WCD作为一种带有直接治疗功能的特殊WD，目前可以用于恶性心律失常高危但不适合植入ICD的患者。随着WD的便携性、可及性、准确性不断提高，未来必会是心律失常管理最重要的工具之一。

（张　萍　费金韬）

参考文献

［1］ ALLEN J. Photoplethysmography and its application in clinical physiological measurement [J]. Physiol Meas, 2007, 28 (3): R1-R39.

［2］ STRIEPE S, MICHAELIS A, MARKEL F, et al. Use of the Apple Watch iECG in adult congenital heart disease patients [J]. Indian Pacing Electrophysiol J, 2022, 22 (3): 131-136.

［3］ SPACCAROTELLA C A M, MIGLIARINO S, MONGIARDO A, et al. Measurement of the QT interval using the Apple Watch [J]. Sci Rep, 2021, 11 (1): 10817.

［4］ COBOS GIL M Á. Standard and precordial leads obtained with an Apple Watch [J]. Ann Intern Med, 2020, 172 (6): 436-437.

［5］ BEHZADI A, SEPEHRI SHAMLOO A, MOURATIS K, et al. Feasibility and Reliability of SmartWatch to Obtain 3-Lead Electrocardiogram Recordings [J]. Sensors (Basel), 2020, 20 (18): 5074.

［6］ COLILLA S, CROW A, PETKUN W, et al. Estimates of current and future incidence and prevalence of atrial fibrillation in the US adult population [J]. Am J Cardiol, 2013, 112 (8): 1142-1147.

［7］ KRIJTHE B P, KUNST A, BENJAMIN E J, et al. Projections on the number of individuals with atrial fibrillation in the European Union, from 2000 to 2060 [J]. Eur Heart J, 2013, 34 (35): 2746-2751.

［8］ HINDRICKS G, POTPARA T, DAGRES N, et al. 2020 ESC Guidelines for the diagnosis and management of atrial fibrillation developed in collaboration with the European Association for Cardio-Thoracic Surgery (EACTS) The Task Force for the diagnosis and management of atrial fibrillation of the European Society of Cardiology (ESC) Developed with the special contribution of the European Heart Rhythm Association (EHRA) of the ESC [J]. Eur Heart J, 2021, 42 (5): 373-498.

［9］ 中华医学会心电生理和起搏分会，中国医师协会心律学专业委员会，中国房颤中心联盟心房颤动防治专家工作委员会. 心房颤动：目前的认识和治疗建议 (2021)[J]. 中华心律失常学杂志, 2022, 26 (1): 74.

［10］ BORIANI G, LAROCHE C, DIEMBERGER I, et al. Asymptomatic atrial fibrillation: clinical correlates, management, and outcomes in the EORP-AF Pilot General Registry [J]. Am J Med, 2015, 128 (5): 509-518. e2.

［11］ POTPARA T S, POLOVINA M M, MARINKOVIC J M, et al. A comparison of clinical characteristics and long-term prognosis in asymptomatic and symptomatic patients with first-diagnosed atrial fibrillation: the Belgrade Atrial Fibrillation Study [J]. Int J Cardiol, 2013, 168 (5): 4744-4749.

［12］ ESATO M, CHUN Y H, AN Y, et al. Clinical impact of asymptomatic presentation status in patients with paroxysmal and sustained atrial fibrillation: the Fushimi AF Registry [J]. Chest, 2017, 152 (6): 1266-1275.

［13］ JANUARY C T, WANN L S, CALKINS H, et al. 2019 AHA/ACC/HRS focused update of the 2014 AHA/ACC/HRS guideline for the management of patients with atrial fibrillation: a report of the American College of Cardiology/American Heart Association Task Force on Clinical Practice Guidelines and the Heart Rhythm Society [J]. J Am Coll Cardiol, 2019, 74 (1): 104-132.

［14］ PEREZ M V, MAHAFFEY K W, HEDLIN H, et al. Large-Scale Assessment of a Smartwatch to Identify Atrial Fibrillation [J]. N Engl J Med, 2019, 381 (20): 1909-1917.

［15］ FORD C, XIE C X, LOW A, et al. Comparison of 2 Smart Watch Algorithms for Detection of Atrial Fibrillation and the Benefit of Clinician Interpretation: SMART WARS Study [J]. JACC Clin Electrophysiol, 2022, 8 (6): 782-791.

［16］ ABU-ALRUB S, STRIK M, RAMIREZ F D, et al. Smartwatch electrocardiograms for automated and manual diagnosis of atrial fibrillation: a comparative analysis of three models [J]. Front Cardiovasc Med, 2022, 9: 836375.

［17］ PLOUX S, STRIK M, CAILLOL T, et al. Beyond the wrist: Using a smartwatch electrocardiogram to detect electrocardiographic abnormalities [J]. Arch Cardiovasc Dis, 2022, 115 (1): 29-36.

［18］ SESHADRI D R, BITTEL B, BROWSKY D, et al. Accuracy of apple watch for detection of atrial fibrillation [J]. Circulation, 2020, 141 (8): 702-703.

［19］ BUMGARNER J M, LAMBERT C T, HUSSEIN A A, et al. Smartwatch algorithm for automated detection of atrial fibrillation [J]. J Am Coll Cardiol, 2018, 71 (21): 2381-2388.

［20］ FELDMAN K, DUNCAN R G, NGUYEN A, et al. Will apple devices'passive atrial fibrillation detection prevent strokes？ estimating the proportion of high-risk actionable patients with real-world user data [J]. J Am Med Inform Assoc, 2022, 29 (6): 1040-1049.

［21］ WYATT K D, POOLE L R, MULLAN A F, et al. Clinical evaluation and diagnostic yield following evaluation of abnormal pulse detected using Apple Watch [J]. J Am Med Inform Assoc, 2020, 27 (9): 1359-1363.

［22］ SHIH P, PROKOPOVICH K, DEGELING C, et al. Direct-to-consumer detection of atrial fibrillation in a smartwatch electrocardiogram: Medical overuse, medicalisation and the experience of consumers [J]. Soc Sci Med, 2022, 303: 114954.

［23］ GUO Y, WANG H, ZHANG H, et al. Mobile photoplethysmographic technology to detect atrial fibrillation [J]. J Am Coll Cardiol, 2019, 74 (19): 2365-2375.

［24］ GUO Y, ZHANG H, CHEN Y, et al. Population screening for atrial fibrillation in subjects with sleep apnea [J]. Eur Heart J, 2021, 42 (Supplement_1): 454.

［25］ GUO Y, WANG H, ZHANG H, et al. Photoplethysmography-based machine learning approaches for atrial fibrillation prediction [J]. JACC Asia, 2021, 1 (3): 399-408.

［26］ CHANG P C, WEN M S, CHOU C C, et al. Atrial fibrillation detection using ambulatory smartwatch photoplethysmography and validation with simultaneous holter recording [J]. Am Heart J, 2022, 247: 55-62.

［27］ BELANI S, WAHOOD W, HARDIGAN P, et al. Accuracy of detecting atrial fibrillation: a systematic review and meta-analysis of wrist-worn wearable technology [J]. Cureus, 2021, 13 (12): e20362.

［28］ CHEN E, JIANG J, SU R, et al. A new smart wristband equipped with an artificial intelligence algorithm to detect atrial fibrillation [J]. Heart Rhythm, 2020, 17 (5 Pt B): 847-853.

［29］ ZHANG S, XIAN H, CHEN Y, et al. The auxiliary diagnostic value of a novel wearable electrocardiogram-recording system for arrhythmia detection: diagnostic trial [J]. Front Med, 2021, 8: 685999.

［30］ LUBITZ S A, FARANESH A Z, ATLAS S J, et al. Rationale and design of a large population study to validate software for the assessment of atrial fibrillation from data acquired by a consumer tracker or smartwatch: The Fitbit heart study [J]. Am Heart J, 2021, 238: 16-26.

［31］ SESHADRI D R, BITTEL B, BROWSKY D, et al. Accuracy of the Apple Watch 4 to Measure Heart Rate in Patients With Atrial Fibrillation [J]. IEEE J Transl Eng Health Med, 2019, 8: 2700204.

［32］ HUYNH P, SHAN R, OSUJI N, et al. Heart rate measurements in patients with obstructive sleep apnea and atrial fibrillation: prospective pilot study assessing apple watch's agreement with telemetry data [J]. JMIR Cardio, 2021, 5 (1): e18050.

［33］ AL-KAISEY A M, KOSHY A N, HA F J, et al. Accuracy of wrist-worn heart rate monitors for rate control assessment in atrial fibrillation [J]. Int J Cardiol, 2020, 300: 161-164.

［34］ KOSHY A N, SAJEEV J K, NERLEKAR N, et al. Smart watches for heart rate assessment in atrial arrhythmias [J]. Int J Cardiol, 2018, 266: 124-127.

［35］ DESTEGHE L, RAYMAEKERS Z, LUTIN M, et al. Performance of handheld electrocardiogram devices to detect atrial fibrillation in a cardiology and geriatric ward setting [J]. Europace, 2017, 19 (1): 29-39.

［36］ HIMMELREICH J C L, KARREGAT E P M, LUCASSEN W A M, et al. Diagnostic accuracy of a smartphone-operated, single-lead electrocardiography device for detection of rhythm and conduction abnormalities in primary care [J]. Ann Fam Med, 2019, 17 (5): 403-411.

［37］ WEGNER F K, KOCHHÄUSER S, ELLERMANN C, et al. Prospective blinded Evaluation of the smartphone-based AliveCor Kardia ECG monitor for Atrial Fibrillation detection: The PEAK-AF study [J]. Eur J Intern Med,. 2020, 73: 72-75.

［38］ RAJAKARIAR K, KOSHY A N, SAJEEV J K, et al. Accuracy of a smartwatch based single-lead electrocardiogram device in detection of atrial fibrillation [J]. Heart, 2020, 106 (9): 665-670.

［39］ LOPEZ PERALES C R, VAN SPALL H G C, MAEDA S, et al. Mobile health applications for the detection of atrial fibrillation: a systematic review [J]. Europace, 2021, 23 (1): 11-28.

［40］ RISCHARD J, WALDMANN V, MOULIN T, et al. Assessment of heart rhythm disorders using the alivecor heart monitor: beyond the detection of atrial fibrillation [J]. JACC Clin Electrophysiol, 2020, 6 (10): 1313-1315.

［41］ SLUYTER J D, SCRAGG R, OFANOA M, et al. Atrial fibrillation detection in primary care during blood pressure measurements and using a smartphone cardiac monitor [J]. Sci Rep, 2021, 11 (1): 17721.

［42］ LEŃSKA-MIECIEK M, KULS-OSZMANIEC A, DOCIAK N, et al. Mobile single-lead electrocardiogram technology for atrial fibrillation detection in acute ischemic stroke patients [J]. J Clin Med, 2022, 11 (3): 665.

［43］ VAES B, STALPAERT S, TAVERNIER K, et al. The diagnostic accuracy of the MyDiagnostick to detect atrial fibrillation in primary care [J]. BMC Fam Pract, 2014, 15: 113.

［44］ TIELEMAN R G, PLANTINGA Y, RINKES D, et al. Validation and clinical use of a novel diagnostic device for screening of atrial fibrillation [J]. Europace, 2014, 16 (9): 1291-1295.

［45］ HALCOX J P J, WAREHAM K, CARDEW A, et al. Assessment of Remote Heart Rhythm Sampling Using the AliveCor Heart Monitor to Screen for Atrial Fibrillation: The REHEARSE-AF Study [J]. Circulation, 2017, 136 (19): 1784-1794.

［46］ GLADSTONE D J, WACHTER R, SCHMALSTIEG-BAHR K, et al. Screening for atrial fibrillation in the older population: a randomized clinical trial [J]. JAMA Cardiol, 2021, 6 (5): 558-567.

［47］ STEINHUBL S R, WAALEN J, EDWARDS A M, et al. Effect of a Home-Based Wearable Continuous ECG Monitoring Patch on Detection of Undiagnosed Atrial Fibrillation: The mSToPS Randomized Clinical Trial [J]. JAMA, 2018, 320 (2): 146-155.

［48］ LUBITZ S A, ATLAS S J, ASHBURNER J M, et al. Screening for atrial fibrillation in older adults at primary care visits: VITAL-AF randomized controlled trial [J]. Circulation, 2022, 145 (13): 946-954.

［49］ KOH K T, LAW W C, ZAW W M, et al. Smartphone electrocardiogram for detecting atrial fibrillation after a cerebral ischaemic event: a multicentre randomized controlled trial [J]. Europace, 2021, 23 (7): 1016-1023.

［50］ KAURA A, SZTRIHA L, CHAN F K, et al. Early prolonged ambulatory cardiac monitoring in stroke (EPACS): an open-label randomised controlled trial [J]. Eur J Med Res, 2019, 24 (1): 25.

［51］ CUNHA S, ANTUNES E, ANTONIOU S, et al. Raising awareness and early detection of atrial fibrillation, an experience resorting to mobile technology centred on informed individuals [J]. Res Social Adm Pharm, 2020, 16 (6): 787-792.

［52］ ANDERSON J R, HUNTER T, DINALLO J M, et al. Population screening for atrial fibrillation by student pharmacists at health fairs [J]. J Am Pharm Assoc (2003), 2020, 60 (4): e52-e57.

［53］ KIM N R, CHOI C K, KIM H S, et al. Screening for atrial fibrillation using a smartphone-based electrocardiogram in Korean elderly [J]. Chonnam Med J, 2020, 56 (1): 50-54.

［54］ KALIA K, TULLOH R, GRUBB N. Identification of atrial fibrillation in secondary care diabetes and vascular clinics: a pilot study [J]. Future Cardiol, 2020, 16 (3): 179-188.

［55］ CHEN Y, HUANG Q F, SHENG C S, et al. Detection rate and treatment gap for atrial fibrillation identified through screening in community health centers in China (AF-CATCH): A prospective multicenter study [J]. PLoS Med, 2020, 17 (7): e1003146.

［56］ MATHEW S, CHAMBERS R. Improving the utility and sustainability of novel health technology to improve clinical outcomes for patients: an East Staffordshire experience of screening for atrial fibrillation with the AliveCor KardiaMobile [J]. BJGP Open, 2021, 5 (2): BJGPO. 2020. 0169.

［57］ BRAY J J H, LLOYD E F, ADENWALLA F, et al. Single-lead ECGs (AliveCor) are a feasible, cost-effective and safer alternative to 12-lead ECGs in community diagnosis and monitoring of atrial fibrillation [J]. BMJ Open Qual, 2021, 10 (1): e001270.

［58］ PITMAN B M, CHEW S H, WONG C X, et al. Performance of a Mobile Single-Lead Electrocardiogram Technology for Atrial Fibrillation Screening in a Semirural African Population: Insights From "The Heart of Ethiopia: Focus on Atrial Fibrillation" (TEFF-AF) Study [J]. JMIR Mhealth Uhealth, 2021, 9 (5): e24470.

［59］ SUN W, FREEDMAN B, MARTINEZ C, et al. Atrial Fibrillation Detected by Single Time-Point Hand-held Electrocardiogram Screening and the Risk of Ischemic Stroke [J]. Thromb Haemost, 2022, 122 (2): 286-294.

［60］ KO J S, JEONG H K. Screening for Atrial Fibrillation Using a Single Lead ECG Monitoring Device [J]. Chonnam Med J, 2021, 57 (3): 191-196.

［61］ MARCUS G M, MODROW M F, SCHMID C H, et al. Individualized Studies of Triggers of Paroxysmal Atrial Fibrillation: The I-STOP-AFib Randomized Clinical Trial [J]. JAMA Cardiol, 2022, 7 (2): 167-174.

［62］ YE X F, ZHANG W, CHEN Y, et al. Alcohol consumption in relation to the incidence of atrial fibrillation in an elderly Chinese population [J]. J Geriatr Cardiol, 2022, 19 (1): 52-60.

［63］ SAGGU D K, RANGASWAMY V V, YALAGUDRI S, et al. Prevalence, clinical profile, and stroke risk of atrial fibrillation in rural Andhra Pradesh, India (the AP-AF study)[J]. Indian Heart J, 2022, 74 (2): 86-90.

［64］ HALL A, MITCHELL A R J, ASHMORE L, et al. Atrial fibrillation prevalence and predictors in patients with diabetes: a cross-sectional screening study [J]. Br J Cardiol, 2022, 29 (1): 8.

［65］ ZADO E S, PAMMER M, PARHAM T, et al. "As Needed" nonvitamin K antagonist oral anticoagulants for infrequent atrial fibrillation episodes following atrial fibrillation ablation guided by diligent pulse monitoring: A feasibility study [J]. J Cardiovasc Electrophysiol, 2019, 30 (5): 631-638.

［66］ TRAN A T, OKASHA O M, STEINHAUS D A, et al. Prospective evaluation of the effect of smartphone electrocardiogram usage on anticoagulant medication compliance [J]. J Interv Card Electrophysiol, 2022.

［67］ CHUNG E H, GUISE K D. QTC intervals can be assessed with the AliveCor heart monitor in patients on dofetilide for atrial fibrillation [J]. J Electrocardiol, 2015, 48 (1): 8-9.

［68］ CALKINS H, HINDRICKS G, CAPPATO R, et al. 2017 HRS/EHRA/ECAS/APHRS/SOLAECE expert consensus statement on catheter and surgical ablation of atrial fibrillation [J]. Heart Rhythm, 2017, 14 (10): e275-e444.

［69］ TARAKJI K G, WAZNI O M, CALLAHAN T, et al. Using a novel wireless system for monitoring patients after the atrial fibrillation ablation procedure: the iTransmit study [J]. Heart Rhythm, 2015, 12 (3): 554-559.

［70］ GOLDENTHAL I L, SCIACCA R R, RIGA T, et al. Recurrent atrial fibrillation/flutter detection after ablation or cardioversion using the AliveCor KardiaMobile device: iHEART results [J]. J Cardiovasc Electrophysiol, 2019, 30 (11): 2220-2228.

［71］ HERMANS A N L, GAWALKO M, PLUYMAEKERS N, et al. Long-term intermittent versus short continuous heart rhythm monitoring for the detection of atrial fibrillation recurrences after catheter ablation [J]. Int J Cardiol, 2021, 329: 105-112.

［72］ WINEINGER N E, BARRETT P M, ZHANG Y, et al. Identification of paroxysmal atrial fibrillation subtypes in over 13, 000 individuals [J]. Heart Rhythm, 2019, 16 (1): 26-30.

［73］ ROSENBERG M A, SAMUEL M, THOSANI A, et al. Use of a noninvasive continuous monitoring device in the management of atrial fibrillation: a pilot study [J]. Pacing Clin Electrophysiol, 2013, 36 (3): 328-333.

［74］ GO A S, REYNOLDS K, YANG J, et al. Association of burden of atrial fibrillation with risk of ischemic stroke in adults with paroxysmal atrial fibrillation: the KP-RHYTHM Study [J]. JAMA Cardiol, 2018, 3 (7): 601-608.

［75］ CHEN L Y, AGARWAL S K, NORBY F L, et al. Persistent but not Paroxysmal Atrial Fibrillation Is Independently Associated With Lower Cognitive Function: ARIC Study [J]. J Am Coll Cardiol, 2016, 67 (11): 1379-1380.

［76］ STRIEPE S, MICHAELIS A, MARKEL F, et al. Use of the Apple Watch iECG in adult congenital heart disease patients [J]. Indian Pacing Electrophysiol J, 2022, 22 (3): 131-136.

［77］ NASARRE M, STRIK M, DANIEL RAMIREZ F, et al. Using a smartwatch electrocardiogram to detect abnormalities associated with sudden cardiac arrest in young adults [J]. Europace, 2022, 24 (3): 406-412.

［78］ SIDDEEK H, FISHER K, MCMAKIN S, et al. AVNRT captured by Apple Watch Series 4: Can the Apple watch be used as an event monitor？ [J]. Ann Noninvasive Electrocardiol, 2020, 25 (5): e12742.

［79］ GU K, MARSHALL K, ROBERTSON-STOVEL Q, et al. Polymorphic ventricular tachycardia detected with a smartwatch [J]. CJC Open, 2022, 4 (4): 424-427.

［80］ KASSAM N, AZIZ O, AGHAN E, et al. Smart watch detection of supraventricular tachycardia (SVT): first case from Tanzania [J]. Int Med Case Rep J, 2021, 14: 563-566.

［81］ KASAI Y, KASAI J, SEKIGUCHI Y, et al. Apple Watch® facilitates single-session catheter ablation of coexisting atrioventricular nodal reentrant tachycardia and atrioventricular reentrant tachycardia [J]. Clin Case Rep, 2021, 9 (8): e04702.

［82］ BURKE J, HAIGNEY M C P, BORNE R, et al. Smartwatch detection of ventricular tachycardia: Case series [J]. HeartRhythm Case Rep, 2020, 6 (10): 800-804.

［83］ GOLDSTEIN L N, WELLS M. Smart watch-detected tachycardia: a case of atrial flutter [J]. Oxf Med

Case Reports, 2019, 2019 (12): 495-497.

［84］ YERASI C, O'DONOGHUE S, SATLER L F, et al. Apple Watch detecting high-grade block after trans-catheter aortic valve implantation [J]. Eur Heart J, 2019, 41 (10): 1096.

［85］ REED M J, MUIR A, CULLEN J, et al. Establishing a Smartphone Ambulatory ECG Service for Patients Presenting to the Emergency Department with Pre-Syncope and Palpitations [J]. Medicina (Kaunas), 2021, 57 (2): 147.

［86］ CULLEN J, REED M J, MUIR A, et al. Experience of a smartphone ambulatory ECG clinic for emergency department patients with palpitation: a single-centre cohort study [J]. Eur J Emerg Med, 2021, 28 (6): 463-468.

［87］ SCHREIBER D, SATTAR A, DRIGALLA D, et al. Ambulatory cardiac monitoring for discharged emergency department patients with possible cardiac arrhythmias [J]. West J Emerg Med, 2014, 15 (2): 194-198.

［88］ REED M J, GRUBB N R, LANG C C, et al. Diagnostic yield of an ambulatory patch monitor in patients with unexplained syncope after initial evaluation in the emergency department: the PATCH-ED study [J]. Emerg Med J, 2018, 35 (8): 477-485.

［89］ WEGNER F K, KOCHHÄUSER S, FROMMEYER G, et al. Prospective blinded evaluation of smartphone-based ECG for differentiation of supraventricular tachycardia from inappropriate sinus tachycardia [J]. Clin Res Cardiol, 2021, 110 (6): 905-912.

［90］ BARRETT P M, KOMATIREDDY R, HAASER S, et al. Comparison of 24-hour Holter monitoring with 14-day novel adhesive patch electrocardiographic monitoring [J]. Am J Med, 2014, 127 (1): 95.

［91］ SOLOMON M D, YANG J, SUNG S H, et al. Incidence and timing of potentially high-risk arrhythmias detected through long term continuous ambulatory electrocardiographic monitoring [J]. BMC Cardiovasc Disord, 2016, 16: 35.

［92］ JEWSON J L, ORCHARD J W, SEMSARIAN C, et al. Use of a smartphone electrocardiogram to diagnose arrhythmias during exercise in athletes: a case series [J]. Eur Heart J Case Rep, 2022, 6 (4): ytac126.

［93］ TIAN Y, PADMANABHAN D, MCLEOD C J, et al. Utility of 30-day continuous ambulatory monitoring to identify patients with delayed occurrence of atrioventricular block after transcatheter aortic valve replacement [J]. Circ Cardiovasc Interv, 2019, 12 (12): e007635.

［94］ TARAKJI K G, PATEL D, KRISHNASWAMY A, et al. Bradyarrhythmias detected by extended rhythm recording in patients undergoing transcatheter aortic valve replacement (Brady-TAVR Study)[J]. Heart Rhythm, 2022, 19 (3): 381-388.

［95］ CASTELLETTI S, DAGRADI F, GOULENE K, et al. A wearable remote monitoring system for the identification of subjects with a prolonged QT interval or at risk for drug-induced long QT syndrome [J]. Int J Cardiol, 2018, 266: 89-94.

［96］ GIUDICESSI J R, SCHRAM M, BOS J M, et al. Artificial intelligence-enabled assessment of the heart rate corrected qt interval using a mobile electrocardiogram device [J]. Circulation, 2021, 143 (13): 1274-1286.

［97］ STRIK M, CAILLOL T, RAMIREZ F D, et al. Validating QT-Interval Measurement Using the Apple Watch ECG to Enable Remote Monitoring During the COVID-19 Pandemic [J]. Circulation, 2020, 142 (4): 416-418.

［98］ HANNUN A Y, RAJPURKAR P, HAGHPANAHI M, et al. Cardiologist-level arrhythmia detection and classification in ambulatory electrocardiograms using a deep neural network [J]. Nat Med, 2019, 25 (1): 65-69.

［99］ EISENBERG E E, CARLSON S K, DOSHI R N, et al. Chronic ambulatory monitoring: results of a large single-center experience [J]. J Innov Card Rhythm Manage, 2014, 5: 1818-1823.

［100］ SHARMA P S, BORDACHAR P, ELLENBOGEN K A. Indications and use of the wearable cardiac defibrillator [J]. Eur Heart J, 2017, 38 (4): 258-267.

［101］ PICCINI J P Sr, ALLEN L A, KUDENCHUK P J, et al. Wearable Cardioverter-Defibrillator Therapy for the Prevention of Sudden Cardiac Death: A Science 7Advisory From the American Heart Association [J]. Circulation, 2016, 133 (17): 1715-1727.

［102］ PRIORI S G, BLOMSTRÖM-LUNDQVIST C, MAZZANTI A, et al. 2015 ESC Guidelines for the management of patients with ventricular arrhythmias and the prevention of sudden cardiac death: The Task Force for the Management of Patients with Ventricular Arrhythmias and the Prevention of Sudden Cardiac Death of the European Society of Cardiology (ESC). Endorsed by: Association for European Paediatric and Congenital Cardiology (AEPC)[J]. Eur Heart J, 2015, 36 (41): 2793-2867.

［103］ AL-KHATIB S M, STEVENSON W G, ACKERMAN M J, et al. 2017 AHA/ACC/HRS guideline for management of patients with ventricular arrhythmias and the prevention of sudden cardiac death: a report of the American College of Cardiology/American Heart Association Task Force on Clinical Practice Guidelines and the Heart Rhythm Society [J]. J Am Coll Cardiol, 2018, 72 (14): e91-e220.

［104］ 中华医学会心电生理和起搏分会, 中国医师协会心律学专业委员会. 2020 室性心律失常中国专家共识 (2016 共识升级版)[J]. 中华心律失常学杂志 , 2022, 26 (2): 21.

［105］ REEK S, GELLER J C, MELTENDORF U, et al. Clinical efficacy of a wearable defibrillator in acutely terminating episodes of ventricular fibrillation using biphasic shocks [J]. Pacing Clin Electrophysiol, 2003, 26 (10): 2016-2022.

［106］ FELDMAN A M, KLEIN H, TCHOU P, et al. Use of a wearable defibrillator in terminating tachyarrhythmias in patients at high risk for sudden death: results of the WEARIT/BIROAD [J]. Pacing Clin Electrophysiol, 2004, 27 (1): 4-9.

［107］ EPSTEIN A E, ABRAHAM W T, BIANCO N R, et al. Wearable cardioverter-defibrillator use in patients perceived to be at high risk early post-myocardial infarction [J]. J Am Coll Cardiol, 2013, 62 (21): 2000-2007.

［108］ KUTYIFA V, MOSS A J, KLEIN H, et al. Use of the wearable cardioverter defibrillator in high-risk cardiac patients: data from the Prospective Registry of Patients Using the Wearable Cardioverter Defibrillator (WEARIT-II Registry)[J]. Circulation, 2015, 132 (17):, 1613-1619.

［109］ WÄßNIG N K, GÜNTHER M, QUICK S, et al. Experience With the Wearable Cardioverter-Defibrillator in Patients at High Risk for Sudden Cardiac Death [J]. Circulation, 2016, 134 (9): 635-643.

［110］ KANDZARI D E, PERUMAL R, BHATT D L. Frequency and Implications of Ischemia Prior to Ventricular Tachyarrhythmia in Patients Treated With a Wearable Cardioverter Defibrillator Following Myocardial Infarction [J]. Clin Cardiol, 2016, 39 (7): 399-405.

［111］ OLGIN J E, PLETCHER M J, VITTINGHOFF E, et al. Wearable Cardioverter-Defibrillator after Myocardial Infarction [J]. N Engl J Med, 2018, 379 (13): 1205-1215.

重新认识左束支起搏的定义及判断标准

自 20 世纪 60 年代 Ake Senning 和 Rune Elmquist 植入世界第 1 台永久心脏起搏器以来,心脏起搏器因可解决缓慢心律失常,改善症状与预后,得以广泛应用。尽管百年前,Wiggers 便已发现心室起搏会影响急性血流动力学效应,但不幸的是,此后人们仍是历经 40 余年才发现右心室起搏导致了心室不同步,增加了心力衰竭(心衰)及心房颤动(房颤)的风险。1998 年 Daubert 等经冠状静脉窦植入左心室心外膜导线,通过双心室同步起搏,实现心脏电及机械的再同步。但双心室起搏通过刺激左、右心室普通心肌,其激动传导相对缓慢,非真正的生理学起搏,仍存在电和机械不同步,仅 QRS>150 毫秒患者获益,而<130 毫秒不获益,甚至使心功能恶化。2000 年,Deshmukh 首次实现了永久希氏束起搏植入,使传导束起搏从动物实验开始向临床实践转化。因其近乎完美的室间及室内同步性,一经问世,便饱受关注,大量临床研究证实了其临床应用的可行性与临床疗效。但美中不足的是,鉴于现有的植入工具及解剖特点,希氏束起搏操作难度较大,不能有效跨过病变,远期起搏阈值稳定性仍让人顾虑。2017 年,黄伟剑教授首次报道了经静脉、穿间隔至左心室内膜面的左束支起搏,此技术可跨越传导束阻滞位点,夺获左侧传导束,保证左心室同步性,局部丰富的心肌提供安全备份起搏,起搏参数更加优越,远期安全、稳定。

左束支起搏从报道至今,短短 5 年时间,得到了全球各个地区起搏电生理学家的认可,2021 年我国植入量近 14 000 例。左束支起搏研究更是成为热点,2021 年占希浦系统起搏总发文量的 64%,我国学者占总左束支论文的 59%,也提示我国起搏技术步入国际领先水平。越来越多的研究开始着眼于机制、理论、定义、操作方法及临床疗效,进一步提升左束支起搏的成功率及安全性,降低医疗费用,使其成为生理性起搏中最重要的起搏模式。

一、左束支解剖

希氏束穿中心纤维体后延伸的薄片状结构为左束支主干,起始部为最窄处,直径约5mm,向下稍向前延伸 10~15mm 后是左束支主干最宽处,直径较起始端宽约 9mm,随后发出两个主要分支:左前分支从左束支最前端分出,横穿左心室流出道止于前乳头肌的基底部和 1/3 间隔;左后分支为左束支的延续,较左前分支粗大,其向后至后乳头肌的基底部和左后 2/3 间隔。左束支在心内膜下形成网状结构,相比细小的希氏束,更容易定位,成功率更高。由于左束支靶点相对较广,电极定位于不同位置时,起搏形态及电轴不同,左室同步性也存在差异(图 1,彩图见二维码 20)。

20 世纪 60—70 年代,人们在动物研究和电生理检查上开始记录传导束电位及尝试相应的起搏。Alanis 等最早在 1958 年记录到希氏束电位,次年 Lau 等通过将导管放置于狗的左心室,记录希氏束、左束支、右束支电位,发现当左束支传导阻滞时,左束支电位无法观测到,而当右束支存在阻滞时,右束支电位也无法记录。1969 年 Scherlag 及其同事在射线引导下,经静脉将导管置于人体心脏过三尖瓣环,实现了高效、稳定的希氏束电位记录。随后Scherlag 在人体上尝试了临时的希氏束起搏,并在狗身上完成了永久希氏束起搏。尽管缺乏有效的工具,使得希氏束起搏的临床推广应用一直未能实现,但此期间大量的研究也为后续奠定了基础。

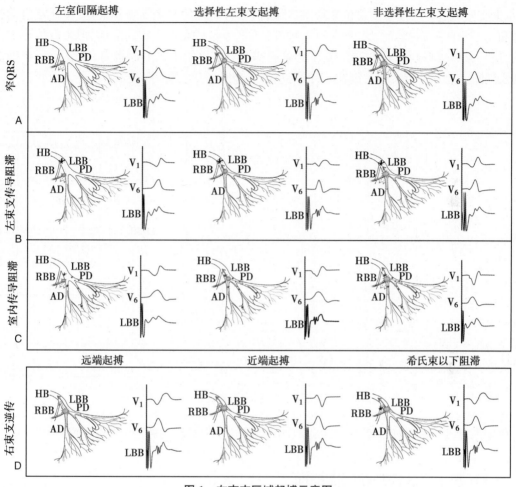

图 1　左束支区域起搏示意图

A～C. 左心室间隔起搏、选择性左束支起搏、非选择性左束支起搏在窄 QRS、左束支传导阻滞、室内传导阻滞人群中的示意图及起搏形态变化;D. 左束支起搏位置与是否右束支逆传阻滞对起搏形态的影响。

二、左束支起搏相关定义及分类

　　永久左束支起搏于 2017 年首次被报道用于一名无法被希氏束起搏纠正的左束支传导阻滞患者,该患者行左束支起搏后,体表心电图及程控分析仪上均可见选择性与非选择性起搏特征变化,且通过调整适当的房室间期达到消融右束支传导阻滞(图 2)。随后部分中心以起搏右束支传导阻滞(RBBB)形态或近似正常 QRS,记录到左束支电位,起搏 QRS<130 毫秒等作为左束支起搏标准用于判断,实现了优于右心室起搏的电同步性。2019 年,黄伟剑等发表论文首次系统性地讲解了左束支起搏的定义与操作方法,提出"左束支起搏"为经静脉,穿间隔、间隔内,夺获左侧传导系统,包括左束支主干或其近端分支,通常低电压下同时夺获心室肌。但同时也有学者提出"左束支区域起搏"这一概念,以在临床实践中弱化对

传导束是否夺获的判断,即便如此,对于"左束支区域起搏"却仍无明确定义,以致"左束支起搏""左束支区域起搏""左心室间隔起搏"等概念混淆错用,甚至部分传导束未夺获也误认为左束支起搏,加大了各研究间的不可比性。2020 年,黄伟剑等总结既往研究,明确了"左束支区域起搏"指电极定位左束支区域,但未有明确的左束支夺获证据,包括左束支起搏和左心室间隔起搏,而"左心室间隔起搏"为电极定位在左心室间隔面,但未有传导束夺获,这一分类也得到了《ESC 年 2021 心脏起搏及心脏再同步化治疗指南》的认可。正确识别及判断上述各种定义的关键在于,区别左束支起搏与左心室间隔起搏。

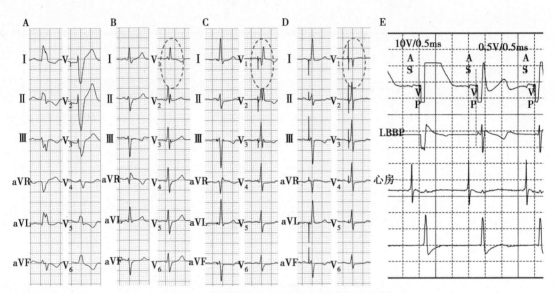

图 2　左束支起搏特征(左束支传导阻滞患者)

行左束支起搏(A),可见选择性(B)与非选择性(C)左束支起搏特征,通过调整适当的心房 - 左束支起搏间期,使起搏右束支传导阻滞形态消失,QRS 最窄(D),术后程控分析仪可见随着电压降低,出现等电位线(E)。

三、左束支起搏判断标准指标

目前文献报道用于判断左束支夺获的标准指标众多,各种标准因其不同的敏感性与特异性,在临床实际使用中造成了一定的不便,特别对于初学者,如不能很好地理解各种标准的含义,可能会将左心室间隔起搏误判为左束支夺获。

黄伟剑等于 2021 年报道了一种用于判断左束支夺获的最为准确的方法:通过将标测电极置于希氏束或经动脉逆行于左心室心内膜面,当左束支电极起搏时,如记录到逆行的希氏束电位或前传的左侧传导电位,且脉冲至电位间期符合直接传导束传导特征(脉冲 - 逆传希氏束电位 = 希氏束 - 左束支电位间期或脉冲 - 前传左侧传导系统电位间期 ≤ 35 毫秒,图 3,彩图见二维码 20),则认定为左束支夺获。在纳入的 30 名患者中均实现了逆传或前传电位的记录,平均脉冲至逆传希氏束时间为(21.4 ± 6.3)毫秒,脉冲 - 前传电位间期为(24.0 ± 4.0)毫秒。尽管此方法可基本明确左束支是否夺获,但在临床上操作需增加额外的电极,故更适用于常规方法不能确诊的案例。

此外,文献报道了较多心电指标用于判断左束支是否夺获,但此类指标均为推导结果,并非夺获的直接证据,左束支夺获的判断有赖于对相应指标的理解程度。

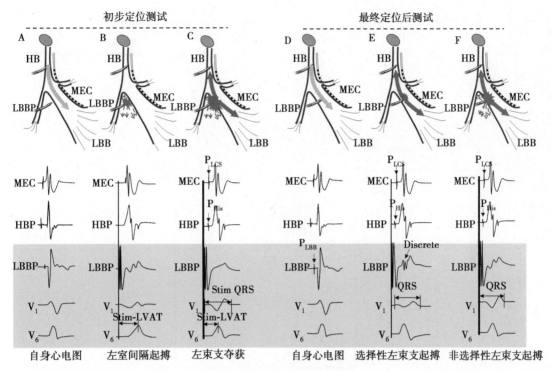

图 3　左束支夺获判断示意图

如左心室高密度标测记录到前传的电位或希氏束电极记录到逆传的电位,则左束支夺获确诊。A~C. 在深部间隔时,增高输出电压,左束支夺获(可见前传电位和逆传电位),左心室间隔起搏向左束支起搏转变,出现脉冲至达峰时间骤变、V_1 终末 R 出现等变化;D~F. 在左心室内膜面时,左束支电位振幅变大,在较低输出已夺获左束支,增高输出出现非选择起搏,伴有分裂电位和 V_1 导联"M"型 QRS 消失,但脉冲至左心室达峰时间不变。

HB,希氏束;LBB,左束支;LBBP,左束支起搏;MEC,高密度标测电极;P_{LCS},前传的左侧传导系统电位;P_{His},逆传的希氏束电位;Stim-LVAT,脉冲至左心室达峰时间;Discrete,分裂。

脉冲至左心室达峰时间(stimulus-peak left ventricular activation time,Stim-LVAT):又称为脉冲至 R 峰时间,反映了脉冲信号到左心室激动最高峰的时间。常规的测量为脉冲钉信号前至 V_5/V_6 R 峰时间。因传导束传递的速度明显快于经心肌传导速度,当电压输出增高,左束支由未夺获变为夺获时,Stim-LVAT 会出现突然缩短,缩短的幅度大于 10 毫秒,当输出继续增高,因传导速度已达最大,故 Stim-LVAT 不再随电压增大而进一步缩短。这一现象被证实用于判断左束支夺获具有 100% 的准确性。除外 Stim-LVAT 骤变,也有文献采用 Stim-LVAT 绝对值来判断左束支夺获,但此数值受心脏大小、阻滞类型、电极解剖定位等影响,个体间差异较大,往往难以统一具体数值,常与左心室间隔起搏重叠(图 4)。即便相关研究在窄 QRS 波人群中采取自身电位到左心室达峰为参考,但不同位置左束支起搏激动顺序的改变及需记录电位进一步影响了这类标准的推广应用。进一步衍生了 V_1 与 V_6 导联 R 峰时间差,用于判断是否左束支夺获,间期差大于 33 毫秒的敏感性为 71.8%,特异性为 90%,尽管研究得出结论,当时间差大于 44 毫秒时,诊断左束支夺获具有 100% 的阳性预测价值,但差值>44 毫秒基本为选择性左束支起搏,降低了此指标的实用性。在左束支起搏时,右心激动落后于左心室,且容易受到多种因素干扰,故此方法的临床应用价值还需一步探索。

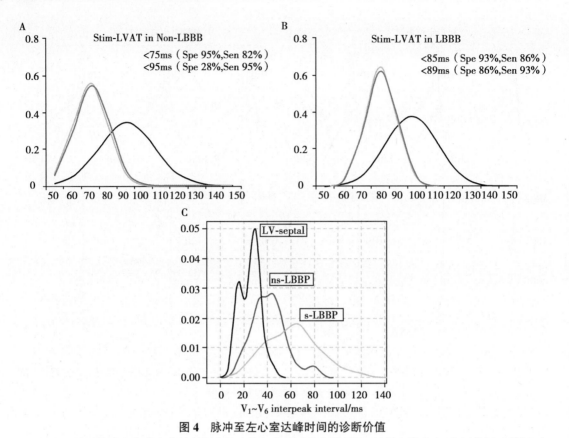

图 4 脉冲至左心室达峰时间的诊断价值

Stim-LVAT 绝对值在左束支夺获的判断中具有较好的敏感性与特异性,但受心脏大小、电极位置、远端病变情况等影响,不同个体间左束支起搏与左心室间隔起搏 Stim-LVAT 存在重叠(A、B);同理,V_1~V_6 达峰间期差不同起搏状态下存在重叠(C)。

选择性左束支起搏特征(selective LBBP,S-LBBP):指体表心电图为典型的右束支传导阻滞图形,即 V_1 导联呈"M"或"rsR'"型,R' 宽且有切迹,同时 I、V_5、V_6 导联 S 波深宽伴有切迹;因先激动传导束,后激动心肌,故腔内起搏脉冲与心室激动 V 波之间不连续,存在分离,当出现上述特征时,认为左束支夺获,其诊断阳性预测价值为 100%。当输出电压增高,同时夺获左束支及其周边的心肌时,腔内图起搏脉冲与 V 波之间连续,不存在分离,起搏心电图右束支传导阻滞图形不如上述 S-LBBP 典型,V_1 导联呈 QR 型,R 波与 I、V_5、V_6 导联的 S 波变窄,称为非选择性左束支起搏(non-selective LBBP,NS-LBBP)。选择性与非选择性左束支起搏在体表和腔内心电图存在差异,但是其脉冲至左心室达峰时间是相同的,即前述的在不同输出时保持最短和恒定。但如仅观察到类似非选择性左束支起搏形态,则无法明确是否存在左束支夺获,因为部分左心室深部间隔也有类似心电图表现。

起搏右束支形态:指当起搏使左侧心肌提前激动,右心室相对落后时,起搏形态为类右束支传导阻滞样图形,除外左束支起搏,左心室间隔起搏也可见右束支传导阻滞样图形。一项研究对比了左心室间隔起搏与左束支起搏,发现单极头端起搏左束支夺获时,所有人群均为 RBBB 形态,而仅左心室间隔起搏时,仍有约 30% 人群起搏图形为 RBBB 形态,这样提示了 RBBB 形态为左束支夺获的必要非充分条件,而这一比例会随着电极接近左心室内膜面而提升。实际操作过程中,RBBB 形态会受到各种因素影响,如是否选择性左束支起搏、有无 RBB 逆传、是否存在远端阻滞等情况影响。可通过多种方式消除 RBBB,最为常用的是在非房室传导阻滞人群中,通过调整合适的心房 - 左束支起搏间期,与自身下传的右心室激动融合,达到最佳的同步性。尽管左束支起搏导致右心室相对落后,影响电与机械功能,但是否影响临床心功能需进一步明确。

起搏 QRS 宽度:指在早期发表的部分研究中,常以 QRS 宽度(<130 毫秒)作为左束支起搏或左束支区域起搏的判断标准。然而,QRS 波宽度仅反映了双心室间激动时限的差异,无法反映室内的同步性,从右心室间隔面向左心室内膜面深拧过程中,QRS 由宽变窄,再逐渐变宽(图 5)。当传导束夺获时,尤其是选择性左束支起搏时,右心室激动最为落后,QRS 波宽度也往往大于 130 毫秒。此外,QRS 宽度受到右束支是否存在逆传激动影响,如RBBB、LBBB 等人群,因激动无法逆传至右束支,QRS 更宽大。

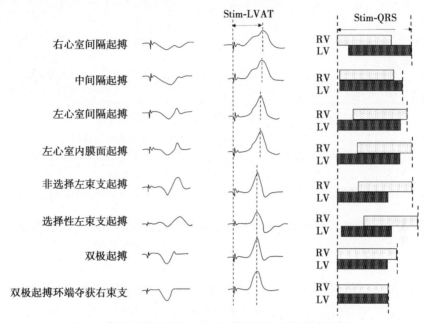

图 5　电极不同深度时 QRS 宽度及脉冲至达峰时间变化

随着电极由右心室间隔面向左心室内膜面深拧,QRS 宽度变窄后再延长,脉冲至左心室达峰时间逐渐缩短;定位左心室内膜面,左束支夺获时,QRS 宽度未再明显缩短,而脉冲至左心室达峰时间突然缩短,因此刻右心室已落后于左心室,提前的左心室激动不改变终末右心室激动。

Stim-LVAT,脉冲至左心室达峰时间;Stim-QRS,脉冲至 QRS 终末;RV,右心室;LV,左心室。

左束支电位:指经左束支激动下传的患者,如窄 QRS 或 RBBB 人群,理论上都能记录到左束支电位,电位 - 心室间期一般为 20~30 毫秒。对于左束支传导阻滞人群,常规方法不能记录到提前于 V 波的左束支电位,此时可通过增加希氏束电极进行起搏,恢复左束支传导,或出现窄 QRS、右束支传导阻滞形态的早搏或逸搏时,可以记录到左束支电位。当电极越接近传导束,则可记录到振幅越大的电位(图 6),而当电极碰触传导束时,则会出现损伤电流,往往提示此部位处能以较低的输出夺获传导束。一项关于损伤电流在左束支起搏中应用的研究发现,在 117 例窄 QRS 患者中,达 98.2% 患者可记录到左束支电位,其中伴电位损伤占 67%,电位损伤组患者具有更高的选择性左束支起搏比例(54.5% *vs.* 0,*P*<0.001)。传导束损伤会引起即刻阈值的短暂升高,此时等待是必要的,在损伤电流减轻或消失后阈值会随之下降。电位并非左束支夺获的证据,但可反映左束支夺获阈值的高低,在左束支存在激

动时,如无法记录到电位,往往提示左束支无法夺获。一些研究中,左束支电位记录率不高,左束支夺获可能也被高估。

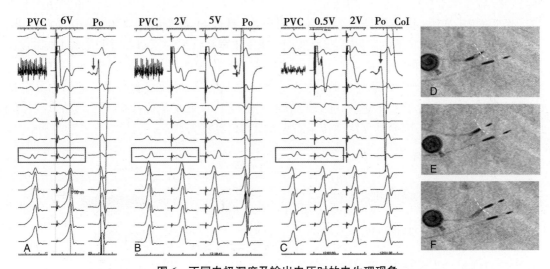

图6 不同电极深度及输出电压时的电生理现象

A、D. 当电极在右心室间隔面时,高输出无法夺获传导束,电极头端相关的早搏形态与起搏相似,未见明显的电位;B、E. 当电极拧入左心室间隔时,可记录到小振幅电位,早搏呈现"RBBB"形态,低输出时形态与早搏相似,高输出脉冲至左心室达峰时间骤短;C、F. 当电极至左心室内膜面时,可记录到左束支电位伴损伤电流,出现完全性右束支传导阻滞样早搏,并且传导束阈值进一步降低,记录到典型的选择性与非选择性起搏。

深拧时早搏:指电极深拧过程中出现导线头端相关的早搏,可提示电极位置,这是由于电极头端刺激了局部心肌/传导束所致(图6)。随着电极从右心室间隔面向左心室内膜面拧入,出现的室性早搏形态由"W"型向RBBB形态变化,当出现典型RBBB样图形时,常提示已达到传导束位置。最新一项研究报道纳入分析了339人。尝试左束支起搏时,327人在电极深拧过程中记录到早搏发生,对判断是否达到左束支区域的敏感性、特异性分别为96.4%、97.3%。尽管此早搏形态与起搏状态相似,也非左束支夺获的直接证据,但术中进行连续记录时,可迅速反映电极深度,当早搏呈现右束支传导阻滞样图形时,需减缓或停止拧入,并行参数测试,以避免穿孔。

总之,左束支夺获的判断应以起搏状态下的参数为准,比如脉冲至左心室达峰时间、选择性起搏、起搏QRS形态与宽度等,其中达峰时间骤变>10毫秒及记录到选择性起搏最具价值;而非起搏参数,如左束支电位、室性早搏形态等,则有助于辅助判断电极深度及左束支夺获阈值高低。

四、普通监护仪简化的操作标准

多导记录仪为左束支夺获判断提供了极具价值的信息,但当部分基层医院无相应的配套设施时,会限制相应手术的开展。能否仅通过普通心电监护判断左束支夺获? 理解上述各种指标对左束支夺获判断的意义,我们发现脉冲至达峰时间的骤变及选择性起搏特征最具诊断价值,而这两个指标均可由普通心电监护获取,故有学者提出可使用易化的心电监护仪判断标准,如存在下列变化之一,可认为左束支夺获:①脉冲至达峰时间骤变,同时伴 V_1 导联终末R波出现;② V_1 导联由qr变为"rsR'"型,R'宽且有切迹,但脉冲至达峰时间保持不变(图7)。术中对上述指标无法及时、精准地测量,故此简化方法判断传导束夺获有赖于术者或跟台技师的经验,其在实际运用中的可行性及准确性需进一步验证。

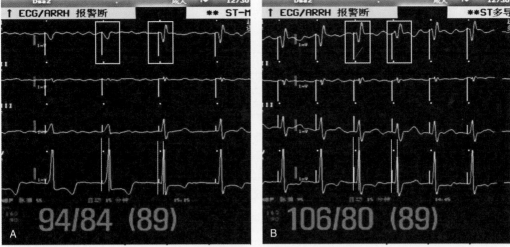

图7　使用普通监护仪判断左束支夺获

在普通监护仪上,可根据体表心电图的变化,包括右束支传导阻滞样图形出现伴脉冲至左心室达峰时间骤变(A)和 / 或 V_1 导联 qr 变为"rsR'"型,R' 宽且有切迹,且脉冲至达峰时间保持不变。

五、传导束夺获的常用证实方法

传导束与局部心肌为心脏的两种组织,具有不同的传导速度、夺获阈值及不应期。如通过各种方法区别传导束与心肌的差异,则可判断传导束有无夺获。

目前最为常用且简单的方法是通过不同的输出电压来观察有无 QRS 形态的骤变,主要包括左心室间隔面与非选择性左束支起搏、选择性左束支起搏与非选择性左束支起搏间的变化。左束支夺获阈值随着电极深度的变化而不同。研究发现,在电极深拧过程中,所有人均可观察到电压输出改变导致的 QRS 骤变,其中 100% 人群在深部间隔可观察到左心室间隔起搏至非选择性左束支起搏变化,90% 人群在左心室内膜面观测到选择性至非选择左束支起搏变化。因此,应该尽早开始进行低、高电压的测试,以及时获取传导束夺获特征,避免盲目拧入而导致穿孔。在此过程中,左束支阈值往往还受到是否有损伤的影响,且如传导束阈值与局部心肌阈值相近,会增加判断夺获的难度,故需进行多次、重复测量。

当传导束阈值与心肌阈值接近时,通过调整输出电压,有时难以达到鉴别效果。此时可通过进一步改动脉宽,如将 0.4 毫秒缩小至 0.3 毫秒,实现更加细小、精确的输出调整(图8)。另一种方法则是根据心肌及传导束不同的变时性特征,通过改变起搏频率,以区分两者阈值(图9)。如上述方法无效,我们仍可使用程序刺激来区别两者阈值。此方法要求心肌及传导束的不应期会受刺激周长的影响改变。早期研究表明,心肌的不应期取决于刺激周长累积效应,而传导束不应期主要受到刺激即刻周长的影响。基于此现象,Jastrzębski 等报道了一例使用不同设置的程序刺激方案(S_1 400 毫秒、S_2 1 000 毫秒、S_3 280 毫秒,或 S_1 400 毫秒、S_2 1 000 毫秒、S_3 500 毫秒、S_4 280 毫秒)来实现非选择性左束支起搏向左心室间隔起搏,或非选择性左束支起搏向选择性左束支起搏动态变化的过程,以协助判断传导束的夺获。随后其团队在 143 例植入左束支起搏人群中尝试了 269 次程序刺激,发现 114 人(79.7%)可观察到非选择性左束支起搏向左心室间隔起搏或选择性起搏转化的过程。

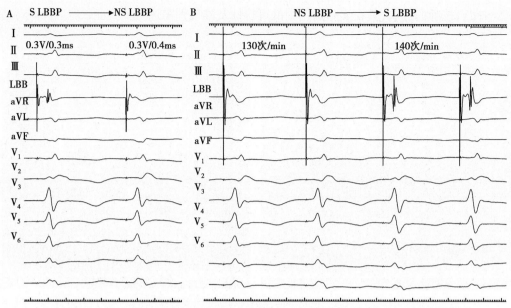

图8 通过改变输出脉宽（A）或起搏频率（B）以区分传导束与局部心肌阈值

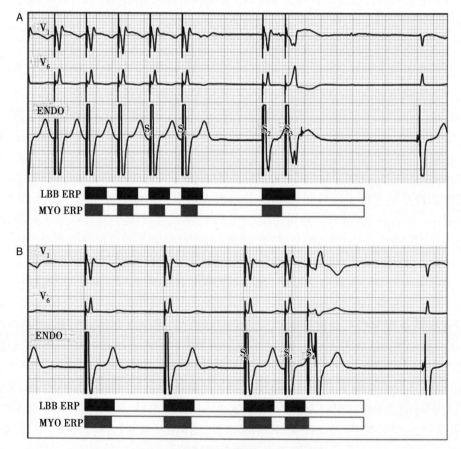

图9 程序刺激判断传导束有无夺获

不同程序刺激方案改变传导束与周边心肌的有效不应期,使得某一刺激不能激动心肌(A)或传导束(B),进而判断是否存在传导束夺获。

六、损伤电流在预防穿孔中的应用

左束支植入过程中,室间隔穿孔是最为常见的并发症,即便目前有限的数据表明穿孔后立即回撤电极并寻找新的植入点是安全、可行的,但术中仍需尽可能避免室间隔穿孔。我们可以通过连续影像学、监测阻抗变化、起搏参数变化、QRS 波形态及腔内图变化等综合判断电极深度,避免电极深拧入左心室腔。术前常规评估室间隔厚度尤为重要。术中可通过连续监测心肌损伤电流来判断是否穿孔(图 10):操作中应保证损伤电流大于 5mV,如小于 3mV,则提示电极已接近左心室内膜面,特别是当损伤电流发生反转时;如损伤电流突然消失,高度提示电极穿孔,应立即造影或进行起搏测试以明确电极位置。

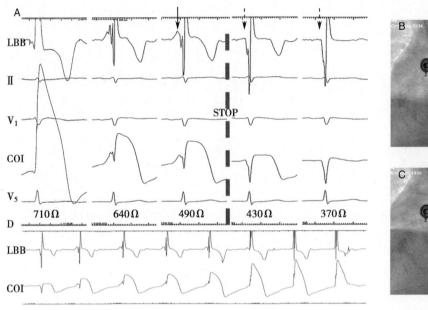

图 10　损伤电流在判断电极室间隔穿孔中的应用

在电极头端深拧达到左心室内膜面过程中,在 LBB 电极上可记录到电位增大且伴有损伤电流,心肌损伤电流振幅＞5mV(A、B),而当继续拧入电极时,可见左束支电位与心肌的损伤电流逐渐消失,伴有阻抗下降,结合造影结果,提示电极穿孔(A、C);回撤电极过程中,电位及心肌损伤电流振幅逐渐增大(D)。

七、优化的左束支起搏

左束支起搏使左心室快速且同步激动,造成右心室相对落后。起搏导致的 RBBB 形态是否影响心功能还需进一步明确。对一项研究的亚组分析表明,在房室传导阻滞及行房室结消融的 233 名窄 QRS 人群中,左束支起搏并未降低心功能,甚至患者心功能有所改善 [术前 EF 为(58.2 ± 16.0)%,随访 1 年 EF 为(62.3 ± 12.3)%,$P<0.001$]。尽管如此,考虑在可接受的代价下,尽可能地消除双心室间的不同步(图 11,彩图见二维码 20)。最理想消除 RBBB 的方式是与自身激动融合,在非房室传导阻滞人群中,通过调整心房 - 左束支(A-V)起搏间期,使经左束支起搏激动的左心室与经窦性心律下传右束支激动的右心室同步,达到最佳的双心室同步性。此外,还可以通过双极起搏或右心室起搏,使得右心室激动提前,保证双心室间相对同步。尽管有研究表明,在电极头端夺获左束支的基础上,再通过电极环端

夺获右束支,可以达到最佳同步,但如何保证双束支同时成功夺获,仍需要我们探索。对于部分同时存在希氏束电极及左束支电极的特定人群,左束支起搏激动的左心室可与通过希氏束起搏激动的右心室进行融合,达到最佳同步性。最近有学者提出左束支起搏与左心室电极起搏融合(LOT-CRT)以优化同步性,在左束支起搏下左心室同步性已达最佳状态,故此方法多用于室内传导阻滞等人群因常规传导束起搏无法完全改善左心室同步性。

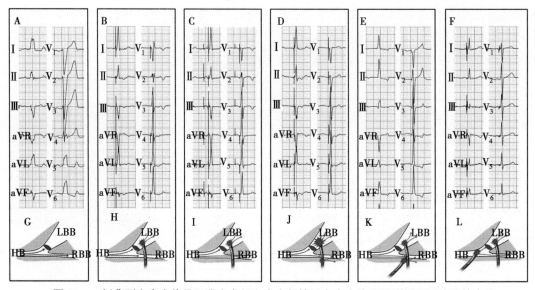

图 11 一例典型左束支传导阻滞患者行左束支起搏后右束支传导阻滞样图形消除的方法
A. 左束支传导阻滞;B. 单极头端起搏,呈右束支传导阻滞样图形;C. 通过调整心房 - 左束支起搏间期,实现传导束融合;D. 双极起搏,环端夺获右心室心肌或右束支;E. 左束支起搏与右心室电极起搏融合;F. 调整左束支起搏与希氏束起搏间期,实现传导束融合。

八、适应证选择

左束支起搏适用于绝大多数需起搏或左心室同步化治疗人群。因定位更远,可跨过病变起搏,同时丰富的局部心肌可做安全备份起搏,左束支起搏更适用于房室传导阻滞患者,尤其是希氏束以下阻滞患者。有研究报道,左束支起搏在 LBBB 人群中的 LVEF 超反应率(绝对值改善 ≥ 15%)为 76.7%,与希氏束起搏组(79.1%)相比未见明显差异,但优于双心室起搏组(53.1%)。另有研究提示,在起搏介导心肌病合并希氏束以下阻滞人群中,升级左束支起搏成功率为 95%,LVEF 由升级前的(36.3 ± 6.5)% 提升到(51.9 ± 13.0)%。对于慢心室率合并 LBBB、房颤,但心功能正常患者,左束支起搏仍是一种可推荐的选择,以备今后再同步化治疗的需要。而对于室内传导阻滞患者,左束支起搏的临床获益需进一步探究。

相比希氏束起搏,左束支起搏术后阈值增高,失夺获等比例已明显下降。一项纳入632 例植入左束支起搏的单中心、大样本量研究表明,左束支起搏在(18.6 ± 6.7)个月随访中,6 名出现阈值增高>3V/0.5ms,2 名患者无法夺获传导束,上述人群均有局部心肌夺获作为备份起搏。2 名因为电极脱位进行了重置。而回顾既往文献,希氏束电极重置率在 7.6%~11%。在左束支失夺获人群中,丰富的局部心肌仍能保证以同步性相对较好的左心室间隔进行起搏,优于右心室心尖起搏。在失夺获人群中,如是再同步化治疗适应证人群,当心功能未明显改善时,需要进行电极重置以达到预期的疗效(图12)。对于心室起搏比例较高,或具有起搏介导心肌病高风险人群,需综合考虑后决定是否进行电极重置或更换。

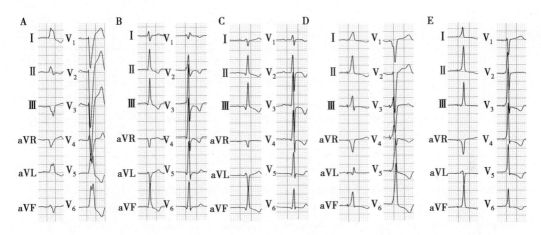

图12　左束支失夺获导致心功能下降,重置为希氏束起搏后心功能改善

A. 术前基线心电图,EF为29%,QRS为170毫秒;B. 单极左束支起搏,Stim-LVAT为80毫秒,QRS为122毫秒;C. 左束支起搏及与自身右心室激动融合后达到最佳同步性,QRS为107毫秒;D. 左束支失夺获,但仍可以左心室间隔进行起搏,半年后EF未改善,仍为28%,Stim-LVAT为99毫秒,QRS为142毫秒;E. 重置为希氏束远端起搏,EF提升至42%,QRS为122毫秒。

九、展望

左束支起搏从首次报道至今仅5年,但其临床应用及益处已经得到了广大起搏电生理医师的认可;在国内的应用经验也被广泛推广推广到全球其他国家,全球起搏例数也在迅速增长。但由于发展时间较短,左束支起搏面临的问题和挑战依然存在,手术流程的简化和标准化依然需要起搏电生理医师努力,未来还需要在临床证据及器械研发上有更多发展。

在临床证据方面,目前在ClinicalTrials上注册的关于传导束起搏的临床研究有40余项,其中左束支起搏11项,主要聚焦于左束支起搏与双心室起搏及右心室起搏的比较。我们需要多中心的随机对照研究以证明左束支起搏在不同适应证患者上的长期有效性。左束支起搏克服了希氏束起搏部分不足,但是其本身也引起了右束支传导阻滞,未来还需要植入技术的发展,通过植入工具改进或植入位点改进,在夺获传导束的同时,避免引起右心室的不同步。建立传导束起搏登记数据库,记录远期随访及导线长期的安全性数据,可以进一步验证传导束起搏在中国人群上的有效性。

在器械研发方面,需要国内外企业开发出更多植入工具,适用于不同解剖结构和基础疾病的患者,以提高植入手术的成功率,降低手术的不良事件发生率。对于电极的改进,除需更容易拧入间隔、抵达左心室内膜面以外,还要具备双阴极的主动电极,能够在起搏左束支的同时激动右心室,在左心室同步的基础上,实现双心室间相对的同步。借助超声引导、电学标测、磁导航等非X射线透视的植入工具,可实现零辐射的电极植入,以保护起搏电生理医师及患者,这类植入工具也在各企业的研发管线中。

相信随着技术的成熟和标准化以及左束支起搏临床证据的不断出现,这项技术能够得到更大范围的应用,让更多心律失常患者获益。

（吴圣杰 苏 蓝 黄伟剑）

参考文献

［1］ WIGGERS C J. The muscular reactions of the mammalian ventricles to artificial surface stimuli [J]. Am J Physiol, 1925.

［2］ SWEENEY M O, HELLKAMP A S, ELLENBOGEN K A, et al. Adverse effect of ventricular pacing on heart failure and atrial fibrillation among patients with normal baseline QRS duration in a clinical trial of pacemaker therapy for sinus node dysfunction [J]. Circulation, 2003, 107 (23): 2932-2937.

［3］ DAUBERT J C, RITTER P, LE BRETON H, et al. Permanent left ventricular pacing with transvenous leads inserted into the coronary veins [J]. Pacing Clin Electrophysiol, 1998, 21 (1 Pt 2): 239-245.

［4］ PLOUX S, ESCHALIER R, WHINNETT Z I, et al. Electrical dyssynchrony induced by biventricular pacing: implications for patient selection and therapy improvement [J]. Heart Rhythm, 2015, 12 (4): 782-791.

［5］ ZAREBA W, KLEIN H, CYGANKIEWICZ I, et al. Effectiveness of Cardiac Resynchronization Therapy by QRS Morphology in the Multicenter Automatic Defibrillator Implantation Trial-Cardiac Resynchronization Therapy (MADIT-CRT)[J]. Circulation, 2011, 123 (10): 1061-1072.

［6］ DESHMUKH P, CASAVANT D A, ROMANYSHYN M, et al. Permanent, direct His-bundle pacing: a novel approach to cardiac pacing in patients with normal His-Purkinje activation [J]. Circulation, 2000, 101 (8): 869-877.

［7］ HUANG W, SU L, WU S, et al. A Novel Pacing Strategy With Low and Stable Output: Pacing the Left Bundle Branch Immediately Beyond the Conduction Block [J]. Can J Cardiol, 2017, 33 (12): 1736. e1-1736. e3.

［8］ ALANIS J, GONZALEZ H, LOPEZ E. The electrical activity of the bundle of His [J]. J Physiol, 1958, 142 (1): 127-140.

［9］ PARAMESWARAN R, NAKHJAVAN F K, MARANHAO V, et al. Electrical activity in the left bundle branch [J]. J Electrocardiol, 1970, 3 (2): 127-132.

［10］ SCHERLAG B J, LAU S H, HELFANT R H, et al. Catheter technique for recording His bundle activity in man [J]. Circulation, 1969, 39 (1): 13-18.

［11］ NARULA O S, SCHERLAG B J, SAMET P. Pervenous pacing of the specialized conducting system in man. His bundle and A-V nodal stimulation [J]. Circulation, 1970, 41 (1): 77-87.

［12］ MABO P, SCHERLAG B J, MUNSIF A, et al. A technique for stable His-bundle recording and pacing: electrophysiological and hemodynamic correlates [J]. Pacing Clin Electrophysiol, 1995, 18 (10): 1894-1901.

［13］ WU S, ZHOU X, HUANG W. Physiological pacing with conduction system capture: How to confirm bundle capture in clinical practice [J]. J Cardiovasc Electrophysiol, 2022, 33 (6): 1332-1335.

［14］ HUANG W, CHEN X, SU L, et al. A beginner's guide to permanent left bundle branch pacing [J]. Heart Rhythm, 2019, 16 (12): 1791-1796.

［15］ WU S, SHARMA P S, HUANG W. Novel left ventricular cardiac synchronization: left ventricular septal pacing or left bundle branch pacing？ [J]. Europace, 2020, 22 (Suppl_2): ii10-ii18.

［16］ WU S, CHEN X, WANG S, et al. Evaluation of the Criteria to Distinguish Left Bundle Branch Pacing From Left Ventricular Septal Pacing [J]. JACC Clin Electrophysiol, 2021, 7 (9): 1166-1177.

［17］ JASTRZEBSKI M, KIELBASA G, CURILA K, et al. Physiology-based electrocardiographic criteria for left bundle branch capture [J]. Heart Rhythm, 2021, 18 (6): 935-943.

［18］ JASTRZEBSKI M, BURRI H, KIELBASA G, et al. The V_6-V_1 interpeak interval: a novel criterion for the diagnosis of left bundle branch capture [J]. Europace, 2022, 24 (1): 40-47.

［19］ CHEN X, WU S, SU L, et al. The characteristics of the electrocardiogram and the intracardiac electrogram in left bundle branch pacing [J]. J Cardiovasc Electrophysiol, 2019, 30 (7): 1096-1101.

［20］ SU L, XU T, CAI M, et al. Electrophysiological characteristics and clinical values of left bundle branch current of injury in left bundle branch pacing [J]. J Cardiovasc Electrophysiol, 2020, 31 (4): 834-842.

［21］ JASTRZEBSKI M, KIELBASA G, MOSKAL P, et al. Fixation beats: A novel marker for reaching the left bundle branch area during deep septal lead implantation [J]. Heart Rhythm, 2021, 18 (4): 562-569.

［22］ DENKER S, LEHMANN M H, MAHMUD R, et al. Divergence between refractoriness of His-Purkinje system and ventricular muscle with abrupt changes in cycle length [J]. Circulation, 1983, 68 (6): 1212-1221.

［23］ JASTRZEBSKI M. Permanent left bundle branch pacing: What is the mechanism of divergent responses during programmed stimulation？ [J]. J Cardiovasc Electrophysiol, 2020, 31 (5): 1222-1225.

［24］ JASTRZEBSKI M, MOSKAL P, BEDNAREK A, et al. Programmed deep septal stimulation: A novel maneuver for the diagnosis of left bundle branch capture during permanent pacing [J]. J Cardiovasc Electrophysiol, 2020, 31 (2): 485-493.

［25］ SU L, ELLENBOGEN K A, HUANG W. Left Bundle Branch Pacing: How I Do It？ [J]. Card Electrophysiol Clin, 2022, 14 (2): 165-179.

［26］ SU L, WANG S, WU S, et al. Long-Term Safety and Feasibility of Left Bundle Branch Pacing in a Large Single-Center Study [J]. Circ Arrhythm Electrophysiol, 2021, 14 (2): e009261.

［27］ VIJAYARAMAN P. Left Bundle Branch Pacing Optimized Cardiac Resynchronization Therapy: A Novel Approach [J]. JACC Clin Electrophysiol, 2021, 7 (8): 1076-1078.

［28］ HUANG W, WU S, VIJAYARAMAN P, et al. Cardiac Resynchronization Therapy in Patients With Nonischemic Cardiomyopathy Using Left Bundle Branch Pacing [J]. JACC Clin Electrophysiol, 2020, 6 (7): 849-858.

［29］ WU S, SU L, VIJAYARAMAN P, et al. Left Bundle Branch Pacing for Cardiac Resynchronization Therapy: Nonrandomized On-Treatment Comparison With His Bundle Pacing and Biventricular Pacing [J]. Can J Cardiol, 2021, 37 (2): 319-328.

［30］ YE Y, WU S, SU L, et al. Feasibility and Outcomes of Upgrading to Left Bundle Branch Pacing in Patients With Pacing-Induced Cardiomyopathy and Infranodal Atrioventricular Block [J]. Front Cardiovasc Med, 2021, 8: 674452.

［31］ ZANON F, ABDELRAHMAN M, MARCANTONI L, et al. Long term performance and safety of His bundle pacing: A multicenter experience [J]. J Cardiovasc Electrophysiol, 2019, 30 (9): 1594-1601.

［32］ TEIGELER T, KOLOMINSKY J, VO C, et al. Intermediate-term performance and safety of His-bundle pacing leads: A single-center experience [J]. Heart Rhythm, 2021, 18 (5): 743-749.

左束支起搏与传统右心室起搏的临床应用对比

长期以来,心脏起搏都是唯一可有效治疗缓慢性心律失常的方法,而传统右室起搏(right ventricular pacing,RVP)一直是心脏起搏的重要组成部分。但右室起搏将起搏电极放置于右室间隔部或心尖部,通过起搏局部心肌,使电激动信号逐渐扩步到整个心脏,最终产生心脏收缩的机械活动。但此时心脏的激动顺序与正常生理状况下的电传导次序并不相同,同时由于心肌的电传导速度相对较慢,无法使左右心室同步快速激动,从而导致心脏收缩不同步,最终可能会影响心脏功能。既往有大量研究表明,右室心尖部起搏会增加患者发生心力衰竭(心衰)、心房颤动(房颤)等不良结局,产生临床不良后果。即使将起搏部位更改为右室间隔部或右室流出道,这种不利影响仍然存在。

如何改善传统右室起搏治疗对于患者的不良影响,始终是临床亟待解决的重要问题之一。近年来,针对上述问题,生理性起搏这一概念逐渐在临床实践中得到发展。生理性起搏参照人体心脏活动的正常电激动顺序,利用心脏自身的传导系统进行起搏治疗,尽可能模拟正常生理状况下心脏电机械活动,可有效保持心脏收缩的电机械同步性。希氏束作为心脏传导系统的重要组成部分,其作为有效起搏靶点的应用潜力在临床实践中引起了广泛关注,经过不断探索,希氏束起搏(His bundle pacing,HBP)逐渐在临床中兴起并加以应用。针对希氏束起搏的探索早在20世纪60年代就已经开始,但由于技术操作复杂,直到2000年才正式发表了HBP在成人中应用的研究,这也标志着HBP技术从理论探索正式迈入了临床实践应用阶段。HBP作为最为生理的起搏模式,可以有效保护心脏收缩的电机械同步性,保护患者的心脏功能。既往研究表明,HBP较RVP可显著降低患者的死亡及心衰发生风险。然而,HBP手术操作困难,成功率较低,且存在高起搏阈值、低心室感知等问题,限制了其在临床中的广泛应用。2017年,由我国黄伟剑教授团队首次提出左束支起搏(left bundle branch pacing,LBBP)这一崭新的生理性起搏模式,将起搏电极深拧入室间隔,通过夺获左束支使心脏产生电活动,同样实现了窄QRS波起搏,同时可以保持良好的起搏参数。随后,左束支区域起搏(left bundle branch area pacing,LBBAP)这一概念得以迅速发展。LBBAP手术操作与HBP相似,在实现窄QRS波起搏的同时还可以获得良好的起搏参数,引起了国内外广泛关注。LBBAP作为生理性起搏的又一重要补充,取得了良好的临床效果。本文就LBBAP的手术操作技术、判断标准及与传统右室起搏临床应用对比等方面加以概述。

一、LBBAP 技术和 RVP 技术对比

2017年黄伟剑教授在一例扩张型心肌病合并左束支传导阻滞(left bundle branch block,LBBB)患者中首次尝试了LBBP这一全新起搏方式,通过起搏夺获左束支使患者的LBBB得以纠正,成功实现了窄QRS波起搏,术后1年随访发现患者的心脏功能明显改善。该病例报道首次提出了LBBP这一崭新的生理性起搏技术。

随后,LBBAP这一概念在生理性起搏领域得以迅速发展。LBBAP本质是一种通过穿室间隔夺获左束支主干或其近端分支的生理性起搏术式,伴或不伴有左室间隔心肌夺获。

随着 LBBAP 研究不断深入与发展，大家认识到 LBBAP 包含了选择性 LBBP（selective left bundle branch pacing，S-LBBAP）与非选择性 LBBP（non-selective left bundle branch pacing，NS-LBBP）。通常明确定义的 LBBP 是指根据体表心电图及腔内图的特征性变化能够看到有 LBB 起搏夺获的心电学证据。S-LBBP 定义为低电压输出时就能夺获左束支主干或其主要分支，不伴有心肌夺获，激动沿传导系统下传，而 NS-LBBP 在夺获左束支的同时伴有局部心肌夺获，当 LBBP 成功时左室激动时间并不因为是否夺获心肌发生改变。LBBP 通过直接起搏左束支及其主要分支，可使局部电活动沿传导束快速扩步至整个心脏，进而引起心脏的收缩活动，可以较好维持心脏收缩的电机械同步性，保护患者心脏功能。而当电极拧入深部间隔左室内膜下却没有成功夺获左束支时，则被称为左室间隔部起搏（left ventricular septal pacing，LVSP）。LVSP 是否应该被包含在 LBBAP 的定义中一直有争议。虽然 LVSP 未能成功夺获左束支，但多数 LVSP 起搏心电图 QRS 波较 RVP 仍有一定程度缩窄，导致临床实践中很多 LVSP 被判断为 LBBP，因此有部分学者认为应当将 LBBP 与 LVSP 一起统称为 LBBAP，作为生理性起搏领域的重要补充，也有学者认为对于术中无法明确观察到左束支夺获证据确有明显 QRS 缩窄，且起搏 QRS 形态为不完全 RBBB 形态的，都笼统称为 LBBAP 起搏。

（一）LBBAP 操作技术

目前针对 LBBAP 尚无专用的手术工具，临床中采用的多数仍然是基于希氏束起搏所开发的起搏手术工具，包括 C315 His 固定弯鞘或 C304 可调弯鞘管，而起搏导线多数利用无内芯导线。近年来随着 LBBAP 的高速发展，各个起搏器生产厂家也逐步开始研发相应的 LBBAP 手术植入工具，如 Solia S 系列导线，可利用专用的递送鞘管系统进行 LBBAP，其手术成功率、手术时长及起搏参数均与使用传统 LBBAP 手术工具时较为类似，初步证明了利用该类新型手术工具施行 LBBAP 手术的临床可行性。但总体而言，LBBAP 新型手术工具的开发目前仍然停留在探索阶段，目前除传统工具外，尚无其他大规模应用的成熟手术操作工具。

LBBAP 通过夺获左束支达到生理性起搏的目的，其手术操作流程与 HBP 较为接近，左束支本身的分布较为广且区域更大，因此其手术操作难度较 HBP 更小，且手术流程亦存在一些区别。整体而言，LBBAP 的手术操作可大致分为两个重要组成部分，即起搏靶点的选择、电极的拧入与固定。Wu 等利用冠状窦与心室影将患者 X 线透视图像九等分，使左束支夺获成功时电极所在的位置大致分布于一个相对固定的区域，利用九分法确定起搏靶点。该项技术可以使手术时间明显缩短，且提高手术成功率。与之类似，Zou 等将心室收缩环与心尖部形成的扇形区域九等分，同样利用九分法指导手术过程，使手术成功率得以显著提升，手术时间及 X 线辐射时间亦明显缩短。另外，Hua 等利用三尖瓣环显像技术指导 LBBAP，快速定位左束支所在区域，缩短了手术时间。总体而言，定位左束支所在区域，选择合适的起搏靶点是 LBBAP 的重要步骤之一，基于较长时间的探索及相应的技术发展，目前在临床中已基本可以实现快速定位左束支区域，手术成功率显著提高，整体手术耗时更短。

确定起搏靶点后，即开始尝试将电极深拧入室间隔。随着电极逐渐深入室间隔，应进行严密的起搏测试，以判断电极是否成功到达左束支区域，同时判断拧入深度，以防电极穿透室间隔进入左室。拧入过程心电图图形变化如图 1 所示。

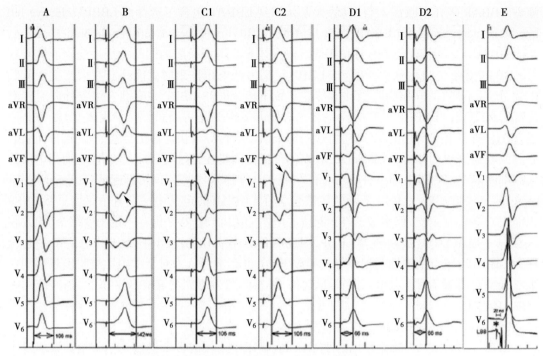

图 1 电极拧入过程中起搏心电图的图形变化情况

A. intrinsic QRS：患者基线心电图，QRS 波宽度为 106 毫秒；B. endocardial pacing：右室心内膜起搏，可见典型 "notch" 出现；C1、C2. ECG morphology transition：随着电极不断拧入，起搏 QRS 波形态逐渐改变，Qr 型出现；D1、D2. S-PLVAT at different pacing outputs：高、低电压下左室达峰时间短且固定（66 毫秒）；E.LBB potential：腔内图可见左束支电位。

（二）LBBAP 手术相关并发症

总体而言，LBBAP 手术的安全系数较高，并发症相对较少，但手术过程需将电极深拧入室间隔，到达左室间隔面，故仍存在一些较为特殊的手术并发症。

1. 室间隔穿孔　由于 LBBAP 需将电极深拧入室间隔，且目前尚无法在 X 线辐射下实时显示室间隔位置，故在手术操作过程中可能会出现室间隔穿孔，此类并发症多数在手术过程中发生，因此电极拧入过程速度不宜过快，同时需严密进行起搏监测。当出现起搏阈值升高、起搏阻抗突然下降等情况时，需高度警惕是否发生室间隔穿孔。此时可通过注射造影剂帮助判断电极位置。一旦发生室间隔穿孔，需将电极缓缓拧出室间隔，更换起搏位点后重新操作，多数患者不会引发严重后果。但需注意，不应将已经穿孔的电极稍微后撤，但仍保留在已穿孔位置，防止穿孔面积扩大，对患者造成进一步伤害。除此以外，晚期室间隔穿孔也有报道，但总体发生率不高，这提示对于 LBBAP 手术的患者，必要的术后随访仍然十分重要，以警惕晚期手术并发症的出现。

2. 右束支损伤　伴随着电极拧入，可能会损伤患者的右束支传导系统，因而出现右束支传导阻滞，但多数患者为一过性损伤，不会长时间保持，可随着时间的延长而逐渐恢复。但对于合并有左束支传导阻滞的患者，在进行 LBBAP 时最好放置临时起搏电极作为备用起搏，以免在手术过程中因损伤右束支而引发心搏骤停等严重后果。

3. 电极脱位　若拧入电极固定不牢靠或患者心肌组织疏松，可能会导致电极脱位的情况发生，但总体发生率不高。为了降低其发生风险，应注意将电极的预留长度保持在合适的程度,同时在术后随访过程中定期监测起搏参数,必要时可同时行胸部 X 线检查,确保电极固定牢靠。远期电极脱位率较低,尚有待更多观察。

4. 间隔动脉损伤　间隔动脉损伤属于 LBBAP 的罕见并发症。Vijayaraman 等报道了一例患者在电极拧入过程中突然出现明显 ST 段抬高,并伴有胸痛症状,冠脉造影显示患者有明显的间隔动脉分支,电极拧入过程中由于损伤了间隔动脉导致患者出现一过性心肌缺血。该类并发症虽然罕见,但提示 LBBAP 过程中除监测起搏参数外,同时需关注心电图的动态变化情况,以及时发现异常情况。

(三)LBBAP 和 RVP 技术操作时间和 X 线曝光时间的对比

虽然 LBBP 操作技术相对容易,但是技术上还是比常规 RVP 更为复杂一些,需要有经验的手术医师经过一定培训和手术量的积累。近期一项单中心研究纳入 406 例行 LBBAP 患者,通过限制性立方样条拟合出 LBBAP 的学习曲线,并与 RVP 组进行了对比。研究结果显示,对于手术经验丰富的临床医师而言,掌握 LBBAP 的手术操作技术并不困难。LBBAP 的手术学习过程可初步分为三个阶段,即初始期、提升期与稳定期(图 2)。初始期阶段仅需约 50 例手术即可完成,这一阶段中 LBBAP 的手术时间与辐射时间出现明显下降趋势,学习曲线陡峭,提升效果明显。进入提升期后,LBBAP 的手术时间与辐射时间仍然可随着手术量的提升而进一步下降,此时学习速度相较于初始期会有所放缓。在大约进行 150 例手术后,LBBAP 可迈入稳定期阶段,其手术时间与辐射时间不再发生较大变化,基本趋于稳定,表明此时 LBBAP 的手术操作已基本被术者所掌握成熟。利用目前的手术器械及植入工具,LBBAP 的成功率很高,可达 90% 以上,随着手术经验的丰富,成功率仍可进一步提升,甚至达 95% 以上。虽然在经历学习过程后 LBBAP 的手术时间与辐射时间仍然长于 RVP(差异有统计学意义),但 LBBAP 的手术时间与辐射时间可以下降到非常低的水平。本研究发现,在稳定期阶段,LBBAP 的中位辐射时间可下降至 5 分钟左右,就其绝对值而言已处于非常低的水平。考虑到 LBBAP 在起搏 QRS 波宽度、维持心脏收缩同步性等方面的优势,对于预期心室起搏比例较高的患者,LBBAP 可能可以成为手术的第一选择,以减少 RVP 对心脏功能的不良影响。

二、LBBAP 对比 RVP 的临床应用

LBBAP 是我国生理性起搏领域的原创性技术,已经成为继 HBP 之外的生理性起搏的重要补充技术,迅速得到了国内、国际社会的广泛关注,围绕其开展的临床研究展现出令人振奋的潜力。我国作为最早开展 LBBAP 的国家,在 LBBAP 研究领域中发挥了重要作用,引领开展了多项临床研究,在国际生理性起搏领域发出了强有力的中国声音。而针对 LBBAP 在临床中的应用,主要集中在两个方面:在缓慢性心律失常患者中探索其与传统右室起搏的临床效果差异;在心力衰竭需行心脏再同步化治疗的患者中探索其是否能作为传统双室起搏的重要补充。由于 RVP 主要用于缓慢性心律失常,而缓慢性心律失常患者无疑是起搏技术最为广泛的受众。下面主要就 LBBAP 与传统 RVP 临床应用对比加以概述和总结。虽然 LBBAP 最早是在一例心衰合并 LBBB 的患者中尝试成功,国内外学者围绕其在缓慢性心律失常患者中的应用疗效同样开展了大量临床研究。

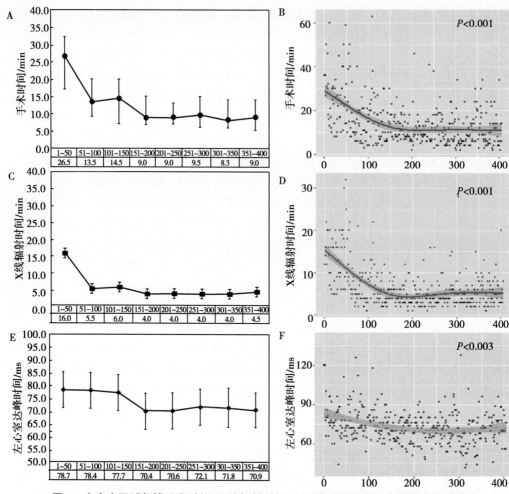

图 2　左束支区域起搏手术时间、X 线辐射时间、左室达峰时间随手术量的变化趋势

A. 不同阶段左束支区域起搏中位手术时间的变化情况；B. 利用散点图及限制性立方样图拟合左束支区域起搏手术时间与手术量之间的变化规律，总体而言随着手术量的增长呈现出先下降后稳定的趋势；C. 不同阶段左束支区域起搏中位 X 线辐射时间的变化情况；D. 利用散点图及限制性立方样图拟合左束支区域起搏 X 线辐射时间与手术量之间的变化规律，总体而言随着手术量的增长呈现出先下降后稳定的趋势；E. 不同阶段左束支区域起搏平均左室达峰时间的变化情况；F. 利用散点图及限制性立方样图拟合左束支区域起搏左室达峰时间与手术量之间的变化规律，总体波动不大，但仍然有随着手术量增长逐渐下降的趋势。

　　有多项研究表明 LBBAP 可以实现窄 QRS 波起搏，并保持良好的起搏参数，在缓慢性心律失常且心功能正常的患者中有较为良好的临床应用效果。Li 等首先在 33 例房室传导阻滞（atrioventricular block）患者中探索 LBBAP 的可行性及安全性。研究结果显示，LBBAP 手术成功率可达 90% 以上，仅 1 例患者术中出现室间隔穿孔，具有良好的安全性。同时 LBBAP 实现了窄 QRS 波起搏，起搏参数良好。心脏超声评估的心室同步性结果发现，LBBAP 在 3 个月短期随访内可以保证良好的心脏收缩同步性。该研究结果初步探索了 LBBAP 在 AVB 患者中的临床效果，证明 LBBAP 在 AVB 患者中安全、可行，同时利用心脏超声评估了 LBBAP 对于心室收缩同步性的影响，为后续临床研究的开展提供了坚实的研究证据。此外，还有多项研究对 LBBAP 的手术成功率、起搏 QRS 波宽度及起搏参数等方面进行了相关探索。Li 等在 87 例具有起搏器植入适应证的患者中开展 LBBAP,手术成功率为 80.1%,通过与右室起搏进行对比,发现 LBBAP 的起搏 QRS 波宽度较右室起搏更窄,且起搏参数同样良好,3 个月随访发现 LBBAP 的起搏参数仍然保持稳定。Vijayaraman 等在早期的研究结果中同样显示,LBBAP 在缓慢性心律失常患者中可有较高的成功率 (93%),同时可使合并 LBBB 的患者 QRS 波宽度明显缩窄 $[(162 \pm 21)\,ms\ vs.\,(137 \pm 19)\,ms,$ $P<0.001\,]$。Hou 等对 LBBAP 在心脏机械同步性方面的作用进行了详细探索,研究共纳入 104 例患者,包括 56 例患者行 LBBAP,29 例患者行 HBP,19 例患者行 RVP,利用 SPECT 检查评价三组患者的左室机械同步性。对比发现 LBBAP 可实现与 HBP 基本一致的左室机械同步性,同时二者均优于传统 RVP。随访过程中,LBBAP 的起搏阈值比 HBP 更低且可保持稳定。该项研究结果提示,LBBAP 起搏左束支产生类 RBBB 心电图图形,客观上造成了右室收缩的相对滞后,但 LBBAP 仍然可以维持良好的左室收缩同步性,其效果不亚于 HBP,同时在短期随访中可维持良好的起搏参数,展现了巨大的临床应用潜力。

除此以外,LBBAP 的中长期临床效果同样令人振奋。Su 等报道了一项单臂单中心的观察性研究结果,其连续纳入了 632 例具备起搏适应证且尝试 LBBAP 的患者,手术成功率高达 97.8%,平均随访 (18.6 ± 6.7) 个月后,LBBAP 的起搏参数仍可保持稳定,同时在随访中发现,基线宽 QRS 波 $(\geq 120$ 毫秒$)$ 的患者左室射血分数 (left ventricular ejection fraction,LVEF) 较术前明显提升 $(48\%\ vs.\ 58\%,P<0.001)$。该研究结果提示,LBBAP 在中长期随访中仍然可以保持较高的安全性及稳定性,且对于基线宽 QRS 波患者具备显著的临床获益。另外,Zhu 等报道了一项对比 LBBAP 与 RVP 的观察性研究结果,该研究共纳入 719 例患者,LBBAP 组患者 406 例,RVP 组患者 313 例,LBBAP 在平均 11 个月的随访时间中,相较于 RVP 可显著缩窄起搏 QRS 波宽度 $[(115.7 \pm 12.3)\,ms\ vs.\,(148.0 \pm 18.0)\,ms,$ $P<0.001\,]$,另外在心室起搏比例>40% 的患者中,LBBAP 可缩小患者的左心房前后径 $[(40.1 \pm 8.5)\,mm\ vs.\,(38.5 \pm 8.0)\,mm,P<0.001\,]$,而 RVP 却降低患者的 LVEF $[(62.7 \pm 4.8)\%$ $vs.\,(60.5 \pm 6.9)\%,P<0.001\,]$。该研究结果提示,在中长期随访过程中,LBBAP 相较于 RVP 可明显缩窄起搏 QRS 波宽度,同时维持良好的起搏参数。而对于心室起搏比例较高的患者而言,LBBAP 可有较为明确的获益,表现为超声参数的明显改善。虽然上述获益尚未转化为明确的临床结局获益,但对于心室起搏比例较高的患者,LBBAP 有望成为首选起搏治疗策略。与上述研究结果类似,Chen 等在一项纳入 554 例缓慢性心律失常患者的单中心、前瞻性、观察性研究中,系统地比较了 LBBAP 与 RVP 的可行性与安全性,研究结果显示,LBBAP 的手术成功率高,起搏 QRS 波宽度更窄 $[(132.02 \pm 7.93)\,ms\ vs.\,(177.68 \pm 15.58)\,ms,$ $P<0.001\,]$,且起搏参数良好,在平均随访 18 个月后,LBBAP 的起搏参数仍然保持稳定。同时 LBBAP 与 RVP 两组患者在手术并发症方面没有明显差异,且在临床结局方面两组患者尚未展现出明显差异。

另外,除了经典的缓慢性心律失常适应证,如房室传导阻滞、病态窦房结综合征等外,LBBAP 在持续性房颤同时具备起搏器植入适应证患者中的应用也有相关临床研究加以探索。Huang 等在持续性房颤合并心功能不全的患者中尝试房室结消融联合希浦系统起搏 (包括 HBP 与 LBBAP),中位随访 30 个月结果显示,房室结消融联合希浦系统起搏可有效提升患者的心脏功能,并减少临床不良事件的发生率。该研究初步证明了在持续性房颤患者中行希浦系统起搏的可行性。随后,Wang 等系统性比较了 LBBAP 与 RVP 在持续性房颤同时具备起搏器植入适应证患者中应用的临床疗效。该研究共纳入 96 例持续性房颤同时具备起搏器植入适应证的患者，其中 52 例行 LBBAP，有 49 例成功夺获左束支，其余 44 例患者行 RVP。经过平均 13 个月随访后，LBBAP 组患者的临床终点事件发生率要低于 RVP 组，但差异没有统计学意义（7.7% vs. 11.4%，P=0.48）。但 LBBAP 可实现更窄的起搏 QRS 波宽度，同时有效提升患者的 LVEF，缩小左房前后径。该研究结果提示，LBBAP 在持续性房颤患者具备起搏适应证患者中的应用安全、可行，同时在中长期随访中可对患者心脏功能产生有利影响。但 LBBAP 对于持续性房颤患者的左房大小、功能是否可产生明确的改善作用仍然需要后续研究加以证实，可能会为持续性房颤患者的起搏方式选择提供更多的循证医学证据。

临床结局方面，Li 等开展了一项国内多中心研究，共纳入 366 例 AVB 患者。患者纳入时基线左室射血分数均在 50% 以上，其中 246 例患者接受 LBBAP，120 例患者接受 RVP，随访 1 年。研究主要终点为首次心衰发作或升级至双室起搏。研究结果显示，LBBAP 手术成功率为 95.5%（235/246）。RVP 组均成功，其中 46.7% 患者接受右心室心尖部起搏。经过平均 11.4 个月随访，在主要心衰复合终点方面，LBBAP 心衰复合事件 1 年发生率为 2.6%，明显低于 RVP（10.8%），其中 LBBAP 心衰事件发生患者均为存在基础心脏病患者（心肌梗死、扩张型心肌病等）。两组患者在心室起搏比例、起搏阈值及导线感知以及导线相关并发症方面未见明显差异。在 1 年随访时，LBBAP 左心室舒张末内径明显低于 RVP，射血分数明显高于 RVP。COX 回归分析显示，在校正年龄、性别、房颤、基础心脏疾病等危险因素后，LBBAP 仍为 1 年心衰事件的独立保护因素。同时，既往心梗病史、基线偏低的射血分数状态为心衰复合事件的危险因素。研究还发现，在高心室起搏比例、相对较低基线射血分数以及基线存在器质性心脏病或合并房颤患者中，LBBAP 降低心衰复合事件终点的优势更明显。

综上所述，目前 LBBAP 在缓慢性心律失常患者中已积极开展应用，其手术成功率高，且安全性良好。相较于 RVP 而言，LBBAP 可实现更窄的起搏，同时获得良好的起搏参数，且在中长期随访过程中起搏参数依然保持稳定，对于起搏比例较高的缓慢性心律失常患者，LBBAP 可能会有额外的临床获益。上述结果多数仅在观察性研究中得以证实，目前尚无大规模、长随访时间的随机对照试验对 LBBAP 与 RVP 进行系统性评价，所以目前对于 LBBAP 是否能够取代 RVP 成为缓慢性心律失常患者的首选起搏治疗策略尚不清楚。但根据目前研究结果判断，LBBAP 作为生理性起搏优势明显，临床应用潜力巨大，国内目前已有相关随机对照临床试验正在开展。相信随着未来研究工作的不断深入，对于 LBBAP 在缓慢性心律失常患者中的应用疗效可以有更为综合、准确的评价。我们也期待 LBBAP 在缓慢性心律失常患者中可以有更为广泛的应用，可以为更多缓慢性心律失常患者带来获益，并最终成为临床实践中的常规起搏治疗策略之一。

（朱浩杰　樊晓寒）

参考文献

[1] WILKOFF B L, COOK J R, EPSTEIN A E, et al. Dual-chamber pacing or ventricular backup pacing in patients with an implantable defibrillator: the Dual Chamber and VVI Implantable Defibrillator (DAVID) Trial [J]. JAMA, 2002, 288 (24): 3115-3123.

［2］ SWEENEY M O, HELLKAMP A S, ELLENBOGEN K A, et al. Adverse effect of ventricular pacing on heart failure and atrial fibrillation among patients with normal baseline QRS duration in a clinical trial of pacemaker therapy for sinus node dysfunction [J]. Circulation, 2003, 107 (23): 2932-2937.

［3］ DOMENICHINI G, SUNTHORN H, FLEURY E, et al. Pacing of the interventricular septum versus the right ventricular apex: a prospective, randomized study [J]. Eur J Intern Med, 2012, 23 (7): 621-627.

［4］ KAYE G C, LINKER N J, MARWICK T H, et al. Effect of right ventricular pacing lead site on left ventricular function in patients with high grade atrioventricular block: results of the Protect Pace study [J]. Eur Heart J, 2015, 36 (14): 856-862.

［5］ SCHERLAG B J, KOSOWSKY B D, DAMATO A N. A technique for ventricular pacing from the His bundle of the intact heart [J]. J Appl Physiol, 1967, 22 (3): 584-587.

［6］ DESHMUKH P, CASAVANT D A, ROMANYSHYN M, et al. Permanent, direct His bundle pacing: a novel approach to cardiac pacing in patients with normal His Purkinje activation [J]. Circulation, 2000, 101 (8): 869-877.

［7］ SHARMA P S, DANDAMUDI G, NAPERKOWSKI A, et al. Permanent His bundle pacing is feasible, safe, and superior to right ventricular pacing in routine clinical practice [J]. Heart Rhythm, 2015, 12 (2): 305-312.

［8］ VIJAYARAMAN P, NAPERKOWSKI A, SUBZPOSH F A, et al. Permanent His bundle pacing: Long term lead performance and clinical outcomes [J]. Heart Rhythm, 2018, 15 (5): 696-702.

［9］ ABDELRAHMAN M, SUBZPOSH F A, BEER D, et al. Clinical Outcomes of His Bundle Pacing Compared to Right Ventricular Pacing [J]. J Am Coll Cardiol, 2018, 71 (20): 2319-2330.

［10］ SUBZPOSH F A, VIJAYARAMAN P. Long Term Results of His Bundle Pacing [J]. Card Electrophysiol Clin, 2018, 10 (3): 537-542.

［11］ SHARMA P S, ELLENBOGEN K A, TROHMAN R G. Permanent His Bundle Pacing: The Past, Present, and Future [J]. J Cardiovasc Electrophysiol, 2017, 28 (4): 458-465.

［12］ HUANG W, SU L, WU S, et al. A Novel Pacing Strategy With Low and Stable Output: Pacing the Left Bundle Branch Immediately Beyond the Conduction Block [J]. Can J Cardiol, 2017, 33 (12): 1736. e1-1736. e3.

［13］ DE POOTER J, CALLE S, TIMMERMANS F, et al. Left bundle branch area pacing using stylet driven pacing leads with a new delivery sheath: A comparison with lumen less leads [J]. J Cardiovasc Electrophysiol, 2021, 32 (2): 439-448.

［14］ ZHANG J, WANG Z, ZU L, et al. Simplifying Physiological Left Bundle Branch Area Pacing Using a New Nine Partition Method [J]. Can J Cardiol, 2021, 37 (2): 329-338.

［15］ JIANG H, HOU X, QIAN Z, et al. A novel 9 partition method using fluoroscopic images for guiding left bundle branch pacing [J]. Heart Rhythm, 2020, 17 (10): 1759-1767.

［16］ LIU X, NIU H X, GU M, et al. Contrast-enhanced image guided lead deployment for left bundle branch pacing [J]. Heart Rhythm, 2021, 18 (8): 1318-1325.

［17］ LI X, LI H, MA W, et al. Permanent left bundle branch area pacing for atrioventricular block: Feasibility, safety, and acute effect [J]. Heart Rhythm, 2019, 16 (12): 1766-1773.

［18］ PONNUSAMY S S, VIJAYARAMAN P. Aborted ST elevation myocardial infarction An unusual complication of left bundle branch pacing [J]. HeartRhythm Case Rep, 2020, 6 (8): 520-522.

［19］ WANG Z, ZHU H, LI X, et al. Comparison of Procedure and Fluoroscopy Time Between Left Bundle Branch Area Pacing and Right Ventricular Pacing for Bradycardia: The Learning Curve for the Novel Pacing Strategy [J]. Front Cardiovasc Med, 2021, 8: 695531.

［20］ LI Y, CHEN K, DAI Y, et al. Left bundle branch pacing for symptomatic bradycardia: Implant success rate, safety, and pacing characteristics [J]. Heart Rhythm, 2019, 16 (12): 1758-1765.

［21］ VIJAYARAMAN P, SUBZPOSH F A, NAPERKOWSKI A, et al. Prospective evaluation of feasibility and electrophysiologic and echocardiographic characteristics of left bundle branch area pacing [J]. Heart

Rhythm, 2019, 16 (12): 1774-1782.

[22] HOU X, QIAN Z, WANG Y, et al. Feasibility and cardiac synchrony of permanent left bundle branch pacing through the interventricular septum [J]. Europace, 2019, 21 (11): 1694-1702.

[23] SU L, WANG S, WU S, et al. Long Term Safety and Feasibility of Left Bundle Branch Pacing in a Large Single Center Study [J]. Circ Arrhythm Electrophysiol, 2021, 14 (2): e009261.

[24] ZHU H, WANG Z, LI X, et al. Medium- and Long-Term Lead Stability and Echocardiographic Outcomes of Left Bundle Branch Area Pacing Compared to Right Ventricular Pacing [J]. J Cardiovasc Dev Dis, 2021, 8 (12): 168.

[25] CHEN X, JIN Q, BAI J, et al. The feasibility and safety of left bundle branch pacing vs. right ventricular pacing after mid long term follow up: a single centre experience [J]. Europace, 2020, 22 (Suppl_2): ii36-ii44.

[26] WANG S, WU S, XU L, et al. Feasibility and Efficacy of His Bundle Pacing or Left Bundle Pacing Combined With Atrioventricular Node Ablation in Patients With Persistent Atrial Fibrillation and Implantable Cardioverter Defibrillator Therapy [J]. J Am Heart Assoc, 2019, 8 (24): e014253.

[27] WANG Z, ZHU H, LI X, et al. Left bundle branch area pacing versus right ventricular pacing in patients with persistent atrial fibrillation requiring ventricular pacing [J]. Pacing Clin Electrophysiol, 2021, 44 (12): 2024-2030.

[28] LI X, ZHANG J, QIU C, et al. Clinical Outcomes in Patients With Left Bundle Branch Area Pacing vs. Right Ventricular Pacing for Atrioventricular Block [J]. Front Cardiovasc Med, 2021, 8: 685253.

希浦系统起搏相关临床并发症及预防措施

希浦系统起搏包括希氏束起搏和左束支起搏。目前临床上常用的希浦系统起搏工具为预塑形的鞘管和实心的起搏导线。近期也陆续出现其他形状的鞘管和带钢丝的常规起搏导线。虽然希氏束起搏应用于临床已超过 20 年,左束支起搏也已超过 5 年,已有较充分的证据证明其总体上安全性良好,并发症发生率相对低且可控,但希浦系统起搏的操作与常规右室心内膜起搏相比有诸多不同,包括植入工具为带鞘导入的导线,比常规起搏增加鞘的操作;植入过程中需要使用导线进行电生理标测;导线固定的部位和深度不同等。这些均导致希浦系统起搏相关的临床并发症不完全等同于常规右心室起搏,包括束支损伤、阈值升高、导线脱位、导线穿孔至左室腔、室间隔损伤与血肿、导线损坏、QT 间期延长等。本章将对这一问题作深入分析,并探讨其预防措施。

一、束支损伤

理论上电极旋入过程中对心肌和传导束均会产生损伤,因右束支较细且没有很多分支,故临床实践中以右束支损伤较为常见,多为操作鞘管和导线头端损伤所致。而左束支粗、分支多且在左侧间隔面形成一个互通的网络,因此即使局部有分支损伤也不会产生明显的传导阻滞。在右前斜 30° 体位下,跨过三尖瓣后室间隔偏高的位置为右束支区域(图 1,彩图见二维码 21)。因此,房侧希氏束起搏损伤右束支的概率小,而远端室侧电极标测和固定过程中有可能损伤右束支。束支损伤多为术中一过性出现,术后大多能恢复。一项大规模单中心研究发现 618 例左束支起搏病例中有 181 例(29.3%)术中出现右束支损伤,其中 39 例(6.3%)随访过程中未恢复。42 例(6.7%)患者术中出现一过性三度房室传导阻滞,其中 26 例为左束支传导阻滞,12 例术后随访过程中未恢复。另有一项完全性左束支传导阻滞合并心力衰竭的多中心研究发现,49 例左束支起搏病例术中出现 10 例(20.4%)右束支损伤造成房室传导阻滞,其中 9 例出院前恢复,1 例术后 3 个月随访时发现恢复。一般来说,右束支损伤的比例与电极植入位置有关。若植入部位靠近右束支,如远端希氏束起搏或近端左束支起搏,那损伤的概率就高些。相反,如果做近端希氏束起搏或远端左束支起搏,则发生率较低。为避免束支损伤,术中操作鞘管和导线应轻柔,避免大幅度扭转鞘管。当导线跨过三尖瓣进入心室时,始终保持导线头端在鞘内操作,避免在可能损伤右束支的部位固定电极,以免造成永久性右束支损伤。电极跨越三尖瓣,结合电生理检查如有以下表现可能是右束支区域:①腔内电位到 V 波的间期短于 35 毫秒;②起搏形态呈选择性或非选择性右束支起搏图形。在完全性左束支传导阻滞的患者中,右束支损伤会导致完全性房室传导阻滞,故建议术中先植入其他导线至心室作临时起搏备用或放置临时起搏器。对于术中有右束支损伤者,随访时建议在自身心律下做十二导联心电图观察是否恢复。

二、阈值升高

希浦系统起搏的阈值通常包括 2 个阈值,即传导束夺获阈值和周边心肌阈值。对于束支传导阻滞的患者,则存在 3 个阈值,即传导束夺获阈值、传导束纠正阈值和周边心肌阈

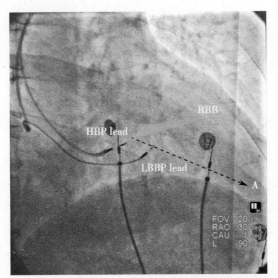

图 1　右前斜 30° 体位下右束支解剖位置示意图（绿色部位）
HBP lead，希氏束起搏电极；LBBP lead，左束支起搏电极；
RBB，右束支；A，心尖部。

值。对于希氏束起搏来说，由于其范围局限，周边心肌组织不多，导线不易拧深，故容易出现植入时阈值较高以及随访过程中阈值升高的情况。文献报道，10% 左右的希氏束起搏植入时就存在阈值 >2V/1.0ms，另外有 75 例患者随访 5 年虽然阈值相对稳定 [（1.35 ± 0.9）V vs.（1.62 ± 1.00）V，脉宽均为 0.5 毫秒，P<0.05]，但阈值增加 >1V 者仍占 12%，而右室起搏者占 6%，最终需要导线重置和脉冲发生器更换的比例显著增高，分别为 6.7% vs. 3% 和 9% vs. 1%。希氏束起搏阈值升高的可能原因包括起搏未能跨越阻滞位点、电极固定不稳定、自身传导束病变进展等，将电极植入远端部位并深部固定可有效解决远期阈值升高问题。判断起搏部位是否跨越阻滞部位以及判断传导系统病变是否会进展，对于减少远期阈值升高非常重要。在房室传导阻滞和左束支传导阻滞患者中，起搏位点跨越传导束的阻滞部位是远期阈值低而稳定及起搏安全性的保证。以下征象可用于判断起搏位点跨越传导束的阻滞部位：①在房室传导阻滞中，腔内电图在 V 波前记录到传导束电位，与 V 波之间有正常间期并 1∶1 传导；②输出高于传导束阈值 0.3~0.5V/0.5ms，逐渐增加起搏频率达到 130 次 /min，仍保持传导束夺获并 1∶1 下传至心室；③左束支传导阻滞行希氏束起搏时，最低输出夺获传导束即可完全纠正左束支传导阻滞；或呈右束支传导阻滞图形，但常可被增高输出纠正（图 2）。而对于左束支起搏来说，其传导束夺获阈值通常较低且伴有周边心肌夺获。目前已有大规模观察性研究证实其中长期阈值稳定，然而，术后随访过程中传导束阈值升高甚至失夺获导致起搏右束支传导阻滞图形消失却并不少见。一项大规模单中心研究发现，618 例左束支起搏病例中有 11 例随访过程中出现左束支夺获阈值升高 >1V/0.5ms，其中 6 例左束支夺获阈值 >3V/0.5ms，但局部左室心肌阈值低且稳定 [（1.00 ± 0.16）V/0.5ms]，导致 Sti-LVAT [（78.00 ± 7.77）毫秒 vs.（92.00 ± 6.72）毫秒，P<0.001] 和 QRS 波宽度 [（104.83 ± 7.86）毫秒 vs.（123.00 ± 10.10）毫秒，P=0.001] 均显著增加。术中每一步骤监测阻抗、起搏参数和图形，能及时发现传导束阈值变化。此外，避免在同一部位反复旋入旋出，以致损伤间隔导致导线固定不良而脱位。如果导线旋入过程中起搏形态和导线位置没有变化，心肌损伤电

流存在,阻抗也没有突然下降,仅阈值有升高,此时建议等待和重复测试,以注意是否为急性期损伤致阈值升高,而不必盲目更换导线位置以减少手术操作次数。

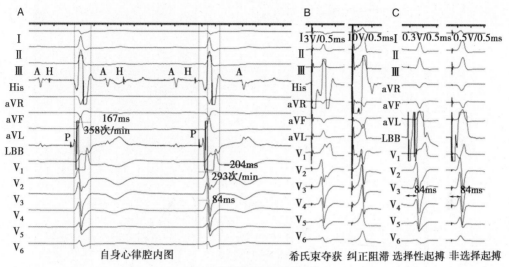

图 2　跨越传导束阻滞部位

A. 自身心律腔内心电图,希氏束电位与 V 波之间无固定关系,左束支电位之后均有 V 波,其关系固定;B. 希氏束起搏,10V/0.5ms 输出时纠正束支传导阻滞,3V/0.5ms 输出时未纠正束支传导阻滞;C. 左束支起搏,0.3V/0.5ms 和 0.5V/0.5ms 输出时分别为选择性和非选择性左束支起搏。

三、导线脱位

与常规右室起搏一样,希浦系统起搏也有导线脱位的并发症。希氏束起搏导线植入在房室交界区,故其导线脱位相比左束支起搏更易发生,尤其是微脱位。而左束支起搏导线脱位的概率较低,两项大样本超过 600 例患者的中长期随访(＞1 年)研究报道术后导线脱位率约为 0.3%,且多为术后早期(术后第二天)发生。若随访时发现传导束和 / 或心肌内膜阈值明显升高,阻抗较前明显下降,可能为导线脱位。此时建议查胸部 X 线片或超声心动图以明确。此外,除明显脱位外,微脱位并不少见,表现为传导束阈值升高但心肌内膜阈值稳定的情况。一项入选 185 例左束支起搏的研究中,术后随访发现,有 7 例起搏形态 V_1 导联,由 Qr 型变为 QS 型(占 3.8%),考虑为导线微脱位可能(图 3)。术中加强监测,在保证安全性的前提下,尽量将导线植入足够深度,每个步骤多次测试起搏图形和参数,保证低且稳定的传导束阈值,撤鞘后调整合适的导线张力,可预防术后脱位的发生。已有研究证明,若出现希氏束或左束支电位损伤电流,则预示术后传导束阈值低且稳定,因此术中尽量将导线旋入至出现传导束电位损伤电流,可减少术后微脱位的发生。另外,术后应加强随访,若确实发现脱位,可根据患者情况、是否起搏依赖、是否有备用起搏以及心肌内膜阈值等综合考量是否重置导线。

四、导线穿孔至左室腔

希氏束起搏植入在房室交界区,其周边结缔组织较多,故一般而言不易穿孔至左室腔,而左束支起搏将导线拧入间隔较深,有研究报道平均深度(12.85 ± 2.20)mm。同时超声测得

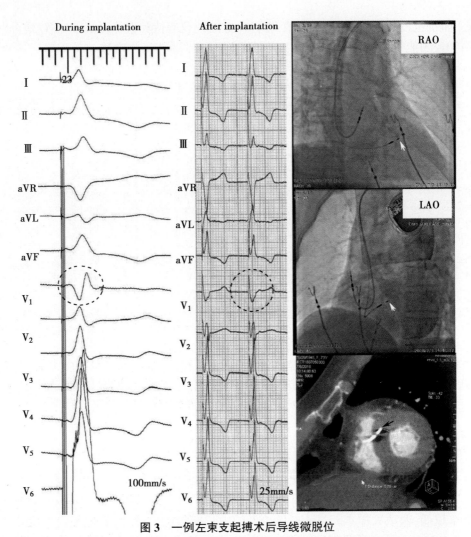

图3　一例左束支起搏术后导线微脱位
术后1天起搏形态 V_1 导联由 Qr 型变为 QS 型（虚线圈），术后影像显示导线张力略低（白色箭头），CT 显示导线头端回退至间隔内（黑色箭头）。

的室间隔厚度平均为(9.84±1.56)mm，导线穿孔至左室腔的概率相对较高，早期530例病例共报道9例(1.7%)穿孔，其中8例为术中，1例为术后1个月。近期一项研究显示在219例患者中发生术中穿孔30例(14.1%)，另一项研究显示在212例患者术中穿孔11例(5.2%)，经过更换位置重置导线后术后均无再穿孔或脱位。而术后穿孔相对较少，为0.16%~0.33%。

　　为预防导线脱位和穿孔，术前超声心动图或心脏MRI评估间隔情况，如是否存在心室致密化不全、间隔薄或存在瘢痕等，尽量避免导线植入上述部位。术中每个步骤都监测起搏形态和阻抗，可预防术中出现脱位或穿孔。另外，术中监测阻抗趋势，若单极阻抗<500Ω，需谨慎。研究发现，术中穿孔者单极阻抗均值为(404.6±19.9)Ω，单极阻抗<450Ω，诊断间隔穿孔敏感性和特异性分别为100%和96.6%。监测腔内电图是否有心肌损伤电流，对于判断是否穿孔非常有帮助(图4)。前述研究显示术中穿孔时心肌损伤电流从(15.4±11.6)mV下降至(0.9±0.6)mV，我们的研究也同样发现穿孔时心肌损伤电流几近消失。术中发现若确实穿孔，则需要重置导线而不能仅回退导线。适当调整导线张力可避免术后导线脱

位(张力不够)或间隔穿孔(张力过多)。术后若测得的单极阻抗明显下降、阈值明显升高,即使双极阈值尚能接受,也要考虑导线头端部分穿孔至左室腔,此时建议查超声心动图或胸部增强 CT 以明确(图 5)。然而,应该注意排除超声心动图和 CT 的金属伪音干扰。此外,还要注意导线头端是否有血栓形成。若确定为穿孔,则需考虑导线重置,以避免进一步穿孔至完全失夺获及穿孔部位血栓形成。

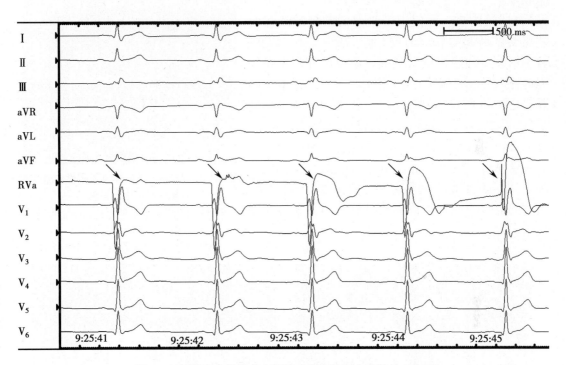

图 4　一例左束支起搏术中导线头端穿孔至左室腔的心电图
逐步回退导线过程中,导线头端的腔内图记录到损伤电流从几乎消失到逐渐显现(箭头)。

五、室间隔损伤与血肿

左束支起搏的导线要深拧至左室间隔内膜下。理论上,对室间隔的损伤要重于常规右心室心内膜起搏导线。已有研究发现左束支起搏术后 2 天内肌钙蛋白 T 升高较右心室起搏显著[术后 1 天,(0.13 ± 0.09) ng/ml $vs.$ (0.04 ± 0.03) ng/ml,$P < 0.001$；术后 2 天,(0.10 ± 0.08) ng/ml $vs.$ (0.03 ± 0.08) ng/ml,$P < 0.001$],但随访过程中患者的手术相关并发症和不良事件发生率并无显著差异。若反复在同一部位旋入旋出导线或经鞘造影时鞘顶间隔过紧,均可能损伤室间隔。文献报道612 例左束支起搏患者术中 4 例鞘内造影发现间隔造影剂滞留(图 6),但起搏参数稳定,遂未更换植入部位,术后监测发现虽然肌钙蛋白

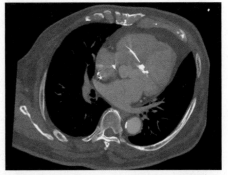

图 5　一例左束支起搏术后导线穿孔至左室腔的 CT 图像
导线头端已穿至左室腔内,环端部分还在间隔内,导线穿孔至左室腔约 12mm。

T 较术前升高明显,但随访 12~24 个月阈值稳定,无不良事件发生。此外,冠脉的间隔支在前间隔分布较多且较粗大,若将电极植入此部位,有可能损伤冠脉分支造成间隔血肿。有病例报道鞘内造影时出现间隔血管显影,为避免间隔血肿发生,给予更换植入部位,术中和术后随访 3 个月患者无胸痛、血栓及起搏阈值升高。另有一例左束支起搏术后发生胸痛、心肌标志物显著升高,通过超声心动图和冠脉造影证实间隔血肿(图 7)。而使用带钢丝的常规导线进行左束支区域起搏(n=50)时,术后超声心动图发现有 1 例发生间隔冠状动脉瘘。避免反复多次在间隔内拧入导线及避免在前间隔植入,可尽量减少间隔损伤和避免冠脉分支损伤。若术后短期出现胸痛,则要注意完善心超检查,排除间隔血肿。此外,在进行鞘内造影时,也要注意手法,适当回退鞘管,在鞘管与右室间隔之间留有一定空隙,少量推注造影剂,即可顺利显影间隔面和导线深度。切忌鞘管顶住间隔过紧或推注造影剂时过于用力导致间隔损伤。

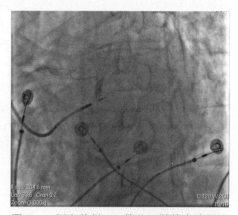

图 6　一例左前斜 35° 体位下鞘管内造影显示间隔损伤的影像图

造影剂滞留间隔内,同时出现远端血管显影。

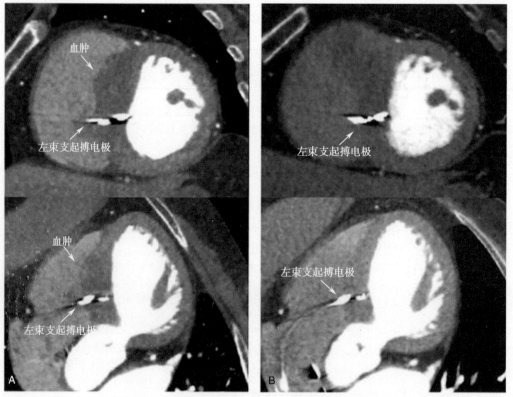

图 7　一例左束支起搏术后室间隔血肿的 CT 图像
A. 左束支起搏术后急性期;B. 术后 1 个月随访。

六、导线损坏

希氏束起搏植入部位在房室交界处的三尖瓣环附近,此处结缔组织较多,而左束支起搏植入在室间隔深部,它们跟常规右室起搏的植入位置和植入深度不同。另外,希氏束起搏和左束支起搏需要鞘导入后旋转导线的次数明显高于右室起搏,且需要调整导线植入位置的可能性也高于右室起搏,所以术中容易出现导线损坏的情况。目前可用来进行希浦系统起搏的有常用的无内芯的 3830 导线和常规带钢丝的其他导线。前者一体成形,相对不易损坏,而后者多次旋拧后更易出现损坏。术中出现电极损坏多与操作有关,包括电极螺旋变形甚至断裂等。有文献报道,612 例左束支起搏术后有 2 例发生导线损坏的情况(图 8)。而术后长期随访发现导线损坏目前还没有报道,还需要更多研究数据。为预防导线损坏,术中旋入导线时要注意保持垂直拧入。当出现旋入困难时,要注意把导线取出,观察是否有变形和损坏。一旦发现,则要及时更换新导线。另外,若导线回退困难,也要注意操作轻柔,耐心逆时针回退导线,不能暴力回拉,否则易造成导线螺旋损坏,甚至损伤心肌或内膜。

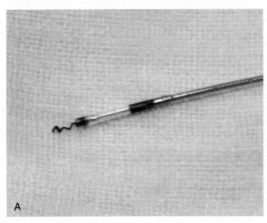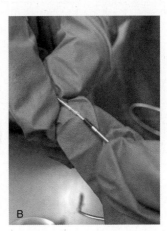

图 8　导线损坏
A. 导线螺旋拉直变形;B. 导线环端与导线远心端部分分离。

七、QT 间期延长

部分希浦系统起搏患者术后发生 QT 间期延长,多见于原有 CLBBB、临时心脏起搏时间较长(类 CLBBB)、原起搏依赖、伴有基础心脏病等。其原理类似电张力调整性改变,一般来说,预后良好,可自行恢复(图 9)。对于植入 ICD 患者,要注意 QT 延长导致 T 波过感知。对于此类患者建议视患者情况选择:①调整感知极性(由双极改为 tip to coil);②降低感知灵敏度;③开启 T 波识别功能;④通过提高起搏频率缩短 QT 间期。同时,可加用 β 受体阻滞剂等药物,并且需要严密观察和随访。

八、其他可能的并发症

包括因操作电极不当游离壁穿孔致心包积液、反复多次穿孔致医源性室缺、导线穿孔至左室腔后造成导线头端血栓形成、操作不当致三尖瓣及主动脉瓣瓣膜损伤、诱发室性早搏室速等,理论上均有可能发生,但目前尚未见正式报道。对于左束支起搏术后随访心超发现导线头端略突出于室间隔,但起搏参数均稳定在正常范围的患者,是否需要抗凝目前还不明确。其他还有远期的尚未明确的一些并发症,如电极长期植入在室间隔内,故电极远期的抗疲劳性尚不明确;手术时间相对右室起搏延长是否会增加感染的可能目前未知;还有,目前使用的多为不带钢丝的实心导线,远期因导线故障或感染需要拔除时无法使用现有的经静脉导线拔除工具也可能对导线拔除造成困难。

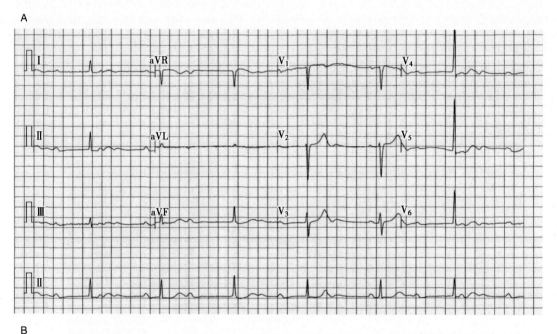

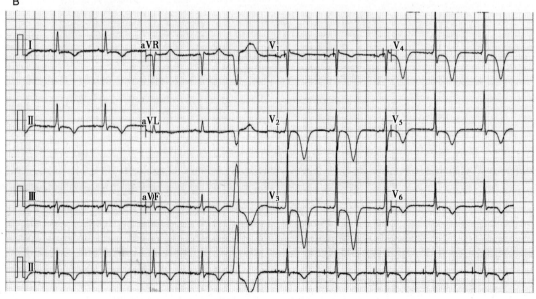

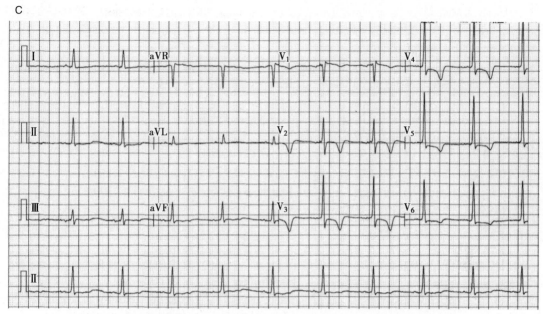

图9　一例三度房室传导阻滞患者左束支起搏术后 QT 间期延长的心电图
A. 术前心电图为三度房室传导阻滞;B. 术后出现 QT 间期显著延长伴有 T 波深倒置;C.术后 3 个月 QT 间期部分恢复,T 波倒置变浅。

九、总结

希浦系统起搏总体上中长期安全性良好,并发症发生率较低且可控。严格按植入流程规范操作,加强术中和术后监测,能尽量减少大部分操作相关并发症的发生。对于一些导线相关的远期并发症问题,仍需要进一步研究明确。

（陈学颖）

参考文献

［1］VIJAYARAMAN P, CHUNG M K, DANDAMUDI G, et al. His Bundle Pacing [J]. J Am Coll Cardiol, 2018, 72 (8): 927-947.

［2］HUANG W, SU L, WU S, et al. A novel pacing strategy with low and stable output: pacing the left bundle branch immediately beyond the conduction block [J]. Can J Cardiol, 2017, 33: 1736. e1-1736. e3.

［3］VIJAYARAMAN P, NAPERKOWSKI A, SUBZPOSH F A, et al. Permanent His bundle pacing: Long-term lead performance and clinical outcomes [J]. Heart Rhythm, 2018, 15 (5): 696-702.

［4］SU L, WANG S, WU S, et al. Long-term safety and feasibility of left bundle branch pacing in a large single-center study [J]. Circ Arrhythm Electrophysiol, 2021, 14: e009261.

［5］CHEN X, JIN Q, BAI J, et al. The feasibility and safety of left bundle branch pacing vs. right ventricular pacing after mid-long-term follow up: a single-centre experience [J]. Europace, 2020, 22: ii36-ii44.

［6］CHEN X, WEI L, BAI J, et al. Procedure-related complications of left bundle branch pacing: a single-center experience [J]. Front Cardiovasc Med, 2021, 8: 645947.

［7］REN Z, CAI B, WANG S, et al. Feasibility and Safety of Left Bundle Branch Pacing for Advance Aged

Patients: A Multicenter Comparative Study [J]. Front Cardiovasc Med, 2021, 8: 661885.

［8］HUANG W, CHEN X, SU L, et al. A beginner's guide to permanent left bundle branch pacing [J]. Heart Rhythm, 2019, 16: 1791-1796.

［9］CHEN X, WU S, SU L, et al. The characteristics of the electrocardiogram and the intracardiac electrogram in left bundle branch pacing [J]. J Cardiovasc Electrophysiol, 2019, 30: 1096-1101.

［10］WU S, CHEN X, WANG S, et al. Evaluation of the criteria to distinguish left bundle branch pacing from left ventricular septal pacing [J]. JACC Clin Electrophysiol, 2021, 7 (9): 1166-1177.

［11］中华医学会心电生理和起搏分会, 中国医师协会心律学专业委员会. 希氏 - 浦肯野系统起搏中国专家共识 [J]. 中华心律失常学杂志, 2021, 25 (1): 10-36.

［12］CHEN X, JIN Q, LI B, et al. Electrophysiological parameters and anatomical evaluation of left bundle branch pacing in an in vivo canine model [J]. J Cardiovasc Electrophysiol, 2020, 31: 214-219.

［13］CHEN X, YE Y, WANG Z, et al. Cardiac resynchronization therapy via left bundle branch pacing vs. optimized biventricular pacing with adaptive algorithm in heart failure with left bundle branch block: a prospective, multi-centre, observational study [J]. Europace, 2022, 24 (5): 807-816.

［14］SHALI S, WU W, BAI J, et al. Current of injury is an indicator of lead depth and performance during left bundle branch pacing lead implantation [J]. Heart Rhythm, 2022, 19 (8): 1281-1288.

［15］QIAN Z, QIU Y, WANG Y, et al. Lead performance and clinical outcomes of patients with permanent His-Purkinje system pacing: a single-centre experience [J]. Europace, 2020, 22 (Suppl_2): ii45-ii53.

［16］VIJAYARAMAN P, DANDAMUDI G, WORSNICK S, et al. Acute His-Bundle Injury Current during Permanent His-Bundle Pacing Predicts Excellent Pacing Outcomes [J]. Pacing Clin Electrophysiol, 2015, 38 (5): 540-546.

［17］SATO T, SOEJIMA K, MAEDA A, et al. Deep Negative Deflection in Unipolar His-Bundle Electrogram as a Predictor of Excellent His-Bundle Pacing Threshold Postimplant [J]. Circ Arrhythm Electrophysiol, 2019, 12 (6): e007415.

［18］SU L, XU T, CAI M, et al. Electrophysiological characteristics and clinical values of left bundle branch current of injury in left bundle branch pacing [J]. J Cardiovasc Electrophysiol, 2020, 31 (4): 834-842.

［19］PADALA S K, ELLENBOGEN K A. Left bundle branch pacing is the best approach to physiological pacing [J]. Heart Rhythm O2, 2020, 1 (1): 59-67.

［20］PONNUSAMY S S, BASIL W, VIJAYARAMAN P. Electrophysiological characteristics of septal perforation during left bundle branch pacing [J]. Heart Rhythm, 2022, 19 (5): 728-734.

［21］PONNUSAMY S S, PATEL N R, NAPERKOWSKI A, et al. Cardiac troponin release following left bundle branch pacing [J]. J Cardiovasc Electrophysiol, 2021, 32 (3): 851-855.

［22］QI P, LI X X, TIAN Y, et al. Injection of contrast medium through a delivery sheath reveals interventricular septal vascular injury in a case of left bundle branch pacing [J]. J Int Med Res, 2020, 48 (8): 300060520947880.

［23］ZHENG R, WU S, WANG S, et al. Case Report: InterventricularSeptal Hematoma Complicating Left Bundle Branch Pacing Lead Implantation [J]. Front Cardiovasc Med, 2021, 8: 744079.

［24］DE POOTER J, CALLE S, TIMMERMANS F, et al. Left bundle branch area pacing using stylet-driven pacing leads with a new delivery sheath: A comparison with lumen-less leads [J]. J Cardiovasc Electrophysiol, 2021, 32 (2): 439-448.

心力衰竭心脏再同步化治疗的应用进展

基于双心室起搏(biventricular pacing,BiVP)的心脏再同步化治疗(cardiac resynchronization therapy,CRT)已被证实可以改善心力衰竭(heart failure,HF)患者的症状,提高患者的生活质量,降低 HF 再住院率和死亡率。然而,约 30% 的患者经 BiVP 治疗后,心功能未得到改善甚至恶化。近年来,生理性起搏的发展为 CRT 的应用提供了新的思路。本文旨在回顾 CRT 的应用现状及进展,探讨 CRT 的发展方向。

一、概述

随着我国经济和医疗水平的发展,人民总体预期寿命不断增加的同时,心力衰竭(heart failure,HF)诊断后的生存率也相应提高,因此心力衰竭(心衰,HF)的患病率逐年上升。2012—2015 年中国高血压调查(CHS)发布的数据显示,在 35 岁以上的中国人中,HF 的患病率约为 1.3%,即估计有 1 379 万人患有 HF。而在 2000 年,中国 35~74 岁的人群中,HF 的患病率为 0.9%。这说明 15 年来,我国 HF 的总体患病率增加了 44%,庞大的患病人数无疑给公共卫生投入带来了巨大负担。HF 是心血管疾病的晚期表现,是慢性进行性疾病。HF 患者心肌的病变及心腔的扩大累及心脏的传导系统,导致心电传导时间延长,尤其是左心室激动延迟,左、右心室收缩不同步,心脏有效射血减少,加重 HF 进展。指南指导的 HF 药物治疗目前已经发展到"新四联"时代,即 β 受体阻滞剂、ARNI、SGLT2i 和盐皮质激素受体拮抗剂(mineralocorticoid receptor antagonists,MRA),但仍有大量患者经最佳药物治疗后,症状改善不佳,严重影响生活质量。自 1990 年世界上第一例 CRT 应用于临床以来,HF 患者有了新的治疗方法。传统的 CRT 通过 BiVP 的方式恢复心脏的同步,提高左心室射血效率,改善心功能,显著降低再住院率及病死率,其疗效得到许多临床研究证实。由于药物治疗不能解决心脏的传导障碍,故 CRT 在伴有传导阻滞的 HF 治疗中是不可替代的。《2013 年 EHRA/ESC 心脏起搏器和心脏再同步化治疗指南》首次对 CRT 适应证中 QRS 形态做出明确要求,即 LBBB 的推荐等级高于非 LBBB。然而一直以来,即使按照指南进行 CRT,仍有大约 30% 的患者无法从中获益,其原因复杂多样,成为 CRT 临床推广过程中的巨大挑战。为此,心血管领域的专家及学者进行了探索和改进,随着生理性起搏的发展,传统 CRT 的临床应用有了新的突破。

二、传统 CRT

既往针对 HF 患者行 CRT 的多个临床研究均证实其疗效优越。最早的多中心前瞻性随机临床研究——MIRACLE 研究发表于 2002 年,首次证明中至重度心衰伴 QRSd 延长的患者经过 CRT 后,在为期 6 个月的随访过程中,NYHA(New York Heart Association)心功能分级、生活质量、6 分钟步行试验(6-minute walk test,6MWT)显著改善,同时 HF 再住院的风险、HF 死亡及全因死亡率降低。这份研究结果的出现给 HF 患者的 CRT 治疗带来了巨大信心。2005 年,CARE-HF 研究发表,入组人群条件和 MIRACLE 相同,主要观察终点是死亡和心衰再住院。平均随访 29.4 个月,证实与单纯药物治疗相比,CRT 可以改善 HF 患者的预后。另一项关于 HF 药物和 CRT/CRTD 治疗的比较研究——COMPANION 研究得出的结论是，在平均 11.9 个月的随访中，CRT/CRTD 均能减少死亡和再住院风险，并且植入 CRTD 与更低的死亡率显著相关。虽然 CRT 的主要目的是治疗 NYHA 为Ⅲ～Ⅳ级的重度 HF 患者，但是 MADIT-CRT 研究发现，NYHA 为Ⅰ～Ⅱ级的轻度心衰患者在接受 CRT 后也有获益。此外，轻至中度 HF 的心脏再同步化治疗试验（RAFT）和左室收缩功能障碍的再同步化逆转试验（REVERSE）结果均证实 CRT 可以降低 NYHA 心功能Ⅱ和Ⅲ级患者的死亡率和再住院率。

传统 CRT 的导线位置放置为一根右心室（right ventricular，RV）导线和另一根经冠状静脉窦（coronary sinus，CS）分支放置在左心室（left ventricular，LV）游离壁的 LV 导线。LV 导线位置不佳是 CRT 无反应的常见因素。术前对心脏同步性的评估可以辅助术中 LV 导线植入位置的定位。心脏磁共振（cardiovascular magnetic resonance，CMR）的晚期钆增强（late gadolinium enhancement，LGE）可以直接显示心肌瘢痕，避免导线植入在心肌瘢痕处，以获得更好的 CRT 反应。靶向植入 LV 导线以指导心脏再同步化治疗的随机对照研究显示，与对照组相比，经指导的靶向 LV 导线植入组在 CRT 的反应率上更高，同时复合终点发生率更低。通常来说，LV 导线的最佳位置应为心室最迟激动部位处，在大部分心衰患者中，最迟激动部位一般位于左室外侧壁或左室后外侧壁。然而，由于血管变异，植入的 LV 导线也常常难以靶向定位于最迟激动部位。即使将 LV 导线植入在最迟激动部位处，CRT 的反应也不同，这与心肌基质、心脏传导系统病变及心衰所致的合并症等有关。此外，传统的 CRT 还存在 LV 导线阈值升高、膈神经刺激等并发症，影响 CRT 的应用和疗效。

三、自适应 CRT

为了阻止心电活动从房室结下传，保证心室起搏比例，以达到 BiVP 的治疗目的，程控时设置的房室间期通常是短且固定的，但是经心肌缓慢传导的 RV 起搏改变了心肌正常的激动顺序，增加心室的不同步性，影响 CRT 的治疗效果。在 BiVP 时优化房室和心室间期有利于最大化发挥 CRT 的积极作用。然而，优化通常需要密切的程控并在超声心动图的指导下完成，增加了患者就医负担，由此开发了 AdaptivCRT 算法。该算法根据患者的活动水平和传导状态持续动态地优化 CRT 起搏方法和房室及心室间期（将房室延迟延长到 300 毫秒，每分钟测量一次房室传导间期）。以心房感知或心房起搏到 RV 感知计为房室间期。在测量的房室间期的 70% 处或在前 40 毫秒进行 LV 或 BiV 起搏。如果感知到的房室间期 ≤200 毫秒，或者如果起搏的房室间期 ≤250 毫秒，并且心率 <100 次/min，则进行仅 LV 的自适应起搏。如果感测到的房室间期 >200 毫秒，或起搏的房室间期 >250 毫秒，并且心率 >100 次/min，则进行自适应的 BiVP，以最大限度地融合 LV 和 RV 并实现优化的 LV 和 BiV 起搏。Adapt Response 研究结果显示，AdaptivCRT 组与经超声优化的 BiVP 组在 6 个月时的临床综合评分（clinical composite score，CCS）明显改善（AdaptivCRT 组改善 73.6%，超声优化组改善 72.5%，对于非劣效性，P<0.001，非劣效性边际为 12%）。此外，该研究的亚组分析显示，在窦性心律、房室传导正常并伴有 LBBB 的患者中，与超声优化组相比，AdaptivCRT 组有更多的患者有 CCS 的改善（80.7% vs. 68.4%，优越性 P=0.041）。此外，AdaptivCRT 组患者在（64±32.8）% 的时间内接受了仅 LV 起搏，这意味着该组患者 RV 起搏的比例被最小化，减少了 RV 起搏带来的消极影响，从血流动力学和能量效率的角度来看是有利的。同时，仅 LV 起搏可以减少耗能，延长脉冲发射器的使用寿命。在房室传

导正常的患者中，AdaptivCRT组死亡或心衰住院的风险较低（$P=0.044$）。此外，长期随访［(20.2 ± 5.9)个月］结果表明，AdaptivCRT算法可以减少AF患者持续48小时AF的风险（$P=0.03$），并且降低无AF病史的患者发生持续性AF的可能性（$P=0.05$）。

Varma等使用基于设备的SyncAV算法，根据自身房室传导调整起搏的房室间期。该算法类似于AdaptivCRT，但是它能够对房室间期进行个体化编程。SyncAV允许在PR间期<300毫秒的患者中进行BiV或LV起搏。SyncAV对急性电同步的改善优于传统CRT，恢复同步性的程度不受所使用的LV起搏电极的限制，而取决于自身QRSd。

四、左心室多部位起搏（multipoint pacing，MPP）

左心室起搏阈值升高和膈神经刺激是传统CRT常见的并发症。左心室四极导线可以覆盖左心室的大部分，提供多种起搏向量的配置，避开心肌瘢痕，更加个体化地选择最佳的左心室起搏向量，提高CRT的手术成功率和疗效，同时有效降低左心室起搏阈值，避免膈神经刺激。

MPP是在标准左心室四极单点起搏的基础上增加一个左心室起搏位点，使四极导线中的任意两个电极同步或顺序发放脉冲，从而起搏更大范围的左心室心肌。不同研究显示，与BiVP相比，MPP可在12个月内提高CRT反应率，减少LV不同步，改善LV结构、血流动力学参数、LVEF和心脏指数。IRON-MPP研究显示，MPP进一步提高CCS和LVEF，缩短QRSd，并且在1~2年的随访时间内，减少累计HF住院和相关费用。

然而，对传统BiVP无反应患者进行MPP比较其反应率提升的研究（MORE-CRT MPP）结果并没有显示出MPP的优势。Niazi等进行了MPP与BiVP的前瞻性、随机、双盲、对照试验。首先对所有患者进行3个月的BiVP，评估临床反应，再将患者1∶1随机分配到BiVP组或MPP组，随访6个月再次评估临床反应。9个月时的反应率为87%（100%的患者在3个月时被判定为无反应者，在9个月时转化为有反应者）。MPP亚组分析结果显示，在解剖位置上距离较远的两极起搏的患者治疗的反应率高于距离较近的MPP。该研究表明，与使用四极LV导线的BiVP相比，MPP具有非劣效性。

然而，与传统BiVP相比，MPP可能会增加脉冲发生器的能耗。如果阈值≤1.5V，开启MMP将使电池寿命缩短5.6%；如果阈值≤4.0V，电池寿命将缩短16.9%。此外，MPP后起搏器的最佳配置尚不明确，包括电极组合，房室、心室间和心室内延迟，与提前的LV起搏融合等尚不明确。

五、左心室心内膜起搏（left ventricular endocardial pacing，LVEP）

传统CRT经常面临CS解剖异常、血管畸形导线不易植入的情况，影响手术成功率和CRT治疗效果。与需要开胸放置导线的心外膜起搏相比，LVEP通过穿刺房间隔经左心房将导线植入LV心内膜处，创伤小且不受解剖限制。ALSYNC研究评估了LVEP的可行性和安全性。该研究招募了138例患者（植入成功率为89%），6个月时，59%的患者NYHA分级改善，55%的患者LV收缩末期容积减少超过15%。另外，在传统CRT无反应后进行LVEP的患者中也出现了类似的改善。尽管所有患者均使用华法林进行抗凝治疗，但仍有14名患者出现短暂性脑缺血发作（6.8%），5名患者出现非致残性脑卒中（3.8%）。经间隔穿刺可能具有挑战性。此外，LV中的导线与需要长期抗凝治疗的血栓栓塞事件以及因机械刺激或心内膜炎引起的二尖瓣损伤的风险显著相关。因此，经静脉永久性心内膜入路应仅限于特殊情况。

为了克服血栓栓塞事件的风险,避免永久性抗凝,WiSE-CRT 系统开发了一种长度小于 10mm、直径小于 2.7mm 的微型接收电极。通常在肋间隙植入发射器并连接到电池接收器,转换从发射器传送的超声能量。该系统通常使用逆行穿主动脉瓣的股动脉通路,并且需要触发所需的强制 RV 起搏电极。该系统的限制是发射器和接收器之间的距离、两者之间的角度以及早期的电池耗竭,主要并发症与股骨通路及其闭合有关。WiSE-CRT 试验纳入了 35 例因常规 CRT 失败而接受无导线 LVEP 的患者,共有 28 例患者(84.8%)在 6 个月时 CCS 有所改善,21 例患者(66%)的超声心动图显示 CRT 有反应(ΔLVEF $\geqslant$ 5%),成功证明了无导线起搏为 CRT 提供心内膜起搏的可行性。在靶静脉解剖异常,电极不能到达理想起搏位点,传统 CRT 无法应用的情况下,可以通过这种方式使患者获益于 CRT。目前使用 WiSE 系统进行的一项国际性、多中心、随机、双盲、假对照试验(SOLVE-CRT 试验),计划纳入 350 例因 CRT 无反应或无法接受常规 CRT 而植入无导线 CRT 系统的患者。受试者均为 I 类和 II a 类适应证的 CRT 患者。 I 期初步结果显示,在所有 31 例入组病例中均成功植入设备,30 例患者完成了 6 个月的随访。1 名患者因植入后 1 个月接受了心脏移植被排除在外。14 例(46.7%)患者 NYHA 分级改善超过 1 级。29 名患者可获得超声心动图数据,左室射血分数、左室收缩末期容积和左室舒张末期容积从(28.3 ± 6.7)% 提高到(33.5 ± 6.9)%(P<0.001)、(134.9 ± 51.3)ml 到(111.1 ± 40.3)ml(P=0.000 4)和(185.4 ± 58.8)ml 到(164.9 ± 50.6)ml(P=0.001 7)。总的来说,这种创新技术提供了可能的 LV 起搏选择,但缺乏 RV 起搏,同时需要进一步改进输送工具以及提高电池寿命。

六、左室间隔部起搏(left ventricular septal pacing,LVSP)

LVSP 的理论基础是在正常心脏中,电传导到达心脏的浦肯野系统后最早发生在左室间隔部,而 LVSP 将对心脏产生接近于生理性的激活。这一理论得到了短期和长期动物研究的支持。重要的是,长期 LV 起搏可维持局部心脏力学,使得心肌收缩力、松弛度和做功效率接近正常水平,而右室心尖或右室间隔起搏不能改善这些参数。Rademakers 等表明,在 LBBB 模型犬的心脏中,LVSP 的短期电和血流动力学改善与 BiVP 相当。此外,在有 CRT 适应证的患者中,LVSP 和 BiVP 的急性血流动力学改善也具有可比性。Salden 等在 27 例接受 BiVP 和 HBP 的 CRT 患者中,进行了临时 LVSP 或联合 RV(LVSP+RVP)起搏比较患者急性电生理和血流动力学的变化。与 BiVP 和 LVSP+RVP 相比,LVSP 时 QRS 波面积和激动时间差(standard deviation of activation times,SDAT)较基线减少更为明显。LVSP 和 BiVP 时 LV 的 dP/dtmax 增加相似,而在 LVSP+RVP 时更大。在 16 名患者的亚组中,LVSP 和 HBP 之间 QRS 面积、LV 的 dP/dtmax、SDAT 的改善具有可比性。此外,LVSP 在急性血流动力学改善和电再同步方面提供较好的效果,至少与 BiVP 和 HBP 一样好。这些结果表明,LVSP 可以作为 CRT 的一个可行且有效的替代方案。

七、传导系统起搏(conduction system pacing,CSP)

1906 年,日本病理学家 Sunao Tawara 发表了哺乳动物心脏传导系统的解剖,阐明了希氏束、房室结和束支的关系。Tawara 首次使用术语"系统"描述从房室束到其分支到左、右束支,并最终到达末端浦肯野纤维的传导。在正常心脏中,心脏的兴奋由位于上腔静脉和右心房交界处心外膜表面的窦房结开始,然后脉冲通过心房细胞传导到房室结,并通过

Bachmann 束传导到左心房的上部。房室结构成房室束的近端部分,当房室束到达间隔水平时成为希氏束。然后希氏束穿过室间隔,分叉成左、右束支,左束支又分成左前分支和左后分支,再进入浦肯野网络。希氏束 - 浦肯野纤维的分布从心尖部到心室基底部,与周围心肌组织绝缘。电冲动传至浦肯野纤维后首先激动心内膜心肌细胞,电信号再由心内膜向心外膜扩布,最终形成从心尖到基底部的同步收缩。当 CSP 夺获传导束,理论上可以使心脏的激动接近生理顺序。

1. 希氏束起搏(His bundle pacing,HBP) 早在 1970 年,就已有对临时 HBP 的探索。2000 年,Deshmukh 等报道了永久性 HBP 在慢 AF、扩张型心肌病和窄 QRS 波群患者中的临床应用。研究入选了 18 名患者,最终 12 名成功放置 HBP 导线。2015 年,Lustgarten 等报道了第一个 HBP 与 BiVP 的单盲交叉研究,所有患者都植入了 HBP 和 LV 导线。该研究最初招募了 29 名患者,最终有 12 名患者完成了整个随机化方案。与基线时相比,HBP 和 BiVP 均显著改善 LVEF、NYHA 等级、6MWD 和生活质量评分。HBP 表现出与 BiVP 相当的结果,并且阈值没有显著提高。这项交叉研究为许多 HBP 用于 CRT 的队列研究奠定了基础。

2017 年,Ajijola 等报道了首个使用 HBP 代替 LV 导线的可行性研究。这项双中心研究的结果显示,在入组的 21 例患者中,16 例成功植入了永久性 His-CRT(76%)。His-CRT 后 QRS 显著变窄[(180±23)毫秒 vs. (129±13)毫秒,$P<0.000\,1$],并且观察到 LVEF、NYHA 分级改善以及 LV 容积减少。

2017 年,Sharma 等报道了在符合 CRT 适应证的患者中应用 HBP 的回顾性队列研究。该研究中所有患者基线 LVEF ≤ 50% 且伴有 HF 症状(NYHA Ⅱ~Ⅳ级)。HBP 作为 LV 导线放置失败、BiVP 无反应的替代策略,或作为房室传导阻滞和窄 QRS、房室结消融、束支传导阻滞或 RV 起搏比例>40% 的主要策略。106 名患者中有 95 名(90%)成功实施了 HBP。希氏束夺获阈值为(1.4±0.9)V,束支纠正阈值为(2.0±1.2)V/1.0ms。随访期间发现,HBP 可以显著缩短 QRSd,改善 LVEF 和 NYHA 功能分级。同时发现有大约 7% 的患者束支夺获阈值升高。

随后,黄伟剑等报道了 HBP 应用于 CRT 的前瞻性、单中心队列研究。纳入标准包括 QRS>130 毫秒的 LBBB,符合 CRT 适应证或起搏指征——NYHA Ⅱ~Ⅳ级。术中有 72 例(97.3%)患者成功纠正 LBBB,18 例患者由于 LBBB 纠正阈值高或无法纠正、导线固定失败而未接受永久性 HBP。56 例接受 His-CRT 的患者中,30 例完成了 3 年的随访。这些患者的 LVEF 从基线时的(32.4±8.9)% 显著增加至(55.9±10.7)%($P<0.001$)。此外,患者 LV 收缩末期容积减少($P<0.001$),NYHA 功能等级得到改善($P<0.001$)。44 人中有 5 人(11%)在 12 个月的随访期间阈值升高超过 1V。有趣的是,他们在 HBP 夺获阈值和 LBBB 纠正阈值相同的患者中,没有发现随访阈值的升高。

2019 年报道的 His-SYNC 研究是首个在 CRT 中评估 HBP 与 BiVP 的前瞻性、多中心、单盲、随机对照试验。该研究纳入符合 CRT Ⅰ类或Ⅱ类适应证的 HF 患者。在最终入选的 41 例患者中,21 例随机到 His-CRT 组,20 例随机到 BiV-CRT 组。通过意向治疗分析,His-CRT 组 QRSd 显著缩短[(172±16)毫秒 vs. (144±30)毫秒,$P=0.002$],BiV-CRT 组也明显缩短。在中位随访时间为 6.2 个月的随访时间内,His-CRT 组和 BiV-CRT 组中位 LVEF 均得到改善。与 BiV-CRT 组相比,His-CRT 有更好的反应趋势,但在该研究中未显示 His-CRT 组超声心动图反应的显著差异。尽管意向治疗分析的结果在治疗分析中得到了放大,但在超声心动图或临床预后方面,His-CRT 和 BiV-CRT 之间仍然没有显著的组间差异。

2021 年 Vinther 等报道了 His-Alternative 研究的结果,这是当前最大的关于 His-CRT 与 BiV-CRT 的前瞻性、单盲、随机、对照研究。该研究的纳入标准为 LVEF≤35%,进行最佳药物治疗后仍出现 NYHA Ⅱ~Ⅳ级心力衰竭症状,并且符合 Strauss 标准的 LBBB 患者。共有 50 名患者以1:1 的比例随机分配至 His-CRT 组或 BiV-CRT 组。最终,His-CRT 组中有 72% 的患者成功实施HBP,而 BiV-CRT 组的手术成功率为 96%。通过 6 个月随访的意向治疗分析,His-CRT 组 LVEF提升了 $(16±7)$%,BiV-CRT 组 LVEF 提升了 $(13±6)$%,组间差异不显著。根据方案分析,在 6个月时,与 BiV-CRT 相比,His-CRT 的 LVEF 显著升高,LVESV 显著降低 $(P<0.01)$。然而,6 个月时 His-CRT 起搏阈值高于 BiV-CRT $[(2.4±1.6)$V $vs.(1.5±0.6)$V,$P<0.01]$。

由于部分患者仅使用 HBP 无法成功纠正 QRSd,不能最大限度地实现电同步,Vijayaraman 等尝试植入 HBP 和 LV 导线,通过顺序 HBP 和 LV 起搏进行优化,2019 年首次通过多中心、回顾性、观察性研究报道了 HOT-CRT 技术。该研究纳入了 27 例患者(17 例为 LBBB,5 例为 IVCD,5 例为 RVP),最终 27 例患者中有 25 例成功实施了 HOT-CRT。基线 QRSd 为 $(183±27)$ 毫秒,BiVP 为 $(162±17)$ 毫秒,HBP 为 $(151±24)$ 毫秒 $(P<0.000\,1)$,HOT-CRT 为 $(120±16)$ms $(P<0.000\,1)$。在 $(14±10)$ 个月的 HOT-CRT 随访期间,LVEF 从$(24±7)$% 提高到 $(38±10)$% $(P<0.000\,1)$,NYHA 分级从平均 3.3 提高到 2.04。84% 的患者有临床反应,92% 的患者出现超声心动图反应。结果也得到 Deshmukh 等研究的证实。Zweerink 等还研究了符合 CRT 适应证,且植入 HBP、BiV 或 RV 导线但未纠正束支传导阻滞患者的 HOT-CRT。与 HBP 相比,HOT-CRT 使 LVAT 缩短了 21% $(P<0.001)$。他们的结果还指出,HOT-CRT 对 LVAT 的缩短明显大于 BiVP 和 MPP 所能达到的效果。

近期,黄伟剑等发表的 ALTERNATIVE-AF 试验前瞻性评估了 HBP 联合房室结消融术在持续性心房颤动、LVEF 降低和自身 QRSd<120 毫秒的患者中的可行性。结果表明,与基线相比,BiVP 和 HBP 都能明显提升患者 LVEF,且与 BiVP 相比,HBP 对 LVEF 的提升更为显著。与 BiVP 相比,HBP 的起搏 QRSd 更窄(108 毫秒 $vs.$ 135 毫秒,$P<0.001$)。该研究证实,与 BiVP 相比,HBP 有更好的电同步性和 LVEF 提升,研究填补了对此类患者行房室结消融联合 HBP 与 BiVP 比较的随机对照试验的空白,但是否能有长期获益仍有待验证。

2. 左束支起搏(left bundle branch pacing,LBBP) 由于希氏束本身的解剖结构和电生理特点,导致 HBP 存在操作难度大、起搏夺获阈值高、长期阈值不稳定等弊端,临床推广难度较大。2017 年,国内学者黄伟剑等首次报道了 LBBP,他们将起搏导线放置在室间隔深部的左室面,实现了在 HBP 未纠正的 LBBB 患者中 QRSd 的缩窄,说明 LBBP 同样有纠正传导阻滞的效果。

侯小锋等比较了心动过缓患者 LBBP、RVAP 和 HBP 的心脏同步性,研究发现 LBBP 的QRSd 位于其他两者之间[HBP $vs.$ LBBP $vs.$ RVSP 分别为 $(99.7±15.6)$ 毫秒 $vs.(117.8±11.0)$毫秒 $vs.(158.1±11.1)$ 毫秒,$P<0.000\,1]$。他们的结果进一步表明,记录到 LBB 电位的LBBP 患者具有与 HBP 患者相似的相位标准偏差(PSD)和相位直方图带宽(PHB)(PSD,$15.1°±5.3°$ $vs.$ $13.9°±5.8°$,$P=0.80$;PHB,$46.2°±13.4°$ $vs.$ $41.3°±12.6°$,$P=0.51$)。同时,LBBP的起搏阈值较低 $[(0.5±0.1)$V $vs.(1.4±0.8)$V,$P<0.000\,1]$,R 波振幅更高 $[(17.0±6.7)$mV$vs.(4.4±4.3)$mV,$P<0.000\,1]$,证实 LBBP 可以实现心脏机械同步。

此外,张维维等对 11 名 HF 合并 LBBB 的患者进行了 LBBP。他们的结果显示,LBBP后 QRSd 显著缩短 $[(139.09±17.44)$ 毫秒 $vs.(180.00±15.86)$ 毫秒],同时起搏阈值低且稳定。相对于基线值,11 名患者的 LVEF 提升均超过 5%,其中有 7 名患者 LVEF 增加 20%,LVESD 减少 15%。吴圣杰等报道了 LBBP、HBP 和 BiVP 在 CRT 的非随机治疗比较中的结果,共入组 137 名典型 LBBB 患者,基线 LVEF 均 ≤40%,分别接受 LBBP、HBP 和 BiVP 的 CRT。他们发现,平均起搏 QRS 间期分别为(100.7 ± 15.3)毫秒、(110.8 ± 11.1)毫秒和(135.4 ± 20.2)毫秒。与 HBP 组患者相比,LBBP 组患者的 R 波振幅更高[(11.2 ± 5.1)mV *vs.*(3.8 ± 1.9)mV],起搏阈值更低[(0.49 ± 0.13)V/0.5ms *vs.*(1.35 ± 0.73)V/0.5ms]。总体而言,HBP 和 LBBP 组在 1 年的随访中表现出相似的 LVEF 绝对值增加(Δ)(+23.9 *vs.* +24%)以及 LVEF 提升率(74.4% *vs.* 70.0%)均显著高于在 BiVP 组中观察到的值(ΔLVEF+16.7% 和 44.9% 的 LVEF 提升率)。此外,据 Ravi 等报道,在 6 个月的随访中,LBBP 可以显著改善 HF 患者的左心室功能障碍。他们的结果显示,21 名心肌病患者行 LBBP 手术后,LVEF 明显提升[从(30 ± 11)% 到(42 ± 15)%]。在 7 名 LBBB 伴扩张型心肌病患者中,LVEF 从(27 ± 4)% 提升至(36 ± 11)%。此外,基线 QRSd>120 毫秒的患者,LBBP 后 QRSd 显著缩短。黄伟剑等在一项前瞻性、多中心的临床研究中证实了 LBBP 是一种可行且有效的方法,可以在 LBBB 和非缺血性心肌病患者中实现电传导的再同步。在他们的研究中,LBBP 的植入成功率达 97%(61/63),与术中的起搏参数相比,1 年随访时起搏阈值[(0.5 ± 0.15)V/0.5ms *vs.*(0.58 ± 0.14)V/0.5ms]和 R 波振幅相对稳定[(11.1 ± 4.9)mV *vs.*(13.3 ± 5.3)mV]。值得注意的是,在 LBBP 术后,QRSd 从基线时的(169 ± 16)毫秒缩短到(118 ± 12)毫秒。此外,患者的 LVEF 有显著提升[(33 ± 8)% *vs.*(55 ± 10)%,P<0.001],左心室收缩末期容积显著减少[(123 ± 61)ml *vs.*(67 ± 39)ml,P<0.001]。

最近,陈学颖等首次发表了比较 LBBP-CRT 和 BiVP-aCRT(最优化的 BiVP)对左室收缩功能降低的心衰(HFrEF)合并典型 LBBB 患者的疗效和可行性的前瞻性、多中心、非随机对照研究,并首次证实 LBBP-CRT 具有更好的电同步性、更高的临床和超声心动图反应率。最近,邹建刚和樊晓寒等报道了 LBBP-RESYNC 研究的结果,这项前瞻性对照研究入选了 40 例窦性心律、LBBB 的非缺血性心肌病患者,随机进行 LBBP 和 BiVP,6 个月随访时,LVEF 较基线分别提高 21.1% 和 15.6%(P=0.039),并且 LBBP 组在 LV 收缩末期容积和 NT-proBNP 的改善更为明显,为证明 LBBP 治疗 HFrEF 合并 LBBB 的疗效优于 BiVP 增添了新的循证医学证据,但其长期能否达到与传统 CRT 相当或更好的临床效果仍不清楚,有待进一步研究。

2021 年,Jastrzębski 等首次报道了联合左束支区域起搏(LBBAP,代替右心室导联)和冠状静脉左心室起搏的 CRT 的可行性和结果。在这个纳入 112 例患者的前瞻性、多中心、观察性研究中,81% 的患者成功实施了 LOT-CRT。平均透视时间为(27.3 ± 22)分钟,LBBAP 夺获阈值为(0.8 ± 0.5)V/0.5ms,R 波振幅为 10mV。LOT-CRT 显著缩短 QRSd,基线 QRSd 为(182 ± 25)毫秒,LOT-CRT 为(144 ± 22)毫秒,而 BiV-CRT 为(170 ± 30)毫秒,LBBAP 为(162 ± 23)毫秒(P<0.000 1)。在 LOT-CRT 的 3 个月随访中,改善 LVEF,降低 LVEDD,NYHA 分级从平均 2.9 提高到 1.9,76% 的患者有临床获益,并且起搏参数稳定。该研究结果表明,与 BiV-CRT 相比,LOT-CRT 是可行且安全的,并且电再同步更优,当 BiV-CRT 的电同步性不佳时,可以考虑作为其替代方案。

HBP 夺获近端传导束,快速且同步激动左、右心室,然而其操作难度大,手术成功率低,且无法纠正束支传导阻滞,起搏阈值较高。LBBP 夺获左束支主干或其近端分支,左、右心室同步性不佳但左心室内同步性良好,相比于 HBP,能跨越阻滞部位且输出较低。而对于 HBP、LBBP 均不能纠正的远端阻滞,联合 LV 导线的 CRT 或许能更好地实现电再同步。

八、总结

30 多年来,传统 CRT 经过发展已经成为 HF 有效的治疗方法,但仍有一部分患者无法从中获益。MPP、LVEP、自适应算法等开发,为提升 CRT 的反应率提供了更多可能。CSP 通过激动心脏的传导系统恢复电 - 机械同步性,目前的研究已经证实 CSP 的可行性和有效性,但仍需要大样本的随机对照试验为其作为 CRT 的首选起搏策略提供依据。

(邹建刚　钱智勇　薛思源)

参考文献

[1] HAO G, WANG X, CHEN Z, et al. Prevalence of heart failure and left ventricular dysfunction in China: the China Hypertension Survey, 2012-2015 [J]. Eur J Heart Fail, 2019, 21 (11): 1329-1337.

[2] MCDONAGH T A, METRA M, ADAMO M, et al. 2021 ESC Guidelines for the diagnosis and treatment of acute and chronic heart failure [J]. Eur Heart J, 2021, 42 (36): 3599-3726.

[3] BRISTOW M R, SAXON L A, BOEHMER J, et al. Cardiac-resynchronization therapy with or without an implantable defibrillator in advanced chronic heart failure [J]. N Engl J Med, 2004, 350 (21): 2140-2150.

[4] CLELAND J G, DAUBERT J C, ERDMANN E, et al. The effect of cardiac resynchronization on morbidity and mortality in heart failure [J]. N Engl J Med, 2005, 352 (15): 1539-1549.

[5] MOSS A J, HALL W J, CANNOM D S, et al. Cardiac-resynchronization therapy for the prevention of heart-failure events [J]. N Engl J Med, 2009, 361 (14): 1329-1338.

[6] TANG A S, WELLS G A, TALAJIC M, et al. Cardiac-resynchronization therapy for mild-to-moderate heart failure [J]. N Engl J Med, 2010, 363 (25): 2385-2395.

[7] LINDE C, ABRAHAM W T, GOLD M R, et al. Randomized trial of cardiac resynchronization in mildly symptomatic heart failure patients and in asymptomatic patients with left ventricular dysfunction and previous heart failure symptoms [J]. J Am Coll Cardiol, 2008, 52 (23): 1834-1843.

[8] ABRAHAM W T, FISHER W G, SMITH A L, et al. Cardiac resynchronization in chronic heart failure [J]. N Engl J Med, 2002, 346 (24): 1845-1853.

[9] European Society Of Cardiology, European Heart Rhythm Association, BRIGNOLE M, et al. 2013 ESC guidelines on cardiac pacing and cardiac resynchronization therapy: the task force on cardiac pacing and resynchronization therapy of the European Society of Cardiology (ESC). Developed in collaboration with the European Heart Rhythm Association (EHRA)[J]. Europace, 2013, 15 (8): 1070-1118.

[10] LEYVA F, FOLEY P W, CHALIL S. Cardiac resynchronization therapy guided by late gadolinium-enhancement cardiovascular magnetic resonance [J]. J Cardiovasc Magn Reson, 2011, 13 (1): 29.

[11] KHAN F Z, VIRDEE M S, PALMER C R, et al. Targeted left ventricular lead placement to guide cardiac resynchronization therapy: the TARGET study: a randomized, controlled trial [J]. J Am Coll Cardiol, 2012, 59 (17): 1509-1518.

[12] SOMMER A, KRONBORG M B, NORGAARD B L, et al. Multimodality imaging-guided left ventricular lead placement in cardiac resynchronization therapy: a randomized controlled trial [J]. Eur J Heart Fail, 2016, 18 (11): 1365-1374.

[13] KRUM H, LEMKE B, BIRNIE D, et al. A novel algorithm for individualized cardiac resynchronization therapy: rationale and design of the adaptive cardiac resynchronization therapy trial [J]. Am Heart J, 2012, 163 (5): 747-752. e1.

[14] FILIPPATOS G, BIRNIE D, GOLD M R, et al. Rationale and design of the AdaptResponse trial: a prospective randomized study of cardiac resynchronization therapy with preferential adaptive left ventric-

ular-only pacing [J]. Eur J Heart Fail, 2017, 19 (7): 950-957.

[15] VARMA N, HU Y, CONNOLLY A T, et al. Gain in real-world cardiac resynchronization therapy efficacy with SyncAV dynamic optimization: Heart failure hospitalizations and costs [J]. Heart Rhythm, 2021, 18 (9): 1577-1585.

[16] LECLERCQ C, GADLER F, KRANIG W, et al. A randomized comparison of triple-site versus dual-site ventricular stimulation in patients with congestive heart failure [J]. J Am Coll Cardiol, 2008, 51 (15): 1455-1462.

[17] LENARCZYK R, KOWALSKI O, KUKULSKI T, et al. Mid-term outcomes of triple-site vs. conventional cardiac resynchronization therapy: a preliminary study [J]. Int J Cardiol, 2009, 133 (1): 87-94.

[18] FORLEO G B, SANTINI L, CALO L, et al. Clinical and economic impact of multipoint left ventricular pacing: A comparative analysis from the Italian registry on multipoint pacing in cardiac resynchronization therapy (IRON-MPP)[J]. J Cardiovasc Electrophysiol, 2020, 31 (5): 1166-1174.

[19] LECLERCQ C, BURRI H, CURNIS A, et al. Cardiac resynchronization therapy non-responder to responder conversion rate in the more response to cardiac resynchronization therapy with MultiPoint Pacing (MORE-CRT MPP) study: results from Phase Ⅰ [J]. Eur Heart J, 2019, 40 (35): 2979-2987.

[20] NIAZI I, BAKER J 2nd, CORBISIERO R, et al. Safety and Efficacy of Multipoint Pacing in Cardiac Resynchronization Therapy: The MultiPoint Pacing Trial [J]. JACC Clin Electrophysiol, 2017, 3 (13): 1510-1518.

[21] AKERSTROM F, NARVAEZ I, PUCHOL A, et al. Estimation of the effects of multipoint pacing on battery longevity in routine clinical practice [J]. Europace, 2018, 20 (7): 1161-1167.

[22] MORGAN J M, BIFFI M, GELLER L, et al. ALternate Site Cardiac ResYNChronization (ALSYNC): a prospective and multicentre study of left ventricular endocardial pacing for cardiac resynchronization therapy [J]. Eur Heart J, 2016, 37 (27): 2118-2127.

[23] REDDY V Y, MILLER M A, NEUZIL P, et al. Cardiac Resynchronization Therapy With Wireless Left Ventricular Endocardial Pacing: The SELECT-LV Study [J]. J Am Coll Cardiol, 2017, 69 (17): 2119-2129.

[24] OKABE T, HUMMEL J D, BANK A J, et al. Leadless left ventricular stimulation with WiSE-CRT System-Initial experience and results from phase Ⅰ of SOLVE-CRT Study (nonrandomized, roll-in phase) [J]. Heart Rhythm, 2022, 19 (1): 22-29.

[25] PESCHAR M, DE SWART H, MICHELS K J, et al. Left ventricular septal and apex pacing for optimal pump function in canine hearts [J]. J Am Coll Cardiol, 2003, 41 (7): 1218-1226.

[26] MILLS R W, CORNELUSSEN R N, MULLIGAN L J, et al. Left ventricular septal and left ventricular apical pacing chronically maintain cardiac contractile coordination, pump function and efficiency [J]. Circ Arrhythm Electrophysiol, 2009, 2 (5): 571-579.

[27] RADEMAKERS L M, VAN HUNNIK A, KUIPER M, et al. A Possible Role for Pacing the Left Ventricular Septum in Cardiac Resynchronization Therapy [J]. JACC Clin Electrophysiol, 2016, 2 (4): 413-422.

[28] SALDEN F C W M, LUERMANS J G L M, WESTRA S W, et al. Short-Term Hemodynamic and Electrophysiological Effects of Cardiac Resynchronization by Left Ventricular Septal Pacing [J]. J Am Coll Cardiol, 2020, 75 (4): 347-359.

[29] SILVERMAN M E, GROVE D, UPSHAW C B Jr. Why does the heart beat ? The discovery of the electrical system of the heart [J]. Circulation, 2006, 113 (23): 2775-2781.

[30] SENGUPTA P P, TONDATO F, KHANDHERIA B K, et al. Electromechanical activation sequence in normal heart [J]. Heart Fail Clin, 2008, 4 (3): 303-314.

[31] NARULA O S, SCHERLAG B J, SAMET P. Pervenous Pacing of the Specialized Conducting System in Man His Bundle and A-V Nodal Stimulation [J]. Circulation, 1970, 41 (1): 77-87.

[32] DESHMUKH P, CASAVANT D A, ROMANYSHYN M, et al. Permanent, Direct His-Bundle Pacing A Novel Approach to Cardiac Pacing in Patients With Normal His-Purkinje Activation [J]. Circulation, 2000, 101 (8): 869-877.

[33] LUSTGARTEN D L, CRESPO E M, ARKHIPOVA-JENKINS I, et al. His-bundle pacing versus biventricular pacing in cardiac resynchronization therapy patients: A crossover design comparison [J]. Heart Rhythm, 2015, 12 (7): 1548-1557.

［34］ AJIJOLA O A, UPADHYAY G A, MACIAS C, et al. Permanent His-bundle pacing for cardiac resynchronization therapy: Initial feasibility study in lieu of left ventricular lead [J]. Heart Rhythm, 2017, 14 (9): 1353-1361.

［35］ SHARMA P S, DANDAMUDI G, HERWEG B, et al. Permanent His-bundle pacing as an alternative to biventricular pacing for cardiac resynchronization therapy: A multicenter experience [J]. Heart Rhythm, 2018, 15 (3): 413-420.

［36］ HUANG W, SU L, WU S, et al. Long-term outcomes of His bundle pacing in patients with heart failure with left bundle branch block [J]. Heart, 2019, 105 (2): 137-143.

［37］ UPADHYAY G A, VIJAYARAMAN P, NAYAK H M, et al. His Corrective Pacing or Biventricular Pacing for Cardiac Resynchronization in Heart Failure [J]. J Am Coll Cardiol, 2019, 74 (1): 157-159.

［38］ UPADHYAY G A, VIJAYARAMAN P, NAYAK H M, et al. On-treatment comparison between corrective His bundle pacing and biventricular pacing for cardiac resynchronization: A secondary analysis of the His-SYNC Pilot Trial [J]. Heart Rhythm, 2019, 16 (12): 1797-1807.

［39］ VINTHER M, RISUM N, SVENDSEN J H, et al. A Randomized Trial of His Pacing Versus Biventricular Pacing in Symptomatic HF Patients With Left Bundle Branch Block (His-Alternative)[J]. JACC Clin Electrophysiol, 2021, 7 (11): 1422-1432.

［40］ VIJAYARAMAN P, HERWEG B, ELLENBOGEN K A, et al. His-Optimized Cardiac Resynchronization Therapy to Maximize Electrical Resynchronization: A Feasibility Study [J]. Circ Arrhythm Electrophysiol, 2019, 12 (2): e006934.

［41］ DESHMUKH A, SATTUR S, BECHTOL T, et al. Sequential His bundle and left ventricular pacing for cardiac resynchronization [J]. J Cardiovasc Electrophysiol, 2020, 31 (9): 2448-2454.

［42］ ZWEERINK A, ZUBAREV S, BAKELANTS E, et al. His-Optimized Cardiac Resynchronization Therapy With Ventricular Fusion Pacing for Electrical Resynchronization in Heart Failure [J]. JACC Clin Electrophysiol, 2021, 7 (7): 881-892.

［43］ HUANG W, WANG S, SU L, et al. His-bundle pacing vs biventricular pacing following atrioventricular nodal ablation in patients with atrial fibrillation and reduced ejection fraction: A multicenter, randomized, crossover study-The ALTERNATIVE-AF trial [J]. Heart Rhythm, 2022.

［44］ HUANG W, SU L, WU S, et al. A Novel Pacing Strategy With Low and Stable Output: Pacing the Left Bundle Branch Immediately Beyond the Conduction Block [J]. Can J Cardiol, 2017, 33 (12): 1736. e1-1736. e3.

［45］ HOU X, QIAN Z, WANG Y, et al. Feasibility and cardiac synchrony of permanent left bundle branch pacing through the interventricular septum [J]. Europace, 2019, 21 (11): 1694-1702.

［46］ ZHANG W, HUANG J, QI Y, et al. Cardiac resynchronization therapy by left bundle branch area pacing in patients with heart failure and left bundle branch block [J]. Heart Rhythm, 2019, 16 (12): 1783-1790.

［47］ WU S, SU L, VIJAYARAMAN P, et al. Left Bundle Branch Pacing for Cardiac Resynchronization Therapy: Nonrandomized On-Treatment Comparison With His Bundle Pacing and Biventricular Pacing [J]. Can J Cardiol, 2021, 37 (2): 319-328.

［48］ RAVI V, HANIFIN J L, LARSEN T, et al. Pros and Cons of Left Bundle Branch Pacing: A Single-Center Experience [J]. Circ Arrhythm Electrophysiol, 2020, 13 (12): e008874.

［49］ HUANG W, WU S, VIJAYARAMAN P, et al. Cardiac Resynchronization Therapy in Patients With Nonischemic Cardiomyopathy Using Left Bundle Branch Pacing [J]. JACC Clin Electrophysiol, 2020, 6 (7): 849-858.

［50］ CHEN X, YE Y, WANG Z, et al. Cardiac resynchronization therapy via left bundle branch pacing vs. optimized biventricular pacing with adaptive algorithm in heart failure with left bundle branch block: a prospective, multi-centre, observational study [J]. Europace, 2022, 24 (5): 807-816.

［51］ WANG Y, ZHU H, HOU X, et al. Randomized Trial of Left Bundle Branch vs Biventricular Pacing for Cardiac Resynchronization Therapy [J]. J Am Coll Cardiol, 2022, 80 (13): 1205-1216.

［52］ JASTRZĘBSKI M, MOSKAL P, HUYBRECHTS W, et al. Left bundle branch-optimized cardiac resynchronization therapy (LOT-CRT): Results from an international LBBAP collaborative study group [J]. Heart Rhythm, 2022, 19 (1): 13-21.

心脏性猝死的评估和预防

心脏性猝死（sudden cardiac death，SCD）是指由心脏原因引起的，在症状出现后 1 小时内发生的突然和意外的死亡，或在无症状的 24 小时内被发现的死亡。最常见的原因是突发的持续性室性心动过速（ventricular tachycardia，VT）或心室纤颤（ventricular fibrillation，VF），约占心脏性猝死的 85%。随着人口老龄化和人们生活方式的改变，心血管疾病发病率逐年增高，SCD 也持续增加。SCD 发病突然，难以预料，是心血管疾病的灾难性急症。

据报道，美国每年的 SCD 有 30 万 ~40 万人，年发生率约 97.1/10 万，即每 7.4 人中就有 1 人 SCD。北美和欧洲地区的年发生率为（50~100）/10 万。SCD 的风险随着年龄的增长而增加，中老年人群中 SCD 的估计年发生率为 1‰~2‰；相比之下，年轻人的致命性事件发生率明显较低（1/10 万·年）。近年来，心血管疾病已成为我国居民死亡的首要原因，我国 SCD 发生率为 41.8/10 万，男性高于女性（44.6/10 万 *vs.* 39.0/10 万），每年死于 SCD 总人数约为 54.4 万人，约 1 480 人 /d，是全球 SCD 人数最多的国家。

冠心病是 SCD 最主要的病因，约 80% 的 SCD 病例患有冠心病，20%~25% 的冠心病患者以 SCD 为首发症状，既往心肌梗死（myocardial infarction，MI）的患者 SCD 的风险增加 4~6 倍。其次，心肌病和遗传性心律失常患者也是 SCD 的高危人群。从年龄上来看，心肌病、遗传性心律失常、冠状动脉起源异常等是 35 岁以下青少年 SCD 的主要病因，而冠心病、心肌病则是 35 岁以上成人 SCD 的主要病因。

一、心脏性猝死的病因

1. 冠状动脉性心脏病　急性心肌梗死（心梗）相关的心脏性猝死大多发生在症状出现后的 1 小时内，是缺血引起电不稳定的结果。随着冠心病一级和二级预防措施的积极推广、冠心病治疗方式特别是急性心肌梗死发病早期直接经皮冠状动脉介入治疗（percutaneous coronary intervention，PCI）技术的推广，近年来急性心肌梗死的病死率呈逐年下降的趋势，但 SCD 的发病率并未显著降低，仍占全因死亡的 24%~40%。并且冠心病患者血运重建后随着时间的推移，发生 VT/VF 事件的风险也逐渐增大，心肌梗死后 6 年 SCD 的风险增加 6~7 倍。另外，合并左心功能不全的患者，心肌梗死后 30 天内的猝死风险最高。

冠状动脉痉挛（冠脉痉挛）也可导致心脏性猝死。冠脉痉挛的发病机制比较复杂，因发生痉挛的冠脉部位、严重程度以及有无侧支循环等差异而表现为不同的临床类型，如无症状心肌缺血、稳定型心绞痛、不稳定型心绞痛、心肌梗死，甚至猝死。所以导致心肌梗死的不仅仅是冠状动脉斑块导致血管狭窄或急性血栓形成，冠状动脉痉挛同样可以导致心肌梗死。冠状动脉异常起源于主动脉畸形导致的心肌缺血，可表现左心功能衰竭、射血分数降低，甚至心脏性猝死。

2. 心肌病和其他结构性心脏病　大约 15% 的 SCD 发生于非缺血性结构性心脏病患者，这些疾病包括扩张型心肌病（dilated cardiomyopathy，DCM）、肥厚型心肌病（hypertrophic cardiomyopathy，HCM）、致心律失常性右室心肌病（arrhythmogenic right ventricular cardiomyopathy，ARVC）等。

扩张型心肌病是一种原因未明的原发性心肌疾病,为左或右心室或双侧心室扩大,并伴有心室收缩功能减退,伴或不伴充血性心力衰竭。心肌骨架和肌膜的损害可能是心脏性猝死的直接原因,其并发症多,病死率高,在普通人群中发生率为 1/2 500,易发生终末期心力衰竭和恶性室性心律失常。SCD 在 DCM 中的年发生率为 2%~4%,占全部死亡的一半以上。心搏骤停幸存者登记数据库分析显示,10%~19% 的 SCD 的潜在病因是 DCM。

肥厚型心肌病是青年人和运动员最常见的猝死原因,SCD 机制主要是自发性室性心律失常,偶尔为窦性停搏、房室传导阻滞或无脉性电活动。猝死家族史、晕厥史、左心室壁厚度 ≥30mm、非持续性室速是 SCD 的独立危险因素。

致心律失常性右室心肌病为常染色体显性遗传性疾病,其特征是起源于右室的室性心律失常合并特征性心室病理改变,以室性心律失常、心力衰竭、反复晕厥和心脏性猝死为特征。50%~70% 的病例具有家族遗传倾向。ARVC 的发病率为 1/2 000~1/1 000,是年轻人 SCD 的重要原因,ARVC 约占年轻人猝死的 11%,占年轻运动员猝死的 22%。

高血压性心脏病、酒精性心肌病、肥胖相关性心肌病、心肌炎、心脏瓣膜病等其他结构性心脏病可表现为心律失常和心功能不全,随着心肌收缩功能减退最终发生心力衰竭,SCD 是死亡原因之一。

3. **心功能不全与心力衰竭** 心功能不全是心脏性猝死最强有力的独立预测因子,也是决定是否需要积极 SCD 预防的主要指标。据统计,大约 45% 的 SCD 患者左室射血分数(ejection fraction,EF)在 30% 或以下。一旦出现临床心力衰竭(心衰)的表现,其猝死风险将增加 5 倍。尽管心衰药物治疗的进展显著改善了患者的预后,但症状性心衰患者首次诊断后 2.5 年内 SCD 风险仍高达 25% 左右。心衰总体死亡原因中 SCD 占 30%~50%。目前,EF 保留(heart failure with preserved ejection fraction,HFpEF)或 EF 轻度降低的心衰(heart failure with mildly reduced ejection fraction,HFmrEF)数据相对较少,但仍有观察性研究表明,这部分心衰人群的猝死风险也会增加,但发生率低于 EF 减低的心衰(heart failure with reduced ejection fraction,HFrEF)人群。近来我国学者牵头的临床研究表明,心力衰竭伴有频发室性期前收缩、NSVT、LVEF 显著减低<25%、晕厥或先兆晕厥的患者,具有更高的 SCD 风险,被定义为 SCD 1.5 级预防的人群,提出了 1.5 级预防的策略。

4. **遗传性心律失常综合征** 遗传性心律失常综合征是 35 岁以下人群 SCD 的重要原因。统计表明,年轻人中 15%~20% 的 SCD 由遗传性心律失常导致。长 QT 综合征(long QT syndrome,LQTS)、Brugada 综合征(Brugada syndrome,BrS)、儿茶酚胺敏感性多形性室性心动过速(catecholaminergic polymorphic ventricular tachycardia,CPVT)、短 QT 综合征(short QT syndrome,SQTS)等患者,由于其心脏结构往往没有明显异常,所以易被忽略。临床以恶性室性心律失常和猝死为特征,多数为常染色体显性遗传,有家族聚集倾向。

长 QT 综合征心电图表现为 QTc 间期显著延长,可发生尖端扭转型室速,导致晕厥、猝死。LQTS 是由于基因突变导致心肌细胞离子通道蛋白或其调控蛋白功能异常,其中 LQTS 1~3 型最为常见,约占所有 LQTS 的 80%。女性 LQTS 患者的 SCD 风险远高于男性,我国未经治疗的 LQTS 患者 SCD 的年发生率为 0.03%~0.9%。

Brugada 综合征心电图表现为右胸导联(V_1~V_3)ST 段抬高,多发生于青年男性,呈常染色体显性遗传,表现为晕厥或猝死家族史,其原因为多形性室性心动过速或心室颤动。钠离子通道 SCN5A 是 BrS 最主要的易感基因,占基因检测确诊的 BrS 的 15%~30%。研究发现,BrS 成年男性患者 SCD 的风险要比女性患者高得多,这可能是由于性激素与心脏离子通道分布及其功能相关。BrS 首发症状可发生在各个年龄段,但以 40 岁左右多见。

儿茶酚胺敏感性多形性室性心动过速(CPVT)通常为双向性和 / 或多形性室性心动过速(多形性室速),CPVT 的发病率约为 1/1 万,多发生于无器质性心脏病的青少年中。据统计,约 30% 的患者以 SCD 为首发表现,约 50% 的患者在 30 岁前发生过心搏骤停。CPVT 主要是由心肌细胞肌质网的钙离子释放通道 Ryanodine 受体 2(RYR2)基因突变所致,呈常染色体显性遗传模式。

5. 其他病因　药物如抗心律失常药物、洋地黄过量、三环类抗抑郁药和免疫检查点抑制剂(immune checkpoint inhibitor, ICI)等,以及化学物质、食物中毒、过敏应激等都可引起恶性室性心律失常。水、电解质和酸碱平衡紊乱,如低钾血症、高钾血症和酸中毒等,以及医源性所致心律失常,如心脏外科手术、心脏导管操作等也可导致猝死的发生。

二、心脏性猝死的评估

早期识别心脏性猝死高危人群,并进行有效干预是预防心脏性猝死的有效措施。如何建立合适的 SCD 危险分层工具,筛选高危人群进行合理预防是长期关注的重点。SCD 幸存者、晕厥史、频发室性心律失常、心肌梗死后、SCD 家族史、LVEF 显著降低等是 SCD 的高危因素。临床医师应根据心电监测、超声心动图、心脏磁共振、冠脉评价等,结合遗传学检测和血清生物标志物等检查进行 SCD 风险预测。需要指出的是,有创的电生理检查和心内膜活检对某些高危患者的识别至关重要。

(一)病史和体格检查

需全面而细致地评估患者临床情况,包括临床情况、体格检查、家族史等。

1. 与心律失常相关的症状 / 事件,如心悸、头晕、晕厥等。

2. 与基础疾病相关的症状,如胸痛、胸闷、呼吸困难和诱发因素。

3. 心血管疾病危险因素,如高血压、糖尿病、高脂血症、吸烟。

4. 药物使用情况,如抗心律失常药物、利尿剂、三环类抗抑郁药、促胃动力药、氟喹诺酮类抗菌药、砷剂等。

5. 家族史,如一级直系亲属 SCD、不明原因溺水史、心脏病史(如心肌病、先天性心脏病、遗传性心律失常、传导系统疾病等)及相关神经肌肉病史、癫痫史。

6. 体格检查,如心率、心律、血压、心脏大小、心脏杂音、肺部听诊等。

(二)非侵入性检查

1. 12 导联心电图　所有疑似或确诊的室性心律失常患者,进行静息 12 导联心电图检查,寻找基础疾病的线索及 SCD 的高危因素。

2. 运动试验　如疑似或明确发作与运动相关,如心肌缺血、CPVT 患者,运动试验有助于评估运动诱发的室性心律失常。

3. 动态心电图　有助于评估心悸、先兆晕厥、晕厥等症状是否与心律失常有关,并检测 QT 间期改变、T 波电交替(TWA)或 ST 段改变等 SCD 高危预测因素。长程动态心电图能够显著提高偶发心律失常的检出率,目前在临床中应用日趋增多。

4. 远程心电监测系统　基于无线网络通信技术,由远程心电监测系统和分析平台、智能手机终端、可穿戴心电监测设备组成,利用智能手机、APP、云技术实现实时传送数据,对患者的心电活动进行实时监测,并及时获得远程指导与建议,是院外和社区 SCD 高危人群筛查和预警体系的发展趋势。

5. 植入式心电记录仪(insertable cardiac monitor,ICM) 当患者偶发症状(如晕厥)或疑似心律失常,用传统诊断技术无法确定是否为心律失常引起时,建议植入 ICM。

6. 心脏影像学检查 所有疑似或确诊的室性心律失常患者,推荐行超声心动图检查排除器质性心脏病;怀疑有结构性心脏病者,若超声心动图不能准确评估心脏结构及功能,推荐心脏 MRI、心肌核素显像等高精度心脏影像学检查。

7. 血清生物标志物 结构性心脏病患者,肌钙蛋白、BNP 或 NT-proBNP 可用于预测 SCD 风险。

8. 基因检测 对于有遗传性心肌病或心律失常,或猝死家族史者,推荐对患者和家庭成员进行基因检查。是否携带致病基因对于家系成员 SCD 预测有重要价值。

（三）侵入性检查

1. 冠状动脉造影 对于致命性室性心律失常患者或心脏性猝死的幸存者,根据临床情况不能排除冠心病可能,冠状动脉造影检查可用于明确诊断冠状动脉阻塞性病变,并且进行血运重建治疗,从而改善冠心病患者预后,降低猝死风险。

2. 电生理检查

(1)对于陈旧性心肌梗死并出现室性快速性心律失常症状,包括心悸、晕厥先兆和晕厥的患者,建议行电生理检查。

(2)当根据患者症状或无创检查结果怀疑心动过缓或快速性心律失常导致晕厥时,建议行电生理检查。

(3)电生理检查可能有助于 ARVC、DCM 和 BrS 患者的危险分层,但不建议在 HCM、LQTS、CPVT 患者中常规行电生理检查,因为临床意义不明确。

3. 心内膜活检 对于临床怀疑或明确心肌炎合并致命性心律失常的患者,推荐行心内膜活检,筛查巨细胞性心肌炎、嗜酸性粒细胞性心肌炎、结节性心肌病等。

三、心脏性猝死的预防

（一）一级预防

对于心脏性猝死的一级预防首先应进行基础性心血管疾病的治疗。因为心脏性猝死的患者大多由冠心病引起,所以对冠心病的防治尤其重要,应积极控制冠心病的高危因素,如戒烟戒酒、适当运动、控制饮食、控制"三高"。血运重建是冠心病二级预防的重要手段。血运重建可显著改善患者预后,降低猝死率。冠状动脉旁路移植术(coronary artery bypass grafting,CABG)和经皮冠状动脉介入术(percutaneous coronary intervention,PCI)获益相似。结构性心脏病患者,如心脏瓣膜病、先天性心脏病等需尽早行介入或外科手术干预。对缓慢心律失常患者,尤其是严重房室传导阻滞患者,需要尽早植入心脏起搏器。而快速性心律失常患者,则可以根据病情选择导管消融术。由于遗传、代谢或炎症因素所致的心脏"罕见病",尽早进行靶向药物或免疫抑制治疗,如法布里病、心肌淀粉样变性、巨细胞性心肌炎等,以延缓疾病进程,降低 SCD 风险。

在预防 SCD 的抗心律失常药物中,除 β 受体阻滞剂外,其他抗心律失常药物尚无可以改善预后的明确证据,但可以控制心律失常的发作,并改善症状。对于冠心病患者,β 受体阻滞剂可减慢心率而延长心肌灌注时间,降低心肌耗氧量,减少斑块损伤、破裂和血栓堵塞导致的急性冠脉事件,并具有抗心律失常作用。胺碘酮显著降低患者的 SCD 发生率和心血管死亡率,然而心脏外不良反应较大,因而未能降低全因死亡率。LQTS 的药物治疗主要使用β受体阻滞剂,如普萘洛尔、美托洛尔、阿替洛尔等,可以有效降低猝死率,而且对QTc间期影响很小。β受体阻滞剂也适用于儿茶酚胺敏感多形性室性心动过速(CPVT)的治疗。Brugada综合征(BrS)常用药物有奎尼丁、异丙肾上腺素、西洛他唑等,而β受体阻滞剂被证实是无用甚至有害的。

心力衰竭(心衰)患者,优化药物治疗对于降低SCD风险十分重要,强调应在病情允许的条件下优化药物至靶剂量。对于LVEF≤40%的HFrEF患者,应用β受体阻滞剂/伊伐布雷定、血管紧张素转换酶抑制剂(ACEI)或血管紧张素受体拮抗剂(ARB)或血管紧张素受体脑啡肽酶抑制剂(ARNI)、醛固酮受体拮抗剂(MRA)、SGLT2i,可降低SCD和全因死亡率。

器械治疗方面,埋入性心脏除颤器(implantable cardiac defibrillator,ICD)是现阶段心脏性猝死的最佳预防手段。对于以下患者,进行充分SCD风险评估,结合患者的意愿,推荐植入ICD。①结构性心脏病患者出现不明原因的晕厥,电生理检查能够诱发出持续单形性室性心动过速(单形性室速)。②LVEF≤35%,心肌梗死40天后及血运重建90天后,经优化药物治疗后心功能Ⅱ级或Ⅲ级(NYHA分级)的患者。③LVEF≤30%,心肌梗死40天后及血运重建90天后,经优化药物治疗后心功能Ⅰ级的患者。④既往心肌梗死导致的非持续性室性心动过速(non-sustained ventricular tachycardia,NSVT),若LVEF≤0.40,电生理检查能够诱发出持续性室性心动过速(室速)或心室颤动(室颤)的患者。⑤非缺血性心脏病经优化药物治疗3~6个月后LVEF≤35%,心功能Ⅱ级或Ⅲ级(NYHA分级)的患者。⑥ARVC患者,合并一项高危因素(心搏骤停复苏后、持续性室速、心功能不全RVEF/LVEF≤35%)。⑦HCM患者,年龄≥16岁、无致命性室速或室颤病史,应用风险-猝死计算器评估5年SCD风险≥6%者。⑧症状性LQTS、CPVT患者,若优化β受体阻滞剂治疗无效或不能耐受,仍有反复持续性室速或晕厥发作。自发Ⅰ型Brugada综合征患者,如出现心搏骤停、持续性室速,或者近期出现疑为室性心律失常导致的晕厥。

导管射频消融术应用于药物治疗效果不佳的无休止室速、持续性室速和电风暴,以降低ICD术后室性心动过速发作次数,减少ICD的电击,延长患者的生存期。目前对导管消融术的推荐如下:①具有低SCD风险的持续性单形性VT,但药物治疗效果差、不能耐受或不愿接受长期药物治疗的患者。②束支折返性VT患者。③ICD植入后因频发持续性VT而发生电击,但无法通过参数程控或药物治疗控制,或不愿接受长期药物治疗的患者的辅助治疗手段。但目前导管消融在器质性心脏病室性心律失常治疗方面还处于探索阶段,主要是用于ICD植入后的辅助治疗。随着标测技术、消融工具的改进,射频消融术将在预防心脏性猝死中发挥更大的作用。

(二) 二级预防

心脏性猝死的二级预防,主要针对非可逆原因的室性心动过速(VT)或心室颤动(VF)导致心搏骤停或出现血流动力学不稳定或稳定的持续性VT患者。大量临床研究证实,ICD对于心搏骤停幸存者的心脏性猝死预防效果显著优于药物治疗,应作为首选方法。然而,相同于一级预防,基础性心血管疾病的治疗和抗心律失常药物,如β受体阻滞剂的应用至关重要。

(三) 1.5级预防

前文提到,中国SCD发生率为41.8/10万,中国SCD人口基数大。ICD是SCD的有效预防方法,中国每百万人口ICD植入量为4.3台。大量心脏性猝死发生在院外,且并未植入

ICD 以预防心脏性猝死。另外，一级预防植入 ICD 的患者中，仅有 1/3 的 ICD 发挥了作用。关于怎样找到最适合接受 ICD 治疗的人群，并提升 ICD 的效能，中国学者提出了 1.5 级预防的概念，就是在一级预防危险因素的基础上，如果具有相关危险因素（非持续性室速、频发室性早搏、EF 较低、晕厥或先兆晕厥），这些患者发生心脏猝死的风险更高，更应优先植入 ICD。由中国医学科学院阜外医院牵头的 Improve SCA 研究证实，相较于未植入 ICD 患者，1.5 级预防 ICD 植入患者组全因死亡率降低了 49%。1.5 级预防 ICD 植入组每预防 1 例心脏性猝死患者，需要治疗的人数为 10 人。而一级预防组每预防 1 例心脏性猝死患者，需要治疗的人数高达 40 人。因此，1.5 级预防策略能够更加高效地筛选 SCD 高危患者，更高效能地利用医疗资源。

四、总结

SCD 具有突发性、隐匿性、紧迫性、抢救成功率低的特征，已成为全球公共健康问题。各种原因可导致 SCD，其中冠心病是最主要的病因。此外，心肌病、心力衰竭、遗传性心律失常综合征等均可导致 SCD。早期识别高危患者和早期干预是降低 SCD 风险的关键。临床上针对具体的患者，需根据不同的病情，进行危险分层，积极进行基础心血管疾病的治疗，并优化药物和器械疗法以预防 SCD。随着临床循证证据的不断积累，国内外各类 SCD 防治指南和专家共识对 SCD 的一级预防、二级预防和介于两者之间的 1.5 级预防提出了详尽的治疗建议，以指导临床实践。另外，也需要我们医务工作者积极宣传教育，提高公众对 SCD 的认知，推广普及 CPR 技术，推进器械疗法对 SCD 的预防作用，以降低 SCD 的发生率。

（林小平　谢铫　项美香）

参考文献

［1］AL-KHATIB S M, STEVENSON W G, ACKERMAN M J, et al. 2017 AHA/ACC/HRS guideline for management of patients with ventricular arrhythmias and the prevention of sudden cardiac death: Executive summary: A Report of the American College of Cardiology/American Heart Association Task Force on Clinical Practice Guidelines and the Heart Rhythm Society [J]. Heart Rhythm, 2018, 15: e190-e252.

［2］中国心血管健康与疾病报告编写组 . 中国心血管健康与疾病报告 2020 概要 [J]. 中国循环杂志 , 2021, 36 (6): 521-545.

［3］MYERBURG R J, JUNTTILA M J. Sudden cardiac death caused by coronary heart disease [J]. Circulation, 2012, 125: 1043-1052.

［4］FENG Y T, FENG X F. Sudden cardiac death in patients with myocardial infarction: 1. 5 primary prevention [J]. Rev Cardiovasc Med, 2021, 22: 807-816.

［5］BAGNALL R D, WEINTRAUB R G, INGLES J, et al. A Prospective Study of Sudden Cardiac Death among Children and Young Adults [J]. N Engl J Med, 2016, 374: 2441-2452.

［6］VIRANI S S, ALONSO A, BENJAMIN E J, et al. Heart Disease and Stroke Statistics-2020 Update: A Report From the American Heart Association [J]. Circulation, 2020, 141: e139-e596.

［7］AKHTAR M, ELLIOTT P M. Risk Stratification for Sudden Cardiac Death in Non-Ischaemic Dilated Cardiomyopathy [J]. Curr Cardiol Rep, 2019, 21: 155.

［8］SPIRITO P, BELLONE P, HARRIS K M, et al. Magnitude of left ventricular hypertrophy and risk of sudden death in hypertrophic cardiomyopathy [J]. N Engl J Med, 2000, 342: 1778-1785.

［9］ CORRADO D, FONTAINE G, MARCUS F I, et al. Arrhythmogenic right ventricular dysplasia/cardiomy-opathy: need for an international registry. Study Group on Arrhythmogenic Right Ventricular Dysplasia/ Cardiomyopathy of the Working Groups on Myocardial and Pericardial Disease and Arrhythmias of the European Society of Cardiology and of the Scientific Council on Cardiomyopathies of the World Heart Federation [J]. Circulation, 2000, 101: E101-E106.

［10］ JAZAYERI M A, EMERT M P. Sudden Cardiac Death: Who Is at Risk？[J]. Med Clin North Am, 2019, 103: 913-930.

［11］ ADABAG S, SMITH L G, ANAND I S, et al. Sudden cardiac death in heart failure patients with preserved ejection fraction [J]. J Card Fail, 2012, 18: 749-754.

［12］ ZHANG S, CHING C K, HUANG D, et al. Utilization of implantable cardioverter-defibrillators for the prevention of sudden cardiac death in emerging countries: Improve SCA clinical trial [J]. Heart Rhythm, 2020, 17: 468-475.

［13］ VINCENT G M, TIMOTHY K W, LEPPERT M, et al. The spectrum of symptoms and QT intervals in carriers of the gene for the long-QT syndrome [J]. N Engl J Med, 1992, 327: 846-852.

［14］ 韩帅, 胡金柱, 蒋晨阳. 长 Q-T 间期综合征的临床实践指南 [J]. 中华医学遗传学杂志, 2020, 37: 6.

［15］ KAPPLINGER J D, TESTER D J, ALDERS M, et al. An international compendium of mutations in the SCN5A-encoded cardiac sodium channel in patients referred for Brugada syndrome genetic testing [J]. Heart Rhythm, 2010, 7: 33-46.

［16］ ROSTON T M, VINOCUR J M, MAGINOT K R, et al. Catecholaminergic polymorphic ventricular tachycardia in children: analysis of therapeutic strategies and outcomes from an international multicenter registry [J]. Circ Arrhythm Electrophysiol, 2015, 8: 633-642.

［17］ PAAVOLA J, VAANANEN H, LARSSON K, et al. Slowed depolarization and irregular repolarization in catecholaminergic polymorphic ventricular tachycardia: a study from cellular Ca^{2+} transients and action potentials to clinical monophasic action potentials and electrocardiography [J]. Europace, 2016, 18: 1599-1607.

［18］ 中华医学会心电生理和起搏分会, 中国医师协会心律学专业委员会. 2020 室性心律失常中国专家共识 [J]. 中国心脏起搏与心电生理杂志, 2020, 34: 64.

［19］ 中华医学会心电生理和起搏分会, 中国医师协会心律学专业委员会. 植入型心律转复除颤器临床应用中国专家共识 [J]. 中华心律失常学杂志, 2021, 25: 20.

［20］ HUA W, ZHANG L F, WU Y F, et al. Incidence of sudden cardiac death in China: analysis of 4 regional populations [J]. J Am Coll Cardiol, 2009, 54 (12): 1110-1118.

无导线起搏器在中国的临床应用及规范

永久起搏器是缓慢性心律失常患者的常规治疗手段。随着人口老龄化进展,缓慢性心律失常患者发病率日益增加,目前全球每年接受永久起搏器植入患者约 125 万例。队列研究显示,9.5%~12.6% 传统经静脉植入起搏器患者出现导线相关、囊袋血肿和气胸等短期并发症,9.2% 的患者出现起搏导线脱位、起搏阈值不良及感染等长期并发症。为了降低上述并发症风险,1970 年首次提出无导线起搏器(leadless pacemaker,LP)概念。1979 年首次在完全性房室传导阻滞猪模型中成功植入 LP。2012 年第 1 台 LP 成功植入人体。鉴于 LP 的应用越来越广泛,为提高我国 LP 实战能力,介绍 LP 的治疗经验,并推进 LP 规范、安全、健康地开展,遂从以下几个方面介绍 LP,以指导临床医师进行术前评估、术中操作及术后康复随访的整个流程。

一、无导线起搏器发展史

1970 年 J.William Spickler 在 *Journal of Electrocardiology* 报道了首个无导线起搏器的雏形 "Total Self-Contained Intracardiac Pacemaker"。但是在那个时代,让无导线起搏器可以持久工作、易于植入的科学技术还未出现。直到 21 世纪,开发出了 NanoStim 和 Micra 无导线起搏器,并分别进行了上市前临床试验。2013 年和 2015 年在欧盟先后上市了 NanoStim 和 Micra 无导线起搏器,无导线起搏器正式应用于广大心动过缓的患者。2020 年,美敦力公司又开发出了具备 VDD 起搏模式的无导线起搏器 Micra AV,应用于房室传导阻滞患者。由于电池的原因,NanoStim 在 2016 年停止使用,目前全球商用的无导线起搏器为美敦力公司的 Micra VR 和 Micra AV 无导线起搏器。

Micra VR 无导线起搏器在 2013 年 12 月开始了上市前临床试验(Micra IDE 临床试验),研究在全球 54 家中心总计入组 725 名具备起搏适应证的患者。2015 年 3 月,中国医学科学院阜外医院植入了中国第一台无导线起搏器。在随后的 3 个月内,有 5 名患者接受了无导线起搏器的治疗。在植入后 6 个月的随访中,无相关并发症发生,电学参数也非常稳定。2016 年,Micra IDE 研究的随访数据正式发表在 *New England Journal of Medicine* 杂志,其植入成功率为 99.2%(719/725)。在 6 个月的随访周期内,总共 25 名(3.5%)患者发生了 28 起严重并发症(4.1%),其中 11 名患者出现心脏穿孔,5 名患者发生血管相关的并发症(动静脉瘘)。随访期间,未发生器械的脱位。与传统起搏器的历史对照数据相比,无导线起搏器的并发症发生率降低了 48%。在随访 12 个月后,无器械脱位或者系统感染,阈值、阻抗、感知等电学参数也稳定。2018 年 7 月,Micra VR 在中国开始了上市前临床试验,其首要终点为无导线起搏器的安全性,次要终点为无导线起搏器的电学参数。累计为 82 名患者尝试植入无导线起搏器,平均随访时间为(8.7±1.5)个月(6.2~10.6 个月)。在 6 个月的随访后,发现无导线起搏在中国人群上的安全性和有效性和全球的数据并无统计学差异。其植入成功率为 98.8%(81/82);与器械或手术相关的器械并发症发生率为 2.27%。其中一名患者为动静脉瘘,一名患者为术后不明原因发热。在 6 个月的随访期内,电学参数保持稳定且无脱位和系统感染。2019 年 12 月,Micra VR 无导线起搏器获得国家市场监督管理总局的批准,在全国多个中心开展首批植入。截至 2022 年 2 月，全国累计 3 000 名心律失常患者获益于无导线起搏器。全国超过 500 家中心也已经开展此项技术，其中 15 家医院应用超过 50 例，4 家医院应用约 200 例，超过 300 名术者接受规范化培训后，也能够独立开展无导线起搏器的植入术。无导线起搏器除了应用于普通起搏适应证的患者外，也为起搏器多次感染、上腔静脉通路闭塞和长期肾透析的患者带来了福音。2020 年美国上市了具有类似 VDD 起搏功能的无导线起搏器（Micra AV）。Micra AV 的出现，让更多房室传导阻滞患者能获益于无导线起搏器。MARVEL Ⅱ临床研究验证了 Micra AV 在房室传导阻滞患者中的有效性，共入组 75 例患者，其中 40 例纳入有效性分析。静息房室同步率中位数为 94.3%，平均房室同步率从 VVI 起搏模式期间的 26.8% 上升至 89.2%。但远期房室同步率仍有待长期随访研究结果。2021 年 9 月，中国大陆地区行第一例 Micra AV 无导线起搏器植入术。

二、无导线起搏器团队的建立

无导线起搏器团队应包括具备独立介入能力的心内科医师、具备独立心脏外科手术能力的心血管外科医师、超声科及影像学医师、麻醉科医师以及围手术期护理团队。该团队需要具备随时对心包积液或心脏压塞等各项围手术期心血管并发症进行干预处理，对器械相关并发症的处置能力。团队需要完成：①充分了解患者的全部临床特征及进行适应证、禁忌证评估，并综合患者意愿及家庭经济条件等社会因素，考虑是否可行无导线起搏器植入术；②决定治疗方案并评估患者手术策略的可行性，完善术中及围手术期急、慢性并发症的紧急应对方案；③实施无导线起搏器植入术并保障围手术期管理质量；④无导线起搏器植入术术后长期随访，并定期行起搏器程控检查，进行个体化参数调整。

三、无导线起搏器患者的选择

1. 推荐无导线起搏器　①存在传统起搏器植入径路异常的患者；②反复起搏系统感染及感染性心内膜炎的患者；③终末期肾病及血液透析的患者；④其他临床情况或合并疾病导致患者植入传统起搏器特别困难或极易发生并发症。

2. 应该考虑无导线起搏器　①起搏系统感染风险高的患者；②导线相关并发症风险高的患者；③永久或持续性房颤，预期心室起搏比例低的患者；④间歇性二度及高度房室传导阻滞、预期心室起搏比例低的患者；⑤窦性停搏或窦房传导阻滞、预期心室起搏比例低的患者。

3. 可以考虑无导线起搏器　①二度及以上房室传导阻滞、预计心室起搏比例高（≥40%）的患者；②窦房结功能障碍的高龄或活动量少的患者，因个人偏好（职业、运动、美观或其他原因）要求植入无导线起搏器的患者。

4. 不推荐无导线起搏器　①预期心室起搏比例高（≥40%），伴左室射血分数降低或轻度降低者；②三尖瓣金属瓣置换术后，下腔静脉途径异常，无导线起搏器的传送鞘管无法通过的患者；③永久下腔静脉滤器术后。

四、无导线起搏器术前评估手段

1. 心脏节律监测　对记录到或怀疑心动过缓或传导异常的患者均应行 12 导静息心电图检查，明确心搏频率、节律和传导情况，发作频繁者行 24h 或 48h 动态心电图检查，发作频率较低者推荐更长程的心脏节律监测。

2. 影像学检查 经胸超声心动图用以评估心脏结构及功能并识别潜在的器质性心脏病。新发左束支传导阻滞、二度Ⅱ型及高度房室传导阻滞或三度房室传导阻滞伴或不伴明确器质性心脏病者,应行经胸超声心动图检查。若心动过缓或束支传导阻滞患者怀疑存在器质性心脏病但常规检查未能明确时,应进行更高级别的心脏影像学检查,如经食管超声心动图、心脏 CT、心脏 MRI 或核素成像等。

3. 其他检查 传导异常由基因突变所致者,推荐其一级亲属接受遗传咨询和基因检测,以筛查出类似疾病患者。对于怀疑在睡眠期间发生心动过缓或传导异常的患者,推荐进行睡眠呼吸监测来验证是否与临床症状相关。若相关则推荐接受针对睡眠呼吸暂停的相应治疗。对于怀疑心动过缓相关症状的患者,若发作不频繁(发作间隔>30 天),常规的非侵入性检查未能明确时,推荐行植入型心脏监测仪(implantable heart monitor, ICM)进行长程心脏节律监测。

五、规范化无导线起搏器植入术流程

(一)手术器械

股静脉穿刺套件(6F 或 8F 股静脉穿刺鞘管)、股静脉扩张套件(16F 或 18F 扩张鞘管)、超硬导丝(0.035in×180cm 或者更长)(最好有备用的 0.035in×180cm 或 0.035in×260cm 标准导丝供交换)、其他用于导丝交换的鞘管(右心导管)、若干大的注射器(50ml 或 60ml)(用于冲洗传送鞘管和递送系统)、三通阀(三联三通或二联三通)、用于造影剂的注射器、延长管、手术刀、大号医用治疗碗、消融托盘套件、肝素盐水输液袋(1:1 稀释)、造影剂(1:1 稀释)、2 500~5 000U 的静脉注射肝素、体外除颤仪、加压的肝素盐水袋/加压泵、与 Micra 递送系统匹配的圈套器(外径不超过 3F,约 175cm 长),或者与诊断导管或 Agilis™鞘管匹配的圈套抓捕器(Loop Snare),建议圈套的直径不小于 10mm。另外,还需要 Agilis 鞘管(71cm)、心包穿刺工具包、缝线。

(二)手术过程

1. 股静脉入路建立 术者可用标准的 Seldinger 技术定位和穿刺股静脉。由于传送鞘管很粗,为了降低动静脉瘘或者假性动脉瘤的发生率,可以采用超声辅助引导下进行股静脉穿刺。在股静脉穿刺完成后,在穿刺点切开一个小口(1~1.5cm)用于鞘管进入。从较小直径的扩张鞘开始并逐步增大直径直至 27F 的 Micra 穿刺鞘管进入,置入右心房中部。Micra 传送鞘管的工作长度为 56cm,该鞘管有一个锥形内扩张管。扩张管完全插入穿刺鞘管后顺时针旋转以让二者锁好。在插入传送鞘管前,必须要用湿的无菌纱布激活鞘管外侧的亲水涂层,这点至关重要。

2. 准备传送鞘管和 Micra 递送系统 用 50ml 注射器一次抽满肝素盐水冲洗传送鞘管,传送鞘管出水口高于体部进行冲洗排气,将扩张管插入传送鞘管中,顺时针旋转扩张管并将其锁定在传送鞘管中,冲洗扩张管,用生理盐水擦拭激活传送鞘管的亲水涂层。递送系统插入前,必须要用肝素盐水冲洗。首先是 Micra 在器械杯外部时进行冲洗,使用 50ml 注射器持续冲洗递送系统,器械杯 90°直立朝上,肝素水缓慢冲洗(注意:切勿轻弹装置来赶走气泡)。一旦冲洗的肝素盐水将器械杯充满,将装置套管前推,并完全覆盖住装置,解锁尾端,拉出拴绳手柄,持续冲洗手柄尾端,轻拉拴绳锁定拴绳。Micra 递送系统两大操作禁忌:①Micra 释放状态下不能进行调弯(回收锥在器械杯外);②不能抽吸 Micra 递送系统,Micra 递送系统尾端非密封,可能导致抽入空气。

3. 入路建立　在超硬导丝进入整个过程中,必须在透视下观察以免损伤血管。可以采用交换导丝的方式,先使软导丝和右心导管进入右侧上腔静脉锁骨下。抽出超滑导丝,保留右心导管,再插入超硬导丝,撤出右心导管,保留超硬导丝。如果左侧植入,建议进行导丝交换。当超硬导丝到达右侧上腔静脉锁骨下后,逐步预扩张后,透视下影像跟随通过导丝插入准备好的 Micra 传送鞘管。传送鞘管和扩张管必须通过超硬导丝轻柔推送,必要时轻微旋转传送鞘管和内扩张管。按住超硬导丝,导丝必须在扩张管的头端前面,这点非常重要,因为可以避免扩张管接触血管壁。扩张管和传送鞘管要到达心房中部,当在透视下确认到达位置后,扩张管和导丝可以被移除。为了确保无空气进入右心房,要用至少 35ml 体积的注射器抽吸外鞘管。外鞘管的体积约为 34ml。当抽吸完成后,要用肝素盐水冲洗传送鞘管并连接加压肝素盐水袋,连续冲洗(100~300ml/h),以避免血栓的形成。

4. 递送系统插入　将 Micra 递送系统置于手术台患者双腿中间,连接三连三通,并持续冲洗递送系统,直至有连续的肝素盐水从器械杯流出。向上直立握住器械杯,在保证器械杯完全被肝素盐水充满的情况下,将递送系统插入传送鞘管。持续冲洗递送系统直至插入传送鞘管。握住器械杯后的部分,将递送系统插入传送鞘管,要避免弯折鞘管。递送系统的蓝色部分和传送鞘管的长度相同,因此在黑色的部分未进入止血阀之前可以不用 X 线透视。在插入 27Fr 传送鞘管时,部分患者会因疼痛出现血管迷走神经反射,可考虑给予阿托品以减轻血管迷走神经反射的发生。通过三尖瓣并到达目标植入部位,一旦递送系统到达传送鞘管的末端,回撤外鞘管至下腔静脉,让递送系统能够在心房内自由活动。这样递送鞘管的弯度可以调节。

5. 跨瓣及释放位置　RAO 30°,右手握住手柄,逆时针旋转 30°,再调弯跨过三尖瓣。一旦跨过三尖瓣,术者松掉调弯按钮。顺时针旋转递送系统使 Micra 指向间隔部,这个是我们的目标植入部位。由于递送系统的直径比较大,它的头端更容易陷入心脏的梳状肌中。一旦卡住,需要先回退,再顺时针旋转,再前进,直到达到目标位置。建议到达目标部位后,打入造影剂确认位置。为了放置在最佳的位置,我们建议在 RAO 30° 和 LAO 45°~60° 下注入造影剂观察。造影剂可以帮助显示 Micra 是否在间隔部或者肌小梁是否丰富,同时确定贴靠。建议释放位置:高位间隔、中位间隔、低位间隔、心尖部、间隔沟。推荐最佳释放位置:中位间隔、低位间隔。不建议释放位置:前壁、下壁,释放前给予鹅颈弯,会发生心包及穿孔风险。

6. 装置释放　在释放时保持递送系统的头端有足够的压力至关重要。因为粗的递送系统不像电极或较细的导管那样具有良好的手感,所以当施加压力时,术者必须依靠影像下观察导管的形状。当头端有足够的压力时,器械杯后端的递送系统会发生弯曲。术者在释放 Micra 前应在透视下以 RAO 和 LAO 角度进行观察,确认位置良好,拉出栓绳手柄,解锁栓绳。在此时,术者应给予头端足够压力,使递送系统在装置套管尾端弯曲成“鹅颈弯”,术者按下释放按钮,前 1/2 快速释放,递送系统回撤,释放鹅颈弯,缓慢释放剩余 1/2,直到释放按钮弹起。一旦器械被完全释放,回退递送系统远离 Micra。这样做可以避免在牵拉实验时递送系统影响 Micra 的回退。离开 Micra 大约 1 个 Micra 身长距离。回退的程度以不影响完成牵拉测试且没有退出右心室为宜。

7. 牵拉试验及电学参数测试　装置释放后需要通过牵拉试验确认固定牢固。至少两个固定小翼确认牢固后,可以进行起搏电学参数测试。牵拉测试的目的是确保 4 个勾齿中的 2 个与心肌充分接触。确保 Micra 的勾齿牢牢勾住了心肌而不会脱位。牵拉时,要观察器械和递送系统不接触,确保 4 个勾齿中的 2 个发生形变。如果是单一体位无法确认,有时需要在多个体位下确认。当确认至少有 2 个勾齿勾住后,需要进行电学参数的测量。为了让 Micra 的寿命更长,最佳的电学参数如下。R 波 ≥ 5mV,阻抗 400~1 500Ω,阈值 ≤ 1V/0.24ms。研究表明,植入时阈值 > 1.5V 为远期阈值升高的重要预测因素。阻抗也是预测远期阈值升高和急性期阈值降低的重要因素。植入过程(尤其装置释放后)应关注室性早搏是否增加,如室性早搏显著增加,则应考虑更换无导线起搏器的植入位置。

8. 收回并再定位 牵拉试验或电学参数测试,任何一项不满足要求,均需要收回并再定位。如果不能确认至少有 2 个 Micra 的勾齿勾住心肌或者电学参数不理想,此时 Micra 需要重收回装置重新定位及释放,术者首先需要冲洗递送系统移除中间的血栓,接着拉住栓绳使其有张力并向前推送递送系统,保证递送系统的回收锥和 Micra 尾端同轴,锁定栓绳,向前推送回收按钮,至弹起。一旦释放且回收锥在外面时,不能再调弯递送系统。回收锥和递送系统必须完全"配对"。有时递送系统被肌小梁卡住,使器械与递送系统很难同轴配对。建议将递送系统往前推送更多到心脏里,并利用解剖结构来实现正确的对齐。有时需要尝试多次。一旦递送系统和器械同轴且完全配对后,锁定栓绳并向前推释放按钮,使器械回到器械杯。当 Micra 完全回退到器械杯后,就可以重新放置 Micra,具体的步骤参照释放的步骤。

9. 栓绳移除、关闭伤口 要解锁栓绳的状态下,向前推送递送系统至靠近 Micra 尾端的位置或递送系统低于 Micra。冲洗递送系统后,轻轻牵拉两根栓绳两端,确保它们移动得很顺畅。如果其中一根有更高的阻力,则剪断这根。持续轻柔地牵拉栓绳至完全移除,并在影像下观察器械在牵拉的过程中是否发生移动。如果在移除栓绳的过程中感觉到了张力,需要停下来并查找原因。如果阻力依然存在,可以采用回收锥稳定器械,确保器械不会被意外拉出组织。当栓绳被完全移除后,在影像下再次确认器械位置,接着将递送系统移出心腔及体内。需要注意的是,剪断拴绳后,不得继续冲洗递送系统,否则可能导致拴绳打结,无法取出。关闭伤口最常见采用 8 字缝合。在移除传送鞘管之前,先准备好皮下 8 字缝合。将缝线放在传送鞘管周围,当移除传送鞘管时,通过拉紧缝线止血。这个步骤需要两个人完成,术者在拉出鞘管的同时,另一位助手拉紧缝线以关闭伤口。当血被完全止住后,建议再次在透视下以 RAO 和 LAO 角度观察并记录器械的最终位置,并进行最后的电学参数测试。

六、无导线起搏器植入术围手术期管理

(一) 术后综合评估

对患者应行围手术期管理、术后并发症管理、术后中长期随访等措施。在术后应根据麻醉方式及入路情况进行循环容量、神经系统、感染、呼吸系统、消化系统等综合管理,并给予相应治疗。完成患者综合评估,结果良好平稳的患者可于术后 1~2 天出院,出院前应进行心电图和 TTE 检查。术后 6~12 周、3 个月、6 个月及 1 年完成门诊随访,包括相应的生化、影像学检查、起搏器程控等。及时纠治并发症,合理用药。

(二) 常见并发症的处理

1. 心脏损伤为无导线起搏器植入过程中最常见的急性期并发症,发生率为 0.44%~1.6%。Micra™ 植入的目标位置是右心室间隔。在一些患者中,特别是具有多种合并症的老年患者中,心脏组织可能非常柔软。如果输送系统定位于右心室的侧壁或游离壁

而不是间隔,在给予头端压力时可能导致心肌意外穿孔,引起血液渗入心包腔并导致心包积液甚至潜在的心脏压塞。如果这个穿孔足够大,在手术过程中血压会迅速下降(5~15分钟)。可能需要立即进行心包穿刺或手术来解决心脏压塞。虽然这种情况很少见,但如果出现这种情况,导管室应准备心脏超声和紧急手术的预案。对于心包积液的早期识别很重要,心包穿刺设备需要提前准备好且做好外科开胸手术的准备。

2. 术后心律失常　在 Micra 的植入过程中,缓慢心律失常和快速心律失常都有可能发生。缓慢心律失常通常是由于递送工具影响心脏传导系统而引起的,当术者操作递送系统跨过三尖瓣时,递送系统的头端可能接触房间隔区域中的房室结,这可能会导致一过性房室传导阻滞,类似于在 CRT 植入中观察到的情况。当术者接触到高位室间隔,特别是右束支时,可能发生短暂的右束支传导阻滞(RBBB)。如果患者已有左束支传导阻滞,则可能导致一过性心脏传导阻滞(左、右束支传导阻滞)。这种一过性心脏传导阻滞可能导致心脏停搏。如果患者存在 LBBB,通过从左股静脉放置临时起搏电极以防止心脏停搏是明智的,或者放置除颤贴片,并且在植入开始之前能够确保进行外部起搏。在极少数情况下,在植入期间可能发生单形性室速,最坏情况甚至发生心室颤动(室颤)。这些心律失常可能在递送系统的放置、Micra 的释放、牵拉试验、栓绳移除期间发生。与所有植入式心脏装置一样,建议在 Micra 植入术中使用体外除颤器,以便在需要时能够治疗任何可能发生的心律失常。

3. 假性动脉瘤与动静脉瘘　假性动脉瘤的形成通常是由于静脉穿刺时不小心进入动脉或插入鞘管时撕裂动脉侧小分支引起的。在无导线起搏器植入中,发生率为 0.6%~1.4%。它治疗包括:观察并等待,假性动脉瘤可能被压缩,或将凝血酶等凝血剂注入假性动脉瘤。如果在建立静脉通路期间意外穿刺到动脉,应保持约 15 分钟压迫以让动脉孔愈合,然后再进行静脉通路的建立。当穿刺鞘管在试图穿刺股静脉时同时穿刺到股动脉,可能发生动静脉瘘,也可能是在插入传送鞘管时撕裂股静脉周围动脉小侧分支的结果。根据动静脉瘘形成的位置,特别是所涉及的动脉的尺寸,血压的下降可能是显著的,其他症状包括皮肤表面有肿胀和微红的外观,通过皮肤可以看到的紫色、凸起的静脉,以及腿部肿胀等。动静脉瘘是术中最严重的并发症之一,27F 鞘管经过动脉传入静脉,则需要外科缝合。

(三)术后护理

全面了解患者手术情况,术中出现异常者,配合医师做好相应处理。密切监测患者生命体征、意识状态,有变化时及时记录。患者在术后应平躺至少 2 小时(如果伤口是手动按压的,需平躺 4~5 小时)。密切观察患者有无疼痛主诉,选择合理工具进行疼痛评分,采取有效措施缓解疼痛。需要监测患者的血压、心率,观察穿刺位点是否存在出血或血肿,止血后 4~6 小时可以轻度行走。告知患者保持穿刺部位清洁干燥并报告任何肿胀、红肿或不适,在第 1 周内避免抬起重量超过 5g 的物体。加强病情观察,早期发现各类并发症,如心包积液或心脏压塞、血肿、腹膜后出血、假性动脉瘤或动静脉瘘、神经损伤、感染等。做好水化护理,术后鼓励患者适量饮水,促进造影剂排出,关注肾功能及肌酐的变化,预防造影剂肾病。

(四)出院前指导

告知患者术后 48 小时内不要举重物,48 小时后可恢复正常活动。在伤口愈合前,尽量避免泡澡、游泳、桑拿等活动。如果有任何感染迹象,如发红、肿胀,应立即去医院就诊。术后 7 天需要进行伤口的检查,Micra 起搏器需要在术后 1 个月进行检查。检查的频率一般为第一年时,术后 1 个月、3 个月、6 个月、12 个月,以后每年一次。定期随访非常重要。随访时可以看电池的状态以及起搏器的功能运作情况。Micra 的预期寿命为 10~12 年(具体使用年限会随着起搏比例、输出电压有所变化)。

七、多种起搏方式的交叉应用

1. 与心脏再同步治疗的结合 心脏再同步治疗(cardiac resynchronization therapy, CRT)是症状性心衰伴左室射血分数减低、QRS时限延长患者的主要治疗手段。无线心脏再同步系统(WiSE-CRT system)可解决传统CRT左心室导线无法植入的问题。该系统利用超声来激活压电发射机的无导线技术,由植入左心室的接收电极联合超声发射机组成。超声发射器经皮下植入左侧胸壁,产生超声脉冲,通过心内膜接收电极转化为电刺激完成左心室起搏。但目前WiSE-CRT发挥CRT功能需要与传统右心室起搏器配合达到左、右心室同步起搏。

Bereuter等提出一种新型心腔内高效无线通信技术——心脏内传导通信(conductive intracardiac communication, CIC),实现多个LP在心腔内通信并完成CRT治疗。在1kHz~1MHz内对家猪心脏进行了在体离体水平的研究,表明即使在传统起搏阈值以上应用CIC,也不会带来额外的心脏刺激。在3个独立设备中使用CIC通信方式成功地完成CRT起搏,98%的通信脉冲实现成功传递,过程中未诱发心律失常,最佳通信频率为1MHz左右。在心率为60次/min时,相应的发射功率仅为0.3μW。模拟的无导线起搏器在RA、RV和LV中的最佳衰减值与用射频通信得到的衰减结果相当。起搏器之间的距离增大,电极间距离和表面积缩小均加速信号衰减。上述结果证明,CIC是一种安全、有效、可行的无线通信技术,使无导线多部位起搏在未来成为可能。

2. 与全皮下植入式心律转复除颤器(S-ICD)联用 植入型心律转复除颤器(ICD)是预防心脏性猝死(SCD)最有效和可靠的手段。S-ICD是心脏解剖结构异常而无法植入经静脉ICD以及无起搏需求SCD高危患者的选择。S-ICD无抗心动过缓起搏功能,临床应用受到限制。为了克服这一局限性,提出S-ICD联合LP植入的治疗方案。

虽然动物研究表明,S-ICD/LP联合植入是安全、可行的,但目前临床仅有两个已发表的病例将S-ICD与Nanostim无导线心脏起搏器(LCP)联合植入,只有两个与Micra TSP联合植入的病例。在后者中,常规的65J除颤测试成功,除颤后LP功能正常。其中一例是由Ahmed等于2017年报道的,对自发性VT患者S-ICD除颤治疗后,Micra TSP的功能正常,并检测到在遥测通信过程中、心动过缓和除颤治疗期间,S-ICD和Micra TSP之间没有相互作用。另一例是由Erik等于2019年报道,48岁女性患者在Micra与S-ICD联合植入后18个月的随访中,共发生过9次心室颤动休克治疗。所有休克治疗没有导致Micra的任何改变。所有三个传感矢量的S-ICD工作良好。18个月后,Micra和S-ICD的运作仍然平静。该病例表明,S-ICD联合Micra可能是一种安全、可行的方法,可以在没有心内导联的情况下提供起搏和ICD治疗。然而,广泛临床应用此技术之前,仍需更多的数据,进一步的大规模随机对照试验加以验证和评价。

八、展望

LP因其独创的特性优势,良好阈值和感知功能,在短期内受到了医师、患者及媒体的高度关注。其长期的安全性和有效性应是可预测的。随着时间的推移,无导线起搏器会逐渐得到更广范围的使用。即将在国内上市的Micra AV的VDD模式也会扩大无导线起搏器在房室传导阻滞患者中的应用。尽管现有证据已证明无导线起搏中短期的有效性和较低的并发症,但目前尚缺乏与传统起搏器长期安全性和有效性的随机对照研究。因其电池储能、耗竭、拔除等问题尚未完美解决,以及 AAIR 和 DDDR 的起搏模式尚在研制和验证过程中,故无导线起搏器许多功能的优化,包括生理性起搏仍在探索中,因此 LP 在临床广泛应用受到限制。为使更多患者获益于 LP 治疗优势,LP 电池储能及 CIC 等方面需进行更多的改进和提升。LP 在房室顺序起搏、双心室同步起搏、无导线联合 S-ICD 及 CRT 都有成功应用于临床治疗的个案报道,但广泛的临床应用前仍需对其长期安全性及有效性进行评估及大规模人群研究来证实。同时,临床研究应该聚焦比较与传统起搏方式在长期有效性和安全性方面的差异,进一步明确无导线起搏器适应证并使患者长期获益。同时,我们也更有理由相信,随着这些技术的进步以及临床问题的解决,LP 治疗的新时代已经为时不远了。

(汤宝鹏　张疆华　郭衍楷)

参考文献

[1] GLIKSON M, NIELSEN J C, KRONBORG M B, et al. 2021 ESC Guidelines on cardiac pacing and cardiac resynchronization therapy [J]. Eur Heart J, 2021, 42 (35): 3427-3520.

[2] KIRKFELDT R E, JOHANSEN J B, NOHR E A, et al. Complications after cardiac implantable electronic device implantations: an analysis of a complete, nationwide cohort in Denmark [J]. Eur Heart J, 2014, 35 (18): 1186-1194.

[3] SPICKLER J W, RASOR N S, KEZDI P, et al. Totally self-contained intracardiac pacemaker [J]. J Electrocardiol, 1970, 3 (3-4): 325-331.

[4] REDDY V Y, EXNER D V, CANTILLON D J, et al. Percutaneous Implantation of an Entirely Intracardiac Leadless Pacemaker [J]. N Engl J Med, 2015, 373 (12): 1125-1135.

[5] EL-CHAMI M F, MERCHANT F M, LEON A R. Leadless Pacemakers [J]. Am J Cardiol, 2017, 119 (1): 145-148.

[6] REYNOLDS D, DURAY G Z, OMAR R, et al. A Leadless Intracardiac Transcatheter Pacing System [J]. N Engl J Med, 2016, 374 (6): 533-541.

[7] 陈柯萍, 戴研, 郑晓琳, 等. 经导管无导线起搏器植入一例 [J]. 中华心律失常学杂志, 2015, 19 (2): 145-146.

[8] RITTER P, DURAY G Z, ZHANG S, et al. The rationale and design of the Micra Transcatheter Pacing Study: safety and efficacy of a novel miniaturized pacemaker [J]. Europace, 2015, 17 (5): 807-813.

[9] CHINITZ L, RITTER P, KHELAE S K, et al. Accelerometer-based atrioventricular synchronous pacing with a ventricular leadless pacemaker: Results from the Micra atrioventricular feasibility studies [J]. Heart Rhythm, 2018, 15 (9): 1363-1371.

[10] STEINWENDER C, KHELAE S K, GARWEG C, et al. Atrioventricular Synchronous Pacing Using a Leadless Ventricular Pacemaker: Results From the MARVEL 2 Study [J]. JACC Clin Electrophysiol, 2020, 6 (1): 94-106.

[11] 凌天佑, 潘文麒, 吴立群. 房室同步无导线起搏器植入一例 [J]. 中华心律失常学杂志, 2021, 25 (1): 65-66.

[12] LAU C P, LEE K L. Transcatheter Leadless Cardiac Pacing in Renal Failure with Limited Venous Access [J]. Pacing Clin Electrophysiol, 2016, 39 (11): 1281-1284.

[13] EL-CHAMI M F, SOEJIMA K, PICCINI J P, et al. Incidence and outcomes of systemic infections in patients with leadless pacemakers: Data from the Micra IDE study [J]. Pacing Clin Electrophysiol, 2019, 42 (8): 1105-1110.

［14］ 汤宝鹏, 张澍, 黄德嘉. 无导线心脏起搏器, 未来可期 [J]. 中华心律失常学杂志, 2021, 25 (1): 5-9.

［15］ Writing Committee Members, KUSUMOTO F M, SCHOENFELD M H, et al. 2018 ACC/AHA/HRS guideline on the evaluation and management of patients with bradycardia and cardiac conduction delay: a report of the American College of Cardiology/American Heart Association Task Force on Clinical Practice Guidelines and the Heart Rhythm Society [J]. Heart Rhythm, 2019, 16 (9): e128-e226.

［16］ EL-CHAMI M F, Roberts P R, KYPTA A, et al. How to implant a leadless pacemaker with a tine-based fixation [J]. J Cardiovasc Electrophysiol, 2016, 27 (12): 1495-1501.

［17］ JELISEJEVAS J, BREITENSTEIN A, HOFER D, et al. Left femoral venous access for leadless pacemaker implantation: patient characteristics and outcomes [J]. Europace, 2021, 23 (9): 1456-1461.

［18］ TOLOSANA J M, GUASCH E, SAN ANTONIO R, et al. Very high pacing thresholds during long-term follow-up predicted by a combination of implant pacing threshold and impedance in leadless transcatheter pacemakers [J]. J Cardiovasc Electrophysiol, 2020, 31 (4): 868-874.

［19］ BREITENSTEIN A, SAGUNER A M, GASPERETTI A, et al. Assessment of injury current during leadless pacemaker implantation [J]. Int J Cardiol, 2021, 323: 113-117.

［20］ AMIN A K, BILLAKANTY S R, CHOPRA N, et al. Premature ventricular contraction-induced polymorphic ventricular tachycardia after leadless pacemaker implantation: A unique adverse effect of leadless pacing [J]. HeartRhythm Case Rep, 2018, 4 (5): 180-183.

［21］ CIPOLLETTA L, VOLPATO G, BIFFI M, et al. An indissoluble knot: An unexpected troubleshooting during Micra implantation [J]. Pacing Clin Electrophysiol, 2019, 42 (6): 747-748.

［22］ KYPTA A, BLESSBERGER H, LICHTENAUER M, et al. Subcutaneous Double "Purse String Suture" -A Safe Method for Femoral Vein Access Site Closure after Leadless Pacemaker Implantation [J]. Pacing Clin Electrophysiol, 2016, 39 (7): 675-679.

［23］ EL-CHAMI M F, AL-SAMADI F, CLEMENTY N, et al. Updated performance of the Micra transcatheter pacemaker in the real-world setting: A comparison to the investigational study and a transvenous historical control [J]. Heart Rhythm, 2018, 15 (12): 1800-1807.

［24］ RITTER P, DURAY G Z, STEINWENDER C, et al. Early performance of a miniaturized leadless cardiac pacemaker: the Micra Transcatheter Pacing Study [J]. Eur Heart J, 2015, 36 (37): 2510-2519.

［25］ PICCINI J P, EL-CHAMI M, WHERRY K, et al. Contemporaneous Comparison of Outcomes Among Patients Implanted With a Leadless vs Transvenous Single-Chamber Ventricular Pacemaker [J]. JAMA Cardiol, 2021, 6 (10): 1187-1195.

［26］ CHEN X, WANG J, LIANG Y, et al. Pericardial effusion caused by accidently placing a Micra transcatheter pacing system into the coronary sinus [J]. BMC Cardiovasc Disord, 2021, 21 (1): 461.

［27］ On the Management of Ventricular Arrhythmias Following Leadless Pacemaker Implantation [J]. J Innov Card Rhythm Manag, 2021, 12 (11): 4761-4763.

［28］ HAUSER R G, GORNICK C C, ABDELHADI R H, et al. Major adverse clinical events associated with implantation of a leadless intracardiac pacemaker [J]. Heart Rhythm, 2021, 18 (7): 1132-1139.

［29］ SIENIEWICZ B J, BETTS T R, JAMES S, et al. Real-world experience of leadless left ventricular endocardial cardiac resynchronization therapy: A multicenter international registry of the WiSE-CRT pacing system [J]. Heart Rhythm, 2020, 17 (8): 1291-1297.

［30］ BEREUTER L, KUENZLE T, NIEDERHAUSER T, et al. Fundamental Characterization of Conductive Intracardiac Communication for Leadless Multisite Pacemaker Systems [J]. IEEE Trans Biomed Circuits Syst, 2019, 13 (1): 237-247.

［31］ GOLD M R, LAMBIASE P D, EL-CHAMI M F, et al. Primary Results From the Understanding Outcomes With the S-ICD in Primary Prevention Patients With Low Ejection Fraction (UNTOUCHED) Trial [J]. Circulation, 2021, 143 (1): 7-17.

［32］ TJONG F V, BROUWER T F, SMEDING L, et al. Combined leadless pacemaker and subcutaneous implantable defibrillator therapy: feasibility, safety, and performance [J]. Europace, 2016, 18 (11): 1740-1747.

[33] MONDÉSERT B, DUBUC M, KHAIRY P, et al. Combination of a leadless pacemaker and subcutaneous defibrillator: First in-human report [J]. HeartRhythm Case Rep, 2015, 1 (6): 469-471.

[34] AHMED F Z, CUNNINGTON C, MOTWANI M, et al. Totally Leadless Dual-Device Implantation for Combined Spontaneous Ventricular Tachycardia Defibrillation and Pacemaker Function: A First Report [J]. Can J Cardiol, 2017, 33 (8): 1066. e5-1066. e7.

[35] LJUNGSTRÖM E, BRANDT J, MÖRTSELL D, et al. Combination of a leadless pacemaker and subcutaneous defibrillator with nine effective shock treatments during follow-up of 18 months [J]. J Electrocardiol, 2019, 56: 1-3.

S-ICD 对比 TV-ICD 的临床应用进展

一、概述

植入式心律转复除颤器（ICD）已被多项大型临床研究证实是心脏性猝死最为有效的治疗手段。目前，临床中应用的 ICD 大多数是经静脉植入式心律转复除颤器（TV-ICD），通过经静脉植入于右心室的除颤电极来进行室性心律失常的识别与治疗。与此同时，TV-ICD 也必然存在与静脉除颤电极相关的并发症，包括围手术期并发症，如气胸和心脏穿孔，以及长期并发症，如电极功能障碍、感染性心内膜炎、三尖瓣反流和电极拔除等。随着患者寿命延长以及器械植入的进一步普及，临床上静脉电极相关问题将会更加突出。

为了避免静脉电极相关并发症，皮下植入式心律转复除颤器（S-ICD）系统在 2002 年应运而生，除颤器与除颤电极均植入在皮下，不接触心脏及静脉（图 1，彩图见二维码 22）。2008 年 S-ICD 的临床试验获得批准，2009 年首代产品（SQ-RX™）获得欧盟（CE）认证，2012 年美国食品药品监督管理局（FDA）批准 S-ICD 的临床应用。从 2009 年至 2022 年 1 月，S-ICD 在全球植入超过 107 000 例，大量临床研究及临床实践证实了 S-ICD 长期可靠的安全性和有效性。

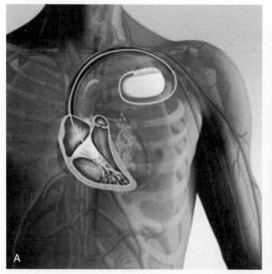
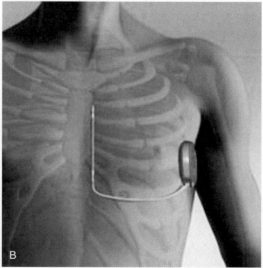

图 1　S-ICD 与 TV-ICD 的对比

A. TV-ICD 的除颤电极需要经血管植入到右心室；B. S-ICD 系统脉冲发生器与除颤电极均植入在皮下，不接触心脏及静脉。

二、S-ICD 对比 TV-ICD 的临床研究进展

（一）早期安全性与有效性研究

Bardy 等首先进行了两项短期临床试验，以确定合适的 S-ICD 设备配置并评估除颤阈

值。2001 年 9 月到 2004 年 2 月的第一个除颤试验,为在接受 S-ICD 测试的电极设置中选择最佳电极和脉冲发生器设置。共有 78 例患者参加。每个患者都接受了四种设备配置中的一种或多种临时皮下植入(图 2),评估和测试除颤阈值。研究结束后,所有临时皮下装置均被取出,每位患者均植入常规 TV-ICD。比较了四种导线与脉冲发生器构型后,发现采用8cm 除颤线圈位于胸骨左侧、脉冲发生器置于左侧胸壁的配置除颤阈值最低。在 2004 年 4月到 2005 年 6 月期间的第二次短期试验中,研究者们采用第一次短期试验中测试除颤阈值最佳设置的 S-ICD 系统与 TV-ICD 系统进行比较。对于每个患者,皮下和经静脉装置都在同一台手术中植入。在 S-ICD 系统和 TV-ICD 系统植入完成及囊袋缝合后比较除颤阈值,随机选择首先测试的系统;并在研究完成后将皮下装置移除。结果显示 TV-ICD 的除颤阈值为 (11.1 ± 8.5) J,S-ICD 的除颤阈值为 (36.6 ± 19.8) J$(P<0.001)$。两个短期试验后,Bardy等继续在 6 例新西兰患者和 55 例欧洲患者中观察了 S-ICD 长期使用情况。纳入标准为具有 ICD 治疗 Ⅰ、Ⅱa 或 Ⅱb 类适应证的患者;排除标准为肾小球滤过率小于 30ml/min、需要抗心动过缓起搏、有室性心动过速小于 170 次 /min 的病史。主要研究终点是 S-ICD 在连续两次诱发室颤后 65J 成功复律。结果显示,S-ICD 最佳的设备配置与 TV-ICD 在终止诱发性室性颤动方面同样有效,尽管其平均能量需求更高 $[(36.6 \pm 19.8)$ J $vs.$ (11.1 ± 8.5) J$]$。在新西兰 6 例患者中,所有诱发室颤均能正确识别及成功除颤,经过 16 个月随访,无室速 / 室颤、器械相关并发症或不恰当电击。而在欧洲 55 例患者中,137 次诱发室颤事件 100% 被成功识别,98% 患者两次连续诱发室颤均被 65J 成功转复;除颤发放平均时间 (14.0 ± 2.5) 秒,一例患者(2%)首次诱发室颤成功除颤而第二次失败。10 个月随访中,3 例患者 S-ICD 共识别12 次自发室速而成功除颤;5 例患者有轻微并发症(囊袋感染、胸骨旁皮下电极移位);5 例患者出现过度感知(肌肉噪声)、电极位置不适当和频率依赖性右束支传导阻滞,上述情况均通过程控解决。没有 >170 次 /min 房性心动过速误放电。Bardy 等的小规模非随机初步研究是早期第一个关于 S-ICD 与 TV-ICD 除颤阈值和有效性比较的研究。在该系列研究中,S-ICD 能持续并转复电生理测试诱发的室颤,且成功地检测并治疗所有 12 次自发性、持续性室性心动过速。

START 研究是一项前瞻性、多中心比较 S-ICD 与三家制造商当代 TV-ICD 对心律失常识别准确性的研究,旨在比较 S-ICD 与传统经静脉 ICD 算法的敏感性与特异性。所有患者都有双腔 ICD 或心脏再同步治疗除颤器(CRTD)植入适应证,永久性房颤或右侧装置植入患者被除外。ICD 植入时,诱发房性和室性心律失常,并通过经静脉与皮肤电极同时记录。皮肤电极位于 S-ICD 电极植入对应部位,以模拟 S-ICD 的 3 个感知向量,使用皮肤电极收集信号用于 S-ICD 系统评估。START 研究纳入了 64 例诱发的心律失常发作频率和持续时间符合分析标准(房性心律失常持续 30 秒、心室率 >170 次 /min;室性心律失常持续10 秒、频率 >170 次 /min)的患者。14 例患者中,室性和房性心律失常均符合分析标准;29 例仅诱发室性心律失常;21 例仅诱发房性心律失常。S-ICD 系统首先与单区设置(VF ≥170 次 /min)的 TV-ICD 进行比较,然后与使用双区设置(VT ≥170 次 /min 和 VF ≥240 次 /min)的 TV-ICD 重复比较,再将双区设置 S-ICD 与双腔 TV-ICD 进行比较,评价心房导线信息是否影响敏感性。最后,S-ICD 与双区设置(VT ≥170 次 /min 和 VF ≥240 次 /min)的单腔和双腔 ICD 装置进行比较,评估 S-ICD 与 TV-ICD 鉴别室上性心律失常的特异性。START 研究结果显示,在单区和双区设置下,S-ICD 和 TV-ICD 对室性心动过速的检出率分别为 100%和 >99%;S-ICD、单腔 TV-ICD、双腔 TV-ICD 均具有较好识别室性快速心律失常的能力,敏

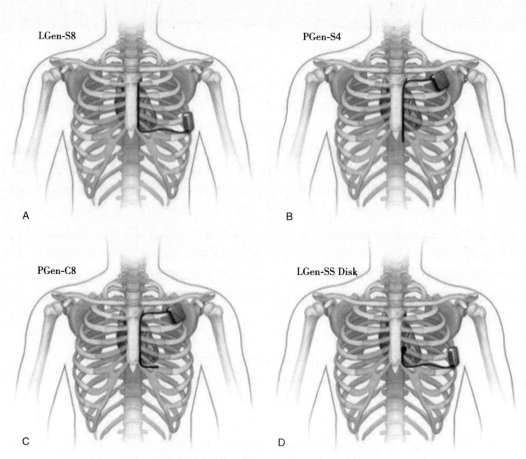

图 2　早期 Bardy 的短期临床试验中 S-ICD 的四种设计

A. 左侧脉冲发生器和一个 8cm 线圈电极定位在胸骨左侧区域；B. 左胸脉冲发生器和一个 4cm 线圈电极在胸骨左侧下端；C. 左胸脉冲发生器和一个 8cm 线圈电极从胸骨左侧下端弯曲至左第 6 肋骨下缘；D. 左侧脉冲发生器和左侧胸骨旁 5cm² 的圆盘。

感性无差异。而在室上性心律失常检测特异性方面，S-ICD 明显优于 TV-ICD（S-ICD 98% *vs.* 单腔 TV-ICD 76.7% *vs.* 双腔 TV-ICD 68.0%，$P<0.001$）。START 试验不仅证实 S-ICD 检测室性快速心律失常的准确性，也提示与 TV-ICD 相比，S-ICD 室上性心律失常识别特异性更高，可能减少 ICD 不适当治疗。然而，该研究也存在一定局限性，包括入选患者数量有限，仅评价诱发的心律失常，大多数房性快速性心律失常是心房颤动。且所有数据都是在镇静的仰卧位患者中收集，不能评估在其他姿势或运动状态下的影响。另外，三家制造商三种不同 TV-ICD 系统与 S-ICD 比较，可能受不同心律失常识别算法影响。

IDE 试验则对 S-ICD 的安全性进行了评价。其主要终点是 180 天无并发症率（定义为植入后 ≥79% 患者无并发症和诱发室颤时 ≥88% 患者成功复律）。该研究共入选 330 例患者，其中 92% 患者随访 180 天无操作相关并发症。S-ICD 诱发室颤复律成功率为 100%，平均随访 321 天，16 例患者共有 109 次自发室速/室颤发作，全部自动复律或发放 80J 除颤能量转复。38 例患者发生不恰当电击除颤（15 例为房性快速心律失常频率高于识别区频率范围；24 例为过感知）。基于 IDE 研究结果，FDA 在 2012 年 9 月正式批准 S-ICD 应用于临床使用。

（二）上市后临床研究

PAS 研究分析了 2013 年 2 月至 2016 年 5 月来自美国 86 个中心共 1 637 例植入 S-ICD 患者的临床特征和围手术期结果。ICD 一级预防植入比例为 76.7%，64.1% 的患者接受全身麻醉，52.2% 为两切口术式。86.3% 患者术中进行了除颤测试，诱发的室性心动过速 / 室颤转复成功率为 98.7%（≤65J 为 91.1%）；30 天无并发症发生率为 96.2%。该研究表明，S-ICD 植入成功率高，且短期并发症发生率低。

来自欧洲的 EFFORTLESS 研究是一大型前瞻性、队列研究，旨在通过评价并发症和不恰当电击率来确定 S-ICD 的安全性。研究的预设终点为 30 天和 360 天的并发症，以及因房颤或室上性心动过速导致的不恰当电击。研究最终共入选 994 例植入 S-ICD 患者，S-ICD 总体转复成功率达 97.4%。360 天随访的并发症总发生率 8.4%。1 年随访 8.1% 患者接受了不恰当电击，3.1 年随访 11.7% 患者发生不恰当电击。该研究表明 S-ICD 达到了预定的安全性和有效性终点，在并发症、不恰当电击和转复效能方面与 TV-ICD 相当。

PREATORIAN 研究是首个前瞻性、多中心、随机对照比较 S-ICD 与 TV-ICD 安全性和有效性的临床研究。主要研究终点是设备相关并发症和不恰当电击的复合临床终点。次要终点包括器械相关并发症、导线相关并发症、不恰当电击和死亡率。入选患者为具有 ICD 适应证且符合 S-ICD 植入要求、并通过 S-ICD 术前筛查的患者。该研究自 2011 年 3 月至 2017 年 1 月共入选 849 例患者，随机分为 S-ICD 组（426 例）和 TV-ICD 组（423 例）。两组患者基线特征相似，缺血性心肌病比例较高（S-ICD 组 67.8%，TV-ICD 组 70.4%），二级预防比例偏高（S-ICD 组 18.8%，TV-ICD 组 19.9%）。中位随访 4 年结果显示，在主要终点方面，S-ICD 与 TV-ICD 相比，不恰当电击和并发症发生率相似（S-ICD 组 15.1% *vs.* TV-ICD 组 15.7%，*P*=0.01）；在导线相关并发症发生方面，S-ICD 显著低于 TV-ICD（S-ICD 组 1.4% *vs.* TV-ICD 组 6.6%，*P*=0.001）。两组在全因死亡方面无统计学差异（S-ICD 组 16.4% *vs.* TV-ICD 组 13.1%，*P*=0.20）。1 年时不恰当电击比例与其他 TV-ICD 临床研究数据类似，2 年时不恰当电击比例在两组间分离。分析原因主要为 S-ICD 组中 78% 不恰当电击患者无法使用或未启用 SMART Pass™，而第二代 S-ICD 中 SMART Pass™滤波器的使用可以显著降低不恰当电击。PRAETORIAN 研究结果表明，在一级和二级预防 ICD 人群中，S-ICD 的安全性及有效性与 TV-ICD 相当。在与 ICD 相关主要不良事件方面，S-ICD 不劣于 TV-ICD（*P*=0.01）；且 S-ICD 组导线相关并发症显著降低（1.4% *vs.* 6.6%，*P*=0.001）。

由于早期 S-ICD 研究中植入多为第一代设备和植入技术的局限，S-ICD 不恰当电击率略偏高，在 IDE 研究中为 13.1%，在 EFFORTLESS 研究中为 8.1%。此外，之前 S-ICD 临床研究中没有专门针对一级预防患者前瞻性研究以评估其临床获益。UNTOUCHED 研究是另一多中心、前瞻性、非随机研究，这个研究旨在比较对于射血分数降低的 ICD 一级预防适应证患者，S-ICD 对比 TV-IVD 在优化程控参数和增强鉴别算法下的不恰当电击发生率。入选患者植入第 2 代 S-ICD（39.6%）或第 3 代 S-ICD（60.4%）。程控方案为条件放电区 200 次 /min、放电区 250 次 /min。18 个月无不恰当电击率目标值是 91.6%。该研究共入组包含美国和欧洲共 110 个研究中心的 1 111 名患者。患者平均 LVEF 为 26%，纽约心功能分级 Ⅱ级 / Ⅲ级占比 87%，具有心肌梗死病史（41.4%）、缺血性心肌病病史（53.8%）比例较高，合并其他基础疾病比例也较高，其中合并糖尿病和肾脏疾病患者占 47%。18 个月随访结果显示，S-ICD 无不恰当电击率为 95.9%，高于目标值 91.6%（*P*<0.000 1），即不恰当电击率为

4.1%,显著低于目标值 8.4%(P<0.000 1)。1 年不恰当电击率为 3.1%;若仅分析第三代产品(A219),不恰当电击率为 2.4%;均低于既往 TV-ICD 的不恰当电击率(约 5%)。恰当的治疗事件 64 个,首次放电成功 92.2%,最终放电成功率是 98.4%(63/64),有 1 例为 5 次放电治疗均失败自主转复。7 位患者经历了 9 次电风暴,共 58 个治疗事件,所有电风暴事件最终放电治疗成功率是 100%。UNTOUCHED 研究结果显示,在 ICD 一级预防患者中,S-ICD 与优化程控的 TV-ICD 相比,仍具有较高的安全性和有效性。在入组有较多合并疾病、心功能较差患者的情况下,S-ICD 不恰当电击率(全部产品分析,1 年不恰当电击率是 3.1%,仅分析其第三代 S-ICD,1 年不恰当电击率是 2.4%)仍低于很多当代 TV-ICD 的临床研究数据。

今年 HRS 刚公布了 ATLAS 的研究结果。ATLAS 研究是一前瞻性、随机对照研究,共 14 家加拿大植入中心参加,入组具有 ICD Ⅰ类或Ⅱ类适应证、导线相关并发症风险较高的患者共 503 例,1∶1 随机分组至 S-ICD 组(第 2 代或第 3 代 S-ICD,n=251)和 TV-ICD 组(植入单腔 ICD,n=252),均使用最新推荐的程控方案。两组基线资料无显著差异,其中 87% 的患者年龄小于 60 岁。主要研究终点是术后 6 个月时导线相关并发症,包括气胸、血胸、心脏穿孔、心脏压塞、心包积液、心包炎、导线移位,或因为失夺获/感知不良需要重置、新发三尖瓣反流或加重(3+ 或 4+)、同侧上肢深静脉血栓形成等。次要终点是术后 6 个月安全性复合终点(包括全因器械相关并发症、需要重新手术处理和不恰当电击)和有效性(恰当电击失败或心律失常死亡)。研究结果显示,S-ICD 组患者导线相关并发症较 TV-ICD 组减少 92%,气胸、血胸、心脏穿孔、心脏压塞、心包积液、心包炎、导线移位、或因为失夺获/感知不良需要重置等的并发症在 S-ICD 组发生率为 0。在严重的导线相关并发症发生率方面,S-ICD 优于 TV-ICD(SICD 组 0.4% $vs.$ TV-ICD 组 4.8%)。术后 6 个月时安全性复合终点、恰当电击失败及心律失常死亡发生率方面,两组均无统计学差异。S-ICD 和 TV-ICD 组的转复成功率均高于 99%(S-ICD 组有 2 例、TV-ICD 组有 1 例转复失败)。不恰当电击方面,S-ICD 组的全因不恰当电击年发生率为 2.7%/年,TV-ICD 组为 1.2%/年,两组间无显著差异。在既往的 S-ICD 与 TV-ICD 对比分析的研究里,房性心律失常是 TV-ICD 组不恰当电击的主要原因,而在 ATLAS 研究里,房性心律失常引起的不恰当电击率在 S-ICD 组降低 82%,S-ICD 组的主要不恰当电击原因是 T 波过感知和电磁干扰[80% 因为经皮神经电刺激仪(TENS)]。ATLAS 研究进一步在较易发生不恰当电击事件的年轻患者中证实了 S-ICD 的安全性。且在该研究中,S-ICD 识别 SVT 的特异性高达 98%,带来了识别房性心律失常的优秀表现。

最近发表的一项荟萃分析目的在于比较 S-ICD 与 TV-ICD 的临床结局和并发症。该研究将 13 项研究中共计 9 073 例患者纳入分析,主要终点是临床相关并发症(电极、囊袋、主要手术并发症、设备相关感染)和不恰当电击的复合终点。纳入患者的平均 LVEF 为 40% ± 10%,30% 为女性,73% 为 ICD 一级预防适应证。S-ICD 与 TV-ICD 的主要终点发生风险无统计学差异(OR=0.80,95% CI 0.53~1.19)。植入 S-ICD 患者发生电极相关并发症的风险更低(OR=0.14,95% CI 0.06~0.29,P<0.001),发生主要手术并发症的风险更低(OR=0.18,95% CI 0.06~0.57,P=0.003),但囊袋并发症的风险升高(OR=2.18,95% CI 1.30~3.66,P=0.003)。而包括不恰当电击等在内其他临床结局方面两者均无显著差异。荟萃分析中提到,通过实施一种优化的手术技术(即肌间双切口技术),使用更小体积的第二代 S-ICD,以及改善 S-ICD 植入者学习曲线,可以通过减少囊袋并发症和局部感染的风险来进一步提高 S-ICD 安全性。S-ICD 不恰当电击的主要原因是 T 波过度感知。对于发生不恰当

电击治疗的患者,应优化 S-ICD 参数,尽可能打开 SMART Pass 功能。该荟萃分析还发现,S-ICD 在年轻患者中可减少 S-ICD 不恰当电击发生。一方面,可能与年轻患者中 S-ICD 程控分区设置得更高相关;另一方面,年轻患者可能存在更多窦性心动过速,而 S-ICD 在鉴别室上性心律失常方面比 TV-ICD 具有更高的特异性,这在前述的 START 研究也得出类似结论。此外,年轻患者活动量较大且寿命更长,植入体内的 TV-ICD 可能存在更高的电极故障风险,导致电极故障引起过感知而被误电击的风险增加。

(三)国内临床应用情况

我国应用 S-ICD 较晚,2014 年 12 月 23 日由华伟教授和张澍教授共同完成了第 1 代 S-ICD 在中国的首例植入。近几年国内植入的已是第二代 S-ICD。目前国内植入总量不到 1 000 台,也有些小样本临床观察研究。

李明辉等分析了 2018 年 8 月至 2020 年 8 月在复旦大学附属中山医院心内科行 S-ICD 植入的 24 例患者临床资料,结果显示,手术学习曲线较短,手术时间为(55.0 ± 18.7)分钟;按标准操作流程,术后短期无并发症发生。随访中有 17 次事件,6 次放电事件。其中 4 次正确处理,一次转复成功率 100%,2 次不恰当电击在程控处理后随访无不恰当电击再发,提示 S-ICD 具有较好的安全性及有效性。

何浪等总结了浙江绿城心血管病医院开展 S-ICD 的经验。2016 年 12 月至 2020 年 6 月共 11 例患者植入 S-ICD,平均手术时间为(69.0 ± 19.1)分钟,术中测试除颤阻抗(53.6 ± 8.0)Ω,室性心律失常诱发、诊断至成功除颤时间平均为(12.9 ± 1.7)秒。1 例行局部麻醉,术后疼痛评分(VAS)为 6 分;10 例行局部麻醉 + 静脉镇静,VAS 为(3.0 ± 0.9)分。所有患者未发生严重并发症。研究者认为使用局部麻醉联合静脉镇静行 S-ICD 植入是安全的。

华伟等公布了 S-ICD 国内多中心临床应用随访结果,分析了国内 42 家中心成功植入 S-ICD 且有稳定随访的 111 例患者。数据显示,平均手术时间为(80.2 ± 27.9)分钟,平均术中除颤阻抗(63.8 ± 12.6)Ω,术中未记录到严重并发症发生。随访 158(54,362)天,27 例患者共接受电击治疗 75 次(最少 1 次,最多 16 次),其中 22 例患者接受 51 次恰当电击治疗,9 例患者发生 24 次不恰当电击。不恰当电击的主要原因为 T 波过感知。该随访结果显示,S-ICD 达到了有效性和安全性的预期终点。

目前国内第一个 S-ICD 与 TV-ICD 比较的临床研究(皮下 ICD 与经静脉 ICD 治疗在一级预防中的应用前景比较)正在进行,由新疆医科大学第一附属医院、中国医学科学院阜外医院、复旦大学附属中山医院的研究负责人发起,2021 年中旬开始在全国数十家中心陆续入组,目的是在中国 SCD 一级预防人群中评估 S-ICD 植入术后 18 个月的不恰当电击发生情况,并与国际 ICD 植入水平目标值进行对比,以评估中国人群 S-ICD 植入后的远期安全性是否达到国际现有标准。此外,还将与同期入组的 TV-ICD 患者做横向对比观察,以比较现阶段中国人群 S-ICD 与 TV-IVD 植入后的远期疗效与安全性。

三、S-ICD 的指南推荐

2015 年欧洲心脏病学会(ESC)首次将 S-ICD 写进指南,指南中指出,患者不具备心动过缓、心脏再同步、抗心动过速起搏的适应证,仅仅需要除颤功能,可植入 S-ICD 以作为经静脉植入 ICD 的替代治疗(Ⅱa 类适应证)。对于静脉入路困难、因感染而移出经静脉植入的除颤器或者需要长期除颤器治疗的年轻患者,也可考虑应用皮下除颤器以替代经静脉除颤器(Ⅱb 类适应证)。2017 年美国心脏协会(AHA)/ 美国心脏病学会(ACC)/ 美国心律协会(HRS)发布室性心律失常管理和心脏性猝死的预防指南,关于 S-ICD 适应证推荐中首次将 S-ICD 上升为Ⅰ类推荐。符合 ICD 适应证的患者,若目前及预期将来不需要起搏治疗心动过缓、终止心动过速或不需要植入 CRT,若同时缺乏合适血管入路、存在高感染风险,则为Ⅰ类推荐。符合 ICD 适应证的患者,若目前及预期将来不需要起搏治疗心动过缓、终止心动过速或不需要植入 CRT,S-ICD 仍是Ⅱa类推荐。对于合并心动过缓需起搏治疗,或需 CRT 治疗,或需要抗心动过速起搏治疗终止 VT 的患者,则不推荐 S-ICD(Ⅲ类)。我国 2021 年植入式心律转复除颤器临床应用中国专家共识中对 S-ICD 的推荐与 2017 年 AHA/ACC/ARS 指南基本一致。

四、SICD 的植入和程控

(一) S-ICD 的植入

S-ICD 系统植入要点如下。术前需对患者进行筛选,通过立位、卧位收集体表心电信号,确认至少有一个向量在两个体位下通过筛查。植入术前贴好体外除颤电极片并与体外除颤器正确连接。利用 X 线前后位及左侧位透视下确认 S-ICD 和导线的样品固定在预期植入部位,近端感知环与胸骨平行,机器在腋中线靠后,确保除颤线圈和脉冲发生器将全部左心室心影包裹在内,位置满意后做好标记。制作囊袋时在左侧腋中线附近寻找到背阔肌和前锯肌之间的深筋膜层,钝性分离制作囊袋。胸骨旁皮下隧道应尽量贴近深筋膜层。两感知电极需要固定可靠。闭合囊袋及剑突下皮下组织时,需排尽切口和隧道中的空气(图 3,彩图见二维码 22)。

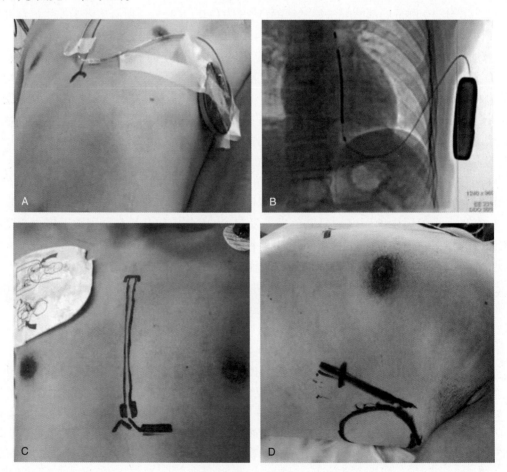

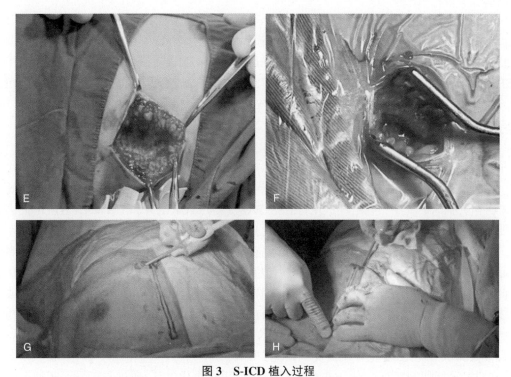

图 3　S-ICD 植入过程

A. 机器和导线 DEMO 贴皮肤上模拟植入位置；B. 影像下调整定位；C、D. 定位后体表标记；
E. 腋下囊袋制作；F. 剑突旁切口制作；G. 横向隧道制作；H. 纵向隧道制作。

　　S-ICD 通过感知电极与脉冲发生器获得的三个向量关系（分别为近端感知电极到机壳、
远端感知电极到机壳、远端到近端感知电极）进行心律识别。植入后 S-ICD 会自动选择最
佳向量用于心律检测。植入过程中推荐常规进行 DFT 测试，多采用 65J 进行除颤，以保留
15J 安全能量范围。DFT 失败患者可尝试转化除颤极性，必要时调整脉冲发生器和 / 或除颤
电极植入位置。术后常规 AP 位和 LAO90° 留植入影像（图 4）。

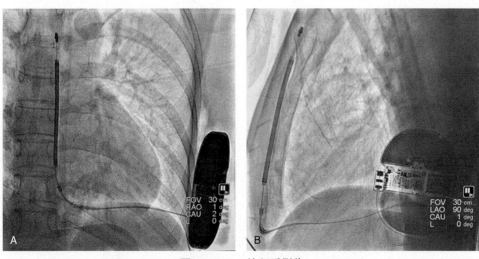

图 4　S-ICD 植入后影像

A. 植入后 AP 位影像；B. 植入后 LAO 90° 影像。

（二）S-ICD 的程控

S-ICD 的程控比较简单,大部分为自动设置,除颤治疗(开 / 关)、除颤后起搏治疗(开 / 关)和条件放电区(开 / 关)在 170~250 次 /min 范围分别单独设置。2019 年 HRS/EHRA/APHRS/LAHRS 指南及 2021 年中国专家共识对 S-ICD 程控参数的推荐如下:放电区 ≥230 次 /min、条件放电区 ≥200 次 /min 或 10 次 /min<已知室速频率,开启电击后起搏功能。在 UNTOUCHED 研究中,放电区默认设置为 ≥250 次 /min,也被验证是安全的。

五、S-ICD 的局限性

S-ICD 不能提供常规起搏与 ATP 功能,只能提供除颤后 30 秒的安全起搏。但既往 S-ICD 相关临床研究中,包括 EFFORTLESS、PAS、PRAETORIAN 和 UNTOUCHED 等,因为需要起搏或 ATP 治疗而移除 S-ICD 系统的比例仅为 0.4%(20/4 159)。

目前指南中,对于有起搏需求的 ICD 适应证患者,S-ICD 是不予推荐。那么如果患者由于起搏需求已经植入了相应 CIED,是否可以再植入 S-ICD?部分临床应用发现,S-ICD 可以与不同心血管植入式电子装置(CIED)协同工作,包括且不限于起搏器(单腔、双腔或无导线起搏器)、CRT、心肌收缩力调节器(CCM)、左心室辅助装置(LVAD)、神经调节器(VNS)等。但植入前需要进行全面心电筛查评估,术中也需要观察评估器械之间是否存在影响,并进行参数测试与优化,避免 S-ICD 受到其他 CIED 影响。

同时,第四代 S-ICD 产品(mCRM 系统)将采用模块化设计,通过与无导线起搏器联用提供常规起搏功能,并能提供 ATP 治疗。在动物实验中,mCRM 系统表现出很高的安全性和有效性。目前 mCRM 系统已开始上市前临床研究(NCT04798768),首批患者已于 2021 年 12 月在美国和欧洲多家中心植入。

六、总结

TV-ICD 的除颤电极需通过静脉植入右心室,必然存在导线相关感染、导线脱位、故障、三尖瓣反流、静脉通路闭塞及导线拔除困难等问题和并发症。而 S-ICD 是第一个不用在心腔内放置电极而具有除颤功能的创新系统,尤其适用于不适合经静脉植入除颤电极的患者。此外,对于年轻、预期寿命较长而需更换除颤电极的患者,也具有明显优势。经过算法和植入技术的进步,现国内临床广泛使用第二代产品,增加 SMART Pass 算法,并兼容 1.5T 全身 MRI。国外目前已发展至第四代 S-ICD 联合无导线起搏器,并正在进行上市前临床研究。S-ICD 的安全性和有效性在各大型临床研究中不断得到验证。期待更多国内中心团队的临床研究,为我国 S-ICD 的植入及与 TV-ICD 的比较提供更为充足的循证医学证据。

（宿燕岗　李若谷　张魏巍）

参考文献

[1] BARDY G H, LEE K L, MARK D B, et al. Amiodarone or an implantable cardioverter-defibrillator for congestive heart failure [J]. N Engl J Med, 2005, 352: 225-237.

[2] MOSS A J, HALL W J, CANNOM D S, et al. Improved survival with an implanted defibrillator in patients with coronary disease at high risk for ventricular arrhythmia [J]. N Engl J Med, 1996, 335: 1933-1940.

［3］ MOSS A J, ZAREBA W, HALL W J, et al. Prophylactic implantation of a defibrillator in patients with myocardial infarction and reduced ejection fraction [J]. N Engl J Med, 2002, 346: 877-883.

［4］ KIRKFELDT R E, JOHANSEN J B, NOHR E A, et al. Complications after cardiac implantable electronic device implantations: an analysis of a complete, nationwide cohort in Denmark [J]. Eur Heart J, 2014, 35 (18): 1186-1194.

［5］ BARDY G H, SMITH W M, HOOD M A, et al. An entirely subcutaneous implantable cardioverter-defibrillator [J]. N Engl J Med, 2010, 363: 36-44.

［6］ GOLD M R, THEUNS D A, KNIGHT B P, et al. Head-to-head comparison of arrhythmia discrimination performance of subcuta-neous and transvenous ICD arrhythmia detection algorithms: the START study [J]. J Cardiovasc Electrophysiol, 2012, 23: 359-366.

［7］ WEISS R, KNIGHT B P, GOLD M R, et al. Safety and efficacy of a totally subcutaneous implantable-cardioverter defibrillator [J]. Circulation, 2013, 128 (9): 944-953.

［8］ GOLD M R, AASBO J D, EL-CHAMI M F, et al. Subcutaneous implantable cardioverter-defibrillator post-approval study: clinical characteristics and perioperative results [J]. Heart Rhythm, 2017, 14 (10): 1456-1463.

［9］ LAMBIASE P D, BARR C, THEUNS D A M J, et al. Worldwide experience with a totally subcutaneous implantable defibrillator: early results from the EFFORTLESS S-ICD Registry [J]. Eur Heart J, 2014, 35 (25): 1657-1665.

［10］ LAMBIASE P D, THEUNS D A, MURGATROYD F, et al. Subcutaneous implantable cardioverter-defibrillators: long-term results of the EFFORTLESS study [J]. Eur Heart J, 2022, 43 (21): 2037-2050.

［11］ BOERSMA L, BARR C, KNOPS R, et al. Implant and midterm outcomes of the subcutaneous implantable cardioverter-defibrillator registry the EFFORTLESS study [J]. J Am Coll Cardiol, 2017, 70 (7): 830-841.

［12］ KNOPS R E, OLDE NORDKAMP L R A, DELNOY P P H M, et al. Subcutaneous or transvenous defibrillator therapy [J]. N Engl J Med, 2020, 383 (6): 526-536.

［13］ GOLD M R, LAMBIASE P D, EL-CHAMI M F, et al. Primary results from the understanding outcomes with the S-ICD in primary prevention patients with low ejection fraction (UNTOUCHED) trial [J]. Circulation, 2021, 143 (1): 7-17.

［14］ RUDIC B, TÜLÜMEN E, FASTENRATH F, et al. Incidence, mechanisms, and clinical impact of inappropriate shocks in patients with a subcutaneous defibrillator [J]. Europace, 2020, 22 (5): 761-768.

［15］ KNOPS R E, OLDE NORDKAMP L R A, DELNOY P H M, et al. Subcutaneous or Transvenous Defibrillator Therapy [J]. N Engl J Med, 2020, 383 (6): 526-536.

［16］ BROUWER T F, KNOPS R E, KUTYIFA V, et al. Propensity score matched comparison of subcutaneous and transvenous implantable cardioverter-defibrillator therapy in the SIMPLE and EFFORTLESS studies [J]. Europace, 2018, 20 (FI2): f240-f248.

［17］ RORDORF R, CASULA M, PEZZA L, et al. Subcutaneous versus transvenous implantable defibrillator: An updated meta-analysis [J]. Heart Rhythm, 2021, 18 (3): 382-391.

［18］ 李明辉, 张磊, 梁义秀, 等. 全皮下植入型心律转复除颤器植入技术安全性及有效性的单中心分析 [J]. 中华心律失常学杂志, 2020, 24 (6): 566-570.

［19］ 何浪, 陈志平, 金晶, 等. 全皮下植入型心律转复除颤器单中心三年经验 [J]. 中华心律失常学杂志, 2020. 24 (6): 571-575.

［20］ 华伟, 宿燕岗, 汤宝鹏, 等. 全皮下植入型心律转复除颤器国内多中心临床应用随访分析 [J]. 中华心律失常学杂志, 2020, 24 (6): 556-560.

［21］ AL-KHATIB S M, STEVENSON W G, ACKERMAN M J, et al. 2017 AHA/ACC/HRS guideline for management of patients with ventricular arrhythmias and the prevention of sudden cardiac death: a report of the American College of Cardiology/American Heart Association Task Force on Clinical Practice Guidelines and the Heart Rhythm Society [J]. J Am Coll Cardiol, 2018, 72 (14): e91-e220.

［22］宿燕岗，黄德嘉，张澍 . 植入型心律转复除颤器临床应用中国专家共识 (2021)[J]. 中华心律失常学杂志 , 2021, 25 (4): 280-299.

［23］STILES M K, FAUCHIER L, MORILLO C A, et al. 2019 HRS/EHRA/APHRS/LAHRS focused update to 2015 expert consensus statement on optimal implantable cardioverter-defibrillator programming and testing [J]. Europace, 2019, 21 (9): 1442-1443.

［24］KUSCHYK J, STACH K, TÜLÜMEN E, et al. Subcutaneous implantable cardioverter-defibrillator: first single-center experience with other cardiac implantable electronic devices [J]. Heart Rhythm, 2015, 12 (11): 2230-2238.

［25］TJONG F V Y, BROUWER T F, KOOIMAN K M, et al. Communicating antitachycardia pacing-enabled leadless pacemaker and subcutaneous implantable defibrillator [J]. J Am Coll Cardiol, 2016, 67 (15): 1865-1866.

［26］GEMEIN C, HAJ M, SCHMITT J. Combining an subcutaneous ICD and a pacemaker with abdominal device location and bipolar epicardial left ventricular lead: first-in-man approach [J]. Europace, 2016, 18 (8): 1279.

［27］RÖGER S, RUDIC B, AKIN I, et al. Long-term results of combined cardiac contractility modulation and subcutaneous defibrillator therapy in patients with heart failure and reduced ejection fraction [J]. Clinical cardiology, 2018, 41 (4): 518-524.

GREAT WALL
INTERNATIONAL CONGRESS
OF CARDIOLOGY

心脏病学实践
2022 （全7册）

主　　编　陈绍良　吴永健
主　　审　袁祖贻　丛洪良
学术秘书　张俊杰　高　展

人民卫生出版社
·北京·

图书在版编目（CIP）数据

心脏病学实践 .2022：全 7 册 / 陈绍良，吴永健主
编 . —北京：人民卫生出版社，2022.11
ISBN 978-7-117-33815-8

Ⅰ.①心… Ⅱ.①陈…②吴… Ⅲ.①心脏病学
Ⅳ.①R541

中国版本图书馆 CIP 数据核字（2022）第 194728 号

人卫智网	www.ipmph.com	医学教育、学术、考试、健康，购书智慧智能综合服务平台
人卫官网	www.pmph.com	人卫官方资讯发布平台

心脏病学实践 2022（全 7 册）

Xinzangbingxue Shijian 2022（Quan 7 Ce）

主　　编：陈绍良　吴永健
出版发行：人民卫生出版社（中继线 010-59780011）
地　　址：北京市朝阳区潘家园南里 19 号
邮　　编：100021
E - mail：pmph @ pmph.com
购书热线：010-59787592　010-59787584　010-65264830
印　　刷：三河市宏达印刷有限公司（胜利）
经　　销：新华书店
开　　本：787 × 1092　1/16　　总印张：94
总 字 数：2346 千字
版　　次：2022 年 11 月第 1 版
印　　次：2022 年 11 月第 1 次印刷
标准书号：ISBN 978-7-117-33815-8
定价（全 7 册）：254.00 元

打击盗版举报电话：**010-59787491**　**E-mail：WQ @ pmph.com**
质量问题联系电话：**010-59787234**　**E-mail：zhiliang @ pmph.com**
数字融合服务电话：**4001118166**　　**E-mail：zengzhi @ pmph.com**

第四分册
心肌病与心力衰竭

分册主编　孙艺红　白　玲　张　航

编者名单

（按姓氏笔画排序）

于万德　南京医科大学附属南京医院
马爱群　西安交通大学第一附属医院
王　江　中国人民解放军陆军军医大学第二附属医院（新桥医院）
王祖禄　中国人民解放军北部战区总医院
左中印　中国人民解放军北部战区总医院
左海润　武汉亚心总医院
卢　群　西安交通大学第一附属医院
田　庄　北京协和医院
白　玲　西安交通大学第一附属医院
冯　沅　四川大学华西医院
刘　莹　大连医科大学附属第一医院
刘小燕　中国人民解放军陆军军医大学第二附属医院（新桥医院）
刘彦博　北京协和医院
刘博罕　中国人民解放军总医院
许顶立　南方医科大学南方医院
孙艺红　中日友好医院
孙玉青　首都医科大学附属北京安贞医院
苏　晞　武汉亚心总医院
杜　昕　首都医科大学附属北京安贞医院
李怡坚　四川大学华西医院
肖小菊　广东省人民医院
吴文静　中日友好医院
张　健　中国医学科学院阜外医院
张　航　南京医科大学附属南京医院
张宇辉　中国医学科学院阜外医院
张艳丽　大连医科大学附属第一医院
陈　茂　四川大学华西医院
陈运龙　中国人民解放军陆军军医大学第二附属医院（新桥医院）
金　玮　上海交通大学医学院附属瑞金医院
郭　飞　首都医科大学附属北京安贞医院
郑　涛　西安交通大学第一附属医院

赵振刚　四川大学华西医院
袁　璟　华中科技大学同济医学院附属协和医院
贾朝旭　首都医科大学附属北京友谊医院
夏云龙　大连医科大学附属第一医院
黄　峻　江苏省人民医院
黄凡翼　上海交通大学医学院附属瑞金医院
董　蔚　中国人民解放军总医院
董建增　首都医科大学附属北京安贞医院
曾祥辉　南方医科大学南方医院
黎励文　广东省人民医院

目　录

2022 年心力衰竭的发展和进步一瞥

2022 年在心力衰竭领域新药、新器械等方面有了不少进步,以下我们就 2022 年 AHA/ACC/HFSA 心力衰竭管理指南中更新的部分特点和异种心脏移植两个热点问题做一简要讨论。

一、2022 年 AHA/ACC/HFSA 心力衰竭管理指南

2022 年 4 月,美国心脏协会(AHA)、美国心脏病学会(ACC)和美国心力衰竭学会(HFSA)发布了 2022 年 AHA/ACC/HFSA 心力衰竭管理指南(简称美国指南)。首先,指南修订了心衰的分类标准(表 1),它采用了 2021 年 3 月由欧洲心脏病学会心衰协会(HFA-ESC)、美国心衰学会(HFSA)和日本心衰学会(JHFS)牵头,加拿大、澳大利亚、新西兰心衰学会和中国心衰专业委员会(CHFA)共同参与制定的全球心力衰竭通识定义(简称通识)的分类理念和办法。

表 1　2022 年 AHA/ACC/HFSA 依据射血分数的心力衰竭分类标准

依据射血分数的心力衰竭类型	标准
HFrEF(射血分数降低的心力衰竭)	• LVEF ≤ 40%
HFimpEF(射血分数改善的心力衰竭)	• 既往 LVEF ≤ 40% 且随访后测量 LVEF>40%
HFmrEF(射血分数轻微降低的心力衰竭)	• LVEF 41%~49% • 自发性或可诱发的左室充盈压升高的证据(如利钠肽升高,无创和有创的血流动力学监测)
HFpEF(射血分数保留的心力衰竭)	• LVEF ≥ 50% • 自发性或可诱发的左室充盈压升高的证据(如利钠肽升高,无创和有创的血流动力学监测)

在心衰的分类方面,美国指南与通识一致强调了心力衰竭发生、发展的"轨迹"(trajectories)。提出了基于射血分数动态演变的心力衰竭分类和再分类,突出了依据射血分数这个参数变化,对心力衰竭的过程进行动态评估,细化明晰了心衰不同阶段动态变化的走向。HFimpHF 是新增加的类型,反映了对心衰发生、发展的新认识和新策略。比较美国指南和通识,可以看出就 HFimpEF 的诊断标准两者有一些差异。通识定义参照一些临床试验的标准,目的是为临床提供一种可操作的量化指标,其分类标准中强调了三点,心衰基线时的 LVEF ≤ 40%,随访后要求比基线的 LVEF 升高>10% 且 LVEF>40%,而美国指南则没有采用"随访后 LVEF 至少升高 10 个百分点"的要求。临床实际中,如果只考虑随访后测量 LVEF>40%,而不考虑较基线水平升高的最小幅度,如果只升高几个百分点的话,很有可能是不同测量医师或超声设备之间的差别,或者是改善的程度不清晰的问题。鉴于此,在临床上可能采用通识的分类标准对 HFimpEF 的标准可能更确切。

　　为了深入反映 LVEF 的动态演变,美国指南对分类又进行了再次分类(图 1),这里突出强调了 LVEF 动态变化的特点。在再次的分类里,除了 HFrEF 的改善外,还强调了 LVEF 在 HFmrEF 和 HFpEF 患者中的动态变化。清晰地看出,部分 HFrEF 患者在指南指导的药物治疗(GDMT)后得到改善,可以进入 HFmrEF 状态乃至进一步好转进入 HFpEF 状态;而一部分 HFpEF 患者由于某些原因恶化为 HFmrEF 状态甚至 HFrEF;或者 HFrEF 的患者 LVEF>50% 后,再度回落到<40%;同时强调这种 LVEF 改善的患者不属于真正的 HFmrEF 和 HFpEF。例如,一位患者初诊时的 LVEF 为 35%,经过一段时间的 GDMT 之后,多次评估 LVEF 恢复到 50%~55% 范围内波动,其目前的状态不能等同于初诊时 LVEF 在 50%~55% 的 HFpEF 患者。此外,HFrEF 患者 EF 值改善,乃至逐渐超过了 50%,他所罹患的疾病阶段并不是 HFmrEF 或 HFpEF,而是 HFrEF 治疗后相对"平稳"的一个阶段。同时,LVEF 恢复的患者与其心脏结构的改善并不完全匹配,部分功能"恢复",部分结构和功能"恢复",这里称之为改善似乎更恰当。2014—2018 年我国学者发表的左心室逆重构(left ventricular reverse remodeling,LVRR)的系列研究,也反映了我国扩张型心肌病的患者经 GDMT 后,24.8% 的患者 LVEF,LVEF 和左心室结构可以"恢复"正常。然而,部分患者如果其后未能严格坚持 GDMT 或院外管理不善,16.5% 的患者病情仍会恶化转为 HFrEF。因此,对于 HFrEF 治疗后好转,即 HFimpEF 的患者,即使原有的心衰症状明显改善甚至消失,仍应继续坚持 GDMT,以防止心衰和左室功能不全的复发,推荐级别为 Ⅰ 类(B-R)。这种新的分类也有助于 GDMT 策略的优化和调整以及对不同病因心衰的预后进行科学、合理的评判。

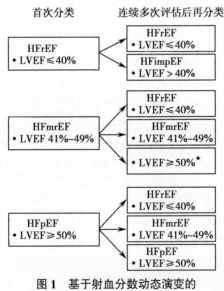

图 1　基于射血分数动态演变的
心力衰竭分类和再分类

★对于 LVEF 从轻微下降(41%~49%)到 ≥50% 病
情好转的患者,指导治疗的证据有限。这类患者能
否归类为 HFpEF 或 HFmrEF 进行治疗尚不清楚。

　　美国指南更新了心衰分期(图 2)。心衰新分期对 A 期进行了新的解释,定义为心力衰竭的危险因素阶段,这个定义避免了在心衰发生之前过早给患者贴上心衰的标签,因为实际上这一部分患者只是有高血压、糖尿病、肥胖或心肌病家族史等危险因素,而定义为 A 期心衰则会造成错误理解和诊治混淆。本指南心衰的分期旨在强调心衰重在预防,探索更为精准、靶向的预防措施,阻止或延缓 A 期和 B 期发展至临床心衰阶段(即 C 期甚至 D 期),并给出了一些具体实际的操作建议(图 2)。

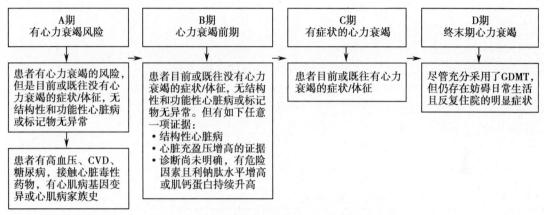

图 2　2022 年 AHA/ACC/HFSA 心力衰竭的分期

美国指南和 2021 年 ESC 心力衰竭诊断和治疗指南(简称 ESC 指南)中关于 BNP 及 NT-proBNP 作为诊断工具的证据水平不同。BNP/NT-proBNP 检测在美国指南中是作为 I A 类推荐的,在 ESC 指南中则是作为 I B 类推荐的。美国指南更强调在急诊环境中建立良好 NPs 诊断意义,考虑在急性情况下"呼吸困难患者"的诊断和鉴别诊断问题。而 ESC 指南强调在急性心衰 / 慢性心衰时对病情的认识,以及准确解释 NPs 的必要性,指出了 NPs 受到影响的因素,例如肥胖、射血分数保留的可疑 HF、心房颤动或慢性肾脏病。由此可见,生物标志物用于心衰的诊断还是需要进行个体化的评判,因为每个患者病情的复杂程度和不同共病的掺杂需要综合评估。

在治疗的推荐上,美国指南和 ESC 指南的推荐有一些差异。美国指南对于 C 期心衰患者,推荐沙库巴曲 / 缬沙坦(ARNI)作为 C 期 NYHA Ⅱ~Ⅲ 级的心衰患者首选的肾素 - 血管紧张素抑制剂(RAASi),推荐等级为 I A,只有在有 ARNI 存在禁忌时,可以使用血管紧张素转换酶抑制剂(ACEI)或血管紧张素受体阻滞剂(ARB)。而对 ACEI/ARB 推荐在 C 期 NYHA Ⅱ~Ⅳ 级的心衰患者。而 ESC 指南的推荐是 ACEI/ARNI 作为首推的 RAASi,ARB 仅是在他们不合适使用时的选择,这点是值得我们思考的问题。

美国指南在心衰治疗的推荐上与 ESC 指南基本一致,推荐 RAASi(ARNI/ACEI/ARB)、β 受体阻滞剂、盐皮质激素受体拮抗剂(MRA)和钠 - 葡萄糖共转运蛋白 2 抑制剂(SGLT2i)组成了心力衰竭治疗的"新四联疗法"。已知,达格列净和恩格列净射血分数降低研究奠定了 SGLT2i 在 HFrEF 患者治疗中的基石作用,近期恩格列净射血分数保留心衰研究也为 HFpEF 的治疗奠定了基础。美国指南也对 HFmrEF(LVEF 41%~49%)患者进行了药物治疗的推荐,药物治疗的推荐与 HFrEF 类似,故 HFrEF 的治疗药物适用于 HFmrEF 患者。在 HFpEF 患者中,新增 SGLT2i 作为指南推荐的药物(Ⅱa 类推荐),ARNI/ACEI/ARB、MRA 和 β 受体阻滞剂均为 Ⅱb 类推荐。我们将 HFrEF、HFmrEF 和 HFpEF 三类心衰的药物治疗的推荐归纳为表 2 供参考。

表 2　ACC 指南对 HFrEF、HFmrEF 和 HFpEF 三类心衰的药物治疗推荐

心力衰竭的分类	药物推荐	推荐级别
HFpEF（LVEF ≥ 50%）	按需使用利尿剂	Ⅰ
	SGLT2i	Ⅱa
	ARNIs/ARB（C 期，NYHA Ⅱ~Ⅲ级）	Ⅱb
	MRA	Ⅱb
HFmrEF（LVEF 41%~49%）	按需使用利尿剂	Ⅰ
	SGLT2i	Ⅱa
	ARNIs/ARB/acei（C 期，NYHA Ⅱ~Ⅲ级）	Ⅱb
	MRA	Ⅱb
	HFrEF 中证据支持的 β 受体阻滞剂	Ⅱb
HFrEF（LVEF ≤ 40%）	按需使用利尿剂	Ⅰ
	SGLT2i	Ⅰ
	ARNIs/ARB/ACEI（C 期，NYHA Ⅱ~Ⅲ级）	Ⅰ
	MRA	Ⅰ
	β 受体阻滞剂	Ⅰ

随着循证医学证据的不断积累，美国指南将 SGLT2i 治疗心衰推向了一个新的高度，成为首个覆盖 HFrEF、HFmrEF 和 HFpEF 三类心衰的"全疾病谱"的治疗药物。急性心肌梗死时，SGLT2i 对心血管和肾脏的保护作用以及确切的病理生理机制尚不完全清楚，因此目前的指南建议心肌梗死的急性期应停用 SGLT2i。SGLT2i 在心肌梗死中潜在的心肾保护机制详见图 3。SGLT2i 发挥器官保护的肾 - 心关联性详见图 4。国际上正在进行 3 项大规模的 SGLT2i 治疗急性心肌梗死的临床试验其结果有待于 2022—2023 年揭晓（表 3）。在动物模型中观察发现，早期应用 SGLT2i 使室性心动过速 / 心室颤动发生的时间延迟，心律失常评分减低。小样本的临床研究发现，急性心肌梗死后早期应用 SGLT2i 可改善心脏交感活性且无不良反应，其潜在的抗心律失常作用也有待于未来的大规模临床研究加以证实（图 5）。

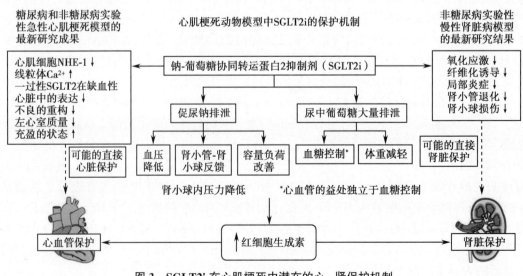

图 3　SGLT2i 在心肌梗死中潜在的心 - 肾保护机制

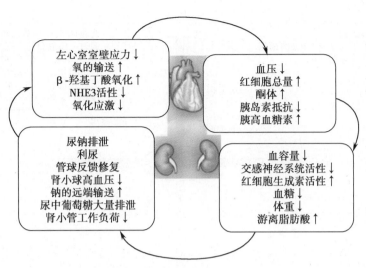

图 4 SGLT2i 发挥器官保护的肾 - 心关联性

表 3 SGLT2i 治疗急性心肌梗死的临床试验一览表

	EMMY Impact of EMpagliflozin on Cardiac Function and Biomarkers of Heart Failure in Patients With Acute MYocardial Infarction	EMPACT-MI Trial to Evaluate the Effect of EMPAgliflozin on Hospitalisation for Heart Failure and Mortality in Patients With aCuTe Myocardial Infarction	DAPA-MI Trial to Evaluate the Effect of Dapagliflozin on the Incidence of Heart Failure or Cardiovascular Death in Patients Without Diabetes With Acute Myocardial Infarction
研究设计	恩格列净 10mg vs. 安慰剂	恩格列净 10mg vs. 安慰剂	达格列净 10mg vs. 安慰剂
研究人群	急性心肌梗死	急性心肌梗死	急性心肌梗死
开始治疗的时间	3 天以内	14 天以内	7~10 天以内
高风险的特征	CK>800/L 和肌钙蛋白 >10×ULN	新近 LVEF<45% 或有充血的症状 / 体征需要治疗	新的局部或整体左室收缩功能受损或 ECG 示 Q 波心肌梗死
T2DM 患者的入选	伴或不伴 T2DM	伴或不伴 T2DM	患者有高血糖，既往未诊断为 T2DM
一级终点	6 个月时 NT-proBNP 的变化	首次心力衰竭住院或全因死亡的时间	首次心力衰竭住院或心血管死亡的时间
二级终点	有变化的指标： 　心脏超声参数 　酮体水平 　糖化血红蛋白水平 　体重	心力衰竭住院或死亡总数 非选择的心血管住院治疗或死亡总数 非选择性全因住院或死亡总数 心肌梗死住院或死亡总数 首次心血管死亡的时间	首次心肌梗死、卒中或心血管死亡的时间 首次致命和非致命心肌梗死的时间 首次心血管死亡的时间 首次全因死亡的时间 首次新发 T2DM 的时间
随访时程	6 个月	大约 2 年	大约 2 年
样本量 / 例	476	5 000	6 400

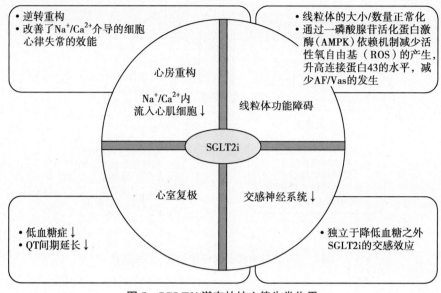

图 5   SGLT2i 潜在的抗心律失常作用

二、异种心脏移植一瞥

2021 年全球同种心脏移植（cardiac allotransplantation）的总数虽然超过了 8 100 例，但是大量终末期心力衰竭患者在等待供体心脏的过程中抱憾离世，能够等到心脏捐献的幸运患者只有很少一部分。杯水车薪的器官捐献根本无法满足现阶段需要心脏移植的庞大患者群，因此推动异种心脏移植（cardiac xenotransplantation）的临床实践很可能是解决器官短缺的一种替代方案。

（一）发展历史

1964 年美国密西西比大学医学中心的 James Hardy 医师采用一颗黑猩猩的心脏给一名终末期心力衰竭的男性患者进行了异种心脏移植手术，大约 2 小时后患者的移植心脏停止了搏动。手术虽然失败了，却开启了人类历史上异种心脏移植的先河。一位名叫 Fae 的婴儿出生后检查出患有先天性左心发育不全综合征，生命垂危，加利福尼亚罗玛琳娜大学医学中心心脏外科的 Leonard L.Bailey 博士说服了婴儿 Fae 的母亲允许他尝试进行实验性狒狒心脏移植。1984 年 10 月 26 日，Leonard L.Bailey 博士采用一颗核桃大小的幼年狒狒心脏替换了 Fae 的缺陷心脏。对于半个月大的婴儿而言，手术在技术上是成功的。由于移植心脏取自 ABO 与受体不相容的狒狒，术后发生了急性排斥反应，尽管当时已经使用了环孢素，但有限的免疫抑制治疗和当时技术手段仍不足以预防异种心脏移植的排斥反应。1984 年 11 月 15 日，婴儿 Fae 在坚持了 20 天后死亡。因物种间的免疫不相容性无法解决，且在伦理层面上公众反对使用灵长类动物进行移植，在其后的 40 年里，人类异种心脏移植手术的报道虽然销声匿迹，而人类在异种心脏移植领域孜孜不倦的探索却始终没有停留。2022 年 1 月 7 日，马里兰大学医学院的心脏移植外科医师 Griffith 采用基因编辑猪的心脏，在临床上为一例 57 岁心衰终末期的患者 David Bennett 实施了猪 - 人异种心脏原位移植手术。让"人面兽心"成为现实的道路上迈出了里程碑式的一步。

（二）为何使用猪作为供体物种

理想的异种供体心脏应具备尺寸、质量和生理结构与人类的心脏相匹配,在免疫学上可以兼容。从系统发育的角度来看,非人灵长类动物(non-human primate,NHP)是异种移植的首选供体物种。但是 NHP 繁殖缓慢,需要很长的时间才能达到成熟,且对繁殖设施、技术的要求很高。动物实验发现,培育的供体经常出现尺寸不足的情况,难以维继受试动物的血流动力学需求。此外,为摘取器官而捕获和繁殖 NHP 的做法也受到了伦理和道德层面上的巨大挑战,故 1992 年国际上异种移植的权威组织发布了采用 NHP 作为供体进行移植研究的禁令。猪的心脏在结构上与人类的心脏相似,与 NHP 相比,繁殖速度更快,成本效益更高。随着基因工程技术的发展,通过对基因修饰编辑突破了移植猪 - 人的免疫排斥和感染的技术障碍。再者,猪与人类的关系较远,因此,猪通过移植器官传播病原体的可能性比 NHP 要小得多,而且产生的伦理道德难题更少。有鉴于此,猪仍然是目前人类异种移植最可行的供体物种。

（三）克服异种心脏移植免疫学障碍的解决方案

异种移植的免疫学障碍包括超急性异种移植物排斥反应(hyperacute xenograft rejection)、急性体液性异种移植物排斥反应(acute humoral xenograft rejection)和异种细胞性排斥反应(cellular xenograft rejection)。克服异种心脏移植超急性(急性)排斥反应的基因编辑策略有二:①敲除产生异种抗原的猪基因;②转入具有保护作用的人基因。敲除供体猪上激活人天然抗体的 3 个糖基化抗原基因 α-1,3- 半乳糖基转移酶(alpha-1,3-galactosyltransferase,GGTA1)、由胞苷单磷酸 -N- 乙酰神经氨酸羟化酶(cytidine monophosphate-N-acetylneuraminic acid hydroxylase,CMAH) 合成的 N- 乙酰神经氨酸(N-acetylneuraminic acid,Neu5Gc) 和 β1,4N- 乙酰半乳糖胺基转移酶(β1,4N-acetylgalactosaminyltransferase,βGalNT2) 制成的 Sd(a) 样聚糖。马里兰大学医学院异种心脏移植案例的异种供体心脏(简称 Maryland 供体)中就是敲除了上述 3 个能引起超急性和急性排斥反应的糖蛋白基因抗原。由于猪补体抑制因子的同源性差异,不能很好抑制补体的激活,所以需要转入人的补体抑制因子,常用的有膜辅因子蛋白(membrane cofactor protein CD46,hCD46)、衰变加速因子(decay accelerating factor,hCD55) 和膜攻击复合物抑制蛋白(membrane attack complex inhibitor protein,hCD59)。这 3 类因子可以抑制人补体系统 3 条通路的激活,其中 hCD46 和 hCD55 抑制补体造成的损伤,hCD59 可以抑制攻膜复合物的形成。Maryland 供体转入 6 个减轻排斥反应和保护作用的人源基因 CD46、CD55、血栓调节蛋白(thrombomodulin,TBM)、内皮细胞蛋白 C 受体(endothelial protein receptor,EPCR)、CD47 和血红素加氧酶 -1(heme oxygenase-1,HO-1)。猪和人之间的血液学不相容也会引发不受控制的血栓形成和供体器官损伤。尽管猪表达抗血栓蛋白,如 TBM、EPCR 和凝血酶可激活的纤维蛋白溶解抑制剂,但它们不能抑制人类凝血因子。因此,采用这些抗血栓蛋白的转基因表达可以减少血栓并发症的发生。研究证明,在猪中表达 1 个或多个人的抗凝基因,器官移植后可以明显抑制血小板聚集,显著延长移植物的存活时间。2016 年 Mohiuddin 等报道了 GTKO/hCD46/hTBM 猪的心脏移植到狒狒体内,最长存活了 945 天,其中 TBM 起到了重要作用。此外,表达 EPCR 也可能提高 TBM 抗血栓作用的相关研究也正在进行中。Maryland 供体转入 TBM 和 EPCR 也正是基于上述临床前模型经验的考量。40 多年来异种心脏移植临床前模型的研究有了突飞猛进的发展,这也为今后的临床实践奠定了坚实的基础(图 6)。

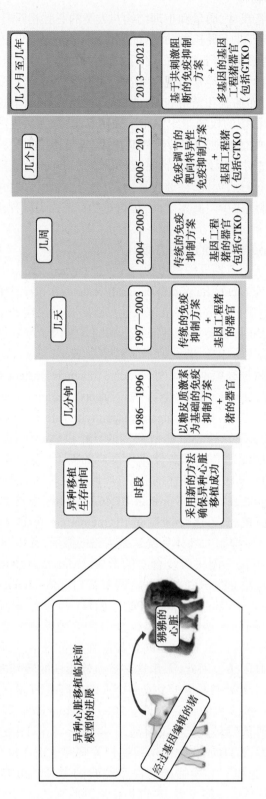

图 6 异种心脏移植临床前模型进展

异种移植技术的突破还包括新型免疫抑制的使用,这是异种移植成功的重要保障。特别是人源化抗 CD40 单克隆抗体的出现。2016 年 Mohiuddin 等报道了使用抗 CD40 抗体的方案,基因编辑猪的心脏在狒狒体内最长存活了 945 天。在 Maryland 供体中,也使用了抗 CD40 抗体,该药物目前处于临床二期试验阶段。

Maryland 供体猪是美国一家公司选育的大白猪,其体型和器官过大。早期培育器官供体猪时选择大型猪,可能没有考虑器官大小的适配问题。研究发现,敲除生长激素受体(growth hormone receptor,GHR)后,供体猪的体型变小。因此,生长激素受体敲除(growth hormone receptor knockout,GHR-KO)也被用于 Maryland 供体的基因编辑中,使心脏大小和人体更加匹配。患者死后,研究人员对 Maryland 供体进行了初步的尸检分析后发现,心脏重量从最初移植时的 328g 增至 600g。Maryland 供体重量增加了几乎 1 倍,多次连续的心脏超声检查发现移植后期出现心室肥厚。单基因生长激素受体的敲除可能无法遏制供体的快速生长,期待今后培育多基因的生长激素受体敲除猪(GHRKO)或者培育出体型小,器官大小与人类更为接近的小型猪(中国的巴马小型猪、五指山小型猪)来解决供体的快速生长问题。

(四)筛查人兽共患病,克服异种心脏移植感染障碍

在狒狒中进行的实验表明,猪巨细胞病毒(PCMV)感染对移植后果有不良的影响。如果供体猪的心脏携带有这种病毒,移植后狒狒的多个脏器均会感染而且只能存活几周。倘若供体猪的心脏没有任何感染,这些狒狒可以存活至少半年。供体猪的心脏携带有猪圆环病毒 3 型(PCV3,该病毒尚未被证明可感染人类细胞)时,移植后狒狒的多个脏器均会感染,且病毒载量随存活时间的延长而增多。既往的研究显示猪内源性反转录病毒(PERV)能够感染易感的人类细胞系,这导致了人们对猪源性病原体可能导致大流行的担忧。2016 年 Niu 等利用 CRISPR(clustered regularly interspaced short palindromic repeats)技术,成功禁用了所有 PERV 基因,培育出可用于临床的供体猪。Maryland 供体移植后 60 天对患者外周血单核细胞(PBMC)进行的 PCR 检测未检出 PERV-A、PERV-B 或 PERV-C,这提示供体猪心未向受者传播这些病毒。移植后对受者采用血浆微生物游离 DNA(mcfDNA)检测未检出 PCV3。移植后第 20 天时,mcfDNA 检测结果呈低水平 PCMV 阳性,其水平在后续几周有所升高。在移植后第 43 天,患者的病情出现恶化,血液中 mcfDNA 检测发现 PCMV 水平显著升高,提示患者可能出现病毒感染。在患者体内还检测出人类疱疹病毒 6(HHV-6)。研究显示,HHV-6 能够与 PCMV 产生交叉反应,并且与异种移植排斥相关。PCMV 感染亦不能排除非典型的排斥反应,可能与供体的快速生长有关。该团队的研究人员称 PCMV 感染是否是导致患者死亡的原因,仍然有待后续的研究进行评判。由此可见,人兽共患病的预防和监测对于异种移植成功与否起到了关键的作用。源动物从 PERV-C- 阴性细胞系克隆而成,每 3 个月检测 1 次可影响猪或人类健康的病原体,包括 PERV-A、PERV-B、PERV-C、猪巨细胞病毒(PCMV)和猪嗜淋巴疱疹病毒(PLHV)等。异种移植术后,患者在预定时间点接受 PERV-A、PERV-B 和 PERV-C 检测。随时间推移,采集并储存患者血浆、血清和 PBMC,供未来检测人兽共患病。每周通过 mcfDNA 检测法对人类病原体进行无偏检测。通过不摄入初乳、早期断奶和使用生物安全设施等饲养方法提升供体猪净化层次,即达到无指定病原体(designated pathogen free,DPF)级猪,未来可能会避免外源性猪病毒性病原体的生物种属间传播。

(五)异种心脏移植面临的问题和挑战

1. 多数研究证实三基因敲除对人类的异种移植效果好,Maryland 供体猪也正是采用了

国际上这一成熟的做法。敲除特定基因可能导致其他基因的表达出现变化,除三种已知异种抗原外,供体移植后是否有未知的异种抗原诱导受者的免疫系统产生高水平的新生异种抗体,从而介导异种急性排斥反应尚待今后的研究加以评估,是否还有其他的未知异种抗原需要敲除也需要长期的动物和临床实践进行观察。

2. 在供体猪上转入人的基因,其表达存在较大的个体差异。因排斥反应、病毒感染、免疫抑制等原因的损伤可导致移植后转基因的表达水平下降,保护作用可能会减弱,其移植的预后可能不佳。多数动物实验证实,并非基因转入越多移植的效果就越好,多重基因编辑对猪本身的组织结构和生理功能可能会产生负面影响。转多基因是否比转单基因的移植效果更好仍有待于今后的研究进行考证。

3. 同种心脏原位移植的抗排斥方案国际上早已定型,是否适用于异种心脏移植仍需探索,新型免疫抑制能否更好地防止异种心脏移植的排斥反应也有待验证。还有一个需要关注的问题就是,接受异种移植所需的强化免疫抑制方案会增加感染和恶性肿瘤的风险。

4. 同种移植排斥反应的病理诊断一般采用 Banff 标准,而典型的异种移植病理诊断与同种移植类似,不典型者的诊断较为困难,研究人员对 Maryland 供体猪的病理特征进行了详细研究,认为这些特征与典型的异体器官移植导致的免疫排斥并不一致。鉴于此,构建异种心脏移植的病理诊断"金标准"也是摆在异种移植病理学领域的一项要务。

5. 研究人员发现,供体猪的心脏需要持续灌注以维持移植后的功能。Maryland 供体就使用了德国医师首创的灌注系统,将猪心脏浸泡在包括激素和药物的溶液中,以预防器官的缺血灌注损伤。供体猪的心脏摘除后体位变化要适应直立行走的人类,未来是否可以和人类的血流动力学相匹配也需要进行长期观察。

6. 持久的心室机械辅助装置的不断改进也将影响异种心脏移植的未来。目前,左心室机械辅助装置——HeartMate 3 植入后 2 年内的存活率接近同种心脏移植,且 5 年存活率大于 50%。因此,异种心脏移植的存活率也至少要达到这一标准时,才能真正成为一种解决器官短缺的替代方案。虽然异种心脏移植的研究之路会很漫长,但未来可期!

（张 健）

参考文献

［1］HEIDENREICH P A, BOZKURT B, AGUILAR D, et al. 2022 AHA/ACC/HFSA guideline for the management of heart failure: a report of the American College of Cardiology/American Heart Association Joint Committee on Clinical Practice Guidelines [J]. J Am Coll Cardiol, 2022, 79: e1-e159.

［2］BOZKURT B, COATS A J S, TSUTSUI H, et al. Universal definition and classification of heart failure: a report of the Heart Failure Society of America, Heart Failure Association of the European Society of Cardiology, Japanese Heart Failure Society and Writing Committee of the Universal Definition of Heart Failure [J]. J Card Fail, 2021, 27: 387-413.

［3］WILCOX J E, FANG J C, MARGULIES K B, et al. Heart failure with recovered left ventricular ejection fraction: JACC Scientific Expert Panel [J]. J Am Coll Cardiol, 2020, 76: 719-734.

［4］ZOU C H, ZHANG J, ZHANG Y H, et al. Frequency and predictors of normalization of left ventricular ejection fraction in recent-onset nonischemic cardiomyopathy [J]. Am J Cardiol, 2014, 113 (10): 1705-1710.

［5］张健, 邹长虹, 黄燕, 等. 扩张型心肌病患者左心室收缩功能障碍恢复和复发的发生率及其预测因素 [J].

中华心血管病杂志, 2015, 43 (12): 1034-1039.

［6］ FENG J, ZHANG Y, ZHANG J, et al. Outcome and prognostic value of N-terminal pro-brain natriuretic peptide and high-sensitivity C-reactive protein in mildly dilated cardiomyopathy vs. dilated cardiomyopathy [J]. ESC Heart Fail, 2022, 9 (3): 1625-1635.

［7］ MCDONAGH T A, METRA M, ADAMO M, et al. 2021 ESC Guidelines for the diagnosis and treatment of acute and chronic heart failure [J]. Eur Heart J, 2021, 42: 3599-3726.

［8］ UDELL J A, JONES W S, PETRIE M C, et al. Sodium Glucose Cotransporter-2 Inhibition for Acute Myocardial Infarction [J]. J Am Coll Cardiol, 2022, 79: 2058-2068.

［9］ EYESTONE W, ADAMS K, BALL S, et al. Gene-edited pigs for xenotransplantation [M]//COOPER D K C, BYRNE G. Clinical xenotransplantation: pathways and progress in the transplantation of organs and tissues between species. Cham, Switzerland: Springer, 2020: 121-140.

［10］ GRIFFITH B P, GOERLICH C E, SINGH A K, et al. Genetically modified porcine-to-human cardiac xenotransplantation [J]. N Engl J Med, 2022, 387 (1): 35-44.

［11］ BOULET J, CUNNINGHAM J W, MEHRA M R. Cardiac xenotransplantation: challenges, evolution and advances [J]. JACC Basic Transl Sci, 2022, 7 (7): 716-729.

［12］ ELISSEEFF J, BADYLAK S F, BOEKE J D. Immune and genome engineering as the future of transplantable tissue [J]. N Engl J Med, 2021, 385 (26): 2451-2462.

［13］ PLATT J L, CASCALHO M. The future of transplantation [J]. N Engl J Med, 2022, 387 (1): 77-78.

［14］ EUGENE B. Cardiac xenotransplantation: a new path for the treatment of advanced heart failure？ [J]. Eur Heart J, 2022, 43 (32): 3014-3015.

2022 年 ACC/AHA/HFSA 心力衰竭管理指南解读

一、概述

2022 年 AHA/ACC/HFSA 心力衰竭管理指南(简称 2022 美国指南)于 4 月 2 日发表。美国指南约 5 年更新 1 次,此前为 2013 年和 2017 年。不过,2017 年发表的是对 2013 年指南的重点更新,可能原因是认为不需要做全面更新。实际上也的确如此,虽然那一段时间心力衰竭(心衰)研究有进步,但缺乏大的突破,2013 年指南内容仍可继续应用。在更新上,药物治疗积极推荐应用沙库巴曲缬沙坦(ARNI),并将伊伐布雷定的推荐从Ⅱb 提升至Ⅱa;在合并症处理、器械治疗包括新的介入技术、新药研究进展等,做了补充。当然,也可以将这一文件认为是 2017 年指南,只是要结合 2013 年指南一起阅读。

欧洲的心衰指南大致上也是 5 年更新 1 次。从时序来看往往早于美国 1 年。美欧指南均为重要的心衰文件,对全球各国的心衰工作有较大影响。其 5 年更新周期大致反映这段时间心衰的临床研究进展,由大样本的随机对照试验(RCT)的结果和实践工作的经验积累,以及真实世界的观察性研究的结果,均提供了新证据,可能会催生新的药物,或对传统药物的应用与评价有了一定改变,从而产生心衰防治的新方案和新策略,形成心衰的新理念。

同期还发表了一个心衰文件,2021 年"心衰通用定义和分类的共识报告"(简称 2021 心衰通用共识),由十多国合作产生并共同署名。这个文件常被忽视,却有重要的现实意义。

美国指南一直获得肯定和好评。其特点是注重专业性和学术性,也注重临床应用和实践。阅读 21 世纪 20 多年来的历次美国指南,不难梳理出若干心衰基本问题和争议的演变轨迹,了解和感受到心衰研究的进步和发展。2022 美国指南内容丰富,涉及急性心衰和慢性心衰;心衰的分类、预防、诊治和合并症 / 共存疾病的处理;同时又聚焦于心衰患者现代管理的新理念。所有推荐不仅有充分的循证证据,还有依托数量庞大的美国心衰人群中,由医疗保险体系记录到的真实世界海量数据分析,以及美国学者在心衰防治中的坚持不懈和卓著成效的工作积累与经验,可信度和可操作性均较高,其带来的许多新的建议和推荐,极富启迪性,值得学习和借鉴,但也可进一步探讨和切磋。

2022 美国指南有 10 个更新要点,可简述如下:①射血分数降低的心衰(HFrEF)的药物推荐;②射血分数轻度降低的心衰(HFmrEF)治疗的推荐;③射血分数保留的心衰(HFpEF)治疗的新推荐;④射血分数改善的心衰(HFimEF)的治疗;⑤提出了治疗的价值评价概念;⑥淀粉样变性心肌病新的诊断和治疗方法;⑦心衰类型的新分类法;⑧晚期心衰患者的管理;⑨心衰阶段划分的新修订,包括阶段的名称和标准;⑩心衰合并症 / 共存病处理的新理念。从 2022 美国指南中,可归纳出 3 个"亮点",即心衰的分类、心衰的阶段划分和心衰治疗,不仅突出于全文的其他内容,更重要的是,必定会在全球心衰领域中具有指导和引领作用。本文将介绍这 10 个更新要点和其中的 3 个亮点。

二、心衰的定义和分类

（一）心衰的定义

2022 美国指南的心衰定义是：心衰是由于充盈或射血的任何结构或功能损害，引起心衰症状和体征的一种复杂的临床综合征。相似于 2021 年 ESC 心衰指南，心衰不是单一的病理诊断，而是一种临床综合征，由主要症状（如呼吸困难、踝部水肿和疲劳）组成，可能伴有其他体征（如颈静脉压升高、肺部啰音和外周水肿）。这是由于心脏结构和／或功能异常导致心内压力升高和／或在休息和／或运动时心排出量不足。

两者的共同点是包含了若干基本要素，即心脏结构或功能改变，心衰的典型症状和体征、复杂的临床综合征。但没有关于生物标志物（如利钠肽 BNP/NT-proBNP）水平升高的描述。

2021 心衰通用共识的定义为：心衰是一种具有不同病因和病理生理机制的临床综合征，而不是一种特定的疾病；由于心脏结构和／或功能异常导致的心衰症状和／或体征；并被证实有利钠肽水平升高和心源性肺或全身充血现象。这个共识让人惊艳，是因为首次将利钠肽水平升高纳入定义之中。

20 世纪 80 年代及之前，认为心衰是心脏病变所致的病理生理学机制改变的表现。20 世纪 80 年代中期提出，心衰是一种综合征。以后又提出心衰有症状（2012 年 ESC 心衰指南和 2013 年美国指南）。此后，国内外指南均强调心衰为有症状的复杂综合征。利钠肽水平升高的提出是一种新的观念，其作为心衰的生物学标志物的作用，有充分的证据，临床应用广泛，包括心衰的诊断和鉴别诊断、危险分层、预后评估和心衰高危人群的筛查。此外，在某些人群中还可能发挥一定的指导治疗的作用。从这个角度看，2021 心衰通用共识关于心衰定义内容的补充，具有重要意义，是前进的一大步。其定义和分类方法，将在未来相当一段时间里，成为值得参考的心衰国际标准。

（二）心衰的分类

1. 新分类产生的背景　2022 美国指南中慢性心衰的分类方法不同于 2017 年 AHA/ACC/HFSA 指南，也有别于 2021 年 ESC 心衰指南。在心衰分类上美国和欧洲学者一直存在分歧，2016 年 ESC 指南提出第三种心衰类型，即在 HFrEF 和 HFpEF 之间增加射血分数中间范围（41%~49%）的心衰（HFmrEF），但并未得到全球、特别是美国的认可。同期（2017年）美国心衰指南仍坚持原来的两种类型的分类方法，其原因可能认为 HFmrEF 缺乏"实质性"的内涵，欠缺可操作性，除了左室射血分数（LVEF）外，从病理生理学机制、临床特征到治疗上，均无法与另外两种类型的心衰严格区分。不过，2017 美国指南认为，那些 LVEF 在 41%~49% 这一区间的患者，可能来自 HFpEF 的"进展"或 HFrEF 的"改善"。这种思考有一定道理，与一些心衰患者的病情演变轨迹，也存在一定程度的契合。

欧美指南存在一些差异，是完全可以理解的，甚至是不可避免的。但若差异出现在重大问题上，则会造成困扰，影响全球心衰工作的合作。慢性心衰的分类就是例子。在上一轮的指南中双方的分歧是明显的，到了这一轮，2021 年 ESC 指南仍坚持分为 3 种类型，并将 HFmEF 的内涵从射血分数中间范围，改为射血分数"轻度"降低，而英文缩写不变。也许双方认识到弥合这一分歧的必要性，便牵头并邀请日本参与起草了初稿，糅合了分歧形成新的共识，后来又得到包括中国（由国家心血管病中心张健教授作为代表参加）、印度、加拿大、澳大利亚等 10 多个国家的认可，共同发表了 2021 心衰通用共识。2022 美国指南中的分类方法与 2021 心衰通用共识基本一致。

2. 新分类的基本内容　慢性心衰患者以 LVEF 为标准,分为 4 种类型:

(1)HFrEF:患者的 LVEF ≤ 40%。

(2)HFpEF:LVEF ≥ 50% 并伴左室充盈压增加的证据(自发,或可由无创性或有创性血流动力学检测诱发,利钠肽水平升高)。

(3)HFmrEF:LVEF 为 41%~49%,伴左室充盈压增加的证据(自发,或可由无创性或有创性血流动力学检测诱发,利钠肽水平升高)。HFmrEF 来自 HFpEF 的进展。

(4)HFimpEF:既往 LVEF ≤ 40%,现在提升至 >40%。提示 HFimpEF 是 HFrEF 患者治疗有效、病情改善的结果。

3. 心衰类型的演变　慢性心衰患者,其类型可维持一段时间;随病情和治疗,其类型可以发生变化。HFrEF 可转变为 HFimpEF,提示治疗有效,病情好转。HFmrEF 可进展为 HFrEF,少数也可以改善为 LVEF 大于 50%。HFpEF 可以进展至 HFmrEF,甚至 HFrEF。LVEF 是个变量,不同类型的正向或逆向转变,在慢性心衰患者长期过程中是一种常态,但无疑会影响治疗方案的制订和实施,对临床医师尤其一线基层医师也是一个挑战。

4. 分类简化,或较实用　有鉴于上述情况,提出了一个问题,即是否可以简化?一些学者一直坚持原来的两种类型分类,即 HFrEF 和 HFpEF。LVEF 为 41%~49% 的患者,依据常规的影像学(主要为心脏超声)检查,如患者心脏大小未增大,往往属于进展的 HFpEF;心脏(尤其左心室)明显扩大者则多为改善的 HFrEF;从而将这些患者归属至两种心衰类型之一,分别给予相应治疗。当然,如做临床研究,需统一分型标准,按美国新指南来细分也有必要。

三、心衰的阶段划分和命名称的更新

(一)阶段划分的历史沿革

由美国学者首先提出,在 21 世纪初就写进美国的 ACC/AHA/HFSA 心衰指南,后为各国心衰指南接受和采用。2009 年和 2013 年曾做二次修订和更新。基本方法是将从危险因素至终末期心衰的全过程划分为 4 个阶段(stage)或称为 4 个期。阶段 A,只有危险因素;阶段 B,出现了心脏结构性改变,但并无心衰症状和体征;阶段 C,有了心衰症状体征,并可明确诊断为心衰;阶段 D,为终末期心衰。

这 4 个阶段展现了心衰从发生至发展的全程,显示了这一过程具有的持续进展和不可逆性,从而强调了预防重于治疗和早期干预的重要意义,成了心衰预防的重要依据。

2022 美国指南再次做了重要修改,包括阶段的命名、定义和标准(表 1)。

表 1　心衰的阶段划分、定义和标准

心衰的阶段划分	定义和标准
阶段 A:有心衰风险	1. 有心衰风险但无症状。无心脏结构性或功能性改变及生物学标志物异常 2. 有高血压、心血管病、糖尿病、肥胖、暴露于心脏毒性药物、有心肌病基因变异或心肌病家族史
阶段 B:心衰前期	无心衰症状体征,但伴以下证据之一:①结构性心脏病;②充盈压明显增高;③有危险因素且 BNP 升高或肌钙蛋白持续增高,而无其他原因可解释
阶段 C:症状性心衰	现在或既往有过心衰的症状体征
阶段 D:晚期心衰	优化的 GDNT 治疗后仍有影响日常生活的显著心衰症状,并反复因心衰住院

(二)阶段划分、命名和标准更新

阶段划分,过去仅按英文字母 ABCD 排序,现在对每个阶段给予命名,分别称为"有心衰风险""心衰前期""症状性心衰"和"晚期心衰"。这样的命名清晰和合理,也有利于早期识别心衰的危险人群,即有心衰风险的患者(阶段 A),以及有心脏结构性改变或心功能(收缩功能和 / 或舒张功能)障碍的、心衰高风险的心衰前期人群(阶段 B),以便前者的早期干预和后者的积极(药物)治疗。

每个"阶段"有了明确的认定"标准"。

1. 阶段 A(有心衰风险) 除传统的危险因素人群外,主要修改一是将高血压、糖尿病、肥胖、代谢综合征单独,与心血管病(主要指冠心病)并列为一个有心衰风险的人群。心血管病原来是列在阶段 B 的。二是强调了各种因素导致的心肌损害的人群,如应用了损害心肌的药物包括抗肿瘤药物和放射治疗,以及存在心衰遗传风险的患者。这样的修改"扩大"了阶段 A 人群范围,旨在将心衰的预防前移。

2. 阶段 B(心衰前期) 没有心衰症状,还不是心衰人群,但可理解为心衰发生的高危人群,其认定的范围也扩大了。包括三类患者,一是有结构性心脏病如冠心病等,这是传统的阶段 B 人群。二是充盈压增高,经侵入性或非侵入性血流动力学检查证实的人群,指有心脏存在收缩功能和舒张功能障碍的患者。充盈压明显增高尤其常见于早期舒张功能障碍。三是有心衰的危险因素并伴生物学标志物 B 型脑钠肽(BNP)和 / 或肌钙蛋白显著和持续升高,而无其他原因可解释的。后两条是新增加,或表述与既往有所不同,尤其第三条纳入可能尚无心血管病证据而生物学标志物升高的患者,值得重视。显然阶段 B 内容的更新也是要求预防前移。

3. 阶段 C(症状性心衰)和阶段 D(晚期心衰)人群的变化 这两个阶段都是心衰患者。修改后的阶段 C 心衰人群相对"减少",阶段 D 的心衰人群则有所扩大。原本阶段 D 定义为"终末期心衰(end-stage heart failure)",现在则改为晚期心衰。后者不同于终末期心衰,从著名的美国心脏病学和心衰专家 Braunwald 团队主持的 LIFE 研究(2021 年)中可一窥端倪。纳入的晚期心衰患者(patients with advanced heart failure)均为心功能Ⅳ级。此类患者基本的临床特点是,在遵循指南的治疗(GDMT)后的"稳定状态",静息时仍有明显气促,或呈端坐位。Ⅳ级患者可再分为两类亚型,尚能在床边和室内缓缓活动者为ⅣA 级,不能自主下床和床边活动者为ⅣB 级。终末期心衰主要指心功能ⅣB 级,平均寿命仅约半年。因此,2022 美国指南的阶段划分修改,将原来阶段 C 中ⅣA 级患者,划进了阶段 D。这样做或可能酌情在晚期患者中选择采用心脏移植、植入永久性心脏辅助装置,以及舒缓治疗等。也就是将这些技术方法的使用"前移",这样做是有依据的,体现了现代技术和理念的进步。

2022 美国指南上关于晚期心衰(advanced HF)的判定指征:①既往 12 个月因心衰反复住院或去急诊,需应用静脉正性肌力药。②尽管采用积极治疗心功能仍持续有 NYHAⅢ~Ⅳ级的症状。运动能力严重降低(peak VO$_2$ 峰值降低)。③应用足量利尿剂如呋塞米 160mg/d 或加用美托拉宗,仍有顽固性充血表现,以及肝、肾功能进行性恶化。④其他,如伴右心衰恶化或继发性肺动脉高压,SBP 常仅 90mmHg,心脏性恶病质、持续性低钠血症等。

4. 阶段划分的修改意义 旨在预防心衰。首先是重在一级预防。即要防止非心衰患者(阶段 A 和阶段 B)转变为心衰(阶段 C 和 D)。修改后阶段 A 和阶段 B 的人群范围明显扩大,正是为此目的。阶段 A 患者要采取健康的生活方式,有效控制危险因素,高血压患者的血压在能够耐受下,可降得更低一些(120/80mmHg);糖尿病和心血管疾病,或心血管风险高的患者推荐应用钠 - 葡萄糖共转运体 2 抑制剂（SGLT2i）等。阶段 B 应考虑应用抗心衰的药物如 ACEI 或 ARB 等。也要预防心衰的进展。即预防症状性心衰（阶段 C）转变至晚期心衰（阶段 D）。应在多学科团队管理下，实施 GDMT，积极控制心衰的诱因、病因、合并症和共存病。

（三）各阶段的处理更新

1. 阶段 A（心衰风险）患者　重在一级预防。

（1）高血压患者应积极控制血压，以预防症状性心衰（Ⅰ类）。建议根据最新相关的高血压指南来控制血压，正常的静息血压应低于 120/80mmHg。不过，这一建议值得商榷，其根据可能是美国国立卫生院（NIH）主持的 SPRINT 强化降压研究。如何认识、理解这一研究和解读其研究结果，仍存在很大争议，须谨慎。目前还是以降至 130/80mmHg 为宜。

（2）2 型糖尿病、心血管病或心血管病高风险患者，应用 SGLT2i 以预防心衰住院（Ⅰ类）。这类药物被证明可以提高生存率。

（3）一般人群应采用健康生活方式如规律运动、饮食、保持正常体重、戒烟，以降低发生心衰的风险（Ⅰ类）。

（4）要做利钠肽筛查，有助于预防左室功能（收缩 / 舒张）障碍或新发心衰（Ⅱa 类），并进行风险评估，以了解以后发生心衰的风险（Ⅱa 类）。

2. 阶段 B（心衰前期）患者　预防出现心衰症状 / 体征。

虽然阶段 A 的建议也适用于阶段 B 患者，但心衰前期患者更有需要应用药物来预防症状性心衰。对于阶段 B 期、LVEF ≤ 40% 者，应使用 ACEI 来预防心衰症状发展，ARB 可用于对 ACEI 不耐受或禁忌的患者。这两种药物都有助于舒张血管和降低血压。他汀类药物被推荐给有心脏病发作或急性冠脉综合征病史的患者。

3. 阶段 C（症状性心衰）患者　应接受多学科团队管理，以促进遵循指南的治疗（GDMT）。患者应了解按指导服药的重要性，并保持健康的行为，如限制钠的摄入量和保持适当运动；还应该了解如何监测自己心衰恶化的迹象，以及如何处理这些症状，以减少患者再住院和提高其生存率。心衰患者应全部接种包括 COVID-19 在内的呼吸系统疾病疫苗。

4. 阶段 D（晚期心衰）患者　在按预定方案治疗过程中，应密切和动态评估患者情况和判断可归入哪种亚型人群，以便采用适当的特殊举措如左室辅助装置（LVAD）、心脏移植、舒缓治疗或应用正性肌力药物等（ⅠA 类）。

四、慢性心衰的治疗

（一）心衰现代管理的理念

1. 心衰的诊断和治疗　这是 2022 美国指南的重点，无疑也是一个亮点。由诊断（包括诊断流程）、评估（强调动态评估）和治疗（包括治疗流程）串连起来，图文并茂地表述出来，形成一条完整的管理链。在这条管理链中动态评估一以贯之。对疾病全过程和心衰的全程，对一个患者的不同时段和节点，均要做反复评估。评估是决策的基础。动态评估才能掌握真实情况，才能对患者知根知底，才能实施 GDMT，进行因人、因时而异的个体化治疗，使患者获得最佳效果。与这种现代理念相比，美国新指南推荐的具体治疗方法显得四平八稳，推荐的新药物主要是 SGLT2i 和血管紧张素受体脑啡肽酶抑制剂（ARNI），且略显保守，无惊人之言，无意外之举。细想一下，这些看似平常的推荐和建议不正是严格恪守了近几年研究结果提供的证据，正是心衰药物治疗的现代理念吗？

2. 要求动态评估，遵循治疗步骤　评估内容包括实验室检查、患者状态（包括症状 / 体征、心功能分级、心脏大小）和 LVEF 等。阶段 C 和阶段 D 的 HFrEF 患者应在心衰病情进展全过程，进行动态评估，并依据动态评估的结果，选择和采取相应的治疗方法。

3. GDMT 和优化治疗　在 HFrEF 患者应用和优化 GDMT，已在一系列 RCT 研究中证实为有益，值得推荐（ⅠA）。这一重大临床问题，美国 ACC 总结长期工作经验，已形成治疗决策路径的专家共识，极具借鉴和应用价值。

（二）HFrEF 的治疗

1. GDMT 适用于所有患者　主要应用 4 类药物，即肾素 - 血管紧张素系统（RAS）阻滞剂［ARNI/ 血管紧张素转化酶抑制剂（ACEI）/ 血管紧张素受体拮抗剂（ARB）］、β 受体阻滞剂、盐皮质激素受体拮抗剂（MRA）和 SGLT2i。利尿剂用于伴液体潴留患者。其中，RAS 阻滞剂 ARNI、ACEI 和 ARB 均为Ⅰa 类推荐，心功能Ⅱ~Ⅲ级首选 ARNI；不能耐受者改用 ACEI，不耐受 ACEI 的患者改为 ARB；已用 ACEI 或 ARB 的患者亦建议改用 ARNI（Ⅰb）。β 受体阻滞剂适用所有可耐受患者，不论心功能级别。MRA 适用于无禁忌的心功能Ⅱ~Ⅴ级患者。SGLT2i 适用于所有慢性心衰患者，不论有 / 无 2 型糖尿病。

2. 优化治疗　即优化剂量。在 HFrEF 患者中应递增 GDMT 剂量达到目标剂和最大耐受剂量（ⅠA）。根据患者情况，每 1~2 周递增和优化 GDMT 是恰当和有益的，要努力提高患者的依从性。

3. 起始治疗　HFrEF 诊断明确后，立即启动 GDMT。使用方法有两种：①低剂量同时启动；②序贯开始，即按照患者临床状况和其他因素的要求，酌情使用。在下一种药启动之前，前面的药无须到目标剂量，不应延缓。同时应用或序贯应用药物的剂量，并不必须是临床试验的剂量。

4. 治疗流程　以下治疗流程主要适用于 HFrEF 患者：

第一步：评估和确定 HFrEF 的诊断，消除充血症状（利尿剂），启动 GDMT（上述 4 类药物）。

第二步：优化药物剂量，滴定至目标剂量或最大耐受剂量，然后再评估。如 HFrEF >40%，提示患者转为 HFimEF，可继续原来的优化 GDMT 治疗。如仍 LVEF≤40%，便进入下一步。

第三步：LVEF≤40% 患者，评估后依据临床特点做区分，如 NYHA Ⅲ~Ⅳ级的非洲裔美国人，或符合做非药物（器械）治疗的患者等，分别考虑采用进一步治疗。

第四步：非洲裔美国人可加用肼屈嗪和硝酸酯类药物。符合器械治疗适应用的患者，建议植入有自动除颤复律功能的心脏再同步化装置（CRT-D）：①心功能Ⅱ、Ⅲ级，LVEF≤35%，估计生存时间大于 1 年，建议植入自动除颤复律器（ICD）；②心功能Ⅱ、Ⅲ级，LVEF≤35%，窦性心律，QRS 波宽度>150 毫秒伴 LBBB 的患者。

第五步：再评估患者情况，如有改善，可继续优化的 GDMT 治疗；如仍无改善，则考虑为顽固性心衰；如心功能Ⅳ级，患者便已步入阶段 D。

第六步：阶段 D 患者，酌情考虑采用特殊的治疗方法，如心脏机械辅助装置、心脏移植和舒缓治疗等。

5. CRT 的应用　上述为Ⅰ类推荐，CRT 可降低全因病死率和住院率，并改善生活质量。下述Ⅱa 类推荐，可酌情采用：

（1）LVEF≤35%，窦性心律，非 LBBB 型而 QRS 时间≥150 毫秒，GDMT 后仍有症状的

NYHA Ⅱ级、Ⅲ级或可活动的Ⅳ级患者。

（2）高度或完全性心脏传导阻滞，LVEF 为 36%~50%。

（3）LVEF<35%，窦性心律，LBBB 伴 QRS 波 120~149 毫秒，GDMT 后仍有症状的 NYHA Ⅱ级、Ⅲ级或可活动Ⅳ级的患者。

（4）伴房颤患者、GDMT 后 LVEF<35%，CRT 可用于以下情况的患者：①需心室起搏并符合 CRT 标准；②房室结消融或药物控制心率，允许 CRT 起搏达到 100%。

6. IDC 应用

（1）非缺血性扩张型心肌病或缺血性心脏病在心肌梗死后至少 40 天、LVEF 35%、NYHA Ⅱ级或Ⅲ级、GDMT 后仍有症状，预期生存时间大于 1 年的患者，ICD 可作为心脏性猝死的一级预防，以降低全因病死率（Ⅰ类推荐）。

（2）缺血性心脏病心肌梗死后至少 40 天、LVEF ≤ 30%、NYHA Ⅰ级、GDMT 后仍有症状，预期生存时间大于 1 年的患者，ICD 治疗可用作心脏性猝死的一级预防，以降低全因病死率（Ⅰ类推荐）。

（三）HFpEF 的治疗

2022 美国指南建议：起始治疗可应用 SGLT2i（Ⅱa 类推荐）、ARNI（Ⅱb 类推荐）、MRA（Ⅱb 类推荐）、ARB（Ⅱb 类推荐）。其中，SGLT2i 首先推荐，因已证实恩格列净可显著降低患者的住院率和心血管死亡率。在 LVEF 较低（即较接近 50%）的患者中可考虑用 MRA、ARNI、ARB（均为Ⅱb 类推荐）等，可降低住院率。如有液体潴留，需要用利尿剂（Ⅰ类推荐）。如既往有高血压或心衰病因为高血压，血压应 ≤ 130/80mmHg。要矫治其他病因和合并症。

（四）HFmrEF 的治疗

2022 美国指南的推荐：首先使用利尿剂（Ⅰ类推荐）和 SGLT2i（Ⅱa 类推荐），也可考虑应用 RAS 阻滞剂（ARNI/ACEI/ARB）、MRA 和 β 受体阻滞剂（均为Ⅱb 类推荐）。SGLT2i 可降低 HFmrEF 心衰患者的住院率和心血管病死亡率。ARNI、ACEI、ARB、MRA 和 β 受体阻滞剂在该人群中推荐较弱，因为证据不那么可靠。LVEF 可能会改变，应动态 LVEF 评估。

（五）HFimEF 患者的处理

继续应用原来在 HFrEF 时有效的 GDMT 药物，以及利尿剂，以防止心衰复发和左室功能障碍。

（六）淀粉样变性心肌病

这种特殊类型的心肌病，在近几年的临床和基础研究中均取得突破。2022 美国新指南提出新的诊断流程、筛查建议（包括血清和尿液单克隆轻链、基因测序、心肌活检、核素 ^{99m}Tc-PYP 扫描等）和治疗建议（包括药物及抗凝）。

（七）心衰失代偿的处理要点

2022 美国指南的推荐如下：

1. 急性失代偿心衰住院患者的评估建议　充血的程度和灌注状况应做评估，并作鉴别和分类，以进行起始治疗（Ⅰ类推荐）。心衰住院患者，应评估常见的诱因和患者病情的演变轨迹，以指导采用适当的治疗方法（Ⅰ类推荐）。应积极矫正可逆转的因素，维持理想的容量状态和加强 GDMT（Ⅰ类推荐）。

2. 住院期间的维持治疗　① HFrEF 患者，原来应用的 GDMT，应继续应用，除非存在禁忌证（Ⅰ类推荐）；②有轻度肾功能减退或无症状的血压降低，不宜常规停用利尿剂和其他

GDMT 药物（Ⅰ类推荐）。

3. HFrEF 患者在住院期间 GDMT 应用　待临床状况稳定后，应逐渐递增 GDMT（Ⅰ类推荐）。在住院期间如必须停用 GDMT，则要尽可能快地重新起始（Ⅰ类推荐）。

4. 住院期间利尿剂应用　①有液体潴留的证据，应使用静脉袢利尿剂，以改善症状和降低发病率（Ⅰ类推荐）；②利尿剂和 GDMT 药物应递增至目标水平，以消除充血的体征和改善症状，降低再住院（Ⅰ类推荐）；③需应用利尿剂的患者，出院方案中应包括调整利尿剂剂量，以降低再住院（Ⅰ类推荐）；④如袢利尿剂不足以缓解充血的症状和体征，需强化利尿剂治疗方案，可采用较大剂量的静脉利尿剂或加用第 2 种利尿剂（Ⅱa 类推荐）。

5. 血管扩张剂的应用　因心衰失代偿住院的患者，在无低血压时，静脉使用硝酸酯类或硝普钠，作为利尿剂的辅助治疗，以缓解呼吸困难（Ⅱa 类推荐）。

6. 心源性休克患者　需用静脉正性肌力药物，以维持全身灌注和保护重要脏器（Ⅰ类推荐）。当药物方法支持的心功能治疗，不足以维持重要脏器的功能时，需采用暂时性机械循环支持（MCS）（Ⅱa 类推荐）。多学科团队协作的管理十分必要（Ⅱa 类推荐）。放置肺动脉监测有助于确定血流动力亚型和采用适当的管理策略（Ⅱb 类推荐）。

五、心衰治疗的药物

（一）新药钠 - 葡萄糖共转运体 2 抑制剂（SGLT2i）

1. 2022 美国指南建议　对于有症状的慢性 HFrEF，无论有或无糖尿病的患者，均推荐应用 SGLT2i，以减少心衰住院和心血管死亡（ⅠA）。值得注意的是，2021 年 ESC 指南已将 SGLT2i 列为慢性心衰的"基石"药物。一般认为"基石"类药物须具备的条件，一是被指南确认为"只要没有禁忌证，就必须应用"；二是有充分证据表明可显著降低心衰的死亡率（包括全因死亡、心血管死亡和心脏性猝死）和再住院率；三是在真实世界心衰人群中的应用，证实其疗效和安全性与前瞻性大样本 RCT 研究结果一致。这些推荐使此类药成为"金三角"之后第 4 类心衰的基础治疗药物。

2. 临床研究概述　SGLT2i 从众多心衰药物中脱颖而出，显然是由于近几年临床试验取得的一系统成功。SGLT2i 是一种降糖药物，研究发现其还可以显著降低心血管病风险，从而成为冠心病一级和二级预防的有效药物，地位与阿司匹林、他汀类和 RAS 阻滞剂相当。

SGLT2i 对心衰有益作用的发现和证实，带有一定的偶然性。在 SGLT2i 对心血管病预后的研究过程中，除了出色的疗效和安全性得到充分肯定外，还发现该药可以减少心衰的发生，并降低心衰患者的心血管死亡及因心衰的住院。这一重要线索和信息，促进了该药对心衰的研究全面展开。

（1）DAPA-HF 试验（2019）：这项大样本的 RCT 研究证实，达格列净和安慰剂比较，HFrEF 患者的心血管死亡和因心衰住院（主要终点）风险，显著降低 26%；伴或不伴糖尿病的心衰患者获益相当，分别显著降低 25% 和 27%。这表明达格列净在标准和优化治疗基础上，仍可进一步改善 HFrEF 患者的预后。

（2）EMPEROR-Reduced 研究（2020）：证实另一种 SGLT2i 恩格列净，同样可以对 HFrEF 发挥有益的治疗作用，其降低心血管死亡和因心衰住院风险的疗效亦与达格列净相仿，伴或不伴糖尿病的心衰患者主要复合终点显著降低的幅度也相似。研究显示，此类药物治疗心衰的有益作用具有类效应。

(3) SOLOIST-WHF 研究 (2020)：对象为糖尿病失代偿的 HFrEF、出院前或出院后 3 天尚不稳定的心衰患者。索格列净与安慰剂比较，显著降低主要复合终点血管死亡和因心衰住院风险 33%。这是首次证实，SGLT2i 可有效、安全地应用于不稳定性心衰患者。

(4) HFpEF 研究：既往治疗 HFpEF 的临床研究，均不能降低患者死亡率和改善预后。EMPEROR-Preserved 研究纳入 LVEF>40%，有或无糖尿病的患者近 6 000 例。结果证实了恩格列净 (10mg/d) 的良好效果，与安慰剂比较，显著降低主要复合终点 (心血管死亡和因心衰住院) 风险 21%。安全性指标大致与 EMPEROR-Reduce 等研究相似。

(5) 急性心衰 (AHF) 的探索性研究：EMPULSE 纳入 AHF 住院患者 530 例。主要终点为死亡人数、心衰相关事件、首发心衰事件或堪萨斯心肌病问卷 (KCC) 得分的临床结局。随访 90 天，结果表明，恩格列净 (10mg/d) 与安慰剂比较，患者临床结局的获益显著增加 36%。有或无糖尿病患者同样获益。研究证实 AHF 患者应用恩格列净的疗效和安全性。但该试验样本量较小，随访时间不够长，其结果有待进一步证实。

上述研究提示，SGLT2i 可在 HFrEF 的全程应用，包括慢性稳定性心衰和失代偿的不稳定性心衰，主要因其安全性较好。RAAS 阻滞剂的应用，先要确定无禁忌或慎用的情况，如低血压、高血钾和肾功能损害。SGLT2i 不存在上述的限制。迄今的研究并未发现此类药对心肌收缩力和心功能及血流动力学有负面影响。关于可能存在的不良反应，在迄今的心衰临床试验和治疗中所见，仅有尿路及局部感染，以及轻微降压，酮症酸中毒和截肢等均很罕见。由于此类药在心衰中应用，才刚开始，未来密切观察很有必要。

（二）ARNI（沙库巴曲缬沙坦）

1. 2022 美国指南建议　推荐 ARNI 用于心功能 Ⅱ~Ⅲ级的 HFrEF 患者 (Ⅰ类推荐)，虽可耐受 ACEI 或 ARB，仍推荐替换为 ARNI，以进一步降低发病率和病死率 (Ⅰ类推荐)。同样的，2021 年 ESC 指南建议，慢性稳定性 HFrEF 患者在应用 RAS 阻滞剂时应优选 ARNI，即其地位高于 ACEI/ 或 ARB，从而改变了"金三角"原有的构建，其中由传统 RAS 阻滞剂 ACEI/ 或 ARB 占有的那个角，改为 ARNI，夯实 ARNI 在慢性心衰治疗中的地位。

2. 临床研究概述　PARADIGM-HF 试验 (2013 年) 首先证实，ARNI 对慢性 HFrEF、心功能 Ⅱ级和 Ⅲ级患者最为适用，与 ACEI 依那普利比较，主要终点心血管死亡和因心衰住院风险显著降低 20%。

PIONERE 和 TRASITION 试验中，ARNI 在不稳定性心衰包括出院前后患者的起始应用，或未曾用过 ACEI/ 或 ARB 患者的初始应用，均证实可以安全地递增剂量，达到目标剂量或耐受剂量，并改善症状；利钠肽水平显著降低。这一结果使 2021 年 ACC 专家共识推荐 ARNI 用于这一心衰人群。但 2021 年 ESC 指南持保留态度，推荐级别仅 ⅡB；2022 美国指南同样未推荐 ARNI 用于尚不稳定的心衰。显然这两个指南认为 PIONERE 和 TRASISION 这两项研究纳入的病例数少、采用替代终点、观察时间短，虽具有探索性，启示性，但不足以成为临床推荐应用的可靠证据。

ARNI 的利尿作用值得重视，可协助消除液体潴留，明显改善症状，因而对于明显容量超负荷、无低血压的心衰患者，可考虑早期加用。

晚期心衰的研究。晚期心衰是临床试验的"盲区"，又是治疗上的难题。LIFE 研究即为晚期心衰。由著名美国心脏病学和心衰专家 Braunwald 团队主持，美国 NIH 资助。结果表明，ARNI 与 ARB 缬沙坦比较，主要终点 NT-proBNP 水平均未降至基线以下，曲线下面积 (AUC) 亦无显著差异；也未降低二级终点心血管死亡或心衰住院的风险。研究提示晚期心衰应用 ARNI 并不优于缬沙坦;对于可以耐受 RAS 阻滞剂患者,ACEI/ARB 和 ARNI 可同等应用,但 ARNI 引起的高钾血症较多,需注意。

急性心肌梗死(AMI)后预防心衰和心血管事件的研究。大样本、双盲 RCT、阳性药物对照的 PARADISE-MI 试验纳入 AMI 后 0.5~7 天和 / 或有短暂性肺淤血,并伴危险因素的患者。LVEF 平均为 37%,Killip ≥ 2 级占 58%。结果表明,与 ACEI 雷米普利相比,ARNI 并没有显著降低主要终点的发生率。研究提示,各种 RAS 阻滞剂 ACEI/ARB/ARNI 可同样应用于 AMI 后患者。

(三)传统药物

传统药物仍不可少。"金三角"(包括 ARNI)和利尿剂应成为 HFrEF 患者的初始和基本治疗方案。"金三角"应努力达到目标剂量或耐受剂量。利尿剂应使患者处于"干重"状态,并以小剂量维持。

1. "金三角"药物 2022 美国指南建议如下:

ACEI/ARB:既往或现在有症状的慢性 HFrEF 患者,如 ARNI 不适用,ACEI 应用有益于降低发病率和病死率(Ⅰ类推荐)。如因咳嗽或血管性水肿而不耐受 ACEI,且不耐受 ARNI,可推荐应用 ARB,以降低发病率和病死率(Ⅰ类推荐),以降低心衰住院和心血管病死率,无论伴或不伴 2 型糖尿病。

β受体阻滞剂:现在或既往有症状的 HFrEF 患者,推荐应用 β受体阻滞剂(比索洛尔、卡维地洛或美托洛尔缓释片),以降低死亡率和住院率(Ⅰ类推荐)。

MRA:适用于 HFrEF、NYHA Ⅱ~Ⅲ级、估计肾小球滤过率(eGFR)大于 30ml/(min·1.73m^2)、血钾 <5.0mmol/L 的患者,以降低发病率和死亡率。应用中需定期和仔细监测血钾、肾功能。

2. 利尿剂 用于心衰伴液体滞留的患者,以缓解充血,改善症状和预防心衰恶化(Ⅰ类推荐)。心衰伴充血症状的患者,可用袢利尿剂中度或以上剂量,无良好反应的,可加用噻嗪类利尿剂(如美托拉宗),以防止电解质紊乱的风险(Ⅰ类推荐)。

大多数心衰患者首选袢利尿剂,用于有充血和容量负荷增加证据的患者。最常用的袢利尿剂是呋塞米。噻嗪类利尿剂(如氯噻酮或氢氯噻嗪)适用于心衰伴高血压、轻度液体潴留的患者。美托拉宗或氯噻酮可加用于对单用袢利尿剂无效的顽固性心衰患者。任何有充血史的患者需维持应用利尿剂,以避免症状再发。利尿剂应用的目标是消除液体潴留,以维持在正常容量即干重状态。利尿剂对病死率和合并症发生率的影响尚不明确,故利尿剂必须与 GDMT 药物合用,才能使心衰患者降低住院和延长生存时间。

心衰治疗可诱发低钠血症,如逆转了可能的原因和限制自由水摄入,仍不能改善低钠血症,则托伐普坦(血管紧张素拮抗剂)有助于消除容量超负荷,并维持血钠恢复正常。

应用利尿剂的对照试验表明,其作用是增加尿钠排出,减轻液体潴留的体征,改善症状、生活质量和运动耐受性。晚近来自非随机的 OPTIMIZE-HF 注册研究发现,心衰出院后患者,应用利尿剂和不用者比较,可降低 30 天全因病死率和因心衰的住院率。

3. 伊伐布雷定 2022 美国指南建议:该药适用于窦性心律 ≥ 70 次 /min、NYHA Ⅱ~Ⅲ级、已应用 β受体阻滞剂并达目标剂量或耐受剂量的 HFrEF 患者,降低心率同时,还可降低再住院率和心血管死亡率,并可改善症状(SHIFT 试验)(Ⅱa 类推荐)。

4. 地高辛 适用于已采用 GDMT 或不耐受 GDMT 的有症状的 HFrEF 患者(Ⅱb 类推荐)。从临床实用角度,该药还可用于心衰伴快速心室率的房颤,或伴明显低血压患者。这是一种使用历史已逾 200 年的药物,又是有争议的药。2018 年中国指南对其仍维持较积极的 Ⅱa 类推荐。

临床研究概述:仅有一个大样本的 RCT 研究。该试验早于 GDMT,主要纳入 NYHA Ⅱ~Ⅲ级心衰患者,结果该药治疗 2~5 年,未见病死率降低,但轻度降低死亡和住院的复合终点风险,还发现在选择性的亚组人群中,该药对健康相关的生活质量并无显著影响。地高辛对住院的有益影响,亦在回顾性分析和荟萃分析中得到证实。此外,观察性研究和回顾性分析证实,在轻至中度心衰患者中,症状和运动耐受性有所改善,不过病死率未获益,亦未增加。地高辛对现代 GDMT 治疗后患者的影响不明,因绝大多数试验均在 GDMT 之前进行。因此,地高辛应用仍需谨慎,限于优化 GDMT 后仍有症状的患者。

地高辛通常小剂量起始,逐渐递增,因较高的剂量在心衰治疗中鲜有需要,并可能使病情恶化。大样本临床试验的两项回顾性分析表明,在心衰伴房颤或脑卒中高风险人群中,地高辛的血清浓度与病死率呈线性关系;死亡风险与血清浓度独立相关,在血清浓度 1.2~1.6ng/ml 时风险较高。

在心衰患者中地高辛的获益仍有争议。在考虑应用地高辛之前,应使 GDMT 达到优化。已证实,地高辛撤药可导致恶化。在无禁忌证时,地高辛可继续使用,或谨慎地停用。该药常用的起始和维持剂量为 0.125~0.25mg/d。70 岁以上、有肾功能损害或低体重患者应以小剂量(0.125mg/d)起始和维持。较高剂量(如 0.375~0.50mg/d)仅适用于伴房颤和显著心率增快的心衰患者。

5. 其他新药　未来可发挥辅助作用:

(1)维立西呱:在心衰中的作用机制是直接加强一氧化氮(NO)-鸟苷酸环化酶(sGC)-环磷酸鸟苷(cGMP)通路,改善心肌的代谢。VICTORIA Ⅲ期研究证实了该药治疗心衰的临床疗效。这项大样本国际多中心、事件驱动的 RCT 研究,共纳入 5 050 例。入选标准为 LVEF<45%、NYHA Ⅱ~Ⅳ级、已接受 GDMT 治疗、利钠肽升高、6 个月内心衰住院或 3 个月内因心衰治疗而需要给予静脉注射利尿剂、eGFR ≥ 15ml/(min·1.73m^2)的患者,且要符合临床稳定的标准,包括收缩压 ≥ 100mmHg,静脉注射药物治疗后 ≥ 24 小时的门诊或住院患者。主要终点为心血管死亡或因心衰首次住院的复合终点。中位随访 10.8 个月。

结果显示,维立西呱较安慰剂对照组显著降低主要终点风险 10%(*HR*=0.90,95% *CI* 0.82~0.98,*P*=0.02)。绝对风险降低(ARR)4.2%/ 年,需治人数(NNT)为 24。与基线相比,收缩压平均值的变化,维立西呱组和安慰剂组差异极小(1~1.5mmHg),不影响血钾和肾功能。研究提示,维立西呱用于心衰早期治疗有效、安全,且具有可及性。心肌代谢药物首次证实有效。维立西呱已于 2022 年 5 月在中国上市,成为最新可应用的心衰药物。

(2)肌球蛋白激动剂:硕果仅存的正性肌力药物。该药可显著降低 HFrEF 患者的主要复合终点心血管死亡或心衰的风险,但二级终点心血管死亡并未显著减少(GALACTIC-HF 试验)。已得到 2021 年 ESC 指南的推荐。该药尚未在中国上市。心衰的临床治疗需要口服的正性肌力药物,地高辛是不够的,该药的出现正是临床所期盼的。相信不久将可以在中国上市。

(3)钾结合剂:适用于应用 RAAS 后有高钾血症(≥ 5.5mmol/L)的患者,使 RAAS 阻滞剂可继续应用,但此种作用能否改善临床结局尚不清楚(Ⅱb 类推荐)。

(4)多不饱和脂肪酸(PUFA):缺少临床应用有益证据(Ⅱb 类推荐)。

(5)不推荐应用的药物:慢性 HFrEF,如无静脉血栓栓塞、房颤等特殊指征,禁用抗凝治疗。二氢吡啶类钙通道阻滞剂,维生素、其他营养补充剂和激素,非二氢吡啶类钙通道阻滞剂,抗心律失常药和决奈达隆,均应避免应用。在 2 型糖尿病和心血管高危人群中 DPP-4 抑制剂沙格列汀和阿格列汀,以及噻唑烷二酮类(胰岛素增敏剂),可增加因心衰住院风险,应避免应用于心衰患者。在 HFrEF 心衰患者中非甾体类抗炎剂可能使心衰恶化,应避免应用,已应用者应尽可能撤用。

六、慢性心衰常见合并症或共病的处理要点

美国新指南十分重视心衰的常见合并症和共病,提出了一些具体建议。

贫血:伴铁缺乏的 HFrEF 患者,无论有无贫血,均需要应用静脉铁剂,以改善心功能状况和生活质量(Ⅱa 类推荐)。但心衰伴贫血患者,不宜使用红细胞生成素,因不能改善病死率和合并症发生率(Ⅲ类推荐,禁忌)。

高血压:HFrEF 伴高血压患者,应递增 GDMT 的剂量至目标剂或最大耐受剂量(Ⅰ类推荐)。

睡眠呼吸障碍:疑有本病的心衰患者,有必要做睡眠评估,以证实诊断,并鉴别为阻塞性或中枢性睡眠呼吸暂停(Ⅱa 类推荐)。心衰伴阻塞性睡眠呼吸暂停的患者,应用持续正压呼吸器可改善睡眠质量,减少白天困倦时间(Ⅱa 类推荐)。

2 型糖尿病:推荐应用 SGLT2i 来治疗高血糖,可降低心衰相关的合并症和病死率(Ⅰ类推荐)。

房颤:慢性心衰伴永久性 / 持续性 / 阵发性房颤患者,应使用华法林(Ⅰ类推荐,A 级证据)。心衰伴房颤所致症状的患者,房颤消融术可改善症状和生活质量。心衰(LVEF<50%)伴房颤患者,如节律控制策略无效或不理想,且在药物治疗后仍为快速心室率,可采用房室结消融和植入 CRT(Ⅱa 类推荐)。慢性心衰伴永久性 / 持续性 / 阵发性房颤,而无其他风险的患者,可应用口服抗凝药物(Ⅱa 类推荐)。

瓣膜性心脏病(VHD):心衰患者合并 VHD,应依照 VHD 的临床实践指南,采用相关的方法处理,以防止心衰恶化和不良临床结局(Ⅰ类推荐)。慢性严重的继发性二尖瓣关闭不全和 HFrEF 患者,在介入性干预之前,应优化 GDMT(Ⅰ类推荐,A 级证据)。

七、价值评价的概念

即治疗方法依临床试验(RCT)的研究质量和药物经济学的效 / 价比,区分为价值高、中、低三种。高价值定义为<60 000 美元 / 质量校正生命年,低价值定义为>180 000 美元 / 质量校正生命年。高价值治疗包括 ARNI、ACEI、ARB、β 受体阻滞剂、MRA、ICD 和 CRT,中等价值治疗包括 SGLT2i 和心脏移植,治疗心脏淀粉样变性的新药氯苯唑酸被认为是唯一低价值的。机械辅助装置和肺动脉压力监测的价值被认为是不确定的。

一种治疗确需评估其实用价值。有的治疗研究结果为阳性,提示有效,但耗费太大,未必具有实用性和普适性。心衰患者作为一种复杂的临床综合征,患者应用众多药物(或器械),对个人和社会均是巨大挑战。2022 美国指南将其作为 10 个要点之一,并不奇怪。但美国的价值评价标准并不适于中国,两国药品和器械的价格、患者和医保支付的费用和方式等,均不具可比性。但这一概念,反映对过度和不合理治疗的担心,我们也感同身受。一般而言,大致可采用的方法,一是根据患者具有的支付条件,选择可以长期应用的药物。二是可考虑研究结果的 NNT,即需应用多少人 1 年才能减少 1 次严重事件或死亡。合理的 NNT

药物在 20~25 以下,器械治疗在 10 以下。当然,这只是粗估,还得看药物和器械的价格,以及患者的情况,需个体化看待。

(黄　峻)

参考文献

[1] YANCY C W, JESSUP M, BOZKURT B, et al. 2013 ACCF/AHA guideline for the management of heart failure: a report of the American College of Cardiology Foundation/American Heart Association Task Force on Practice Guidelines [J]. J Am Coll Cardiol, 2013, 62: e147-e239.

[2] YANCY C W, JESSUP M, BOZKURT B, et al. 2017 ACC/AHA/HFSA focused update of the 2013 ACCF/AHA guideline for the management of heart failure: a report of the American College of Cardiology/American Heart Association Task Force on Clinical Practice Guidelines and the Heart Failure Society of America [J]. J Am Coll Cardiol, 2017, 70: 776-803.

[3] ARNETT D K, BLUMENTHA L R S, ALBERT M A, et al. 2019 ACC/AHA guideline on the primary Prevention of cardiovascular disease: a report of the American College of Cardiology/American Heart Association Task Force on Clinical Practice Guidelines [J]. J Am Coll Cardiol, 2019, 74: e177-e232.

[4] HEIDENREICH P A, BOZKURT B, AGUILAR D, et al. 2022 AHA/ACC/HFSA guideline for the management of heart failure: a report of the American College of Cardiology/American Heart Association Joint Committee on Clinical Practice Guidelines [J]. J Am Coll Cardiol, 2022, 79 (17): e263-e421.

[5] MADDOX T M, JANUZZI J L, ALLEN L A, et al. 2021 Update to the 2017 ACC Expert Consensus Decision Pathway for Optimization of Heart Failure Treatment: Answers to 10 Pivotal Issues About Heart Failure With Reduced Ejection Fraction. A Report of the American College of Cardiology Solution Set Oversight Committee [J]. J Am Coll Cardiol, 2021, 77 (6): 772-810.

[6] MCDONAGH T A, METRA M, ADAMO M, et al. 2021 ESC Guidelines for the diagnosis and treatment of acute and chronic heart failure [J]. Eur Heart J, 2021, 42 (36): 3599-3726.

[7] BOZKURT B, COATS A J S, TSUTSUI H, et al. Universal definition and classification of heart failure: a report of the Heart Failure Society of America, Heart Failure Association of the European Society of Cardiology, Japanese Heart Failure Society and Writing Committee of the Universal Definition of Heart Failure: Endorsed by the Canadian Heart Failure Society, Heart Failure Association of India, Cardiac Society of Australia and New Zealand, and Chinese Heart Failure Association [J]. Eur J Heart Fail, 2021, 23 (3): 352-380.

[8] MARTINSON M, BHARMI R, DALAL N, et al. Pulmonary artery pressure-guided heart failure management: US cost-effectiveness analyses using the results of the CHAMPION clinical trial [J]. Eur J Heart Fail, 2017, 19 (5): 652-660.

[9] SOLVD Investigators, YUSUF S, PITT B, et al. Effect of enalapril on survival in patients with reduced left ventricular ejection fractions and congestive heart failure [J]. N Engl J Med, 1991, 325 (5): 293-302.

[10] NEAL B, PERKOVIC V, MAHAFFEY K W, et al. Canagliflozin and cardiovascular and renal events in type 2 diabetes [J]. N Engl J Med, 2017, 377 (7): 644-657.

[11] WIVIOTT S D, RAZ I, BONACA M P, et al. Dapagliflozin and cardiovascular outcomes in type 2 diabetes [J]. N Engl J Med, 2019, 380 (4): 347-357.

[12] LEDWIDGE M, GALLAGHER J, CONLON C, et al. Natriuretic peptide-based screening and collaborative care for heart failure: the STOP-HF randomized trial [J]. JAMA, 2013, 310: 66-74.

[13] SPRINT Research Group, Wright J T Jr, Williamson J D, et al. A randomized trial of intensive versus standard blood-pressure control [J]. N Engl J Med, 2015, 373: 2103-2116.

［14］ KØBER L, TORP-PEDERSEN C, CARLSEN J E, et al. A clinical trial of the angiotensin-converting-enzyme inhibitor trandolapril in patients with left ventricular dysfunction after myocardial infarction. Trandolapril Cardiac Evaluation (TRACE) Study Group [J]. N Engl J Med, 1995, 333: 1670-1676.

［15］ SOLVD Investigators, YUSUF S, PITT B, et al. Effect of enalapril on mortality and the development of heart failure in asymptomatic patients with reduced left ventricular ejection fractions [J]. N Engl J Med, 1992, 327: 685-691.

［16］ AFILALO J, MAJDAN A A, EISENBERG M J. Intensive statin therapy in acute coronary syndromes and stable coronary heart disease: a comparative meta-analysis of randomised controlled trials [J]. Heart, 2007, 93 (8): 914-921.

［17］ VANTRIMPONT P, ROULEAU J L, WUN C C, et al. Additive beneficial effects of beta-blockers to angiotensin-converting enzyme inhibitors in the Survival and Ventricular Enlargement (SAVE) Study. SAVE Investigators [J]. J Am Coll Cardiol, 1997, 29 (2): 229-236.

［18］ MCMURRAY J J, PACKER M, DESAI A S, et al. Angiotensin-neprilysin inhibition versus enalapril in heart failure [J]. N Engl J Med, 2014, 371: 993-1004.

［19］ MANN D L, GREENE S J, GIVERTZ M M, et al. Sacubitril/Valsartan in Advanced Heart Failure with Reduced Ejection Fraction: Rationale and Design of the LIFE Trial [J]. JACC Heart Fail, 2020, 8 (10): 789-799.

［20］ GARG R, YUSUF S. Overview of randomized trials of angiotensin-converting enzyme inhibitors on mortality and morbidity in patients with heart failure. Collaborative Group on ACE Inhibitor Trials [J]. JAMA, 1995, 273: 1450-1456.

［21］ KONSTAM M A, NEATON J D, DICKSTEIN K, et al. Effects of high-dose versus low-dose losartan on clinical outcomes in patients with heart failure (HEAAL study): a randomised, double-blind trial [J]. Lancet, 2009, 374 (9704): 1840-1848.

［22］ MERIT-HF Study Group. Effect of metoprolol CR/XL in chronic heart failure: Metoprolol CR/XL Randomised Intervention Trial in Congestive Heart Failure (MERIT-HF)[J]. Lancet, 1999, 353 (9169): 2001-2007.

［23］ ZANNAD F, MCMURRAY J J, KRUM H, et al. Eplerenone in patients with systolic heart failure and mild symptoms [J]. N Engl J Med, 2011, 364: 11-21.

［24］ MCMURRAY J J V, SOLOMON S D, INZUCCHI S E, et al. Dapagliozin in patients with heart failure and reduced ejection fraction [J]. N Engl J Med, 2019, 381: 1995-2008.

［25］ PACKER M, ANKER S D, BUTLER J, et al. Cardiovascular and renal outcomes with empagliflozin in heart failure [J]. N Engl J Med, 2020, 383 (15): 1413-1424.

［26］ ANKER S D, BUTLER J, FILIPPATOS G, et al. Empagliflozin in heart failure with a preserved ejection fraction [J]. N Engl J Med, 2021, 385 (16): 1451-1461.

［27］ SOLOMON SD, CLAGGETT B, DESAI AS, et al. Influence of ejection fraction on outcomes and efficacy of sacubitril/valsartan in heart failure with reduced ejection fraction: the Prospective Comparison of ARNI with ACEI to Determine Impact on Global Mortality and Morbidity in Heart Failure (PARADIGM-HF) trial [J]. Circ Heart Fail, 2016, 9 (3): e002744.

［28］ CLELAND J G F, BUNTING K V, FLATHER M D, et al. Beta-blockers for heart failure with reduced, mid-range, and preserved ejection fraction: an individual patient-level analysis of double-blind randomized trials [J]. Eur Heart J, 2018, 39 (1): 26-35.

［29］ SOLOMON S D, MCMURRAY J J V, ANAND I S, et al. Angiotensin-neprilysin inhibition in heart failure with preserved ejection fraction [J]. N Engl J Med, 2019, 381: 1609-1620.

［30］ HALLIDAY B P, WASSAL L R, LOTA A S, et al. Withdrawal of pharmacological treatment for heart failure in patients with recovered dilated cardiomyopathy (TRED-HF): an open-label, pilot, randomised trial [J]. Lancet, 2019, 393: 61-73.

［31］ MUCHTAR E, GERTZ M A, KYLE R A, et al. A modern primer on light chain amyloidosis in 592patients with mass spectrometry-verified typing [J]. Mayo Clin Proc, 2019, 94 (3): 472-483.

［32］ BHATT D L, SZAREK M, STEG P G, et al. Sotagliflozin in Patients with Diabetes and Recent Worsening Heart Failure [J]. N Engl J Med, 2021, 384 (2): 117-128.

［33］ ANKER S D, BUTLER J, FILIPPATOS G, et al. Empagliflozin in Heart Failure with a Preserved Ejection Fraction [J]. N Engl J Med, 2021, 385 (16): 1451-1461.

［34］ ARMSTRONG P W, PIESKE B, ANSTROM K J, et al. Vericiguat in patients with heart failure with reduced ejection fraction [J]. N Engl J Med, 2020, 382 (20): 1883-1893.

［35］ TEERLINK J R, DIAZ R, FELKER G M, et al. Cardiac Myosin Activation with Omecamtiv Mecarbil in Systolic Heart Failure [J]. N Engl J Med, 2021, 384 (2): 105-116.

［36］ PONIKOWSKI P, KIRWAN B A, ANKER S D, et al. Ferric carboxymaltose for iron deficiency at discharge after acute heart failure: a multicentre, double-blind, randomised, controlled trial [J]. Lancet, 2020, 396: 1895-1904.

［37］ WHELTON P K, CAREY R M, ARONOW W S, et al. 2017 ACC/AHA/AAPA/ABC/ACPM/AGS/APhA/ ASH/ASP C/NMA/PCN A guideline for the prevention, detection, evaluation, and management of high blood pressure in adults: a report of the American College of Cardiology/American Heart Association Task Force on Clinical Practice Guidelines [J]. J Am Coll Cardiol, 2018, 71: e127-e248.

［38］ CONNOR C M, WHELLAN D J, FIUZAT M, et al. Cardiovascular outcomes with minute ven tilation-targeted adaptive servo-ventilation therapy in heart failure: the CAT-HF trial [J]. J Am Coll Cardiol, 2017, 69: 1577-1587.

［39］ MASON P K, LAKE D E, DIMARCO J P, et al. Impact of the CHA_2DS_2-VASc score on anticoagulation recommendations for atrial fibrillation [J]. Am J Med, 2012, 125 (6): 603.

［40］ DIBIASE L, MOHANTY P, MOHANTY S, et al. Ablation versus amiodarone for treatment of persistent atrial fibrillation in patients with congestive heart failure and an implanted device: results from the AATAC multi-center randomized trial [J]. Circulation, 2016, 133: 1637-1644.

［41］ BANKA G, HEIDENREICH P A, FONAROW G C. Incremental cost-effectiveness of guideline-directed medical therapies for heart failure [J]. J Am Coll Cardiol, 2013, 61: 1440-1446.

［42］ GOLD M R, PADHIAR A, MEALING S, et al. Economic value and cost-effectiveness of cardiac resynchronization therapy among patients with mild heart failure: projections from the REVERSE long-term follow-up [J]. J Am Coll Cardiol HF, 2017, 5: 204-212.

2021 年 ESC 急慢性心力衰竭指南亮点

心力衰竭(HF)是一种全球流行病。近年来随着人口老龄化、心肌梗死后生存率的提高以及 HF 患者的治疗和生存率的改善,HF 患者人数逐年升高。同时也造成了与心衰相关的住院负担和费用的不断增加。根据 2021 年发布的《2020 年中国心血管健康与疾病报告》,目前我国心力衰竭患者高达 890 万例。心力衰竭疾病的社会和经济负担日益沉重。而令人欣喜的是,近年来心衰领域出现了许多新的研究证据,为心衰治疗带来了更多选择。2021年 8 月,欧洲心脏病学会(ESC)发布了《2021 年 ESC 急慢性心力衰竭诊断和治疗指南》(以下简称"新指南")。ESC 专家小组基于既往指南及最新研究证据,在心衰定义、治疗以及合并症管理等多方面予以了临床治疗推荐更新,使之更符合当前心衰诊疗现状与未来需求。本文将从心力衰竭分类和诊断、射血分数降低型心衰治疗、心衰合并房颤的处理、急性心力衰竭管理、转甲状腺素蛋白心脏淀粉样变性心肌病的药物治疗 5 大亮点对指南进行详细解读。

一、心力衰竭分类和诊断的变化

1. 心力衰竭的分类 左室射血分数(LVEF)在普通人群中是一个正态分布的连续测量值,但在发生 HF 的患者中呈双峰分布。心力衰竭依据 LVEF 进行分类,包括射血分数降低的心力衰竭(HFrEF,LVEF ≤ 40%)、射血分数轻度降低的心力衰竭(HFmrEF,LVEF 41%~49%)和射血分数保留的心力衰竭(HFpEF,LVEF ≥ 50%)。过去,LVEF 为 41%~49%的患者被称为"中间型"射血分数。但是越来越多的随机对照试验(RCT)表明,HFmrEF患者在治疗获益方面与 HFrEF 相似,提示 HFmrEF 的病理生理特点与 HFrEF 更为相似。因此,在新指南中将 HFmrEF 患者重新定义为射血分数轻度降低的心衰,归类到"轻度HFrEF"。这更好地反映了患者的临床表现,优化分组,使其治疗方案更接近 HFrEF。随着循证医学证据不断积累以及对心衰认识的不断提升,心衰的分类也不断优化。今后国内外指南可能也会重新定义 HFmrEF。值得一提的是,对于 HFmrEF 的诊断,除了相应的 LVEF(41%~49%)和心衰症状外,现在暂不需要其他指标,例如利钠肽升高。然而,由于缺乏针对HFmrEF 患者治疗的具体研究,现今仍必须使用来自 HFpEF 研究的亚组分析(既往 HFpEF研究中,LVEF 介于 41%~49% 的亚组)为 HFmrEF 患者治疗提供循证医学的证据。可惜的是,这些研究迄今为止均未达到其主要终点。但是随着近年来 PARAGON-HF、TOPCAT 和CHARM 研究结果的陆续公布,2021 ESC 心衰新指南首次对 HFmrEF 进行药物推荐。对于有充血症状和体征的纽约心功能分级 Ⅱ~Ⅳ 级的 HFmrEF 患者,利尿剂作为 Ⅰ 类推荐(C 级证据);能够改善 HFrEF 预后的 ACEI/ARB/ARNI、β 受体阻滞剂、醛固酮受体拮抗剂均可考虑用于治疗 HFmrEF(Ⅱb 类推荐,C 级证据)。

2. 心力衰竭的诊断 心力衰竭的诊断与之前的标准基本相同,都是基于体征和症状、利钠肽和超声心动图。但是也有这版指南的亮点。①文件强调利钠肽作为初步评估,应在超声心动图评估之前优先考虑,以排除 HF 的存在。同时指南保留了之前的截断值;这是ESC 指南优于北美指南(不提供参考值)之处。但值得注意的是,指南强调利钠肽不能用于诊断,因为其阳性预测值较低。②基于心脏舒张功能障碍或充盈压升高(包括利钠肽升高)的存在,建立了简化的 HFpEF 诊断方法;并且对各种参数进行了调整,比如针对心房颤动患者所特有的利钠肽值的升高。不推荐使用之前的诊断评分来评估有无 HFpEF;在有疑问的情况下,可以考虑进行心肺运动试验或舒张压试验;这些特定的诊断流程将有助于提高 HFpEF 诊断的特异性和准确性。③纳入有关肺部超声的建议,以支持肺充血或 HF 失代偿的临床诊断,特别是考虑到肺部超声目前在临床应用中越来越广泛。④在有疑问的情况下应检测包括"心肌变形"和"心室力学"等新参数,用来辅助心力衰竭的诊断,但指南并未对这些情况进行扩展。⑤比较上一版 ESC 心衰指南,对于有中度或者高度冠状动脉疾病发生概率且在非侵入性诊断试验中存在缺血证据的 HFrEF 患者,弱化了入性冠脉造影检查的推荐(推荐级别由 2016 年版的 II a 降为 2021 年版的 II b),但是提高了冠脉 CTA 的推荐级别(II b → II a)。

二、HFrEF 治疗推荐更新

1. 药物治疗　与以往的指南相比,2021 年 ESC 针对 HFrEF 药物治疗方案取消了逐步和垂直的药物治疗策略,这是新指南最具开创性的方面之一。HFrEF 治疗的"神奇四侠"被证明可以降低 HFrEF 患者的死亡率和住院率。推荐从最初治疗即开始使用,并且四种药物具有相同的最大推荐值(I 类推荐)。这些药物分别是血管紧张素转换酶抑制剂(ACEI)/ 血管紧张素受体脑啡肽酶抑制剂(ARNI)、β 受体阻滞剂、盐皮质激素受体拮抗剂(MRA),以及近年来发现的新贵药物,钠 - 葡萄糖协同转运蛋白 2 抑制剂(SGLT2i)。上述药物在考虑其他药物或设备干预之前应尽早优先使用。

HFrEF 患者的药物治疗是基于利尿剂缓解充血和神经激素拮抗剂以改善临床病程、通过新四联药物减少 HF 住院率和降低死亡率。ACEI/ARNI、β 受体阻滞剂、MRA 和 SGLT2i 是目前 HFrEF 治疗的支柱。ARNI 是沙库巴曲和缬沙坦的复合制剂,具有独特的双重作用机制。沙库巴曲是一种中性内肽酶,可降解许多内源性血管活性肽,以抵消 RAAS 激活的一些影响。同时沙库巴曲本身也可减少心肌细胞凋亡,肥大以及心肌收缩功能损伤。基于以上的作用机制,沙库巴曲缬沙坦改善心脏收缩和舒张功能的作用是明确的。ARNI 与依那普利前瞻性对比研究 PARADIGM-HF 试验显示,ARNI 可以减少 CV 死亡或 HF 住院的联合终点以及全因死亡。此外,使用沙库巴曲缬沙坦的患者的生活质量得到改善,利尿剂使用剂量降低,这与对症状的有利影响一致。PIONEER-HF 研究生物标志物亚组分析表明,相比于依那普利,沙库巴曲缬沙坦显著降低了 NT-proBNP、反映室壁压力(sST2)和心肌损伤(hsTnT)的生物标志物水平。上述生物标志物水平的改善在治疗后早期(1~4 周)即已显现,并一直持续至第 8 周的预设观察终点。这一结果对临床实践具有重要指导意义:与依那普利相比,沙库巴曲缬沙坦对多种反映心血管预后的生物标志物(NT-proBNP、hsTnT 和 sST2)更迅速、更有效地降低进一步提示:急性心力衰竭住院患者院内早期起始沙库巴曲缬沙坦可为患者带来更多临床获益。此外研究表明,沙库巴曲缬沙坦的肾功能恶化、高钾血症、症状性低血压和血管性水肿的发生率并不高于依那普利,因此在住院患者中开始 ARNI 似乎也是安全的。

PARADIGM-HF 和 PIONEER-HF 的结果对 HFrEF 患者管理的指南建议产生了强烈影响。尽管 RAAS 抑制仍然是治疗的核心支柱,但现在首选使用 ARNI,而不是 ACE 抑制剂或 ARB。在 2017 年美国心脏病学会(ACC)优化心力衰竭治疗专家共识决策路径的 2021

年更新中进一步得出结论,不再需要在应用 ARNI 之前,启动 ACE 抑制剂或 ARB 转换策略,患者可以直接开始使用 ARNI 作为初始治疗。同样,2021 年 ESC 心衰新指南将 ARNI 的使用列为 I 类推荐,指出在仍有症状的患者中推荐沙库巴曲缬沙坦作为 ACE 抑制剂的替代品以降低风险 HF 住院和死亡,并且可以考虑在没有事先使用 ACE 抑制剂或 ARB 的情况下从头开始。需关注的是,新指南并未完全承认 ARNI 优于 ACEI/ARB,而是将每位患者(ACEI 或 ARNI)的选择权留给了专业人员根据实际情况决定。

毫无疑问,ESC 心衰新指南的主要治疗新颖性和近年来 HF 的重大革命之一是把 SGLT2i 作为治疗 HFrEF 的一线药物(I 类推荐)。尽管作用机制仍未确定,可能超出糖尿和利钠作用,并涉及对心肌代谢和功能的直接影响,但是多项研究结果一致表明,SGLT2i 具有特定的有利于改善 HF 进展的功效,这种疗效独立于神经激素药物。不管是否患有糖尿病的 HFrEF 都能从中受益。不仅如此,SGLT2i 对心率、血清钾水平、血管性水肿没有影响,仅轻度降低血压,加上对肾功能的有利影响,有助于促进 SGLT2i 在包括 ARNI、MRA 和 β 受体阻滞剂的药物方案中的整合。同样,无论糖尿病状态、年龄、LVEF、NYHA 等级如何,其在广泛的 HF 人群中的有效性增强了可用性证据。SGLT2i 的益处似乎与其他指导性药物治疗的益处相辅相成,支持它们应该联合使用而不是替代另一种药物。DAPA-HF 试验研究了达格列净与安慰剂相比以及最佳药物治疗(OMT)对动态 HFrEF 患者发病率和死亡率的长期影响。达格列净治疗使得主要终点减少 26%:心衰恶化或心血管死亡的复合终点降低。此外,达格列净可降低症状性 HFrEF 患者的全因死亡率,减轻 HF 症状,改善生活质量。开始使用达格列净后早期就可以显现出获益,并且绝对风险降低幅度很大。在合并和不合并糖尿病的 HFrEF 患者中,以及在整个糖化血红蛋白值范围内,都看到了相同程度的生存益处。随后,EMPEROR-Reduced 试验发现,在具有 NYHA II ~ IV 级症状的患者中,恩格列净将心血管(CV)死亡或心衰住院的联合主要终点降低了 25%。该试验纳入了 eGFR>20ml/(min·1.73m^2)的患者,并且接受恩格列净治疗的个体的 eGFR 下降也有所减少。尽管在 EMPEROR-Reduced 试验中 CV 死亡率没有显著降低,但最近对 DAPA-HF 和 EMPEROR-Reduced 试验的荟萃分析发现 CV 死亡率没有异质性。需要我们关注的是,与 ACEI 类似,在开始治疗后估计肾小球滤过率(eGFR)可能会略有下降。然而,这种影响绝不应导致治疗中断,因为从长远来看,SGLT2i 与心衰患者的肾功能稳定有关。根据 DAPA-HF 和 EMPEROR-Reduced 研究的出色结果,在这两项研究中,与安慰剂相比,SGLT2i 治疗显示心血管原因死亡和心力衰竭住院的联合主要终点显著降低。为此,目前 SGLT2 抑制剂在心衰新指南中被推荐为 I a 类,无论患者是否患有糖尿病,该建议均适用。

尽管 β 受体阻滞剂对抗交感神经系统激活在 HF 的病理生理学中所起的重要作用很早就为人所知,但是对阻断儿茶酚胺的刺激作用会进一步损害心脏功能的担忧推迟了 β 受体阻滞剂在 HFrEF 患者中的应用。然而,随着 MDC、USCarvedilol、CONSENSUS、MERITHF 等临床试验结果的陆续公布,β 受体阻滞剂现在在管理 HFrEF 患者的指南建议中发挥核心作用。β 受体阻滞剂的建议特别提到卡维地洛、琥珀酸美托洛尔、奈必洛尔和比索洛尔,这四种药物在临床试验中被证明是有效的。这些药物在药理学和药代动力学特性方面彼此不同,也与其他 β 受体阻滞剂不同。卡维地洛是一种非特异性 β 受体阻滞剂,具有额外的 α 受体阻断特性。β$_1$ 受体选择性药剂,可以每天给药 1 次。这些差异使临床医师可以根据患者特征进行个体化治疗。例如,当血压正常或升高时,卡维地洛是首选,而琥珀酸美托洛尔或比索洛尔可用于血压边缘或反应性气道疾病的患者,这些患者可能会因 β$_2$ 受体阻断引起支气管收缩。β 受体阻滞剂应在临床稳定、血容量正常的患者中以低剂量开始，并逐渐增加至最大耐受剂量。在 β 受体阻滞剂的开始或剂量上调期间可能出现患者疲劳和充血症状恶化。尽管随着心脏功能的改善，这些不良反应通常会在几周内消退，但在某些患者中可能需要减量、增加利尿剂甚至停用 β 受体阻滞剂（更不推荐）。对于 AHF 入院的患者，一旦患者血流动力学稳定，应在住院期间谨慎使用 β 受体阻滞剂。有荟萃分析显示，HFrEF 合并 AF 患者住院期间使用 β 受体阻滞剂对住院率和死亡率没有益处。

除了 ACEI 和 β 受体阻滞剂外，还建议对所有 HFrEF 患者使用 MRA（螺内酯或依普利酮），以减少死亡率和住院风险，改善心衰症状。MRA 阻断与醛固酮结合的受体，并以不同程度的亲和力阻断其他类固醇激素（如皮质类固醇和雄激素）受体。依普利酮对醛固酮阻滞剂更具有特异性，减少男性乳房发育风险。但是在肾功能受损和血清钾浓度 >5.0mmol/L 的患者中使用 MRA 时应谨慎。为此，只要肾功能和钾水平在可接受的范围内，MRA 在治疗有症状的 HFrEF 患者的 HF 管理指南中获得 I 类推荐。在开始或上调 MRA 后的后续需要评估对钾水平和肾功能的影响。

现在有 4 种药物可用于治疗 HFrEF，即 ARNI 或 ACEI、β 受体阻滞剂、MRA 和 SGLT2i。这些"神奇四侠"都应该在患者早期开始。但是 2021 年 ESC 新指南出现了另一个新药——维利西呱（vericiguat）。它是第一个在心力衰竭治疗指南中推荐的可溶性鸟苷酸环化酶刺激剂。可溶性鸟苷酸环化酶（sGC）的刺激剂是新兴的心血管疾病治疗剂。sGC 刺激物促进三磷酸鸟苷转化为二级信使环单磷酸鸟苷（cGMP），cGMP 通过激活多种效应器来调节一系列下游级联反应，例如磷酸二酯酶（PDE）、蛋白激酶 G（PKG）和环核苷酸门控离子通道（CNG）。在心脏，cGMP 通过激活 PKG，可调节心脏收缩和舒张；抑制心肌缺血损伤、心肌死亡和心肌肥厚。在血管，cGMP-PKG 信号通路可维持血管张力稳态和细胞存活，同时，PKG 介导的下游蛋白磷酸化可促进血管舒张。因此，NO-sGC-cGMP 信号通路对维持心脏血管的正常生理功能具有重要作用。目前已经开发了多种 sGC 刺激物，其中，vericiguat 和 riociguat 是正在探索治疗心血管疾病的两种主要类型的口服选择性 sGC 刺激物。它们可以直接刺激不依赖于 NO 的 sGC，并增强 NO 在低内源性 NO 和低 NO 环境中增加 cGMP 合成的作用。由于结构和药理上的区别，riociguat 主要用于治疗肺动脉高压，vericiguat 主要用于心衰治疗。VICTORIA（射血分数降低的心力衰竭受试者的 vericiguat 全球研究）是一项随机、安慰剂对照、平行组、多中心、双盲、事件驱动的 vericiguat 3 期试验，评估了维立西呱的疗效与安全性。试验结果显示，vericiguat 可显著降低心衰恶化患者主要终点事件风险（心血管死亡和心衰住院）达 10%（35.5% *vs.* 38.5%，*HR*=0.90，95% *CI* 0.82~0.98，*P*=0.02）。基于此，FDA 已批准 vericiguat（Verquvo-Merck），一种口服可溶性鸟苷酸环化酶（sGC）刺激剂，用于降低心力衰竭事件恶化（因心力衰竭住院或接受治疗）后因心力衰竭住院和心血管（CV）死亡的风险。可喜的是，2022 年 5 月维利西呱也在中国上市。相信不久维利西呱也会进入中国心力衰竭指南。在 2021 年 ESC 心衰新指南指出，维利西呱适用于 NYHA 心功能分级 Ⅱ~Ⅳ级，患者已经应用 ACEI（或 ARNI）、β 受体阻滞剂和 MRA 等药物治疗后，心衰仍恶化患者的联合治疗，以改善 HFrEF 患者心血管死亡和心衰住院（Ⅱb 类推荐，B 级证据）。

心肌肌球蛋白激活剂可能是未来心衰力竭患者治疗的方案中一个新兴药物。GALACTIC-HF 研究评估了心脏肌球蛋白激活剂（omecamtiv mecarbil）在 HFrEF 患者中的疗效和安全性，同时招募了住院和门诊患者。第一次 HF 事件或 CV 死亡的主要终点减少了 8%。CV 死亡率没有显著降低。目前，该药物未获准用于心衰。然而，在未来，除了

HFrEF 的标准治疗外,加用心肌肌球蛋白激活剂还可以考虑降低 CV 死亡率和 HF 住院的风险。

2. 非药物治疗 在 HF 患者中,特别是那些症状较轻的患者中,很大一部分死亡是突然和意外发生的。其中许多可能是由于心电干扰,包括室性心律失常、心动过缓和心脏停搏。尽管改善或延缓心血管疾病进展的治疗已被证明可以降低猝死的年发生率,但它们不会在心律失常事件发生时对其进行治疗。ICD 可有效纠正可能致命的室性心律失常,经静脉系统置入 ICD 还可预防心动过缓。一些抗心律失常药物可能会降低快速心律失常和猝死的发生率,但不会降低总体死亡率,甚至又能会增加死亡率。尽管 ICD 降低了 HFrEF 患者的心律失常性猝死率,但在管理良好的患者中,ICD 提供的额外益处会更低。在 DANISH 试验中,非缺血性心肌病(NICM)患者的猝死率较低;在 5 年以上的随访中,1 116 名患者中只有 70 名猝死。虽然使用含除颤器的装置可以适度减少猝死的绝对值,但这并没有显著提高总体死亡风险。然而,亚组分析表明,在 ≤70 岁的人群中有益处。并且在最近一项荟萃分析中,ICD 在 NICM 中仍然可以看到生存获益,只是纳入 DANISH 试验后这种获益显著减弱。为此,2021 年 ESC 心衰指南指出,对于非缺血病因,规范化药物治疗大于 3 个月,EF 仍低于 35% 的心衰患者,ICD 植入推荐级别由 Ⅰ 类降为 Ⅱa 类。

在心脏同步化治疗推荐中,也有一些新变化。窦性心律、左束支传导阻滞和 QRS 从 130 毫秒到 149 毫秒的患者的推荐水平从 Ⅰ 类降为 Ⅱa 类,基于临床试验和荟萃分析中该亚组受益的证据较低的变化。这意味着仅在窦性心律伴左束支传导阻滞且 QRS ≥ 150 毫秒的患者中推荐为 Ⅰa 类。另一个 Ⅰa 类推荐用于心室功能不全(LVEF<35%)的患者,这些患者因心动过缓或房室结消融(AVN)需要常规右心室起搏来控制 AF。该建议适用于并非纯粹是心脏病的情况,因为许多专家已经使用带有起搏功能的传统起搏器。事实上,起搏指南建议在常规起搏器植入之前进行(Ⅰ 类)超声心动图检查。同样,对于已经采用常规起搏并发展为 LVEF ≤ 35% 的 HF 患者,关于改用双心室起搏的建议也从 Ⅱb 类增加到 Ⅱa 类推荐。此外,这是一种与患者赋权相关的趋势,患者将决定植入 ICD 和心脏再同步治疗(CRT)。新指南建议关于植入 CRT-D 或 CRT-P 设备的个体化和共同决策(Ⅱa 类推荐),需考虑影响预后益处的其他因素。存在 AF 时没有具体建议,但如果 QRS 大于 150 毫秒可以考虑再同步治疗和高百分比(>95%)的双心室起搏。此外,心衰指南对于将左束支生理起搏作为冠状窦导联的替代方案未进行评述,但它已经出现在欧洲心脏病学会的起搏指南中。

继发性二尖瓣关闭不全(SMR)主要是一种左心室疾病。它也可能由 LA 扩张引起的二尖瓣环增大引起。中度或重度 SMR 与 HF 患者的极差预后相关。对于需要血运重建的严重 SMR 和 HFrEF 患者,应考虑二尖瓣手术和 CABG(Ⅱa 类推荐,C 级证据)。两项随机试验 MITRA-FR 和 COAPT 评估了经皮边缘对边缘二尖瓣修复加最佳药物治疗(OMT)与单独 OMT 相比,在有症状的 HFrEF 患者中的有效性(MITRA-FR 为 15%~40%,20%~50% 在 COAPT 中)和中至重度或重度 SMR〔在 MITRA-FR 中有效反流孔面积(EROA)≥ 20mm^2 并且在 COAPT 中 EROA ≥ 30mm^2〕。MITRA-FR 在 12 个月(主要终点,HR=1.16,95% CI 0.73~1.84)和 24 个月时未能显示干预对全因死亡率或心衰住院的任何益处。相比之下,COAPT 显示 24 个月时因 HF 住院(主要终点,HR=0.53,95% CI 0.40~0.70)和死亡率(次要终点,HR=0.62,95% CI 0.46~0.82)显著减少。患者选择、伴随药物治疗、超声心动图评估、程序问题和 SMR 严重程度与 LV 扩张程度相关的差异可能是 MITRA-FR 和 COAPT 试验结果不同的原因。因此,只有在经过最佳药物治疗后仍有症状(NYHA Ⅱ~Ⅳ级)、中至重度或重度 SMR（EROA ≥ 30mm²），良好的解剖条件，并符合 COAPT 研究的纳入标准（即 LVEF 20%~50%，LV 收缩末期直径<70mm，无中度或重度右室功能障碍，无重度三尖瓣反流，没有血流动力学不稳定）。为此，对于不适合手术且不需要冠状动脉血管重建术，且 "尽管有 OMT 症状" 且满足 HFrEF 标准的二尖瓣继发性反流患者，应考虑经皮二尖瓣边缘修复术（Ⅱa 类推荐，B 级证据）。对于经过充分评估后的继发性二尖瓣反流、不适合手术且不需要冠状动脉重建术、尽管有 OMT 但症状严重且不符合 HFrEF 标准的患者，可以考虑经皮二尖瓣边缘修复以改善症状（Ⅱb 类推荐，C 级证据）。

其他经皮二尖瓣修复系统，如间接瓣环成形术，可用于治疗 SMR。与经皮边缘到边缘二尖瓣修复相比，这种方法具有更短的学习曲线和更少的技术要求。一项测试经导管间接二尖瓣瓣环成形术装置的假对照随机试验在 12 个月时达到了二尖瓣反流体积减小和反向 LV 和 LA 重塑的主要终点。经导管二尖瓣置换术也正在成为一种可能的替代选择，但仍缺乏随机试验。

三、心力衰竭合并心房颤动（AF）的处理

除非有禁忌证，否则建议所有心衰和阵发性、持续性或永久性 AF 患者使用口服长期抗凝剂。对于没有严重二尖瓣狭窄和 / 或机械瓣膜的房颤患者，直接口服抗凝剂（DOAC）是预防血栓栓塞事件的首选药物（Ⅰ 类推荐，A 级证据），因为它们与维生素 K 拮抗剂（VKA）具有相似的疗效，但颅内的出血风险较低。有口服抗凝剂禁忌证的 HF 和 AF 患者可以考虑封堵左心耳，尽管随机试验的数据没有包括有口服抗凝剂禁忌证的患者。

心力衰竭合并心房颤动的频率控制也有创新。鉴于 β 受体阻滞剂的安全性，β 受体阻滞剂可用于 HFrEF 或 HFmrEF 患者的心率控制。尽管使用了 β 受体阻滞剂，但是患者心室率仍然很高时，或者当 β 受体阻滞剂被禁用或不耐受时，可以考虑使用地高辛。然而，β 受体阻滞剂在心力衰竭合并心房颤动控制心室率的推荐级别下降为 Ⅱa 类。但是对于心室率控制不佳，尽管最佳药物治疗仍有心衰恶化，并且不符合通过导管消融控制心律的条件或双心室起搏的患者，可以考虑房室结消融（推荐级别由 2016 年版的 Ⅱb 类升至 2021 年版的 Ⅱa 类）。对于 NYHA Ⅳ 级和 / 或血流动力学不稳定的患者，可以考虑静脉注射胺碘酮以降低心室率。对于 HFpEF，缺乏证据证明任何药物的功效。RATE-AF 试验比较了地高辛和比索洛尔在持续性 AF 和 NYHA Ⅱ~Ⅳ 级症状患者中的疗效。与比索洛尔相比，地高辛对 6 个月（主要终点）生活质量的影响相同。

四、急性心力衰竭（AHF）的管理

1. 急性心力衰竭的分类　早在 1976 年，Forrester 等应用 Swan-Ganz 导管测得的参数［心脏指数（CI）、肺楔压（PCWP）］将急性心肌梗死患者分为 4 类，即干、湿、冷、暖。这 4 类临床表现可以被查体时发现所描述，其病理生理机制主要为充血和低灌注。干、湿对应的体征为无、有淤血（湿啰音、外周水肿、颈静脉扩张），血流动力学表现为 PCWP ≤ 18mmHg、>18mmHg，冷暖对应的体征为组织器官灌注程度（肢体温度、血压、神志情况），血流动力学表现为 CI ≤ 2.2L/（min·m²）、>2.2L/（min·m²）。在 2016 年之前的 ESC 心力衰竭指南，AHF 临床分类也是基于充血和低灌注（干、湿、冷和暖）。从病理生理学的角度来看，这种方法很合适，尤其是对晚期心力衰竭，或者是在急诊科和住院中对心衰患者的评估。然而对 AHF 进行分类，似乎不太合适。因为需要紧急治疗的 AHF 患者基本都有充

血或低灌注（"温暖干燥"）症状,而"寒冷和干燥"的 AHF 患者罕见（<1%）。由于 AHF 主要有三种生理变化,这些变化负责不同的临床情况,它们之间存在不同的相互作用:①肺充血导致急性呼吸衰竭;②全身液体容量超载或分布不均造成部分组织器官容量负荷过重;③组织灌注不足导致休克和多器官衰竭。这对定义 AHF 表型及其后续管理很有用。为此,根据 AHF 血流动力学特征和临床体征提出了新的分类,即急性失代偿性心力衰竭、急性肺水肿、单纯性右心衰竭、心源性休克。需要注意的是,这种分类与住院预后密切相关。

2. 急性心力衰竭的诊断流程 2021 年 ESC 心力衰竭指南还发布了新的 AHF 诊断流程。与既往 HF 指南不同的是,新指南强调了利钠肽的作用。利钠肽测试应该先于其他诊断测试,例如超声心动图、胸部 X 线片。关于排除或者诊断 AHF 作为急性呼吸困难的主要原因的利钠肽的最佳截止值,肥胖作为混杂因素的重要作用需要额外关注。尽管胸部 X 线片已在急诊判断 AHF 中使用了数十年,但它已被降级为第二步骤,从 2016 年的 I 级降至 II b 级。肺血管超声也作为 II b 类推荐。在一项对超过 1 000 名患者进行的多中心观察研究中,肺血管超声已被证明可以比临床评估或胸部 X 线片更敏感地识别 AHF 引起的肺充血患者。肺血管超声易于学习,具有良好的可重复性,并允许在临床护理时对肺充血进行连续评估。虽然它可能不像胸部 X 线片那样广泛可用,但床旁肺血管超声是一种新兴的成像方式,应在可用于评估 AHF 肺充血时使用。

3. 急性心力衰竭的治疗 针对增加袢利尿剂剂量无反应的持续充血性心力衰竭患者,袢利尿剂与噻嗪类利尿剂的组合由 2016 年版的 II b 级升级为 II a 级(建议从低剂量开始,然后在重复推注或输注中使用更高剂量)。使用尿液中的钠排泄量进行利尿剂滴定对于评估利尿剂反应很有意义。钠排泄量检测被视为一种额外的工具,在以前的指南中没有提到。尽管没有进行随机试验来评估吗啡在急性肺水肿相关严重焦虑的替代疗法的有效性和安全性,但一些系统评价和荟萃分析得出结论,吗啡的使用与死亡风险增加有关。因此,阿片类药物在新指南中不推荐使用(III类推荐),除非患者有严重/顽固性疼痛或焦虑,并且无法通过其他方式进行治疗。新指南对静脉血管扩张剂的推荐也降了级。既往静脉血管扩张剂在 AHF 中 II a 类推荐作为初始治疗,以改善高血压合并 AHF 患者的充血症状。现在仅在 AHF 和 SBP>110mmHg 的患者中考虑(II b 类推荐)。这种变化是由 GALACTIC 和 ELISABETH 试验的结果推动的。然而,这些试验分析了在 SBP>100mmHg 的 AHF 患者中使用硝酸盐(在 GALACTIC 试验中,26% 的 SBP<120mmHg),并且大量患者亚组可能不是最适合使用血管扩张剂的队列,这已被证明可以改善 SBP>160mmHg 的急性肺水肿患者的预后。对于心源性休克患者,可能需要短期机械循环支持(MCS)以增加心排出量并支持终末器官灌注。最近的研究表明,"基于团队的标准化方法"使用预定义算法进行早期 MCS 植入,并结合密切监测(侵入性血流动力学、乳酸、终末器官损伤标志物)可能会转化为提高生存率。为此,新指南对短期机械循环支持推荐级别从 II b 升级到 II a。总之,2021 年 ESC 心衰新指南在 AHF 治疗中带来了四个变化:两个升级[利尿剂和短期机械循环支持(MCS)从 II b 类到 II a 类的组合];和两次降级(血管扩张剂从 II a 类降到 II b 类,阿片类药物从 II b 类降到 III 类)。

五、转甲状腺素蛋白心脏淀粉样变性心肌病(ATTR-CM)的治疗亮点

ATTR-CM 是一种致命疾病,其特征是错误折叠的转甲状腺素蛋白淀粉样变性并以纤维原的形式在心肌中沉积,导致心力衰竭的进行性症状和心律失常及传导异常的风险增加。

随着疾病的进展,患者的心功能障碍不断增加,与健康相关的生活质量显著受损。预后较差,诊断后预期寿命为 2~6 年。既往被认为是一种罕见的疾病,近年来诊断检查的突破性进展导致这种以前未被充分诊断的心肌病的患病率增加。ATTR-CM 有两种亚型:野生型(ATTRwt-CM),它似乎与衰老有关;一种遗传形式,也称为变异型(ATTRv-CM),由 TTR 的遗传基因突变引起。尽管仍然缺乏治愈性疗法,但最近的证据表明,使用氯苯唑酸治疗可能对 TTR 相关淀粉样变性患者有益。氯苯唑酸在动力学上稳定了 TTR 蛋白的四聚体形式并抑制其分解成单体,这是 TTR 错误折叠和聚集成器官中淀粉样蛋白原纤维的关键步骤,因此可能会阻止疾病的进展。氯苯唑酸降低了心脏或非心脏活检证实的遗传性和 wtTTR-CA 的全因死亡率和 CV 住院率,主要是在基线时 NYHA Ⅰ级和Ⅱ级患者中。功能改善发生在 6 个月内,而死亡率下降则需要近 2 年时间。

总之,心力衰竭是各种心脏病致死率、致残率和生活质量差的主要原因。2021 年 ESC 心衰新指南对现有临床研究进行了全面梳理,依据近年来心衰领域的循证医学证据,对心衰的病因、定义、分类、诊断、药物与非药物治疗等情况提供了详尽的推荐,进一步完善了管理策略。新指南强调药物治疗是心力衰竭治疗的基石,但是也提出心衰治疗个体化的重要性。虽然近些年来心衰治疗诊疗手段不断推陈出新,但是心力衰竭患者的死亡率和住院率仍然居高不下。我们期待未来能有更多具有里程碑意义的循证医学证据为心衰的临床实践提供可靠依据。

(曾祥辉　许顶立)

参考文献

［1］ SAVARESE G, STOLFO D, SINAGRA G, et al. Heart failure with mid-range or mildly reduced ejection fraction [J]. Nat Rev Cardiol, 2022, 19 (2): 100-116.

［2］ PALAZZUOLI A, BELTRAMI M. Are HFpEF and HFmrEF So Different? The Need to Understand Distinct Phenotypes [J]. Front Cardiovasc Med, 2021, 8: 676658.

［3］ MCDONAGH T A, METRA M, ADAMO M, et al. 2021 ESC Guidelines for the diagnosis and treatment of acute and chronic heart failure [J]. Eur Heart J, 2021, 42 (36): 3599-3726.

［4］ HELLENKAMP K, NOLTE K, VON HAEHLING S. Pharmacological treatment options for heart failure with reduced ejection fraction: A 2022 update [J]. Expert Opin Pharmacother, 2022, 23 (6): 673-680.

［5］ WIJKMAN M O, CLAGGETT B, VADUGANATHAN M, et al. Effects of sacubitril/valsartan on glycemia in patients with diabetes and heart failure: the PARAGON-HF and PARADIGM-HF trials [J]. Cardiovasc Diabetol, 2022, 21 (1): 110.

［6］ BERG D D, SAMSKY M D, VELAZQUEZ E J, et al. Efficacy and Safety of Sacubitril/Valsartan in High-Risk Patients in the PIONEER-HF Trial [J]. Circ Heart Fail, 2021, 14 (2): e007034.

［7］ CORREALE M, PETRONI R, COIRO S, et al. Paradigm shift in heart failure treatment: are cardiologists ready to use gliflozins [J]. Heart Fail Rev, 2022, 27 (4): 1147-1163.

［8］ FOODY J M, FARRELL M H, KRUMHOLZ H M. Beta-Blocker therapy in heart failure: scientific review [J]. JAMA, 2002, 287 (7): 883-889.

［9］ LIU F, CHEN Y, FENG X, et al. Effects of beta-blockers on heart failure with preserved ejection fraction: a meta-analysis [J]. PLoS One, 2014, 9 (3): e90555.

［10］ CAMPBELL N, KALABALIK-HOGANSON J, FREY K. Vericiguat: A Novel Oral Soluble Guanylate

Cyclase Stimulator for the Treatment of Heart Failure [J]. Ann Pharmacother, 2022, 56 (5): 600-608.

[11] ARMSTRONG P W, ROESSIG L, PATEL M J, et al. A Multicenter, Randomized, Double-Blind, Placebo-Controlled Trial of the Efficacy and Safety of the Oral Soluble Guanylate Cyclase Stimulator: The VICTORIA Trial [J]. JACC Heart Fail, 2018, 6 (2): 96-104.

[12] MARKHAM A, DUGGAN S. Vericiguat: First Approval [J]. Drugs, 2021, 81 (6): 721-726.

[13] MCDONAGH T A, METRA M, ADAMO M, et al. 2021 ESC Guidelines for the diagnosis and treatment of acute and chronic heart failure: Developed by the Task Force for the diagnosis and treatment of acute and chronic heart failure of the European Society of Cardiology (ESC). With the special contribution of the Heart Failure Association (HFA) of the ESC [J]. Eur J Heart Fail, 2022, 24 (1): 4-131.

[14] BEGGS S, GARDNER R S, MCMURRAY J. Who Benefits From a Defibrillator-Balancing the Risk of Sudden Versus Non-sudden Death [J]. Curr Heart Fail Rep, 2018, 15 (6): 376-389.

[15] MAURICIO R, KUMBHANI D J. Mitra Clip: How Do We Reconcile the Inconsistent Findings of MITRA-FR and COAPT [J]. Curr Cardiol Rep, 2019, 21 (12): 150.

[16] NOLY P E, PAGANI F D, OBADIA J F, et al. The role of surgery for secondary mitral regurgitation and heart failure in the era of transcatheter mitral valve therapies [J]. Rev Cardiovasc Med, 2022, 23 (3): 87.

[17] CECCONI M, REYNOLDS T E, AL-SUBAIE N, et al. Haemodynamic monitoring in acute heart failure [J]. Heart Fail Rev, 2007, 12 (2): 105-111.

[18] MASIP J, FRANK PEACOK W, ARRIGO M, et al. Acute Heart Failure in the 2021 ESC Heart Failure Guidelines: a scientific statement from the Association for Acute CardioVascular Care (ACVC) of the European Society of Cardiology [J]. Eur Heart J Acute Cardiovasc Care, 2022, 11 (2): 173-185.

[19] CHIONCEL O, PARISSIS J, MEBAZAA A, et al. Epidemiology, pathophysiology and contemporary management of cardiogenic shock-a position statement from the Heart Failure Association of the European Society of Cardiology [J]. Eur J Heart Fail, 2020, 22 (8): 1315-1341.

[20] RETTL R, MANN C, DUCA F, et al. Tafamidis treatment delays structural and functional changes of the left ventricle in patients with transthyretin amyloid cardiomyopathy [J]. Eur Heart J Cardiovasc Imaging, 2022, 23 (6): 767-780.

中国心力衰竭质控管理现状与展望

心力衰竭(心衰)是各种心脏疾病的严重和终末阶段,也是21世纪最重要的心血管疾病之一。我国心衰流行病学调查的最新结果显示,35岁以上居民的患病率为1.3%,估计现有心衰患者约890万人,与2000年调查比较,心衰患病人数增加了近500万人。心衰具有患病率高、病死率高、再住院率高等特点,已经成为严重影响我国居民健康的重要公共卫生问题。

一、China-HF 心衰注册登记研究

China-HF研究是我国首个全国性心衰注册登记研究,纳入2012年1月至2015年9月全国132家医院13 687例有完整数据的成年(年龄≥18岁)住院心衰患者,详尽描述了患者的临床特点、治疗现状、住院时间及院内转归等。研究结果显示,我国心衰患者入院时利尿剂、血管紧张素转换酶抑制剂或血管紧张素受体阻滞剂(ACEI/ARB)和β受体阻滞剂的使用率分别为30.1%、27.0%和25.6%,低于国外注册登记研究。射血分数降低的心衰(HFrEF)患者出院时使用ACEI/ARB、β受体阻滞剂和盐皮质激素受体拮抗剂(MRA)的比例分别为67.5%、70.0%和74.1%。心衰的器械治疗使用率较低,植入式心脏复律除颤器(ICD)和心脏再同步化治疗(CRT)的应用率均为0.3%。住院结局方面,平均住院时间为10(7~15)天,住院死亡率为(4.1±0.3)%,患者住院期间死亡的预测因素包括收缩压低、急性心肌梗死、感染、总胆红素和血尿素氮水平升高等。

China-HF研究结果显示了我国心衰规范化诊治的不足和与欧美等国家的差距,针对这些问题,国内多家单位和部门在全国范围内持续开展教育培训、制定心衰管理指南及专家共识并对心衰患者和大众进行宣讲和健康教育,使我国近年来的心衰诊治水平有所提升,患者临床结局有所改善,但仍存在一些问题。诊疗方面,不同地域和级别医院及医务人员对心衰规范化诊疗的理解差距较大,诊断不充分,治疗不规范现象比较常见;管理方面,心衰患者欠缺有效管理和教育,出院后反复住院常见,导致病情较快地加重和进展。有鉴于此,积极开展全国范围心衰医疗质量评价和改进,提高卫生投入的产出效率,争取最佳的医疗结局,成为需高度重视和亟待解决的问题。

二、中国心力衰竭医疗质量控制指标体系的建立

2018年,国家心血管病医疗质量控制中心专家委员会心力衰竭工作组制定了"中国心力衰竭医疗质量控制指标体系",包括过程指标和结局指标两大类,过程指标包括心衰诊断与评估、指南指导的药物治疗及器械治疗;结局指标包括住院天数、院内病死率、出院30天随访率、30天内全因病死率及因心衰再入院率。该指标体系建立的依据是近期中国、美国和欧洲心衰指南和相关文件,并充分考虑到中国国情,包括可行性和可及性。需要指出的是,这是一个开放的体系,将与时俱进地进行更新和完善。"心衰质控指标体系"的出台为后续的质控数据库建设和质控工作指明了重点方向(表1)。

表1　中国心力衰竭医疗质量控制指标体系（第一版）

指标分类	管理方向	指标名称
过程指标	心力衰竭诊断与评估	心力衰竭患者入院 24 小时内利钠肽检测率（CVD-HF-01）
		心力衰竭患者入院 48 小时内心脏功能评估率（CVD-HF-02）
	心力衰竭药物治疗	心力衰竭伴容量超负荷患者住院期间利尿剂治疗率（CVD-HF-03）
		心力衰竭患者出院 ACEI/ARB/ARNI 使用率（CVD-HF-04）
		心力衰竭患者出院 β 受体阻滞剂使用率（CVD-HF-05）
		心力衰竭患者出院醛固酮受体拮抗剂使用率（CVD-HF-06）
	心力衰竭器械治疗	心力衰竭患者住院期间心脏再同步化治疗（CRT）的使用率（CVD-HF-07）
结局指标	心力衰竭院内结局	心力衰竭患者住院死亡率（CVD-HF-08）
	心力衰竭出院后随访	心力衰竭患者出院 30 天随访率（CVD-HF-09）
	心力衰竭出院后结局	心力衰竭患者出院后 30 天内心力衰竭再入院率（CVD-HF-10）
		心力衰竭患者出院后 30 天死亡率（CVD-HF-11）

注：ACEI，血管紧张素转化酶抑制剂；ARB，血管紧张素Ⅱ受体拮抗剂；ARNI，血管紧张素受体/脑啡肽酶抑制剂，沙库巴曲缬沙坦在中国上市（2017 年 7 月）后加入；ICD，植入式心脏复律除颤；CRT，心脏再同步化治疗。*心力衰竭适用人群指符合心力衰竭指南推荐的Ⅰ类适应证，同时排除禁忌证或慎用情况的人群。

三、医联体质控数据库的建立与 2020 心衰质控报告

国家心血管病中心心力衰竭专病医联体（HFMU-NCCD）于 2018 年 3 月在北京正式成立，承担国家心衰医疗质控工作。HFMU-NCCD 质控数据库于 2018 年 5 月建立，至 2020 年 10 月 30 日共有 418 家单位启动和累计录入心衰患者数据 42 213 例。2020 年心衰质控研究基于医联体数据库开展，旨在评估现阶段中国心衰管理的现状并与 China-HF 研究结果比较，进一步评价质量提升工作的效果并对现存问题提出改进措施。

本次质控报告数据来源于全国 113 家录入例数 ≥100 例的 HFMU-NCCD 单位，患者入院日期为 2017 年 1 月至 2020 年 10 月，共计 34 938 例（占总例数 82.8%）。113 家医院分布于全国除江西省、贵州省、海南省及西藏自治区之外的 27 个省、自治区和直辖市，各地纳入质控分析例数见图 1。三级医院 87 家，纳入例数为 29 728 例（占 85.1%）；一级/二级医院 26 家，纳入例数为 5 210 例（占 14.9%）。

（一）中国心力衰竭住院患者一般情况

根据 2020 年质控分析数据，心衰住院患者的年龄为（67±14）岁，男性 21 241 例，占 60.8%。入院时收缩压为（130±24）mmHg，舒张压为（79±16）mmHg，心率为（85±21）次/min。心衰病因主要为高血压（56.3%）和冠心病（48.3%），其次为瓣膜性心脏病（18.7%）和扩张型心肌病（16.3%）（部分患者存在多种病因）。心衰合并糖尿病（31.5%），合并心房颤动或心房扑动（17.6%）。射血分数降低的心衰（HFrEF，LVEF<40%）、射血分数中间值的心衰（HFmrEF，LVEF 40%~49%）和射血分数保留的心衰（HFpEF，LVEF≥50%）分别占 40.2%、21.8% 和 38.0%。与美国"跟着指南走-心力衰竭（GWTG-HF）"项目纳入的住院心衰患者比较，我国住院心衰患者年龄较小、女性比例较低，入院时收缩压水平较低；心衰病因中高血压的比例明显较低，冠心病和瓣膜性心脏病的比例也较低；合并症中糖尿病、房颤或房扑的比例较低。

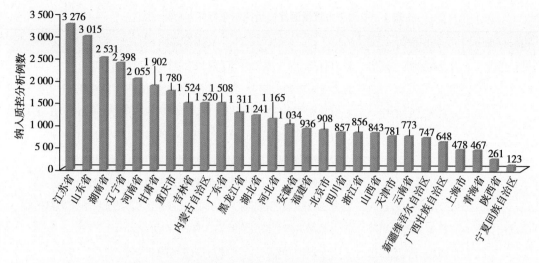

图1 纳入质量控制分析数据在各省、直辖市及自治区分布

（二）心力衰竭诊断与评估指标

超声心动图和利钠肽是心衰诊断与评估的基本检查方法。根据2020年质控分析数据，超声心功能评估率为93.7%，其中79.3%的患者在入院前后3天内完成了超声心动图检查。心衰患者利钠肽检测率为93.0%。其中，单独检测NT-proBNP的患者占68.0%，单独检测BNP的患者占26.8%，两者同时检测的患者占5.2%。83.9%的患者在入院前后1天内完成利钠肽检测。

（三）心力衰竭指南指导的药物与器械治疗指标

1. 利尿剂 根据2020年质控分析数据，利尿剂实际应用情况如下：①静脉利尿剂：在32 808例入院时NYHA心功能分级Ⅱ～Ⅳ级的患者中，使用静脉利尿剂的有20 662例，使用率为63.0%。②口服常规利尿剂：在29 168例存活出院且出院时NYHA心功能分级Ⅱ～Ⅳ级的患者中，使用口服利尿剂的有21 871例，使用率为75.0%。其中，袢利尿剂占95.7%，以呋塞米（83.2%）为主，其次为托拉塞米（15.4%），布美他尼最少（1.4%）。③口服新型利尿剂——托伐普坦：在存活出院且出院时NYHA心功能分级Ⅱ～Ⅳ级的患者中，使用托伐普坦的有936例，使用率为3.2%，其中744例（79.5%）与其他利尿剂合用，192例（20.5%）单独使用。

2. 肾素-血管紧张素系统阻滞剂 根据2020年质控分析数据，出院时心功能Ⅱ～Ⅳ级HFrEF患者，排除血肌酐>221μmol/L，血钾>5.5mmol/L，收缩压<90mmHg的有10 351例，其中，2 983例使用ACEI，使用率为28.8%，1 578例使用ARB，使用率为15.2%，两者合计使用率为44.0%。出院时心功能Ⅱ～Ⅲ级，并排除血肌酐>221μmol/L，血钾>5.5mmol/L，收缩压<95mmHg的HFrEF患者有7 652例，其中，2 826例使用ARNI，使用率为36.9%。心衰适用人群出院时口服RAS阻滞剂（包括ACEI/ARB/ARNI）的总使用率为80.9%。

此外，数据显示有一定比例的心衰合并低血压或严重肾功能不全的患者仍应用了RAS系统抑制剂。其中，收缩压<90mmHg的HFrEF患者中出院时口服ACEI和ARB的比例分别为15.9%和5.1%；收缩压<95mmHg的HFrEF患者中ARNI使用率为45.6%。血肌酐>221μmol/L的HFrEF患者中ACEI、ARB和ARNI的使用率分别为6.0%、8.2%和16.3%。

3. β受体阻滞剂 根据2020质控分析数据，出院时心功能Ⅱ～Ⅳ级的HFrEF患者，排除出院时收缩压<90mmHg、心率<50次/min有10 989例,其中9 036例口服β受体阻滞剂,使用率为82.2%。在 HFrEF、HFmrEF 和 HFpEF 患者中出院时β受体阻滞剂的使用率分别为82.2%、75.0%和63.0%。在种类上,使用最多是琥珀酸美托洛尔(62.7%),其次为比索洛尔(19.2%)和酒石酸美托洛尔(占17.0%),最少为卡维地洛(1.1%)。

4. 醛固酮受体拮抗剂——螺内酯 根据2020年质控分析数据,出院时心功能Ⅱ~Ⅳ级的 HFrEF,且排除血肌酐>221μmol/L,血钾>5.0mmol/L 的患者9 931例,其中8 719例应用螺内酯,使用率为87.8%。在 HFrEF、HFmEF 和 HFpEF 患者使用率分别为87.8%、77.9%和63.0%。

5. 窦房结 I_f 电流抑制剂——伊伐布雷定 出院时符合伊伐布雷定基本适应证、心率≥50次/min 的患者有5 197例,应用伊伐布雷定409例,使用率为7.9%,其中358例(87.5%)与β受体阻滞剂合用,51例(12.5%)单独使用。在心率≥70次/min 患者,使用率为8.3%(281/3 374);在心率<70次/min 的患者,使用率为7.0%(128/1 823)。

6. 洋地黄类药物——地高辛 出院时符合洋地黄适应证的患者有5 868例,使用者1 721例,使用率为29.3%。其中,合并房颤或房扑患者使用率为44.0%(386/877),不合并房颤或房扑使用率为26.8%(1 335/4 991)。

7. 心力衰竭器械治疗——ICD 与 CRT 根据2020年质控分析数据,在34 938例心衰患者中植入 ICD 的有563例,总人群使用率为1.6%,较 China-HF 研究人群的 ICD 使用率(0.3%)明显升高,但低于美国 GWTG-HF 项目中住院心衰患者的使用率(9.5%)。本次住院植入 ICD 的患者中用于一级预防占54.5%,二级预防占45.6%。入院时心功能Ⅱ级或Ⅲ级,LVEF≤35%,出院时口服利尿剂、RAS 阻滞剂、β受体阻滞剂及螺内酯的患者有3 089例,植入 ICD 的有121例,使用率为3.9%。

CRT 在总人群中的使用率为1.2%,较 China-HF 研究人群的使用率(0.3%)明显升高,但明显低于美国 GWTG-HF 项目中住院心衰患者的使用率(7.5%)。入院时心功能Ⅱ~Ⅳ级,LVEF≤35%,存在 LBBB,且 QRS 间期≥130毫秒,出院时口服利尿剂、RAS 阻滞剂、β受体阻滞剂和螺内酯的患者有418例,其中,植入 CRT 的有61例,植入率为14.6%。在本次住院植入 CRT 的患者中符合 CRT 适应证Ⅰ类推荐的仅占47.2%,符合Ⅱa类和Ⅱb类适应证的分别占24.0%和8.2%,而符合Ⅲ类适应证(即禁忌证)的占20.6%。

(四)心力衰竭的结局指标

根据2020年质控分析数据,患者住院天数的中位数(四分位数)为9(6,12)天,较 China-HF 研究的住院天数[10(7,15)天]略短,但明显长于美国 GWTG-HF 项目心衰患者的住院天数[4(3,6)天]。院内病死(包含濒临死亡放弃治疗者)938例,院内病死率为2.8%,较 China-HF 研究结果(4.1%)明显下降,与美国 GWTG-HF 项目中院内病死率(3.0%)相当。

(五)心力衰竭医疗质量控制指标完成情况的比较

与 China-HF 结果比较,2020年质控分析结果显示,心衰患者超声心动图检查(心脏功能评估)率、利钠肽检测率,心衰适用人群出院时口服常规利尿剂、RAS 阻滞剂、β受体阻滞剂及螺内酯的使用率均有明显升高,但 RAS 阻滞剂应用的种类有所不同:ACEI/ARB 使用率较 China-HF 研究结果明显下降,而 ARNI 使用率显著升高(图2)。

将本次质控分析中不同级别医院的质控指标完成情况比较发现,三级医院超声心动图检查(心脏功能评估)率、利钠肽检测率、心衰适用人群出院时口服 RAS 阻滞剂、β受体阻滞剂、托伐普坦及伊伐布雷定的使用率均高于一级/二级医院,但常规利尿剂、地高辛及螺内酯的使用率均低于一级 / 二级医院;RAS 阻滞剂的种类,ACEI 或 ARB 的使用率低于一级 / 二级医院,而 ARNI 的使用率明显高于一级 / 二级医院。

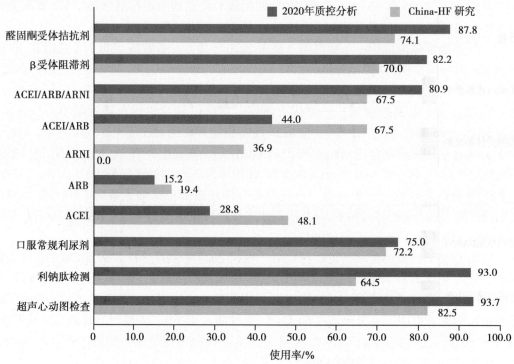

图 2 不同研究心力衰竭医疗质量控制指标完成情况比较
ACEI,血管紧张素转化酶抑制剂;ARB,血管紧张素 Ⅱ 受体拮抗剂;
ARNI,血管紧张素受体 / 脑啡肽酶抑制剂。

将中国 2020 年质控分析数据(2017—2020 年)与美国 GTWG-HF 项目(2014—2018 年)数据比较(图 3),发现中国患者超声心动图检查(心脏功能评估)使用率低于美国,适用人群出院时口服 β 受体阻滞剂和 ACEI/ARB/ARNI 的使用率也低于美国,ICD 和 CRT 的使用率明显低于美国,而适用人群出院时醛固酮受体拮抗剂的使用率明显高于美国。

四、目前质控工作中发现的问题

1. 数据填报和随访存在的问题 在 1 082 家参加 HFMU-NCCD 单位中,只有 418 家(占医院数 38.6%)启动医疗质控数据录入,后者中录入病例数 ≥100 例单位数仅 113 家(占医院数 27.0%);在 113 家单位纳入的质控分析数据中,一级 / 二级医院只有 26 家(占医院数 23.0%),录入例数为 5 210 例(占总例数 14.9%)。由于一级 / 二级医院录入例数较少,本质控报告可能不能完全代表我国一级 / 二级医院的心衰诊治水平。此外,在 32 068 例存活出院且记录出院日期的患者中,只有 8 814 例(27.5%)记录随访结果,总随访率不足 30%,因此,本次质控报告只分析了院内结局指标(包括院内病死和住院时间),未对院外随访的结局指标进行分析。美国 GWTG-HF 项目 2018 年的数据显示,心衰患者出院后 7 天内的随访率达到 66.1%,可见我国心衰患者出院后的随访存在严重欠缺。

2. 临床诊疗存在的问题 尽管与 China-HF 研究结果比较,心衰患者规范化诊疗水平较前提高,但与美国 GWTG-HF 项目比较,中国住院心衰患者超声心动图检查率及出院时口

服 β 受体阻滞剂及 RAS 阻滞剂的使用率仍有一定差距,ICD 和 CRT 的合理使用率差距更明显。

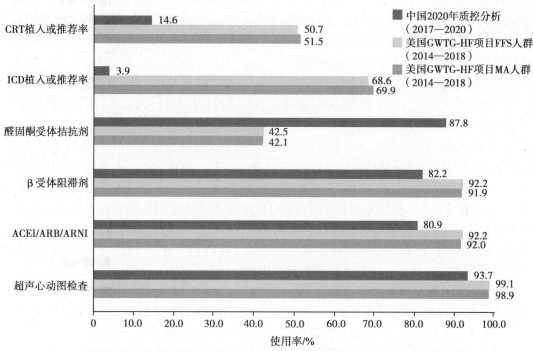

图 3　中国和美国住院心力衰竭患者医疗质量控制指标完成情况的比较

GWTG-HF,跟着指南走 - 心力衰竭;FFS,联邦医保额外付费服务;MA,联邦医保优良计划;ACEI,血管紧张素转化酶抑制剂;ARB,血管紧张素 II 受体拮抗剂;ARNI,血管紧张素受体 / 脑啡肽酶抑制剂;CRT,心脏再同步化治疗;ICD,植入式心脏复律除颤器。

此外,本次质控分析发现一些药物或器械应用不当的情况。沙库巴曲缬沙坦在上市后 4 年内,中国 HFrEF 患者的使用率飙升,明显高于美国;在出院收缩压<95mmHg 的 HFrEF 患者中,使用率也高达 45.6%;在 HFrEF 合并血肌酐>221μmol/L 的患者中,使用率亦达 16.3%,明显高于 ACEI/ARB 的使用率。2018 年心衰指南建议血肌酐>221μmol/L(2.5mg/dl) 或 eGFR<30ml/(min·1.73m^2),或血钾>5.4mmol/L,或症状性低血压(收缩压<95mmHg)患者应慎用 ARNI,因此,在临床实践中,需要特别注意这类药物使用不当而导致的严重低血压和高血钾等情况。

在我国植入 CRT 的心衰患者中,只有不到一半(47.2%)患者符合指南关于 CRT 适应证的 I 类推荐,却有超过 1/4(25.7%)患者为 CRT 的 III 类适应证(即禁忌证),反映临床实践中存在 CRT 应用不足和应用不当并存的现象。

五、未来工作地重点与展望

1. 提高数据填报数量和质量,形成高质量的中国心力衰竭医疗质量控制报告　目前,中国心衰专病医联体已经形成了国家中心、省级 / 区域中心及医联体成员单位的三级管理模式,下一步要做的,一是加强质控工作的推广,提高各级医疗机构,尤其一级 / 二级医院的参与度,提高心衰医疗质控数据填报的数量,以便能够全面、准确地反映我国心衰患者的状况；二是通过质控数据平台技术核查、各医联体单位数据核查员人工核查及质控中心抽查等多种方式，提高心衰医疗质控填报数据的质量，务必要真实、可靠和可溯源；三是细化医疗质控指标的定义和要求，形成标准化操作流程，并定期对医联体单位相关人员进行培训，确保心衰医疗质控填报数据的准确性、完整性和连续性；四是加强各医联体单位心衰患者的随访管理，制订随访计划，包括随访的对象、内容、频率和方式等，确保患者出院后有定期随访和及时填报，逐步实现心衰患者的全程管理。

2. 采取切实有效措施，努力提高我国心力衰竭诊疗的规范化水平　根据上述在质控工作中发现的问题，未来应从教育培训、规范化诊疗流程推广和提升心衰管理的均质化等方面，持续开展全国范围的质量提升活动，促进临床诊疗的规范化。

一是要加强各级医院人员心衰规范化诊疗的培训及继续教育，针对临床诊疗不足、治疗过度和失当现象，切实采取针对性措施，以提高临床诊疗的规范化。在心衰的诊断和评估方面，应在各级医院推广心衰的规范化诊断和评估流程，进一步提升医务人员对心衰诊疗指南的理解，同时支持基层医院开展心脏超声和心脏标志物检验等工作，帮扶不具备诊断心衰及利钠肽检测能力的医疗机构建立转诊患者或外送标本检查的流程，确保患者于 24 小时内完成利钠肽检测、48 小时内完成超声心脏功能评估。在心衰的治疗方面，应提高各级医师对心衰标准化治疗药物适应证和禁忌证的理解，从而达到对药物的合理应用、改善患者预后。心衰的器械治疗率较低可能与我国心衰患者较年轻，以及不同地区的经济、教育和医疗保险政策差异较大有关，加强对心衰患者器械治疗适应证的评估，提高有植入适应证的患者转诊到高水平中心的转诊率，将有助于提高我国心衰患者规范化器械治疗的情况。

二是要通过定期发布心衰医疗质控报告，及时反馈各级医疗机构质控结果，根据质控结果中反映的问题开展质量提升行动，制订年度质控指标改进的目标值，并针对各级质控中心开展质控结果执行评比及质控结果改进评比，提高不同等级医院，尤其是一级 / 二级医院的诊疗水平，从而真正提高整体心衰诊治水平。通过制定并推广急慢性心衰诊疗的基层指南，为基层医院的医务人员提供更实用高效的心衰管理及转诊建议，同时针对基层医院医师大力开展进修班、线上课程等多形式的教育培训活动，提高其诊疗水平，促进我国心衰管理水平的均质化。

三是要根据临床诊疗进展和国情，更新和优化心衰质控指标，从总体人群中找出质控指标的适用人群，对质控指标进行更精准管理。随着指南的更新，新的心衰治疗方式逐渐应用于临床，在标准化治疗的基础上进一步改善患者预后，如钠 - 葡萄糖协同转运蛋白 2 抑制剂（SGLT2i）等。及时将此类有明确的临床试验证据的新药纳入质控指标体系，将有助于推动心衰患者尽早合理应用新药。新指标的纳入还有助于分析新治疗方式在中国患者中应用的真实世界数据，进一步得到中国证据，根据中国心衰患者的疾病和表型特点给出更精准的药物治疗策略，从而提高我国心衰的诊治水平。

（张宇辉）

参考文献

［1］ HAO G, WANG X, CHEN Z, et al. Prevalence of heart failure and left ventricular dysfunction in China: the China Hypertension Survey, 2012-2015 [J]. Eur J Heart Fail, 2019, 21 (11): 1329-13137.

［2］ METRA M, LUCIOLI P. Corrigendum to 'Prevalence of heart failure and left ventricular dysfunction in China: the China Hypertension Survey, 2012-2015'[Eur J Heart Fail, 2019, 21 (11): 1329-1337.][J]. Eur J Heart Fail, 2020, 22 (4): 759.

［3］ 顾东风, 黄广勇, 何江, 等. 中国心力衰竭流行病学调查及患病率 [J]. 中华心血管病杂志, 2003, 31 (1): 3-6.

［4］ 张健, 张宇辉. 多中心、前瞻性中国心力衰竭注册登记研究——病因、临床特点和治疗情况初步分析 [J]. 中国循环杂志, 2015, 30 (5): 413-416.

［5］ ZHANG Y, ZHANG J, BUTLER J, et al. Contemporary epidemiology, management, and outcomes of patients hospitalized for heart failure in China: results from the China Heart Failure (China-HF) Registry [J]. J Card Fail, 2017, 23 (12): 868-875.

［6］ 国家心血管病医疗质量控制中心专家委员会心力衰竭专家工作组. 2020 中国心力衰竭医疗质量控制报告 [J]. 中华心力衰竭和心肌病杂志, 2020, 4 (4): 237-249.

［7］ FIGUEROA J F, WADHERA R K, FRAKT A B, et al. Quality of care and outcomes among Medicare Advantage vs Fee-for-Service Medicare patients hospitalized with heart failure [J]. JAMA Cardiol, 2020: e203638.

［8］ 中华医学会心血管病学分会心力衰竭学组, 中国医师协会心力衰竭专业委员会, 中华心血管病杂志编辑委员会. 中国心力衰竭诊断和治疗指南 2018 [J]. 中华心力衰竭和心肌病杂志, 2018, 2 (4): 196-225.

慢性心力衰竭心脏再同步化治疗适应证评价

心脏再同步治疗(CRT)是慢性心力衰竭的有效治疗手段之一,改善或恢复心室同步性的同时还有利于不良心室重构的恢复,不仅可以改善心脏功能和生活质量,还可以降低再住院率和死亡率。然而不是所有心衰患者都能受益于这种形式的心脏起搏,而且不同患者受益的程度也可能不同,因此适应证选择至关重要。随着证据的积累,15 年来 CRT 适应证的选择发生了很多变化。本文主要介绍 2021 年 ESC 和 2022 年 ACC/AHA/HFSA 心衰指南均对心脏再同步化治疗的更新。

在适应证的选择上,2021 年 ESC 和 2022 年 ACC/AHA/HFSA 对 CRT 的适应证建议大同小异(表 1,表 2)。在近 15 年指南的更新过程中,CRT 的植入的适应证大多是根据是否存在左束支传导阻滞(LBBB)、QRS 宽度、左室射血分数(LVEF)、NYHA 心功能分级、房颤或窦律或永久性常规起搏决定的。

表 1　2021 年 ESC 和 ACC/AHA/HFSA 对心脏再同步化治疗指南

2021 年 ESC 心衰指南关于心脏再同步化治疗推荐	推荐等级
窦性心律、QRS ≥ 150ms、LBBB、LVEF ≤ 35% 的有症状患者	Ⅰ A
高比例(>40%)心室起搏的 HFrEF 患者	Ⅰ A
窦性心律、QRS ≥ 150ms、非 LBBB、LVEF ≤ 35% 的有症状患者	Ⅱa,B
窦性心律、QRS 130~149ms,LBBB,LVEF ≤ 35%	Ⅱa,B
已植入起搏器或 ICD 的 HFrEF 患者,心功能恶化伴高比例右心室起搏建议升级为 CRT	Ⅱa,B
窦性心律、QRS 130~149ms、非 LBBB、LVEF ≤ 35%	Ⅱb,B
QRS<130ms 且无起搏指征的患者不建议使用 CRT	ⅢA
2022 年 ACC/AHA/HFSA 心衰指南关于心脏再同步化治疗推荐	
LVEF <35%、窦性心律、LBBB,QRS ≥ 150ms、NYHA Ⅱ~ Ⅳ级	Ⅰ B
LVEF <35%、窦性心律、非 LBBB,QRS ≥ 150ms、NYHA Ⅱ~ Ⅳ级	Ⅱa,B
高度或完全性心脏传导阻滞和 LVEF 36%~50%	Ⅱa,B
LVEF <35%、窦性心律、LBBB,QRS 120~149ms、NYHA Ⅱ~ Ⅳ级,在 GDMT	Ⅱa,B
房颤患者的 CRT,LVEF<35%,符合 CRT 标准,预计心室起搏接近 100%	Ⅱa,B
LVEF <35% 且预期心室起搏>40% 的患者的 CRT	Ⅱa,B
LVEF <35%、窦性心律、非 LBBB,QRS 120~149ms、NYHA Ⅱ级至非卧床Ⅳ级	Ⅱb,B
LVEF <30%、缺血性心力衰竭、窦性心律、LBBB,QRS ≥ 150ms、NYHA Ⅰ级	Ⅱb,B
QRS <120ms 的患者不建议使用 CRT	Ⅲ:没有好处
不建议 NYHA Ⅰ~ Ⅱ级、非 LBBB,QRS<150ms 的患者使用 CRT	Ⅲ:没有好处
如果预期生存期<1 年,不建议使用 ICD 或 CRT	Ⅲ:没有好处

表 2 2021 年 ESC 和 2022 年 ACC/AHA/HFSA 对窦性心律心衰患者再同步治疗指南推荐的比较

LVEF	LBBB	QRS 时限 /ms	NYHA 分级	推荐等级	
				美国	欧洲
≤35%(欧洲) 或<35%(美国)	是	≥150	Ⅱ~Ⅲ或Ⅳ	Ⅰ B	
			有症状		Ⅰ A
≤35%(欧洲) 或<35%(美国)	否	≥150	Ⅱ~Ⅲ或Ⅳ	Ⅱa,B	
			有症状		Ⅱa,B
≤35%(欧洲) 或<35%(美国)	是	120~149	Ⅱ~Ⅲ或Ⅳ	Ⅱa,B	
		130~149	有症状		Ⅱa,B
≤35%(欧洲) 或<35%(美国)	否	120~149	Ⅱ~Ⅲ或Ⅳ	Ⅱb,B	
		130~149	有症状		Ⅱb,B
–	–	<130 且无右室 起搏适应证			Ⅲ A
–	–	<120		无获益	
<30% 且缺血性心肌病	是	≥150	Ⅰ		Ⅱb,B
<35%	否	<150	Ⅰ~Ⅱ	无获益	

　　首先,大量临床证据表明 QRS 的宽度和 LBBB 波形是决定 CRT 术后反应率的重要因素。对于窦性心律、QRS≥150 毫秒、LBBB、LVEF≤35% 的有症状患者在两个指南中均作为Ⅰ类推荐。但 ESC 的 QRS 波宽度下限值设置为 130 毫秒,ACC/AHA/HFSA 指南的 QRS 波下限值设置为 120 毫秒。QRS 时间预测 CRT 反应是所有随机临床试验采用的标准。自 2016 年以来,基于 Echo-CRT 试验的 ESC 指南不建议对 QRS 持续时间<130 毫秒的患者进行 CRT。根据 ACC/AHA/HFSA 2022 年指南,在 LBBB 和非 LBBB 患者中,QRS 持续时间为 120 毫秒的 CRT 植入是可能的。在一项过去 15 年真实世界心衰患者接受 CRT 治疗的欧洲心力衰竭登记研究显示,根据 ACC/AHA/HFSA 2022 年标准,3.2% 的 QRS 持续时间为 120~129 毫秒的窦性心律患者适合接受 CRT。同时也有多项研究表明,与非 LBBB 形态学相比,LBBB 形态学更有可能对 CRT 有良好的反应。CRT 显著降低了 LBBB 患者的复合终点(降低 36%),而在非 LBBB 传导异常患者中未观察到这种益处。建议非 LBBB 患者谨慎选择 CRT,除非有 ICD 或常规起搏的适应证。关于 QRS 宽度与适应证的关系仍存在一些影响我们决定的临床因素没有考虑在内,例如这类患者 QRS 宽度是进展性的,或者房室结传导存在快速进展为高度房室传导阻滞的风险,包括存在之后有可能导致房室传导阻滞的操作,如有需要在间隔部激进消融的室速等。此外,左室内显著不同步也不少见于 QRS 宽度小于 130 毫秒的患者,这些因素现有指南并没有考虑在内,因此在确定 CRT 适应证时 QRS 宽度适当有条件放宽也是合理的,2022 年 AHA/ACC/HFSA 指南将 QRS 下限定在 120 毫秒可能更加符合临床需要。

　　ACC/AHA/HFSA 指南甚至提出了一些 NYHA Ⅰ 级或 Ⅰ~Ⅱ 级患者植入 CRT 的方案。CRT 的有益作用已在 NYHA Ⅱ~Ⅳ 级心力衰竭患者(研究中超过 90% 的患者)中得到广泛证实。虽然一项研究观察到 NYHA Ⅰ级、LBBB 和缺血性心肌病患者的任何原因死亡风险降低的趋势不显著，但这一指征包含在 AHA/ACC/HFSA 2022 年指南中，而 ESC 2021 年指南不同。此外，对于合并高度房室传导阻滞的心衰患者在 ESC 和 AHA/ACC/HFSA 指南中的推荐等级也不一样。目前的 ESC 2021 年指南没有将心力衰竭病因纳入 CRT 植入的决策过程。然而，研究表明，缺血性心脏病患者中广泛的心肌瘢痕可能会削弱 CRT 的临床益处。NYHA 心功能分级随时间而变化，取决于患者的当前状况、报告的主观症状和接受的药物治疗，因此它是用于证明 CRT 植入适应证的最不客观的参数，并且它是影响可以接受 CRT 的患者数量较大的原因。LBBB、LVEF 值、QRS 宽度和心律是 CRT 适应证更加客观的指标。

针对永久性房颤合并慢性心衰的快速心室率的治疗，2021 年 ESC 心脏再同步治疗指南指出房室交界区消融 +CRT 的治疗策略可以显著降低心力衰竭的再住院率（表3）。在 2021 年 6 月 15 日 AHA 发布的科学声明里也指出哪怕针对房颤合并射血分数降低的心衰患者，其 QRS 波较窄，且经最大努力恢复和维持窦性心律或药物控制心室率、房颤仍控制较差，采用房室结消融 + 心脏再同步化治疗也是合理的。但是这类技术在国内的应用仍非常少。但生理性起搏在国内的飞速发展，正是基于中国的经验，房颤 + 心力衰竭 + 快心室率的患者行房室交界区消融 + 希氏束起搏（HBP）也被 2021 年 ESC 心脏起搏和再同步治疗指南推荐。对于永久性房颤患者行双心室起搏是否真正有效，临床证据一直争议不断，这可能是由于房颤快心室率导致双心室起搏比例低，即使行房室交界区消融保证高起搏比例，但因无法与自身下传激动融合，反而可能导致 CRT 疗效下降。因此，房室交界区消融 + 传导系统起搏在此类患者中可能更有优势。房室结消融 + 包括左束支起搏在内的心室同步化起搏虽然优于房颤心室率控制，但是同时也有研究证明房颤导管消融优于这个策略，而且目前导管消融治疗房颤随访 1 年时已经可以达到接近 90% 的窦性心律维持率，因此尽管目前这类患者房室结消融 + 心室同步化起搏是 Ⅱa 类推荐，但是真实世界这样做的比较少。

表3　ESC 2021 年在心脏起搏和心脏再同步化治疗指南对永久房颤 CRT 治疗推荐

推荐		推荐等级
1. 合并永久性房颤心力衰竭 CRT 适应证		
（1）规范化药物治疗后 NYHA Ⅲ~Ⅳ级、LVEF<35%、QRS≥130ms，应考虑 CRT	Ⅱa	C
（2）双心室起搏不完全（<90%~95%）时房室结消融	Ⅱa	B
2. 心室率控制不佳有症状的房颤患者房室结消融（不考虑 QRS 时限）		
（1）建议在 HFrEF 患者中使用 CRT	Ⅰ	B
（2）在 HFmrEF 患者中应予以考虑 CRT 而不是标准右心室起搏	Ⅱa	C
（3）HFpEF 患者应考虑右心室起搏	Ⅱa	B
（4）CRT 可考虑用于 HFpEF 患者	Ⅱb	C

心动过缓患者需要实际或预测的右心室起搏百分比较高，较高百分比的右心室起搏与左室心电和机械不同步有关，尤其是在射血分数降低的患者中。房室传导阻滞心力衰竭患者双心室与右心室起搏（Block-HF）试验旨在评价 CRT 对 NYHA 功能Ⅰ~Ⅲ级心力衰竭患者的疗效，这些患者的 LVEF 小于 50%，预计需要更高百分比的心室起搏。CRT 在降低

死亡、急性心力衰竭恶化的综合终点方面是有效的。因此,对于此类患者(LVEF<50%,轻度心衰症状,相对较高的预期心室起搏负荷),预先采用基于 CRT 的装置治疗被认为是合理的。针对该类患者在 2021 年 ESC 心衰指南和心脏起搏再同步治疗指南中作为 Ⅰ A 类推荐,而 2022 年 ACC/AHA/HFSA 心衰指南中作为 Ⅱa 类推荐(表4)。此外,对于暂时不需要心室起搏或者心室起搏比例很低的患者如果有以下情况我们也要考虑在内,比如明显的一度房室传导阻滞、预计需要使用房室传导阻滞的药物、可能因室速需要对左室有导致房室或者室内传导阻滞风险部位的消融等。

表4 2021 年 ESC 和 2022 年 ACC/AHA/HFSA 对心衰合并房室传导阻滞患者指南推荐的比较

ESC 心脏起搏和心脏再同步化治疗指南关于对心衰合并房室 传导阻滞患者的 CRT 推荐	推荐等级	
对于患有 HFrEF(<40%)的患者,无论其 NYHA 分级,建议使用 CRT 而非右心室起搏,只要其有心室起搏和高度 AVB 的指征,即可减少死亡率。这包括房颤患者	Ⅰ	A
ACC/AHA/HFSA 心衰指南关于心衰合并房室传导阻滞患者的 CRT 推荐		
高度或完全性心脏传导阻滞和 LVEF 36%~50% LVEF <35% 且预期心室起搏>40% 的患者	Ⅱa	B

最后,对于 CRT 患者是否需要增加除颤电极也做了详细的阐述(表5)。这两个指南都建议对符合以下所有标准的患者采用 ICD 作为一级预防:缺血性心力衰竭病因、心梗后>40 天、NYHA Ⅱ~Ⅲ级症状、LVEF≤35%、病史≥3 个月(ESC)或"慢性"(ACC/AHA/HFSA)、预期生存期>1 年。ACC/AHA/HFSA 指南将这一建议扩展到非缺血性病因的患者。ESC 指南未列入非缺血性病因的患者,这可能是基于丹麦的临床试验证实植入 ICD 并未能从统计学上证明有意义。而 NYHA Ⅳ级(ESC)或伴有合并症,预期生存期<1 年(ACC/AHA/HFSA)的患者禁止植入 ICD 治疗。ESC 指南也提出了可穿戴式心脏复律除颤器适用于具有猝死高风险但不适合 ICD 或作为植入设备的桥梁的特定心力衰竭患者。然而,相关试验未能显示可穿戴式心脏复律除颤器对 LVEF 患者的益处。

表5 2021 年 ESC 和 2022 年 ACC/AHA/HFSA 对 ICD 治疗指南

2021 年 ESC 对 ICD 治疗推荐	推荐等级
ICD 用于二级预防,适用于预期存活时间>1 年、无可逆原因、心肌梗死后不小于 48 小时有心律失常的患者	Ⅰ A
ICD 用于 NYHA Ⅱ~Ⅲ级、缺血性 HF、尽管有规范化药物治疗但 LVEF≤35%、预期存活寿命>1 年的患者的一级预防	Ⅰ A
ICD 用于 NYHA Ⅱ~Ⅲ级、缺血性 HF、尽管有规范化药物治疗但 LVEF≤35%、预期存活寿命>1 年的患者的一级预防	Ⅱa,A
起搏器更换前的评估升级 ICD 适应证	Ⅱa,B
可穿戴式 ICD 用于有 SCD 风险的患者,但不适合植入设备的患者,或作为连接设备的桥梁	Ⅱb,B
ICD 不推荐心梗小于 40 天的患者	ⅢA
ICD 不推荐 NYHA Ⅳ 的患者除非该患者为 CRT、LVAD 或心脏移植的候选者	ⅢC

续表

2022 年 ACC/AHA/HFSA 对 ICD 治疗推荐	推荐等级
ICD 用于 NYHA Ⅱ～Ⅲ级、40 天前无心梗病史、尽管有规范化药物治疗但 LVEF ≤ 35%、预期存活寿命 >1 年的患者的一级预防	Ⅰ A
ICD 用于心梗后 40 天，LVEF <30%，NYHA Ⅰ级，预期存活寿命 >1 年的患者的一级预防	Ⅰ B
对于遗传性心律失常心肌病，ICD 建议用于 LVEF <45% 的高猝死风险患者	Ⅱa,B
ICD 或 CRT 不推荐应用于预期寿命 <1 年的患者	Ⅲ: 无获益

　　最终确认置入 CRTP 还是 CRTD。目前指南仍没有统一的推荐意见。但也应综合性考虑多种因素和患者意愿，在 ESC 心脏起搏和再同步治疗指南中强调了年龄和心肌纤维化(MRI 评估)的情况(图 1)。为了从 ICD 中获得最大的益处，患者需要有较高的死于由室性心律失常介导的心源性猝死的风险，以及较低的死于其他原因的风险。2021 年 HFA/EHRA/EACVI 关于再同步化治疗的优化实施声明中也提到有高龄、女性、非缺血性心肌病、心功能Ⅲ～Ⅳ级、合并有缩短寿命的其他疾病(终末期肾病、肺部疾病)、预期生存寿命较少等特征的患者更建议选择植入 CRTP。建议可更多应用心脏磁共振作为辅助评价工具。

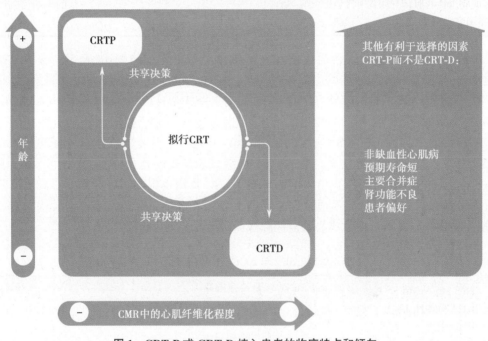

图 1　CRT-P 或 CRT-D 植入患者的临床特点和倾向

　　总之，CRT 在慢性心力衰竭的治疗已应用了长达 20 年，其作用和疗效是肯定的，随着循证医学证据的增多和完善，CRT 应用会更加精准，而且在我国应用会更多。

（孙玉青　郭　飞　董建增）

参考文献

[1] MCDONAGH T A, METRA M, ADAMO M, et al. 2021 ESC Guidelines for the diagnosis and treatment of

acute and chronic heart failure: Developed by the Task Force for the diagnosis and treatment of acute and chronic heart failure of the European Society of Cardiology (ESC) With the special contribution of the Heart Failure Association (HFA) of the ESC [J]. Eur Heart J, 2021, 42 (36): 3599-3726.

［2］ HEIDENREICH P A, BOZKURT B, AGUILAR D, et al. 2022 AHA/ACC/HFSA guideline for the management of heart failure: a report of the American College of Cardiology/American Heart Association Joint Committee on Clinical Practice Guidelines [J]. J Am Coll Cardiol, 2022, 79 (17): e263-e421.

［3］ CURTIS A B, WORLEY S J, ADAMSON P B, et al. Biventricular pacing for atrioventricular block and systolic dysfunction [J]. N Engl J Med, 2013, 368: 1585-1593.

［4］ TYMIŃSKA A, OZIERAŃSKI K, BROCIEK E, et al. Fifteen-Year Differences in Indications for Cardiac Resynchronization Therapy in International Guidelines—Insights from the Heart Failure Registries of the European Society of Cardiology [J]. J Clin Med, 2022, 11 (11): 3236.

［5］ SIPAHI I, CARRIGAN T P, ROWLAND D Y, et al. Impact of QRS duration on clinical event reduction with cardiac resynchronization therapy: meta-analysis of randomized controlled trials [J]. Arch Intern Med, 2011, 171 (16): 1454-1462.

［6］ SIPAHI I, CHOU J C, HYDEN M, et al. Effect of QRS morphology on clinical event reduction with cardiac resynchronization therapy: meta-analysis of randomized controlled trials [J]. Am Heart J, 2012, 163 (2): 260-267.

［7］ GOLDENBERG I, KUTYIFA V, KLEIN H U, et al. Survival with cardiac-resynchronization therapy in mild heart failure [J]. N Engl J Med, 2014, 370: 1694-1701.

［8］ GLIKSON M, NIELSEN J C, KRONBORG M B, et al. 2021 ESC Guidelines on cardiac pacing and cardiac resynchronization therapy: Developed by the Task Force on cardiac pacing and cardiac resynchronization therapy of the European Society of Cardiology (ESC) With the special contribution of the European Heart Rhythm Association (EHRA)[J]. Rev Esp Cardiol (Engl Ed), 2022, 75 (5): 430.

［9］ TRACY C M, EPSTEIN A E, DARBAR D, et al. 2012 ACCF/AHA/HRS focused update incorporated into the ACCF/AHA/HRS 2008 guidelines for device-based therapy of cardiac rhythm abnormalities: a report of the American College of Cardiology Foundation/American Heart Association Task Force on Practice Guidelines and the Heart Rhythm Society [J]. J Am Coll Cardiol, 2013, 61 (3): e6-e75.

［10］ GOPINATHANNAIR R, CHEN L Y, CHUNG M K, et al. Managing atrial fibrillation in patients with heart failure and reduced ejection fraction: a scientific statement from the American Heart Association [J]. Circ Arrhythm Electrophysiol, 2021, 14 (6): HAE0000000000000078.

［11］ SU L, CAI M, WU S, et al. Long-term performance and risk factors analysis after permanent His-bundle pacing and atrioventricular node ablation in patients with atrial fibrillation and heart failure [J]. Europace, 2020, 22 (Suppl_2): ii19-ii26.

［12］ WU S, CAI M, ZHENG R, et al. Impact of QRS morphology on response to conduction system pacing after atrioventricular junction ablation [J]. ESC Heart Fail, 2021, 8 (2): 1195-1203.

［13］ KHAN M N, JAÏS P, CUMMINGS J, et al. Pulmonary-vein isolation for atrial fibrillation in patients with heart failure [J]. N Engl J Med, 2008, 359 (17): 1778-1785.

［14］ LAI Y, LIU X, SANG C, et al. Effectiveness of ethanol infusion into the vein of Marshall combined with a fixed anatomical ablation strategy (the "upgraded 2C3L" approach) for catheter ablation of persistent atrial fibrillation [J]. J Cardiovasc Electrophysiol, 2021, 32 (7): 1849-1856.

［15］ OLGIN J E, PLETCHER M J, VITTINGHOFF E, et al. Wearable cardioverter–defibrillator after myocardial infarction [J]. N Engl J Med, 2018, 379 (13): 1205-1215.

［16］ KØBER L, THUNE J J, NIELSEN J C, et al. Defibrillator implantation in patients with nonischemic systolic heart failure [J]. N Engl J Med, 2016, 375 (13): 1221-1230.

2022 年 HFA/EAPC 意见书:心力衰竭的预防

心力衰竭(HF)的患病数量日益增长、临床预后差、医疗保健费用支出高,是一个威胁人类健康生活的严峻问题。近年来,针对心力衰竭的研究促进了一些新的治疗方法,但是临床结局仍然不容乐观。人口的快速老龄化意味着未来几年心衰的发病率将进一步增加。因此,在疾病早期如何预防心衰的发生发展是现代医学的一个关键问题。

心力衰竭发展和管理可以分为 A、B、C、D 四期,A 期是存在心衰的危险因素,B 期是指心脏结构发生变化,C 期是已有心衰的症状和体征,D 期是已有心功能恶化,需要反复长期住院。越早期的控制及治疗越有利于扭转心衰恶化的局面。

心血管疾病(CVD)的常见危险因素常常也促进心衰的发展和维持,特别是高血压、2 型糖尿病和久坐不动的生活方式。此外,随着经济生活方式的转变,抽烟、饮酒以及不洁饮食习惯等危险因素也越来越突出。

本文侧重于 HF 发展的一级预防,纳入了欧洲临床实践心血管预防指南中关于健康生活方式的最新建议,以及最近的 ESC 血脂异常管理指南,罗列已被证明可预防心衰发展的潜在干预措施。

一、传统可控制的危险因素

(一)高血压

高血压是心衰最常见的可控制的危险因素,并且随着时间的推移诱发心衰的现象日益突出。1985—1990 年期间,66% 心衰患者有高血压病史,而 1997—2002 年期间,这一比例为 74%。在普通人群中高血压患病率达到 30%~40%,因此控制高血压的策略是预防 HF 发展工作的重要组成部分。

与血压正常的男性和女性相比,高血压患者有更大发生 HF 的风险。高血压引起心衰的人群归因风险(PAR)约为 20%。高血压对心衰的影响表现在两个方面:首先,高血压是冠心病患者发生 HF 的潜在危险因素,高血压代表最初的暴露触发,而冠心病是最终导致失代偿性心衰发展的真正临床事件;其次,对于不合并冠心病的 HF 患者,高血压会加重左心室肥厚而直接损伤靶器官。

长期的降压治疗可将 HF 的风险降低 50%,并与较低的 HF 死亡率相关。高血压治疗对心衰结局的影响已在几项临床试验中评估。一项荟萃分析显示,与安慰剂相比,利尿剂、血管紧张素转换酶抑制剂、血管紧张素受体阻滞剂这三类降压药是降低心衰发生率最有效的药物,服用这三类降压药物患心衰的风险比值比(*OR*)分别为 0.59、0.70、0.76。这些药物比钙通道阻滞剂、β 受体阻滞剂和 α 受体阻滞剂更有效。另一项评估 β 受体阻滞剂效果的荟萃分析发现,血压下降幅度是预防 HF 的重要决定因素,而 β 受体阻滞剂通过降低血压预防 HF 的作用并不显著。

(二)糖尿病(T2DM)

心力衰竭是 T2DM 最常见的 CVD 并发症之一,无论基线 CVD 风险如何,T2DM 的积极治疗已成为预防 HF 发展的可行策略。在最近一项针对无 CVD 的 190 万社区人群研究中(中位随访时间为 5.5 年)，HF 是 T2DM 患者 CVD 中首发的并发症，仅次于外周动脉疾病。矫正其他危险因素后的 *OR* 值是 1.56(95% *CI* 1.45~1.69)。此外，一项包含 16 个 T2DM 的心血管结局试验的荟萃分析表明，无论先前有无 CVD，糖尿病患者的心衰住院率高于卒中住院率，仅略低于心肌梗死。T2DM 患者发展为 HF 可能是多因素的，包括心肌缺血、高血压、非心血管合并症(例如肥胖、慢性肾病)以及 T2DM 的直接心肌损伤作用。

T2DM 的早期治疗旨在严格控制血糖(即达到正常水平的糖化血红蛋白)，主要使用胰岛素促分泌剂和胰岛素，但未能证明这些药物具有减少心衰发生率的效果。此外，强化降糖已被证明会增加死亡率，并且使用某些药物(例如罗格列酮)具有恶化心衰的风险。最近，一种新型降糖药物：钠 - 葡萄糖转运蛋白 2(SGLT2)抑制剂在心衰的治疗上取得了重大突破。对有 CVD 或具有多种危险因素的 T2DM 患者进行的多项临床试验表明，SGLT2 抑制剂(恩格列净、卡格列净、达格列净和埃格列净)可以持续降低 HF 住院风险，对死亡率和其他相关结果的影响各试验有所不同。此外，在有肾脏病的 T2DM 患者也观察到了 SGLT2 抑制剂的抗心衰作用，随后也发现即使在没有糖尿病的慢性肾病患者中亦存在保护作用。与 SGLT2 抑制剂不同，尚未证明二肽基肽酶 4(DPP4)抑制剂和胰高血糖素样肽 1(GLP-1)受体激动剂对预防心衰有效。各种 DPP4 药物的心血管病临床试验既没有降低也没有恶化心衰住院率的结果，GLP-1 激动剂对 HF 预防及治疗也是中性结果。

除了 SGLT2 抑制剂外，对 T2DM 患者的危险因素与合并症的综合管理也有助于预防 HF。在 T2DM 肾病中，与安慰剂或氨氯地平相比，厄贝沙坦降低 HF 的发生率。此外，即使综合管理 T2DM 的各种风险因素及合并症仍是不够的，一项超过 270 000 名 T2DM 患者的队列研究表明，处理好糖化血红蛋白水平升高、低密度脂蛋白升高、胆固醇水平、白蛋白尿、吸烟和血压升高这些危险因素，尽管其他心血管结局(心肌梗死、脑卒中和死亡率)降低，但 HF 的风险仍然较高。相比之下，真实世界的数据证实了 SGLT2 抑制剂与其他降糖药物相比在降低 HF 风险方面的有效性。

(三) 久坐习惯

有证据表明，与运动耐量低的人相比，进行体育锻炼的人患心衰的风险降低，而且风险降低程度可能与运动量有关。例如步行能力大于 5km/h 或 3mi/h 显著降低 HF 的发生率。Women's Health Initiative 研究表明，运动活跃(定义为>150min/ 周的中等身体活动，或>75 分钟 / 周的剧烈身体活动)的人群 HF 发生率为 1.55‰ 例 / 年，运动有点活跃(运动量低于活跃，但大于 0)的人群 HF 发生率为 2.15‰ 例 / 年，不活跃的人为 3.29‰ 例 / 年。校正其他危险因素后，与不活跃的成年人相比，活跃人群的 HF 风险分别为 0.66(95% *CI* 0.58~0.75)和 0.77(95% *CI* 0.67~0.87)。

二、内分泌和代谢因素

1. 血脂水平　Framingham 心脏研究纳入了 6 860 名平均年龄处于 44 岁的无冠心病人群，在 26 年的平均随访期内，680 名参与者(49% 女性)发展为心力衰竭。除高密度脂蛋白(HDL-C)以外的血脂升高和 HDL-C 降低的患者患 HF 的风险分别为 29% 与 40%，PAR 分别为 7.5% 和 15%。校正随访期间心肌梗死危险因素后，血脂水平仍然与 HF 发生率相关。

无论有无心血管病，他汀类药物均可以降低心血管事件，进而预防心衰。其净获益与基线心血管病、控制血脂水平有关。通过对一项临床随机试验的未发表数据的荟萃分析表明，他汀类药物轻微降低了首次非致命性心衰住院的发生率(*RR*=0.91,95% *CI* 0.84~0.98)。

2. 肥胖　体重与体质指数（BMI）均是 HF 发展过程中的危险因素。BMI 每增加 $1kg/m^2$，发生 HF 的风险就会增加 5%~7%。当 BMI>$30kg/m^2$ 时，发生射血分数保留的心衰（HFpEF）的风险要大于射血分数减低的心衰（HFrEF）。肥胖人群发生 HF 的 PAR 约为 12%。Women's Health Initiative 研究显示，BMI 介于 $18.5~25kg/m^2$ 的人群发生 HF 的比例为 1.32‰/ 年，而当 BMI 介于 $25~30kg/m^2$ 和大于 $30kg/m^2$ 时，发生 HF 的比例为 1.72‰/ 年和 3.37‰/ 年。

肥胖与心衰之间的确切关系尚不清楚。过多的脂肪堆积会引起循环血容量增加，随后，持续增加的心排出量、心脏做功和血压以及脂质毒性诱导的心肌细胞损伤、心肌脂质积累和氧化应激被认为是引发 HF 的潜在机制。暂无大规模研究论证肥胖的心衰患者通过饮食、运动或减肥手术控制体重对控制心衰的安全性或有效性。但在大型队列研究分析中表明，体重控制可以降低心衰的风险。

3. 甲状腺疾病和其他内分泌疾病　多种内分泌系统疾病可能与心衰的发生有关（表 1）。针对内分泌疾病的治疗可能是逆转心功能不全的重要因素，从而为心衰的病因治疗甚至预防提供可能。

表 1　可能导致或促进心力衰竭发展的主要内分泌疾病

激素	内分泌疾病	心衰相关的机制
醛固酮	醛固酮增多症	高血压、心肌纤维化、左室舒张功能障碍、容量超负荷
儿茶酚胺	嗜铬细胞瘤	高血压、儿茶酚胺诱发的心肌病
皮质醇	库欣综合征	高血压、左室肥厚、左室舒张功能障碍、代谢改变
生长激素	肢端肥大症	肢端肥大性心肌病
生长激素	生长激素缺乏	左室质量减少，心肌收缩力和心排出量受损
甲状旁腺激素	甲状旁腺功能低下	低钙血症引起的心肌功能障碍（可能是由于兴奋 - 收缩耦合中断）
催乳素	18kDa 催乳素片段	围产期心肌病
甲状腺激素	甲状腺功能减退	舒张期左室功能不全，心排出量减少
甲状腺激素	甲状腺功能亢进	快速型心律失常、高血压、左室肥厚、左室舒张功能障碍、心排出量增加

甲状腺功能障碍可能导致心衰，甲状腺功能减退的患病率为 4%~10%，而亚临床甲状腺功能减退症的患病率高达 5%~15%。甲状腺功能减退可以引发各种心律失常，包括窦性心动过缓、QT 间期延长或房室传导阻滞；此外，舒张压升高、心排出量减低伴脉压缩小和高胆固醇血症加速动脉粥样硬化。这种情况下的心力衰竭可能与左室舒张功能障碍和低心排出量有关。Healthy Aging and Body Composition 研究入选了 2 730 名年龄在 70~79 岁的老年患者，发现亚临床甲减（TSH 为 7.0~9.9mIU/L）的患者发生心衰的风险是 TSH 正常人群的 2.6 倍，当 TSH ≥ 10mIU/L 时这一风险增加至 3.3 倍。后续的一些研究也证实了这些发现。

甲状腺功能亢进引发窦性心动过速、房颤而增加心室率，同时降低全身血管阻力进而激活肾素 - 血管紧张素醛固酮系统，这些变化反过来导致心排出量增加（前负荷增加和后负荷减少）和收缩期高血压（心率和心排出量增加），随后出现左室肥大和舒张期左室功能障碍。

三、有害因素

1. 滥用酒精　过度饮酒是酒精性心肌病（ACM）最重要的原因之一。据估计，40% 的扩张型心肌病与过度饮酒有关。每日饮酒超过 40g，持续 5 年以上，具有更高的心衰风险。对超过 50 万的饮酒人群调查发现，每日饮酒大于 45g，死亡风险明显增加。

当大量饮酒者持续观察到双心室功能障碍和扩张而没有其他已知的心肌疾病原因时，临床诊断怀疑为 ACM。ACM 最常见于饮酒史超过 10 年 30~55 岁的男性。女性占 ACM 病例的 14%，但可能因酒精耐受性低而更容易受到长期饮酒的伤害。ACM 在停止饮酒后左室功能可以恢复，因此，ACM 的预后优于戒酒后的扩张型心肌病。

尽管需要更多证据，但综合而言，现有数据支持 HF 的预防应建议将酒精摄入量限制在低于当前指南中建议的水平，并建议 ACM 患者停止饮酒。

2. 吸烟　吸烟是 CVD 中可有效干预的风险因素。多项研究揭示吸烟与 HFrEF 的发生有较高相关性，独立于其他生活危险因素。在 Women's Health Initiative 中，与当前吸烟者相比，从不吸烟者发生 HFrEF 事件的矫正风险分别为 0.43（95% CI 0.33~0.55）和 0.47（95% CI 0.37~0.60）。吸烟通过两方面因素间接影响心衰，首先是缺血性心肌病；其次在健康人群中，与不吸烟的人群相比，吸烟者的左心室质量更大、左心室和右心室收缩以及舒张功能更差。

电子烟被提议作为促进戒烟的潜在工具，可能有助于预防包括心衰在内的心血管疾病。但是不鼓励使用它们，因为与单独吸烟相比，电子烟和可燃香烟双重使用者的心血管疾病风险更高。令人担忧的是，水烟的使用越来越多，这种吸烟方式使吸烟者暴露于更高水平的香烟烟雾成分中。

3. 可卡因　可卡因是欧洲第二大广泛使用的违禁药物，仅次于大麻，估计大约 1 300 万欧洲人一生中至少使用过一次可卡因（占到 15~64 岁成年人的 3.9%）。可卡因在中枢和外周神经系统增加单胺类神经递质的活性，阻断多巴胺、去甲肾上腺素和血清素的再摄取，调节内源性阿片类受体，最终导致使用者精神欣快、疲劳消除。

滥用可卡因所致的交感神经介导的心血管并发症包括冠状动脉和外周血管收缩、快速型心律失常、心肌耗氧量增加和高血压。可卡因还会通过激活肥大细胞、血小板和凝血级联反应来诱导促炎反应和血栓形成前状态。而且，它会直接伤害内皮细胞（通过阻断一氧化氮合酶，促进内皮素 -1 释放）、血管平滑肌细胞（通过损伤乙酰胆碱诱导的血管舒张和细胞内钙处理）和心肌细胞（通过直接阻断钠、钾、钙通道，具有直接的负性肌力作用和致心律失常作用）。可卡因还会促进早发性动脉粥样硬化、囊性内侧坏死和超敏反应，有可能加重心血管损伤。所有这些机制都可能导致急性冠脉综合征、早发性动脉粥样硬化，但也可能引起非缺血性并发症，比如 Takotsubo 心肌病、心肌炎、心肌肥厚、扩张型心脏病、心律失常、心内膜炎、高血压危象、主动脉夹层或破裂、缺血性和出血性脑梗死、肺动脉高压和血管炎。

18~45 岁成年人心肌梗死的 25% 是由可卡因滥用导致的。4%~18% 无心衰症状的可卡因滥用者出现了与冠心病无关的左室功能下降。几项心血管磁共振研究证实，在无心衰临床症状的可卡因滥用者中，心肌水肿的比例高达 47%，心肌纤维化的比例高达 73%。

4. 心肌毒性和营养因素　许多具有心肌毒性的药品与心力衰竭的发展有关，比如氯喹、钴、氯氮平和儿茶酚胺。值得一提的是，抗癌药物、抗反转录病毒药物和噻唑烷二酮类抗糖尿病等药物可能与中毒性心肌病有关。此外，类固醇和减肥的药物（如麻黄、苯丙胺）也与左室功能障碍和心脏猝死有关。

严重的营养缺乏，如那些发生在神经性厌食症，会加重心肌病的进展。

5. 化疗　虽然积极的抗癌治疗显著改善了癌症患者的预后，但是短期和长期的心血管副作用有明显增加。其中一些药物的心肌毒性独立于肿瘤过程,严重影响了患者的生存和生活质量。化疗相关的心肌毒性主要引发左室功能障碍。蒽环类药物是引起化疗相关心肌病的代表药物,常规剂量的蒽环类药物导致的心肌病可以是急性(甚至在治疗期间或治疗后不久)、亚急性(治疗后几天或几周),或慢性(治疗后几个月至数年)。截至目前,尚未推荐使用药物来预防化疗药物带来的心肌损伤,但规律的运动锻炼可预防乳腺癌患者的左心功能减退。

6. 放疗　对胸部区域的放疗通常用于治疗霍奇金淋巴瘤和肺癌、食管癌或乳腺癌。当大量心肌细胞暴露在高剂量的辐射时,就会对心肌造成损伤。放射治疗会造成心肌间质明显纤维化,病变的分布和大小各不相同。霍奇金淋巴瘤幸存者致命心血管事件的相对风险在 2.2~12.7,乳腺癌患者的相对风险在 1.0~2.2。这些幸存者发生心衰的风险增加 4.9 倍。当放疗联合蒽环类药物治疗时,会观察到明显的心脏收缩功能障碍,在没有蒽环类药物治疗史的情况下,可出现限制性的功能障碍。避免和 / 或屏蔽心脏放射是预防辐射引起的心脏损伤和心衰的关键。

7. 病毒感染　病毒感染可造成病毒性心肌炎从而引起心力衰竭。引发心肌炎的病毒包括常见的上呼吸道病毒、肠道病毒、细小病毒 B19 和人类疱疹病毒 -4 和人类疱疹病毒 -6 等。

红斑狼疮、肌肉疾病和 HI 等一些系统性疾病也可以表现出病毒性心肌炎,可以是急性并伴有严重的血流动力学紊乱;也可以是亚急性并可以耐受。其预后各不相同,从自发到完全缓解,有多达 20% 的病例最终发展为严重心衰。

为了防止心衰复发,病毒性心肌炎患者至少 4 年需要每年进行心功能和症状随访。如果出现复发性心肌炎、持续性或进行性收缩功能障碍,或怀疑可能存在潜在的(自身)免疫问题,建议进行心肌内膜活检。免疫抑制疗法可在持续免疫激活的病例中预防心衰。在病毒复制活跃的情况下,抗病毒治疗有助于灭活病毒,从而防止心衰的发展。

目前尚无证据表明新发心衰和流感疫苗接种之间的存在关系。相反,在一些人群中疫苗接种已被证明可以降低心血管事件(包括心衰住院率)的风险,但流感引发心肌炎的直接证据仍然不足。

最近,冠状病毒感染性疾病 2019(COVID-19)已被证明是心衰的一个可能原因。心肌损伤在患者占到 10%~60% 或者更多,并与年龄和合并症有关。原因包括发热和肾上腺素能激活等非特异性机制;COVID-19 相关的特异性机制,如血管紧张素 Ⅱ 释放和级联的炎症反应引起肺炎和急性呼吸窘迫综合征。虽然大多数病例没有做病理组织学检查,但是 COVID-19 最可能定位于心脏间质细胞和巨噬细胞,而不是在心肌细胞中。COVID-19 对心脏功能的长期后果尚不清楚,采取适当的措施防止 COVID-19 传播是预防心衰的重要措施。

8. 风湿性心脏病　风湿性心脏病(RHD)是 A 型溶血性链球菌感染引发的变态反应导致的,前期感染可引起扁桃体炎、急性咽炎或喉炎。由于链球菌感染以后,产生的抗原抗体复合物沉积到心脏瓣膜,就会引起瓣膜的损害,可以造成瓣膜狭窄,也可以引起瓣膜关闭不全,并可伴有一系列并发症,包括心衰、脑卒中、心律失常和过早死亡。风湿性心脏病影响了4 000 万人,每年造成 30 多万人死亡,几乎全部发生在低收入和中等收入国家。

RHD 的预防应从病因上采取措施,通过一级、二级、三级预防规避导致和加重风湿性心脏病的危险因素。

一级预防包括对皮肤和咽喉感染进行评估和治疗,以预防该类高危人群发生急性风湿热(ARF)。抗生素治疗 A 型链球菌咽炎可显著降低后续发生 ARF 的风险。口服青霉素治疗可将 ARF 的发作率降低 70%，如果单次肌内注射苄星青霉素（BPG），则可增加到 80%。

二级预防的重点是那些发生过 ARF 或患有 RHD 但有复发 ARF 风险的人。自 20 世纪 50 年代研发 BPG 以来，每周 3~4 次肌内注射 BPG 的抗生素预防一直是预防 ARF 的重要方法。这旨在预防 A 型链球菌感染，以防止 ARF 的复发，从而获得更好的临床结局，包括总死亡率的降低。早期和准确的 ARF 诊断是预防 RHD 的关键机会，同样的，在心脏瓣膜损伤进展之前早期诊断 RHD，为减少心脏损伤、允许恢复、甚至是 RHD 的痊愈提供了机会。

RHD 患者需要一系列医疗和相关的健康服务以预防并发症，确保尽可能最佳的生活质量。三级护理包括通过临床检查和超声心动图监测瓣膜功能，在适当的时候提供先进的医疗和外科管理，以及其他初级和专科医师的卫生服务。

9. 睡眠呼吸暂停　在症状明显的心衰患者中，周期性呼吸和潮式呼吸（Cheyne-Stokes 呼吸）在心衰患者中频繁出现，并伴有交替的呼吸暂停和过度通气，不仅发生在睡眠期间，甚至存在于白天清醒时。中枢性睡眠呼吸暂停（CSA）即使在无症状性左室功能障碍的患者中也非常普遍，CSA 的严重程度可能与这些患者的血流动力学紊乱程度无关，但严重的 CSA 会增加心脏自主神经控制受损和心律失常的发生率，使这些无心功能不全症状的患者有发生为心衰恶化甚至猝死的危险，特别是在缺血性心肌病的情况下。

来自一个覆盖整个丹麦人口（其中包括 490 万人，年龄为 53.4 岁）的全国性数据库的数据表明，阻塞性睡眠呼吸暂停会增加所有年龄段患者突发心衰的风险。对于 60 岁以上的老年人使用持续气道正压通气降低心衰的发生风险。

10. 环境和空气污染　根据世界卫生组织的数据，超过 20% 的心血管疾病死亡是由空气污染造成的。全球疾病负担研究将环境空气污染排在可改变的危险因素中的第九位。暴露在空气污染中可导致氧化应激、全身炎症和血管收缩，这可能会升高血压，导致动脉粥样硬化，最终增加患冠心病的风险。

流行病学研究已经确定了空气污染对心血管疾病死亡率和住院率的影响，特别是在冠心病患者中。然而，关于空气污染对心衰发展影响的证据尚不充分。一项关于急性暴露于空气污染和心衰之间关系的系统回顾和荟萃分析表明，心衰住院率或死亡率与气体组分浓度的增加有关，并随着特定物质浓度的增加而增加。长期暴露于空气污染可能和心衰存在剂量 - 反应模式。ONPHEC 队列研究报道称 $PM_{2.5}$、二氧化氮、O_3、O_x 的暴露随着每一个四分位数的增加，心衰发生率均随之增加。

四、基于性别的差异

HF 在性别上存在很大差异。总体而言，男性易患 HFrEF，而 HFpEF 在女性中更为普遍（对于 ≥ 80 岁的个体，HFpEF 患病率男性为 4%~6%，女性为 8%~10%）。

首先，传统的心衰危险因素在性别上存在重要差异，例如：女性合并 T2DM、肥胖、高血压和吸烟等危险因素更容易发生心衰。其次，其他特定于性别的生理状况使女性易患心衰，例如围产期心肌病、乳腺疾病。妊娠最后 1 个月或分娩后 6 个月内发生围产期心肌病可能危及产妇生命，在没有其他已知心衰危险因素的妊娠妇女发生率为 1‰。环境因素（例如感染）、妊娠期相关疾病（例如先兆子痫）、分娩方式和遗传易感性可能与围产期心肌病相关。乳腺癌是女性常见的癌症并与 CVD 有共同的危险因素，包括年龄、肥胖和烟草使用。由于乳腺癌发病率稳步上升，死亡率下降，越来越多的幸存者面临全身抗癌治疗（蒽环类药物、放射治疗、曲妥珠单抗和内分泌治疗）导致的心脏毒性。对乳腺癌幸存者的流行病学调查研究中发现晚期心血管病的死亡率超过肿瘤死亡率。

五、小结：如何预防心力衰竭的发展

总体而言，可改变的危险因素在 HF 预防中起着重要作用，加强控制这些危险因素对于预防 HF 是至关重要的策略。合并症也是导致 HF 流行的重要因素，表 2 列出了促进 HF 发展的合并疾病以及潜在的干预措施。然而，需要强调的是，就降低 HF 的发病率而言，对合并症进行最佳管理并不是最直接有效的措施。最后，表 3 列出了已被证实可以降低 HF 发展或住院风险的药物治疗。

表 2   HF 发展的危险因素以及潜在的干预措施

危险因素	潜在的干预措施
高血压	健康的生活方式，降压治疗（主要是利尿剂和 ACEI/ARB）
糖尿病	健康生活方式，SGLT2i
久坐习惯	有规律的体育锻炼
血脂异常	健康饮食、他汀类药物或其他降脂药物
肥胖	健康饮食，减肥手术
内分泌失调	早期诊断，针对性治疗
酒精摄入 / 滥用	一般人群：不饮酒或少量饮酒 酒精性心肌病患者：完全戒酒
抽烟	不以任何形式接触，尼古丁替代疗法
咖啡因	监督解毒和医学治疗
心脏毒性药物（例如合成代谢类固醇、厌食药）	监督停药
化疗	剂量优化，不良反应监测
胸部放疗	剂量和定位优化
病毒感染	流感疫苗接种，早期诊断
微生物感染（例如南美锥虫病、风湿性心脏病）	早期诊断，用于预防和 / 或治疗的特定抗菌治疗
睡眠呼吸暂停	持续气道正压通气（>60 岁的阻塞性通气障碍）
环境和空气污染	采取措施减少或防止污染
妊娠期高血压疾病	早期诊断，针对性治疗

表 3   降低心衰发展或住院风险的药物

药物	推荐
利尿剂	高血压患者
ACEI/ARB	高血压患者
他汀类药物	高危的心血管疾病人群
SGLT2i	合并糖尿病的高危心血管疾病人群

（张　航　于万德）

参考文献

[1] DUNLAY S M, WESTON S A, JACOBSEN S J, et al. Risk factors for heart failure: a population-based case-control study [J]. Am J Med, 2009, 122 (11): 1023-1028.

[2] SCIARRETTA S, PALANO F, TOCCI G, et al. Antihypertensive treatment and development of heart failure in hypertension: a Bayesian network meta-analysis of studies in patients with hypertension and high cardio-vascular risk [J]. Arch Intern Med, 2011, 171 (5): 384-394.

[3] BANGALORE S, WILD D, PARKAR S, et al. Beta-blockers for primary prevention of heart failure in patients with hypertension insights from a meta-analysis [J]. J Am Coll Cardiol, 2008, 52 (13): 1062-1072.

[4] SHAH A D, LANGENBERG C, RAPSOMANIKI E, et al. Type 2 diabetes and incidence of cardiovascular diseases: a cohort study in 1. 9 million people [J]. Lancet Diabetes Endocrinol, 2015, 3 (2): 105-113.

[5] NEAL B, PERKOVIC V, MAHAFFEY K W, et al. Canagliflozin and Cardiovascular and Renal Events in Type 2 Diabetes [J]. N Engl J Med, 2017, 377 (7): 644-657.

[6] WIVIOTT S D, RAZ I, BONACA M P, et al. Dapagliflozin and Cardiovascular Outcomes in Type 2 Diabetes [J]. N Engl J Med, 2019, 380 (4): 347-357.

[7] CANNON C P, PRATLEY R, DAGOGO-JACK S, et al. Cardiovascular Outcomes with Ertugliflozin in Type 2 Diabetes [J]. N Engl J Med, 2020, 383 (15): 1425-1435.

[8] RAWSHANI A, RAWSHANI A, FRANZEN S, et al. Risk Factors, Mortality, and Cardiovascular Outcomes in Patients with Type 2 Diabetes [J]. N Engl J Med, 2018, 379 (7): 633-644.

[9] PANDEY A, GARG S, KHUNGER M, et al. Dose-Response Relationship Between Physical Activity and Risk of Heart Failure: A Meta-Analysis [J]. Circulation, 2015, 132 (19): 1786-1794.

[10] AGHA G, LOUCKS E B, TINKER L F, et al. Healthy lifestyle and decreasing risk of heart failure in women: the Women's Health Initiative observational study [J]. J Am Coll Cardiol, 2014, 64 (17): 1777-1785.

[11] VELAGALETI R S, MASSARO J, VASAN R S, et al. Relations of lipid concentrations to heart failure incidence: the Framingham Heart Study [J]. Circulation, 2009, 120 (23): 2345-2351.

[12] KENCHAIAH S, DING J, CARR J J, et al. Pericardial Fat and the Risk of Heart Failure [J]. J Am Coll Cardiol, 2021, 77 (21): 2638-2652.

[13] BIELECKA-DABROWA A, GODOY B, Suzuki T, et al. Subclinical hypothyroidism and the development of heart failure: an overview of risk and effects on cardiac function [J]. Clin Res Cardiol, 2019, 108 (3): 225-233.

[14] HANTSON P. Mechanisms of toxic cardiomyopathy [J]. Clin Toxicol (Phila), 2019, 57 (1): 1-9.

[15] BARISON A, AIMO A, CASTIGLIONE V, et al. Cardiovascular disease and COVID-19: les liaisons dangereuses [J]. Eur J Prev Cardiol, 2020, 27 (10): 1017-1025.

[16] ROBERTSON K A, VOLMINK J A, MAYOSI B M. Antibiotics for the primary prevention of acute rheumatic fever: a meta-analysis [J]. BMC Cardiovasc Disord, 2005, 5 (1): 11.

[17] GOTTLIEB D J, YENOKYAN G, NEWMAN A B, et al. Prospective study of obstructive sleep apnea and incident coronary heart disease and heart failure: the sleep heart health study [J]. Circulation, 2010, 122 (4): 352-360.

[18] ATKINSON R W, CAREY I M, KENT A J, et al. Long-term exposure to outdoor air pollution and the incidence of chronic obstructive pulmonary disease in a national English cohort [J]. Occup Environ Med, 2015, 72 (1): 42-48.

[19] BAI L, WEICHENTHAL S, KWONG J C, et al. Associations of Long-Term Exposure to Ultrafine Particles and Nitrogen Dioxide With Increased Incidence of Congestive Heart Failure and Acute Myocardial Infarction [J]. Am J Epidemiol, 2019, 188 (1): 151-159.

2021 年 EACVI 专家共识：多模式成像在射血分数保留的心力衰竭患者中的应用

射血分数保留的心力衰竭（heart failure with preserved ejection fraction，HFpEF）由左心室舒张功能障碍所致，占心衰患者近 50%。HFpEF 基础心脏病因复杂、合并症多，治疗方法有限，预后较差。2021 年 11 月，欧洲心血管影像协会（EACVI）发布了多模式成像在 HFpEF 患者中的应用共识，为多模式成像诊断 HFpEF 提供指导。

一、HFpEF 及其合并症

既往将 HFrEF 定义为收缩功能不全心衰，将 HFpEF 定义为舒张功能不全心衰，这样的分类方法目前已很少使用，因为 HFpEF 常伴有收缩功能障碍，而 HFrEF 也伴有舒张功能受损。尽管舒张功能障碍是 HFpEF 最重要的病理生理机制，但并非所有舒张功能障碍都伴有心衰。

当患者出现心衰类似的症状和体征时，心脏影像学检查可发现心脏结构改变、心肌舒张受损或僵硬度增加及左心室（left ventricle，LV）充盈压升高，为 HFpEF 诊断提供重要信息。HFpEF 有多种表型，其中某些表型有特殊的治疗方法需要加以识别，如肥厚型心肌病，心肌淀粉样变等。另外，还有一些非心肌疾病会出现 HFpEF 类似的症状，如缩窄性心包炎、瓣膜性心脏病和非心脏性肺动脉高压。

HFpEF 常常合并多种基础疾病如高血压、冠心病、瓣膜性心脏病、房颤、肥胖、慢性肾衰竭、贫血、糖尿病、肺部疾病、睡眠呼吸暂停和肝脏疾病等，导致死亡率增加。高血压是最常见的合并症，超过 80% 的 HFpEF 患者合并高血压。糖尿病患者常常合并高血压、冠心病，从而引起心脏收缩、舒张功能下降，同时糖尿病可直接引起心肌纤维化等病变损害心功能。

HFpEF 常见于老年人，女性发病率略高于男性。随着年龄增加，LV 舒张末容积减少，心肌僵硬度增加，尽管还不明确年龄相关的心肌僵硬度增加是否参与了 HFpEF 的发生。

30%~40% 的 HFpEF 患者合并呼吸系统疾病，20%~40% 的 HFpEF 患者合并糖尿病，合并肥胖也非常常见，由于呼吸系统疾病和肥胖患者常伴活动后呼吸困难，导致 HFpEF 的诊断变得困难，需要完善包括肺功能在内的详细检查评估。由于 HFpEF 左心室僵硬度增加引起左心房压力增加、扩张，超过一半的 HFpEF 合并心房颤动。心房颤动时心房收缩缺失，增加了评估 LV 舒张功能的难度。

二、左心室舒张功能障碍的机制

通过 Frank-Starling 代偿机制，当 LV 舒张功能障碍时，心脏通过提高 LV 舒张充盈压以获得足够的每搏输出量。舒张功能障碍的机制包括：①肌膜 Ca^{2+} 清除不足致心肌细胞舒张受损；②LV 重构引起心肌僵硬度增加；③LV 心肌舒张期恢复力下降致舒张期吸力丧失。

LV 恢复力是通过心室收缩扭转变形储存在心肌中的弹性势能在心室舒张释放并产生

的舒张吸力。LV 恢复力在收缩期产生，舒张期发挥作用。HFpEF 患者 LV 收缩末期容积较小，休息状态下保留了恢复力，因此恢复力减弱不是静息时 HFpEF 左心室充盈压升高的主要机制。运动时，舒张吸力减弱，需提高左心房压力来维持足够的二尖瓣前向血流，HFpEF 患者运动期间 LV 最小压力升高（图 1）。

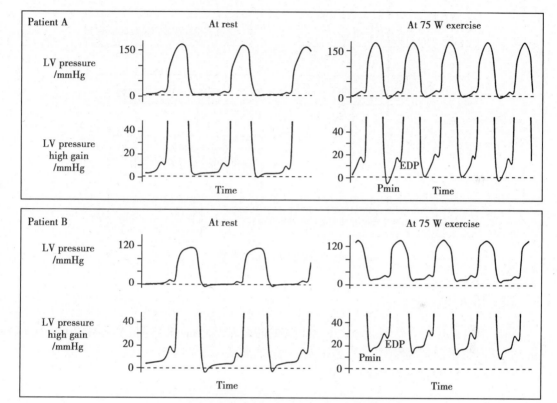

图 1 两名患者经皮冠状动脉介入治疗 1 年后的记录

患者 A 踏车运动时 LV 舒张末期压力（EDP）轻度升高和最小 LV 压力（Pmin）回落，表明 LV 舒张期吸力基本维持；患者 B 在运动期间 LV EDP 接近 30mmHg，且最小 LV 压力（Pmin）显著升高，表明 LV 舒张期吸力丧失，患者 B 为了在运动期间保持 LV 充盈，需要明显提高左心房压力。

三、HFpEF 的诊断检查

HFpEF 患者常规检查如心电图、血生化检查和利钠肽等对初步评估很有帮助。胸部 X 线可显示肺淤血或发现呼吸困难的非心脏原因。当考虑患者为 HFpEF 时，病因探寻非常重要。最常见的病因是冠心病合并高血压，这些患者应根据相关指南进行治疗。

如果超声心动图发现特征性的心肌病变，如肥厚型心肌病，一般可以作出诊断。其他心肌病通常需要额外的影像学检查，尤其是心脏磁共振（cardiac magnetic resonance，CMR），少数患者需要心肌活检。有时需要右心导管检查来排除其他诊断，如非心源性肺动脉高压或缩窄性心包炎。多数疑诊 HFpEF 的患者可通过无创性多模式成像确诊。当排除非心脏疾病和特定表型后，存在 LV 充盈压升高的超声心动图表现，可以初步诊断为 HFpEF。有时还需要侵入性检查，也可通过使用评分系统（如 ESC 的 HFA 评分系统）获得诊断的支持证据（图 2）。

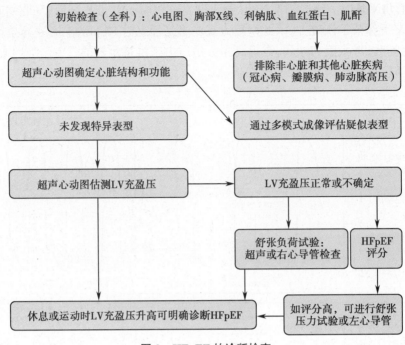

图 2　HFpEF 的诊断检查

四、侵入性检查

临床上可通过等容舒张期 LV 压力下降的时间常数（tau）来估测 LV 舒张功能（图 3）。tau>48 毫秒提示舒张缓慢。LV 舒张末期压力 - 容积关系的斜率可反映心室舒张顺应性，但由于其测量的复杂性很少在临床应用。

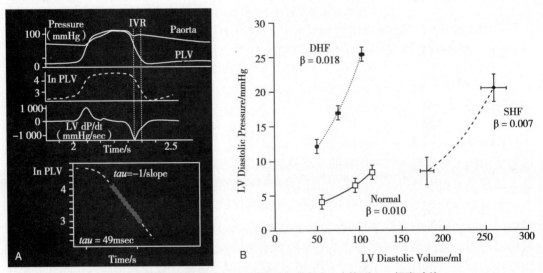

图 3　等容舒张期 LV 压力下降的时间常数（tau）估测 LV 舒张功能

A. LV 等容舒张时间常数（tau）的计算；B. LV 功能正常者和 HFpEF、HFrEF 患者的舒张压 - 容积关系。

LV 前负荷和 LV 充盈压多数情况下是一致的。前负荷与 Frank-Starling 机制和肌节长度有关，左心房平均压力和 LV 舒张末期压力（left ventricular end diastolic pressure，LVEDP）都可代表 LV 充盈压。如研究的重点是 LV 机械做功，首选 LVEDP，它与 LV 舒张末期容积有更直接的关系。探讨肺淤血时，左心房压力与肺静脉压的关系更密切。直接测量左心房压力不太可行，可以通过右心导管测量肺毛细血管楔压（pulmonary capillary wedge pressure，PCWP）和左心导管测量 LV 前 a 波压力。在某些特殊情况下，如大量心包积液、机械通气和呼气末正压通气的患者，LVEDP 和左心房平均压并不能代表前负荷。

评估是否存在心衰时，静息时 LVEDP≥16mmHg 和 PCWP≥15mmHg 即为升高，PCWP>12mmHg 提示 LV 充盈压升高并有诊断意义。静息时 LVEDP 或 PCWP 正常并不能排除 HFpEF。有时 LV 充盈压休息时正常，运动时升高，可通过仰卧踏车运动时 PCWP 升高来确定；运动时 PCWP≥25mmHg 可明确诊断 HF。

目前尚无可行的侵入性检查测量 LV 恢复力。LV 最小舒张压反映了恢复力，如果为负压，则提示 LV 舒张吸力好，此外，舒张早期二尖瓣前向流速可反映 LV 舒张期吸力。

五、超声心动图应变成像技术评估左心室功能

超声心动图测量 LV 应变最初是用多普勒方法，后来被斑点追踪技术（speckle tracking echocardiography，STE）取代，并成为临床标准方法。最稳定的应变参数是超声心动图下的整体纵向应变（global longitudinal strain，GLS），在衡量 LV 收缩功能障碍方面比 EF 更敏感。与 EF 相似，心肌应变力与心脏负荷有关，因此 GLS 不是纯粹的收缩力指标。一项荟萃分析发现，GLS 的参考范围是 15.9%~22.1%（平均 19.7%），GLS<16% 提示 LV 收缩功能下降，16%~18% 为临界值。50%~60% 的 HFpEF 患者存在 GLS 降低。

EF 与 GLS 的差异是 EF 与 LV 环向收缩相关，而 GLS 测量的是纵向收缩。纵向收缩的心肌纤维主要位于心内膜下，因此 GLS 的降低往往早于 EF。HFpEF 患者判断是否并存 LV 收缩功能障碍，GLS 优于 EF。因此疑似 HFpEF 患者除测量 EF 外，应常规测量 GLS。M 型二尖瓣环运动或组织多普勒二尖瓣环收缩期速度也可反映 LV 收缩功能，但支持 GLS 的证据较前两者更强。

六、左心室结构和质量成像

LV 结构成像应按照美国超声心动图学会（ASE）/EACVI 的建议进行。根据 LV 质量和相对壁厚（relative wall thickness，RWT）对 LV 几何构型进行分类，RWT 的计算方法为舒张末期 LV 内径除以后壁厚度的 2 倍（通常 RWT<0.42）。若 LV 质量和 RWT 均正常，则 LV 几何构型正常；若两者均升高，则提示向心性肥厚；若 LV 质量正常但 RWT 增大，则提示向心性重塑。向心性重塑和肥厚在 HFpEF 中普遍存在并与发病率和死亡率增加相关。HFrEF 的另一种常见 LV 几何构型变化是偏心性肥厚，即 LV 质量增加但 RWT 正常。尽管超声心动图是识别 LV 结构变化最广泛使用的方法，但 CMR 是评估 LV 质量和室壁厚度的"金标准"，还可用于心肌纤维化的成像。值得注意的是，LV 质量的增加也可能是储积和浸润性疾病，如淀粉样变性。

LV 肥厚最常见的病因是高血压。高血压心肌舒张期僵硬度增加，为了获得足够的 LV 充盈，LVEDP 升高，继而引起心衰。且高血压患者 LV 收缩功能受损，GLS 下降，部分参与了心衰症状。疾病早期 LV 充盈压在休息状态下正常，运动后升高，即 I 级 LV 舒张功能障碍。

高血压伴 LV 肥厚很常见，但需要注意鉴别肥厚是否有其他原因如肥厚型心肌病，在老年人中应警惕心肌淀粉样变。当 LV 肥厚病因不明，特别是超声心动图图像欠佳时，应行 CMR 检查以准确评估 LV 结构和明确诊断。高血压常和冠心病并存，适当的检查排除心肌缺血也很重要。LV 肥厚的另一个鉴别诊断是运动员心脏，它与病理性心肌重构不同，心脏舒缩功能完全正常。

尽管在临床研究中，HFpEF 患者 LV 肥厚的患病率很高，但社区研究发现 31% 的 HFpEF 患者 LV 结构正常，I-PRESERVE 和 PARAGON-HF 研究中 46% 的 HFpEF 患者 LV 结构正常。鉴于许多 HFpEF 患者并没有向心性重构或 LV 肥厚，因此，向心性重构或 LV 肥厚仅仅是 HFpEF 诊断的支持条件，而不是强制性标准（图 4）。即使患者有向心性重构或 LV 肥厚证据，也不足以诊断 HFpEF，确诊需要休息或运动时 LV 充盈压升高的证据。

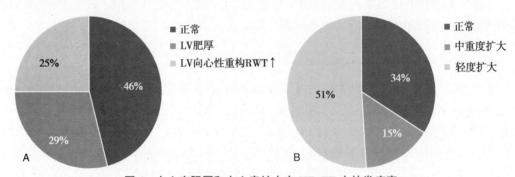

图 4　左心室肥厚和左心房扩大在 HFpEF 中的发病率

A. HFpEF 患者左心室肥厚的患病率；B. HFpEF 患者左心房扩大的患病率。

LV，左心室；RWT，相对壁厚。

七、心肌组织的 CMR 特征

CMR 可对心脏进行全面评估，包括心脏腔室大小、功能以及是否缺血等，是唯一能够提供心肌详细组织特征和心肌纤维化的影像学技术。钆延迟强化（late gadolinium enhancement，LGE）可以识别无症状心肌梗死，并对特异的心肌病（如淀粉样变、肥厚型心肌病、结节病、心脏血红蛋白沉着病）及缩窄性心包炎的诊断提供重要信息。

CMR 可通过 LGE 量化梗死后局灶性纤维化，还能通过纵向弛豫时间成像（T_1 mapping）量化弥漫性心肌纤维化。弥漫性纤维化增加了细胞外容积（extracellular volume，ECV），是反映纤维化的标志。HFpEF 中发现纵向弛豫时间成像和 ECV 分数增加的心肌纤维化迹象，并与组织学检测到的纤维化、LV 僵硬度和 LV 舒张功能受损有良好的相关性。ECV 增加与心衰严重程度的指标相关，如 N 末端脑利钠肽（NT-proBNP）、6 分钟步行距离、纽约心脏协会（NYHA）心功能分级和右心房压力。高血压和糖尿病患者在出现明显心衰症状之前可以观察到 ECV 增加。因此，CMR 对 HFpEF 的诊断和了解潜在病因很有价值，也是风险预测和危险分层的重要工具。除了在心脏淀粉样变中的应用外，T_1 mapping 在 HFpEF 中的临床应用需进一步研究，以便将该技术更好地应用于患者管理。

八、左心房结构和功能评价

左心房体积与左心房最大容积指数（left atrial volume index，LAVi）相关。二维超声心动图测量 LAVi 的正常上限是 34ml/m², 大约 10% 的健康人群 LAVi 高于 34ml/m², 甚至 5% 正常人超过 37ml/m²。左心房容积也可用 3D 经胸超声心动图和 CMR 进行量化（3D 超声心动图与 CMR 的数据差异常常比 2D 超声心动图更大）。

左心房扩大在 HFpEF 中很常见，并与心血管风险增加相关，是 LV 充盈压升高的标志，所有疑似或确诊的 HFpEF 患者都应测量 LAVi。

LAVi 是评估 LV 充盈压升高对左心房慢性影响的一个良好指标，但 LAVi 不能早期识别 LV 充盈压升高（敏感性较低）。近来研究发现，在 HFpEF 中，将 LAVi 与敏感的左心房功能参数（如左心房储存应变）结合可显著提高 LV 舒张功能改变和 LV 充盈压升高的检出率。左心房储存应变和泵应变降低可反映 LV 充盈压升高（图 5，彩图见二维码 23）。研究表明，左心房储存应变与有创检测 LV 充盈压的相关性优于 LAVi。即使 LAVi 正常，通过左心房储存应变也可检测到 LV 舒张功能改变和 LV 充盈压升高，用 STE 法测量左心房储存应变的可行性为 95%。

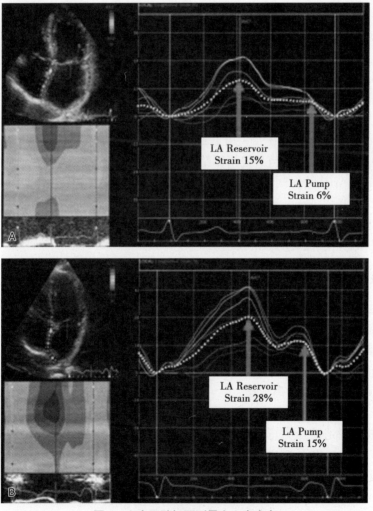

图 5　心尖四腔切面测量左心房应变

A. HFpEF 患者异常的左心房应变（储存应变与泵应变）；B. 无症状患者正常的左心房应变（储存应变与泵应变）。LA Reservoir Strain, 左心房储存应变；LA Pump Strain, 左心房泵应变。

左心房储存应变的参考值随年龄而降低，正常情况下 20~40 岁时为 47%；40~60 岁时为 41%；60 岁以上为 36%；小于 19%~23% 则提示异常。左心房储存应变的最强决定因素是整体纵向应变（GLS），其次是 LV 充盈压，第三个是 LAVi。对左心房泵应变而言，LV 充盈压和 GLS 是同等重要的决定因素。LV 充盈压与左心房储存应变和泵应变的相关性在 LV 收缩功能降低的患者更强，对于 GLS>16% 和 EF ≥ 50% 的患者，两者的相关性并不明显。值得注意的是，当 2D 四腔心或两腔心扫描时，如果 2 个以上左心房节段图像质量差，以及房颤患者，左心房储存应变不能用于评估 LV 充盈压。

九、如何对左心室舒张功能障碍的关键过程进行成像

没有单一的无创指标能直接测量 LV 舒张功能，但结合多个指标可以判断大多数患者的 LV 舒张功能是否正常。LV 心尖部位在心动周期中处于相对静止的状态，心尖切面测量的舒张早期二尖瓣环 e' 峰值速度反映 LV 延长速度，可反映 LV 舒张功能。舒张速度减慢导致舒张早期二尖瓣压力梯度降低，二尖瓣 E 峰降低和 E/A 比值降低，E 峰减速时间延长，表明 LV 舒张功能障碍。

LV 解旋速度是另一个可用于评估早期舒张功能的参数，反映了 LV 舒张力和恢复力。斑点追踪技术测量的 LV 舒张解旋速度反映 LV 恢复力，由于测量扭转方法的标准还有一些尚未解决的问题，尚不能用于临床常规检查。评估 LV 恢复力的另一种方法是 LV 心尖吸力成像，可用彩色 M 型多普勒测量二尖瓣至心尖的血流速度。随着 2D 或 3D 流动成像技术（包括速度矢量成像技术）的发展，将为吸力流动模式成像提供更有用的工具。

LV 舒张顺应性降低反映在二尖瓣 E 峰减速时间短（<150 毫秒）和二尖瓣 A 峰减弱和缩短的速度上，评估顺应性应与其他指标结合使用（图 6），并与肺静脉逆向血流速度（Ar）加重和延长相结合，Ar 持续时间超过二尖瓣 A 峰的持续时间（>30 毫秒）时，提示 LV 舒张末期压力升高，LV 顺应性降低。Ar 持续时间减去二尖瓣 A 峰持续时间即 Ar-A 间期，Ar-A 间期作为 LV 顺应性判断指标有一定的局限性。利用高帧频超声成像的心肌横波成像技术对心肌僵硬度成像是一项很有前景的技术。

十、左心室舒张功能和充盈压的临床评估

（一）评估左心室充盈压的超声心动图指标

前述提及的几个反映 LV 充盈压的超声心动图指标（平均 E/e'、LAVi、左心房储存应变和泵应变等）都有各自的价值和局限性，每个参数单独来看，与 LV 充盈压的关系都不强，需联合应用才能更好地评估 LV 充盈压（图 7）。关于每个指标的应用和测量方法等具体信息请见 2016 年 ASE/EACVI 指南推荐。

二尖瓣 E 峰速度的大小取决于二尖瓣压力差。低 E 峰速度（≤ 0.5m/s）伴低 E/A 速度比值（≤ 0.8）提示左心房压力正常或偏低，而高 E 峰速度和高 E/A 比值（≥ 2.0）提示左心房压升高。将 e' 纳入二尖瓣 E/e' 比值的原因是 e' 降低与 LV 舒张延缓一致，表明 LV 最小舒张压升高。当二尖瓣 E 峰高而 e' 低时，提示二尖瓣跨瓣压高，即 LV 最小舒张压升高。E/e' 与 LV 充盈压相关性不强，不能作为评估 LV 充盈压的独立参数。二尖瓣 E、A 峰和 e' 速度与年龄有关，当用以评估 LV 舒张功能时应该把年龄因素考虑进去。E/e' 比值对年龄依赖性小，平均 E/e'>14 对识别 LV 充盈压升高有高度特异性。

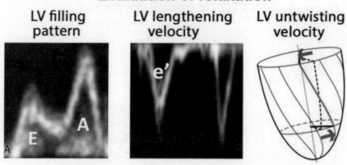

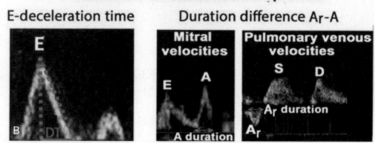

图 6　反映 LV 舒张功能的超声心动图指标（图像来自 Smiseth）

A. 评估舒张功能：左图为 LV 充盈期；中图为 LV 延长速度；右图为 LV 解旋速度。

B. 评估舒张顺应性：左图为 E- 减速时间；中图为二尖瓣速度；右图为肺静脉速度。

　　LAVi 升高是左心房压力长期升高的标志。LAVi 和 LV 充盈压的关系较弱，当用以评估 LV 充盈压时，应将 LAVi 与其他参数结合使用。LA 储存应变和泵应变可作为评估 LV 充盈压的补充参数。

　　三尖瓣反流（tricuspid regurgitation，TR）峰值速度估测肺动脉收缩压是另一种重要方法，但受无 TR 或 TR 显示不清的限制，只有 40%~60% 的患者可正确测量 TR 峰值速度，尤其是 EF 正常的患者。在没有肺动脉高压及其他非心源性肺动脉高压时，肺动脉压升高是左心房压力升高的标志。重度二尖瓣关闭不全也会导致肺动脉压升高，比较容易识别。当没有 TR 时，肺动脉加速时间 <100 毫秒是肺动脉压升高的标志。

　　健康年轻人的 E/A 比值可能 >2，反映了强大的 LV 恢复力，LV 舒张早期产生负压和高跨二尖瓣压差。这些健康人与 LV 舒张功能障碍患者相比，e' 和其他超声心动图指标正常。

　　（二）LV 舒张功能障碍诊断标准

　　HFpEF 患者的 LV 收缩功能会轻度下降，疑似 HFpEF 的患者应进行 GLS 测量。GLS 绝对值 <16%~18% 提示存在 LV 收缩功能障碍，应进一步评估 LV 充盈压及进行病因确认。

　　LV 舒张功能障碍的患病率因诊断标准和被研究人群的心血管风险情况而不同。评估疑似 HFpEF 患者必须结合病史和心血管风险状况。例如有心肌梗死或高血压病史会增加 LV 舒张功能障碍的风险，并为 HFpEF 诊断提供支持。左心房扩大、LV 肥厚、GLS 降低、局部心肌功能障碍和利钠肽升高也支持 HFpEF 诊断。肥胖、糖尿病和房颤等与 LV 舒张功能障碍相关，但这些危险因素与合并症均不能作为 HFpEF 的确诊依据，还需要进一步评估，包括特定表型或病因筛查（图 2）。

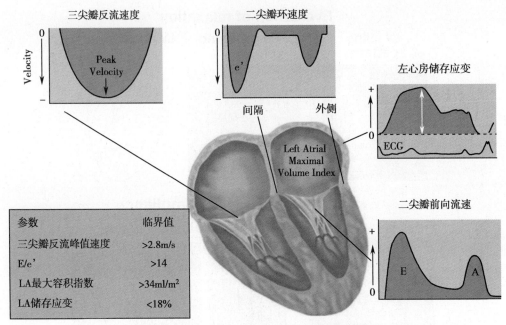

图 7 用于评估左心室充盈压的超声心动图参数

建议应用超声心动图明确是否存在 LV 舒张功能障碍,联合使用二尖瓣环 e' 速度(间隔 e'<7cm/s 或侧壁 e'<10cm/s),平均 E/e' 比值>14,LAVi>34ml/m²,TR 峰值速度>2.8m/s 四种超声心动图指标识别 LV 舒张功能障碍。超过一半指标达到临界值(即至少 4 个中的 3 个或 3 个中的 2 个指标)即提示 LV 舒张功能障碍,需要进一步评估 LV 充盈压。此外,当疑似 HFpEF 的患者有高血压、冠心病、相关基础病、LV 肥厚或局部心肌功能障碍时,无论 LV 舒张功能的初始评估结果如何,都应进行 LV 充盈压评估。

(三)估测左心室充盈压的方法

超声心动图估测 LV 充盈压首先要测量二尖瓣跨瓣充盈速度。如果二尖瓣 E<0.5m/s 且 E/A≤0.8,提示 LV 充盈压正常或偏低;E 峰升高和 E/A≥2 提示 LV 充盈压升高;二尖瓣 E/A 在 0.8~2.0,需要额外的指标来评估 LV 充盈压,包括平均 E/e'>14、TR 峰值速度>2.8m/s 和 LAVi>34ml/m²,有 2 个以上指标高于临界值提示 LV 充盈压升高(图 8)。

如图 8 所示,当缺少平均 E/e'>14、TR 峰值速度>2.8m/s 和 LAVi>34ml/m² 三个指标之一且剩余两个指标一个阳性一个阴性时,左心房储存应变作为替代的第三个参数,LA 储存应变<18% 提示 LV 充盈压升高,当 E/e'、TR 速度或 LAVi 不可用时,它可作为第三个标准。LA 储存应变的准确性在 LVEF 降低的患者中最好。

左心房泵应变大于 14% 是反映 LV 充盈压正常的良好指标。Ar-A 时差>30 毫秒可替代 LA 应变作为 LV 充盈压升高的附加指标,但由于肺静脉速度记录常常不理想,其可行性受到限制。肺静脉收缩/舒张速度比<1 是 HFrEF 左心室充盈压升高的标志,但其可行性不如左心房应变。

上述超声心动图估测 LV 充盈压的方法同时适用于 HFrEF 和 HFpEF,但不能用于房颤患者。在左束支传导阻滞、右心室起搏或心脏再同步治疗患者中的准确性不如窄 QRS 患者。也不适用于肥厚型心肌病、中度以上二尖瓣反流、二尖瓣狭窄、二尖瓣环钙化、二尖瓣关闭不全修复/置换二尖瓣、LV 辅助装置和高输出量心衰患者。

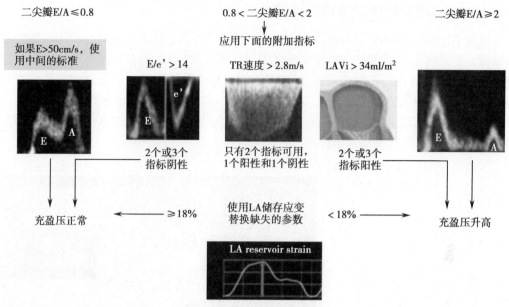

图 8　LV 充盈压的估测方法

上述估测方法不适用于下列情况：无心脏疾病，心房颤动，左束支传导阻滞 / 心脏再同步化治疗 / 右心室起搏，肥厚型心肌病，严重二尖瓣狭窄 / 二尖瓣反流 / 二尖瓣环钙化，二尖瓣置换或修复，高输出量心衰，LV 辅助装置。

　　心房颤动患者 LV 充盈压可通过平均心率来评估，间隔 E/e′ > 11，E 减速时间 ≤ 160 毫秒、等容舒张时间（isovolumic relaxation time，IVRT）≤ 65 毫秒和 TR 峰值速度 > 2.8m/s（在没有肺部疾病的情况下）与 LV 充盈压升高一致。对于双心室不同步的患者，如左束支传导阻滞和右心室起搏，E/e′ 与 PCWP 之间的相关性弱于双心室同步的患者。超声心动图估测 LV 充盈压的准确率为 85%~90%，结合临床表现和其他辅助检查以提高 HF 诊断准确性非常重要。

　　LV 充盈压可能仅在运动时升高，通过超声心动图进行舒张负荷试验或右心导管检查非常重要。此外，使用利尿剂或其他心衰药物治疗的 HFpEF 患者在休息时 LV 充盈压可能是正常的，因此静息 LV 充盈压正常并不能排除 HFpEF。超声心动图估测 LV 充盈压的方法不适用于没有心衰或疑似其他心脏病患者，容易引起假阳性诊断。

（四）LV 舒张功能障碍分级

　　2016 年 ASE/EACVI 共识建议根据二尖瓣血流速度和 LV 充盈压对 LV 舒张功能障碍进行分级以预测心血管风险，还有助于对拟行主动脉瓣置换的主动脉瓣狭窄患者进行风险分层（表 1）。

表 1　左心室舒张功能障碍分级标准

	一级	二级	三级
左心室充盈压	低或正常	升高	升高
二尖瓣 E/A 比值	≤ 0.8	0.8 ≤ E/A ≤ 2	≥ 2

十一、超声心动图舒张负荷试验

部分 HFpEF 患者 LV 充盈压仅在运动时升高，因此静息状态下超声心动图诊断的敏感性较低。运动时 E/e' 比率和 TR 峰值速度用于估测运动时 LV 充盈压是可行的。在静息超声心动图中增加舒张负荷试验可提高疑似 HFpEF 患者的敏感性。最有效的方法是半仰卧位踏车试验，逐渐达到最大运动负荷即最大预估心率(220– 年龄)或超声心动图预测目标［即 E/e'＞14(或间隔 E/e'＞15)和 TR 速度＞2.8m/s］(图 9，表 2)。该舒张负荷试验用于评估房颤患者 LV 充盈压的证据水平较低。

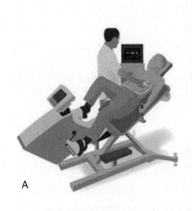

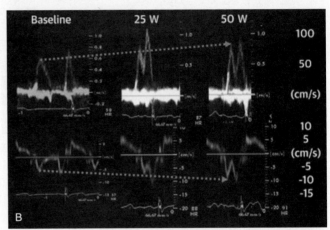

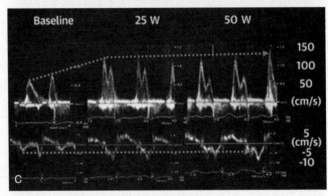

图 9　超声心动图舒张负荷试验评估运动后 LV 充盈压

A. 超声心动图无创舒张负荷试验；B. 该患者二尖瓣 E 速度和二尖瓣环 e' 速度随着运动强度增加而同步上升，而 E/e' 比率没有变化；C. 该患者运动时二尖瓣 E 速度升高，但 e' 的变化很小，E/e' 增加，提示该患者运动时 LV 充盈压升高。

表 2　舒张负荷试验的适应证和判断标准

不需要舒张负荷试验：
- 静息 e' 正常：二尖瓣环间隔 e'＞7cm/s，侧壁 e'＞10cm/s，不太可能因为运动而导致 LV 充盈压升高
- 超声心动图已经显示静息时 LV 充盈压升高

需要舒张负荷试验：
- 1 级 LV 舒张功能障碍，静息时 LV 充盈压正常，有心肌舒张延迟征象

续表

同时满足以下三个条件时，舒张负荷试验为阳性：
- 运动时平均 E/e' > 14 或间隔 E/e' > 15
- 运动时的 TR 峰值速度 > 2.8m/s
- 间隔 e' < 7cm/s，如果仅获得侧壁速度，侧壁 e' < 10cm/s

同时满足以下两个条件时，舒张负荷试验为阴性：
- 运动时平均或间隔 E/e' < 10
- 运动时 TR 峰值速度 < 2.8m/s

十二、何时进行侵入性诊断

LV 舒张压无法通过影像学直接测量，基于导管的压力测量是 HFpEF 的确诊依据。以下临床诊断困难时建议侵入性检查：

1. 影像学、利钠肽和临床症状不一致和 / 或依据不足。

2. 怀疑存在与 HFpEF 相似的病因，如非心源性肺动脉高压、肥胖、肺部疾病或二尖瓣关闭不全，这些疾病可能与 LV 舒张功能障碍共存。

3. 明确是否有冠脉狭窄。

4. 运动或容量超负荷时的压力数据提示 LV 舒张功能障碍。右心导管检查可监测运动期间的压力、心排出量和肺血管阻力的变化。

十三、多模式成像进行病因表型分析

HFpEF 的病因很复杂，多模式成像在明确病因上发挥重要作用，尤其是冠心病、肥厚型心肌病、心脏淀粉样变、法布雷病和结节病，需排除缩窄性心包炎和非心源性肺动脉高压，此外，还可以进行生化和基因检测。多模式成像可用于不同表型的 HFpEF 患者病因分析（表 3）。

表 3　HFpEF 患者的多模式成像和病因学检查

病因	超声心动图	冠脉造影（CT/ 侵入性）	CT	CMR	PET	SPECT	骨和心脏核素扫描	右心导管检查（运动 / 休息）
冠状动脉疾病	+++	+++		+++	+++	+++		
高血压	+++	+		+				
肥厚型心肌病	+++			++				
心脏淀粉样变	+++			++	+		+++	
心脏结节病	++			+++	+++			
法布雷病	+++			+++				
缩窄性心包炎	+++		+++	+++				+++
非心源性肺动脉高压	+++		++					+++

（一）非心源性肺动脉高压

疑似 HFpEF 患者发现有肺动脉高压时，需确定是左心疾病相关（即毛细血管后肺动脉高压）还是非心源性肺动脉高压（即毛细血管前肺动脉高压，包括肺动脉高压、呼吸系统疾病和/或缺氧、慢性肺动脉阻塞和其他未知类型）。毛细血管前肺动脉高压的左心房压正常，而毛细血管后肺动脉高压以左心房压升高为特征（PCWP>15mmHg）。肺动脉高压（平均压 ≥25mmHg）多数情况下可通过测量 TR 峰值速度并结合右心房压来识别。非心源性肺动脉高压需通过右心导管检查明确。超声心动图可用于筛查哪些患者需要进行侵入性检查，但不足以作为决定治疗的依据。CT 可提供肺、心脏和纵隔的影像特征，有助于肺动脉高压的分类诊断。

（二）肥厚型心肌病

肥厚型心肌病是由编码肌节蛋白的基因突变引起的常染色体显性遗传疾病，是 HFpEF 重要的病因之一，在很多 HFpEF 的临床研究中，肥厚型心肌病被认为是一种特殊的表型而被排除在外。

肥厚型心肌病的病理表现包括心肌细胞肥大、紊乱、小血管病变和心肌纤维化。其心衰由 LV 收缩和舒张功能障碍，二尖瓣关闭不全以及心室内梗阻共同引起。心肌缺血常见，与心肌肥厚、小血管病变和流出道梗阻有关。部分患者存在无症状微血管缺血，导致心肌纤维化和不良 LV 重构。

多数中心对肥厚型心肌病行 CMR 的 LGE 检查来识别心肌瘢痕，有助于心源性猝死危险分层。CMR 比超声心动图能更加准确和全面地评估 LV 肥厚范围和程度。超过 50% 的肥厚型心肌病伴有二尖瓣异常，包括瓣叶和腱索伸长和脱垂。二尖瓣收缩期前向运动是引起 LV 流出道梗阻的一个重要原因，但非特异性。梗阻可能发生在 LV 流出道或心室中部水平，休息或运动后峰值压差 ≥30mmHg 提示存在梗阻。约 1/3 的患者休息时可检测到梗阻，另有 1/3 的患者仅可通过运动或负荷超声心动图检测到明显的梗阻。不能用单一的超声心动图指标评估肥厚型心肌病 LV 充盈压，需要使用综合方法。

（三）心脏淀粉样变

心脏淀粉样变表现为限制性和肥厚性心肌病变，包括单克隆蛋白轻链型（AL）或转甲状腺素型（ATTR），ATTR 型又分为遗传型和野生型（ATTRwt），后者多见于老年人，AL 和 ATTR 淀粉样变累及心脏后预后很差。

随着心血管成像技术的发展和治疗进步，心脏淀粉样变已成为 HFpEF 一种非常重要的病因（图 10）。如果临床发现心脏淀粉样变的任何危险信号，包括超声心动图和 CMR 改变，需进行核素扫描（表 4）。核素扫描对诊断 ATTR 有良好的敏感性和特异性，当核素扫描不明确或同时出现核素扫描阳性和单克隆蛋白阳性时，需进行心内膜心肌活检以验证诊断和/或确定心脏淀粉样变的类型（图 11、图 12，彩图见二维码 23）。

CMR 可作为 HFpEF 患者疑似心脏淀粉样变性的辅助检查方法。如 HFpEF 患者出现 LV 弥漫性或心内膜下层状或透壁 LGE 提示存在心脏淀粉样变性。正电子发射断层扫描对 AL 心脏淀粉样变性有一定作用，但需要在 HFpEF 患者中进一步验证。

HFpEF 患者心脏 ATTR 淀粉样变的患病率较高，AL 淀粉样变患者心脏受累较常见，因此，当 HFpEF 患者出现危险信号（表 4）时，应筛查是否有心脏淀粉样变。

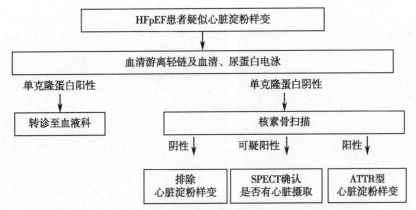

图 10　HFpEF 患者疑似心脏淀粉样变的评估（部分基于当前
关于心脏淀粉样变的专家共识）

表 4　HFpEF 疑诊心脏淀粉样变的"危险信号"

ATTR 心脏淀粉样变的"危险信号"
不明原因的 LV 室壁增厚
超声心动图显示心肌"颗粒状回声"
右心室游离壁、房间隔或房室瓣膜增厚
双心房增大，心包积液
LV 纵向应变降低伴心尖保留征
心电图低电压或电压正常伴 LV 壁增厚
不明原因的房室传导阻滞
CMR 提示 LV 心肌细胞外容积增加
CMR 提示弥漫性心内膜下或透壁 LGE
多发性神经病变
双侧腕管综合征

（四）心包疾病

缩窄性心包炎是多种疾病引起的心包增厚、炎症和瘢痕，心包硬度增加、钙化，患者常出现右心衰及 EF 保留的低心输出状态，需与 HFpEF 鉴别。超声心动图为首选检查，如无法确诊，CMR 或 CT 是补充检查手段。

缩窄性心包炎和限制性心肌病临床表现相似，有时难以鉴别（图 13）。缩窄性心包炎常伴腔静脉扩张和二尖瓣 E/A>0.8。缩窄性心包炎超声心动图特征性表现：①右心室和 LV 充盈速度随呼吸增强；②呼吸时室间隔异常运动；③二尖瓣环 e' 维持，间隔 e' 通常超过侧壁 e'；④心房收缩期肝静脉流量的呼气反转增强。此外，CT 和 CMR 显示心包增厚。

正常心脏在吸气时三尖瓣 E 峰值小幅增加伴二尖瓣 E 速度小幅下降，而缩窄性心包炎吸气时三尖瓣 E 峰速度显著增加（>40%）伴二尖瓣 E 峰速度显著降低（>25%）。缩窄性心包炎患者肝静脉内舒张末期血流呈典型呼气反转。

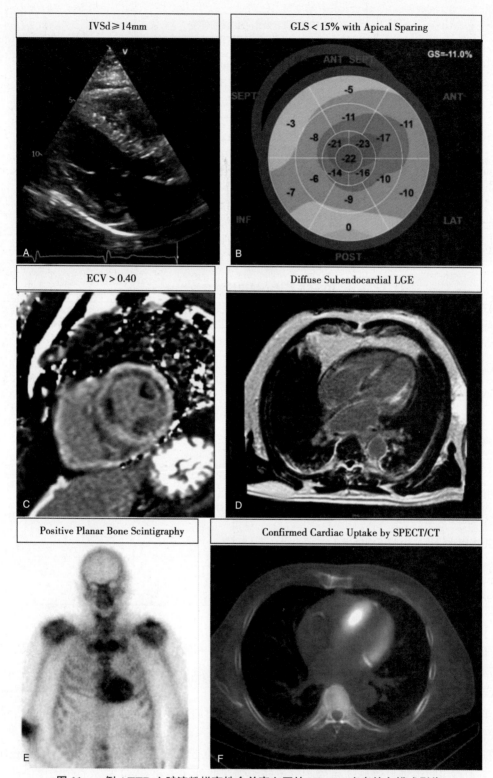

图 11　一例 ATTR 心脏淀粉样变性合并高血压的 HFpEF 患者的多模式影像

A. 超声心动图显示舒张末期室间隔增厚（IVSd≥14mm）；B. 典型的心尖保留征，GLS 值 <15%；
C. CMR 检测室间隔细胞外容积（ECV）升高；D. 心内膜下弥漫性钆延迟增强（LGE）；E. 核素骨
扫描确诊 ATTR 心脏淀粉样变；F. 通过 SPECT/CT 确认心脏受累。

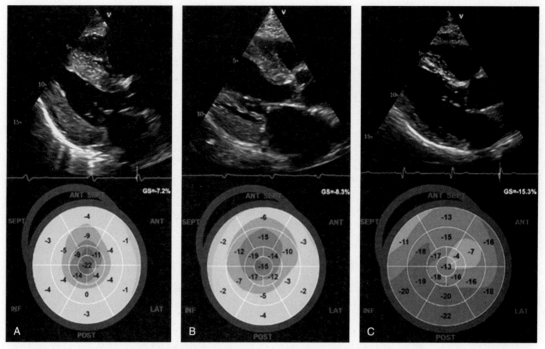

图 12　ATTR 和 AL 型心脏淀粉样变和高血压心脏受累（无淀粉样变）的 HFpEF 患者超声影像

A. ATTR 淀粉样变（室间隔厚 26mm，LV 纵向应变降低伴心尖保留征）；B. 轻链型淀粉样变（室间隔厚 15mm，LV 纵向应变降低伴心尖保留征）；C. 高血压（室间隔厚 12mm，LV 纵向应变降低不伴心尖保留征）。

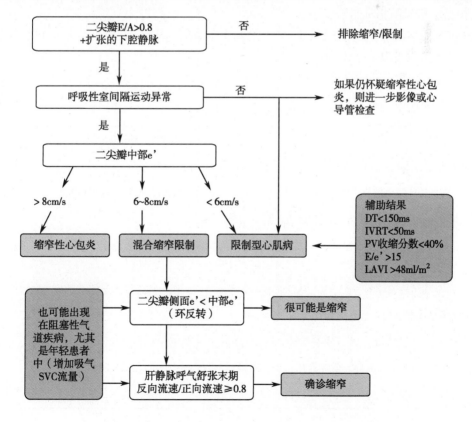

图 13　缩窄性心包炎的诊断方法及与限制性心肌病的比较

限制性心肌病的典型超声表现是二尖瓣 E 峰减速时间短、E/e' 升高、心房扩大、下腔静脉扩张和肺静脉血流模式异常（S/D<1）。缩窄性心包炎患者的 LV 充盈压升高往往与低 E/e' 比值相关（"反常环"）。

室间隔 e' 速度是心包切除术后判断预后的最佳预测指标。1/3 的缩窄性心包炎患者可出现 TR，通常需要在心包切除术中同时行三尖瓣修复。

心脏 CT 和 CMR 已成为鉴别缩窄性心包炎和限制性心肌病的重要工具。CMR 可评估缩窄性心包炎血流动力学特征、心包特征，评估病情并指导治疗。心包增厚、T₂ 加权心包高信号和 LGE，提示心包炎症活跃，应进行抗炎治疗。心脏 CT 可准确描述心包增厚程度和钙化，有助于判断手术指征。当影像学无法确诊但高度怀疑缩窄性心包炎时，需行右心和左心导管血流动力学检查。

十四、未来展望

心衰诊断的一个重要挑战是 EF 的判定，这是量化 LV 收缩功能的重要指标。GLS 降低反映 LV 收缩功能障碍。约半数 HFpEF 患者休息时 GLS 正常，HF 症状主要发生在运动期间，因此仅仅进行静息时的评估是不够的，需要评估运动期间 LV 收缩功能峰值，还应探索评估 LV 泵功能的更多方法。

未来需要对心衰患者进行更精准的表型分析，基因检测可能会有帮助。CMR 可量化心肌纤维化和心肌重塑特征，已成为心衰患者的重要诊断方法。未来应更进一步发展 CMR 和心肌核素显像技术。超声心动图提供了心脏结构和功能的许多重要参数，还有待进一步探索，包括心衰风险指标组合。

HFpEF 由多种不同的病因引起，多模式成像可帮助确定病因、鉴别诊断和判断预后，是 HFpEF 患者管理的基石。对疑诊 HFpEF 的患者，超声心动图是一线检查，在多数情况下可提供关于 LV 充盈压和心脏结构改变的准确信息（表 5）。

表 5　本文关键知识点汇总

- HFpEF 是由 LV 舒张功能障碍引起的，常伴一定程度的 LV 纵向收缩功能障碍
- HFpEF 的病因诊断需评估特定的心肌病、非心肌疾病和非心脏疾病
- 左心室舒张功能障碍的机制包括心肌舒张功能受损、恢复力减弱和僵硬度增加，导致左心室充盈压升高
- 左心室肥厚和左心房扩张支持 HFpEF 诊断
- 超声心动图是疑似 HFpEF 患者的一线影像检查，可为大多数患者提供心脏结构改变的准确信息，并评估 EF、GLS 和左心室舒张功能
- CMR 是心脏结构成像的"金标准"，是目前唯一能够提供心肌瘢痕和纤维化等组织学信息的检查
- 核素显像是诊断 ATTR 心脏淀粉样变的"金标准"
- 多个超声心动图参数的组合可准确判断左心室充盈压正常或升高
- 部分 HFpEF 患者休息时左心室充盈压正常，需进行舒张负荷试验或右心导管检查
- 左心室舒张功能障碍分级可用于风险评估

（陈运龙　刘小燕　王　江）

参考文献

［1］ MCDONAGH T A, METRA M, ADAMO M, et al. 2021 ESC Guidelines for the diagnosis and treatment of acute and chronic heart failure [J]. Eur Heart J, 2021, 42 (36): 3599-3726.

［2］ SMISETH O A, MORRIS D A, CARDIM N, et al. Multimodality imaging in patients with heart failure and preserved ejection fraction: an expert consensus document of the European Association of Cardiovascular Imaging [J]. Eur Heart J Cardiovasc Imaging, 2022, 23 (2): e34-e61.

［3］ NAGUEH S F, SMISETH O A, APPLETON C P, et al. Recommendations for the evaluation of left ventricular diastolic function by echocardiography: an update from the American Society of Echocardiography and the European Association of Cardiovascular Imaging [J]. Eur Heart J Cardiovasc Imaging, 2016, 17: 1321-1360.

［4］ ANDERSEN O S, SMISETH O A, DOKAINISH H, et al. Estimating left ventricular filling pressure by echocardiography [J]. J Am Coll Cardiol, 2017, 69: 1937-1948.

［5］ POTTER E, MARWICK T H. Assessment of left ventricular function by echocardiography: the case for routinely adding global longitudinal strain to ejection fraction [J]. JACC Cardiovasc Imaging, 2018, 11: 260-274.

［6］ LANG R M, BADANO L P, MOR-AVI V, et al. Recommendations for cardiac chamber quantification by echocardiography in adults: an update from the American Society of Echocardiography and the European Association of Cardiovascular Imaging [J]. Eur Heart J Cardiovasc Imaging, 2015, 16: 233-270.

［7］ SHAH A M, CIKES M, PRASAD N, et al. Echocardiographic features of patients with heart failure and preserved left ventricular ejection fraction [J]. J Am Coll Cardiol, 2019, 74: 2858-2873.

［8］ VILLEMAIN O, CORREIA M, MOUSSEAUX E, et al. Myocardial stiffness evaluation using noninvasive shear wave imaging in healthy and hypertrophic cardiomyopathic adults [J]. JACC Cardiovasc Imaging, 2018, 12: 1135-1145.

［9］ SMISETH O A. Evaluation of left ventricular diastolic function: state of the art after 35 years with Doppler assessment [J]. J Echocardiogr, 2018, 16: 55-64.

［10］ HA J W, ANDERSEN O S, SMISETH O A. Diastolic stress test: invasive and noninvasive testing [J]. JACC Cardiovasc Imaging, 2020, 13: 272-282.

［11］ SYED F F, SCHAFF H V, OH J K. Constrictive pericarditis-a curable diastolic heart failure [J]. Nat Rev Cardiol, 2014, 11: 530-544.

如何优化改善射血分数减低心力衰竭预后药物的应用——2021—2022年心力衰竭相关指南及共识药物治疗部分内容解读

对射血分数减低的心力衰竭患者,药物治疗是所有治疗方案的基石,其目的是降低死亡率,预防因心力衰竭恶化而再次住院,改善临床症状、功能状态和生活质量。2021年ESC首次在心力衰竭指南中正式提出HFrEF药物治疗新"四联",即ARNI/ACEIs/ARBs、β受体阻滞剂、醛固酮拮抗剂及SGLT2抑制剂,建议所有HFrEF患者使用4种药物作为基石疗法,以降低死亡或心衰住院的风险,除非禁忌或不耐受,标志着HFrEF的治疗正式进入"四驾马车"时代。对HFrEF患者GDMT药物进行滴定及优化,逐渐加量至靶剂量,可降低心血管死亡及心衰再入院。但GDMT治疗药物达标率并不理想。

为了优化HFrEF患者的药物治疗,提高心力衰竭患者对药物的依从性,提高GDMT药物治疗达标率,改善患者预后,2021年ACC更新了优化心衰治疗决策路径的临床专家共识,以期解决临床实践问题。本文将结合欧美及中国最新发布的治疗指南及共识性文件,对其中优化改善HFrEF预后药物使用的相关内容进行解读。

一、在HFrEF患者中,如何起始具有改善预后作用的药物?

共识给出的方案是首先起始应用ARNI/ACEI/ARB及β受体阻滞剂,再根据肾功能及电解质情况依次加用MRA及SGLT2抑制剂。但对于一位新发的C期HFrEF患者,在临床具体情形中,是首先使用β受体阻滞剂还是RAAS抑制剂(ARNI/ACEI/ARB)?共识建议启动ARNI/ACEI/ARB或β受体阻滞剂均可。在某些情况下,ARNI/ACEI/ARB和β受体阻滞剂可以同时启动,但当患者仍然充血("湿")时,启动ARNI/ACEI/ARB通常耐受性更好。充分评估患者,在没有低血压、电解质不平衡、肾代谢紊乱、ACEI/ARB相关血管性水肿的情况下,建议HFrEF患者首选ARNI。如果不能使用ARNI,应使用ACEI/ARB。ARNI起效迅速,可以改善心脏舒张功能、左室收缩功能,逆转心室重构,可提高患者生活质量并减少室性心律失常的发生。

从ACEI转换到ARNI时,应严格遵守36小时的洗脱期,以避免血管性水肿,但是从ARB切换到ARNI时不需要洗脱期;ARNI具有降压效果,SBP<100mmHg需要加强观察和随访,临床表现稳定的非充血患者中,适度降低袢利尿剂可减轻ARNI对血压的影响;使用ARNI治疗可能会升高BNP水平,但不影响NT-proBNP水平;由于目前尚无数据表明MRA在ARNI治疗之前是必需的,因此在使用MRA之前,不应延迟起始或将ACEI/ARB转为ARNI。

而当患者不太充血("干")且静息心率不慢时,β受体阻滞剂的耐受性更好;对于出现失代偿体征或症状的患者,不应启动β受体阻滞剂。无论起始顺序如何,都应及时(例如,每2周)将两类药物的剂量调整至最大耐受剂量或目标剂量。

何时加用 MRA 及 SGLT2 抑制剂等改善心力衰竭预后的药物？在该共识中提出，启动 β 受体阻滞剂和血管紧张素拮抗剂后，如患者 eGFR ≥ 30ml/(min·1.73m^2)，或肌酐 ≤ 2.5mg/dl（男性）/2.0mg/dl（女性），或 K$^+$ ≤ 5.0mEq/L，NYHA Ⅱ~Ⅳ级患者应考虑添加 MRA 并密切监测电解质。随着最近的临床试验数据支持在 HFrEF 范围内使用 SGLT2 抑制剂，如符合 eGFR 标准，NYHA Ⅱ~Ⅳ级，应加用 SGLT2 抑制剂。从共识的描述看并未强调在这个加用的过程中 β 受体阻滞剂和血管紧张素拮抗剂必须达到靶剂量，而是强调了无禁忌证就加用。

关于 SGLT2 抑制剂的给药时机，2022 年 7 月发表的中国《心力衰竭 SGLT2 抑制剂临床应用的中国专家共识》给出的建议可供参考。对于尚未接受规范心衰治疗的患者，通常可采用三步法启动药物治疗：第一步，同时开始使用 β 受体阻滞剂和 SGLT2 抑制剂，β 受体阻滞剂是治疗 HFrEF 最有效的药物，尤其是在减少心血管死亡方面；SGLT2 抑制剂在降低心衰住院风险方面具有显著作用，这种益处可能会降低 β 受体阻滞剂使用后发生心衰恶化的短期风险。第二步，评估患者对血压和肾功能的耐受性，在第一步的 1~2 周内添加 ARNI。第三步，评估患者血钾和肾功能的耐受性后，在第二步的 1~2 周内添加 MRA。

二、优化改善 HFrEF 预后药物的流程变迁及速度把握

优化药物治疗的流程已经在悄然改变，2021 年美国 ACC 心力衰竭管理决策路径更新中所提到优化改善 HFrEF 药物路径，与经典的 HFrEF 治疗策略所采用的药物治疗流程不完全相同。经典流程模拟了从 20 世纪 80 年代末开始在 RCT 研究中使用的药物治疗流程，建议使用低剂量的 ACEI/ARB+BB 开始治疗，然后增加到最大目标剂量。在此基础上，对于仍有症状的患者，添加低剂量 MRA，随后滴定至最大剂量。2016 年欧洲心脏病学会心衰指南推荐，在 ACEI/ARB+BB+MRA 治疗下仍有症状且 LVEF ≤ 35% 的患者，用 ARNI 替代 ACEI/ARB，滴定至最大剂量的 ACEI/ARB。但是，随着新循证证据的出现，药物治疗靶点的改变，经典的治疗流程可能不再适合。此外，这一经典策略导致全面实施药物滴定的时间很长，通常需要几个月（一般 6 个月或更长时间）才能完成。此外，在随机对照试验和日常临床实践中，由于单纯增加某一类药物，出现低血压、高钾血症或肾功能不全等副作用，很多患者无法达到最佳药物靶剂量。所以共识提出，在药物滴定的过程中，无须等待某一类药物加到目标剂量或最大耐受剂量，即可添加另一类药物。葡萄牙专家提出的"加速路径"更加简明：先加用药物种类，后滴定药物剂量。他们引用最近的研究指出，两种低剂量改善预后药物的初始联合比仅一种药物的完全滴定再加用其他药物产生更好的结果。这就要求在心衰治疗开始时联合使用几种低剂量的改善药物。由于这些药物的大部分临床益处可以在几周内观察到，建议四类改善心衰预后药物应在 4 周的短期时间内启动。建议初始应用 BB 和 SGLT2 抑制剂联合治疗，然后在 1~2 周内加入 ARNI，1~2 周后再加入 MRA。该策略原理在于起始即针对几个不同的病理生理步骤进行治疗，但具体获益还需随机临床试验结果的支持。

接下来的问题是如何把握优化的速度？药物滴定速度也是影响改善预后药物优化速度的主要因素，主要涉及 ARNI/ACEI/ARB 及 β 受体阻滞剂剂量的滴定。2021ACC 共识建议，ARNI/ACEI/ARB 的滴定应监测肾功能、血钾和血压。对于临床稳定的患者，更快速的滴定也是合理的。对于服用 ARNI 的患者，可以每 2 周增加 1 次剂量，以便有时间适应血管紧张素受体和脑菲肽酶联合抑制所产生的血管舒张作用，同时还应监测肾功能、血钾，尤其是血压。为了 ARNI/ACEI/ARB 的最佳滴定，可能需要减少利尿剂的剂量。在这种情况下，

需要仔细注意血钾浓度,因为袢利尿剂的利钾作用可能不复存在,需要限制补充钾和／或膳食钾。对于没有失代偿性心衰证据、且无更高剂量禁忌证的患者,β受体阻滞剂的剂量应每2周调整1次。对于体弱或血压偏低的患者可能需要更长的调整时间,而对于临床稳定且无低血压的患者,更快速的滴定可能也是合理的。调整后,应告知患者,心衰症状,例如呼吸困难、疲劳、勃起功能障碍或头晕,可能会暂时加重。从目前共识推荐看,在密切监测的前提下,对临床稳定患者适当加快滴定速度,可能是更为个体化的优化过程。

SGLT2抑制剂目标剂量及滴定:达格列净10mg/d、恩格列净10mg/d、卡格列净100mg/d、索格列净200mg/d、艾托格列净5mg/d。指南并未建议对SGLT2抑制剂的剂量进行滴定,中国专家共识经专家讨论后认为根据心衰患者基线血压、体重、血容量、血糖、肾功能等因素,起始治疗时药物剂量可酌情减半;不推荐超目标剂量SGLT2抑制剂治疗心力衰竭。

另有两类被指南推荐具有改善预后作用的药物,需要在ARNI/ACEI/ARB、β受体阻滞剂和MRA达到目标剂量或最大耐受剂量后,根据人种及心率等情况确定是否加用。非裔美国人在HYD/ISDN联合治疗心衰中可以获益,ACC指南推荐一旦达到β受体阻滞剂、ARNI/ACEI/ARB和ARA的目标剂量或最大耐受剂量,该类人群应接受HYD/ISDN治疗。对于NYHA Ⅲ~Ⅳ级症状的患者,这种药物联合治疗尤其重要。对于β受体阻滞剂用到目标剂量或最大耐受剂量,心率仍≥70次/min的患者,可以添加并在2周时滴定伊伐布雷定,以降低心率,进一步改善心衰患者预后。

三、常见的影响改善HFrEF预后药物启动和滴定的障碍

老年、高钾血症和／或肾功能异常、低血容量／低血压是GDMT启动和滴定的常见障碍。老年患者更容易发生不良反应,并且合并症较多,从而限制了剂量滴定。低于目标剂量的多种GDMT可能比大剂量的1种或2种药物更有效地降低药物不良事件的风险。

对于高钾血症患者,应提供有关低钾饮食的教育。另外,新型钾黏合剂现已获得FDA的批准,可以考虑使用,可能有助于增加改善预后药物使用的依从性。DIAMOND试验探索了Patiromer(一种不可吸收的球状有机聚合物,主要在钾离子浓度最高的远端结肠起作用)用于HFrEF患者接受肾素-血管紧张素-醛固酮系统拮抗剂治疗导致高钾血症的管理。在长达12周的单盲导入期招募了1 640名有高钾血症或有高钾血症史的HFrEF患者,年龄(67±10)岁。患者接受了包括盐皮质激素受体拮抗剂(MRA)和Patiromer在内的RAASi优化治疗方案。以1∶1的比例随机、双盲分配,分别接受Patiromer或安慰剂治疗,主要终点结果血K$^+$水平跟基线相比分别增加0.03mmol/L、0.13mmol/L,结果有统计学差异($P<0.001$)。在预设的次要终点中,均有利于使用Patiromer。但是,关于在HFrEF患者中使用此类药物的情况还需要更多数据,因为尚未证明使用此类药物会真正增加GDMT的使用或对患者预后产生影响。

对于已确诊的肾脏疾病患者,启动GDMT时可能需要小心。对于中度肾功能不全[eGFR≥30ml/(min·1.73m^2)和<60ml/(min·1.73m^2)]的患者,在确定ARNI的起始剂量时,无须调整。对于严重肾功能不全[eGFR<30ml/(min·1.73m^2)]的患者,ARNI的起始剂量应减至24/26mg,2次/d。尽管缺乏确切的数据,但通常认为ACEI/ARB对严重肾功能不全的患者是安全的。严重肾功能不全[eGFR<30ml/(min·1.73m^2)]或肌酐男性>2.5mg/dl或女性>2mg/dl)或血钾>5.0mmol/L的患者,禁用MRA。

在ARNI/ACEI/ARB启动或剂量增加后的1~2周内,应评估肾功能和血钾。对于肾功

能保留或轻、中度肾功能不全的患者,在启动和滴定 MRA 后 2~3 天内评估肾功能和血钾,7天时再次评估。后续监测的时间表,应根据肾功能和容量状态的临床稳定性而定,但前 3 个月应至少每个月进行 1 次,此后每 3 个月进行 1 次。

在开始和滴定影响肾功能药物的过程中,eGFR 降低>30% 或发生高钾血症可能需要减少剂量。在强化利尿剂治疗期间,或随着 ACEI 或 ARB 的启动 eGFR 短期改变,并不预示长期的不良结局。SGLT2 抑制剂启动后,在长期肾功能保护作用出现之前,也会看到肾功能最初的轻度恶化。在慢性 HFrEF 患者中应用 SGLT2 抑制剂,eGFR<30ml/min 的患者,缺乏达格列净的临床试验经验,而对于恩格列净而言,eGFR<20ml/min 的患者,也缺乏类似的临床试验数据。

有血容量不足迹象的患者,应减少利尿剂的剂量。有肾功能不全或低血压的情况下,可能还需要减少 ARNI 的剂量。应密切监测容量状态,因为血管内容量减少可能需要相应减少袢利尿剂的剂量。

从以上针对药物滴定障碍的主要原因描述可以看出,在药物治疗优化过程中,加强肾脏功能、血钾、血压及血容量等的监测,是调整并优化药物剂量过程中的关键环节。根据监测到的各项指标的变化,对心衰患者进行分类,开展个性化治疗,将有助于药物治疗的优化。

四、细分临床特征,为心衰患者画像,个体化治疗有助优化 HFrEF 药物治疗

ACEI/ARB/ARNI、β 受体阻滞剂、MRA 和 SGLT2 抑制剂四类药物中,除 SGLT2 抑制剂之外的所有其他药物都会影响血压、心率或血钾水平,并且需要调整剂量和逐渐加量。血压、心率、房颤、慢性肾脏病、高钾血症以及高血压是心衰患者考虑药物治疗时的重要特征。部分患者可能需要减量、停用或加用某些药物。2021 年 ESC 共识性文件根据心率、血压及是否合并肾功能不全和房颤对患者进行细分,建议个体化指导药物滴定。

第一类是低血压、高心率的患者:在心衰中,低血压定义尚不明确,一般是指收缩压<90mmHg。对于有冠状动脉疾病的患者,建议收缩压>120mmHg。应检查所有非心衰药物,尽可能停用硝酸盐、钙通道阻滞剂和其他血管扩张剂。如果患者血容量正常,可尝试减少或停用利尿剂。只有当患者有症状性低血压时,才调整 GDMT 用药或其剂量。对于有症状性低血压的患者,考虑停用不必要的降压药物后,可能需要减少 β 受体阻滞剂剂量或停药。在这种情况下,可考虑应用伊伐布雷定控制心率,因为它不影响血压水平,在心率降低后,血流动力学可能随之改善,血压恢复,从而有利于其他改善心力衰竭预后药物的使用。MRA 和 SGLT2 抑制剂对血压的影响非常小,很少需要停药。收缩压<100mmHg 的患者不建议使用沙库巴曲缬沙坦。对于低血压、高心率的患者,可选择 Omecamtiv mecarbil 治疗,Omecamtiv mecarbil 是一种心肌肌球蛋白激活剂,可改善 HFrEF 患者的心功能,并降低左心室容积和 NT-proBNP。

第二类是低血压、低心率的患者,仅当患者有症状性低血压时才需要调整 GDMT 用药或其剂量。MRA 和 SGLT2 抑制剂对血压的影响非常小,因此没有必要停用。如果患者的心率<50 次/min 或有症状性心动过缓,则可能需要减少 β 受体阻滞剂用量或停用。在这些使用 GDMT 受限的患者中,Omecamtiv mecarbil 是一种可行的治疗选择。

第三类是正常血压、低心率的患者,这类患者应仔细重新考虑,尽可能停用具有负变时作用的药物,例如非二氢吡啶类钙通道阻滞剂(地尔硫䓬和维拉帕米)、地高辛或抗心律失常药物。如果患者心率<50 次/min 或有症状性心动过缓,应减少伊伐布雷定的剂量或暂时停

用。对于心动过缓或心率<50次/min的患者,β受体阻滞剂也需要滴定剂量(减量)。

第四类是正常血压、高心率的患者,这些患者应将β受体阻滞剂滴定至目标剂量。如果窦性心律患者的心率持续较高(>70次/min),联用伊伐布雷定可以更好地控制心率,并降低副作用的发生率。对于HFrEF患者,ACEI/ARB或ARNI应滴定至目标剂量。对于住院患者,出院前应考虑开始使用维利西呱。

第五类是房颤、正常血压的患者,房颤合并心衰患者的最佳静息心率仍有明确,但可能在60~80次/min。目前没有明确的证据表明β受体阻滞剂对房颤合并心衰患者有预后获益。尝试将β受体阻滞剂滴定至最大耐受剂量可能会产生不利影响,因为心室率<70次/min与更差的预后相关。

第六类是房颤、低血压的患者,如前所述,β受体阻滞剂对死亡率等获益证据不强,因此必要时可以减量或停药。在这种情况下,地高辛可作为替代药物来控制心率,因为它对血压没有影响。应保持心率>70次/min。MRA和SGLT2抑制剂对血压影响非常小,没有必要停药。房颤合并心衰的患者应进行抗凝治疗,优先选择非维生素K拮抗剂类口服抗凝药(NOAC),除非有禁忌证。

第七类是慢性肾脏病患者,只有当肌酐增加>100%或达到>3.5mg/dl,或eGFR<20ml/(min·1.73m)时,才应停用ACEI/ARB/ARNI。eGFR在30ml/(min·1.73m)以上的患者,可以安全使用β受体阻滞剂;也可以使用MRA,前提是血钾≤5.0mEq/L,高钾血症风险低。应在开始使用MRA或增加剂量后第1周和第4周检测血钾,此后定期复查。eGFR在30ml/(min·1.73m)以上的患者,可以使用沙库巴曲缬沙坦。达格列净和恩格列净已被证实可以安全有效地改善eGFR>20~25ml/(min·1.73m)患者的心血管和肾脏终点;并且有证据表明eGFR<20ml/(min·1.73m)的患者也可从达格列净治疗中获益。开始SGLT2抑制剂治疗后最初几天eGFR轻微下降不必停药。维利西呱和Omecamtiv mecarbil可分别用于eGFR>15ml/(min·1.73m)和>20ml/(min·1.73m)的患者。钾结合剂(Patiromer和环硅酸锆钠)已显示出降低心衰合并CKD患者血清钾的功效,但仍然没有证据表明它们对预后有积极影响。

第八类是出院前的患者,30%的心衰住院患者在出院时仍有残留充血表现,尤其是三尖瓣关闭不全、糖尿病及贫血的患者。如果这些患者未接受β受体阻滞剂治疗,或此时未服用β受体阻滞剂,则不应将其作为一线治疗,因为充血患者开始β受体阻滞剂治疗可能会导致临床恶化。已经接受足量ACEI治疗的患者,若收缩压超过90mmHg或100mmHg,应使用ACEI或ARNI;即使在充血或低血压患者中,启动MRA和SGLT2抑制剂也是安全的。恩格列净在这些患者中具有良好的耐受性,并降低了60天时心衰恶化、心衰再住院或死亡的复合终点发生率。在因心衰住院的糖尿病患者中,出院前或出院后立即开始使用索格列净降低了心血管死亡、心衰住院和紧急就诊的复合终点发生率。此外,经选择的患者在出院前可使用Omecamtiv mecarbil和维立西呱,因为它们已被证明可以减少事件。这些药物有助于缓解充血,最终允许更安全地启动β受体阻滞剂。

第九类是尽管接受GDMT,但仍有高血压的患者,对于高血压患者,重要的是确保没有服用任何可能会增加血压的药物,例如非甾体抗炎药、皮质激素或支气管扩张剂。必须确保患者对药物的依从性,并且正在使用更高的推荐剂量。如果患者在最佳剂量的GDMT下仍存在高血压,则应联合使用硝酸异山梨酯和肼屈嗪来控制。

从以上九类患者画像中可以看出,如本文第三部分中所提到的,低血压、低心率及肾功能不全和高钾血症等是药物治疗优化障碍的主要人群,这些患者往往也是临床表现更重、预后更差的一个群体。这九类患者不仅仅是初次接触的患者,也会在药物治疗开始后从一种状态转变而来。对于这类患者更仔细地观察,更个体化地调整,有助于改善预后药物的使用。

从欧美 2021—2022 年新发布的心力衰竭相关指南及共识看,对于改善 HFrEF 预后药物的使用已经进入"四驾马车"时代,新药心肌肌球蛋白激动剂 Omecamtiv mecarbil 和维利西呱等也已显现出改善预后的作用,2022ACC 指南中也给出了维利西呱的相关建议。目前主张在起始阶段,尽可能将四类药物联合使用,然后在后续持续滴定至每种药物的目标剂量或最大耐受剂量。关于滴定速度的把控,应视患者的血压、心率等情况确定,在稳定的患者中适当加快滴定速度是可以考虑的。充分认识可能造成药物滴定障碍的因素,仔细监测血压、心率、肾脏功能及血钾等指标,根据不同的临床特征,给予个性化的药物调整策略,有助于优化改善 HFrEF 预后药物的使用。

(董 蔚 刘博罕)

参考文献

[1] MCDONAGH T A, METRA M, ADAMO M, et al. ESC Scientific Document Group. 2021 ESC Guidelines for the diagnosis and treatment of acute and chronic heart failure [J]. Eur Heart J, 2021, 42 (36): 3599-3726.

[2] WRITING C, MADDOX T M, JANUZZI J L Jr, et al. 2021 Update to the 2017 ACC Expert Consensus Decision Pathway for Optimization of Heart Failure Treatment: Answers to 10 Pivotal Issues About Heart Failure With Reduced Ejection Fraction: A Report of the American College of Cardiology Solution Set Oversight Committee [J]. J Am Coll Cardiol, 2021, 77 (6): 772-810.

[3] 廖玉华, 余森, 袁璟, 等. 心力衰竭 SGLT2 抑制剂临床应用的中国专家共识 [J]. 临床心血管病杂志, 2022: 1-7.

[4] SILVA-CARDOSO J, FONSECA C, FRANCO F, et al. Optimization of heart failure with reduced ejection fraction prognosis-modifying drugs: A 2021 heart failure expert consensus paper [J]. Rev Port Cardiol (Engl Ed), 2021, 40 (12): 975-983.

[5] ROSANO G M C, MOURA B, METRA M, et al. Patient profiling in heart failure for tailoring medical therapy. A consensus document of the Heart Failure Association of the European Society of Cardiology [J]. Eur J Heart Fail, 2021, 23 (6): 872-881.

[6] HEIDENREICH P A, BOZKURT B, AGUILAR D, et al. 2022 AHA/ACC/HFSA Guideline for the Management of Heart Failure: A Report of the American College of Cardiology/American Heart Association Joint Committee on Clinical Practice Guidelines [J]. J Am Coll Cardiol, 2022, 79 (17): e263-e421.

急性心力衰竭的救治流程

急性心力衰竭（AHF）是指快速或逐渐出现心力衰竭（HF）的症状和/或体征，可能是心力衰竭的首发表现（新发），更常见于慢性心力衰竭急性失代偿。急性心力衰竭是 65 岁以上患者住院的主要原因，并且与高死亡率和再住院率相关，住院死亡率为 4%~10%，出院后 1 年死亡率可达 25%~30%。

一、急性心力衰竭

急性心力衰竭患者需要紧急评估，随后开始或加强治疗，包括静脉用药。

1. 必须进行病因学鉴别，在首次医疗接触（起病 60~120 分钟）时必须依据"CHAMPIT"进行判断。CHAMPIT 是几个疾病原因的缩写，如 C（acute coronary syndrome）代表急性冠脉综合征，H（hypertension emergency）代表高血压急症，A（arrhythmia）代表快速型心律失常或严重心动过缓/传导阻滞，M（mechanical cause）代表急性机械性并发症，P（pulmonary embolism）代表肺栓塞，I（infections）代表感染，T（tamponade）代表心脏压塞。

2. 对于急性心力衰竭的临床表现，《2021 年 ESC 急慢性心力衰竭诊断和治疗指南》中分成四个类型，包括急性失代偿性心力衰竭、急性肺水肿、孤立性右心室衰竭及心源性休克。临床表现与充血和/或外周灌注不足有关，需要根据症状确定分型，给予不同的治疗。

3.《2022 年 AHA/ACC/HFSA 心力衰竭管理指南》指出，对于因急性失代偿性心力衰竭住院的患者，首先，应评估充血的严重程度和灌注是否充足，以指导分诊和初始治疗；其次，应评估常见的诱发因素和患者的总体轨迹，以指导适当的治疗；最后指出治疗应解决可逆因素，建立最佳容量状态，并将指南指导的优化治疗（GDMT）目标推向门诊治疗。

二、急性失代偿性心力衰竭

急性失代偿性心力衰竭（ADHF）是急性心力衰竭最常见的形式，占 50%~70%。ADHF 可能伴有右室功能障碍。与急性肺水肿相比，它起病更渐进，主要表现为全身充血、液体潴留。治疗需缓解充血，在极少数情况下需纠正灌注不足（图 1）。

三、急性肺水肿

急性肺水肿与肺淤血有关。临床表现包括呼吸困难伴端坐呼吸，呼吸衰竭（低氧血症-高碳酸血症）、呼吸急促、呼吸频率>25 次/min、呼吸肌做功增加。治疗首先应开始吸氧，可选择持续气道正压通气、无创正压通气和/或高流量鼻管给氧。应静脉使用利尿剂。如果收缩压高，可给予血管扩张剂，以降低左心室后负荷。

在少数晚期心力衰竭患者中，急性肺水肿可能与低心排出量有关，在这种情况下，需要使用正性肌力药、血管加压药和/或机械循环支持（MCS）来恢复器官灌注（图 2）。

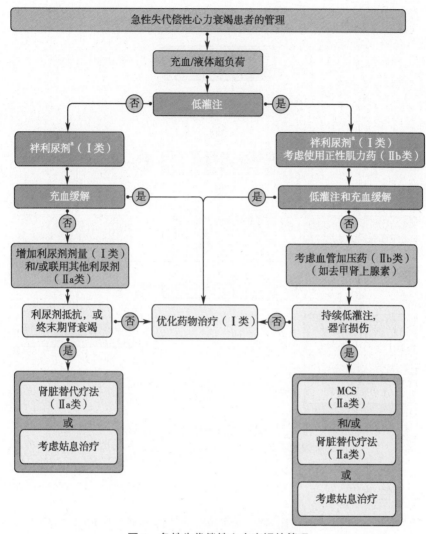

图 1　急性失代偿性心力衰竭的管理
a 无论灌注状态如何,建议使用足够的利尿剂剂量来缓解充血和密切
检测利尿情况。MCS,机械循环支持。

四、孤立性右心室衰竭

右心室衰竭与右室和心房压力增加以及全身充血有关。右室衰竭也可能影响左室充盈,并最终影响整个心排出量。

利尿剂通常是治疗静脉充血的首选药物。去甲肾上腺素和 / 或正性肌力药适用于低心排出量和血流动力学不稳定的情况。首选降低心脏充盈压的正性肌力药物,即左西孟旦、Ⅲ型磷酸二酯酶抑制剂。由于正性肌力药物可能会加重低血压,如果需要可以与去甲肾上腺素联用(图 3)。

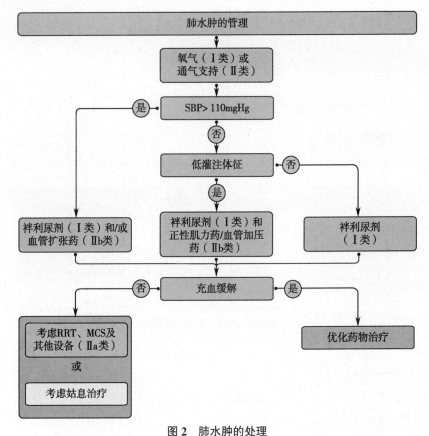

图2　肺水肿的处理

MCS,机械循环支持;RRT,肾脏替代疗法;SBP,收缩压。

五、心源性休克

心源性休克是一种常见的临床挑战,死亡率高,其特点是心排出量严重减少,表现为终末器官功能障碍。临床表现为灌注不足,例如四肢冷汗、少尿、神志不清、头晕、脉压缩小。此外,组织缺氧和细胞代谢改变导致器官功能障碍还会引起血清肌酐升高、代谢性酸中毒和血清乳酸升高等一系列生化指标改变。

值得注意的是,低灌注并不总是伴随着低血压,因为可以通过代偿性血管收缩(±升压药物)来维持血压,尽管代价是组织灌注和氧合受损。

心源性休克应尽早开始处理。早期识别和治疗潜在原因,血流动力学和器官功能障碍的管理是关键。

在心源性休克患者中,应使用静脉正性肌力支持来维持全身灌注并保持终末器官功能;当终末器官功能无法通过药物手段维持以支持心脏功能时,临时 MCS 是合理的;由具有休克经验的多学科团队管理是合理的;可以考虑放置 PA 线以确定血流动力学和制订适当的管理策略;对于对初始休克措施没有迅速反应的患者,可以考虑分流到可以提供临时 MCS 的中心以优化管理(图4)。

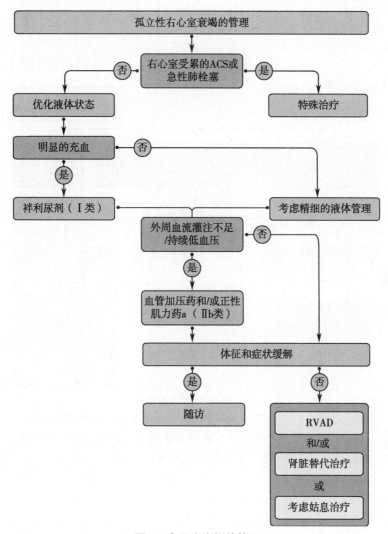

图 3　右心室衰竭的管理

在没有低血压的低灌注情况下单独使用正性肌力药物。ACS,急性冠状动脉综合征;RVAD,右心室辅助装置。

六、管理

（一）氧疗和 / 或通气支持

在急性心力衰竭患者中,非低氧血症患者不应常规给予氧气。推荐对 $SpO_2 < 90\%$ 或 $PaO_2 < 60mmHg$ 的急性心力衰竭患者中进行氧疗以纠正低氧血症。

1. 无创正压通气,无论是持续气道正压和压力支持,都能改善呼吸衰竭、增加氧合和 pH 值,并降低二氧化碳分压(pCO_2)和呼吸做功。呼吸窘迫(呼吸频率>25 次 /min,$SpO_2 < 90\%$)患者应尽快开始无创正压通气以改善气体交换并降低气管插管率。如有必要,根据氧饱和度水平,吸入氧气(FiO_2)的比例应增加到 100%。

2. 无创正压通气期间应定期监测血压。无创正压通气会增加胸内压,从而降低静脉回流和左右心室前负荷。它还可能降低心排出量和血压,因此在前负荷储备减少和低血压的患者中应谨慎使用。肺血管阻力和右心室后负荷的增加也可能对右心室功能障碍有害。

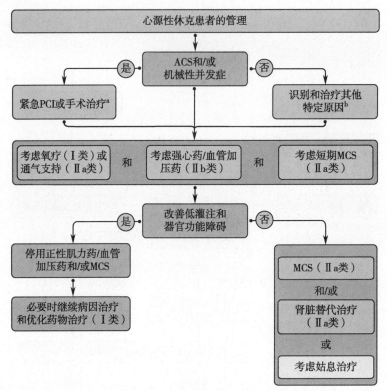

图 4　心源性休克的管理

aACS 中的 PCI,心脏压塞中的心包穿刺术,乳头肌断裂中的二尖瓣手术,在室间隔破裂的情况下,应考虑将 MCS 作为 BTT。b 其他原因包括急性瓣膜关闭不全、肺栓塞、感染、急性心肌炎、心律失常。ACS,急性冠脉综合征;PCI,经皮冠状动脉介入治疗;MCS,机械循环支持。

3. 尽管给予氧气或无创通气,仍建议对进行性呼吸衰竭进行插管。

(二) 利尿剂

静脉利尿剂是急性心力衰竭治疗的基石。它们增加了肾脏对盐和水的排泄,适用于治疗绝大多数急性心力衰竭患者的体液超负荷和充血。

1. 袢利尿剂因其快速起效和疗效而被普遍使用。初始利尿剂治疗应从静脉呋塞米的剂量开始,或等效剂量的布美他尼或托拉塞米,相当于患者入院前每日口服剂量的 1~2 倍。如果患者未服用口服利尿剂,则起始 20~40mg 呋塞米,或静脉推注 10~20mg 托拉塞米。利尿剂治疗开始后应立即评估利尿剂的反应,可通过在 2 小时或 6 小时后进行尿钠含量测定和 / 或通过测量每小时尿量来评估。令人满意的利尿反应可定义为 2 小时尿钠含量 >50~70mEq/L 和 / 或前 6 小时尿量 >100~150ml/h。如果利尿剂反应不足,则静脉袢利尿剂剂量可以加倍,并进一步评估利尿剂的反应。如果利尿剂反应仍然不足,例如尽管袢利尿剂剂量加倍,但每小时利尿量 <100ml,可以考虑同时使用作用于不同部位的其他利尿剂,即噻嗪类或美托拉宗或乙酰唑胺。这需要仔细监测血清电解质和肾功能。当液体达到明显的负平衡时,袢利尿剂的剂量应逐渐减少。

2. 当患者的临床状况稳定时,应开始向口服治疗过渡。建议在充血缓解后,继续口服尽可能低剂量的袢利尿剂以避免充血。还必须注意避免患者在持续充血时出院,因为这是死亡和再住院增加的主要预测因素。因此,应注意充分缓解充血,并在出院前确定适当的长期利尿剂剂量。

（三）血管扩张剂

静脉血管扩张剂，即硝酸盐或硝普钠，扩张静脉和动脉血管，导致静脉回流减少、充血减少、后负荷降低、每搏输出量增加和随之而来的症状缓解。硝酸盐主要作用于外周静脉，而硝普钠是一种动脉和静脉扩张剂。由于它们的作用机制，静脉血管扩张剂可能比利尿剂更有效，因为急性肺水肿是由于后负荷增加和体液重新分配到肺部而没有或仅有少量积液。

当收缩压（SBP）>110mmHg 时，可考虑静脉使用血管扩张剂来缓解急性心力衰竭的症状。它们可以从低剂量开始并逐渐增加以实现临床改善和血压控制。

1. 正性肌力药物　低心排出量和低血压患者需要使用正性肌力药。它们应使用在左室收缩功能障碍、低心排出量和低 SBP（例如<90mmHg）导致重要器官灌注不良的患者。但必须谨慎使用，从低剂量开始，并在密切监测的情况下逐渐增加。

正性肌力药物，尤其是那些具有肾上腺素能机制的药物，可引起窦性心动过速，增加心房颤动患者的心室率，可诱发心肌缺血和心律失常，并增加死亡率。对于正在使用 β 受体阻滞剂的患者，左西孟旦或 Ⅲ 型磷酸二酯酶抑制剂可能优于多巴酚丁胺，因为它们通过独立的机制发挥作用。过度外周血管舒张和低血压可能是 Ⅲ 型磷酸二酯酶抑制剂或左西孟旦的主要限制，尤其是在以高剂量和 / 或以推注剂量开始给药时。使用正性肌力药物，需要注意以下三点：①选择合适的患者（需要使用正性肌力药物）；②根据患者临床特征，选择合适的正性肌力药物；③一旦患者病情稳定，经过评估后，需要尽早停用正性肌力药物。

2. 血管加压药　在具有显著外周动脉血管收缩作用的药物中，去甲肾上腺素可能是严重低血压患者的首选药物。目的是增加对重要器官的灌注。然而，这是以增加左心室后负荷为代价的。因此，可以考虑联合使用去甲肾上腺素和正性肌力药物，特别是对于晚期心力衰竭和心源性休克的患者。

3. 阿片类药物　阿片类药物可缓解呼吸困难和焦虑。它们可在无创正压通气期间用作镇静剂，以提高患者的适应能力。剂量依赖性副作用包括恶心、低血压、心动过缓和呼吸抑制。

回顾性分析表明，吗啡给药与机械通气频率增加、住院时间延长、重症监护病房入院率增加和死亡率增加有关。因此，不建议在急性心力衰竭中常规使用阿片类药物，可以考虑在特定患者中使用阿片类药物，特别是在严重 / 顽固的疼痛或焦虑或在姑息治疗的情况下。

4. 地高辛　尽管使用了 β 受体阻滞剂，但快速心室率（ >110 次 /min）的心房颤动患者应考虑使用地高辛。如果以前未使用过，可以静脉推注 0.25~0.5mg 的剂量。然而，在患有合并症（即慢性肾脏病）或其他影响地高辛代谢的因素（包括其他药物）和 / 或老年人中，维持剂量可能难以从理论上估计，应进行血清地高辛浓度的测定。

七、短期机械循环支持

对于心源性休克患者，可能需要短期机械循环支持（MCS）以增加心排出量并支持终末器官灌注，但这需要专业的多学科专业团体进行植入和管理。

根据主动脉内球囊泵心源性休克Ⅱ（IABPSHOCK-Ⅱ）试验研究结果，不推荐在心肌梗死后心源性休克患者中常规使用主动脉内球囊泵（IABP）。

八、住院期间维持或优化 GDMT 的建议

对于需要住院的 HFrEF 患者，除非有禁忌证，否则应继续并优化先前的 GDMT 以改善患者预后；在心力衰竭患者住院期间出现肾功能轻度下降或无症状血压下降的患者，不应常规停用利尿剂和其他指南指导的药物优化治疗；对于 HFrEF 患者，在达到临床稳定后，应在住院期间开始 GDMT；在 HFrEF 患者中，如果住院期间需要停用 GDMT，应尽快重新启动并进一步优化。

总之，对于急性心衰救治，需要基于器官组织灌注及充血状况判定，给予减轻容量负荷及适当血管活性药物，并个体化给予呼吸机循环辅助装置，一旦病情稳定，重新启动 GDMT 及优化。

（肖小菊　黎励文）

参考文献

［1］ MIRÓ Ò, GARCÍA SARASOLA A, FUENZALIDA C, et al. Departments involved during the first episode of acute heart failure and subsequent emergency department revisits and rehospitalisations: an outlook through the NOVICA cohort [J]. Eur J Heart Fail, 2019, 21 (10): 1231-1244.

［2］ CHIONCEL O, MEBAZAA A, MAGGIONI A P, et al. Acute heart failure congestion and perfusion status-impact of the clinical classification on in-hospital and long-term outcomes; insights from the ESC-EORP-HFA Heart Failure Long-Term Registry [J]. Eur J Heart Fail, 2019, 21 (11): 1338-1352.

［3］ CHIONCEL O, MEBAZAA A, HARJOLA V P, et al. Clinical phenotypes and outcome of patients hospitalized for acute heart failure: the ESC Heart Failure Long-Term Registry [J]. Eur J Heart Fail, 2017, 19 (10): 1242-1254.

［4］ NIEMINEN M S, BRUTSAERT D, DICKSTEIN K, et al. Euro Heart Failure Survey Ⅱ (EHFS Ⅱ): a survey on hospitalized acute heart failure patients: description of population [J]. Eur Heart J, 2006, 27 (22): 2725-2736.

［5］ TOMASONI D, LOMBARDI C M, SBOLLI M, et al. Acute heart failure: More questions than answers [J]. Prog Cardiovasc Dis, 2020, 63 (5): 599-606.

［6］ SOLOMON S D, DOBSON J, POCOCK S, et al. Influence of nonfatal hospitalization for heart failure on subsequent mortality in patients with chronic heart failure [J]. Circulation, 2007, 116 (13): 1482-1487.

［7］ CRESPO-LEIRO M G, ANKER S D, MAGGIONI A P, et al. European Society of Cardiology Heart Failure Long-Term Registry (ESC-HF-LT): 1-year follow-up outcomes and differences across regions [J]. Eur J Heart Fail, 2016, 18 (6): 613-625.

［8］ MCDONAGH T A, METRA M, ADAMO M, et al. 2021 ESC Guidelines for the diagnosis and treatment of acute and chronic heart failure [J]. Eur Heart J, 2021, 42 (36): 3599-3726.

［9］ HEIDENREICH P A, BOZKURT B, AGUILAR D, et al. 2022 AHA/ACC/HFSA Guideline for the Management of Heart Failure: A Report of the American College of Cardiology/American Heart Association Joint Committee on Clinical Practice Guidelines [J]. J Am Coll Cardiol, 2022, 79 (17): e263-e421.

［10］ THIELE H, ZEYMER U, NEUMANN F J, et al. Intraaortic balloon support for myocardial infarction with cardiogenic shock [J]. N Engl J Med, 2012, 367 (14): 1287-1296.

［11］ THIELE H, ZEYMER U, NEUMANN F J, et al. Intra-aortic balloon counterpulsation in acute myocardial infarction complicated by cardiogenic shock (IABP-SHOCK Ⅱ): final 12 month results of a randomised, open-label trial [J]. Lancet, 2013, 382 (9905): 1638-1645.

［12］ THIELE H, ZEYMER U, THELEMANN N, et al. Intraaortic Balloon Pump in Cardiogenic Shock Complicating Acute Myocardial Infarction: Long-Term 6-Year Outcome of the Randomized IABP-SHOCK Ⅱ Trial [J]. Circulation, 2019, 139 (3): 395-403.

心力衰竭患者钾、钠管理

一、背景

心力衰竭(简称心衰)是各种心脏疾病的严重和终末阶段,心衰的发生发展是一个复杂的病理生理过程。离子异常及其动态变化会影响心衰患者的药物治疗,且与不良预后密切相关。在临床实践中尽早发现和纠正心衰患者的离子异常,维持血清离子浓度的相对平衡状态,对于优化心衰患者治疗具有"四两拨千斤"的重要意义。

二、心衰患者钾离子管理

(一)概述

1. 分布及生理功能　血清钾离子浓度正常范围为 3.5~5.5mmol/L,98% 以上的钾位于细胞内,且胞内钾浓度为胞外的 30~50 倍,细胞内外钾离子浓度梯度差异,即钾的跨膜平衡,是神经肌肉和及心脏维持正常生理功能的重要基础。钾具有广泛的生理作用,不仅能维持细胞新陈代谢,保持神经肌肉兴奋性,还能维持心肌自律性、传导性和兴奋性,并调节体液渗透压与酸碱平衡。

2. 代谢　人体内钾主要源于食物摄入,约 90% 食源的钾经小肠吸收。排钾的主要器官为肾脏,受多种方式调节,包括外源性钾的总摄入量、血浆醛固酮和皮质醇水平等。

(二)流行病学

研究显示,心衰患者的目标血钾浓度为 4.0~5.0mmol/L,当血钾为 4.2mmol/L 时死亡、心律失常等不良事件发生率最低。一项丹麦的国家注册登记研究分析了 19 549 例慢性心衰患者的临床数据后发现:血钾浓度与 90 天死亡率之间呈 U 形相关曲线,当血钾介于 3.5~4.1mmol/L 或 4.8~5.0mmol/L 时,短期死亡风险显著增加,而血钾低于 3.5mmol/L 或高于 5.0mmol/L 时,全因死亡风险进一步增加。

文献报道的心衰合并低钾血症发生率为 19%~54%,但在不同患病人群中存在显著差异。约 42% 的慢性心衰患者予利尿剂治疗后出现血钾<3.6mmol/L,52% 的患者存在胞内钾缺乏。RALES 研究显示,使用 ACEI/ARB 的心衰患者中约 16.2% 合并低钾血症,联用醛固酮受体拮抗剂(MRAs)后,仍有约 6.5% 的心衰患者发生低钾血症。Framingham 研究发现,血钾每降低 0.48mmol/L(即 1 个标准差),会导致复杂或频发室性心律失常风险增加约 27%。Dig-tri 研究(n=6 845)则表明,当慢性心衰患者血钾<4.0mmol/L 时,全因死亡风险增加约 25%,心血管死亡风险增加约 27%,心衰死亡风险增加约 36%。由此可见,低钾血症是心衰患者预后不良的重要因素之一。

高钾血症同样需要重视。一项美国单中心研究发现,住院患者高钾血症发生率为 1%~10%,对伴有心衰、2 型糖尿病、慢性肾脏病及使用肾素 - 血管紧张素 - 醛固酮系统抑制剂(RAASi)的患者,高钾血症发生率会增高 2~3 倍。另一项国外研究发现,合并高钾血症者的死亡风险增加约 3.4 倍,再入院风险增加约 2.75 倍。近期一项国内纳入 941 例住院心衰患者的回顾性研究指出,入院时血钾>5.0mmol/L 者,出院后全因死亡风险显著升高(HR:1.05,P=0.030)。

（三）心衰合并低钾血症

1. 病因及发病机制

（1）摄入不足：2012 年数据显示，中国居民日均钾摄入量约 1 617mg。而健康成年人钾的推荐摄入量为 2 000mg/d，预防慢性病时，可增至 3 600mg/d。全国调研结果显示，中国居民总体钾摄入不足，呈逐年减少趋势。心衰患者若出现食欲减退，更可加重钾缺乏。

（2）吸收不足：心衰患者常合并消化道淤血，导致小肠对于摄入钾的吸收率持续降低。

（3）丢失过多：心衰患者 RAAS 激活引起血醛固酮升高、使用袢利尿剂、碱中毒、镁缺乏、呕吐等情况均促进肾脏排钾和胞内失钾。

考虑到仅 0.3% 钾离子以血钾形式存在，在胞内失钾诱因尚未明确且血钾仍 ≥3.5mmol/L 时，机体缺钾通常不会超过总量的 10%。即使胞内存在缺钾，血钾也可能未被检出异常，故称作隐性缺钾，也需要妥善处理。

2. 诊断标准、临床表现及分类

（1）诊断标准：血钾 <3.5mmol/L。

注意事项：

1）需排除假性低钾血症：实验室检测过程中产生的误差等原因。

2）需排查引起钾从胞外转移至胞内的因素是否存在。

3）需探查是否存在钾摄入不足、吸收不良或经肾丢失等因素。

（2）临床表现：

1）对心脏的影响：主要表现为心律失常。而临床症状与低钾程度存在一定相关性，从轻到重可分别表现为窦性心动过速、房性期前收缩及室性期前收缩、室上性或室性心动过速甚至室颤。低钾血症最早表现通常为 ST 段压低，T 波压低、增宽、倒置并出现 U 波，Q-T 间期延长；随着血钾进一步降低，P 波幅度逐渐增高，QRS 波增宽。最严重可能导致室性心律失常的风险显著增加，而心脏性猝死也是心衰患者主要死因之一。

2）对心脏以外器官系统的影响：主要包括对中枢神经系统和肌肉的影响。轻症者多表现为倦怠困乏、神情淡漠、精神萎靡不振，重者出现反应迟缓、定向力减退、甚至嗜睡或昏迷。还会引起四肢无力软弱等骨骼肌异常，重者可出现软瘫。

（3）分类：详见表 1。

表1　钾离子异常的分类

分类	血钾	分类	血钾
低钾血症	<3.5mmol/L	高钾血症	>5.5mmol/L
轻度低钾血症	3.0~3.5mmol/L	轻度高钾血症	5.5~5.9mmol/L
中度低钾血症	2.5~3.0mmol/L	中度高钾血症	6.0~6.4mmol/L
重度低钾血症	<2.5mmol/L	重度高钾血症	≥6.5mmol/L
正常低值血钾	3.5~4.0mmol/L	正常高值血钾	5.0~5.5mmol/L

3. 治疗及预防

（1）处理原则：

1）临床证据提示，即使血钾处于正常低值（3.5~4.0mmol/L），也应适当补钾并定时监测，若效果欠佳，需注意同时补镁。

2）使用袢利尿剂的心衰患者，可考虑小剂量补钾，临床证据指出，每日补钾不超过

390mg,可降低全因死亡风险。

(2)补钾方案:

1)低钾血症(血钾<3.5mmol/L)治疗原则:应尽快查明原因并治疗原发病,并且纠正低钾血症至目标浓度(>3.5mmol/L),注重心律失常、呼吸肌麻痹等致命性并发症的预防和治疗。

①轻度低钾血症(血钾 3.0~3.5mmol/L)者,首选口服补钾。常用口服补钾药物有:

a. 氯化钾:通常 3.0~4.5g 单次口服,可提升血钾 1.0~1.5mmol/L。初始剂量为 60~80mmol/d,分次服用更佳;常规剂量为 0.5~1.0g/ 次,2~4 次 /d,日补钾量为 523~3 138mg。

注意事项:氯化钾口服液有明显的胃肠道刺激反应,而氯化钾缓释片的上述胃肠道反应较轻,但缓释片应整片吞服,切记不可嚼碎。

b. 枸橼酸钾颗粒:1~2 包,3 次 /d,日补钾量为 1 674~3 348mg。

注意事项:口服时可有异味感,可有一定胃肠道刺激症状。

c. 门冬氨酸钾镁:

用法用量:2~3 片,3 次 /d,日补钾量为 218~326mg。

药理作用:同时补充钾、镁离子,补镁有利于改善难治性钾丢失,两者在机制上协同互补。还能有效恢复细胞膜离子平衡状态,降低室性心律失常的发生风险。

②中重度低钾血症(血钾<3.0mmol/L)者,推荐静脉补钾。

静脉补钾的浓度通常为 20~40mmol/L,相当于 1.5~3.0g/L。注意,高浓度钾溶液须由深静脉导管经大静脉输液通路进行补充,如颈内静脉、锁骨下静脉或股静脉。

2)正常低值血钾(血钾 3.5~4.0mmol/L)者,也应考虑启动补钾治疗,并长期维持,期间持续复查血钾浓度。

(3)心力衰竭合并低钾血症(包括正常血钾)诊疗流程(图 1)。

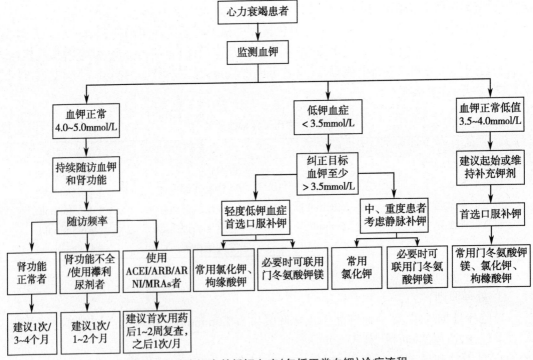

图 1 心力衰竭合并低钾血症(包括正常血钾)诊疗流程

（4）预防：长期应用袢利尿剂或透析的心衰患者须定期监测复查血钾浓度，注意及时补钾，避免可能引起低钾的诱因，如腹泻、大量出汗等。

（四）心衰合并高钾血症

1. 病因及发病机制

（1）钾摄入过多：可见于心衰患者补钾治疗过度，合并肾功能不全者更易发生，单纯因饮食导致高钾血症较为少见。

（2）肾排钾障碍：在合并肾功能不全的心衰患者中较常见。RAASi 和 MRAs，均可降低肾排钾总量，以上药物联用时发生高钾血症的风险更高。

（3）钾重分布：可继发于细胞损伤、高渗透压血症、代谢性酸中毒、高钾性周期性瘫痪等，某些药物（如地高辛）会促进胞内钾外移至胞外而引起血钾升高。

2. 诊断标准、临床表现及分类

（1）诊断标准：血钾>5.5mmol/L。

（2）临床表现：

1）对心脏的影响：可表现为各种心律失常，心律失常的风险与高钾血症持续时间及血钾升高程度呈正相关性。心电图主要表现包括：T 波高尖、Q-T 间期缩短、QRS 波逐渐增宽伴幅度下降、P 波逐渐消失等，图线整体呈正弦波形，但心电图图形变化可能不完全与血钾浓度平行，少数突然发生猝死的患者，起病早期的心电图中并未见明显前驱表现。

2）对骨骼肌的影响：血钾达到 5.5~7.0mmol/L 时，易发生轻度肌肉震颤、手足感觉障碍。血钾升至 7~9mmol/L 时，症状加重，表现为肌无力，腱反射减弱或消失，甚至迟缓性麻痹等。

（3）分类：详见表 1。

3. 治疗原则　启动治疗前，须尽快查明高钾血症的原因并治疗原发疾病。值得注意的是，还需鉴别并排除实验性误差或血液样本溶血等导致的假性高钾血症。

（1）心力衰竭合并高钾血症诊疗流程：根据血钾升高的严重程度（图 2）。

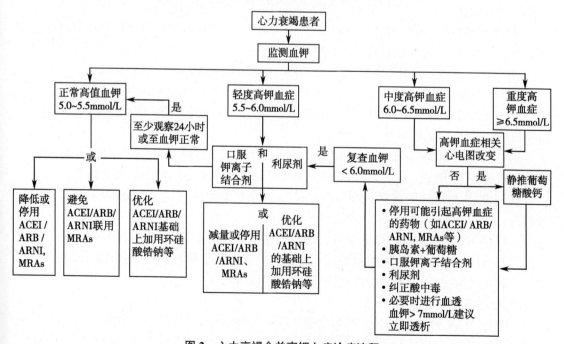

图 2　心力衰竭合并高钾血症诊疗流程

(2)心力衰竭合并急性高钾血症诊疗流程(图3):血钾≥6.0mmol/L时,无论是否伴有心电图异常,应立即急诊处理。

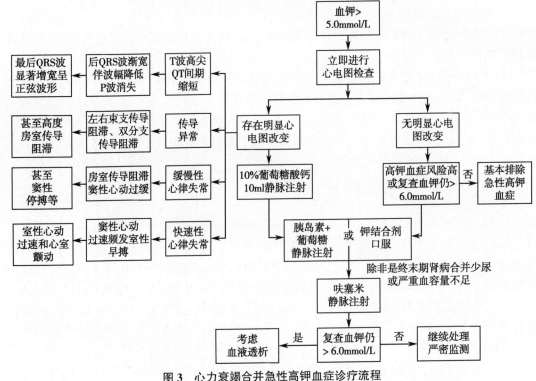

图3 心力衰竭合并急性高钾血症诊疗流程

(3)心力衰竭合并慢性高钾血症诊疗流程(图4)。

4. 药物治疗

(1)葡萄糖酸钙:可作为急性高钾血症的一线处理。钙剂可直接对抗血钾过高对细胞膜极化状况的影响,稳定心肌激动电位,拮抗高钾血症引起的心脏毒性,但不会降低血钾浓度。

使用方法:10%葡萄糖酸钙溶液10~20ml,稀释后缓慢静脉注射,给药总时长不低于5分钟,需在心电监护下进行,若10~20分钟后,心电图改善不明显或异常复现时,可重复给药。服用洋地黄类药物的患者应慎用,因钙离子可加重洋地黄类药物的心脏毒性。

(2)促进钾向细胞内转移:

1)联合应用葡萄糖及胰岛素:胰岛素能增强骨骼肌细胞膜上 Na^+-K^+-ATP 酶活性,促进细胞摄取钾离子,降低血钾,混合液中的葡萄糖还可避免胰岛素可能引起的低血糖。

使用方法:5~10U胰岛素+50%葡萄糖50ml缓慢静脉推注,监测血糖以避免血糖过低或过高。

2)碳酸氢钠:高钾血症患者常伴代谢性酸中毒,可酌情静脉给予碳酸氢钠溶液。输注时应控制输液速度和总液体量,过快过多的输注可能引起心衰患者的心功能恶化,并需严密监测患者血气情况,以降低医源性代谢性碱中毒风险。

(3)促钾离子排泄:

1)利尿剂:高钾血症同时伴有容量超负荷的心衰患者,若患者肾功能尚可且无血容量不足,应考虑静脉应用袢利尿剂,效果优于口服。相比噻嗪类,袢利尿剂排钾效果更强,两者联用效果更好。过程中,谨防过度使用利尿剂,可能引起体位性低血压、休克、低钠血症、低氯血症、低钾血症、低氯性碱中毒、口渴、乏力、心律失常等不良反应。

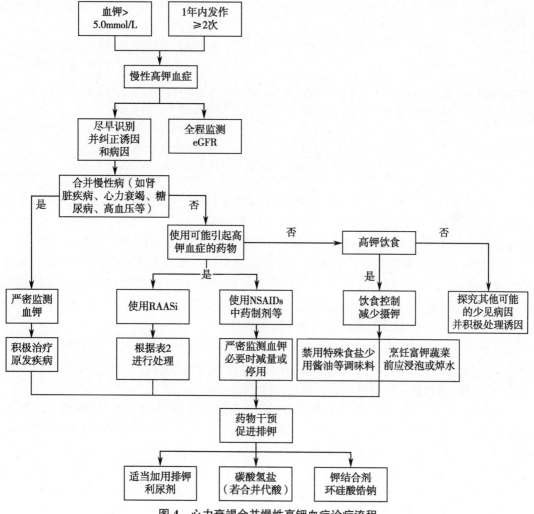

图4 心力衰竭合并慢性高钾血症诊疗流程

2)阳离子交换树脂(表2):

表2 作用于胃肠道的口服降钾药物

药物	选择性	起效时间	作用部位	钠含量	用法用量	不良反应
阳离子交换树脂						
聚苯乙烯磺酸钠(SPS)	非选择性也结合钙、镁	2~6h	结肠	1 500mg/15g	15~30g/次 每日1~2次	胃肠道反应、低钾血症、水肿等
聚苯乙烯磺酸钙(CPS)	非选择性也结合镁	不确定	结肠	0	每日15~30g 分2~3次服用	胃肠道反应(肠道穿孔、肠梗阻)、便秘、低钾血症等

续表

药物	选择性	起效时间	作用部位	钠含量	用法用量	不良反应
新型钾结合剂						
Patiromer	选择性也结合镁	7h	结肠	0	每日 8.4~25.2g	胃肠蠕动减少、低钾血症、低镁血症等
环硅酸锆钠 (ZS-9)	高度选择性结合钾	1h	全消化道	800mg/10g	纠正期:10g、3 次 /d 维持期:5g、1 次 /d (可根据实际情况加至 10g、1 次 /d 或减至 5g、隔日 1 次)	低钾血症、水肿等

如聚磺苯乙烯(SPS):口服或灌肠使用,能与患者肠液中的钾离子结合,减少血钾吸收入血,但因其主要作用部位在结肠,口服给药后起效较慢。

使用方法:口服 15~30g/ 次,1~2 次 /d,如无法口服可使用灌肠剂,剂量为 30g,1~2 次 /d。

注意事项:聚磺苯乙烯中的钠离子与血钾离子交换后可被人体吸收,可能诱发心衰患者病情加重,故也可选用不含钠的聚苯乙烯磺酸钙(CPS)。SPS 和 CPS 对钾离子选择性差,还可吸附其他阳离子(如钙、镁等),易引发更多的电解质紊乱。而已有的 SPS 临床证据仅包括短期疗效和安全性,缺少长期用药的研究数据支持。

3) 新型钾结合剂(表 2):2022ACC/AHA/HFSA 心衰管理指南指出,对于服用 RAASi 类药物后出现高钾血症(血钾 ≥5.5mmol/L)的心衰患者,应用新型钾结合剂通过提升对 RAASi 耐受以改善预后的有效性尚不确定(Ⅱb 类推荐)。

环硅酸锆钠(ZS-9):是一种无机且不可吸收的硅酸锆聚合物,口服后可结合胃肠道中的钾离子,并促进其从体内排泄。ZS-9 疗效较为迅速,口服 1 小时后即可测得血钾浓度下降,血钾降至正常范围的中位时间约为 2.2 小时。研究表明,用药 1 年期间,88% 的高钾血症患者,血钾 ≤5.1mmol/L,99% 的患者血钾 ≤5.5mmol/L。HARMONIZE 研究显示,ZS-9 能够显著降低心衰患者血钾水平,并长期维持于正常范围,且无须调整 RAASi 应用剂量。当血钾恢复正常后,应明确其最低有效剂量以预防高钾血症复发。

Patiromer 是一种不可吸收的球状有机聚合物,主要起效部位是在钾离子浓度最高的远端结肠。PEARL-HF 研究指出,Patiromer 能够显著降低治疗组的血钾水平,并提高心衰患者对螺内酯的最大耐受剂量。

5. 血液净化 是清除体内钾离子最高效的方法。对于血钾>7.0mmol/L 的心衰患者,药物治疗往往难以起效,特别是合并肾衰竭或容量负荷过载的患者,应考虑血液净化治疗。若患者存在血流动力学不稳定,选择连续性肾脏替代治疗(CRRT)中的连续性静脉 - 静脉血液滤过(CVVH)治疗模式可能是更妥当的选择。该法对血流动力学影响较小,对于顽固性心衰合并高钾血症具有良好疗效。而腹膜透析清除钾离子的效率虽然不及血液透析,但胜在能够持续清除,对血流动力学影响也较小,适用于急性高钾血症中,需要血液透析降钾但血管通路建立困难的患者。

6. 预防 心衰合并糖尿病、CKD、基线血钾偏高、长期服用 RAASi 和 / 或 MRAs 等药物的患者,均为高钾血症的高危人群。上述患者,应定期监测血钾,适当限钾摄入,并及时调整用药策略和剂量,尤其是合并晚期CKD和钾排泄障碍的心衰患者。某些非甾体抗炎药、免疫抑制药、唑酮类抗真菌药等非心血管药物,也可导致肾脏排钾减少,故心衰患者应慎用。

(五)心衰患者血钾监测

1. 所有慢性心衰患者均应定期监测血钾水平,建议复查频率为每3~4个月1次。

2. 使用袢利尿剂或肾功能不全的心衰患者,应更严密监测血钾水平,建议复查频率为每1~2个月1次。

3. 对于使用RAASi、MRAs的心衰患者,应定期复查血钾浓度,若发现血钾升高或升高趋势,应及时积极处理(表3)。出现以下情况需慎用MRAs:肌酐>2.5mg/dl或eGFR<30ml/(min·1.73m)、血钾>5.0mmol/L;出现以下情况需慎用RAASi:肌酐>3mg/dl、血钾>5.0mmol/L。两种药物治疗后的1~2周内,均应及时复查血钾和肾功能,若无明显异常,可延长至每个月复查1次。

表3 心力衰竭患者发生高钾血症时的RAASi用药调整与管理

血钾水平 / (mmol·L^{-1})	RAASi用法调整	重新加量的时机	是否启动降钾治疗	如何维持降钾治疗
4.5~5.0	仍逐渐加量至指南推荐的最大耐受剂量		无须降钾治疗	
5.1~6.5	维持原剂量不变	待血钾≤5.0mmol/L后逐渐加量至指南推荐的最大耐受剂量	立即开始降钾治疗	血钾≤5.0mmol/L后维持降钾治疗
>6.5	酌情减量甚至停用	待血钾≤5.0mmol/L后逐渐加量至指南推荐的最大耐受剂量	立即开始降钾治疗	血钾≤5.0mmol/L后维持降钾治疗

三、心衰患者钠离子管理

(一)概述

血清钠离子(血钠)是人体细胞外液含量最高的阳离子,参与细胞膜电位形成、调节体液酸碱平衡、细胞外液容量调控、保持正常渗透压、介导细胞生理功能,并与神经肌肉接头正常应激性的维持有关。正常的水钠代谢平衡,是维持机体内环境稳定的关键因素之一。

而水、钠两者中,任一成分的增减,均可引发细胞外液的钠浓度变化。当血钠低于细胞内钠离子浓度时,胞内的高渗透压会使胞外水分转入胞内,引起细胞肿胀;反之,高钠血症会造成胞内水分丢失至胞外,引起细胞皱缩、脱水,产生多种临床症状,以神经系统功能损伤最为典型,重者危及生命。

(二)流行病学

心衰患者中,低钠血症(血钠<135mmol/L)较为常见,文献报道的发生率为7.2%~27%,波动范围大可能与既往相关研究纳入的患病人群及所设定的低钠血症诊断标准各不相同有关。研究表明,低钠血症延长心衰住院时间、增加心血管事件和心衰再入院风险,甚至增加

病死率,与心衰患者不良预后独立相关,不良事件的发生率也随着低钠血症的严重程度而增加。

心衰患者合并高钠血症(血钠≥145mmol/L)的情形相对少见,但也会显著延长心衰患者住院时长、甚至增加死亡风险,而当血钠介于140~145mmol/L时,心衰患者5年死亡风险率较低。近期一项纳入1 591例住院心衰患者的国内单中心研究指出,血钠异常在住院心衰患者中的发生率约13.7%,其中,低钠血症(血钠<135mmol/L)发生率约11.1%,高钠血症(血钠>145mmol/L)发生率约2.6%;入院时血钠浓度是患者院内死亡的独立预测因素,血钠异常的患者院内死亡的风险是血钠正常患者的2倍左右,前者住院时间也更长。

(三) 心衰合并低钠血症

1. 病因及发病机制

(1)加压素(抗利尿激素,AVP)失衡:是心衰合并低钠血症的最常见原因。AVP的作用靶点在肾集合管V2受体,导致自由水重吸收显著增加,引起稀释性低钠血症。

(2)神经体液机制:心衰患者交感神经系统和RAAS过度激活持续损害,导致水钠潴留,且水潴留更为明显,引起稀释性低钠血症。

(3)医源性因素:袢利尿剂、噻嗪类利尿剂、MRAs、阿米洛利等利尿剂的使用,也会增加低钠血症的发生,特别是噻嗪类利尿剂。

(4)其他因素:心衰患者过度限钠、长期低盐饮食、出现心肾综合征、机体自由水清除障碍、大量或过快补液、水或低渗液体摄入过多、严重腹泻等也可诱发低钠血症。

2. 诊断标准、临床表现及分类

(1)诊断标准:血钠<135mmol/L。

(2)临床表现:低钠血症的临床表现和预后主要取决于血钠浓度和降低速度。

血钠>125mmol/L时,症状较少且不明显。

血钠<125mmol/L时,可引起神经系统损害,表现为恶心、乏力等症状。

血钠<120mmol/L时,食欲缺乏、呕吐、头痛、易怒、情绪障碍、注意力缺陷、意识模糊、嗜睡、定向障碍、步态不稳、跌倒、肌肉痉挛等症状均可能出现。

血钠<110mmol/L时,神经系统损害相关症状更为显著,出现疲劳、嗜睡、抑郁、延髓麻痹或假性延髓麻痹、癫痫、脑干疝、昏迷、甚至呼吸停止。

(3)分类:详见表4。

表4　钠离子异常的分类

分类依据	分类标准	病因及特征
血钠正常值参考范围	血钠135~145mmol/L	
低钠血症		
根据严重程度分		
轻度	血钠130~134mmol/L	
中度	血钠125~129mmol/L	
重度	血钠<125mmol/L	

分类依据	分类标准	病因及特征
根据血浆渗透压和细胞外容量分		
低渗性	渗透压<280mmol/L	
高容量性		又名稀释性低钠血症,病因多为心力衰竭、肝硬化、肾脏疾病,是心力衰竭患者最常见的低钠血症类型
等容量性		SIADH、NSIAD、糖皮质激素缺乏、甲减、运动相关、低容质摄入、原发性烦渴症
低容量性		病因多为胃肠道疾病(呕吐、腹泻)、利尿剂、盐皮质激素缺乏等
等渗性	渗透压280~295mmol/L	又名假性低钠血症,多与高血糖、高甘油三酯、高蛋白等血清中非水成分增加有关
高渗性	渗透压>295mmol/L	多由于高血糖或输入高渗液体(如甘露醇)导致
根据有无症状分		
轻度症状性		以精神症状为主,可有注意力分散、易激惹、性格突变、抑郁
中度症状性		开始出现躯体症状,可有恶心(不伴呕吐)、意识模糊不清、头痛
重度症状性		上述症状进一步加重,主要表现为呕吐、呼吸窘迫、嗜睡、癫痫、昏迷
根据发展速度分		
急性低钠血症	<48h	
慢性低钠血症	≥48h	在心力衰竭患者中更为常见
高钠血症		
根据细胞外容量分		
低容量性		①肾外因素:严重烧伤、大量出汗、呕吐、腹泻 ②肾脏因素:长期或过度使用利尿剂导致低张液体的持续丢失
高容量性		①肾外因素:经皮肤或呼吸道的大量非显性失水(如发热、机械通气等情况下) ②肾脏因素:中枢性或肾性尿崩、自由水丢失
等容量性		多为医源性,包括静脉输注或鼻饲喂养高浓度含钠溶液,如高张盐水、含钠抗生素等,引起细胞内失水、细胞外容量增加

3. 治疗　首先去除诱因,并尽快探查病因,积极处理原发病,提升血钠水平并非唯一治疗,若同时存在低钾和低镁,也应妥善处理。

(1)心力衰竭合并急性症状性低钠血症的治疗(图5):血钠浓度迅速下降时,细胞外液中的水由血浆转移入脑细胞,引发脑水肿。因起病迅速,急性低钠血症无法立即触发反馈调节机制以减轻其对脑细胞的有害影响,导致严重神经系统症状,甚至可能危及患者生命。

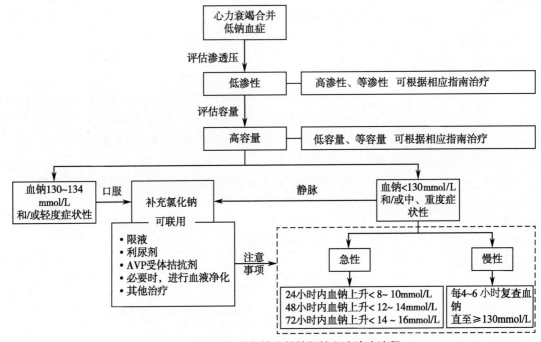

图 5　心力衰竭合并急性症状性低钠血症诊疗流程

治疗主要为静脉输注高渗氯化钠溶液,如 3% 氯化钠缓慢静脉滴注或泵入[配制方法:0.9% NaCl 100ml+10% NaCl 30ml,滴速 1~2ml/(kg·h)],4~6 小时后复查的血钠上升目标为4~6mmol/L,之后根据患者实际情况、各项化验及检查结果,及时调整治疗方案和给药剂量,建议每小时增加 1~2mmol/L 血钠浓度为宜,直至症状改善。

注意事项:建议 24 小时内血钠浓度上升不宜超过 8~10mmol/L,48 小时内不宜超过12~14mmol/L,72 小时内不宜超过 14~16mmol/L。

若血钠纠正过快,血浆渗透压迅速回升,引起脑组织出现脱水,造成渗透性脱髓鞘综合征,快速补钠的 48~72 小时后,可出现多种神经精神症状,包括:意识模糊、水平性凝视麻痹、吞咽构音困难、四肢痉挛等,甚至死亡。另一方面,静脉输注的高渗盐水中,含有大量钠离子,或可加重心衰病情,故仅用于合并严重神经系统症状的低钠血症患者,并应考虑同时使用袢利尿剂,待患者全身情况稳定后,仍需定时监测血钠,并酌情按慢性低钠血症,调整并优化后续治疗。

(2)心力衰竭合并慢性低钠血症的治疗:初始治疗前,应先评估血浆渗透压。在纠正高血糖、高甘油三酯、高免疫球蛋白等原发因素后,等渗性低钠血症(即假性低钠血症)一般会随之纠正,预后通常较好。而心衰中最常见的是高容量低渗性低钠血症,其诊治流程相对复杂,需全面评估者容量状态,治疗策略主要包括限液、补钠、利尿、应用 AVP 受体拮抗剂、连续性血液净化等。

治疗时,血钠也不宜上升过快,因脑细胞已适应低渗状态(如血钠持续 ≤ 120mmol/L、低钠血症持续时间>48小时、长期使用噻嗪类药物、低钾血症、酒精中毒、营养不良和晚期肝硬化患者等),可能会导致ODS。对于心衰合并慢性低钠血症患者,每日血钠上升速度以4~8mmol/L为宜,且不超过8~10mmol/L。

1)限液:一般建议每日液体摄入量<1 000ml左右,并适度保持出入量的负平衡(即出量>入量)。若患者出现极度口渴,且单纯限液的升钠效果并不明显,不建议过于严格限制液体摄入。

2)补充氯化钠:对于缓解低钠血症及其引发的脑水肿,静脉输注高渗氯化钠溶液是有效的。一般选择静脉输注或持续泵入,建议每4~6小时复测血钠浓度,直至达到目标浓度130mmol/L,过程中务必避免血钠上升过快。

对于严重心衰患者,输入高渗氯化钠溶液会引起心脏前负荷增加,存在心衰症状加重的风险,需精确计算给药剂量,并推荐与袢利尿剂联合使用,期间严密监测各项实验室指标及患者临床表现。

心衰合并低钠血症应避免口服氯化钠制剂,因为心衰时常发生消化道淤血,吸收效率显著降低,并增加口渴感。

3)利尿剂:袢利尿剂仍然是治疗高容量低渗性低钠血症的一线药物,联合高渗氯化钠溶液静脉输注能够在有效提高血钠浓度的同时,减少可能出现的严重不良反应,有利于缩短住院天数,并降低再住院事件和死亡率。

4)AVP受体拮抗剂:目前临床上最常使用托伐普坦,通过抑制AVP与肾集合管V2受体结合,有效减少集合管对水的重吸收,促进自由水排出,利尿的同时兼有保钠作用。

中国心力衰竭诊断和治疗指南2018指出,托伐普坦对顽固性水肿或低钠血症者疗效更显著,推荐用于常规利尿剂治疗效果不佳、有低钠血症或有肾功能损害倾向患者。2021年ESC心衰指南指出,托伐普坦可增加持续性低钠血症和充血患者的血钠水平和尿量,同时降低体重、改善呼吸困难,且安全性佳。EVEREST研究发现,长期应用托伐普坦,还能降低心衰合并血钠<130mmol/L患者的死亡率。AVP受体拮抗剂用于心衰治疗时需注意观察口干、多饮和高钠血症。初始应用时,推荐从低剂量(7.5~15mg)开始逐步滴定,每日最大剂量可至30mg,常用剂量为15mg/d。使用期间无须严格限制液体摄入,但仍须定时监测血钠浓度,纠正速度切勿过快。

5)血液净化:对于伴有少尿或无尿、合并严重肾功能不全的心衰患者,纠正严重低钠血症或难治性低钠血症时,可考虑采用连续性肾脏替代治疗。

6)其他治疗:如停用可能引起低钠血症的药物、增加食源性的氯化钠摄入等。

另外,有研究表明,口服尿素可通过渗透性利尿作用,促进自由水排泄,对治疗低钠血症引起的神经系统损伤有一定效果。而肾上腺皮质激素能增加eGFR并拮抗AVP,多用于肾上腺皮质功能减退合并低钠血症,但较少用于心衰患者,可能存在容量负荷过载及高血压的风险。

(四)心衰合并高钠血症

1. 病因及发病机制

(1)医源性因素:长期或过度应用袢利尿剂或AVP受体拮抗剂,会引起自由水的清除显著增加;噻唑烷二酮和NSAID类药物也可能促进肾脏对钠的重吸收。

(2)容量管理不当:中枢渴觉功能减退、长期留置气管插管或胃管、无法自主饮水进食、过度限水且未及时补充适量清水或静脉输入过多含钠液体等。

2. 诊断标准、临床表现及分类

(1)诊断标准:血钠>145mmol/L。

(2)临床表现:以神经精神症状为主。早期可出现明显口渴、少尿、全身无力、恶心呕吐和体温升高等症状,可伴有失水体征;后期则呈现脑细胞失水的表现,如烦躁、易激惹或精神淡漠、嗜睡、抽搐或癫痫样发作甚至昏迷,可伴有肌张力增高和反射亢进等体征,重者危及生命。

高钠血症常合并多种实验室检查异常:

1)血液电解质浓度检测:当血钠>145mmol/L时,常合并高氯血症,两者升高程度通常一致,并伴有血浆晶体渗透压升高。

2)尿液相关指标:除应激反应早期或内分泌紊乱者外,尿钠浓度常常出现明显升高;尿氯、尿渗透压和尿相对密度等指标往往与尿钠浓度的变化一致。

(3)分类:详见表4。

3. 治疗　上述三类高钠血症在心衰患者中均有可能发生。早期症状较难察觉,要持续关注心衰治疗过程中血钠水平和血浆晶体渗透压的动态变化。治疗原则包括:明确病因诊断,积极治疗原发病,合理控制钠摄入,调节细胞外容量异常。主要的治疗方法有:补液、利尿等,具体可根据细胞外容量状态进行选择和调整(图6)。重者或难以纠正者,可考虑采用血液净化治疗。

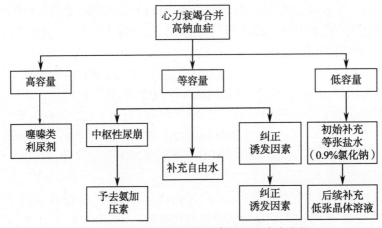

图6　心力衰竭合并高钠血症诊疗流程

(1)液体选择和配制:准备生理盐水与5%葡萄糖溶液,按1:3或1:1比例充分混合后进行补充(葡萄糖入体后代谢迅速,故混合溶液相当于低张溶液)。根据实际情况,0.45%盐水或5%葡萄糖溶液也可选用。

(2)补液途径:

1)口服途径:轻症患者可考虑口服,无法自主饮水者可通过鼻胃管途径注入。

2)静脉途径:症状较重者,尤其合并中枢神经系统损伤相关症状者,建议经静脉补充。

(3)注意事项:心衰患者补液不宜过快过多[下降速度不超过0.5~1.0mmol/(L·h),24小时内不超过10~12mmol/L,但不少于6mmol/L],血钠下降过快会引起脑细胞内外渗透压失衡,脑水肿发生风险增加。因此,补液过程中务必定时复查血钠浓度、检查神经系统症状和体征,以及时、适当地调整补液速度和总量。

四、总结

综上所述,当前在临床实践中,切不可忽视心衰患者的离子管理。在心衰患者中及时发现并纠正血钾、血钠等离子失衡状态,对于心衰患者的治疗和预后,具有重要的指导意义和临床价值。

（金 玮 黄凡翼）

参考文献

［1］ 中华医学会心血管病学分会心力衰竭学组,中国医师协会心力衰竭专业委员会,中华心血管病杂志编辑委员会. 中国心力衰竭诊断和治疗指南 2018 [J]. 中华心力衰竭和心肌病杂志(中英文), 2018, 2 (4): 30.

［2］ 中国医师协会心力衰竭专业委员会,国家心血管病专家委员会心力衰竭专业委员会,中华心力衰竭和心肌病杂志编辑委员会. 中国心力衰竭患者离子管理专家共识 [J]. 中华心力衰竭和心肌病杂志, 2020, 4 (1): 16-31.

［3］ ALDAHL M, JENSEN A C, DAVIDSEN L, et al. Associations of serum potassium levels with mortality in chronic heart failure patients [J]. Eur Heart J, 2017, 38 (38): 2890-2896.

［4］ MCDONAGH T A, METRA M, ADAMO M, et al. 2021 ESC Guidelines for the diagnosis and treatment of acute and chronic heart failure [J]. Eur Heart J, 2021, 42 (36): 3599-3726.

［5］ FUDIM M, GRODIN J L, MENTZ R J. Hyperkalemia in Heart Failure: Probably Not O "K" [J]. J Am Heart Assoc, 2018, 7 (11): e009429.

［6］ LLUBANI R, VUKADINOVIĆ D, WERNER C, et al. Hyperkalaemia in Heart Failure-Pathophysiology, Implications and Therapeutic Perspectives [J]. Curr Heart Fail Rep, 2018, 15 (6): 390-397.

［7］ HEIDENREICH P A, BOZKURT B, AGUILAR D, et al. 2022 AHA/ACC/HFSA Guideline for the Management of Heart Failure: A Report of the American College of Cardiology/American Heart Association Joint Committee on Clinical Practice Guidelines [J]. Circulation, 2022, 145 (18): e895-e1032.

［8］ PACKHAM D K, RASMUSSEN H S, LAVIN P T, et al. Sodium zirconium cyclosilicate in hyperkalemia [J]. N Engl J Med, 2015, 372 (3): 222-231.

［9］ BUYSSE J M, HUANG I Z, PITT B. PEARL-HF: prevention of hyperkalemia in patients with heart failure using a novel polymeric potassium binder, RLY5016 [J]. Future Cardiol, 2012, 8 (1): 17-28.

［10］ 中国医师协会心血管内科医师分会心力衰竭学组,中国心力衰竭患者高钾血症管理专家共识工作组. 中国心力衰竭患者高钾血症管理专家共识 [J]. 中华医学杂志, 2021, 101 (42): 8.

［11］ MULLENS W, VERBRUGGE F H, NIJST P, et al. Renal sodium avidity in heart failure: from pathophysiology to treatment strategies [J]. Eur Heart J, 2017, 38 (24): 1872-1882.

［12］ ADROGUÉ H J. Hyponatremia in heart failure [J]. Methodist Debakey Cardiovasc J, 2017, 13 (1): 40.

［13］ DEUBNER N, BERLINER D, FREY A, et al. Dysnatraemia in heart failure [J]. Eur J Heart Fail, 2012, 14 (10): 1147-1154.

［14］ PATEL Y R, KURGANSKY K E, IMRAN T F, et al. Prognostic Significance of Baseline Serum Sodium in Heart Failure with Preserved Ejection Fraction [J]. J Am Heart Assoc, 2018, 7 (12): e007529.

［15］ SICA D A. Hyponatremia and heart failure--pathophysiology and implications [J]. Congest Heart Fail, 2005, 11 (5): 274-277.

［16］ RODRIGUEZ M, HERNANDEZ M, CHEUNGPASITPORN W, et al. Hyponatremia in heart failure: pathogenesis and management [J]. Curr Cardiol Rev, 2019, 15 (4): 252-261.

[17] SPASVOSKI G, VANHOLDER R, ALLOLIO B, et al. Clinical Practice Guideline on Diagnosis and Treatment of Hyponatraemia [J]. Eur J Endocrinol, 2014, 170 (3): G1-G47.

[18] RODRIGUEZ M, HERNANDEZ M, CHEUNGPASITPORN W, et al. Hyponatremia in heart failure: pathogenesis and management [J]. Curr Cardiol Rev, 2019, 15 (4): 252-261.

[19] HOORN E J, ZIETSE R. Diagnosis and treatment of hyponatremia: Compilation of the guidelines [J]. J Am Soc Nephrol, 2017, 28 (5): 1340-1349.

[20] VERBALIS J, Goldsmith S R, Greenberg A, et al. Diagnosis, evaluation, and treatment of hyponatremia: expert panel recommendations [J]. Am J Med, 2013, 126 (10 Suppl 1): S1-S42.

心力衰竭合并瓣膜病变的处理

一、概述

心脏瓣膜病(valvular heart disease,VHD)的全人群患病率约为 3%,病因可简单分为先天性及获得性两类。来自北美的流行病学研究显示,获得性 VHD 的病因多与年龄增长有关,18~44 岁人群中 VHD 患者的发病率<1%,而 ≥75 岁人群中 VHD 患者发病率约为13.3%。已有研究显示,在高收入国家,退行性病变已取代风湿性病变成为了 VHD 的主要病因。VHD 的患病率也正随着人口老龄化的加剧而逐步增加,来自欧洲的研究基于人口数据预测,至 2046 年,中重度的 VHD 患者人数将翻一番。虽然 VHD 最终的治疗方法仍是外科手术,但这类患者终将面临慢性心力衰竭的困扰。同时,近年来微创的手术方式——经导管瓣膜置换技术,也已成为 VHD 治疗的另一主流方案;但对于尚未达到手术指征而等待手术、外科手术风险极高不适合手术或已行手术的患者而言,均需进行长期随访及指南指导的药物治疗(guideline-directed medical therapy,GDMT)。尽管在 VHD 合并心衰的患者中使用 GDMT 的证据尚待补充,但不可否认的是,无论病因如何,GDMT 仍是心衰治疗的基石,特别是在年老或合并症较多的患者中,通过达到目标剂量以改善患者生活质量及生存率常常具有极高的挑战性,但这更进一步突出了在现有情况下尽早确定药物及手术管理策略的重要性。VHD 的药物治疗管理目标应以改善心脏血流动力学,减轻症状及预防不良反应为主。与此同时,2020—2022 年美国心脏学会(American Heart Association,AHA)、美国心脏病学会(American College of Cardiology,ACC)及欧洲心血管病学会(European Society of Cardiology,ESC)关于心力衰竭及心脏瓣膜病管理指南的更新,对心脏瓣膜病及心力衰竭的诊疗提供了大量更新的证据。通过本章综述,以期在心脏瓣膜病合并心衰诊疗的临床实践中提供指导和帮助。

二、主动脉瓣反流

主动脉瓣反流(aortic regurgitation,AR)的人群发生率约为 0.5%。AR 的自然史以左室压力进行性加重和容量负荷过重为特征。在 AR 早期,由于心肌顺应性和代偿性的左室肥厚可确保在正常舒张末期压力下维持每搏输出量。在这一阶段,患者往往无症状。而随着瓣膜反流程度的进展,左心室进一步扩张并逐渐失代偿,进而发展为左心室功能不全。药物治疗管理的目的是控制系统性高血压,减少反流量以及减少心室不良重塑。

钙通道拮抗剂具有血管扩张的作用,其对 AR 患者中的潜在益处在于能够降低左室后负荷、减轻射血分数下降。一项针对无症状 AR 患者的研究显示,硝苯地平能够延缓 AR 患者达到手术指征的时间。基于此,我们有理由认为硝苯地平可以减轻无症状 AR 患者发生左心室收缩功能不全的风险,但远期生存率是否获益尚无定论。

血管紧张素转换酶抑制剂(angiotensin converting enzyme inhibitor,ACEI)及血管紧张素受体拮抗剂(angiotensin receptor blocker,ARB)的血管扩张作用能够减少 AR 患者前负荷

和减少反流量,同时增加有效每搏量。然而,这些理论上存在的益处并未真正转变为临床终点的获益。既往研究显示,在 AR 患者中使用盐酸喹那普利能够降低左室质量、提高左室射血分数(left ventricular ejection fraction,LVEF);而依那普利仅改善了左室舒张末期内径(left ventricular end diastolic diameter,LVEDD)。一项针对 LVEF 保留的重度 AR 的临床研究表明,卡托普利或硝苯地平并未延缓或减少外科主动脉瓣术(surgical aortic valve replacement,SAVR)的时机或需求。该类药物能够使患者得到最大获益的研究是针对具有多种合并症的、因外科手术极高危而无法行 SAVR 的患者,ACEI 或 ARB 能够减少全因死亡及心衰再住院的复合终点。

β 受体阻滞剂(beta-blocker,BB)可减轻后负荷及主动脉壁压力,但由于舒张期延长,可能会导致反流量增加。一项小型随机对照试验显示,与安慰剂组相比,AR 患者使用美托洛尔并未对左室尺寸产生任何影响,这表明 BB 可能导致反流量增加的担忧并不成立。BB 可能在马方综合征患者中具有一些特殊作用。一项随机试验的结果显示,BB 可降低主动脉根部扩张的风险。

药物治疗对于极其有限的 AR 患者起到了重要作用,特别是对于合并高血压的 AR 患者,或者不适宜进行外科手术的患者。但仍需强调的是,当患者具有明确手术指征时,GDMT 并不能取代主动脉瓣置换(aortic valve replacement,AVR)或者有手术指征的主动脉根部置换,更不应将 GDMT 作为一种治疗方案以推迟手术时机。

目前指南推荐对于有症状的重度 AR 患者,无论存在射血分数保留的心力衰竭(heart failure with preserved ejection fraction,HFpEF)还是射血分数下降(heart failure with reduced ejection fraction,HFrEF)的心衰,均应进行 AVR 手术治疗。但近年来,对于重度 AR 患者手术指征的探讨再次被提及。基于近年来多个回顾性非随机对照研究的结果,2021 版 ESC 心脏瓣膜病管理指南强调了体表面积(body surface area,BSA)校正的左室收缩末期内径(left ventricular end systolic diameter,LVESD)指数(LVESD index=LVESD mm/BSA m^2)在 AR 患者中的作用,不再将 LVEDD 作为手术指征的重要指标。来自美国梅奥诊所的回顾性研究显示 SAVR 随访 5 年,LVESDi 在 20~25mm/m^2 之间、LVESDi ≥ 25mm/m^2 的 AR 患者死亡率分别是 LVESDi>20mm/m^2 患者的 1.5 倍和超过 2 倍。这一结果为指南更新给出了较为有力的证据,推荐严重 AR 伴有 LVESDi>25mm/m^2(小体型患者)为外科手术 I 类推荐。同时,该研究显示,经多因素校正后,既往以 I 类适应证(LVEF<50% 且有症状)行 SAVR 的 AR 患者相较于以非 I 类适应证行 SAVR 的患者预后更差,进一步提出在无症状 AR 患者中行 SAVR 的可行性。该指南也新增了相关推荐:若外科手术低危,重度 AR 无症状患者 LVESDi>20mm/m^2(特别是小体型患者)或静息 LVEF ≤ 55% 时为外科手术 IIb 类推荐。虽然该指南未针对无症状重度 AR 患者行更进一步激进地推荐,但对于该类患者适应证的讨论尚未结束。笔者团队认同 2021 版 ESC 指南中提及的部分内容,在无症状患者未达到手术阈值但左室明显扩张(LVEDD>65mm)的左室逐渐增大或功能逐渐下降,也可能是无症状患者择期手术的一个合适指标。针对无症状重度 AR 患者手术指征的讨论仍需要更多临床研究结果的支撑(表 1)。

在 2021 版 ESC 指南中首次提到,对于重度 AR 且不符合 SAVR 条件的患者,可在经验丰富的中心考虑行经导管主动脉瓣置换术(transcatheter aortic valve replacement,TAVR)治疗。多个针对 AR 患者的标签外 TAVR 治疗的研究结果给予了一定的证据支撑。但笔者团队认为,对于重度 AR 的患者行 TAVR 手术仍需慎重考虑,除了不适宜 SAVR 手术的临床因素外,还需要通过术前 CT 影像分析讨论患者的解剖因素,对于主动脉根部解剖结构过大或合并主动脉明显增宽的患者,TAVR 的手术风险会大大增加。

重度 AR 的患者常常合并左室扩大及 LVEF 显著降低,即便 AVR 术后规律 GDMT 治疗的情况下,症状仍存在甚至反复心衰再入院等情况。虽然目前没有针对 HFrEF 的 AVR 术后患者是否需要进行心脏再同步化治疗(cardiac resynchronization therapy,CRT)的研究,但依据 2021 版心衰指南推荐,当出现窦性心律合并 QRS 波时长 ≥130ms,和 / 或心电图提示完全性左束支传导阻滞(left bundle branch block)形态,该类患者需考虑 CRT 植入。如果在 AVR 术后出现高度房室传导阻滞需要安置右心室起搏时,不论患者的纽约心功能分级(new york heart association,NYHA)及 QRS 波宽度,均应考虑 CRT 植入,该推荐对存在房颤的患者同样适用。

表 1　2021 版 ESC 指南关于主动脉瓣反流的更新内容

新增或修改	2017 年版本中的推荐	推荐等级	2021 年版本中的推荐	推荐等级
重度主动脉瓣反流的干预指征				
修改	无症状患者但静息 LVEF ≤50% 应接受外科手术	I	无症状患者 LVESD>50mm 或 LVESDi>25mm/m²(小体型患者)或静息 LVEF ≤50% 建议外科手术	I
	无症状患者、静息 LVEF>50% 但合并严重左心室扩张 LVEDD>70mm 或 LVESD>50mm(或小体型患者 LVESDi>25mm/m²)应考虑外科手术	IIa		
新增			若外科手术低危,无症状患者 LVESDI>20mm/m²(特别是小体型患者)或静息 LVEF ≤55% 可考虑外科	IIb

LVEF:左室射血分数;LVEDD:左室舒张末期内径;LVESD:左室收缩末期内径;LVESDi:体表面积校正的左室收缩末期内径指数

三、主动脉瓣狭窄

75 岁以上人群中,中重度主动脉瓣狭窄(aortic stenosis,AS)患者占比约 4%。药物治疗并不能延缓其疾病进展,唯一能够改变其预后的治疗方案为主动脉瓣置换。

对于症状性的高跨瓣压差的重度 AS 患者,2021 版 ESC 心脏瓣膜病管理指南仍推荐行手术治疗。除了平均跨瓣压差(mean pressure gradient,PGmean)≥40mmHg 或峰值流速(maximum jet velocity,Vmax)≥4.0m/s 以外,该指南对这类患者的定义还强调了瓣口面积(aortic valve area,AVA)≤1.0cm²[或体表面积矫正的瓣口面积指数(aortic valve area index,AVAi)≤0.6cm²/m²]。

对于无症状的重度 AS 患者的手术指征,推荐重度 AS 合并无其他诱因引起的收缩性左心室功能障碍(LVEF<55%)的无症状患者应考虑干预治疗。干预指征由 2017 版 ESC 指南

的 LVEF<50% 进一步放宽至 LVEF<55%。此新增推荐项来源于一个临床研究的结果。一项针对 LVEF 保留的、无症状或轻度症状的重度 AS 患者(总数 1 678 例)的对比研究。在经过 SAVR 治疗后,LVEF<55% 的患者死亡率明显高于 LVEF>60% 的患者(HR=2.51,95% CI 1.58~4.00,P<0.001),且在 LVEF<55% 的群体中药物保守治疗比外科手术治疗的死亡风险更高[调整 HR=2.70,95% CI 1.98~3.67,P<0.001]。因此,对于 LVEF<55% 无症状性 HFpEF 的 AS 患者,及时的非药物干预治疗或许会带来更好的生存结局。LVEF>55% 且运动试验正常的低风险无症状患者,该指南推荐的干预治疗指征有所扩大,若满足以下条件之一,应考虑手术干预:①极重度 AS,其定义由 Vmax>5.5m/s 扩展至 PGmean ≥60mmHg 或 Vmax ≥5m/s;②重度瓣膜钙化(最好由心脏 CT 扫描明确诊断)和 Vmax 每年进展 ≥0.3m/s;③无法用其他原因解释的重复测量证实 B 型脑钠肽(B-type brain natriuretic peptide,BNP)水平显著升高。而重度肺动脉高压(静息时有创肺动脉收缩压>60mmHg)不再是干预适应证。一项针对无症状重度的患者的多中心 RCT 研究结果显示,虽然保守治疗组与早期 SAVR 组在基线数据方面无明显差异,包括 Vmax [(5.04 ± 0.44)m/s $vs.$ (5.14 ± 0.52)m/s]、LVEF [(64.8 ± 4.1)% $vs.$ (64.8 ± 5.2)%] 等,但与保守治疗相比,早期 SAVR 后主要终点(手术期间或手术后 30 天内死亡或整个随访期间的心血管死亡)显著降低(1% $vs.$ 15%,HR=0.09,95% CI 0.01~0.67,P=0.003)。另一项回顾性研究纳入了 1 375 例无症状 AS 患者,通过描述自然病程、SAVR 手术时机以及生存率来研究中重度 AS 的预后,结果显示,基线 Vmax ≥5m/s 以及 LVEF<60% 的无症状重度 AS 患者被证实有更高的全因死亡和心血管死亡的风险。因此,笔者团队认为尽早手术干预对上述高危患者有着明确的获益,对于手术时机的准确判断能够对 AS 患者的预后起到决定性作用,而将该结论进一步外推至 TAVR 治疗,依据以往 SAVR 与 TAVR 的临床结果,相信 TAVR 治疗也将得到不劣于 SAVR 的结果。我们也期待进一步的随机试验[EARLY TAVR(NCT03042104)、AVATAR(NCT02436655)、EASY-AS(NCT04204915)、EVOLVED(NCT03094143)]提供更多的决策依据(表 2)。

2021 年版心脏瓣膜病管理指南提出,对于可接受手术干预的重度 AS 患者,SAVR 和 TAVR 之间的选择必须基于心脏团队对临床、解剖和手术因素的详细评价,权衡每种方法对患者的风险和受益,患者方可据此作出干预措施的选择。对低手术风险的年轻重度 AS 患者(<75 岁且 STSPROM/EuroSCORE Ⅱ<4%) 或不适合经股动脉 TAVR 的患者,指南推荐进行 SAVR 治疗。对高手术风险的老年重度 AS 患者(≥75 岁或 STS-PROM/EuroSCORE Ⅱ>8%) 或不适合外科手术的患者,指南推荐行 TAVR 治疗。其余患者根据个体化的临床、解剖结构和手术特征对其进行 SAVR 或 TAVR 治疗。

与 AR 患者相同,当重度 AS 的 HFrEF 患者在 AVR 术后规律 GDMT 治疗的情况下,仍有可能存在心衰症状甚至反复心衰再入院等情况。依据 2021 版心衰指南推荐,当出现窦性心律合并 QRS 波时长 ≥130 毫秒,和 / 或心电图提示完全性左束支传导阻滞(left bundle branch block)形态,该类患者需考虑 CRT 植入。如果在 AVR 术后(特别是 TAVR 术后)出现高度房室传导阻滞需要安置右心室起搏时,不论患者的纽约心功能分级(New York heart association,NYHA)及 QRS 波宽度,均应考虑 CRT 植入,该推荐对存在房颤的患者同样适用。

表 2　2021 版 ESC 指南关于主动脉瓣狭窄的更新内容

新增或修改	2017 年版本中的推荐	推荐等级	2021 年版本中的推荐	推荐等级
症状性主动脉瓣狭窄患者				
修改	症状性重度高压差主动脉瓣狭窄患者（PGmean ≥40mmHg 或 Vmax≥4.0m/s）应接受干预	I	建议对重度高压差主动脉瓣狭窄［PGmean ≥40mmHg，Vmax ≥4.0m/s 和 AVA ≤1.0cm²（或 AVAi ≤0.6cm²/m²）］的有症状患者进行干预	I
无症状重度主动脉瓣狭窄患者				
新增			重度主动脉瓣狭窄合并无其他诱因引起的收缩性左心室功能障碍（LVEF<55%）的无症状患者应考虑干预治疗	IIa
修改	对于正常射血分数且运动试验正常的低风险无症状患者，满足以下条件之一可行 SAVR 治疗： • 极重度主动脉瓣狭窄 Vmax>5.5m/s • 重度瓣膜钙化，Vmax 每年进展 0.3m/s • 无法被其他原因解释的重复测量证实 BNP 水平显著升高（>3 倍年龄和性别校正的正常范围） • 无法被其他原因解释的严重肺动脉高压（侵入性检查发现静息肺动脉收缩压>60mmHg）	IIa	对于 LVEF>55% 且运动试验正常的低风险无症状患者，满足以下条件之一应考虑手术干预： • 极重度主动脉瓣狭窄（PGmean ≥60mmHg 或 Vmax ≥5m/s） • 重度瓣膜钙化（最好通过心脏 CT 评估）和 Vmax 每年进展 0.3m/s • 无法被其他原因解释的重复测量证实 BNP 水平显著升高（>3 倍年龄和性别校正的正常范围）	IIa
主动脉瓣狭窄患者的推荐干预方式				
修改	干预的选择必须基于对技术适用性和对每种方式的风险和受益权衡的个体化评估。此外，选择需考虑实施干预的当地中心经验及既往相关结果	I	外科干预和经导管干预之间的选择必须基于心脏团队对临床、解剖和手术因素的详细评价，权衡每种方法对个体患者的风险和受益。心脏团队的建议应与患者讨论，患者方可据此作出干预措施的选择	I
修改	SAVR 推荐用于低手术风险患者（STS 或 EuroSCORE II<4% 或 Logistics EuroSCORE I<10%），且没有其他危险因素，如虚弱、瓷化主动脉、胸部放疗史	I	SAVR 推荐用于低手术风险的年轻患者（<75 岁 且 STS-PROM/EuroSCORE II <4%）或可手术且不适合经股动脉 TAVI 的患者	I
修改	TAVR 推荐于经心脏团队讨论不适合接受 SAVR 的患者	I	TAVI 推荐用于老年患者（75 岁）、高危患者（STS-PROM/EuroSCORE II>8%）或不适合手术的患者	I

续表

新增或修改	2017 年版本中的推荐	推荐等级	2021 年版本中的推荐	推荐等级
修改	在手术风险增加的患者中(STS 或 EuroSCORE II ≥ 4% 或 Logistic EuroSCORE I ≥ 10%,或有其他危险因素,如虚弱、瓷化主动脉、胸部放疗史),应由心脏团队根据患者特征作出个体化的 SAVR 与 TAVR 之间的决策,适合经股动脉入路的老年患者更倾向于 TAVR	I	根据个体化的临床、解剖结构和手术特征,建议对剩余患者进行 SAVR 或 TAVR	I

AVA:主动脉瓣瓣口面积;AVAi:体表面积校正的主动脉瓣瓣口面积指数;BNP:B 型脑钠肽;EuroSCORE:欧洲心脏手术危险评分系统;LVEF:左室射血分数;PGmean:平均跨瓣压差;SAVR:外科主动脉瓣置换术;STS-PROM:胸科医师协会死亡率风险预测值;TAVR:经导管主动脉瓣置换术;Vmax:最大峰值流速

四、二尖瓣反流

二尖瓣反流(mitral regurgitation,MR)是高收入国家最常见的心脏瓣膜病,65 岁以上人群发病率约为 22.1%,其中中重度 MR 约占 3%。MR 可根据其病变类型大体分为因二尖瓣瓣叶功能障碍而导致的原发性 MR(primary mitral regurgitation,PMR)和因左心功能不全及心室重构所致的继发性 MR(secondary mitral regurgitation,SMR)两类。

大多数重度 PMR 的患者由于代偿性心室扩大可持续多年处于无症状期。当容量负荷逐渐增大,左心不足以代偿时,劳力性呼吸困难和运动耐受降低的症状会慢慢发展,并发生不可逆的左室功能不全。然而,如果在症状出现前进行干预,则有很大的机会改善患者的生存。因此,早期诊断,确定其严重程度并评判容量负荷对左心室的影响十分重要。超声心动图仍是评价二尖瓣反流的首选成像技术,2021 版 ESC 心脏瓣膜病管理指南强调定性、半定量和定量测量的综合评估。针对偏心的、多发的及收缩晚期的反流患者,三维超声心动图在量化反流容积方面优于二维超声心动图。对于 PMR 而言,药物治疗并不能延缓其自然病程,对于症状性的重度 PMR,通过利尿药的使用可在一定程度上减轻心衰的症状,但最终仍需要手术治疗。

2021 年版 ESC 心脏瓣膜病管理指南使用了二尖瓣反流国际数据库(Mitral Regurgitation International Database,MIDA)评分,以评估接受药物治疗或手术治疗的严重 PMR 患者的全因死亡风险。在该评分所包含的变量中,LA 直径 ≥ 55mm 和 LVESD ≥ 40mm 被定义为新的扩张阈值,成为 PMR 治疗适应证中的重要更新指标。PMR 的手术方式应首选瓣膜修复,其远期预后显著优于二尖瓣置换。外科手术可根据不同的病变范围进行相应的术式调整,以期得到最大耐久度的修复。二尖瓣修复术远期耐久度的最关键因素在于外科医师的经验以及专业程度。Bridgewater 等人制订的由多方共同参与的二尖瓣手术外科医师培训计划显示,经过系统化培训的外科医师修复成功率可达 95% 以上,且术中死亡率低至 1% 以下。除了标准的胸骨正中切口,近年来标准化的微创切口技术在外科手术中的应用也达到了 21%。虽然外科手术是治疗 PMR 的"金标准",但仍有许多患者因高龄、合并症较多等问题导致外科手术高风险而无法得到救治,这一现状促进了经导管二尖瓣介入治疗的进步。但二尖瓣的病变类型较为复杂,需要针对不同病变类型采用不同的手术器械、手术策略,同时需要多种影像手段的辅助。在目前的实践中,经导管二尖瓣介入治疗主要局限在使用 MitralClip 等类似器械进行的经导管缘对缘修复术(transcatheter edge-to-edge repair,TEER)。手术需在患者全麻状态下进行,经股静脉输送器械,穿刺房间隔,到达二尖瓣病变位置,在数字减影血管造影(digital substraction angiography,DSA)及经食管超声心动图(trans-esophageal echocardiography,TEE)的辅助下完成手术。EVEREST Ⅱ 随机对照试验将 MitraClip 与外科二尖瓣修复手术进行了比较,结果显示,接受 MitraClip 的患者发生二尖瓣残留反流的比例高于外科手术(二尖瓣反流分级 2 级以上:57% *vs.* 24%,$P<0.001$)。5 年随访结果显示,MitraClip 术后再次手术需求较高(27.9% *vs.* 8.9%)。也因此,2021 年 ESC 心脏瓣膜病管理指南对于 PMR 患者行 TEER 的推荐等级仍为 Ⅱb 类(推荐用于外科手术高危且超声解剖标准合适的患者)。同时,我们也期待最新的 TEER 系统在外科手术高风险和中风险患者中的表现[MITRA-HR 研究(NCT03271762)和 REPAIR-MR 研究(NCT04198870)]。

SMR 的主要原因来源于左心室相关病变。当二尖瓣瓣叶正常,但左室扩大进而导致二尖瓣瓣环、瓣叶及腱索扩张时,二尖瓣闭合不全,故而出现二尖瓣反流。因此,针对二尖瓣反流合并心衰的一线治疗应从 GDMT 开始,包括 ACEI、ARB 及血管紧张素受体脑啡肽酶抑制剂(angiotensin receptor neprilysin inhibitor,ARNI),BB,盐皮质激素受体拮抗剂(mineralocorticoid receptor antagonist,MRA),以及钠-葡萄糖协同转运蛋白 2(sodium-dependent glucose transporters 2,SGLT-2)抑制剂的"新四联"。对于 SMR 合并传导系统异常的患者,使用双心室起搏的 CRT 植入也可改善左心室功能,改善二尖瓣反流的严重程度。对这类患者的手术干预,适合不宜外科手术且符合 COAPT 标准的患者,即必须是已经过 GDMT 治疗(包括 CRT)后仍存在症状的患者,在心脏团队综合讨论决策后方可进行。需要注意的是,LVEF 在评估严重 SMR 患者时存在误差,2021ESC 心脏瓣膜病管理指南虽然已经摒弃了这一指标,但仍然指出当 LVEF<15% 时,通常不选择瓣膜介入治疗,进行心脏移植或左室辅助装置治疗更能使患者获益(表3)。

表3　2021 年版 ESC 指南关于二尖瓣反流干预的更新内容

新增或修改	2017 年版中的推荐	推荐等级	2021 年版中的推荐	推荐等级
重度原发性二尖瓣反流的手术适应证建议				
修改	无症状患者左心室功能障碍(LVESD ≥45mm 和/或 LVEF ≤60%)应接受外科手术	Ⅰ	无症状患者左心室功能障碍(LVESD ≥40mm 和/或 LVEF ≤60%)应接受外科手术	Ⅰ
修改	对于左室功能保留(LVESD<45mm 且 LVEF>60%)的无症状患者和继发于二尖瓣反流或肺动脉高压(静止时 SPAP>50mmHg)的房颤,应考虑手术治疗	Ⅱa	对于左室功能保留(LVESD<40mm 且 LVEF>60%)的无症状患者和继发于二尖瓣反流或肺动脉高压(静止时 SPAP>50mmHg)的房颤,应考虑手术治疗	Ⅱa

续表

新增或修改	2017 年版中的推荐	推荐等级	2021 年版中的推荐	推荐等级
修改	对于左室射血分数保留（>60%）和 LVESD 为 40~44mm 的无症状患者，如果可能进行持久性修复，手术风险较低，在心脏瓣膜中心进行修复，并且至少存在以下发现之一，则应考虑手术治疗： 连枷瓣叶 左房明显扩大（容量指数 ≥60ml/m² BSA）	Ⅱa	对于低危左室射血分数保留（>60%）和 LVESD<40mm 且左房明显扩大（容量指数 ≥60ml/m² 或内径 ≥55mm）的无症状患者，如果可能进行持久性修复且在心脏瓣膜中心进行，则应考虑外科修复手术	Ⅱa
慢性重度继发性二尖瓣反流二尖瓣的手术适应证				
新增			瓣膜外科 / 介入手术仅推荐于即使接受 GDMT 治疗仍有症状的重度 SMR 患者，且应该由一个结构化的心脏协作团队决定	Ⅰ
伴有冠状动脉或其他心脏疾病需要治疗的患者				
新增			在由心脏团队评估不适合外科手术、有临床症状的患者中，可以在 PCI（和 / 或 TAVI）后行 TEER	Ⅱa
修改	严重 SMR 患者接受 CABG 和 LVEF>30% 时，推荐外科手术治疗	Ⅰ	对于接受冠状动脉旁路移植术或其他心脏手术的患者，推荐进行外科瓣膜手术	Ⅰ
无须治疗的伴发冠状动脉或其他心脏病的患者				
修改	当不需要血运重建且手术风险不低时，对于严重继发性二尖瓣反流、LVEF>30% 且尽管进行了最佳的医疗管理（包括 CRT），但仍有症状的患者，可考虑采用经皮缘对缘手术，且心超提示具有合适的瓣膜形态	Ⅱb	对于不符合外科手术条件，并且满足对治疗有反应的标准、有临床症状的患者，TEER 可以考虑	Ⅱa
修改	对于重度 SMR、LVEF<30% 且尽管进行了最佳的医疗管理（包括 CRT），但仍有症状、无法建立血运重建患者，心脏团队可根据患者个体特征仔细评估心室辅助装置或心脏移植术后可以考虑经皮缘对缘手术或外科瓣膜手术	Ⅱb	对于高危有临床症状、不适合外科手术或不满足对 TEER 治疗有反应的标准患者，心脏团队在仔细评估心室辅助装置或心脏移植后，可考虑 TEER 或其他经导管瓣膜治疗	Ⅱb

LVESD: 左室收缩末期内径；LVEF: 左室射血分数；SPAP: 肺动脉收缩压；BSA: 身体表面面积；GDMT: 指南指导下的药物治疗；SMR: 继发性二尖瓣反流；TEER: 经导管缘对缘修复术；PCI: 经皮冠脉介入治疗；TAVI: 经导管主动脉瓣置入术；CRT: 心脏再同步治疗

五、二尖瓣狭窄

风湿热目前仍是全球范围内二尖瓣狭窄(mitral stenosis,MS)最常见的原因,但随着老龄化的加剧,以二尖瓣瓣环钙化为主要表现的退行性 MS 也逐渐增多,约 10% 的老年人存在二尖瓣瓣环钙化,其中 1%~2% 进展为 MS。

二尖瓣狭窄的药物治疗方面,可常规使用利尿剂,BB,地高辛,非二氢吡啶类钙通道阻滞剂及伊伐布雷定来缓解心衰症状。对于中重度 MS 合并房颤的患者,2021 版 ESC 心脏瓣膜病管理指南仍推荐使用华法林抗凝,而非新型口服抗凝药(non-vitamin K antagonist oral anticoagulant,NOAC),但相关的随机临床试验正在进行中(INVICTUS VKA NCT 02832544),期待其结果推动指南的进一步更新。风湿性 MS 的治疗策略[经皮二尖瓣分离术(percutaneous mitral commissurotomy,PMC)或外科手术]及手术时机需要根据患者临床特点、瓣膜解剖、瓣下结构以及当地医院的经验综合评估。总的说来,有临床意义的(中至重度)风湿性二尖瓣狭窄(瓣口面积 ≤ 1.5cm^2)的患者才有手术干预指征。首选 PMC,只有存在 PMC 禁忌或不适合时才选择外科手术。即便是 PMC 术后再次狭窄的患者同样首选 PMC。

不同于风湿性 MS,退行性 MS 多因重度二尖瓣瓣环钙化导致,且多为高龄患者,合并症较多,且往往合并其他瓣膜疾病。由于环状钙化的解剖特征,手术风险及难度明显增加且预后往往较差。如果计划手术治疗,须通过超声心动图及心脏 CT 两种检查方式评估钙化程度及部位,从而评估干预治疗的可行性。治疗方法包括经导管和外科手术治疗,两者的有效性均有待证实。2021 版 ESC 心脏瓣膜病管理指南提出,经过多种影像学评估解剖合适的患者行经导管二尖瓣置换(transcatheter mitral valve replacement,TMVR)是具有可行性的,但同时提示应警惕左室流出道梗阻等风险。利用 TMVR 行外科生物瓣衰败后的瓣中瓣植入,有更高的安全性和有效性。

六、三尖瓣反流

中重度三尖瓣反流人群占比 0.55%。随着年龄增加,发生率的比例也显著增加,75 岁以上人群中占比约 4%。超过 90% 的三尖瓣反流(tricuspid regurgitation,TR)患者为继发性,多数患者的继发病因与左心瓣膜或心肌功能不全相关。原发性 TR 的病因常包括风湿性心脏病、感染性心内膜炎、类癌综合征、黏液瘤相关疾病、先天性瓣膜发育不良等。2021年 ESC 心脏瓣膜病管理指南提及一个新的心超分级方案,包括了两个额外的 TR 程度分级("极重度"和"巨量"),以便于更进一步评估其预后。

药物治疗方面,利尿剂可在一定程度上缓解右心衰的症状。同时,为了平衡与肝脏充血相关的肾素 - 血管紧张素 - 醛固酮系统的激活,可考虑使用 MRA 类药物。

2021 年 ESC 心脏瓣膜病管理指南指出,对于无症状或症状轻微的原发性 TR,一旦患者出现右心室扩张,均应考虑介入治疗。虽然该类患者手术的绝对适应证尚不明确,但手术时机的前移可避免不必要的右室损伤和器官功能衰竭,以及因此增加的手术风险。

在继发性 TR 患者的介入治疗方面,2021 年 ESC 心脏瓣膜病管理指南指出,对于不能外科手术的 TR 患者,在有经验中心经心脏瓣膜团队综合评估后,可尝试经导管治疗。这是第一个对经导管三尖瓣介入治疗作出明确建议的指南。这是由经导管三尖瓣介入器械创新和技术发展推动的结果,包括缘对缘夹合术,瓣环成形术和瓣膜置换术,早期临床数据表明,使用这些经导管介入治疗减少三尖瓣反流是可行的,并可以使术后症状和血流动力学得到改善。其中,我国自主研发的经导管三尖瓣置换系统(LuX-Valve)的探索性临床研究结局优异,被指南引用。同时,K-clip 等国内自主创新的经导管三尖瓣修复器械的临床试验也已经在进行中,标志着我国在经导管三尖瓣介入治疗领域已走在世界前沿(表 4)。

表 4 2021 版 ESC 指南关于三尖瓣反流介入治疗的更新内容

新增或修改	2017 年版本中的推荐	推荐等级	2021 年版本中的推荐	推荐等级
原发性三尖瓣反流介入治疗的适应证				
修改	对于无症状或症状轻微的患者,如患有严重的孤立性原发性三尖瓣反流和进行性右室扩张或右室功能恶化,应考虑手术治疗	Ⅱa	对于无症状或症状轻微、孤立性严重原发性三尖瓣反流和右心室扩张、适合手术治疗的患者,应考虑手术治疗	Ⅱa
继发性三尖瓣反流介入治疗的适应证				
修改	在既往有左心手术史和没有复发性左侧瓣膜功能障碍的情况下,对于有症状或有进行性右室扩张/功能障碍的严重三尖瓣反流患者,在没有严重右室或左室功能障碍和严重肺血管疾病/高血压的情况下,应考虑进行手术	Ⅱa	在没有严重右室或左室功能障碍和严重肺血管疾病/高血压的情况下,对于重度继发性三尖瓣反流(有或没有既往左心手术史)且有临床症状或右室扩张的患者,应考虑进行手术	Ⅱa
新增			对于无法接受外科手术、有临床症状的重度继发性三尖瓣反流患者,可在有经验的心脏瓣膜中心进行经导管治疗	Ⅱb
新增			对高外科手术风险的人工瓣膜衰败患者,可考虑行瓣中瓣植入术	Ⅱb

七、三尖瓣狭窄

孤立性三尖瓣狭窄极少见,多合并 TR 或二尖瓣病变,相关临床研究少。在正常心率下平均跨瓣压差>5mmHg 即认为存在三尖瓣狭窄。通常在外科手术治疗左心瓣膜疾病时,会同时进行三尖瓣的干预,选择修复还是置换主要取决于对瓣膜解剖和瓣下结构的评估,若置换首选生物瓣。经皮三尖瓣球囊成形术也可用于治疗少数解剖合适的患者,或单独进行,或与 PMC 联合进行,但需注意它经常引起明显的反流,长期耐久性较差。

八、结语

综上所述,心脏瓣膜病合并心衰的药物治疗对其预后的帮助相当有限,仅在 AR 及 SMR 两类患者中存在明确获益,且其并不针对瓣膜病变本身。瓣膜病变本身的治疗手段仍以外科手术及经导管介入治疗为主。通过严格的术前评估、心脏团队的综合决策以及长程的随访管理,才能建立一个完整的心脏瓣膜病管理中心,使患者获益。

(李怡坚 赵振刚 冯沅 陈茂)

参考文献

［1］ NKOMO V T, GARDIN J M, SKELTON T N, et al. Burden of valvular heart diseases: a population-based study [J]. Lancet, 2006, 368 (9540): 1005-1011.

［2］ D'ARCY J L, COFFEY S, LOUDON M A, et al. Large-scale community echocardiographic screening reveals a major burden of undiagnosed valvular heart disease in older people: the OxVALVE Population Cohort Study [J]. Eur Heart J, 2016, 37 (47): 3515-3522.

［3］ Writing Committee Members, OTTO C M, NISHIMURA R A, et al. 2020 ACC/AHA Guideline for the Management of Patients With Valvular Heart Disease: Executive Summary: A Report of the American College of Cardiology/American Heart Association Joint Committee on Clinical Practice Guidelines [J]. J Am Coll Cardiol, 2021, 77 (4): 450-500.

［4］ MCDONAGH T A, METRA M, ADAMO M, et al. 2021 ESC Guidelines for the diagnosis and treatment of acute and chronic heart failure [J]. Eur Heart J, 2021, 42 (36): 3599-3726.

［5］ VAHANIAN A, BEYERSDORF F, PRAZ F, et al. 2021 ESC/EACTS Guidelines for the management of valvular heart disease [J]. Eur Heart J, 2021.

［6］ HEIDENREICH P A, BOZKURT B, AGUILAR D, et al. 2022 AHA/ACC/HFSA Guideline for the Management of Heart Failure: A Report of the American College of Cardiology/American Heart Association Joint Committee on Clinical Practice Guidelines [J]. J Am Coll Cardiol, 2022, 79 (17): e263-e421.

［7］ VAHANIAN A, BEYERSDORF F, PRAZ F, et al. 2021 ESC/EACTS Guidelines for the management of valvular heart disease [J]. Eur Heart J, 2022, 43 (7): 561-632.

［8］ ELDER D H, WEI L, SZWEJKOWSKI B R, et al. The impact of renin-angiotensin-aldosterone system blockade on heart failure outcomes and mortality in patients identified to have aortic regurgitation: a large population cohort study [J]. J Am Coll Cardiol, 2011, 58 (20): 2084-2091.

［9］ SHORES J, BERGER K R, MURPHY E A, et al. Progression of aortic dilatation and the benefit of long-term beta-adrenergic blockade in Marfan's syndrome [J]. N Engl J Med, 1994, 330 (19): 1335-1341.

［10］ YANG L T, MICHELENA H I, SCOTT C G, et al. Outcomes in Chronic Hemodynamically Significant Aortic Regurgitation and Limitations of Current Guidelines [J]. J Am Coll Cardiol, 2019, 73 (14): 1741-1752.

［11］ BOHBOT Y, DE MEESTER DE RAVENSTEIN C, CHADHA G, et al. Relationship Between Left Ventricular Ejection Fraction and Mortality in Asymptomatic and Minimally Symptomatic Patients With Severe Aortic Stenosis [J]. JACC Cardiovasc Imaging, 2019, 12 (1): 38-48.

［12］ KANG D H, PARK S J, LEE S A, et al. Early Surgery or Conservative Care for Asymptomatic Aortic Stenosis [J]. N Engl J Med, 2020, 382 (2): 111-119.

［13］ LANCELLOTTI P, MAGNE J, DULGHERU R, et al. Outcomes of Patients With Asymptomatic Aortic Stenosis Followed Up in Heart Valve Clinics [J]. JAMA Cardiol, 2018, 3 (11): 1060.

［14］ GRIGIONI F, CLAVEL M A, VANOVERSCHELDE J L, et al. The MIDA Mortality Risk Score: development and external validation of a prognostic model for early and late death in degenerative mitral regurgitation [J]. Eur Heart J, 2018, 39 (15): 1281-1291.

［15］ BRIDGEWATER B, HOOPER T, MUNSCH C, et al. Mitral repair best practice: proposed standards [J]. Heart, 2006, 92 (7): 939-944.

［16］ ASGAR A W, KHAIRY P. Percutaneous repair or surgery for mitral regurgitation [J]. N Engl J Med, 2011, 365 (1): 90.

［17］ FELDMAN T, KAR S, ELMARIAH S, et al. Randomized Comparison of Percutaneous Repair and Surgery for Mitral Regurgitation: 5-Year Results of EVEREST Ⅱ [J]. J Am Coll Cardiol, 2015, 66 (25): 2844-2854.

［18］ MACK M J, ABRAHAM W T, LINDENFELD J, et al. Cardiovascular Outcomes Assessment of the Mitra Clip in Patients with Heart Failure and Secondary Mitral Regurgitation: Design and rationale of the COAPT trial [J]. Am Heart J, 2018, 205: 1-11.

［19］ HAHN R T, ZAMORANO J L. The need for a new tricuspid regurgitation grading scheme [J]. Eur Heart J Cardiovasc Imaging, 2017, 18 (12): 1342-1343.

肥厚型心肌病治疗进展

一、概述

肥厚型心肌病(hypertrophic cardiomyopathy,HCM)是编码心肌肌小节(或肌小节相关结构)蛋白的 8 个基因中 1 个或多个基因突变的心肌疾病,30%~60% 的 HCM 患者具有可识别的致病基因突变或可能的致病性遗传变异。β- 肌球蛋白重链基因(*MYH7*)和肌球蛋白结合蛋白 C 基因(*MYBPC3*)突变是最常见的两种致病基因突变(约占 70%),而其他基因(*TNNI3*、*TNNT2*、*TPM1*、*MYL2*、*MYL3*、*ACTC1*)突变各占一小部分。基因突变个体的后代会有 50% 的机会遗传变异,遗传了具有致病性基因突变的家庭成员发展成具有 HCM 临床表型的可能性很高,但临床表型变异也很大。我国以超声心动图筛查为依据的流行病学资料估算 HCM 患病率为 80/10 万,美国年轻人中不明原因无症状性心肌肥厚的患病率为 1∶(200~500)。美国成年人有症状的心肌肥厚发病率<1∶3 000。考虑到人群中存在大量无症状患者未被筛查发现,HCM 的实际患病率要高很多。

HCM 特征为心室壁呈不对称性肥厚,心室内腔变小,左心室舒张期顺应性下降。临床上需排除有其他心脏、系统性或代谢性疾病导致左心室肥厚的疾病。HCM 根据左室流出道(left ventricular outflow tract,LVOT)压差是否 ≥30mmHg 分为梗阻性和非梗阻性。HCM 患者临床表象差异很大,即有不少 HCM 患者直到 60 岁除心电、心超异常,几乎没有症状,寿命可能与正常人相近。但也有部分 HCM 患者却具有严重临床表型,是年轻人(包括运动员)心脏性猝死的主要原因。梗阻性肥厚型心肌病(obstructive hypertrophic cardiomyopathy,oHCM)约占 70%,患者临床症状往往更加严重,而且心衰、房颤、卒中以及死亡等风险均显著高于非梗阻患者。目前治疗 oHCM 的传统药物包括 β 受体阻滞剂、非二氢吡啶钙通道阻滞剂和丙吡胺(国内未上市)。但这些药物并非针对疾病的病理生理机制,疗效并不确定,临床证据有限,并且存在耐受性的问题。

对于充分药物治疗后仍有症状、LVOT ≥ 50mmHg 的患者,指南推荐行室间隔减容术(septal reduction therapy,SRT)。但是 SRT 治疗对专业技术要求高,国内开展相关操作的医院及专业人员非常有限。同时患者对于 SRT 的创伤和并发症风险也有顾虑。因此,临床非常期待创新药物,可以通过无创方式改善 oHCM 患者的症状和预后。Mavacamten 作为全球首创的心肌肌球蛋白抑制剂,在 2020 年欧洲心脏病学会(ESC)年会上公布的 Ⅲ 期临床试验 EXPLORER-HCM 研究是 HCM 药物治疗领域规模最大的随机、双盲、安慰剂对照临床试验,证实了 Mavacamten 治疗有症状的 oHCM 患者良好的疗效与安全性。Mavacamten 分别于 2020 年及 2022 年获得了美国食品药品监督管理局(FDA)及国家药品监督管理局药品审评中心(CDE)"突破性疗法"认定,也是本文叙述 HCM 新治疗的重点。

二、HCM 的诊断流程

超声心动图和心脏磁共振检查显示左心室肥厚但无扩大,不伴其他致心肌肥厚的代谢性或系统性疾病(如高血压或瓣膜病)的情况下,可诊断为 HCM。对于成人患者,HCM 的诊断依据为左心室任何节段的室壁厚度 ≥ 15mm。对于有 HCM 家族史的患者,或基因检测结果为阳性的患者,左心室壁厚度为 13~14mm 即可诊断 HCM。HCM 患者的初步评估包括症状方面有无晕厥、胸痛、心悸、心衰等以及 HCM 和心脏性猝死家族史的问诊;辅助检查包括心电图、超声心动图、动态心电图、超声心动图和心脏 MRI 和基因检测流程如图 1 所示。

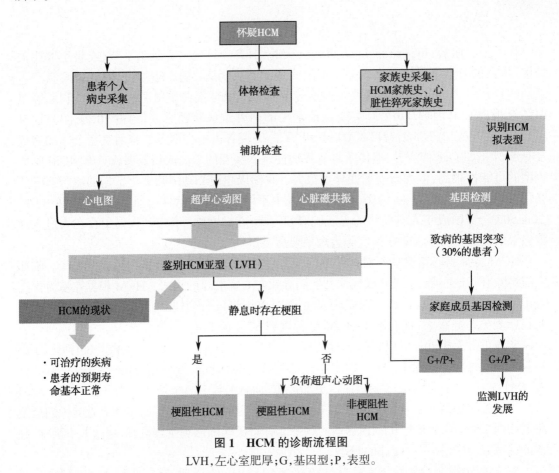

图 1　HCM 的诊断流程图
LVH,左心室肥厚;G,基因型;P,表型。

HCM 患者左室流出道压力阶差>30mmHg,发生发展为具有心衰症状的风险增加,负荷超声心动图是测定左室流出道压力阶差的主要方法,当患者不能运动时可替代为 Valsalva 动作。由于与超声心动图相比,心脏磁共振的图像更清晰,可以更精确地估计左心室的厚度,而且有助于心脏性猝死的风险分层,所以积极建议 HCM 临床评估时使用心脏磁共振。此外,建议 HCM 患者每年行进行 1 次基本的临床评估,评估方式包括心电图、超声心动图和动态心电图。

三、HCM 的治疗

随着对 HCM 发病机制的认识逐渐加深,HCM 已经从难治性疾病变为可治性疾病。HCM 药物治疗进展尤为凸显。HCM 的治疗策略包括有负性肌力药物、室间隔减容治疗、心衰管理、心脏移植,以及猝死预防、房颤导管消融术、抗凝等(图 2),综合治疗可显著降低患者的死亡率,提高 HCM 患者生活质量并延长生存期。

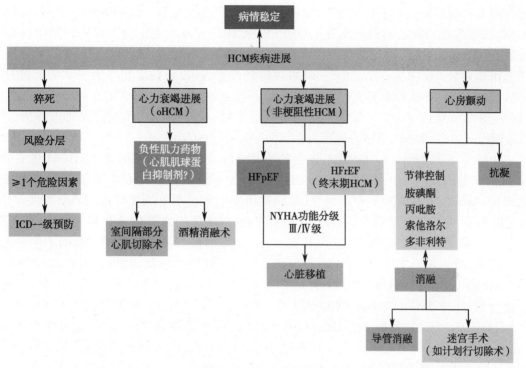

图 2 HCM 患者的治疗

ICD,植入式心律转复除颤器;HFpEF,射血分数保留的心力衰竭;HFrEF,射血分数降低的心力衰竭。

(一)症状性 oHCM 患者的治疗

1. 经典药物 在 oHCM 患者中,药物治疗的目的主要是缓解和控制心衰症状。负性肌力药物是常规的 oHCM 药物治疗,包括 β 受体阻滞剂、维拉帕米、丙吡胺,一般能够在短期内控制症状。由于缺乏循证证据,并不建议无症状的 HCM 患者接受 β 受体阻滞剂治疗。β 受体阻滞剂是缓解 HCM 患者症状的一线用药。既往研究表明,与安慰剂相比,美托洛尔可减轻 oHCM 患者在静息时、运动峰值时和运动后的左室流出道梗阻,缓解症状并改善生活质量,且治疗过程中最大运动耐量保持不变。维拉帕米降低静息左室流出道压力阶差的作用较弱,对于静息左室流出道压力阶差较大和晚期心衰的 HCM 患者,应慎用维拉帕米。一般情况下,不建议联用 β 受体阻滞剂和维拉帕米,否则可能导致心动过缓、低血压。丙吡胺是强效负性肌力药物,可减少左室流出道压力阶差、改善临床症状,可作为延缓选择性切除术(或酒精消融术)时的药物治疗选择。HCM 患者应避免使用可能加重症状和增加左室流出道压力阶差的药物,包括扩血管药物、氨氯地平、硝苯地平、ACEI、β 受体激动剂(如多巴酚丁胺和多巴胺),以及治疗注意力缺陷多动障碍的药物。

2. 新型药物 近年来,HCM 治疗的重大进展体现在治疗新的药物出现,主要包括 Mavacamten 和 Aficamten。两种药物目前均已获得美国 FDA 的突破性疗法认定。Mavacamten(MyoKardia)是一种小分子心肌肌球蛋白变构调节剂,可通过抑制肌钙-肌球蛋白结合,阻止肌桥形成。从而在根本上改善心肌收缩的功能亢进和心肌细胞的能量利用问题,进而改善心肌的舒张功能,改善患者症状。

2016 年 *Science* 重磅发表的基础研究首次提出 MYK-461(化学名:Mavacamten)可以

通过降低心肌肌球蛋白重链的 ATP 酶活性来降低心肌收缩力,减轻 HCM 小鼠的心肌肥厚、心肌纤维化。随后的临床研究 PIONEER-HCM 研究显示无论对于检测性指标(如运动后 LVOT 压力梯度,静息 LVEF 水平,NT-proBNP 等)还是症状性指标(如 NYHA 分级,呼吸困难评分),使用 Mavacamten 后均可以得到改善,且改善程度和药物浓度呈正相关。MAVERICK-HCM 试验证实使用 Mavacamten 不仅可改善 nHCM 患者的心脏舒张功能,且其耐受性与安全性也得到了保证。动物实验证实 Mavacamten 治疗可降低心肌收缩力,消除收缩前向运动(SAM),改善心肌压力 - 容积关系。

2021 年 5 月 16 日,ACC 2021 年会公布了 Mavacamten 对有症状的 oHCM 患者治疗的首个临床研究——EXPLORER-HCM 研究。EXPLORER-HCM 是一项Ⅲ期的随机双盲、安慰剂对照国际多中心研究,是同类研究中第一项也是规模最大的前瞻性评估 oHCM 患者结果的临床研究,在 13 个国家的 68 个临床心血管中心入组了 251 例有症状的 oHCM 患者。入选标准包括:年龄 ≥ 18 岁且明确诊断为 oHCM[原因不明的左心室肥厚,最大左心室壁厚度为 ≥15mm(如果是家族性肥厚型心肌病,则为 ≥13mm);静息、Valsalva 动作后或运动时的左室流出道(LVOT)压力阶差峰值 ≥ 50mmHg;左室射血分数 ≥ 为 55%;以及 NYHA 分级Ⅱ~Ⅲ级]。受试者按照 1∶1 随机分为安慰剂组和 Mavacamten 组(起始剂量 5mg 每日 1 次,在第 8 周和 14 周时逐渐滴定到最大量 15mg,每日 1 次),两组人群的基线数据(包括人口学特点及 HCM 严重程度)均无显著性差异。整个治疗期为 30 周。研究主要评估指标是疾病特异性堪萨斯城心肌病调查问卷(KCCQ),包括患者自我报告的 KCCQ,涵盖生理功能受限和所有症状的 KCCQ 临床总结(KCCQ-CS),以及涵盖生理功能受限、社会功能受限、所有症状和生活质量的 KCCQ 整体总结(KCCQ-OS)。KCCQ 对健康状态的评估采用百分制,0~24% 为极差 - 差,25%~49% 为差 - 中等,50%~74% 为中等 - 较好,75%~100% 为较好 - 好。分别评估了基线、治疗 6 周、12 周、18 周、30 周以及治疗结束后 2 周(即研究 38 周)时的 KCCQ 评分并进行了统计分析。

研究结果显示:最终 114 例受试者进行了数据分析,显示在治疗 30 周时,服用 Mavacamten 组的 KCCQ-OS 评分与基线相比的变化[平均 14.9(SD:15.8)]大于安慰剂组[平均 5.4(13.7)],两组相差 9.1 分(95% CI 5.5~12.8,$P < 0.0001$),两组患者的 KCCQ 评分均下降,以 Mavacamten 组更为明显,但是与基线 KCCQ 评分相比,均无显著差异(图 3)。

KCCQ 评分可分为多类,包括症状、生理功能限制、社会功能限制、生活质量等各个方面,从分类的 KCCQ 评分来看,Mavacamten 患者的评分改善均显著优于安慰剂组。根据治疗前后 KCCQ 评分的变化情况,将受试者分为临床恶化(≤ –5 分)、临床无明显变化(–5~<5 分)、临床轻微改善(5~10 分)、临床明显改善(10~<20 分)和临床极为显著改善(≥ 20 分)五组。结果提示,Mavacamten 取得了更为显著的疗效,每 5 例接受治疗的患者,就有 1 例可获得极为显著的症状改善。经过 30 周的治疗后,Mavacamten 有 36% 的患者达到了临床极为显著改善,而安慰剂组只有 15%。安慰剂组有 23% 的患者出现了临床恶化,Mavacamten 组只有 9%。同时,在所有受试者中,KCCQ 评分改善最为显著的也是峰值耗氧量提高[≥3ml/(kg·min)]最为显著的人群。安全性方面,Mavacamten 组受试者有 7 人出现了左室射血分数下降,其中 6 人提供了可分析的 KCCQ 评分,他们的 KCCQ 评分改善情况与 Mavacamten 组其他受试者改善情况相似。

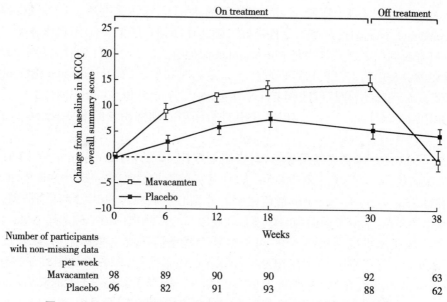

图 3　Mavacamten 治疗组与安慰剂组治疗期间 KCCQ-OS 评分的变化

EXPLORER-HCM 研究作为一项新药首次评估了 Mavacamten 对有症状的 oHCM 患者的治疗作用。研究显示新型肌球蛋白抑制剂 Mavacamten 可显著改善症状性 HCM 患者的生理功能，症状缓解和生活质量。特别是，KCCQ-OS 评分有很大改善（≥20 分）的患者比例远远高于安慰剂组患者。此外，EXPLOERE-HCM 心脏磁共振（cardiac magnetic resonace，CMR）亚组研究发现 Mavacamten 与 LVMI（左室质量指数）（组间差异：−30.0g，95% CI −43.3~−16.7，$P<0.000\ 1$）、LVWTmax（最大左室壁厚度）（组间平均差异：−13.1g/m²，95% CI −18.7~−7.5，$P=0.000\ 2$）以及 LAVI（最大左心房容积指数）（组间平均差异：−10.3ml/m²，95% CI −16.0~−4.6，$P=0.000\ 4$）显著降低有关，且与安慰剂相比，Mavacamten 组高敏心肌肌钙蛋白（hs-CTNI）减少 50%，氨基末端脑钠肽前体（NT-proBNP）减少 80%（$P<0.01$），LVMI 的变化与 hs-CTNI 的变化呈正相关（$n=31$，Rho=0.75，95% CI 0.53~0.87）。

值得关注的是，EXPLORER-HCM 研究并未观察包括死亡/心衰入院等临床硬终点事件，同时停药后症状很快恢复至基线状态，提示 Mavacamten 需要持续治疗方可有效缓解临床症状。但是，对于长期预后的改善、心脏结构的影响以及安全性的评估需要在更长的时间维度继续观察。为了更好地确定超过 30 周的治疗结果，EXPLORER-HCM 试验随后进行了延长开放标签随访 5 年的 MAVA-LTE 研究，以便更好地确定治疗的安全性和有效性，从 2019 年 4 月开始，244 例完成 Mavacamten 全球 Ⅲ 期 EXPLORER-HCM 研究治疗的患者中有 231 例（95%）加入 MAVA-LTE 研究。MAVA-LTE 研究旨在收集 Mavacamten 长期安全性和有效性数据。患者初始服用 Mavacamten 5mg/d，在第 4 周、8 周、12 周以及 24 周基于超声心动图 LVOT 压差和 LVEF 结果调整剂量，最终剂量范围为每日 2.5mg、5mg、10mg 或 15mg。此次报告数据分析截至 2021 年 8 月 31 日。231 例患者（平均年龄 60 岁；39% 女性；中位随访时间 62.3 周）在第 48 周时静息 LVOT 压差较基线平均降低 35.6mmHg，Valsalva 后压差平均降低 45.3mmHg，下降趋势一直持续到第 84 周。第 48 周时，67.5% 的患者 NYHA 分级至少改善 1 级。第 48 周时 NYHA Ⅰ 级患者比例由基线时的 6.1% 提高到 55.3%，意味着这些患者已经没有明显症状。第 48 周时 NT-proBNP 水平下降了 480ng/L,第 84 周时下降了 488ng/L,降幅达 63%,提示这些患者的心衰得到显著改善。Mavacamten 长期治疗总体耐受性良好。随访期间,34 例(14.7%)患者报告有严重不良事件,但只有 5 例(2.2%)被认为与 Mavacamten 治疗有关。26 例(11.0%)患者中断治疗,其中 12 例(5.2%)是因为 LVEF。这项规模最大、随访时间最长的 Mavacamten 治疗 oHCM 的研究显示,avacamten 治疗持续改善 LVOT 压差、NYHA 分级和 NT-proBNP 水平,与主研究(EXPLORER-HCM)结果一致。oHCM 患者进行超声心动图指导的 Mavacamten 治疗安全有效。

EXPLORER-HCM 研究结果显示,与安慰剂相比,服用 Mavacamten 治疗 30 周,oHCM 患者的临床症状、运动能力、生活质量和 LVOT 压差均有显著改善。EXPLORER-HCM Ⅲ 期临床研究结果证实了 Mavacamten 能够缓解肥厚型心肌病患者的 LVOT 压力阶差,控制症状并改善生活质量,从分子层面为治疗梗阻性肥厚型心肌病提供了一种选择。Mavacamtent 作为首款心肌肌球蛋白别构调节剂,可以减低心室壁应激的生物标志物,减轻过度的心肌收缩力和增加舒张顺应性。在 MAVERICK-HCM 研究中,多数非梗阻性 HCM 患者对 Mavacamtent 的耐受性良好,无严重不良事件发生。接受 Mavacamtent 治疗后,非梗阻性 HCM 患者的血清 NT-proBNP 和 cTnI 水平呈剂量依赖性降低,这意味着这些患者心室壁应力的改善和心肌损伤的减轻,长期应用可能会有明显的临床获益,而且病情较重的患者可能从 Mavacamtent 治疗中获益更多。对症状更为明显、预后更差的梗阻性 HMC 患者,EXPLORER-HCM 研究重要意义体现在对 HCM 患者改善严重心血管疾病的生活质量、临床症状。

VALOR-HCM 研究是一项随机、双盲、安慰剂对照研究,评估了 Mavacamten 在严重症状性梗阻性 HCM(oHCM)成人患者中的作用,入选患者符合 2011 年美国心脏病学会(ACC)/ 美国心脏协会(AHA)HCM 指南所提出的室间隔减容治疗(SRT,包括室间隔切除术和室间隔酒精消融术)指征。该研究在美国 19 个 HCM 中心共招募了 112 例患者,所有患者均接受了最大耐受剂量的基础药物治疗(59% 单药,30% 双联用药,3% 三联用药),随机接受 Mavacamten 或安慰剂治疗 16 周,以观察 Mavacamten 是否可以使 oHCM 患者延迟或者避免 SRT。Mavacamten 组的患者初始剂量为 5mg/d,根据超声心动图测量的左室射血分数(LVEF)和左室流出道(LVOT)压差,在第 4 周、8 周和 12 周时进行剂量滴定,最终剂量范围为每日 2.5mg、5mg、10mg 或 15mg。主要终点为患者决定进行 SRT 或在第 16 周仍符合指南 SRT 指征的复合终点。次要终点包括第 16 周运动后 LVOT 压差、NYHA 心功能分级改善 ≥1 级的患者数、堪萨斯城心肌病调查问卷(KCCQ)、N 末端 B 型利钠肽原(NT-proBNP)和肌钙蛋白 I 的变化。研究所有主要和次要疗效终点均达到显著统计学差异($P<0.001$)。第 16 周时,56 例接受安慰剂治疗的患者中有 43 例(76.8%)达到主要终点,而 56 例接受 Mavacamten 治疗的患者中仅有 10 例(17.9%)达到主要终点,其中两组各有 2 例患者进行了 SRT。

Mavacamten 组 63% 的患者 NYHA 分级改善 ≥1 级,27% 的患者改善 ≥2 级。而安慰剂组仅有 21% 和 2% 的患者达到相应症状改善。Mavacamten 较安慰剂组能够进一步降低 LVOT 压差(静息压差降低 33.4mmHg,Valsalva 后压差降低 47.6mmHg)。Mavacamten 还能够较安慰剂显著改善患者 KCCQ 评分,降低患者的 NT-proBNP 和肌钙蛋白 I 水平。安全性方面,Mavacamten 组总体表现良好,有 2 例患者因 LVEF 研究结果证实 Mavacamten 基于超声心动图指导的滴定策略,可显著减少第 16 周时 oHCM 患者 SRT 需求,降低 LVOT 压差,改善心功能及生活质量,安全性和耐受性良好。

VALOR-HCM 研究进一步扩展了 Mavacamten 治疗的 oHCM 患者范围,是针对适合且拟行 SRT 的患者。相较于 EXPLORER-HCM 研究(Mavacamten 组:NYHA Ⅱ级 72%、NYHA Ⅲ级 28%;安慰剂组:NYHA Ⅱ级 74%、NYHA Ⅲ级 26%),VALOR-HCM 研究纳入的患者症状更重(92.9% 的患者为 NYHA Ⅲ/ Ⅳ级)。EXPLORER-HCM 研究排除了使用丙吡胺或联合使用 β 受体阻滞剂与钙通道阻滞剂的患者,而 VALOR-HCM 药物治疗更积极,20% 的患者接受了丙吡胺治疗,超过 30% 患者接受联合治疗。同时也进一步证明了 Mavacamten 在 oHCM 患者中良好的疗效与安全性:接受 Mavacamten 治疗的患者,无论是 LVOT 压差,还是临床症状、心功能、生活质量都得到了显著改善,为严重的 oHCM 患者提供了手术治疗外第一个可行的药物选择。

HCM 领域包括流行病学数据、随机对照研究都非常有限,HCM 还有很多的未知。Mavacamten 的出现,对于 HCM 的治疗乃至进一步的认识是开拓性的。因为新药物的出现,一方面提供了新的治疗手段,另一方面,也让我们对这个疾病诊断和治疗更加关注,从而带来整个 HCM 疾病认识的进展。

Aficamten(Cytokinetics)是另一新型选择性小分子心肌肌球蛋白抑制剂,可减少每个心脏周期中活性肌动蛋白 - 肌球蛋白交叉桥的数量,从而抑制肥厚型心肌病的心肌过度收缩。2021 年 9 月,Aficamten Ⅱ期临床试验 REDWOOD-HCM 的队列 1 和队列 2 的结果公布,研究显示,与安慰剂相比,Aficamten 可降低症状性梗阻性肥厚型心肌病患者的左室流出道压力阶差,改善心衰症状,患者耐受良好,未发生治疗相关的严重不良事件。基于上述研究结果,2021 年 12 月,Aficamten 也获得了美国 FDA 的突破性疗法认定,用于治疗症状性梗阻性肥厚型心肌病。

2022 年 2 月 1 日,REDWOOD-HCM 研究队列 3 共纳入了 13 名症状性梗阻性肥厚型心肌病患者,这些患者的静息或 Valsalva 后左室流出道压力阶差 ≥ 50mmHg,合并用药包括丙吡胺。队列 3 的患者接受 5~15mg 的 Aficamten 治疗,根据超声心动图指导用药剂量,治疗持续 10 周。在接受 Aficamten 治疗后,患者的平均静息左室流出道压力阶差和 Valsalva 后左室流出道压力阶差大幅降低,即静息左室流出道压力阶差<30mmHg,且 Valsalva 后左室流出道压力阶差<50mmHg;患者的平均左室射血分数(LVEF)仅出现轻度降低;多数患者的纽约心脏协会(NYHA)功能分级都有所改善。在队列 3 中,Aficamten 的安全性和耐受性良好,没有出现治疗中断和严重的治疗相关不良事件;Aficamten 的药代动力学数据与队列 1 和队列 2 中观察到的数据相似。队列 3 的结果显示,对于药物难治的症状性 oHCM 患者,Aficamten 降低左室流出道压力阶差的作用有临床意义,且与丙吡胺联用时的安全性良好。这一研究结果支持研究者将症状性梗阻性肥厚型心肌病患者纳入 SEQUOIA-HCM 研究,即 Aficamten 的 Ⅲ期临床试验。

Aficamten 和 Mavacamten 是两种获得了梗阻性肥厚型心肌病突破性疗法认定的新药,为患者的治疗带来了新的希望。2022 年 2 月 7 日,中国国家药品监督管理局药品审评中心(CDE)批准将这两种药物纳入拟突破性治疗品种清单。

3. 手术治疗　对于药物难治性 oHCM 患者,手术治疗方案主要包括室间隔部分心肌切除术和酒精消融术。对于静息或运动状态下的左室流出道压力阶差 ≥ 50mmHg 的药物难治性症状性 oHCM 患者(NYHA 功能分级Ⅲ/ Ⅳ级),应考虑在有经验的中心行室间隔部分心肌切除术以缓解左室流出道梗阻。对于部分症状较轻的 oHCM 患者(NYHA 功能分级Ⅱ

级),也可以考虑行室间隔部分心肌切除术。对于不适合手术的药物难治性症状性 oHCM,酒精室间隔消融术是主要的替代治疗方式。如患者存在猝死高风险或室间隔瘢痕引起的室性心律失常,可考虑在酒精室间隔消融术后预防性植入 ICD。

(二) 非梗阻性 HCM 的治疗

大部分非梗阻性 HCM 患者无症状或仅有轻度症状(NYHA 功能分级 Ⅰ/Ⅱ级),且进展为心衰或发生其他临床不良事件的可能性较小,通常不需要干预治疗。对于有心衰症状的非梗阻性 HCM 患者,临床医师应启动药物治疗(β 受体阻滞剂或维拉帕米),并通过询问病史和行影像学检查密切监测病情变化。静息状态下有症状的非梗阻性 HCM 患者应进行负荷超声心动图检查,以测定运动后左室流出道压力阶差。对于有适应证的患者,可使用室间隔减容治疗。峰值 $VO_2 \leq 14ml/(kg \cdot min)$(或年龄预测值<50%)的非梗阻性 HCM 患者,应考虑心脏移植术。此外,由于全心射血分数<50% 的患者可能出现病情迅速恶化,即使其症状较轻,也应该考虑评估心脏移植治疗。

(三) 重视遗传咨询

对 HCM 患者的一级亲属建议基因检测或影像学检查进行筛查,对家庭成员的筛查建议取决于检测到基因变异的致病性,报告的致病性应每 2~3 年重新确认 1 次。基因检测可以使用不同技术,包括外显子序列或全基因组测序。基因面板通常包括 8 个基因(*MYH7*、*MYBPC3*、*TNNI3*、*TNNT2*、*TPM1*、*MYL2*、*MYL3* 和 *ACTC1*),可识别约 30% 散发性和 60% 家族性 HCM 患者致病基因。而中国人群中,*MYH7*、*MYBPC3*、*TNNT2* 和 *TNNI3* 突变频率分别为 26.0%、18.0%、4.0% 和 3.5%,9.5% 的患者为多基因突变,60% 的患者有明确致病突变。基因型阳性但表型阴性(正常)是指一类携带致病或可疑致病的突变基因,但无临床症状及影像学左心室肥厚证据的人群,也被称作是临床前 HCM。他们需要持续监测 HCM 是否发病以及是否发展至临床阶段,因为 HCM 从分子水平诊断到临床心衰的出现,家庭成员之间或不同家庭之间异质性很大。

(四) 心脏性猝死风险评估与预防

HCM 是造成年轻人 SCD 最常见的原因,也是最严重的并发症。年轻 HCM 患者 SCD 发生风险高于老年患者,儿童期 HCM 患者 5 年 SCD 事件累计发生率为 8%~10%。HCM 一旦诊断后立即进行综合、系统的无创 SCD 风险评估,此后每 1~2 年评估 1 次。评估指标包括:心搏骤停或持续室性心动过速(室速)的个人史,怀疑与心律失常相关晕厥,近亲属 HCM 相关的过早猝死史,患者本身心搏骤停史和持续室速发作史,最大室壁厚度,LVEF,左心室心尖室壁瘤,连续心电监测有非持续性室速。过去十多年的研究聚焦 SCD 风险因素的探索,并依此对患者进行危险分层进而发现需要进行 ICD 植入预防 SCD 的高风险患者。随着风险分层策略的实施与 ICD 在临床中日益广泛的应用,疾病相关的死亡率已有显著下降。由于 SCD 的风险长期存在,阶段性评估是 HCM 患者长期管理不可或缺的一环。

(卢群 郑涛 白玲)

参考文献

[1] MARON B J, DESAI M Y, NISHIMURA R A, et al. Diagnosis and Evaluation of Hypertrophic Cardiomyopathy: JACC State-of-the-Art Review [J]. J Am Coll Cardiol, 2022, 79 (4): 372-389.

［2］ MARON B J. Clinical course and management of hypertrophic cardiomyopathy [J]. N Eng J Med, 2018, 379: 655-668.

［3］ ANNE M, DYBRO T B, RASMUSSEN R R, et al. Randomized Trial of Metoprolol in Patients With Obstructive Hypertrophic Cardiomyopathy [J]. J Am Coll Cardiol, 2021, 78 (25): 2505-2517.

［4］ MAKAVOS G, KAIRIS C, TSELEGKIDI M E, et al. Hypertrophic cardiomyopathy: an updated review on diagnosis, prognosis, and treatment [J]. Heart Fail Rev, 2019, 24 (4): 439-459.

［5］ MARON B J, MARON M S, SHERRID M V, et al. Future Role of New Negative Inotropic Agents in the Era of Established Surgical Myectomy for Symptomatic Obstructive Hypertrophic Cardiomyopathy [J]. J Am Heart Assoc, 2022, 11 (9): e024566.

［6］ SPERTUS J A, FINE J T, ELLIOTT P, et al. Mavacamten for treatment of symptomatic obstructive hypertrophic cardiomyopathy (EXPLORER-HCM): health status analysis of a randomised, double-blind, placebo-controlled, phase 3 trial [J]. Lancet, 2021, 397 (10293): 2467-2475.

［7］ OLIVOTTO I, OREZIAK A, BARRIALES-VILLA R, et al. Mavacamten for treatment of symptomatic obstructive hypertrophic cardiomyopathy (EXPLORER-HCM): a randomised, double-blind, placebo-controlled, phase 3 trial [J]. Lancet, 2020, 396 (10253): 759-769.

［8］ MARON M S, ROWIN E J, MARON B J. Is surgical myectomy challenged by emergence of novel drug therapy with mavacamten？[J]. Asian Cardiovasc Thorac Ann, 2022, 30 (1): 11-18.

［9］ PYSZ P, RAJTAR-SALWA R, SMOLKA G, et al. Mavacamten-a new disease-specific option for pharmacological treatment of symptomatic patients with hypertrophic cardiomyopathy [J]. Kardiol Pol, 2021, 79 (9): 949-954.

［10］ BARRY J M, ETHAN J R, JAMES E U, et al. Clinical Spectrum and Management of Heart Failure in Hypertrophic Cardiomyopathy [J]. JACC Heart Fail, 2018, 6 (5): 353-363.

［11］ BUTZNER M, ROWIN E, YAKUBU A, et al. Clinical Characteristics and Healthcare Resource Utilization among Patients with Obstructive Hypertrophic Cardiomyopathy Treated in a Range of Settings in the United States [J]. J Clin Med, 2022, 11 (13): 3898.

［12］ PALANDRI C, SANTINI L, ARGIRÒ A, et al. Pharmacological Management of Hypertrophic Cardiomyopathy: From Bench to Bedside [J]. Drugs, 2022, 82 (8): 889-912.

［13］ CHIHYUAN C, SCOTT C, LUKE A, et al. Discovery of Aficamten (CK-274), a Next-Generation Cardiac Myosin Inhibitor for the Treatment of Hypertrophic Cardiomyopathy [J]. J Med Chem, 2021, 64 (19): 14142-14152.

心力衰竭患者抗心律失常药物的选择

心力衰竭(heart failure, HF)是一种复杂的临床综合征,是各种心脏疾病严重及终末期的重要阶段,亦是国内外心血管领域需要攻克的最终堡垒。HF 致死的原因有很多,我国 HF 患者的主要死亡原因为左心功能衰竭(59%)、心律失常(13%)、猝死(13%)等。近些年,国内外指南将 HF 的类型及分期不断细化,尤其强调了早期 HF 的识别及干预以及晚期 HF 的专业团队管理,是 HF 管理流程中的进步。随着 HF 机制越来越明确,各类抗 HF 药物不断应用到临床,遵循临床指南导向治疗(guideline-directed medical therapy, GDMT)原则下的优化治疗在一定程度上延缓了 HF 的进展并改善了患者的生活质量。然而 HF 患者的生存期延长使得 HF 的患病率、患病人数均明显升高,防止或减少心律失常导致的心源性死亡变得更为重要。

随着心电生理和起搏技术的不断进步,植入型心律转复除颤器(implantable cardioverter-defibrillator, ICD)、心脏再同步治疗(cardiac resynchronization therapy, CRT)、射频导管消融(radiofrequency catheter ablation, RFCA)室性心律失常和心房颤动(房颤)等技术地位不断提升,但是在中国,由于技术、经济学、医师和患者的理念等限制,接受上述技术的患者有限,对于众多 HF 伴心律失常的患者,抗心律失常药物(antiarrhythmic drugs, AADs)仍然是改善患者症状及预后、预防 HF 患者心脏性猝死(sudden cardiac death, SCD)的有效手段。因此 AADs 在不同类型 HF 患者中如何选择及应用非常值得临床医师认真学习和深入思考。

一、AADs 的不良反应

目前的 AADs 仍然常用 Vaughan Williams 分类,近年来中外学者针对药物作用靶点及心律失常治疗上游机制,在其基础上进行了分类的进一步细化及补充,然而因其实用性欠佳并未在临床应用中得到推广。AADs 常见的不良反应包括负性肌力、负性变时、负性传导及心脏外不良反应等。除导致缓慢性心律失常外,药物所致心律失常最常见的为尖端扭转性室速(torsade de points, TdP),胺碘酮还可表现出肺、甲状腺、皮肤、肝及眼的毒性。而除胺碘酮和 β 受体阻滞剂外,大多数抗心律失常药在 HF 患者中使用的禁忌证,HF 患者治疗过程中可能因为低血钾、肝肾功能异常、心肌纤维化所致心室肌离散度增大等存在进一步制约了 AADs 的应用(表1,表2)。

表1　AADs 的禁忌证

药物名称	主要禁忌证
丙吡胺	HFrEF,长 QT 间期
氟卡尼	缺血性心脏病,HFrEF,严重左室肥厚,QRS>130ms,Ccr<50ml/min,肝脏疾病
普罗帕酮	缺血性心脏病,HFrEF,严重左室肥厚,QRS>130ms
索他洛尔	左心室肥厚,HFrEF,长 QT 间期,合并使用 QT 间期延长的药物,低钾血症,Ccr<30ml/min
胺碘酮	长 QT 间期
决奈达隆	NYHA 心功能分级Ⅲ~Ⅳ级,不稳定的 HF,长 QT 间期,合并使用 QT 间期延长的药物,Ccr<30ml/min

HFrEF,射血分数降低的 HF;NYHA,美国纽约心脏病学会。

表 2　可能引起或加重 HF 的 AADs

药物名称	AAD 药物分类	与 HF 相关		证据水平		可能机制	起效时间
		直接心肌毒性	加重潜在心肌功能障碍	诱发或加重 HF 程度			
氟卡尼	Ⅰ类	未发现	有	强	B	负性肌力作用,致心律失常作用	即刻至中期
丙吡胺	Ⅰ类	未发现	有	强	B	负性肌力作用,致心律失常作用	即刻至中期
索他洛尔	Ⅲ类	未发现	有	强	B	致心律失常作用,β受体阻滞	即刻至中期
决奈达隆	Ⅲ类	未发现	有	强	A	负性肌力作用	即刻至中期
地尔硫䓬	Ⅳ类	未发现	有	强	B	负性肌力作用	即刻至中期
维拉帕米	Ⅳ类	未发现	有	强	B	负性肌力作用	即刻至中期

注：①诱发或加重 HF 程度 "强" (Major)，指危及生命或可导致住院或急诊；②诱发或加重 HF 证据水平："A" 为多项人群研究评估,数据源于多项随机对照临床试验(RCT)或 Meta 分析。"B" 为有限人群评估,数据源于单一 RCT 或非随机研究。

二、AADs 在 HF 患者中的选择

(一) HF 与心律失常

心房颤动(atrial fibrillation, AF；房颤)与 HF 常常同时出现,它可以通过心脏结构性重塑、神经激素系统的激活以及节律相关的左心室损伤导致心功能下降。由房颤引起的 HF 在临床上非常常见,无论合并左室射血分数降低 HF(HFrEF)还是左室射血分数保留 HF(HFpEF),均伴有不良预后。除房颤外,HF 仍可合并其他类型的室上性心动过速,尤其是窦性心动过速的出现常提示心功能不全恶化。

HF 患者发生室性心律失常的因素较多,其中包括基础心脏病、电解质失衡、酸碱失衡、血流动力学异常、活动性心肌缺血、神经内分泌改变及药物影响等。绝大多数的 HF 患者在动态心电图检查时均可被检测出室性期前收缩(室早),频繁的室早可能通过不同步的心室收缩以及钙耦联异常而导致可逆的收缩功能障碍。无症状性、非持续性的室性心动过速(室速)也非常常见,发作频率伴随着 HF 程度的加重而逐渐增多,常常提示预后不佳,然而临床上很难区分恶性心律失常与进展性 HF 所导致的 SCD。

(二) HF 合并心房颤动

2020 欧洲心脏协会(ESC)房颤诊断和处理指南提出房颤管理的 "ABC" 策略,即抗凝治疗和预防脑卒中(A),更好的节律和室率控制以改善患者症状(B),以及伴发的危险因素和疾病处理(C)。2020 年发表的 EAST AFNET-4 研究表明,房颤早期节律控制较室率控制可以明显降低心血管疾病死亡、脑卒中、因 HF 加重和急性冠脉综合征住院的复合终点。

1. 心室率控制　近年来对于房颤合并 HF 患者的室率控制仍存在着宽松控制(心室率<110 次/min)和严格控制(心室率<80 次/min)的争论,尽管 RACE Ⅱ试验显示多数 HF 患者并不能从严格控制心室率中获益,心室率宽松控制即可,但房颤伴 HF 患者仅行

心室率控制通常预后不良。β受体阻滞剂对于房颤合并 HF 患者的心室率控制仍然有效（Ⅱa,B），应用后心室率仍然过快，或者存在禁忌/无法耐受的情况下应考虑使用地高辛（Ⅱa,C）。β受体阻滞剂以其有选择性的交感神经抑制作用有效改善了 HF 患者的预后，自 1990 年以来在 HF 核心药物治疗中一直处于一线地位，然而有临床研究表明，其获益似乎只存在于窦性心律患者中，在房颤伴 HF 患者中其获益并未获得一致结果。地高辛联合β受体阻滞剂可优化心室率控制，但有研究显示地高辛可增加患者的死亡率。非二氢吡啶类钙通道阻滞剂不应用于房颤合并 HF 的心室率控制。在部分房颤伴 HF 上述药物无效或不能耐受时，Ⅲ类 AAD 胺碘酮可考虑用于房颤心室率控制。对于药物控制心室率不佳，节律控制不适合的患者，可行房室结消融及永久起搏器植入以控制心室率，但目前指南推荐应行双心室起搏或左束支起搏，以避免传统右心室起搏可能导致的心功能进一步恶化。

2. 节律控制 节律控制能够恢复房室同步和心室率/律控制，理论上应该使患者获益，但在 2020 年以前 AFFIRM 等多项研究没有显示 AADs 节律控制与心室率控制相比，能够改善 HF 合并房颤患者的预后。2020 年 ESC 房颤诊断和管理指南认为，在血流动力学稳定的 HF 合并房颤患者中静脉注射胺碘酮（ⅠA）或维纳卡兰（ⅡbB）可用于房颤转复。而血流动力学不稳定伴房颤快速心室率的 HF 恶化患者，应选择紧急电复律（Ⅰ,C）。2019 年美国房颤处理指南认为，除胺碘酮外，多非利特在目前研究中同样被评估和推荐可用于房颤合并 HF 患者，但应与房室结阻滞药物（β受体阻滞剂）合用。但由于维纳卡兰和多非利特均没有进入中国，故目前没有在国人中使用的经验。Ⅰc 类 AAD 普罗帕酮在房颤合并 HF 患者中禁用。决奈达隆属于Ⅲ类 AADs，可用于不伴 HF 房颤患者的节律控制，决奈达隆结构上类似胺碘酮，但不含碘基，其副作用明显降低。但有研究显示，决奈达隆可增高近期非代偿性 HF 和左室功能低下 HF 患者的死亡率，故禁用于 NYHA 心功能分级Ⅲ级或Ⅳ级 HF 和过去 4 周内有失代偿 HF 患者，尤其左室功能低下患者。已有多项研究显示，在 HF 合并房颤患者的治疗中，尤其 HF 可能与房颤导致的心律失常性心肌病相关时，导管消融不论在维持窦性心律和降低房颤负荷方面，其表现均优于 AADs，且部分研究显示可明显降低心因性死亡和全因死亡率。

（三）HF 合并室性心律失常

目前，HF 合并室性心律失常（ventricular, arrhythmias, VAs）的管理原则主要有：①进行预后危险分层，评估心因性猝死风险，预防猝死；②进行指南指导下的 HF 优化治疗（GDMT），降低死亡率和心因性猝死率；③改善症状，提高生活质量。除优化药物治疗外，应重视和掌握 ICD、CRT、CRT-D 以及导管消融等介入治疗方法和技术。

1. 抗心律失常药物治疗 尽管 AADs 在一定程度上可以有效抑制室性心律失常，但可能增加 HF 患者的死亡率，所以除了β受体阻滞剂和胺碘酮外，一般不主张在心衰患者中长期应用，仅在患者需要紧急复律时获得推荐。

β受体阻滞剂在 HF 合并室性心律失常中仍为一线用药（Ⅰ,A），可降低全因死亡率及 SCD 发生率。HF 患者室速及室颤反复发作首选静脉胺碘酮治疗（Ⅱa,A），如效果不佳可考虑更换或联合利多卡因（Ⅱb,B）。近年国内获批上市的Ⅲ类 AAD 尼非卡兰，因其高度选择的钾离子通道阻滞作用，不阻断钠离子通道，对心肌细胞除极和传导速度几乎没有影响，同时不阻断钙离子通道和β肾上腺素能受体，不存在负性变力作用，一般不会引起低血压和心动过缓，在 HF 合并室速或室颤的患者中可以使用，但需要关注 QTc 间期延长诱发尖端扭转型室速（TdP）的可能；同时，此药应用时间较短，仍应积累经验和关注可能的不良反应。非药物治疗中，电复律仍作为血流动力学不稳定的室速及室颤患者的首选操作，效果不佳时可同时应用上述 AADs。多项随机对照实验已经表明，Ⅰ类 AADs（如氟卡尼、美西律、普罗帕酮、莫雷西嗪），Ⅲ类 AADs（如索他洛尔）治疗可增加心肌梗死后 LVEF 降低伴室性心律失常患者的死亡率。Ⅲ类 AAD 胺碘酮降低心律失常发生率但并未降低总死亡率。在应用Ⅲ类 AAD D-索他洛尔所进行的 SWORD 研究中，其可增加心肌梗死后 HF 患者的死亡率，但对于 HF 伴房性、室性心律失常患者（尤其植入 ICD 后），在密切观察下可以使用。

需要指出的是，频发室早伴 HF 的患者应注意排除频发室早导致的心律失常性心肌病，此类患者频发室早多以单形性为主，室早负荷多超过 15%~20%（即室早所占 24 小时动态心电图总心搏数的比例），经优化 HF 药物治疗（含 β 受体阻滞剂），尤其是应用胺碘酮口服或射频导管消融明显降低室早负荷后，NYHA 心功能分级、左室结构和收缩功能可明显逆转。中成药如参松养心胶囊等经国内多个随机、双盲和对照的多中心临床试验证实，可有效减少 HF 患者室早数量，改善患者的相关临床症状。

2. ICD 植入后 AADs 应用

（1）ICD 的局限性和 AADs 应用：ICD 和 CRT-D 在减少室性心律失常（室速或室颤）导致心搏骤停而引起心脏性猝死的作用已得到确认，ICD/CRT-D 由于其疗效明显优于 AADs，目前已经被广泛接受为心脏性猝死一级预防及二级预防的首选治疗方案。但是 ICD/CRT-D 也有一定的局限性：① ICD 并不能预防室性心律失常的发生；② ICD 不能保证每次均能实现对室速、室颤的正确识别而及时放电；③在非室速、室颤时（如房颤时），由于 ICD 不适当的识别，导致误放电也并非少见；④部分患者由于室速/室颤频繁发作而导致反复放电引起电池提前耗竭。故 ICD 植入后，合理辅助应用 AADs 非常重要，尤其对于 ICD 二级预防患者，其作用如下：①通过减少室速、室颤的发作次数，降低 ICD 频繁放电机会，延长 ICD 使用寿命，提高患者生活质量；②影响心脏电生理基质，使室速发作时频率减慢，提高 ICD 抗心动过速起搏效果；③控制房颤、房性心动过速等室上性心律失常，减少 ICD 误识别与误放电的概率。

（2）ICD 植入后 AADs 应用：HF 合并室性心律失常一级和二级预防植入 ICD 后，β 受体阻滞剂可改善预后，降低 SCD 和总死亡率，同时，由于其良好的安全性，可作为 AADs 的基础治疗。关于Ⅲ类 AAD 胺碘酮对长期生存率的影响结果并不一致，多数研究表明其并未优于安慰剂。部分临床研究以及综合分析的结果提示，对于陈旧性心肌梗死或者非缺血性心肌病引起的左心室功能下降患者，胺碘酮可减少 SCD 的发生率；然而比较 SCD-HeFT 结果指出胺碘酮并未带来生存率的获益。与胺碘酮相比，索他洛尔也可有效抑制室性心律失常的发生，但是有研究表明，其致心律失常的作用大于胺碘酮，而且也没有带来生存率的明显改善。1999 年，针对 ICD 植入患者中应用索他洛尔的一项前瞻性多中心临床随机、双盲、对照研究，将患者分为左室射血分数（LVEF）高于 30% 与低于 30% 两组，并随机给予 160mg 或 320mg 的索他洛尔或安慰剂，随访 12 个月，结果不论术后 ICD 首次放电，还是针对室速的首次适当放电或针对室上速的首次误放电，索他洛尔组均明显优于对照组，而且药物组总放电次数明显低于对照组。而 LVEF 是否低于 30% 对结果没有明显影响。提示索他洛尔在 ICD 植入患者中应用相对安全有效。

（3）AADs 对于 ICD 功能的影响：①研究显示胺碘酮可延长室速的周长，有利于外来刺激侵入折返环,从而提高 ICD 抗心动过速起搏的成功率;②研究显示Ⅰ类 AADs 可导致除颤阈值增加;Ⅲ类 AADs 胺碘酮长期口服可导致除颤阈值增高,且与单相除颤而非双相除颤相关,而静脉应用胺碘酮并无此现象;口服索他洛尔组除颤阈值无明显变化。目前对于 ICD 植入患者,当基础除颤阈值无异常增高时,在口服胺碘酮或索他洛尔情况下,常规进行除颤阈值的重新评价并无必要。

(4)ICD 电风暴的处理:ICD 电风暴是指患者植入 ICD 后,24 小时内出现自发的持续性室速 / 室颤≥3 次(间隔≥5 分钟),通常需要 ICD 干预的持续性室速 / 室颤。在 ICD 植入后 12~36 个月内,电风暴的发生率为 10%~25%,其中在二级预防植入 ICD 患者中,电风暴更高,为 10%~40%,植入 CRT-D 患者的电风暴发生率低于 ICD。ICD 电风暴后,应排除可能诱因(如心肌缺血、HF 加重、交感系统激活、低钾血症等);也应排除其他心律失常导致的不适当放电(如房性心动过速、房颤、心房扑动、窦性心动过速等),不同因素导致的误放电(如频发室早、T- 波过感知、心房远场感知、R- 波双重计数、电极故障、绝缘层破损、电磁干扰、肌电干扰、无诱因性电击等)和不必要放电(如血流动力学耐受的非持续性室速,血流动力学耐受的抗心动过速起搏敏感的室速等)。此时,索他洛尔,静脉应用胺碘酮,静脉和 / 或口服应用 β 受体阻滞剂均可能有效减少房性及室性心律失常的发生,从而减少 ICD 放电次数。此外,联合应用 β 阻滞剂与胺碘酮也可作为备选方案。

3. 上游治疗预防 SCD 遵循临床指南导向治疗(guideline-directed medical therapy,GDMT)原则,优化 HF 的药物治疗,对于减低 SCD、VT 以及全因死亡率具有重要作用。2021 年 ESC 心衰诊断和处理指南和 2022 年美国心衰处理指南均提出对于 HFrHF,以下四类药物可改善 HF 患者预后:①肾素 - 血管紧张素系统抑制剂(RASI):包括血管紧张素受体脑啡肽酶抑制剂(ARNI),血管紧张素转换酶抑制剂(ACEI)或血管紧张素Ⅱ受体阻滞剂(ARB);②β 受体阻滞剂;③醛固酮受体拮抗剂(MRA);④钠 - 葡萄糖协同转运蛋白 -2 抑制剂(SGLT2i)。预防冠脉粥样硬化也将从根本上减少心血管事件(尤其指 HF 及 SCD)的发生。

4. 其他 AADs 在 HF 中的应用 节律为窦性心律的 HF 患者,心率增快往往提示预后不良,尽管多数患者经过 β 受体阻滞剂治疗后,增快的窦性心律可以得到一定程度的控制,但仍有部分患者心室率仍不能获得较好控制或不能耐受较高剂量的 β 受体阻滞剂,心率仍较高且伴有不良临床预后,多项临床研究表明伊伐布雷定作为选择性、特异性窦房结 If 电流抑制剂,可有效降低窦性心律,降低 HF 再住院率及全因死亡率,帮助 HF 患者度过易损期,可作为 β 受体阻滞剂效果不佳或不能耐受的补充或替代治疗。

小结:总的来说,HF 患者常伴发快速性心律失常,抗心律失常药的负性肌力作用限制其在 HF(尤其是 HFrEF)患者中的应用,而 AADs 致心律失常的作用(如 TdP)和可能加重 HF 等,可能会给 HF 患者带来致命性打击。β 受体阻滞剂可以用于 HF 患者预防 SCD 以及控制心房颤动的心室率。胺碘酮可以用于 HF 患者终止症状性快速性室性心律失常,控制 HF 患者急性心房颤动的心室率,转复心房颤动节律以及维持窦性节律。遵循 GDMT 原则,优化药物治疗,将有利于降低 SCD、VT 以及全因死亡率。即使这样,目前仍认为 HF 患者发生 SCD 的风险极高,药物预防效果极为有限。因此,对于符合 ICD/CRT-D 适应证(包括 SCD 一级预防或二级预防)的 HF 患者,建议及早使用 ICD 或 CRT-D 治疗。

(左中印 王祖禄)

参考文献

［1］ HEIDENREICH P A, BOZKURT B, AGUILAR D, et al. 2022 AHA/ACC/HFSA Guideline for the Management of Heart Failure: A Report of the American College of Cardiology/American Heart Association Joint Committee on Clinical Practice Guidelines [J]. Circulation, 2022, 145 (18): e895-e1032.

［2］ 中华医学会心血管病学分会心力衰竭学组, 中国医师协会心力衰竭专业委员会, 中华心血管病杂志编辑委员会. 中国心力衰竭诊断和治疗指南 2018 [J]. 中华心血管病杂志, 2018, 46 (10): 760-789.

［3］ DAN G A, MARTINEZ-RUBIO A, AGEWALL S, et al. Antiarrhythmic drugs-clinical use and clinical decision making: a consensus document from the EHRA and ESC Working Group on Cardiovascular Pharmacology [J]. Europace, 2018, 20 (5): 738.

［4］ PAGE R L 2nd, O'BRYANT C L, CHENG D, et al. Drugs that may cause or exacerbate heart failure: A scientific statement from the American Heart Association [J]. Circulation, 2016, 134 (12): e261.

［5］ HINDRICKS G, POTPARA T, DAGRES N, et al. 2020 ESC Guidelines for the diagnosis and management of atrial fibrillation developed in collaboration with the European Association for Cardio-Thoracic Surgery (EACTS): The Task Force for the diagnosis and management of atrial fibrillation of the European Society of Cardiology (ESC) Developed with the special contribution of the European Heart Rhythm Association (EHRA) of the ESC [J]. Eur Heart J, 2021, 42 (5): 373-498.

［6］ MCDONAGH T A, METRA M, ADAMO M, et al. 2021 ESC Guidelines for the diagnosis and treatment of acute and chronic heart failure [J]. Eur Heart J, 2021, 42 (36): 3599-3726.

［7］ KIRCHHOF P, CAMM A J, GOETTE A, et al. Early Rhythm-Control Therapy in Patients with Atrial Fibrillation [J]. N Engl J Med, 2020, 383 (14): 1305-1316.

［8］ WYSE D G, WALDO A L, DIMARCO J P, et al. Atrial Fibrillation Follow-up Investigation of Rhythm Management (AFFIRM) Investigators. A comparison of rate control and rhythm control in patients with atrial fibrillation [J]. N Engl J Med, 2002, 347 (23): 1825-1833.

［9］ JANUARY C T, WANN L S, CALKINS H, et al. 2019 AHA/ACC/HRS Focused Update of the 2014 AHA/ACC/HRS Guideline for the Management of Patients With Atrial Fibrillation: A Report of the American College of Cardiology/American Heart Association Task Force on Clinical Practice Guidelines and the Heart Rhythm Society [J]. J Am Coll Cardiol, 2019, 74 (1): 104-132.

［10］ GOPINATHANNAIR R, CHEN L Y, CHUNG M K, et al. Managing Atrial Fibrillation in Patients With Heart Failure and Reduced Ejection Fraction: A Scientific Statement From the American Heart Association [J]. Circ Arrhythm Electrophysiol, 2021, 14 (11): e000080.

［11］ WALDO A L, CAMM A J, DERUYTER H, et al. Effect of d-sotalol on mortality in patients with left ventricular dysfunction after recent and remote myocardial infarction. The SWORD Investigators. Survival With Oral d-Sotalol [J]. Lancet, 1996, 348 (9019): 7-12.

［12］ 中华医学会心电生理和起搏分会, 中国医师协会心律学专业委员会. 2020 室性心律失常中国专家共识 (2016 共识升级版)[J]. 中华心律失常学杂志, 2020, 24 (3): 188-258.

［13］ SHI S, SHI J, JIA Q, et al. Efficacy and safety of Shen Song Yang Xin Capsule combined with antiarrhythmic drugs for atrial fibrillation: A protocol for systematic review and network meta-analysis [J]. Medicine (Baltimore), 2020, 99 (38): e22367.

［14］ AL-KHATIB S M, STEVENSON W G, ACKERMAN M J, et al. 2017 AHA/ACC/HRS guideline for management of patients with ventricular arrhythmias and the prevention of sudden cardiac death: A Report of the American College of Cardiology/American Heart Association Task Force on Clinical Practice Guidelines and the Heart Rhythm Society [J]. J Am Coll Cardiol, 2018, 72 (14): e91-e220.

[15] CLELAND J G, GHOSH J, FREEMANTLE N, et al. Clinical trials update and cumulative meta-analyses from the American College of Cardiology: WATCH, SCD-HeFT, DINAMIT, CASINO, INSPIRE, STRATUS-US, RIO-Lipids and cardiac resynchronisation therapy in heart failure [J]. Eur J Heart Fail, 2004, 6: 501-508.

[16] BARDY G H, LEE K L, MARK D B, et al. Amiodarone or an implantable cardioverter-defibrillator for congestive heart failure [J]. N Engl J Med, 2005, 352: 225-237.

[17] PACIFICO A, HOHNLOSER S H, WILLIAMS J H, et al. Prevention of implantable-defibrillator shocks by treatment with sotalol. d, l-Sotalol Implantable Cardioverter-Defibrillator Study Group [J]. N Engl J Med, 1999, 340: 1855-1862.

左心衰竭相关肺动脉高压的研究进展

左心衰竭相关肺高血压（PH）的研究越来越受到重视，尤其是在射血分数保留的心力衰竭（HFpEF）患者。左心衰竭相关肺高血压（PH）通常归类为2型肺动脉高压。射血分数降低的心力衰竭（HFrEF）患者中，PH往往发生在疾病的终末阶段。无论何种类型的心力衰竭，发生肺动脉高压均是预后不良的独立危险因素。HFpEF患者往往更早合并肺动脉高压，且其病理生理机制、肺血流动力学和临床表现具有特殊性。更好地理解肺动脉高压机制对于探索HFpEF的新治疗策略具有重要意义。本文总结了近期关于左心衰竭相关PH的机制、临床表型和治疗等相关研究，特别是HFpEF相关的PH。

一、左心衰竭相关PH的血流动力学分型和评估

2015年ESC/ERS肺动脉高压诊断和治疗指南将心力衰竭相关PH划分为第2大类，通常认为属于毛细血管后PH。基于右心导管的血流动力学标准可以将左心疾病相关的PH分为2类（表1）。平均肺动脉压（mPAP）≥25mmHg并且肺毛细血管楔压（PAWP）>15mmHg时，定义为毛细血管后肺动脉高压。如舒张期压力梯度（DPG）<7mmHg和/或PVR≤3Wood Units（WU）定义为单纯毛细血管后肺动脉高压（IpcPH）；如DPG>7mmHg和/或PVR>3WU时定义为混合型毛细血管后肺动脉高压（Cpc-PH）。2018年，第6届世界肺动脉高压大会（WSPH）就PH的定义、分类和血流动力学标准进行了重要的更新。研究发现mPAP在21~24mmHg与死亡风险增加相关，因此，将mPAP>20mmHg（平均值+2SD）作为PH的新定义，这个变化对于2型肺动脉高压患者的价值还有待研究。Kovacs等通过右心导管对健康人群进行检测的47项研究1 187名分析显示静息状态下mPAP为（14.0±3.3）mmHg。奥地利工作组发表了547例原因不明的呼吸困难和/或有PH风险并且接受RHC检查的患者。与"正常低值"组（mPAP≤15mmHg）相比，临界PH（mPAP 21~24mmHg）和明确PH（mPAP≥25mmHg）与不良预后相关。临界组在基线时的平均PVR为2.7WU，其中36%的患者PVR>3WU。心力衰竭相关肺动脉高压并非都表现为单纯毛细血管后PH，大约1/4的患者为CPC-PH。

表1　心力衰竭相关肺动脉高压的血流动力学分型

分型	标准
IPC-PH	mPAP≥20
	PAWP>15mmHg
	PVR<3WU
CPC-PH	mPAP≥20
	PAWP>15mmHg
	PVR≥3WU

二、左心衰竭相关 PH 的流行病学

心力衰竭患者中 PH 的患病率因疾病不同阶段、入选人群和评估方法不同,即超声或右心导管,报道的 PH 患病率差异较大。此外,临床研究中往往除外了严重肾功能不全及合并肺部疾病的患者,可能导致 PH 患病率较低。早期研究基于心脏超声测定的 PASP,PH-HFrEF 患病比例占到 45%~75%,PH-HFpEF 患者占到 36%~83%。在一般人群研究中,采用超声标准评价,大约 83% 的 HFpEF 患者存在肺动脉高压。PARAGON-HF 研究中,通过超声心动图评价 PH 的患病率大约为 31%。Ipc-PH 和 Cpc-PH 在超声心动图的鉴别主要通过三尖瓣位移(TAPSE)/sPAP 的比值,采用此标准的相关研究规模较小。

如果采用有创评价,PH 的患病率大约为 81%。以 HFpEF 患者为入选人群的 TOPCAT 研究报道的患病率较低,约为 36%。一项近 4 000 例患者的心导管检查数据库中心力衰竭发生率为 30%~50%,而其中 50%~80% 的患者存在 PH,其中 20% 的患者符合 CpcPH 的诊断,与 EF 值无关。一项大样本的 PH-HFrEF 研究中采用 PVR 作为主要诊断标准时,Cpc-PH 占到 55%。HFpEF 患者合并 Cpc-PH 的风险和比例更高。采用同样的标准,PH-HFpEF 患者合并 Cpc-PH(38%)的比例较 HFrEF 患者(17%)更高。一项 2 587 例 PH-HFpEF 患者回顾性研究中,采用血流动力学标准 DPG>7mmHg 或 PVR>3WU 定义的肺动脉高压患病率为 8.8%~3.5%。另外一项队列研究中,HFpEF 和 HFrEF 患者合并的比例分别是 22.6% 和 18.8%。而真正的 PH 患者表现为 PVR 升高、右心房压升高,合并肾功能不全。

三、心力衰竭相关 PH 的病理机制

心力衰竭相关肺动脉高压的经典机制是左心充盈压升高,即左心房压被动增加向后传导至肺静脉系统,并最终导致右心功能不全。在不同类型心力衰竭患者,其左心室的病理改变和结构异常存在较大差异,如心室充盈受损和心脏重构等。因此,其肺动脉高压的特点有所不同。

1. 心房结构和功能的改变 长期的容量和压力负荷过重导致心房发生结构和功能改变,左心房扩大和功能下降。左心房僵硬度增加,其作为左心室和肺动脉之间的容量和压力缓冲功能(心室收缩时左房接受肺静脉的回流)受损,与肺动脉顺应性下降和肺血管阻力增加相关。PA 僵硬度取决于肺血管阻力和肺动脉波动性负荷影响,其增加与右心功能不全相关。但也有研究发现,与 IPC-PH 患者比较,CPC-PH 患者的心脏结构改变较轻。不除外某些患者肺血管阻力升高在前。左心房对容量和压力比较敏感,对血流动力学改变的反应较为迅速。出现左心房扩大和收缩增强,长期压力和容量负荷过重,导致心房失代偿,心房心室失偶联,心脏输出量下降。心房顺应性下降使得储备功能受损。

2. 肺血管的病理生理改变 左心房顺应性下降导致肺血管结构和功能的改变最初是可逆的,持续压力增加导致肺血管发生不可逆的病理改变。血管弹力纤维丢失和细胞外基质扩张。水肿导致肺泡 - 毛细血管膜损伤,激活基质蛋白酶导致血管内皮通透性增加。急性肺水肿患者,可见循环中肺表面蛋白水平增加,通过损伤的肺泡毛细血管膜漏出。肺水肿减轻后,肺表面蛋白持续升高达 2 周,说明肺泡毛细血管膜的持续损伤。此外,急性肺水肿时,血浆中 TNF-α 也持续升高。

肺血管病理研究的证据非常重要,心力衰竭相关 PH 的严重程度与静脉和肺小动脉内膜增厚最具相关性。MYO 诊所的肺组织病理库研究比较了 108 例心力衰竭且

PASP>40mmHg、17 例 PVOD 和 12 例正常对照患者的肺血管病理,发现心衰合并 PH 的患者存在广泛的肺血管重构,但是 PH 的严重程度与肺静脉和小血管的内膜厚度最相关。并没有发现肺小动脉的重构。慢性心力衰竭患者的肺活检标本提示肺血管床的广泛重构,接受左心室辅助装置的终末期心力衰竭患者的肺活检标本提示,肺动脉和肺静脉的内膜、中膜和外膜的体积明显增加,甚至管腔闭塞。

3. 血管内皮损伤和功能异常 无论是 PH 还是 HF 患者均存在广泛的血管内皮功能异常,在 PAH 患者中发现,剪切力下降与高 PH 相关。其分子机制包括小窝和小窝蛋白调节细胞内钙信号和 NO 及肺动脉平滑肌细胞的增殖。β 受体的慢性长期刺激减少小窝的表达。cavelin-1 与 eNOS 结合后使其失活,导致 NO 途径受损。此外,多种缩血管物质和炎症因子,如内皮素 -1、前列环素 /TXA2、血小板衍生因子、TNF 和 IL-6 均参与在血管功能障碍的机制中。

4. 体循环和淋巴回流障碍 体循环淤血导致的肾脏功能异常和肠道 pH 变化促进钠重吸收,影响肠道菌群,增加炎症因子 TMAO。淋巴循环调节细胞外液体容量。大约每天可转运 1.5L 液体从胸导管回流到左侧的锁骨下静脉。HFpEF 常常合并肥胖、代谢综合征和慢性炎症状态,可出现淋巴功能和回流障碍,有研究发现淋巴结贮备功能受损,并影响心脏功能和预后。

四、左心衰竭相关 PH 的药物治疗进展

目前,左心衰竭相关 PH 缺少有效的治疗方法和药物。一般的治疗措施是针对原发疾病的治疗,但是 HFpEF 同样缺少有效治疗药物。既往研究的局限性。多数已经发表的研究没有区别射血分数保留和射血分数减低的心力衰竭,PH 的定义差异较大。针对 HFpEF 相关 PH 的 RCT 研究较少,右心导管具有很大的挑战,而无创评价方法的可重复性和可靠性均较差。如何区分 IPC-PH 和 CPC-PH 十分重要,以规避右心导管检查。

肺动脉高压靶向药物治疗在心力衰竭相关肺动脉高压的患者研究结果并不一致。早期多数研究都是在 HFrEF 患者中进行的,结果令人失望。波生坦的 ENABLE 试验结果证实阻断内皮素 -1 对 HFrEF 患者的预后没有影响。但是在心力衰竭的研究中,不同血流动力学类型的 PH 患者对于靶向药物的治疗反应可能不同,尤其是 HFpEF 合并 CPC-PH 的患者可能获益的人群(表 2)。

1. PED-5 抑制剂 PED-5 抑制剂在心力衰竭相关的肺动脉高压患者的研究因不同研究人群而结果不同。SIOVAC 研究旨在确定用西地那非治疗是否能改善 VHD 矫正后持续性 PH 患者的预后。在入选前至少 1 年内成功进行瓣膜置换或修复手术的患者随机分为40mg 西地那非、每日 3 次(n=104),以及安慰剂组(n=96),持续 6 个月。主要终点是综合临床评分,包括死亡,心力衰竭入院,NYHA FC 变化和患者自我评估。安慰剂组的临床评分改善更明显(44 例,接受西地那非治疗 27 例)。相比之下,西地那非组的恶化更多(33 例,安慰剂组 14 例)。由于心力衰竭而未入院的 Kaplan-Meier 生存估计值西地那非和安慰剂组分别为 0.76 和 0.86,没有达到统计学意义。

研究规模最大的 RELAX 研究随机 213 例 NYHA 分级 Ⅱ~Ⅳ 级的心力衰竭且EF≥50% 的患者,西地那非未能改善主要终点 24 周时的峰值摄氧量,两组间死亡率和再住院率也没有差异。研究后续在存在右心功能障碍(TAPSE/PASP 比值)的患者中的亚组分析,也没有发现西地那非能改善血流动力学指标。

表 2 心力衰竭合并肺动脉高压的研究汇总

研究名称	干预	设计	时期	目标人群	主要终点	评论
SERENADE NCT03153111	马西替坦,24~52周	多中心、双盲、随机、安慰剂对照	2b	HfpEF(EF≥40%),肺血管疾病、右心室功能障碍	NT-proBNP的变化	由于人组缓慢而提前终止;开放标签扩展;结果待定
SOUTHPAW NCT03037580	口服曲前列尼,24周	多中心、双盲、随机、安慰剂对照	3	HfpEF(EF≥45%),RHC(右心导管检查)确诊的WHO第2组PH(肺高压)	6MWD(6分钟步行距离试验)的变化	由于人组缓慢而提前终止;开放标签扩展
HELP-PH-HFpEF[69]	静脉注射左西孟旦,6周	多中心、双盲、随机、安慰剂对照	2	WHO第2组PH HFpEF(EF≥40%),PAP(肺动脉压)≥35mmHg,PCWP(肺毛细血管楔压)≥20mmHg	踏车运动试验对PCWP的影响	与基线运动相比,PCWP下降≥4mmHg,伴随着心指数下降≤10%,左西孟旦没有降低运动时的PCWP,但是降低了休息和运动的结合PCWP和运动数据,增加了6MWD
DYNAMIC NCT02744339	利奥西呱片,26周	多中心、双盲、随机、安慰剂对照	2	WHO第2组PH HFpEF(EF≥50%),mPAP≥25mmHg,PCWP>15mmHg	右心导管检查心排出量的变化	
BEAT HFpEF[70]	吸入性沙丁胺醇,紧急干预	单一中心、随机、安慰剂对照	2	HFpEF(EF≥50%),PCWP>15mmHg	踏车运动20-W时PVR(肺血管阻力)的变化	与安慰剂组相比,沙丁胺醇改善了运动的PVR[(-0.6 ± 0.5)WU vs.(0.1 ± 0.7)WU:$P=0.003$]
Nebivolol NCT02053246	奈必洛尔(β3激动剂),18周	单一中心	4	HFpEF(EF≥45%),mPAP≥25mmHg,PCWP≥15mmHg	PVR的变化	低人组人数

续表

研究名称	干预	设计	时期	目标人群	主要终点	评论
二甲双胍治疗肺动脉高压HFpEF, NCT03629340	二甲双胍,12周	多中心,随机,安慰剂对照,交叉	2	右心导管确诊PH-HFpEF,mPAP≥25mmHg,PCWP≥15mmHg,TPG≥12mmHg,代谢综合征	次极量运动中mPAP的变化	
EMPEROR-Preserved[71]	恩格列净,≈24个月	多中心,双盲,随机,安慰剂对照	3	HFpEF(EF≥40%),NT-proBNP升高	复合材料:心血管原因死亡或心衰住院	
DELIVER[72]	达格列净,事件驱动试验	国际,双盲,随机,安慰剂对照	3	HFpEF(EF≥40%),结构性心脏病	复合材料:心血管死亡,心衰住院或急性心衰随访	
HFpEF, NCT03030235	达格列净,12周	多中心,随机,双盲,安慰剂对照	4	HFpEF(EF≥45%),NT-proBNP或BNP升高	心衰相关健康状况变化(KCCQ:堪萨斯城心衰调查表)	
REBALANCE-HF, NCT04592445	右内脏大神经消融术	多中心,双盲,随机,可行性假对照	可行性	HFpEF(EF≥45%),仰卧运动时PCWP≥25mmHg	静息时,运动动作以及刺激动作时mPCWP的变化	
ASPIRE PH, NCT04555161 NCT04555161	中央型肺动脉设备介入	多中心,开放标签	可行性	WHO1组PAH(肺动脉高压),可能适用于2组PH(肺高压)	安全性:装置或操作相关的不良事件 改善中央型肺动脉顺应性	

52 例 HFpEF 合并肺动脉高压（平均肺动脉压 25mmHg）及 PAWP>15mmHg 随机接受西地那非 60mg tid 治疗 12 周后,西地那非未能降低肺动脉压力,也未能改变其他血流动力学指标,包括 PAwp,心排出量和峰值摄氧量。另一项入选患者相似的 42 例患者的研究也是阴性结果。因此,在心衰合并 ICP-HP 的患者 PED-5 抑制剂不能获益。

Guazzia 等进行的另外一项 44 例 HFpEF 且 PASP>40mmHg 患者的安慰剂对照研究提示,西地那非 50mg、3 次/d 且平均肺动脉压和右心功能具有明显改善。6 个月时,平均肺动脉压下降(42.0 ± 13.0)%,三尖瓣环收缩期位移增加(69.0 ± 19.0)%,右心房压力下降(54.0 ± 7.2)%。一项 40 例 HFPEF 患者合并 CPC-PH 的观察性研究中,他达拉非或者西地那非治疗 12 个月后,6 分钟步行距离从(277 ± 17)m 增加到(340 ± 18)m($P<0.001$),WHO-FC Ⅰ/Ⅱ 的比例从 5% 增加到 37.5%。NT-proBNP 下降了 33%($P=0.004$),TAPSE 从(16.8 ± 0.7)mm 增加到(18.2 ± 0.6)mm($P=0.01$)。

2. 可溶性鸟苷酸环化酶(sGC)刺激剂　SOCRATES 研究评估了鸟苷酸环化酶刺激剂维利西呱在 HFrEF 和 HFpEF 中的作用。在 SOCRATES Reduced 中,与安慰剂相比,vericiguat 在 12 周时没有改变 NT-proBNP 水平。在 SOCRATES-Preserved 中观察到类似的结果,对左心房容积指数(即主要终点)没有影响。

3. 内皮素受体拮抗剂　MELODY-1 研究是一项专门入选 CPC-PH 患者的研究。患者随机分为安慰剂组或马昔腾坦 10mg 组。主要终点评估了从基线到治疗结束时纽约心脏协会功能分级的显著液体潴留(体重增加 ≥ 5% 或 5kg,因为液体超负荷或肠外利尿剂给药)或恶化。次要终点包括第 12 周 NT-proBNP 和血流动力学的变化。在第 1 个月内,使用马西替坦治疗与安慰剂相比,液体潴留风险增加 10.1%。在第 12 周,macitentan 组显示 PVR,平均右心房压力或 PAWP 较安慰剂组没有变化。

调节一氧化氮/cGMP 途径的试验中纳入患者的典型特征为老年、女性占优势,基线时心房颤动率高(44%~77%),射血分数正常的患者占一半以上。MELODY 试验中招募的患者具有典型的 CPC-PH 特征,其与较高的基线 NT-proBNP 相关,反映了较差的右心室功能。

4. SGLT-2 抑制剂　EMBRACE-HF 研究入选 65 例心力衰竭(与射血分数无关)通过植入式肺动脉压力感受器监测肺动脉压力,结果恩格列净明显降低了肺动舒张压,从第 1 周开始作用逐渐增加,肺动脉收缩压和平均压也同样下降。组间利尿剂治疗没有差异。

5. 其他　吸入亚硝酸钠可减少静息时左心充盈压和 PAP。然而,多中心 INDIE-HFpEF 试验(NCT02742129)在 12 周后未显示药物组合对 HFpEF 运动能力的益处。一项小规模的研究显示,β 受体激动剂沙丁胺醇吸入后,PVR 明显下降。正在进行的另外一项研究选择性 β_3 受体 Mirabegron 具有减轻右心室重构和肺血管重构,在合并 CPC-PH 的心力衰竭患者中评价对肺血管阻力的影响。Sotatercept 是一种新型融合蛋白,可与激活素和生长分化因子结合,恢复骨形成蛋白 Ⅱ 型受体(BMPR2)生长促进和生长抑制信号通路之间的平衡,是降低肺动脉压力的新机制药物。

总之,在心力衰竭合并肺动脉高压的研究总体规模较小,多采用替代终点。在 IPC-PH 表型的患者中,靶向药物未能改善心力衰竭患者的血流动力学指标,但 CPC-PH 的心衰患者中,靶向药物仍然是研究的重要方向。肺动脉高压是否是疾病严重程度的指标？还是可干预的靶点？临床试验中是否应该进行血流动力学分型？是否应该考虑右心功能的干预？这些问题均是以后的研究方向。

（孙艺红）

参考文献

［1］ BOSCH L, LAM C P, GONG L, et al. Right ventricular dysfunction in left-sided heart failure with preserved versus reduced ejection fraction [J]. Eur J Heart Fail, 2017, 19: 1664-1671.

［2］ MILLER W L, GRILL D E, BORLAUG B A. Clinical features, hemodynamics, and outcomes of pulmonary hypertension due to chronic heart failure with reduced ejection fraction: pulmonary hypertension and heart failure [J]. JACC Heart Fail, 2013, 1 (4): 290-299.

［3］ NAEIJE R, GERGES M, VACHIÉRY J L, et al. Hemodynamic phenotyping of pulmonary hypertension in left heart failure [J]. Circ Heart Fail, 2017, 10: e004082.

［4］ SIMONNEAU G, MONTANI D, CELERMAJER D S, et al. Haemodynamic definitions and updated clinical classification of pulmonary hypertension [J]. Eur Respir J, 2019, 53 (1): 1801913.

［5］ GERGES M, GERGES C, PISTRITTO A M, et al. Pulmonary hypertension in heart failure. epidemiology, right ventricular function, and survival [J]. Am J Respir Crit Care Med, 2015, 192: 1234-1246.

［6］ LAM C S, ROGER V L, RODEHEFFER R J, et al. Pulmonary hypertension in heart failure with preserved ejection fraction: a community-based study [J]. J Am Coll Cardiol, 2009, 53: 1119-1126.

［7］ SHAH A M, CIKES M, PRASAD N, et al. Echocardiographic features of patients with heart failure and preserved left ventricular ejection fraction [J]. J Am Coll Cardiol, 2019, 74: 2858-2873.

［8］ GUAZZI M, BANDERA F, PELISSERO G, et al. Tricuspid annular plane systolic excursion and pulmonary arterial systolic pressure relationship in heart failure: an index of right ventricular contractile function and prognosis [J]. Am J Physiol Heart Circ Physiol, 2013, 305 (9): H1373-H1381.

［9］ MELENOVSKY V, HWANG S J, LIN G, et al. Right heart dysfunction in heart failure with preserved ejection fraction [J]. Eur Heart J, 2014, 35: 3452-3462.

［10］ SHAH A M, SHAH S J, ANAND I S, et al. Cardiac structure and function in heart failure with preserved ejection fraction: baseline findings from the echocardiographic study of the Treatment of Preserved Cardiac Function Heart Failure with an Aldosterone Antagonist trial [J]. Circ Heart Fail, 2014, 7: 104-115.

［11］ MILLER W L, GRILL D E, BORLAUG B A. Clinical features, hemodynamics, and outcomes of pulmonary hypertension due to chronic heart failure with reduced ejection fraction: pulmonary hypertension and heart failure [J]. JACC Heart Fail, 2013, 1: 290-299.

［12］ VANDERPOOL R R, SAUL M, NOURAIE M, et al. Association between hemodynamic markers of pulmonary hypertension and outcomes in heart failure with preserved ejection fraction [J]. JAMA Cardiol, 2018, 3: 298-306.

［13］ GERGES M, GERGES C, PISTRITTO A M, et al. Pulmonary hypertension in heart failure. epidemiology, right ventricular function, and survival [J]. Am J Respir Crit Care Med, 2015, 192: 1234-1246.

［14］ SHAH S J, KATZ D H, SELVARAJ S, et al. Phenomapping for novel classification of heart failure with preserved ejection fraction [J]. Circulation, 2015, 131: 269-279.

［15］ ZAKERI R, MOULAY G, CHAI Q, et al. Left atrial remodeling and atrioventricular coupling in a canine model of early heart failure with preserved ejection fraction [J]. Circ Heart Fail, 2016, 9: e003238.

［16］ HUNT J M, BETHEA B, LIU X, et al. Pulmonary veins in the normal lung and pulmonary hypertension due to left heart disease [J]. Am J Physiol Lung Cell Mol Physiol, 2013, 305: 1725-1736.

［17］ DE PASQUALE C G, ARNOLDA L F, DOYLE I R, et al. Prolonged alveolocapillary barrier damage after acute cardiogenicpulmonary edema [J]. Crit Care Med, 2003, 31: 1060-1067.

［18］ FAYYAZ A U, EDWARDS W D, MALESZEWSKI J J, et al. Global pulmonary vascular remodeling in pulmonary hypertension associated with heart failure and preserved or reduced ejection fraction [J]. Circulation, 2018, 137: 1796-1810.

[19] FISHER A B, CHIEN S, BARAKAT A I, et al. Endothelial cellular response to altered shear stress [J]. Am J Physiol Lung Cell Mol Physiol, 2001, 281: 1529-1533.

[20] OKA N, ASAI K, KUDEJ R K, et al. Downregulation of caveolin by chronic beta-adrenergic receptor stimulation in mice [J]. Am J Physiol, 1997, 273: C1957-C1962.

[21] OBOKATA M, KANE G C, REDDY Y N V, et al. The neurohormonal basis of pulmonary hypertension in heart failure with preserved ejection fraction [J]. Eur Heart J, 2019, 40 (45): 3707-3717.

[22] ROSSITTO G, MARY S, MCALLISTER C, et al. Reduced lymphatic reserve in heart failure with preserved ejection fraction [J]. J Am Coll Cardiol, 2020, 76: 2817-2829.

[23] HOEPER M M, LAM C S, VACHIÉRY J L, et al. Pulmonary hypertension in heart failure with preserved ejection fraction: a plea for proper phenotyping and further research [J]. Eur Heart J, 2017, 38: 2869-2873.

[24] PACKER M, MCMURRAY J J V, KRUM H, et al. Long-term effect of endothelin receptor antagonism with bosentan on the morbidity and mortality of patients with severe chronic heart failure-primary results of the ENABLE Trials [J]. JACC Heart Fail, 2017, 5: 317-326.

[25] BERMEJO J, YOTTI R, GARCÍA-ORTA R, et al. Sildenafil for improving outcomes in patients with corrected valvular heart disease and persistent pulmonary hypertension: a multicenter, double-blind, randomized clinical trial [J]. Eur Heart J, 2018, 39: 1255-1264.

[26] REDFIELD M M, CHEN H H, BORLAUG B A, et al. Effect of phosphodiesterase-5 inhibition on exercise capacity and clinical status in heart failure with preserved ejection fraction: a randomized clinical trial [J]. JAMA, 2013, 309 (12): 1268-1277.

[27] HUSSAIN I, MOHAMMED S F, FORFIA P R, et al. Impaired Right Ventricular-Pulmonary Arterial Coupling and Effect of Sildenafil in Heart Failure With Preserved Ejection Fraction: An Ancillary Analysis From the Phosphodiesterase-5 Inhibition to Improve Clinical Status And Exercise Capacity in Diastolic Heart Failure (RELAX) Trial [J]. Circ Heart Fail, 2016, 9 (4): e002729.

[28] HOENDERMIS E S, LIU L C, HUMMEL Y M, et al. Effects of sildenafil on invasive haemodynamics and exercise capacity in heart failure patients with preserved ejection fraction and pulmonary hypertension: a randomized controlled trial [J]. Eur Heart J, 2015, 36 (38): 2565-2573.

[29] GUAZZI M, VICENZI M, ARENA R, et al. Pulmonary hypertension in heart failure with preserved ejection fraction: a target of phosphodiesterase-5 inhibition in a 1-year study [J]. Circulation, 2011, 124 (2): 164-174.

[30] KRAMER T, DUMITRESCU D, GERHARDT F, et al. Therapeutic potential of phosphodiesterase type 5 inhibitors in heart failure with preserved ejection fraction and combined post-and pre-capillary pulmonary hypertension [J]. Int J Cardiol, 2019, 283: 152-158.

[31] GHEORGHIADE M, GREENE S J, BUTLER J, et al. Effect of vericiguat, a soluble guanylate cyclase stimulator, on natriuretic peptide levels in patients with worsening chronic heart failure and reduced ejection fraction: The SOCRATES-REDUCED randomized trial [J]. JAMA, 2015, 314 (21): 2251-2262.

[32] PIESKE B, MAGGIONI A P, LAM C S P, et al. Vericiguat in patients with worsening chronic heart failure and preserved ejection fraction: results of the SOluble guanylate Cyclase stimulatoR in heArT failurE patientS with PRESERVED EF (SOCRATES-PRESERVED) study [J]. Eur Heart J, 2017, 38 (15): 1119-1127.

[33] VACHIÉRY J L, DELCROIX M, AL-HITI H, et al. Macitentan in pulmonary hypertension due to left ventricular dysfunction [J]. Eur Respir J, 2018, 51: 1701886.

[34] NASSIF M E, QINTAR M, WINDSOR S L, et al. Empagliflozin Effects on Pulmonary Artery Pressure in Patients With Heart Failure: Results From the EMBRACE-HF Trial [J]. Circulation, 2021, 143 (17): 1673-1686.

［35］ BORLAUG B A, MELENOVSKY V, KOEPP K E. Inhaled sodium nitrite improves rest and exercise hemodynamics in heart failure with preserved ejection fraction [J]. Circ Res, 2016, 119: 880-886.

［36］ REDDY Y N V, OBOKATA M, KOEPP KE, et al. The β-Adrenergic Agonist Albuterol Improves Pulmonary Vascular Reserve in Heart Failure With Preserved Ejection Fraction [J]. Circ Res, 2019, 124 (2): 306-314.

肿瘤治疗相关心功能不全的监测和治疗

近年来,随着肿瘤诊疗水平的提高,尤其是基因学指导下精准医学的推进和靶向治疗、免疫治疗等技术的实施,肿瘤患者生存期不断延长,生活质量不断提高,很多类型的肿瘤经过治疗逐渐以一种慢性病的模式长期存在,与此同时,肿瘤治疗相关的心血管毒性(cancer therapy-related cardiovascular toxicity,CTR-CVT)日益凸显,且随着人口老龄化加剧,肿瘤患者常合并心血管疾病及其危险因素,基于此,心血管疾病已成为肿瘤患者的主要死亡原因之一,肿瘤心脏病学也因此应运而生。CTR-CVT 包括心功能不全/心力衰竭(心衰)、心肌炎、心律失常(包括 QT 间期延长)、高血压、血管毒性、心脏瓣膜病、心包疾病等,其中以心功能下降/心衰最为常见。

一、肿瘤治疗相关心功能不全概述

目前肿瘤治疗主要包括手术治疗、放疗、化疗、靶向药物治疗、免疫治疗、内分泌治疗等。其中,蒽环类药物、HER2 靶向治疗药物、VEGF 抑制剂等多种肿瘤药物均具有心肌毒性(表1),尤其是随着免疫治疗的广泛应用,免疫相关的心肌炎/心衰亦呈上升趋势,因此,肿瘤治疗相关心功能不全(cancer therapy-related cardiac dysfunction,CTRCD)成为肿瘤心脏病学研究的焦点。以往对于 CTRCD 的诊断,大多基于超声心动图测量的左室射血分数(left centricular ejection fraction,LVEF),存在一定的局限性,且诊断标准不尽统一。《2022 年 ESC 肿瘤心脏病指南》基于临床症状及超声心动图、生物标志物多个辅助检查指标的综合评估,对 CTRCD 的诊断标准进行了全面阐述,并根据严重程度进行了分级(表2)。

表1 CTRCD 的常见肿瘤治疗药物及其适应证

肿瘤治疗药物分类	适应证
蒽环类化疗(多比柔星、表柔比星、柔红霉素、伊达比星)	乳腺癌、淋巴癌、急性白血病、肉瘤
HER2 靶向治疗(曲妥珠单抗、帕妥珠单抗、恩美曲妥珠单抗、拉帕替尼、奈拉替尼、图卡替尼)	HER2+ 乳腺癌
VEGF 抑制剂 TKIs(舒尼替尼、帕唑帕尼、索拉非尼、阿昔替尼、替沃扎尼、卡博替尼、瑞戈非尼、仑伐替尼、凡德替尼) 抗体(贝伐单抗、雷莫芦单抗)	TKIs:肾癌、肝细胞癌、甲状腺癌、结肠癌、肉瘤、GIST 抗体:乳腺癌、卵巢癌、胃癌、胃食管癌、结肠癌
多靶点激酶抑制剂 第二代和第三代 BCR-ABL TKIs(普纳替尼、尼罗替尼、达沙替尼、博舒替尼)	慢性髓系白血病
蛋白酶体抑制剂(卡非佐米、硼替佐米、伊沙佐米) 免疫调节药物(来度那胺、泊马度胺)	多发性骨髓瘤
RAF+MEK 联合抑制剂(索拉非尼+曲美替尼,纳罗菲尼+考比替尼,康奈非妮+比美替尼)	RAF 突变的黑色素瘤

续表

肿瘤治疗药物分类	适应证
雄激素剥夺治疗 GnRH 激动剂(戈舍瑞林、亮丙瑞林) 雌激素拮抗剂(阿比特龙)	前列腺癌、乳腺癌
免疫检查点抑制剂 PD-1 抑制剂(纳武单抗、帕博利珠单抗) PD-L1 抑制剂(阿纬单抗、阿替利珠单抗、德瓦鲁单抗) CTLA4 抑制剂(伊匹单抗)	黑色素瘤(转移和辅助治疗)、转移性肾癌、非小细胞肺癌、小细胞肺癌、难治性霍奇金淋巴瘤、转移性三阴性乳腺癌、转移性尿路上皮癌、肝癌、MMR 缺陷肿瘤

注:TKIs,酪氨酸激酶抑制剂;VEGF,血管内皮生长因子。

表 2　肿瘤治疗相关心功能不全的定义

无症状的 CTRCD	轻度	中度	重度
	LVEF ≥ 50% 和左室 GLS 较基线相对下降>15% 和 / 或新发的生物标志物升高	新发的 LVEF 下降 ≥10%,LVEF 40%~49% 或 LVEF 下降<10%(LVEF 40%~49%)和 GLS 较基线相对下降>15% 或新发的生物标志物升高	新发的 LVEF 下降,LVEF<40%

有症状的 CTRCD	轻度	中度	重度	极重度
	心衰症状轻微	需应用利尿剂及抗心衰药物治疗	需住院治疗	需强心药物、器械辅助循环或心脏移植

注:CTRCD,肿瘤治疗相关心功能不全;GLS,左室整体纵向应变;LVEF,左室射血分数。

临床中,肿瘤患者常因合并 CTRCD 导致肿瘤治疗被迫中断,严重影响患者预后,因此,在保证肿瘤疗效的前提下,CTRCD 的防治与管理,对于改善肿瘤患者预后至关重要。

二、肿瘤治疗相关心功能不全的风险评估及监测

(一)肿瘤治疗相关心功能不全的风险评估

Deanna 等研究显示,接受具有潜在心肌毒性化疗药物 3 个月时(如环磷酰胺、蒽环类药物和曲妥珠单抗等),18.9% 的患者由心衰 A 期进展为 B 期(无心衰症状或体征,但已出现心脏结构的改变);而预防性应用心肌保护药物,可降低 CTRCD 的发生风险,且对于出现 LVEF 下降的患者,启动心肌保护治疗的时间越早,心功能恢复的可能越大。因此,拟接受肿瘤治疗的患者,首先应根据基线情况进行危险分层,早期识别可能出现 CTRCD 的高危患者,早期干预,从而降低 CTRCD 发生风险。欧洲肿瘤内科学会认为,拟接受具有潜在心肌毒性的肿瘤治疗患者,需按照心衰 A 期患者管理(合并心衰危险因素,但无相关症状或心脏结构的异常)。对于 CTRCD 的风险评估,除需考虑传统心血管危险因素外(如年龄、高血压、糖尿病、肥胖、血脂代谢异常、吸烟等),也应充分考虑肿瘤本身特点、肿瘤治疗具体方

案,并结合临床病史、基线超声心动图、心电图、生物标志物、血糖、糖化血红蛋白、血脂分析、肾小球滤过率结果等进行综合评估,在考量具体肿瘤治疗药物的 CTRCD 风险时,可参照HFA-ICOS 基线心血管风险评分系统进行评估。

(二)肿瘤治疗相关心功能不全的监测

超声心动图、心脏磁共振(cardiovascular magnetic resonance,CMR)、放射性核素心血池显像等心脏影像学、心脏生物标志物、心内膜心肌活检等辅助检查可有助于 CTRCD 的识别(表3),联合检测上述检查指标,结果会更加准确。应根据患者个人的危险分层制订个体化随访方案,中高危患者建议 1~4 周随诊 1 次,低危患者可 3 个月随诊 1 次,随诊内容包括心电图、超声心动图、生物标志物等。在随访过程中同一检查者尽量应用相同的检查手段及指标,便于观察动态变化。

1. 超声心动图 超声心动图是监测肿瘤患者治疗前后心功能变化的首选方法。目前广泛应用的指标为 LVEF。LVEF 常规使用双平面 Simpson 方法测量,三维超声方法测量LVEF 比二维方法更敏感且重复性更高,因此,建议有条件的情况下使用三维 LVEF 评估CTRCD。在心内膜显示不清晰达两个以上心肌节段时,有条件的情况下,可以应用声学增强剂进一步识别心内膜与心腔边界,增加 LVEF 测量的准确性。

由于 LVEF 敏感性较低,不易发现亚临床 CTRCD,且测量时的变异性可高达 10%,近年来基于二维斑点追踪技术的左心室整体纵向应变(global longitudinal strain,GLS)成为研究的热点。因其测量误差小,且可预测 LVEF 降低,目前已公认用于早期监测心脏毒性的最敏感指标。目前认为 GLS 与基线相比降低>15% 有临床意义,而 GLS 与基线相比降低<8%则无意义。

CTRCD 不仅表现为收缩功能的降低,还可表现为舒张功能的障碍,有研究显示,在肿瘤治疗过程中,LVEF 还未出现明显减低,一些评价左室舒张功能的指标已出现改变,因此,左室舒张功能也越来越受到临床医师的关注,但单一参数不足以准确评估舒张功能,目前评价舒张功能主要包括四个指标:测量二尖瓣舒张早期峰值血流速度 E、组织多普勒二尖瓣环舒张早期峰值运动速度 e' 和舒张晚期峰值运动速度 a'、左房容积指数、三尖瓣反流速度。虽然在肿瘤患者治疗前和治疗中,左室舒张功能障碍很常见,但目前没有证据显示当舒张功能障碍时应当停止相关治疗。

肿瘤治疗过程中右心室心肌也会受到影响,因此也需要监测右心功能。目前临床常用的右心功能监测指标主要有三尖瓣环收缩期位移(TAPSE)、三尖瓣环收缩期运动速度 S'、右心室面积变化率(FAC)、右室游离壁整体纵向应变(RVGLS)、三维超声测量的右室 EF 等。研究显示,RVGLS 在监测抗肿瘤治疗心肌损伤方面最为敏感。TAPSE<16mm、S'<10cm/s、FAC<35%、右室游离壁 GLS 绝对值<20% 均可提示右心室收缩功能减低。

2. 心脏磁共振 CMR 具有无创、无辐射、软组织分辨率高、时间分辨率高以及大视野、无死角的特点,是评价心脏结构及功能的"金标准",常常作为其他影像学检查方法的标准对照。由于右心室结构复杂、形态不规则、变异性大,常规超声无法准确、稳定地监测评估右心室功能,此时 CMR 的优越性尤为突出。其准确性及可重复性均较高,而且可同时观察有无心肌水肿、纤维化、测量心肌质量,对化疗后心肌损伤的定性也有一定帮助,目前 CMR 是免疫检查点抑制剂(immune checkpoint inhibitor,ICI)相关心肌炎的重要诊断工具。研究发现,在接受蒽环类药物治疗的 LVEF 降低的患者中,CMR 测量的左心室质量是心血管死亡、失代偿性心力衰竭入院的复合终点的独立预测因子。因其特有的优势,CMR 在肿瘤治疗患者中的应用正在逐渐发展中,但由于磁共振检查操作相对复杂,专业性及学科交叉性较强,检查时间较长,有些患者无法耐受等原因在临床中应用仍然受限。

3. 生物标志物　在肿瘤患者治疗过程中,心血管血清生物标志物是心血管疾病风险评估和诊断的重要工具。主要包括心肌肌钙蛋白 I(cardiac troponin I,cTnI)、肌钙蛋白 T(cardiac troponin T,cTnT)、B 型利钠肽(B-type natriuretic peptide,BNP)和 N 末端 B 型利钠肽前体(N-terminal pro B-type natriuretic peptide,NT-proBNP)。

cTnI 和 cTnT 是心肌特有的结构蛋白,因此也是心肌细胞损伤的特异性标志物,其峰值可反映心肌受损的严重程度。已有多项临床研究证实,接受肿瘤治疗的患者,肌钙蛋白升高,对于心功能的降低具有预测作用。肿瘤治疗前检测基线肌钙蛋白水平,有助于识别高危患者。

BNP 和 NT-proBNP 由心室肌分泌,其水平随心室壁张力而变化,对心室充盈压具有负反馈调节作用。HF 时心室壁张力增加,BNP/NT-proBNP 分泌明显增加,其增高的程度与 HF 的严重程度呈正相关。有研究显示,BNP/NT-proBNP 可能有助于识别蒽环类药物治疗患者早期心脏毒性;在启动环类药物化疗前,NT-proBNP 水平升高是全因死亡的独立预测因子。

肿瘤治疗前,应考虑 BNP 或 NT-proBNP 和 cTnT/I 进行基线测量,以提供基线值。当存在其他心血管疾病时,可能会导致基线值升高,为了在监测期间正确解释后续血清标志物的变化或出现新的心血管症状时的血清标志物的变化,基线测量尤为重要。肿瘤治疗过程中及治疗后,亦应定期监测心脏生物标志物的变化,以早期发现心肌损伤。

此外,近年来心力衰竭领域新型生物标志物的应用和探索,亦拓展至肿瘤心脏病学科中。例如,sST2 水平能够反映心血管应激和心肌纤维化,推荐 sST2 和 NT-proBNP 作为心肌纤维化或损伤的生物标志物进行 HF 危险分层。有研究显示,接受蒽环类药物为基础的化疗方案的乳腺癌患者,化疗后 cTNT、NT-proBNP、sST2 均较基线升高,且 sST2 与 cTNT、NT-proBNP 变化趋势一致,提示 sST2 对 CTRCD 的诊断具有指导意义。C 反应蛋白、半乳凝素 -3、生长分化因子 15、可溶性 fms 样酪氨酸激酶 1、髓过氧化物酶以及细胞色素 C 亦受到广泛关注。

表 3　肿瘤患者心肌损伤的检测指标

方法	临床意义	优点	局限性
心电图	1. 可提供心肌缺血、梗死等信息 2. 可发现肿瘤治疗过程中的各种心律失常 3. 可监测 QT 间期变化	1. 方便、快捷 2. 心电图动态变化可为 CTRCD 的诊断提供线索	易受外在因素影响
超声心动图 -LVEF -GLS	新出现的 LVEF 下降>10% 并低于正常低限值或 GLS 较基线下降>15% 提示 CTRCD	1. 可广泛、重复应用,为评估心功能的首选方法 2. 可评价心脏结构、功能、血流动力学 3. 与 LVEF 相比,GLS 更敏感,可更早期发现 CTRCD	1. 观察者间测量变异性大 2. LVEF 对监测早期临床前心脏病变不敏感,受到前、后负荷影响

方法	临床意义	优点	局限性
生物标记物 -cTnI、cTnT -BNP/NT-pro BNP	1. 肌钙蛋白为心肌损伤的特异性标志物,其动态变化及峰值水平可反映心肌受损的程度,对 CTRCD 具有预测作用 2. BNP/NT-proBNP 升高对心功能异常具有辅助诊断价值	1. 准确性高,重复性佳 2. 实用性广泛 3. 灵敏性高	1. 尚缺乏足够的证据确定轻微升高的意义 2. 检测结果易受多种因素影响;其结果解读需结合其他相关化验检查综合分析
放射性核素显像	-	1. 重复性好 2. 可以评价心肌灌注、心肌代谢及残存心肌情况	1. 放射辐射暴露 2. 对心脏结构评价信息有限
心脏磁共振(CMR)	1. 无创测量 LVEF 的"金标准" 2. CMR 测量的左心室质量是 CTRCD 患者心血管死亡、失代偿性心衰入院的复合终点的预测因子	评价有无心肌水肿、炎症、纤维化,对化疗后心肌损伤的组织学评估有一定帮助	1. 检查时间长,患者不耐受 2. 部分患者体内植入心脏起搏器、铁质异物等,不能接受 CMR 检查
心内膜心肌活检	诊断心肌损伤的"金标准"	提供心脏毒性的组织学证据	1. 有创检查,应用受限 2. 对操作人员技术要求高

注:cTnI,心肌肌钙蛋白 I;cTnT,心肌肌钙蛋白 T;CMR,心脏磁共振成像。

三、肿瘤治疗相关心功能不全的防治策略

以往研究表明,CTRCD 可增加肿瘤患者的死亡风险、影响其预后;且 CTRCD 患者一旦出现 LVEF 下降,即使启动心肌保护治疗,部分患者心功能亦不能完全恢复,因此,一级预防对于 CTRCD 的防治至关重要。所有接受具有潜在心肌毒性的肿瘤患者均需接受 CTRCD 一级预防治疗? 还是心血管疾病高风险人群才需要进行 CTRCD 一级预防? 以及基线低危、无 CTRCD 症状、仅在监测过程中发现辅助检查指标异常,如何把握启动心肌保护治疗时机? 上述问题成为 CTRCD 防治的核心问题。ICOS-ONE 试验将 273 名应用蒽环类药物的低风险乳腺癌患者根据心脏保护策略不同随机分为 2 组,一组在化疗前开始应用依那普利,而另一组在心肌肌钙蛋白检测结果异常后开始使用依那普利,随访后发现两组间主要终点事件心肌肌钙蛋白升高(早期预防组为 23%,肌钙蛋白升高组为 26%)和 CTRCD 的发生率(定义为 LVEF 降低>10% 且 LVEF<50%)间无统计学差异。虽缺乏空白对照组,但仍提示依那普利可能在预防心肌损伤和治疗 CTRCD 均存在作用。高危患者需要更为积极地接受 CTRCD 一级预防;即使无心衰症状、LVEF 未下降,如出现心肌肌钙蛋白升高、GLS 降低,也应尽早启动心肌保护治疗。

(一) 神经内分泌拮抗治疗

交感神经系统和肾素 - 血管紧张素 - 醛固酮(RAAS)系统过度激活可导致心肌重构,促进心衰的发生、发展。通过使用 β 受体阻滞剂、血管紧张素转换酶抑制剂(angiotensin converting enzyme inhibitor,ACEI)、血管紧张素受体阻滞剂(angiotensin receptor blocker, ARB)和盐皮质激素受体拮抗剂(mineralocorticoid receptor antagonist,MRA)可显著改善心衰患者预后。

2006 年,Cardinale 等学者开创性地随机、对照研究发现,在完成大剂量化疗后 1 个月,将肌钙蛋白升高的患者随机分为接受依那普利治疗组(20mg/d 维持 1 年)及对照组。随访发现,对照组中有 43% 的患者 LVEF 降低>10% 且 LVEF<50%,而未在依那普利组中发现相应情况。该研究结果为 RAAS 系统阻断剂应用于肿瘤患者心肌保护提供了循证医学证据。一项纳入 130 例接受蒽环类药物化疗的早期乳腺癌患者研究表明,坎地沙坦可预防早期左心室功能下降。

醛固酮作为神经激素阻断治疗的经典药物,受血管紧张素 II 调控,其在心肌损伤的纤维化反应中发挥重要作用,这为 MRA 心脏保护治疗提供了理论依据。Akpek 等学者将 83 名接受含蒽环类药物化疗的乳腺癌患者随机分为低剂量螺内酯(25mg/d)预防性治疗组和安慰剂组。在蒽环类药物治疗期间,与对照组相比,螺内酯治疗有效改善 LVEF [(67.0±6.1)%~ (65.7±7.4)% vs.(67.7±6.3)%~(53.6±6.8)%,$P<0.001$]。

新型药物血管紧张素受体脑啡肽酶抑制剂(angiotensin receptor neprilysin inhibitor, ARNI)可提供更完整的神经激素抑制,相较 ACEI,其可进一步降低心衰患者死亡率和心衰再住院率。西班牙一项回顾性多中心注册研究,纳入 67 例 CTRCD 患者,探索沙库巴曲缬沙坦对于 CTRCD 的有效性,抗肿瘤治疗开始至出现 CTRCD 中位时间为 41 个月,基线平均 LVEF 33%,给予沙库巴曲缬沙坦治疗后平均随访 4.6 个月,发现患者 LVEF 明显提升(33% vs. 42%,$P<0.05$),且左室内径亦呈明显恢复趋势,NT-proBNP 下降,NYHA 心功能分级好转。

CECCY 是一项前瞻性随机、双盲、安慰剂对照研究,旨在探讨卡维地洛对蒽环类药物相关心肌毒性的预防作用。在 2013 年 4 月至 2017 年 1 月纳入 200 例 HER2 阴性乳腺癌接受化疗的患者。化疗方案为环磷酰胺联合阿柔比星,序贯以紫杉醇。卡维地洛组与安慰剂组在 LVEF 下降方面并无显著统计学差异(14.5% vs. 13.5%,$P>0.05$),但卡维地洛组 cTnI 升高及心室舒张功能障碍的发生率较安慰剂组明显减少(cTnI,26.0% vs. 41.6%;左室舒张功能障碍,15.2% vs. 21.8%)。提示 β 受体阻滞剂可预防肿瘤治疗相关心肌损伤的发生。

(二)他汀类药物

他汀类药物除了降脂作用外,还具有抗炎作用,可减轻 CTRCD。在最近的一项荟萃分析中,他汀类药物治疗与接受蒽环类药物和 / 或曲妥珠单抗治疗的肿瘤患者心脏毒性风险降低有关。然而,大多数数据来自观察性研究,荟萃分析仅包括 2 个小型随机对照试验,共 117 名患者。尽管观察性研究表明,在接受蒽环类药物和 / 或曲妥珠单抗治疗后,他汀类药物显著降低心脏毒性(RR=0.46,95% CI 0.17~0.78,$P=0.004$),但在随机对照试验的汇总分析中,他汀类药物降低心脏毒性风险并不显著(RR=0.49,95% CI 0.17~1.45,$P=0.20$)。因此,正在进行的他汀类药物预防蒽环类药物所致心脏毒性的 PREVENT(NCT01988571)、STOP-CA(NCT02943590)和 SPARE-HFN(CT03186404)等注册研究结果备受期待。

(三)钠 - 葡萄糖共转运体蛋白 2 抑制剂

目前,钠 - 葡萄糖共转运体蛋白 2(sodium glucose co-transporter 2,SGLT2)抑制剂已成为 CHF 治疗的基石药物之一,已有动物实验表明,恩格列净可减轻阿柔比星治疗相关的心肌细胞炎症、纤维化、铁死亡及凋亡,可减轻阿柔比星治疗相关的心肌损伤、预防心功能下降,这为 SGLT2 抑制剂在肿瘤心脏病领域临床研究的探索提供了切实的理论基础,未来SGLT2 抑制剂可能会为 CTRCD 的防治开启新的篇章。

(四)蒽环类药物的特异性心脏保护策略

蒽环类药物通常用于治疗实体瘤,包括乳腺癌、肉瘤以及血液系统恶性肿瘤。然而,蒽环类药物具有剂量依赖性、不可逆的心脏毒性作用,其累积剂量与心衰风险呈正相关,当累积剂量 400mg/m^2 时心衰发生率为 5%,累积剂量为 700mg/m^2 时心衰的发生率高达 48%,但停用蒽环类药物可能会对肿瘤患者的预后产生不利影响。降低蒽环类药物相关心脏毒性的常规策略包括应用替代性抗肿瘤药物、控制蒽环类药物累积剂量、延长给药时间以及改用脂质体阿柔比星。荟萃分析通过比较单次与持续输注给药、脂质体与非脂质体阿柔比星所致心脏毒性,结果显示,阿柔比星的推注与较高的临床和亚临床心脏毒性发生率相关($OR=4.13$,95% CI 1.75~9.72),脂质体制剂可降低心脏毒性发生率($OR=0.18$,95% CI 0.08~0.38)。此外,与阿柔比星相比,表柔比星所致临床心脏毒性风险更低($OR=0.39$,95% CI 0.20~0.78)。

右雷佐生是一种铁螯合剂,最初认为右雷佐生的心脏保护作用与细胞溶质铁螯合相关,但最新证据表明,其可通过抑制多柔比星-拓扑异构酶复合物的形成,减少细胞凋亡、铁死亡和坏死性凋亡发挥作用。一项 2 177 名患者的荟萃分析显示,右雷佐生显著降低了 HF($RR=0.19$,95% CI 0.09~0.40)和心血管事件($RR=0.36$,95% CI 0.27~0.49)的发生风险,而接受蒽环类药物的早期或转移性乳腺癌患者的部分或完全缓解率、总生存期和无进展生存期并不受影响。另有研究表明,右雷佐生与蒽环类药物同时使用,化疗期间平均左室射血分数(left ventricular ejection fraction,LVEF)从 39% 降至 34%,但没有患者出现症状性心衰。所以,对于蒽环类药物治疗之前存在心室功能障碍的患者,建议应用右雷佐生作为一种心脏保护治疗策略。

(五)免疫治疗心脏保护策略

近年来肿瘤治疗领域进展日新月异,免疫治疗的临床应用改善了多种肿瘤的疗效和预后,有望取代传统肿瘤治疗模式,成为最有前景的肿瘤治疗手段,如 ICI、嵌合抗原受体 T 细胞免疫疗法(chimeric antigen receptor T-cell therapy,CAR-T)等。

ICI 相关心肌炎的确切机制仍不清楚,有研究发现这类患者心肌和肿瘤组织中有共同的高频 T 淋巴细胞受体序列,推测应用 ICI 后被激活的 T 淋巴细胞不仅可以靶向识别肿瘤,也可能识别骨骼肌和心肌共有抗原,从而诱发自身免疫性淋巴细胞性心肌炎。由于 ICI 相关心肌炎可能导致危及生命的恶性心律失常及心衰,确诊/疑诊 ICI 相关心肌炎的患者,均推荐暂停 ICI 治疗。无论是否为暴发性心肌炎,均推荐早期(≤24 小时)大剂量糖皮质激素治疗(甲泼尼龙 500~1 000mg/d 静脉注射,维持 3~5 天),如临床情况好转(如 24~72 小时内 cTn 较峰值下降>50% 或左室功能障碍、心脏传导阻滞或其他心律失常改善),过渡为口服泼尼松(每天 1mg/kg,最大量为 80mg/d),监测 ECG、cTn 的同时,每周减量 10mg,减量至 20mg/d 时,重新评估心功能及 cTnI,如允许泼尼松继续减量,则每周减量 5mg,减量至 5mg/d 后,则每周减量 1mg 至减停;如大剂量甲泼尼龙治疗 3 天后,cTn 仍无明显下降,房室传导阻滞、室性心律失常或左室功能障碍持续存在,则认为糖皮质激素抵抗,应考虑二线的免疫抑制药物治疗(图 1)。

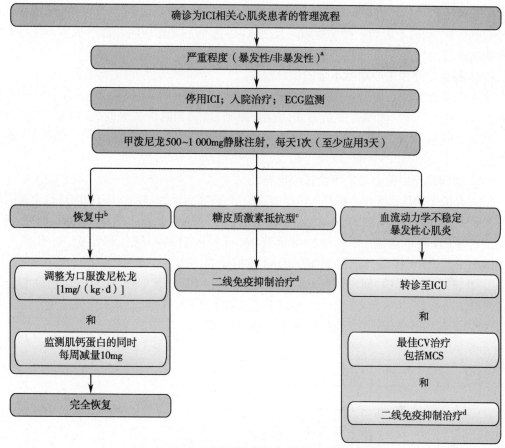

图 1　免疫检查点抑制剂相关心肌炎的管理流程

[a] 暴发性,是指血流动力学不稳定、需要无创或有创通气的 HF、完全性或高度心脏传导阻滞和/或严重的室性心律失常。非暴发性,包括有症状,但血流动力学和电学稳定的患者,以及同时伴有其他免疫相关不良事件的患者;患者可能伴有 LVEF 降低,但无严重疾病状态的表现。

[b] 恢复中,是指在免疫抑制剂逐渐减量的同时,患者临床症状、体征、生物标志物和影像学参数逐步恢复,但尚未恢复至正常水平。完全恢复,是指在停用免疫抑制治疗后,患者的急性症状完全缓解,生物标志物恢复正常,LVEF 恢复;由于纤维化的存在,CMR 可能仍表现为 LGE 或 T_1 信号增强,但不应出现任何急性水肿征象。

[c] 糖皮质激素抵抗型:尽管大剂量应用甲泼尼龙,心肌炎不能缓解或加重(包括临床情况加重或除外其他病因后,持续的肌钙蛋白升高)。

[d] 如英夫利昔单抗、他克莫司、吗替麦考酚酯以及抗胸腺细胞球蛋白、免疫球蛋白和血浆置换。二线免疫抑制剂治疗循证医学证据有限,建议启用前进行 MDT 讨论。

CV,心血管;ECG,心电图;ICI,免疫检查点抑制剂;ICU,重症监护室;LGE,延迟钆增强显像;MCS,机械循环支持。

　　CAR-T 在高度难治性血液系统恶性肿瘤方面取得了显著成功,通过从患者身上收集自体 T 细胞,将病毒载体和转导识别肿瘤特异性抗原(如 CD19)的 CAR 进行基因改造。在离体扩增后,将基因改造后的 CAR-T 回输给患者。目前,2 种 CD19 特异性 CAR-T 疗法已被批准用于复发/难治性淋巴瘤。但 CAR-T 治疗由于具有包括神经毒性和细胞因子释放综合征(cytokine release syndrome,CRS)的高风险,通常需要重症监护。在观察性研究中,CAR-T 治疗与不良心血管事件相关,包括症状性心衰,尤其是在 CAR-T 输注后出现 CRS 的患者中。研究表明,应用托西珠单抗和糖皮质激素早期治疗 CRS 可以改善肿瘤患者预后,减轻心脏毒性,同时不影响抗肿瘤疗效。反之,CRS 发病后延迟应用托珠单抗与不良心血管事件的风险增加相关。

(六)肿瘤治疗相关心功能不全的综合管理

鉴于许多传统的心血管疾病危险因素能够增加 CTRCD 相关风险,通过控制可改变的心血管疾病危险因素(如改善生活方式、戒烟、减肥、运动和减少久坐时间)以及调脂、控制血压和控制血糖在内的药物干预,也可改善肿瘤患者总体心血管健康状况、降低 CTRCD 风险。

(七)肿瘤治疗相关心功能不全核心推荐

1. 所有拟接受具有潜在心肌毒性治疗的肿瘤患者,在启动肿瘤治疗前,均应进行全面的危险因素评估,识别并控制可变的危险因素,如有必要,需经肿瘤心脏病多学科团队综合评估。

2. CTRCD 高危患者,在启动肿瘤治疗前,可积极启动心肌保护治疗,可考虑应用 ACEIs/ARBs/ARNI、β 受体阻滞剂、醛固酮受体拮抗剂、SGLT-2 抑制剂。

3. 肿瘤治疗过程中,如出现症状性心力衰竭或 LVEF 显著下降,应及时启动肿瘤心脏病多学科团队会诊、指导治疗;如无心衰症状或 LVEF 下降,仅出现 GLS 降低或生物标志物异常,可在积极的心肌保护治疗同时,继续肿瘤治疗(图 2)。

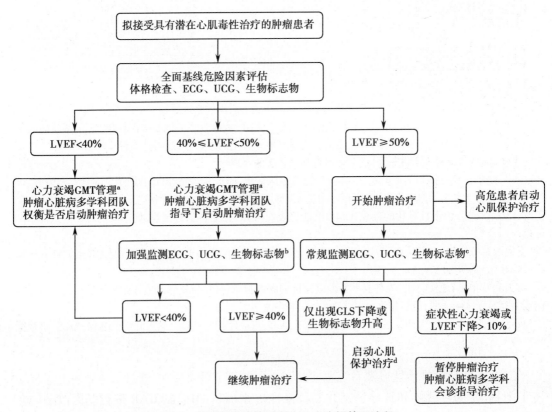

图 2　肿瘤患者治疗过程中心力衰竭管理流程

[a]GDMT:guideline-directed medical therapy,指南指导下的药物治疗;[b]每 1~4 周监测 1 次,如患者出现心肌损伤相关临床表现,随时监测;[c]每 3 个月监测 1 次,如患者出现心肌损伤相关临床表现,随时监测;[d]可考虑应用 ACEIs/ARBs/ARNI、β 受体阻滞剂、醛固酮受体拮抗剂、SGLT2i。

四、小结与展望

在肿瘤治疗的同时权衡其心肌毒性并进行有效防治,已成为是否可进一步改善肿瘤患者预后的关键因素。目前虽然有大量针对化疗药物导致心脏毒性的机制与防治的研究,并取得一定进展,以往传统的蒽环类导致的心脏毒性不可逆的观点有所改变,早期发现及时,予以防治药物仍然有效,LVEF 下降可以逆转,但肿瘤治疗发展日新月异,治疗方法呈多样化,已经从传统的化疗、放疗向靶向治疗和免疫治疗转化。因此,肿瘤治疗相关心血管毒性谱也随之而改变,每一类药物导致的心脏毒性表现不一,不同的个体又存在差异,目前CTRCD 的循证医学证据仍存在一定局限性,未来仍需更多高质量的证据指导临床决策。这给肿瘤心脏病学医师提出了更高的要求,不仅要熟悉传统抗肿瘤治疗(如蒽环类、曲妥珠单抗或放疗)所带来的心脏毒性,更要与时俱进,不断迎接新型肿瘤治疗相关心脏毒性的挑战,更好地保障接受肿瘤治疗患者的心血管健康。

(张艳丽　刘　莹　夏云龙)

参考文献

[1] 夏云龙,张运.萌芽中的肿瘤心脏病学:机遇与挑战[J].中华心血管病杂志,2017,45(3):182-185.

[2] LYON A R, LÓPEZ-FERNÁNDEZ T, COUCH L S, et al. 2022 ESC Guidelines on cardio-oncology developed in collaboration with the European Hematology Association (EHA), the European Society for Therapeutic Radiology and Oncology (ESTRO) and the International Cardio-Oncology Society (IC-OS)[J]. Eur Heart J, 2022: ehac244.

[3] MCDONAGH T A, METRA M, ADAMO M, et al. 2021 ESC Guidelines for the diagnosis and treatment of acute and chronic heart failure [J]. Eur Heart J, 2021, 42 (36): 3599-3726.

[4] ČELUTKIENĖ J, PUDIL R, LÓPEZ-FERNÁNDEZ T, et al. Role of cardiovascular imaging in cancer patients receiving cardiotoxic therapies: a position statement on behalf of the Heart Failure Association (HFA), the European Association of Cardiovascular Imaging (EACVI) and the Cardio-Oncology Council of the European Society of Cardiology (ESC)[J]. Eur J Heart Fail, 2020, 22 (9): 1504-1524.

[5] LYON A R, DENT S, STANWAY S, et al. Baseline cardiovascular risk assessment in cancer patients scheduled to receive cardiotoxic cancer therapies: a position statement and new risk assessment tools from the Cardio-Oncology Study Group of the Heart Failure Association of the European Society of Cardiology in collaboration with the International Cardio-Oncology Society [J]. Eur J Heart Fail, 2020, 22 (11): 1945-1960.

[6] ZAMORANO J L, LANCELLOTTI P, RODRIGUEZ MUÑOZ D, et al. 2016 ESC Position Paper on cancer treatments and cardiovascular toxicity developed under the auspices of the ESC Committee for Practice Guidelines: The Task Force for cancer treatments and cardiovascular toxicity of the European Society of Cardiology (ESC)[J]. Eur Heart J, 2016, 37 (36): 2768-2801.

[7] CURIGLIANO G, LENIHAN D, FRADLEY M, et al. Management of cardiac disease in cancer patients throughout oncological treatment: ESMO consensus recommendations [J]. Ann Oncol, 2020, 31 (2): 171-190.

[8] 中华医学会超声医学分会超声心动图学组,中国医师协会心血管分会心动图专业委员会,中国抗癌协会整合肿瘤心脏病学分会,等.抗肿瘤治疗心血管损害超声心动图检查专家共识[J].中华超声影像学杂志,2020,29(4):277-288.

[9] MEESSEN J, CARDINALE D, CICERI F, et al. Circulating biomarkers and cardiac function over 3 years after chemotherapy with anthracyclines: the ICOS-ONE trial [J]. ESC Heart Fail, 2020, 7 (4): 1452-1466.

［10］ CARDINALE D, COLOMBO A, SANDRI M T, et al. Prevention of high-dose chemotherapy-induced cardiotoxicity in high-risk patients by angiotensin-converting enzyme inhibition [J]. Circulation, 2006, 114 (23): 2474-2481.

［11］ GULATI G, HECK S L, REE A H, et al. Prevention of cardiac dysfunction during adjuvant breast cancer therapy (PRADA): a 2 × 2 factorial, randomized, placebo-controlled, double-blind clinical trial of candesartan and metoprolol [J]. Eur Heart J, 2016, 37 (21): 1671-1680.

［12］ AKPEK M, OZDOGRU I, SAHIN O, et al. Protective effects of spironolactone against anthracycline-induced cardiomyopathy [J]. Eur J Heart Fail, 2015, 17 (1): 81-89.

［13］ MARTÍN-GARCIA A, LÓPEZ-FERNÁNDEZ T, MITROI C, et al. Effectiveness of sacubitril-valsartan in cancer patients with heart failure [J]. ESC Heart Fail, 2020, 7 (2): 763-767.

［14］ AVILA M S, AYUB-FERREIRA S M, DE BARROS WANDERLEY M R Jr, et al. Carvedilol for Prevention of Chemotherapy-Related Cardiotoxicity: The CECCY Trial [J]. J Am Coll Cardiol, 2018, 71 (20): 2281-2290.

［15］ OBASI M, ABOVICH A, VO J B, et al. Statins to mitigate cardiotoxicity in cancer patients treated with anthracyclines and/or trastuzumab: a systematic review and meta-analysis [J]. Cancer Causes Control, 2021, 32 (12): 1395-1405.

［16］ QUAGLIARIELLO V, DE LAURENTIIS M, REA D, et al. The SGLT-2 inhibitor empagliflozin improves myocardial strain, reduces cardiac fibrosis and pro-inflammatory cytokines in non-diabetic mice treated with doxorubicin [J]. Cardiovasc Diabetol, 2021, 20 (1): 150.

［17］ SMITH L A, CORNELIUS V R, PLUMMER C J, et al. Cardiotoxicity of anthracycline agents for the treatment of cancer: systematic review and meta-analysis of randomised controlled trials [J]. BMC Cancer, 2010, 10: 337.

［18］ MACEDO A, HAJJAR L A, LYON A R, et al. Efficacy of Dexrazoxane in Preventing Anthracycline Cardiotoxicity in Breast Cancer [J]. JACC Cardio Oncol, 2019, 1 (1): 68-79.

［19］ 中国抗癌协会整合肿瘤心脏病学分会 , 中华医学会心血管病学分会肿瘤心脏病学学组 , 中国医师协会心血管内科医师分会肿瘤心脏病学专业委员会 , 等 . 免疫检查点抑制剂相关心肌炎监测与管理中国专家共识 (2020 版)[J]. 中国肿瘤临床 , 2020, 47 (20): 1027-1038.

［20］ 中国临床肿瘤学会指南工作委员会 . 中国临床肿瘤学会 (CSCO) 肿瘤治疗相关心血管毒性防治指南 2021 [M]. 北京 : 人民卫生出版社 , 2021.

心力衰竭患者心肌收缩力调节治疗的机制及应用展望

慢性心力衰竭(心衰)是严重影响患者生活质量且死亡率较高的慢性疾病,是由多种原因导致心脏结构和/或功能的异常改变,使心室收缩和/或舒张功能发生障碍,从而引起的一组复杂临床综合征,是各种心脏疾病的严重表现或终末阶段,发病率和死亡率居高不下。随着我国人口老龄化程度的加剧,冠心病、高血压、糖尿病、肥胖等慢性病的发病率呈上升趋势,医疗水平的提高使心脏疾病患者生存期延长,导致我国人群心衰患病率呈持续升高趋势,是我国重大公共卫生问题之一。

优化药物治疗(optimized medical therapy,OMT)对绝大多数心衰患者有效,可以提高患者生活质量和延长患者生存时间,但仍有超过10%的患者对药物治疗反应不佳,最终进展为顽固性心衰。在药物治疗的基础之上,器械治疗是慢性心衰治疗方式的重要组成部分,其中包括心脏再同步化治疗(cardiac resynchronization therapy,CRT)和植入型心律转复除颤器(implantable cardioverter defibrillator,ICD)。然而,临床上大部分慢性心衰患者不伴有传导功能障碍(QRS<130ms),无CRT治疗指征;且20%~40%接受CRT治疗的患者,术后表现对CRT无应答,这使得大部分心衰患者无法受益于CRT治疗。同时,绝大部分症状性慢性心衰患者均为射血分数降低的心衰(HFrEF),是大家关注的重点,但射血分数中间值的心衰(HFmrEF)和射血分数保留的心衰(HFpEF)占慢性心衰患者的50%以上,HFmrEF和HFpEF患者除了最佳药物治疗外,很少有器械治疗被证明是有效的。对于无CRT治疗适应证、CRT治疗无应答、HFmrEF的心衰患者,心肌收缩力调节(cardiac contractility modulation,CCM)疗法已被证实具有良好的安全性和有效性,且能够改善心衰患者临床心功能和长期生存率。本文重点就CCM器械治疗的概念、作用机制、临床研究、应用展望等方面进行综述。

一、心脏收缩力调节(CCM)器械治疗的概念

研究发现,当心肌细胞处于绝对不应期时给予一个高压双相脉冲(~7.5V/20ms)电刺激,可以使正常或衰竭心肌细胞收缩力增强,研究人员将这个电刺激称为心肌收缩力调节信号(CCM信号),由于CCM信号是在心肌细胞绝对不应期释放,所以不会引起心肌细胞新的电或机械活动,因此CCM信号又称为非兴奋性刺激(图1)。

心脏收缩力调节(CCM)器械治疗是一种通过标准起搏电极,在心肌细胞动作电位的绝对不应期,传递非兴奋性高压双相脉冲电流的电-生理治疗方案。这种脉冲由于在绝对不应期发送,因此并不夺获心肌,也不改变患者的心脏节律;而是触发一系列生理过程,增强心肌的收缩力,并在长期引起有利的心肌逆向重构,从而改善患者的心衰症状,并提高其生活质量。

二、心脏收缩力调节(CCM)器械治疗的作用机制

与改善收缩力但恶化预后、影响心肌收缩力的药物疗法相比,心脏收缩力调节(CCM)疗法成为心力衰竭治疗流程中一种有吸引力的替代方案。心脏收缩力调节(CCM)可能的作用机制包括:

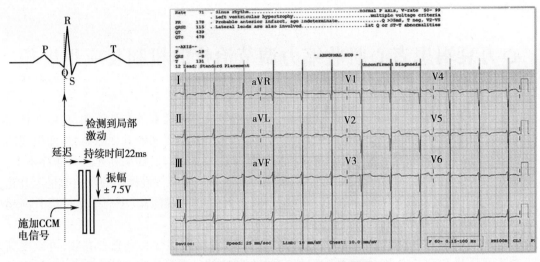

图1 心肌收缩力调节（CCM）工作原理

（一）CCM 通过改善心肌细胞 Ca^{2+} 循环，介导心肌的急性变力作用

CCM 发挥正性肌力作用可能与肌浆网 Ca^{2+} 释放有关。最初的离体实验表明，电刺激健康的兔乳头肌纤维可产生相应的收缩力增加，机制可能是通过增强 Ca^{2+} 向心肌细胞内转运来介导的。肌质网释放 Ca^{2+} 的关键离子泵是 Ca^{2+}-ATP 酶，而磷酸化的受磷蛋白可降低对 Ca^{2+}-ATP 酶的抑制作用，使心肌细胞内 Ca^{2+} 浓度升高，心肌收缩力增强。Imai 等在犬心衰模型中发现 CCM 信号释放数分钟后，从室间隔 CCM 电极刺激部位邻近区域所取组织的受磷蛋白磷酸化增加，该研究进一步证实 CCM 作用机制与心肌细胞内 Ca^{2+} 浓度升高相关。在生理范围内，细胞外 Ca^{2+} 浓度的增加增强了这一效应。然而，一旦达到超生理水平，CCM 效应就会趋于平稳。这一非常重要的观察结果表明，细胞细肌丝和肌质网 Ca^{2+} 过饱和可能导致"天花板效应"。CCM 刺激引起的细胞质 Ca^{2+} 瞬时振幅增加可以用三种相互关联的机制来解释：

1. CCM 通过激活 ryanodine 受体，诱导肌质网中 Ca^{2+} 释放增加。

2. CCM 通过激活 Na^+-Ca^{2+} 交换蛋白和 L 型 Ca^{2+} 通道，促进 Ca^{2+} 通过跨膜途径进入细胞。

3. CCM 通过增强肌质网 Ca^{2+}-ATP 酶的功能，介导肌质网重新装载 Ca^{2+}。

（二）调控基因表达及蛋白质相互作用

Imai 等在犬心衰模型中发现，仅在 CCM 刺激数小时后，邻近电极刺激区域肌质网 Ca^{2+}-ATP 酶基因表达增加，在 CCM 长期刺激下远离电极刺激区域也发生了同样变化。同时研究人员还发现，CCM 组的犬心衰模型中 β1 肾上腺素受体和兰尼碱受体水平也升高。基因在慢性心力衰竭时表达增加，接受 CCM 治疗后，发现 B 型钠尿肽基因表达出现正常化，且 B 型钠尿肽水平降低。心衰时基质金属蛋白酶（matrix metallo proteinases，MMP）上调，CCM 作用机制可能具有抑制 MMP 上调作用。Rastogi 等研究证实了 CCM 长期治疗可以减少 MMP 上调，且可降低心肌纤维化密度。CCM 长期治疗还可以逆转心脏不良胚胎基因序列表达，可使肌质网钙循环等基因表达正常化。

（三）逆转心肌重构

既往研究发现，CCM 应用于犬心衰模型 3 个月后，犬心室肌细胞骨架蛋白及 MMP 的异常表达被明显纠正,且心肌重构显著逆转。研究者在一项小样本慢性心衰患者研究中也发现,CCM 治疗 3 个月后左心室舒张末期容积、收缩末期容积均显著减少,表明 CCM 治疗逆转了心肌重构。

(四) CCM 效应不依赖心脏交感神经激活

由于心肌细胞 Ca^{2+} 调控的相似性,有学者得出结论,CCM 效应可能是由心脏交感神经系统的直接激活介导的。但与 CCM 相关的细胞和组织重构以及临床研究结果并不支持心脏交感神经激活作为作用模式。肾上腺素能激活对衰竭的心脏是有害的,并与心肌细胞死亡增加和心律失常有关。在临床试验中,CCM 在 β 受体阻滞剂治疗的背景下,积极增强了逆转重构,恢复了分子和细胞功能,逆转了必需收缩蛋白的不适应基因表达,改善了心肌能量学和效率。

(五) CCM 治疗在不增加心肌细胞代谢需求的情况下增强收缩力

在不增加氧需求的情况下改善心脏功能是任何心力衰竭治疗的宗旨。正性肌力药物对收缩力的影响是以增加心脏代谢需求为代价的,而 CCM 疗法增强心室收缩力时,不会改变心肌耗氧量(MVO_2)。CCM 疗法改善心肌收缩力的机制与提高心肌细胞收缩效率有关,与肾上腺素能激活无关。

(六) CCM 疗法的局部与整体效应

持续数小时 CCM 治疗的急性作用可改善心脏整体收缩力,并恢复局部心脏特异性钙蛋白的基因表达。如 CCM 连续数月慢性刺激,进一步改善心脏功能的数值,并将基因表达的正常化扩展到整个心脏。研究表明,仅需 2 小时的 CCM 治疗即可改善心功能,这种改善与刺激部位附近心肌磷酸蛋白的磷酸化有关;长时间的慢性 CCM 治疗与心功能、左心室大小、每搏输出量的改善以及编码关键蛋白(如肌球蛋白 -6、肌质 / 内质网 Ca^{2+}-ATP 酶 2a、兰尼碱受体 -2、受磷蛋白、socrin 和 S100-A1)基因的不适表达的逆转有关。CCM 还导致心力衰竭(如 BNP)中已知过度表达的编码蛋白质基因表达下降。因此,CCM 能够中断与心衰相关的心脏肥大基因程序。

三、心脏收缩力调节(CCM)器械治疗的临床研究

Stix 等开展了首个关于 CCM 器械治疗的临床研究(FIX-HF-3),其目的是通过研究证实,在心肌绝对不应期进行非兴奋性电刺激,可导致心肌收缩力调节(CCM),并改善收缩功能。25 名患者(男性 23 名),平均年龄(62 ± 9)岁,药物难治性心衰,纽约(NYHA)心功能分级 Ⅲ 级,基础心脏病是特发性扩张型心肌病和冠心病。通过测量 dP/dt,评估 CCM 治疗的急性疗效。23 例成功植入 CCM 系统,NYHA 心功能 Ⅲ 级显著改善至 Ⅰ~Ⅱ 级 19 例,$P < 0.000\,001$;左室射血分数(LVEF)从(22 ± 7)% 改善至(28 ± 8)%,$P = 0.000\,2$;明尼苏达心力衰竭生活质量评分(WLwHFQ)从(43 ± 22)分改善至(25 ± 18)分,$P = 0.001$;六分钟步行试验(6MWT)从(411 ± 86)m 增加到(465 ± 81)m,$P = 0.02$;随访期间有 8% 非器械相关死亡。初步研究结果表明,在药物难治性、NYHA 心功能 Ⅲ 级心衰患者中,通过绝对不应期的非兴奋性刺激(CCM),可显著改善患者的收缩功能和临床参数。

前期研究对象多为“药物难治性、NYHA 心功能分级 Ⅲ~ Ⅳ 级”的心力衰竭患者,没有考虑心衰患者是否合并传导功能障碍及其对治疗效果的影响。为了解决这一问题,Suresh 等开展“非兴奋性心脏收缩力调节电脉冲:QRS 波间期正常的晚期心力衰竭患者的可行

性研究"。一项随机、双盲研究,目的是评估无传导功能障碍的心衰患者 CCM 治疗的有效性和安全性。49 名 LVEF<35%、QRS 持续时间正常[(105±15)毫秒]且 NYHA 心功能Ⅲ~Ⅳ级的心衰受试者,接受了 CCM 器械植入。随后患者被随机分为两组,一组设置脉冲治疗($n=25$,治疗组),另一组关闭脉冲治疗($n=24$,对照组)。评估包括 NYHA 心功能分级、6MWT、心肺压力测试、WLwHFQ 和动态心电图监测。基线特征组间(LVEF、LVEDD、pVO$_2$、AT)存在明显差异,治疗组病情明显较重,但在 6 个月随访中严重不良事件和各种原因住院发生率较低;治疗组无事件生存率更高(84% vs. 62%,$HR=0.47$,95% CI 0.16~1.40),治疗组与对照组相比风险降低。

FIX-HF-4 是一项随机、双盲、交叉研究,共纳入 164 名 LVEF<35% 和 NYHA 心功能Ⅱ级(24%)或Ⅲ级(76%)症状性心衰患者,所有患者均接受 CCM 器械植入。患者被随机分配至第一组($n=80$,CCM 治疗前 3 个月,假治疗后 3 个月)或第二组($n=84$,假治疗前 3 个月,CCM 治疗后 3 个月)。分别在 CCM 植入前、植入后 3 个月、6 个月评估 6MWT、峰值摄氧量(peak VO$_2$)、WLwHFQ;主要复合终点是 peak VO$_2$ 和 WLwHFQ 的变化。组间基线 EF[(29.3±6.7)% vs. (29.8±7.8)%]、peak VO$_2$[(14.1±3.0)ml/(kg·min) vs. (13.6±2.7)ml/(kg·min)]和 WLwHFQ[(38.9±27.4) vs. (36.5±27.1)]相似。研究结果显示,前 3 个月两组 pVO$_2$ 增加情况相似[(0.40±3.0)ml/(kg·min) vs. (0.37±3.3)ml/(kg·min),安慰剂效应];后 3 个月,改用假手术组的 pVO$_2$ 降低[(−0.86±3.06)ml/(kg·min)],改用治疗组的 peak VO$_2$ 升高[(0.16±2.50)ml/(kg·min)];WLwHFQ 在前 3 个月治疗中有更好的趋势[(−12.06±15.33) vs. (−9.70±16.71)],后 3 个月,改用假手术组增加(+4.70±16.57),改用治疗组进一步降低(−0.70±15.13)。治疗期结束时的数值与假治疗期结束时的数值比较表明,pVO$_2$ 和 WLwHFQ 在统计学上显著改善($P=0.03$)。研究结果证实,在心力衰竭和左心室功能不全的患者中,CCM 治疗是安全的;患者接受 CCM 积极治疗 3 个月后,运动耐受性(peak VO$_2$)和生活质量(WLwHFQ)显著改善。

FIX-HF-5 研究是一项随机、对照试验,旨在评估晚期心力衰竭患者 CCM+OMT 与单纯 OMT 治疗的安全性和有效性,是 CCM 治疗获得临床证据的关键研究之一。428 名 NYHA 心功能Ⅲ级或Ⅳ级、窄 QRS、EF≤35% 心衰患者,随机接受最佳药物治疗(OMT)加 CCM($n=215$)和单纯 OMT($n=213$)。主要疗效终点为 6 个月时,通过通气无氧阈值(VAT)提高≥20% 评估疗效,VAT 被认为是评估活动耐量的有效标准,且不受安慰剂效应的影响;次要疗效终点为 6 个月时与基线比较的 pVO$_2$、6MWT、WLwHFQ 改变;主要安全终点为 12 个月时,对全因死亡率和住院率(12.5%allowable delta)进行组间非劣性评估。24 周时两组 VAT 降低了 0.14ml/(kg·min),CCM 组 17.6% 受试者和 OMT 组 11.7% 受试者的 VAT 增加≥20%,但差异(5.9%)无统计学意义($P=0.093$);CCM 组 pVO$_2$ 升高,OMT 组降低,差异[0.65 ml/(kg·min)]有统计学意义($P=0.024$);CCM 组 WLwHFQ 和 NYHA 心功能分级显著改善,6MWT 差异不显著,LVEF 和 LVEDD 无显著差异。主要安全终点,97 名 OMT 受试者中有 42 个事件(43.3%),109 名 CCM 受试者中有 52 个事件(47.7%,$P=0.12$);OMT 组 2 例死亡(0.9%),CCM 组 4 例死亡(2.0%,$P=0.69$)。研究结果显示,CCM 治疗没有改善 VAT(主要终点),但改善了 pVO$_2$ 和 WLwHFQ,CCM 治疗对住院或死亡率没有不良影响。亚组分析中发现,EF≥25% 和 NYHA 心功能Ⅲ级的患者从 CCM 治疗中获益更明显。

为了验证 FIX-HF-5 研究的亚组分析结果,证实 CCM 治疗可以改善 LVEF 在

25%~45% 之间患者的运动耐量（ET）和生活质量，Abraham WT 等开展了 FIX-HF-5C 研究。160 名 NYHA 心功能Ⅲ～Ⅳ级、症状性、QRS 波时限＜130 毫秒、25%＜LVEF45% 患者，随机分为药物治疗（对照组，n=86）或 CCM（治疗组，n=74，非盲），其中 LVEF＜35% 患者需要接受 ICD 治疗，随访 24 周。有效性终点为基线、12 周和 24 周时测量 pVO$_2$（主要终点）、WLwHFQ、NYHA 心功能分级和 6MWT 试验；安全性终点通过无器械相关不良事件的患者百分比进行评估，预先规定的下限值为 70%。研究结果显示，组间 pVO$_2$ 差异为 0.84ml O$_2$/（kg·min）（95% CI 0.123~1.552），满足主要有效性终点；MLWFQ 评分（P＜0.001）、NYHA 心功能分级（P＜0.001）和 6MWT 试验（P=0.02）在治疗组均优于对照组；共有 7 例设备相关事件，80% 的患者无事件发生，满足主要安全终点；心血管死亡和心衰住院复合终点从 10.8% 降至 2.9%（P=0.048）。研究者发现，如果将 FIX-HF-5 和 FIX-HF-5C 的数据集中分析，共有 96 例患者 LVEF ≥ 35%，275 例患者 LVEF＜35%，经过进一步分析结果显示，在 LVEF 为 35%~45% 的患者中，CCM 治疗对各项指标改善最为明显，且心血管死亡和心衰住院事件复合终点发生率由 10.8% 降至 2.9%。研究再次证实 CCM 治疗是安全的，可提高特定心衰患者组的运动耐量和生活质量，并减少心衰患者住院率。

　　既往的研究对象多为"药物难治性、NYHA 心功能分级Ⅲ～Ⅳ级、LVEF 为 25%~45% 或 ≤35%"的心力衰竭患者，没有考虑心衰患者心功能损害严重程度及其对治疗效果的影响。Carsten Tschöpe 等开展了一项"CCM 在轻度收缩功能减退心衰患者中的临床作用"的研究。53 名 LVEF 为 40%~45% 的患者（37 名 CCM 组和 16 名对照组），评估 6 个月 CCM 治疗对心功能、运动耐量和生活质量的影响。治疗 24 周，NYHA 心功能分级从基线改善 1 个等级，CCM 组 80.6%（95% CI 0.625~0.925），而对照组 57.1%（95% CI 0.289~0.823，P=0.15）；CCM 组 6MWT 显著增加，组间净治疗效果（53.9 ± 74.2）m（P=0.05）；CCM 组 pVO$_2$ 有所改善，组间净治疗效果为（2.0 ± 2.8）ml/（kg·min）（P=0.02）；WLwHFQ 得分下降，组间治疗效果为 13.1 ± 21.0（P=0.10）；CCM 组和对照组之间的不良事件发生率无显著差异。研究结果表明，LVEF 在 40%~45% 范围内的心衰患者，CCM 治疗对运动耐量和生活质量有良好影响，安全性可接受。

　　CCM-REG 研究是一项前瞻性、注册研究，目的是评估 Optimizer Smart 系统提供的心脏收缩力调节（CCM）治疗对生活质量、LVEF、死亡率、心力衰竭和心血管住院的长期影响。包括来自 51 个欧洲中心的 503 名患者，评估研究中三种 LVEF（ ≤25%、25%~34% 和 ≥35%）、心房颤动（AF）和正常窦性心律（NSR）患者的疗效；观察指标为住院率、NYHA 心功能分级、WLwHFQ、LVEF 和无事件生存率。CCM 治疗后 6 个月、12 个月、18 个月和 24 个月，整个队列的 NYHA 分级、WLwHFQ 评分和 LVEF 值均有显著改善（P＜0.000 1）。24 个月时，NYHA 心功能分级平均改善 0.6 ± 0.7；WLwHFQ 评分平均改善 10 ± 21；LVEF 值平均改善（5.6 ± 8.4）%（所有 P＜0.001），NSR 和 AF 患者的临床效果相似。整个队列 2 年的随访中，心衰住院率从登记前 0.74 次/每患者年（95% CI 0.66~0.82）下降到 0.25 次/每患者年（95% CI 0.21~0.28），P＜0.000 1。在三个 LVEF 值亚组、AF 和 NSR 亚组中观察到住院事件率同样显著降低，房颤亚组的生存率高度依赖于 LVEF（P=0.004）。LVEF 为 26%~34% 亚组和 LVEF ≥35% 亚组，其生存率在统计学上优于 MAGGIC 风险评分预测的生存率，LVEF ≤25% 亚组生存率和预测生存率之间无差异。研究结果证实，与患者既往病史相比，心脏收缩力调节疗法改善了患者的功能状态、生活质量、左室射血分数,并降低了心力衰竭住院率;1 年和 3 年的生存率明显好于 MAGGIC 风险评分的预测。

研究证实,多种因素影响心力衰竭患者的病理生理改变及治疗效果,包括导致心衰的原发性疾病。Christian Fastner 等报道了一项"缺血性与非缺血性心肌病患者的 CCM 治疗:MAINTAINED 观察研究的结果"。研究目的是比较 CCM 治疗缺血性心肌病(ICM)和非缺血性心肌病(NICM)的长期疗效。以 NYHA 心功能分级、KDIGO-CKD 分期、LVEF、三尖瓣环收缩期位移(TAPSE)和 NT-proBNP 水平作为功能参数进行比较;此外,将随访期间死亡率与 MAGGIC 心力衰竭风险评分预测的死亡率进行比较,并比较各组间的死亡率。回顾性分析 2002—2019 年间连续 1 074 例慢性心衰、接受 CCM 器械治疗的患者。研究结果显示,CCM 治疗 3 年后,NICM 患者 LVEF 显著升高[$(35 \pm 9)\%$ *vs.* $(30 \pm 9)\%$;P=0.021 1];5 年后,NICM 患者的 TAPSE 也显著升高[$(21 \pm 5)\%$ *vs.* $(18 \pm 5)\%$;P=0.043 7],其他有效性参数没有差异。与 ICM 患者相比,NICM 患者对 CCM 治疗的反应较预期更好,NICM 患者的左室和右室收缩功能显著改善;心肌纤维化程度的减少发生在较长的持续治疗时间内,且与病理改变的类型有关;与 ICM 局部瘢痕相比,NICM 弥漫性和斑片状改变更容易发生反向重构。在整个随访期间,心衰患者全因死亡率为 35%(P=0.81),在缺血性心肌病(ICM)中,3 年时心衰患者全因死亡率低于依据 MAGGIC 心力衰竭风险评分预测的死亡率(35% *vs.* 43%,P=0.039 5);CCM 治疗可能会抵消 ICM 的一些预后不利因素,ICM 患者的预后通常比 NICM 患者差得多。研究结果证实,双心室收缩功能的改善,NICM 患者似乎特别受益于 CCM 治疗。

FIX-HF-5C2 是一项前瞻性、多中心研究,旨在研究新一代双电极 Optimizer Smart 系统的性能、安全性和有效性,研究结果表明,双电极系统能够传递与三电极系统同样的 CCM 信号(包括心房颤动患者),同样具有安全性和有效性,并较三电极系统有更低的设备不良影响(如三尖瓣反流)。经新一代 Optimizer Smart 系统植入 CCM,手术并发症发生率较低,仅与双腔起搏器植入术相似。

上述系列临床研究证实了 CCM 在症状性心衰患者中应用具有安全性及有效性,显著改善了患者心功能状态,尤其 LVEF 为 25%~45%、NYHA 心功能Ⅲ级及以上的患者最为明显,且研究表明,非缺血性心肌病患者较缺血性心肌病患者的 CCM 获益更加显著。CCM 不仅可以应用于无 CRT 适应证的患者,还能对 CRT 无反应的患者起作用,无论患者是正常窦性心律,还是心房颤动,CCM 均已被证实具有良好的临床适应证。相信目前仍在进行中的系列研究,未来将进一步完善 CCM 的临床证据,拓展 CCM 的适应证范围,为 CCM 治疗慢性心衰带来曙光。

四、心脏收缩力调节(CCM)器械治疗心力衰竭的临床应用

(一) 心脏收缩力调节(CCM)器械治疗的患者人群

作为一种创新性治疗方法,CCM 的适应证经历了几次变更。《2016 ESC 急慢性心力衰竭诊断和治疗指南》首次对 CCM 疗法进行了推荐。指南认为,CCM 是一种在绝对不应期对心室进行非兴奋性的电刺激,并在不引起额外的舒张期收缩的情况下,增强收缩期心肌收缩力的器械疗法;对于特定的慢性心力衰竭患者(NYHA Ⅱ~ Ⅲ级、射血分数下降、正常 QRS),CCM 疗法是一种可以考虑(may be considered)的治疗方案。推荐的依据是 FIX-CHF-4 和 FIX-CHF-5 随机对照研究。

根据 FIX-CHF-5C 的研究结果,《2019 年 HFA/ESC 专家共识:心力衰竭临床实践更新》中,将 CCM 治疗的共识推荐修改为"对于左室射血分数(LVEF)降低(25% ≤ EF ≤ 45%)、窄 QRS(QRS<130ms)的慢性心力衰竭患者,CCM 可考虑(may be considered)用来提高患者的运动能力、生活质量,并缓解心衰症状"。

近期的 CCM 临床研究(FIX-HF-5C2)中,CCM 器械采用了优化后的两根导线模式,该研究证实两导线模式可以降低导线相关的不良事件(比如感染、上腔静脉血栓形成等),也使得房颤和房扑患者能够接受 CCM 治疗(两导线模式不再受房性节律的限制)。

《2021 年 ESC 急慢性心力衰竭诊断和治疗指南》的描述与之前的专家共识类似:"CCM 治疗已经证实可改善 25% ≤ EF ≤ 45%、QRS<130 毫秒、NYHA 心功能 Ⅲ~Ⅳ 级慢性心力衰竭患者的运动耐量和生活质量"。

《2022 年 AHA/ACC/HFSA 心力衰竭管理指南》中,对 CCM 适应证描述又有了新的变化。CCM 是一种在心肌的绝对不应期内、向右室间隔壁施加相对高的电压、长持续时间的电信号,用于增强左室收缩能力的器械疗法;CCM 适用于 LVEF 在 25%~45%,且不适合 CRT 的 NYHA 心功能Ⅲ级慢性心力衰竭患者。

(二)心脏收缩力调节(CCM)器械治疗的适应证

目前国内关于慢性心力衰竭患者 CCM 治疗尚无指南推荐,公认的适应证推荐为症状性慢性心力衰竭患者,满足以下情况:① QRS<130 毫秒;② 25% ≤ LVEF ≤ 45%;③ NYHA 心功能Ⅲ级;④室间隔纤维化区域小于 70%;⑤心尖部无纤维化;⑥心肌梗死后 3 个月;⑦ 1 个月无心绞痛。

临床经验建议:如果患者使用"左西孟旦"(钙离子增敏剂,其与肌钙蛋白相结合,使 Ca^{2+} 诱导的心肌收缩所必需的心肌纤维蛋白的空间构型得以稳定,从而使心肌收缩力增强)效果好(如 EF 值提升),该类患者 CCM 治疗效果也好。为了更好地改善患者生理状态和心功能,建议在心肌恶化前尽早 CCM 治疗,国外数据已经证实 CCM 治疗在 EF>35% 的患者获益最大。此外,CCM 器械治疗在缺血性和非缺血性心力衰竭患者中均能获得有效的治疗结果(图 2,彩图见二维码 24)。

二维码 24

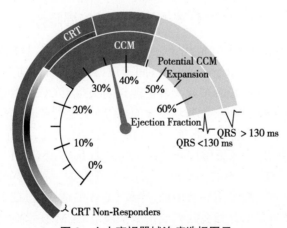

图 2　心力衰竭器械治疗选择图示

可以根据 LVEF 和 QRS 持续时间,使用带标签的彩色图示来选择适合患者的器械:红色(CRT)、蓝色(CCM)、红色/蓝色梯度(CRT 或 CCM)和浅蓝色(CCM 的可能性)。

（三）心脏收缩力调节（CCM）器械的手术植入流程

CCM器械的植入过程与传统的双腔起搏器植入非常类似，唯一的区别在于CCM要植入两根右心室导线，并且要确保两根导线的植入位置可以引起左室功能的有利改变。手术植入流程如下：

1. 局部麻醉后，正常准备静脉通路（右锁骨下静脉穿刺法或用头静脉切开法，送入导丝，并在透视下确认钢丝进入右心系统）。

2. 囊袋制作。切开皮肤，分离皮下组织至胸大肌筋膜，并在切口下方制作与脉冲发生器大小相适应的囊袋。注意彻底止血，避免术后血肿形成而增加囊袋感染机会。

3. 植入起搏导线。两根心室导线必须选用主动固定导线，并且需要植入在右心室间隔面，同时，心室导线之间应距离2cm以上。导线植入后，分别测试两根心室导线的感知、阈值和阻抗并记录。

4. 导线固定后，可以令患者咳嗽或做深呼吸动作，以保证导管电极在心腔内位置稳定，张力合适。

5. 连接导线与脉冲发生器，设定CCM输出为7.5V，并检查是否有起搏导致的患者不适。如出现不适，先尝试降低CCM输出电压；如有必要，更换导线植入位置，来解决患者不适的问题。

6. 之后，将脉冲发生器埋于预先制作的囊袋中，逐层缝合。

同时，由于CCM电流脉冲的能量是标准起搏脉冲的上百倍，因此，CCM器械的耗电量也远高于传统起搏器，采用可充电的设计是必需的。CCM设备的充电方式为电磁感应原理的经皮无线充电，体外充电器可以利用电磁感应的原理，低耗散地给体内的脉冲发生器进行充电，来保证CCM植入器械的电量充足。

CCM术后的随访时间安排，与传统起搏器的随访基本一致。

（四）心脏收缩力调节（CCM）治疗不良事件

至今为止，世界范围内均未报道任何与CCM治疗直接相关的不良事件。这可能与CCM产品本身不影响心律，也并非生命支持设备有关。

五、心脏收缩力调节（CCM）器械治疗应用的局限性

虽然目前众多研究支持CCM应用于症状性慢性心力衰竭，且已证实其具有安全性和有效性，但是目前的研究数据量不大，随访时间较短，且相关研究均为欧美数据，CCM应用于东亚人群的研究报道较少，是否东亚人群也能长期获益于CCM治疗，尚需更多的临床研究数据。未来仍需开展更大规模、数据量更大的CCM安全性和有效性的研究，延长随访时间，以期进一步证实CCM的益处。目前CCM治疗的费用较高，仍有很大比例心衰患者无法承担CCM的经济费用，临床医师应在这类人群中仔细权衡CCM和单纯OMT的利弊，尤其在经济获益方面需要通过具体研究来证实。CCM作为一种新兴技术，目前在国内广泛开展，但尚缺乏国家层面的技术指导及培训，导致CCM的适应证、技术操作、术后管理等在各地区存在差异，未来需要出台相关共识或指南来规范CCM技术标准，以期患者能够最大限度获益于这项新兴技术。

六、心脏收缩力调节（CCM）器械治疗应用的未来展望

CCM目前已被证实是治疗症状性慢性心力衰竭的有效器械治疗方式，虽然目前心衰指

南和共识暂无推荐,但是随着相关研究进一步开展,未来CCM的适应证会进一步扩大,甚至可能应用于射血分数保留的慢性心衰患者,将会得到指南和共识的推荐。CCM和CRT、ICD在慢性心衰患者中适应证部分重叠,虽然作用机制不同,但随着技术的发展,未来也许创造出电极数量更少的装置,甚至有可能研究出一种同时具有CRT、ICD及CCM功能的装置,这样会大幅度减少器械并发症、手术技术难度、诊疗费用等。目前,随着新一代CCM在我国上市,CCM技术在国内迅速发展,未来如果得到医保政策支持,将有更多的心衰患者获益于CCM。

(苏 晞 左海润)

参考文献

［1］ SHAH K S, XU H, MATSOUAKA R A, et al. Heart Failure With Preserved, Borderline, and Reduced Ejection Fraction: 5-Year Outcomes [J]. J Am Coll Cardiol, 2017, 70 (20): 2476-2486.

［2］ MCDONAGH T A, METRA M, ADAMO M, et al. 2021 ESC Guidelines for the diagnosis and treatment of acute and chronic heart failure [J]. Eur Heart J, 2021, 42 (36): 3599-3726.

［3］ WANG H, CHAI K, DU M, et al. Prevalence and Incidence of Heart Failure Among Urban Patients in China: A National Population-Based Analysis [J]. Circ Heart Fail, 2021, 14 (10): e008406.

［4］ METRA M, TEERLINK J R. Heart failure [J]. Lancet, 2017, 390 (10106): 1981-1995.

［5］ TRUBY L K, ROGERS J G. Advanced Heart Failure: Epidemiology, Diagnosis, and Therapeutic Approaches [J]. JACC Heart Fail, 2020, 8 (7): 523-536.

［6］ CHUNG E S, LEON A R, TAVAZZI L, et al. Results of the Predictors of Response to CRT (PROSPECT) trial [J]. Circulation, 2008, 117 (20): 2608-2616.

［7］ DAUBERT C, BEHAR N, MARTINS R P, et al. Avoiding non-responders to cardiac resynchronization therapy: a practical guide [J]. Eur Heart J, 2017, 38 (19): 1463-1472.

［8］ PFEFFER M A, SHAH A M, BORLAUG B A. Heart failure with preserved ejection fraction in perspective [J]. Circ Res, 2019, 124 (11): 1598-1617.

［9］ ABRAHAM W T, KUCK K H, GOLDSMITH R L, et al. A Randomized Controlled Trial to Evaluate the Safety and Efficacy of Cardiac Contractility Modulation [J]. JACC Heart Fail, 2018, 6 (10): 874-883.

［10］ CAMPBELL C M, KAHWASH R, ABRAHAM W T. Optimizer Smart in the treatment of moderate-to-severe chronic heart failure [J]. Future Cardiol, 2020, 16 (1): 13-25.

［11］ ANKER S D, BORGGREFE M, NEUSER H, et al. Cardiac contractility modulation improves long-term survival and hospitalizations in heart failure with reduced ejection fraction [J]. Eur J Heart Fail, 2019, 21 (9): 1103-1113.

［12］ MORITA H, SUZUKI G, HADDAD W, et al. Cardiac contractility modulation with nonexcitatory electric signals improves left ventricular function in dogs with chronic heart failure [J]. J Card Fail, 2003, 9 (1): 69-75.

［13］ BUTTER C, WELLNHOFER E, SCHLEGL M, et al. Enhanced inotropic state of the failing left ventricle by cardiac contractility modulation electrical signals is not associated with increased myocardial oxygen consumption [J]. J Card Fail, 2007, 13 (2): 137-142.

［14］ GOLIASCH G, KHORSAND A, SCHÜTZ M, et al. The effect of device-based cardiac contractility modulation therapy on myocardial efficiency and oxidative metabolism in patients with heart failure [J]. Eur J Nucl Med Mol Imaging, 2012, 39 (3): 408-415.

［15］ BRUNCKHORST C B, SHEMER I, MIKA Y, et al. Cardiac contractility modulation by non-excitatory currents: studies in isolated cardiac muscle [J]. Eur J Heart Fail, 2006, 8 (1): 7-15.

[16] IMAI M, RASTOGI S, GUPTA R C, et al. Therapy with cardiac contractility modulation electrical signals improves left ventricular function and remodeling in dogs with chronic heart failure [J]. J Am Coll Cardiol, 2007, 49 (21): 2120-2128.

[17] MOHRI S, SHIMIZU J, MIKA Y, et al. Electric currents applied during refractory period enhance contractility and systolic calcium in the ferret heart [J]. Am J Physiol Heart Circ Physiol, 2003, 284 (4): H1119-H1123.

[18] RASTOGI S, MISHRA S, ZACÀ V, et al. Effects of chronic therapy with cardiac contractility modulation electrical signals on cytoskeletal proteins and matrix metalloproteinases in dogs with heart failure [J]. Cardiology, 2008, 110 (4): 230-237.

[19] BUTTER C, RASTOGI S, MINDEN H H, et al. Cardiac contractility modulation electrical signals improve myocardial gene expression in patients with heart failure [J]. J Am Coll Cardiol, 2008, 51 (18): 1784-1789.

[20] MORITA H, SUZUKI G, HADDAD W, et al. Long-term effects of non-excitatory cardiac contractility modulation electric signals on the progression of heart failure in dogs [J]. Eur J Heart Fail, 2004, 6 (2): 145-150.

[21] YU C M, CHAN J Y, ZHANG Q, et al. Impact of cardiac contractility modulation on left ventricular global and regional function and remodeling [J]. JACC Cardiovasc Imaging, 2009, 2 (12): 1341-1349.

[22] STIX G, BORGGREFE M, WOLPERT C, et al. Chronic electrical stimulation during the absolute refractory period of the myocardium improves severe heart failure [J]. Eur Heart J, 2004, 25 (8): 650-655.

[23] NEELAGARU S B, SANCHEZ J E, LAU S K, et al. Nonexcitatory, cardiac contractility modulation electrical impulses: feasibility study for advanced heart failure in patients with normal QRS duration [J]. Heart Rhythm, 2006, 3 (10): 1140-1147.

[24] BORGGREFE M M, LAWO T, BUTTER C, et al. Randomized, double blind study of non-excitatory, cardiac contractility modulation electrical impulses for symptomatic heart failure [J]. Eur Heart J, 2008, 29 (8): 1019-1028.

[25] KADISH A, NADEMANEE K, VOLOSIN K, et al. A randomized controlled trial evaluating the safety and efficacy of cardiac contractility modulation in advanced heart failure [J]. Am Heart J, 2011, 161 (2): 329-337.

[26] CARSTEN T, JAVED B, DIMITRIOS F. Clinical effects of cardiac contractility modulation in heart failure with mildly reduced systolic function [J]. ESC Heart Fail, 2020, 7: 3531-3535.

[27] KUSCHYK J, FALK P, DEMMING T, et al. Long-term clinical experience with cardiac contractility modulation therapy delivered by the Optimizer Smart system [J]. Eur J Heart Fail, 2021, 23 (7): 1160-1169.

[28] CHRISTIAN F, GOEKHAN Y, BORIS R. Cardiac Contractility Modulation in Patients with Ischemic versus Non-ischemic Cardiomyopathy: Results from the MAINTAINED Observational Study [J]. Int J Cardiol, 2021, 342: 49-55.

[29] WIEGN P, CHAN R, JOST C, et al. Safety, Performance, and Efficacy of Cardiac Contractility Modulation Delivered by the 2-Lead Optimizer Smart System: The FIX-HF-5C2 Study [J]. Circ Heart Fail, 2020, 13 (4): e006512.

[30] RAO I V, BURKHOFF D. Cardiac contractility modulation for the treatment of moderate to severe HF [J]. Expert Rev Med Devices, 2021, 18 (1): 15-21.

[31] PIOTR P I, ADRIAAN A V, STEFAN D A. 2016 ESC Guidelines for the diagnosis and treatment of acute and chronic heart failure [J]. Eur J Heart Fail, 2016, 18: 891-975.

[32] PETAR M S, PIOTR P, STEFAN D A. Clinical practice update on heart failure 2019: pharmacotherapy, procedures, devices and patient management. An expert consensus meeting report of the Heart Failure Association of the European Society of Cardiology [J]. Eur J Heart Fail, 2019, 21: 1169-1186.

［33］ HEIDENREICH P A, BOZKURT B, AGUILAR D, et al. 2022 AHA/ACC/HFSA Guideline for the Management of Heart Failure: Executive Summary: A Report of the American College of Cardiology/American Heart Association Joint Committee on Clinical Practice Guidelines [J]. J Am Coll Cardiol, 2022, 79 (17): 1757-1780.

［34］ ALEXIS B, COURTNEY C, RAUL W S. Cardiac Contractility Modulation in Heart Failure: Mechanisms and Clinical Evidence [J]. Curr Treat Options Cardio Med, 2020, 22: 43.

心力衰竭与心理健康

心力衰竭（简称心衰）是由心脏结构和/或功能异常所导致的一种临床综合征，是心血管疾病的终末阶段。研究显示，心衰的终身患病风险约为20%。由于人口老龄化以及治疗方法的不断创新，延长了心血管疾病患者的寿命，这也使心衰的患病率日渐升高，预计在未来20年内，心衰的患病率将增加25%。尽管治疗技术不断改进与更新，但心衰患者的高住院率、发病率、死亡率以及高医疗费用，造成了巨大的疾病负担。

然而，心衰患者的长期管理和心理照护并未得到足够的重视。研究显示，心理因素对心衰患者的临床结局存在重要影响。近年来，尽管心脏康复取得了实质性的进展，但心衰患者中存在的社会心理危险因素和精神健康问题仍未得到充分的诊断和治疗。本文将对心理健康相关危险因素在心衰发生和发展中的作用以及相应的干预措施做一总结。

一、心理因素与心衰的发生和发展

与心衰相关的心理因素主要包括抑郁、焦虑、愤怒/敌意和社会孤立/孤独。多项前瞻性观察性研究发现，校正混杂因素后，抑郁患者发生心衰的风险是无抑郁者的1.5~1.7倍，焦虑者发生心衰的风险是无焦虑者的1.5倍。此外，也有研究表明，愤怒/敌意也是心衰发生的危险因素，可使风险增加16%~44%。社会孤立/孤独者发生心衰的风险也较高，是无上述表现者的1.18倍。

心理因素不仅影响着心衰的发生，而且还影响心衰患者的临床结局甚至增加死亡风险。研究显示，合并抑郁的心衰患者发生死亡和心血管事件的风险均更高（*HR*=2.1，95% *CI* 1.7~2.6）。多项关于心衰的荟萃分析也表明，抑郁患者的全因死亡风险是无抑郁者的1.4~3.0倍，且抑郁也是心衰患者再住院的独立危险因素。身体功能的限制以及对心衰可能危及生命而产生的心理反应是导致心衰患者抑郁的主要因素。此外，心衰患者往往更容易感到社会孤立/孤独，主要可能是由于这些患者通常年龄较大，身体或活动能力受疾病影响大，或者受到社会关系中断（如丧偶）的影响。多项荟萃分析显示，社会孤立/孤独的心衰患者死亡和再住院的风险是无上述表现者的1.5~2.9倍。

研究发现，持续的心理应激可通过激活自主神经、内分泌和炎症等不同通路参与心衰的发展，从而增加心衰患者不良事件的发生风险。这些机制与心衰疾病本身自主神经以及肾素-血管紧张素-醛固酮系统的激活重叠，因此可能导致心衰的神经生物学和社会心理压力之间产生协同作用，从而进一步增加了心理因素对心衰进展产生的不利影响。

二、心理因素与心衰患者的自我管理及健康行为

心衰患者的自我管理主要包括坚持用药、发现和监测心衰相关症状及体征以及减少水和钠的摄入。健康行为主要包括增加体育活动、戒烟和限酒等。研究显示，约一半的心衰患者自我管理不足，是导致心衰加重、住院和死亡风险的主要原因之一。因此，改善心衰患者自我管理的干预措施应作为心脏康复的重要组成部分。然而，通过对心衰患者进行自我管理干预来改善患者的依从性及临床结局的效果却并不显著，这可能是由于未考虑到认知受

损、抑郁情绪及其他心理障碍的影响。

在改善自我管理的心理学技巧中，动机访谈正受到越来越多的关注，其主要是通过特定的面谈原则和谈话技巧，协助人们认识到现有的或潜在的问题，从而提升其改变的动机。研究显示，动机访谈可通过更好的药物依从性和自我管理行为来改善患者的临床结局。纳入9项随机对照试验的荟萃分析也表明，动机访谈在增强患者自我管理信心及提高患者自我管理维持(即坚持治疗和改善自我管理行为)方面效果显著。

研究发现，影响心衰患者自我管理的因素主要包括抑郁、疾病认知、身体功能、社会支持以及健康态度等。合并抑郁的心衰患者不遵循治疗方案的原因除了可能与抑郁的特定表型(如活动精力减少)有关，也可能与认知功能下降有关，两者均可能间接影响患者的自我管理行为。

此外，远程医疗也可应用于心衰患者的自我管理。研究显示，对心衰患者进行电话指导和无创家庭远程监测可通过提高患者对心衰的认识，改善其自我管理行为，从而降低患者的全因死亡率及住院率，并改善患者的生活质量。

三、心理健康的干预与心衰

1. 心理治疗　是由专业人员通过心理和行为指导来帮助患者改变认知、态度和行为，从而克服情绪和其他心理健康问题。已有研究探讨使用认知行为疗法来治疗心衰患者的抑郁，荟萃分析结果也显示，认知行为疗法在改善心衰患者抑郁症状及生活质量方面效果显著，但对改善患者的自我管理及身体功能并无显著作用。而心理干预的有效性，如心理动力学导向的干预措施，尚未在足够多的心衰患者中进行系统的研究。有研究还发现，护士的监督与指导在心衰患者的疾病管理中可产生积极作用，改善患者的抑郁症状及生活质量，降低全因死亡率。然而，这仍需更多随机对照试验的证据支持。

2. 精神药物治疗　抑郁症的治疗通常包括药物治疗，尤其是对于中重度的抑郁患者。由于抗抑郁药物与心衰患者躯体症状以及心脏药物之间存在相互作用，这类药物应用于心衰患者中可能会产生更多的不良反应。注册研究显示，无论是在普通人群还是心衰人群中，抗抑郁药物的使用与全因死亡和心血管死亡风险增加相关。荟萃分析也显示，使用抗抑郁药物的心衰患者全因死亡和心血管死亡风险高14%~27%。与未使用者相比，使用选择性5-羟色胺再摄取抑制剂、三环类药物和5-羟色胺-去甲肾上腺素再摄取抑制剂可显著增加全因死亡风险。两项随机对照试验(MOOD-HF 和 SADHART-CHF)的结果均表明，在心衰合并抑郁的患者中，与安慰剂相比，抗抑郁药物并未改善抑郁症状及心血管预后。因此，在临床实践中，应注意权衡应用抗抑郁药物的相关风险，从而制订个体化且最优的药物治疗方案。

3. 其他心理健康干预　中药(如贯叶连翘)也可用于治疗抑郁症，研究显示其安全性及耐受性似乎均优于选择性5-羟色胺再摄取抑制剂。然而，在临床应用过程中，也需考虑其与心血管药物之间的潜在相互作用。

此外，ω-3 多不饱和脂肪酸已被研究证实了其在心衰治疗中的优势。荟萃分析结果也表明 ω-3 多不饱和脂肪酸在治疗抑郁症中也起到一定疗效，因为许多抑郁症患者常缺乏这种营养因子，但是往往需要补充足够的剂量才能使抑郁症状得到显著缓解。

运动训练是心衰患者心脏康复的重要组成部分，甚至左室功能严重下降的心衰患者亦能从中获益。运动训练对心衰患者抑郁症状本身的影响尚不确定。荟萃分析结果显示，运动训练可减轻心衰患者的抑郁症状,尤其是在年龄>65岁和心功能较差的患者中。另一项荟萃分析则发现,有氧及阻力训练可提高心衰患者的运动能力、肌肉力量、6分钟步行距离以及生活质量,但对抑郁及睡眠并无显著影响。然而,也有研究比较了不同治疗方法对减轻心衰患者抑郁的作用,结果显示,运动锻炼改善抑郁症状的效果最强。

四、终末期心衰的姑息治疗

终末期心衰患者常常经历更加频繁发作的心衰症状和衰弱状态,这无疑会为这类患者带来巨大的心理负担。研究发现,高达40%的心衰患者在首次心衰住院后的1年内死亡,且许多躯体症状(如疼痛或呼吸困难)往往得不到治疗或缓解,情绪症状(如抑郁)亦没有得到充分重视。因此,越来越多的人认识到终末期的心衰患者需要姑息治疗。而姑息治疗的重点是在生命周期的最后阶段保证患者的生活质量和减少患者及家属的痛苦,其目标与其他患者的医疗目标明显不同。然而,由于心衰疾病本身发展进程的不确定性,姑息治疗不应作为仅有的干预手段,需要不断对患者的病情进行临床评估,并制订相应的治疗目标。研究发现,多学科联合的姑息治疗可减少终末期心衰患者心衰症状的发作和抑郁的发生,并能改善患者的生活质量和功能状态。

总之,心衰是一种多因素综合征,需要多种策略来治疗和降低疾病风险。客观的临床指标(如左室射血分数、生物标志物)与患者的临床症状和身体功能之间并不完全匹配。心理社会因素通过影响患者的生活质量和心衰相关的医疗决策,与心衰的生物学和功能学密切相关。未来,仍需有更多的研究证据来揭示心理社会因素与心衰生物学过程之间的关系,以及心理干预对心衰的影响,从而可建立以患者为中心的医学诊疗模式,为这类患者带来福音。

(贾朝旭　杜　昕)

参考文献

［1］LLOYD-JONES D M, LARSON M G, LEIP E P, et al. Lifetime risk for developing congestive heart failure: the Framingham Heart Study [J]. Circulation, 2002, 106 (24): 3068-3072.

［2］HEIDENREICH P A, ALBERT N M, ALLEN L A, et al. Forecasting the impact of heart failure in the United States: a policy statement from the American Heart Association [J]. Circ Heart Fail, 2013, 6 (3): 606-619.

［3］GARFIELD L D, SCHERRER J F, HAUPTMAN P J, et al. Association of anxiety disorders and depression with incident heart failure [J]. Psychosom Med, 2014, 76 (2): 128-136.

［4］OGILVIE R P, EVERSON-ROSE S A, LONGSTRETH W J, et al. Psychosocial Factors and Risk of Incident Heart Failure: The Multi-Ethnic Study of Atherosclerosis [J]. Circ Heart Fail, 2016, 9 (1): e2243.

［5］KUCHARSKA-NEWTON A M, WILLIAMS J E, CHANG P P, et al. Anger proneness, gender, and the risk of heart failure [J]. J Card Fail, 2014, 20 (12): 1020-1026.

［6］CENE C W, LOEHR L, LIN F C, et al. Social isolation, vital exhaustion, and incident heart failure: findings from the Atherosclerosis Risk in Communities Study [J]. Eur J Heart Fail, 2012, 14 (7): 748-753.

［7］RUTLEDGE T, REIS V A, LINKE S E, et al. Depression in heart failure a meta-analytic review of prevalence, intervention effects, and associations with clinical outcomes [J]. J Am Coll Cardiol, 2006, 48 (8): 1527-1537.

［8］MACHADO M O, VERONESE N, SANCHES M, et al. The association of depression and all-cause and cause-specific mortality: an umbrella review of systematic reviews and meta-analyses [J]. BMC Med, 2018, 16 (1): 112.

[9] SOKORELI I, DE VRIES J J, RIISTAMA J M, et al. Depression as an independent prognostic factor for all-cause mortality after a hospital admission for worsening heart failure [J]. Int J Cardiol, 2016, 220: 202-207.

[10] KEWCHAROEN J, TACHORUEANGWIWAT C, KANITSORAPHAN C, et al. Association between depression and increased risk of readmission in patients with heart failure: a systematic review and meta-analysis [J]. Minerva Cardiol Angiol, 2021, 69 (4): 389-397.

[11] HEIDARI G M, FATAHIAN A, FARSAVIAN A. The impact of perceived and objective social isolation on hospital readmission in patients with heart failure: A systematic review and meta-analysis of observational studies [J]. Gen Hosp Psychiatry, 2019, 60: 27-36.

[12] CHRISTENSEN A V, JUEL K, EKHOLM O, et al. Significantly increased risk of all-cause mortality among cardiac patients feeling lonely [J]. Heart, 2020, 106 (2): 140-146.

[13] KOP W J, SYNOWSKI S J, GOTTLIEB S S. Depression in heart failure: biobehavioral mechanisms [J]. Heart Fail Clin, 2011, 7 (1): 23-38.

[14] RUPPAR T M, COOPER P S, MEHR D R, et al. Medication Adherence Interventions Improve Heart Failure Mortality and Readmission Rates: Systematic Review and Meta-Analysis of Controlled Trials [J]. J Am Heart Assoc, 2016, 5 (6): e002606.

[15] UNVERZAGT S, MEYER G, MITTMANN S, et al. Improving Treatment Adherence in Heart Failure [J]. Dtsch Arztebl Int, 2016, 113 (25): 423-430.

[16] POUDEL N, KAVOOKJIAN J, SCALESE M J. Motivational Interviewing as a Strategy to Impact Outcomes in Heart Failure Patients: A Systematic Review [J]. Patient, 2020, 13 (1): 43-55.

[17] GHIZZARDI G, ARRIGONI C, DELLAFIORE F, et al. Efficacy of motivational interviewing on enhancing self-care behaviors among patients with chronic heart failure: a systematic review and meta-analysis of randomized controlled trials [J]. Heart Fail Rev, 2022, 27 (4): 1029-1104.

[18] BAUER T, ZEYMER U, HOCHADEL M, et al. Use and outcomes of multivessel percutaneous coronary intervention in patients with acute myocardial infarction complicated by cardiogenic shock (from the EHS-PCI Registry)[J]. Am J Cardiol, 2012, 109 (7): 941-946.

[19] MAEDA U, SHEN B J, SCHWARZ E R, et al. Self-efficacy mediates the associations of social support and depression with treatment adherence in heart failure patients [J]. Int J Behav Med, 2013, 20 (1): 88-96.

[20] INGLIS S C, CLARK R A, DIERCKX R, et al. Structured telephone support or non-invasive telemonitoring for patients with heart failure [J]. Cochrane Database Syst Rev, 2015 (10): D7228.

[21] JIANG Y, SHOREY S, SEAH B, et al. The effectiveness of psychological interventions on self-care, psychological and health outcomes in patients with chronic heart failure-A systematic review and meta-analysis [J]. Int J Nurs Stud, 2018, 78: 16-25.

[22] FREEDLAND K E, CARNEY R M, RICH M W, et al. Cognitive Behavior Therapy for Depression and Self-Care in Heart Failure Patients: A Randomized Clinical Trial [J]. JAMA Intern Med, 2015, 175 (11): 1773-1782.

[23] ANGERMANN C E, STORK S, GELBRICH G, et al. Mode of action and effects of standardized collaborative disease management on mortality and morbidity in patients with systolic heart failure: the Interdisciplinary Network for Heart Failure (INH) study [J]. Circ Heart Fail, 2012, 5 (1): 25-35.

[24] BEKELMAN D B, ALLEN L A, MCBRYDE C F, et al. Effect of a Collaborative Care Intervention vs Usual Care on Health Status of Patients With Chronic Heart Failure: The CASA Randomized Clinical Trial [J]. JAMA Intern Med, 2018, 178 (4): 511-519.

[25] DU Y, WOLF I K, BUSCH M A, et al. Associations between the use of specific psychotropic drugs and all-cause mortality among older adults in Germany: Results of the mortality follow-up of the German National Health Interview and Examination Survey 1998 [J]. PLoS One, 2019, 14 (1): e210695.

［26］ BROUWERS C, CHRISTENSEN S B, DAMEN N L, et al. Antidepressant use and risk for mortality in 121, 252 heart failure patients with　or without a diagnosis of clinical depression [J]. Int J Cardiol, 2016, 203: 867-873.

［27］ HE W, ZHOU Y, MA J, et al. Effect of antidepressants on death in patients with heart failure: a systematic review and meta-analysis [J]. Heart Fail Rev, 2020, 25 (6): 919-926.

［28］ ANGERMANN C E, GELBRICH G, STORK S, et al. Effect of Escitalopram on All-Cause Mortality and Hospitalization in Patients With Heart Failure and Depression: The MOOD-HF Randomized Clinical Trial [J]. JAMA, 2016, 315 (24): 2683-2693.

［29］ O'CONNOR C M, JIANG W, KUCHIBHATLA M, et al. Safety and efficacy of sertraline for depression in patients with heart failure: results of the SADHART-CHF (Sertraline Against Depression and Heart Disease in Chronic Heart Failure) trial [J]. J Am Coll Cardiol, 2010, 56 (9): 692-699.

［30］ SZEGEDI A, KOHNEN R, DIENEL A, et al. Acute treatment of moderate to severe depression with hypericum extract WS 5570 (St John's wort): randomised controlled double blind non-inferiority trial versus paroxetine [J]. BMJ, 2005, 330 (7490): 503.

［31］ MOZAFFARIAN D, WU J H. Omega-3 fatty acids and cardiovascular disease: effects on risk factors, molecular pathways, and clinical events [J]. J Am Coll Cardiol, 2011, 58 (20): 2047-2067.

［32］ LIN P Y, SU K P. A meta-analytic review of double-blind, placebo-controlled trials of antidepressant efficacy of omega-3 fatty acids [J]. J Clin Psychiatry, 2007, 68 (7): 1056-1061.

［33］ PIEPOLI M F, BINNO S, COATS A, et al. Regional differences in exercise training implementation in heart failure: findings from the Exercise Training in Heart Failure (ExTraHF) survey [J]. Eur J Heart Fail, 2019, 21 (9): 1142-1148.

［34］ WANG Z, PENG X, LI K, et al. Effects of combined aerobic and resistance training in patients with heart failure: A meta-analysis of randomized, controlled trials [J]. Nurs Health Sci, 2019, 21 (2): 148-156.

［35］ DAS A, ROY B, SCHWARZER G, et al. Comparison of treatment options for depression in heart failure: A network meta-analysis [J]. J Psychiatr Res, 2019, 108: 7-23.

［36］ LIU L, EISEN H J. Epidemiology of heart failure and scope of the problem [J]. Cardiol Clin, 2014, 32 (1): 1-8.

［37］ CAGLE J G, BUNTING M, KELEMEN A, et al. Psychosocial needs and interventions for heart failure patients and families receiving palliative care support: a systematic review [J]. Heart Fail Rev, 2017, 22 (5): 565-580.

［38］ SAHLOLLBEY N, LEE C, SHIRIN A, et al. The impact of palliative care on clinical and patient-centred outcomes in patients with advanced heart failure: a systematic review of randomized controlled trials [J]. Eur J Heart Fail, 2020, 22 (12): 2340-2346.

COVID-19 与心力衰竭

新型冠状病毒肺炎（COVID-19）的大流行给全球公共卫生健康带来沉重负担和巨大危害。虽然 COVID-19 是由新型严重急性呼吸系统综合征冠状病毒 2（SARS-CoV-2）介导的呼吸系统感染和衰竭，但它也能引起心脏损害，促使合并有心血管疾病如心力衰竭（简称"心衰"）患者的感染率和死亡率明显增高。COVID-19 患者中既往有或新发心衰的诊治与管理面临着严峻挑战。

一、COVID-19 与心衰风险

1. COVID-19 增加新发心衰／心衰恶化风险　2020 年初在武汉地区，两项分别纳入 113 例和 274 例中重症 COVID-19 患者的回顾性队列研究均显示，虽然约 40% 的患者合并有高血压和心血管病，但罕见心衰病史，而住院期间心衰发生率均近 25%；且 48% 的心衰可发生于既往无高血压和心血管病史患者，发生心衰的患者死亡率显著高于无心衰者（52% *vs.* 12%，*P* < 0.000 1）。同时期，在疫情较重的意大利北部地区小样本研究中，21% COVID-19 患者有心衰病史，其死亡率也明显高于无心衰史者（57% *vs.* 18%，*P*=0.009）；COVID-19 住院死亡患者较存活者普遍存在左心功能损害趋势［LVEF:（41.6 ± 15.1）% *vs.*（50.2 ± 12.7）%，*P*=0.07］。

西班牙一项单中心研究观察随访 3 080 例 COVID-19 患者至少 30 天后发现，其中既往有 HFrEF 的患者（4.9%）较无 HFrEF 者更易新发心衰（11.2% *vs.* 2.1%）和死亡（48.7% *vs.* 19.0%），*P* 均 < 0.001；然而，77.9% 新发心衰患者既往并无心衰史。

Cardio-COVID-Italy 研究进一步显示，无论心衰患者 LVEF < 50% 或 ≥ 50%，其感染 COVID-19 后出现急性心衰、肾功能或多器官衰竭以及败血症等并发症风险明显升高；右心衰竭在单因素分析中也显著增加死亡风险。

Alvarez-Garcia 等将来自美国纽约的 6 439 例 COVID-19 住院患者资料回顾分析证实，心衰患者（6.6%）感染 COVID-19 后，病情较无心衰史者更严重，其面临进入 ICU、气管插管机械通气和死亡的风险分别增加了 1.71 倍、3.64 倍和 1.88 倍；且这些风险增加与心衰类型（包括 30.3%HFrEF、10.4%HFmrEF、59.3%HFpEF）以及是否使用 RAASi 无关。COVID-19 患者住院期间新发心衰发生率为 0.6%，同样具有增高的重症救治风险，但死亡率较无心衰者无明显差异。法国一项纳入 2 809 例 COVID-19 住院患者的多中心观察性研究也有相似结论：合并心衰病史患者（11.2%）的住院死亡或经气管插管的风险较无心衰史者增加 41%，且 HFpEF（*HR*=4.43，95% *CI* 1.13~2.27，*P*=0.01）较 HFrEF 患者（*HR*=0.19，95% *CI* 0.79~1.81，*P*=0.41）的风险增加更为显著。

2. 心衰是 COVID-19 患者住院和死亡的有力预测因子　为深入探究影响 COVID-19 患者住院和预后的关键因素，Petrilli 等在纽约开展了一项前瞻性队列研究。在 5 279 例确诊 COVID-19 患者中，有超过一半人群（51.9%）需要入院治疗，只有 1 904 例患者（69.5%）存活出院。心衰是促使 COVID-19 患者住院的重要原因，是继年龄之后的一个有力的住院预测因子（*OR*=4.43，95% *CI* 2.59~8.04，*P* < 0.000 1），对疾病危重性也有重要预测价值

（*OR*=1.9,95% *CI* 1.4~1.5,*P*<0.000 1）。PCHF-COVICAV 全球注册研究进一步表明,心衰与 COVID-19 患者住院死亡紧密相关（*OR*=1.45,95% *CI* 1.01~2.06,*P*=0.041）,新发心衰更为显著（*OR*=3.10,95% *CI* 2.24~4.29,*P*<0.001）。心衰是 COVID-19 患者住院死亡的独立预测因子。

以上数据主要来源于疫情在全球播散严重、卫生防疫系统超负荷的 2020 年,不同地区存在一定差异,但总体上,HFrEF/HFpEF 不仅是影响 COVID-19 病程和预后的并发症,也是促使其发生发展的重要危险因素。

二、COVID-19 合并心衰住院患者死亡风险增高的主要相关因素

1. 病毒感染　SARS-CoV-2 感染是 COVID-19 合并心衰患者死亡的诱因和 / 或直接原因。研究发现,SARS-CoV-2 在诱导机体炎症、低氧血症、交感神经和 RAS 激活、容量超载等病理生理变化促进心衰进展的同时,它也可能通过侵袭心脏来引起或加重心肌损伤,成为 COVID-19 患者发生心衰的直接病因。另一方面,衰竭心脏引起的肺循环淤血水肿、缺血缺氧、低蛋白血症等代谢紊乱使得心衰患者本身又是 COVID-19 的易感人群,因而 COVID-19 与心衰相互作用,加剧病情恶化和死亡风险。

2. 高龄　由于年龄相关的免疫功能下降和失调,高龄是导致 COVID-19 易感性增加、疾病严重和死亡的一个突出风险因素。在中国的疫情早期,≤49 岁、50~60 岁、60~70 岁、70~80 岁和 ≥80 岁患者的死亡率分别为 0.4%、1.3%、3.6%、8% 和 14.8%,美国为 3.3%、4.8%、6.4%、12.6% 和 25.9%。老年人（>65 岁）中因 COVID-19 而住院、ICU 住院和死亡率均显著高于任何年轻年龄组;心衰通常存在的衰弱、营养不良、机体代偿功能下降又进一步提高上述风险。

3. 心血管疾病合并症发生率高　心血管疾病和相关危险因素是心衰发生或恶化的基础病因。最近,一项纳入 26 个荟萃分析的综合荟萃研究显示,在 COVID-19 患者中,急性心肌梗死（AMI）、心衰、心律失常、心搏骤停和急性冠脉综合征（ACS）的发生率分别为 21%、14%、16%、3.46% 和 1.3%;在重症患者中,AMI 和休克的发生率分别高达 33% 和 35%。早在 2020 年 4 月,中国疾病预防控制中心报道,在 72 314 例 COVID-19 患者中,合并有心血管疾病、糖尿病和高血压患者的死亡率分别为 10.5%、7.3% 和 6.0%,明显高于总体死亡率 2.3%。一项纳入 159 698 例患者的荟萃分析结果显示,心血管疾病和急性心肌损伤、高血压、心律失常、冠状动脉疾病等危险因素与 COVID-19 患者死亡结局显著相关。

4. 心衰患者及时住院人数减少　COVID-19 的大流行扰乱了心衰的管理路径,因心血管事件和急性心衰就诊、住院人数明显减少。欧美一些中心报道,心衰住院率下降了 30%~60%。伦敦一家三级医院心衰病房将疫情高峰期与 2017—2019 年同期及同年 COVID-19 前期相比,心衰住院人数显著下降了 66%,且住院患者病情普遍较重（NYHA Ⅲ~Ⅳ级,96% *vs.* 77%,*P*=0.03;重度水肿,39% *vs.* 14%,*P*=0.01）。因疫情和医疗资源限制,患者不能及时就诊和住院,与心衰不良预后增加有紧密联系。

三、COVID-19 致心肌损伤的病理生理机制

1. 缺氧　SARS-CoV-2 通过其表面的棘突蛋白（即 SPIKE 蛋白）与肺脏细胞的血管紧张素转换酶 2（ACE2）结合而侵入体内进行复制、扩散,损害肺泡上皮和内皮细胞,造成炎症细胞浸润、肺泡毛细血管通透性增加和肺纤维蛋白溶解以及黏蛋白表达增多,肺泡的气体交

换功能受阻,机体缺氧,促使心肌细胞代谢异常和死亡;同时缺氧引起的交感神经兴奋又会加快心率,进一步增加心肌耗氧,加重心肌损伤。严重缺氧引起的心律失常、肺血管痉挛、肺动脉高压和右心排受阻也是心肌损伤、心衰的相关机制。

2. 细胞因子风暴 COVID-19 重症患者的促炎性细胞因子 IL-1β、IL-6、TNF-α、IL-17和干扰素诱导蛋白 10(IP-10)、单核细胞趋化蛋白 1(MCP-1)等水平明显升高,呈现细胞因子风暴样表现。这种高炎症反应是患者急性肺损伤/ARDS、血流动力学不稳定、多器官衰竭和死亡的重要原因,与 SARS-CoV-2 感染触发白细胞、淋巴细胞和巨噬细胞等免疫细胞的持续激活和过度释放细胞因子有关;其中,高血清水平的 IL-6 和 TNF-α 已被检测是疾病严重程度和死亡的独立与显著预测因子。炎症激活和氧化应激在心肌梗死、心律失常等所致心脏损伤和心衰的发生、发展中也发挥着关键作用,炎症标志物的增加与 COVID-19 的心肌损伤之间呈正相关。

3. 病毒直接损伤心肌 ACE2 不仅表达于肺脏,它在心脏、肠道和肾脏等器官也有高表达。SARS-CoV-2 能够通过 ACE2 直接感染心肌组织细胞,导致收缩功能受损、细胞因子产生、肌小节分解和细胞死亡。研究证实,在 COIVD-19 患者的心肌组织、尤其间质细胞中存在 SARS-CoV-2 病毒颗粒,它诱导炎症细胞浸润,损伤心肌。另外,SARS-CoV-2 对心肌组织表达的跨膜丝氨酸蛋白酶 2(TMPRSS2)也有高亲和力,两者结合也是病毒侵入心脏、介导心肌损伤的一条途径。

4. 病毒激活 RAAS 系统 SARS-CoV-2 受体 ACE2 能将血管紧张素 II(Ang II)分解为Ang 1-7,具有舒张血管和抗炎作用;同时它对 Ang I 也有较弱的亲和力,可以将其转化为非多肽血管紧张素 1-9,限制 ACE 对 Ang II 的合成,并通过刺激 AT2 受体扩张血管。另外,ACE2 还显示有免疫调节特性,它通过直接与巨噬细胞相互作用以及间接减少 Ang II 生成调节炎症反应。因而,当 SARS-CoV-2 与 ACE2 结合后会导致 ACE2 表达减少和下调,进一步促进 RAAS 激活,Ang II 生成增多,加剧肺部炎症反应和心衰进程。

5. 内皮损伤和微血栓形成 由于 ACE2 受体表达于多个器官的内皮细胞,SARS-CoV-2 侵入这些上皮细胞膜时,会激活补体和凝血酶系统,即刻发生炎症反应而引起内皮损伤,诱导血小板和白细胞聚集,D-二聚体和纤维蛋白降解产物(FDPs)水平升高,导致心肌血管内微血栓形成,加重心肌损伤。另一方面,全身炎症反应又会造成 COVID-19 患者促凝血的血管性血友病因子(VWF)增多、抗凝血的 ADAMTS13 水平降低,加重凝血障碍。因此,继发性静脉血栓形成以及肺栓塞等都可能参与心脏损害和心衰的病理过程。

少数研究报道,炎症和焦虑等社会心理因素引起的应激性心肌病、羟氯喹和阿奇霉素等治疗 COVID-19 药物对心血管的毒性作用介导心肌损伤和心衰的发生发展。

四、COVID-19 与心衰患者的早期筛查

COVID-19 感染引起的急性呼吸衰竭与心衰急性发作时的呼吸困难表现相似,尤其当肺炎和肺水肿并存时,仅根据临床体征难以鉴别 COVID-19 肺炎与心衰肺充血。心血管疾病与心衰病史固然重要,但在 COVID-19 核酸检测结果出来之前,需要制订一种早期筛查和诊断策略,以减少患者之间接触,避免住院感染传播。

1. 心衰诊断相关生物学指标

(1)BNP/NT-proBNP:两者为心肌应激和心衰的定量生物标志物,其检测阴性一般可以排除心衰的存在,然而其水平升高对 COVID-19 合并心衰的诊断特异性也并不高。西班牙

一项单中心研究显示,48.5%(192/396)急诊 COVID-19 患者的 NT-proBNP 水平高于诊断心衰的临界值,但其中只有 24.5%(47/192)患者符合心衰的临床诊断标准。最近一项纳入 41 013 例 COVID-19 患者的荟萃分析发现,NT-proBNP 的升高与 COVID-19 重症和死亡显著相关($OR=3.00$,95% CI 1.58~5.70)。虽然 Zinellu 等认为,没有证据表明检测 BNP 或 NT-proBNP 之间存在差异,但 De Falco 等研究显示入院高水平的 NT-proBNP($AUC=0.939$)对 COVID-19 不良预后的预测价值高于 BNP($AUC=0.736$)。在 COVID-19 患者中,BNP/NT-proBNP 水平升高可见于高龄、ARDS/脓毒血症、房颤和血栓栓塞等事件,但在重症患者中,其检测浓度显著提高对诊断心衰的存在仍有重要价值。

(2)心肌肌钙蛋白:cTNI/cTNT 是心肌细胞损伤标记物。研究报道,约 18.5%COVID-19 住院患者发生心肌损伤,且大多数为轻度升高(正常水平 ULN 上限的 1~3 倍),常见于高龄、有心血管疾病包括冠状动脉疾病、房颤和心衰病史,以及合并有慢性肾脏病、高血压和糖尿病等患者。病情加重如急性心肌梗死、急性心衰、ARDS/休克、急性肺栓塞或死亡等情况时,cTNI/cTNT 升高发生率可以超过 30%,且其显著升高水平与 COVID-19 患者疾病严重程度和死亡紧密相关($OR=1.76$,95% CI 1.42~2.16),一项荟萃分析显示,甚至增加患者不良结局风险的 5.22 倍。Lala 等回顾性分析发现,不仅 cTNI>0.09ng/ml(19.4%)与 COVID-19 患者死亡高风险显著相关($HR=3.03$,95% CI 2.42~3.80,$P<0.001$),cTNI 0.03~0.09ng/ml(16.6%)也明显增加死亡风险($HR=1.75$,95% CI 1.37~2.24,$P<0.001$)。cTNI/cTNT 与 BNP/NT-proBNP 协同升高对诊断 COVID-19 合并心衰以及预后评估的价值更高。

(3)sST2 与 Galectin-3:两者在心衰心肌纤维化和预后评估中均有重要作用,是心衰风险标记物。Zeng 等首次将 sST2 检测应用于 COVID-19 患者,结果显示,患者血清 sST2 水平明显升高,且与短期死亡率显著相关($OR=5.876$,95% CI 2.737~9.211,$P=0.003$);西班牙前瞻性观察研究证实,循环 sST2 浓度>58.9ng/ml 的 COVID-19 患者进入 ICU 救治或死亡风险明显增加,sST2 是早期识别 COVID-19 危重症的有力预警因子。Wendt 等对 COVID-19 患者检测 sST2 的重要性也报道了更多证据。

Galectin-3 主要由心肌成纤维细胞和急性炎症募集的巨噬细胞分泌产生。最近意大利队列研究显示,发生致命事件的 COVID-19 患者中 Galectin-3 浓度显著升高(中位数 43.8ng/ml,IQR 为 36.2~59,$P<0.001$);Galectin-3 水平>35.3ng/ml 的患者发生死亡、ICU 救治和 ARDS 的风险增加;它与炎症标志物 IL-6 和 CRP 一样,均为患者死亡的重要预测因子。土耳其一项研究也有相似结论,强调 Galectin-3 可能是 COVID-19 潜在预后生物标记物。在 BNP/NT-proBNP、肌钙蛋白检测基础上,监测血清 sST2 与 Galectin-3 浓度变化,可以进一步提高 COVID-19 合并心衰的诊断准确性。

(4)D-二聚体:COVID-19 患者凝血机制异常激活,易发生血栓栓塞。2020 年初,钟南山院士团队对中国 1 099 例 COVID-19 住院患者临床资料回顾分析后就发现,46.4% 的患者 D-二聚体检测水平升高,在重症患者中则高达 60%;D-二聚体>1μg/ml 显著增加 COVID-19 患者住院死亡风险($OR=18.42$,95% CI 2.64~128.55,$P=0.003\ 3$)。大型荟萃研究显示,D-二聚体浓度升高与 COVID-19 疾病严重程度和死亡明显相关($OR=1.38$,95% CI 1.07~1.79),多提示急性炎症、下肢静脉血栓形成、脓毒症血症 DIC 等情况,但它也是反映冠状动脉粥样硬化斑块不稳定和肺栓塞的重要指标,在一定程度上与心肌梗死后心衰和右心衰竭有紧密联系。Kwee 等将 71 个研究、合计 8 086 例 COVID-19 患者资料总结后报道,肺栓塞在急诊科、普通病房和 ICU 患者中的发生率分别为 17.9%、23.9%、48.6%,而此时 D-二聚体浓度水平已高达 1~4.8μg/ml。

2. COVID-19 与急性心衰呼吸困难的早期识别　以上生物学指标的检测对 COVID-19 合并心衰的早期诊断有重要意义,但是特异性仍存在一定争议,且 sST2 与 Galectin-3 的检测也尚未完全普及。最近 Palazzuoli 等依据患者病史、体征、呼吸频率、BNP/NT-proBNP、D-二聚体、动脉血气分析、淋巴细胞计数、心电图和胸片等表现,对急性心衰、COVID-19 ARDS 以及 COVID-19 疑似发生 ARDS 合并急性心衰的三种情况进行了早期分类评估,但未将肌钙蛋白纳入诊断线索。在此基础上,结合中国《新型冠状病毒肺炎诊疗方案(试行第九版)》中的诊断标准,可考虑将心衰和 COVID-19 的急性呼吸困难鉴别如下(表 1)。

表 1　心衰与 COVID-19 急性呼吸困难早期识别线索

支持 HF 诊断	支持 COVID-19/ARDS 诊断	两者诊断不确定
➢ BNP/NT-proBNP 明显升高	➢ BNP/NT-proBNP 正常或下降	支持 AHF 诊断:
➢ 心血管病 / 心衰病史	➢ 无心血管病 / 心衰病史	➢ BNP/NT-proBNP 轻度升高
➢ 充血症状	➢ 低氧血症	➢ 无 / 轻度充血症状
➢ ECG 改变	➢ 呼吸急促	➢ 轻度低氧血症而无低碳酸血症
➢ CT/X 线:肺水肿	➢ 呼吸性酸中毒	➢ CT/X 线:肺部可疑征象
➢ CRP 无明显升高	➢ CRP 明显升高	支持 ARDS 诊断:
➢ D- 二聚体 + 肌钙蛋白明显升高	➢ PCT 明显升高	➢ CRP 升高
	➢ CT/X 线:肺部斑片状或毛玻璃样影	➢ BNP/NT-proBNP 轻度升高
	➢ 血淋巴细胞减少	➢ 低氧血症和轻度低碳酸血症
	➢ D- 二聚体和 FIB 升高	➢ D- 二聚体和 FIB 升高
		➢ 胸部活动受限

注:HF,心衰;AHF,急性心衰;COVID-19/ARDS,新型冠状肺炎合并急性呼吸窘迫综合征;FIB,纤维蛋白原。

在有显著的 BNP/NT-proBNP 升高、充血体征和肺水肿影像学表现,而炎症指标 CRP 正常、无淋巴细胞减少,并且有较明确的心血管病或心衰病史时,急性心衰的诊断可能性较大。尤其当 D- 二聚体和肌钙蛋白明显升高时,要高度警惕 AMI 的发生;D- 二聚体正常或轻度升高、肌钙蛋白显著升高时,需要考虑暴发性心肌炎心衰的可能;D- 二聚体明显升高、肌钙蛋白正常或轻度升高,应排查肺栓塞右心衰竭的存在。

BNP/NT-proBNP 水平正常,有显著低氧血症,存在与淋巴细胞减少症相关的 CRP 增加、呼吸频率>30 次 /min、D- 二聚体和纤维蛋白原升高等情况下,COVID-19 相关呼吸衰竭的诊断率高,肺部 CT 显示斑片状或毛玻璃样影更是诊断 COVID-19 的重要线索。然而,当 COVID-19 与心衰不易鉴别,或者两者共同存在、病情恶化时,应尽快检测 SARS-CoV-2 基因、在充分防护下进行超声心动图等检查予以明确。

3. COVID-19 合并心衰的超声心动图检查应用　虽然超声心动图是诊断心衰的重要检查手段,但在疫情初期为防止病毒交叉感染,它并未被广泛使用。2020 年 7 月,以色列的 Szekely 等首先对 100 例 COVID-19 住院患者进行了系统性超声心动图评估。结果显示,最常见的心脏功能异常并不是 HFrEF(10%),而是右心室扩张和功能障碍(39%),其次为左室舒张功能障碍(16%);20% 肌钙蛋白、病情加重的患者复查超声心动图时右心室参数进一步恶化,考虑可能与肺阻力增加有关。因此,研究者不推荐超声心动图为 COVID-19 患者的常规检查项目,建议适用于临床病情恶化的患者,以便于早期明确诊断和分类管理。Goerlich

等进一步研究发现,25% 的 COVID-19 住院患者存在左室舒张功能障碍,且其 E/e' 的升高与右心室收缩压(RVSP)的增加紧密相关:E/e' 12.6［8.7~15.7］(RVSP ≥ 40mmHg)*vs.* 8.2［6.6~9.9］(RVSP<40mmHg),*P*<0.001。这表明,左室舒张功能障碍、充盈压升高是导致 COVID-19 患者肺动脉高压和右心衰竭的重要原因组分。

然而,丹麦前瞻性多中心队列研究 ECHOCOVID-19 显示,在 COVID-19 住院患者与普通人群的 LVEF 尚无差别时,散斑二维跟踪超声心动图检测前者的左室整体纵向应变(GLS)显著降低,收缩功能已经受损。GLS 在评估左室收缩功能方面比 LVEF 更为敏感。

目前,随着对 COVID-19 认识的提高和疫情防控工作取得显著成效,超声心动图、心脏磁共振(CMR)等心衰检查方法已应用于 COVID-19 患者是否合并心衰的早期筛查和康复后的随访评估。HFpEF 不仅在 COVID-19 住院患者中发生率大于 HFrEF,在随访的康复者中,有 58%~78% 人群显示有心肌炎症、水肿和纤维化征象,但 LVEF 正常,提示存在 HFpEF 或长期发展为 HFpEF 的可能。

五、COVID-19 合并心衰患者的管理

1. 心衰患者管理建议　自 2019 年底 COVID-19 开始暴发以来,中国和欧美专家发表了多个针对心衰患者管理的专家共识与建议,对患者在疫情期间的诊治和自我管理有重要指导意义。在严密防控和积极治疗 COVID-19 的同时,尽快改善心脏功能并维持其稳定,降低患者住院和死亡率。

(1)急性心衰的管理:SARS-CoV-2 感染患者急性心衰的治疗与无 COVID-19 感染患者相同,应注意并发症的早期发现和治疗,包括尽早无创或有创通气、低血压、是否发生栓塞事件和心律失常等。

(2)慢性心衰的管理:以患者自我管理为主,减少去医院被交叉感染机会;医师通过网络或微信平台予以指导。坚持规范服药,必要时接受心理咨询,改善焦虑情绪、保证睡眠。

2. COVID-19 与心衰治疗药物新证据　由于 COVID-19 暴发时的不可预知性,心衰治疗药物未显示有恶化病情的临床观察证据,研究者认为,无论有无 COVID-19 感染,心衰患者治疗用药都应仍遵循心衰指南进行。最近,一些临床和基础研究证实,部分抗心衰药物可能给 COVID-19 合并心衰患者带来更多获益。

(1)RASi 与 ARNI:在疫情初期,有关 RASi 的使用曾引起广泛争议。一方不赞同使用:认为 ACEI/ARB 类药物会促使肺脏 ACE2 的表达增多,增加 COVID-19 感染人体和病情加重的风险;另外,ACEI 干咳的副作用有可能掩盖肺部症状。所以建议停用。另一方则认为应坚持使用:首先,ACEI/ARB 类药物以及 ACE2 对心脑肾就有很好的保护作用;其次,新冠病毒入侵会导致 ACE2 表达减少和下调、Ang Ⅱ 生成增多,加剧肺部炎症反应,而 RASi 可抑制此过程,减少肺损伤;同时,ARB 能阻断 Ang Ⅱ 与 AT1R 结合,使得其转而与 ACE2 结合增多,占据病毒结合的靶点,也可能阻断病毒入侵肺脏细胞和人体。

以上争议在当时主要聚焦于 COVID-19 合并高血压发生率高、是否应停用 RASi 或换药问题。随着临床数据的增多,RASi 未显示增加感染风险,并且它不仅在高血压治疗方面显示降低或者未增加不良事件,在 COVID-19 合并心衰患者的使用上也有良好表现。

BRACE-CORONA 注册研究纳入了来自巴西 29 个中心的 659 例轻至中度 COVID-19 住院患者(平均年龄 55.1 岁),所有患者入院前都常规服用 ACEI/ARB(未纳入使用 ARNI 者),并在入院后随机分为两组:继续/停止服用 ACEI/ARB。出院后 30 天,两组死亡(2.8%

vs. 2.7%）、AMI（4.6% *vs.* 7.5%）、新发心衰或心衰恶化（4.9% *vs.* 4.2%）的发生率均无明显差异。美国的 REPLACE-COVID 是一项前瞻性、随机、开放性研究，纳入 7 个国家 20 家中心的 152 例在入院前已接受 ACEI/ARB 治疗的 COVID-19 住院患者，平均年龄 62 岁、BMI 为 33kg/m^2、52% 合并有糖尿病，即具有多个心衰危险因素。经观察，入院后未停药组（n=75）和停药组（n=77）相比，两者需要 ICU 救治 / 机械通气（21% *vs.* 18%）和死亡率（15% *vs.* 13%）相似，且随访期间两组血压、血钾和血肌酐水平也无明显差别。研究表明，RASi 在治疗 COVID-19 合并心衰患者时具有良好的耐受性和安全性。

最近，加拿大的 Sharma 等发表了一项前瞻性观察停用 RASi 对 COVID-19 住院患者短期临床事件和 BNP 变化影响的 RCT 研究。结果发现，与继续用药组相比，停药明显增加了不良结局风险（IRR=1.76，95% CI 1.06~2.61，P=0.027）、BNP 升高变化（+16.7% *vs.* −27.5%，P=0.04）以及急性心衰发生率（33% *vs.* 4.2%，P=0.016）。这为在 COVID-19 疫情期间坚持 RASi 治疗心衰具有保护作用提供了新证据。

ARNI 由 ARB 和脑啡肽酶抑制剂构成，近年它在治疗心衰方面循证医学获益证据逐渐超越 ACEI/ARB。基于：① RASi 与 ACE2 作用基础；② BNP/NT-proBNP 在 COVID-19 合并心衰患者中明显升高，是患者死亡的独立预测因子；③ 新近研究发现，ARNI 较 ARB 更能降低急性心衰 hs-CRP 水平、增加淋巴细胞计数，有一定抗炎作用，有研究者提出，ARNI 可能在 COVID-19 合并心衰患者治疗中的优势较 RASi 更明显。虽然与疫情早期相比，目前 COVID-19 患者使用 ARNI 比例在增加，但其临床获益尚需更多临床数据总结支持。

（2）SGLT2i：新型降糖药 SGLT2i 已被证实在心衰全程管理中都有心血管保护作用。在 COVID-19 患者中，不仅心血管疾病合并症发生率高，糖尿病患病率为 12%，且在死亡人群中更是高达 1/3，均为心衰和不良预后的重要危险因素。最近研究揭示，SGLT2i 的作用机制除了促进钠糖排出、降低心脏负荷以外，它还能抗氧化应激、刺激脂肪降解和改善内皮功能，在抑制心肌炎症方面等也有重要作用；此外，SGLT2i 可以改善缺氧所导致的乳酸生成，维持内环境稳定等，因此有学者提出应在 COVID-19 患者中推广使用，可能有助于预防多器官损伤和促进患者康复。新加坡的小样本研究也显示，暴露于 SGLT2i 治疗的 COVID-19 合并糖尿病患者（n=16）需要机械通气的风险较低（aRR=0.03，95% CI 0.00~0.07）。然而，由于在严重感染如 COVID-19 导致的全身性炎症时，SGLT2i 促进能量底物使用从碳水化合物向脂质转移，同时降低肾酮体清除率，因而它可能诱导糖尿病酮症酸中毒（DKA）的发展和肾功能不全，其安全性和耐受性存在争议。

新近发表的 DARE-19 是全球首个评估 SGLT2i 在 COVID-19 住院患者中有效性和安全性的大型随机、双盲、安慰剂对照试验，纳入了 2020 年 4 月至 2021 年 1 月间来自阿根廷、巴西、加拿大、印度、墨西哥、英国和美国的 95 家医院合计 1 250 例 COVID-19 患者。所有患者均因 COVID-19 住院且至少有一种心脏代谢危险因素（如高血压、2 型糖尿病、动脉粥样硬化硬化性心血管疾病、心衰和慢性肾病）；在筛查时出现的危重者被排除在外。患者被 1:1 随机分为接受达格列净（10mg、1 次 /d）或安慰剂口服治疗 30 天。结果显示，虽然达格列净组发生器官衰竭或死亡（11.2% *vs.* 13.8，HR=0.80，95% CI 0.58~1.10，P=0.17）、总体死亡率（6.6% *vs.* 8.6%）以及严重不良事件（10.6% *vs.* 13.3%）的比例均低于安慰剂组，临床状态改善率高于安慰剂组（87.5% *vs.* 85.1%），但两组之间并无差别。尽管无临床获益的统计学意义，但该研究展示了 SGLT2i 在 COVID-19 人群中的良好耐受性和安全性。因此研究者认为，对于已经接受 SGLT2i 治疗的 COVID-19 患者，建议继续使用，其益处和风险还需要更多的未来试验予以评估。

（3）地高辛：地高辛是 Na^+-K^+-ATP 酶抑制剂，是治疗心衰和房颤的传统用药。当它作用于心肌细胞时，通过增加心肌细胞内 Na^+ 与 Ca^{2+} 交换转运，使胞内 Ca^{2+} 浓度升高而引起心肌收缩力增强；当它抑制迷走神经传入神经纤维的 Na^+-K^+-ATP 酶时，会增加迷走神经张力，降低窦房结的自律性，减慢房室结传导速度，延长有效不应期，从而减慢房颤时的心室率。然而，Na^+-K^+-ATP 酶也可能是连接地高辛和病毒相互作用的中介。研究报道，Na^+-K^+-ATP 酶参与不同 RNA 和 DNA 病毒感染，如 H1N1 和 EV71 病毒可分别降低和升高肺泡上皮细胞中 Na^+-K^+-ATP 酶表达。早在 2015 年，Burkard 等就发现地高辛可以通过抑制病毒 mRNA 转录、蛋白翻译和释放病毒颗粒，对 SARS-CoV 和 MERS-CoV 具有抗病毒和抗炎效应。随着 COVID-19 的暴发，研究者进一步体外研究揭示，与阴性对照和氯喹相比，包括地高辛和哇巴因在内的心脏糖苷类药对 SARS-CoV-2 的有效杀伤作用超过 99%；地高辛可以通过抑制 TNF-α/NF-κB 通路，减轻流感病毒激发的炎症因子风暴。

在 COVID-19 住院患者中，有 14.6% 人群合并房颤，且其中 60% 是新发，是导致心衰和不良事件的重要危险因素。根据以上研究基础，有学者提出推荐地高辛用于 COVID-19 重症患者合并房颤的治疗。然而，在严重缺氧、电解质紊乱、肾功能损伤等情况下，地高辛的使用很容易中毒，且地高辛过量还可能引起更多的致炎性细胞因子释放，因此多数研究者认为，虽然地高辛有一定的抗病毒和抗炎作用，但其应用于 COVID-19 患者仍需谨慎。

此外，卡维地洛、螺内酯以及加压素受体拮抗剂如考尼伐坦等也有抗炎和抗病毒效应的报道，但对于 COVID-19 患者是否具有特异性疗效还需更多研究探索。

六、新冠病毒疫苗与心衰

由于心衰患者是 COVID-19 的易患人群，且感染后病情恶化风险高，新冠病毒疫苗在预防 COVID-19 感染、病情加重和死亡方面有重要保护作用。中国国产新冠病毒灭活疫苗早期在智利应用数据显示，它在预防 COVID-19 发病、住院、ICU 救治和相关死亡方面的保护效力分别高达 65.9%、87.5%、90.3%、86.3%，并且安全性高。2021 年 4 月，中国国家卫生健康委员会疾病预防控制局和中国疾病预防控制中心发布的《新冠病毒疫苗接种技术指南（第一版）》指出：健康状况稳定，药物控制良好的慢性病人群不作为新冠病毒疫苗接种禁忌人群，建议接种。2021 年 5 月，法国心脏学会明确建议慢性心衰患者应及早接种新冠病毒疫苗。尽管新冠病毒疫苗有不同种类，且可能带来不同程度的不良反应，但最近一项纳入全球 51 个研究的真实世界荟萃分析显示，疫苗总体保护效应超过 85%。

因此，只要不是严重的或者正处在发作期的心衰患者，并且对疫苗的成分不过敏，经医师充分评估无禁忌证后，可以且应该接种新冠病毒疫苗。

七、COVID-19 与心衰的随访

COVID-19 患者心肌损伤在康复期仍可能持续存在。最近，意大利研究者针对 COVID-19 康复患者相关研究作了一项大型回顾性分析，评估其心脏后遗症情况。研究共纳入 35 项研究、共计 52 609 例患者，分别使用 CMR、超声心动图或心电图检查以及肌钙蛋白和 NT-proBNP 进行客观评估。患者从诊断 / 恢复到心脏评估的中位时间为 48 天（1~180 天）。在康复短期（<3 个月），常见的心脏异常表现包括：CMR 显示 T_1（30%）和 T_2 信号增强（16%）、心包积液（15%）和钆延迟增强（11%），伴有胸痛（25%）和呼吸困难（36%）等症状；

在康复中期(3~6 个月),常见的变化包括:CMR 显示左心室 GLS 下降(30%)和钆延迟增强(10%),超声心动图显示舒张功能障碍(40%)和 NT-proBNP 水平升高(18%)。这些心肌损伤的长期存在,使得 COVID-19 幸存者发生心衰、心律失常和心肌梗死的风险明显升高(RR=3,95% CI 2.7~3.2),最终心衰发生率增加。

COVID-19 感染后的心脏后遗症与心脏潜在炎症瘢痕、神经内分泌激素异常、焦虑等因素有关。以上研究尚无统一评估方法,为更好地测量心脏损伤程度及其临床影响,还需更多研究建立统一检测标准。但为预防长期心肌损伤所带来的心血管不良事件,医务人员对 COVID-19 康复者都应开展常规心脏检测和评估工作,对有心脏损伤征象的患者需加强长期管理、早期防治,降低心衰住院和死亡风险。

(袁 璟)

参考文献

[1] MEHRA M R, DESAI S S, KUY S, et al. Cardiovascular disease, drug therapy, and mortality in Covid-19 [J]. N Engl J Med, 2020, 382: e102.

[2] ZHOU F, YU T, DU R, et al. Clinical course and risk factors for mortality of adult inpatients with COVID-19 in Wuhan, China: a retrospective cohort study [J]. Lancet, 2020, 395 (10229): 1054-1062.

[3] CHEN T, WU D, CHEN H, et al. Clinical characteristics of 113 deceased patients with coronavirus disease 2019: retrospective study [J]. BMJ, 2020, 368: m1091.

[4] INCIARDI R M, ADAMO M, LUPI L, et al. Characteristics and outcome of patients hospitalized for COVID-19 and cardiac disease in Northern Italy [J]. Eur Heart J, 2020, 41 (19): 1821-1829.

[5] REY J R, CARO-CODÓN J, ROSILLO S O, et al. Heart failure in COVID-19 patients: prevalence, incidence and prognostic implications [J]. Eur J Heart Fail, 2020, 22 (12): 2205-2215.

[6] TOMASONI D, INCIARDI R M, LOMBARDI C M, et al. Impact of heart failure on the clinical course and outcomes of patients hospitalized for COVID-19. Results of the Cardio-COVID-Italy multicentre study [J]. Eur J Heart Fail, 2020, 22 (12): 2238-2247.

[7] ALVAREZ-GARCIA J, LEE S, GUPTA A, et al. Prognostic impact of prior heart failure in patients hospitalized with COVID-19 [J]. J Am Coll Cardiol, 2020, 76 (20): 2334-2348.

[8] ITALIA L, TOMASONI D, BISEGNA S, et al. COVID-19 and heart failure: from epidemiology during the pandemic to myocardial injury, myocarditis, and heart failure sequelae [J]. Front Cardiovasc Med, 2021, 8: 713560.

[9] PANAGIDES V, VINCENT F, WEIZMAN O, et al. History of heart failure in patients with coronavirus disease 2019: Insights from a French registry [J]. Arch Cardiovasc Dis, 2021, 114 (5): 415-425.

[10] PETRILLI C M, JONES S A, YANG J, et al. Factors associated with hospital admission and critical illness among 5279 people with coronavirus disease 2019 in New York City: prospective cohort study [J]. BMJ, 2020, 369: m1966.

[11] SOKOLSKI M, TRENSOM S, SOKOLSKA J M, et al. Heart failure in COVID-19: the multicentre, multinational PCHF-COVICAV registry [J]. ESC Heart Fail, 2021, 8 (6): 4955-4967.

[12] LALA A, JOHNSON K W, JANUZZI J L, et al. Prevalence and impact of myocardial injury in patients hospitalized with COVID-19 infection [J]. J Am Coll Cardiol, 2020, 76 (5): 533-546.

[13] WU Z, MCGOOGAN J M. Characteristics of and important lessons from the coronavirus disease 2019 (COVID-19) outbreak in China: summary of a report of 72314 cases from the Chinese center for disease control and prevention [J]. JAMA, 2020, 323: 1239-1242.

［14］ RICHARDSON S, HIRSCH J, NARASIMHAN M, et al. Presenting characteristics, comorbidities, and outcomes among 5700 patients hospitalized with COVID-19 in the New York City area [J]. JAMA, 2020, 323 (20): 2052-2059.

［15］ CHEN Y, KLEIN S L, GARIBALDI B T, et al. Aging in COVID-19: Vulnerability, immunity and intervention [J]. Ageing Res Rev, 2021, 65: 101205.

［16］ JAFARI-OORI M, MORADIAN S T, EBADI A, et al. Incidence of cardiac complications following COVID-19 infection: An umbrella meta-analysis study [J]. Heart Lung, 2022, 52: 136-145.

［17］ HESSAMI A, SHAMSHIRIAN A, HEYDARI K, et al. Cardiovascular diseases burden in COVID-19: Systematic review and meta-analysis [J]. Am J Emerg Med, 2021, 46: 382-391.

［18］ BROMAGE D I, CANNATÁ A, RIND I A, et al. The impact of COVID-19 on heart failure hospitalization and management: report from a Heart Failure Unit in London during the peak of the pandemic [J]. Eur J Heart Fail, 2020, 22 (6): 978-984.

［19］ BATAH S S, FABRO A T. Pulmonary pathology of ARDS in COVID-19: A pathological review for clinicians [J]. Respir Med, 2021, 176: 106239.

［20］ LIU Y, LV J, LIU J, et al. Mucus production stimulated by IFN-AhR signaling triggers hypoxia of COVID-19 [J]. Cell Res, 2020, 30 (12): 1078-1087.

［21］ WANG J, JIANG M, CHEN X, et al. Cytokine storm and leukocyte changes in mild versus severe SARS-CoV-2 infection: Review of 3939 COVID-19 patients in China and emerging pathogenesis and therapy concepts [J]. J Leukoc Biol, 2020, 108 (1): 17-41.

［22］ DEL VALLE D M, KIM-SCHULZE S, HUANG H H, et al. An inflammatory cytokine signature predicts COVID-19 severity and survival [J]. Nat Med, 2020, 26 (10): 1636-1643.

［23］ IMAZIO M, KLINGEL K, KINDERMANN I, et al. COVID-19 pandemic and troponin: indirect myocardial injury, myocardial inflammation or myocarditis ? [J]. Heart, 2020, 106 (15): 1127-1131.

［24］ TAVAZZI G, PELLEGRINI C, MAURELLI M, et al. Myocardial localization of coronavirus in COVID-19 cardiogenic shock [J]. Eur J Heart Fail, 2020, 22 (5): 911-915.

［25］ LINDNER D, FITZEK A, BRÄUNINGER H, et al. Association of cardiac infection with SARS-CoV-2 in confirmed COVID-19 autopsy cases [J]. JAMA Cardiol, 2020, 5 (11): 1281-1285.

［26］ OGUNGBE O, KUMBE B, FADODUN O A, et al. Subclinical myocardial injury, coagulopathy, and inflammation in COVID-19: A meta-analysis of 41, 013 hospitalized patients [J]. Int J Cardiol Heart Vasc, 2022, 40: 100950.

［27］ YAN R, ZHANG Y, LI Y, et al. Structural basis for the recognition of SARS-CoV-2 by full-length human ACE2 [J]. Science, 2020, 367 (6485): 1444-1448.

［28］ MADJID M, SAFAVI-NAEINI P, SOLOMON S D, et al. Potential effects of coronaviruses on the cardiovascular system: a review [J]. JAMA Cardiol, 2020, 5 (7): 831-840.

［29］ MCFADYEN J D, STEVENS H, PETER K. The emerging threat of micro thrombosis in COVID-19 and its therapeutic implications [J]. Circ Res, 2020, 127 (4): 571-587.

［30］ BASSO C, LEONE O, RIZZO S, et al. Pathological features of COVID-19-associated myocardial injury: a multicentre cardiovascular pathology study [J]. Eur Heart J, 2020, 41 (39): 3827-3835.

［31］ SHAH R M, SHAH M, SHAH S, et al. Takotsubo syndrome and COVID-19: Associations and implications [J]. Curr Probl Cardiol, 2021, 46 (3): 100763.

［32］ CARO-CODÓN J, REY J R, BUÑO A, et al. Characterization of NT-proBNP in a large cohort of COVID-19 patients [J]. Eur J Heart Fail, 2021, 23: 456-464.

［33］ LIPPI G, SANCHIS-GOMAR F, HENRY B M, et al. Cardiac biomarkers in COVID-19: A narrative review [J]. EJIFCC, 2021, 32 (3): 337-346.

［34］ CUNNINGHAM J W, CLAGGETT B L, JERING K S, et al. Prognostic value of natriuretic peptides and cardiac troponins in COVID-19 [J]. Circulation, 2021, 144 (2): 177-179.

［35］ MUELLER C, GIANNITSIS E, JAFFE A S, et al. ESC Study Group on Biomarkers in Cardiology of the Acute Cardiovascular Care Association. Cardiovascular biomarkers in patients with COVID-19 [J]. Eur Heart J Acute Cardiovasc Care, 2021, 10 (3): 310-319.

［36］ TORAIH E A, ELSHAZLI R M, HUSSEIN M H, et al. Association of cardiac biomarkers and comorbidities with increased mortality, severity, and cardiac injury in COVID-19 patients: A meta-regression and decision tree analysis [J]. J Med Virol, 2020, 92: 2473-2488.

［37］ ZENG Z, HONG X Y, LI Y, et al. Serum-soluble ST2 as a novel biomarker reflecting inflammatory status and illness severity in patients with COVID-19 [J]. Biomark Med, 2020, 14: 1619-1629.

［38］ SÁNCHEZ-MARTELES M, RUBIO-GRACIA J, PEÑA-FRESNEDA N, et al. Early measurement of blood sST2 is a good predictor of death and poor outcomes in patients admitted for COVID-19 infection [J]. J Clin Med, 2021, 10: 3534.

［39］ WENDT R, LINGITZ M T, LAGGNER M, et al. Clinical relevance of elevated soluble ST2, HSP27 and 20S proteasome at hospital admission in patients with COVID-19 [J]. Biology, 2021, 10: 1186.

［40］ PORTACCI A, DIAFERIA F, SANTOMASI C, et al. Galectin-3 as prognostic biomarker in patients with COVID-19 acute respiratory failure [J]. Respir Med, 2021, 187: 106556.

［41］ KAZANCIOGLU S, YILMAZ F M, BASTUG A, et al. Assessment of galectin-1, galectin-3, and prostaglandin E2 levels in patients with COVID-19 [J]. Jpn J Infec Dis, 2021, 74: 530-536.

［42］ GUAN W J, NI Z Y, HU Y, et al. Clinical characteristics of coronavirus disease 2019 in China [J]. N Engl J Med, 2020, 382 (18): 1708-1720.

［43］ KWEE R M, ADAMS H J A, KWEE T C. Pulmonary embolism in patients with COVID-19 and value of D-dimer assessment: a meta-analysis [J]. Eur Radiol, 2021, 31 (11): 8168-8186.

［44］ PALAZUOLI A, RUOCCO G, TECSON K M, et al. Screening, detection, and management of heart failure in the SARS-CoV2 (COVID-19) pandemic [J]. Heart Fail Rev, 2021, 26 (4): 973-979.

［45］ SZEKELY Y, LICHTER Y, TAIEB P, et al. Spectrum of cardiac manifestations in COVID-19: a systematic echocardiographic study [J]. Circulation, 2020, 142 (4): 342-353.

［46］ GOERLICH E, METKUS T S, GILOTRA N A, et al. Prevalence and clinical correlates of echo-estimated right and left heart filling pressures in hospitalized patients with coronavirus disease 2019 [J]. Crit Care Explor, 2020, 2 (10): e0227.

［47］ LASSEN M C H, SKAARUP K G, LIND J N, et al. Echocardiographic abnormalities and predictors of mortality in hospitalized COVID-19 patients: the ECHOVID-19 study [J]. ESC Heart Fail, 2020, 7 (6): 4189-4197.

［48］ ZACCONE G, TOMASONI D, ITALIA L, et al. Myocardial involvement in COVID-19: an interaction between comorbidities and heart failure with preserved ejection fraction. A further indication of the role of inflammation [J]. Curr Heart Fail Rep, 2021, 18 (3): 99-106.

［49］ 中国医师协会心力衰竭专业委员会, 国家心血管病专家委员会心力衰竭专业委员会, 中华医学会心血管病学分会心力衰竭学组, 等. 新型冠状病毒肺炎防控时期心力衰竭患者管理建议 [J]. 中华心力衰竭和心肌病杂志, 2020, 4 (1): 8-15.

［50］ ZHANG Y H, COATS A J S, ZHENG Z, et al. Management of heart failure patients with COVID-19: a joint position paper of the Chinese Heart Failure Association & National Heart Failure Committee and the Heart Failure Association of the European Society of Cardiology [J]. Eur J Heart Fail, 2020, 22 (6): 941-956.

［51］ Task Force for the management of COVID-19 of the European Society of Cardiology. ESC guidance for the diagnosis and management of cardiovascular disease during the COVID-19 pandemic: part2-care pathways, treatment, and follow-up [J]. Eur Heart J, 2022, 43 (11): 1059-1103.

［52］ BOZKURT B, KOVACS R, HARRINGTON B. Joint HFSA/ACC/AHA Statement Addresses Concerns Re: Using RAAS Antagonists in COVID-19 [J]. J Card Fail, 2020, 26 (5): 370.

［53］ SANDHU A T, KOHSAKA S, LIN S, et al. Renin-angiotensin-aldosterone system inhibitors and SARS-CoV-2 infection: an analysis from the veteran's affairs healthcare system [J]. Am Heart J, 2021, 240: 46-57.

［54］ WANG H Y, PENG S, YE Z, et al. Renin-angiotensin system inhibitor is associated with the reduced risk of all-cause mortality in COVID-19 among patients with/without hypertension [J]. Front Med, 2022, 16 (1): 102-110.

［55］ GORI M, BERZUINI C, D'ELIA E, et al. Antecedent use of renin-angiotensin system inhibitors is associated with reduced mortality in elderly hypertensive Covid-19 patients [J]. J Hypertens, 2022, 40 (4): 666-674.

［56］ LOPES R D, MACEDO A V S, DE BARROS E SILVA P G M, et al. Effect of discontinuing vs continuing angiotensin-converting enzyme inhibitors and angiotensin Ⅱ receptor blockers on days alive and out of the hospital in patients admitted with COVID-19: A randomized clinical trial [J]. JAMA, 2021, 325 (3): 254-264.

［57］ COHEN J B, HANFF T C, WILLIAM P, et al. Continuation versus discontinuation of renin-angiotensin system inhibitors in patients admitted to hospital with COVID-19: a prospective, randomised, open-label trial [J]. Lancet Respir Med, 2021, 9 (3): 275-284.

［58］ SHARMA A, ELHARRAM M, AFILALO J, et al. A randomized controlled trial of renin-angiotensin-aldosterone system inhibitor management in patients admitted in hospital with COVID-19 [J]. Am Heart J, 2022, 247: 76-89.

［59］ HEIDENREICH P A, BOZKURT B, AGUILAR D, et al. 2022 AHF/ACC/HFSA guideline for the management of heart failure: A report of the American College of Cardiology/American Heart Association Joint Committee on Clinical Practice Guidelines [J]. Circulation, 2022, 145 (18): e895-e1032.

［60］ ACANFORA D, SCICCHITANO P, ACANFORA C, et al. Early initiation of sacubitril/valsartan in patients with chronic heart failure after acute decompensation: A case series analysis [J]. Clin Drug Investig, 2020, 40 (5): 493-501.

［61］ RUBATTU S, GALLO G, VOLPE M. Sacubitril/valsartan: potential impact of ARNi "beyond the wall" of ACE2 on treatment and prognosis of heart failure patients with coronavirus disease-19 [J]. Front Cardiovasc, 2020, 7: 616564.

［62］ RIND A, CANNATA A, MCDONAUGH B, et al. Patients hospitalised with heart failure across different waves of the COVID-19 pandemic show consistent clinical characteristics and outcomes [J]. Int J Cardiol, 2022, 350: 125-129.

［63］ PRANATA R, HENRINA J, RAFFAELLO W M, et al. Diabetes and COVID-19: The past, the present, and the future [J]. Metabolism, 2021, 121: 154814.

［64］ NASIRI-ANSARI N, DIMITRIADIS G K, AGROGIANNIS G, et al. Canagliflozin attenuates the progression of atherosclerosis and inflammation process in APOE knockout mice [J]. Cardiovasc Diabetol, 2018, 17 (1): 106.

［65］ LONG Q, LI L, YANG H, et al. SGLT2 inhibitor, canagliflozin, ameliorates cardiac inflammation in experimental autoimmune myocarditis [J]. Int Immuonopharmacol, 2022, 110: 109024.

［66］ KOUFAKIS T, PAVLIDIS A N, METALLIDIS S, et al. Sodium-glucose co-transporter 2 inhibitors in COVID-19: meeting at the crossroads between heart, diabetes and infectious diseases [J]. J Clin Pharm, 2021, 43 (3): 764-767.

［67］ DALAN R, ANG L W, TAN W Y T, et al. The association of hypertension and diabetes pharmacotherapy with COVID-19 severity and immune signatures: an observational study [J]. Eur Heart J Cardiovasc Pharmacother, 2021, 7 (3): e48-e51.

［68］ KOSIBOROD M N, ESTERLINE R, FURTADO R H M, et al. Dapagliflozin in patients with cardiometabolic risk factors hospitalised with COVID-19 (DARE-19): a randomised double-blind, placebo-controlled, phase 3 trial [J]. Lancet Diabetes Endocrinol, 2021, 9 (9): 586-594.

［69］ AMARELLE L, LECUONA E. The antiviral effects of Na, K-ATPase inhibition: a minireview [J]. Int J Mol Sci, 2018, 19 (8): 2154.

［70］ BURKARD C, VERHEIJE M H, HAAGMANS B L, et al. ATP1A1-mediated Src signaling inhibits coronavirus entry into host cells [J]. J Virol, 2015, 89: 4434-4448.

［71］ CHO J, LEE Y J, KIM J H, et al. Antiviral activity of digoxin and ouabain against SARS-CoV-2 infection and its implication for COVID-19 [J]. Sci Rep, 2020, 10 (1): 16200.

［72］ POLLARD B S, BLANCOI J C, POLLARD J R. Classical drug digitoxin inhibits influenza cytokine storm, with implications for covid-19 therapy [J]. In Vivo, 2020, 34 (6): 3723-3730.

［73］ PELTZER B, MANOCHA K K, YING X, et al. Outcomes and mortality associated with atrial arryhthmia among patientshospitalized with COVID-19 [J]. J Cardiovasc Electrophysiol, 2020, 31 (12): 3077-3085.

［74］ ONOHUEAN H, AL-KURAISHY H M, AL-GAREEB A I, et al. Covid-19 and development of heart failure: mystery and truth [J]. Naunyn Schmiedebergs Arch Pharmacol, 2021, 394 (10): 2013-2021.

［75］ SINIORAKIS E, ARVANITAKIS S, KATSIANIS A, et al. Atrial fibrillation and flutter in patients hospitalized for COVID-19: The challenging role of digoxin [J]. J Cardiovasc Electrophysiol, 2021, 32 (3): 878-879.

［76］ CAKIR B K, BAYRAKTAR-EKINCIOGLU A, DEMIRKAN K. Benefit versus toxicity risk of digoxin in patients with COVID-19 [J]. Eur J Hosp Pharm, 2021.

［77］ JARA A, UNDURRAGA E A, GONZÁLEZ C, et al. Effectiveness of an inactivated SARS-CoV-2 vaccine in Chile [J]. N Engl J Med, 2021, 385 (10): 875-884.

［78］ RONCALLI J, ROUBILLE F, LAMBLIN N, et al. Coronavirus disease vaccination in heart failure: No time to waste [J]. Arch Cardiovasc Dis, 2021, 114 (5): 434-438.

［79］ ZHENG C, SHAO W, CHEN X, et al. Real-world effectiveness of COVID-19 vaccines: a literature review and meta-analysis [J]. Int J Infect Dis, 2022, 114: 252-260.

［80］ PUNTMANN V O, CARERJ M L, WIETERS I, et al. Outcomes of cardiovascular magnetic resonance imaging in patients recently recovered from Coronavirus Disease 2019 (COVID-19)[J]. JAMA Cardiol, 2020, 5 (11): 1265-1273.

［81］ RAMADAN M S, BETTOLINO L, ZAMPINO R, et al. Cardiac sequelae after coronavirus disease 2019 recovery: a systematic review [J]. Clin Microbiol Infect, 2021, 27 (9): 1250-1261.

［82］ SATTERFIELD B A, BHATT D L, GERSH B J. Cardiac involvement in the long-term implications of COVID-19 [J]. Nat Rev Cardiol, 2022, 19 (5): 332-341.

［83］ RAMAN B, BLUEMKE D A, LÜSCHER T F, et al. Long COVID: post-acute sequelae of COVID-19 with a cardiovascular focus [J]. Eur Heart J, 2022, 43 (11): 1157-1172.

可穿戴式设备在心力衰竭管理中的应用

一、背景

随着人口老龄化加剧、肥胖和代谢综合征发病率的增加、各种心脏病治疗技术的不断提高,心力衰竭(heart failure,HF)患者数量不断增加。据估计,全世界有 6 440 万例 HF 患者,中国 HF 患者共 1 000 万~1 370 万例,每年新发患者 50 万例。HF 患者首次住院后 30 天再住院率高达 22%~29.4%,急性失代偿心衰反复发作导致再住院率增高,导致发病率和死亡率增加。高发病率、高再住院风险、高死亡风险使 HF 成为全球主要疾病负担。尽管 HF 的管理方面已经取得了重大进展,指南指导的药物治疗的使用和剂量仍存在显著不足,HF 患者的生活质量、再住院率及死亡率仍需要进一步改善。

数字医疗技术和移动医疗设备的发展和应用为解决 HF 患者的早期识别和长期管理提供了有效手段,能够降低 HF 患者的再住院率和死亡率。数字健康涉及使用信息和通信技术(包括先进的计算科学和数据分析)来促进健康,而移动健康是使用移动、无线技术的数字健康的一个子集,移动医疗设备为改善 HF 的预后开启了一个独特方向,能够更广泛、更全面地收集患者数据,作为门诊评估的有效补充,并为临床决策提供信息。可穿戴健康设备是数字和移动健康的重要组成部分,增加了传统医疗外对患者数据的收集,通过手表、衣服、皮肤贴片等连续采集数据,并与其他设备(如智能手机)配对,以收集、解释或传输数据,监测和改善患者的健康状况,从而将监测和护理从诊所和医院扩展到家庭。

二、可穿戴设备在慢性 HF 管理中的应用现状

可穿戴设备在 HF 护理中的许多潜在应用连续贯穿于 HF 的不同阶段。可穿戴设备可以丰富生活方式干预以预防 HF(例如通过反馈与个性化的实时步计数等帮助减肥计划的实施)和监控功能状态的变化来评估干预时间(例如比较瓣膜病患者活动耐量的变化以评估病情变化以及决定干预治疗的时间)。可穿戴设备可以用于监测特定 HF 治疗的反应(例如连续心率监测),并协助管理进展期心衰治疗(例如结合当前心率、血氧和患者运动,以确定左心室辅助设备速度设置)。可穿戴设备也有助于 C 期和 D 期 HF 患者成功实施远程医疗干预。目前有关 HF 可穿戴设备的数据仅限于观察性研究和小型的随机对照试验。可穿戴设备正作为干预手段和结果评价被纳入 HF 的临床试验。

(一)可穿戴设备在 HF 早期识别中的应用

基于心电图(ECG)的智能筛查收缩性 HF 是一种新兴的方法,该方法可以成为一种低成本和快速的疾病早期诊断筛查工具。Pallavi 等将 12 导联心电信号通过连续小波变换(CWT)转换为二维频谱,并采用二维卷积神经网络(CNN)进行分类。将 12 导联分类结果纳入关键诊断指标。结果显示,使用 Lead V6 智能筛查方法直接结合心电导联,发现 HF 的准确性为 0.93、敏感性为 0.97、特异性为 0.89,为预筛查收缩期 HF 提供了一种快速、准确的方法。

在一项非接触式睡眠监测对社区老年人健康状况恶化的探索性研究中,研究者分析

了来自 37 名社区老年人的真实世界纵向(长达 1 年)数据,包括 6 000 多晚的测量睡眠。通过床垫下的压力传感器记录睡眠参数,传感器(EMFIT QS,EMFIT Ltd)为铁电驻极体(ferroelectret),放置在受试者的床垫下。该传感器包括一个薄的准压电薄膜,将厚度差转换为电荷,获取的睡眠参数由设备制造商的专有算法提取。设备通过专门设置的 Wi-Fi 热点连接到互联网。受试者家中记录的睡眠数据被实时发送到云端,并自动获取以供分析。医护人员通过每周问卷调查和报告获取相应的健康状况信息。研究人员共分析了 20 个睡眠参数,包括常见的睡眠指标,如睡眠效率、睡眠开始时间延迟、睡眠阶段,以及心率、呼吸频率和床上运动等生命体征。结果显示,床上的身体运动(通过翻来覆去的次数来测量)能够预测临床事件(包括 HF、高血压、腹部肿瘤、季节性流感、胃肠道问题和尿路感染),帮助及早发现健康状况的恶化,并提供更及时、更个性化和更精确的治疗方案。

(二)可穿戴设备在 HF 恶化预警中的应用

慢性 HF 急性失代偿发作严重影响患者预后。欧洲注册数据显示因急性 HF 住院可使 1 年死亡风险增加 24%。HF 患者往往会在症状显著时才选择就医,提高对疾病的监测,早期识别患者何时可能恶化并给予适当干预能够稳定病情,减少住院。过去对临床恶化早期检测主要是通过监测 HF 加重的体征和症状,但是对 HF 失代偿的病理生理学的深入研究表明,发生 HF 失代偿时,血流动力学改变早于临床表现(29.1 ± 22.3)天。可穿戴设备有助于发现早期细微的血流动力学异常,提前干预,避免 HF 加重。

肺水监测是 HF 恶化预警中的重要监测项目。肺水测量中的阻抗技术是基于空气和水有不同阻力的原理。当水充满肺部时,电导增加,阻抗降低。在一项包含 256 名 HF 患者的随机对照试验中,使用 Edma-guard 监护仪每个月 1 次的门诊患者的肺阻抗监测显示 HF 住院率和死亡率降低。此外,在 HF 住院过程中测量肺阻抗,发现肺液量的改善预示着较低的死亡率,并且与其他临床指标(如 NT-proBNP 或体重)具有更好的相关性。

CoVa 监测系统是一种可穿戴的项链形状的设备,它可以监测心电图,并利用胸部生物阻抗计算出每搏量、心排出量和胸腔液体指数。在一项预测 HF 事件的初步研究中,20 名有纽约心脏协会 Ⅰ~Ⅳ级 HF 症状的患者接受了 CoVa ™监测系统的每日家庭监测。记录胸腔液体指数波动率,定义为 5 天内确定的胸腔液体指数的标准差除以 5 天内的平均胸腔液体指数。研究显示,在 100% 的 HF 事件发生前,胸腔液体指数波动率增加 ≥40%,在 60% 的 ADHF 事件发生前,胸腔液体指数减少 8%。该研究表明,CoVa 监测系统具有预测 HF 住院的潜力。

远程介电传感(ReDS)系统包括一个可穿戴的背心,带有 2 个传感器,可以发射和拦截反映组织介电性能和液体含量的低功率电磁信号。通过水和空气介电系数的差别,评估胸腔内液体的浓度。Amir 等人在一项多中心、前瞻性、单臂研究中评估了 ReDS 系统作为 50 名急性失代偿 HF 出院患者标准护理的辅助。患者在入院期间入组,并在家中每天进行评估,为期 90 天。结果表明,与 ReDS 干预前 3 个月相比,ReDS 指导下的治疗降低了 87% 的再入院率。一旦移除背心干预,再入院率增加了 79%。该背心也被用作评估出院准备情况的工具。Bensimhon 等评估了 110 名准备出院的患者,发现 32% 的患者有明显的肺淤血。这些患者在出院前按照 1:1 的比例分配,试验组向临床医师反馈背心读数,同时进行 HF 专科会诊;结果尚未公布。该背心目前已获 FDA 批准并可在市场上销售,期待会有进一步的研究来验证其出色效果。

全身生物阻抗(WBBI)也可以对人体的肺水进行无创测量,以评估各种临床情况。这项技术的工作原理是向全身发送一个小电流,并测量其阻抗。NICaS 监护仪是一种连续 WBBI 系统,其特点是能够通过同时应用于下肢和上肢的两个类似电极的传感器和一个三导联心电图来测量阻抗波动。该系统能够提供患者心血管功能的实时数据,包括心率、每搏量和每搏指数、心排出量和心脏指数、总外周阻力和肺水信息。有研究报道利用 NICaS 系统与传统的热稀释方法发现了相关性 $r= 0.886\sim0.91$。与此相反的数据来自一项将该设备的性能与心脏磁共振成像进行比较的研究,结果提示,该设备与心脏功能的相关性仅为中等,且在患者中存在显著变异性。

EverOn 也是一种新型床垫下压电传感器,可以感知微妙的生理振动,并将其转换为电信号,以便在控制单元进行解码。在一项单中心研究中,30 名 HF 加重住院后出院的患者,收集并分析了 640 晚的监测数据。该研究发现,呼吸频率是 HF 再入院的重要危险因素。

体重是 HF 患者病情监控中一项重要指标,Elian 等将可穿戴生物传感器集成到织物和配件中,使用鞋进行集成重量测量方法,对患者进行连续体重监测,发现能够进行 HF 发作预警。但也有研究认为传统体重评估存在局限性。WISH 试验共纳入 344 例住院急性失代偿 HF 患者,发现日常监测体重增加并不能有效降低再住院率和死亡率。也有研究认为体重监测不能预测心衰再住院。

地震心动描记术(seismocardiography)是记录每一次心脏冲动产生的血液流经血管引起的胸腔壁的振动。该技术可用于识别急性失代偿 HF 患者。研究人员将一个小的可穿戴贴片放在胸部,并在 6 分钟步行测试前后进行评估。他们招募了 45 名 HF 患者,包括 13 名急性失代偿 HF 患者。验证了地震心电图信号的变化能够识别急性失代偿 HF。该装置可以被用来评估患者的临床状态,以及对药物治疗的反应。

Stehlik 等进行的 LINK-HF 多中心研究,评估了非侵入性远程监测预测 HF 再住院的准确性,研究入选了 100 例 HF 患者,年龄(68.4+10.2)岁(2% 受试者为女性)。将一次性多导传感器贴片放置在受试者胸部,持续记录受试者生理数据 3 个月。数据通过智能手机不断上传到云分析平台。使用机器学习设计了一种算法来预测 HF 恶化。研究结果显示,可穿戴传感器的多变量遥测技术,结合机器学习分析,可以实现对 HF 再次住院的准确早期检测,其预测精度可与可植入设备相媲美。然而,作者强调,这种低成本的无创再住院预测方法的临床疗效和推广性还需要进一步测试。

(三) 可穿戴设备在 HF 的治疗及管理中的应用

1. 心律失常的筛查和监测 可穿戴设备可用于心房颤动的筛查。AliveCor 设备是一个使用 2 个金属电极创建的单通道、双极小显示器,可以将心律数据传送到移动应用程序。在中国香港的一项社区筛查项目中,使用 AliveCor 对 13 122 名中国香港公民进行筛查,发现 239 人患有房颤,其中 97 人患有 HF,且 HF 与房颤独立相关。智能手表可使用光源和皮肤表面的光电探测器来测量血液循环的变化,利用光学体积描记术来检测不规则节律的发生。这些设备的准确性正在研究中,在 HF 患者中数据有限。设备准确性可能会受到患者(如运动或早搏)和环境(如环境光或温度)因素的影响。苹果手表 4 系列使用的苹果手表配件卡迪亚腕带已获得美国 FDA 批准。一项对 100 名有进行计划复律的房颤患者研究比较了复律前后 Kardia Band 的心电图读数,发现 Kardia Band 在检测房颤方面表现出极好的敏感性和特异性,但有 34% 的读数无法进行分类。WATCH AF(房颤检测智能手表)研究在住院患者中探索了一种基于智能手表的算法,该算法使用光容积描记器信号和移动心电图。研究人员发现诊断准确性很高,但 650 个数据集中有 142 个(22%)不适合进行光容积图分析。

苹果手表系列 4 配备了内置心电图功能和警报应用程序用于心动过缓或心律失常。这款显示器于 2018 年 12 月发布,仅在 2018 年,苹果公司就售出了 80 多万只具有这一功能的 Series 4 手表。目前还没有发布关于对下游健康检测影响或常规实践中误报率的数据警报。类似的,现在有一种经 FDA 批准的智能手表可以监测手腕的血压。手表使用的是振荡测量法袖口在表带,可以无线记录测量在一个应用。

ICD 或 CRT 这类设备需要定期检查以进行监控仪器的性能、寿命和心律失常的检测,可穿戴设备可以无线连接相关数据,进行植入器械的远程监控和报警,及早发现心律失常和器械相关技术问题。

2. 血流动力学变化的监测 左心室辅助装置(LVADs)是终末期心力衰竭患者的重要治疗选择,不仅是等待心脏移植的桥梁,也可以作为一种姑息治疗。随着越来越多的患者接受了植入性左心室辅助治疗,使用远程医疗技术对 LVAD 功能进行居家监测,也成为必要的临床需求。主动脉瓣反流(AR)是连续 LVAD 植入术后常见的并发症。术后 1 年中重度 AR 的发生率高达 25%。其发生原因与主动脉瓣退化以及 LVAD 所致的后负荷降低,在主动脉瓣引起的压力阶差有关,与使用的器械类型无关。第一谐波是左心室辅助装置产生的最基本的声音,反映设备的转速。在 AR 不显著的情况下,第一谐波很清晰,而在 AR 的情况下,第一谐波外会出现其他声学信号,第一谐波幅度相对减弱。存在 AR 时,LVAD 的转速在 ILS 时下降更快,LVAD 前负荷增加,LVAD 转速降低,声音强度波动大。将 Bresco 商用电子听诊器置于胸壁的正上方 LVAD 植入位置,采集声音信号。Jarvik2000 具有间歇低速(ILS)功能,每间隔 64 秒可以降低转速 7 000 转/min,转 8 秒,使主动脉瓣能够充分打开,以减少自身心跳的冲刷效果所导致的血栓形成的风险。每次记录持续时间至少 1 分钟,需要包括 ILS 期。使用 40 000Hz 的频率记录,所有频率在 20~2 000Hz 的频谱以音频格式储存。使用电子听诊器应用人工智能手段可以从 LVAD 声音监测中判断有无 AR。ILS 期时的转速,第一谐波的振幅、正常转速期和 ILS 期转速的变化等参数,能够预测 AR 的发生(准确率 91%,曲线下面积为 0.73)。

3. 药物依从性监测 FDA 最近批准了一种带有传感器的阿立哌唑(抗精神病药)片剂,这是一种含有阿立哌唑和可消化传感器的药丸,可与经皮的可穿戴设备联系,追踪依从性。当药丸接触胃部时,传感器就会被激活,并向腹部皮肤贴片发送信号;然后在一个移动应用程序中跟踪依从性数据。该传感器也可以用于改善治疗 HF 药物的依从性。

4. 其他体征及检验结果的监测 类似的传感器还可以应用于各种场合,包括通过需要超低电量的皮肤贴片、手表和角膜接触镜监测乳酸或电解质。通过监测心脏冲动、颈静脉压的容积描记成像、脉搏变化和脉搏波速度、语音干扰和语音呼吸模式、体液(汗水、眼泪)、视网膜、行为和振动、腿围、皮下水肿、深静脉血栓等监测 HF 患者的急性发作。在抑郁症和双相情感障碍等精神疾病条件下研究的言语模式和声音分析,未来也可能用于评估 HF 患者是否存在急性失代偿发作。安装在浴室镜子里的光学传感器可以根据皮肤颜色来评估心脏的血流动力学。

5. HF 的康复及随访 心衰患者医疗费用高,患者生活质量低。从预防、诊断、治疗到康复的全程闭环管理会对心衰的管理产生巨大作用。梅奥诊所的研究人员为 22 名 HF 患者配戴 Fitbit One,这是一款市面上可以买到的计步器,可以通过估算患者心脏手术后的步数,评估心脏手术后的活动能力。该研究表明,无线方式测量得到的术后活动能力能够反映患者预后。丹麦研究者为一项针对住院心脏病患者远程康复干预的随机对照试验中的亚组提供了 Fitbit Zip 设备。该亚组研究表明,远程康复项目可以将步数数据纳入干预。

6. 临床研究中的应用　可穿戴设备还可以成为 HF 临床试验的终点事件的重要评估手段。在 NEAT-HFpEF(硝酸酯对保留射血分数的心衰患者活动耐量的影响)试验中,来自美国国家心肺和血液研究所心衰临床研究网络的研究人员将患者配戴计步器评估的日常活动测量作为主要终点。该研究通过使用配戴的活动监测器(Kersh Health),其中包含计步器(KXUD9-2050),比较了使用单硝酸异山梨酯保持射血分数的 HF 患者和安慰剂患者的日常活动。一些其他的加速计设备已经被用于研究活动和步数,例如 SenseWear Pro3 Armband、Zephyr BioHarness 和 BioPatch。正在进行的 TARGET-HF-DM(用于改善 HF 和糖尿病患者的药物依从性和强化基于指南的运动靶点)的临床试验正在评估一种数字干预方法,以改善HF 患者的活动和治疗依从性。该研究中的可穿戴设备是一个步数计数器(Withings Go),它既涉及干预(提供步数数据和相关活动目标的个性化反馈),也涉及主要终点(平均每周步数的变化)。这项试验,连同 NEAT-HFpEF,强调了可穿戴设备可以用于 HF 临床试验作为干预手段的事实(例如,设备可以改善活动量)或作为终点评估。美国食品药品监督管理局目前正在考虑将这些功能能力测量方法用于批准治疗 HF。

三、展望

可穿戴健康设备在 HF 管理中有许多潜在的应用前景,有助于提高治疗的效率和效果。但是,将可穿戴设备成功整合到常规 HF 治疗中也面临许多挑战。应该注意如何为合适的患者选择合适的可穿戴设备,包括根据不同的病因为患者选择不同的监测模块。其次,可穿戴设备技术创新的速度超过了临床医师和卫生系统有效使用数据的能力。尽管穿戴设备技术产生了足够的数据用于临床,但在整理、分析、解释和响应数据方面存在挑战。再次,需要更多的临床研究进一步评估可穿戴设备对临床结果的影响,包括评估成本的研究,以及进一步总结真实世界数据评估可穿戴式设备在 HF 中的使用。最后,如何保障患者个人医疗信息的隐私,如何避免遭受网络攻击,也需要仔细考虑。

（吴文静　孙艺红）

参考文献

[1] GOMADAM P S, DOUGLAS C J, SACRINTY M T, et al. Degree and Direction of Change of Body Weight in Cardiac Rehabilitation and Impact on Exercise Capacity and Cardiac Risk Factors [J]. Am J Cardiol, 2016, 117 (4): 580-584.

[2] SCHÜTZ N, SANER H, BOTROS A, et al. Contactless Sleep Monitoring for Early Detection of Health Deteriorations in Community-Dwelling Older Adults: Exploratory Study [J]. JMIR Mhealth Uhealth, 2021, 9 (6): e24666.

[3] SHOCHAT M K, FUDIM M, SHOTAN A, et al. Prediction of readmissions and mortality in patients with heart failure: Lessons from the IMPEDANCE-HF extended trial [J]. ESC Heart Fail, 2018, 5: 788-799.

[4] KHANDWALLA R M, BIRKELAND K, ZIMMER R, et al. Predicting heart failure events with home monitoring: Use of a novel, wearable necklace to measure stroke volume, cardiac output and thoracic impedance [J]. J Am Coll Cardiol, 2016, 67: 1296.

［5］ AMIR O, BEN-GAL T, WEINSTEIN J M, et al. Evaluation of remote dielectric sensing (ReDS) technology-guided therapy for decreasing heart failure re-hospitalizations [J]. Int J Cardiol, 2017, 240: 279-284.

［6］ BENSIMHON D, MCLEAN D, CHASE P, et al. Readiness for discharge of heart failure patients based on ReDS lung fluid measurement [J]. J Card Fail, 2017, 23: S66.

［7］ ROZENMAN Y, ROTZAK R, PATTERSON R P. Detection of left ventricular systolic dysfunction using a newly developed, laptop based, impedance cardiographic index [J]. Int J Cardiol, 2011, 149: 248-250.

［8］ ALLATAIFEH A, AHMAD M A. Simultaneous piezoelectric noninvasive detection of multiple vital signs [J]. Sci Rep, 2020, 10: 416.

［9］ BENNETT M K, SHAO M, GORODESKI E Z. Home monitoring of heart failure patients at risk for hospital readmission using a novel under-the-mattress piezoelectric sensor: A preliminary single centre experience [J]. J Telemed Telecare, 2017, 23: 60-67.

［10］ ELIAN A, SADA N, ELFADEL I, et al. A preliminary evaluation of continuous, shoe-integrated weight measurements for heart failure patients [J]. Conf Proc IEEE Eng Med Biol Soc, 2016, 2016: 4768-4767.

［11］ LYNGÅ P, PERSSON H, MARTINELL A H, et al. Weight monitoring in patients with severe heart failure (WISH). A randomized controlled trial [J]. Eur J Hear Fail, 2012, 14: 438-444.

［12］ INAN O T, BARAN POUYAN M, JAVAID A Q, et al. Novel wearable seismocardiography and machine learning algorithms can assess clinical status of heart failure patients [J]. Circ Heart Fail, 2018, 11: e004313.

［13］ STEHLIK J, SCHMALFUSS C, BOZKURT B, et al. Continuous wearable monitoring analytics predict heart failure hospitalization: the LINK-HF multicenter study [J]. Circ Heart Fail, 2020, 13: e006513.

［14］ CHAN N Y, CHOY C C. Screening for atrial fibrillation in 13122 Hong Kong citizens with smartphone electrocardiogram [J]. Heart, 2017, 103: 24-31.

［15］ BUMGARNER J M, LAMBERT C T, HUSSEIN A A, et al. Smartwatch algorithm for automated detection of atrial fibrillation [J]. J Am Coll Cardiol, 2018, 71 (21): 2381-2388.

［16］ MISUMI Y, MIYAGAWA S, YOSHIOKA D, et al. Prediction of aortic valve regurgitation after continuous-flow left ventricular assist device implantation using artificial intelligence trained on acoustic spectra [J]. J Artif Organs, 2021, 24 (2): 164-172.

［17］ COOK D J, THOMPSON J E, PRINSEN S K, et al. Functional recovery in the elderly after major surgery: assessment of mobility recovery using wireless technology [J]. Ann Thorac Surg, 2013, 96: 1057-1061.

［18］ REDFIELD M M, ANSTROM K J, LEVINE J A, et al. Isosorbide mononitrate in heart failure with preserved ejection fraction [J]. N Engl J Med, 2015, 373: 2314-2324.

［19］ SHARMA A, MENTZ R J, GRANGER B B, et al. Utilizing mobile technologies to improve physical activity and medication adherence in patients with heart failure and diabetes mellitus: rationale and design of the TARGET-HF-DM trial [J]. Am Heart J, 2019, 211: 22-33.

"心肌肥厚样"病变的诊断思路

心肌肥厚通常是指左室壁厚度增加。在高血压等后负荷增加疾病中,左室壁厚度 ≥13mm 考虑存在左室肥厚,而诊断肥厚型心肌病,则需要 ≥15mm。左室肥厚是一种非特异性的表现,许多疾病都可以导致。根据发病机制可将其分为获得性和遗传性。获得性左室肥厚,多继发于后负荷增加和内分泌疾病等,如高血压、主动脉瓣狭窄、生长激素和儿茶酚胺分泌过多;还有一种表现为"心肌肥厚",但实际是异常物质沉积在心肌细胞间隙导致的"假性"肥厚,如淀粉样变。遗传性左室肥厚,最常见为编码心肌肌小节蛋白的基因突变所致,即肥厚型心肌病(hypertrophic cardiomyopathy,HCM),另一部分为非肌小节蛋白基因突变,常引起全身多系统受累,累及心脏导致心室肥厚。临床遇到左心室肥厚时,首先需除外由高血压、瓣膜疾病和内分泌疾病所致;之后需要确定是否为 HCM,因为这些疾病为常见病因。之后根据患者的临床表现进行进一步检查明确是否有其他疾病导致的左室肥厚。这些疾病的治疗和预后截然不同,需要仔细甄别。

一、导致心肌肥厚的常见病因

1. 高血压　左心室肥厚(left ventricular hypertrophy,LVH)是高血压患者的常见心脏表现,同时高血压也是 LVH 最常见的病因。诊断时需要结合患者的病史(高血压的程度、时间)、是否同时合并其他靶器官损伤(如肾脏、眼底)以及降压治疗后 LVH 的变化。影像学检查有助于鉴别诊断,高血压导致的 LVH 通常是对称性、向心性肥厚,室壁厚度通常 ≤15mm(但是在严重慢性肾脏疾病时可以>15mm);在磁共振上可以有心肌中层的延迟强化,但是 native T_1 和细胞外容积通常不会有明显增加。

2. 主动脉瓣狭窄　是目前最常见的瓣膜疾病,特别是与老龄化相关者。超声心动图可以很好评估瓣膜解剖,包括数量、钙化程度、瓣叶运动、跨瓣压差以及左室大小,左室呈对称性肥厚,多数合并主动脉根部狭窄后扩张。多排 CT 也有助于评估瓣膜结构和钙化情况。转甲状腺素蛋白淀粉样变也可以导致主动脉瓣狭窄和左室壁增厚,特别是老年人中低压差、低流速的主动脉瓣狭窄,需要考虑有转甲状腺素蛋白淀粉样变可能,要进行核素检查来鉴别诊断。

3. 肥厚型心肌病　影像学多显示为非对称性肥厚(室间隔明显增厚、心尖肥厚或者乳头肌肥厚),伴有二尖瓣装置异常、左室流出道梗阻以及二尖瓣前叶收缩期前移等表现。其中 50%~60% 为肌小节蛋白基因突变所致。约有 65% 的 HCM 患者会出现 LGE,多表现为肥厚心肌内局灶性或斑片状强化,其中以室间隔与右室游离壁交界处局灶状 LGE 最典型。基因诊断是确诊和鉴别诊断的主要手段,特别是与一些"肥厚拟表型"心肌病的鉴别。

4. 强化运动引起的心肌肥厚　规律强化体能训练会导致左心室轻度扩大和左心室壁轻度增厚(不超过 13~15mm),不会出现极端不对称或者心尖肥厚、左室流出道梗阻和二尖瓣前叶收缩期前移等表现,心电图通常不出现左室复极异常(ST-T 改变)。CMR 显示运动员的左室肥厚伴正常 T_1、T_2 和 ECV。终止体能训练可使肥厚程度减轻。家族史以及基因检测也有助于鉴别诊断。

二、导致左室肥厚的少见病因

少见病因中,一些为遗传因素所致糖原或者鞘磷脂贮积在心肌细胞中;一些为遗传因素所致细胞膜或细胞器病变引发的心肌细胞肥大,还有一些遗传或者继发因素导致异常物质沉积于心肌间质中所致。

1. 糖原贮积症　糖原在细胞质内合成,在溶酶体和细胞质内降解。糖原降解途径中酶活性的异常会导致糖原在胞质内或溶酶体内贮积,根据酶缺陷和糖原贮积部位的不同可分为诸多个亚型,下面分别介绍能够引起心肌肥厚亚型的临床特点。

(1)GSD Ⅱa 型:即 Pompe 病,是一种罕见的常染色体隐性遗传病,系溶酶体内参与葡萄糖降解的 α-1,4 葡萄糖苷酶(GAA,即酸性麦芽糖酶)缺乏,导致糖原及麦芽糖贮积在各种细胞的溶酶体和胞质内。全身系统均可受累,以骨骼肌和心肌最常见。临床分为早发婴儿型和晚发型(幼儿和成人起病)。早发型病情较重,患儿出生后不久即出现多器官功能异常,以心肌肥厚、呼吸肌和其他骨骼肌无力、早夭为特点。其中 83%~100% 出现心脏受累,主要表现为严重的心肌肥厚,左心室流出道可以出现梗阻。大多数患儿病情进展迅速,如无特殊治疗一般 2 年内死亡,心源性猝死和心力衰竭是死亡的主要原因。晚发型患者残存部分 GAA 活性,多于儿童甚至成人期起病,进展缓慢,以近端四肢肌、呼吸肌及吞咽肌受累为主,呼吸衰竭是死亡的主要原因。心脏不受累或仅轻度受累。实验室检查显示血清肌酸激酶(CK)升高,肌肉活检可见较多糖原贮积在细胞质和溶酶体内,皮肤成纤维细胞中的 GAA 活性较正常人群明显下降,结合患者的临床表现可以明确诊断。

(2)GSD Ⅱb 型:又称 Danon 病,是一种罕见的 X 连锁性疾病,系溶酶体相关膜蛋白 2 型(LAMP-2)缺乏所致。LAMP-2 在正常溶酶体细胞中的主要功能尚不完全清楚,缺乏会导致自我吞噬异常,引起的细胞器融合或死亡缺陷,溶酶体内出现自嗜性空泡,其内含有糖原以及坏死碎片等物质。全身系统均可以受累,主要以氧耗量较大的骨骼肌、心肌和神经系统明显。男性患者常在 12 岁左右发病,而大多数女性在 27 岁左右发病。主要临床表现为骨骼肌病、智力发育迟缓和心肌病变。心脏受累在男性患者中主要表现为左心室肥厚,通常为对称性肥厚且较严重,室壁厚度可在 30mm 以上;而女性患者可以表现为轻度肥厚或者左室扩张伴收缩功能减低的"扩心病"。70% 的男性患者,30% 的女性患者心电图会出现预激综合征、左心室肥厚的表现;90% 的男性患者和 33% 的女性患者会出现骨骼肌病变,主要表现为肌力下降和血中肌酸激酶升高。肌肉或心肌活检时特征性的病理改变是肌纤维细胞内含有较多自嗜性空泡,电镜下显示其内为胞质降解物和糖原,免疫组化显示 LAMP2 蛋白缺失。男性患者通常在 20~30 岁期间死亡,死亡原因多为心力衰竭和心律失常导致的猝死。此病目前无特殊治疗,心脏移植可能是唯一的方法。由于此病在发病机制、治疗和预后上与 HCM 不同,因此,在左心室肥厚的男性患者,特别是合并预激综合征的青少年患者中,应该警惕 Danon 病。肌肉活检和基因检测可以明确诊断。

(3)GSD Ⅲ 型:又称 Forbe 病,也是一种常染色体隐性遗传病,是葡萄糖脱分枝酶缺乏所致,该酶缺乏会导致糖原分解障碍、贮积在局部组织内,主要贮积于肝脏、骨骼肌和心肌内。心肌病变多发生于Ⅲa 亚型患者中,糖原贮积在心肌细胞内会导致左室壁均匀增厚,左心室功能通常无明显异常,因此大多数患者无临床症状,在行超声心动图检查时被发现,检出率为 31%~65%。心肌病相对稳定,但个别迅速进展可出现左室扩张,局部室壁变薄、收缩功能减低或心源性猝死。由于先天性酶的缺乏,患者多于 1 岁内发病,出现肝大、低血糖、高脂血症、CK 水平升高,部分患者出现身材矮小、轻度的智能发育迟滞。通常到儿童期出现肌病和心肌病时,肝脏增大自行缓解。根据患者的临床表现,酶活性和基因检测可以明确诊断。

(4)单磷酸腺苷激活蛋白激酶 γ2 亚基编码基因(*PRKAG2*)突变心脏综合征:PRKAG2心脏综合征,是一种少见的常染色体显性遗传性心脏病,主要由于编码 AMP 激活蛋白激酶 γ2 调节亚基的基因 *PRKAG2* 遗传性缺陷所致。AMP 激活蛋白激酶调节糖的摄取和水解,*PRKAG2* 缺陷会导致心肌细胞内异常的糖原累积。临床表现为预激综合征、左心室肥厚和逐渐进展的高度房室传导阻滞并出现晕厥。大部分患者没有心脏外表现,少数有伴随心脏病变的骨骼肌异常。PRKAG2 心脏综合征是一种严重的进行性心脏病,容易进展为心衰以及猝死。该病与 Pompe 和 Danon 病临床表现相似,但通常无心脏外受累的表现。对于预激综合征合并左心室肥厚而无心脏外表现的患者,警惕 PRKAG2 综合征,基因检测可以明确诊断。

(5)法布里病(Fabry):是一种少见的 X 连锁隐性遗传病,由于溶酶体内缺乏 α-半乳糖苷酶 A(α-Gal A),导致此酶降解的底物——鞘糖脂在多种组织细胞的溶酶体中贮积的一种疾病。发病主要以男性为主,症状较女性出现早而且重。最常见的心脏损害为左室肥厚,通常表现为向心性肥厚,也有文献报道可以出现非对称性肥厚伴左心室流出道梗阻。有研究报道在 40 岁以上表现为 HCM 的男性患者中,约有 6.3% 最终确诊为 Fabry 病。因此诊断HCM 时需先除外 Fabry 病,鉴别的要点在于法布里通常会合并其他系统受累的症状,例如外周神经疼痛、少汗、皮肤血管角化瘤、蛋白尿、肾功能不全和眼部病变等。对于左室肥厚的患者,特别是男性患者,需要进行仔细的病史询问和查体,特别是心脏外的表现。Fabry 病的确诊依赖于 α-Gal A 酶活性的测定和基因检测。心脏磁共振成像上 LGE 通常出现在左心室下侧壁基底部,分布在心肌中层。心肌病理显示心肌细胞肥大、胞质内空泡,PAS 染色阳性;电镜下可见溶酶体内鞘糖脂样物质的沉积。基因检测有助于该病的诊断。Fabry 病的及时诊断尤为重要,因为目前有十分有效的治疗手段——α-Gal A 酶替代疗法,可以预防和逆转患者脏器的受累。

2. 线粒体病 人体细胞所需能量来源于线粒体。线粒体的工作需要许多不同的酶来参与,控制线粒体酶合成的基因分别存在于核 DNA 和线粒体 DNA 中。当基因异常时,就会导致线粒体病,其中最常见三大类疾病为脂肪酸氧化代谢、丙酮酸代谢及呼吸链的异常,最终导致能量代谢障碍。临床会出现多系统受累的症状,以对有氧代谢需求高的脑、骨骼肌以及心肌表现为主。线粒体病发病年龄差异很大,可在婴儿期发病,也可在青少年或成年后发病。线粒体病容易出现心脏受累(约 40%),主要表现为"肥厚型"心肌病(58%),其次为扩张型心肌病(29%)以及左室致密化不全(13%)。随着病程进展,可以从左室肥厚逐渐过渡为心脏扩大和射血分数降低。患者还通常伴有心脏外系统受累表现,骨骼肌表现为运动耐量减低和肌张力低下;中枢神经系统可出现卒中、脑萎缩伴痴呆、癫痫、共济失调和智能障碍;内分泌系统可出现糖尿病、甲状旁腺功能低下、性腺发育不良和身材矮小;消化系统出现吞咽困难、呕吐、腹泻、肝病等;肾脏受累出现肾衰竭、肾囊性变等。实验室检查显示血乳酸、丙酮酸最小运动量试验阳性,即运动后 10 分钟血乳酸、丙酮酸仍高于正常。心肌活检电镜显示细胞内大量巨大的异常线粒体聚集,线粒体嵴增多且排列紊乱。基因分析发现 DNA 缺失或点突变可以确诊线粒体病。

3. 淀粉样变 该病是不可溶性淀粉样前蛋白沉积于器官或组织的细胞外区域,导致其结构和功能障碍的一组疾病,其中心脏是淀粉样物质经常沉积的器官,表现为心肌肥厚和舒张受限。前蛋白有不同来源,最常见的是异常浆细胞分泌的单克隆免疫球蛋白轻链,另外是转甲状腺素蛋白,由肝脏细胞合成,参与甲状腺素和维生素 A 的转运,该蛋白形成淀粉样纤维沉积后会导致 2 种淀粉样变:一种是无氨基酸序列异常的转甲状腺素蛋白所致的淀粉样变,多见于 70 岁以上男性;另外一种是基因突变导致转甲状腺素蛋白沉积所致的遗传性转甲状腺素蛋白淀粉样变,为常染色体显性遗传。淀粉样变导致的左室肥厚通常为对称性,但是心电图表现为低电压或者正常电压。除心室肌外,房间隔和瓣膜也可以由于淀粉样物质沉积发生增厚。心脏磁共振成像显示 LGE 多发生在心内膜下,可以延展至附近心肌,而 HCM 时 LGE 则多见于室壁中部。另外,淀粉样变会有心脏外表现,如外周神经病变、腹泻或者假性肠梗阻、尿蛋白或肾功能不全、玻璃体混浊等。组织病理能够发现组织间质内特别是血管壁周围的无结构均匀物质沉积,刚果红染色阳性。基因检测有助于诊断遗传性转甲状腺素蛋白淀粉样变,免疫固定电泳和游离轻链检测会发现单克隆免疫球蛋白。这两种淀粉样变目前均有有效治疗药物,因此明确病因诊断对于改善患者预后尤为重要。

4. 畸形综合征　主要是指丝裂原活化蛋白激酶(mitogen-activated protein kinase,RAS/MAPK)途径基因突变引起的发育性疾病,每 1 000~2 500 名儿童中就有 1 人受到影响。RAS/MAPK 信号通路有 15 个以上的基因编码,对细胞周期至关重要,在增殖、分化、生长和代谢中具有调节作用,会导致一系列疾病包括努南综合征(Noonan syndrome)、LEOPARD、Costello 和心面皮肤综合征。这些畸形综合征会合并心肌肥厚,需要与 HCM 进行鉴别。Noonan 综合征是一种常染色体显性遗传病,多数为蛋白酪氨酸磷酸酶非受体 11 型(*PTPN11*)基因错义突变所致,表现为身材矮小、智力发育障碍、性发育不良(隐睾)、骨骼发育异常、复杂胸部畸形以及独特的面部特征等。患者往往合并心血管系统异常,最常见为肺动脉瓣狭窄,其次为心肌肥厚和房间隔缺损。与 HCM 儿童相比,Noonan 综合征通常在 6 个月左右即发现心肌肥厚,常合并心衰、预后较差。LEOPARD 综合征也是由 *PTPN11* 基因突变所致的常染色体显性遗传病,临床表现包括雀斑、眼距宽、生殖器异常、生长迟缓、耳聋以及心电图异常。左心室肥厚见于 73% 的 LEOPARD 综合征患者,也可以有左心室流出道梗阻和右室肥厚,常合并有瓣膜(主要是肺动脉瓣)和冠脉异常。Costello 综合征主要表现为生长发育迟缓、身材矮小、特征性面容、皮肤和肌肉骨骼病变。63% 的患者合并心脏异常,主要为肺动脉狭窄、心肌肥厚和心律失常。这些疾病与 HCM 的鉴别要点在于起病年龄通常较小,患儿合并有明显心脏外的异常,特别是特殊的外貌。基因检测发现 *RAS/MAPK* 相关的突变。

5. 内分泌异常导致的心肌肥厚　肢端肥大症时由于生长激素和胰岛素样生长因子 -1 分泌过多,会刺激心肌肌小节蛋白合成从而导致心肌细胞增生和肥厚。嗜铬细胞瘤时由于长期的肾上腺髓质激素对心肌细胞的刺激及继发血压升高,也会导致心肌肥厚。与 HCM 不同之处在于,肢端肥大症导致心脏改变通常为左心室均匀肥厚且伴有扩张,且较早出现严重的收缩功能障碍。嗜铬细胞瘤导致左心室肥厚也为均匀性、通常合并左心室心腔扩大和室壁的运动异常(弥漫或者心尖部的显著运动减低)。原发疾病的心脏外表现,如肢端肥大症患者的面容、嗜铬细胞瘤患者的明显高血压或者血压的显著波动等,有助于进行鉴别诊断。

6. 药物导致的心肌肥厚　长期使用一些药物,包括合成代谢类固醇,他克莫司(tacrolimus)和羟氯喹,可以导致左室肥厚,但室壁厚度很少会超过 15mm。他克莫司是一种抗移植排斥的免疫抑制药物,文献报道儿童移植患者应用过程中可引发左心室肥厚甚至流出道梗阻,停用该药后左室肥厚可以逆转。相关发病机制可能是细胞内钙处理的改变,部分通过持续激活钙敏感信号转导途径,逐渐导致心肌肥大和心肌病表型。羟氯喹是一种抗风湿药物,有报道可能通过抑制溶酶体水解酶而导致心肌病变,主要表现为左心室扩大、室壁肥厚伴收缩功能减退。

三、左心室肥厚表型患者临床诊断思路(图1)

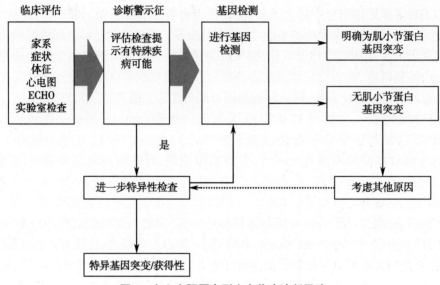

图1 左心室肥厚表型患者临床诊断思路

(田 庄)

参考文献

［1］ MARON B J, PELLICCIA A. The heart of trained athletes: cardiac remodeling and the risks of sports, including sudden death [J]. Circulation, 2006, 114 (15): 1633-1644.

［2］ SOLIMAN O I, VAN DER BEEK N A, VAN DOORN P A, et al. Cardiac involvement in adults with Pompe disease [J]. J Intern Med, 2008, 264 (4): 333-339.

［3］ MARON B J, ROBERTS W C, ARAD M, et al. Clinical outcome and phenotypic expression in LAMP2 cardiomyopathy [J]. JAMA, 2009, 301 (12): 1253-1259.

［4］ VERTILUS S M, AUSTIN S L, FOSTER K S, et al. Echocardiographic manifestations of Glycogen Storage Disease Ⅲ: increase in wall thickness and left ventricular mass over time [J]. Genet Med, 2010, 12 (7): 413-423.

［5］ MURPHY R T, MOGENSEN J, MCGARRY K, et al. Adenosine monophosphate-activated protein kinase disease mimicks hypertrophic cardiomyopathy and Wolff-Parkinson-White syndrome: natural history [J]. J Am Coll Cardiol, 2005, 45 (6): 922-930.

［6］ PIERONI M, CHIMENTI C, DE COBELLI F, et al. Fabry's disease cardiomyopathy: echocardiographic detection of endomyocardial glycosphingolipid compartmentalization [J]. J Am Coll Cardiol, 2006, 47 (8): 1663-1671.

［7］ HOLMGREN D, WAHLANDER H, ERIKSSON B O, et al. Cardiomyopathy in children with mitochondrial disease; clinical course and cardiological findings [J]. Eur Heart J, 2003, 24 (3): 280-288.

[8] RAPEZZI C, MERLINI G, QUARTA C C, et al. Systemic cardiac amyloidoses: disease profiles and clinical courses of the 3 main types [J]. Circulation, 2009, 120 (13): 1203-1212.

[9] WILKINSON J D, LOWE A M, SALBERT B A, et al. Outcomes in children with Noonan syndrome and hypertrophic cardiomyopathy: a study from the Pediatric Cardiomyopathy Registry [J]. Am Heart J, 2012, 164 (3): 442-448.

[10] LIMONGELLI G, PACILEO G, MARINO B, et al. Prevalence and clinical significance of cardiovascular abnormalities in patients with the LEOPARD syndrome [J]. Am J Cardiol, 2007, 100 (4): 736-741.

[11] LIN A E, GROSSFELD P D, HAMILTON R M, et al. Further delineation of cardiac abnormalities in Costello syndrome [J]. Am J Med Genet, 2002, 111 (2): 115-129.

[12] HRADEC J, MAREK J, PETRASEK J. The nature of cardiac hypertrophy in acromegaly: an echocardiographic study [J]. Cor Vasa, 1988, 30 (3): 186-199.

[13] HUDDLE K R, KALLIATAKIS B, SKOULARIGIS J. Pheochromocytoma associated with clinical and echocardiographic features simulating hypertrophic obstructive cardiomyopathy [J]. Chest, 1996, 109 (5): 1394-1397.

运动后的"暴发性心肌炎"

本文彩图

二维码 25

本文报道西安交通大学第一附属医院心血管内科 2015 年 11 月 16 日收治的 1 例患儿,运动后诱发心肌损伤、心源性休克、泵衰竭,接受呼吸机、IABP、体外膜氧合器支持治疗,并给予糖皮质激素和免疫球蛋白治疗。后随访时发现尽管给予强有力的抑制心室重构药物治疗,该患儿心脏扩大、左心室收缩功能减退。进一步心动超声显示左冠脉起源右冠状窦,随后安排冠状动脉(下称冠脉)计算机断层扫描血管成像示左冠脉起源右冠状窦,并走行于主动脉壁内,遂建议家属行左冠脉起源异常矫治术治疗,家属仍在进一步考虑中。

一、病例简介

患者男性,13 岁,因"头晕、呕吐 6 小时"于 2015 年 11 月 16 日入院。6 小时前体育课跑步时突然出现头晕,伴咳嗽、气短,急送至基层医院,入院时可见患儿咳粉红色泡沫样痰,双肺可闻及大量湿性啰音,拍胸部 X 线片示考虑"两肺感染或肺水肿",考虑"急性左心衰",立即予心电监护、吸氧、无创呼吸机辅助通气,静推毛花苷 C 0.2mg,呋塞米 10mg 等治疗。仍有端坐呼吸、头晕不适等症状,为求进一步诊治,转西安交通大学第一附属医院,急诊收住儿科。病程中无发热、无流涕,无腹痛、腹泻,自发病以来精神差,食欲一般,大小便正常。既往史和家族史:患儿足月顺产,按时预防接种,生长发育正常;无肝炎、结核等传染病史;无手术、外伤、输血史;否认食物、药物过敏史;否认家族性遗传病史。

入院时查体:体温 36.2℃,脉搏 128 次 /min,呼吸 29 次 /min,血压 108/72mmHg,身高 170cm,体重 45kg(自诉)。发育正常,体型瘦,急性病容,精神差,端坐呼吸,咽红,扁桃体二度肿大。浅表淋巴结无肿大。颈静脉无怒张;双肺呼吸音粗,左肺底可闻及湿啰音,无胸膜摩擦音。心前区无隆起,心尖搏动位于左侧第 5 肋间锁骨中线外 1cm 处,心浊音界向左下扩大。心率 128 次 /min,心音有力,律齐,胸骨左缘第 4 肋间可闻及收缩期 2/6 级杂音,不传导。无心包摩擦音。无脉搏短绌。腹软,全腹无压痛及反跳痛,肝、脾肋下未触及。肠鸣音 3~4 次 /min。双下肢无明显水肿。

诊疗经过及辅助检查:查看患儿在基层医院心电图(图 1)示窦性心律,心率约 110 次 /min,多源性室性早搏,短阵室性心动过速,V_1~V_4 导联 R 波递增不良,Ⅱ、Ⅲ、aVF、V_4~V_6 导联 ST 段压低,aVR 导联 ST 段抬高。入院后心电图(图 2)示窦性心律,心率约 133 次 /min,V_1~V_3 导联 R 波递增不良,Ⅰ、aVL 导联可见 Q 波,Ⅰ、aVL、aVR 导联 ST 段抬高。心肌酶谱(发病 6 小时)示 CK-MB 689.4U/L,CK 9 864.0U/L。肌钙蛋白(发病 6 小时)示 9.19ng/ml。NT-proBNP(发病 6 小时)示 2 158pg/ml。胸部 X 线片(发病 6 小时,图 3)示心影扩大,肺动脉段突出,左肺中上野片状稍高密度影,考虑左肺炎症。

儿科初步诊断为暴发性病毒性心肌炎,给予更昔洛韦和抗病毒颗粒抗病毒、拉氧头孢抗细菌感染、极化液和维生素 C 营养心肌、毛花苷 C 0.2mg 静脉注射强心、地塞米松 14mg 静脉注射冲击治疗。但患者血压持续降低,NT-proBNP(发病 24 小时)3 443pg/ml。遂于 2015 年 11 月 17 日转入 CCU(发病 24 小时),在积极完善相关检查、动态监控心肌酶谱(图 4)和心动超声(图 5,彩图见二维码 25)的基础上,按照"病毒性心肌炎"给予极化液和维生素 C

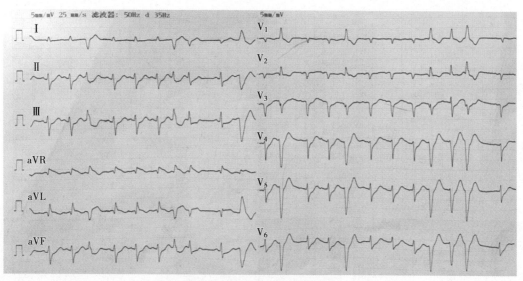

图 1   患儿在基层医院心电图(发病 2 小时)

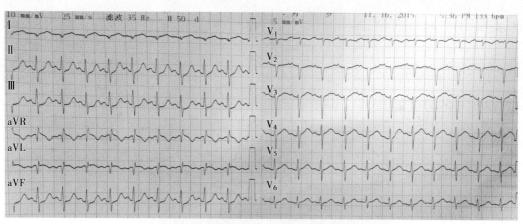

图 2   患儿在入院时心电图(发病 6 小时)

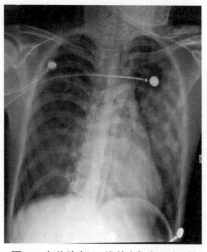

图 3   患儿胸部 X 线片(发病 6 小时)

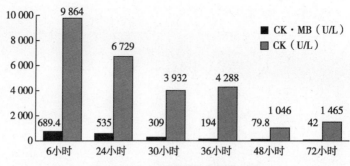

图 4　患儿心肌酶谱动态演变过程

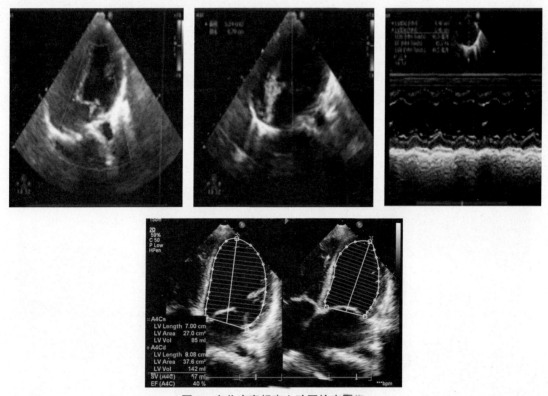

图 5　患儿床旁超声心动图检查图像

营养心肌,人免疫球蛋白 10g 静脉滴注、40mg 静脉注射 2 次 /d,低分子量肝素抗凝,阿司匹林抗血小板,呋塞米利尿,同时给予生脉注射液和多巴胺维持血压。呼吸道病毒抗体八项阴性;柯萨奇病毒 -RNA 阴性;风湿三项示 ASO 311.00IU/ml,RF＜10.4IU/ml,CRP 9.92mg/L;红细胞沉降率 4mm/h;结缔组织全套和免疫八项无异常。

　　11 月 18 日患儿血压下降至 85/55mmHg,呼吸急促,呼吸频率为 26 次 /min,心率增快,心率波动于 140~150 次 /min,给予多巴胺等血管活性药物难以维持血压,遂于床旁植入 IABP(心电触发,1 : 1 触发),并给予无创呼吸机辅助通气(Bipap 模式)。

　　11 月 19 日,患儿血压难以维持,降至 60~70/40~50mmHg,氧饱和度持续下降,波动于 80%~85%,NT-proBNP(发病 72 小时)3 940pg/ml,考虑患儿泵衰竭,征求家属同意后行体外膜氧合器(extracorporeal membrane oxygenator,ECMO)(起始转速 3 000 转 /min)、有创呼

吸机辅助呼吸（SIMV 模式）、连续性肾脏替代治疗（CRRT）等生命支持治疗,同时给予芬太尼镇痛、咪达唑仑镇静、甲泼尼龙 160mg/d 静脉滴注、人免疫球蛋白 10g/d、输注悬浮红细胞 10U,新鲜冰冻血浆 1 200ml、人血白蛋白 20g/d、气道湿化、营养支持等各种药物治疗。

经过 4 天的 VA-ECMO 治疗后,患者意识好转,呼吸、血压恢复,遂于 11 月 21 日拔除 VA-ECMO、拔除气管插管,改为无创呼吸机辅助通气。随后逐渐降低多巴胺和去甲肾上腺素等药物,于 11 月 31 日停止 CRRT、无创呼吸机,并拔除 IABP。2015 年 12 月 2 日复查心动超声提示左室舒张末内径（前后径）52mm,左室收缩末内径（前后径）40mm,CO 4.7ml/min,SV 59ml,左室 EF 45%,且血压稳定于 107/60mmHg,心率 104 次/min。逐渐加用雷米普利、美托洛尔等药物。遂于 2015 年 12 月 5 日出院。出院诊断为急性暴发性病毒性心肌炎、心源性休克、心律失常、短阵室性心动过速、多源性室性早搏。出院时医嘱:美托洛尔缓释片 95mg/d、雷米普利 2.5mg/d、螺内酯 10mg/d、地高辛 0.125mg/d、辅酶 Q_{10} 30mg/d、曲美他嗪 60mg/d、维生素 C 0.6g/d。此后患儿规律在门诊按照心力衰竭进行管理。

在平素门诊管理过程中,根据患者家庭自测血压、心率、体重、超声心动图、NT-proBNP 的情况,患儿药物逐渐调整为美托洛尔缓释片 190mg/d、沙库巴曲缬沙坦 400mg/d、螺内酯 20mg/d。在随访过程中发现尽管给予了强有力的逆转心室重构药物,但患者心电图仍显示 $V_1 \sim V_3$ 导联 R 波递增不良,I、aVL 导联 ST 段压低（图 6）。心动超声提示心脏仍扩大、心功能恢复欠佳（表 1）。

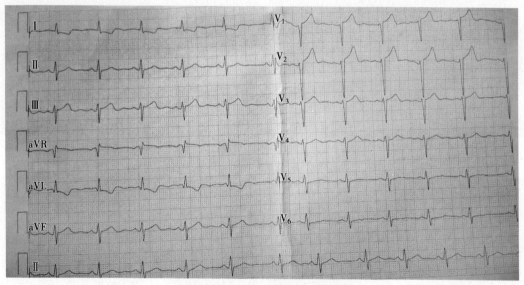

图 6 患儿 2021 年复查心电图

回顾该患儿病史、辅助检查以及心功能恢复情况,不符合暴发性病毒性心肌炎疾病转归特点,遂安排心力衰竭 MDT 讨论,考虑患儿可能存在其他致病因素,遂进一步安排心动超声检查,发现左冠起源于右冠窦（图 7,彩图见二维码 25）。为进一步明确左冠状动脉走行情况,进一步安排冠状动脉 CTA,冠状动脉 CTA 显示左冠起源于右冠窦,且部分走行于主动脉壁内（图 8,彩图见二维码 25）。根据以上检查结果,推测患儿 2015 年心源性休克病因考虑为急性前壁心肌梗死,进一步原因考虑为左冠状动脉的主动脉起源异常（壁内）。

根据患儿病史和目前辅助检查,建议患儿行冠状动脉去顶术,目前家属仍在进一步考虑中。

表 1　患儿自 2016 年至 2022 年心动超声指标动态复查情况

时间	EF/%	（LVEDD/mm）/（LVSDD/mm）	CO/（ml·min^{-1}）	SV/ml
2016.02.25	36	57/47	5.1	59
2016.10.10	24	64/58	4.1	55
2017.06.06	34	63/52	5.7	71
2017.11.14	35	65/54	6.4	81
2018.05.22	40	63/50	5.9	81
2019.02.26	49	57/43	6.2	81
2019.08.26	43	60/47	–	78
2020.04.20	51	57/42	7.2	89
2020.12.08	51	56/41	5.6	80
2021.04.20	56	55/40	7.9	87
2021.09.28	54	58/41	7.7	91
2022.02.15	54	57/41	–	88

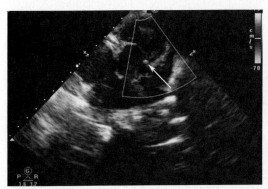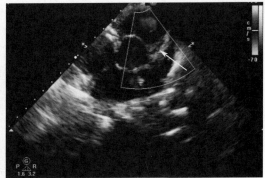

图 7　随访时患儿心动超声

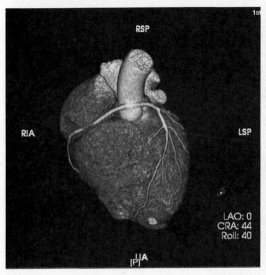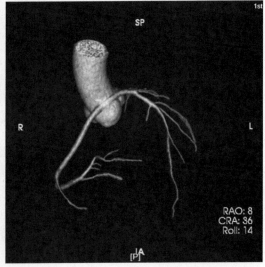

图 8　患儿冠脉 CTA

二、讨论

冠状动脉的主动脉起源异常是罕见的先天性解剖畸形,种类繁多,且临床表现各异,据文献报道发生率为 0.6%~5.64%。尽管冠状动脉的主动脉起源异常相对少见,但高达 15% 的晕厥和心脏性猝死事件可归因于冠状动脉的主动脉起源异常,是除肥厚型心肌病之外导致年轻运动员心脏性猝死的第二大常见原因,值得广泛关注和深入研究。冠状动脉的主动脉起源异常由于不影响日常活动,通常无明显症状,临床表现比较隐匿,常规体检通常很难发现,从而成为生命安全的潜在威胁。目前超声心动图、冠脉 CTA 和冠状动脉造影术仍是明确冠脉畸形的重要检查手段。

超声心动图在冠状动脉疾病的筛查尤其在先天性冠状动脉起源异常中已经占据了重要地位,能清晰显示冠状动脉起始位置、与肺动脉、主动脉等大血管的位置关系,还能显示管腔内径和走行。另外,超声心动图具有无创、无不良反应、禁忌证少、费用低、无辐射、便捷快速等优势,逐渐成为诊断冠脉的首选方法。超声心动图也可对手术治疗后的效果进行随访评价。

冠脉 CTA 不但可以制作二维图像,能显示冠脉本身和周围情况,同时亦可以形成三维图像,能够在任意角度显示冠脉开口、分布以及走行。冠脉 CTA 可用于冠脉异常的筛选检查、手术后跟踪随访及心功能评定,可取得良好的诊断效果,显著提高临床诊断准确率,可广泛应用在临床工作。

冠状动脉造影术是诊断冠状动脉疾病的"金标准",可明确发现冠状动脉开口异常和走行,必要时行升主动脉造影有助于为冠状动脉开口异常提供线索。但是冠状动脉造影为有创性检查,在不清楚冠状动脉起源异常位置及走行等情况下,会有误诊情况及相应的操作风险。同时由于二维空间限制等制约因素,冠状动脉造影时不易观察冠状动脉异常走行与周围器官间的关系。

在图 8 冠脉 CTA 检查中可见患儿左冠状动脉起源右冠状窦,走行主动脉壁内。有文献报道,当左冠脉走行于主动脉壁内时,易受到主动脉挤压,出现机械性狭窄,尤其在活动时,主动脉血流量增多、主动脉压力增加,走行其内的左冠状动脉更加容易受压,导致冠脉狭窄或短暂性闭塞,从而引起心绞痛、晕厥、心肌梗死、心律失常或心脏性猝死。结合患儿临床表现、心肌酶谱、肌钙蛋白、心电图、心动超声和冠脉 CTA,明确左冠脉起源于右冠窦,且左主干受压狭窄,支持左冠脉起源异常,运动诱发严重广泛心肌缺血,导致心肌损伤、梗死、急性肺水肿、心源性休克、泵衰竭以及之后易发生的心力衰竭、预后不良。患儿后续心脏扩大、LVEF 下降,考虑左主干缺血导致心肌梗死后的心肌重构演变可能性大。

总结患儿的误诊、漏诊等原因可以归纳为以下几点:①本病漏诊最主要原因是临床医师对该病认识不足,尤其对青少年运动中突发晕厥为主要表现就诊时,易误诊为心肌病、心肌炎、血管迷走性晕厥以及先天性离子通道病等,如该例患儿多年误诊为病毒性心肌炎,随后尽管按照慢性心力衰竭进行强化管理,未造成严重不良事件,但仍需我们提高认识,加强对心力衰竭病因的进一步探索;②超声心动医师对该病的认识不深刻,检查者已经发现冠状动脉起源异常,但只考虑到了有无川崎病造成的冠脉扩张,而忽略了冠脉起源异常,暴露出成人超声医师对冠状动脉异常起源类疾病以及相关病理生理学意义了解较少;③对于壁内段走行或者肥胖病例,超声心动图可存在假象干扰以及成像效果不佳等因素,可致漏诊。

冠状动脉异常起源患者有三种治疗选择:内科处理 / 观察、冠状动脉血管成形术及支架植入手术治疗。其治疗方案应个体化,取决于患者的缺血症状、冠状动脉损害相关表现及患者的年龄。目前指南明确的冠状动脉异常起源高危解剖结构包括冠状动脉心外膜下走行异常、冠脉开口异常(狭缝状开口、开口与主动脉窦呈锐角、开口高于窦房结 1cm)。同时,高危因素还包括年龄和运动水平。

内科治疗 / 观察:内科治疗主要针对无临床症状或年龄较大(>50 岁)的冠状动脉异常起源患者,包括 β 受体阻滞剂及活动限制(避免极度劳累)等。

经皮冠状动脉介入治疗(percutaneous coronary intervention,PCI):有报道起源于对侧冠状窦后行走于主肺动脉之间的受压血管,通过支架植入取得成功的临床报道,提示部分以往需要通过外科方法进行纠治的患者,可以通过介入治疗取得相同的临床效果。行 PCI 时应能做到选择恰当的体位、投照角度,运用恰当的造影导管,迅速对异常起源的冠状动脉判断,特别是在急诊冠状动脉造影时,为尽早对靶血管施行介入治疗争取宝贵时间。但冠状动脉起源异常的介入治疗仍有较多的技术难题,故在指南中仍推荐手术治疗。

手术治疗:最近发表的《2020 年 ESC 成人先天性心脏病治疗指南》认为,对于有典型心绞痛症状且有匹配区域或高风险解剖结构的应激性心肌缺血的患者,建议手术治疗(Ⅰ类推荐);对于无症状的冠状动脉的主动脉起源异常(右或左)和有心肌缺血证据的患者,应考虑手术治疗(Ⅱa 类推荐);无症状左冠状动脉的主动脉起源异常患者,且无心肌缺血证据,但解剖高度危险,应考虑手术治疗(Ⅱa 类推荐);对于有症状的左冠状动脉的主动脉起源异常患者,即使没有心肌缺血或高风险解剖的证据,也可以考虑手术治疗(Ⅱb 类推荐);年龄小于 35 岁的无症状缺血性心脏病患者(年龄小于 35 岁时可考虑无症状缺血)(Ⅱb 类推荐)。手术方法包括冠状动脉旁路移植术、冠状动脉去顶术、冠状动脉开口再置术。

该患儿发病时年仅 13 岁,运动后左主干缺血、急性心肌梗死、心源性休克、慢性心力衰竭等过程,同时冠脉 CTA 显示左冠状动脉的主动脉起源异常,且近 20mm 走行于主动脉壁内,根据《2020 年 ESC 成人先天性心脏病治疗指南》风险评估标准,属于高危人群,应积极进行手术治疗。

对于儿童、无冠心病危险因素,尤其在运动下诱发心律失常、晕厥、心肌梗死或心脏停搏的年轻个体,应高度怀疑存在冠状动脉起源异常的可能,在生命体征稳定后应尽早完善冠脉检查和及时的血运重建手术治疗。

(卢 群 白 玲 马爱群)

参考文献

［1］ YAMANAKA O, HOBBS R E. Coronary artery anomalies in 126595 patients undergoing coronary arteriography [J]. Cathet Cardiovasc Diagn, 1990, 21 (1): 28-40.

［2］ SIDHU N S, WANDER G S, MONGA A, et al. Incidence, characteristics and atherosclerotic involvement of coronary artery anomalies in adult population undergoing catheter coronary angiography [J]. Cardiol Res, 2019, 10 (6): 358-368.

［3］ YILDIZ A, OKCUN B, PEKER T, et al. Prevalence of coronary artery anomalies in 12, 457 adult patients who underwent coronary angiography [J]. Clin Cardiol, 2010, 33 (12): E60-E64.

［4］ BASSO C, MARON B J, CORRADO D, et al. Clinical profile of congenital coronary artery anomalies with origin from the wrong aortic sinus leading to sudden death in young competitive athletes [J]. J Am Coll

Cardiol, 2000, 35 (6): 1493-1501.

［5］BAUMGARTNER H, DE BACKER J, BABU-NARAYAN S V, et al. 2020 ESC Guidelines for the management of adult congenital heart disease: The Task Force for the management of adult congenital heart disease of the European Society of Cardiology (ESC)[J]. Eur Heart J, 2021, 42 (6): 563-645.

［6］王文萍. 超声心动图筛查小儿先天性心脏病的临床价值 [J]. 中国妇幼保健, 2019, 34 (20): 4818-4820.

［7］金小芹, 包宗明. 冠状动脉计算机体层成像血管造影在冠状动脉疾病的临床应用 [J]. 心血管病学进展, 2011, 32 (4): 586-590.

梳理病因、除外淀粉——一例限制型
心肌病诊疗

本文描述了一例老年患者,临床表现为慢性全心衰反复加重,体格检查及辅助检查结果提示限制型心肌病,抗心衰治疗有效,心功能反复恶化。入院后从病史、影像学、心肌组织病理及基因检测多角度充分探究病因,最终诊断为特发性限制型心肌病。本文对限制型心肌病整体诊疗思路、鉴别诊断及全面病因筛查进行了梳理,侧重于心脏淀粉样变的临床特点和诊断流程。

一、病例报道

患者男性,61 岁,因"活动后呼吸困难 1 年,加重 1 个月"就诊。就诊 1 年余前,患者逐渐出现活动后气促,平地快走时出现,夜间端坐呼吸,伴有双下肢水肿,无发热、咳嗽咳痰、喘鸣、心悸、压榨样胸痛症状。当地医院完善检查后诊断"心力衰竭",予螺内酯、呋塞米利尿治疗后症状好转,可日常活动。1 个月前症状再次出现,进展为夜间端坐呼吸,偶咳粉红色泡沫痰,食欲下降。再次就诊于当地医院,查心电图提示窦性心律,肢导低电压、V_1~V_4 QS 型;血 NT-proBNP 8 842pg/ml(血肌酐正常),完善血清蛋白电泳、血尿免疫固定电泳阴性;超声心动图双房增大,左室肥厚,左室射血分数 59%,舒张功能障碍,中量心包积液。考虑"限制型心肌病、心肌淀粉样变性? 心功能 Ⅳ 级",予托伐普坦、达格列净、比索洛尔、托拉塞米、螺内酯、沙库巴曲缬沙坦治疗后仍间断呼吸困难,夜间不能平卧,就诊于北京协和医院。

其他病史:5 年前诊断 2 型糖尿病,规律口服达格列净、胰岛素治疗,血糖不详;半年前发现阵发性房颤,规律服用华法林 2.25mg、1 次 /d 抗凝(INR 不详)、比索洛尔 5mg、1 次 /d 治疗。1 个月前诊断亚临床甲减,规律左甲状腺素片 12.5μg、1 次 /d 替代治疗。1 个月前诊断乙型病毒性肝炎,规律恩替卡韦抗病毒治疗。否认家族心源性猝死、心肌病或其他类似病史,个人、婚育史无特殊。

入院后查体:体温 36.3℃,脉搏 74 次 /min,血压 114/70mmHg。指氧饱和度 93%(未吸氧),无特殊面容,颈静脉怒张,双下肺呼吸音低可闻及细湿啰音。心律齐,未闻及杂音,心音遥远。腹部平软,移动性浊音阴性。双下肢对称可凹性水肿。

实验室检查:全血细胞计数示 WBC 8.72×10^9/L,EOS 0.2%,HGB 136g/L,PLT 240×10^9/L;生化示 ALB 38g/L,ALT 30U/L,Cr 92mmol/L;HbA1c 8.8%;铁蛋白 129ng/ml(正常参考值 24~336ng/ml);甲状腺功能示 TSH 4.604μIU/ml,T_3 0.48ng/ml,T_4 3.30μg/dl,FT_3 2.26pg/ml,FT_4 0.99ng/dl;NT-proBNP 7 016pg/ml,cTnI(−);乙肝 HbsAg、HbcAb、HbeAb(+),HBV-DNA 3 649IU/ml;血清蛋白电泳、血清、尿免疫固定电泳无阳性提示;sFLC-κ 115mg/L(正常参考值 3.3~19.6mg/L),λ 61.6mg/L(正常参考值 5.7~26.3mg/L),κ/λ 1.87(正常参考值 0.26~1.63),24 小时尿 M 蛋白、24 小时尿轻链阴性;1 周后复查血游离轻链正常;α 半乳糖苷酶正常;血清 ACE(−)。

影像学检查:心电图(图 1)示窦性心律,可见显著肢导联低电压,V_1~V_3 可见 QS 型;超声心动图(图 2,彩图见二维码 26)示 LA 35mm,LVEDD 36mm,LVESD 21mm,IVS 14mm,

LVEF 72%（双平面），E/A 0.7，二尖瓣平均 E/e'44，ePASP 49mmHg——浸润性心肌病可能性大，中等量心包积液，三尖瓣后叶脱垂，轻度肺高压，右室收缩功能减低，左室舒张功能减低（Ⅲ级）（应变显像可见心肌纵向应变减低，心尖、室间隔收缩保留）。心肌磁共振成像（图 3，彩图见二维码 26）示限制型心肌病表现，淀粉样变不能除外；左、右房相对饱满，左房前后径 3.8cm；左、右室壁舒张受限，LVEF 64.1%，RVEF 66.5%；室间隔及左、右室壁略增厚，室间隔 9~13mm，左室侧壁 10~13mm，右室壁 3~5mm；室间隔、左室壁弥漫延迟强化，心内膜下、心肌中层为著；心房、右室壁弥漫延迟强化；二尖瓣、三尖瓣、主动脉瓣瓣膜增厚；心包中 - 大量积液；双侧胸腔积液（T_1 mapping 1 357 毫秒；ECV 38%；T_2 40 毫秒）。^{99m}Tc-PYP 核素显像示阴性。PET-CT（^{11}C-PiB 示踪剂）示心肌未见摄取。

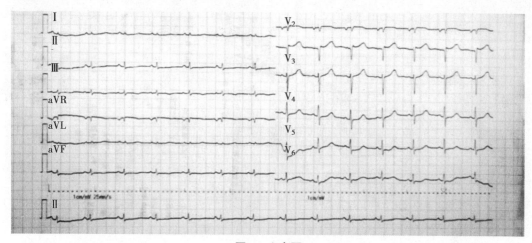

图 1　心电图

窦性心律，可见显著肢导联低电压，V_1~V_3 可见 QS 型，未见其他定位性缺血改变或心律失常。

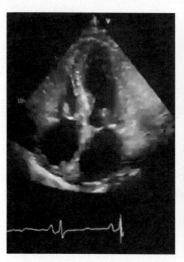
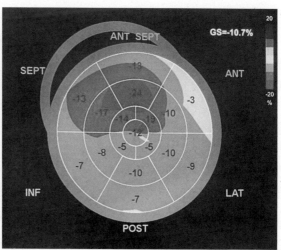

图 2　超声心动图

符合浸润性心肌病改变，中等量心包积液，三尖瓣后叶脱垂，轻度肺高压，右室收缩功能减低，左室舒张功能减低（Ⅲ级）。

LA 35mm，LVEDD 36mm，LVESD 21mm，IVS 14mm，双平面 LVEF 72%，E/A 0.7，二尖瓣平均 E/e'44，应变显像可见心肌纵向应变减低，心尖、室间隔收缩保留。

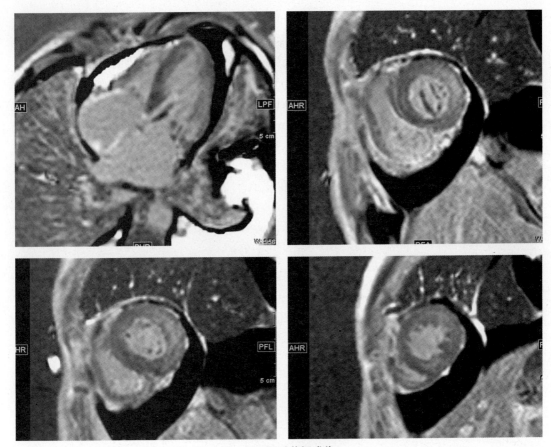

图 3　心肌磁共振成像

限制型心肌病表现，LVEF 64.1%，RVEF 66.5%；室间隔、左室壁弥漫延迟强化，心内膜下、心肌中层为著；心房、右室壁弥漫延迟强化；二尖瓣、三尖瓣、主动脉瓣瓣膜增厚；心包中 - 大量积液。T_1 mapping 357 毫秒；ECV 38%；T_2 40 毫秒。

　　心肌病理：心肌活检（图 4）——部分心肌肥大，细胞核增大，局灶心内膜下纤维增生，心肌间小血管增厚，小血管周见少许散在粉染物沉积。免疫组化结果示 Lambda（−），Kappa（−）。原位杂交结果示 Kappa ISH（−）。特染示 Masson 染色（+），醇化刚果红（局灶可疑 +），刚果红（局灶可疑 +），高锰酸钾化刚果红（−）。电镜下表现不支持心肌淀粉样变。新鲜心肌组织送检质谱检查未见特征性蛋白组分。

　　全外显基因检测：未见明确心肌病相关可能致病基因。

　　最终诊断考虑特发性限制型心肌病，予呋塞米、托拉塞米、布美他尼、托伐普坦积极利尿，房颤利伐沙班抗凝，引流胸腔积液后患者胸闷、气短好转，活动耐量增加，NT-proBNP 下降。

二、讨论

　　本文描述了一例限制型心肌病患者的整体诊疗过程。患者为中老年男性，慢性病程，迁延反复。临床主要以心衰症状起病，兼具左心衰（活动后气短、夜间端坐呼吸）及右心衰（下肢水肿、腹胀食欲缺乏）症状，查体可见颈静脉充盈、肺淤血体征、下肢可凹陷性水肿征象。心电图可见明显肢导低电压、胸导联"假梗死"征象，未见明确定位缺血改变。超声心动图可见双房明显增大,心肌轻度肥厚,左心舒张功能明显减低,收缩功能尚可,未见心包增厚及节段性室壁运动异常。利尿及其他抗心衰治疗有效,但病情反复,心功能持续恶化。入院后考虑限制型心肌病诊断明确,从各种血液、影像、组织病理学及基因角度追查可能的继发病因未果,排查后考虑特发性限制型心肌病,加用抗心衰治疗后临床症状好转,但整体预后不良。

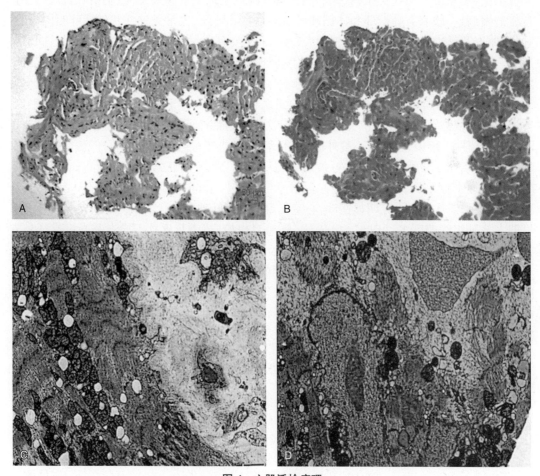

图 4　心肌活检病理

A、B. 光镜:部分心肌肥大,细胞核增大,局灶心内膜下纤维增生,心肌间小血管增厚,小血管周见少许散在粉染物沉积(A 为刚果红染色, × 100 ;B 为 HE 染色, × 100)。另外,免疫组化结果显示 λ(−),κ(−)。原位杂交结果显示 κ ISH(−)。特染显示 Masson 染色(+),醇化刚果红(局灶可疑 +),刚果红(局灶可疑 +),高锰酸钾化刚果红(−)。C、D. 电镜:部分心肌纤维萎缩,肌微丝排列紊乱,肌纤维间见胶原纤维增生,未见淀粉样变纤维结构。(心肌活检)未见淀粉样变,不支持心肌淀粉样变的诊断。

　　心肌病是一组较为复杂的疾病,美国心脏病协会 2006 年定义心肌病"是一组与机械和 / 或心电功能障碍相关的异质心肌疾病,通常(但并非总是)表现出异常心室肥厚或扩张,并且是由多种原因引起的,这些原因通常是遗传。心肌病要么局限于心脏,要么是全身性疾病的一部分,通常导致心血管死亡或进行性心力衰竭相关失能"冠心病、瓣膜病、高血压及先天性心脏病造成的心肌改变不称为心肌病。目前临床实践中,心肌病仍然主要根据解剖及生理表现进行分类及诊疗,主要分为扩张型心肌病(DCM)、致心律失常性右室心肌病

（ARVC）、肥厚型心肌病（HCM）、限制型心肌病（RCM）以及其他未分类心肌病。近些年来，随诊基因测序技术的不断进展，心肌病基因发病机制得到了长足发展与认识，但复杂的基因突变尚未能解释所有心肌病的临床表型，尚未取代基于表型的临床分类及诊疗切入点，也不是心肌病确诊的条件。

限制型心肌病相较其他心肌病类型是最少见的一类，其临床表型特点为显著的左室充盈缺损，左室没有明显扩张，收缩功能正常或接近正常。具体来说，限制型心肌病可在任意年龄发病，一般兼有肺循环和体循环淤血的症状和体征，最常见的症状包括呼吸困难、水肿、心悸以及乏力，晚期可出现肝脾肿大、腹水和全身性水肿；查体可见颈静脉怒张，偶可闻及第三心音。结合分析该患者超声心动图表现，其双侧心房较饱满，左室腔正常（LVEDD 36mm，LVESD 21mm），收缩期左室射血分数保留（LVEF 72%），且有明确二尖瓣环组织多普勒速度异常（E/e'44），符合经典的限制型心肌病超声表现。对于初诊限制型心肌病的患者，首先需要谨慎鉴别缩窄性心包炎，其临床表现类似，但治疗不同。缩窄性心包炎患者既往可能存在分枝杆菌感染、肿瘤或心脏外伤、手术等；其心电图可有肢导低电压，但往往没有房室传导阻滞、束支传导阻滞、病理性 Q 波等表现；缩窄患者 BNP 正常或轻度升高（心肌本身不受到病理性牵拉），影像学可见明显心包增厚（当心包>4mm 时高度提示缩窄性心包炎）、心包钙化，舒张期室间隔可见明显摆动，心室充盈速度可随呼吸变化 30%~40%，二尖瓣环舒张早期多普勒组织速度多呈现 e'>14cm/s。该患者血检、超声及磁共振检查基本没有征象支持心包缩窄，故考虑限制型心肌病可能性最大。

限制型心肌病病因较为复杂，而明确不同的病因可能对治疗及预后有重要的指导意义，所以有必要进一步深入研究。多种遗传性、获得性或者两者兼具的因素可以参与病因，大致可分类为浸润性、贮积病、非浸润性和心内膜心肌病。梅奥诊所 Eli Muchtar 等对具体病因提出了较为全面的总结，我们对临床特点进行了相应补充（表 1）。

表 1 限制型心肌病病因总结

	获得模式	可能相关基因	临床关键特点
浸润性			
淀粉样变	获得/遗传	TTR gene variants（V122I；I68L；L111M；T60A；S23N；P24S；W41L；V30M；V20I），APOA1	见后详述
结节病	获得		双侧肺门淋巴结肿大、肺部网状影，皮肤、关节和/或眼部病变；CMR、FDG-PET 典型表现，病理干酪样肉芽肿
原发性高草酸尿症	遗传	AGXT（type 1），GRHPR（type 2），HOGA1（type 3）	常染色体隐性遗传性酶缺乏，草酸盐生成增多，青年发病，反复肾结石→ESRD，RCM，骨痛、贫血、滑膜炎、视力下降
贮积病			
法布里病	遗传	GLA	X 连锁，α-半乳糖苷酶 A（alpha-Gal A）缺乏或缺陷，10 多岁出现神经系统表现，20 多岁出现毛细血管扩张和血管角皮瘤，40 多岁出现肾和心脏表现（常见左室肥厚），心肌纤维化，心衰，蛋白尿

续表

	获得模式	可能相关基因	临床关键特点
戈谢病	遗传	GBA	常染色体隐性遗传,酸性 β- 葡糖苷酶(GCase)缺陷,糖脂溶酶体蓄积→肝脾大、血小板减低、骨痛、发育迟缓
遗传性血色病	遗传	HAMP,HFE,HFE2,HJV,PNPLA3,SLC40A1,TfR2	HFE 基因突变→肠道铁吸收↑,全身铁过载,肝功能异常,皮肤色素沉着,糖尿病、关节痛、勃起功能障碍
糖原贮积病	遗传	根据具体分型	肝大、低血糖;肌肉萎缩、肌张力低下、运动障碍等多系统受累
Ⅰ 型黏多糖贮积症(Hurler 综合征)	遗传	IDUA	
Ⅱ 型黏多糖贮积症(Hunter 综合征)	遗传	IDS	
尼曼 - 匹克病	遗传	NPC1,NPC2,SMPD1	出生后几个月或儿童期起病,少见成人起病。常染色体隐性遗传病,表现为脾肿大、各种神经功能障碍以及鞘磷脂和胆固醇等脂类贮积
非浸润性			
特发性	获得 / 遗传		
糖尿病心肌病	获得		糖尿病史
硬皮病	获得		系统性硬化症全身多系统受累
肌原纤维性肌病	遗传	BAG3,CRYAB,DES,DNAJB6,FHL1,FLNC,LDB3,MYOT	慢性进行性肢体无力,远端肌无力为主,伴有周围神经病变
弹性假性黄色瘤	遗传	ABCC6	弹性假黄瘤,ABCC6 基因突变→转运蛋白抗矿化异常,皮疹、皮肤松弛、小动脉受累(眼、肾动脉、冠脉、肠系膜动脉、颅内动脉)
肌节蛋白障碍	遗传	ACTC,β-MHC,TNNT2,TNNI3,TNNC1,DES,MYH,MYL3,CRYAB	常表现为肥厚型心肌病,亦可有限制表型
维尔纳综合征	遗传	WRN	年轻或中年人身材矮小和早衰迹象,包括早期白发和脱发、双侧白内障和硬皮病样皮肤变化。与年龄相关的疾病的风险增加,癌症增加

续表

	获得模式	可能相关基因	临床关键特点
心内膜心肌病			
类癌心脏病	获得		5-HT 分泌异常→纤维组织斑块状沉积瓣膜、心内膜；常见三尖瓣关闭不全、肺动脉瓣狭窄或关闭不全；右心衰伴水肿、腹水→终末期心衰
心内膜心肌纤维化			主要发生在儿童、青少年和年轻成人中。初期表现为发热性疾病，伴有全心炎、嗜酸性粒细胞增多、呼吸困难和眶周肿胀。短暂进展为慢性心力衰竭伴水肿、腹水。晚期出现心脏扩大
嗜酸性粒细胞增多症	获得		嗜酸性粒细胞持续过量,浸润和释放介质损伤→皮肤、肺、消化道、心脏和神经系统。急性坏死阶段→沿受损心内膜形成血栓,限制型心肌病心力衰竭,腱索损伤
慢性嗜酸性粒细胞白血病	获得		骨髓造血障碍
药物(血清素、美西麦角、麦角胺、汞剂、白消安)	获得		
心内膜弹性纤维增生症	遗传	BMP5,BMP7,TAZ	弹力纤维组织增生引起左室心内膜弥漫性增厚；主要发生在 1 岁以下婴儿，可表现为扩张和肥厚表型，常伴有先天性心脏病，尤其是左室流出道梗阻性病变和左室发育不全
肿瘤相关			肿瘤及相关病史
转移瘤	获得		
蒽环类药物	获得		
放疗	获得		

根据临床起病时间、系统受累特点以及血检、影像学检查及基因检查对以上疾病进行鉴别诊断，从而针对性治疗原发病，以取得最优的预后。这位患者属于中老年起病，心电图整体呈现低电压、V1-V3 主波消失且呈现类似病理性 Q 波（"假梗死"型），心脏磁共振钆剂延迟增强提示有心房、心室弥漫性透壁延迟强化，伴有瓣膜增厚，均提示有物质浸润心肌可能，曾有一次血检提示血内可见游离轻链，将诊断指向了浸润性病因、淀粉样变可能较大。

淀粉样变是一种少见疾病，美国统计的数据每年(9~14)/100 万。目前已知可由 30 多种三级结构不稳定的前体蛋白，分解为低分子量的亚单位，沉积在全身多个器官的细胞外机制，从而引起功能障碍。对于心肌淀粉样变,>95% 的患者临床符合 ATTR 或者 AL 型。转甲状腺素蛋白 TTR 是由肝脏合成、以稳定的四聚体形式循环,负责转运甲状腺激素和维生素 A,在病理情况下(基因突变等)TTR 蛋白解离成单体和寡聚物,并以淀粉样原纤维的形式沉积——ATTRwt(野生型)、ATTRm(家族、突变型)。AL 型由浆细胞病引起的免疫球蛋白轻链沉积所致。还有一些临床少见淀粉样物质沉积,包括血清淀粉样蛋白 A 淀粉样变性(AA 型)和载脂蛋白 A-1 淀粉样变性(apoA-1 型)等。AL 型心脏淀粉样变性患者通常在 ≥40 岁发病。ATTRwt 型心脏淀粉样变性患者通常在 ≥60 岁发病,最常在 >70 岁发病。淀粉样变的心脏表现可以很多样,包括心肌肥厚、限制、扩张表型心力衰竭、低心排出量的症状和体征、微血管功能障碍、缓慢性心律失常或高度房室传导阻滞。而心脏外表现常可出现非特异性症状(乏力、食欲不佳、早饱、体重减轻)、蛋白尿和肾病综合征、周围神经病、腕管综合征(ATTR 双侧)、胃肠道受累、巨舌、紫癜、出血倾向。临床诊断性检查方面,超声心动图整体纵向应变下降是心脏淀粉样变性最早期的标志之一,且特征性表现是心尖纵向应变相对保留(即心尖纵向应变 / 中段和基底段纵向应变平均值的比值 >1.0);心肌磁共振钆剂延迟增强成像(LGE)具有高度特征性表现:最初可能为弥漫性心内膜下 LGE,而病程后期会出现透壁心肌 LGE 模式;T_1 mapping 中 native T_1 在淀粉样变早期即可有升高(值得指出的是,T_1 mapping 的正常值与医疗中心的仪器及设备操作有关,需要根据中心特定的正常值范围来判定),注射钆后计算的细胞外容积也会有升高,并且与淀粉样变沉积程度成正比。骨示踪剂心脏闪烁成像(^{99m}Tc-PYP 核素显像)是诊断 ATTR 型淀粉样变性的关键检查,其原理是根据 3 小时扫描图像对比骨骼、心脏摄取示踪剂的水平,摄取水平越高越支持 ATTR-CA,具有较高敏感性和特异性,部分指南和共识建议在特定情况下其可以替代心肌活检(图 5)。

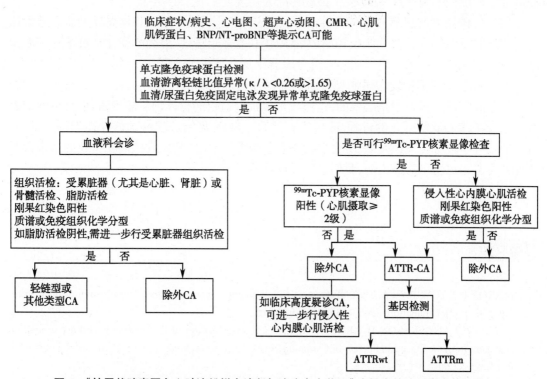

图 5 《转甲状腺素蛋白心脏淀粉样变诊断与治疗专家共识》中提出的淀粉样变诊疗路径

对于这位患者,曾有可疑血游离轻链异常,超声心动图提示有部分心尖纵向应变保留的征象,心肌磁共振成像可见弥漫性透壁心肌 LGE 模式,T_1 mapping、ECV 较高,临床高度怀疑淀粉样变可能;另外,患者 1 周后复查血内游离轻链正常,且完善 ^{11}C-PiB 示踪 PET-CT 未见明确摄取,也有不支持淀粉样变的临床指标。中华医学会心血管病学分会心力衰竭组 2021 年发布了《转甲状腺素蛋白心脏淀粉样变诊断与治疗专家共识》,提出了切实可行、谨慎的淀粉样变诊疗流程,如图 5 所示。结合这位患者的具体情况,进一步完成了 ^{99m}Tc-PYP 核素显像结果为阴性,所以考虑轻链型可能。需进一步取得心脏组织病理学证据才能诊断或除外淀粉样变。我们对患者进行心肌活检后,光镜下提示可疑刚果红染色阳性,支持 AL 诊断。

而仅有可疑的刚果红染色阳性不足以诊断淀粉样变。根据国际骨髓瘤工作组在 2014 年提出的轻链型淀粉样变诊断标准,确诊 AL 淀粉样变应同时具备以下 4 项条件:①淀粉样物质受累的临床表现(肾、肝脏、心脏、胃肠道或周围神经);②组织中刚果红染色阳性;③电镜或者质朴蛋白质组分析淀粉样物质确认其为轻链相关;④单克隆浆细胞增殖障碍的证据(轻链比值、骨髓浆细胞克隆增生)。结合这位患者,我们为确诊淀粉样变,送检免疫电镜以及质谱检测,电镜下未发现任何淀粉样物质沉积以及其他物质贮积,质谱检测亦未见淀粉样变前体蛋白证据,综合来看,不支持淀粉样变诊断。

综上所述,患者限制型心肌病诊断明确,有部分征象支持淀粉样变,经过组织活检最终除外淀粉样变。患者为中老年起病,无肺、淋巴结、肝、肾、皮肤、关节、肌肉、骨骼、周围神经等其他综合征临床表征提示,无长期糖尿病、硬皮病、恶性肿瘤、类癌、嗜酸性粒细胞增多的合并症,以及特殊用药、放化疗病史;心肌活检未见明确细胞内贮积、细胞间质物质沉积,且全外显子检测未发现有意义的突变,最终诊断为特发性限制型心肌病。

特发性限制型心肌病没有特异性治疗,主要策略是减轻肺循环和体循环淤血。通常使用利尿剂降低体循环负荷,而 ACEI/ARB/ARNI、β 受体阻滞剂、醛固酮受体拮抗剂对限制型心肌病患者无明确效果。终末期心衰可考虑器械及心脏替代治疗。

本文报道了一例特发性限制型心肌病的诊疗全过程。值得强调的是,对心肌病继发病因的探索在其诊疗过程中是必要的,这不仅可以提升对疾病整体预后的判断,而且可能依靠病因治疗减缓心肌病恶化的进程,改善患者预后。再者,随着心肌病的研究逐步深入,病因探查和治疗手段都在飞速发展,务必要动态看待诊断,当代的特发性疾病在可及的未来很有可能被定义为可防可治的疾病,我们也应为此共同努力。

（刘彦博　田　庄）

参考文献

[1] MARON B J, TOWBIN J A, THIENE G, et al. Contemporary Definitions and Classification of the Cardiomyopathies [J]. Circulation, 2006, 113 (14): 1807-1816.

[2] ELLIOTT P, ANDERSSON B, ARBUSTINI E, et al. Classification of the cardiomyopathies: a position statement from the European Society of Cardiology working group on myocardial and pericardial diseases [J]. Eur Heart J, 2007, 29 (2): 270-276.

[3] MANN D L, ZIPES D P, LIBBY P, et al. Braunwald's Heart Disease [M]. 10th ed. Philadelphia, PA: Else-

vier/Saunders, 2014.

［4］ MUCHTAR E, BLAUWET L A, GERTZ M A. Restrictive Cardiomyopathy [J]. Cir Res, 2017, 121 (7): 819-837.

［5］ KYLE R A, LINOS A, BEARD C M, et al. Incidence and natural history of primary systemic amyloidosis in Olmsted County, Minnesota, 1950 through 1989 [J]. Blood, 1992, 79 (7): 1817-1822.

［6］ GERTZ M A, DISPENZIERI A. Systemic Amyloidosis Recognition, Prognosis, and Therapy: A Systematic Review [J]. JAMA, 2020, 324 (1): 79-89.

［7］ KARAMITSOS T D, PIECHNIK S K, BANYPERSAD S M, et al. Noncontrast T1 mapping for the diagnosis of cardiac amyloidosis [J]. JACC Cardiovasc Imaging, 2013, 6 (4): 488-497.

［8］ RAJKUMAR S V, DIMOPOULOS M A, PALUMBO A, et al. International Myeloma Working Group updated criteria for the diagnosis of multiple myeloma [J]. Lancet Oncol, 2014, 15 (12): e538-e548.

C

GREAT WALL INTERNATIONAL CONGRESS OF CARDIOLOGY

心脏病学实践

2022 （全7册）

主　　编　陈绍良　吴永健

主　　审　袁祖贻　丛洪良

学术秘书　张俊杰　高　展

人民卫生出版社

·北京·

图书在版编目（CIP）数据

心脏病学实践 .2022：全 7 册 / 陈绍良，吴永健主编 . —北京：人民卫生出版社，2022.11

ISBN 978-7-117-33815-8

I.①心… Ⅱ.①陈…②吴… Ⅲ.①心脏病学

Ⅳ.①R541

中国版本图书馆 CIP 数据核字（2022）第 194728 号

| 人卫智网 | www.ipmph.com | 医学教育、学术、考试、健康，购书智慧智能综合服务平台 |
| 人卫官网 | www.pmph.com | 人卫官方资讯发布平台 |

心脏病学实践 2022（全 7 册）
Xinzangbingxue Shijian 2022（Quan 7 Ce）

主　　编：陈绍良　　吴永健
出版发行：人民卫生出版社（中继线 010-59780011）
地　　址：北京市朝阳区潘家园南里 19 号
邮　　编：100021
E - mail：pmph @ pmph.com
购书热线：010-59787592　　010-59787584　　010-65264830
印　　刷：三河市宏达印刷有限公司（胜利）
经　　销：新华书店
开　　本：787×1092　1/16　　总印张：94
总 字 数：2346 千字
版　　次：2022 年 11 月第 1 版
印　　次：2022 年 11 月第 1 次印刷
标准书号：ISBN 978-7-117-33815-8
定价（全 7 册）：254.00 元

打击盗版举报电话：010-59787491　E-mail：WQ @ pmph.com
质量问题联系电话：010-59787234　E-mail：zhiliang @ pmph.com
数字融合服务电话：4001118166　　E-mail：zengzhi @ pmph.com

第五分册
结构性心脏病

分册主编　宋光远　张俊杰　姜正明

编者名单

(按姓氏笔画排序)

马云龙　西安交通大学第一附属医院

丰德京　中国医学科学院阜外医院

王　玺　四川大学华西医院

王力涵　浙江大学医学院附属第二医院

王建安　浙江大学医学院附属第二医院

王墨扬　中国医学科学院阜外医院

方　毅　中国人民解放军北部战区总医院

方臻飞　中南大学湘雅二医院

卢志南　首都医科大学附属北京安贞医院

付　新　郑州大学第一附属医院

白　元　中国人民解放军海军军医大学第一附属医院（上海长海医院）

冯　沅　四川大学华西医院

台　适　中南大学湘雅二医院

乔　帆　中国人民解放军海军军医大学第一附属医院（上海长海医院）

刘　洋　厦门大学附属心血管病医院

刘先宝　浙江大学医学院附属第二医院

刘新民　首都医科大学附属北京安贞医院

江立生　上海市胸科医院

孙英皓　广东省人民医院

李　飞　中国人民解放军空军军医大学第一附属医院（西京医院）

李　伟　复旦大学附属中山医院

李　捷　广东省人民医院

李怡坚　四川大学华西医院

杨　剑　中国人民解放军空军军医大学第一附属医院（西京医院）

吴　岳　西安交通大学第一附属医院

吴永健　中国医学科学院阜外医院

宋光远　首都医科大学附属北京安贞医院

张长东　华中科技大学同济医学院附属协和医院

张龙岩　武汉亚洲心脏病医院

张俊杰　南京市第一医院

张晓春　复旦大学附属中山医院

陆方林　中国人民解放军海军军医大学第一附属医院（上海长海医院）

陈　茂　四川大学华西医院

陈莎莎　复旦大学附属中山医院

林逸贤　香港亚洲心脏中心

尚小珂　华中科技大学同济医学院附属协和医院

罗建方　广东省人民医院

周达新　复旦大学附属中山医院

胡海波　中国医学科学院阜外医院

胡彩娜　郑州大学第一附属医院

科雨彤　首都医科大学附属北京安贞医院

姜正明　郑州大学第一附属医院

姚　晶　首都医科大学附属北京安贞医院

徐　凯　中国人民解放军北部战区总医院

唐熠达　北京大学第三医院

彭小平　南昌大学第一附属医院

董念国　华中科技大学同济医学院附属协和医院

韩　克　西安交通大学第一附属医院

舒庆兰　四川省医学科学院·四川省人民医院

曾　杰　四川省医学科学院·四川省人民医院

蒲朝霞　浙江大学医学院附属第二医院

潘文志　复旦大学附属中山医院

目　录

全球结构性心脏病 20 年

结构性心脏病的介入治疗被誉为心血管诊疗技术中的"第四次革命",是目前心血管病治疗中发展最为迅猛的领域。2002 年法国医师 Alain Cribier 成功完成全球首例经导管主动脉瓣置换术(TAVR),极大地推动了结构性心脏病介入治疗领域快速发展和整体进步。廿载栉风沐雨,艰辛探索,回首过往全世界先驱者们走过的道路,谨将全球结构性心脏病 20 年之发展做一小结。

一、TAVR 发展 20 年

在过去 20 年中,随着 TAVR 器械的不断改进、操作经验的积累和技术的进步,TAVR 已发展成为一项成熟的主动脉瓣膜介入治疗技术,在世界范围内被推广应用,目前已有 80 余万例患者获益。TAVR 技术的飞速发展得益于一系列高质量研究的支持,充分的循证医学证据使得 TAVR 在主动脉瓣狭窄(AS)人群中的适应证不断拓展。早期 PARTNER 1B 研究及 CoreValve Extreme Risk Pivotal 研究证实,在无法耐受外科主动脉瓣置换手术(SAVR)患者中,TAVR 治疗可显著降低患者 1 年全因死亡率。而 PARTNER 1A 研究和 CoreValve High Risk Pivotal 研究则显示,TAVR 治疗外科手术高危患者 1 年全因死亡率不劣于或低于 SAVR 治疗。PARTNER 2A 研究和 SURTAVI 研究相继报道了在外科手术中等风险的症状性重度 AS 患者中 TAVR 治疗与 SAVR 治疗在主要终点无显著差别。2019 年在低手术风险的症状性严重 AS 患者中 TAVR 组与 SAVR 组的比较中,PARTNER 3 研究显示 TAVR 主要复合终点(1 年全因死亡、脑卒中或再住院)发生率显著低于 SAVR 组。Evolut Low Risk 研究显示两组间主要终点(2 年全因死亡或致残性脑卒中)发生率无显著差异。基于上述研究成果,2021 AHA/ACC 新版瓣膜性心脏病指南不再以外科手术风险分层作为 TAVR 的手术推荐依据,而是强调瓣膜耐久性、患者年龄以及解剖特点。2021 ESC/EACTS 新版指南也进一步放宽了 TAVR 的适应证:推荐低风险的年轻重度 AS 患者(<75 岁,STS/EuroSCORE Ⅱ 评分<4%)行 SAVR 治疗;推荐高手术风险的老年重度 AS 患者(≥75 岁或 STS/EuroSCORE Ⅱ 评分>8%)行 TAVR 治疗;其余患者则根据个体临床情况、解剖结构及患者意愿,由心脏团队综合决策。

与此同时,TAVR 器械根据临床需求不断改良,更新迭代,目前以 Sapien 系列为代表的球囊扩张瓣膜和 Corevalve 系列为代表的自膨胀瓣膜均取得了重要技术突破与进步。其减少输送装置内径、可调弯、可回收、外包裙边等功能对于患者解剖适应证的拓宽以及术中并发症的预防起到了重要作用。同时,我国国产瓣膜器械近年来发展迅猛,尤其是针对高钙化、增生程度重、二叶瓣比例高等我国患者解剖特点的针对性研发使得我国在近 10 年 TAVR 治疗领域取得了重大进步和良好疗效。以 Venus、Vitaflow、Taurus One、J-valve 等瓣膜为代表的国产器械目前已经完成上市并更新迭代,逐渐成熟。

在适应证拓宽、器械更新迭代的同时,TAVR 领域仍有部分未解决的问题,如瓣膜耐久性、围手术期抗栓疗法、二叶式主动脉瓣的治疗等。对于 TAVR 瓣膜耐久性问题,在随访 5 年以上的部分 TAVR 研究中,PARTNER 1 研究显示,SAPIEN 植入 5 年后需干预的结构性瓣膜衰败（SVD）发生率仅为 0.2%，中、重度瓣膜反流发生率为 3.7%。CoreValve US Pivotal High Risk 研究中 TAVR 组 5 年严重 SVD 发生率为仅为 0.8%，SAVR 组为 1.7%，两组无显著差别。NOTION 研究在低危患者中随机对比 TAVR（应用 CoreValve）与 SAVR（应用生物瓣），8 年随访结果显示，两组中 SVD 发生率分别为 13.9% 和 28.3%（$P=0.001\,7$），TAVR 组明显低于 SAVR 组。因此，从现有随访结果看，TAVR 中长期结果令人鼓舞，但仍有待 10 年以上的远期随访结果来验证。TAVR 术后的规范抗栓治疗对于减少术后栓塞和出血并发症，维持瓣膜耐久性具有重要意义。Popular-TAVI 研究在无抗凝适应证患者队列中发现单用阿司匹林相比双重抗血小板治疗显著减少患者 1 年出血事件，而临床栓塞事件并无显著差异。在有抗凝适应证患者队列中，则发现口服抗凝药（OAC）单药治疗对比联合氯吡格雷与 OAC 显著减少出血，同时未显著增加临床栓塞事件。ATLANTIS 是一项对比阿哌沙班与标准治疗优效性的 RCT 研究，同样包括抗凝适应证与无抗凝适应证两组队列。在具有抗凝适应证的患者中对比阿哌沙班与华法林的有效性及安全性，在无抗凝适应证人群中对比阿哌沙班与抗血小板治疗，最终未得出阿哌沙班优于标准治疗的结论。GALILEO 研究虽然因利伐沙班组患者出血及缺血事件显著增多而提前终止，但该研究对 4D CT 的结果进行分析发现，利伐沙班组患者亚临床瓣叶血栓（SLT）形成比例显著减少，提示抗凝治疗对减少 SLT 的意义。在以上循证医学证据的基础之上，2021 ESC/EACTS 指南推荐对于无抗凝适应证患者仅需抗血小板单药治疗，而有抗凝适应证患者仅需 OAC 单药治疗，而对于亚临床瓣叶血栓问题我们仍需进一步探索。二叶式主动脉瓣 TAVR 是在低危化相伴的低龄进展后全球面临的重要问题，由于近 10 年 TAVR 患者二叶瓣比例较高，我国在该领域积累了重要的临床经验。尤其是在瓣上结构评估测量、精确植入深度规划以及高径向支撑力瓣膜的研发方面为全球 TAVR 领域作出了重要贡献。

二、经导管二尖瓣修复/置换

2003 年，世界第一例使用 MitraClip 系统行经导管缘对缘修复术（TEER）治疗二尖瓣反流（MR）取得成功，开创了经导管瓣膜修复技术的先河。随着器械研发技术不断更新迭代，TEER 治疗已成为目前最成熟的经导管 MR 介入治疗手段，而基于腱索修复、瓣环成形等技术的二尖瓣介入修复技术目前同样取得一定进展，但总体较 TEER 尚未呈现优势。在 2011 年 EVEREST Ⅱ 研究率先证实了应用 TEER 治疗的安全性及有效性，2018 年 COAPT 研究则证实 TEER 治疗相比最佳药物治疗可显著降低中重度或重度继发性二尖瓣反流（SMR）患者的 2 年死亡率及心力衰竭（简称心衰）再住院率，其 3 年结果同样显示 TEER 组的患者持续获益。尽管在另一项 MITRA-FR 研究中，TEER 治疗相对药物治疗未能改善 SMR 患者远期效果，但在 2021 AHA/ACC 指南及 2021 ESC/EACTS 指南中，TEER 治疗在 SMR 患者的治疗中仍获得了 Ⅱa 类推荐，指南同时强调了选择合适患者接受治疗的重要性。目前以 MitraClip 和 PASCAL 器械为代表的 TEER 治疗是瓣膜病介入领域最为前沿的技术，在患者解剖适应证、器械研发及治疗效果方面均取得了重要进展，在我国该技术尚处于发展早期，但国产器械同样已经开始崭露头角，包括 ValveClamp、Dragonfly、Mitralstich 等器械均已进入上市前的攻坚阶段。经导管二尖瓣置换术（TMVR）相比 TEER 治疗能更有效和持久改善患者反流情况，但由于二尖瓣复杂的解剖结构，使得器械的研发和技术推广具有较大困难。目前全球约有超过 20 种正在研发的 TMVR 人工瓣膜。Tendyne 是目前唯一获得欧洲 CE Mark 批准用于手术高危 MR 患者的介入二尖瓣瓣膜，Intrepid 是另一项代表性的二尖瓣介入瓣膜,其关键性临床研究目前正在进行中。除以上两种瓣膜外,全球另有 5 款瓣膜在临床探索性研究中获得积极结果,包括 Sapien M3、HighLife、CardioValve、Cephea、Evoque。

三、经导管三尖瓣修复 / 置换

目前三尖瓣领域的研究尚处于初步阶段,三尖瓣介入治疗装置大多数都正处于临床研究中。目前国际上仅有三款产品已获欧洲 CE 认证准上市应用于临床,包括 TriClip、PASCAL 两款用于二尖瓣缘对缘修复器械,被证实可以用于三尖瓣治疗,且效果良好。Cardioband 则是采用经股静脉方式植入带铆钉的成形环来应用三尖瓣修复减少三尖瓣反流。经导管三尖瓣置换术(TTVR)目前是三尖瓣介入治疗中发展迅速的领域之一。目前国外在 TTVR 领域处于前沿的有三款产品:NaviGate、Intrepid 和 Evoque。NaviGate 是一种经右心房或经静脉途径介入三尖瓣自膨胀生物瓣膜,是国际上公开报道的首款原位三尖瓣置换装置。Intrepid 瓣膜最初是为经导管二尖瓣置换而开发,其三尖瓣位早期可行性研究正在进行中。Evoque 是一款自膨胀式三尖瓣瓣膜,已完成 100 多例患者植入,是颇具前景三尖瓣介入治疗器械。其最新临床研究数据,TRISCEND 研究于 2021 年美国经导管心血管治疗学术会议(Transcatheter Cardiovascular Therapeutics,TCT)上公布结果,132 名患者(平均年龄 79.2 岁)行 TTVR 治疗,其中 56 名患者完成了 6 个月的随访。结果显示,手术成功率为 96.2%,30 天不良事件发生率为 18.5%,6 个月存活率为 96%,免于心衰再住院率为 94%。在三尖瓣介入治疗领域以修复技术如 Dragonfly 及 K-clip 和置换技术 Lux-valve 为主的国产器械目前也在进行相关研究探索并取得了喜人成绩。

四、经皮左心耳封堵

自 2002 年第一个左心耳封堵器 PLAATO 应用于人体以来,经导管 LAAC 技术目前已日趋成熟,相关器械仍在不断完善改进中,目前应用于临床的封堵装置包括 WATCHMAN、AMPLATZER cardiac plug,以及国产的 LAmbre 等。全球 WATCHMAN 封堵器置入已 11 万例,而我国 LAAC 也在飞速发展,在中国开展的 LAAC 例数累计已近 3 万例,且增速明显。近期第一个非生产厂商所发起的 LAAC 相关的 RCT 研究 PRAGUE-17 公布结果,历经长达约 4 年的随访,该研究显示出对于房颤卒中高风险人群,LAAC 预防缺血事件及在出血发生率疗效并不劣于 NOAC,这一重磅研究结果的公布无疑为 LAAC 作为非药物性卒中预防措施提供了更为有力的证据。除两种治疗方式的比较之外,塞式或盖式封堵器孰优孰劣,亦颇受关注。作为全球首个头对头比较塞式与盖式封堵器械的大规模多中心 RCT 研究,Amulet IDE 研究于 2021 年 ESC 年会期间公布了 18 个月的随访结果。从 Amulet IDE 研究结果来看,两种封堵器都可有效降低房颤患者卒中发生率,且两者在封堵成功率及卒中防治效能方面并不存在显著差异,一定程度上表明无论采用哪种方式干预左心耳,在成功将左心耳血流易瘀滞区域隔离于循环血流之外的情况下,就能够大幅降低卒中风险,也进一步证明了LAAC 疗法确实可作为传统药物治疗的替代方案。

五、其他介入技术

1966 年 Rashkind 应用球囊导管对 3 位完全性大动脉转位的患儿实施房间隔造口术被认为是儿童及成人心血管介入诊疗技术的开端。1997 年 Amplatzer 镍钛合金封堵器的问世促进了先天性心脏病介入技术的普及与成熟,使先天性心脏病介入技术取代部分外科手术成为可能。时至今日,通过器械设计、经导管技术以及心血管影像技术的不断发展,先天性心脏病介入治疗已日趋成熟并广泛应用于临床。心房分流装置是近年来国际上备受瞩目的心力衰竭器械治疗的新兴技术。其通过限定房间隔造口直径,创造稳定可控的左向右分流,可有效降低患者左心房压力,缓解肺淤血及呼吸困难症状,同时并不显著增加右心负担、不降低心排量,也不引起反常栓塞。心房分流术目前国内外在 HFpEF、HFmrEF、HFrEF 领域均有临床研究开展,研究显示针对于充分的规范化药物治疗控制不佳的中晚期慢性心力衰竭,其可显著改善患者症状,降低心衰再住院率,提高生存质量。而针对于瓣膜置入术后瓣周漏封堵技术,近年来也取得了重要进展,尤其在 TAVR 技术逐渐普及的今天,瓣周漏封堵介入对于患者远期预后起到了积极作用。

六、总结

结构性心脏病介入治疗通过 20 年的发展在器械研发、技术创新及高质量临床研究探索方面均取得诸多重要突破,已成为心血管介入领域最璀璨的明星。TAVR 技术已然成为 AS 患者重要的治疗方式,TEER 技术和左心耳封堵技术也已在临床广泛应用,三尖瓣的修复及置换正在积极探索之中,其他结构性心脏病介入治疗技术如先天性心脏病介入、心房分流术、瓣周漏封堵等技术同样取得了快速进步。然而结构性心脏病介入治疗在诸多方向仍有很大提升空间,相信未来会有更大发展和前景。

(王墨扬　丰德京　吴永健)

《2021 年 ESC/EACTS 心脏瓣膜病管理指南》解读

自 2017 年 ESC/EACTS 心脏瓣膜病指南发布以来,新的证据不断累积,尤其是在疾病评估、干预时机的风险分层、抗栓治疗、干预模式的选择和经导管技术等方面的发展突飞猛进,促使了指南进行更新。笔者团队认为 2021 年 ESC/EACTS 新版心脏瓣膜病指南总体上秉承了欧洲指南相对激进的风格,现对其更新亮点做一系统解读,希望在瓣膜病诊疗的临床实践中提供指导和帮助。

一、概述

2021 版 ESC 心脏瓣膜病指南在总论部分延续了以往的内容,对所有类型心脏瓣膜疾病(valvular heart disease,VHD)的相关常见概念,相关疾病等进行了定义及讨论。更新内容主要包括以下几个部分:

新指南进一步细化了心脏团队与心脏瓣膜中心的概念,强调医疗协同系统、心脏瓣膜中心及瓣膜病门诊共同完成以 VHD 患者为中心的干预评估工作。

在对患者危险分层的评估工作中,仍然强调美国胸科医师协会(Society of Thoracic Surgeons,STS)评分以及欧洲心血管手术危险因素评分系统 Ⅱ(European System for Cardiac Operative Risk Evaluation Ⅱ,EuroSCORE Ⅱ)的作用。在外科手术风险分层中具有较高的预测价值,但可能并不完全适用于接受经导管瓣膜病介入治疗的患者。故而,指南强调针对经导管治疗的患者需要考虑其他危险因素,如虚弱程度、介入手术相关解剖因素、瓷化主动脉、胸部放疗史等。与此同时,指南强调应重视患者及家属在治疗策略选择中的参与度,由患者及家属的预期角度出发,评估手术效果、预期寿命及生活质量等。

针对合并房颤的 VHD 患者的抗凝选择上,新版指南推荐对主动脉瓣反流(aortic regurgitation,AR)、主动脉瓣狭窄(aortic stenosis,AS)及二尖瓣反流(mitral regurgitation,MR)患者应优选新型口服抗凝药(novel oral anticoagulants,NOACs),而非维生素 K 拮抗剂(vitamin K antagonists,VKAs)。这一推荐基于近年来多个针对 NOACs 随机对照试验(randomized controlled trial,RCT)的亚组分析,均显示预防卒中及栓塞事件风险方面不劣于华法林。LAAOS Ⅲ 研究结果显示,相较于对照组患者,合并房颤的 VHD 患者行外科手术时同期行外科左心耳关闭(包括左心耳切除后缝扎、心外膜器械封堵、心外膜夹闭三种方式)组患者,随访 5 年时脑卒中和系统性栓塞事件发生风险降低 33%。基于这一结果,指南推荐对于合并房颤且 CHA2DS2VASc ≥ 2 分的 VHD 患者行外科手术时同期进行左心耳关闭。对于该推荐是否能延伸应用至内科经导管左心耳封堵术尚存疑问,笔者团队认为,若经导管左心耳封堵术的有效性和安全性能够与外科左心耳关闭等同,那么该结论的进一步外推是可能的,未来经导管心脏瓣膜介入治疗联合左心耳封堵术的一站式手术策略值得期待。

二、主动脉瓣反流

对于重度 AR 患者手术指征的探讨在经历了 10 余年的沉寂后再次被提及,基于近年来多个回顾性非随机对照研究的结果,新指南强调了体表面积(body surface area,BSA)校正的左室收缩末期内径(left ventricular end systolic diameter,LVESD)指数〔(LVESD 指数 = LVESD(mm)/BSA(m²)〕在 AR 患者中的作用,不再将左室舒张末期内径(left ventricular end diastolic diameter,LVEDD)作为手术指征的重要指标。来自美国梅奥诊所的回顾性研究显示,外科主动脉瓣置换术后(surgical aortic valve replacement,SAVR)随访 5 年,LVESDi 在 20~25mm/m²、LVESDi ≥ 25mm/m² 的 AR 患者死亡率分别是 LVESDi>20mm/m² 患者的 1.5 倍和超过 2 倍。这一结果为指南更新给出了较为有力的证据,推荐严重 AR 伴有 LVESDi>25mm/m²(小体型患者)为外科手术 I 类推荐。同时,该研究显示,经多因素校正后,既往以 I 类适应证〔左室射血分数(left ventricular ejection fraction,LVEF)<50% 且有症状〕行 SAVR 的 AR 患者相较于以非 I 类适应证行 SAVR 的患者预后更差,进一步提出在无症状 AR 患者中行 SAVR 的可行性。新指南也新增了相关推荐:若外科手术低危,重度 AR 无症状患者 LVESD>20mm/m²(特别是小体型患者)或静息射血分数 ≤55% 时为外科手术 IIb 类推荐。虽然新指南未针对无症状重度 AR 患者行更进一步激进地推荐,但对于该类患者适应证的讨论尚未结束。笔者团队认同新指南中提及的部分内容,在无症状患者未达到手术阈值但左室明显扩张(LVEDD>65mm)的左室逐渐增大或功能逐渐下降,也可能是无症状患者择期手术的一个合适指标。针对无症状重度 AR 患者手术指征的讨论仍需要更多临床研究结果的支撑(表1)。

新指南中首次提到,对于重度 AR 且不适合 SAVR 条件的患者,可在经验丰富的中心考虑行经导管主动脉瓣置换术(transcatheter aortic valve replacement,TAVR)治疗。多个针对 AR 患者的标签外 TAVR 治疗的研究结果给予了一定的证据支撑。但笔者团队认为,对于重度 AR 的患者行 TAVR 手术仍需慎重考虑,除了不适宜 SAVR 手术的临床因素外,还需要通过术前 CT 影像分析讨论患者的解剖因素,对于主动脉根部解剖结构过大或合并主动脉明显增宽的患者,TAVR 的手术风险会大大增加。

表 1 主动脉瓣反流的更新内容

新增或修改	2017 年版本中的推荐	推荐等级	2021 年版本中的推荐	推荐等级
重度主动脉瓣反流的干预指征				
修改	无症状患者但静息 LVEF ≤50% 应接受外科手术	I	无症状患者 LVESD>50mm 或 LVESDi>25mm/m²(小体型患者)或静息 LVEF ≤50% 建议外科手术	I
	无症状患者、静息 LVEF>50% 但合并严重左心室扩张 LVEDD>70mm 或 LVESD>50mm(或小体型患者 LVESDi>25mm/m²)应考虑外科手术	IIa		
新增			若外科手术低危,无症状患者 LVESDI>20mm/m²(特别是小体型患者)或静息 LVEF ≤55% 可考虑外科手术	IIb

注:LVEF,左室射血分数;LVEDD,左室舒张末期内径;LVESD,左室收缩末期内径;LVESDi,体表面积校正的左室收缩末期内径指数。

三、主动脉瓣狭窄

对于症状性的高跨瓣压差的重度主动脉瓣狭窄患者,新指南仍推荐行手术治疗。除了平均跨瓣压差(mean pressure gradient,PGmean)≥40mmHg 或峰值流速(maximum jet velocity,Vmax)≥4.0m/s 以外,新指南对这类患者的定义还强调了瓣口面积(aortic valve area,AVA)≤1.0cm^2[或体表面积矫正的瓣口面积指数(aortic valve area index,AVAi)≤0.6cm^2/m^2]。

对于无症状的重度主动脉瓣狭窄患者的手术指征,推荐重度主动脉瓣狭窄合并无其他诱因引起的收缩性左心室功能障碍(LVEF<55%)的无症状患者应考虑干预治疗。干预指征由 2017 版指南的 LVEF<50% 进一步放宽至 LVEF<55%。此新增推荐项来源于一个临床研究的结果。一项针对 LVEF 保留的、无症状或轻度症状的重度主动脉瓣狭窄患者(总数 1 678 例)的对比研究显示,在经过 SAVR 治疗后,LVEF<55% 的患者死亡率明显高于 LVEF>60% 的患者[HR=2.51,95% CI=1.58~4.00,P<0.001],且在 LVEF<55% 的群体中药物保守治疗比外科手术治疗的死亡风险更高[调整 HR=2.70,95% CI=1.98~3.67,P<0.001]。因此,对于 LVEF<55% 的无症状性射血分数保留的主动脉瓣狭窄患者,及时的非药物干预治疗或许会带来更好的生存结局。LVEF>55% 且运动试验正常的低风险无症状患者,新指南推荐的干预治疗指征有所扩大,若满足以下条件之一,应考虑手术干预:①极重度主动脉瓣狭窄,其定义由 Vmax>5.5m/s 扩展至 PGmean≥60mmHg 或 Vmax≥5m/s;②重度瓣膜钙化(最好由心脏 CT 扫描明确诊断)和 Vmax 每年进展≥0.3m/s;③无法用其他原因解释的重复测量证实 B 型脑钠肽(B-type brain natriuretic peptide,BNP)水平显著升高。而重度肺动脉高压(静息时有创肺动脉收缩压>60mmHg)不再是干预适应证。一项针对无症状重度主动脉瓣狭窄患者的多中心 RCT 研究结果显示,虽然保守治疗组与早期 SAVR 组在基线数据方面无明显差异,包括 Vmax[(5.04±0.44)m/s vs.(5.14±0.52)m/s]、LVEF[(64.8±4.1)% vs.(64.8±5.2)%]等,但与保守治疗相比,早期 SAVR 后主要终点(手术期间或手术后 30 天内死亡或整个随访期间的心血管死亡)显著降低(1% vs. 15%,HR=0.09,95% CI 0.01~0.67,P=0.003)。另一项回顾性研究纳入了 1 375 例无症状主动脉瓣狭窄患者,通过描述自然病程、SAVR 手术时机以及生存率来研究中重度 AS 的预后,结果显示,基线 Vmax≥5m/s 以及 LVEF<60% 的无症状重度主动脉瓣狭窄患者被证实有更高的全因死亡和心血管死亡的风险。因此,笔者团队认为尽早手术干预对上述高危患者有着明确的获益,对于手术时机的准确判断能够对 AS 患者的预后起到决定性作用,而将该结论进一步外推至 TAVR 治疗,依据以往 SAVR 与 TAVR 的临床结果,相信 TAVR 治疗也将得到不劣于 SAVR 的结果。我们也期待进一步的随机试验[EARLY TAVR(NCT03042104)、AVATAR(NCT02436655)、EASY-AS(NCT04204915)、EVOLVED(NCT03094143)]提供更多的决策依据。

新指南提出,对于可接受手术干预的重度主动脉瓣狭窄患者,SAVR 和 TAVR 之间的选择必须基于心脏团队对临床、解剖和手术因素的详细评价,权衡每种方法对患者的风险和受益,患者方可据此作出干预措施的选择。对低手术风险的年轻重度主动脉瓣狭窄患者(<75 岁且 STSPROM/EuroSCORE Ⅱ<4%)或不适合经股动脉 TAVR 的患者,新指南推荐进行 SAVR 治疗。对高手术风险的老年重度主动脉瓣狭窄患者(≥75 岁或 STS-PROM/EuroSCORE Ⅱ>8%)或不适合外科手术的患者,新指南推荐行 TAVR 治疗(表 2)。其余患者根据个体化的临床、解剖结构和手术特征对其进行 SAVR 或 TAVR 治疗。

表 2　主动脉瓣狭窄的更新内容

新增或修改	2017 年版中的推荐	推荐等级	2021 年版中的推荐	推荐等级
症状性主动脉瓣狭窄患者				
修改	症状性重度高压差主动脉瓣狭窄患者（PGmean ≥ 40mmHg 或 Vmax ≥ 4.0m/s）应接受干预	I	建议对重度高压差主动脉瓣狭窄［PGmean ≥ 40mmHg，Vmax ≥ 4.0m/s 和 AVA ≤ 1.0cm² （或 AVAi ≤ 0.6cm²/m²）］的有症状患者进行干预	I
无症状重度主动脉瓣狭窄患者				
新增			重度主动脉瓣狭窄合并无其他诱因引起的收缩性左心室功能障碍（LVEF < 55%）的无症状患者应考虑干预治疗	Ⅱa
修改	对于正常射血分数且运动试验正常的低风险无症状患者，满足以下条件之一可行 SAVR 治疗： • 极重度主动脉瓣狭窄 Vmax > 5.5m/s • 重度瓣膜钙化，Vmax 每年进展 0.3m/s • 无法被其他原因解释的重复测量证实 BNP 水平显著升高（> 3 倍年龄和性别校正的正常范围） • 无法被其他原因解释的严重肺动脉高压（侵入性检查发现静息肺动脉收缩压 > 60mmHg）	Ⅱa	对于 LVEF > 55% 且运动试验正常的低风险无症状患者，满足以下条件之一应考虑手术干预： • 极重度主动脉瓣狭窄（PGmean ≥ 60mmHg 或 Vmax ≥ 5m/s） • 重度瓣膜钙化（最好通过心脏 CT 评估）和 Vmax 每年进展 0.3m/s • 无法被其他原因解释的重复测量证实 BNP 水平显著升高（> 3 倍年龄和性别校正的正常范围）	Ⅱa
主动脉瓣狭窄患者的推荐干预方式				
修改	干预的选择必须基于对技术适用性和对每种方式的风险和受益权衡的个体化评估。此外，选择需考虑实施干预的当地中心经验及既往相关结果	I	外科干预和经导管干预之间的选择必须基于心脏团队对临床、解剖和手术因素的详细评价，权衡每种方法对个体患者的风险和受益。心脏团队的建议应与患者讨论，患者方可据此作出干预措施的选择	I
修改	SAVR 推荐用于低手术风险患者（STS 或 EuroSCORE Ⅱ < 4% 或 Logistics EuroSCORE Ⅰ < 10%），且没有其他危险因素，如虚弱、瓷化主动脉、胸部放疗史	I	SAVR 推荐用于低手术风险的年轻患者（< 75 岁且 STS-PROM/EuroSCORE Ⅱ < 4%）或可手术且不适合经股动脉 TAVI 的患者	I
修改	TAVR 推荐于经心脏团队讨论不适合接受 SAVR 的患者	I	TAVI 推荐用于老年患者（75 岁）、高危患者（STS-PROM/EuroSCORE Ⅱ > 8%）或不适合手术的患者	I

续表

新增或修改	2017 年版中的推荐	推荐等级	2021 年版中的推荐	推荐等级
修改	在手术风险增加的患者中(STS 或 EuroSCORE Ⅱ≥4% 或 Logistic EuroSCORE Ⅰ≥10%,或有其他危险因素,如虚弱、瓷化主动脉、胸部放疗史),应由心脏团队根据患者特征作出个体化的 SAVR 与 TAVR 之间的决策,适合经股动脉入路的老年患者更倾向于 TAVR	Ⅰ	根据个体化的临床、解剖结构和手术特征,建议对剩余患者进行 SAVR 或 TAVR	Ⅰ

注:AVA,主动脉瓣瓣口面积;AVAi,体表面积校正的主动脉瓣瓣口面积指数;BNP,B 型脑钠肽;EuroSCORE,欧洲心脏手术危险评分系统;LVEF,左室射血分数;PGmean,平均跨瓣压差;SAVR,外科主动脉瓣置换术;STS-PROM,胸科医师协会死亡率风险预测值;TAVR,经导管主动脉瓣置换术;Vmax,最大峰值流速。

四、二尖瓣反流

超声心动图仍是评价二尖瓣反流的首选成像技术,新指南强调定性、半定量和定量测量的综合评估。三维超声心动图在量化反流容积方面比二维超声心动图更好(尤其是在偏心、多发和收缩晚期的反流),当用于评定二尖瓣反流的各种超声心动图参数不一致时,心脏磁共振(cardiac magnetic resonance,CMR)是量化反流容积的有效选择,也是量化左心室(left ventricle,LV)和左心房(left atrium,LA)容积的参考标准。药物治疗方面,二尖瓣反流合并房颤患者,新指南更推荐新型口服抗凝药物(NOACs),而非华法林(推荐级别由Ⅱa 升级到Ⅰ类)。介入治疗方面,新指南主要对重度原发性二尖瓣反流(primary mitral regurgitation,PMR)和慢性重度继发性二尖瓣反流(secondary mitral regurgitation,SMR)进行了更新(表 3)。

表 3 二尖瓣反流介入治疗的更新内容

新增或修改	2017 年版本中的推荐	推荐等级	2021 年版本中的推荐	推荐等级
重度原发性二尖瓣反流的介入适应证建议				
修改	无症状患者左心室功能障碍(LVESD≥45mm 和 / 或 LVEF≤60%)应接受外科手术	Ⅰ	无症状患者左心室功能障碍(LVESD≥40mm 和 / 或 LVEF≤60%)应接受外科手术	Ⅰ
修改	对于左室功能保留(LVESD<45mm 且 LVEF>60%)的无症状患者和继发于二尖瓣反流或肺动脉高压(静止时 SPAP>50mmHg)的房颤,应考虑手术治疗	Ⅱa	对于左室功能保留(LVESD<40mm 且 LVEF>60%)的无症状患者和继发于二尖瓣反流或肺动脉高压(静止时 SPAP>50mmHg)的房颤,应考虑手术治疗	Ⅱa

新增或修改	2017 年版本中的推荐	推荐等级	2021 年版本中的推荐	推荐等级
修改	对于左室射血分数保留(>60%)和 LVESD 为 40~44mm 的无症状患者,如果可能进行持久性修复,手术风险较低,在心脏瓣膜中心进行修复,并且至少存在以下发现之一,则应考虑手术治疗: 1. 连枷瓣叶 2. 左房明显扩大(容量指数 ≥60ml/m² BSA)	Ⅱa	对于低危左室射血分数保留(>60%)和 LVESD<40mm 且左房明显扩大(容量指数 ≥60ml/m² 或内径 ≥55mm)的无症状患者,如果可能进行持久性修复且在心脏瓣膜中心进行,则应考虑外科修复手术	Ⅱa
慢性重度继发性二尖瓣反流的介入适应证				
新增			瓣膜外科/介入手术仅推荐于即使接受 GDMT 治疗仍有症状的重度 SMR 患者,且应该由一个结构化的心脏协作团队决定	Ⅰ
伴有冠状动脉或其他心脏疾病需要治疗的患者				
新增			在由心脏团队评估不适合外科手术的有临床症状的患者中,可以在 PCI(和/或 TAVI)后行 TEER	Ⅱa
修改	严重 SMR 患者接受 CABG 和 LVEF>30% 时,推荐外科手术治疗	Ⅰ	对于接受冠状动脉旁路移植术或其他心脏手术的患者,推荐进行外科瓣膜手术	Ⅰ
无须治疗的伴发冠状动脉或其他心脏疾病的患者				
修改	当不需要血运重建且手术风险不低时,对于严重继发性二尖瓣反流、LVEF>30% 且尽管进行了最佳的医疗管理(包括 CRT),但仍有症状的患者,可考虑采用经皮缘对缘手术,且心脏超声提示具有合适的瓣膜形态	Ⅱb	对于不符合外科手术条件,并且满足对治疗有反应的有临床症状的标准患者,可以考虑 TEER 治疗	Ⅱa
修改	对于重度 SMR、LVEF<30% 且尽管进行了最佳的医疗管理(包括 CRT),但仍有症状的无法建立血运重建患者,心脏团队可根据患者个体特征仔细评估心室辅助装置或心脏移植术后可以考虑经皮缘对缘手术或外科瓣膜手术	Ⅱb	对于高危有临床症状的不适合外科手术或不满足对 TEER 治疗有反应的标准患者,心脏团队在仔细评估心室辅助装置或心脏移植术后,可考虑 TEER 或其他经导管瓣膜治疗	Ⅱb

注:LVESD,左室收缩末期内径;LVEF,左室射血分数;SPAP,肺动脉收缩压;BSA,身体表面面积;GDMT,指南指导下的药物治疗;SMR,继发性二尖瓣反流;TEER,经导管缘对缘修复术;PCI,经皮冠脉介入术;TAVI,经导管主动脉瓣置换术;CRT,心脏再同步治疗。

新指南采纳了二尖瓣反流国际数据库(Mitral Regurgitation International Database,MIDA)评分,以评估接受药物治疗或手术治疗的严重 PMR 患者的全因死亡风险。在该评分所包含的变量中,LA 直径 ≥ 55mm 和 LVESD ≥ 40mm 被定义为扩张的新阈值,成为 PMR 介入治疗适应证中的重要更新指标。随着经验的增加和手术安全性的提高,新指南在二尖瓣反流患者的早期干预适应证方面有所扩大,并强调在瓣膜修复可取情况下首选瓣膜修复。经导管缘对缘修复(transcatheter edge-to-edge repair,TEER)对于 PMR 患者,推荐级别较 2017 年指南无变化,仍为 Ⅱb 类(推荐用于外科手术高危且超声解剖标准合适的患者),笔者团队认为这样谨慎的推荐是由于 TEER 的有效性尚未得到充分证实,尤其是在既往研究中 TEER 的手术效果尚未获得非劣于甚至优于外科手术的结果。我们期待最新的 TEER 系统在外科手术高风险和中风险患者中的表现[MITRA-HR 研究(NCT03271762)和 REPAIR-MR 研究(NCT04198870)]。

对于继发性二尖瓣反流(SMR)患者手术干预,新指南特别指出优化指南指导下的药物治疗(guideline-directed medical treatment therapy,GDMT)的必要性。对这些患者进行手术干预(外科或者介入手术),必须是已经过 GDMT(包括心脏再同步化治疗)后仍有症状的重度反流患者,在心脏团队综合讨论决策后才能进行。笔者团队认为,继发性二尖瓣反流是动态变化的,手术干预前的 GDMT 非常必要,许多患者在 GDMT 后,二尖瓣反流可以减轻。TEER 越来越多地用于 SMR,并已与 GDMT 进行对比评估,此次获得了推荐等级的提升(由 Ⅱb 提升到 Ⅱa),适合于不宜外科手术且符合 COAPT 标准的患者。需要注意的是,LVEF 在评估严重 SMR 患者时存在误导,新指南虽然已经摒弃了这一指标,但仍然指出当 LVEF<15% 时,通常不选择瓣膜介入治疗,进行心脏移植或左室辅助装置治疗更能使患者获益。此外,值得一提的是,新指南对于不符合外科手术条件,同时不能确定是否能从 TEER 治疗获益的高危症状性 SMR 患者,推荐在详细评估后可尝试 TEER 或者其他瓣膜介入治疗手段。笔者团队认为,目前其他二尖瓣介入治疗(包括除 TEER 外的经导管二尖瓣修复系统以及经导管二尖瓣置换装置)是正在积极探索的方向,该建议是符合临床实践和具有前瞻性的。

五、二尖瓣狭窄

风湿热目前仍是全球范围内二尖瓣狭窄最常见的原因,新指南对风湿性和退行性两大类二尖瓣狭窄分别进行了诊治的推荐。

对于风湿性二尖瓣狭窄,心脏超声仍是首选检查手段,经胸超声是测量基准,在经皮二尖瓣分离术(percutaneous mitral commissurotomy,PMC)术前或栓塞事件后应行食管心脏超声排除左心耳血栓,并在经胸心脏超声不能很好地完成介入前评估时获得二尖瓣解剖的详细信息。对于无症状、症状不明显或症状与狭窄程度不匹配的患者,应行负荷试验,运动负荷优于多巴酚丁胺负荷。新指南强调治疗策略(PMC 或外科手术)及时机需要基于患者临床特点、瓣膜解剖、瓣下结构以及当地医院的经验,总的说来,有临床意义的(中至重度)风湿性二尖瓣狭窄(瓣口面积 ≤ 1.5cm^2)的患者才有手术干预指征,并且首选 PMC,只有存在 PMC 禁忌或不适合时才选择外科手术,包括 PMC 术后再次狭窄的患者。药物治疗方面值得一提的是,新指南对中 - 重度二尖瓣狭窄合并房颤的患者,仍然推荐使用华法林抗凝,其原因是没有支持 NOACs 在此条件下使用的确凿证据,而非 NOACs 疗效不及华法林,相关的随机临床试验正在进行中(INVICTUS VKA NCT 02832544),我们期待其结果推动指南的进一步更新。

退行性二尖瓣狭窄大多由重度二尖瓣瓣环钙化（mitral annular calcification，MAC）导致，新指南指出，如果计划干预处理，应行心脏超声检查作为初步评估，另需要行心脏 CT 评估钙化程度及部位，从而评估干预治疗的可行性。治疗方法包括经导管和外科手术治疗，两者的有效性均有待证实。退行性二尖瓣狭窄合并 MAC 的老年患者，外科手术在技术上存在很大挑战且风险高，由于没有交界区融合，亦不适合行 PMC。新指南提出对多种影像学评估解剖合适的患者进行经导管二尖瓣置换术（transcatheter mitral valve replacement，TMVR）具有可行性，但同时提示应警惕左室流出道梗阻等风险。利用 TMVR 行外科生物瓣衰败后的瓣中瓣植入，有更高的安全性和有效性，本次指南对此新增了推荐（Ⅱb）。

六、三尖瓣反流

新指南对原发性和继发性三尖瓣反流（tricuspid regurgitation，TR）的病因做了阐述，指出超过 90% 的患者为继发性，常见的继发病因包括房颤、左心疾病相关和心脏植入式电子设备导线所致。评估方面，新指南提及一个新的心脏超声分级方案，包括了两个额外的 TR 程度分级（"极重度"和"巨量"），在晚期疾病患者的心衰死亡率和再住院率方面，其预后价值更好。

新指南中，对于重度原发性 TR，即使没有症状或症状轻微，一旦观察到右心室扩张，就应考虑介入治疗（表 4），虽然确切的适应证尚不明确，但笔者团队认为这是对介入治疗时机推荐的前移，适当的干预时机对于避免不可逆的右室损伤和器官衰竭以及随后增加的手术风险至关重要。

在继发性 TR 患者的介入治疗方面，新指南的推荐较既往范围扩大。首先，删除了左心手术术后的条件，这就将其他继发性 TR（如房颤和起搏器导线相关 TR）纳入了进来。再者，指南新增了对于不能外科手术的 TR 患者，在有经验中心在心脏瓣膜团队综合评估后，可尝试经导管治疗的推荐（Ⅱb）。这是第一个对经导管三尖瓣介入治疗作出明确建议的指南。笔者团队认为这是由经导管三尖瓣介入器械创新和技术发展推动的结果，包括缘对缘夹合术、瓣环成形术和瓣膜置换术，早期临床数据表明，使用这些经导管介入治疗减少三尖瓣反流是可行的，并可以使术后症状和血流动力学得到改善。其中，我国自主研发的经导管三尖瓣置换系统（LuX-Valve）的探索性临床研究结局优异，被新指南引用。同时，K-clip 等国内自主创新的经导管三尖瓣修复器械的临床试验也已经在进行中，标志着我国在经导管三尖瓣介入治疗领域已走在世界前沿。

表 4　三尖瓣反流介入治疗的更新内容

新增或修改	2017 年版本中的推荐	推荐等级	2021 年版本中的推荐	推荐等级
原发性三尖瓣反流介入治疗的适应证				
修改	对于无症状或症状轻微的患者，如患有严重的孤立性原发性三尖瓣反流和进行性右室扩张或右室功能恶化，应考虑手术治疗	Ⅱa	对于无症状或症状轻微的孤立性严重原发性三尖瓣反流和右心室扩张的适合手术治疗的患者，应考虑手术治疗	Ⅱa

续表

新增或修改	2017 年版本中的推荐	推荐等级	2021 年版本中的推荐	推荐等级
继发性三尖瓣反流介入治疗的适应证				
修改	在既往有左心手术史和没有复发性左侧瓣膜功能障碍的情况下，对于有症状或有进行性右室扩张/功能障碍的严重三尖瓣反流患者，在没有严重右室或左室功能障碍和严重肺血管疾病/高血压的情况下，应考虑进行手术	Ⅱa	在没有严重右室或左室功能障碍和严重肺血管疾病/高血压的情况下，对于重度继发性三尖瓣反流(有或没有既往左心手术史)且有临床症状或右室扩张的患者，应考虑进行手术	Ⅱa
新增			对于无法接受外科手术的有临床症状的重度继发性三尖瓣反流患者，可在有经验的心脏瓣膜中心进行经导管治疗	Ⅱb
新增			对高外科手术风险的人工瓣膜衰败患者，可考虑行瓣中瓣植入术	Ⅱb

七、三尖瓣狭窄

孤立性三尖瓣狭窄极少见，多合并 TR 或二尖瓣病变，相关临床研究少，因此新指南对这部分内容几乎没有更新。心脏超声仍是最重要的评估手段，在正常心率下平均跨瓣压差>5mmHg 即认为存在三尖瓣狭窄。通常在外科手术治疗左心瓣膜疾病时，会同时进行三尖瓣的干预，选择修复还是置换主要取决于心脏超声对瓣膜解剖和瓣下结构的评估，若置换首选生物瓣。经皮三尖瓣球囊成形术也可用于治疗少数解剖合适的患者，或单独进行，或与 PMC 联合进行，但需注意它经常引起明显的反流，缺乏长期疗效。

八、瓣膜置换或修复术后的抗栓管理推荐

新指南对于瓣膜置换或修复术围手术期及术后的抗栓管理策略进行了全面更新，在旧指南中主要强调接受经皮冠脉支架植入术的瓣膜病患者，而新指南更新了合并急性冠脉综合征这一群体(表 5)。

对于无抗凝指征的 TAVR 患者及有抗凝指征的 TAVR 患者，新指南均给出了具体的更新推荐(表 5)。POPular A 研究提示无抗凝指征的患者，SAPT 较 DAPT 获益更大；POPular B 研究提示有抗凝指征的 TAVR 患者，其口服抗凝药(oral anticoagulants，OAC)单药的获益可能大于 OAC 联合抗血小板药物治疗。因此，新指南修订了无 OAC 患者需终生 SAPT，新增了有抗凝指征患者需 OAC 治疗的建议。还需要关注的群体是具有 DAPT 适应证的 TAVR 患者，但目前尚无 TAVR 术后合并急性冠脉综合征或近期接受了经皮冠状动脉介入治疗的抗血栓策略的研究。笔者团队认为，对于该类患者，应根据其是否具有 OAC 适应证、冠状动脉综合征类型及出血风险的高低进行不同策略以及不同时长的抗栓治疗。随着近年来 NOACs 房颤患者中优于 VKA 的证据不断产生，比较 NOACs 与 VKA 在 TAVR 患者中疗效的 RCT(NCT02943785、NCT02664649)也正在进行。虽然 GALILEO-4D 研究提示对

于无抗凝指征的 TAVR 患者,利伐沙班 + 阿司匹林组相较于 DAPT 组能够明显减少 TAVR 术后影像学上亚临床瓣叶血栓的发生,但 GALILEO 研究中利伐沙班 + 阿司匹林组明显增加了死亡或血栓栓塞复合终点事件以及出血事件风险。ADAPT 研究中,不论是在出血事件、新发脑损伤、神经功能认知以及亚临床瓣叶血栓等方面,艾多沙班组与 DAPT 组均未表现出明确的优劣。因此,指南推荐对于无 OAC 适应证的 TAVR 患者,不必常规使用 OAC 治疗。

表 5　瓣膜置换或修复术后抗栓管理的更新内容

新增或修改	2017 年版本中的推荐	推荐等级	2021 年版本中的推荐	推荐等级
合并抗血小板治疗的适应证				
修改	在接受简单 PCI 的患者中,VKA 和氯吡格雷(75mg/d)组成的二联治疗应作为出血风险超过缺血风险的患者 1 个月三联抗血栓治疗的替代方案	Ⅱa	不论使用的支架类型,需要长期 OAC 治疗的患者在简单 PCI 或 ACS 后,如果支架内血栓形成的风险较低或出血风险超过支架内血栓风险,推荐早期停用阿司匹林(<1 周)并继续使用 6 个月或 12 个月(ACS)的 OAC 和 P2Y12 抑制剂(首选氯吡格雷)双联治疗	Ⅰ
新增			在接受 VKA(如机械瓣)治疗的患者中,在特定患者中(如 HAS-BLED ≥ 3 或符合 ARC-HBR 且支架内栓塞低风险)可考虑氯吡格雷单药治疗维持 12 个月	Ⅱa
新增			对于 VKA 治疗同时需要阿司匹林和 / 或氯吡格雷的患者,应仔细调整 VKA 的剂量强度至目标 INR 范围的较低水平,治疗窗时间占比应>65%~70%	Ⅱa
新增			对于同时需要 OAC 和抗血小板治疗的简单 PCI 或 ACS 患者,当支架内血栓形成风险超过出血风险时,应考虑阿司匹林、氯吡格雷和 OAC 三联治疗至少 1 周,并根据对这些风险的评估以确定三联治疗时长(<1 个月)	Ⅱa
TAVR				
新增			对具有抗凝指征的患者,推荐终身 OAC 治疗	Ⅰ
修改	对于高出血风险的患者,TAVR 后可考虑 SAPT	Ⅱa	对于无抗凝指征的患者,推荐 TAVR 术后终生 SAPT	Ⅰ
新增			对于无抗凝指征的患者,TAVR 术后不建议常规使用 OAC	Ⅲ

注:ACS,急性冠状动脉综合征;ARC-HBR,高出血风险学术研究联合会;OAC,口服抗凝药;PCI,经皮冠脉介入术;SAPT,单联抗血小板治疗;TAVR,经导管主动脉瓣置换术;VKA,维生素 K 拮抗剂。

九、结语

综上所述,通过总结和评估现有证据,《2021 ESC/EACTS 心脏瓣膜病管理指南》为我们带来了多方面的更新,其建议和观点严谨、科学并具前瞻性,帮助和指导医疗专业人员为患者提出最佳管理策略,同时指引了该领域未知和探索的方向。心脏瓣膜病诊疗的发展可谓日新月异,可喜的是,在国际权威指南中,已经有来自中国的声音。我们呼吁,不仅要学习和应用指南来规范和提高诊疗水平,更要不断探索、创新与积累,推动指南进一步更新和完善,最终更好地服务于心脏瓣膜病患者。

（冯 沅　李怡坚　周达新　陈莎莎）

参考文献

［1］ BAUMGARTNER H, FALK V, BAX J J, et al. 2017 ESC/EACTS Guidelines for the management of valvular heart disease [J]. Eur Heart J, 2017, 38 (36): 2739-2791.

［2］ VAHANIAN A, BEYERSDORF F, PRAZ F, et al. 2021 ESC/EACTS Guidelines for the management of valvular heart disease [J]. Eur Heart J, 2022, 43 (7): 561-632.

［3］ WHITLOCK R P, BELLEY-COTE E P, PAPARELLA D, et al. Left Atrial Appendage Occlusion during Cardiac Surgery to Prevent Stroke [J]. N Engl J Med, 2021, 384 (22): 2081-2091.

［4］ YANG L T, MICHELENA H I, SCOTT C G, et al. Outcomes in Chronic Hemodynamically Significant Aortic Regurgitation and Limitations of Current Guidelines [J]. J Am Coll Cardiol, 2019, 73 (14): 1741-1752.

［5］ BOHBOT Y, DE MEESTER DE RAVENSTEIN C, CHADHA G, et al. Relationship Between Left Ventricular Ejection Fraction and Mortality in Asymptomatic and Minimally Symptomatic Patients With Severe Aortic Stenosis [J]. JACC Cardiovascular imaging, 2019, 12 (1): 38-48.

［6］ KANG D H, PARK S J, LEE S A, et al. Early Surgery or Conservative Care for Asymptomatic Aortic Stenosis [J]. N Engl J Med, 2020, 382 (2): 111-119.

［7］ LANCELLOTTI P, MAGNE J, DULGHERU R, et al. Outcomes of Patients With Asymptomatic Aortic Stenosis Followed Up in Heart Valve Clinics [J]. JAMA Cardiol, 2018, 3 (11): 1060.

［8］ GRIGIONI F, CLAVEL M A, VANOVERSCHELDE J L, et al. The MIDA Mortality Risk Score: development and external validation of a prognostic model for early and late death in degenerative mitral regurgitation [J]. Eur Heart J, 2018, 39 (15): 1281-1291.

［9］ MACK M J, LINDENFELD J, ABRAHAM W T, et al. 3-Year Outcomes of Transcatheter Mitral Valve Repair in Patients With Heart Failure [J]. J Am Coll Cardiol, 2021, 77 (8): 1029-1040.

［10］ MACK M J, ABRAHAM W T, LINDENFELD J, et al. Cardiovascular Outcomes Assessment of the Mitra Clip in Patients with Heart Failure and Secondary Mitral Regurgitation: Design and rationale of the COAPT trial [J]. Am Heart J, 2018, 205: 1-11.

［11］ HAHN R T, ZAMORANO J L. The need for a new tricuspid regurgitation grading scheme [J]. European heart journal cardiovascular Imaging, 2017, 18 (12): 1342-1343.

［12］ LURZ P, STEPHAN VON BARDELEBEN R, WEBER M, et al. Transcatheter Edge-to-Edge Repair for Treatment of Tricuspid Regurgitation [J]. J Am Coll Cardiol, 2021, 77 (3): 229-239.

［13］ NICKENIG G, WEBER M, SCH LER R, et al. Tricuspid valve repair with the Cardioband system: two-year outcomes of the multicentre, prospective TRI-REPAIR study [J]. Euro Intervention: journal of EuroPCR in collaboration with the Working Group on Interventional Cardiology of the European Society of Cardiology, 2021, 16 (15): e1264-e1271.

［14］ LU F L, MA Y, AN Z, et al. First-in-Man Experience of Transcatheter Tricuspid Valve Replacement With LuX-Valve in High-Risk Tricuspid Regurgitation Patients [J]. JACC Cardiovascular interventions, 2020, 13 (13): 1614-1616.

［15］ BROUWER J, NIJENHUIS V J, DELEWI R, et al. Aspirin with or without Clopidogrel after Transcatheter Aortic-Valve Implantation [J]. N Engl J Med, 2020, 383 (15): 1447-1457.

［16］ NIJENHUIS V J, BROUWER J, DELEWI R, et al. Anticoagulation with or without Clopidogrel after Transcatheter Aortic-Valve Implantation [J]. N Engl J Med, 2020, 382 (18): 1696-1707.

［17］ DE BACKER O, DANGAS G D, JILAIHAWI H, et al. Reduced Leaflet Motion after Transcatheter Aortic-Valve Replacement [J]. N Engl J Med, 2020, 382 (2): 130-139.

［18］ DANGAS G D, TIJSSEN J G P, WOHRLE J, et al. A Controlled Trial of Rivaroxaban after Transcatheter Aortic-Valve Replacement [J]. N Engl J Med, 2020, 382 (2): 120-129.

结构性心脏病介入治疗 2021 年度报告
精要及解读

结构性心脏病是近十几年来提出来的介入心脏病学的一个亚专科。葛均波院士将结构性心脏病定义为心电疾病和冠状动脉疾病以外任何与心脏和邻近心脏的大血管结构有关的疾病,其特点是可通过(介入治疗)矫正或改变心脏和大血管结构来治疗所患疾病。结构性心脏病发展迅速,各种新技术层出不穷。自 2020 年起,中国医师协会心血管分会结构性心脏病学组每年在年终会对本年度结构性心脏病介入治疗发展按主要技术方向做一个年度总结报道。本文为其 2021 年度报道的精要内容及其解读。

一、经导管主动脉瓣置换 2021 年度进展

(一) TAVR 适应证更新

主动脉瓣狭窄和主动脉瓣反流的瓣膜置换适应证进一步拓宽。2021 年 8 月 28 日,欧洲心脏病学会(European Society of Cardiology,ESC)和欧洲心胸外科协会正式公布了新版瓣膜性心脏病患者管理指南。对于无症状的重度主动脉瓣狭窄(AS),新指南推荐更早期、更积极干预:既往指南要求 LVEF<50%,且仅推荐外科主动脉瓣换瓣(SAVR)手术,而 2021 指南将标准提高到 LVEF<55%,且 SAVR 或经导管主动脉瓣置换(TAVR)均推荐;其他无症状的重度 AS,包括极重度 AS(平均压差>60mmHg 或者跨瓣流速>5m/s),极度瓣膜钙化或进展迅速,BNP 升高 3 倍以上,既往指南仅推荐 SAVR 手术,而 2021 指南 SAVR 或 TAVR 均推荐。对低手术风险的年轻重度 AS 患者(<75 岁且 STS-PROM/EuroSCORE Ⅱ<4%)或不适合经股动脉 TAVR 的患者,新指南推荐进行 SAVR。对高手术风险或老年重度主动脉瓣狭窄患者(≥75 岁或 STS-PROM/EuroSCORE Ⅱ>8%),新指南推荐行 TAVR 治疗。其余患者根据个体临床、解剖结构和手术特征对其进行 SAVR 或 TAVI 治疗,进一步放宽了 TAVR 的临床适应证(图 1)。对于主动脉瓣反流,ESC 指南建议对有选择的、无法外科手术的 AR 患者在有经验的中心可考虑 TAVR。

(二) 二叶瓣 TAVR 探索

根据嵴的数量,Sievers 与 Schmidtke 于 2007 年根据外科视野将二叶式主动脉瓣(bicuspid aortic valve,BAV)分为 0 型、1 型和 2 型(Sievers 分型)。而根据主动脉根部 CTA 特点,Hasan 于 2015 年将二叶式主动脉瓣分为三型:两个瓣叶交界有嵴、两个瓣叶交界无嵴和三个瓣叶交界的二叶瓣。Hasan 分型基于 TAVR 术前的 CT 评估,更有助于 TAVR 术前预测手术风险和难度。为了便于统一交流和规范命名,2021 年集合了外科医师、介入医师、影像学医师的国际共识综合了既往的分型方法,将二叶式主动脉瓣分为融合型 BAV,两窦型 BAV 和部分融合型 BAV(图 2),该分析更有利于指导 TAVR 手术策略的制定尤其是瓣膜尺寸的选择。

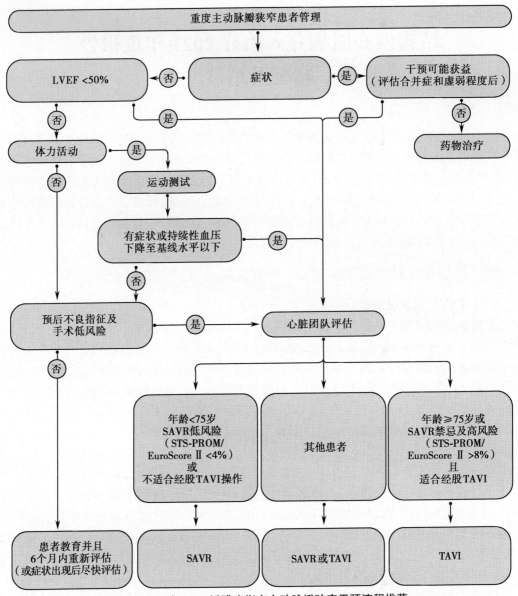

图 1　2021 年 ESC 瓣膜病指南主动脉瓣狭窄干预流程推荐

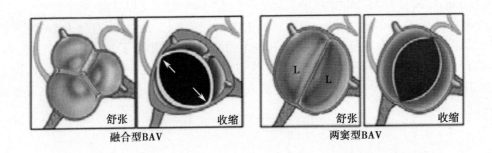

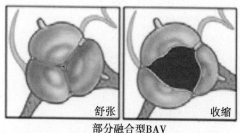

部分融合型BAV

图2 二叶式主动脉瓣国际专家共识分型

（三）术后抗栓管理

在抗栓研究方面，2021 年美国心脏病学会（American college of cardiology, ACC）年会公布的 ATLANTIS 研究对比阿哌沙班与之前指南推荐的标准治疗（有抗凝指征的患者使用华法林抗凝，无抗凝指征的患者使用双抗血小板治疗 3~6 个月，此后长期使用单药抗血小板治疗）在心血管事件和出血事件方面的获益与风险。结果显示阿哌沙班的表现并未优于标准治疗组，尽管可以降低瓣膜血栓的风险，但并未带来明显的心血管事件获益。其子研究 ATLANTIS-4D 与 GALILEO-4D 研究结果类似：对于无抗凝指征的患者，阿哌沙班比抗血小板治疗显著降低瓣膜血栓的形成，但对于有抗凝指征的患者，阿哌沙班与华法林相比在降低瓣膜血栓形成上无显著差异。因此，NOAC 虽然能够有效降低 TAVR 术后亚临床瓣膜血栓形成的风险，但对于预先无血栓风险、需要长期抗凝的患者，NOAC 不作为常规推荐方案。

同样，2021 年 ESC 公布了在合并房颤的 TAVR 患者术后应用艾多沙班对比华法林的 ENVISAGE-TAVI AF 研究，结果显示艾多沙班在净临床事件获益方面不优于华法林，但大出血事件发生率更高。基于目前研究结果，2021 年欧洲瓣膜性心脏病患者管理指南 TAVR 术后简化的抗栓策略：有抗凝指征患者应终生口服华法林抗凝药物；对无抗凝指征的 TAVR 患者应终身服用单一抗血小板药物。

（四）国内 TAVR 现状

1. 国内目前已上市器械数量以及在临床研究中的器械 目前我国内地共有 6 个款经股动脉途径的瓣膜获批上市，包括 Venus A/Venus A Plus 瓣膜、VitaFlow/VitaFlow liberty、Taurus One/Taurus Elite 瓣膜、SAPIEN 3、Evolute R，另有 1 款经心尖的 J-Valve 瓣膜已商业化应用（图3）。一些新器械也逐渐在本年度进行早期临床研究使用，短支架自膨胀瓣膜 SinoCrown，国产球囊扩张式瓣膜 Renatus，带自主锚定结构的球囊扩张式瓣膜 HanchorValve 等也陆续开始临床试验（图3），体现出了在 TAVR 领域国产瓣膜持续的创新能力和百花齐放的状态。

2. 中国 TAVR 2021 年概述 中国 2021 年 TAVR 手术量（包括经股和经心尖，不包括临床研究）超过 6 500 例，近 400 家中心已开展 TAVR。自 2021 年起，在国内上市的经股动脉主动脉瓣膜均可实现可回收功能，2021 年国内完成可回收 TAVR 近 2 000 例，中国正式进入可回收 TAVR 时代。可回收器械允许术者对瓣膜位置或瓣膜选择不满意可回收瓣膜再进行重复操作，从而有效降低手术难度、提高手术成功率，降低 TAVR 术后瓣周漏发生率、瓣中瓣发生率、缩短医师学习曲线、提升手术成功率与安全性。同时可回收器械允许术者精准释放人工瓣膜，从而减少起搏器植入率。可回收瓣膜系统的使用使手术操作更加简捷，促进了全国 TAVR 手术的普及以及推广。

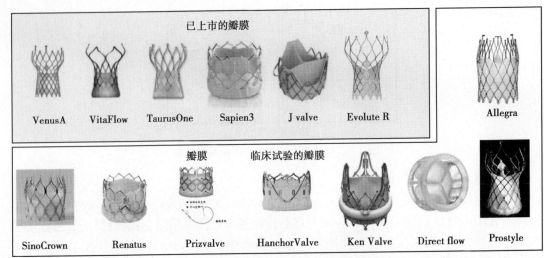

图 3　中国已上市或在研的 TAVR 瓣膜

总之,TAVR 技术国外日趋成熟,已经超越常规开胸手术,成为治疗重度 AS 的主要治疗方式。研究热点继续聚焦于二叶瓣,术后抗凝或者抗血小板,全生命周期管理等。国内开始进入蓬勃发展阶段,预期明年 TAVR 数量会进一步增加,达到 10 000 例 / 年。2021 年 TAVR 相关国产器械研发突飞猛进,目前正在或者即将进入临床研究阶段的器械超过 10 种,部分器械水平已达到国际领先,部分新器械开始引导 TAVR 治疗向主动脉瓣反流方向探索,预期适应证方面有望出现新的方向性选择。未来全国范围内瓣膜病中心的质控与合作,为中国 TAVR 领域大规模多中心研究提供了机会,未来将有更多的中心进行数据整合通过注册研究及随机研究向世界发出中国 TAVR 声音。

二、二尖瓣反流介入治疗 2021 年度进展

(一) 经导管二尖瓣缘对缘修复

经导管缘对缘修复(Transcatheter edge-to-edge repair,TEER)为目前最成熟、指南唯一推荐的二尖瓣反流介入技术。目前国际上最新的 TEER 器械有两款,即 MitraClip G4 以及 PASCAL(PASCAL ACE)。心血管病经导管治疗学术大会(Transcatheter Cardiovascular Therapeutics,TCT)2021 年公布了 G4 最新的研究 EXPAND G4,共入选了 529 例患者。手术的急性成功率为 97.4%,器械植入中位时间为 34 分钟。平均每个患者植入 1.46 个夹子。30 天随访时,95.9% 患者 MR ≤ 2+,90.2% 患者 MR ≤ 1+,平均压差 4.4mmHg。该研究显示,新一代的 MirtaClip 提供更多的夹子选择,手术时间更短,手术成功率较以往提高,其效果已经逐渐逼近外科手术效果。Intrepid 经股版的瓣膜采用经心尖版同样设计的瓣膜,经股静脉 - 房间隔植入瓣膜,输送系统目前为 35F。TCT 2021 年公布的是经股版 Intrepid 早期临床研究结果。研究筛选了 26 例患者,最终 15 例患者完成植入,1 例患者转为开胸手术。30 天随访,患者死亡、卒中、再次介入、起搏器植入等安全性终点发生率为 0,7 例患者发生大出血,主要为血管并发症。所有患者无瓣周漏,瓣膜功能良好。该研究结果令人鼓舞,然而血管并发症发生率相对高(约 50%,35F 鞘),新一版系统(29F)有望降低此并发症。

(二) 经导管二尖瓣置换进展

在经导管二尖瓣置换术(TMVR)领域,目前最成熟的器械包括:① Tendyne 系统。2020

年 2 月获得欧盟的 CE Mark 批准,Tendyne 也成为第一个获批上市的介入二尖瓣置换装置。其多中心关键性临床研究 SUMMIT study(NCT03433274)正在进行中。② Intrepid 系统。Intrepid 瓣膜经心尖版本已经完成数百例临床研究,结果令人鼓舞,其关键性临床研究 APPOLLO 正在进行中。经皮(股)植入的 TMVR 是二尖瓣反流治疗的终极研发目标,目前已有 6 款产品完成人体植入,进入临床探索阶段(图 4)。

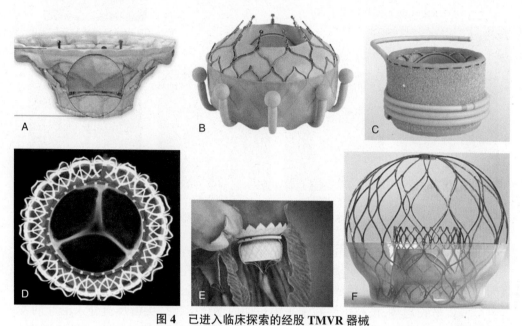

图 4 已进入临床探索的经股 TMVR 器械

A. Transcatheter Solution Cardiovalve;B. EVOQUE Mitral Valve;C. SAPIEN M3 System;
D. Cephea TMVR;E. HighLife;F. 4C AltaValve。

(三)二尖瓣介入治疗指南更新

在指南更新方面,2021 年欧洲瓣膜指南发布,建议:①对于外科手术高危、超声解剖标准合适的原发性二尖瓣反流患者行 TEER,推荐级别为Ⅱb 类;②对于继发性二尖瓣反流患者手术干预,特别指出术前指南指导优化药物治疗的必要性;③对于继发性反流,外科手术高危且超声符合标准患者建议 TEER,推荐级别Ⅱa;④对于超声标准不适合 TEER、外科手术高危的继发性反流患者,在详细评估后可尝试 TEER 或者其他新兴介入治疗手段(Ⅱb)。

(四)二尖瓣反流介入治疗我国现状

2021 年,MitraClip(商业应用)已在全国 35 家医院共植入约 190 例,其他临床试验 TEER 器械在全国应用约 160 例,全国总计完成 TEER 约 350 例。我国目前进入临床试验医疗器械包括(图 5):① ValveClamp 为我国原创的经心尖缘对缘修复系统,在全国多中心上市前注册研究已完成;② DargonFly-M 为我国首款经股静脉缘对缘修复系统,上市前注册临床研究入组进入了尾声;③ Mithos 为经心尖二尖瓣置换系统,初步临床研究结果已显示其可行性;④ MitraFix 为经心尖二尖瓣置换系统,也完成数例的探索性研究;⑤其他器械。目前国内有数款经股静脉 TEER 器械进入临床探索阶段:包括淇麟系统、ValveClasp、NovaClasp 系统等产品。

上市产品

待上市产品

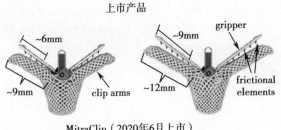

MitraClip（2020年6月上市）

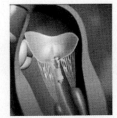

ValveClamp（已完成临床试验）

临床研究产品

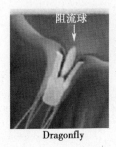

Dragonfly

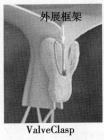

ValveClasp

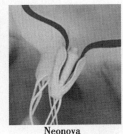

Neonova

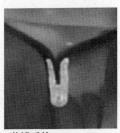

淇麟系统、NovaClasp

图 5　我国上市或在研的 TEER 器械

（五）二尖瓣反流介入治疗年度展望

二尖瓣反流介入治疗已成为继经导管主动脉瓣置换术（TAVR）之后结构性心脏病学领域最大热点。目前，TEER 已得到大量的临床研究的证实，并得到指南积极推荐，手术量在全世界呈暴发增长趋势，该技术将在未来中短期内继续引领二尖瓣反流介入治疗的发展。经导管二尖瓣置换，特别是经股静脉的二尖瓣置换，目前已证实其可行性，未来几年可能会获得重大研究证据支持。其他介入治疗技术也有望提供重要的补充。我国二尖瓣反流起步相对晚，但正在紧跟国际步伐快速发展中。2021 年是我国二尖瓣反流介入治疗商业化元年，MitraClip 正在全国快速推广中；2021 年也是国产器械研发的暴发年，6 款新器械进入临床探索试验阶段。未来数年我国将有数款器械获批上市，必将促进我国二尖瓣反流介入治疗普及和发展。

三、三尖瓣反流介入治疗年度进展

（一）国际年度进展

三尖瓣介入治疗装置大多数都处于临床研究阶段。目前国际上仅有三款产品已获欧洲 CE 认证应用于临床，未有产品获得美国 FDA 或者中国 NMPA 批准，它们是：① TriClip，主要是在二尖缘对缘瓣修复装置 MitralClip 的基础上改进而成。② PASCAL，也是一款缘对缘修复器械，起初用于二尖瓣反流手术，也被证实可以用于三尖瓣治疗。③ Cardioband，采用经股静脉方式植入带铆钉的成形环，最开始用于二尖瓣修复，也被用于三尖瓣修复减少三尖瓣反流。2021 年，TRI-REPAIR 研究（一项使用 Cardioband 进行三尖瓣修复的前瞻性多中心试验）发表了两年的结果。共有 30 名中度以上三尖瓣反流且无法耐受外科手术的患者被纳入试验。手术成功率为 100%，2 年随访死亡率为 27%（30 例中有 8 例）。大多数患者术后可见瓣环直径明显减少，72% 的患者术后 2 年三尖瓣反流等级为中等或更低。术后 6 分钟步行距离增加 73m，堪萨斯城心肌病问卷评分提高 14 分。该研究显示了该装置长期耐久性。

经导管三尖瓣置换术(transcatheter tricuspid valve replacement,TTVR)是三尖瓣介入治疗中发展最快的领域之一。目前,国外在 TTVR 领域处于前沿的有三款产品:NaviGate、Intrepid 和 Evoque(图 6)。NaviGate 是一种经右心房或经静脉途径介入三尖瓣自膨胀生物瓣膜,依靠径向支撑力及倒刺固定。早期报道具有可行性,但后期报道显示起搏器发生率以及转外科手术发生率较高,相对其他后面开发瓣膜显得有劣势。Intrepid 瓣膜最初是为经导管二尖瓣置换而开发的,已发表了 3 例救治性 FIM 临床试验结果,目前美国正在进行早期的可行性研究。Evoque 是一款自膨胀式三尖瓣瓣膜,由自膨式镍钛合金支架、牛心包瓣叶、编织物裙边以及瓣叶夹持装置组成,具有 44mm 和 48mm 两种尺寸型号。其固定方式主要依靠 9 个倒钩的瓣叶夹持件,操作时经股静脉途径使用 28F。TCT 2021 年公布 Evoque 最新临床研究 TRISCEND 研究结果,该研究一共纳入了 132 名患者,手术成功率为 96.2%,其中大多数(94.7%)通过右股静脉进入。6 个月时,存活率(96%)和无心力衰竭住院率(94%)都很高。此外,纽约心功能分级也有显著改善,89% 的患者在 6 个月时处于 I 级或 II 级;术后 6 分钟步行距离增加 56m;堪萨斯城心肌病问卷评分增加了 27 分(所有 $P<0.001$)。该研究显示 Evoque 是一款颇具前景的瓣膜。2021 年 8 月,欧洲心脏瓣膜病管理指南建议经验丰富的心脏瓣膜中心心脏团队可以考虑将三尖瓣介入治疗用于有症状的、不能手术的、符合解剖条件的、预期有症状或预后能够改善的患者。这是指南首次对三尖瓣反流的介入治疗作出推荐。

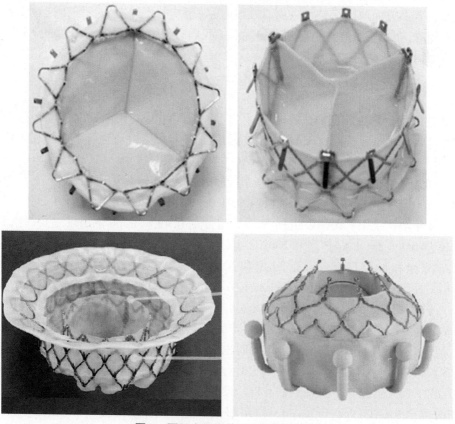

图 6　国际上经导管三尖瓣置换瓣膜

（二）国内年度进展

国内三尖瓣介入治疗领域未有上市器械，均在临床试验阶段。介入三尖瓣成形技术上，继经股静脉夹合器系统 Dragonfly 完成了首例成功植入，初步显示技术可行性后，K-Clip 经导管三尖瓣环成形系统在复旦大学附属中山医院及四川大学华西医院进行临床研究，初步结果显示系统安全有效。K-Clip 以介入的方式还原了外科 Kay's 术式，针对功能性三尖瓣反流，将扩大的三尖瓣环进行折叠进而环缩，减少瓣环周长，从而增加瓣叶对合缘，改善三尖瓣反流；其医学原理同 Trialign，但操作较其简单。Trialign 目前在西京医院和浙江大学医学院附属第二医院完成部分病例手术。LuX-Valve 是经右心房植入介入三尖瓣自膨胀生物瓣膜的置换系统，已完成上市前临床试验入组。Lux-Valve Plus 经颈静脉入路介入三尖瓣置换系统，是在第一代产品基础上，改进输送器设计和工艺，将手术入路改为经右颈内静脉，进一步加强了产品的微创化和外周化。产品已完成首次救治性临床试验 10 例，短期效果良好，有望在 2022 年开展确证性临床试验。

（三）年度展望

经导管三尖瓣介入治疗技术已成为学术界和企业界竞相追捧的热点之一，目前无论介入成形还是介入置换均处于起步阶段，但已经显示出了相较于传统手术治疗的优势并扩大了三尖瓣瓣膜手术的适应证，逐渐改写了三尖瓣治疗的策略和指南。介入修复技术目前显示出了较好的安全性和可行性，但操作相对复杂，尚未达到理想效果，完成例数还较少，有待于进一步积累数据；介入三尖瓣原位置换可以最大限度消除三尖瓣反流，但起步较晚，相关产品的治疗效果仍需进一步临床研究确认。2021 年国内外在经导管三尖瓣介入治疗，特别是介入瓣膜置换方面取得突破性进展，该领域正处于质的飞越期。我国在这一领域起步与国际基本同时，在某些领域甚至有领先的优势。我们有理由相信，中国原创的介入三尖瓣治疗产品，今后必将造福更多的患者。

四、经导管左心耳封堵年度进展

（一）左心耳封堵临床证据日益增多

左心耳封堵（left atrial appendage closure，LAAC）与抗凝对比预防卒中的临床证据日趋增多，以近年公布结果的 PRAGUE 和 LAAO3 为代表，更多的大型高质量临床研究也正在进行中。PRAGUE-17 共纳入 402 例高卒中、高出血风险非瓣膜性房颤患者，按 1∶1 随机分为 LAAC 组和新型口服抗凝药（novel oral anticoagulation，NOAC）组。TCT 2021 大会上公布了其近 4 年随访结果。LAAC 组和 NOAC 组分别有 49 例和 60 例出现主要终点事件（非劣效比较 $P=0.006\,2$）。LAAC 组和 NOAC 组分别有 16 例和 15 例出现卒中 /TIA（$P=0.72$）。此外，LAAC 组和 NOAC 组分别有 24 例和 32 例出现出血事件（$P=0.28$），但当 LAAC 组去除手术相关性出血事件后，其出血事件发生率显著低于 NOAC 组（3.4% $vs.$ 5.9%；$P=0.039$）。PRAGUE-17 研究 3.5 年随访结果显示，LAAC 预防主要心血管事件、神经系统及出血事件的疗效不劣于 NOAC，这无疑为 LAAC 作为非药物性卒中预防措施提供有力证据，是 LAAC 循证医学证据上里程碑研究。但同时也应注意，PRAGUE-17 入组的人群仍然是房颤卒中高风险同时伴有出血高风险的人群。LAAOS Ⅲ 研究是一项双盲、随机对照研究，结果在 ACC 2021 年大会公布。对纳入的 4 811 例需接受心脏外科手术治疗的血栓高危房颤患者，随机分配至 LAAC（外科干预左心耳）组和非 LAAC 组。平均随访 3.8 年，LAAC 治疗组和无 LAAC 治疗组主要终点发生率分别为 4.8% 和 7.0%（$P=0.001$）。该研究证明了外科医师在进行心脏手术时,如果患者为房颤卒中高风险人群,应该积极考虑同期进行 LAAC 手术以进一步在抗凝基础上降低卒中的发生概率。LAAOS Ⅲ研究的发表,为我们房颤卒中防治打开了一个新的思路,把以前非此即彼的抗凝血药和左心耳封堵选择变成了相互协同,互相补漏的合作关系,这是该研究的最大贡献。

(二)左心耳封堵新器械不断进展

经导管左心耳封堵(left atrial appendage closure,LAAC)技术目前已日趋成熟,但仍有很大发展空间,相关器械仍在不断完善改进中新型封堵器助力减少并发症,提高成功率。Amulet IDE 试验共纳入了 1 878 名房颤患者,按 1∶1 的比例随机植入 Amulet 封堵器或 Watchman TM 2.5 封堵器,其主要有效性终点为 18 个月内缺血性卒中或系统栓塞事件。预计入选人群的缺血性卒中发生概率为 7% 左右,结果 Amulet 组实际发生率为 1.67%,WATCHMAN 组为 1.96%,分别比预期下降了 76% 和 72%。Amulet 和 WATCHMAN 器械的三个成功率未达到统计学差异:器械成功率(98.4% vs. 96.4%),技术成功率(97.2% vs. 95.3%),手术成功率(96.0% vs. 94.5%)。总体来说,Amulet IDE 研究并未发现两种封堵器有明显的成功率及卒中防治效能的差异。凭借 Amulet IDE 研究的数据,Amulet 通过了美国食品药品监督管理局(Food and Drug Administration,FDA)的审批需求,成功在美国上市,使得其成为第二款获得欧、中、美三方药监器械部门商业获准的装置。

Watchman FLX 封堵器对 Watchman 封堵器作出了一系列改进,加强了锚定、闭合远端、减少了封堵器的长度的等设计。PINNACLE FLX 研究是一项单臂、前瞻性、非随机、多中心研究,是 Watchman FLX 美国 FDA 批准的器械 IDE 研究,主要安全终点的发生率为0.5%(2/400),低于 4.21% 的预期目标;主要疗效终点达到即有效左心耳封闭率 100.0%,高于 97.0% 的预期目标。PINNACLE FLX 的 2 年随访结果于 2021 年的 TVT(transcathetervalve therapy,TVT)大会公布。PINNACLE FLX 次要有效性终点:随访 2 年事件发生率为3.4%,远优于预期目标 8.7%。在随访的 1~2 年内,仅有一名患者发生缺血性卒中事件。在随访的 1~2 年内,没有额外的器械相关血栓事件发生,整体发生率为 1.8%,远优于以往报道的 3%~4%。PINNACLE FLX 研究表明,新一代左心耳封堵器,具有较低的安全事件发生率和较高的有效封堵率。

(三)国内左心耳封堵年度进展

一项中国人群房颤患病率、知晓率及抗凝现状的调查研究再次得到证实,中国房颤卒中防治的总体水平不容乐观。研究显示,中国成人(≥45 岁)的房颤标化患病率约为 2%。总体来说,被调查的男性和女性人群中,房颤患病率随年龄增长越来越高;在 75 岁以上人群中,男性和女性患病率均达到 5%。45~54 岁人群中房颤知晓率有 1/3 以上,而 75 岁以上人群中有近半数房颤患者并不知道自己患有房颤。男性、农村地区人群的房颤知晓率尤其低。该调查发现仅有约 6% 的栓塞高风险的房颤患者[CHA₂DS₂-VASc scores ≥2(男性)或者 ≥3(女性)]接受抗凝治疗。

全球 WATCHMAN 植入已有 11 万例,而预测在 2023 年美国左心耳封堵例数将达 9 万例,2025 年美国左心耳封堵例数将超过 18 万例。而我国左心耳封堵手术也飞速发展,今年在中国开展的左心耳封堵例数累积已近 3 万例,且增速明显。估测 2021 年我国全年左心耳植入量约 1.5 万例。Watchman 左心耳封堵器已经实现了全国 34 个省市自治区的全境植入,Watchman 的植入例数每月均在 700 以上。LAmbre 封堵器在我国和欧洲上市后,2021年海内外植入总量逾 5 000 台;2019 年 LACbes 封堵器正式上市,并在 2020 年覆盖全国 20

余个省份,完成体内植入逾 2 500 例。2020 年 6 月,MemoLefort 封堵器也正式获得国家药品监督管理局三类医疗器械注册证。国内的其他多个厂家也在开展或进行左心耳封堵器的相关研发和临床试验工作。

(四)年度展望

LACC 在 2021 年取得了长足的发展,LAAC 作为抗凝治疗的重要补充和替代疗法也在越来越多的房颤患者中得到应用。新一代 Watchman FLX LAA 封堵器拥有更好的安全性和有效性。随着新一代器械的上市,相应的研究也将在未来开展,如 WATCHMAN FLX 随机对照 DOAC 的 CHAMPION AF 研究也即将拉开序幕。中国的左心耳封堵器研制和临床研究也取得重大突破。但我们也必须认识到,当下房颤卒中防治的复杂性、多样性和艰巨性。依照目前的证据,抗凝治疗仍是多数房颤卒中高危患者人群的选择,在欧美 LACC 主要适应证人群仍然是卒中高风险伴有出血高风险的人群(主要是抗凝禁忌、抗凝无效、和有出血史等情况的患者)。

五、其他技术年度进展

(一)先天性心脏病介入治疗年度进展

目前国际上先天性心脏病介入治疗技术也已相当成熟,在器械方面,近年来,有较大创新性改进的先天性心脏病介入治疗器械较少。主流的产品仍为 Amplatzer 系列封堵器。2021 年美国 FDA 还批准了 Amplatzer Talisman PFO 封堵器及其配套输送系统。Talisman 封堵器与输送系统预先连接,缩短了准备时间,更容易使用,Talisman 完全可回收,可重新定位,且仅用 8F 或 9F 鞘管就可输送到位。复旦大学附属中山医院葛均波院士结构团队成功研发世界首个可穿刺封堵器 ReAces,在安全有效地治疗房间隔缺损的同时,为后续实施经房间隔穿刺的介入手术保留了通道,为患者保留了再次微创介入手术的机会。该封堵器已完成探索性临床研究,初期随访结果满意。2021 年 5 月,MemoCarna 氧化膜单铆 PDA 封堵器获得国家药品监督管理局三类医疗器械注册证,该封堵器与传统封堵器相比,两大升级之处在于单铆设计和氧化膜表面处理工艺,同时延续了既往双铆 PDA 封堵器柱形、锥形两款形态设计,可有效贴合病变部位。2021 年 7 月氧化膜单铆室间隔缺损封堵器正式获得了国家药品监督管理局三类医疗器械注册证,至此,氧化膜单铆封堵器系列三款新品(ASD、PDA、VSD 单铆氧化膜涂层封堵器)已全部获批临床应用。

2021 年 10 月 19 日,新成立的国家结构性心脏病介入质量控制中心组织专家再次更新并颁布了《常见先天性心脏病经皮介入治疗指南》,该指南对房间隔缺损、卵圆孔未闭、动脉导管未闭、室间隔缺损、肺动脉瓣狭窄五大类常见先天性心脏病的传统 DSA 下经导管介入治疗和单纯超声引导下介入治疗的操作步骤与围手术期管理进行了详细的介绍,为临床医师开展上述工作提供了指导。此外,2021 年我国还发布了《卵圆孔未闭相关卒中预防中国专家指南》和《中国肺动脉高压诊断与治疗指南(2021 版)》等先天性心脏病相关指南。2021 年国内先天性心脏病介入治疗数量继续稳步上升,根据主要厂家不完全数据统计,2021 年我国完成的房间隔缺损介入例数近 33 200 例,动脉导管未闭 8 300 例,室间隔缺损8 900 例,卵圆孔未闭封堵术 21 000 例,在此数据基础上,若再加上部分其他厂家的少量介入治疗数量,今年全国总体上先天性心脏病介入数量约 75 000 例,较 2020 年有大幅增长。随着临床上对卵圆孔未闭(PFO)在不明原因脑卒中二级预防中重要作用的认识不断加深以及相关循证医学证据的完善,近几年卵圆孔未闭(PFO)介入封堵手术量呈暴发式增长趋势(2021 年比上一年增长约 1 倍),目前 PFO 介入治疗已成为先天性心脏病介入治疗中新的亮点。

(二)瓣周漏介入治疗年度进展

瓣周漏是瓣膜置换术后常见的并发症,在外科瓣膜置换手术后主动脉瓣和二尖瓣位置的发生率分别为 0.5%~7% 和 5%~10%。2021 欧洲瓣膜病管理指南将瓣周漏介入封堵技术作为外科手术高危或难以耐受外科手术患者的 Ⅱa 级推荐。目前国内瓣周漏介入封堵手术仍主要集中在中国医学科学院阜外医院、首都医科大学附属北京安贞医院、中国人民解放军空军军医大学第一附属医院(西京医院)、复旦大学附属中山医院、上海市胸科医院等大的心脏中心,其他中心也有少量报道,各中心年完成数量在 10~30 例不等。西京医院心血管外科杨剑教授团队报道了经皮心尖穿刺入路封堵多个二尖瓣瓣周漏的治疗策略。安贞医院吴文辉教授团队首次报道了基于国内数据的瓣周漏介入治疗与外科治疗的比较观察,研究认为介入封堵与外科手术均是瓣周漏有效治疗手段,外科治疗即刻效果更好,而介入治疗中期效果更令人满意,且能减少医疗花费,该研究同时发现肾功能不全是影响瓣周漏中长期预后的独立危险因素。中国医学科学院阜外医院胡海波教授团队首次报道了经肱动脉途径瓣周漏封堵的临床应用经验,为瓣周漏介入手术入路选择提供了新的思路。

(三)心房分流装置年度进展

心房分流装置是近年来国际上心力衰竭器械治疗的新兴技术,该装置初始设计时拟通过限定房间隔造口直径,创造稳定可控的左向右分流,有效降低患者左心房压力,缓解肺淤血及呼吸困难症状,同时并不显著增加右心负担、不降低心排量,也不引起反常栓塞。心房分流器正在进行的全球性大规模临床研究有 REDUCE LAP-HF TRIAL Ⅱ(NCT03088033)和 RELIEVE-HF(NCT03499236),前者已于 2020 年 11 月完成全部 628 例入组,预计 2021 年底提交上市前批准,2022 年公布一年研究结果。2021 年国内心房分流器临床应用进展顺利,Noya 射频心房间分流系统和 D-shant 心房分流器已先后进入了多中心临床研究阶段,另外来自其他厂商的同类产品也已进入 FIM 研究阶段,显示了产业界、学术界对这一领域技术进展的认可和期望。

六、年度总结与展望

2021 年,在新型冠状病毒肺炎疫情持续影响下,国内外结构性心脏病领域依然取得诸多技术方向的重要进展。TAVR 方向多个重要抗栓治疗研究相继发布,欧洲颁布瓣膜管理指南,明确了 TAVR 术后抗栓的简单化处理原则。国际上 TEER 器械新一代产品临床研究结果优异,国内多个产品也进入探索性临床研究,而经股静脉二尖瓣置换产品早期可行性研究结果令人鼓舞。国内外经导管三尖瓣置换产品表现优秀,新型的经导管三尖瓣修复技术也在积极探索中。经导管左心耳封堵技术目前已日趋成熟,相关器械仍在不断完善改进中,数个大型的高质量临床研究发布,再次验证了左心耳封堵的安全性及有效性。其他结构性心脏病介入治疗技术如先天性心脏病病介入、瓣周漏封堵、心房分流术也蓬勃发展。2021 年度,我国 TAVR 手术量超过 6 500 例,TEER 手术量约为 350 例,左心耳封堵量约为 15 000 例,先天性心脏病介入量约 75 000 例。结构性心脏病介入治疗远未达平台期,诸多技术方向仍有很大提升空间,预计下一年度,国内外结构性心脏病尤其在二、三尖瓣介入治疗、心房分流术方面会取得更大突破。

(潘文志　宋光远　胡海波)

参考文献

[1] 葛均波 . 结构性心脏病的定义、范畴以及其现状和未来 [J]. 上海医学 , 2021, 44 (4): 217-220.

[2] 中国结构性心脏病介入治疗进展报告编写组 . 中国结构性心脏病介入治疗进展报告 2020 [J]. 中国循环杂志 , 2021, 36 (9): 833-840.

[3] VAHANIAN A, BEYERSDORF F, PRAZ F, et al. 2021 ESC/EACTS Guidelines for the management of valvular heart disease [J]. Eur Heart J, 2021.

[4] MICHELENA H I, DELLA CORTE A, EVANGELISTA A, et al. International consensus statement on nomenclature and classification of the congenital bicuspid aortic valve and its aortopathy, for clinical, surgical, interventional and research purposes [J]. J Thorac Cardiovasc Surg, 2021, 162 (3): e383-e414.

[5] VAN MIEGHEM N M, UNVERDORBEN M, HENGSTENBERG C, et al. Edoxaban versus Vitamin K Antagonist for Atrial Fibrillation after TAVR [J]. The New England journal of medicine, 2021, 385 (23): 2150-2160.

[6] ZAHR F, SONG H K, CHADDERDON S M, et al. Thirty-Day Outcomes Following Transfemoral Transseptal Transcatheter Mitral Valve Replacement: Intrepid TMVR Early Feasibility Study Results [J]. JACC Cardiovasc Interv, 2021, 15 (1): 80-89.

[7] NICKENIG G, WEBER M, SCHÜLER R, et al. Two-year outcomes with the cardioband tricuspid system from the multicentre, prospective TRI-REPAIR Study [J]. Euro Intervention, 2021, 16 (15): e1264-e1271.

[8] FAM N P, VON BARDELEBEN R S, HENSEY M, et al. Transfemoral Transcatheter Tricuspid Valve Replacement With the EVOQUE System: A Multicenter, Observational, First-in-Human Experience [J]. JACC Cardiovasc Interv, 2021, 14 (5): 501-511.

[9] LU F L, MA Y, AN Z, et al. First-in-man experience of transcatheter tricuspid valve replacement with luxvalve in high-risk tricuspid regurgitation patients [J]. JACC Cardiovasc Interv, 2020, 13 (13): 1614-1616.

[10] OSMANCIK P, TOUSEK P, HERMAN D, et al. PRAGUE-17 Investigators. Interventional left atrial appendage closure vs. novel anticoagulation agents in patients with atrial fibrillation indicated for long-term anticoagulation (PRAGUE-17 study)[J]. Am Heart J, 2017, 183: 108-114.

[11] LAKKIREDDY D, THALER D, ELLIS C R, et al. Amplatzer Amulet Left Atrial Appendage Occluder Versus Watchman Device for Stroke Prophylaxis (Amulet IDE): A Randomized, Controlled Trial [J]. Circulation, 2021, 144 (19): 1543-1552.

[12] VERMA S, BHATT D L, TSENG E E. Time to Remove the Left Atrial Appendage at Surgery: LAAOS Ⅲ in Perspective [J]. Circulation, 2021, 144 (14): 1088-1090.

[13] DU X, GUO L, XIA S, et al. Atrial fibrillation prevalence, awareness and management in a nationwide survey of adults in China [J]. Heart, 2021, 107 (7): 535-541.

[14] LIU Y, XU C, DING P, et al. Transcatheter Closure of Mitral Paravalvular Leak via Multiple Approaches [J]. J Interv Cardiol, 2021, 2021: 6630774.

[15] PU J Z, WU W H, KE Y T, et al. Comparison of interventional and surgical treatment of paravalvular leak after cardiac valve replacement [J]. Zhonghua Yi Xue Za Zhi, 2021, 101 (16): 1160-1164.

[16] ZHANG H, WANG J Y, HU H B, et al. Transbrachial Access for Transcatheter Closure of Paravalvular Leak Following Prosthetic Valve Replacement [J]. Front Cardiovasc Med, 2021, 8: 589947.

[17] ZHANG H, HU H B, LYU J H, et al. Feasibility, efficacy and safety of transbrachial access for interventional therapy on paravalvular leak post surgical valve replacement [J]. Zhonghua Xin Xue Guan Bing Za Zhi, 2021, 49 (5): 467-473.

二叶式主动脉瓣 TAVR 的探索和思考

经过 20 年的发展,经导管主动脉瓣置换术(transcatheter aortic valve replacement,TAVR)现已成为大多数外科手术中危或高危重度主动脉瓣狭窄(aortic stenosis,AS)患者的一线治疗方案,且多项大型随机对照试验结果显示,TAVR 在外科手术低危的重度 AS 患者中的表现并不劣于甚至优于外科开胸换瓣(surgical aortic valve replacement,SAVR)。自 2010 年葛均波院士在上海完成我国第一例 TAVR 手术至今,TAVR 已在我国得到了广泛推广,随着国产器械的陆续上市,目前我国完成的 TAVR 总数已超过万例。然而,我国 AS 患者的主动脉根部解剖与西方国家患者存在诸多不同,这意味着 TAVR 技术在我国的开展面临着一些技术层面的挑战。其中的一大治疗难点即为二叶式主动脉瓣(以下简称为二叶瓣)狭窄。

二叶瓣是一种常见的先天性心脏瓣膜畸形,在人群发病率为 0.5%~2%。二叶瓣患者仅有 2 片工作主动脉瓣叶且瓣叶间的对合缘小于 3 个,导致瓣口呈鱼嘴形,且通常伴有瓣环极度偏心、瓣叶钙化重且分布不均、瓣环过大、合并升主动脉扩张等解剖特征。这些挑战性解剖因素对 SAVR 手术过程影响较小(外科切除主动脉瓣膜并可同期处理升主动脉疾病),但在开展 TAVR 治疗时可能导致冠状动脉阻塞、瓣环破裂、瓣膜扩张不均、瓣膜移位、瓣膜长期耐久性受损等不良事件。因此,在 TAVR 早期应用时代,二叶瓣被视为手术禁忌证之一,且既往多个 TAVR 重要的里程碑临床试验中,二叶瓣都是排除标准之一。但随着 TAVR 技术应用逐步扩展,TAVR 治疗二叶瓣 AS 患者的经验正在全球逐渐积累。

来自西方国家的文献结果显示,接受 TAVR 的 AS 患者中二叶瓣占比为 10%~20%,而这一比例在我国 TAVR 队列中达 30%~50%。二叶瓣解剖异常将导致二叶瓣畸形患者血流动力学较三叶瓣更早出现异常,在临床上表现为二叶瓣患者出现主动脉瓣狭窄更早。我国较西方国家预期寿命更低,接受 TAVR 治疗的主动脉瓣疾病患者年龄亦较西方国家 TAVR 人群年龄更低,这解释了为何在我国 TAVR 人群中二叶瓣更为常见。值得注意的是,随着 TAVR 在全球范围内不断向低危、年轻 AS 患者群体中推广,西方业界在未来也将面临 TAVR 人群中二叶瓣占比的明显上升。因此,二叶瓣 TAVR 的短期及长期手术效果亟须得到验证与提升。

一、二叶瓣 TAVR 证据

二叶瓣 TAVR 的有效性及安全性已在全球得到了肯定。早期的小样本回顾性分析多显示,二叶瓣 TAVR 总体来讲可以获得与三叶瓣患者相似的临床结局,但在器械成功率、残余反流上二叶瓣 TAVR 的表现则稍显逊色。随着 TAVR 相关器械的不断革新与改进,新一代 TAVR 瓣膜多有可回收、可重新定位以及内/外裙边设计(以减少瓣周漏发生)的特性,且输送系统的灵活性也得到了提升。一项全球多中心注册研究结果表明,使用新一代 TAVR 器械的二叶瓣患者行 TAVR 较使用第一代器械的患者术中需要植入第二枚瓣膜及术后发生中度及以上瓣周漏的概率更低。另一项全球多中心注册研究显示,对于基线相似的二、三叶瓣患者,TAVR 术后 2 年的全因死亡率相似;若使用第一代 TAVR 器械,二叶瓣患者术中中转外科开胸、需要植入第二枚瓣膜、发生中度及以上瓣周漏的概率较三叶瓣患者高,但使用新一代 TAVR 器械时,上述事件在两类患者中的发生率则无明显差异。这都提示新一代 TAVR 器械将为二叶瓣患者带来较为显著的获益。

如前所述,我国 TAVR 患者中二叶瓣患者的占比明显高于西方 TAVR 人群。近期发表的我国首个多中心 TAVR 注册研究——CARRY 研究纳入了来自 7 个心脏中心的 1 204 例 TAVR 患者,其中 48.5% 为二叶瓣患者。大多数患者使用的是第一代国产 TAVR 自展瓣,TAVR 术后并发症发生率(如器械失败、脑卒中、新发永久起搏器植入、院内心血管死亡等)在二、三叶瓣患者间相似,两组术后即刻心脏彩超均提示明显且程度相似的血流动力学改善。未来还需更多研究关注新一代 TAVR 瓣膜在我国二叶瓣患者中的表现,以期为患者提供更多样的器械选择。

二、关于二叶瓣 SAVR 与 TAVR 随机对照试验开展的思考

目前尚无随机对照试验比较 SAVR 与 TAVR 在二叶瓣患者中的临床结果。尽管 TAVR 的适应人群不断得到拓展,目前对于低风险、年轻的二叶瓣患者 SAVR 仍是首选的治疗手段。因此,在这类人群中开展 SAVR 与 TAVR 的随机对照试验将有助于在未来进一步推广 TAVR 在二叶瓣患者中的应用。

该随机对照试验纳入人群应是心脏团队讨论后生物瓣植入决策明确的患者。解剖特征方面,合并明显升主动脉扩张(>45mm)以及主动脉瓣环径不在 TAVR 瓣膜适用范围内的患者应被排除。此外,二叶瓣瓣叶亚型是在考虑纳排标准时的重要因素。目前最常用的二叶瓣分型方法为 Sievers 分型,根据融合嵴的数量分为 0 型(无嵴)、1 型(1 个嵴,融合方式可为左冠窦 - 无冠窦、右冠窦 - 无冠窦及左冠窦 - 右冠窦)及 2 型(2 个嵴)。目前鲜有研究对比了不同亚型二叶瓣 TAVR 的结果。一项多中心二叶瓣 TAVR 注册研究结果提示,严重钙化的融合嵴及严重的瓣叶钙化会导致更多中度以上的瓣周漏以及更高的中期死亡率。在 BEAT 注册研究中,0 型二叶瓣 TAVR 术后跨瓣压差高于 20mmHg 的情况较 1 型二叶瓣更常见,而近期使用新一代 Evolut 系统、纳入低危二叶瓣患者的研究表明,0 型和 1 型二叶瓣术后血流动力学均令人满意,明显瓣周漏发生情况均较少。因此,目前何种二叶瓣亚型更适合 TAVR 尚存在争议。基于以上研究结果,在二叶瓣患者中开展 TAVR 与 SAVR 随机对照试验时,应仅纳入 1 型二叶瓣患者,且排除具有严重钙化嵴和 / 或严重瓣叶钙化、显著横位心及其他可能明显增加 TAVR 操作难度和风险的解剖特征的患者。同时,研究开展期间,合并明显升主动脉扩张而行 TAVR 的二叶瓣患者以及 0 型、2 型二叶瓣 TAVR 患者应纳入专项注册研究进行分析。

三、二叶瓣 TAVR 的难点及策略

二叶瓣特殊的解剖结构对 TAVR 手术操作造成了许多难点和挑战。首先,瓣环是一个虚拟的环形结构,人为定义其为主动脉瓣三个瓣窦最低点所成的平面。对于 0 型二叶瓣,仅有的两个瓣窦无法确定一个唯一的平面,目前术者普遍认为采取连接两个瓣窦窦底且与主动脉根部方向垂直的平面。此外,二叶瓣患者瓣环往往较大且更为椭圆,瓣叶、瓣环及瓣下常伴严重且不规则分布的钙化。这些不利的解剖特点增加了瓣膜尺寸选择的难度,若选择不恰当尺寸的瓣膜,后续新发传导阻滞、瓣环破裂、瓣周漏、冠脉阻塞等风险将可能增加。

在释放瓣膜时,特别是使用第一代自展瓣时,因为二叶瓣瓣叶常为梯形形态(即瓣叶开口径小于瓣环径),容易出现瓣膜向心室下移的情况,从而导致植入过深。另外,部分二叶瓣

患者中还存在团块状瓣叶钙化、瓣叶冗长等情况，这将导致术中冠脉阻塞风险较高，或合并明显横位心，尽管术中可进行冠脉保护、使用圈套器辅助 TAVR 输送系统通过等技术，TAVR 操作的难度仍明显上升。同时，二叶瓣畸形的瓣叶开口形态及钙化嵴等特点将给 TAVR 系统逆行过瓣造成一定的挑战，甚至增加脑栓塞的风险。

上述提到，二叶瓣存在瓣叶开口形态的变化及常有瓣叶严重钙化，导致实际瓣叶开口径往往小于主动脉瓣瓣环径。这种"瓣环 - 瓣膜开口不匹配"的特点挑战了在三叶瓣中适用的根据患者瓣环径来选择 TAVR 瓣膜尺寸的传统思路，业界也出现了关于在二叶瓣患者中选择比瓣环相应尺寸小的 TAVR 瓣膜（即"downsize"策略）的讨论。目前已有一些概念和技术着眼于二叶瓣整体结构来探究原始解剖与瓣膜支架的相互作用，以探究针对二叶瓣的 TAVR 瓣膜尺寸选择和相应的术中策略。

TAVR 术中进行球囊预扩张时，部分球囊出现"腰征"，这反映出 TAVR 瓣膜植入后主要受限制（即"锚定"）的部位在瓣环上方。根据术中预扩球囊的形态和同步造影剂反流的情况，有文献提出了"基于瓣环上结构"的瓣膜尺寸选择策略（supra-annular structure based sizing strategy）。对于球囊扩张时"腰征"明显而无造影剂反流的患者，提示目前球囊型号偏大，往往可选择偏小号的瓣膜；对于"腰征"不明显而有造影剂反流的患者，认定为瓣环上结构锚定效应不明显，则可基于瓣环大小来选择瓣膜尺寸。近期还有研究根据 TAVR 术前及术后的 CT 测量对比，定义了瓣膜支架上最受到挤压的"腰部"，由此帮助在术前 CT 定义对应的"supra-annulus"平面。研究显示瓣环以上 6mm 左右处可能存在人工瓣膜支架的另一锚定区域，且较瓣环而言更加限制瓣膜支架的扩张。在术前 CT 上预测瓣膜植入后"腰部"的位置和形态后勾画 supra-annulus 可为瓣膜型号的选择提供参考。另有研究（BAVARD 注册研究）定义了"对合缘间距"的概念，即测量瓣环以上 4mm 处两瓣叶对合缘之间的距离作为选择瓣膜尺寸的一个参考直径。通过回顾性比较术前及术后 CT，根据对合缘间距与瓣环平均直径的相对大小，将二叶瓣的患者分为了管型（即对合缘间距与瓣环平均直径相似）、上宽下窄型（即对合缘间距大于瓣环平均直径）及上窄下宽型（即对合缘间距小于瓣环平均直径）。研究者认为对于上窄下宽型的患者不宜单纯依靠瓣环径选择瓣膜尺寸。不同于上述主要总结于影像资料的理论，也有研究者提出了"Reshaping TAVR"概念，即使用针对二叶瓣设计的沙漏型球囊对二叶瓣瓣周结构进行适度的解剖重塑。相比于传统的柱状球囊而言，此种预扩张方式可以更充分地向上扩张开瓣叶，由此达到优化瓣膜着陆区准备的目的，且其并未完全破坏狭窄平面，可能有助于减少球扩后急性主动脉瓣反流，同时也降低瓣膜移位、术中需要植入第二枚瓣膜等的发生风险。

关于二叶瓣中 TAVR 瓣膜类型选择的问题，目前绝大多数研究仅分别报道了每种 TAVR 瓣膜在二叶瓣患者中的临床结果。一项大型 STS/ACC 注册研究显示，自展瓣和球扩瓣两者在二叶瓣患者中的器械成功率相似，但观察到自展瓣植入后的瓣周漏发生率高于球扩瓣，这与之前在三叶瓣人群中观察到的临床结果相同。另一项纳入 758 例患者的荟萃分析显示，新一代球扩瓣（SAPIEN 3）和自展瓣（Evolut R）在二叶瓣患者中发生中度以上瓣周漏和术后新发永久起搏器植入的比例相当。值得注意的是，数项研究均表明，虽然发生率非常低，但二叶瓣患者中行球扩瓣 TAVR 较自展瓣 TAVR 发生瓣环破裂及主动脉根部损伤的风险明显更高，且更易发生在 1 型伴严重钙化嵴的二叶瓣患者中。因此，在这类明显不利的解剖类型中，或许应选择自展瓣或机械瓣膨胀式瓣膜，以较好地减少患者瓣环损伤的风险。

目前已有多中心注册研究对比了新一代球扩瓣（SAPIEN 3）和自展瓣（Evolut R）在二叶瓣患者中的应用结果，在进行了倾向性评分匹配后，球扩瓣组的术后平均跨瓣压差更高，但发生中度以上瓣周漏的情况更少。新一代自展瓣具有可重新定位、可回收功能，这允许术者调整瓣膜植入深度，在二叶瓣特殊的梯形解剖结构中具有优势。总体而言，仍需要大型多中心前瞻性队列研究来评价目前所有类型的 TAVR 瓣膜，从而为二叶瓣患者提供更为精准、更个体化的器械选择推荐。

上述提到，二叶瓣的瓣叶梯形形态可能导致瓣膜植入过深，从而导致对传导组织的损伤，引发传导阻滞，甚至需要植入永久起搏器。因此，TAVR 瓣膜在二叶瓣患者中的精准定位以及尝试高位释放十分重要。TAVR 术中植入瓣膜时需调整多个透视下投射角度来观察和改善植入效果，尤其在初始植入时需尽量减少原生主动脉瓣环与输送系统的视差，这可以帮助术者观察和控制真实的植入深度。早年间多数术者采取在三窦法角度（即将右冠窦投影至左冠窦与无冠窦之间，且三窦窦底呈一条直线）下释放 TAVR 瓣膜。该角度（多为左前斜投射体位）虽可以较为清晰地观察三个窦的情况，但输送系统进入心室后往往不能与瓣环平行，由此产生视差。植入球扩瓣时可以调整系统轴向，由而改善视差。而自展瓣输送系统往往无调轴功能，因此在三窦法角度释放自展瓣通常难于精确控制植入深度。

近年来，瓣窦重叠法（cusp overlap technique）逐渐得到业界的广泛接受和应用。该方法在患者术前 CT 影像上保持瓣环平面，并将左、右冠窦窦底重合，所得投射角度（多为右前斜投射体位）用于 TAVR 术中释放自展瓣。有研究表明，瓣窦重叠法角度绝大多数情况下可保证原生瓣环与 TAVR 输送系统同时无视差，由此在术中可能正确判断植入深度。已有研究展示了在 Evolut 系统中使用该法较传统三窦法可获得更低的术后永久起搏器植入率。然而，鲜有研究报道此法在二叶瓣患者中的应用，并探究二叶瓣 TAVR 的最佳投射体位。

从原理上讲，瓣窦重叠法应适用于所有 1 型二叶瓣患者，而对于 0 型二叶瓣患者，则应按照是否存在无冠窦（即左、右冠脉是否发自同一瓣窦）来分情况讨论。有研究根据对主动脉根部和 TAVR 输送系统走向的观察提出了另一种投射角度的方法——无冠窦平行法，该法在术前 CT 上保持瓣环平面，将参考线平行于无冠窦的两个对合缘（0 型二叶瓣则平行于两窦间对合缘），由此可预测自展瓣初始释放角度。该法与瓣窦重叠法原理类似，研究结果显示所得角度多为右前斜体位，且在三叶瓣、1 型二叶瓣和有无冠窦的 0 型二叶瓣中该预测角度下 TAVR 输送系统多无视差或视差很少，但在不存在无冠窦的 0 型二叶瓣中则往往存在明显视差。因此，可以得到的结论是，无论是瓣窦重叠法还是无冠窦平行法，都表明右前斜体位在 TAVR 术中具有重要地位，且能够在 1 型二叶瓣和存在无冠窦的 0 型二叶瓣中应用。而不存在无冠窦的 0 型二叶瓣可能发生了解剖上的转位以适应冠脉的开口和分布，未来还需研究关注这一特殊解剖类型 TAVR 术中投射体位的预测和选择。

四、二叶瓣 TAVR 长期结果探索

尽管 TAVR 瓣膜耐久性近年来一直是热门的探讨话题，二叶瓣 TAVR 长期结果报道仍十分欠缺。从理论上讲，二叶瓣 TAVR 容易形成支架形态欠圆形以及支架流入端扩张不良，由而影响 TAVR 瓣膜长期耐久性。目前已有的研究显示，二叶瓣和三叶瓣 TAVR 术后 30 天及 1 年时发生亚临床瓣膜血栓的概率类似，且术后 30 天及 1 年时跨瓣压差无明显差异。未来开展较为长期的随访研究仍是二叶瓣 TAVR 的一大关注要点。

TAVR 患者合并高血压、糖尿病以及冠心病较为常见，存在不可忽视的术后远期需要进行冠脉介入治疗的可能。近期有研究关注了不同瓣叶类型 TAVR 术后冠脉入路以及再次行 TAVR 发生冠脉阻塞风险的具体情况，观察并测量了三叶瓣、1 型二叶瓣和 0 型二叶瓣患者 TAVR 术后 CT 上 TAVR 瓣膜或原生瓣膜对冠脉开口的遮挡情况，结果显示，在三叶瓣和 1 型二叶瓣中均有部分患者存在具有挑战性 / 困难的冠脉入路，且再次行 TAVR 发生冠脉阻塞风险较高，而对于 0 型二叶瓣患者来讲，冠脉入路更为容易，再次行 TAVR 发生冠脉阻塞风险更低，且实施 BASILICA 操作（即切开首个 TAVR 瓣叶以避免行第二次 TAVR 时覆盖冠脉开口）成功率更高。

TAVR 瓣膜与患者原生主动脉瓣对合缘对齐（commissural alignment）近年来备受 TAVR 业界关注。在 SAVR 中外科医师通常会刻意达到对合缘对齐，但在 TAVR 中对合缘对齐则是十分随机的。目前认为，良好的对合缘对齐可以改善 TAVR 术后冠脉灌注，为术后需要进行冠脉介入治疗提供入路，且便于进行再次 TAVR 时行 BASILICA 操作。近期报道了一种旨在术中对齐人工瓣膜与原生瓣膜对合缘的 TAVR 策略，具体为在术中使用左右冠窦重叠法释放 TAVR 瓣膜时，理论上左冠窦 - 右冠窦对合缘将指向术中透视画面右侧，此时可通过旋转 TAVR 输送系统使得其中一个人工瓣膜对合缘与其对齐，由此优化 TAVR 对合缘对齐情况。该法已在数款自展瓣中得到了成功应用，但研究纳入的患者均为三叶瓣。对于 1 型二叶瓣而言，不对称的瓣窦以及可能并未发自瓣窦中心的冠脉可能会影响该法的运用。

近期有研究观察了 200 例三叶瓣与 200 例 1 型二叶瓣的瓣窦对称性和冠脉开口位置，发现大多数（约 80%）1 型二叶瓣为左 - 右冠窦融合，因此在 1 型二叶瓣患者中使用上述策略仍可至少将左冠窦 - 右冠窦对合缘与一个人工瓣膜对合缘对齐；此外，1 型二叶瓣与三叶瓣相同的是，左冠开口多位于左冠窦中心或中心附近，而右冠开口有时出现明显偏心的情况，但多数情况下，在优化对合缘对齐时仍可将一个人工瓣膜对合缘放置在两冠脉开口夹角中心处。该研究结果肯定了在 1 型二叶瓣中使用左右冠窦重叠法进行对合缘对齐的可行性和潜在效应，未来还需更多研究探讨该法在二叶瓣患者中的实际应用效果。

五、二叶瓣 TAVR 新技术展望

二叶瓣 TAVR 挑战的根本原因在于目前的经导管器械多数并不直接处理原始病变的主动脉瓣瓣叶，其的确很难如外科开胸直视下切除病变瓣叶一样清除原始主动脉瓣对后续操作的障碍，但一些旨在局部处理原始瓣叶或者瓣叶钙化的创新经导管产品已经初具雏形，如前述提到的 BASILICA 技术尝试运用于切割 1 型二叶瓣钙化嵴以将其优化为三叶瓣形态，以及带有防栓塞滤器的超声波瓣叶钙化减缩系统（AorticLab）。还有一些理念则瞄准于延长 TAVR 瓣膜的使用期限，利用生物涂层或对动物组织进行预处理，以减轻患者机体对外源生物组织的免疫反应或生物瓣叶的炎症及钙化过程，来达到更好的生物兼容性和瓣膜耐久性，但目前尚处于研发阶段。对于 TAVR 器械本身而言，未来尚需考虑球囊扩张对瓣叶组织的可能损伤、瓣架长短及网格大小对左室流出道的挤压或冠状动脉开口的阻挡、瓣架各层面的径向支撑力等问题，以设计出更适合二叶瓣患者的 TAVR 瓣膜产品。

二叶瓣 TAVR 近年来越来越受到关注，使用新一代 TAVR 瓣膜已经可以在二叶瓣中获得与三叶瓣患者相当的短期及长期结局。尽管如此，处理二叶瓣患者仍不可掉以轻心，首先应在心脏团队中权衡各种治疗方式的利弊，确定进行 TAVR 后需要做好充分的准备工作，结合中心的实际经验从解剖特点、手术策略、并发症预防等多个方面进行详尽的考量，提出个体化的手术方案，术中合理使用球囊预 / 后扩张及圈套器等辅助器械，从而保障 TAVR 的安全性、有效性及患者良好的预后。

（王　玺　唐熠达　彭小平　陈　茂）

参考文献

［ 1 ］ VAHANIAN A, BEYERSDORF F, PRAZ F, et al. 2021 ESC/EACTS Guidelines for the management of valvular heart disease [J]. Eur Heart J, 2022, 43 (7): 561-632.

［ 2 ］ OTTO C M, NISHIMURA R A, BONOW R O, et al. 2020 ACC/AHA Guideline for the Management of Patients With Valvular Heart Disease: Executive Summary: A Report of the American College of Cardiology/American Heart Association Joint Committee on Clinical Practice Guidelines [J]. Circulation, 2021, 143 (5): e35-e71.

［ 3 ］ MACK M J, LEON M B, THOURANI V H, et al. Transcatheter Aortic-Valve Replacement with a Balloon-Expandable Valve in Low-Risk Patients [J]. N Engl J Med, 2019, 380 (18): 1695-1705.

［ 4 ］ POPMA J J, DEEB G M, YAKUBOV S J, et al. Transcatheter Aortic-Valve Replacement with a Self-Expanding Valve in Low-Risk Patients [J]. N Engl J Med, 2019, 380 (18): 1706-1715.

［ 5 ］ THYREGOD H G H, IHLEMANN N, JØRGENSEN T H, et al. Five-Year Clinical and Echocardiographic Outcomes from the Nordic Aortic Valve Intervention (NOTION) Randomized Clinical Trial in Lower Surgical Risk Patients [J]. Circulation, 2019.

［ 6 ］ SIEVERS H-H, SCHMIDTKE C. A classification system for the bicuspid aortic valve from 304 surgical specimens [J]. J Thorac Cardiovasc Surg, 2007, 133 (5): 1226-1233.

［ 7 ］ ZHOU D, PAN W, WANG J, et al. Vita Flow TM transcatheter valve system in the treatment of severe aortic stenosis: One-year results of a multicenter study [J]. Catheter Cardiovasc Interv Off J Soc Card Angiogr Interv, 2020, 95 (2): 332-338.

［ 8 ］ WANG Y, WANG M, SONG G, et al. Optimal pre-TAVR annulus sizing in patients with bicuspid aortic valve: area-derived perimeter by CT is the best-correlated measure with intraoperative sizing [J]. Eur Radiol, 2019, 29 (1): 259-269.

［ 9 ］ LIAO Y, LI Y, XIONG T, et al. Comparison of procedural, clinical and valve performance results of transcatheter aortic valve replacement in patients with bicuspid versus tricuspid aortic stenosis [J]. Int J Cardiol, 2018, 254: 69-74.

［ 10 ］ JILAIHAWI H, WU Y, YANG Y, et al. Morphological characteristics of severe aortic stenosis in China: imaging corelab observations from the first Chinese transcatheter aortic valve trial [J]. Catheter Cardiovasc Interv Off J Soc Card Angiogr Interv, 2015, 85 (Suppl 1): 752-761.

［ 11 ］ SONG G, JILAIHAWI H, WANG M, et al. Severe symptomatic bicuspid and tricuspid aortic stenosis in China: Characteristics and outcomes of transcatheter aortic valve replacement with the Venus-A valve [J]. Struct Heart, 2018, 2 (1): 60-68.

［ 12 ］ HAYASHIDA K, BOUVIER E, LEFEVRE T, et al. Transcatheter aortic valve implantation for patients with severe bicuspid aortic valve stenosis [J]. Circ Cardiovasc Interv, 2013, 6 (3): 284-291.

［ 13 ］ BAUER T, LINKE A, SIEVERT H, et al. Comparison of the effectiveness of transcatheter aortic valve implantation in patients with stenotic bicuspid versus tricuspid aortic valves (from the German TAVI Registry)[J]. Am J Cardiol, 2014, 113 (3): 518-521.

［ 14 ］ MYLOTTE D, LEFEVRE T, SONDERGAARD L, et al. Transcatheter aortic valve replacement in bicuspid aortic valve disease [J]. J Am Coll Cardiol, 2014, 64 (22): 2330-2339.

［15］ YOON S-H, LEFEVRE T, AHN J-M, et al. Transcatheter aortic valve replacement with early-and new-generation devices in bicuspid aortic valve stenosis [J]. J Am Coll Cardiol, 2016, 68 (11): 1195-1205.

［16］ YOON S-H, BLEIZIFFER S, DE BACKER O, et al. Outcomes in transcatheter aortic valve replacement for bicuspid versus tricuspid aortic valve stenosis [J]. J Am Coll Cardiol, 2017, 69 (21): 2579-2589.

［17］ LI Y M, XIONG T Y, XU K, et al. Characteristics and outcomes following transcatheter aortic valve replacement in China: a report from China aortic valve transcatheter replacement registry (CARRY) [J]. Chin Med J (Engl), 2021, 134 (22): 2678-2684.

［18］ YOON S H, KIM W K, DHOBLE A, et al. Bicuspid Aortic Valve Morphology and Outcomes After Transcatheter Aortic Valve Replacement [J]. J Am Coll Cardiol, 2020, 76 (9): 1018-1030.

［19］ MANGIERI A, TCHETCHÈ D, KIM W K, et al. Balloon Versus Self-Expandable Valve for the Treatment of Bicuspid Aortic Valve Stenosis: Insights From the BEAT International Collaborative Registrys [J]. Circ Cardiovasc Interv, 2020, 13 (7): e008714.

［20］ ELBADAWI A, SAAD M, ELGENDY I Y, et al. Temporal Trends and Outcomes of Transcatheter Versus Surgical Aortic Valve Replacement for Bicuspid Aortic Valve Stenosis [J]. JACC Cardiovasc Interv, 2019, 12 (18): 1811-1822.

［21］ KOCHMAN J, RYMUZA B, HUCZEK Z. Transcatheter aortic valve replacement in bicuspid aortic valve disease [J]. Curr Opin Cardiol, 2015, 30 (6): 594-602.

［22］ LIU X, HE Y, ZHU Q, et al. Supra-annular structure assessment for self-expanding transcatheter heart valve size selection in patients with bicuspid aortic valve [J]. Catheter Cardiovasc Interv, 2018, 91 (5): 986-994.

［23］ XIONG T Y, LI Y J, FENG Y, et al. Understanding the interaction between transcatheter aortic valve prostheses and supra-annular structures from post-implant stent geometry [J]. JACC Cardiovasc Interv, 2019, 12 (12): 1164-1171.

［24］ XIONG T Y, FENG Y, LI Y J, et al. Supra-annular sizing for transcatheter aortic valve replacement candidates with bicuspid aortic valve [J]. JACC Cardiovasc Interv, 2018, 11 (17): 1789-1790.

［25］ TCHETCHE D, DE BIASE C, VAN GILS L, et al. Bicuspid aortic valve anatomy and relationship with devices: The BAVARD multicenter registry: A European picture of contemporary multidetector computed tomography sizing for bicuspid valves [J]. Circ Cardiovasc Interv, 2019, 12 (1): 10.

［26］ ZHAO Z, FENG Y, LIAO Y, et al. Reshaping bicuspid aortic valve stenosis with an hourglass-shaped balloon for transcatheter aortic valve replacement: A pilot study [J]. Catheter Cardiovasc Interv, 2020, 95 (Suppl 1): 616-623.

［27］ FORREST J K, KAPLE R K, RAMLAWI B, et al. Transcatheter aortic valve replacement in bicuspid versus tricuspid aortic valves from the STS/ACC TVT Registry [J]. JACC Cardiovasc Interv, 2020, 13 (15): 1749-1759.

［28］ REDDY G, WANG Z, NISHIMURA R A, et al. Transcatheter aortic valve replacement for stenotic bi-cuspid aortic valves: systematic review and meta analyses of observational studies [J]. Catheter Cardiovasc Interv, 2018, 91 (5): 975-983.

［29］ UESHIMA D, NAI FOVINO L, BRENER S J, et al. Transcatheter aortic valve replacement for bicuspid aortic valve stenosis with first-and new-generation bioprostheses: a systematic review and meta-analysis [J]. Int J Cardiol, 2020, 298: 76-82.

［30］ FEDAK P W, VERMA S, DAVID T E, et al. Clinical and pathophysiological implications of a bicuspid aortic valve [J]. Circulation, 2002, 106 (8): 900-904.

［31］ MAKKAR R R, YOON S H, LEON M B, et al. Association between transcatheter aortic valve replacement for bicuspid vs. tricuspid aortic stenosis and mortality or stroke [J]. JAMA, 2019, 321 (22): 2193-2202.

［32］ MEREDITH AM I T, WALTERS D L, DUMONTEIL N, et al. Transcatheter aortic valve replacement for severe symptomatic aortic stenosis using a repositionable valve system: 30-day primary endpoint results from the REPRISE II study [J]. J Am Coll Cardiol, 2014, 64 (13): 1339-1348.

[33] SEEGER J, KAPADIA S R, KODALI S, et al. Rate of peri-procedural stroke observed with cerebral embolic protection during transcatheter aortic valve replacement: a patient-level propensity-matched analysis [J]. Eur Heart J, 2019, 40 (17): 1334-1340.

[34] SCHOENHAGEN P, TUZCU E M, KAPADIA S R, et al. Three-dimensional imaging of the aortic valve and aortic root with computed tomography: new standards in an era of transcatheter valve repair/implantation [J]. Eur Heart J, 2009, 30 (17): 2079-2086.

[35] TANG G H L, ZAID S, MICHEV I, et al. "Cusp-Overlap" view simplifies fluoroscopy-guided implantation of self-expanding valve in transcatheter aortic valve replacement [J]. JACC Cardiovasc Interv, 2018, 11 (16): 1663-1665.

[36] WONG I, BIELIAUSKAS G, DE BACKER O, et al. Technical considerations for transcatheter aortic valve replacement with ACURATE neo2 [J]. JACC Cardiovasc Interv, 2021, 14 (2): 224-226.

[37] BEN-SHOSHAN J, ALOSAIMI H, LAUZIER P T, et al. Double S-curve versus cusp-overlap technique: defining the optimal fluoroscopic projection for TAVR with a self-expanding device [J]. JACC Cardiovasc Interv, 2021, 14 (2): 185-194.

[38] PASCUAL I, HERNÁNDEZ-VAQUERO D, ALPERI A, et al. Permanent Pacemaker Reduction Using Cusp-Overlapping Projection in TAVR: A Propensity Score Analysis [J]. JACC Cardiovasc Interv, 2022, 15 (2): 150-161.

[39] MENDIZ O A, NOČ M, FAVA C M, et al. Impact of Cusp-Overlap View for TAVR with Self-Expandable Valves on 30-Day Conduction Disturbances [J]. J Interv Cardiol, 2021, 2021: 9991528.

[40] WANG X, CHEN F, XIONG T Y, et al. A CT-based technique to predict optimal projection for self-expanding TAVI in patients with different aortic valve anatomies [J]. BMC Cardiovasc Disord, 2021, 21 (1): 590.

[41] WAKSMAN R, CRAIG P E, TORGUSON R, et al. Transcatheter aortic valve replacement in low-risk patients with symptomatic severe bicuspid aortic valve stenosis [J]. JACC Cardiovasc Interv, 2020, 13 (9): 1019-1027.

[42] FORREST J K, RAMLAWI B, DEEB G M, et al. Transcatheter aortic valve replacement in low-risk patients with bicuspid aortic valve stenosis [J]. JAMA Cardiol, 2021, 6 (1): 50-57.

[43] CHEN F, JIA K, LI Y, et al. Coronary access after transcatheter aortic valve replacement in bicuspid versus tricuspid aortic stenosis [J]. Euro Intervention, 2022, 18 (3): 203-212.

[44] CHEN F, XIONG T, LI Y, et al. Risk of Coronary Obstruction During Redo-TAVR in Patients With Bicuspid Versus Tricuspid Aortic Valve Stenosis [J]. JACC Cardiovasc Interv, 2022, 15 (7): 712-724.

[45] FUCHS A, KOFOED K F, YOON S H, et al. Commissural alignment of bioprosthetic aortic valve and native aortic valve following surgical and transcatheter aortic valve replacement and its impact on valvular function and coronary filling [J]. J Am Coll Cardiol Intv, 2018, 11 (17): 1733-1743.

[46] SØNDERGAARD L, DE BACKER O. TAVI: don't forget the coronary arteries! [J]. Euro Intervention, 2018, 14: 147-149.

[47] JILAIHAWI H. When the (commissural) stars (Mis) ALIGN. JACC Cardiovasc Interv, 2020, 13: 1043-1045.

[48] BAILEY J, CURZEN N, BRESSLOFF N W. The impact of imperfect frame deployment and rotational orientation on stress within the prosthetic leaflets during transcatheter aortic valve implantation [J]. J Biomech, 2017, 53: 22-28.

[49] BIELIAUSKAS G, WONG I, BAJORAS V, et al. Patient-specific implantation technique to obtain neo-commissural alignment with self-expanding transcatheter aortic valves [J]. J Am Coll Cardiol Intv, 2021, 14 (19): 2097-2108.

［50］WANG X, DE BACKER O, BIELIAUSKAS G, et al. Cusp Symmetry and Coronary Ostial Eccentricity and its Impact on Coronary Access Following TAVR [J]. JACC Cardiovasc Interv, 2022, 15 (2): 123-134.

［51］KAMIOKA N, LEDERMAN R J, KHAN J M, et al. BI-SILICA During Transcatheter Aortic Valve Replacement for Noncalcific Aortic Insufficiency: Initial Human Experience [J]. JACC Cardiovasc Interv, 2018, 11 (21): 2237-2239.

球扩瓣与自膨瓣的选择

随着人口老龄化的进程,心脏瓣膜病尤其是主动脉瓣病变在人群中的患病率越来越高。经导管主动脉瓣置换术(transcatheter aortic valve implantation,TAVI)已成为治疗症状性主动脉瓣狭窄的有效治疗手段。器械发展至今,瓣膜种类繁多,琳琅满目,总体来说分为两类:球囊扩张式瓣膜(balloon-expandable valve,BEV)、自膨胀式瓣膜(self-expandable valve,SEV)。不同类型的瓣膜在扩张性、瓣叶位置、再定位性、支架材料、瓣叶组织和鞘管尺寸等方面具有各自的特点。最初的瓣膜设计有一定局限性,如充分扩张后无法重新良好定位、植入时血流动力学障碍、较大的输送鞘等,对这一技术的传播、应用带来一定的限制;但随着器械设计革新、术者经验的积累,该技术的普及将越来越快。

TAVI 手术会产生一些并发症,尽管传导阻滞对预后的影响是不确定的,但中重度瓣周漏(paravalvular leakage,PVL)与死亡率及预后高度相关。但 TAVI 随着技术发展、器械更新、术者经验的积累,TAVI 术中瓣膜通过、传导阻滞、瓣周漏等发生均有一定程度的改善。随着证据的增多,根据 TAVR 在低危患者中不劣于 SAVR,指南已将其扩展至低危人群,因此我们不仅要关注 TAVI 的即刻成功率,更要注重手术质量、预防相关并发症如卒中、出血、永久起搏器植入、PVL 等的发生,关注瓣膜耐久性。

目前,对比 BEV、SEV 安全性与有效性的研究层出不穷,SOLVE-TAVI 研究对比新一代 SEV(EvolutR)、BEV(Sapien3)瓣膜在 TAVI 手术的应用,是一项多中心、2×2 随机对照研究,共纳入外科高危、≥75 岁的症状性重度主动脉瓣狭窄受试者 447 名,随机分组采用不同的瓣膜进行 TAVI 术,研究终点为 30 天全因死亡、卒中、中重度 PVL、永久起搏器植入(图 1,彩图见二维码 27)。结果显示,30 天随访时 SEV 与 BEV 围手术期死亡率为 3.2% vs. 2.3%($P<0.001$)、脑卒中 0.5% vs. 4.7%($P=0.003$)、中重度 PVL 3.4% vs. 1.5%($P=0.000\ 1$)、永久起搏器植入 23% vs. 19.2%($P=0.06$);另外,手术时间、大出血、急性肾损伤等方面两者相似,但在透视时间、对比剂应用方面,SEV 高于 BEV 组。可以看出,在高危 AS 患者中,与 BEV 相比,新一代 SEV 在全因死亡率、脑卒中、永久性起搏器植入和 PVL 等并发症发生方面两者相当。这些支持新一代经皮瓣膜的安全应用,可在大多数患者中根据不同的瓣膜解剖结构选择不同的瓣膜类型。同样,在局麻和全身麻醉两组间的对比,提示两组死亡率(2.3% vs. 2.8%,$P=0.77$)、脑卒中发生率(2.8% vs. 2.4%,$P>0.99$)、心肌梗死率(0.5% vs. 0.5%,$P>0.99$)、感染发生率(21% vs. 21%)、肾功能不全发生率(8.9% vs. 9.2%)等主要终点指标均无明显差异,一些次要终点指标包括中度及以上瓣周漏(1.9% vs. 1.4%)、住院时间(9 天 vs. 9 天,$P=0.72$)及 ICU 住院时间(47 小时 vs. 51 小时,$P=0.59$),也均无明显差异。

对于 TAVI 手术瓣膜类型选择需要考量的因素有很多,如病变特点(狭窄/反流)、瓣环大小、根部结构、钙化、冠脉高度、心腔特点、入路及结合每个患者的特点如合并症、远期需再干预的机会等。结合 2021ESC/EACTS 心脏团队对其进行 SAVR 及 TAVI 的手术风险评估、采用多层螺旋 CT 进行根部结构测量基础上,制订手术策略。需要考量的特殊因素见下所列:

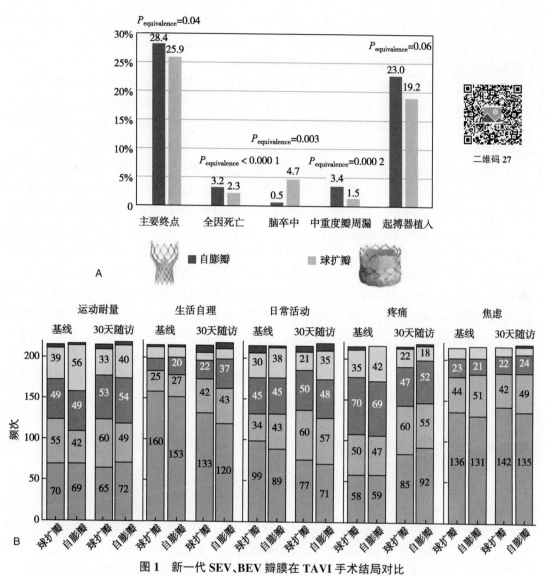

二维码 27

图 1　新一代 SEV、BEV 瓣膜在 TAVI 手术结局对比

A. 主要终点和组成部分的不同瓣膜对比；B. 球扩瓣和自膨瓣从 5 个维度看基线和随访 30 天的生活质量，深绿色为无受限，棕色为轻微受限，橙色为中度受限，浅绿色为重度受限，紫色为极度受限或不能完成调查。

一、特殊情况下的 TAVI

当在肾功能非常差的患者、造影剂过敏或临床紧急情况时，无法获得高质量的多层 CT，此时可根据食管、2D 超声参考评估选择 SEV。因为选择 BEV 尺寸需要对主动脉根部进行极其准确的评估，因为尺寸过大可能会增加主动脉瓣环破裂和冠状动脉堵塞的风险，而尺寸过小则增加 PVL 和瓣膜移位的风险。SEV 可允许更大尺寸，从而提供更好的密封且不会增加瓣环破裂的风险。因此，在不知道主动脉根部解剖结构情况且临床评估只能采用 TAVI 术时，可考虑植入 SEV。

二、二叶式主动脉瓣狭窄

普通人群中 BAV 发病率为 1%~2%，超过 33% 的 BAV 患者在其一生中会出现严重并发症,其中以主动脉瓣狭窄最多见,而越年轻的患者人群中其 BAV 的占比越高。BAV 因环上结构复杂、非对称钙化、钙化及非钙化融合嵴,合并升主动脉扩张、横位心等原因,导致人工瓣膜呈椭圆形扩张,在 BAV 中经常观察到瓣膜扩张不足,伴有 11% 的尺寸下降,这增加了瓣膜耐久性降低、瓣膜血栓的形成,而 BAV 中常见的钙化/非钙化嵴可导致瓣环破裂、PVL 等风险增加。但 TAVR 用于治疗 BAV-AS 的安全性和有效性已被证实,目前并没有一项头对头研究在 BAV 中采用两种瓣膜行 TAVR 手术哪种更优,Halim 等报道了对 BAV 采用第三代 SEV、BEV,两种器械成功率相似,但 PVL 在 SEV 中更高($OR=2.97$, $P<0.001$)。

Claudio Montalto 等对既往 17 项研究共 181 433 例 TAVR 病例进行回顾性分析,显示器械成功、1 年生存率在 BAV 和 TAV 人群中并无显著差异,但 BAV 人群中的中重度 PVL 风险($RR=1.42$, $P<0.000\ 1$)、瓣环撕裂(0.3% $vs.$ 0.02%, $P=0.014$)及脑缺血性事件(2.4% $vs.$ 1.6%, $P=0.015$)等高于 TAV 人群。

STS/ACC TVT 注册研究对比 BEV、SEV 在 BAV-AS 患者中的临床应用发现,BEV 所导致的主动脉根部损伤风险更高,而 SEV 则会相对增加 PVL 风险。Michel Pompeu 等对 2013—2020 年共 1 080 例 TAVR 病例进行荟萃分析,显示 30 天、1 年死亡率在 BEV、SEV 组无显著差别,而 BEV 组瓣环撕裂风险高于 SEV($OR=5.81$, $P<0.001$),但新一代 BEV 更加显著降低 PVL 发生。

人工瓣膜大小主要从瓣膜尺寸考虑,根据主动脉根部形态如直筒形、倒梯形、火山口形进行不同分析,直筒形或倒梯形占比 88%。但二叶瓣人工瓣膜锚定多发生在瓣上最严重不对称钙化、纤维化、嵴平面,所以参考瓣上结构来选择更为合适(图 2)。

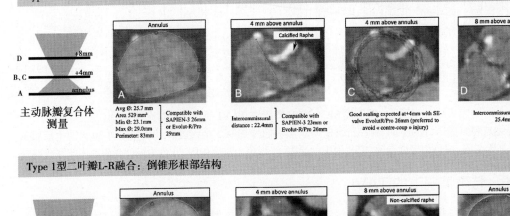

图 2 二叶瓣病例瓣环上平面测量

可通过 CT 预测瓣上可能锚定的平面并测量周长、面积,有学者采用 Wei 法测量锚定平面短长径计算平均值选择 BEV 大小,另有 LIRA 法测量锚定平面周长选择 SEV 大小

（图 3）。严重钙化的嵴或嵴旁的钙化对 THV 的扩张和方向有不利影响,当病例存在较大的钙化 / 非钙化嵴,如决定选择更大的 BEV 瓣膜时,应避免 oversize>5%,以防瓣环破裂、血管破裂等不良事件的发生。SEV 的可回收瓣膜系统使术者在操作时能够多次调整,以获得最佳植入深度和最佳效果。不可否认 TAVI 在 BAV 中的效果不如正常主动脉瓣好,必须根据主动脉根部解剖结构和钙化分布仔细分析,在获得最佳封闭效果和主动脉根部损伤风险之间进行平衡。

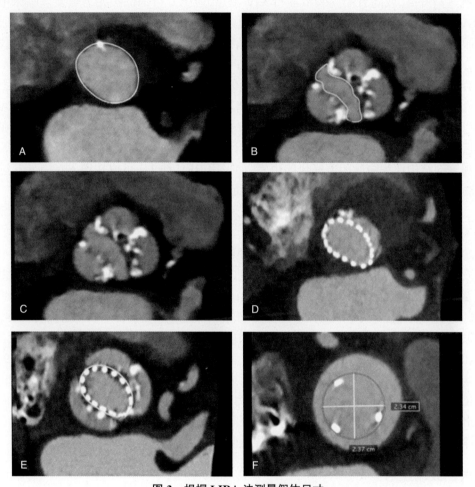

图 3　根据 LIRA 法测量假体尺寸
A. 虚拟瓣环测量;B. LIRA 平面测量;C.LIRA 平面;D. 经导管瓣膜在虚拟瓣环平面;
E. 经导管瓣膜在 LIRA 平面;F. 经导管瓣膜在接合平面 LIRA 嵴所在锚定平面。

三、钙化

瓣膜着陆区的严重钙化是所有瓣膜类型(尤其 SEV)残余 PVL 独立危险因素,在接受 SEV 患者中,钙化体积高可能会对瓣膜展开产生更高的抵抗力,在中重度瓣膜着陆区钙化中,BEV 可能具有优势,而在轻度着陆区钙化中,低径向力的 SEV 有利。LVOT 钙化更能预测主动脉损伤,特别是无冠瓣下方的钙化,可能是由于该区域缺乏心脏结构的支持,就安全性而言,在严重 LVOT 钙化情况下,应首选低径向支撑力的 SEV 而非 BEV,植入后应谨慎进行 SEV 的后扩,但需充分考虑 PVL 发生。在严重主动脉瓣钙化或 LVOT 钙化情况下,建议根据着陆区钙化的严重程度,对人工瓣膜进行个体化选择,相对于 PVL、后扩和瓣膜正确定位,BEV 可能是有利的,但这可能以较高的平均压差和增加主动脉根部损伤为代价。

四、冠脉病变

冠心病和主动脉瓣狭窄是临床常见的心脏病,随着年龄增加,主动脉瓣狭窄合并冠心病的比例逐渐升高,或随着瓣膜衰败需行 ViV 治疗,冠脉开口的保护尤为重要。临床中若采用 SEV 行 ViV 手术,对于一些病例,由于瓣膜支架金属重叠,普通指引导管将无法通过侧孔网眼进入冠脉,增加冠脉处理难度;若首次 TAVR 植入 SEV,那么第二次 TAVR 建议选择 BEV,减少冠脉开口处支架重叠面积,为后续 PCI 预留通路。

TAVR 术中冠脉闭塞是少见但危及生命的并发症,主要原因是自体瓣叶上翻、团块状钙化、人工瓣膜裙边 / 瓣膜连合处的瓣架堵塞冠脉口。对于冠脉高风险患者,可在 TAVI 术中通过冠脉保护技术如冠脉预置导丝、球囊 / 支架、烟囱支架技术等进行冠脉保护,在瓣膜植入后进行综合评价必要时采用血管内超声评估是否需要支架植入。既往研究显示,对于因不利解剖结构评为冠脉闭塞高风险患者,如采用 BEV 约 1/3 可成功送入指引导管进入冠脉、建立通道;BEV 短支架及大网孔设计也满足了冠脉介入的可行性。

五、瓣膜功能和耐久性

2018 年 Dvir 等提出生物瓣的结构性瓣膜衰败(SVD)是一个连续变化的过程,分为 4 个节段:①瓣膜植入后无新出现的显著血流动力学异常,同时不伴瓣叶形态的异常;②仅有早期瓣叶形态改变而无后续血流动力学变化;③瓣叶出现形态异常且同时具有血流动力学障碍;④人工瓣膜重度狭窄或反流。生物瓣功能障碍是一个非常复杂的动态变化过程,评价需要采用非侵入性影像学检查,评估生物瓣病理学改变、形态学改变、血流动力学改变。

2019 年法国 Durand 等纳入 1 403 例患者,其中 83.7% 采用 BEV,术后 7 年 49 例出现结构性瓣膜退化,中度和重度结构性瓣膜退化的累积发生率为 7.0% 和 4.2%。2020 年 CHOICE 研究纳入 241 例患者,结果显示,6 例 BEV(6.6%)出现了中度和重度 SVD,而 SEV 则未出现中度和重度 SVD。在 TAVR 适应证向低危人群扩展时,我们首先要明确低危≠低龄,且需要更多瓣膜产品耐久性结果来指导低龄患者的选择。

六、极端型号

(一) 极端型号—小瓣环

外科手术经验中,主动脉瓣尺寸较小与瓣膜 - 患者不匹配(PPM)的发生率高有关,对短期和长期预后有不良作用。结构性瓣膜衰败在小号生物瓣膜中更常见,对这类患者外科常采用主动脉根部扩大策略或无支架生物瓣膜植入可降低 SAVR 后 PPM 的风险。

对于瓣环直径较小的患者来说,选择环上瓣可获得更优的血流动力学效果,且能够避免植入后出现 PPM。OCEAN-TAVI(Optimized Catheter vAlvular iNtervention)注册研究比较了极小瓣环($<314mm^2$)患者植入 20mm 和 23mm Edwards SapienXT 的术后血流动力学和形态。20mm 跨瓣压差较高、EOA 较低、重度 PPM 的发生率均很低。

(二) 极端型号—极大主动脉瓣环

实际可用的最大瓣膜是 BEV(S3 29mm)适用于瓣环面积 $\leqslant 683mm^2$、SEV(EvolutR

34mm)适用于瓣环周长≤94.2mm。Mathur 等对 3 例瓣环面积>793mm^2 应用 29mmS3,随访患者无中度以上 PVL、瓣膜移行。过度扩张会引起框架缩短,导致瓣叶对合不良、PVL、瓣膜迁移等问题。Elmously 采用 34mm EvolutR 对远超出范围的 AS 患者进行植入,术后均为轻度 PVL。当选择超大瓣环 THV 类型时,必须考虑框架设计和外密封群导致过度扩张的限制。Sapien3 的过度膨胀能力不仅取决于框架的几何形状,还取决于密封群,其弹性极限可能会进一步限制过度膨胀,因此过度扩张存在"上限"。同时,Evolut 因无法将镍钛合金框架过度扩展到正常直径之外,因此后扩策略受到限制。

七、血管通路和血管并发症

TAVR 输送器械直径较大,需要较大的通路,各类文献统计血管并发症发生在 10%~20%。经股动脉为目前临床最常使用的 TAVI 入路,其浅表、可穿刺、无须缝合、操作及站位流畅,但中国人群股动脉偏细长,有时合并严重狭窄、扭曲、钙化,造成导引鞘管送入困难;颈动脉路径自 2010 年 Modine 等率先报道后,系列研究证实,颈动脉路径与其他路径相比,在并发症和死亡率上并无明显差异,该路径短且笔直,输送系统易于控制;经心尖路径短、易于操作,但胸壁创口较大、可能对心脏造成一定程度损伤;以及其他的经升主动脉、锁骨下动脉等路径。综合各种研究,应首选经股动脉路径、次选经颈动脉路径。BEV 输送系统 14F 鞘、可满足血管直径 4.6mm,且输送系统可调弯,在股动脉纤细、主动脉弯曲、横位心等病例中可有效降低血管并发症。

重度主动脉瓣狭窄的患者在选择进行 TAVR 使用的生物瓣类型时,应考虑手术风险(如冠脉堵塞、PVL、PPM、高度传导阻滞、瓣环破裂等)及瓣膜已知的耐久性与预期寿命之间的关系,进行综合评估和选择。

(姜正明　方臻飞　徐　凯　台　适　方　毅)

参考文献

［1］BAUMGARTNER H, FALK V, BAX J J, et al. 2017 ESC/EACTS Guidelines for the management of valvular heart disease [J]. Eur Heart J, 2017, 38 (36): 2739-2791.

［2］VAN ROSENDAEL P J, DELGADO V, BAX J J. Pacemaker implantation rate after transcatheter aortic valve implantation with early and new-generation devices: a systematic review [J]. Eur Heart J, 2018, 39 (21): 2003-2013.

［3］ABDELGHANI M, SOLIMAN O I I, SCHULTZ C, et al. Adjudicating paravalvular leaks of transcatheter aortic valves: a critical appraisal [J]. Eur Heart J, 2016, 37 (34): 2627-2644.

［4］MACK M J, LEON M B, THOURANI V H, et al. PARTNER 3 Investigators. Transcatheter aortic-valve replacement with a balloon-expandable valve in lowrisk patients [J]. N Engl J Med, 2019, 380 (18): 1695-1705.

［5］POPMA J J, DEEB G M, YAKUBOV S J, et al. Transcatheter aortic-valve replacement with a selfexpanding valve in low-risk patients [J]. N Engl J Med, 2019, 380 (18): 1706-1715.

［6］THIELE H, KURZ T, FEISTRITZER H J, et al. Comparison of newer generation self-expandable vs. balloon-expandable valves in transcatheter aortic valve implantation: the randomized SOLVE-TAVI trial [J]. Eur Heart J, 2020, 41 (20): 1890-1899.

［7］VAHANIAN A, BEYERSDORF F, PRAZ F, et al. 2021 ESC/EACTS Guidelines for the management of valvular heart disease [J]. Eur Heart J, 2022, 43 (7): 561-632.

［8］ KASEL A M, CASSESE S, BLEIZIFFER S, et al. Standardized imaging for aortic annular sizing: implications for transcatheter valve selection [J]. J Am Coll Cardiol Img, 2013, 6 (2): 249-262.

［9］ MONTALTO C, STICCHI A, CRIMI G, et al. Outcomes After Transcatheter Aortic Valve Replacement in Bicuspid Versus Tricuspid Anatomy: A Systematic Review and Meta-Analysis [J]. JACC Cardiovasc Interv, 2021, 14 (19): 2144-2155.

［10］ MAKKAR R R, YOON S H, LEON M B, et al. Association between transcatheter aortic valve replacement for bicuspid vs. tricuspid aortic stenosis and mortality or stroke [J]. JAMA, 2019, 321 (22): 2193-2202.

［11］ SÁ M P B O, SIMONATO M, VAN DEN EYNDE J, et al. Balloon versus self-expandable transcatheter aortic valve implantation for bicuspid aortic valve stenosis: A meta-analysis of observational studies [J]. Catheter Cardiovasc Interv, 2021, 98 (5): E746-E757.

［12］ VINCENT F, TERNACLE J, DENIMAL T, et al. Transcatheter Aortic Valve Replacement in Bicuspid Aortic Valve Stenosis [J]. Circulation, 2021, 143 (10): 1043-1061.

［13］ IANNOPOLLO G, ROMANO V, ESPOSITO A, et al. Update on supra-annular sizing of transcatheter aortic valve prostheses in raphe-type bicuspid aortic valve disease according to the LIRA method [J]. Eur Heart J Suppl, 2022, 24 (Suppl C): C233-C242.

［14］ DVIR D, BOURGUIGNON T, OTTO C M, et al. Standardized definition of structural valve degeneration for surgical and transcatheter bioprosthetic aortic valves [J]. Circulation, 2018, 137 (4): 388-399.

［15］ DURAND E, SOKOLOFF A, URENA-ALCAZAR M, et al. Assessment of long term structural deterioration of transcatheter aortic bioprosthetic valves using the new european definition a multicenter french study [J]. Circ Cardiovasc Interv, 2019, 12 (4): e007597.

［16］ ABDEL-WAHAB M, LANDT M, NEUMANN F J, et al. 5-year outcomes after TAVR with balloon-expandable versus self-expanding valves: results from the CHOICE randomized clinical trial [J]. JACC Cardiovasc Interv, 2020, 13 (9): 1071-1082.

可回收式瓣膜系统对 TAVR 策略的影响

主动脉瓣狭窄（aortic stenosis, AS）是一种常见的心脏瓣膜疾病,其由于各种原因如先天性瓣膜发育畸形、风湿性改变、老年退行性变等原因使得主动脉瓣机械性打开困难,引起心脏血流动力学异常,最终导致心力衰竭。随着人口老龄化的到来,AS 的患病率逐年递增,已经成为严重危害人类健康的一类疾病。药物治疗无法改善病变瓣膜本身引起的机械性功能障碍,不能从根本上改善疾病的远期预后。外科手术是传统上治疗主动脉瓣狭窄的主要手段,但是因其需要开胸、体外循环、心脏停搏等,对于高龄、有开胸病史、心功能差、肺功能差等患者而言风险高,因此很多患者失去了接受手术的机会。经导管主动脉瓣置换术（transcatheter aortic valve replacement, TAVR）是近年来心脏瓣膜病介入诊疗领域里程碑式的进展,2002 年 Cribier 等首次在人体上成功完成 TAVR 手术,开创了瓣膜病介入治疗的新时代。TAVR 与传统的外科手术不同,通过股动脉（少数经心尖、颈动脉等其他途径）建立体外与体内的通路,导丝逆行通过髂动脉和主动脉进入到左心室建立体外到左心室的轨道,经此通路导入折叠的带有人工瓣膜的支架系统,到达主动脉根部逐步释放替代原有病变的主动脉瓣发挥功能,解除机械性梗阻。与外科换瓣手术相比,TAVR 具有无须开胸、不需体外循环和心脏停搏、创伤小、术后恢复快等优点。PARTNER 系列、CoreValve US Pivotal 系列等大型临床研究已经证实 TAVR 的安全性及有效性,其目前已成为主动脉瓣重度狭窄患者的一线治疗方案。

早期 TAVR 采用第一代瓣膜器械如 Corevalve 系列、Venus-A 系列,瓣膜释放仅有一次机会,手术难度较大,对于术者要求高,其血管并发症发生率、术后瓣周漏发生率、术后起搏器植入率偏高,当时仅用于外科手术禁忌或高危患者的治疗。ADVANCE 注册研究结果显示,Corevalve 瓣膜术后 30 天全因死亡率达 4.5%,有后遗症脑卒中发生率达 3.0%,起搏器植入率达 26.3%,而术后轻度以上瓣周漏发生率达 20.7%。随着技术的进步,TAVR 器械进入了第二代甚至第三代,即全面进入了可回收瓣膜系统时代。其瓣膜系统具有可回收性、可重新定位的特点,因此可以实现精确的定位及释放,减少了术后并发症发生率。以 Evolut R 为例,Forward 注册研究中显示,其术后 30 天死亡率仅 1.9%,有后遗症脑卒中发生率为 1.8%,起搏器植入率为 17.5%,而术后轻度以上瓣周漏发生率仅 2%。国内 TAVR 领域目前也已全面普及了可回收瓣膜系统,包括 Venus-A plus 瓣膜系统、VitaFlow Ⅱ代瓣膜系统、Taurus Elite 瓣膜系统等,手术效果已与国际先进国家接轨。正是随着这样的进步,TAVR 适应证逐步扩展,由最早期仅用于外科手术高危或禁忌,发展至外科手术中危甚至低危,直至目前已使用年龄代替外科手术风险程度作为 TAVR 手术适应证的标准。

对于心血管介入医师而言,可回收瓣膜系统除了降低手术难度之外,对 TAVR 手术策略也产生了巨大影响,以下将对此进行详细阐述。

一、对瓣膜释放策略的影响

对于 TAVR 手术效果而言,人工瓣膜的释放位置至关重要。第一代 TAVR 瓣膜系统只有一次释放机会,这对术者来说是极大的考验与挑战,一旦出现失误,很可能导致瓣膜移位。通常瓣膜移位有两种情况,即向上弹出(升主动脉方向)以及向下滑落(心腔方向)。向下滑落可能引起较大量瓣周漏、影响心电传导或二尖瓣功能。向上弹出可能引起瓣膜大量反流、损伤升主动脉甚至出现血管破裂,容易导致循环崩溃,危及患者生命。对于第一代瓣膜,术者通常趋向保守,为保证瓣膜系统稳定,植入位置可能偏深,故术后轻度以上瓣周漏发生率以及术后起搏器植入率明显偏高。CoreValve US Pivotal 研究中,使用第一代 CoreValve 瓣膜行 TAVR 手术,术后 30 天永久起搏器植入率高达 21.6%,轻度以上瓣周漏发生率达 10.9%,这都极大影响了 TAVR 的手术效果及技术应用。国内 TAVR 手术是在 2012 年由葛均波教授引入并加以推广,当时使用第一代 Venus-A 瓣膜,虽瓣膜表现已与国际先进人工瓣膜接轨,但起搏器植入率以及术后瓣周漏发生率仍偏高。第二代可回收瓣膜系统的出现是 TAVR 技术中的关键性突破,术者在术中对于瓣膜释放的位置有了"可操控性",由于其可回收可重新定位的特点,如果瓣膜弹出或滑落,可以将其重新完全回收进入输送系统,并再次定位释放。在瓣膜完全释放前,术者可以观察瓣周漏的大小以及评估是否存在明显心电传导的影响,如不满意,可以部分回收进行瓣膜位置的微调,直至最终获得满意结果。所以在全面进入第二代可回收瓣膜的时代,TAVR 术者手术策略由保守偏向于积极,最终瓣膜释放位置较第一代瓣膜更高,术后瓣周漏及起搏器植入率均较前降低。有研究报道,使用 Evolut R 进行 TAVR 手术过程中,术中部分及完全回收的比例达到 22.6%,回收成功率为 96.9%,而术后永久起搏器植入率为 16.4%,轻度以上瓣周漏发生率为 5.4%,较一代产品进步明显。国内第二代可回收瓣膜系统以 Venus-A plus 作为代表,其国内临床注册研究结果显示,术后起搏器植入率仅 9.6%,而通过瓣膜回收再定位,术后无一发生轻度以上瓣周漏。

二、对患者选择的影响

在进行 TAVR 手术前,选择合适的患者对于手术效果而言尤为重要。早期 TAVR 手术患者尤其是国外患者以三叶瓣为主。但我们知道,部分患者存在先天性瓣叶畸形,其是引起主动脉瓣重度狭窄的重要原因。主动脉瓣二叶式畸形(bicuspid aortic valve,BAV)是成人最常见的先天畸形,其发病率为 1%~2%。BAV 由于存在瓣膜钙化重且不对称、主动脉窦大小不对称及合并升主动脉病变等情况,给 TAVR 手术带来非常大的困难。因此,长期以来专业指南均推荐外科手术作为 BAV 患者首选治疗方案。然而,国外大于 80 岁高龄患者及外科手术高危患者中有超过 20% 为 BAV,而我们国家需行主动脉瓣置换术患者中 BAV 患者比例甚至要高于西方国家。所以在临床实践中仍有部分患者由于高龄、手术高风险或是禁忌而接受 TAVR 治疗。心血管介入医师早期使用一代瓣膜系统进行 BAV 患者 TAVR 手术时发现,其术后 30 天手术成功率达 89.9%,这证明使用 TAVR 对 BAV 患者进行治疗是可行的。但研究也同时发现,这类患者在 TAVR 手术后轻度以上瓣周漏的比例高达 28.4%,术后起搏器植入比例更是达到 23.2%,均远高于三叶瓣患者。这可能是由于对 BAV 患者而言,选择合适大小的人工瓣膜较困难,且一代瓣膜仅有一次释放机会,而 BAV 患者瓣环根部及瓣上结构复杂,其较三叶瓣更难以固定在合适的位置。在国内,接受 TAVR 手术的相当一部分为老年 BAV 患者,我们通过"杭州方案"即根据球囊评估瓣环上结构,根据瓣环上结构选择瓣膜尺寸,适度高位释放的策略,可以很好地解决人工瓣膜大小选择的问题,但瓣膜释放的位置仍难以把控,这也导致早期国内部分 BAV 患者 TAVR 手术术后效果不够理想。这在很长的一段时间里给临床介入医师手术策略的制订带来了困难。第二代瓣膜系统,尤其是第二代可回收瓣膜系统一定程度上改善了这一困难局面。2016 年一项关于新一代瓣膜系统的多中心临床研究数据显示,新一代瓣膜与第一代瓣膜相比,虽然在主要终点方面差异无统计学意义(30 天全因死亡率,4.5% *vs.* 3.9%,*P*>0.99;脑卒中发生率,2.5% *vs.* 2.0%,*P*>0.99;危及生命的出血率,3.5% *vs.* 2.9%,*P*>0.99;主要血管并发症发生率,4.5% *vs.* 2.9%,*P*=0.76),但术后轻度以上瓣周漏比例显著减少(0 *vs.* 8.5%,*P*=0.002),瓣中瓣植入比例更低(1.0% *vs.* 6.5%,*P*=0.04),且器械植入成功率也显著提高(92.2% *vs.* 80.9%,*P*=0.01)。而近期的 STS/ACC TVT 注册研究通过倾向性评分匹配的方式比较了 BAV 患者与 TAV 患者接受 TAVR 治疗的预后情况,结果提示,使用新一代可回收瓣膜 Evolut R 及 Evolut pro 行 TAVR 手术,两组在术后 30 天及术后 1 年全因死亡率以及术后 30 天和术后 1 年脑卒中发生率方面无显著差异。这些均证实了使用可回收瓣膜系统治疗 BAV 患者的安全性及有效性。也正是基于上述研究数据,瓣膜病治疗最新指南对 BAV 患者的治疗方案作出了相应调整,由原先建议行外科手术治疗调整为部分高危患者建议可选择 TAVR 手术进行治疗。对于心血管介入医师而言,在可回收瓣膜时代,TAVR 患者的选择策略也由保守转变为相对积极。

三、对瓣膜尺寸选择的影响

除了释放策略及患者的选择,TAVR 手术中另一个关键环节是人工瓣膜型号的选择。对于三叶瓣患者而言,通常临床介入医师按照术前 CT 提供的瓣环大小来选择 TAVR 人工瓣膜的尺寸,其原则是人工瓣膜大小较瓣环稍大一些,即适度 oversize,比如 CT 测量出的瓣环周径在 20~23mm,瓣膜应选择 26mm。而对于 BAV 患者,目前临床常规使用术前 CT 测量结合"杭州方案"来选择瓣膜型号,如 CT 提示瓣环周径在 20~23mm,应选择 20mm 球囊预扩张,结合球囊腰征及造影剂反流情况,决定选择 26mm 或 23mm 瓣膜。常规情况下,上述方案即能很好地指导临床介入医师进行瓣膜选择。但在一些较特殊情况下,选择瓣膜型号是非常困难的:①瓣环测量大小在交界范围内,如 23.1mm,选择 29mm 瓣膜还是应该选择 26mm 瓣膜;②瓣膜存在严重钙化病变,是否应该选择小一号瓣膜;③存在较高冠状动脉闭塞风险,是否应该选择小一号甚至小两号瓣膜。在一代瓣时代,上述情况并没有妥善的解决方案,术者只能凭借经验来进行选择,这往往导致最终瓣膜过大或过小,一旦瓣膜过小,可能引起瓣周漏偏大,而一旦瓣膜过大,可能引起瓣膜弹出或滑落过深。所以早期临床研究数据得出一代瓣植入后轻度以上瓣周漏及起搏器植入率均偏高,器械植入成功率偏低。而在可回收瓣膜时代,上述情况得到了比较理想的解决方案。术者如无法根据术前检查结果很好地选择瓣膜时,首先可以经验性选择瓣膜尺寸,在瓣膜植入时首先释放至瓣膜功能位,观察瓣膜的工作情况。如出现瓣膜植入反复偏深或反复向升主动脉方向弹出,证明瓣膜偏大,完全回收人工瓣膜后重新选择较小尺寸瓣膜即可。如瓣膜位置良好,但主动脉根部造影时发现瓣周漏偏多,表明瓣膜偏小,此时可以回收人工瓣更换较大尺寸瓣膜。

四、可回收瓣膜术中策略注意事项

如上所述,相较于一代瓣膜系统,可回收瓣膜为术者在策略制订时带来了极大便利,降低了手术难度并明显改善了手术预后,但在术中仍有诸多需要注意的方面。

(一)注意血栓形成风险

经动脉系统为入路的手术在术中需警惕血栓形成的风险。手术医师通常通过监测

ACT 来反映凝血活性，为避免血栓形成，要求 ACT 维持在 250~350 秒。在可回收瓣膜时代，因存在反复回收再释放的可能，输送系统及瓣膜在体内将停留更长时间，这很大程度上增加了形成血栓的风险。建议增加 ACT 监测频率，通常在肝素化后 3 分钟第一次检测 ACT，要求 ACT 维持在 300 秒左右。至少每 30 分钟复查 ACT，根据 ACT 结果调整肝素后续用量。

（二）注意血管并发症

与传统心血管介入手术不同的是，TAVR 手术相关器械如血管鞘、输送系统及人工瓣膜尺寸均较大，在输送过程中可能引起血管损伤。在 Partner 系列研究中，TAVR 术后出现严重血管并发症概率达 15.3%，其中 68.2% 为血管夹层，31.3% 为血管破裂。虽然随着技术的进步，TAVR 器械尺寸不断缩小，但国产器械尺寸依然偏大，术者在操作过程中仍要避免暴力操作，以防发生严重的血管并发症。尤其需要注意的是，由于 TAVR 瓣膜及输送系统的大小及硬度，在通过主动脉弓位置的时候可能存在一定的阻力。可回收瓣膜在增加了可回收性能的同时，也在一定程度上增加了输送系统的硬度，这导致其过主动脉弓转角时困难程度有所增加。尤其对于主动脉弓折角过小、升主动脉偏短以及左心室腔偏小的患者，可回收瓣膜过弓难度将明显增加。术者在制订策略时可选择支撑力较强的导丝如 lunderquist 导丝，必要时可使用圈套器辅助过弓。操作时手术主刀与手术一助间需密切配合，缓慢匀速推送输送系统并配合适度牵拉导丝是避免损伤主动脉的关键。

（三）注意瓣膜打折风险

可回收瓣膜时代，TAVR 手术取得了长足进步，其手术风险更小，手术并发症更少。由于其可回收的特点，术者在术中可通过回收瓣膜再释放的方式调整瓣膜的释放位置，取得更好的释放结果。但需要注意的是，在回收过程中，瓣膜可能出现打折，即回收时瓣膜无法规整回收至输送系统内，导致再次释放时出现瓣膜向内翻折。已有许多个案报道过可回收瓣膜打折现象。有文章统计，发生瓣膜打折的概率约为 3.15%，而发生打折的原因可能与瓣膜钙化程度太重或偏心性钙化、瓣膜径向支撑力不足、瓣膜尺寸过大等相关。术者在瓣膜释放至功能位后，建议多投照角度观察瓣膜形态，如发现瓣膜打折，重新回收并更换新瓣膜，否则可能会引起瓣膜贴合不良导致瓣周漏偏多，甚至影响人工瓣膜工作状态。

目前在可回收瓣膜的基础上已有第三代瓣膜系统在临床上推广使用，甚至第四代瓣膜也已经处于临床研究阶段，相信在不久的将来即将投入临床。对于临床介入医师而言，TAVR 手术难度不断下降，结合人口老龄化到来的背景，心脏瓣膜病患者逐年递增，TAVR 手术量必将引来暴发式增长。本文简要介绍了使用可回收瓣膜进行 TAVR 手术时策略的制订以及术中相关注意事项，希望可以给临床 TAVR 手术带来一定的指导。

（王力涵　刘先宝　王建安）

参考文献

［1］ CRIBIER A, ELTCHANINOFF H, BASH A, et al. Percutaneous transcatheter implantation of an aortic valve prosthesis for calcific aortic stenosis: first human case description [J]. Circulation, 2002, 106 (24): 3006-3008.

［2］ LINKE A, WENAWESER P, GERCKENS U, et al. Treatment of aortic stenosis with a self-expanding trans-catheter valve: the International Multi-centre ADVANCE Study [J]. Eur Heart J, 2014, 35 (38): 2672-2684.

［3］ GRUBE E, VAN MIEGHEM N M, BLEIZIFFER S, et al. Clinical Outcomes With a Repositionable Self-

Expanding Transcatheter Aortic Valve Prosthesis: The International FORWARD Study [J]. J Am Coll Cardiol, 2017, 70 (7): 845-853.

[4] POPMA J J, ADAMS D H, REARDON M J, et al. Transcatheter aortic valve replacement using a self-expanding bioprosthesis in patients with severe aortic stenosis at extreme risk for surgery [J]. J Am Coll Cardiol, 2014, 63 (19): 1972-1981.

[5] POPMA J J, REARDON M J, KHABBAZ K, et al. Early Clinical Outcomes After Transcatheter Aortic Valve Replacement Using a Novel Self-Expanding Bioprosthesis in Patients With Severe Aortic Stenosis Who Are Suboptimal for Surgery: Results of the Evolut R U. S. Study [J]. JACC Cardiovasc Interv, 2017, 10 (3): 268-275.

[6] BORGER M A, FEDAK P W M, STEPHENS E H, et al. The American Association for Thoracic Surgery consensus guidelines on bicuspid aortic valve-related aortopathy: Full online-only version [J]. J Thorac Cardiovasc Surg, 2018, 156 (2): e41-e74.

[7] NISHIMURA R A, OTTO C M, BONOW R O, et al. 2017 AHA/ACC Focused Update of the 2014 AHA/ACC Guideline for the Management of Patients With Valvular Heart Disease: A Report of the American College of Cardiology/American Heart Association Task Force on Clinical Practice Guidelines [J]. J Am Coll Cardiol, 2017, 70 (2): 252-289.

[8] BAUMGARTNER H, FALK V, BAX J J, et al. 2017 ESC/EACTS Guidelines for the management of valvular heart disease [J]. Eur Heart J, 2017, 38 (36): 2739-2791.

[9] ROBERTS W C, JANNING K G, KO J M, et al. Frequency of congenitally bicuspid aortic valves in patients ≥ 80 years of age undergoing aortic valve replacement for aortic stenosis (with or without aortic regurgitation) and implications for transcatheter aortic valve implantation [J]. Am J Cardiol, 2012, 109 (11): 1632-1636.

[10] 周达新, 潘文志, 吴永健, 等. 经导管主动脉瓣置换术中国专家共识 (2020 更新版)[J]. 中国介入心脏病学杂志, 2020, 28 (6): 301-309

[11] MYLOTTE D, LEFEVRE T, SØNDERGAARD L, et al. Transcatheter aortic valve replacement in bicuspid aortic valve disease [J]. J Am Coll Cardiol, 2014, 64 (22): 2330-2339.

[12] LIU X, HE Y, ZHU Q, et al. Supra-annular structure assessment for self-expanding transcatheter heart valve size selection in patients with bicuspid aortic valve [J]. Catheter Cardiovasc Interv, 2018, 91 (5): 986-994.

[13] FORREST J K, KAPLE R K, RAMLAWI B, et al. Transcatheter Aortic Valve Replacement in Bicuspid Versus Tricuspid Aortic Valves From the STS/ACC TVT Registry [J]. JACC Cardiovasc Interv, 2020, 13 (15): 1749-1759.

[14] OTTO C M, NISHIMURA R A, BONOW R O, et al. 2020 ACC/AHA Guideline for the Management of Patients With Valvular Heart Disease: Executive Summary: A Report of the American College of Cardiology/American Heart Association Joint Committee on Clinical Practice Guidelines [J]. Circulation, 2021, 143 (5): e35-e71.

[15] VAHANIAN A, BEYERSDORF F, PRAZ F, et al. 2021 ESC/EACTS Guidelines for the management of valvular heart disease [J]. Eur Heart J, 2022, 43 (7): 561-632.

[16] GÉNÉREUX P, WEBB J G, SVENSSON L G, et al. Vascular complications after transcatheter aortic valve replacement: insights from the PARTNER (Placement of AoRTic TraNscathetER Valve) trial [J]. J Am Coll Cardiol, 2012, 60 (12): 1043-1052.

[17] KARROWNI W, FAKIH S, NASSAR P. Infolding of Self-Expandable Transcatheter Heart Valve: Case Report and Review of Literature [J]. Cureus, 2020, 12 (8): e10093.

[18] SINGH G, LE V, WIECHMANN R J, et al. Self-Expandable Transcatheter Aortic Valve Frame Infolding: An Increasingly Recognized Complication [J]. Eur J Case Rep Intern Med, 2020, 7 (12): 002100.

[19] MUSALLAM A, ROGERS T, BEN-DOR I, et al. Self-Expanding Transcatheter Aortic Valve-Frame Infolding: A Case Series With a Warning Message [J]. JACC Cardiovasc Interv, 2020, 13 (6): 789-790.

新器械条件下主动脉瓣反流 TAVR 的进展

经导管主动脉瓣置换术(TAVR)已经彻底改变了主动脉瓣狭窄的治疗方式,其适应证从不能耐受外科手术的高危人群,推广到中低危人群。TAVR 治疗主动脉瓣狭窄已经非常成熟,但在美国 TAVR 治疗主动脉瓣反流的例数仅占所有 TAVR 手术的不到 1%,TAVR 治疗主动脉瓣反流仍存在诸多挑战。近些年瓣膜器械产品不断推陈出新,本文将就主动脉瓣反流的病理生理学、干预时机、介入手术方式及新器械条件下 TAVR 的进展进行阐述。

一、主动脉瓣反流病理生理学特点

主动脉瓣反流的发生率约为 4.9%,中重度主动脉瓣反流的发生率约 0.5%,40~60 岁阶段是发病高峰。主动脉根部扩张合并先天性二叶式主动脉瓣,感染性、风湿性或退行性钙化性瓣膜疾病,外科手术或经导管生物瓣膜退行性变,是最常见的导致主动脉瓣反流的原因。患者的临床表现取决于反流的严重程度,通常情况下,主动脉瓣反流患者在较长时间内无症状,即使明确诊断主动脉瓣反流到出现明显的症状可长达 10~15 年。重度者经确诊后内科治疗 5 年存活率为 75%,10 年存活率 50%;症状出现后,病情迅速恶化,心绞痛者 5 年内死亡率为 50%,严重左心室衰竭者 2 年内死亡率为 50%。

从病理生理学的角度来看,重度主动脉瓣狭窄的特征是压力超负荷,随之而来的是向心性肥厚和后负荷不匹配。在绝大多数病例中,TAVR 手术纠正这种不匹配后,患者的左心室射血分数会增加,左心室肥厚会缓解。这也解释了为什么 TAVR 患者在生活质量和预期寿命上存在明显获益。然而重度主动脉瓣反流的病理生理学特点与重度主动脉狭窄完全不一样,其特点是容量超负荷和离心性肥厚,即心室容积增加、左室壁厚度几乎没有增加和左室壁应力增加,随后出现进行性左室功能障碍。这些结构改变是由于心肌细胞在由多种生长因子触发,通过 Frank-Starling 机制调节心排出量。一旦 Frank-Starling 机制丧失,左室功能将不可逆转地损伤。从解剖学的角度来看,退行性主动脉瓣狭窄是主动脉瓣叶和瓣环进行性钙化的结果,而主动脉瓣反流通常是瓣叶退化或功能不全的结果,主动脉根部扩张伴主动脉瓣环扩大,或两者兼有。这些解剖的差异给 TAVR 手术带来了特殊的挑战,将在后面讨论。

二、主动脉瓣反流的分型

根据美国超声协会对主动脉瓣反流的机制分型:Ⅰ型,瓣膜活动度正常,伴有主动脉不同程度扩张或者瓣叶穿孔;Ⅱ型,瓣膜活动度增加,通常指瓣叶脱垂;Ⅲ型,瓣膜活动度受限(图 1)。

三、主动脉瓣反流的干预时机

2021 年 ESC/EACTS 瓣膜病管理指南荐外科主动脉瓣置换术(SAVR)的时机是:①有症状的重度主动脉瓣反流(Ⅰ类推荐);②对于没有症状的重度主动脉瓣反流,需合并左心室射血分数 ≤ 50%(Ⅰ类推荐)或左心室收缩末径 > 50mm(Ⅰ类推荐)或左心室收缩末径 / 体表面积 > 25mm/m² (Ⅰ类推荐)(表 1)。

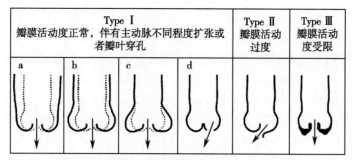

图1　主动脉瓣反流分型

表1　2021 年 ESC/EACTS 瓣膜病管理指南关于慢性主动脉瓣反流干预时机的推荐

推荐	推荐类别	证据水平
重度主动脉瓣反流		
有症状的患者,无论左室功能如何,推荐外科手术治疗	I	B
无症状的患者,合并 LVESD>50mm 或 LVESD>25mm/m² BSA(小身材患者)或静息 LVEF ≤ 50%,推荐外科手术治疗	I	B
无症状的患者,合并 LVESD>20mm/m² BSA(特别是小身材患者)或静息 LVEF ≤ 55%,如外科手术风险低可考虑手术治疗	Ⅱb	C
有症状或无症状的患者,如同时需行 CABG 或升主动脉外科手术或其他瓣膜手术,推荐外科手术治疗	I	C
在经验丰富的中心,当预期有持久效果时,可考虑对选定的患者进行主动脉瓣修复手术	Ⅱb	C
主动脉根部或管状升主动脉瘤 [a](不考虑主动脉瓣反流的严重程度)		
合并主动脉根部扩张的年轻患者,如果手术在经验丰富的中心进行且预期有持久效果时,建议采用保留瓣膜的主动脉根部替换手术	I	B
合并主动脉根部疾病且升主动脉最大直径 ≥50mm 的马方综合征患者,推荐行升主动脉手术	I	C
主动脉根部疾病伴升主动脉最大内径如下情况的患者,应当考虑升主动脉手术: • ≥55mm,所有患者 • ≥45mm,马方综合征和其他危险因 [b],或 *TGFBR1* 或 *TGFBR2* 基因突变的患者(包括 Loeys-Dietz 综合征)[c] • ≥50mm,二叶式主动脉瓣合并危险因素 [b] 或主动脉缩窄的患者	Ⅱa	C
当外科手术主要针对于主动脉瓣时,主动脉直径 ≥45mm 时应考虑行主动脉根部或管状升主动脉置换术 [d]	Ⅱa	C

注:BSA,体表面积;CABG,冠状动脉旁路移植术;LVEF,左室射血分数;LVESD,左室收缩末期直径。

[a] 为了临床决策,主动脉内径应由 ECG 门控 CCT 确定。

[b] 主动脉夹层家族史(或自发性血管夹层个人史),重度主动脉瓣或二尖瓣反流,有妊娠愿望,未控制的高血压和 / 或主动脉直径增加>3mm/ 年(利用超声心动图或 CMR 测量经 ECG 门控 CCT 证实的相同水平主动脉);

[c] 低 BSA 女性、TGFBR2 突变患者或合并严重主动脉外病变患者可考虑 40mm 的下限;

[d] 考虑年龄、BSA、瓣膜疾病的病因、二叶式主动脉瓣、术中升主动脉的形状和厚度。

然而,根据欧洲心脏调查的数据显示:单纯重度主动脉瓣反流的患者,左室射血分数30%~50% 及小于 30% 的患者中,分别只有 21.8% 和 2.7% 接受了 SAVR 治疗,高龄及相关合并症是拒绝外科手术的常见原因,那些没有接受手术治疗的重度主动脉瓣关闭不全患者,年死亡率达到 10%~20%。在我国,China-DVD 研究显示,单纯 AR 的 SAVR 治疗率随着年龄增加显著降低,60~70 岁患者治疗率为 69.44%,70~80 岁患者为 37.1%,80 岁以上患者为 0。其中,年龄和多种并发症是限制外科开胸手术而采取保守治疗的常见原因,从而导致该患者群体每年 10%~20% 的病死率。因此,临床医师在一部分外科高危 AR 患者,尤其是老年人,其合并症多、体质虚弱、多器官功能不全、拒绝手术或者不能耐受手术的,尝试 TAVR 手术并有较大获益。

四、主动脉瓣反流的介入治疗

相当多的重度主动脉瓣反流患者存在外科手术禁忌证或高风险,只能对反流导致的心力衰竭采取药物保守治疗(利尿剂、β 受体阻滞剂或沙库巴曲缬沙坦等),而无法对心衰的病因——瓣膜病,进行明确有效的治疗。在此背景下,TAVR 超适应证治疗主动脉瓣反流,试图降低主动脉瓣反流患者死亡率和提高生活质量,并取得了不同程度的成功。

(一)介入治疗的技术挑战

主动脉瓣反流患者行 TAVR 手术时,术者面临的主要挑战是瓣环和瓣叶没有钙化,钙化对瓣膜锚定和装置稳定非常重要。没有钙化、继发于严重反流导致的每搏输出量增加以及主动脉根部扩张,这些原因往往使人工瓣膜定位和锚定变得非常困难,并且容易发生瓣膜栓塞或移位,导致术后出现中度至重度的瓣周漏。瓣膜移位可以在瓣膜植入后数小时内发生,移位到主动脉引起栓塞或深入左心室影响二尖瓣前叶的功能。新一代 TAVR 瓣膜上的裙边设计用于减少严重钙化性主动脉瓣狭窄的瓣周漏,也可以为主动脉瓣反流患者的锚定提供摩擦力。此外,主动脉瓣反流的瓣膜比主动脉瓣狭窄的瓣膜更具弹性,因此可以在瓣膜展开期间扩大到更大程度。标准 TAVR 尺寸计算可能会使瓣膜尺寸明显不足。

选择大号人工瓣膜(valve oversizing)可以降低瓣膜移位风险,目前建议 oversizing 的比例可以达到 15%~20%,过大的 oversizing 比例会增加瓣环破裂及传导系统异常的风险,oversizing 的计算公式为[(瓣膜锚定区的周长或面积 /CT 测量瓣环的周长或面积)-1]×100%。

主动脉瓣反流患者通常伴有主动脉病,与先天性解剖缺陷或结缔组织疾病相关,其特征是升主动脉扩张和组织薄脆。实际上多个临床注册研究提示:二叶式主动脉瓣的主动脉病患病率为 40%。主动脉病加上瓣叶的变化和瓣环的扩大,进一步增加了瓣膜移位和栓塞的风险,从而导致主动脉瓣反流介入治疗更差的临床结果。对于怀疑主动脉管壁组织薄脆的患者,最好使用带有可调弯功能的人工瓣膜装置,促使人工瓣膜与主动脉保持同轴,从而避免导致主动脉夹层。

(二)可选择的人工瓣膜

目前 TAVR 治疗主动脉瓣反流可选择的人工瓣膜分为专用瓣膜和非专用瓣膜。专用瓣膜包括 JenaValve 和国产的 J-Valve,非专用瓣膜分为自膨胀瓣膜和球扩式瓣膜,由于以 Sapein3 为代表的球扩式瓣膜不适合用于主动脉瓣反流的治疗,所以在讨论主动脉瓣反流的 TAVR 治疗时,我们主要针对自膨胀瓣膜。目前临床上常用于治疗主动脉瓣反流的自膨胀瓣膜包括 Evolut R、ACURATE neo 以及国产瓣膜中的 Venus-A 和 VitaFlow。自膨胀瓣膜已经广泛用于主动脉瓣狭窄的 TAVR 治疗,其依赖于瓣环和瓣叶的钙化进行锚定,而专用瓣膜被开发用于没有钙化的病例中,它可以在瓣环中锚定且钳夹自身瓣叶,实现人工瓣膜装置的稳定。下面选择几款经典瓣膜做简单介绍：

Evolut R 经导管主动脉瓣膜系统是一种可回收，经导管植入的主动脉瓣膜置换系统，其中人工心脏瓣膜是一种自膨胀环上生物瓣，将三个瓣叶和一个内裙边（瓣叶和内裙边由单层猪心包膜制成）由缝线缝合固定在自膨胀、多层面、不透射线的镍钛合金支架上，该镍钛合金瓣架由激光雕刻一体切割，瓣架表面经过电解抛光制成。它有四种型号：23mm、26mm、29mm 和 34mm，适用于直径 18~30mm 不等的瓣环。它能够重新定位，并在释放 80% 后仍能多次完全回收；Evolut PRO 在人工心脏瓣膜的外层还有一个由猪心包组织制成，高度为 1.5 个网孔的外裙边，缝合包裹在人工心脏瓣膜的流入部分，使得瓣膜在心室和瓣环水平附着处能够更好地固定，有效防止瓣周漏发生；Evolut PRO+ 递送系统外径更小，对外周血管要求低至 5.0mm。

Accurate Neo 是一种自膨式环上瓣，可分阶段自顶向下释放。它是由安装在镍钛合金支架内的猪心包瓣膜组成。与其他市场上销售的瓣膜一样，含有防瓣周漏外裙边。与其他自膨胀瓣膜不一样的是，Accurate Neo 先释放远心端，露出锚定装置，然后将瓣膜支架推向自体主动脉瓣环处，自动定位卡住后，再释放远心端的支架，另外，远心端的支架网格孔径很大，不干扰瓣膜植入后冠脉介入治疗。瓣膜有小、中、大三种尺寸，适配 21~27mm 直径的瓣环，释放后不能回收。

VitaFlow 的设计特点主要为，瓣膜由一个自膨胀的镍钛合金支架、三片牛心包瓣叶、双层 PET 材料裙边组成，镍钛合金支架的设计为自上而下合金网格密度逐渐增加，整体形态上方为花冠状，中下部呈筒状略收腰设计。支架外层裙边材料覆盖长达 11mm 的高度，保证和组织具有非常好的贴合性。它有四种型号，即 21mm、24mm、27mm 和 30mm。此外，VitaFlow 主动脉瓣膜系统的输送系统为电机驱动输送系统，植入过程中操作简单，释放速度均匀可控，释放位置稳定。二代 VitaFlow Liberty 新增了可回收功能，允许释放最大 75% 的长度后，完全回收重置位置释放，在解剖结构较困难的病例以及主动脉瓣关闭不全的患者中应用，可以提高植入的成功率。

J-Valve®TA 是一款经心尖 TAVR 系统，它由三个 U 形锚定环组成，这些锚定环抓住瓣叶，形成一个新环，然后在这个新环内展开自膨胀瓣膜，有 21mm、23mm、25mm、27mm 和 29mm 五种尺寸可供选择，目前获得 NMPA 批准治疗主动脉瓣反流和主动脉瓣狭窄。J-Valve®TF 是一款经外周动脉的 TAVR 系统，目前还处于临床研究阶段。

JenaValve 系统包括一个生物瓣膜和一个通过主动脉传递的自膨胀镍钛合金支架，该产品的特点是运用自膨胀设计，没有支架网，能够大幅度降低阻塞心脏冠状动脉入口的风险。TAVR 系统有 23mm、25mm 和 27mm 三种尺寸可供选择，适用于直径从 21~27mm 的主动脉瓣环。由 JenaValve 开发的 Trilogy 心脏瓣膜系统为同类产品中首个及唯一一个获得欧盟 CE 批准用于治疗严重的症状性主动脉瓣反流及主动脉瓣狭窄的经股动脉装置。该系统亦获得美国 FDA 的突破性器械认证。JenaValve Trilogy 瓣膜系统包括一个自膨胀的镍钛合金支架和猪心包瓣膜（环上瓣设计），经股动脉输送系统的设计采用简单的阶梯步进方法输送生物瓣膜，以便在原生瓣膜内实现解剖学定位。

（三）非专用瓣膜的循证医学证据

既往注册数据表明，TAVR 治疗主动脉瓣反流患者比 TAVR 治疗主动脉瓣狭窄患者预后更差。一项研究分析了 2007—2017 年间在 40 个中心接受 TAVR 治疗的 331 名重度主动脉瓣反流患者。患者平均年龄为 74 岁，平均 STS 评分为 6.7%，70% 经股动脉路径，采用第一代和新一代球扩式和自膨胀瓣膜，30 天的全因死亡率、卒中和血管并发症分别为 11%、4%

和 4%。与使用第一代瓣膜的患者相比,使用新一代瓣膜的患者补救性瓣中瓣手术率显著减少(4% *vs.* 18%,$P<0.01$)。另一项回顾性研究分析了 254 例接受 TAVR 治疗的高手术风险的主动脉瓣反流患者,平均年龄 74 岁,STS 评分 6.6%。新一代的瓣膜手术成功率为 82%,瓣膜移位率为 9%,术后中重度反流比例为 4%。瓣膜尺寸过小和过大都与瓣膜移位风险增加相关。尽管新一代瓣膜比第一代瓣膜有更好的结果,但主动脉瓣反流患者的疗效仍然不如接受 TAVR 治疗的主动脉瓣狭窄患者。

一项纳入生物瓣膜功能退化的主动脉瓣反流患者 TAVR 登记分析也显示了类似的结果。共有 146 例患者被纳入分析,其中 78 例为自身主动脉瓣反流,68 例是主动脉瓣生物瓣膜退化。新一代瓣膜手术成功率为 85%。手术失败最常见的原因是需要进行第二次经导管瓣膜植入和出现中重度瓣周反流,发生率为 3%。最近,一项 meta 分析对接受 TAVR 治疗的主动脉瓣反流患者的预后进行了评估,共纳入了 11 项临床研究,结果显示,911 名接受 TAVR 治疗的主动脉瓣反流的患者,器械成功率为 80%,中度及以上的瓣周反流发生率为 7%,血管并发症发生率为 6%,30 天和 1 年死亡率分别为 10% 和 19%。与第一代瓣膜相比,新一代瓣膜的瓣中瓣比例更低(22% *vs.* 5%,$P<0.001$),中重度瓣周漏的发生率更低(17% *vs.* 3%,$P<0.001$)。

尽管人们对 TAVR 治疗主动脉瓣反流抱有希望,但在临床实践中使用自膨胀瓣膜行 TAVR 手术还是被认为只适用于不符合外科手术条件的高风险主动脉瓣反流患者。因此,有必要设计专用于单纯主动脉瓣反流的瓣膜。

(四) 专用瓣膜的循证医学证据

目前已经开发出了专门用于治疗主动脉瓣反流的新型瓣膜,JenaValve 就是这样一款瓣膜,使用镍钛合金环围绕主动脉瓣叶作为锚定点,在锚定点内可以展开瓣膜。早期德国多中心注册研究入选了 31 例经心尖植入 JenaValve 的主动脉瓣反流患者,平均年龄 74 岁,EuroScore 为 24%,30 例(97%) 患者成功植入 JenaValve,1 例患者发生瓣膜脱落,需要进行瓣中瓣手术。30 天和 6 个月的全因死亡率分别为 13% 和 19%,其中经心尖入路是死亡的重要风险因素。JUPITER 注册研究对 30 名平均年龄 74 岁、EuroScore 为 17% 的患者进行了分析,描述了第二代 JenaValve 瓣膜的 1 年结局。该研究报道手术成功率为 97%,85% 的患者无或仅有微量瓣周反流,起搏器植入率为 4%,1 年生存率为 80%。JenaValve Trilogy 心脏瓣膜系统是世界上首个也是目前唯一一个被欧盟 CE 批准用于治疗严重的症状性主动脉瓣反流或主动脉瓣狭窄的经股 TAVR 系统。在 TVT 2021 年公布的 ALIGN-AR 研究的 70 例 30 天随访数据中,全因死亡率仅为 2.9%,心源性死亡率为 1.4%,无致残性卒中发生,单个瓣膜植入手术成功率为 95.7%,中度以上瓣周漏仅为 1 例,永久起搏器比例为 22.9%。另外,最新文献报道,由于经股动脉的 JenaValve Trilogy 瓣膜自带三个定位器(locator),术中经食管超声可以实现该瓣膜与自体瓣叶的对齐(commissural alignment)。ALIGN-AR PIVOTAL 研究(NCT04415047)是目前 JenaValve 最重要的研究,将评估经股动脉 JenaValve Trilogy 心脏瓣膜系统在治疗有症状的严重主动脉瓣反流的高手术风险患者方面的安全性和有效性。目前处于入选阶段,拟对 180 例有症状的重度主动脉瓣反流患者植入 JenaValve,这些患者是外科主动脉瓣置换手术高风险人群,研究主要终点是 1 年的全因死亡率。若该研究取得阳性结果,美国 FDA 将批准其在主动脉瓣反流方面的适应证。

国产的 J-valve 在设计上与 JenaValve 有一些相似,但 J-Valve 支撑结构和固定器之间的可移动连接使其在调整瓣膜位置时更加灵活。小样本的多中心研究已经论证其安全性和可行性。四川大学华西医院的心脏外科最大样本单中心研究共纳入 134 名主动脉瓣反流患者,除 5 例患者分别因冠脉阻塞、瓣膜血栓、瓣膜移位和中度瓣周漏最终改为外科瓣膜置换外,其余患者均顺利完成 TAVR 手术。纳入研究的患者 74.5% 为男性,平均年龄 73.1 岁,平均 EuroScore Ⅱ 评分 11.5% ± 6.8%,平均 STS 评分 9.8% ± 5.3%。术后 30 天随访,共 4 例患者(3.0%)死亡;12 例患者发生Ⅲ度房室传导阻滞,需要植入永久起搏器;器械植入成功率高达 96.3%。术后 6 个月随访,累计死亡 5 例(3.7%)。新一代经股动脉入路的 J-Valve 已经被研发出来,目前正在开展产品安全性和有效性的临床试验。

荟萃分析提示,主动脉瓣反流患者总体 TAVR 的手术成功率为 89.9%(95% CI 81.1%~96.1%),围手术期大出血风险为 6.4%(95% CI 2.9%~10.8%)。术后 30 天内的全因死亡率为 10.4%(95% CI 7.1%~14.2%),脑卒中发生率为 2.2%(95% CI 0.9%~3.9%),10.7% 的患者需要植入永久起搏器(95% CI 7.3%~14.6%)。在 TAVR 术后 30 天时,出现中重度主动脉瓣反流的风险为 11.5%(95% CI 2.9%~23.6%)。在专用瓣膜亚组中,TAVR 手术成功率为 93.0%(95% CI 85.9%~98.1%),术后 30 天全因死亡率为 9.1%(95% CI 3.7%~16.0%),2.8%(95% CI 0.1%~7.6%)的患者存在微量以上的主动脉瓣反流。与第一代瓣膜相比,新一代的瓣膜治疗主动脉瓣反流的 30 天全因死亡率显著降低(7.1% vs. 15.6%,P=0.02),手术成功率显著提高(92.9% vs. 68.4%,P<0.001)。与其他新一代的非专用瓣膜相比,专用瓣膜 JenaValve 和 J-Valve 的全因死亡率并没有下降(9.1% vs. 5.9%,P=0.50),微量以上的主动脉瓣反流风险也没有改善(2.8% vs. 4.4%,P=0.65),但提高了手术成功率(93.0% vs. 83.6%,P=0.042)。新瓣膜器械与早期瓣膜器械治疗主动脉瓣反流疗效对比见图 2。

(五) SEASON-AR 研究

由于左室扩张和左室功能不全,适合 TAVR 手术的主动脉瓣反流患者的临床状况往往比许多主动脉瓣狭窄患者更差。围手术期的技术难度及缺少经股动脉专用瓣膜系统使 TAVR 成为主动脉瓣反流的 "off-label" 方案。尽管新一代的瓣膜在主动脉瓣反流中取得不错的结果,在瓣膜移位、瓣中瓣、术后中重度反流等终点上优于第一代瓣膜,但其临床结果与 TAVR 治疗主动脉瓣狭窄相差甚远。迄今为止,仍然缺乏随机对照研究去论证 TAVR 治疗主动脉瓣反流的疗效,且目前也没有 TAVR 治疗主动脉瓣反流的标准流程。南京市第一医院陈绍良教授和张俊杰教授发起了 "经导管自膨胀瓣膜植入治疗重度主动脉瓣关闭不全:多中心、前瞻性、随机对照研究(SEASON-AR 研究,NCT04864145)",其目的是在 210 例不适宜外科手术的重度主动脉反流患者中,比较 TAVR 治疗和药物保守治疗的安全性和有效性。该研究的入选标准是:①重度主动脉瓣反流,且平均跨瓣压差小于 20mmHg。②有手术干预适应证:症状性重度反流;无症状但合并 LVEF ≤ 55% 或 LVEDD>65mm 或 LVESD>50mm。③MDCT 或 3D-TEE 测量瓣环周长 ≤85mm。④MDCT 或 3D-TEE 显示左室流出道 4mm 的周长与瓣环的周长比值为 0.95~1.05。⑤STS 评分 ≥8 分或者中重度虚弱或者拒绝外科换瓣手术,或者存在以下任一风险因素而被判定为难以施行主动脉瓣外科手术:a. 瓷化主动脉或活动的升主动脉粥样斑块;b. 纵隔接受过放疗治疗;c. 既往纵隔炎;d. 存在通畅的冠脉旁路植入物;e. 两次以上心胸外科手术;f. 肝硬化;g. 其他外科手术风险因素。排除标准是:①年龄小于 60 岁;②升主动脉直径大于 45mm;③冠脉多支病变(SYNTAX 积分大于 32);④期望寿命小于 1 年;⑤LVEF<30%;⑥30 天内的急性心肌梗死;⑦对相关药物存在过敏或禁忌(阿司匹林、氯吡格雷、华法林或造影剂);⑧其他由研究者判定为不适合参与研究的情况。该研究的主要终点是术后 12 个月全因死亡、致残性脑卒中或因心衰再住院的复合终点。

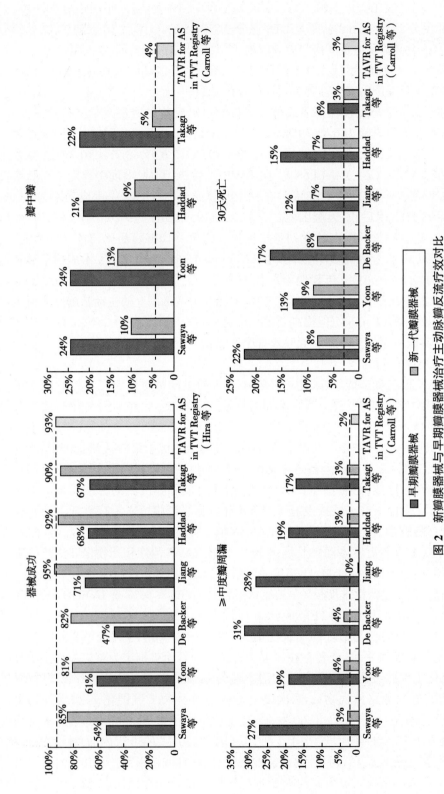

图 2 新瓣膜器械与早期瓣膜器械治疗主动脉瓣反流疗效对比

该图罗列 6 项已发表 TAVR 治疗主动脉瓣反流的临床研究，并与 TAVR 治疗主动脉瓣狭窄的数据进行对比。AR，主动脉瓣反流；AS，主动脉瓣狭窄；PVL，瓣周漏；TAVR，经导管主动脉瓣置换。

（六）介入治疗的技巧

单纯主动脉反流的经股动脉 TAVR 主要挑战包括：①主动脉瓣膜无钙化增厚，现有的人工瓣膜难以锚定，瓣膜脱出及瓣中瓣概率高；②随着主动脉瓣大量反流病情进展，患者心功能差，易出现循环崩溃及恶性心律失常；③相对于主动脉狭窄患者，术后左束支传导阻滞及起搏器植入率更高。因此，单纯主动脉反流的经股动脉 TAVR 应严格筛选患者，并在有经验的成熟中心开展。

1. 从 CT 分析的角度选择合适的解剖结构

（1）单纯反流患者瓣环普遍偏大，目前国内上市的自展瓣膜最大底边直径为 32mm，从植入瓣膜 Oversizing 率 15%~20% 考虑，推荐瓣环直径小于 27mm（仅供参考，个体化制订策略）。

（2）具有合适的左室流出道和瓣环结构，该"区域"是瓣膜最先接触的锚定点，最理想的情况是流出道直径与瓣环直径相差不大（直筒状），同时流出道具备一定的长度（测量瓣环下4mm）。

（3）若瓣叶有增厚、粘连、钙化、瓣交界融合等特点，会较大程度增加瓣膜锚定力。

（4）窦管交界或者升主动脉与瓣膜花冠锚定，提高瓣膜植入后的稳定性。不同尺寸瓣膜花冠直径不同，较为合适的是：升主动脉 40mm 高度的直径小于所选择的瓣膜花冠直径。

2. 术中技巧

（1）推荐全麻进行，应保证瓣膜释放期间，患者处于足够镇静状态，防止患者躁动，影响瓣膜释放。

（2）经食管超声心动图可用于辅助术中瓣膜定位，且准确评估术后瓣膜反流的程度。

（3）由于主动脉瓣环是瓣膜的主要锚定部位，应把瓣膜支撑性最强的部分置于瓣环水平。由于瓣上缺乏锚定，为防止瓣膜脱出，瓣膜植入位置应比主动脉狭窄患者略低2~3mm。

（4）在瓣膜释放过程中，保证临时起搏稳定，通过快速起搏，甚至通过麻醉机停止呼吸，可提高瓣膜释放的稳定性。

（5）如需要瓣中瓣时，建议利用圈套器辅助第二个瓣膜通过初始瓣膜，以防止第二个瓣膜在通过时使初始瓣膜移位。

（6）对于心脏明显扩大、心功能明显下降的患者，备用循环辅助装置，以应对各种意外事件发生。

五、总结与展望

相当数量的重度主动脉瓣反流患者面临着不可接受的外科手术风险，而这些患者可能会从 TAVR 中获益。目前应用于主动脉瓣狭窄的新一代 TAVR 瓣膜已证明在主动脉瓣反流患者中使用的安全性和可行性。然而，注册数据显示该组患者的总体预后较差。这些结果可能是由于非钙化瓣膜无法为 TAVR 装置提供锚定区域。这种稳定性的缺乏导致瓣膜移位和瓣周漏的发生率增加，随之而来的术后中重度反流和死亡率增加。专门用于主动脉瓣反流的新型 TAVR 瓣膜正在开发中，早期研究显示了良好的结果。目前还需要进行随机对照研究和瓣膜锚定新方法的研究，最终使 TAVR 可以用于主动脉瓣反流。

（张龙岩　李　飞　张俊杰）

参考文献

［1］ MORI M, GUPTA A, WANG Y, et al. Trends in Transcatheter and Surgical Aortic Valve Replacement Among Older Adults in the United States [J]. J Am Coll Cardiol, 2021, 78 (22): 2161-2172.

［2］ MARKHAM R, GHODSIAN M, SHARMA R. TAVR in Patients with Pure Aortic Regurgitation: Ready to Use？[J]. Curr Cardiol Rep, 2020, 22 (9): 98.

［3］ ARIAS EA, BHAN A, LIM Z Y, et al. TAVI for Pure Native Aortic Regurgitation: Are We There Yet？[J]. Interv Cardiol, 2019, 14 (1): 26-30.

［4］ ZOGHBI W A, ADAMS D, BONOW R O, et al. Recommendations for Noninvasive Evaluation of Native Valvular Regurgitation: A Report from the American Society of Echocardiography Developed in Collaboration with the Society for Cardiovascular Magnetic Resonance [J]. J Am Soc Echocardiogr, 2017, 30 (4): 303-371.

［5］ VAHANIAN A, BEYERSDORF F, PRAZ F, et al. 2021 ESC/EACTS Guidelines for the management of valvular heart disease [J]. Eur Heart J, 2022, 43 (7): 561-632.

［6］ IUNG B, BARON G, BUTCHART E G, et al. A prospective survey of patients with valvular heart disease in Europe: The Euro Heart Survey on Valvular Heart Disease [J]. Eur Heart J, 2003, 24 (13): 1231-1243.

［7］ RAHHAB Z, EL FAQUIR N, TCHETCHE D, et al. Expanding the indications for transcatheter aortic valve implantation [J]. Nat Rev Cardiol, 2020, 17 (2): 75-84.

［8］ XU H, LIU Q, CAO K, et al. Distribution, Characteristics, Management of Older Patients With Valvular Heart Disease in China [J]. JACC: Asia, 2022, 2 (3): 354-365.

［9］ DVIR D, WEBB J G, PIAZZA N, et al. Multicenter evaluation of transcatheter aortic valve replacement using either SAPIEN XT or Core Valve: Degree of device oversizing by computed-tomography and clinical outcomes [J]. Catheter Cardiovasc Interv, 2015, 86 (3): 508-515.

［10］ ARORA S, LAHEWALA S, ZUZEK Z, et al. Transcatheter aortic valve replacement in aortic regurgitation: The U. S. experience [J]. Catheter Cardiovasc Interv, 2021, 98 (1): E153-E162.

［11］ YOON S H, SCHMIDT T, BLEIZIFFER S, et al. Transcatheter Aortic Valve Replacement in Pure Native Aortic Valve Regurgitation [J]. J Am Coll Cardiol, 2017, 70 (22): 2752-2763.

［12］ DE BACKER O, PILGRIM T, SIMONATO M, et al. Usefulness of Transcatheter Aortic Valve Implantation for Treatment of Pure Native Aortic Valve Regurgitation [J]. Am J Cardiol, 2018, 122 (6): 1028-1035.

［13］ FRANZONE A, PICCOLO R, SIONTIS G C, et al. Transcatheter Aortic Valve Replacement for the Treatment of Pure Native Aortic Valve Regurgitation: A Systematic Review [J]. JACC Cardiovasc Interv, 2016, 9 (22): 2308-2317.

［14］ HIRA R S, VEMULAPALLI S, LI Z, et al. Trends and Outcomes of Off-label Use of Transcatheter Aortic Valve Replacement: Insights From the NCDR STS/ACC TVT Registry [J]. JAMA Cardiol, 2017, 2 (8): 846-854.

［15］ SAWAYA F J, DEUTSCH M A, SEIFFERT M, et al. Safety and Efficacy of Transcatheter Aortic Valve Replacement in the Treatment of Pure Aortic Regurgitation in Native Valves and Failing Surgical Bioprostheses: Results From an International Registry Study [J]. JACC Cardiovasc Interv, 2017, 10 (10): 1048-1056.

［16］ TAKAGI H, HARI Y, KAWAI N, et al. Meta-Analysis and Meta-Regression of Transcatheter Aortic Valve Implantation for Pure Native Aortic Regurgitation [J]. Heart Lung Circ, 2020, 29 (5): 729-741.

［17］ SEIFFERT M, BADER R, KAPPERT U, et al. Initial German experience with transapical implantation of a second-generation transcatheter heart valve for the treatment of aortic regurgitation [J]. JACC Cardiovasc Interv, 2014, 7 (10): 1168-1174.

［18］ SILASCHI M, CONRADI L, WENDLER O, et al. The JUPITER registry: One-year outcomes of trans-apical aortic valve implantation using a second generation transcatheter heart valve for aortic regurgitation [J]. Catheter Cardiovasc Interv, 2018, 91 (7): 1345-1351.

［19］ HAMID N, RANARD L S, KHALIQUE O K, et al. Commissural Alignment After Transfemoral Transcatheter Aortic Valve Replacement With the JenaValve Trilogy System [J]. JACC Cardiovasc Interv, 2021, 14 (18): 2079-2081.

［20］ LIU L, CHEN S, SHI J, et al. Transcatheter Aortic Valve Replacement in Aortic Regurgitation [J]. Ann Thorac Surg, 2020, 110 (6): 1959-1965.

［21］ WERNLY B, EDER S, NAVARESE E P, et al. Transcatheter aortic valve replacement for pure aortic valve regurgitation: "on-label" versus "off-label" use of TAVR devices [J]. Clin Res Cardiol, 2019, 108 (8): 921-930.

［22］ HADDAD A, ARWANI R, ALTAYAR O, et al. Transcatheter aortic valve replacement in patients with pure native aortic valve regurgitation: A systematic review and meta-analysis [J]. Clin Cardiol, 2019, 42 (1): 159-166.

［23］ JIANG J, LIU X, HE Y, et al. Transcatheter Aortic Valve Replacement for Pure Native Aortic Valve Regurgitation: A Systematic Review [J]. Cardiology, 2018, 141 (3): 132-140.

［24］ CARROLL J D, MACK M J, VEMULAPALLI S, et al. STS-ACC TVT Registry of Transcatheter Aortic Valve Replacement [J]. J Am Coll Cardiol, 2020, 76 (21): 2492-2516.

经导管二尖瓣修复术与经导管二尖瓣置换术在二尖瓣反流介入治疗中的作用和定位

二尖瓣反流（mitral regurgitation，MR）是最常见的瓣膜病之一。流行病学研究显示其患病率与年龄增加有关。在 60 岁后 MR 的发生率显著增加，考虑到全球人口老龄化的趋势日益严重，预计未来会有越来越多的 MR 患者出现。不论病因如何，严重的 MR 与生存率降低和生活质量下降均有密切关系。传统治疗 MR 的标准疗法是外科手术，但其中约有一半症状严重的 MR 患者由于高龄和其他合并症的存在，导致外科手术风险大为增加，从而无法进行手术治疗。近 20 年来，经导管主动脉瓣置换术（TAVR）的迅速发展和普及激发了人们对经导管二尖瓣疾病治疗的热情。但是不像 TAVR 所治疗的主动脉瓣疾病，二尖瓣疾病本身具有复杂的解剖和病理生理机制，这给经导管介入治疗二尖瓣疾病带来了很大的不确定性。尽管如此，在过去的 10 年中，经导管治疗二尖瓣已经成为一种可以大规模应用的治疗选择，极大改善了很大一部分二尖瓣反流患者的临床结局。目前有多种装置已经应用于临床，更有多种装置处于临床前期阶段。总体来说，这些用于二尖瓣反流的经导管技术分为经导管二尖瓣修复术（TMVR）和经导管二尖瓣置换术（TMVR）。下面分别进行简要描述。

一、经导管二尖瓣修复术（TMVr）

（一）瓣叶修复术（经导管二尖瓣缘对缘修复术，TEER）

TEER 技术的概念最早可追溯到 1991 年，意大利医师 Alfieri 首先提出了一个简单易行的处理二尖瓣反流的方法，即把反流的二尖瓣前后叶边缘进行缝合。这样可以让前后瓣叶靠拢，减少瓣叶之间缝隙，增加对合长度，从而大幅度降低反流程度。因为缘对缘缝合技术，作用机制明确，操作相对简单，操作所用时间短，对一些本来心脏情况不佳的患者可以最大限度减少外科开胸和体外循环所带来的不利影响，同时取得一个不错的治疗效果。该术式发明后，Alfieri 为一批严重二尖瓣反流患者做了缘对缘缝合修复手术并发表了系列的研究报道。之后该技术迅速得到推广，成为治疗二尖瓣反流的一个选择。更重要的是，由于它的原理和操作相对简单，在该技术发明后几年，就有人萌发了将其进一步导管化的想法，因此产生了 TEER 技术。下面将对以下的几个代表性产品和临床试验做简要介绍：

1. Mitraclip MitraClip 最早开始于 20 年前，并最先进入人体试验。目前已成为全世界使用最为广泛的 TEER 技术产品，先后在欧盟、美国和我国被批准可上市使用。由于 20 年前二尖瓣反流的传统治疗方法仍然是外科修复或换瓣。因此，MitraClip 上市过程中，不可避免地要和传统外科就手术效果和近远期疗效做对比。这些对比研究中，最为著名的莫过于 EVEREST 的两次研究了。EVEREST Phase Ⅰ 的临床试验，最早在 2005 年被公开报道，这是人类历史上第一次使用经导管装置来处理二尖瓣反流。这项研究是为了器械准备上市而进行的，所以它获得了美国 FDA 的 IDE 批准，因此其监管也是非常严格的。这项临床Ⅰ期研究共纳入了 27 名中重度、重度的二尖瓣反流患者［平均年龄（68.6 ± 12.5）岁］，其中 93% 病因学归因于二尖瓣退变,7% 的病因学归因于缺血性。共 24 名患者最终完成了 MitraClip 的植入。在植入 MitraClip 装置的 24 名患者中,基于 I 期临床试验的特点,研究者和监管机构特别关注安全性问题。值得高兴的是,在围手术期没有发生大的安全性事件,充分说明了 MitraClip 技术是安全的。在有效性方面,在随访 6 个月后仍然有 64% 的患者二尖瓣反流级别维持在 2 级以下。如果剔除术者早期的第一例和第二例患者后,在术后 6 个月二尖瓣反流维持在 2 级以下的比例为 82%,研究者把这归咎为 MitraClip 技术具有一定的学习曲线,认为度过了学习曲线后,疗效会更好。在操作相关不良事件方面,围手术期 30 天内有 1 例患者发生了卒中(在 1 个月之后症状缓解),有 3 例患者发生了单瓣叶夹持(但这些都没有造成患者的症状和不良反应)。最后研究团队认为,经过临床 I 期的试验,MitraClip 技术是可以安全开展的,有效性也达到了团队的预期,并认为这是二尖瓣反流外科高危患者一个替代疗法。受到 EVEREST I 试验成功的鼓舞,团队又开展了 EVEREST II 试验。不同于临床 I 期的探索性质单臂研究,EVERSET II 研究是一项随机双盲的研究。研究入选了 279 名二尖瓣反流 3+ 级及 4 级的患者,按照 2:1 的比例随机分配入组到 MitraClip 组和传统外科治疗组(修复或换瓣)。研究设置的主要有效性终点是:12 个月的无患者死亡率、无二尖瓣反流需要进行手术、无 3+~4 级的二尖瓣反流。在主要有效性终点方面,传统外科治疗优于 MitraClip 技术(73% vs. 55%)。但是在死亡和 3+~4 级反流方面,这两者并没有统计学差异。主要的差异来源于需要外科处理的二尖瓣功能障碍(2% vs. 20%)。在 30 天主要心血管不良事件方面 MitraClip 优于传统外科治疗(15% vs. 48%),但其中最主要的贡献来自输血和机械通气的需求减少。亚组分析发现,在女性,≥70 岁,功能性反流和 LVEF <60% 的患者中,主要终点方面两个亚组没有统计学差异。EVEREST II 的结果表明,MitraClip 能够被大规模开展,临床疗效是可以和传统外科治疗相媲美的,自此 MitraClip 成功登上经导管二尖瓣治疗的历史舞台。应该注意的是,EVEREST II 是个随机对照试验,其中并没有纳入外科高危和禁忌的患者。可以设想一下,现实世界中还有众多外科高危和禁忌的二尖瓣反流患者是等待治疗的,这些患者必将从 MitraClip 技术中获益。由于随机对照研究 EVEREST II 的巨大成功,MitraClip 迅速获得了美国 FDA 的认证,在欧美国家得到了极大发展。但是总体上来讲,EVEREST I 和 EVEREST II 两个研究的入选人群,主要还是以退行性变二尖瓣反流(DMR)为主要人群,而真实情况下观察到的二尖瓣反流的患者绝大多数是功能性关闭不全(FMR)。基于 EVEREST II 的成功,激发了临床医师使用 MitraClip 技术来治疗 FMR,以改善患者最终预后。这里面最引人瞩目的要属 MITRA-FR 研究和 COAPT 研究。MITRA-FR 研究来自法国,其入选了法国 37 个中心的患者,时间跨度为 2013 年 12 月—2017 年 5 月。涉及 304 例继发性重度二尖瓣反流的患者,患者 1:1 随机分到介入治疗组(MitraClip+ 药物治疗)和药物治疗组。首要终点为 12 个月内死亡或者非计划心衰住院发生率。MitraClip 介入治疗组平均年龄为(70.1±10.1)岁,药物治疗组为(70.6±9.9)岁;介入治疗组缺血性心肌病比例为 62.5%,有心肌梗死史比例为 49.3%,药物治疗组缺血性心肌病比例为 56.3%,有心肌梗死史比例为 34.2%;介入治疗组左心室射血分数(LVEF)为(33.3±6.5)%,药物治疗组为(32.9±6.7)%。两组之间以上的基线特征上差异无统计学意义。MitraClip 介入治疗组 8 例患者放弃手术,仅有 6 例患者手术失败,总体的操作成功率为 95.8%;出院时,91.9% 患者 MR 降至 2+ 或以下,75.6% 患者 MR 降低到 1+ 或以下。所以,MitraClip 技术治疗 FMR 的技术成功率还是比较高的。但是,技术成功率并没有带来临床事件的结局改善。在随访 12 个月时,MitraClip 介入治疗组和药物治疗组的主要终点(全

因死亡和心衰住院复合终点)并无统计学差异(54.6% *vs.* 51.3%,*P*=0.53),死亡率也无统计学差异(24.3% *vs.* 22.4%,*P*=0.68)。MITRA-FR 研究作为第一个探索 FMR 介入治疗是否获益的随机对照试验,其结果倍加受人关注。但其结果又多少让人有点失望,也许 FMR 内在蕴含的奥秘比我们预先想象的要复杂很多。但是,不少业内的专家同时也就 MITRA-FR 的研究提出了不同见解,认为其阴性结果可能与以下原因有关。一是入选的患者均是病情较重的心衰患者。他们的 LVEF 较低,心肌活性较差,即使改善了 FMR,心肌病变可能仍然在进展,去除了 FMR 这个诱因可能还不足以对抗如此严重的心衰进展。MITRA-FR 的两组患者 12 个月死亡率均高达 25% 左右,这个死亡率明显高于 CARE-HF、COMPARION、PARADIGM-HF、SHIFT 等经典心衰研究(均低于 10%)。可见这些患者的病情都是一些绝对晚期的病例,对于这些患者,纠正 FMR 可能仍然难以逆转病程的进展。二是 MitraClip 对 FMR 的机制纠正可能不如 DMR 那么完全。因为 DMR 很大程度上是"瓣叶"出了问题,但 FMR 患者很可能有瓣环扩大的机制参与,这样随着病程进展,瓣环扩大,FMR 复发会出现。也许,FMR 需要更多的修复机制才能获得更好的效果。同时令人遗憾的是,MITRA-FR 研究 12 个月随访时心脏超声数据是缺乏的,无法对 12 个月 FMR 情况进行分析。基于这些情况,我们还很难对 MitraClip 技术治疗 FMR 的获益作出准确判断。MITRA-FR 研究一度让 MitraClip 治疗 FMR 蒙上迷雾,但仅仅在 1 个月之后,另一项重磅研究的出现却让 MitraClip 治疗 FMR 的研究柳暗花明了:它就是在 TCT 公布结果的 COAPT 研究。COAPT 研究将 610 名射血分数下降且合并 3~4 级 FMR 的患者随机分为单独使用药物治疗组(305 例)和 MitraClip+ 药物治疗组(305 例)。研究的主要终点为全因死亡及心衰再住院。研究的随访周期为 24 个月,对比两组的临床事件结局显示:单纯药物治疗组患者 2 年所有住院次数为 283 次(151 人),MitraClip+ 药物治疗组患者为 160 次(92 人)(*HR*=0.53,95% *CI* 0.40~0.70,*P*<0.001);单纯药物组患者 2 年内心衰住院率为 67.9%,MitraClip+ 药物组患者 2 年心衰住院率为 35.8%(*HR*=0.53,*P*<0.001);单独药物治疗组患者 2 年全因死亡率为 46.1%,MitraClip+ 药物治疗组患者 2 年全因死亡率为 29.1%(*P*<0.001)。比较两组患者全因死亡和心衰入院的复合终点,结果显示,单纯药物治疗组患者 2 年全因死亡和心衰入院的复合终点发生率为 67.9%,而 MitraClip+ 单纯药物治疗组患者为 45.7%(*P*<0.001)。其他一些次要终点,MitraClip 组表现同样出色。MitraClip 组存活者中,12 个月时的 MR ≤2 级(定义为有效)高达 94.8%,2 年时候达 99.1%,显示出优异的治疗效果,甚至优于著名 CTSN 研究中外科手术效果(86%)。在生活质量方面,MitraClip 组也比单纯药物治疗组表现更加优秀,其在 6 分钟步行试验,生活质量评分方面都优于单纯药物治疗组。前后 1 个月,公布的两个针对 FMR 治疗的 MitraClip 试验却取得了截然不同的结果。难免让人陷入迷茫。不少学者认为,最大的可能与两者反流是否成比例有关。简单地说,COAPT 入选的病例基本是反流量大[表现为有效反流口面积(EROA)和每搏反流量较大]而左室容积相对小的患者。这样,反流在影响心功能的权重中所占的成分就会大许多,解决了反流就大幅度减少了其对心功能的影响,因而能改善患者的最终预后。相反,MITRA-FR 入选的病例则是一些反流量偏小,左室偏大的患者,结果没有显著获益也就可以理解了。当然,技术更加娴熟,患者管理更加规范,也是 COAPT 取得阳性结果的原因。基于 COAPT 的影响力,美国 FDA 迅速批准 MitraClip 用于 FMR 的适应证。因此,MitraClip 在欧美 FMR 患者的应用大幅度增加。同时,在 COAPT 研究发表以后发布的欧洲心衰指南、美国瓣膜病指南、美国心衰指南,均将其列为了 IIa,B 级别的适应证。MitraClip 装置经过 20 年的发展,几乎已经成为经导管缘对

缘瓣膜修复技术（TEER）的"金标准"。目前来看，在 DMR 患者中，如果患者处于外科高危或禁忌状况，那么选择 MitraClip 技术是一个合适的选择。在 FMR 患者中，如果患者符合 COAPT 研究的入选人群标准，在优化药物治疗、血运重建、心脏再同步化治疗之后，仍然有中重度、重度的二尖瓣反流的患者接受 MitraClip 疗法，是可以改善预后和提高生活质量的。当然，我们还应该看到，FMR 的机制非常复杂，到底哪一类患者能够最大从 TEER 技术中获益，还需要进一步探索和研究。

2. PASCAL 系统　PASCAL 系统也是一种经导管二尖瓣修复装置，有两个宽片、两个可调节扣环和镍钛诺垫片（位阻器），也是通过 TEER 方式减少二尖瓣反流。位阻器填充到反流孔区域，而宽片分布施加在自身瓣叶上的压力。PASCAL 系统也完成相应的一系列研究。其中 CLASP 试验是一项多中心前瞻性研究，评估了 PASCAL 修复系统的短期安全性和有效性。结果表明，二尖瓣反流 3+ 或 4+ 的患者在接受 PASCAL 系统治疗后，术后 30 天时二尖瓣反流的严重程度均有所改善。其中 98% 的患者反流至少降低一个或多个等级，同样地，98% 的患者即刻反流 ≤2+ 级，而 86% 的患者即刻反流 ≤1+ 级。30 天主要不良事件发生率为 6.5%，全因死亡率为 1.6%。由于 PASCAL 系统在正中有位阻器的存在，这虽然大大增加了二尖瓣瓣膜的夹持效果，但是一些研究也提示，这也可能造成术后跨瓣压差略微高于同类产品。为此，进行了小幅度改进，推出了较小的瓣膜夹 PASCAL Ace。PASCAL 目前仅在欧洲获批上市，实际的临床病例还远少于 MitraClip。该系统还需要更多的实践，用以让医师熟悉和掌握这个系统，同时还必须提供更加有力的循证医学证据来充分证实它的有效性和安全性。

（二）腱索修复

由于二尖瓣瓣器装置的复杂性，单纯瓣叶修复有时候很难达到理想完美的效果。因此，通过小切口进行非体外循环经心尖腱索植入最近已被引入临床实践，如 NeoChord DS1000 与 Harpoon TSD-5。与 NeoChord 相比，Harpoon 输送系统较小，导引器里带止血阀可以帮助减少术中出血。正在开展的 RESTORE 试验聚焦于评估 Harpoon 修复系统在治疗严重退行性 MR 的安全性和有效性。还有一些设备目前也在研发中，如经导管穿房间隔腱索植入术。但仍然存在许多相应的挑战，如腱索附着、心室锚定和在瓣下中结构缠绕等，这些都是期待解决的问题。

（三）瓣环成形

瓣环成形很早就在外科手术中应用，并被证实有效。因此，模仿外科经导管瓣环成形术也是治疗二尖瓣反流的重要方向。经导管瓣环成形术装置可以通过瓣环直接成形或通过冠状窦间接瓣环成形。值得注意的是，继发性 MR 通常与不成比例的瓣环扩张有关，间隔侧直径比内交界处直径更大。Cardioband 是一种经导管穿房间隔直接瓣环成形装置，带有旋入式锚固后瓣环和收紧的瓣环成形带，在经食管超声心动图（TEE）指导下减小瓣环直径。有研究结果显示，60 名中度至重度继发性 MR 患者使用该装置 1 年中，总共 2 人在住院期间死亡，65% 的患者反流变为轻度。在死亡的 2 人中，其中一人死于植入后几天的出血性卒中。另一人则出现植入成形环的裂开并导致了严重反流而需要进行外科手术，患者在术后 4 周死亡。

Mitralign 是另一种通过经导管逆行进入左心室实现的直接成形术装置。利用射频能量，导丝穿过二尖瓣环进入心房，将褶皱植入二尖瓣后瓣环并将其收紧在一起，类似于缝合成形术。同样，Accucinch 系统通过逆向经心室入路发挥功能，但需要在瓣环的心室侧植入几个锚点。锚栓由镍钛诺丝连接,可拧紧以减小环径;这些装置都有效减少反流,但值得注意的是,这些装置也导致了左心室基底段重构,其未来的影响还有待于评估。

Carillon 二尖瓣系统是一种有两个锚钉,并放置在冠状窦内的间接瓣环成形术装置。它的作用是通过在室间隔传递的张力压缩二尖瓣环后部,从而增强瓣叶对合。由于该装置位于冠脉血管内,所以它有压迫冠状血管的风险,例如回旋动脉或其分支受压,这大大限制了它的应用。目前完成的 TITAN(经导管 Carillon 二尖瓣环成形术植入)试验包括 66 名成功植入装置患者,患者 30 天时主要不良事件发生率为 1.9%,在 12 个月时仍然保持了较高降低反流的效能。

总体来说,经导管二尖瓣修复技术是目前发展最成熟,应用最广泛的技术。特别是其中的 TEER 技术,已经大规模商业化应用多年。尽管 TEER 技术只干预了瓣膜,但其简单易行,效果确切,因此,在未来相当长一段时间内,TEER 技术仍然会是二尖瓣瓣膜修复的主要方式,是每个从事经导管瓣膜病治疗的医师不能迈过的一项技术。

二、经导管二尖瓣置换术(TMVR)

经导管二尖瓣修复术通常只能解决二尖瓣装置的一个解剖缺陷。尽管也许可以联合使用来进一步提高疗效,但毕竟还是有不少二尖瓣病变的患者无法得到修复。此外,许多患者在解剖学上或临床上并不都适合使用目前唯一被广泛批准的经导管修复术(MitraClip)。鉴于目前经导管二尖瓣修复术受到治疗靶点和反流可能残余较多的局限,人们希望经导管二尖瓣置换术能提供更有效和更持久的结果,以解决更多不同的解剖异常。

(一) 经导管二尖瓣置换术(TMVR)面临的挑战

尽管在经导管二尖瓣瓣中瓣(经房隔和经心尖)方面,临床医师已经实现了经导管二尖瓣置换,并取得了出色效果,但将经导管瓣膜放置在自体二尖瓣中要复杂得多。这完全不同于人们在经导管主动脉瓣置换术方面取得的经验。第一,二尖瓣通常比主动脉瓣大,这就需要为更大的假体开发输送系统。第二,由于二尖瓣比主动脉瓣更复杂,二尖瓣装置是一个动态的三维(3D)系统,呈 D 形或鞍形环、二尖瓣前叶占瓣环前 1/3 周径,二尖瓣后叶占瓣环后 2/3 周径。这些小叶附着于从乳头肌凸出的腱索,构成瓣膜下装置。由于经常缺乏瓣环和瓣叶的明显钙化,TMVR 不能像 TAVR 中那样仅依靠径向力进行瓣膜固定,因此,对锚定技术要求较高,瓣膜就位更加困难。钙化的缺乏也会造成瓣膜稳定问题和瓣周漏的可能性。对瓣膜部署和锚定的挑战需要使用计算机断层扫描(CT)进行术前计划,以及使用经食管超声心动图(TEE)进行术中指导。这些在 TAVR 术中司空见惯的方式,在 TMVR 中经验却很少。

TMVR 的另一个主要挑战是装置可能会和左室流出道发生复杂的关系,导致左室流出道梗阻(LVOTO)。LVOTO 是一种危及生命的并发症,在医院的死亡率可高达 62%。因此,考虑到 TMVR 较大的尺寸,LVOTO 是主要的设计障碍,关于高危患者 LVOTO 的预防策略,据报道,预防性酒精室间隔消融在一些病例中有效。然而,并不是所有患者都解剖可行,并可能伴有左室功能进一步降低。另一种有前途的方法是故意撕裂 MV 前叶,以防止 LVOTO(LAMPOON)手术,其目的是保护 MV 前叶不覆盖 TMVR 装置的开孔。事实上,最近的一项临床试验证实了 LAMPOON 在其他方法无法治疗的患者中预防 LVOTO 由 TMVR 引起的可行性,而且具有可接受的安全性。然而,这种技术上具有挑战性的方法只适用于开孔设计的 TMVR 设备,如 SAPIEN3 瓣膜。

（二）装置与临床经验

目前已经研发了多种用于 TMVR 的设备。然而,其中大部分处于研发的早期阶段,尚未获得美国 FDA 的批准或欧盟 CE 认证。Tendyne 二尖瓣置换系统是第一个获得欧盟 CE 批准的装置,已经在一些不适合 TEER 技术的患者中崭露头角。

（三）TMVR 目前现状

二尖瓣置换可通过经心尖、经股静脉穿房间隔入路进行。穿房间隔 TMVR 的挑战之一是需要在一个相对小的空间内使用一个大轮廓装置穿越一个极端角度。因此,到目前为止,许多 TMVR 都是通过经心尖路径进行的。然而,如同 TAVR 经心尖入路的使用频率急剧下降一样,TMVR 中,人们对改进经房间隔二尖瓣置换技术始终抱有重大兴趣。目前有几种经导管二尖瓣正初步在临床使用,或接受临床评估,包括 CardiAQ-Edwards、Sapien M3、Neovasc Tiara、Tendyne、intrepid、Caisson、HighLife、和 NCSI NaviGate 等装置。其中大部分为经心尖入路,但也有一些为经房间隔入路或其中一种入路均可,其中多数为三叶牛心包瓣膜。CardiAQ-Edwards 是环上瓣,而 Neovasc Tiara、Tendyne 和 Intrepid 是环内瓣。Tendyne 瓣膜是完全可回收的,而其他瓣膜则不能。目前正在进行一些早期可行性研究,以评估这些装置的安全性和初步功效。

最近的一篇系统综述分析了 TMVR 的早期经验。该综述包括 16 篇报道和 308 名患者,平均 STS 预测的死亡风险评分为 7.7%。87.1% 的患者为功能性 MR 或混合性 MR,81.5% 的患者使用经心尖入路的方式。总体技术成功率为 91.7%,手术死亡率为 4.6%,30天全因死亡率为 13.6%。LVOT 梗阻率为 0.3%,转到心外手术的比率为 4%。

（四）患者和装置的选择

一旦确定了 MR 干预的指征,心脏团队应根据指南指导仔细评估患者,考虑患者基础状态、生活质量、潜在风险和干预的预期结果,以便达成共识并选择合适的治疗方法。如果患者不适合外科手术并需要经导管干预,则需要根据 MR 的机制、特定解剖特征和经导管治疗二尖瓣装置的操作熟练程度考虑最合适的装置,下图是策略和装置的总结(图 1)。

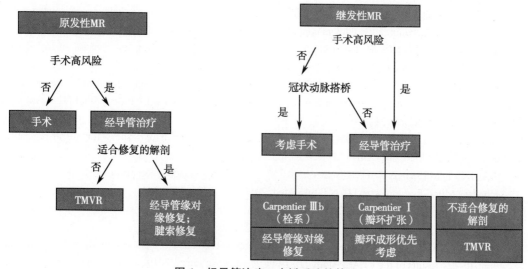

图 1　经导管治疗二尖瓣反流的策略

TMVR,transcatheter mitral valve replacement,经导管二尖瓣置换术。

三、经导管二尖瓣治疗装置：目前现状和对未来的展望

自 Alfieri 最初使用瓣叶修复术治疗二尖瓣反流已经 30 年了。通过多学科的方法，以及行业和监管机构的合作，这种技术的基本概念已经在经导管设备上付诸实践。虽然最初受到心脏病学从业者的一些怀疑，但自从 EVEREST 系列试验、MITRA-FR 研究、COAPT 研究产生了大量的证据和结果，目前以 TEER 技术为代表的经导管二尖瓣治疗技术已经从难以操作发展到风靡全球、广泛应用。对于任何一位从事瓣膜介入的医师来说，TEER 技术已经成为不可或缺、必须掌握的一门技术。相反，在经导管主动脉瓣置换术取得巨大成功之后，经导管二尖瓣置换术却道路颇为坎坷，总体上仍然处于摸索、尝试、改进阶段。

未来的发展方向将集中于新装置和成像技术的开发，以及优化患者选择、装置之间的比较或组合，探索新的适应证，确保安全性、有效性和可重复性进一步提高。与此同时，经导管二尖瓣置换术在高危患者中已被证明是可行的，随着将来进一步改进，也许会在不久的将来成为一种新的选择。更确切地说，它既是一个竞争者，更是一个协作者，将与 TMVR 和外科在二尖瓣疾病的治疗中交叉存在并相互补充。

（林逸贤　卢志南　曾　杰　舒庆兰）

参考文献

[1] D'ARCY J L, COFFEY S, LOUDON M A, et al. Large-scale community echocardiographic screening reveals a major burden of undiagnosed valvular heart disease in older people: the OxVALVE population cohort study [J]. Eur Heart J, 2016, 37 (47): 3515-3522.

[2] DZIADZKO V, CLAVEL M A, DZIADZKO M, et al. Outcome and undertreatment of mitral regurgitation: a community cohort study [J]. Lancet, 2018, 391 (10124): 960-969.

[3] IUNG B, BARON G, TORNOS P, et al. Valvular heart disease in the community: a European experience [J]. Curr Probl Cardiol, 2007, 32: 609-661.

[4] DZIADZKO V, DZIADZKO M, MEDINA-INOJOSA J R, et al. Causes and mechanisms of isolated mitral regurgitation in the community: clinical context and outcome [J]. Eur Heart J, 2019, 40 (27): 2194-2202

[5] ALFIERI O, DE BONIS M, LAPENNA E, et al. "Edge-to-edge" repair for anterior mitral leaflet prolapse [J]. Semin Thorac Cardiovasc Surg, 2004, 16 (2): 182-187.

[6] FELDMAN T, WASSERMAN H S, HERRMANN H C, et al. Percutaneous mitral valve repair using the edge-to-edge technique: six-month results of the EVEREST Phase I Clinical Trial [J]. J Am Coll Cardiol, 2005, 46 (11): 2134-2140.

[7] FELDMAN T, FOSTER E, GLOWER D D, et al. Percutaneous repair or surgery for mitral regurgitation [J]. N Engl J Med, 2011, 364 (15): 1395-1406.

[8] OBADIA J F, MESSIKA-ZEITOUN D, LEURENT G, et al. Percutaneous Repair or Medical Treatment for Secondary Mitral Regurgitation [J]. N Engl J Med, 2018, 379 (24): 2297-2306.

[9] STONE G W, LINDENFELD J, ABRAHAM W T, et al. Transcatheter Mitral-Valve Repair in Patients with Heart Failure [J]. N Engl J Med, 2018, 379 (24): 2307-2318.

[10] LIM D S, KAR S, SPARGIAS K, et al. Transcatheter valve repair for patients with mitral regurgitation: 30-day results of the CLASP study [J]. JACC Cardiovasc Interv, 2019, 12 (14): 1369-1378.

[11] FIOCCO A, NADALI M, SPEZIALI G, et al. Transcatheter mitral valve chordal repair: current indications and future perspectives [J]. Front Cardiovasc Med, 2019, 6: 128.

［12］ TALUKDER S, DUNCAN A, MOAT N. Harpoon repair for mitral regurgitation: a case report [J]. CASE, 2019, 3 (1): 22-24.

［13］ EDELMAN J J, MEDURI C U, YONG G, et al. Transcatheter devices for direct annuloplasty and chordal replacement in degenerative mitral regurgitation [J]. Ann Cardiothorac Surg, 2021, 10 (1): 164-166.

［14］ MESSIKA-ZEITOUN D, NICKENIG G, LATIB A, et al. Transcatheter mitral valve repair for functional mitral regurgitation using the Cardioband system: 1 year outcomes [J]. Eur Heart J, 2019, 40 (5): 466-472.

［15］ FELDMAN T, YOUNG A. Percutaneous approaches to valve repair for mitral regurgitation [J]. J Am Coll Cardiol, 2014, 63 (20): 2057-2068.

［16］ LAVALL D, HAGENDORFF A, SCHIRMER S H, et al. Mitral valve interventions in heart failure [J]. ESC Hear Fail, 2018, 5 (4): 552.

［17］ SIMINIAK T, WU J C, HAUDE M, et al. Treatment of functional mitral regurgitation by percutaneous annuloplasty: results of the TITAN Trial [J]. Eur J Heart Fail, 2012, 14 (8): 931-938.

［18］ INDERBITZIN D T, TARAMASSO M, NIETLISPACH F, et al. Mitral valve repair versus replacement: Is it a different story for percutaneous compared to surgical valve therapy？[J]. J Cardiovasc Surg, 2016, 57 (3): 410-420.

［19］ MAISANO F, ALFIERI O, BANAI S, et al. The future of transcatheter mitral valve interventions: competitive or complementary role of repair versus replacement？[J]. Eur Heart J, 2015, 36 (26): 1651-1659.

［20］ KODALI S, PIBAROT P, DOUGLAS P S, et al. Paravalvular regurgitation after transcatheter aortic valve replacement with the Edwards Sapien valve in the PARTNER trial: characterizing patients and impact on outcomes [J]. Eur Heart J, 2015, 36 (7): 449-456.

［21］ ATHAPPAN G, PATVARDHAN E, TUZCU E M, et al. Incidence, predictors, and outcomes of aortic regurgitation after transcatheter aortic valve replacement: meta-analysis and systematic review of literature [J]. J Am Coll Cardiol, 2013, 61 (15): 1585-1595.

［22］ GUERRERO M, URENA M, HIMBERT D, et al. 1-Year outcomes of transcatheter mitral valve replacement in patients with severe mitral annular calcification [J]. J Am Coll Cardiol, 2018, 71 (17): 1841-1853.

［23］ GOODE D, DHALIWAL R, MOHAMMADI H. Transcatheter mitral valve replacement: state of the art [J]. Cardiovasc Eng Technol, 2020, 11 (3): 229-253.

［24］ DEHARO P, URENA M, HIMBERT D, et al. Bail-out alcohol septal ablation for left ventricular outflow tract obstruction after transcatheter mitral valve replacement [J]. JACC Cardiovasc Interv, 2016, 9 (8): e73-e76.

［25］ KHAN J M, BABALIAROS V C, GREENBAUM A B, et al. Anterior leaflet laceration to prevent ventricular outflow tract obstruction during transcatheter mitral valve replacement [J]. J Am Coll Cardiol, 2019, 73 (20): 2521-2534.

［26］ REGUEIRO A, GRANADA J F, DAGENAIS F, et al. Transcatheter mitral valve replacement: insights from early clinical experience and future challenges. J Am Coll Cardiol, 2017, 69 (17): 2175-2192.

［27］ DEL VAL D, FERREIRA-NETO A N, WINTZER-WEHEKIND J, et al. Early experience with transcatheter mitral valve replacement: a systematic review [J]. J Am Heart Assoc, 2019, 8 (17): e013332.

［28］ OTTO C M, NISHIMURA R A, BONOW R O, et al. 2020 ACC/AHA guideline for the management of patients with valvular heart disease [J]. J Am Coll Cardiol, 2020, 77 (4): e25-e97.

［29］ BAUMGARTNER H, FALK V, BAX J J, et al. ESC/EACTS guidelines for the management of valvular heart disease [J]. Eur Heart J, 2017, 38 (36): 2739-2786.

［30］ CHHATRIWALLA A K, VEMULAPALLI S, HOLMES D R, et al. Institutional experience with transcatheter mitral valve repair and clinical outcomes: insights from the TVT registry [J]. JACC Cardiovasc Interv, 2019, 12 (14): 1342-1352.

［31］ MAISANO F, TORRACCA L, OPPIZZI M, et al. The edge-to-edge technique: a simplified method to correct mitral insufficiency [J]. Eur J Cardio Thoracic Surg, 1998, 13 (3): 245-246.

［32］ STONE G W, VAHANIAN A S, ADAMS D H, et al. Clinical trial design principles and endpoint defi-nitions for transcatheter mitral valve repair and replacement: part 1: clinical trial design principles a consensus document from the mitral valve academic research consortium [J]. J Am Coll Cardiol, 2015, 66 (3): 278-307.

［33］ TARAMASSO M, GAVAZZONI M, NICKENIG G, et al. Transcatheter mitral repair and replace-ment: which procedure for which patient? [J]. Euro Intervention, 2019, 15 (10): 867-874.

超声在经导管二尖瓣缘对缘修复术中的应用：术前、术中及术后评估

一、经导管二尖瓣缘对缘修复术（TEER）的术前超声心动图评估

缘对缘修复理论已经被证实行之有效，TEER 目前已被欧美指南一致推荐用于严重二尖瓣反流（MR）的治疗。鉴于 MR 的不同病因、病变和病理生理学，必须正确理解 MR 的特征才能制订正确的手术方案。超声心动图包括经胸超声心动图（TTE）和经食管超声心动图（TEE），是目前 MR 诊断和评价最重要的影像学方法。术前超声心动图采用标准切面、多平面和 3D 成像，同时结合多普勒超声技术，分析 MR 的发生机制和病因、严重程度和二尖瓣解剖结构，评价 TEER 的可行性和安全性。

（一）明确 MR 病因与机制

二尖瓣功能的完整性要求二尖瓣环大小合适、瓣叶结构完整、乳头肌收缩牵拉腱索发挥瓣叶的支撑作用、左心室肌肉收缩产生关闭力量适当、心室形态及功能正常。这些因素中任何一个出现异常都会导致 MR。目前，MR 主要分为原发性（DMR）、功能性（FMR）或混合性（Mixed MR）。DMR 是由瓣叶和 / 或腱索异常引起的，病因包括退行性病变（巴洛综合征、纤维退行性病变、马方综合征等）、风湿性、心内膜炎、乳头肌断裂等。FMR 是由左心室或左心房（或两者）的疾病引起，病因包括缺血性心脏病、扩张型心肌病、严重的左心房扩大等。Mixed MR 是同时具有 DMR 和 FMR 的某些特征。区分 DMR 和 FMR 至关重要，因为两者不仅在反流机制上不同，在治疗和预后上也不相同。

经胸超声心动图（TTE）最常用来在多个标准切面中仔细评估二尖瓣的形态、结构和运动，量化腔室大小和功能，彩色血流多普勒（CDFI）来定位 MR 反流束的起源。如果 TTE 成像质量较差，通常需要经食管超声心动图（TEE）来更精确地定义解剖和功能。相比 TTE，TEE 可以识别更多的病变细节。结合二尖瓣形态、左房室大小和左室收缩功能对 MR 的发生机制和病因进行分类。

二尖瓣瓣叶形态异常包括增厚、钙化、冗余、穿孔、赘生物、其他肿块、裂隙等。瓣下形态异常包括腱索断裂、增厚、融合、赘生物和肿块。瓣环形态异常包括扩张和 / 或钙化。术前超声评估均应详细描述上述异常，包括弥漫或局灶性、大小、位置等。二尖瓣形态异常导致DMR，左房显著增大时多提示 MR 为慢性且程度严重。当瓣叶和腱索结构正常时，严重的MR 提示功能性的，需要对瓣环、乳头肌和左心室进行全面评估。目前 FMR 常划分为 4 类：①AFMR：房性 FMR，系持续性心房颤动，瓣环扩大和左心房重构牵拉后瓣（Hamstring 现象），影响瓣叶对合导致二尖瓣关闭不全；②VFMR 室性 FMR：窦性心律，LVEF＜50%，由心脏扩大或者心室壁活动异常导致瓣叶受腱索栓系（Tethering 现象），无法对合引起；③混合型FMR：同时具备 AFMR 和 VFMR 特征，如左心室扩大伴发心房颤动；④其他类型：如二尖瓣收缩期前向运动现象（SAM 现象），心肌收缩力过强等引起。

一旦确定了小叶的形态特征，就应该使用 Carpentier 分类来描述小叶的运动。正常的瓣叶运动（Ⅰ型）见于心内膜炎、穿孔或裂缺引起的 DMR 中，也可出现在因孤立性瓣环扩张（房颤）

引起的 FMR 中。过度的瓣叶运动（Ⅱ型）是二尖瓣脱垂或连枷最常见的表现，连枷时可见漂动的断裂腱索。瓣叶运动受限（Ⅲ型）分为收缩期和舒张期均受限（ⅢA）或仅收缩期受限（ⅢB）。前者是风湿性二尖瓣疾病、辐射或药物引起的损伤或其他炎症导致的典型 DMR 改变。后者除了是典型的继发于缺血性或非缺血性心肌病的 VFMR 表现，也可以是 AFMR 的改变。

Mixed MR 临床上并不少见。比如，DMR 晚期产生不可逆的左室扩张／功能障碍，同时伴有瓣叶脱垂和栓系；DMR 患者并发心肌梗死或心肌病；缺血性心脏病或房颤病因的慢性 FMR 患者，发生腱索断裂。值得注意的是，超声容易将前叶对合错位（override）误解为脱垂。在ⅢB 型小叶运动中，后叶经常被严重束缚，出现前叶对合错位，这种表现属于 FMR 范畴，不应与前叶脱垂或混合性 MR 混为一谈。

（二）二尖瓣反流的定位分析

TEER 术前标准超声心动图评估是采用具有经胸或经食管二维、三维心脏超声探头的彩色超声诊断仪，同步心电记录，单次 3~6 个心动周期，并包含 M 型、2D 和 3D、脉冲、彩色、连续波多普勒等所有模式，依据标准切面对 MR 进行的综合分析。

1. TTE 二尖瓣评估的标准切面（图 1）

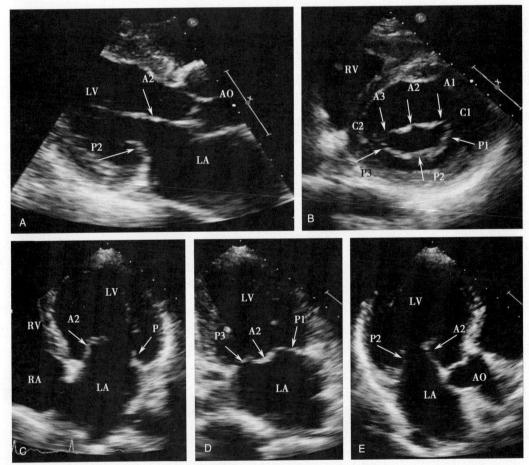

图 1　TTE 二尖瓣评估的标准切面

A. 胸骨旁左心室长轴切面；B. 二尖瓣水平短轴切面；C. 心尖四腔心切面；D. 心尖左室长轴切面；E. 心尖二尖瓣交界处长轴切面。

A，二尖瓣前叶；B，二尖瓣后叶；C1，外交界；C2，内交界；LA，左心房；LV，左心室；RA，右心房；RV，右心室；AO，主动脉。

（1）胸骨旁左心室长轴切面：显示二尖瓣 A2、P2 小叶的启闭运动。向上倾斜探头（朝向主动脉瓣），可显示 A1、P1 小叶；向下倾斜探头（朝向三尖瓣），可显示 A3、P3 小叶。该切面常用于测量瓣叶厚度和长度、左心房前后径和舒张期二尖瓣环前后径、对合深度（前后叶闭合点至瓣环平面中心的距离）以及瓣叶与瓣环平面的成角。

（2）二尖瓣水平短轴切面：左室面观二尖瓣，呈"鱼嘴"状，显示瓣叶运动。舒张期显示全部 6 个小叶分区和 2 个交界，内交界 C2 及 P3、A3 小叶位于左侧，外交界 C1 及 A1、P1 小叶位于右侧；结合反流束位置定位脱垂或受限的小叶，并测量病变或 MR 累及范围。该切面也用于二尖瓣瓣口面积（MVA）的二维测量。

（3）心尖四腔心切面：通常显示位于左侧的 A3、A2 和 A1 小叶，以及右侧的 P1 小叶的启闭，但二尖瓣非平面马鞍形可能会导致在该切面上脱垂的假阳性诊断。此外，在该切面可用于瓣膜钙化的评估。

（4）心尖左室长轴切面：显示二尖瓣 A2 和 P2 小叶，评价小叶启闭及测量二尖瓣环的前后径。

（5）心尖二尖瓣交界处长轴切面：左向右依次显示 P3、A2 和 P1 小叶，逆时针或顺时针探头可以观察 C1、C2，结合反流束位置判断 MR 主要病变区域。也用于评价二尖瓣腱索和两组乳头肌，测量收缩末期交界间内径。

2. TEE 靠近左心房，能够获得比 TTE 更详细的二尖瓣解剖影像，多平面成像可以对整个二尖瓣装置进行详细的节段分析，TEE 二尖瓣评估的标准切面（图 2）。

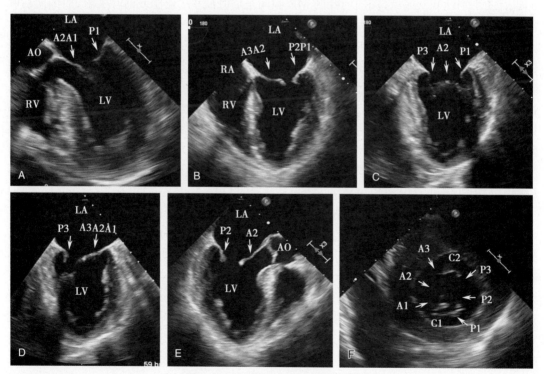

图 2 TTE 二尖瓣评估的标准切面

A. 0° 食管中段五腔切面；B. 0° 食管中段四腔切面；C. 60° 食管中段交界切面；D. 90° 食管中段二腔切面；
E. 135° 食管中段左室长轴切面；F. 二尖瓣胃底切面。
A，二尖瓣前叶；B，二尖瓣后叶；C1，外交界；C2，内交界；LA，左心房；LV，左心室；RA，右心房；RV，右心室；
AO：主动脉。

(1)0°食管中段五腔切面,显示二尖瓣外侧部分(A1,P1和C1),主动脉瓣和左室流出道。

(2)0°食管中段四腔切面,显示二尖瓣中间部分(A2和P2)的斜切面。探头向下移动,可显示二尖瓣内侧部分(A3、P3和C2)。

(3)60°食管中段交界切面,显示前、后瓣叶(P3、A2和P1)的组合。顺时针和逆时针旋转探头将分别显示C2和C1。此切面可用于测量两交界间距离。利用X-plane多平面成像技术,通过调整取样位置,可分别观测不同小叶的长度以及各自的角度。

(4)90°食管中段二腔切面,显示P3和整个前叶(A3、A2和A1)。左心耳通常与二尖瓣的A1相邻。顺时针旋转探头可以分析闭合线的后内侧(A3-P3)和C2,而逆时针旋转探头可以分析闭合线的前外侧(A1-P1)和C1。

(5)135°食管中段左室长轴切面,显示A2和P2,以及左室流出道、主动脉瓣与主动脉根部,探头稍微向上或向下移动,可显示A1-P1或A3-P3。收缩期瓣叶对合时测量P2和A2的瓣叶长度,测量二尖瓣环前后径、瓣叶对合深度、瓣叶与瓣环夹角。

(6)二尖瓣胃底切面,包括:0°二尖瓣基底短轴切面,显示所有的前、后小叶和两个交界,A3、P3最靠近探头。该切面可用于平面测量MVA。90°~120°左心室长轴切面,评估瓣叶同时,可以显示瓣膜下详细结构,包括腱索和乳头肌。

按上述标准切面进行检查可以有效定位瓣膜的病变区域。同时,彩色多普勒反流束方向也有助于判断病变区域,偏向前叶的MR倾向是后叶脱垂/连枷或前叶受限,而偏向后叶的MR提示前叶脱垂/连枷或后叶受限。

3D及多平面成像已广泛应用于TEER的术前评价。三维TEE比三维TTE具有更好的空间分辨率,能观测到更多的解剖学细节。双平面成像允许同时显示二尖瓣交界和左室长轴切面以了解前叶和后叶解剖结构和MR机制。3D成像可显示二尖瓣的外科视野成像,即主动脉瓣和左心耳分别位于12点和9点方向的二尖瓣结构的左房面观,类似于外科术中所见,直观呈现整体二尖瓣解剖结构和病理改变。3D成像多平面重建(MPR)可以同时显示关键的二尖瓣切面,包括左室长轴、二尖瓣交界、短轴和3D二尖瓣外科视野成像,可以对二尖瓣叶、瓣口面积、瓣环及瓣下结构进行更精确的几何定量分析,结合彩色多普勒可以精确确定MR机制和起源。

(三)二尖瓣反流严重程度评估

目前关于MR严重程度的分级,一般定义为轻度(1+),中度(2+),中重度(3+),重度MR(4+),推荐采用多参数综合分析的方法进行评价(表1)。彩色血流多普勒更多用于MR的量化评估。彩色多普勒标尺建议设定在50~70cm/s,评估所有标准切面。彩色多普勒可以确定反流束的所有三个组成部分:反流束范围、缩流颈和汇聚区(PISA半径),从而定性或半定量评估二尖瓣反流的严重程度;反流束面积超过左房面积的50%,提示重度MR。缩流颈宽度(VCW)是指二尖瓣反流束紧靠反流口左心房侧最狭窄部分的宽度,代替反流口用于评估二尖瓣反流严重程度的半定量指标。最佳观测切面包括左室长轴或心尖四腔,局部放大有助于识别反流束缩流颈,而多普勒彩色扇区被尽量缩小,以提高分辨率(图像帧频)和测量精度。VCW≥7mm提示严重的MR。FMR的反流口通常是椭圆形,两个正交的平面横切反流束测量VCW,两个测量值的平均值能更准确地评价MR的严重程度。此外,3D超声成像技术直接对反流口或缩流颈平面进行测量。二尖瓣反流的定量评估通常使用近端等速比表面积(PISA)法在TTE心尖四腔切面进行。减少图像深度并局部放大MR图像后,下调奈奎斯特极限,建议混叠速度阈值(Vav)

为 30~40cm/s。收缩中期测量 PISA 半径(r)即从半球表面(此处显示的颜色从红色或蓝色变为黄色)到反流口水平的距离。用 CW 测量反流峰值速度(Vreg)和速度时间积分(VTIreg)，利用连续性方程计算有效的反流口面积(EROA)、反流容积(RVol)、反流分数(RF)来定量评价 MR。具体计算方法为：$EROA=(2\pi r^2 \times Vav)/Vreg$，$RVol=EROA/VTIreg$，$RF=(RVol/MIVol) \times 100$，MIVol 系二尖瓣前向血流容积。PISA 半径>10mm，$EROA \geqslant 0.4cm^2$，$RVol \geqslant 60ml$，$RF \geqslant 50\%$，提示严重 MR。肺静脉血流频谱显示肺静脉逆流，可以提供严重二尖瓣反流的额外信息。PW 心尖四腔切面对左、右上肺静脉进行测量。建议尽可能测量所有四条肺静脉，因为偏心的严重 MR 只会导致一个或两个肺静脉的血流逆转。

表 1　慢性二尖瓣反流严重程度分级

参数	二尖瓣反流分级			
	轻度	中度	中重度	重度
结构				
二尖瓣形态	无或轻度瓣叶异常	中度瓣叶异常和/或中度脱垂	中度瓣叶异常和/或中度脱垂	DMR：瓣叶连枷、乳头肌破裂、严重瓣叶挛缩、瓣叶穿孔
				FMR：严重拴系，对合不良
左心房和左心室大小	正常	正常或轻度扩张	正常或轻度扩张	扩张
定性				
反流面积	小	变量	变量	大、中央(>50%左心房)或偏心撞壁
汇聚区	小、短暂	中等	中等	大、整个收缩期
CW 频谱	稀疏、不完整、抛物线形	密集但不完整或抛物线形	密集但不完整或抛物线形	密集、全收缩、三角形
半定量				
VCW(mm)	<3	≥3 和<7	≥3 和<7	≥7(双平面成像>8)
肺静脉血流	收缩期优势	正常	收缩期变钝	无收缩期血流或收缩期血流逆转
二尖瓣血流频谱	A 波主导	变量	变量	E 波主导(E>1.2m/s)
定量				
EROA PISA/cm^2	<0.20	0.20~0.29	0.30~0.39	≥0.40
Rvol/ml	<30	30~44	45~59	≥60
RF/%	<30	30~39	40~49	≥50
3D VCA/cm^2	—	—	—	>0.41

（四）二尖瓣反流 TEER 可修复性评估

目前，MR 推荐 TEER 治疗的适用条件和二尖瓣解剖的结构要求是基于 Everest 研究和 Coapt 研究。对于有显著症状的严重 DMR，外科手术高危或不能手术的，二尖瓣解剖结构有利于修复，且预期寿命超过 1 年，TEER 是适合的。二尖瓣解剖结构有利于修复的具体超声心动图指标包括：①二尖瓣中央区，即 A2P2 区病变；②瓣叶没有钙化；③$MVA>4cm^2$；④可活动的后叶长度>10mm；⑤前后瓣叶的对合高度<11mm；⑥瓣叶活动和厚度正常；⑦存在瓣叶脱垂和连枷的，连枷间距<10mm，脱垂范围<15mm。对于与左室收缩功能障碍相关的，慢性严重的 FMR，症状持续，且心衰规范化药物治疗后，二尖瓣解剖结构符合，LVEF 介于 20%~50%、左室收缩末径（LVESD）≤70mm，肺动脉收缩压 ≤70mmHg 的，适合 TEER。FMR 符合 TEER 要求的理想条件主要涉及四个方面：①没有严重的左心功能损害，参考指标是符合 LVEF ≥20%，LVESD ≤70mm；②没有右心功能受损及严重的肺高压，参考指标是符合 TAPSE ≥15mm 或 S 波峰值速度 ≥8cm/s，没有严重三尖瓣反流，肺动脉收缩压 ≤70mmHg；③没有循环不稳定，包括不存在复杂的药物难治性心衰，不存在需要静脉用药或机械循环辅助的情况；④二尖瓣解剖条件符合，包括中心性反流，足够的瓣叶长度，及没有瓣叶和／或瓣环的钙化。

随着 TEER 技术的不断完善，相关器械的持续革新，符合 TEER 要求的二尖瓣解剖条件也随之不断拓展。目前，二尖瓣反流 TEER 治疗的解剖学评估推荐"绿区、黄区、红区"的三分区策略（表 2）。

表 2　TEER 术前解剖学评估的三分区策略

合适的病理（绿区）	有挑战的病理（黄区）	困难的／禁忌证（红区）
中央区 A2/P2	1 区或 3 区	裂缺或穿孔
没有钙化	夹持区没有钙化	夹持区钙化
$MVA>4cm^2$	$MVA>3cm^2$	$MVA<3cm^2$
后叶长度>10mm	后叶长度 7~10mm	后叶长度<7mm
对合高度<11mm	对合高度>11mm	
瓣叶活动和厚度正常	Carpentier Ⅲb 病变	Carpentier Ⅲa，风湿性病变
连枷间距<10mm，脱垂范围<15mm	脱垂范围>15mm	多区病变，多腱索断裂大幅甩动的连枷，严重和弥漫性瓣叶增厚（≥5mm），Barlow 综合征

（五）二尖瓣反流 TEER 入路评价

目前，TEER 依据手术入路方式可以分为经股静脉途径（经股）和经心尖途径（经心尖），其中经股 TEER 需跨越房间隔。由于当前 TEER 器械的技术限制，要求房间隔须具备足够的高度，确保经房间隔穿刺点距离二尖瓣环平面达到所需的距离。因此，超声心动图术前对于房间隔评估至关重要，尤其是术前 TEE 的评估。通常，房间隔的高度要求至少超过 3.5cm，建议食管中段 TEE 0° 或 160° 四腔心切面上测量。经心尖 TEER 的术前评估则应关注心尖与二尖瓣平面的轴向关系，选择最佳的心尖穿刺点。

如同所有心脏介入治疗，TEER 术前的超声心动图检查应常规评估基线心包积液、有无心脏占位、是否合并感染性心内膜炎、存在心内血栓,除外手术禁忌。

TEER 治疗决策完全依赖于对 MR 机制和严重程度的准确诊断。超声心动图是 TEER 术前 MR 评估中应用最广泛的影像学检查,能够提供全面的二尖瓣结构信息、确定瓣膜病理机制、量化 MR 程度及其血流动力学后果,是 TEER 治疗可行性和安全性的重要保证。

二、TEER 的术中超声心动图评估

近年来经导管介入下治疗瓣膜疾病的器械和技术飞速发展,其中二尖瓣经导管缘对缘修复术(TEER)以人体自身血管为路径,接近零创伤的方式治疗二尖瓣反流。经食管超声在二尖瓣 TEER 术中的应用非常重要,已经成为主刀实施手术的眼睛,准确清晰的术中食管超声心动图是取得手术成功的决定性因素。

经食管超声在二尖瓣 TEER 术中的应用,总体上可以分为指导房间隔穿刺、引导瓣膜夹系统弯向二尖瓣环、准确指引夹子调整至病变区域在瓣上做好关键测试、精确判断夹子捕获瓣叶情况和夹子关闭后的综合评估,下面我们将逐一进行说明。

(一)经食管超声引导房间隔穿刺的切面及注意事项

经食管超声引导房间隔穿刺主要有食管中段三个切面:双房切面、主动脉短轴切面和四腔心切面。

1. 双房切面 双房切面(图 3)主要判断房间隔穿刺高度,食管探头位于食管中段 90°左右,一般情况 TEER 手术房间隔需要偏后且不能偏低。所以双房切面需要清楚显示上腔静脉和房间隔卵圆窝膜部的位置关系。清楚地看到房间隔穿刺鞘,从上腔静脉逐渐回撤至卵圆窝膜部,当房间隔穿刺鞘回撤至卵圆窝膜部时,需要提醒主刀将房间隔穿刺鞘稳定在此位置,将食管超声心动图切面切换至主动脉短轴切面。

2. 主动脉短轴切面 主动脉短轴切面(图 4)主要判断房间隔穿刺前后位置关系,一般情况,主动脉短轴切面度数为 40°~60°,清楚显示房间隔卵圆窝膜部和主动脉的位置关系即可。在主动脉短轴切面中,远离主动脉的方向就是往房间隔膜部后的方向。在此切面上提醒主刀,往后转房间隔穿刺鞘,通常是顺时针转动房间隔穿刺鞘,但是需切记穿刺位置,一定在膜部的位置,不能转到肌部。当在主动脉短轴切面看到房间隔膜部顶起的帐篷征,并且明确帐篷征位于膜部偏后的位置时(建议卵圆窝膜部后 1/3),提醒主刀稳住房间隔穿刺鞘不动,把食管超声切面调整到四腔心切面测量高度。

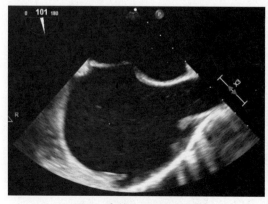

图 3　食管中段双房切面

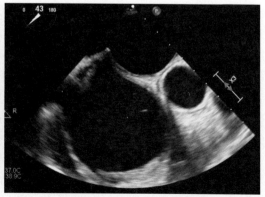

图 4　食管中段主动脉短轴切面

3. 四腔心切面　四腔心切面(图5)实际测量房间隔穿刺高度时有两种情况：常规四腔心(0°~10°)和反四腔心切面(140°~160°)，实际手术中根据具体情况，看哪个切面能更好地看清楚收缩期二尖瓣瓣环水平和房间隔卵圆窝膜部穿刺鞘顶起的帐篷征后，测量高度即可。概括地说，可以根据夹子计划植入的位置，来决定房间隔穿刺高度。如果夹子计划植入在二尖瓣瓣膜的1区，则房间隔穿刺高度大于3.5cm，如果夹子计划夹在二尖瓣的2区，则房间隔穿刺高度大于4cm，如果夹子计划夹在3区，则需要的房间隔高度接近于4.5cm。测量到合适的房间隔穿刺高度后，切面转回到主动脉短轴，看清楚房间隔穿刺鞘顶起的帐篷征，确认房间隔穿刺针穿过房间隔进入左房，在食管超声引导下可以建议主刀注入生理盐水到左房，确认房间隔穿刺是否成功，不一定通过给造影剂在DSA下判断房间隔穿刺是否成功。

（二）食管超声心动图引导瓣膜夹系统弯向二尖瓣环水平

房间隔穿刺成功后，交换超硬导丝至左上肺静脉。导引鞘沿着超硬导丝进入左房，一般情况，建议导引鞘过左房(1.5~2cm，由主动脉短轴切面40°~60°)，从而测量大鞘头端进入左房的长度(图6)。

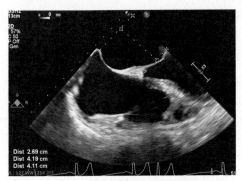

图5　食管中段四腔心切面

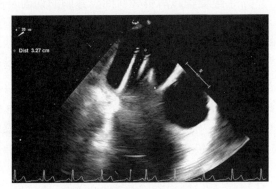

图6　测量大鞘过房间隔长度

接着进入瓣膜夹系统，瓣膜夹系统从大鞘中进入左房，多用大动脉短轴切面(40°~60°)左右实时看到，且实时告诉主刀是否还有进入瓣膜夹系统的空间，避免夹子头端顶住左房侧壁或进入左心耳。当夹子进入合适深度后，需要结合DSA判断是否出现导引鞘头端显影环骑跨在中鞘头端两个显影环之间(图7)。当发生骑跨后就可以打弯中鞘，食管超声中看到夹子头端低于华法林脊时，即刻转向标准的二尖瓣交界联合切面，并且使用X-plane功能显示出左室长轴切面，此时主刀即刻清楚看到瓣膜夹与二尖瓣前后左右的关系(图8)。

（三）食管超声心动图引导瓣膜夹至目标区域，在瓣上完成夹子运动轨迹的测试和夹子张开后和二尖瓣对合缘方向的测试

瓣膜夹调至瓣环水平后，在二尖瓣交界联合X-plane的两个切面中，调整夹子前后左右的位置。特别是在交界联合切面(40°~60°)左右，判断夹子位于目标区域，例如患者为P2区的脱垂且计划植入一

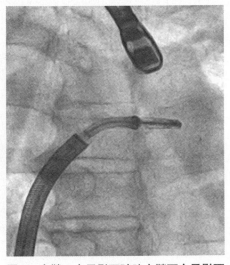

图7　大鞘一个显影环骑跨中鞘两个显影环

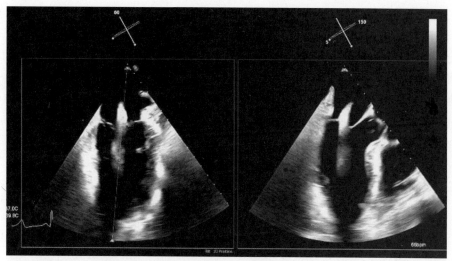

图 8　二尖瓣交界联合切面 X-plane 显示瓣膜夹与二尖瓣前后左右的关系

枚夹子,则在交界联合切面和 3D 外科视角图像(3D 外科视角:3D 图中主动脉瓣转向 12 点钟方向)(图 9,彩图见二维码 28),来回切换确认夹子位于脱垂中央。左室长轴切面(145°左右)来判断夹子前后关系,即夹子与前后瓣叶距离合适,预判夹子捕获瓣叶长度合适。夹子调至目标区域后,即刻在 X-plane 中看到夹子,此时建议主刀夹子打开至 60° 左右(在 X-plane 的左室长轴切面上显示),主刀轻微送和撤夹子,预判夹子进入左室后的轨迹,良好的运动轨迹是:夹子前进轨迹接近垂直二尖瓣环做直线运动。再通过 3D 外科视角图像确认夹子打开后处置与二尖瓣对合线,例如 A_2、P_2 处,夹子张开后两个 arm 显示为 12 点至 6 点方向的参照,但核心是两个 arm 垂直于二尖瓣笑脸样的对合线(图 10,彩图见二维码 28)。

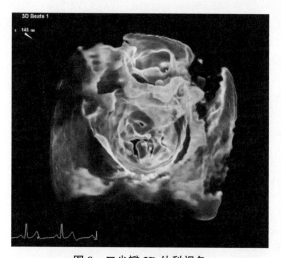

图 9　二尖瓣 3D 外科视角

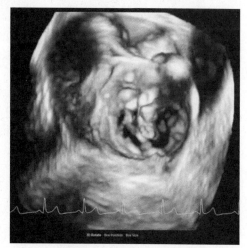

图 10　2 区钳夹垂直于对合缘

(四) 超声引导下二尖瓣叶捕获

在瓣上测试好夹子运动轨迹和夹子与二尖瓣对合线方向后,在二尖瓣交界联合切面 X-plane 双平面引导下,将夹子送至瓣下。后夹子开大致 120° 左右,夹子张开的具体角度根据瓣叶长度和活动度决定,目标是保证夹子能够很好地捕获到前后瓣叶。一般情况,先获取标准的二尖瓣交界联合切面,后转为 X-plane 双平面,取样线实时追踪夹子,在右图的左室长轴切面上能清晰显示夹子的两个 arm 且与前后瓣的位置关系,确认两个 arm 托住前后瓣叶至合适的高度,下两个 grip 且看清楚两个 grip 夹住足够的二尖瓣叶长度(图 11),需留存下 grip 的动态影像。关于二尖瓣叶长度应夹持的合适长度做一个一般性的说明:一般情况,长夹子为 12mm,理想的夹合瓣叶长度为 9mm;短夹子长为 9mm,理想的夹合瓣叶长度为 7mm,无论长夹还是短夹,至少夹合 5mm 长度的瓣叶。测量夹合瓣叶长度常用两种方法(图 12),直接法:食管超声长轴切面清晰看到,grip 下来夹合瓣叶瞬间保存,后测量被夹合的瓣叶长度。间接法:用夹之前的瓣叶长度减去夹合后剩余的瓣叶长度即可。

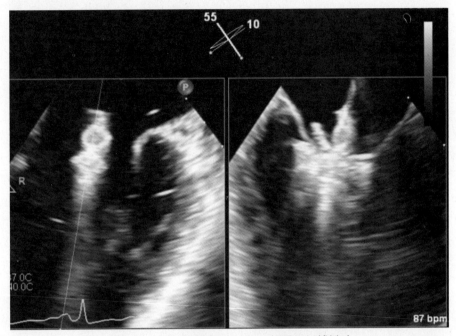

图 11　二尖瓣交界联合 X-plane 切面下抓捕瓣叶

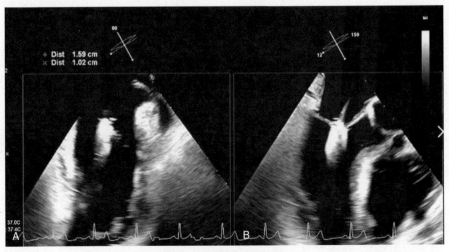

图 12　测量夹合瓣叶长度

A. 二尖瓣交界联合 X-plane 切面;B.(LVOT 切面)测量剩余瓣叶长度。

（五）夹子关闭后做综合评估

综合评估包括，瓣叶夹合长度、残余反量和机制、二尖瓣跨瓣压差（图 13，彩图见二维码 28）。瓣叶夹合长度评估方法上文已经说明。二尖瓣 TEER 修复的目标是至少将反流纠正到小于等于 2+ 且无残余脱垂，在二尖瓣交界联合切面 X-plane 双平面引导下，取样线切夹子左侧和右侧，判断残余反流的机制。一般情况，脱垂患者钳夹后要仔细评估是否有残余脱垂，可以使用 X-plane 和 3D 外科视角图反复确认。评估肺静脉逆流，需要和术前对比，左右肺静脉都要看，左肺静脉一般用 70° 左右（图 14，彩图见二维码 28），探头稍往上，往左旋转，用 PW 留频谱图。右肺静脉可以尝试 90° 左右（图 15，彩图见二维码 28），探头往右转，同样用 PW 留频谱图，肺静脉逆流消失是手术结果好的指征之一。

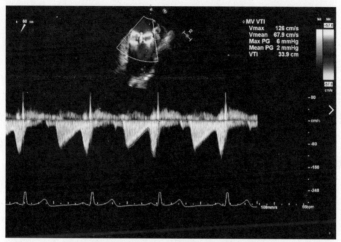

图 13　CW 评估二尖瓣跨瓣血流频谱

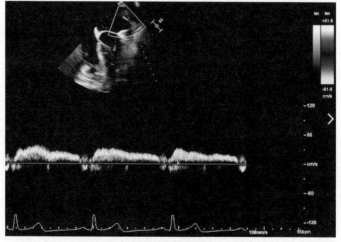

图 14　PW 评估左肺静脉血流频谱

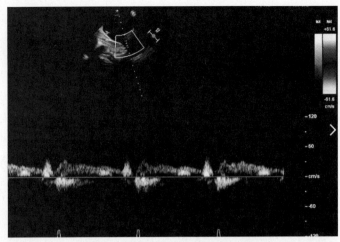

图 15　PW 评估右肺静脉血流频谱

三、TEER 术后超声心动图评估

针对接受 TEER 治疗的患者，需要维持常规 1 年的超声心动图随访。主要随访时间点包括：术后早期（3~7 天）、1 个月、3 个月、6 个月和 1 年。常规复查首选经胸超声心动图（TTE），针对 TTE 检查后怀疑有特殊并发症的患者建议进一步行经食管超声心动图（TEE）确诊。TTE 及 TEE 图像采集要求及采集切面同术前。

（一）术后早期随访超声评估内容

术后早期（3~7 天）的观察重点为是否存在器械相关并发症，它包括：

1. 功能器械植入后并发症

（1）持续性残余 MR：持续性 MR 是 TEER 术后死亡率和再住院率的一个重要预后因素，相关研究显示 TEER 开展早期 80% 的患者出院前 MR 减少至 2+ 以下，近期研究显示 95% 接受 TEER 治疗的患者出院前 MR 减少至 2+ 级以下。

（2）TEER 治疗相关瓣口狭窄（MS）：术后应用连续多普勒（CW）测量二尖瓣瓣口平均跨瓣压差（MPG）>5mmHg，提示患者可能发生 TEER 治疗相关瓣口狭窄的风险增高，这往往与较差的长期预后及较高的死亡率相关，EVEREST Ⅱ 研究显示 TEER 术后无明显 MS 发生，TRAMI 注册研究则提示 TEER 术后 MS 的发生率<1%，其他相关研究显示，如果将 MPG>5mmHg 定义为瓣口狭窄，那么它在 TEER 术后早期的发生率为 25%~35%。最近的一项关于 MitralClip G4 系统的研究显示，术后 MS 报道率较低，约 15%，但代价是更高的植入失败率。如果经胸超声心动图检查发现 MPG>5mmHg，并且患者出现很明显的左房增大、肺水肿等相关临床症状，则建议对患者进行经食管三维超声心动图检查（3D-TEE），应用半定量分析软件（如 Philips QLAB 或 GE EchoPAC 等）对二尖瓣瓣口形态进行精准勾画及测算（图 16，彩图见二维码 28）。

2. 结构性器械植入后并发症

（1）二尖瓣单瓣叶夹持（SLDA）：大部分单瓣夹持主要发生在 TEER 治疗急性期（手术过程中）或亚急性期（治疗后的头几天），而晚期 SLDA 并不常见。SLDA 主要为瓣叶抓捕不足造成，少部分由于抓捕后瓣叶损害造成，典型超声表现为夹子随单侧瓣叶呈连枷样摆动，二尖瓣反流较抓捕后即刻明显增加甚至恢复或者超过抓捕前水平，高度怀疑出现 SLDA。据

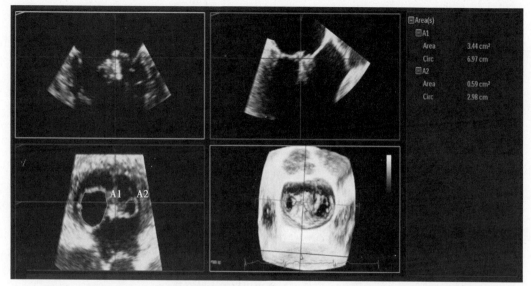

图 16　TEER 术后应用半定量分析软件（Philips QLAB）对二尖瓣瓣口形态进行精准测算

本中心前期的 TEER 治疗经验，围手术期最优的 TEE 检查是确保避免 SLDA 发生的重要手段，其超声成像要求主要包括三个维度，第一，清晰的 3D-TEE 二尖瓣成像确认夹子植入后轴向，以确保术后即刻未发生对二尖瓣前后叶的非对称性抓捕；第二，在 BICOM 切面采用双平面法确认二尖瓣小叶嵌入深度；第三，确认足够的小叶抓捕长度需要精确而快速的超声，确保不会通过太长的评估造成可能的组织桥改变。

（2）夹子表面血栓形成：发生率较低，较难与赘生物相鉴别，术后早期通常超声回声较低，呈条带样，形态欠规则，边缘相较赘生物通常更光滑，CDFI 无明显血流信号。

（3）器械相关瓣叶损伤 / 腱索断裂：瓣叶损伤常常发生在术前超声就发现二尖瓣小叶变薄或有明显瓣环钙化的患者，其发生率为 0~2%，是造成 TEER 后持续性 MR 的主要原因，瓣叶损伤的机制要么是夹臂末端造成的小叶穿孔（图 17）或者是与夹臂平行的小叶撕裂，其确诊需要二维经食管超声心动图结合三维经食管超声心动图的综合评估，另外一个造成瓣叶损伤的机制是，夹子对瓣叶或瓣膜下结构的损伤所造成的腱索断裂，其超声评估在 BICOM 切面采用双平面法确认，评估方法同术前针对 DMR 的评估。

3. 急性或亚急性心脏并发症　术后早期（3~7 天）还需要重点评估患者有无急性或亚急性心脏并发症，包括：①是否存在严重心力衰竭：包括左心功能参数（LVEDV、LVESV、LVEDD、LVESV、LVEF 等）及右心功能参数（TAPSE、FAC）；②三尖瓣反流和肺动脉压力；③是否有感染性心内膜炎征象：有无瓣膜赘生物及心腔内感染灶形成；④有无医源性主动脉瓣及三尖瓣损伤等；⑤由房间隔穿刺或夹子输送系统引起的心包积液；⑥医源性房间隔缺损（iASD）的持续存在。

（二）术后中远期超声重点评估内容

术后中远期随访侧重心脏整体功能（心房及心室功能改善）改善情况，器械相关并发症发生率较术后早期要低。1 个月，评估重点倾向术后早期的评估策略，重点评估器械相关并发症，然后评估心脏整体功能；3 个月至术后 1 年，着重血流动力学评估，对比术前及 1 个月超声随访结果，评估患者整体改善情况。评估细则同前。

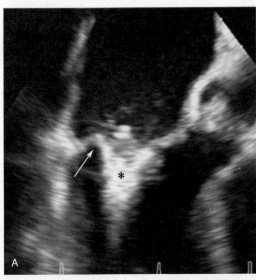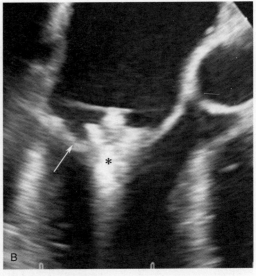

图 17　在抓握过程中出现的小叶穿孔
A. 经食管二尖瓣联合部切面：后叶（箭头）仍在夹子（*）上；B. 后叶瓣根处穿孔（箭头）。

（李　伟　蒲朝霞　科雨彤）

参考文献

［1］OTTO C M, NISHIMURA R A, BONOW R O, et al. 2020 ACC/AHA Guideline for the Management of Patients With Valvular Heart Disease: Executive Summary: A Report of the American College of Cardiology/American Heart Association Joint Committee on Clinical Practice Guidelines [J]. Circulation, 2021, 143 (5): e35-e71.

［2］VAHANIAN A, BEYERSDORF F, PRAZ F, et al. ESC/EACTS Scientific Document Group. 2021 ESC/EACTS Guidelines for the management of valvular heart disease [J]. Eur Heart J, 2022, 43 (7): 561-632.

［3］BONOW R O, O'GARA P T, ADAMS D H, et al. 2020 Focused Update of the 2017 ACC Expert Consensus Decision Pathway on the Management of Mitral Regurgitation: A Report of the American College of Cardiology Solution Set Oversight Committee [J]. J Am Coll Cardiol, 2020, 75 (17): 2236-2270.

［4］潘文志，李伟，潘翠珍，等. 二尖瓣反流机制的再认识：从二维世界到四维时空 [J]. 中国胸心血管外科临床杂志，2022, 29 (7): 5.

［5］EL SABBAGH A, REDDY Y N V, NISHIMURA R A. Mitral valve regurgitation in the contemporary era: insights into diagnosis, management, and future directions [J]. JACC Cardiovasc Imaging, 2018, 11 (4): 628-643.

［6］YOSHIDA J, IKENAGA H, NAGAURA T, et al. Impact of percutaneous edge-to-edge repair in patients with atrial functional mitral regurgitation [J]. Circ J, 2021, 85 (7): 1001-1010.

［7］O'GARA P T, GRAYBURN P A, BADHWAR V, et al. 2017 ACC Expert Consensus Decision Pathway on the Management of Mitral Regurgitation: A Report of the American College of Cardiology Task Force on Expert Consensus Decision Pathways [J]. J Am Coll Cardiol, 2017, 70 (19): 2421-2449.

［8］潘翠珍，潘文志，周达新. 二尖瓣反流介入治疗的超声心动图评价中国专家共识 [J]. 中国介入心脏病学杂志，2019, 27 (1): 43-48.

［9］DEL FORNO B, DE BONIS M, AGRICOLA E, et al. Mitral valve regurgitation: a disease with a wide spectrum of therapeutic options [J]. Nat Rev Cardiol, 2020, 17 (12): 807-827.

[10] FELDMAN T, KAR S, RINALDI M, et al. EVEREST Investigators. Percutaneous mitral repair with the Mitra Clip system: safety and midterm durability in the initial EVEREST (Endovascular Valve Edge-to-Edge REpair Study) cohort [J]. J Am Coll Cardiol, 2009, 54 (8): 686-694.

[11] ASCH F M, GRAYBURN P A, SIEGEL R J, et al. COAPT Investigators. Echocardiographic Outcomes After Transcatheter Leaflet Approximation in Patients With Secondary Mitral Regurgitation: The COAPT Trial [J]. J Am Coll Cardiol, 2019, 74 (24): 2969-2979.

[12] D. SCOTT L, HERRMANN H C, GRAYBURN P, et al. Leon&Patrick McCarthy (2021) Consensus Document on Non-Suitability for Transcatheter Mitral Valve Repair by Edge-to-Edge Therapy [J]. Structural Heart, 2021, 5 (3): 227-233.

[13] MAISANO F, FRANZEN O, BALDUS S, et al. Percutaneous mitral valve interventions in the real world: early and 1-year results from the ACCESS-EU, a prospective, multicenter, nonrandomized post-approval study of the Mitra Clip therapy in Europe [J]. J Am Coll Cardiol, 2013, 62 (12): 1052-1061.

[14] FELDMAN T, KAR S, ELMARIAH S, et al. Randomized comparison of percutaneous repair and surgery for mitral regurgitation: 5-year results of EVEREST Ⅱ [J]. J Am Coll Cardiol, 2015, 66 (25): 2844-2854.

[15] EGGEBRECHT H, SCHELLE S, PULS M, et al. Risk and outcomes of complications during and after Mitra Clip implantation: experience in 828 patients from the German transcatheter mitral valve interventions (TRAMI) registry [J]. Catheter Cardiovasc Interv, 2015, 86 (4): 728-735.

[16] PRAZ F, WINKEL M G, FAM N P. A new age for transcatheter mitral valve repair: the complexity of choice [J]. JACC Cardiovasc Interv, 2020, 13 (20): 2415-2417.

[17] GHEORGHE L, IELASI A, RENSING B, et al. Complications following percutaneous mitral valve repair [J]. Front Cardiovasc Med, 2019, 6: 146.

三尖瓣反流的手术时机及临床预后

三尖瓣在心血管病领域曾一度是"被遗忘的瓣膜"，美国每年有近 160 万患者罹患中重度三尖瓣反流（tricuspid regurgitation，TR），在欧洲约有 300 万人，在全球超过 7 000 万人，而得到有效治疗的不到 1%。国内因既往左心瓣膜手术同期未行有效三尖瓣修复，而导致残留或复发的 TR 患者基数庞大。这些 TR 患者绝大多数仅接受药物保守治疗，再次手术干预占比极低。TR 是由多种不同原因引起的一系列具有相似病理生理特点的疾病统称。原发性 TR 由瓣叶、腱索以及乳头肌病变所致，包括先天性、风湿性、瓣叶脱垂、心内植入跨三尖瓣环的电子设备、感染性心内膜炎以及退行性病变等，其病因占比约为 10%。继发性 TR 约占 TR 患者的 90%，病因多为右心房、室及三尖瓣瓣环（tricuspid annulus，TA）扩大和结构变形，导致瓣叶栓系及对合不良。左心瓣膜病变引起的左房压上升、肺动脉压升高以及心功能下降，是导致右心重构的重要原因。另外，房颤可导致 TA 及右心房显著扩张，从而引起继发性 TR，这类患者在日益增多的老年人群中更为常见。重度以上的 TR 会引起或加重右心衰，导致体静脉压升高，进一步诱发肝脾肿大、腹水、外周水肿以及虚弱乏力，伴生活质量和预期寿命的显著下降。

一、三尖瓣解剖及 TR 发生机制

与二尖瓣类似，三尖瓣正常功能的维持有赖于三尖瓣复合体的结构和功能完整。三尖瓣复合体由瓣叶、瓣环、腱索、乳头肌以及相连接的右室和右房壁组成，其中三尖瓣瓣环的功能尤为重要。在生理状态下，TA 为一近半月形非平面的马鞍形结构，其形状及大小随心动周期动态改变，面积变化可达 30%，在心房收缩期，TA 周径缩小可达 19%。当进展为继发性 TR 时，常常伴随 TA 扩张，三尖瓣瓣环形状趋于更为平面的圆形，其主要为后瓣环以及前瓣环扩张，隔瓣因其毗邻心脏纤维骨架固定而受累较少。三尖瓣复合体毗邻多种重要解剖功能结构，如房室结及 His 束、冠状静脉窦、右冠状动脉以及主动脉瓣，这些结构给三尖瓣手术或介入治疗带来了较多挑战。

继发性 TR 在形成及加重过程中，一般认为有如下三个进展阶段：

1. 轻度 TA 扩张　在此阶段，TA 的扩张大多继发于右心室扩张，但部分患者 TA 继发于右心房扩张，特别是对于房颤导致的 TR 患者。在此阶段，患者一般伴有中度以下 TR，甚至部分患者不伴有功能性 TR，对心脏循环影响较小，临床症状不明显。

2. 中度 TA 扩张合并异常瓣叶对合　随着右心室继续扩张，TA 扩张加剧。因 TA 瓣环扩张位置倾向于前瓣及后瓣处，从而逐渐导致瓣叶对合异常，功能性 TR 加重，并逐渐出现一定的临床症状。

3. 重度 TA 扩张合并瓣叶栓系　因瓣叶通过腱索、乳头肌附着于右心室游离壁，随着右心室进一步扩张，导致 TA 进展并介导瓣叶栓系。瓣叶的栓系进一步导致瓣叶对合不足；TR 的加重又进一步导致右心室和右心房扩大，并出现相应的临床症状。

TR 的不同阶段病理生理并不相同，TA 扩张在 TR 发生发展以及加重过程中扮演关键角色。因此，TA 缩环及重塑形态对于 TR 患者外科治疗极为重要。

二、TR 的症状和体征

随着三尖瓣反流不断进展,会引起或加重右心衰竭及体循环淤血,导致体静脉压逐渐升高,出现一系列与晚期 TR 相关的症状,包括:①心排出量减少引起的全身乏力、虚弱和疲劳;②肝淤血导致右上腹不适;③胃肠道淤血导致的消化不良、腹胀、恶心呕吐甚至消化道出血;④因为液体潴留导致外周水肿甚至背部全身皮肤瘙痒、破溃,尤其是腿部、脚踝和足部水肿常见。

三尖瓣反流使收缩期血液通过功能不全的三尖瓣逆流进入颈内静脉,导致颈静脉脉象出现明显的收缩期 "C-V" 波。重度以上 TR 患者多有右心室扩大,常可见左胸骨旁隆起。心脏听诊时,左侧胸骨下缘可出现早期或收缩期柔和的杂音,深吸气时杂音增强。三尖瓣脱垂时,可出现收缩期 "喇叭声"。然而,在没有这些心脏听诊结果的情况下,也可能存在大量的三尖瓣反流。重度 TR 肝常肿大,触诊触痛,并有明显的收缩搏动。

这些表现使 TR 患者生活质量和预期寿命显著下降,也严重影响三尖瓣治疗的预后效果,有理由相信,三尖瓣反流综合征这种以 TR 为核心诱因的一系列症候群(心肾综合征、肝功能不全、消化道淤血及营养代谢障碍等),将会成为选择合适干预时机的重要参考指标,而在未来受到学术界的重点关注。

三、TR 的影像学诊断

超声心动图是诊断 TR 的首选检查方式,是 TR 诊治的基本方法。近年来,传统的 TR 分级也得到了更新和补充,除了轻中重度 TR 之外,添加了极重度(massive)和特重度(torrential)TR 的分级,TR 心脏超声分级详见表 1。目前指南推荐缩流口直径 ≥0.7cm,有效反流孔面积 ≥0.40cm², 反流量 ≥45ml 定义为重度 TR。对于经导管三尖瓣治疗(transcatheter tricuspid valve intervention,TTVI)来说,术中经食管 3D 超声也是必需的,其对于手术路径、植入装置定位、抓捕、释放后功能评估、是否合并参与反流等至关重要。另外,术前门控 CTA 可提供 TA 以及右心的精确测量参数,包括形态、毗邻结构、血管入路路径以及术中最佳 DSA 投射角度。心脏 MRI 可评估右心心腔大小以及 TR 水平,并能评估心肌纤维化程度及心脏收缩舒张功能,但心脏植入设备如永久起搏器以及患者合并房颤等心律失常限制了其应用。右心导管也是 TTVI 术前必不可少的检查,其可精确测量肺动脉压力及肺血管阻力等,为分析 TTVI 适应证提供帮助。

表 1 TR 心脏超声分级

心脏超声参数	轻度 (mild)	中度 (moderate)	重度 (severe)	极重度 (massive)	特重度 (torrential)
缩流口直径(双平面均值)/mm	<3	3~6.9	7~13	14~20	≥21mm
有效反流口面积(PISA 法)/mm²	<20	20~39	40~59	60~79	≥80
3D 缩流面积或定量多普勒有效反流口面积/mm²	—	—	75~94	95~114	≥115

四、TR 的外科手术时机及临床预后

目前 TR 的一线治疗仍是基于利尿剂为主的抗心衰治疗,但临床远期效果不理想。从外科医师的视角出发,三尖瓣因其位于右房前下方,手术难度相对简单。但遗憾的是,相比于左心瓣膜病变,由于历史及临床实际原因,TR 的外科干预临床经验及结果都不尽如人意。尤其是 TR 临床预后更差,干预适应证极为有限。外科干预令人沮丧的临床效果很自然让人们认为 TR 干预的时机至关重要。遗憾的是,目前临床上尚无统一的意见,患者的手术指征都是基于临床症状以及影像学综合评估。目前最新 TR 外科指南见表 2,2020年 AHA/ACC 指南推荐在行左心手术时合并严重 TR 患者应同期行三尖瓣修复术(Ⅰ类推荐)。三尖瓣瓣环>40mm 或右心衰患者时,也推荐同期行三尖瓣修复术(Ⅱa 类推荐)。TR手术的其他适应证为在最佳的药物治疗下症状无缓解,患者无严重的右心室功能障碍和肺动脉高压。TR 患者早期利尿剂治疗反应佳,全身淤血症状可通过药物控制,从而产生疾病治愈或缓解的错觉。然而 TR 保守治疗可能与患者预后差相关,因多数患者转诊至外科干预时通常已处于终末期右心衰状态,往往还合并严重脏器功能不全。因此,目前有专家提出 TR 治疗的最佳时间需要进一步明确,最好提前至右心室功能受损前进行干预。因此,患者应用利尿剂能控制心衰症状不应作为推迟外科手术或 TTVI 的指征,因为抗心衰治疗仅改善了患者症状,但并不会延缓 TR 以及右心重塑的进程。值得一提的是,目前尚无左心术后继发 TR 或右心功能不全的有效药物治疗方式,也没有明确的右室功能障碍及肺动脉高压的手术禁忌指标。TR 严重程度一般被认为与患者生存率成反比,但目前也无随机对照试验证实外科手术与药物治疗在孤立性 TR 中作用的优劣。另有研究认为,外科手术仅改善孤立性 TR 患者症状,但对患者长期生存似乎并无显著影响。而部分 TTVI的研究也表明肺动脉高压和右室功能不全并不是患者死亡的独立危险因素,提示现有的评估 TR 和右心功能的方式可能不够理想。近年来也逐渐引入右心功能评估心脏超声参数,包括三尖瓣环平面收缩偏移(TAPSE)、右室面积变化分数(FAC)以及心室纵向应变等,然而遗憾的是,目前尚无单一指标可充分量化右室功能,有关右心功能评估尚待深入研究。

表 2　三尖瓣反流治疗指南

指南内容	AHA/ACC(2020)	ESC/EACTS(2021)
原发性 TR		
1. 合并重度原发性 TR 患者在行左心瓣膜手术时推荐同期行三尖瓣手术	Ⅰ-B	Ⅰ-C
2. 有症状的孤立性重度原发 TR 且无严重右室功能障碍患者推荐行三尖瓣手术	Ⅱa-B	Ⅰ-C
3. 中度原发性 TR 患者在行左心瓣膜手术时可考虑同期行三尖瓣手术	—	Ⅱa-C
4. 无症状或有轻微症状的孤立性重度原发性 TR 患者伴右室进行性扩张或右室功能恶化可考虑手术	Ⅱb-C	Ⅱa-C

指南内容	AHA/ACC（2020）	ESC/EACTS（2021）
继发性 TR		
1. 合并重度继发性 TR 患者在行左心瓣膜手术时推荐同期行三尖瓣手术	Ⅰ-B	Ⅰ-B
2. 轻中度 TR 合并瓣环扩张患者行左心瓣膜手术时可考虑同时行三尖瓣手术	Ⅱa-B	Ⅱa-B
3. 无瓣环扩张的轻中度继发性 TR 患者,近来右心衰发作病史,在行左心瓣膜手术时可考虑手术治疗	Ⅱa-B	Ⅱa-B
4. 既往行左心瓣膜手术患者无左心瓣膜功能障碍复发,合并症状性重度 TR 或者进行性右心扩张／功能障碍,且无严重右心室或者左心室功能障碍以及严重肺血管疾病／肺动脉高压者,可考虑手术治疗	Ⅱb-B	Ⅱa-B
5. 对药物治疗反应不佳出现右心衰症状体征的 TR 患者和因瓣环扩张导致且无肺动脉高压或左心瓣膜疾病的严重的孤立性 TR 患者,可考虑手术治疗	Ⅱa-B	—
6. 在具有治疗三尖瓣疾病经验丰富的心脏瓣膜中心无法手术的患者,可以考虑对有症状的重度继发性 TR 患者行经导管治疗	—	Ⅱb-C

  TR 的外科手术方式包括三尖瓣成形术、三尖瓣置换术。三尖瓣成形术包括缝合法成形以及成形环成形术,在基于缝合的技术中,De Vega 瓣环成形和 Kay 法二瓣化成形术最常用。三尖瓣成形环按材料分类可分为软环、半硬环以及硬环,从形态上可分为平面以及 3D 立体,外科医师术中依据患者三尖瓣解剖形态及自身偏好进行选择。软、硬成形环选择对患者早期死亡以及长期 TR 复发和二次手术干预未见明显影响。美国胸外科医师协会(STS)以及美国住院患者样本数据库提示三尖瓣外科干预以三尖瓣修复为主要手术方式,其中瓣环成形术占主要地位。成形环成形术相比外科缝合成形可有效预防 TR 复发。但另有多项研究认为,成形环法三尖瓣修复和缝合法三尖瓣修复,其远期 TR 复发未见明显差异,可能将来需要更多的随机对照研究进一步论证。

  与二尖瓣修复相比,三尖瓣外科修复的复发率也较高,通常 5 年的复发率高达 20%~40%。这可能与三尖瓣关闭不全多数是继发性改变为主,其发病机制与二尖瓣原发性关闭不全不同有关;还与右心室的进一步扩大导致瓣叶栓系引起瓣叶对合不良有关。因此,目前较为有效的外科修复方法,需要进行三尖瓣瓣叶,特别是前瓣叶的拓宽。有临床观察研究显示,该技术能获得较好的临床效果,但由此也增加了手术难度。临床研究发现,三尖瓣外科手术的危险因素包括年龄、性别、心脏及脏器功能状况等,还与三尖瓣反流的严重程度、瓣叶对合间距以及右房压力相关。虽然大多数外科医师都认为三尖瓣修复优于置换,但也有临床研究认为,对于大瓣环(直径超过 44mm)的患者,置换的远期效果好于修复,可能与修复的复发率高有关。在有些情况下,例如瓣叶毁损无法修复、既往已接受过三尖瓣手术等,可选择三尖瓣置换术。三尖瓣置换术最大的优势在于既可以解决严重的瓣膜病变,又可防止 TR 复发。机械瓣与生物瓣在生存率、再手术风险等方面差异无统计学意义,但机械瓣血栓形成风险高。另外,近年来随着介入瓣中瓣技术的发展,使得生物瓣更受青睐。

心脏手术同期行三尖瓣手术的患者占主导地位,而单纯孤立性三尖瓣手术患者占比较低。STS 国家数据库中纳入了北美 2000—2010 年超 50 000 例三尖瓣手术患者的数据表明手术整体死亡率为 9.6%。在这 10 年间,死亡率从 10.6% 下降至 8.2%。值得注意的是,大部分 TR 是继发于左心病变,因此超过 80% 三尖瓣手术是左心手术时同期进行的。文献报道同期行三尖瓣修复手术患者临床预后根据患者左心瓣膜术式不同研究结果有所差异,整体来说,死亡率为 0.6%~4.9%,5 年生存率为 92%~98.5%。对于二尖瓣手术合并 TA 显著扩张(>40mm)患者同期行三尖瓣成形术是安全有效的。左心瓣膜置换同期行三尖瓣成形并不影响患者临床预后,且与患者症状改善有关。但对于风湿性二尖瓣手术患者合并轻度 TR,目前认为同期行三尖瓣修复手术未见明显临床优势:这类患者同期行三尖瓣修复随访 10 年,重度 TR 的复发率为(0.2 ± 0.2)%;而同期未行三尖瓣修复患者随访 10 年,重度 TR 复发率也仅为(3.7 ± 1.1)%。

孤立性三尖瓣手术文献报道有限,患者可能长期无症状,因此,手术治疗时通常在三尖瓣病变的晚期进行。孤立性三尖瓣手术指征为原发性 TR,或继发性 TR 合并 TA 扩张以及右心室功能障碍,并发症发生率高,临床预后差。在一系列的单中心报道中,孤立性三尖瓣手术死亡率高达 3.2%~16.0%,5 年生存率为 60%~82.5%,通过术前患者筛选以及严密围手术期管理可显著减低患者死亡率。另外,不同手术方式患者的在院死亡率也存在一定差异,三尖瓣修复术为 5.9%,生物瓣置换为 9.1%,机械瓣置换为 13.6%。目前多数学者认为,三尖瓣置换的死亡率高于三尖瓣修复,其原因可能与需要行瓣膜置换的患者 TR 病变更为严重有关,但也有临床研究发现,大瓣环患者行瓣膜置换的中远期效果好于瓣膜成形,可能与大瓣环行瓣膜成形复发率高,导致最终结果较差有关。再次三尖瓣手术的在院死亡率为 13.2%。值得注意的是,孤立性三尖瓣手术术后的并发症发生率也较高,其中包括永久起搏器植入、急性肾损伤、围手术期输血等。整体而言,近年来文献报道的孤立性三尖瓣手术死亡率有逐年下降趋势,可能与更优化的围手术期管理以及患者筛选相关。值得注意的是,孤立性三尖瓣手术相关研究纳入患者时间跨度大,可能存在手术方式以及不同术者的研究偏倚,因此,还需要更多的临床资料以完善这类患者的治疗情况全景图。

最后,三尖瓣外科术后再次手术风险不同研究结果之间差异也较大。三尖瓣病变患者首次手术时行三尖瓣置换,随访期间再次手术风险较低;相反的是,首次行三尖瓣修复患者可由于成形环脱位或修复术后残余 TR 进展而面临二次手术风险,其 5 年再次手术风险为 1.3%~8.7%,再次三尖瓣手术的死亡率为 5%~13.2%。鉴于二次三尖瓣手术的高风险,更强调了左心瓣膜手术同期行三尖瓣手术干预的重要性。三尖瓣再次手术的独立危险因素包括术前 TA 直径>50mm、永久起搏器植入、病因为风湿性心脏瓣膜疾病以及左心瓣膜病变合并二尖瓣狭窄等。外科三尖瓣手术死亡率、长期生存以及再次手术风险的结果详见表 3。

表 3　三尖瓣传统外科手术临床结果

研究	样本量	死亡率	长期生存率	三尖瓣再次手术
同期行三尖瓣手术				
Ram 等,2022	n=781	4.4% 硬环;4.1% 软环	5 年:85.7% 10 年:77.6%	5 年:2.4% 硬环 1.3% 软环
Dzilic 等,2021	n=468	4.7%	6 年:(72.9 ± 3.6)%	6 年:(2.0 ± 1.1)%
Brescia 等,2020	n=171	0.6%	5 年:(92 ± 5)%	0
Badhwar 等,2017	n=12 623	4.9%	—	—
Chikwe 等,2015	n=419	0.6%	7 年:(91 ± 5)%	0
Dreyfus 等,2005	n=148	0.7%	5 年:98.5% 10 年:90.3%	—
孤立性三尖瓣手术				
Russo 等,2022	n=426	4.0%[a];8.0%[b]	5 年:75%[a];66%[b]	10 年:10%[a];9%[b]
Park 等,2021	n=238	5.3%[a];3.8%[b]	5 年:79.9%[a];78.4%[b]	
Hamandi 等,2019	n=95	3.2%	5 年:74%	
Ejiofor 等,2017	n=57	16.7%[a];5.1%[b]	3 年:77%[a];88%[b]	
Zack 等,2017	n=5 005	8.8%	—	—
Oh 等,2014	n=72	7.9%[a];17.6%[b]	5 年:74.5%[a];68.2%[b]	5 年:8.7%[a];0[b]
Raikhelkar 等,2013	n=56	14.8%[a];13.8%[b]	6 年:57%[a];45%[b]	3.7%[a];0[b]
Park 等,2011	n=69	10.1%	3 年:85.5%	
Guenther 等,2008	n=50	16%	6 年:(56.6 ± 8.7)%	
二次孤立性三尖瓣手术				
Pfannmueller 等,2021	n=85	5%	5 年:60.6% 10 年:42.9%	
Jeganathan 等,2013	n=68	13.2%	5 年:86% 10 年:64%	

注:[a] 代表三尖瓣修复;[b] 代表三尖瓣置换。

五、TTVI 的干预时机及临床预后

由于外科三尖瓣手术令人沮丧的治疗效果,近年来,TTVI 成为三尖瓣疾病领域的研究热点,对于外科风险较高的 TR 患者可考虑行 TTVI。与传统内科保守治疗相比,TTVI 可显著降低 TR 患者心衰再次住院的风险并提高其长期生存率。TTVI 的最终目的是复制并提高外科三尖瓣成形以及置换的效果,但整体而言,TTVI 目前还是处于技术发展的早期阶段,可喜的是,欧美有较大病例的多中心随机对照研究结果显示,TTVI 组的 1 年生存率明显优于内科药物治疗组。目前大多数研究结果都是基于救治性以及小样本临床研究,缺乏长期随访证据。因此,无论是技术原理和干预时机,TTVI 都还没有超越外科三尖瓣手术而获得独特的见解和证据。从干预时机上来看,目前 TTVI 还是聚焦于外科手术高风险的患者,因此,在院死亡率和长期效果较之主动脉瓣介入置换(TAVR)仍然处于劣势。但介入技术的微创性使得干预的风险较外科手术大大降低,使三尖瓣疾病干预的病例数较之前大幅度上升。这些临床研究和数据的积累能够提供更多的循证医学证据,使得干预时机的提前成为

可能。从技术原理上,TTVI 包括:瓣叶成形、瓣环成形、异位腔静脉瓣膜植入以及三尖瓣原位置换装置。从外科医师的视角来看,复制经典的外科技术原理,通过硬环三尖瓣成形解决 TA 扩张以及生物瓣原位置换替换严重病变的三尖瓣临床效果最为理想。相关临床研究结果见表 4,TTVI 装置见图 1(彩图见二维码 29)。在患者术后随访的过程中,大多数研究纳入的观察指标主要基于心脏超声评估 TR 和右心室重塑,以及纽约心脏病学会(NYHA)心功能分级、堪萨斯城心肌病问卷(KCQQ)、6 分钟步行试验(6MWD)等综合评估患者心功能以及运动耐量改善程度。

二维码 29

表 4　TTVI 临床研究结果

设备	研究	成功率	30 天死亡率	6 个月死亡率	1 年死亡率	残余中度以上 TR
Triclip/Mitraclip	Lurz(n=85)	91%	2.8%	16%	37.5%	30%[a]
Pascal	Kodali(n=34)	85%	0		7%	48%[b]
	Fam(n=28)	86%	7.1%		—	15%[b]
Forma	Asmarats(n=19)	89.5%	0		24%[c]	33%[c]
Trialign	Hahn(n=15)	80%	0		—	—
Cardioband	Nickenig(n=30)	100%	6.7%	10%	26.7%[c]	28%[d]
	Davidson(n=30)	93%	0			56%[b]
	Nickenig(n=61)	96.7%	1.6%			31%[b]
NaviGate	Hahn(n=30)	87%	12.5%		—	5%[b]
EVOQUE	Fam(n=25)	92%	0		7%	4%[b]
Lux-valve	Lu(n=46)	97.8%	—	17.4%	—	0[b]

注:[a] 代表 1 年随访;[b] 代表 30 天随访;[c] 代表 2~3 年末次随访;[d] 代表半年随访。

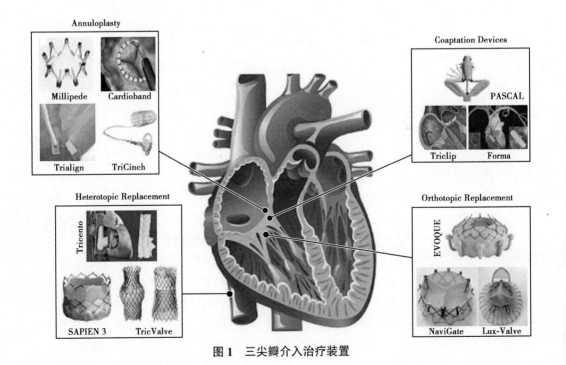

图 1　三尖瓣介入治疗装置

（一）瓣叶成形装置

瓣叶成形装置的设计思路是基于解决三尖瓣瓣叶的对合不良问题，主要产品有 Forma、MitraClip/TriClip 以及 PASCAL 装置。TriClip 是 MitraClip 的拓展应用，目前被视为是功能性 TR 介入治疗的一线方案，应用最为广泛。通过植入一个或者多个三尖瓣瓣缘夹，来解决瓣叶对合不良，从而减轻 TR。TRILUMINATE 研究纳入 85 例患者，手术成功率为 91%，1 年随访中度及以下 TR 占比 70%，全因死亡率为 7.1%。1 年随访 KCCQ 及 6MWD 较基线分别上升 20m 及 31m，心功能 ≤ Ⅱ 级患者占比由 31% 上升至 83%。心脏超声随访结果提示 TR 显著降低，伴右心心腔缩小和右心收缩功能 TAPSE $[(1.44 \pm 0.03)\,cm\ vs.\ (1.59 \pm 0.05)\,cm, P<0.01]$ 的显著改善。

Forma 通过球囊填充 TR 反流口从而减少反流面积，并为三尖瓣瓣叶增加对合面从而减少 TR，球囊锚定于右心室心尖部，主要适用于中央型 TR。文献报道其植入成功率为 89%，1 年随访观察到 54% 患者合并重度 TR。KCCQ 及 6MWD 较基线分别上升 17.7m 及 84m，心功能 ≤ Ⅱ 级患者占比由 6% 上升至 79%。更长期的随访过程中患者 NT-proBNP、右心室基底部直径、右心房容积、TR 有效反流口面积等未见明显改善，另外，TAPSE $[(14.7 \pm 5.4)\,cm\ vs.\ (11.3 \pm 3.7)\,cm, P=0.12]$ 下降，但差异无统计学意义。目前 Forma 项目已被暂停，不再应用于临床。PASCAL 既往也被用于二尖瓣介入手术，其结合 TriClip 与 Forma 的优势，中央的垫片作为 TR 反流口填充物，并有两个瓣叶夹持装置。其手术成功率为 85.3%，30 天死亡率为 0~7.1%，KCCQ 及 6MWD 较基线分别上升 15m 及 71m，然而 15%~48% 患者仍残余重度及以上 TR。

（二）瓣环成形装置

Trialign 和 TriCinch 是模拟缝合法瓣环成形的原理，目前缺少长期随访数据。Trialign 基于外科 Kay 法成形使三尖瓣二瓣化，其 SCOUT 研究的结果提示其植入成功率为 80%，30 天死亡率为 0，明尼苏达生活质量量表（MLHFQ）以及 6MWD 分别较基线值显著改善，心功能 ≤ Ⅱ 级患者占比由 33.3% 上升至 100%。TriCinch 也是模拟 Kay 法，通过收紧前后瓣交界减少 TA，其植入成功率为 85%，94% 的患者可显著观察到急性 TR 降级，遗憾的是，该研究未提供相关心脏超声随访的数据。

Millipede IRIS Systeme 以及 Cardioband 是基于成形环三尖瓣成形术原理。Millipede IRIS System 目前尚无长期随访数据，然而因其提供了一个完整的半硬成形环因而被认为很有希望达到外科手术的疗效，其被设计为完全可复位及可回收，值得注意的是，其存在压迫房室结的风险。Cardioband 是一个可调节的 Dacron 环，通过锚定三尖瓣瓣环心房侧牵拉缩环进而治疗 TR，但该技术存在损伤右冠的风险。其临床试验结果证实植入成功率为 100%，10% 的患者出现右冠相关并发症。然而另外一项研究结果证实其植入成功率为 93%，无冠脉相关并发症，但随访过程中 55% 的患者合并重度以上 TR。目前 Cardioband 是纳入样本数最多的一项研究证实，其植入成功率为 96.7%，30 天全因死亡率为 1.6%，31% 的患者合并重度及以上 TR，NYHA 分级 ≤ Ⅱ 级患者占比由 15% 上升至 74%，KCQQ 评分提高 17 分。瓣环成形装置在随访过程中仍未能实现无或最小残留 TR，这可能使患者继续长期暴露于 TR 和死亡的风险。

国内创新技术也在介入三尖瓣瓣环成形方面取得突破，其中 K-Clip 是模拟外科三尖瓣 Kay 修复技术，即经颈内静脉入路，在三尖瓣后瓣环处定位并植入夹闭装置，缩小三尖瓣后瓣环并减少三尖瓣反流，在早期的 19 例患者中取得了良好的临床效果：30 天死亡率为 0，三尖瓣反流量及瓣环大小均显示下降，患者生活质量及心功能都获得一定程度的提升。

（三）瓣膜置换

异位瓣膜植入的目的是通过在腔静脉植入自膨式或球扩式生物瓣，以期消除严重 TR 介导的收缩期腔静脉回流，从而缓解全身淤血症状。术前需行右心导管明确搏动性腔静脉回流，因逆向血流不足可能导致植入生物瓣关闭不全。迄今为止，被报道用于异位瓣膜植入的装置包括：SAPIEN、TricValve 和 Tricento。文献报道一项纳入了 SAPIEN 和 TricValve 的异位瓣膜植入研究，TricValve 可分别被植入上、下腔静脉，其植入成功率为 96%，30 天死亡率为 8%，在院死亡率为 16%，1 年死亡率为 63%，NYHA 分级 ≤ Ⅱ 级患者占比由 0 上升至52.7%。在该研究中，术中血流动力学检测提示瓣膜释放后右心房压力均值及峰值显著上升，而下腔静脉内压力显著降低，平均肺动脉压力未见明显改变。Tricento 为一定制的连接上下腔静脉的单瓣支架，植入成功率为 100%，30 天死亡率为 5%，1 年死亡率为 24%，NYHA 分级 ≤ Ⅱ 级患者占比由 5% 上升至 65%。整体而言，异位瓣膜虽已被证实技术上可行，也能缓解 TR 的症状，但可能导致右房心室化，未从根本上解决 TR 以及右心室重构，故应用受限。

对于严重瓣叶栓系以及对合不良患者，经导管瓣膜置换不失为一种选择，其最大的优势在于术后残余 TR 风险较低，但是 TTVR 也面临很大的技术挑战，包括 TA 不足以提供坚硬的锚定区、径向力压迫周围结构、抗凝策略以及血流动力学突发改变导致的急性右心衰等。目前报道的 TTVR 装置入路途径包括右侧胸壁经心房切口、经颈静脉和经股静脉等。右侧胸壁经心房切口具有较短的输送路径，能更好地同轴释放瓣膜，但显著增加肺部并发症与出血风险，延长住院时间，降低 TTVR 获益可能。经静脉途径虽然创伤小，但如何将大尺寸的 TTVR 瓣膜装载进输送系统、极限角度调弯以后送至自体三尖瓣位置、瓣膜准确定位、进一步多向调弯实现与 TA 同轴这些难点对设计提出更高要求，也可能增加血管并发症风险。

NaviGate、EVOQUE 以及 Lux-valve 均被报道用于救治性临床试验。Sapien 和 Melody 被报道用于三尖瓣瓣中瓣手术，用于三尖瓣人造生物瓣衰败患者。NaviGate 经颈静脉或者心房入路，植入成功率为 87%，但存在人造瓣膜脱位的风险，需中转开胸手术干预，住院死亡率为 10%。30 天随访数据提示 95% 的患者 TR 为中度及以下，心功能 ≤ Ⅱ 级患者占比由14% 上升至 77%，TAPSE 显著下降（1.4cm *vs.* 1.2cm，$P<0.05$）。另外，术中有创血流动力学监测提示瓣膜植入后右房压降低，肺动脉压未见明显改变。EVOQUE 植入成功率为 92%，30 天死亡率为 0，1 年死亡率为 7%。30 天随访结果表明 96% 的患者 TR 为中度及以下，心功能 ≤ Ⅱ 级患者占比由 12% 上升至 76%，右心功能 TAPSE 下降［(16 ± 2) mm *vs.* (14 ± 3) mm，$P=0.11$］，但差异无统计学意义。Lux-Valve 的优势在于采用非径向支撑力设计瓣膜，自适应裙边有利于减少术后瓣周漏，与径向力锚定装置相比，不影响 TR 消除后的瓣环回缩以及右心室结构重构，同时其对瓣环无径向力压迫，没有植入后引起冠状动脉损伤、房室传导阻滞的风险。救治性入组的 46 例患者，均为重度以上 TR 患者，手术成功率为 97.8%，手术平均时间为 150 分钟，6 个月随访达到安全终点的 38 例（82.6%）患者中，TR 程度均明显下降（33 例无 TR，4 例轻度 TR，1 例中度 TR），患者下肢水肿和腹水发生率也由基线水平的100% 和 47.8%，下降到 6 个月时的 2.6% 和 0。另外，还有不少创新性产品在不断研发并用于临床，如 Cardiovalve 以及 Tricare 均有报道用于临床，并获得较好的早期效果。

从上述所有 TTVI 的临床结果来看：①接受 TTVI 的严重 TR 患者总生存率似乎高于接受药物治疗的患者，但仍缺乏前瞻性随机数据；②左心瓣膜术后未经治疗的重度 TR 患者并不能改善预期；③ TR 患者一旦出现严重的右心室扩张 / 功能障碍，手术死亡率高，应慎重手术。三尖瓣修复装置主要通过瓣叶夹闭、缩环以及增加瓣叶对合面积三类机制达到减少或者消除 TR 的目的，尽管患者随访期间均有一定改善，但是存在一定的局限性。首先，所有修复装置的植入成功率不高，器械对受试者三尖瓣解剖特点有一定的依赖性和应用限制，如瓣叶对合距离过大、TA 过度扩张以及右心既往起搏器或除颤电极植入等，无法满足更广泛的临床需求。其次，目前修复装置临床终点只是 TR 反流程度降低 1~2 级，术后患者合并重度及以上 TR 占比仍然较高，TR 以及右室重构是否影响远期效果需要进一步的研究证实。最后，外科三尖瓣成形术后仍存在 TR 复发的风险，主要是由于右心室持续扩大导致的腱索牵拉，而修复装置在长期随访过程中是否会面临 TR 复发的风险目前尚不清楚。因此，从技术手段上，TTVR 技术的适应人群可能更为广泛，其能更好地降低以及消除 TR。但目前大部分 TTVR 产品都处于初级探索阶段，瓣膜输送装置尺寸仍较大，经静脉入路存在一定局限，且生物瓣在三尖瓣位置的耐久性仍是一个需要关注的重要课题。其发展尚面临诸多挑战，随访期间其不良事件包括：房室传导阻滞、出血、瓣膜血栓、瓣膜脱位、术后右心功能恶化衰竭、急性肾衰等需要进一步探索和研究。

另外，从已报道的文献来看，目前应用最为广泛的是 Triclip 等结合装置，占比超过一半。针对不同 TR 的病因以及 TR 进展阶段，应该选择不同的 TTVI 设备。对于瓣叶脱垂导致的原发型 TR，缘对缘修复技术比较合适；对于风湿性心脏瓣膜疾病引起的 TR，TTVR 可优先考虑；由于跨瓣电极导致的 TR 根据 TA 是否扩张可以选择 TTVR 或 Clip 等。而对于继发性 TR，不同阶段可有不同的选择，处于病变早期的继发性 TR，瓣环成形术比较合适；病变中期的继发性 TR，可考虑接合装置、成形辅助接合以及 TTVR；而对于晚期病变，则首先考虑 TTVR。

近年来 TTVI 发展迅速，但是不同设备临床研究重点事件及观察指标缺乏一致性，使得横向对比十分困难。部分研究强调 TR 分级、TA 扩张以及有效反流口面积等客观心脏参数，另外的研究强调生活质量评分以及运动耐量评估，从而导致不同研究结果差异较大，在未来需要进一步标准化测量才能得出准确结论。早期临床试验主要基于救治性试验，患者基础条件差，手术风险高；另外，除原位 TTVR 技术外，其他 TTVI 设备均残余一定程度的 TR，使得患者长期暴露于 TR 的长期影响中。以上两个因素可能 TTVI 相关死亡率及并发症被高估。鉴于 TR 早期病变时心脏可重塑性强，将 TTVI 修复装置应用于 TR 的干预时机是否需要提前值得进一步探究，今后有望在 optimal device，optimal time 有一个较为清晰的指导策略。

综上所述，TR 具有较为独特的解剖功能、病理生理和临床表现特点，临床工作中应该重视患者的精准筛选并意识到早期治疗干预的重要性。将来对 TR 各阶段更精准、全面的评估有助于更好地明确 TR 干预时机、方式以及临床预后。

（乔　帆　陆方林）

参考文献

［1］ HENNING R J. Tricuspid valve regurgitation: current diagnosis and treatment [J]. Am J Cardiovasc Dis, 2022, 12 (1): 1-18.

［2］ STUGE O, LIDDICOAT J. Emerging opportunities for cardiac surgeons within structural heart disease [J]. J Thorac Cardiovasc Surg, 2006, 132 (6): 1258-1261.

［3］ DAHOU A, LEVIN D, REISMAN M, et al. Anatomy and Physiology of the Tricuspid Valve [J]. JACC

Cardiovasc Imaging, 2019, 12 (3): 458-468.

［4］ WILLIAMS A M, BRESCIA A A, Watt TMF, et al. Transcatheter therapy for tricuspid regurgitation: The surgical perspective [J]. Progress in cardiovascular diseases, 2019, 62 (6): 473-478.

［5］ ROGERS J H, BOLLING S F. The tricuspid valve: current perspective and evolving management of tricuspid regurgitation [J]. Circulation, 2009, 119 (20): 2718-2725.

［6］ HASHIMOTO G, FUKUI M, SORAJJA P, et al. Essential roles for CT and MRI in timing of therapy in tricuspid regurgitation [J]. Progress in cardiovascular diseases, 2019, 62 (6): 459-462.

［7］ PRAZ F, MURARU D, KREIDEL F, et al. Transcatheter treatment for tricuspid valve disease [J]. Euro Intervention, 2021, 17 (10): 791-808.

［8］ HAHN R T, ZAMORANO J L. The need for a new tricuspid regurgitation grading scheme [J]. European heart journal cardiovascular Imaging, 2017, 18 (12): 1342-1343.

［9］ NISHIMURA R A, OTTO C M, BONOW R O, et al. 2014 AHA/ACC Guideline for the Management of Patients With Valvular Heart Disease: executive summary: a report of the American College of Cardiology/ American Heart Association Task Force on Practice Guidelines [J]. Circulation, 2014, 129 (23): 2440-2492.

［10］ BAUMGARTNER H, FALK V, BAX J J, et al. 2017 ESC/EACTS Guidelines for the management of valvular heart disease [J]. European heart journal, 2017, 38 (36): 2739-2791.

［11］ PAROLARI A, BARILI F, PILOZZI A, et al. Ring or suture annuloplasty for tricuspid regurgitation？ A meta-analysis review [J]. The Annals of thoracic surgery, 2014, 98 (6): 2255-2263.

［12］ CHEN Z, KE Y, XIE X, et al. Beating-Heart Totally Endoscopic Tricuspid Valvuloplasty in Reoperative Cardiac Surgery [J]. Ann Thorac Surg, 2019, 107 (1): e79-e82.

［13］ CHEN Z, KE Y, XIE X, et al. Outcomes of Totally Endoscopic Beating-Heart Tricuspid Repair in Redo Cardiac Surgery [J]. Heart Lung Circ, 2020, 29 (12): 1880-1886.

［14］ LIU P, XIA D S, QIAO W H, et al. Which is the best prosthesis in an isolated or combined tricuspid valve replacement？ [J]. European journal of cardio-thoracic surgery, 2021, 59 (1): 170-179.

［15］ KILIC A, SAHA-CHAUDHURI P, RANKIN J S, et al. Trends and outcomes of tricuspid valve surgery in North America: an analysis of more than 50, 000 patients from the Society of Thoracic Surgeons data-base [J]. The Annals of thoracic surgery, 2013, 96 (5): 1546-1552.

［16］ HAMANDI M, GEORGE T J, SMITH R L, et al. Current outcomes of tricuspid valve surgery [J]. Progress in cardiovascular diseases, 2019, 62 (6): 463-466.

［17］ CHIKWE J, ITAGAKI S, ANYANWU A, et al. Impact of Concomitant Tricuspid Annuloplasty on Tricuspid Regurgitation, Right Ventricular Function, and Pulmonary Artery Hypertension After Repair of Mitral Valve Prolapse [J]. Journal of the American College of Cardiology, 2015, 65 (18): 1931-1938.

［18］ PAHWA S, SARAN N, POCHETTINO A, et al. Outcomes of tricuspid valve surgery in patients with functional tricuspid regurgitation [J]. European journal of cardio-thoracic surgery, 2021, 59 (3): 577-585.

［19］ ZACK C J, FENDER E A, CHANDRASHEKAR P, et al. National Trends and Outcomes in Isolated Tricuspid Valve Surgery [J]. Journal of the American College of Cardiology, 2017, 70 (24): 2953-2960.

［20］ PARK S J, OH J K, KIM S O, et al. Determinants of clinical outcomes of surgery for isolated severe tricuspid regurgitation [J]. Heart, 2021, 107 (5): 403-410.

［21］ JEGANATHAN R, ARMSTRONG S, AL-ALAO B, et al. The risk and outcomes of reoperative tricuspid valve surgery [J]. The Annals of thoracic surgery, 2013, 95 (1): 119-124.

［22］ TARAMASSO M, BENFARI G, VAN DER BIJL P, et al. Transcatheter Versus Medical Treatment of Patients With Symptomatic Severe Tricuspid Regurgitation [J]. J Am Coll Cardiol, 2019, 74 (24): 2998-3008.

［23］ 安朝, 陆方林. 2019 年三尖瓣介入治疗的新进展 [J]. 中华心血管病杂志 (网络版), 2020, 3 (1): 1-7.

［24］ RUSSO G, TARAMASSO M, PEDICINO D, et al. Challenges and future perspectives of transcatheter tricuspid valve interventions: adopt old strategies or adapt to new opportunities？[J]. Eur J Heart Fail, 2022, 24 (3): 442-454.

［25］ NICKENIG G, WEBER M, LURZ P, et al. Transcatheter edge-to-edge repair for reduction of tricuspid regurgitation: 6-month outcomes of the TRILUMINATE single-arm study [J]. Lancet, 2019, 394 (10213): 2002-2011.

［26］ LURZ P, STEPHAN VON BARDELEBEN R, WEBER M, et al. Transcatheter Edge-to-Edge Repair for Treatment of Tricuspid Regurgitation [J]. J Am Coll Cardiol, 2021, 77 (3): 229-239.

［27］ TARAMASSO M, HAHN R T, ALESSANDRINI H, et al. The International Multicenter TriValve Registry: Which Patients Are Undergoing Transcatheter Tricuspid Repair？[J]. JACC Cardiovasc Interv, 2017, 10 (19): 1982-1990.

［28］ KITAMURA M, FAM N P, BRAUN D, et al. 12-Month outcomes of transcatheter tricuspid valve repair with the PASCAL system for severe tricuspid regurgitation [J]. Catheter Cardiovasc Interv, 2021, 97 (6): 1281-1289.

［29］ SUGIURA A, VOGELHUBER J, OZTURK C, et al. PASCAL versus Mitra Clip-XTR edge-to-edge device for the treatment of tricuspid regurgitation: a propensity-matched analysis [J]. Clin Res Cardiol, 2021, 110 (3): 451-459.

［30］ PERLMAN G, PRAZ F, PURI R, et al. Transcatheter Tricuspid Valve Repair With a New Transcatheter Coaptation System for the Treatment of Severe Tricuspid Regurgitation: 1-Year Clinical and Echocardiographic Results [J]. JACC Cardiovasc Interv, 2017, 10 (19): 1994-2003.

［31］ NICKENIG G, WEBER M, SCHULER R, et al. Tricuspid valve repair with the Cardioband system: two-year outcomes of the multicentre, prospective TRI-REPAIR study [J]. Euro Intervention, 2021, 16 (15): e1264-e1271.

［32］ DAVIDSON C J, LIM D S, SMITH R L, et al. Early Feasibility Study of Cardioband Tricuspid System for Functional Tricuspid Regurgitation: 30-Day Outcomes [J]. JACC Cardiovasc Interv, 2021, 14 (1): 41-50.

［33］ MANGIERI A, LATIB A. Transcatheter innovations in tricuspid regurgitation: Cardioband [J]. Prog Cardiovasc Dis, 2019, 62 (6): 482-485.

［34］ HAHN R T, KODALI S, FAM N, et al. Early Multinational Experience of Transcatheter Tricuspid Valve Replacement for Treating Severe Tricuspid Regurgitation [J]. JACC Cardiovasc Interv, 2020, 13 (21): 2482-2493.

［35］ WEBB J G, CHUANG A M, MEIER D, et al. Transcatheter Tricuspid Valve Replacement With the EVOQUE System: 1-Year Outcomes of a Multicenter, First-in-Human Experience [J]. JACC Cardiovasc Interv, 2022, 15 (5): 481-491.

［36］ LU F L, MA Y, AN Z, et al. First-in-Man Experience of Transcatheter Tricuspid Valve Replacement With LuX-Valve in High-Risk Tricuspid Regurgitation Patients [J]. JACC Cardiovasc Interv, 2020, 13 (13): 1614-1616.

［37］ ASMARATS L, PURI R, LATIB A, et al. Transcatheter Tricuspid Valve Interventions: Landscape, Challenges, and Future Directions [J]. Journal of the American College of Cardiology, 2018, 71 (25): 2935-2956.

《简化式左心耳封堵术临床路径中国专家共识(2022)》解读

经导管左心耳封堵术已在我国广泛开展,且国内的左心耳封堵器械也有多种类型应用于临床。我国的心血管介入医师在熟练掌握经典左心耳封堵术式的基础上,结合我国临床医疗实际情况,开展了适合中国国情的简化式左心耳封堵术,即一般采用局部麻醉,术中主要在X线透视、经胸超声心动图引导评估下完成左心耳封堵。这种操作流程一般不需要全身麻醉和经食管超声心动图的全程引导,为进一步规范操作、明确该术式的应用范围,由中国医师协会心血管内科分会结构性心脏病学组倡议并组织国内熟练掌握经典左心耳封堵术的结构性心脏病介入专家、电生理专家和冠脉介入专家以及房颤抗凝与管理专家共同对此简化式进行了充分论证和实践,特制定了本共识。共识制定的基础不仅包含国外的循证医学数据,而且引用了自2010年以来国内很多医学中心对左心耳封堵术尤其是简化式左心耳封堵术进行的相关科学试验与病例分析,有非常鲜明的中国特色。2022年5月,在第十六届东方心脏病学会议(The 16th Oriental Congress of Cardiology,OCC 2022)上,由中国医师协会心血管内科医师分会结构性心脏病学组牵头国内的众多左心耳封堵专家共同发布了《简化式左心耳封堵术临床路径中国专家共识(2022)》,目前本共识已发布,参与编写该共识的几位作者结合共识内容特进行解读。

一、本临床路径的诞生背景

经导管左心耳封堵术(left atrial appendage closure,LAAC)自2014年在我国开始临床应用以来,至今已近30 000例患者接受了这一预防性手术,近8年的随访结果也显示,LAAC这项技术使得众多非瓣膜性房颤患者避免了脑卒中或再发脑卒中。回顾LAAC在我国的发展历程不难发现,我国的心血管病医师对LAAC预防脑卒中的效果从"争议"到"接受"然后发展到现在的"推广和普及",尤其是在一些技术层面还开展了颇具中国特色的"创新与优化"。从手术流程来看,LAAC技术进入我国后的早期阶段,我国的心血管医师都严格按照产品说明书和国外带教专家的要求对非瓣膜性房颤患者进行全身麻醉,同时术中采用经食管超声心动图(transoesophageal echocardiography,TEE)来实时监测与评价手术效果。然而随着技术的普及与推广,既往经典的"全麻+食管超声心动图"行LAAC在部分医院实施过程中遇到部分实际困难,影响到患者的救治效率。而另一方面,我国有着庞大的非瓣膜性房颤患者群,根据2022年最新流行病学调查数据显示,我国人群心房颤动患病率过去被大大低估,现患房颤患者逾2 000万例。根据目前的LAAC适应证,有相当多数量的房颤患者需接受左心耳封堵手术。经典的LAAC术式要求全身麻醉+经食管超声监测,这对我国开展LAAC手术的部分医院和科室而言存在较多困难,如麻醉医师人手紧缺、全麻+食管超声耗时较长,众多房颤患者在入院后不能及时手术,以及有部分房颤患者全麻风险高、经食管超声探头插入困难等。为此,我国的不少心血管医师在熟练掌握经典LAAC术式的基础上,探索了局麻下行LAAC或者单纯X线指引下行LAAC的工作并积累了大量经验,同时开展了相关的临床研究,近中期的研究结果证实,在有经验的中心,由有经验的术者对部分房颤患者可以在局麻后,采用单纯X线引导而安全顺利完成LAAC。由此诞生了"简化式左心耳封堵",在充分酝酿、反复讨论、多方验证和实践的基础上,《简化式左心耳封堵术临床路径中国专家共识(2022)》得以成文。

二、本临床路径的主要内容介绍

《简化式左心耳封堵术临床路径中国专家共识(2022)》共分为 11 个部分,图文并茂,分别从简化式左心耳封堵术的定义、发展历程、适用人群、医院软硬件要求、术前影像学评估、具体操作流程、术后用药和护理以及并发症应对等几个方面对该术式进行了规范。首先在共识中对简化式 LAAC 进行了定义,即一般采用局部麻醉,术中主要在 X 线透视、经胸超声心动图(transthoracic echocardiography,TTE)引导评估下完成 LAAC。这种操作流程一般不需要全身麻醉和 TEE 的全程引导,简化了经典式 LAAC 的流程。特别需要注意的是,在本共识中同时指出,简化式 LAAC 也并不排斥 TEE 或心腔内超声(intracardiac echocardiography,ICE)的引导及监测,若术前影像学评估提示手术难度较大和 / 或手术高风险的患者,可视具体情形转为镇静或全身麻醉,予 TEE 或 ICE 辅助引导及进一步评估封堵效果。

虽然我国开展左心耳封堵的医院越来越多,甚至部分县级医院也开展了该手术,但在本共识中,对简化式 LAAC 的医院和术者均进行了严格规定,共识中指出,拟开展简化式 LAAC 的医院应具备进行经典式 LAAC 的硬件设备,必要时可迅速转化为 ICE 引导或全麻下 TEE 引导。应有如下硬件配置:①超声心动图机(含食管探头),确保每例拟接受简化式 LAAC 的患者都可以在术前完成 TEE 评估;②多层螺旋电子计算机断层扫描仪(multislice computed tomography,MSCT),若患者不能耐受 TEE,可进行 MSCT 评估;③其他相关导管和器械,如心包穿刺包、圈套器、异物钳、血管缝合器等;④心脏重症监护室(cardiac care unit,CCU);⑤心血管外科。而在具体手术术者方面的要求是:开展简化式的 LAAC 术者有 3 年以上的心脏导管介入经验,累计完成经典式 LAAC 50 例以上,熟练掌握心脏解剖和影像,熟悉应用 TEE 或 MSCT 进行术前评估,具备丰富的 LAAC 围手术期管理经验。此外,还需配备麻醉团队、心脏外科团队、血管外科团队及超声团队。

在适应证与禁忌证方面,简化式 LAAC 与经典式式 LAAC 无明显区别。但属于以下五种情况的房颤患者,可能是简化式的适用人群,即:①全身情况良好;②经术前评估,心脏及左心耳解剖不复杂;③能较好配合局麻手术;④合并口咽部及上消化道等疾病,TEE 不能配合或多次失败者;⑤麻醉高风险或存在麻醉禁忌。

在手术流程方面,简化式 LAAC 与经典术式的主要区别在于术中使用多次造影评估左心耳形态以及封堵器植入后的封堵效果。共识中共以 Watchman、LAmbre 和 LACbes 三种封堵器为例分别进行了手术流程的说明。由于简化式实施时无 TEE 引导,因此在本共识中特别规范了经胸超声心动图在房间隔穿刺中的作用,共识中指出,当实施房间隔穿刺时,经胸超声心动图下可观察到穿刺鞘尖端抵在房间隔上形成的"帐篷顶"现象。常用的超声切面有胸骨旁主动脉短轴切面,在该切面上,穿刺点应位于房间隔下端的中下 1/3 处,而在心尖四腔心切面,应位于房间隔中部。同时,当面临患者经胸超声心动图透声不佳、外科手术后心脏转位、畸形或反复调整下房间隔仍难以穿过时,可行上腔静脉造影(一般为 RAO 45°),延迟显影,明确右心房、左心房、左心耳、房间隔、主动脉的解剖关系,有助于房间隔穿刺,具体示意图片可见共识原文。简化式中,一般通过三个体位的造影图像来确认左心耳的形态:①右前斜位 + 头位(即右肩位,如 RAO 30°~45°+CRA 20°);②左前斜位 + 足位(如 LAO 0°~15°+CAU 20°);③右前斜位 + 足位(即肝位,如 RAO 30°~45°+CAU 20°)。不同患者造影角度可能会有所不同,为获得清晰的左心耳图像,可对造影角度进行调整。一般将"右

前斜位 + 足位"称为工作体位,在此体位大多数患者左心耳能够充分展开,也可通过 MSCT 提前确定工作体位,在工作体位进行封堵器的展开,完成 LAAC。

当左心耳封堵器植入后,如果是塞式封堵器,如 watchman 封堵器,在评价压缩比时,可在左前斜下 40°~50°,观察封堵器心房侧的整个伞面,过圆心连接铆进行最大直径测量,进行压缩比计算。而判断植入封堵器后是否存在封堵器周围残余分流,则需要在 X 线透视下行多角度观察,即:①右前斜位 + 头位(如 RAO 30°~45°+CRA 20°);②左前斜位 + 足位(如 LAO 0°~15°+CAU 20°);③右前斜位 + 足位(如 RAO 30°~45°+CAU 20°)。分别查看封堵器边缘与心耳口部的位置关系,注意是否有造影剂从封堵器周围进入左心耳,若封堵器周围残余分流 ≥3mm,调整封堵器位置或更换封堵器。若选用的是盘式封堵器,如 LACbes 封堵器,则建议 X 线透视下在:①右前斜位 + 头位(如 RAO 30°~45°+CRA 20°);②右前斜位 + 足位(如 RAO 30°~45°+CAU 20°);③足位 + 左前斜位(如 LAO 0°~15°+CA U20°)观察内外盘是否分离;若钢缆对封堵器有提拉现象,可推送钢缆使封堵盘尽量贴靠心耳口,以便更好地判断封堵器周围残余分流。此外,如果选择 LAmbre 封堵器进行 LAAC,对于梳状肌比较发达的左心耳,推荐采用渐进式释放法。在心耳口部半打开固定盘,然后连同输送鞘整体推送至接近着陆区后,继续推送固定盘,使其在着陆区完全打开。

在该临床路径共识中,特别指出了一旦术中遇到如下情况,应转化为经典术式,这些常见的情形分别有:①房间隔穿刺困难的患者(包括解剖因素,外科术后或曾多次穿刺,房间隔缺损封堵术后);②造影显示不清、无法看清心耳解剖(原因包括心耳结构复杂,鞘管轴向差,患者肥胖 X 线透视显影不清);③术中封堵效果不确定的患者(包括露肩、压缩比、稳定性、残余分流大小以及对毗邻组织的影响),需要借助其他影像学手段进一步明确。如出现,虽然牵拉十分稳定,但是无法准确测量封堵器露肩或压缩比,以及疑似残余分流>3mm 等情况,为进一步确保封堵效果,建议采用 TEE 或心腔内超声心动图来验证。

简化式左心耳封堵的术后用药与经典术式相同,目前抗栓方案尚无统一标准,封堵器不同,抗栓方案不同。而在术后的随访方面,本次简化式的临床路径中更加强调可以采用多层螺旋 CT 三维重建的方法,患者可行左心房 CT 三维重建来评估封堵效果和观察有无并发症情况。尤其是多层螺旋 CT 三维重建在诊断封堵器周围残余漏的敏感性和特异性高于 TEE。

目前有不少专家认为,简化式的安全性可能需要值得重视,术中没有经食管超声心动图的实时指导,可能会导致并发症的发生率增加。本临床路径经过分析近几年的相关文献发现,心脏压塞与封堵器脱落是 LAAC 较严重的围手术期并发症。近年来多项临床研究表明,经典式 LAAC 心包积液发生率为 0.5%~2%,器械脱落发生率为 0.24%~0.87%;而简化式的临床研究表明,简化式 LAAO 围手术期需要处理的心包积液发生率为 1.1%~1.9%,器械脱落发生率为 0.93%~1.1%,与经典式无明显差异;且无论经典式或简化式 LAAC,围手术期脑血管事件和心血管死亡事件均较为罕见。另有研究表明,简化式 LAAC 术后 3 个月 TEE 随访发现封堵器周围残余漏<3mm 的发生率较经典式 LAAC 稍高。

此外,在 2022 版简化式 LAAC 临床路径中,还对其他五大类同期实施的各类"一站式"手术进行了相应的简单介绍,共识中建议对于卒中高风险和药物难以控制的症状性房颤患者合并以下情况之一:①高出血风险;②无法长期耐受抗凝;③导管消融时发生的左心耳电隔离或电静止,可行导管消融与 LAAC "一站式治疗"。另外,房颤是房间隔缺损(atrial septal defect, ASD)的常见并发症之一,有研究提示卵圆孔未闭(patent foramen ovale, PFO)封堵术后 AF 的发生率增加,这类患者如先行 ASD/PFO 封堵术,将增加建立经房间隔至左心房通路的操作难度,难以再次进行导管消融和 LAAC 等。因此,建议在部分有手术指征的患者中可实施 LAAC 联合 ASD/PFO 封堵术。而对于冠心病合并房颤的患者,尤其是行冠脉支架植入合并房颤的患者,在抗血小板治疗的同时需要抗凝治疗,联合应用增加出血风险。对于此类患者,可以考虑实施简化式 LAAC 和 PCI 同期进行。临床上不少房颤患者如同期进行起搏器植入术及 LAAC,LAAC 围手术期的抗凝治疗会增加起搏器囊袋渗血风险,因此不建议传统起搏器植入术和 LAAC 同期完成。但无导线起搏器植入术与 LAAC 可同期进行,建议先行 LAAC,再行无导线起搏器植入术。对于心脏瓣膜病如主动脉瓣重度狭窄合并房颤,且 $CHA_2DS_2\text{-}VASc$ 评分 ≥ 2 的患者,可以考虑在瓣膜介入手术时联合 LAAC 以降低血栓栓塞风险。

三、本临床路径的临床意义

各类疾病诊疗的临床路径均是以提高医疗质量、控制医疗风险和提高医疗资源利用率为目的,从而在循证医学的基础上,同领域的专家一起制定的有严格工作顺序和准确时间要求的程序化、标准化的诊疗计划。左心耳封堵简化式中国临床路径的制定为国内规范开展左心耳封堵和推广普及左心耳封堵提供了有益依据,也让临床医师有据可查。从此次发布的临床路径内容来看,具有很强的针对性和实用性,便于指导临床实践。尤其是该临床路径对实施 LAAC "简化" 的前提条件进行了严格限定,避免了初期开展 LAAC 术式的单位盲目进行简化操作,有效保证了患者安全。笔者认为,所谓 "简化",不是简单地删减部分步骤,而是在保证患者安全的前提下,合理调配医疗资源,结合患者临床特征,优化部分手术操作,缩短手术时间,节省医疗资源。"简化" 的前提是安全,"简化" 的目的是有效。因此,本临床路径在结合大量中国人自己手术经验的基础上,对简化式中三种不同类型的左心耳封堵器的植入效果分别进行了有效性和安全性的评价,提出了确保安全有效的几个手术标准和影像学评估标准。如果临床医师能严格按照该路径执行,一般都能安全顺利地实施手术。该临床路径共援引文献 78 篇,其中中国人自己的研究占了近半数,这就让本临床路径更具 "中国特色",实施起来 "更接地气",原文值得仔细一读。

四、小结

左心耳封堵术是为了预防房颤患者脑卒中及外周栓塞而发明的一种微创手术方法。它不仅涉及各类心导管技术,而且还与封堵器械的结构特点息息相关。因此,临床路径的制订仅仅是在宏观层面规范了操作步骤和围手术期管理要点,但在具体的患者身上实施该手术时,还得基于患者本身独特的临床特征作出相应调整,尤其是要注意其合并的基础疾病以及术者和术者所在医疗中心的软硬件条件,若无法保证手术安全,则宁可不实施简化式。此外,随着影像技术、导管材料的发展以及封堵器迭代,本临床路径也应定期进行内容更新,满足不断增长的临床需求。

(白 元 张晓春 江立生)

参考文献

[1] SHI S, TANG Y, ZHAO Q, et al. China Atrial Fibrillation Center Project Team. Prevalence and risk of atrial fibrillation in China: A national cross-sectional epidemiological study [J]. Lancet Reg Health West

Pac, 2022, 23: 100439.

［2］ WANG B, WANG Z, HE B, et al. Percutaneous Left Atrial Appendage Closure Confirmed by Intra-Procedural Transesophageal Echocardiography under Local Anesthesia: Safety and Clinical Efficacy [J]. Acta Cardiol Sin, 2021, 37 (2): 146-154.

［3］ WANG J, RONG B, ZHANG K, et al. Feasibility and safety of left atrial appendage occlusion guided by procedural fluoroscopy only: A pilot study [J]. Pacing Clin Electrophysiol, 2021, 44 (7): 1207-1215.

［4］ WANG Z. Left atrial appendage occlusion guided by procedural fluoroscopy only: When and how to perform？ [J]. Pacing Clin Electrophysiol, 2021, 44 (9): 1485-1486.

［5］ CHAN N Y, LAU C L, TSUI P T, et al. Experience of left atrial appendage closure performed under conscious sedation [J]. Asian Cardiovasc Thorac Ann, 2015, 23 (4): 394-398.

［6］ REDDY V Y, HOLMES D, DOSHI S K, et al. Safety of percutaneous left atrial appendage closure: results from the Watchman Left Atrial Appendage System for Embolic Protection in Patients with AF (PROTECT AF) clinical trial and the Continued Access Registry [J]. Circulation, 2011, 123 (4): 417-424.

［7］ REDDY V Y, GIBSON D N, Kar S, et al. Post-Approval U. S. Experience with Left Atrial Appendage Closure for Stroke Prevention in Atrial Fibrillation [J]. J Am Coll Cardiol, 2017, 69 (3): 253-261.

［8］ LAM Y Y, YIP G W, YU C M, et al. Left atrial appendage closure with AMPLATZER cardiac plug for stroke prevention in atrial fibrillation: initial Asia-Pacific experience [J]. Catheter Cardiovasc Interv, 2012, 79 (5): 794-800.

［9］ PHILLIPS K P, SANTOSO T, SANDERS P, et al. Left atrial appendage closure with WATCHMAN in Asian patients: 2 year outcomes from the WASP registry [J]. Int J Cardiol Heart Vasc, 2019, 23: 100358.

［10］ SIEVERT H, LESH M D, TREPELS T, et al. Percutaneous left atrial appendage transcatheter occlusion to prevent stroke in high-risk patients with atrial fibrillation: early clinical experience [J]. Circulation, 2002, 105 (16): 1887-1889.

［11］ ZHANG X, JIN Q, KONG D, et al. Comparison of fluoroscopy and transesophageal echocardiogram for intra-procedure device surveillance assessment during implantation of Watchman [J]. Int J Cardiol, 2021, 324: 72-77.

3D 打印技术在 TAVR 及 TMVR 中的应用

经导管瓣膜病治疗技术,特别是经导管主动脉瓣置换术(transcatheter aortic valve replacement,TAVR)经过近年来的发展,其安全性和有效性已得到大量临床研究证实,是主动脉瓣狭窄患者的可靠治疗手段。作为结构性心脏病治疗新技术的代表,TAVR 将心血管疾病的诊治水平提升到新的高度,也对精准的多模态影像评估提出了更高要求。同时,随着 TAVR 技术的不断成熟,经导管二尖瓣置换术(transcatheter mitral valve replacement,TMVR)也逐渐进入临床应用,二尖瓣复杂的解剖结构和功能对 TMVR 解剖适应证的筛选和术前评估也提出了新的挑战。心血管 3D 打印技术的出现弥补了传统影像学技术对于复杂解剖结构显示效果的缺陷,为主动脉瓣疾病和二尖瓣疾病患者的个性化及精准化诊疗带来了新思路。

将 3D 打印技术与 TAVR 和 TMVR 手术相结合,通过打印患者实物解剖模型,协助确定个性化 TAVR 和 TMVR 手术方案;建立体外试验模拟,筛选瓣膜种类及型号、评估瓣周漏、传导阻滞、冠状动脉风险、流出道梗阻风险等严重并发症,提高 TAVR 和 TMVR 的成功率和安全性;增进医师与患者的沟通;进行医务工作者及医学生培训;共同推动主动脉瓣和二尖瓣疾病的个性化和精准医疗,能够取得积极有益的效果。

一、主动脉瓣及二尖瓣 3D 打印方法

根据患者评估和手术策略制订需求,TAVR 一般需要打印主动脉根部结构,TMVR 根据手术入路、选择器械不同需要打印左心系统或全心结构。3D 打印流程包括:首先获得合适及高质量的影像数据是进行目标结构 3D 打印的第一个重要环节,3D 影像质量的高低直接关系到 3D 打印模型的质量;之后运用专业的医学图像处理软件对影像数据进行后处理,获得可以直接进行 3D 打印的目标结构数字模型;再通过专业医用 3D 打印设备进行打印;最后采用去除支撑等后处理方法,良好地呈现打印效果。获得实物打印模型后,可以在模型基础上进行精准测量,模拟测试等(图 1,彩图见二维码 30)。

(一)主动脉瓣及二尖瓣相关解剖影像数据的获取

目前,心血管 3D 打印的影像数据源主要包括计算机断层扫描血管造影(CTA)、三维超声心动图和心脏磁共振(CMR)等,影像数据采集后,均以医学影像和相关信息的国际标准格式即医学数字图像和通信(digital imaging and communications in medicine,DICOM)格式进行保存。

计算机断层扫描血管造影(CTA)是目前临床上比较常用的 3D 打印影像数据源。与超声相比,它的优势在于管腔和心肌的对比度较高,能够较好地区分血管和非血管结构以及冠状动脉等。对比磁共振成像来言,CTA 能提供更好的空间分辨率,成像时间更短,获取途径也更简单。

(二)3D 建模

以 CTA 获取的影像数据为例介绍主动脉瓣和二尖瓣相关解剖结构 3D 建模方法。经 CTA 获取的 DICOM 格式影像数据资源被收集后,需要借助专业的计算机软件来完成模型重建及后处理工作,目前最常用的是 Mimics 软件,这是一款基于 Windows 操作系统的商业软件。Mimics 软件具有用于心脏结构的手动、自动和半自动图像分割能力,可以对二尖瓣的 CTA 数据进行图像精准分割和三维重建,得到主动脉根部或二尖瓣解剖结构相关数字模型。

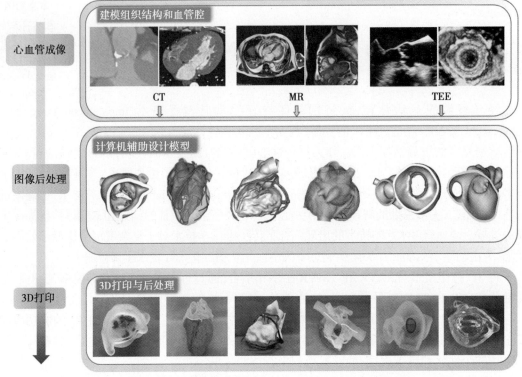

图 1　3D 打印技术在 TAVR 及 TMVR 中的应用流程

通过 Mimics 软件将目标解剖结构的三维图像通过 STL 格式文件导出。STL 是用三角形网格来表示 3D 模型的一种文件格式,具有三维模型的属性,但仅仅包含三维模型的几何形状,而不包含有关颜色和纹理信息,已经作为一种"标准三角语言"被广泛用于 3D 打印。

Mimics 软件解析出的目标结构数字模型虽然理论上可以用于 3D 打印,但是模型本身往往存在很多缺陷,比如网格的不连续和交叉、三角面片反向或重合、模型表面不封闭等,这些因素通常会导致模型 3D 打印失败,严重的还会造成设备故障。所以必须结合实际需要和 3D 打印技术特点,使用 Geomagic Studio 软件对三维模型进一步后处理,优化模型结构,再进行 3D 打印。完成表面优化的目标结构数字模型,既符合解剖学形态,又满足 3D 打印要求的数字模型。

（三）3D 打印技术

目前,有多种打印技术可以用于主动脉瓣和二尖瓣模型的 3D 打印,不同技术之间在打印精度、打印时间、材料性能等方面各有优缺点。因此,在进行 3D 打印前,应根据模型的性质和预期的应用场景,选择合适的材料和技术进行打印。

1. 熔融沉积成形技术　熔融沉积成形（fused deposition modeling,FDM）即利用热塑性材料在加热后被熔化、降温后又立即固化的特点,将丝状或颗粒状的材料熔化后,通过一个带有细微喷嘴的喷头挤出,固化并沉积在平台上,在计算机控制下,喷头沿着模型截面轮廓作规律运动,从底部开始逐层构建模型。熔融沉积成形的优点包括:①设备简单、成本低、可靠性高;②使用无污染的原材料,设备可在办公环境中安装使用;③原材料利用率高,材料使用寿命长。熔融沉积成形的缺点:①成形表面有较明显的条纹,表面精度不高;②只适合成形中、小型模型;③模型厚度方向的结构强度比较薄弱;④成形速度慢、效率低。

2. 选择性激光烧结技术　选择性激光烧结(selective laser sintering,SLS)是利用红外激光器作为能源,在计算机控制系统的指挥下,将滚铺在操作平台上的粉末状原材料逐层进行选择性烧结,完成模型 3D 打印工作。选择性激光烧结的优点包括:①制造工艺简单,材料选择范围广;②材料价格便宜,成本低、材料利用率高;③成形速度快,模型结构强度性能优良。选择性激光烧结的缺点包括:①设备成本高,维护复杂;②模型表面质量较差,精度低;③工艺控制要求高,生产效率低;④成形过程中产生有毒气体,污染环境。

3. 光固化成形技术　光固化成形(stereo lithography appearance,SLA)是最早出现也是目前最为成熟的 3D 打印技术。该技术主要是使用光敏树脂作为原材料,既有硬质原材料,也有软质原材料,利用液态光敏树脂在紫外激光束照射下会快速固化的特性,逐层固化液态光敏树脂直至模型打印完成(图 4)。光固化成形的优点包括:①精度高,可确保尺寸误差在 0.1mm 以内;②表面质量好,可获得较好的表面平滑度;③成形分辨率高,能构建复杂结构及特征;④成形速度快。光固化成形的缺点包括:①设备维护复杂,运行成本高;②光敏树脂固化后较脆,易断裂,可加工性不好;③可选择材料有限,必须是光敏树脂。

4. 材料喷射成形技术　材料喷射成形(material jetting,MJ)打印使用的是一种将液滴耗材选择性地喷射在构建平台上以制作 3D 模型的技术。多材料喷射成形是将光敏树脂材料一层层地喷射到成形托盘上,在每一次喷射过程中完成彩色和多材料的结合,同时使用紫外线光进行固化,直至模型制作完成。材料喷射成形的优点:①打印精度高,高达 0.016mm 的层分辨率和 36 万色真彩色,并可以打印类似于真实组织柔软程度的材料;②可以进行多材料复合打印(软材料结合硬性材料打印);③成形过程无污染,适合于办公室环境;④打印速度快,无须二次固化;⑤可选择原材料品种多样,无限组合。材料喷射成形的缺点:①原材料成本相对高;②设备昂贵,运行成本高,维护复杂。对于 TAVR 和 TMVR 相关主动脉根部和二尖瓣结构 3D 打印,需要软性组织(瓣叶、血管)及硬性组织(钙化)多材料复合打印的情况,材料喷射成形为最理想的 3D 打印方式。

二、3D 打印在 TAVR 中的应用

随着 TAVR 技术不断发展,基于 CT 的术前解剖结构评估方法已很规范,但临床工作中仍有部分问题通过常规评估方法难以解决,如形式各异的钙化、二叶瓣畸形等问题、如何术前精准选择瓣膜植入型号、冠脉阻塞风险的准确评估等。针对这些问题,目前术者多是通过术中操作进一步评估,如球囊预扩张 balloon sizing,预置冠脉保护技术等。此外,还有一些并发症,如传导阻滞、瓣周漏等很难通过目前的术前 CT 评估方法准确预测。3D 打印技术在 TAVR 手术中应用可能更好地解决这些问题,弥补目前评估方法不足。通过实物 3D 打印,可以更直观地观察局部解剖结构,并进行模拟测试,完善手术策略制订。同时,通过实物模拟,可以缩短术者学习曲线。未来,随着材料学的创新,通过 3D 打印技术个性化定制 TAVR 瓣膜也将是学者们努力的方向。

(一) 3D 打印及体外模拟评估预测 TAVR 并发症

1. 瓣周漏评估　TAVR 术后瓣周漏是指在支架瓣膜置换术后血流在心室舒张期沿瓣膜外缝隙返回左心室的现象,是 TAVR 术后最为常见的并发症之一。随着技术进步和器械迭代,瓣周漏的发生率较前已有明显降低,但仍是影响患者预后的重要并发症。常规评估方

法根据 CT 影像很难精确预测瓣周漏的发生和程度,特别是两叶瓣或重度钙化患者。3D 打印技术则可以通过实物打印及体外模拟,选择不同型号的人工瓣膜和球囊,术前进行 3D 打印模拟植入,能准确显示出可能出现瓣周漏的位置和严重程度(图 2,彩图见二维码 30),有助于手术策略制订和瓣膜类型及型号选择,最大限度减少瓣周漏的发生率。

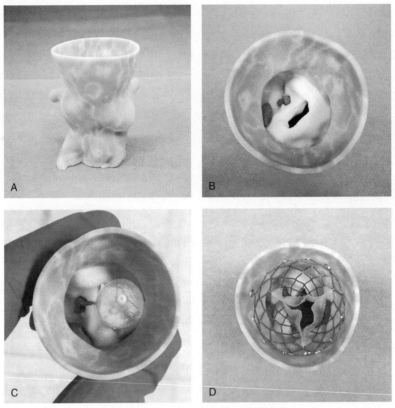

图 2　3D 打印用于 TAVR 瓣周漏评估

A. 多材料全彩 3D 打印主动脉根部模型;B. 多材料全彩 3D 打印主动脉根部模型(收缩期主动脉侧);C. 导入球囊,体外扩张模拟,观察瓣叶位移,预测瓣周漏风险;D. 体外导入经导管主动脉置换瓣膜,进一步观察瓣叶位移,准确显示瓣周漏可能发生的位置。

2. 预判传导阻滞　TAVR 术后房室传导阻滞是常见的并发症之一,左束支阻滞较为常见,部分患者表现Ⅲ度房室传导阻滞需要永久起搏器植入。在 TAVR 技术发展早期传导阻滞发生率可高达 30%,随着技术进步和器械迭代,目前传导阻滞发生率已有明显下降,但仍是 TAVR 术后重要并发症之一。术中支架瓣膜释放后钙化斑块移位,支架挤压等,使右冠瓣与无冠瓣连接处传导系统持续受压或永久损伤,及植入过深的人工瓣膜心室端都可能会损伤位于室间隔的传导系统。传统评估方法针对传导阻滞的预测缺乏指导意义。采用 3D 打印技术,个性化打印主动脉根部实物模型进行球囊扩张体外测试或支架瓣膜模拟植入,能够直观地观察左心室流出道位置球囊或支架瓣膜的偏移方向和程度,能够预判传导束受压或损伤的风险,预测术后传导阻滞的发生率。进一步可通过在球囊预置压力感受器,通过3D 打印体外模拟试验,精准测试室间隔膜部区域受压程度,更加精确地预测传导阻滞风险

（图 3，彩图见二维码 30）。

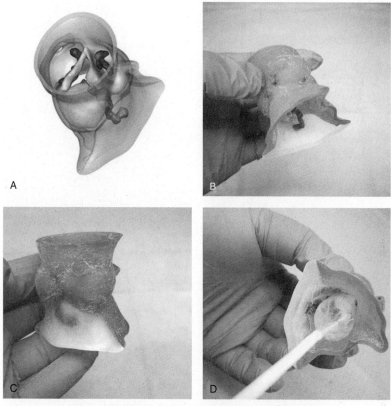

图 3　3D 打印用于 TAVR 术后传导阻滞风险预测
A. 主动脉根部计算机建模展示左室流出道结构及瓣叶钙化分布；B、C. 多材料全彩 3D 打印主动脉根部模型不同投射角度；D. 导入球囊，体外扩张模拟，观察瓣叶位移及相互作用，评估传导阻滞发生风险。

3. 预测冠状动脉阻塞　急性或迟发性冠状动脉堵塞是指在 TAVR 术后即刻或延迟发生的，支架瓣膜推动本体瓣叶或钙化组织移位至冠状动脉开口，从而导致冠状动脉开口闭塞及心肌梗死的现象。常规 CT 评估 TAVR 手术冠脉阻塞风险主要是根据静态解剖结构数据，测量冠脉高度，窦部空间，瓣叶长度，钙化分布等方法，推测术中可能发生冠脉阻塞的风险，一般认为，较低的冠脉开口，较小的窦部空间，冗长瓣叶，正对冠脉开口的钙化团块等均是导致冠脉阻塞风险发生的重要因素。但基于这些静态测量数据的预测方法显然不能精准预测冠脉阻塞这一术中致命的并发症。3D 打印技术构建实物模型则能够很好地解决这一问题，通过模型的体外模拟测试，采用目标型号球囊扩张或瓣膜植入，均可直观观察冠脉开口梗阻的可能，更加准确地预判 TAVR 相关冠脉阻塞风险（图 4，彩图见二维码 30）。

4. 二叶式主动脉瓣的 TAVR 治疗　二叶式主动脉瓣由于其特殊的解剖结构及力学表现，尤其是 Type 0 型二叶瓣，行 TAVR 术易发生瓣周漏、瓣膜移位、支架膨胀不良等并发症，使手术难度和风险均高于三叶式主动脉瓣。相比常规评估方法，3D 打印技术及术前模拟对于二叶瓣 TAVR 治疗有更加明显的优点。首先，3D 模型可以清晰展示主动脉根部结构；其次,术前模拟对制订手术策略,瓣膜型号选定,并发症预测均能提供更多信息;再者,术者可以通过体外模拟器训练提前模拟跨瓣的技巧并预先适应释放瓣膜的手感等操作细节(图 5,彩图见二维码 30)。

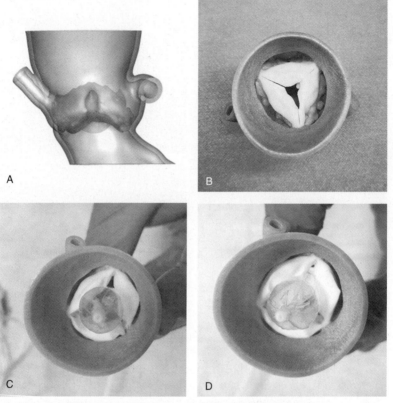

图 4 3D 打印用于 TAVR 冠状动脉堵塞风险评估

A. 主动脉根部计算机建模展示瓣叶及钙化分布、冠状动脉开口高度;B. 收缩期升主动脉面观,多材料全彩 3D 打印主动脉根部模型;C. 导入 20mm 球囊,体外扩张模拟,观察瓣叶位移,评估冠状动脉堵塞风险;D. 导入 22mm 球囊,体外扩张模拟,观察瓣叶位移,评估冠状动脉堵塞风险。

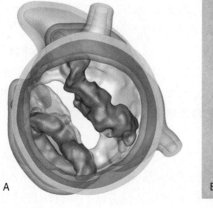
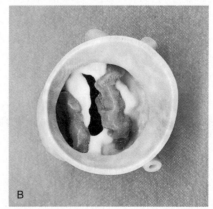

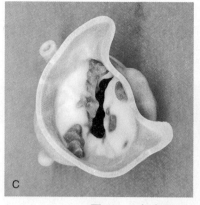
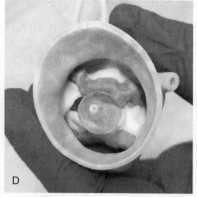

图 5 3D 打印用于二叶瓣 TAVR 术前引导

A. 主动脉根部计算机建模展示瓣叶钙化分布、瓣口狭窄;B. 收缩期升主动脉面观,多材料全彩 3D 打印主动脉根部模型;C. 收缩期心室面观,多材料全彩 3D 打印主动脉根部模型;D. 体外球囊扩张模拟,观察瓣叶及钙化斑块位移情况。

5. 预防血管并发症 TAVR 的入路分为外周血管入路和心尖入路,其中经股动脉入路创伤小、操作方便、并发症少,从而在入路方式中占比 90% 以上。老年患者全身状态较差,部分患者因为血管粥样硬化、钙化等,使得股动脉入路至胸腹主动脉、主动脉弓部有斑块、溃疡或者较大的钙化斑块,严重的甚至磁化主动脉。此类患者行经外周血管入路 TAVR 时,易损伤血管导致严重后果。术前 3D 打印模型的模拟,可以提供给术者更多入路解剖的直观信息,针对特殊解剖结构可采取先行球囊扩张、覆膜支架,后行 TAVR 的治疗策略选择等,并针对性制订外周血管并发症预案(图 6,彩图见二维码 30)。

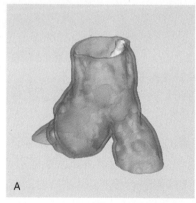
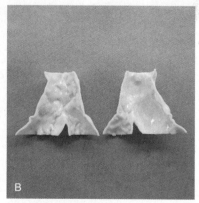

图 6 3D 打印用于 TAVR 术前入路风险评估

A. 髂动脉计算机建模展示血管内钙化斑块分布;B. 多材料彩色 3D 打印髂动脉模型。

(二) TAVR 手术训练及模拟

1. TAVR 手术训练 TAVR 等结构性心脏病手术训练学习已成为年轻心血管专科医师的必修课。随着计算机图形学、生物工程学和数字建模技术的高速发展,基于 3D 打印技术的 TAVR 手术训练系统将带来更多的手术训练机会。利用 3D 打印技术,可以打印出模拟人体的心血管模型(图 7,彩图见二维码 30),能够让学员们对人体心血管结构有直观的印象。将心血管模型放入定制的容器中,根据 TAVR 手术的基本操作要求,设置好各种连接及转换附件,就能形成一套标准的 TAVR 手术训练器(图 8,彩图见二维码 30),以此提升学员对手术流程中相关器械操作的熟练度和技能技巧,比如导丝跨瓣、导丝交换,瓣膜支架定位及释放等关键操作,快速突破学习曲线。

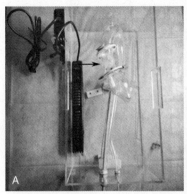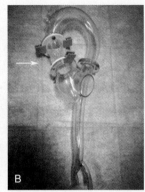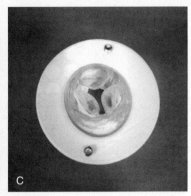

图 7　3D 打印经股动脉 TAVR 手术模拟

A. 经外周动脉入路 TAVR 训练器;B. 模拟主动脉血管 3D 打印模型;C. 模拟主动脉根部 3D 打印模型(黄色箭头所示为可拆卸的 3D 打印主动脉根部模型)。

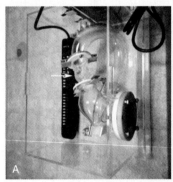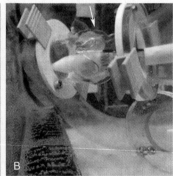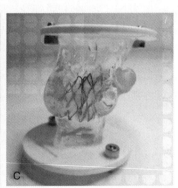

图 8　3D 打印经心尖 TAVR 手术模拟

A. 经心尖入路 TAVR 训练器;B. 模拟经心尖入路 3D 打印模型;C. 模拟主动脉根部 3D 打印模型(黄色箭头所示为可拆卸的 3D 打印主动脉根部模型,内有释放的支架瓣膜)。

2. TAVR 手术模拟　在临床应用中,基于患者的个性化主动脉根部解剖结构,可以 3D 打印出对应的数字解剖模型,在 TAVR 手术前利用该模型进行手术模拟:根据患者主动脉瓣膜病变类型,选择不同介入瓣膜产品、不同型号支架瓣膜进行模拟,以评估瓣周漏风险、传导阻滞发生风险、急性及迟发性冠状动脉堵塞风险、血管并发症风险等(图 9,彩图见二维码 30)。

3. 脉动流平台主动脉瓣运动仿真　传统的体外测试均依托静态模型,无法真实反映心脏冲动状态下的病理生理过程,如果通过设置脉动模拟压力平台(压力脉动血流),连接个性化 3D 打印主动脉瓣根部及毗邻组织模型,可以模拟真实疾病状态下的心脏运动(包括真实的左心室及大血管压力状态),并利用高仿真的 3D 打印模型对主动脉瓣膜狭窄伴钙化,主动脉瓣膜脱垂反流等病理状态进行极佳的脉动状态体外模拟,同时借助高速摄像机、X 线造影设备及医用超声探头等相关设备进行测量,从而模拟真实 TAVR 治疗,获得与临床相类似的各种数据,通过数据分析与比对,可以不断优化 TAVR 器械的各个设计环节,包括真实状态下(瓣膜钙化情况下导致的介入瓣膜膨胀不良等)瓣膜的血流动力学特征等重要信息,进一步提升产品的测试研发及验证的效率和可靠性(图 10,彩图见二维码 30)。

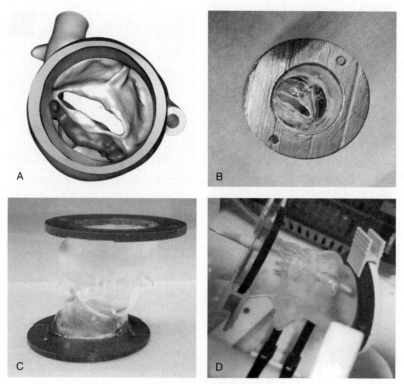

图 9　TAVR 术前模拟
A. 主动脉根部计算机建模;B. 多材料彩色 3D 打印主动脉根部模型升主动脉
面观;C. 多材料彩色 3D 打印主动脉根部模型侧位观;D. 体外经外周动脉入
路 TAVR 手术模拟。

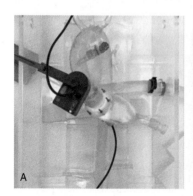
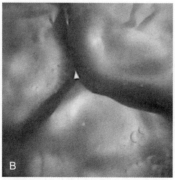
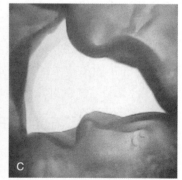

图 10　疾病主动脉瓣运动仿真
A. 脉动模拟平台;B. 主动脉瓣模型收缩期运动仿真;C. 主动脉瓣模型舒张期运动仿真。

4. 医务工作者及医学生教育培训　将 3D 打印的不同主动脉瓣疾病解剖模型(图 11,
彩图见二维码 30)运用到心血管专科医务工作者及医学生教育培训中,可以帮助护士、医学
生和医师在手术之前可视直观患者 1∶1 的 3D 打印主动脉根部解剖模型进行交流和培训,
有助于他们理解不同主动脉瓣疾病状态下各种心脏结构的改变,加深其对主动脉瓣疾病的
解剖和病理生理特点的认知。

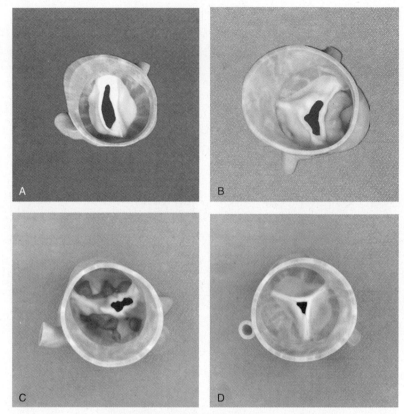

图 11 不同瓣膜形态和瓣膜病分类的主动脉根部模型
A. Type 0 型二叶瓣;B. Type 1 型二叶瓣,主动脉瓣狭窄并钙化;C. Type 2 型
二叶瓣,主动脉瓣狭窄并钙化;D. 标准三叶瓣,主动脉瓣关闭不全。

TAVR 技术经历了十多年的快速发展后,全球手术量已过百万例,技术的发展和器械迭代让这项技术更加安全可靠,也推动了指南的不断更新,目前 TAVR 已成为主动脉瓣狭窄疾病主要的治疗方式之一。在 TAVR 技术的发展过程中,影像评估方法的不断精进发挥了巨大作用,进入 TAVR 新时代,以 3D 打印技术为代表的多模态影像评估技术将进一步推进 TAVR 技术治疗方式的精准化,使这项技术更加安全,治疗效率更高,造福更多患者。

三、3D 打印在 TMVR 中的应用

随着 TAVR 技术的快速发展成熟,将经导管瓣膜置换的技术形式向其他瓣膜病治疗拓展成为了结构性心脏病领域发展的重要方向,其中针对二尖瓣经导管置换术的探索成为热点,新技术和新产品不断涌现。2012 年 Rigshospitalet 大学附属医院在体外循环下首次完成经导管二尖瓣置换术,标志着 TMVR 时代的来临。2014 年 Bapat 等使用 Fortis 瓣膜成功地为 1 例失去开胸手术机会的重症二尖瓣反流患者进行了经导管二尖瓣置换。同年 10 月,Banai 等为 2 例终末期缺血性心肌病和重度二尖瓣关闭不全患者植入了 Tiara 瓣膜。2020年 Tendyne 经导管二尖瓣获欧盟 CE 认证,成为国际上第一个获批上市的经导管二尖瓣置换装置。2021 年经股静脉入路 Intrepid 系统的早期 FIM 数据被公布,国内也有公司开展了临床 FIM 研究,取得较好的初步临床效果。

（一）TMVR 概述

由于二尖瓣解剖和生理功能复杂，不能简单将 TAVR 技术理念平移至 TMVR。按照自体二尖瓣的病变情况，TMVR 技术被分为四个大类（图 12，彩图见二维码 30）：①"瓣中瓣"（valve in valve）技术，针对既往外科二尖瓣生物瓣衰败的患者；②环中瓣（valve in ring）技术，针对既往外科瓣膜成形术植入人工二尖瓣瓣环的患者；③原位钙化瓣环植入（valve in MAC），针对自身二尖瓣瓣环有严重钙化或关闭不全的患者；④原位瓣膜植入（valve in native valve）。前三种技术中，人工瓣架/瓣环或钙化的瓣环能够提供径向支撑作用，便于锚定。用成熟的球囊扩张式主动脉瓣等能够实现"瓣中瓣"或环中瓣置换，技术比较成熟。但这些患者在所有二尖瓣病变的人群中的比例很小，而第四种类别，即在原位二尖瓣关闭不全的患者 TMVR，是患者人群占比最多的类别，也是难度最大的技术。

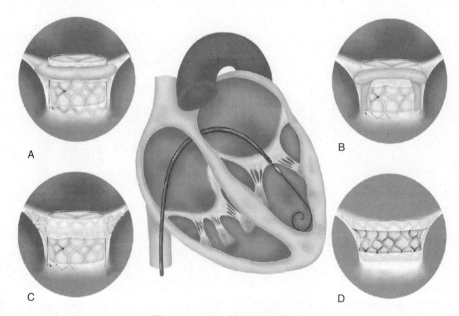

图 12　TMVR 技术的分类示意
A. 环中瓣技术；B."瓣中瓣"技术；C. 原位钙化瓣环植入技术；D. 原位二尖瓣植入技术。

与经导管主动脉瓣置换（TAVR）相比，TMVR 面临更多的技术问题，其原因在于二尖瓣复合体的解剖结构和生理功能更为复杂：①二尖瓣瓣环似立体马鞍形，即使在心房侧放置伞盘，仍可能由于贴合不紧密存在瓣周漏；②二尖瓣瓣环质地柔软，且随着心动周期不断变化，无法给瓣膜支架提供足够的径向支撑力，支架瓣膜往往需要附加结构固定；③左心房压力远低于主动脉压力，在左心室收缩时，二尖瓣承受远高于主动脉瓣的跨瓣压差，人工瓣膜容易受到血流冲击移位；④心室腔内的腱索及瓣下结构，可能干扰介入瓣膜的植入和固定；⑤二尖瓣心室面毗邻左心室流出道（LVOT），过长的瓣膜支架容易引起新的左心室流出道（Neo-LVOT）空间不足，导致 LVOT 梗阻；⑥心房面血流慢，介入二尖瓣面临更大的血栓形成风险；⑦二尖瓣瓣环比主动脉瓣环大，瓣膜支架普遍比主动脉瓣大，易造成瓣架刚性不足，导致径向支撑力进一步降低等。因此，TMVR 术前均需要对患者进行全心动周期的 CTA 扫描与重建，同时在计算机上进行初步的模拟，筛选解剖适应证（图 13、图 14，彩图见二维码 30）。但目前的 CT 评估方法及计算机模拟仍不能完全实现 TMVR 所需的精准测量及手术策略制订需求,同时针对不同 TMVR 器械的技术形式评价标准也不同,因此,目前 TMVR 适应证筛选率较低,获益患者有限。

针对以上问题,笔者所在研究团队引入计算机建模与 3D 打印技术来进行行术前综合评估和患者筛选,从而进行手术策略制订、瓣膜型号选择和植入深度确定等,并将 3D 打印技术成功应用于 TMVR 技术创新及器械研发。笔者团队联合相关企业根据 3D 打印及计算机建模分析进行 TMVR 器械设计改进,改良 TMVR 瓣膜支架为 D 形瓣环及减少支架心室面的占位,减少对 LVOT 的影响,并通过倒钩固定人工瓣膜,心房侧宽缘设计减少瓣周漏等,获得了满意的初步临床结果。同时,通过 3D 打印既往外科二尖瓣生物瓣衰败患者实物模型,体外模拟 J-valve 瓣膜及 Prizvalve 球扩式主动脉瓣植入,评估"瓣中瓣"植入 J-valve 及 Prizvalve 瓣膜操作的可行性、手术策略、技术要点、并发症防范及术后评估,为应用 TAVR 瓣膜行 TMVR 瓣中瓣治疗外科生物瓣衰败积累了宝贵经验(图 15、图 16,彩图见二维码 30)。

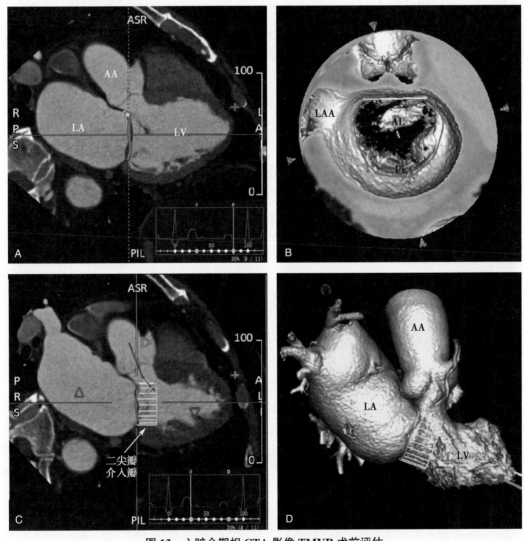

图 13　心脏全期相 CTA 影像 TMVR 术前评估

A. 勾勒二尖瓣瓣环;B. 观察 D 型二尖瓣瓣环;C. 评估左室流出道;D. 确定心尖入路定位。

AA,升主动脉;LA,左心房;LAA,左心耳;LV,左心室;MA,二尖瓣瓣环。

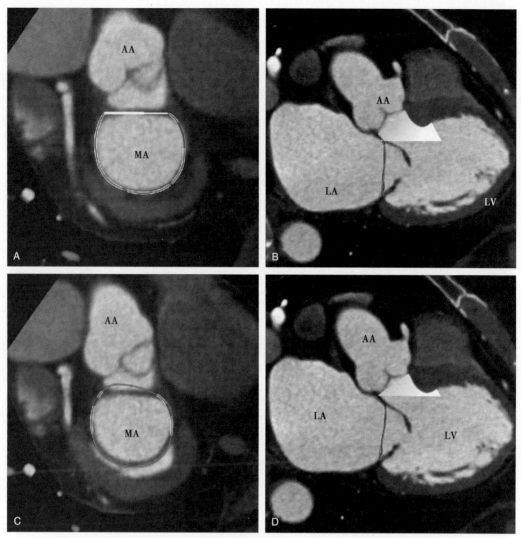

图 14　CTA 影像测量二尖瓣瓣环并模拟评估 TMVR 术后左室流出道的梗阻情况

A、B. 二尖瓣瓣环以 D 形方式测量时评估新左室流出道;C、D. 二尖瓣瓣环以马鞍形方式测量时评估新左室流出道(蓝色区域为二尖瓣瓣环投影下对应的新左室流出道)。

AA,升主动脉;LA,左心房;LV,左心室;MA,二尖瓣瓣环。

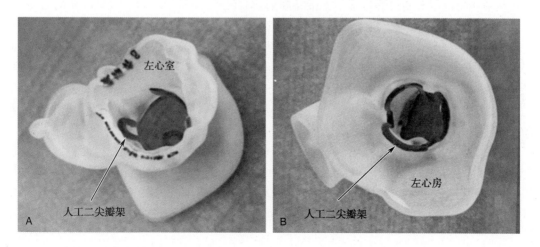

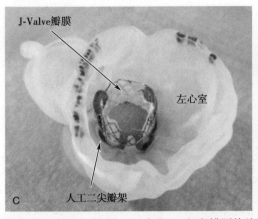
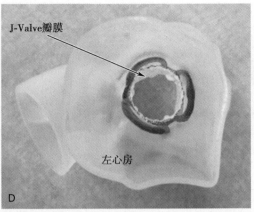

图 15　应用 3D 打印模型体外模拟 J-valve "瓣中瓣" TMVR

A. 左室流出道面观；B. 左心房面观；C. 模拟二尖瓣 "瓣中瓣" 植入，左室流出道面观；D. 模拟二尖瓣 "瓣中瓣" 植入，左心房面观。

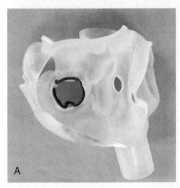
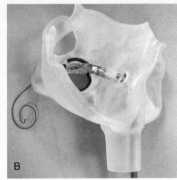
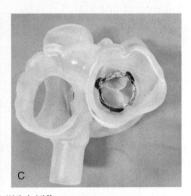

图 16　应用 3D 打印模型体外模拟 Prizvalve 球扩瓣 "瓣中瓣" TMVR

A. 左心房面观；B. 模拟 "瓣中瓣" TMVR，左心房面观；C. 模拟 "瓣中瓣" TMVR 植入，左心室面观。

（二）3D 打印在 TMVR 中的应用

目前，3D 打印技术在 TMVR 手术中的应用已成为术前评估的常规内容。应用 3D 打印技术可实现患者解剖结构不同期向二尖瓣复合体及左心室的精准测量和术前体外模拟，能够帮助术者进行患者适应证筛选，瓣膜型号选择，植入路径规划，左室流出道及瓣周漏等并发症预判和防范预案制订等全程手术策略规划。

1. TMVR 患者筛选　现阶段 TMVR 治疗适应证较为严格，主要原因是二尖瓣解剖和生理功能复杂。常规评估方法筛选患者准确性有限。笔者所在团队通过获取患者特异性心脏 CTA 数据进行 3D 建模，分别打印出收缩期及舒张期的左心模型，包含左心房、左心室、二尖瓣及瓣下腱索、乳头肌、左室流出道、主动脉瓣及窦部、升主动脉、左冠状动脉回旋支等复杂结构，通过对此类患者个性化模型的进一步深入分析，研究者可以更精准地进行患者筛选，并有针对性地制订手术策略。

2. TMVR 路径选择　TMVR 的手术路径主要有经心尖和经股静脉途径两种，经股静脉途径较为复杂：股静脉及房间隔穿刺后，导丝经二尖瓣进入左心室，将瓣膜置于二尖瓣平面释放固定。相比之下，经心尖途径操作步骤简单，路径短，且容许更大的输送鞘管，更易取得输送鞘管操作的最佳位置和同轴性。术前可通过 CTA 影像，数字模拟经心尖和经股静脉不同入路时的推荐投照角度(图 17,彩图见二维码 30)。

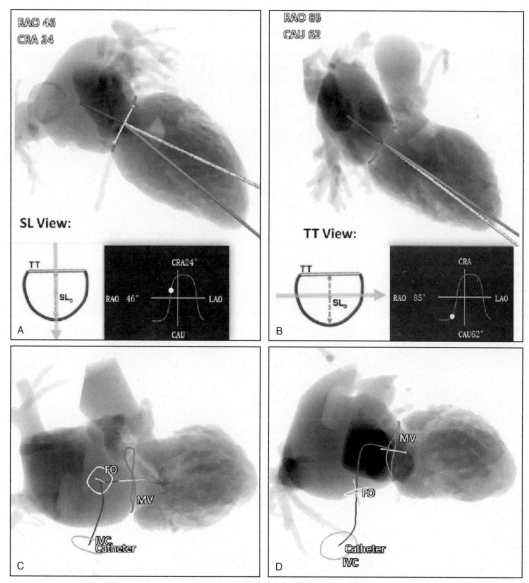

图 17　CTA 影像模拟不同入路时的推荐投照角度

A. 经心尖入路 TMVR 时由二尖瓣瓣环短轴方向观察;B. 经心尖入路 TMVR 时由二尖瓣瓣环长轴方向观察;C. 模拟计算经下腔静脉穿房间隔入路行 TMVR 时穿卵圆孔角度;D. 模拟计算经下腔静脉穿房间隔入路行 TMVR 时植入瓣膜时角度。

FO,卵圆孔;IVC,下腔静脉;MV,二尖瓣;SL,二尖瓣瓣环前后径;TT,纤维三角间距。

　　计算机 3D 建模分析及进一步 3D 打印模型可帮助术者选定合适心尖穿刺部位,避开心肌表面的冠脉、心室内腱索、乳头肌等重要结构,避免手术操作中导丝、导管及介入瓣膜的进出影响重要心内解剖结构;同时,针对不同患者心尖穿刺或房间隔穿刺与二尖瓣瓣环的角度,辅助术者对操作器械进行预塑形,还可以增加器械的通过性和同轴性。

　　3. LVOT 梗阻并发症预判　TMVR 瓣膜植入后易导致左心室流出道梗阻这一严重并

发症,可导致心律失常、充血性心衰甚至死亡的可能,特别是二尖瓣瓣环严重钙化的老年患者,其危险性更大。应用术前 CTA 可对于这一特殊并发症进行初步评估(图 18,彩图见二维码 30)。

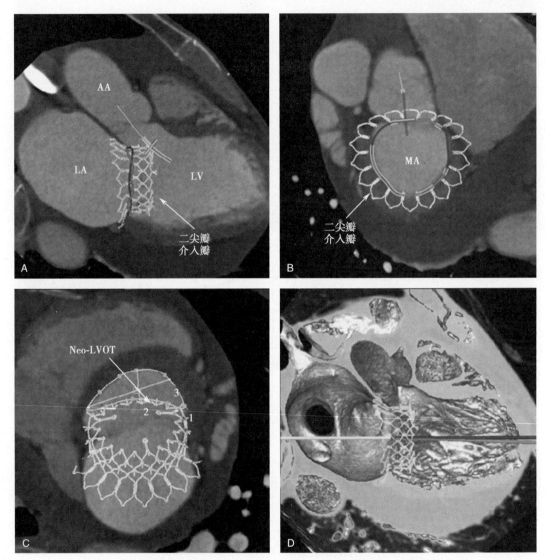

图 18 CTA 影像分析 TMVR 术后新左室流出道梗阻的情况

A. MPR 切面观察 Mi-thos® 植入后对左室流出道影响;B. 左心房面观察心房盘片位置;C. 测量新左室流出道最窄处面积;D. 腔内视图观察确定心尖入路位置。

AA,升主动脉;LA,左心房;LV,左心室;MA,二尖瓣瓣环;Neo-LVOT,新左室流出道。

参照美国密歇根大学的 William O'Neill 教授团队等的工作,笔者所在团队联合相关企业,通过对患者 CTA 数据进行计算机辅助设计,加工处理获得患者实物 3D 打印模型,包括二尖瓣复合体、左室流出道及心房、心室等,通过计算机模拟植入支架瓣膜,能动态分析 TMVR 术后支架瓣膜对左室流出道的影响,进一步通过调整植入瓣膜的内径和长短,观测对 LVOT 的动态影响,也有助于反馈给产品研发团队,从而不断改进和完善经导管二尖瓣新器材的设计研发(图 19,彩图见二维码 30)。

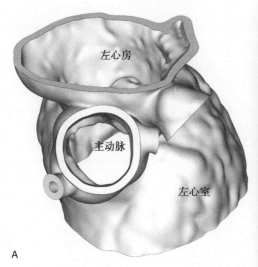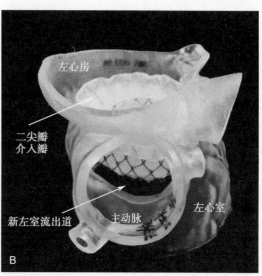

图 19　应用 3D 打印左心系统模型评估左心室流出道梗阻风险
A. 计算机重建二尖瓣模型,窦管交界侧观;B. 应用 3D 打印模型模拟 Mi-thos® 瓣膜,窦管交界侧观,
可见新左室流出道具有足够空间。

　　由于二尖瓣病变造成患者左心房、左室及室间隔厚度的变化,左室流出道及瓣环平面角度都不尽相同,每个患者存在巨大的个性化差异。笔者所在研究团队通过建立患者特异性的左心 3D 打印模型,通过将介入瓣模型植入,能更加真实地反映出患者特性的 LVOT 梗阻风险,在探索瓣膜型号选择并进一步预判 LVOT 梗阻方面表现出了明显优势,还能训练术者及团队操作,熟悉器械,降低并发症(图 20,彩图见二维码 30)。

　　4. 介入瓣的锚定和瓣周漏并发症预判　为保证介入二尖瓣置换系统在植入后不发生瓣周漏及瓣膜移位,不仅要求在瓣膜设计阶段即考虑植入后的锚定,还要求在临床植入过程中选择合适的瓣膜以最大限度贴合患者的二尖瓣瓣环。为满足上述要求,现有的介入二尖瓣均设置了不同形式的锚定机制,包括心尖牵拉锚定、环形小翼锚定、自体瓣叶锚定、径向力锚定、瓣叶钳夹锚定及利用术中预植入二尖瓣瓣环锚定装置的外部锚定等;同时,在术前评估阶段需要根据患者术前影像资料确定合适的介入瓣膜尺寸;此外,植入过程中手术医师还需要使用超声心动图及数字减影血管造影等影像手段辅助定位,使得介入瓣在二尖瓣平面最大限度贴合二尖瓣瓣环,且不影响其他结构功能,经内皮化后方能形成有效锚定。

　　然而心脏跳动时二尖瓣瓣环会随心脏收缩、舒张发生周期性形变,同时患者瓣叶解剖结构、瓣环钙化程度及部位亦存在显著的个体化差异。二尖瓣瓣环的上述特点导致对 TMVR 介入瓣膜的研发设计、术前选型及植入操作均带来了极大挑战。若瓣架尺寸偏小、锚定不佳则可能导致瓣周漏、瓣膜移位甚至脱落;瓣架尺寸偏大则会挤压二尖瓣毗邻结构,造成 LVOT 梗阻。因此,针对二尖瓣介入瓣膜植入后锚定情况开展术前个体化模拟,对于准确评估术后瓣膜锚定情况、瓣周漏程度及位置,进而帮助手术医师改进手术方案及制订风险应对措施,具有极为重要的意义。

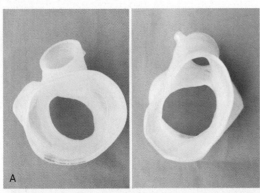
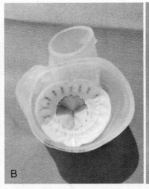
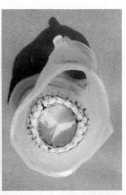
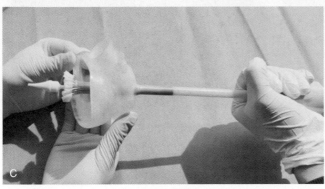
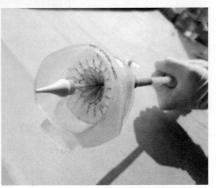

图 20　应用 3D 打印左心系统模型体外模拟 TMVR 术

A. 3D 打印的患者 1∶1 左心系统模型(无二尖瓣瓣叶),左心房及左心室面观;B. 植入介入瓣膜后 3D 打印的左心系统模型,左心房及左心室面观;C. 应用 3D 打印模型体外模拟经导管二尖瓣植入过程。

　　美国梅奥诊所 Mackram F.Eleid 团队于 2016 年首次报道了将患者的特异性 3D 打印模型成功用于 TMVR 术后瓣周漏预测。在该项研究中,术者在术前评估阶段将 Edwards Sapien 3 介入瓣膜支架植入 3D 打印模型后,通过形态学观察确定了瓣周漏可能发生的位置及大小,其后将术前评估结果与术后超声影像结果进行比对,发现基于 3D 打印模型的术前评估结果能够较为精准地反映瓣周漏的发生位置及程度。

　　TMVR 是一种创新的微创治疗方式,但目前,TMVR 器械的复杂性及二尖瓣反流疾病的异质性限制了 TMVR 的广泛应用。许多 TMVR 器械正处于临床评估阶段,一些早期结果证明了这种方式的可行性。随着 3D 打印技术的不断发展和完善,利用 CTA 等影像学数据 3D 打印二尖瓣模型已能较为真实地反映出自体二尖瓣疾病的真实情况,在 TMVR 术前模拟及并发症评估和 TMVR 器械训练等方面取得了一定效果。由于具有个性化、可重复性等显著优点,3D 打印技术必将在 TMVR 领域发挥更加重要的作用。

四、3D 打印在 TAVR 和 TMVR 的应用展望

　　经导管主动脉瓣及二尖瓣介入治疗在临床应用伊始,3D 打印技术就已经开始在诸多方面发挥作用,包括辅助术者精准测量制订手术策略,选择适当的器械种类及型号,辅助加速新器械研发,医师培训,患者教育等。随着 TAVR 和 TMVR 的快速发展,对影像技术支持手段不断提出新的需求,3D 打印及成像技术从影像、计算、材料科学等诸多方面也不断进步,未来将发挥更大作用。

1. 精准测量,准确模拟,手术方案制订　伴随 3D 打印相关产业软件硬件迭代,成像和建模技术准确性将进一步提升,结合材料科学发展,建模和打印实物模型的仿真程度会更加精细化,更加准确地体现主动脉根部结构和二尖瓣复合体结构功能,力学反馈,模拟植入物与自身心脏结构关系等特性。这些技术提升将有助于患者解剖结构精准测量,适应证筛选,手术方案制订等工作准确性的进一步提高。

2. 流体力学和流固耦合建模评估预后　3D 打印技术与三维仿真计算机模拟等技术的融合,实现计算流体力学和流固耦合建模在主动脉瓣及二尖瓣结构功能评估中的应用。将计算流体力学(CFD)纳入 MDCT 衍生的三维计算模型,可以对主动脉瓣及二尖瓣病理生理状态和特定治疗目标进行评估和量化。该类模型的建立还可用于评估选择主动脉瓣及二尖瓣介入治疗器械类型型号、植入深度等对血流动力学的影响,从而评估预测治疗预后结果,包括术后反流、左室流出道梗阻程度,甚至未来预测瓣膜耐久性等。

3. 3D 打印个性化定制瓣膜治疗器械　个性化 3D 打印可植入器械,在骨科、口腔医学等医疗领域已经进入临床,并在精准医疗、个性化治疗方面发挥了重要作用。在以患者为中心的新型医疗模式引导下,未来在心血管领域引入 3D 打印植入物可能性很大,事实上,目前已经有研究团队在研究聚合物材料人工瓣叶 3D 打印技术,虽然仍处于早期阶段,但这种尝试是必要的。随着 3D 打印技术和材料科学的快速发展,包括近年出现的动态 4D 打印技术等,在充分模拟主动脉瓣及二尖瓣复杂解剖结构及功能,动态立体形变等特点的基础上,未来很有可能出现根据患者解剖结构功能特点定制的经导管瓣膜微创治疗器械。

4. 生物 3D 打印活性瓣膜治疗技术　生物活性材料打印已经取得了一定突破,未来打印活性可植入物一定是努力的重要方向之一。组织工程学与 3D 打印技术的融合拓展了新的技术和产业领域。心肌和血管的 3D 生物打印已经进入早期在体试验阶段,并获得了初步的研究成果。而在心血管领域,人工瓣膜植入物多年来面临的抗凝和耐久性问题,很早就催生了组织工程瓣膜的研究,并取得了很多进展。目前已有研究团队开展了全瓣膜结构生物 3D 打印的探索工作,相信未来生物 3D 打印技术发展能够在以往组织工程瓣膜研究的基础上,进一步推进生物活性瓣膜植入物研发。

5. 虚拟现实和全息影像助力手术方案制订和新器械研发　3D 打印结合虚拟现实及全息影像技术,是结构模拟技术的重要进步,对于术者充分理解结构细节有很大帮助,是传统诊断性影像资料不能提供的全新影像模式。特别是结合 4D 动态影像模拟,使术者对瓣膜病复杂解剖结构及功能有更充分的理解,并实现精准立体测量,不同期相的动态测量,使手术方案设计,器械类型及型号选择,并发症预测等更加精准,可能有助于提高手术成功率,缩短手术时间。

6. 3D 实时图像融合指导手术操作,实现超强可视化　实时图像融合技术已经有临床应用报道,能够辅助术者精准定位,节省操作时间,但目前的影像融合技术,无论是三维 CT 与透视融合,还是三维超声与透视融合,仍有很多待解决的问题,包括精确对应关系,动态拟合等,未来 3D 打印及成像技术及计算技术的进一步发展,一定会有更加精准,立体,拟合度更高的操作平台出现,这将给术者操作提供更多辅助支持,特别是对于解剖功能复杂、动态形变大的二尖瓣疾病术中定位、手术设计获得理想的可视化场景,使更多患者受益。

虽然 3D 打印和成像技术在经导管瓣膜病介入治疗领域的应用场景越来越多,但在这些技术能够产生更广泛的影响之前,仍有一些问题需要解决。3D 打印瓣膜和心脏几何结构复制的准确性有待提高,组织特性和力学性能模拟程度仍不完善等。虽然仍面临很多问题,但随着 CT、超声、磁共振等影像技术的进一步发展，材料科学技术的进一步突破，未来完全模拟瓣膜病及心脏结构功能的 3D 打印技术将能够实现静态、动态模拟心脏结构功能，力学特性、流体力学特性等。有望实现模拟血管壁、腔室壁、瓣叶等天然心脏成分生物材料打印，更真实地体外模拟瓣膜及心脏结构功能，为手术策略制订，器械选择及新器械研发助力。

（杨 剑 刘 洋）

参考文献

［1］ BARIBEAU Y, SHARKEY A, MAHMOOD E, et al. Three-dimensional printing and transesophageal echocardiographic imaging of patient-specific mitral valve models in a pulsatile phantom model [J]. J Cardiothorac Vasc Anesth, 2019, 33 (12): 3469-3475.

［2］ BLANKE P, DVIR D, CHEUNG A, et al. Mitral annular evaluation with CT in the context of transcatheter mitral valve replacement [J]. JACC Cardiovasc imaging, 2015, 8 (5): 612-615.

［3］ BLANKE P, NAOUM C, DVIR D, et al. Predicting LVOT obstruction in transcatheter mitral valve Implantation: Concept of the neo-LVOT [J]. JACC Cardiovasc Imaging, 2017, 10 (4): 482-485.

［4］ ELEID M F, FOLEY T A, SAID S M, et al. Severe mitral annular calcification: Multimodality imaging for therapeutic strategies and interventions [J]. JACC Cardiovasc Imaging, 2016, 9 (11): 1318-1337.

［5］ GARCIA-SAYAN E, CHEN T, KHALIQUE O K. Multimodality cardiac imaging for procedural planning and guidance of transcatheter mitral valve replacement and mitral paravalvular leak closure [J]. Front Cardiovasc Med, 2021, 8: 582925.

［6］ GHEORGHE L L, MOBASSERI S, AGRICOLA E, et al. Imaging for native mitral valve surgical and transcatheter interventions [J]. JACC Cardiovasc imaging, 2021, 14 (1): 112-127.

［7］ HAO W A, HS A, YY A, et al. Morphology display and hemodynamic testing using 3D printing may aid in the prediction of LVOT obstruction after mitral valve replacement [J]. Inter J Cardiol, 2021, 331 (2): 296-306.

［8］ HASAN R, MAHADEVAN V S, SCHNEIDER H, et al. First in human transapical implantation of an inverted transcatheter aortic valve prosthesis to treat native mitral valve stenosis [J]. Circulation, 2013, 128 (6): e74-e76.

［9］ KOHLI K, WEI Z A, SADRI V, et al. A simplified in silico model of left ventricular outflow in patients after transcatheter mitral valve replacement with anterior leaflet aaceration [J]. Ann Biomed Eng, 2021, 49 (6): 1449-1461.

［10］ LITTLE S H, BAPAT V, BLANKE P, et al. Imaging guidance for transcatheter mitral valve intervention on prosthetic valves, rings, and annular calcification [J]. JACC Cardiovasc imaging, 2021, 14 (1): 22-40.

［11］ LITTLE S H, VUKICEVIC M, AVENATTI E, et al. 3D printed modeling for patient-specific mitral valve intervention: Repair with a clip and a plug [J]. JACC Cardiovasc Interv, 2016, 9 (9): 973-975.

［12］ MAROM G, PLITMAN M R, AGAIN N, et al. Numerical biomechanics models of the interaction between a novel transcatheter mitral valve device and the subvalvular apparatus [J]. Innovations, 2021, 16 (4): 327-333.

［13］ MORITZ R P, MICHEL J M, ERION X, et al. Paravalvular leakage due to ring dehiscence after mitral valve-in-ring therapy: Mechanisms and percutaneous treatment [J]. Euro Heart J, 2020, 41 (20): 1944.

［14］ OOMS J F, WANG D D, RAJANI R, et al. Computed tomography-derived 3D modeling to guide sizing and planning of transcatheter mitral valve interventions [J]. JACC Cardiovasc imaging, 2021, 14 (8): 1644-1658.

［15］ PREMYODHIN N, MANDAIR D, FERNG A S, et al. 3D printed mitral valve models: Affordable simulation for robotic mitral valve repair [J]. Interact Cardiovasc Thorac Surg, 2018, 26 (1): 71-76.

［16］ GOSWAMI R, COLIN B, JACKSON M, et al. Transesophageal echocardiography-guided percutaneous intervention for a mitral valve leaflet perforation [J]. JACC Cardiovasc Interv, 2015, 8 (5): 754-755.

[17] YANG J, LEE A P W, VIDA V L. Cardiovascular 3D Printing: Techniques and Clinical Application [M]. Berlin: Springer, 2021: 145-170.

[18] RANGANATH P, MOORE A, GUERRERO M, et al. CT for pre-and postprocedural evaluation of transcatheter mitral valve replacement [J]. Radiogr, 2020, 40 (6): 1528-1553.

[19] REGUEIRO A, GRANADA J F, DAGENAIS F, et al. Transcatheter mitral valve replacement [J]. J Am Coll Cardiol, 2017, 69 (17): 2175-2192.

[20] RIHAL C S, SORAJJA P, BOOKER J D, et al. Principles of percutaneous paravalvular leak closure [J]. JACC Cardiovasc Interv, 2012, 5 (2): 121-130.

[21] RUIZ C E, HAHN R T, BERREBI A, et al. Clinical trial principles and endpoint definitions for paravalvular leaks in surgical prosthesis: An expert statement [J]. J Am Coll Cardiol, 2017, 69: 2067-2087.

[22] RUIZ C E, JELNIN V, KRONZON I, et al. Clinical outcomes in patients undergoing percutaneous closure of periprosthetic paravalvular leaks [J]. J Am Coll Cardiol, 2011, 58 (21): 2210-2217.

[23] SODIAN R, KRUTTSCHNITT M, HITSCHRICH N, et al. 3-dimensional printing for the diagnosis of left ventricular outflow tract obstruction after mitral valve replacement [J]. Inter Cardiovasc Thorac Surg, 2021, 32 (5): 724-726.

[24] SORAJJA P, CABALKA A K, HAGLER D J, et al. The learning curve in percutaneous repair of paravalvular prosthetic regurgitation: An analysis of 200 cases [J]. JACC Cardiovasc Interv, 2014, 7 (5): 521-529.

[25] STURLA F, VISMARA R, JAWOREK M, et al. In vitro and in silico approaches to quantify the effects of the Mitra Clip® system on mitral valve function [J]. J Biomech, 2017, 50: 83-92.

[26] VUKICEVIC M, PUPERI D S, GRANDE-ALLEN K J, et al. 3D printed modeling of the mitral valve for catheter-based structural interventions [J]. Ann Biomed Eng, 2017, 45 (2): 508-519.

[27] WANG D D, ENG M H, GREENBAUM A B, et al. Validating a prediction modeling tool for left ventricular outflow tract (LVOT) obstruction after transcatheter mitral valve replacement (TMVR)[J]. Catheter Cardiovasc Interv, 2017, 92 (2): 379-387.

[28] WANG H, SONG H, YANG Y, et al. Morphology display and hemodynamic testing using 3D printing may aid in the prediction of LVOT obstruction after mitral valve replacement [J]. Int J Cardiol, 2021, 331: 296-306.

[29] YANG Y, WANG Z, CHEN Z, et al. Current status and etiology of valvular heart disease in China: a population-based survey [J]. BMC Cardiovasc Disord, 2021, 21 (1): 339.

[30] ALONZO M, ANILKUMAR S, ROMAN B, et al. 3D bioprinting of cardiac tissue and cardiac stem cell therapy [J]. Transl Res, 2019, 211: 64-83.

[31] BAGUR R, CHEUNG A, CHU M W A, et al. 3-dimensional-printed model for planning transcatheter mitral valve replacement [J]. JACC Cardiovasc Interv, 2018, 11 (8): 812-813.

[32] FERRARI E, GALLO M, WANG C, et al. Three-dimensional printing in adult cardiovascular medicine for surgical and transcatheter procedural planning, teaching and technological innovation [J]. Interact CardioVasc Thorac Surg, 2020, 30 (2): 203-214.

[33] GARCIA-SAYAN E, CHEN T, KHALIQUE O K. Multimodality cardiac imaging for procedural planning and guidance of transcatheter mitral valve replacement and mitral paravalvular leak closure [J]. Front Cardiovasc Med, 2021, 8: 582925.

[34] GARDIN C, FERRONI L, LATREMOUILLE C, et al. Recent applications of three-dimensional printing in cardiovascular Medicine [J]. Cells, 2020, 9 (3): 742.

[35] IZZO R L, O'HARA R P, IYER V, et al. 3D printed cardiac phantom for procedural planning of a transcatheter native mitral valve replacement [J]. Proc SPIE Int Soc Opt Eng, 2016, 9789: 978908.

[36] LEE A, HUDSON A R, SHIWARSKI D J, et al. 3D bioprinting of collagen to rebuild components of the human heart [J]. Science, 2019, 365 (6452): 482-487.

［37］OOMS J, MINET M, DAEMEN J, et al. Pre-procedural planning of transcatheter mitral valve replacement in mitral stenosis with multi-detector tomography-derived 3D modeling and printing: A case report [J]. Eur Heart J Case Rep, 2020, 4 (3): 1-6.

［38］OOMS J F, WANG D D, RAJANI R, et al. Computed tomography-derived 3D modeling to guide sizing and planning of transcatheter mitral valve interventions [J]. JACC Cardiovasc Imaging, 2021, 14 (8): 1644-1658.

［39］PASCUAL I, POZZOLI A, TARAMASSO M, et al. Fusion imaging for transcatheter mitral and tricuspid interventions [J]. Ann Transl Med, 2020, 8 (15): 965.

［40］秦悦, 徐臣年, 杨剑. 经心尖入径二尖瓣置换术的临床应用及展望 [J]. 中国介入心脏病学杂志, 2019, 27 (2): 115-118.

［41］杨剑. 心血管 3D 打印技术 [M]. 北京 : 化学工业出版社, 2020: 101-136.

［42］杨剑, 吴永健. 经导管主动脉瓣置换术中的 3D 打印技术 [M]. 北京 : 化学工业出版社, 2022: 95-146.

心力衰竭器械治疗最新进展

随着结构性心脏病介入疗法的迅速扩展,介入性心力衰竭(心衰)器械治疗领域现已成为下一片主战场。心衰患者人群巨大,是所有心血管疾病的最后共同归路,尽管在心衰的药物治疗方面取得了重大进展,心衰相关的发病率和死亡率仍然很高,目前治疗还是不能令人满意,心衰器械领域仍然存在未被满足的巨大需求和提升空间。心衰治疗被认为是心脏病学最后的战场,是心血管介入治疗中亟待攻克的最后堡垒。基于器械或设备的心衰疗法有着药物治疗无可比拟的几项优点:可能有助于减少多药治疗和患者对药物治疗依从性的需求,避免不同药物的不良反应,包括严重患者无法增加用药剂量,这几点都一直困扰着心衰的治疗。介入性心力衰竭领域,从基于设备的心衰治疗开发中的先前成功和挑战中吸取经验与教训,不断涌现出新型介入治疗方法,过去两年各种器械治疗手段也取得了非凡进展,介入性器械治疗被提升至新的高度,正呈现出百花齐放的态势,治疗新突破指日可待。新的进展也面临着临床试验的巨大挑战,能否最终实现有效性、安全性、简便实用性的平衡,很大意义上决定了产品最终能否获批和临床推广。

(1)心衰患者技术研发难度巨大,需要漫长时间及耐心。回望心衰治疗的发展史,无论是药物治疗,还是 CRT/ICD,还是 TEER 技术,都是经过 20 年以上时间才真正成熟,在临床广泛应用。另外,数十年期间内,真正最后胜出的技术寥寥可数。所以,需要足够耐心等待技术的成熟及验证。

(2)心衰发病机制复杂,故治疗的靶点较多,可研发的技术及器械也较多,可能存在着多个器械获得临床肯定。因此,心衰介入治疗是一个工具箱,而不单是某一个技术。然而,并不是所有靶点都能达到很好的治疗效果,最终能获得临床广泛应用的器械不会太多,究竟哪些技术效果是有效的,需要时间验证。

(3)心衰介入治疗是非常有技术前景的发展方向,但与冠脉介入和瓣膜介入相比,更多涉及功能修复,而不单单是解剖修复,因此其发展要更漫长、坎坷。其技术研发更需要医学专家的参与。

(4)心衰患者虽然数量巨大,但不同患者异质性很大。其病因、疾病进程、病理生理存在很大差异性。具体到某个特点单一的一项技术只能适应特定一部分人群。所以,真正合适某一技术的患者数量相对有限。切勿盲目扩展到广泛人群,导致临床研究及应用结果不理想。

(5)心衰是个动态、变化的疾病。其临床效果验证存在很大挑战。需要多医学专科合作,制定严谨的临床研究方案,方能给行业信服的结果。

随着心力衰竭治疗技术的发展,由 Martin B.Leon 博士牵头、心血管研究基金会(CRF)举办的首届技术和心力衰竭治疗会议(Technology and Heart Failure Therapeutics,THT)于 2022 年初召开,旨在探讨新的和新兴的治疗方法、创新的监测策略。鉴于心力衰竭的日益流行和新疗法的创新,本会议作为一个高质量学术会议,以心衰管理的目前争议、新型诊断方法和先进治疗技术为特色,突出各种类型心力衰竭治疗的不同和重要性,特别令人兴奋的是新的临床试验数据,这些数据将涉及一些临床治疗困难的患者的新型经导管方法。与会者将有很多机会扩展和更新他们的知识,提升他们的临床技能,并与行业大咖和同道建立联系。THT 2022 提供了面向未来的心力衰竭治疗新视角,重点关注目前处于临床试验阶段的开发中技术(药物、设备、监测策略),对人工技术快速发展的概述智能和机器学习,以及这些技术将如何改变心力衰竭患者的护理。该计划涵盖了当前和新兴的基于药物和设备的心力衰竭治疗,涵盖左室射血分数范围内的心力衰竭,以及尚未出现在治疗指南中的最新临床科学和试验的结果。

近年来,对于射血分数降低的心力衰竭,已有多项积极的药物临床试验和器械临床试验取得了突破,但这些患者的残余心衰风险仍然很高,而射血分数保留的心衰患者依然没有经过验证的、有足够证据的治疗方法,继续开发创新的心衰治疗方法十分必要且紧迫。为了加速创新、新疗法更早获批上市并解决未满足的临床需求,美国食品药品监督管理局(FDA)于 2013 年发布了早期可行性和首次人体研究指南,从而鼓励设备创新解决临床需求和改善患者护理,特别是当替代治疗或评估不可用、无效或与重大风险相关时。2018 年美国 FDA 启动了突破性设备计划,改变了针对威胁生命或不可逆转的衰弱疾病或状况的设备的审批流程,以更快获取用于诊断和治疗严重疾病的创新设备,且医疗保险和医疗补助服务中心也增加了对这些技术的医院报销比例。由于证明心血管死亡率和心衰住院结果的改善需要更多时间和更大规模的研究,突破性设备计划允许通过以患者为中心的临床结果来评估产品有效性,上市前初始阶段以运动能力、生活质量和生物标志物为评估终点进行批准(首先证明使用安全性)。BeAT-HF 是该途径下第一个获得批准的基于设备的心衰设备计划,Ⅰ期(加速期)试验使用 6 分钟步行距离、明尼苏达心力衰竭生活质量问卷和 N 末端 B 型利钠肽前体作为上市前批准的终点,促成了 2019 年这一技术方案——压力反射激活疗法(baroreflex activation therapy,BAT)的产品成功获批(颈动脉窦刺激器 BAROSTIM NEO)。Ⅱ期(扩展期)试验使用心衰事件复发率和心血管死亡率作为终点,并作为上市前批准提交的补充,两个阶段结束时获得以患者为中心的结局、替代终点和传统心血管结局的综合数据。自政策实施以来,通过突破性设备途径寻求美国 FDA 批准的器械包括心衰器械数量在增加,推动了这一领域不断创新,回顾心衰及相关合并症的器械 / 设备治疗,当前已经成功进入临床并有所突破的新型设备大致包括下述几种类型,未来具有良好的潜在前景。同时,国内新型心衰器械 / 设备也在如火如荼地发展。本文简要叙述近两年来国内心衰器械治疗主要进展和未来前景。

方向 1:国产全磁悬浮人工心脏上市,心衰外科治疗进入人工心脏时代

继"永仁心 EVAHEART"之后,中国首款拥有完备自主知识产权的第三代全磁悬浮人工心脏——"同心 CH-VAD""航天泰心 HeartCon"获批上市,正式开启商业化进程,标志着我国在心血管领域最复杂的植入医疗器械的研制方面迈出了重要一步,将推动中国心力衰竭外科治疗迎来一个全新的时代,需漫长等待心脏移植供体的大量终末期心力衰竭患者有了新的治疗方式。国内自主研发的全球最小的磁悬浮式离心泵"核心 CorHeart"已于近期完成临床入组,也标志着国产化人工心脏技术已比肩国际前沿水平。近年来,人工心脏也成为重症心脏病治疗技术进展最快的领域,其存活结果已可以媲美心脏移植,选择携带人工心脏长期生存成为一种新的趋势。以不良事件发生更少为目标,体积更小、耐用性更优、患者生活质量更高的心室辅助装置也在不断探索和研发中,更小的体积和侵入性、更新颖的泵血设计、运行过程近乎静音等优点,也成了下一代心室辅助装置的发展方向;还有产生搏动性血流的心室辅助装置,在保证血流量的基础上,更贴近患者的生理血流,使其他器官灌注变化更小。随着经皮肤充电等技术的突破,微型植入式 VAD、完全植入式 VAD、脉动流薄膜技术 VAD、带有人工瓣膜进行双心辅助的全人工心脏等颠覆性尖端设备也将迎来新发展阶段。

方向 2:心房分流术竞相开展,多中心临床研究证据更新

2021 年国内心房分流器临床应用进展顺利,Noya 射频心房间分流系统和 D-shant 心房分流器先后进入了多中心临床研究阶段,并有数家同类产品成功进入临床,显示了产业界、学术界对这一领域的认可。心房分流术目前国内外在 HFpEF、HFmrEF、HFrEF 均有临床研究开展,几项大规模随机对照研究的临床结果于近几年内公布,除了改善患者活动耐量及生活质量外,心房分流术能否改善心衰相关再住院及死亡率等硬终点结果及长期预后也值得期待。同时,心房分流术在晚期肺动脉高压右心衰竭领域的探索也已开始,未来有望改变过去球囊房间隔造瘘的弊端,甚至更新指南建议。

2022 年 2 月 1 日 *Lancet* 刊发了全世界第一款心房分流装置 Corvia Atrial Shunt System(既往命名为 Interatrial Shunt Device Ⅱ)的关键研究 REDUCE LAP-HF Ⅱ 的主要研究结果,这也是第一个经过严谨设计和严格随访的多中心、随机、双盲、假手术对照的关键临床研究。总体结论是中性的,主要疗效终点(风险比为 0.98,95% *CI* 0.8~1.2,*P*=0.85)在各组之间没有差异。两组心血管死亡和非致死性缺血性卒中均不常见(随访 12 个月内分流器组 4 例,假手术组 2 例)。心房分流装置组 66 人(21%)和假手术对照组 60 人(19%)发生至少 1 次心力衰竭事件。在 691 天的中位随访时间(IQR:389~809)中,两组心衰事件的总发生率相似(心房分流器治疗组每位患者每年 0.28 次事件,假手术组为 0.25 次)。心力衰竭事件没有差异。1 年随访时两组 KCCQ 总评分改善程度相似[分流器组的中位数变化为 10.2(IQR:1.8~26.8),假手术组的中位数变化为 9.4(IQR:-2.1~22.9)]。研究团队对各项指标细化分析显示,性别为男性(*P*=0.02)、右心房容积指数>29.7ml/m^2(*P*=0.012)和 20W 运动时肺动脉收缩压>70mmHg(*P*=0.002)的患者心力衰竭事件结局较假手术对照组更差。探索性事后分析发现,基于 20W 峰值运动 PVR 进行分组可影响到心力衰竭事件和 KCCQ 总评分结果。峰值运动 PVR<1.74WU(*n*=382)的患者似乎从分流术中受益(风险比为 1.28,*P*=0.032;心力衰竭事件的发生率风险比为 0.71,95% *CI* 0.42~1.20;KCCQ 总评分变化为 5.5,95% *CI* 1.6~9.5),而峰值运动 PVR>1.74WU(*n*=188)似在使用分流装置时效果更差(心力衰竭事件的发生率风险比为 2.48,95% *CI* 1.23~5.01;KCCQ 总评分变化为 -6.2,95% *CI* -11.8~-0.7)。静息 PVR 未发现明显关联性。同时,如排除使用起搏器者(占 20% 的患者),PVR<1.74WU 组获益更多,PVR>1.74WU 组则风险或损害略降低,提示右心室永久起搏可能也是导致潜在右心功能不全进展的原因之一。这一研究对于心房分流术这一新兴技术而言具有非常重要的指导意义,不论是国内外后来者同类产品的临床研究,还是学界对心力衰竭血流动力学异常的诊疗认识,都会从中获得启发,也意味着心房分流术这一看似简单的技术手段其实并不适用于所有心衰人群,需要进一步评估和研究。心房分流术也在经历前期临床研究的阵痛期,从早期阴性结果到最终被临床所认可尚需时日,在经过适应证日益严格的筛选后,层层推进的临床研究才能逐步证实这一技术的最终受益人群。

方向 3:经导管心内膜下水凝胶注射和间充质干细胞注射开启心衰治疗新方向

2021 年 3 月和 9 月,中国人民解放军空军军医大学第一附属医院(西京医院)心脏内科成功使用国内自主研发的经导管心内膜注射系统先后完成了全球首例海藻酸盐水凝胶注射液植入和全球首例人诱导多能干细胞(iPSC)来源心肌细胞注射液微创植入,用于治疗终末期扩张型心肌病,为心衰患者的干预开辟了全新的治疗方案,实现了植入路径和植入材料的双重创新,实现了心力衰竭干细胞治疗的新突破,为终末期危重心衰患者带来治疗方案。通过植入水凝胶,使心肌应力减小,左心室发生逆重构,减轻心脏负担,从而明显改善心衰患者的生活质量。其建立的 XDROPTM 水凝胶产品来源于海藻酸盐,通过独特的改进工艺,使其成为兼具稳定性和安全性的理想植入材料。同时经导管心内膜注射系统,可通过微创路径将水凝胶植入到心肌中,使整个注射过程安全、可控。截至目前,新技术临床试验入组,手术成功率达 100%,所有受试者无相关并发症发生,并已完成绝大部分受试者的随访。已有的随访数据显示,受试者的临床症状及各项相关检查结果均较术前有明显改善。该产品即将在国内多家顶尖心血管中心开展注册性临床试验。

方向 4:植入式心肌收缩调节器上市,植入性电子设备是治疗心衰的新武器

心肌收缩力调节器(CCM)是一种新型电子设备,Optimizer 系统包括一个带有可充电电池的植入式脉冲发生器,即 1 根心房和 2 根心室起搏旋入式导线、1 个植入式脉冲发生器和 1 个电池充电器,1 根心房导联用于传感,其放置方式与标准起搏器相同,2 根心室导联用于传感局部电活动和 CCM 信号传递,被放置在右心室间隔上。该装置设计为 24 小时内平均每 5 小时传递 CCM 信号,可每周自行在家充电。CCM 通过在心搏的绝对不应期施加电刺激,通过一系列生理信号通路改善心肌的生理状态,可以在不增加心脏负担的情况下,加强心脏收缩力,改善心功能。通过 Optimizer 系统可改善 QRS 持续时间<130 毫秒、LVEF 在 25%~45% 的心衰患者的运动耐力和生活质量,对于多达 70%、不适用于 CRT 的窄 QRS 波的射血分数降低的心力衰竭,这项技术可以为广大心衰患者带来新的选择。继国际新一代 CCM OPTIMIZER Smart 在 2019 年 3 月由美国 FDA 批准上市后,2021 年成功获得了中国 NMPA 上市批准,并于年内 11 月完成首例植入。近两年来 CCM 在全国各大医院作为新技术手段进行全方位推广,并显示出了不俗的近期疗效,即刻有射血分数的改善及术后活动耐量的提高。对于各种终末期窄 QRS 的心力衰竭患者,这无疑是一种安全、有效的治疗手段,可改善患者活动耐量和生活质量。

方向 5:世界上最小的心脏辅助装置 Abiomed Impella ECP(折叠式介入 VAD 泵)

Impella 是目前唯一一款上市的介入型血泵,其工作原理是使用微型轴流泵模拟正常生理过程,将血泵至升主动脉以直接降低左心室负荷并主动地向全身供血,可直接降低左心室压力和容量,增加主动脉前向血流,升高主动脉压、平均动脉压、心输出功率,增加冠状动脉血流灌注,改善氧平衡,降低心源性休克患者住院病死率。介入性血泵主要用于高危 PCI 手术的保护,体积小巧,易于植入,手术创伤小,减少患者术后住院时间及术后感染风险,但其转速极高,只能短期辅助,不能长期使用。根据流量不同,可以分为 Impella 2.5、Impella CP 和 Impella 5.0 几种装置,分别能提供 2.5L/min、3.0~4.0L/min、5.0L/min 的最大心排血量支持。2021 年 8 月,Abiomed 宣布其最新一代心脏泵——Impella ECP 被美国 FDA 授予"突破性设备"称号,意味着这一世界上最小的血流动力学支持型心脏泵(流量达 3.5L/min 以上,直径仅有 9F,在主动脉内可扩张到 18F 直径,叶轮运转直径变大,有效减少溶血并发症)有望加速监管审查流程和上市前批准(PMA)申请。截至目前,已有多款 Impella 心脏泵获得美国 FDA 批准上市,其对于心源性休克、高风险 PCI 和心外科围手术期低心排等危重患者可提供关键的血流动力学支持。随着 Impella 介入循环支持器械在心内介入领域的渗透率与使用患者逐年高速增长,这一 pVAD 关键技术手段以第三代 Impella ECP 的出现而向着更小尺寸、更大流量、更全面的体外生命支持发展。同时,因为高昂的费用和国产替代的需

求,这一领域也受到了国内一众创新企业和投资机构的追捧,同类产品也有望很快面世。

方向 6 :Aortix 获得 FDA IDE 批准用于心肾综合征的试点研究,介入式 VAD 向植入式迈进

Aortix 是一种经皮介入的机械循环支持(pMCS)器械,最初设计用于治疗因病情过重而不能单独用药的心衰患者。目前治疗范围正扩展到心肾综合征。Aortix 非常小,直径只有 6mm,长度为 6.5cm。Aortix 是通过经皮导管介入手术放置在降主动脉中长达 7 天,降低心脏负荷,从而使心脏得到休息,并增加肾脏供血。Aortix 类似于一个微型的抽水泵,利用液体夹带来增加天然血流,从而导致血液流速加速,心脏输出量增加,并减少心脏的工作量负荷。Aortix 获批在澳大利亚和美国进行 IDE 研究,本次研究将招募 45 名心肾综合征患者。2021 年 5 月 Procyrion Aortix™ 经皮机械循环支持(pMCS)装置成功启动美国试点试验中的首例患者,以评估其用于心肾综合征患者的安全性和有效性。首例临床效果非常显著,植入 Aortix 后,患者的关键血流动力学参数明显得到改善,并促使肾脏排出了超过 10L 的多余液体,从而大大改善了肌酐水平(一种衡量肾功能的指标)。Aortix 还需要更多临床数据来评估其在治疗心肾综合征中的治疗效果。期待其 IDE 临床研究能早日结束,给心肾综合征患者提供新的希望。该装置通过经皮导管路径放置在胸降主动脉中长达 7 天,借鉴了石油输送技术,将其运用到心脏泵领域,利用流体夹带来增加泵血,可同时减轻心脏后负荷并增加肾脏的灌注,适用于急性失代偿心衰尤其是心肾综合征的患者。

无独有偶,另一款类似器械 ModuleHeart 也于 2022 年在动物实验上取得成功,而获得 FDA "突破性设备" 称号。其是经股动脉植入 3 个泵组件后,于体内组装,并植入降主动脉,通过外接电池以维持长期机械血流动力学支持,以提高晚期心力衰竭患者生活质量。ModuleHeart 拥有一个专有的模块化组件,允许依次经股动脉植入泵组件,然后使用经导管技术组装。ModuleHeart 被植入降主动脉,旨在增加自然血流和终末器官灌注,以稳定晚期心衰患者,阻止疾病恶化,避免急性失代偿。近期 Puzzle Medical 宣布成功完成其产品 ModulHeart 首次人体研究。本次研究共 4 名患者,他们在接受高风险 PCI 手术时部署了 ModulHeart 以提供循环支持。所有患者的心脏和肾脏功能都有所改善。ModulHeart 的模块化设计允许通过平行锚定在降主动脉中的多个泵,提供血流动力学支持。该设计有望实现安全的经皮植入,出血、卒中和泵血栓形成的风险低,同时提供持续的症状缓解、减少再住院和提高整体生活质量。但轴流泵都会面临的一系列血液相容性问题,叶轮高转速带来的血细胞和其他有形成分的机械损伤、泵内产生血栓、微电机发热及故障等问题,也有待进一步临床验证。

方向 7 :功能性二尖瓣反流缘对缘修复研究的新概念

自美国 FDA 批准 Mitraclip 用于功能性二尖瓣反流(FMR)以来,已从最初的"FMR 患者能否从介入治疗中获益"的争议,发展到"哪些 FMR 患者可以从介入治疗中获益",再到"如何确定 FMR 患者的最佳介入治疗方案",一步步推动 FMR 在发病机制、诊断、评估和治疗中的探索。根据二尖瓣有效反流口面积(EROA)和左心室舒张末期容积(LVEDV)的比值,将 FMR 程度与左心室重构程度分为成比例和不成比例两种,COAPT 研究即主要纳入了与左心室重构不成比例的 FMR 患者,证明经导管缘对缘修复可以改善患者症状和运动耐力,降低死亡风险和心力衰竭住院风险,患者可从介入治疗中获益。成比例 FMR 患者对药物治疗反应良好,左心室重构可显著改善,FMR 也可由之减轻;不成比例 FMR 患者在充分药物治疗后无法有效改善左心室重构,需要介入干预二尖瓣反流(MR)。但这一概念存在诸多争议,EROA/LVEDV 并不能全面反映 FMR 特征,FMR 与左心室重构密切相关,是一种异质性、机制极其复杂的疾病,不成比例 FMR 再发引起左心室重构后也存在相当比例的"重叠性"成比例 FMR,成比例 FMR 不断恶化也可转变为不成比例 FMR,FMR 还和左心房扩大、房室压力差、心律失常等因素相关,这些特殊的与左心室重构不成比例的介入治疗效果还有待进一步明确。

方向 8:肺动脉去神经术临床研究取得重大突破

肺动脉去神经术(PADN)是一种基于肺动脉自主神经系统积极参与肺动脉高压发病机制的治疗手段,位于肺血管动脉外膜自主神经节中的 α_1 肾上腺素能受体似乎在维持肺动脉高压疾病的血管张力增高中起关键作用。2021 年 2 月,帕母医疗自主研发的全球首创的多极同步肺动脉射频消融导管成为首个针对肺高压治疗的器械产品,并获美国 FDA "突破性设备"称号,同年 PADN 全国多中心临床研究完成全部 128 例患者入组,11 月首次登上 TCT 国际舞台"肺高压专场",会上首次公布接受 PADN 治疗的 PAH 患者的长期随访结果,120 名接受 PADN 治疗的肺动脉高压患者,在平均 6.6 年随访中,共有 23 名患者死亡,死亡风险比是 0.675,数据表明 PADN 显著提高了肺高压患者的长期生存率。会上同时宣布启动了由纽约西奈山伊坎医学院 Gregg W.Stone 教授牵头的全球多中心临床试验。既往的 PADN-1 phase 1 和 phase 2、PADN-5、TROPHY 1 等研究已经证实 PADN 在治疗肺高压的良好效果和安全性,这一技术开辟了肺高压介入治疗新纪元。

方向 9:颈动脉窦压力感受器刺激疗法(BAT)的临床应用

颈动脉窦为生理性压力感受器,血压升高时兴奋反射性引起心率下降、血管扩张和血压下降,当颈动脉压力感受器被激活时,较强的刺激信号会被发送给大脑,作为反馈,大脑向身体其他部位(心脏、血管和肾脏)发出放松血管、抑制血压相关激素释放等信号,以抵消这种刺激。这一变化的直接作用是减少心脏后负荷,使心脏排出量增加,进而降低心脏的工作负荷。通过神经调节治疗严重心力衰竭的器械 BAROSTIM NEO,是基于气压刺激疗法,通过激活颈动脉窦压力感受器,放大压力信号并通过大脑反射性抑制交感神经活性,使得全身发出松弛血管、抑制血压相关激素释放来抵消这种刺激,从而减少心脏后负荷、增加心脏排出量。通过前期两个阶段数百例的临床研究的良好结果,该设备已于 2019 年获美国 FDA 批准上市,用于改善心衰患者的生活质量。手术首先将其植入患者左侧或右侧锁骨下方,并在患者左侧或右侧颈动脉窦处放置颈动脉窦电极。然后将 IPG 连接到颈动脉窦电极。医师根据患者病情对 IPG 进行编程。IPG 通过电极向颈动脉窦压力感受器发送电信号。该系统适用于对心衰药物治疗无效、NYHA Ⅲ级或Ⅱ级(近期出现Ⅲ级的情况)、左室射血分数 ≤35%,NT-proBNP<1 600pg/ml 的晚期心力衰竭患者;或者根据 AHA/ACC/ESC 指南不适合接受心脏再同步化治疗的患者。关键性的 BAT-HF 研究于 2016 年 5 月至 2019 年 4 月纳入 408 名患者,271 名接受了 6 个月随访。研究结束后进行亚组分析发现,亚组队列 NT-proBNP<1 600pg/ml 患者可从该疗法中获益,2019 年 8 月 16 日美国 FDA 批准了预期用途人群的适应证,该队列由 245 名患者组成,随访 6 个月(BAT 组 120 名,对照组 125 名)。BAT 治疗导致 NT-proBNP 在统计学上和临床上显著降低 25%($95\%\ CI\ 9\%\sim38\%$,$P=0.004$)。其中,C 组减少了 37%($P=0.01$)。BAT 对生活质量的改善更明显,比对照组提高了 14 个百分点($\Delta=14$,$95\%\ CI\ -19\sim-9$,$P<0.001$)。BAT 对 6 分钟步行距离能力的改善优于对照组,BAT 组 6 分钟步行距离比对照组增加了 60m($\Delta=60$,$95\%\ CI\ 40\sim80m$,$P<0.001$)。因此,BAT 主要调动了自身压力感受反射的潜力,针对 NYHA Ⅱ~Ⅲ级、控制基本稳定、相对轻的心衰

患者群。

另一种无源器械 MobiusHD 是一个颈动脉窦的血管内植入的自膨胀矩形支架,为机械装置而非电子控制,通过标准的经皮导管而置于合适的位置,它通过重塑颈动脉、增加颈动脉张力/伸展度的物理压迫方式刺激颈动脉窦压力感受器,放大压力感受信号到大脑,从而抑制交感神经活性,最终达到治疗高血压和心衰的目的。这款设备目前可以使血压平均降低 25 个点,且因个体而异,有的患者血压甚至可以降低 40~50 个点。Vascular Dynamics 的 MobiusHD 植入体可以说是目前治疗耐药性高血压较好的产品。该产品已于 2015 年获得欧盟 CE 认证,现已进入美国 FDA 临床试验。在心衰治疗方面,2021 年公布的早期研究数据显示,患者表现出令人印象深刻的活动耐量和 NT-proBNP 水平的改善,加上此前已有的研究证实其可用于控制难治性高血压,BAT 为难治性高血压和心衰的治疗提供了一种新的选择。

方向 10:植入式有创血流动力学远程监测心衰管理设备进一步扩大了适应证

CardioMEMS 系统此前已获得美国 FDA 批准,用于因心衰住院的 NYHA Ⅲ 级慢性心衰患者的管理,一项新的扩展适应证使该传感器能够被 Ⅱ 级(早期阶段)心衰患者和血液检测显示利钠肽生物标志物水平升高的患者使用,美国 FDA 的批准基于 GUIDE-HF 试验的结果,该试验表明 NYHA Ⅱ 级心衰患者和利钠肽升高的患者在肺动脉压监测指导下的治疗效果更好,心力衰竭事件分别减少 34% 和 25%。研究显示,扩大的适应证将使美国额外的 120 万例患者受益于该传感器。这种扩大的适应证意味着医师可以治疗更多早期心力衰竭患者,降低患者病情进一步进展的机会,并可避免对患者的生活质量产生深远的不良影响。在美国 FDA 扩大批准适应证和医保系统纳入后,该系统也将向更大的患者群体开放,并被视为一个不错的增量机会,估计 2021 年 Cardiomems 的全球销售额为 1.13 亿美元,2025 年销售额将增至 4.08 亿美元,复合年增长率约为 30%,这也显示了随着对心衰长期管理的患者教育程度加深,业界对于心衰压力监测领域的信心。

左心房充盈压是判断心衰恶化更为具体的生理指标,大约 90% 的因心力衰竭入院的患者会出现左心房充盈压升高的肺淤血。与此前美国 FDA 已经批准的 CardioMEMS、尚未批准的同类产品 Cordella 系统监测肺动脉压不同,Vectorious 开发出的一款无线、无电池的植入房间隔的器械——V-LAP 可实时监测左房舒张末压,利用专有的 ASIC 芯片和 MEMS 提供精确的压力读数。2021 年于欧洲完成了前 30 例患者的 FIM 研究入组,旨在评价 3 个月的安全性、有效性和准确性。这种远程监测患者病情并主动调整治疗和用药,可帮助患者控制和管理心衰,保持病情稳定,从而延长寿命,是心力衰竭病情管理的重要方式,需要在国内进行推广。此外,国内外出现了各式各样的可穿戴式、无创模拟压力或整合算法等指标方式(包括血管外肺水、心音、胸阻抗等)用于心衰患者管理,也是一个重要的指导方向。

(董念国　尚小珂　张长东)

全局麻下 TAVR+ "all in one" 技术 1 例

一、临床资料

患者男性,94 岁,5 年前出现胸闷、憋喘,活动后明显,伴咳嗽,活动耐力逐渐下降,笔者所在医院诊断为主动脉瓣钙化并狭窄(重度)、慢性阻塞性肺疾病,给予抗感染、平喘、化痰等治疗,患者未规律用药,症状反复发作;1 年前症状加重,伴夜间不能平卧,建议行 TAVR 手术治疗,患者未同意;半年前出现静息状态下憋喘症状,近 1 个月无法下床活动,需持续吸氧,为进一步治疗收入院。既往有冠心病及支架植入术、COPD、右侧髂总动脉支架术、髂内动脉闭塞、高血压病病史。

体格检查:血压 140/100mmHg,脉搏 90 次 /min。双肺呼吸音粗,可闻及哮鸣音,主动脉瓣听诊区可闻及 3/6 级收缩期杂音。

入院诊断:①心脏瓣膜病:主动脉瓣狭窄(重度)、心功能 Ⅳ 级;②冠状动脉粥样硬化性心脏病:冠状动脉支架植入术后;③心律失常:房性期前收缩、室性期前收缩;④慢性阻塞性肺疾病;⑤高血压病 3 级(极高危);⑥髂总动脉狭窄(支架术后);⑦髂内动脉闭塞(右侧)。

完善相关检查,NT-proBNP 为 10 598pg/ml,Cr 为 99.1μmol/L,Hb 为 157g/L。心电图示窦性心律,心率 98 次 /min。心脏彩超示主动脉瓣瓣口面积为 0.47cm^2,Vmax 为 5.02m/s,平均跨瓣压差为 63mmHg,EF 为 29%,二尖瓣重度反流,三尖瓣中度反流,左室舒张末期内径为 56mm。完善主动脉 CTA 检查,采用 3Mensio 软件评估主动脉根部解剖提示该患者三叶瓣,左无瓣叶部分融合,瓣环周长 74mm,瓣环长短径为 25.8mm、21.5mm(图 1A,彩图见二维码 31),窦部径线分别为 30.8mm、29.5mm、29.5mm(图 1B,彩图见二维码 31);左冠开口高度为 14.1mm,右冠开口高度为 11.8mm(图 1E、F,彩图见二维码 31);瓣膜钙化积分为 929mm^3,钙化分布不均匀,右冠瓣钙化较重(图 1G,彩图见二维码 31);双侧髂动脉、股动脉直径均大于 6mm,右侧髂总动脉局部近环形钙化(图 2,彩图见二维码 31)。

患者高龄,美国胸外科医师协会(STS)评分为 13.28%;经评估主动脉瓣膜解剖上适合行 TAVR(图 3、图 4,彩图见二维码 31),且纠正重度主动脉瓣狭窄后的预期寿命超过 1 年,符合 TAVR 适应证,无手术禁忌证。考虑患者有 COPD 病史,行气管插管全麻有术后脱机困难风险,为减少患者创伤有利于术后恢复,拟采用局麻下极简式 "all in one" 术式,通过左股动脉以单动脉入路方式完成 TAVR 手术;采用 20mm 球囊预扩张,植入 TaurusElite AV23 瓣膜。

二、手术过程

患者取平卧位,右侧颈内静脉植入中心静脉鞘管。术区消毒铺单,左侧腹股沟区充分麻醉,超声引导下穿刺左侧股动脉预置两把 Proglide 缝合器,将 Lunderquist 加硬导丝送入降主动脉,沿加硬导丝送入 20F 戈尔鞘管。穿刺右侧股静脉,植入 6F 鞘管。予肝素 5 000 单位,ACT 大于 250 秒。将临时起搏电极置于右心室心尖部。应用 6F JL4.0 和 6F JR4.0 造

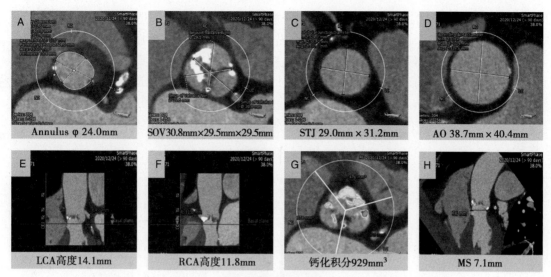

图 1　瓣膜结构评估

A. 瓣环平面;B. 窦部平面;C. 窦管结合部;D. 升主动脉平面;E. 左冠开口高度;
F. 右冠开口高度;G. 钙化积分;H. 室间隔膜部长度。

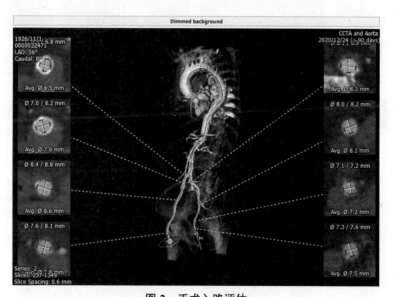

图 2　手术入路评估

影导管行冠状动脉造影示:左主干未见明显狭窄,前降支和回旋支支架内通畅,右冠细小,中段 50% 狭窄(图 5A~C),将 5F 猪尾导管送至主动脉根部,在释放体位下造影(图 5D)。直头导丝跨瓣(图 5E),将 6F AL2.0 导管送至左心室内,通过 260cm 导丝将猪尾导管送入左心室。将塑形后的加硬导丝送入左心室内,沿加硬导丝将 20mm × 4.0cm 球囊送至主动脉瓣口,以 180 次 /min 起搏,收缩压降至 50mmHg 时行球囊扩张(图 5F),主动脉根部造影提示球囊有压迹、无反流,左主干及右冠血流通畅,撤出球囊及 5F 猪尾导管。先将 TaurusElite AV23 经导管主动脉瓣系统送至降主动脉,再将 5F 猪尾导管重新送至主动脉根部,然后将瓣膜送至满意位置,以 120 次 /min 起搏逐步释放瓣膜,复查升主动脉造影提示瓣膜支架膨胀良好,轻度瓣周漏,主动脉无夹层(图 5G~I),先撤出 5F 猪尾导管,再撤出输送系统。将猪尾导管送入左心室。行经胸超声心动图提示:主动脉瓣位为人工支架瓣回声,位置固定,瓣叶活动良好。撤出心室猪尾导管,撤 20F 鞘管,回撤过程中沿鞘管推注造影剂,腹主动脉、髂动脉、股总动脉未见明显异常,应用预置的 Proglide 缝合左股动脉穿刺点,应用弹力绷带加压包扎。术后心电图提示完全性右束支传导阻滞;术后 24 小时下床活动,并行康复训练,恢复良好。

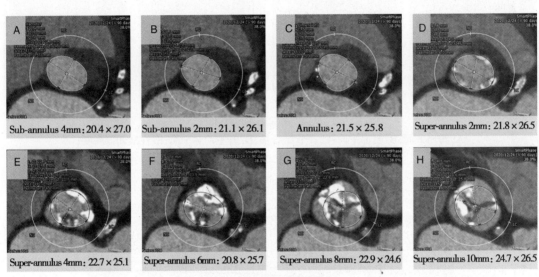

图 3　CT 多层面结构分析

A. 左室流出道平面;B. 瓣下 2mm 平面;C. 瓣环平面;D. 瓣上 2mm 平面;E. 瓣上 4mm 平面;
F. 瓣上 6mm 平面;G. 瓣上 8mm 平面;H. 瓣上 10mm 平面(长径及短径,单位为 mm)。

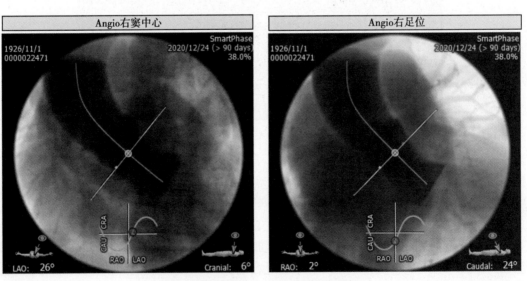

图 4　右窦中心体位及左右窦重合体位

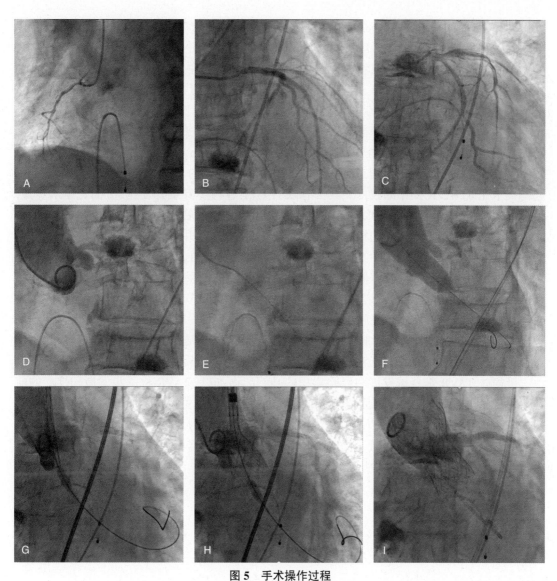

图 5　手术操作过程

A. 右冠造影；B. 前降支造影；C. 回旋支造影；D. 升主动脉造影；E. 直头导丝跨瓣；F. 球囊扩张；
G. 瓣膜初始定位；H. 瓣膜释放过程中造影；I. 瓣膜释放后造影。

三、讨论

极简式 TAVR 诞生于传统 TAVR 基础之上。随着国内外 TAVR 技术的蓬勃发展，欧美国家 TAVR 数量已超过外科换瓣手术，并且 TAVR 手术风险在逐步降低。有学者认为 TAVR 可以逐渐过渡到类似于经皮冠脉介入术（PCI）的简单操作，因此极简式 TAVR 的理念应运而生。Babaliaros 医师在 2014 年首先报道了极简式 TAVR。该研究回顾性分析 142 例经股动脉入路 TAVR，70 例被归至极简式 TAVR 组。研究发现极简式 TAVR 组手术室停留时间短、ICU 停留时间短、术后住院时间短，且住院费用低；两组患者 30 天死亡率、术后 1 个月脑血管事件、中度及以上瓣周漏等事件发生率均无显著差异。该研究中位随访天数为 435 天，两组患者生存率未见显著差异。该研究主要针对球扩瓣；采用极简术式的主要是研究后期患者,因而手术熟练度也是应考量的因素;此外,两组患者平均 STS 评分在 10 分以上。此后研究纳入的患者包括球扩瓣及自膨胀瓣膜,并且有更低的 STS 评分。Qureshi 等对 9 项研究、共 2 880 例 TAVR 患者进行荟萃分析发现,与标准手术方式相比,极简式 TAVR 在住院期间死亡率、30 天死亡率、再入院率无差异;但是急性肾损伤、出血事件及主要血管并发症的发生率降低;此外,住院时间、手术时间、透视时间及对比剂用量均是减少的。

极简式 TAVR 其中一个重要方面就是血管入路的简化。传统 TAVR 手术需要"两动一静"3 条血管入路,相应带来血管穿刺并发症的增多。"all in one"术式指尽量减少血管穿刺,将猪尾导管、瓣膜输送系统或球囊同时置于主入路鞘管内,亦可以同时应用左心室导丝起搏技术完成 TAVR 操作的技术。其具有以下优点:①减少穿刺并发症;②简化手术步骤,缩短手术时间,减少 X 线透视时间;③减少患者创伤,利于术后康复、提高生活质量。

"all in one"技术实现了超极简式 TAVR 操作,对 TAVR 团队也提出了更高的要求,需要团队熟练配合,应对可能出现的情况。在应用该技术时需要注意以下几个问题:①动脉入路需要使用 20F 及以上的鞘管以同时容纳猪尾导管、瓣膜输送系统或球囊,因此术前充分评估动脉入路情况非常重要;②推荐超声指导下进行血管穿刺;③应选用 5F 猪尾导管行主动脉根部造影,减少与瓣膜输送系统之间的阻力;④球囊预扩张后应先撤出猪尾导管,将瓣膜输送系统 Capsule 段送至降主动脉后再次送入猪尾导管;⑤瓣膜释放后,先撤出猪尾导管、后撤输送系统,防止 Capsule 段无法撤出;⑥挑选合适的患者应用左心室导丝起搏技术。

极简式 TAVR 是器械发展和经验累积的必然产物,也是 TAVR 进一步发展和推广的前提条件。极简式 TAVR 提高了手术效率,使患者更舒适,恢复更迅速。"all in one"技术是对 TAVR 简化的进一步推动,可以减少患者创伤、减少穿刺并发症、缩短操作时间、有利于患者康复。对于一些需要多条血管入路的复杂 TAVR 手术或只有一条入路的患者,"all in one"技术使这些患者得到有效的治疗。

(刘新民　姚　晶)

参考文献

[1] WRITING COMMITTEE M, OTTO C M, NISHIMURA R A, et al. 2020 ACC/AHA guideline for the management of patients with valvular heart disease: A report of the American College of Cardiology/American Heart Association Joint Committee on Clinical Practice Guidelines [J]. J Thorac Cardiovasc Surg, 2021, 162 (2): e183-e353.

[2] 中国医师协会心血管内科医师分会结构性心脏病专业委员会. 经导管主动脉瓣置换术中国专家共识 (2020 更新版)[J]. 中国介入心脏病学杂志, 2020, 28 (6): 301-309.

[3] 中国医师协会心血管内科医师分会结构性心脏病专业委员会. 中国经导管主动脉瓣置换术临床路径专家共识 (2021 版)[J]. 中国循环杂志, 2022, 37 (1): 12-23.

[4] 郭帅, 张斌, 吴永健. 经导管主动脉瓣置换术的最新进展 [J]. 中国医刊, 2020, 55 (1): 4-7.

[5] CARROLL J D, MACK M J, VEMULAPALLI S, et al. STS-ACC TVT Registry of Transcatheter Aortic Valve Replacement [J]. J Am Coll Cardiol, 2020, 76 (21): 2492-2516.

[6] BABALIAROS V, DEVIREDDY C, LERAKIS S, et al. Comparison of transfemoral transcatheter aortic valve replacement performed in the catheterization laboratory (minimalist approach) versus hybrid operating room (standard approach): outcomes and cost analysis [J]. JACC Cardiovasc Interv, 2014, 7 (8): 898-904.

[7] QURESHI W T, KUNDU A, MIR T, et al. Meta-analysis of minimalist versus standard care approach for

transcatheter aortic valve replacement [J]. Expert Rev Cardiovasc Ther, 2021, 19 (6): 565-574.

［8］宋光远, 刘新民, 滕思勇, 等 . 使用左心室导丝起搏技术行经导管主动脉瓣置换术 [J]. 中华心血管病杂志 , 2021, 49 (5): 461-466.

［9］刘新民, 宋光远, 滕思勇, 等 . 使用左心室导丝起搏技术行经导管主动脉瓣置换术联合经皮冠状动脉介入治疗一站式手术一例 [J]. 中国循环杂志 , 2020, 35 (12): 1250-1252.

［10］中华医学会心血管病学分会心血管影像学组 , 北京医学会心血管病学会影像学组 . 中国成人心脏瓣膜病超声心动图规范化检查专家共识 [J]. 中国循环杂志 , 2021, 36 (2): 109-125.

［11］宋光远, 王墨扬, 王媛, 等 . 二叶式主动脉瓣狭窄患者主动脉根部形态学特点对经导管主动脉瓣置换术疗效的影响 [J]. 中国循环杂志 , 2019, 34 (2): 149-153.

［12］赵振燕 . 经导管主动脉瓣置入术的并发症 [J]. 中国循环杂志 , 2017, 32 (10): 1031-1033.

横位心 0 型二叶瓣 TAVR 1 例

一、病史

患者男性,70 岁,因"反复气促 3 年余,加重 1 个月"于 2022 年 4 月 12 日入院。患者于 3 年前出现气促、胸闷,活动后加重,偶有咳嗽、咳痰,无伴胸痛,无晕厥,夜间可平躺,无端坐呼吸,无双下肢水肿,于 2 年前患者上述症状加重,到外院就诊,查肌钙蛋白 T 47.61pg/ml,脑利钠肽前体 9 315pg/ml,心电图提示心房颤动,心脏超声提示二尖瓣中度反流,三尖瓣重度反流,主动脉瓣重度狭窄并中度反流,胸部 CT 提示肺部感染,予抗心衰、抗凝、护胃、抗感染等对症治疗后好转。1 个月余前上述症状再发加重,伴夜间阵发性呼吸困难,端坐呼吸,伴双下肢水肿,到外院就诊,拟"慢性心功能不全急性加重、心脏瓣膜病、肾功能不全"收治住院,予抗心衰、抗凝、护肾等对症治疗后好转,现为处理瓣膜问题来笔者所在医院进一步诊治。近 1 个月患者食欲缺乏、精神、睡眠差,大小便如常,体重变化情况不详。既往有高血压病史,最高血压 180/100mmHg,规律服用硝苯地平 60mg 每日 1 次,特拉唑嗪 10mg 每晚 1 次,比索洛尔 2.5mg 每日 1 次降压,血压控制欠佳;有房颤病史,平素服用华法林 3mg 每晚 1 次,4 天前因鼻出血患者自行停用华法林;有"腰椎间盘突出"外科手术史、"下肢骨髓炎"手术史;有输尿管结石病史;有慢性肾功能不全病史。

入院体格检查:体温 36.5℃,脉搏 70 次/min,呼吸 20 次/min,血压 136/83mmHg。神志清晰,双肺呼吸音清,双下肺可闻及少许湿性啰音,无心前区隆起,相对浊音界无扩大,心率 85 次/min,心律绝对不齐,第一心音强弱不等,主动脉瓣区可闻及收缩期喷射样及舒张期叹气样杂音,心尖区及三尖瓣区均可闻及收缩期吹风样杂音,双下肢轻度凹陷性水肿。

入院主要诊断:心脏瓣膜病(主动脉瓣重度狭窄并中度反流、二尖瓣中度反流、三尖瓣重度反流)、心房颤动、纽约心脏病协会(NYHA)心功能分级Ⅲ级、高血压 3 级(很高危组)、慢性肾功能不全、输尿管结石。

二、术前检查

血化验:肌酐 737.2μmol/L(参考值 57~111μmol/L),NT-proBNP 23 099ng/L(参考值 <125ng/L),血常规、肝功能、电解质基本正常。

心电图:心房颤动,T 波改变,肢导联低电压。

经胸超声心动图:主动脉瓣病变,重度狭窄并中度反流(瓣口面积 0.79cm^2,平均跨瓣压差 40mmHg,峰值流速 3.9m/s,反流彩束面积 7.0cm^2,左心室舒张末期内径 52mm,左心室射血分数 65%);中度二尖瓣反流(反流彩束面积 6.3cm^2);极重度三尖瓣反流(反流彩束面积 24cm^2);轻度肺高压;升主动脉瘤样扩张。

主动脉 + 冠状动脉 CTA:冠状动脉未见明显狭窄病变。主动脉根部 CT(图 1,彩图见二维码 32)示二叶式主动脉瓣,瓣叶重度钙化,钙化体积 1 190mm^3;主动脉瓣瓣环直径 29.0mm,左心室流出道直径 29.7mm,二叶瓣中缝长度 29.9mm,窦管交界直径 43.3mm,升主动脉(距瓣环 40mm 处)直径 46.1mm;左冠状动脉高度 11.6mm,右冠状动脉高度 21.1mm;

心脏呈横位,角度约 65°。主动脉全程 CT(图 2,彩图见二维码 32)示左侧颈动脉血管无明显钙化、迁曲或狭窄,血管直径约 10mm;升主动脉瘤样扩张,最宽处直径 55.0mm;胸主动脉迁曲,右侧股总动脉重度狭窄几近闭塞。

胸外科医师协会(STS)评分:5.538%。

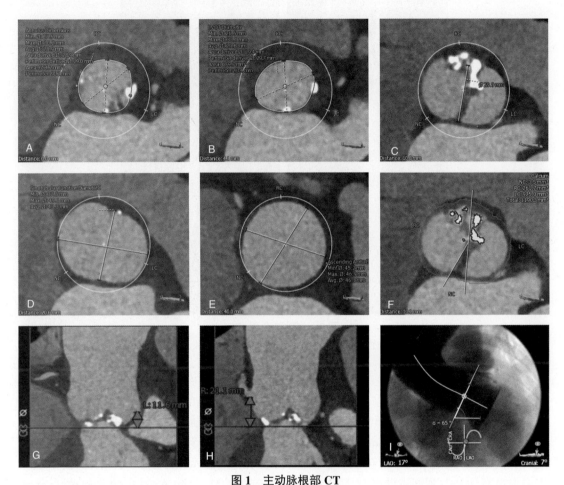

图 1　主动脉根部 CT

A. 主动脉瓣瓣环;B. 左心室流出道;C. 二叶瓣中缝;D. 窦管交界;E. 升主动脉最宽处;F. 主动脉根部钙化体积;G. 左冠状动脉高度;H. 右冠状动脉高度;I. 主动脉根部角度。

三、术前分析

患者为症状性重度主动脉瓣狭窄(0 型二叶瓣),在解剖上有几大难点:①大瓣环结构,瓣环流出道周长都>90mm;②二叶瓣方向呈左前右后型;③前联合钙化融合;④重度钙化,且分布不均匀,左窦的钙化更重;⑤横位心(主动脉瓣根部角度 65°)+升主动脉扩张;⑥主动脉弓迁曲,双下肢动脉严重狭窄乃至闭塞。针对以上情况,经心脏团队充分讨论,最终决定选择左侧颈动脉入路,既可以避开迁曲的主动脉,又可以解决入路问题。瓣膜选择常规 down size,二叶瓣中缝的大小 29mm 左右,目标瓣膜 29mm 应该合适,选择 23mm 预扩张球囊,瓣上结构锚定,适当高位释放。大鞘阻断颈动脉时间估计 15 分钟。

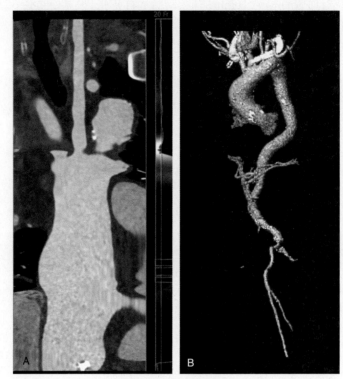

图 2　主动脉全程 CT
A. 左侧颈动脉血管条件良好；B. 主动脉弓迁曲，右股动脉几近闭塞。

四、治疗过程

患者于 2022 年 4 月 19 日在杂交手术室行全身麻醉下经颈动脉 TAVR（图 3）。穿刺右侧颈内静脉，置入 8F 鞘，将临时起搏电极送至右心室备用。穿刺右桡动脉置入 6F 动脉鞘，注入肝素 5 000U，送 pig 导管至主动脉根部，行主动脉造影示：主动脉瓣严重钙化，少量反流。直视下切开左颈部皮肤及皮下组织，游离左侧颈动脉，荷包缝合，穿刺左颈动脉，送入 6F 动脉鞘，150cm 直头导丝带 AL 2.0 造影管跨瓣进入左心室，交换 pig 管至左心室，测量左室压力 202/–16mmHg，升主动脉压力 113/59mmHg，跨瓣压差 89mmHg。交换 lunderquist 导丝至左室，交换左颈动脉 6F 鞘管为 20F 埃普特导引鞘，在临时起搏器控制血压下启用 NUMED 23mm×40mm 球囊成功预扩张主动脉瓣，无明显腰征和反流，冠脉血流未受影响，置入 Venus A Plus 29mm 瓣膜，推送顺利，成功跨瓣并在精确定位和快速起搏辅助下释放，复查造影示瓣膜固定良好，主动脉瓣轻度反流，复测左室压力 146/5mmHg，升主动脉压力 134/58mmHg，跨瓣压差 12mmHg。患者生命体征稳定，拔出埃普特鞘，缝合颈动脉穿刺点，造影见左侧颈动脉狭窄约 50%。依次缝合皮下、皮肤。右侧桡动脉穿刺口压迫止血。妥善固定临时起搏电极。结束手术。术中共用肝素 5 000U，造影剂 150ml。术后患者生命体征稳定，送回监护病房进一步治疗。

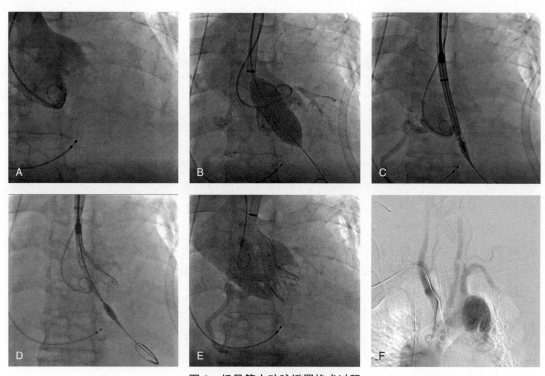

图 3　经导管主动脉瓣置换术过程

A. 主动脉根部造影；B. 球囊预扩张；C. 瓣膜定位；D. 瓣膜释放过程；E. 瓣膜释放后造影；

F. 主动脉弓部造影。

手术视频如下：

 视频 1　主动脉根部造影：左右冠脉显影、根部结构大、瓣叶活动受限

 视频 2　球囊预扩张：23mm 球囊预扩，无明显腰征和反流

 视频 3　瓣膜定位：采用高位释放

 视频 4　瓣膜释放过程

 视频 5　瓣膜释放中造影：瓣膜释放至 2/3 时造影，左右冠脉显影、少量反流

 视频 6　瓣膜完全释放

 视频 7　瓣膜释放后造影：轻度反流，左右冠脉显影，支架腰部受挤压力量较大

 视频 8　主动脉弓部造影：左颈动脉轻度狭窄

　　患者术后气促明显缓解，NT-proBNP 逐渐下降，心电图无新发传导阻滞，4 月 21 日超声心动图提示人工瓣膜功能良好、轻度瓣周漏（瓣周反流彩束面积分别为 1.8cm² 和 1.7cm²）、二尖瓣中度反流（反流彩束面积 5.1cm²）、三尖瓣重度反流（反流彩束面积为 12.9cm²）、轻度肺高压、微量心包积液，EF 为 56%。患者于 4 月 25 日康复出院。1 个月随访患者无诉不适。

五、讨论

本文报道了 1 例经颈动脉 TAVR 治疗 0 型二叶式主动脉瓣狭窄合并横位心的病例,术后主动脉瓣跨瓣压差明显降低,残余轻度瓣周漏,无严重并发症,患者症状明显缓解,疗效满意。

根据 2020 年美国 ACC/AHA 瓣膜性心脏病管理指南的推荐,对于本例重度主动脉瓣狭窄的患者,术前 STS 评分为 5.538%,年龄介于 65~80 岁,推荐外科手术或者 TAVR 作为一线治疗方式。虽然 TAVR 治疗二叶式主动脉瓣患者仍存在一定争议,但目前大样本的观察性研究表明,TAVR 治疗二叶式与三叶式主动脉瓣狭窄的疗效相似,在二叶式主动脉瓣狭窄患者当中,TAVR 与外科手术的疗效也相似。

本例患者合并了横位心,一定程度上增加了手术难度。目前国际上暂无关于横位心的统一定义。相关研究表明,横位心可能增加 TAVR 术后中重度瓣周漏的风险,这可能与瓣膜释放时同轴性不佳进而导致瓣膜植入过深有关。国内中心在横位心的 TAVR 病例中,常常使用抓捕器辅助,可提高器械的通过性及手术的成功率。

本例患者右股动脉重度狭窄,主动脉迂曲,采取经颈动脉入路为合理的决策。研究表明,经颈动脉 TAVR 是可行的,颈动脉入路在新发房颤、大出血、急性肾损伤、住院时长方面,比经心尖或经主动脉入路风险更低。经颈动脉入路回避了股动脉狭窄及主动脉迂曲的解剖挑战,对本例患者而言,大大降低了血管并发症的风险。

本例患者还合并了中度二尖瓣反流与极重度三尖瓣反流,有外科瓣膜手术指征,但患方明确拒绝了外科手术。经过心脏团队的充分评估,考虑二尖瓣、三尖瓣的反流与主动脉瓣狭窄存在一定关系,经过充分知情,患方同意行 TAVR 进行治疗。研究表明,中度与重度的三尖瓣反流是 TAVR 术后 1 年死亡的独立危险因素。但三尖瓣反流导致 TAVR 术后死亡风险增加的结论,仅在二尖瓣反流轻微的患者中成立。也就是说,当二尖瓣反流较为严重时,三尖瓣反流很可能不是原发病变,而更可能是继发于左心疾病的病变,那么这种情况下的三尖瓣反流可能会在 TAVR 术后得到不同程度的缓解,从而降低其对患者死亡风险的影响。另一项观察性研究表明,在合并继发二尖瓣与三尖瓣反流的患者中,59% 的重度二尖瓣反流与 43% 的重度三尖瓣反流在 TAVR 术后可得到缓解,而未缓解的瓣膜反流与预后不良相关,这种未缓解的瓣膜反流可考虑在后续随访中进行介入治疗。本例患者术后出院前复查的超声提示二尖瓣、三尖瓣的反流面积较术前有所下降,是否需要进行进一步介入治疗,需要根据后续随访的症状和超声情况决定。

综上,这是一例挑战性的横位心合并 0 型二叶瓣的 TAVR 病例,最终治疗效果满意。充分的术前准备和紧密的团队合作是手术成功的关键,本中心的经验仅供参考。

（孙英皓　李　捷　罗建方）

参考文献

[1] OTTO C M, NISHIMURA R A, BONOW R O, et al. 2020 ACC/AHA Guideline for the Management of Patients With Valvular Heart Disease: A Report of the American College of Cardiology/American Heart Association Joint Committee on Clinical Practice Guidelines [J]. Circulation, 2021, 143 (5): e72-e227.

［ 2 ］ MAKKAR R R, YOON S H, LEON M B, et al. Association Between Transcatheter Aortic Valve Replacement for Bicuspid vs Tricuspid Aortic Stenosis and Mortality or Stroke [J]. JAMA, 2019, 321 (22): 2193-2202.

［ 3 ］ MAKKAR R R, YOON S H, CHAKRAVARTY T, et al. Association Between Transcatheter Aortic Valve Replacement for Bicuspid vs Tricuspid Aortic Stenosis and Mortality or Stroke Among Patients at Low Surgical Risk [J]. JAMA, 2021, 326 (11): 1034-1044.

［ 4 ］ ELBADAWI A, SAAD M, ELGENDY I Y, et al. Temporal Trends and Outcomes of Transcatheter Versus Surgical Aortic Valve Replacement for Bicuspid Aortic Valve Stenosis [J]. JACC Cardiovasc Interv, 2019, 12 (18): 1811-1822.

［ 5 ］ GORLA R, DE MARCO F, GARATTI A, et al. Impact of aortic angle on transcatheter aortic valve implantation outcome with Evolut-R, Portico, and Acurate-NEO [J]. Catheter Cardiovasc Interv, 2021, 97 (1): E135-E145.

［ 6 ］ CHAMANDI C, ABI-AKAR R, RODES-CABAU J, et al. Transcarotid Compared With Other Alternative Access Routes for Transcatheter Aortic Valve Replacement [J]. Circ Cardiovasc Interv, 2018, 11 (11): e006388.

［ 7 ］ LINDMAN B R, MANIAR H S, JABER W A, et al. Effect of tricuspid regurgitation and the right heart on survival after transcatheter aortic valve replacement: insights from the Placement of Aortic Transcatheter Valves Ⅱ inoperable cohort [J]. Circ Cardiovasc Interv, 2015, 8 (4): e002073.

［ 8 ］ WINTER M P, BARTKO P E, KRICKL A, et al. Adaptive development of concomitant secondary mitral and tricuspid regurgitation after transcatheter aortic valve replacement [J]. Eur Heart J Cardiovasc Imaging, 2021, 22 (9): 1045-1053.

可回收瓣膜 TAVR 1 例

一、病史摘要

1. **基本情况** 患者女性,67 岁,退休工人,因"发作性胸闷、气短 2 年,加重 20 天"之主诉入院。

2. **病史信息** 现病史:2 天前活动后出现胸闷、气短,无明显胸痛,当地医院诊断为"冠心病、阵发房颤"(具体诊治过程不详),后症状缓解,出院后间断服用阿司匹林、阿托伐他汀等药物,间断有气短发生,未进一步诊治。20 天前无明显诱因出现胸闷、气短,较前加重,伴乏力,渐出现夜间不能平卧位休息,双下肢轻度水肿,伴有咳嗽、咳痰,无心前区疼痛,无头晕,无晕厥、昏倒,外院就诊,予以利尿等治疗后症状缓解,行冠脉造影未见明显异常,诊断为心脏瓣膜病,1 天前在笔者所在医院行心脏 B 超提示主动脉瓣重度狭窄,遂收治入院。

既往史:既往患有"高血压、2 型糖尿病"3 年,口服药物治疗,自诉血压、血糖控制可。

个人史、家族史无特殊。

3. **体格检查** 体温 36.5℃,脉搏 87 次 /min,呼吸 20 次 /min,血压 109/80mmHg。双肺呼吸音粗,双肺底可闻及散在湿性啰音。心尖搏动位于左侧第 5 肋间锁骨中线外 0.5cm 处。心率 87 次 /min,律齐,$A_2 > P_2$,主动脉瓣第一听诊区可闻及 3/6 级收缩期杂音,余各瓣膜区未闻及病理性杂音。双下肢无明显水肿。

4. **辅助检查**

(1)心电图:窦性心律,左心室肥厚伴心肌劳损。

(2)门诊心动超声:主动脉瓣二叶式畸形并主动脉瓣风湿性改变可能,主动脉瓣中 - 重度狭窄并中度关闭不全、二尖瓣轻度关闭不全并轻度狭窄(风湿性改变可能)、左室壁增厚、双房增大、左室整体收缩功能减低、升主动脉增宽,主动脉瓣口面积 $0.9cm^2$,平均跨瓣压差 32mmHg,峰值流速 323cm/s。

(3)pro-BNP 3 593pg/ml,cTNT 0.021ng/ml,其余实验室检查大致正常。

5. **初步诊断** ①心脏瓣膜病、主动脉瓣狭窄(重度)、主动脉瓣关闭不全(中度)、二尖瓣关闭不全(轻度)、二尖瓣狭窄(轻度)、心功能 Ⅲ 级(NYHA 分级);②高血压 3 级(很高危);③2 型糖尿病。

二、诊治思路

1. **病例特点**

(1)老年女性,合并有高血压、阵发房颤、糖尿病等多种疾病,反复出现呼吸困难、双下肢水肿等心功能不全表现,近期症状明显加重。

(2)查体:心率 87 次 /min,律齐,$A_2 > P_2$,主动脉瓣第一听诊区可闻及 3/6 级收缩期杂音。

(3)心动超声提示风湿累及二尖瓣及主动脉瓣,以主动脉瓣为著,主动脉瓣口面积 $0.9cm^2$,平均跨瓣压差 32mmHg,峰值流速 323cm/s,患者不仅有明显心衰临床表现,同时 pro-BNP 明显升高(图 1)。

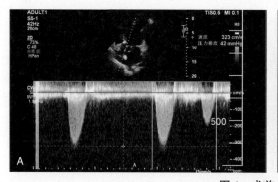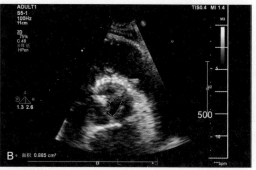

图 1　术前心动超声

A. 主动脉瓣流速；B. 主动脉瓣口面积。

2. 诊治思路与治疗策略

(1)患者有心衰临床表现，且近期出现急性左心衰表现，心动超声提示主动脉瓣口面积<1cm²，平均跨瓣压差为 32mmHg，考虑为低压差型症状性重度主动脉瓣重度狭窄，同时合并中度关闭不全，美国胸外科医师协会（Society of Thoracic Surgery，STS）评分 8.5%，结合《2020 年经导管主动脉瓣置换术中国专家共识》，该患者属于外科主动脉瓣置换术高危人群，推荐行经导管主动脉瓣置换术（transcatheter aortic valve replacement，TAVR），但需了解患者主动脉瓣解剖条件，故术前需完成主动脉多层螺旋电子计算机断层扫描仪（multislice computed tomography，MSCT）评估是否适合行 TAVR。

(2)患者合并有高血压、2 型糖尿病等疾病，合并基础疾病多，术前需仔细评估患者心功能状态，并在药物治疗方面做好充分的术前准备，做好血压、血糖管理。

(3)老年女性，动脉粥样硬化危险因素较多，既往有房颤病史，虽既往未发生脑栓塞、脑梗死等脑血管事件，但考虑到脑血管意外是 TAVR 常见并发症之一，故术前应仔细评估脑血管情况，完善颅脑磁共振平扫及磁共振血管成像，了解颅内情况。

(4)患者未合并其他严重疾病，预期寿命>1 年，无 TAVR 临床方面绝对禁忌证。

三、诊治经过

1. 术前检查

(1)主动脉 MSCT：三叶瓣，左右、右无冠窦部分粘连可能，法式窦结构较大，主动脉瓣环径 28.9mm，周长 90.8mm，面积 641.6mm²，STJ 高度约 24.1mm、直径约 32.9mm，左冠开口高度约 15.9mm，右冠开口高度约 17.3mm，升主动脉增宽，最宽处约 42.7mm，心脏呈横位，心脏角度约 59°，左室形态较大（图 2）。

(2)颅脑磁共振：多发腔隙性脑梗死，脑白质脱髓鞘，脑萎缩。头颅 MRA 示右侧颈内动脉虹吸部、双侧大脑前动脉 A1 段、右侧大脑后动脉、双侧大脑中动脉走行僵硬，管壁毛糙，远端分支血管稀疏；符合颅脑动脉硬化征象。

2. 术前风险评估

(1)患者为三叶式主动脉瓣，瓣膜增厚粘连较重，伴有钙化，主动脉瓣环和 STJ 直径偏大，存在瓣膜下滑风险，术中需做好定位并可能回收多次释放准备。

(2)虽然患者脑血管未见严重狭窄，但存在广泛动脉硬化，术中如低血压时间过长（如反复回收释放操作、循环崩溃等），可能会增加缺血缺氧脑病的风险，同时瓣膜钙化及主动脉斑块组织脱落亦有可能造成脑血管等栓塞事件,术中需谨慎操作。

3. 治疗经过

(1)术前准备:血压控制良好,血糖经过胰岛素调整,较入院前明显改善,同时请神经内科会诊,协助评估术中脑血管意外风险。

(2)TAVR 手术经过:①常规消毒、铺巾,穿刺右侧颈内静脉,植入临时起搏器至右室心尖部,检查临时起搏器工作良好,备用;②分别穿刺双侧股动脉,于右侧股动脉内预置两把 ProGlide 血管闭合器,以右侧为主通路顺序植入 7~18F 动脉鞘,以左侧为辅助通路植入 7F 动脉鞘;③从左侧股动脉送入 PIG TAIL 导管至主动脉根部造影,显示主动脉瓣重度

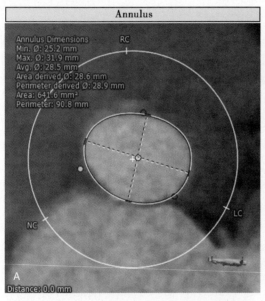
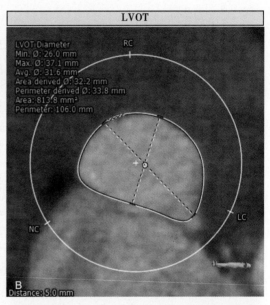
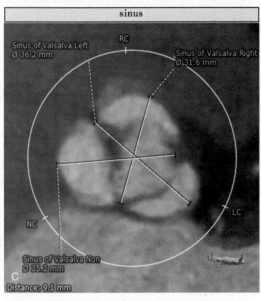
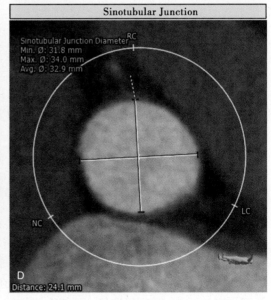

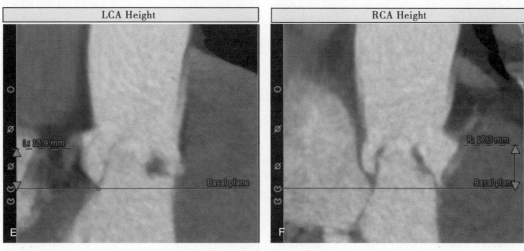

图 2　术前 MSCT 检查
A. 主动脉瓣环;B. 左室流出道;C. 主动脉窦;D. 窦管结合;E. 左冠高度;F. 右冠高度。

狭窄,收缩期中度反流,冠状动脉开口位置、高度良好;④自左侧通路送入 AL1 导管至主动脉根部,沿导管送入直头钢丝跨过主动脉瓣口,交换 PIG TAIL 及加硬导丝,临时起搏器起搏 180 次/min,收缩压下降至 50mmHg 以下时予 18mm×23mm 球囊充分预扩张,冠脉未受明显影响,组装 32mm 瓣膜沿加硬导丝将瓣膜输送至主动脉瓣口;⑤多体位投射,并多次行主动脉瓣根部造影,确定瓣膜位置良好,遂在临时起搏器起搏 150 次/min,收缩压下降至 50mmHg 开始 0 位释放瓣膜,释放至一半时瓣膜出现下滑,遂回收瓣膜,重新定位并造影瓣膜位置良好,再次 0 位释放瓣膜(视频 1~ 视频 3);⑥瓣膜释放完毕后再次行主动脉根部造影,瓣膜位置良好,可见少量瓣周漏,冠状动脉开口未见明显影响;再次行 TEE 检查示少量瓣周漏,遂予后扩张球囊充分扩张(视频 4),复查造影,瓣周漏明显减少(视频 5);⑦缓慢后撤输送系统至体外,并行穿刺部位血管造影,显示穿刺部位血管结构完整,未见血管损伤,使用预置的 ProGlide 闭合血管。术后服用阿司匹林、氯吡格雷双联抗血小板聚集治疗,患者病情平稳,术后第 2 天复查超声,人工瓣膜位置良好,平均跨瓣压差 13mmHg(图 3,彩图见二维码 33)。

 视频 1　第一次瓣膜释放

 视频 2　瓣膜回收重新定位

 视频 3　第二次瓣膜释放

 视频 4　瓣膜后扩

 视频 5　最后造影

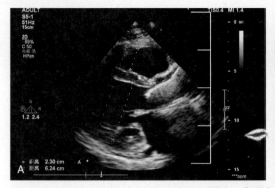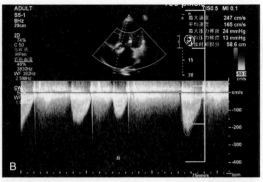

图 3　术后复查心动超声

A. 人工瓣膜位置良好；B. 主动脉瓣平均跨瓣压差 13mmHg。

二维码 33

四、知识扩展及讨论

自 2002 年全球第一台 TAVR 手术开展以来，TAVR 已经成为高危主动脉瓣狭窄患者的首选治疗手段。TAVR 治疗过程中，由于每个患者主动脉根部的解剖条件不同，对术中的操作也会造成影响。而发生瓣膜移位是比较常见的并发症，该例患者在释放瓣膜过程中发生了瓣膜下滑，回收后重新定位释放，最后结果令人满意。

影像学评估是 TAVR 术前评估的重点，包括自体主动脉瓣膜、主动脉瓣环、主动脉、冠状动脉及外周动脉解剖情况，判断是否适合 TAVR 及植入瓣膜的型号。在 TAVR 手术过程中，主动脉瓣膜的释放尤为重要，其释放的位置直接影响手术的成败，如果释放位置不理想，不但不能解决瓣膜狭窄或反流问题，还有可能会引起冠脉血流受阻、房室传导阻滞、循环崩溃等并发症。该患者主动脉瓣狭窄考虑为风湿性瓣膜改变，以增厚粘连为主，钙化不重，且瓣环直径较大，术前评估瓣膜下滑风险高，瓣膜下滑易造成瓣膜重度反流、房室传导阻滞等严重并发症。研究报道显示，瓣膜植入位置过深是导致严重瓣周漏的独立危险因素。而 Kris Kumar 等长期随访表明，瓣膜位置移位导致严重瓣周反流会增加患者远期死亡风险，尤其是二叶瓣患者中多见，中度以上的瓣周反流可增加 2 倍以上的死亡风险。而植入位置过深会显著增加房室传导的发生率，这在国外综述中已经表明，植入深度>室间隔膜部高度（6mm），术后永久起搏器植入概率大大增加，而瓣膜钙化不明显的病变在人工瓣膜锚定过程中容易出现植入过深的情况，所以可能需要通过回收来反复确定植入深度。在可回收瓣膜应用于临床之前，瓣膜移位发生后只能通过瓣中瓣去补救，导致严重瓣周漏、房室传导阻滞等并发症概率高，严重者甚至需要外科开胸手术，这对于选择微创手术的患者，尤其是外科高危患者，会进一步增加围手术期死亡风险，所以可回收瓣膜提供了这样能够精准定位的优势。同时瓣环平面角度过大也是造成定位困难的原因之一，过大的瓣环平面夹角使得术中投照体位选择难度加大，难以保证器械和瓣环在术野中的同轴关系，使人工瓣膜初始定位困难，进而导致植入深度的判断失误。该患者心脏角度大，近似于横位心，在瓣膜输送过程中也使用了抓捕器使系统顺利跨瓣，同时横位心对瓣膜定位的准确性造成困难。

因此，对于术前评估瓣膜下滑风险高的患者，我们可选用具有可回收功能的二代瓣膜，在瓣膜释放位置不理想的情况下，可回收重新释放，从而显著降低 TAVR 手术的风险和难度，提高手术成功率和安全性，是 TAVR 治疗上的一项重大突破，让我们团队能够更加精密地确定瓣膜释放位置，为患者带来了更多获益。

（韩 克 吴 岳 马云龙）

参考文献

［1］周达新, 潘文志, 吴永健, 等. 经导管主动脉瓣置换术中国专家共识 (2020 更新版)[J]. 中国介入心脏病学杂志, 2020, 28 (6): 301-309.

［2］YOSHIDA J, IKENAGA H, HAYASHI A, et al. Predictors and Outcomes of Persistent Tricuspid Regurgitation After Transcatheter Aortic Valve Implantation [J]. The American journal of cardiology, 2019, 124 (5): 772-780.

［3］EWE S H, MURATORI M, VAN DER KLEY F, et al. Effect of aortic regurgitation following transcatheter aortic valve implantation on outcomes [J]. The American journal of cardiology, 2015, 115 (5): 664-669.

［4］KUMAR K, SIMPSON T F, AKHAVEIN R, et al. Changes in the Severity of Mitral Regurgitation After Transcatheter Aortic Valve Implantation in Patients With Severe Bicuspid Aortic Stenosis [J]. The American journal of cardiology, 2022, 168: 168-170.

［5］TAKAGI H, UMEMOTO T. Impact of paravalvular aortic regurgitation after transcatheter aortic valve implantation on survival [J]. International journal of cardiology, 2016, 221: 46-51.

［6］RODéS-CABAU J, ELLENBOGEN K A, KRAHN A D, et al. Management of Conduction Disturbances Associated With Transcatheter Aortic Valve Replacement: JACC Scientific Expert Panel [J]. Journal of the American College of Cardiology, 2019, 74 (8): 1086-1106.

［7］郑凌飞, 徐凯, 王斌, 等. 经导管主动脉瓣置换术围术期严重并发症单中心经验分析 [J]. 中华心血管病杂志, 2021, 49 (8): 764-769.

二尖瓣生物瓣衰败"瓣中瓣"1例

一、病史摘要

1. 病史信息　患者男性,74岁,以"反复胸闷心悸10年,再发加重1周"于2021年10月3日入院。初于劳累后出现,持续数分钟,休息后可好转,于2011年11月外院造影RCA第二转折处约90%狭窄,行血运重建术植入1枚支架,7年前(2014年4月)上述症状再发至外院造影检查LCX弥漫性动脉粥样硬化伴狭窄最重约90%,行LCX血运重建术植入1枚支架。4年前上述症状再发,外院超声提示二尖瓣重度关闭不全、冠脉造影显示LAD中段100%闭塞,于2017年9月28日行二尖瓣生物瓣置换、三尖瓣成形联合冠脉旁路移植术,术后长期口服阿司匹林、氯吡格雷、瑞舒伐他汀、美托洛尔、厄贝沙坦等药物;2年前再发心悸、ECG提示房颤,行房颤射频消融术。半年来反复发作胸闷、气短,伴阵发性呼吸困难、端坐呼吸,外院予以呋塞米、螺内酯及多次胸腔穿刺引流等纠正心衰药物治疗,效果欠佳转入笔者所在医院。

既往史:高血压病史5年余,规律口服厄贝沙坦80mg,控制可;否认糖尿病、脑血管病史。

个人史:吸烟30年,已戒8年,饮酒30余年,已戒5年。

婚育史、家族史无特殊。

2. 体格检查　体温36.2℃,呼吸21次/min,脉搏125次/min,血压113/80mmHg,身高170cm体重63kg。双肺呼吸音粗,下肺呼吸音低,可闻及湿性啰音。心率150次/min,律不齐,心尖部可闻及SM 3/6级。双下肢中度凹陷性水肿。

3. 辅助检查

(1)心电图:快速性心房扑动(图1)。

(2)胸部正位片:双下肺密度增高影,心胸比约0.55(图2)。

(3)检验结果:脑钠肽(BNP)2 093pg/ml,肾小球滤过率70.3ml/(min·1.73m^2),血红蛋白124g/L,糖化血红蛋白(HbA1C)5.5%,白蛋白42.8g/L,电解质、甲状腺功能未见明显异常。

(4)心脏超声:左房收缩期前后径38mm,左室舒张末径48mm,右房径35mm×42mm,右室径18mm。室间隔厚10mm,二尖瓣瓣膜左房面可见膜状回声,二尖瓣口可探及收缩期大量反流信号(考虑瓣膜毁损),流速约2.8m/s,峰值压差32mmHg,三尖瓣轻-中度关闭不全;心功能:左心室短轴缩短率(fraction shortening,FS)31%,射血分数(ejection fraction,EF)63%,每搏输出量(stroke volume,SV)59ml(视频1)。

视频1　基线超声显示二尖瓣反流

4. 初步诊断　①冠心病PCI术后、CABG术后;②心脏瓣膜病、二尖瓣生物瓣置换术后并重度关闭不全心功能Ⅳ级、胸腔积液;③心律失常、持续性房颤、射频消融术后、持续性房扑;④高血压病3级(极高危);⑤肺部感染。

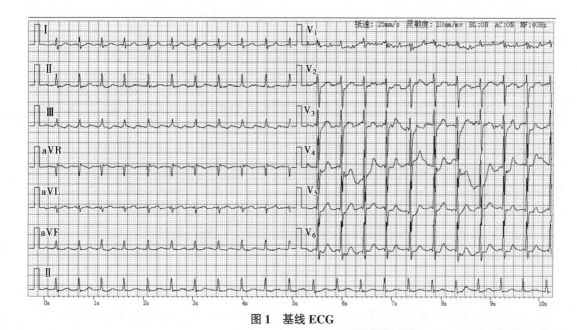

图 1　基线 ECG

二、诊治思路

1. 病例特点

（1）老年男性，反复胸闷心悸 8 年，半年来反复发作慢性心衰急性加重，反复住院。本次加重 1 周，伴夜间阵发性呼吸困难、端坐呼吸。

（2）患者 4 年前二尖瓣生物瓣置换、三尖瓣成形联合冠脉搭桥开胸手术史，伴心律失常心房纤颤、心房扑动、高血压病史。

（3）查体心律不齐，心尖部可闻及 SM 3/6 级。双下肢中度凹陷性水肿。超声检查提示双侧胸腔积液、人工二尖瓣重度关闭不全。

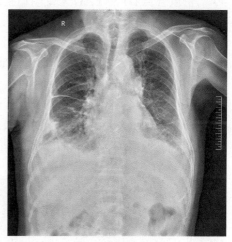

图 2　胸部正位片

2. 诊治思路与治疗策略

（1）患者入院时为慢性心衰急性发作，结合超声、胸部 X 线、血生化检查等，根据 2021ESC 心力衰竭诊断和治疗指南予改善心衰药物治疗如呋塞米、螺内酯、毛花苷 C 及胸腔穿刺引流、抗感染等，对症改善心力衰竭症状。当心力衰竭症状改善后，可考虑病因学治疗。

（2）从患者既往病史及检查结果分析，考虑心力衰竭病因为二尖瓣生物瓣衰败导致关闭不全，但应与缺血性心肌病、心律失常心肌病相鉴别，详见以下证据：①现心脏超声明确证实二尖瓣生物瓣重度关闭不全；②既往多次血运重建及 CABG 史，但既往无心肌梗死病史、超声未见节段性室壁搏动异常、左室舒张末内径正常、无室壁瘤、ECG 无病理性 Q 波，并不支持缺血性心肌病导致心力衰竭；③心律失常心肌病：患者既往发作房颤，曾行射频消融术，术后复查为窦性心律，本次入院为快心室率心房扑动，但结合射频消融后房扑房颤病史短（4 个月），且超声测量左房内径 38mm，考虑房扑房颤系二尖瓣反流、心房负荷重导致，而非病因。综合以上分析,考虑患者心衰症状改善后,有进行二尖瓣手术的适应证。美国胸外科医师学会(Society of Thoracic Surgeons,STS)评分为11.4%,为外科进行再次二尖瓣置换手术高危组。

(3)2021年ESC/EACTS推荐对于外科手术高危患者可考虑进行经导管二尖瓣瓣中瓣手术,本例既往开胸手术时二尖瓣行29#SJM瓣膜、房间隔缝合,对该患者有进行瓣中瓣手术的适应证;且患者既往多次血运重建史,需结合新近造影的血管情况综合评价手术策略,若冠脉血管无须处理或冠脉血管存在病变,可行内科冠状动脉介入处理,可考虑同期内科冠脉血运重建联合二尖瓣瓣中瓣手术,若冠脉病变复杂、介入处理效果不佳,则考虑行外科同期手术。针对心律失常、房扑房颤,结合心电图为房扑,患者原发病若得到纠正,房扑转复后可更加获益。瓣膜若内科手术,可术中电复律(介入术中)/直视下消融(外科手术);考虑若进行内科手术,需术前详细分析评价瓣中瓣手术的可行性、瓣膜类型选择、相关风险如流出道梗阻等。

三、术前相关检查

1. 复查冠脉造影显示LAD中远段狭窄最重约80%,LCX血流尚可,RCA中段狭窄约40%,桥血管自D1至LAD未见明显狭窄(视频2)。

2. 二尖瓣全周期扫描显示左心房、心耳无血栓,二尖瓣瓣叶无赘生物。二尖瓣生物瓣瓣环面积547mm^2,平均径26.5mm,根据测量考虑可植入Sapiens3 26#瓣膜,模拟植入后收缩期流出道内径11.1mm,面积447mm^2,无流出道梗阻风险;房间隔穿刺部位距离二尖瓣瓣环20mm可实现输送系统顺利通过(图3~图6,彩图见二维码34)。

视频2　冠脉造影

3. 根据手术策略分析及针对性术前检查,患者血管无再次血运重建的指征,故综合治疗方案为:经导管二尖瓣生物瓣瓣中瓣植入+电复律。

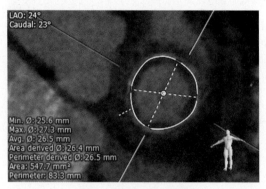

图3　衰败二尖瓣测量

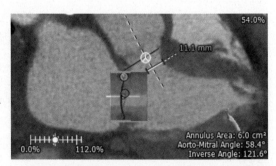

图4　模拟26mmS3 Viv植入后LVOT测量

四、手术治疗

1. 房间隔穿刺(视频3)在食管超声及DSA指引下,精确测量穿刺部位与二尖瓣瓣环距离,成功后将导丝送至左上肺静脉,进行肝素化,维持ACT≥300秒。

2. 更换鞘管为Agilis鞘,在A鞘操作下更换导丝顺利跨过二尖瓣至左心室,并更换导丝为Safari导丝(视频4)。

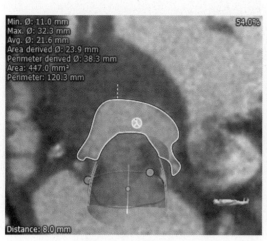

图 5 neo LVOT 面积

图 6 确定房间隔穿刺高度

3. 送入 12mm 球囊扩张房间隔，并轻轻拉动（视频 5）。

4. 更换为 eSheath 14F 鞘管，沿鞘管送入压缩好的 26#S3 瓣膜，在下腔静脉平直段进行球囊、瓣膜的体内组装（视频 6）。

二维码 34

5. 采用可调弯系统小心将输送系统跨过房间隔并到达二尖瓣区域（视频 7），在 DSA 下原 SJM 瓣膜可见一显影环（图 7），转动机头使之为一条线，此即为投照体位。在此体位 DSA 下观察 SJM 瓣膜显影环、将输送系统微调使之呈 9：1 释放；位置调整好后将输送系统释放张力，在 180 次/min 快速起搏下进行瓣膜释放（视频 8）。

6. 释放后即刻食管超声可见 1 区少 - 中量反流（视频 9），分析考虑系 Safari 导丝引起，导丝撤出后该区反流消失，仅中心性微量反流、压差可（视频 10）。

视频 3 房间隔穿刺

视频 4 更换导丝

视频 5 球囊扩张房间隔

视频 6 瓣膜组装

视频 7 输送系统到达二尖瓣

视频 8 瓣膜释放

视频 9 释放后即刻二尖瓣反流

视频 10 超声显示二尖瓣反流显著减少

7. 进行 100J 直流同步电复律治疗心房扑动，成功转复为窦性心律（图 8）。

8. 术中需注意 Safari 导丝形态、张力、位置，避免对游离壁张力过大造成心脏破裂；严格监测 ACT；注意心包有无积液。由于主动脉瓣与二尖瓣不同，故体外装载瓣膜时需与

TAVI 手术相反。

五、术后及随访

术后应用华法林抗凝,维持 INR 波动于 2.0~3.0,加用维持心律药物决奈达隆,余药物为他汀类、口服呋塞米、螺内酯及沙库巴曲缬沙坦,术后复查超声提示:人工二尖瓣少量反流,反流面积约 1.8cm^2,结合 2020 年 ESC NSTE-ACS 管理指南未再加用抗血小板用药。严格生活指导如低盐低脂饮食、戒烟、戒酒等。

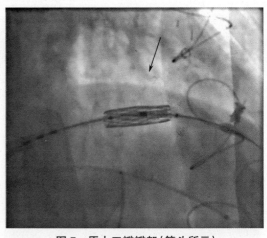

图 7　原人工瓣瓣架(箭头所示)

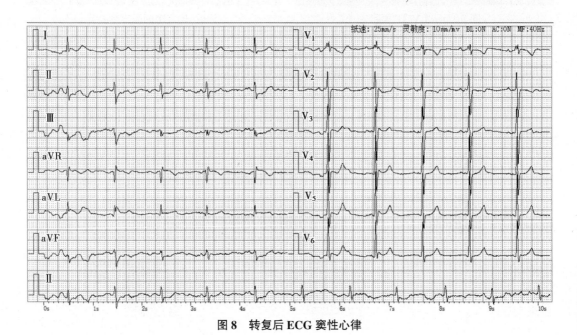

图 8　转复后 ECG 窦性心律

六、专家点评

该患者为老年男性、既往开胸冠脉搭桥及二尖瓣生物瓣置换史,合并二尖瓣生物瓣衰败、重度关闭不全,已出现心力衰竭、肺水肿>3 次 / 年,有再次进行外科生物瓣置换的适应证,但患者属外科手术高危患者。通过详细的 CT、超声评价,评价流出道梗阻风险低,患者适合进行经导管二尖瓣瓣中瓣手术,术中在食管超声引导下顺利穿刺房间隔并完成二尖瓣的原位置换。术后复查 ECG、超声结果良好,该病例涵盖冠心病、心律失常、结构性心脏病及心力衰竭的综合诊疗,手术治疗效果可。

七、知识扩展

二尖瓣疾病是最常见的心脏瓣膜病,尤其是二尖瓣关闭不全。在国外心脏手术登记中,

2/3 患者进行二尖瓣修复、剩余采用二尖瓣置换,其中 70% 采用生物瓣膜。65 岁以上外科二尖瓣假体 15 年衰败率高达 38%,其中再次开胸达 25%。年轻患者在进行二尖瓣手术时考虑妊娠、远期抗凝等因素时,在过去的 20 年间生物瓣植入已超过机械瓣。

随着经导管主动脉瓣置换技术的发展,2008 年采用 Edwards 瓣膜进行首例经心尖行外科二尖瓣生物瓣衰败瓣膜置换以来,经导管二尖瓣治疗逐渐被大家所重视。对二尖瓣自体瓣膜的修复发展尤其迅速如经导管二尖瓣缘对缘修复(edge to edge),但经导管二尖瓣置换术(transcatheter mitral valve replacement,TMVR)发展较为缓慢,由于二尖瓣瓣环呈 D 字形、随着心动周期而改变,钙化较少、且常仅发生在后叶,所以 TMVR 不同于 TAVR,缺乏支撑。因此,主要应用在生物瓣衰败(valve-in-valve,ViV)、外科成形环(valve-in-ring,ViR)、严重二尖瓣瓣环钙化(valve-in-MAC,ViMAC)。高龄患者二尖瓣再次外科手术风险较高、死亡率高达 12%。Vohra 等报道涉及 49 例行再次开胸的二尖瓣衰败患者的研究,患者平均年龄为 (62 ± 13) 岁,术后卒中发生率为 8%、术后透析发生率为 12%,术后平均住院 (17 ± 11) 天。既往 4 个较大的关于经导管二尖瓣瓣中瓣手术的研究:患者平均年龄为 72.6~76 岁,基线 STS 评分为 9.2%~12.5%,术后 30 天死亡率为 5%~8.5%,脑卒中发生率为 0~2.3%,并发症发生率较低,术后平均恢复快,平均住院时间为 3 天。Eleid 等观察 60 例经导管二尖瓣瓣中瓣手术 1 年生存率为 86%,68% 的患者心功能恢复至 NYHA Ⅰ 级。MITRAL 试验是首个评估外科二尖瓣假体衰败的高危患者采用经房间隔行二尖瓣瓣中瓣置换术疗效的前瞻性研究,结果显示,30 天和 1 年的手术成功率均为 100%,30 天全因死亡率 3.3%,1 年全因死亡率并未进一步增加、与 30 天相同。在 1 年的随访中,89.3% 的患者 NYHA 分级达到 Ⅰ 级或 Ⅱ 级。

在评估能否使用主动脉瓣膜进行二尖瓣 ViV 时对二尖瓣瓣环测量、假体衰败机制分析、流出道梗阻风险至关重要。人工瓣膜真实内径与瓣膜类型相关,但并没有最准确的二尖瓣瓣环测量方法。目前测量采用全周期 CT 扫描、在二尖瓣区域描记一马鞍形或 D 形面积,选择合适的瓣膜及 oversize 比例,若瓣膜过小可能导致栓塞或移位,过大则可能导致瓣叶变形。当瓣环径位于两个瓣膜型号的临界值时,参考二尖瓣假体衰败机制如狭窄或关闭不全来选择。

因此,对老年患者或年轻但多合并症、既往手术史,无法耐受外科手术,经导管二尖瓣瓣中瓣手术作为可替代的治疗方式,能够避免再次外科开胸、降低死亡率。随着介入技术的发展,很多高龄、多合并症患者有了除药物保守以外的微创治疗选择,但正因患者的合并症不同,所以更需团队制订个体化的综合治疗方案及规范化管理。

(胡彩娜 付 新 姜正明)

参考文献

[1] MCDONAGH T A, METRA M, ADAMO M, et al. 2021 ESC Guidelines for the diagnosis and treatment of acute and chronic heart failure: Developed by the Task Force for the diagnosis and treatment of acute and chronic heart failure of the European Society of Cardiology (ESC) With the special contribution of the Heart Failure Association (HFA) of the ESC [J]. Rev Esp Cardiol (Engl Ed), 2022, 75 (6): 523.

[2] VAHANIAN A, BEYERSDORF F, PRAZ F, et al. 2021 ESC/EACTS Guidelines for the management of valvular heart disease [J]. G Ital Cardiol (Rome), 2022, 23 (5 Suppl 1): e1-e75.

［3］ BOULETI C, FASSA A A, HIMBERT D, et al. Transfemoral implantation of transcatheter heart valves after deterioration of mitral bioprosthesis or previous ring annuloplasty [J]. JACC Cardiovasc Interv, 2015, 8 (1 Pt A): 83.

［4］ BOURGUIGNON T, BOUQUIAUX-STABLO A L, LOARDI C, et al. Very late outcomes for mitral valve replacement with the Carpentier-Edwards pericardial bioprosthesis: 25-year follow-up of 450 implantations [J]. J Thorac Cardiovasc Surg, 2014, 148 (5): 2004-2011.

［5］ GOLDSTONE A B, CHIU P, BAIOCCHI M, et al. Mechanical or biological prostheses for aortic-valve and mitralvalve replacement [J]. N Engl J Med, 2017, 377 (19): 1847-1857.

［6］ CHEUNG A, WEBB J G, WONG D R, et al. Transapical transcatheter mitral valve-in-valve implantation in a human [J]. Ann Thorac Surg, 2009, 87 (3): e18-e20.

［7］ VOHRA H A, WHISTANCE R N, ROUBELAKIS A, et al. Outcome after redo-mitral valve replacement in adult patients: a 10-year single-centre experience.[J] Interact Cardiovasc Thorac Surg, 2012, 14 (5): 575-579.

［8］ YOON S-H, WHISENANT B K, BLEIZIFFER S, et al. Outcomes of transcatheter mitral valve replacement for degenerated bioprostheses, failed annuloplasty rings, and mitral annular calcification [J]. Eur Heart J, 2019, 40 (5): 441-451.

［9］ ELEID M F, WHISENANT B K, CABALKA A K, et al. Early outcomes of percutaneous transvenous transseptal transcatheter valve implantation in failed bioprosthetic mitral valves, ring annuloplasty, and severe mitral annular calcification [J]. JACC Cardiovasc Interv, 2017, 10 (19): 1932-1942.

［10］ URENA M, BROCHET E, LECOMTE M, et al. Clinical and haemodynamic outcomes of balloon-expandable transcatheter mitral valve implantation: a 7-year experience [J]. Eur Heart J, 2018, 39 (28): 2679-2689.

［11］ GROVER F L, VEMUPAPALLI S, CARROLL J D, et al. STS/ACC TVTR 2016 Annual Report of the Society of Thoracic Surgeons/American College of Cardiology Transcatheter Valve Therapy Registry [J]. Ann Thorac Surg, 2017, 103 (3): 1021-1035.

［12］ GUERRERO M, PURSNANI A, NARANG A, ET AL. PROSPECTIVE EVALUATION OF TRANSSEPTAL TMVR for Failed Surgical Bioprostheses: MITRAL Trial Valve-in-Valve Arm 1-Year Outcomes [J]. JACC Cardiovasc Interv, 2021, 14 (8): 859-872.

［13］ GUERRERO M, SALINGER M, PURSNANI A, et al. Transseptal transcatheter mitral valve-in-valve: A step by step guide from preprocedural planning to postprocedural care [J]. Catheter Cardiovasc Interv, 2018, 92 (3): E185-E196.

GREAT WALL INTERNATIONAL CONGRESS OF CARDIOLOGY

心脏病学实践

2022 （全 7 册）

主　　编　陈绍良　吴永健

主　　审　袁祖贻　丛洪良

学术秘书　张俊杰　高　展

人民卫生出版社
·北京·

图书在版编目（CIP）数据

心脏病学实践 .2022：全 7 册 / 陈绍良，吴永健主编 . —北京：人民卫生出版社，2022.11

ISBN 978-7-117-33815-8

I.①心… Ⅱ.①陈…②吴… Ⅲ.①心脏病学 Ⅳ.①R541

中国版本图书馆 CIP 数据核字（2022）第 194728 号

人卫智网	www.ipmph.com	医学教育、学术、考试、健康，购书智慧智能综合服务平台
人卫官网	www.pmph.com	人卫官方资讯发布平台

心脏病学实践 2022（全 7 册）
Xinzangbingxue Shijian 2022（Quan 7 Ce）

主　　编：陈绍良　　吴永健
出版发行：人民卫生出版社（中继线 010-59780011）
地　　址：北京市朝阳区潘家园南里 19 号
邮　　编：100021
E - mail：pmph @ pmph.com
购书热线：010-59787592　　010-59787584　　010-65264830
印　　刷：三河市宏达印刷有限公司（胜利）
经　　销：新华书店
开　　本：787 × 1092　1/16　　总印张：94
总 字 数：2346 千字
版　　次：2022 年 11 月第 1 版
印　　次：2022 年 11 月第 1 次印刷
标准书号：ISBN 978-7-117-33815-8
定价（全 7 册）：254.00 元

打击盗版举报电话：010-59787491　　E-mail：WQ @ pmph.com
质量问题联系电话：010-59787234　　E-mail：zhiliang @ pmph.com
数字融合服务电话：4001118166　　E-mail：zengzhi @ pmph.com

第六分册
肺血管及周围血管疾病

分册主编　柳志红　田红燕　张曹进

编者名单

（按姓氏笔画排序）

王　晓　首都医科大学附属北京安贞医院
王　斌　西安市人民医院
王　焱　厦门大学附属心血管病医院
王有森　西安交通大学第一附属医院
王忠超　中国人民解放军北部战区总医院
王晓宇　西安交通大学第一附属医院
王效增　中国人民解放军北部战区总医院
王琦光　中国人民解放军北部战区总医院
田红燕　西安交通大学第一附属医院
庄　晖　厦门大学附属心血管病医院
纪求尚　山东大学齐鲁医院
杜　雪　中国医学科学院阜外医院
杜占奎　西安医学院第二附属医院
李　尤　西安交通大学第一附属医院
李　宁　山西省心血管病医院
李　江　中南大学湘雅二医院
李　威　广东省人民医院珠海医院（珠海市金湾中心医院）
李弘武　中国医学科学院阜外医院
李坪蔚　中国医学科学院阜外医院深圳医院
李玲玲　西安交通大学第一附属医院
李艳杰　上海市胸科医院
李雯睿　广东省人民医院
张　琳　武汉大学中南医院
张权宇　中国人民解放军北部战区总医院
张刚成　武汉大学中南医院
张军波　西安交通大学第一附属医院
张曹进　广东省人民医院
陈丹丹　复旦大学附属中山医院
陈雨思　中南大学湘雅二医院
范粉灵　西安交通大学第一附属医院
林朝兰　深圳市人民医院

罗　勤　中国医学科学院阜外医院
罗建方　广东省人民医院
罗淞元　广东省人民医院
赵　青　中国医学科学院阜外医院
赵　鹏　青岛市市立医院
柳志红　中国医学科学院阜外医院
袁　杰　深圳市人民医院
耿建慧　山西省心血管病医院
聂绍平　首都医科大学附属北京安贞医院
贾　楠　青岛市市立医院
奚群英　中国医学科学院阜外医院深圳医院
郭彦青　山西省心血管病医院
崔晓霈　山东大学齐鲁医院
康梦阳　西安交通大学第一附属医院
梁　颖　首都医科大学附属北京安贞医院
董　徽　中国医学科学院阜外医院
蒋雄京　中国医学科学院阜外医院
韩锋博　西安市人民医院（西安市第四医院）
程　康　西安市人民医院（西安市第四医院）
管丽华　复旦大学附属中山医院
熊长明　中国医学科学院阜外医院
潘　欣　上海市胸科医院

目 录

第一部分　肺血管疾病

第二部分　周围血管疾病

第一部分

肺血管疾病

浅谈肺动脉高压中心建设

肺动脉高压(pulmonary hypertension,PH)是一种异常的血流动力学状态,由多种原因和不同发病机制所致肺血管床结构和/或功能异常,以肺动脉压力升高为表现形式的临床病理生理综合征。既可以来源于肺血管本身的病变,也可以继发于其他心肺或系统性疾病,是疾病的末期事件,预后差。而其中的动脉型肺动脉高压(pulmonary arterial hypertension,PAH)是一种隐匿性、恶性进展性、致死性疾病。以肺小血管病变为主,表现为肺血管阻力进行性升高,继而发展成右心衰竭,甚至死亡。晚期重症患者预后极差。最新研究估测,普通人群中 PH 患病率约为 97/100 万,在 65 岁人以上群中高达 10% 合并 PH,80% 的 PH 患者在发展中国家。由此可见,肺动脉高压绝非罕见,而是一个未被充分认识的全球健康问题,为我国公共卫生及健康事业带来严峻挑战。《"健康中国 2030" 规划纲要》指出,需要降低心血管疾病等重大慢性病过早死亡率,推行建设新型共享、互联互通、分级协作的慢性病防控体系。如何建立科学规范的肺动脉高压防治体系,实现各级医疗机构开展同质化肺动脉高压诊疗工作,是响应《"健康中国 2030" 规划纲要》、改善中国肺动脉高压患者预后的重要措施。

一、肺动脉高压诊治现状

1. 肺动脉高压病因复杂　肺动脉高压并非一个独立的疾病,其症状非特异,难与其他心肺疾病相鉴别,容易漏诊和误诊。肺动脉高压确诊存在延迟,法国注册登记研究显示患者从出现症状到确诊的中位时间间隔为 27 个月,REVEAL 注册登记研究显示中位时间间隔为 33 个月。因此,肺动脉高压的诊断一直存在挑战。世界卫生组织将海平面,静息状态下右心导管测定的平均肺动脉压力(mPAP)≥ 25mmHg 定义为肺动脉高压,临床上分为五类。根据 PH 类型不同和严重程度不同,肺动脉高压治疗不同。其中第二大类左心疾病和第三大类肺部疾病所致肺动脉高压最常见。目前,肺动脉高压靶向药物,国内外指南推荐用于第一大类动脉型肺动脉高压和部分第四大类慢性血栓栓塞性肺动脉高压,不推荐用于左心疾病和肺部疾病所致肺动脉高压。如果不加鉴别,错误地将肺动脉高压靶向药物用于左心疾病和肺部疾病相关性肺动脉高压,不仅会引起病情加重,而且会造成医疗资源严重浪费。因此,早期识别和及时转诊将有助于确认正确诊断和制定最适当的治疗方案。对于肺动脉高压的诊治往往需要多学科团队如心血管病、呼吸病、风湿免疫病、影像学,还包括社会工作者、心理医师和护理,分别在肺动脉高压的诊断、鉴别诊断、疾病状态评估、治疗、随访和宣教等起重要作用。

2. 肺动脉高压诊断治疗不规范　随着 PAH 靶向药物的认识和推广,大多数转诊到三级中心的患者已经开始接受靶向药物治疗,肺动脉高压的治疗从专业的肺血管病中心转移到了更广阔的临床环境。但是,各专业医师对肺动脉高压指南的遵循程度以及专业知识水平不同,导致临床治疗不规范的现象普遍存在。美国多中心 RePHerral 研究显示,在转诊至三大三级 PH 中心的患者中,51% 患者存在误诊,其中 20% 的患者被过度诊断为 PH;30% 的患者在转诊前开始使用靶向药物治疗,57% 的患者靶向药物治疗不规范。《2021 年国家心血管病医疗质量报告》概要显示,诊断 PAH 患者中仅 63.8% 接受右心导管检查,总体不到 50% 的 PAH 患者进行了危险分层,大部分未能规律进行随访,且在复诊过程中,仅对 29% 的患者进行方案调整。PH 疾病诊治和随访不规范现象普遍存在。因此,让患者及早在经验丰富的肺血管病中心确立诊断并制定治疗方案是确保患者得到最佳预后的关键。

3. 国内肺动脉高压诊治能力不足 《2021 年国家心血管病医疗质量报告》显示,在 NCIS 纳入的 11 606 家医院中,仅 2.6%(299 家)设立了肺动脉高压门诊,2.3%(268 家)有肺动脉高压门诊或病房,能收住肺动脉高压患者的固定床位为 4 134 张,这些数据表明大部分医院对肺动脉高压等肺血管疾病的认识不足且不够重视。此外,能开展右心导管检查的医院仅有 801 家(6.9%),能开展核素肺灌注显像检查的医院仅有 316 家(2.7%)。右心导管是确定肺动脉高压诊断的"金标准",在肺动脉高压诊断、病因诊断及危险分层中具有重要作用。核素肺灌注是第四大类肺动脉高压首选的筛查手段。从上可见,我国整体上诊治肺动脉高压的能力薄弱,且分布不均衡,主要集中在三级医院,这种诊治能力的不均衡直接影响着肺动脉高压的治疗决策,导致最佳治疗时机延误。

二、开展肺动脉高压中心建设,推行分级诊疗实施

1. 开展肺动脉高压中心建设的目的 综合以上肺动脉高压疾病诊治困难的特点,以及我国肺动脉高压诊治能力不均衡的状况,建立肺动脉高压建设中心,科学配置优质医疗资源,推进分级诊疗制度建设,提高各区域肺动脉高压的规范化诊治能力,以及质量控制等一系列工作极为迫切。肺动脉高压中心建设将融合动肺动脉高压相关专业领域,逐步攻克诊治难点与临床困局,推进多学科联动、统一标准和规范诊疗,建立我国肺动脉高压综合管理模式,以具备右心导管及肺血管介入能力的医院为核心,整合医疗资源建立区域协同诊治体系,打造肺动脉高压"促、筛、诊、治、管、康"诊疗协作中心样板,提高肺动脉高压的早期诊断率、治疗率和达标率,普及和规范新型治疗技术及开展肺动脉高压的长期管理,让每一位肺动脉高压患者均能接受最恰当的治疗,最大限度减轻肺动脉高压对群众健康造成的危害,通过院内筛查、危险分层、院内规范化治疗、出院后规范管理及心肺康复,对患者进行全程管理、规范诊疗,切实改善患者的结局与预后,提高生存质量。

2. 国外肺动脉高压中心建设要求 2015 年欧洲心脏病学会肺动脉高压指南提出,PAH 是一种罕见病,在接诊 PAH 患者数量越多的中心患者预后会更好。因此,建立肺动脉高压转诊中心在临床上和经济上都是非常可取的,并得到患者组织的支持。肺动脉高压转诊中心主要是接收新的转诊患者,对所有肺动脉高压原因进行诊断和鉴别诊断,常规管理肺动脉高压靶向药物治疗,进行肺动脉高压相关临床研究,提供肺动脉高压专业培训和患者教育,并接受审核。转诊中心必须维持足够的患者数量,理想的患者数量在成人中心为每年不少于 200 例,其中至少有一半最终诊断 PAH;每年最少应有 50 例 PAH 或慢性血栓栓塞性肺动脉高压患者接受随访,并每月至少接受 2 例新转诊的 PAH 或慢性血栓栓塞性肺动脉高压患者。儿科中心建议每年至少接诊 30~50 例患者。这些数据可根据国家特征(人口分布、地理限制等)进行调整。

在美国,许多肺动脉高压患者会辗转咨询至少 3 位医师后才能得到确诊。因此,自 2011 年后,美国国际肺动脉高压协会(PHA)的科学领导委员会建议为肺动脉高压中心 (PHCC)制定全国性的认证计划,从而改善肺动脉高压的诊治水平。2014 年 PHA 启动了 PHCC 计划,根据能提供给患者的专家资源水平及中心能提供的治疗方法等因素,将 35 个

中心认证为综合中心和区域中心。在这种两级系统中,区域中心具备诊断能力,并可以对病情较轻的肺动脉高压进行一线治疗,在必要时可将患者转诊到综合中心进行更进一步治疗。区域中心主要提供与综合中心相同的临床诊治疗服务,而综合中心更具有培训和指导下级中心专业人员的能力。综合中心和区域中心均须经过全面的评估,满足各自标准后获得 PHA 认证,所有认证中心也都必须遵守 PHCC 委员会制定的标准,为肺动脉高压患者提供有效治疗。为了确保 PHCC 认证标准的实行,中心委员会将会定期对各认证中心进行现场审核,这种管理模式将有助于每个中心自我改进,为从而肺动脉高压患者的整个生命周期提供更好的治疗。

在英国,共有 7 个成人 PH 中心和 1 个儿童 PH 中心。这些中心分别需要满足以下条件:各中心必须每年接受国家评审;PH 中心必须接诊足够数量的患者;患者必须及时诊断;新患者必须在 30 天内接诊或出院;接受 PAH 靶向药物的患者必须在治疗前进行心导管监测;患者在治疗前需进行 WHO 功能和运动试验检查;新患者必须在接诊后 12 周开始药物治疗;接受 PH 治疗的患者必须有 PH 诊断记录;PAH 必须以 PDE5i 作为一线药物治疗;必须记录患者生活质量;接受 PAH 药物治疗的患者必须每年评估;等待肺动脉血栓内膜剥脱术的时间必须小于 4 个月。这些肺动脉高压中心,均规定了每年接诊的 PAH 或慢性血栓栓塞性肺动脉高压患者至少 250 例的数量,以及肺动脉高压各方面的规范化诊治,并强调需要定期接受审核。

3. 中国肺动脉高压中心建设　我国地域辽阔,肺动脉高压诊治能力的地域差别显著,国内肺动脉高压中心建设需要结合我国国情,并与现阶段各级医疗卫生机构的诊疗水平相适应。在国家心血管病专家委员会右心与肺血管病专业委员会的指导下,2022 年 3 月 11 日国家心血管病中心肺动脉高压专科联盟正式成立,第一批成员单位来自全国 31 个省、自治区及直辖市的 124 家医院。作为联盟智库的国家心血管病专家委员会右心与肺血管病专业委员会,将从肺动脉高压诊治硬性条件(设备、技术、专科门诊及床位、专业人才等)、肺动脉高压规范化诊治能力及水平、肺动脉高压科研能力、肺动脉高压培训能力和肺动脉高压患者宣教能力五方面进行考核评分,分为示范中心、达标中心和建设中心。对不同级别的中心进行分级培训、分层建设、分层管理和分级诊疗,建立双向转诊平台,创新远程会诊模式,减少肺动脉高压的跨省就医。同时,在联盟内构建规范信息平台,实现资源共享,完成肺动脉高压一体化诊疗和管理目标,最终实现肺动脉高压患者的闭环管理。

总之,为提高我国肺动脉高压整体规范化诊治水平,改善肺动脉高压患者预后,我们需要进一步探索肺动脉高压中心建设的模式和方法,以提升我国肺动脉高压卫生健康服务的公平性、可及性和有效性。

（罗　勤　柳志红）

参考文献

[1] ROSE-JONES L J, MCLAUGHLIN V V. Pulmonary hypertension: types and trentment [J]. Curr Cardiol Rev, 2015, 11: 73-79.

[2] HOEPER M M, HUMBERT M, SOUZA R, et al. A global view of pulmonary hypertension [J]. Lancet Respir Med, 2016, 4: 306-322.

［3］曾钊, 刘娟. 中共中央国务院印发《健康中国 2030 规划纲要》[J]. 中华人民共和国国务院公报, 2016 (32): 5-20.

［4］HUMBERT M, SITBON O, CHAOUAT A, et al. pulmonary arterial hypertension in France: results from a national registry [J]. Am J Respir Crit Care Med, 2006, 173 (9): 1023-1030.

［5］BADESCH D B, RASKOB G E, ELLIOTT C G, et al. Pulmonary arterial hypertension: baseline characteristics from the REVEAL Registry [J]. Chest, 2010, 137 (2): 376-387.

［6］DEANO R C, GLASSNER-KOLMIN C, RUBENFIRE M, et al. Referral of patients with pulmonary hypertension diagnoses to tertiary pulmonary hypertension centers: the multicenter RePHerral Study [J]. JAMA Intern Med, 2013, 173: 887-893.

［7］国家心血管病医疗质量控制中心, 胡盛寿, 郑哲, 等.《2021 年国家心血管病医疗质量报告》概要 [J]. 中国循环杂志, 2021, 36 (11): 1041-1064.

［8］GALIÈ N, HUMBERT M, VACHIERY J L, et al. 2015 ESC/ERS Guidelines for the diagnosis and treatment of pulmonary hypertension: The Joint Task Force for the Diagnosis and Treatment of Pulmonary Hypertension of the European Society of Cardiology (ESC) and the European Respiratory Society (ERS)[J]. Eur Heart J, 2016, 37 (1): 67-119.

［9］SAHAY S, MELENDRES-GROVES L, PAWAR L, et al. Pulmonary hypertension care center network: improving care and outcomes in pulmonary hypertension [J]. Chest, 2017, 151 (4): 749-754.

急性肺栓塞多学科团队救治中国专家共识解读

急性肺栓塞是静脉血栓栓塞症(venous thromboembolism, VTE)最严重的表现形式,在心血管死亡原因中位列第3,仅次于冠心病和脑卒中。2015年和2018年中华医学会心血管病学分会(Chinese Society of Cardiology, CSC)肺血管病学组和中华医学会呼吸病学分会肺栓塞与肺血管病学组相继推出了急性肺栓塞诊疗共识和指南,2019年欧洲也发布了急性肺栓塞诊疗指南更新版,为肺栓塞的诊疗提供了指导建议。然而,急性肺栓塞病情复杂、治疗方法多样、早期救治涉及多个学科,亟须探索高效的团队救治新模式。

2012年,美国麻省总医院建立了全球第一支肺栓塞救治团队(Pulmonary Embolism Response Team, PERT)。2015年,美国成立了PERT联盟(PERT Consortium),截至2019年底全球已有100余家PERT中心。2019年,美国PERT联盟发布了《急性肺栓塞的诊断、治疗与随访:PERT联盟实践共识》,用于指导肺栓塞的多学科团队救治。2017年7月,我国第一支PERT在首都医科大学附属北京安贞医院成立。同年10月,在美国PERT联盟的支持下成立了中国PERT联盟。研究显示,引入PERT机制提高了肺栓塞的救治效率,促进了高级别治疗的应用,降低了大出血与死亡的风险。

在此背景下,为了推广团队救治理念、规范PERT中心建设、进一步提高我国肺栓塞的救治水平,中华医学会心血管病学分会(Chinese Society of Cardiology, CSC)肺血管病学组、中国医师协会心血管内科医师分会肺血管疾病学组与中国PERT联盟等组织10余个相关学科的专家,讨论制定了我国第一部PERT共识(以下称"共识"),并于2022年1月发表于中华心血管病杂志,旨在帮助中国医师在肺栓塞多学科团队救治方面提供行动指南。

该共识结合国内外PERT建设的经验,提出了PERT学科构成、管理架构、工作流程、网络协作等具体建议。该共识首次提出了双阶段PERT——诊断性PERT和治疗性PERT的理念,详细阐述了诊断性PERT的适应证,丰富了国际PERT实践的内涵;提出了急性肺栓塞患者分诊与救治的流程与建议,并评估了几种PERT启动方式的优缺点。该共识有利于推广PERT团队救治理念,规范PERT中心建设,从而提高我国肺栓塞的救治水平。本文将对共识重点内容进行解读。

一、提出了适合中国国情的PERT学科构成和工作流程

1. 学科构成 PERT可涉及急诊科、心内科、心外科、呼吸科、血液科、介入放射科、血管外科、体外循环科、放射影像科、超声科、核医学科、麻醉科、重症医学科等10余个专科,并非所有医院都具备相关专业学科,应结合医院实际学科设置情况和工作机制进行调整。美国PERT联盟的资料显示,多数PERT由3~5个学科构成,以心内科、急诊科和呼吸危重症为主。全国肺栓塞团队救治能力调查显示,三级医院中具有完整PERT条件的医院仅占27%,参与救治的学科数量平均为6个。本共识建议:参与急性肺栓塞救治的学科≥3个、能常规开展静脉溶栓、具备开展经皮肺动脉导管介入和/或外科取栓条件的二级及以上医院均可组建PERT。PERT的规模和结构可根据医院条件、学科设置、患者数量等进行调整。相关学科在PERT流程中的作用详见图1。

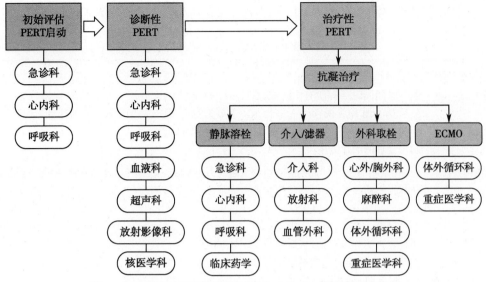

图1 相关学科在肺栓塞救治团队(PERT)工作流程中的作用

2. 工作流程 PERT 的启动通常有指定的电话号码,该号码能随时联系 PERT 值班医师,对疑诊患者进行初始快速评估,PERT 值班医师应 7 天 × 24 小时值班保持通讯畅通,并确保启动 PERT 后能在 30 分钟内组织相关专家参加线上讨论。不同的国家和地区采用的线上讨论方式不同,国外常用电话会议或 Skype、Zoom 视频会议平台,我国部分医学中心采用 WeChat 平台进行讨论。各种会议平台均有优缺点,理想的 PERT 信息化工作平台应集成一键呼叫、文字与语音留言、影像上传与浏览、即时个案建群、语音或视频会议、患者数据采集与质量控制等功能。

并非所有的肺栓塞患者都需要激活 PERT。当怀疑或确认患者有中危或高危肺栓塞或病情危重、需要多学科专家进行共同决策时,就会激活 PERT,通常由急诊科、心内科或呼吸科等接诊医师启动并上传患者资料,PERT 值班医师"快速响应"咨询,收集相关的临床信息[病史、疾病状态、化验检查、心电图、超声以及 CT 肺动脉血管造影(CT pulmonary angiography,CTPA)]等影像资料并评估患者疾病的严重性,进行危险分层,启动 PERT。

PERT 启动的目的包括协助诊断和治疗决策两个方面。按照诊断和治疗目的启动 PERT 是我国 PERT 共识首次提出的实施方法,丰富了 PERT 的职能。诊断性 PERT 的启动指征包括:①疑诊急性肺栓塞导致的心搏骤停,尤其是不可电击复律心律(包括无脉电活动和心搏停止)、有 VTE 病史或超声心动图提示存在右心功能不全的患者;②因对比剂过敏、肾功能不全、妊娠或病情危重无法接受 CTPA 检查的患者;③因传染性疾病(如新型冠状病毒肺炎等)暂无法行 CTPA 检查的患者。治疗性 PERT 的启动指征包括:①高危或中高危 PE 患者;②影像学检查提示右心移行血栓或肺动脉骑跨血栓的患者;③下腔静脉滤器临床应用存在争议的肺栓塞患者。

二、首次提出了 PERT 个体化群组启动方式,并综合比较了不同启动方式的优缺点

按照 2019 年美国 PERT 联盟的指南,PERT 启动方式分为两种:前置并行启动和分级依次启动。根据我国国情和现状,共识在此基础上创新性地提出了个体化群组启动方式,不

同医疗机构可根据自身特点选择应用。PERT 启动方式及优缺点详见表 1。

表 1 PERT 启动方式及优缺点比较

启动方式	功能描述	优点	缺点
前置并行启动	第一时间同时通知所有团队成员,随后基于语音或视频线上平台组织实时讨论,通过复习患者资料,制定合理的治疗方案	多学科交叉讨论后决策更为专业,且有利于增强团队凝聚力	专家资源调用较多,响应效率有所降低
分级依次启动	先由 PERT 值班医师完成早期评估并提出初步治疗方案,根据患者病情需要依次通知相关专业成员参与讨论。例如,值班医师考虑需要行介入治疗时,可直接联系介入医师;若介入医师认为患者更适合外科取栓时,再联系心外医师	响应效率较高,决策路径清晰,专家资源占用较少	增加判断失误、延误高级治疗、可能需要反复讨论、降低团队认同感以及多学科交叉讨论学习机会减少等
个体化群组启动	由 PERT 值班医师完成早期评估后,根据每个患者病情特点通知所需专业的团队成员,成立个体化讨论群组,制定理想的治疗决策	充分发挥了 PERT 值班医师的专业优势,能精准选择所需专家团队成员,既发挥了团队的协作优势,又能最大限度地节省专家资源,提高工作效率	对 PERT 值班医师的专业和组织能力要求较高,而且需要开发专业信息化工作平台(具备单个患者建群、资料上传、浏览共享、即时通信、视频会议等功能),运行成本较高

共识建议:对于参与 PERT 学科数量较少(3~5 个)的中心,建议优先选用前置并行启动;对于参与学科数量较多(>5 个)的大型中心,可以选择分级依次启动或个体化群组启动,并建议尽早建立专业化信息平台,采取个体化群组启动。

三、提出了基于 PERT 的肺栓塞分诊到救治详细流程

PERT 的核心理念是"快速反应、联合行动、正确决策"。为了更好地给予重症肺栓塞患者及时、正确的治疗,共识提出根据血流动力学情况进行分层救治的理念,并充分发挥 PERT 在其中的关键作用。

共识推荐:对于血流动力学不稳定的高危患者,包括心搏骤停、梗阻性休克(收缩压 <90mmHg 或保证充分充盈状态下仍需使用升压药才能将收缩压维持在 ≥ 90mmHg,同时合并终末器官低灌注)或持续性低血压(收缩压 <90mmHg 或收缩压降幅 ≥ 40mmHg,持续时间 >15 分钟,并除外新发心律失常、低血容量或败血症等原因),应根据 PERT 讨论结果,立即将患者收治到相关监护病房,给予静脉溶栓、导管介入、外科取栓或体外膜氧合(extracorporeal membrane oxygenation,ECMO)等治疗。

对于血流动力学稳定的患者,应基于肺栓塞严重指数(PESI)或简化的肺栓塞严重指数(sPESI)、超声心动图或 CTPA、肌钙蛋白和 / 或 B 型利钠肽(BNP)水平进行危险分层。中高危患者应立即启动 PERT 并根据其临床表现收治到普通病房、过渡监护病房(step-down unit,SDU)或监护病房观察,给予抗凝治疗,病情恶化时应考虑挽救性再灌注治疗。中低危患者建议收住院观察,低危患者可选择门 / 急诊观察或居家治疗(图 2)。

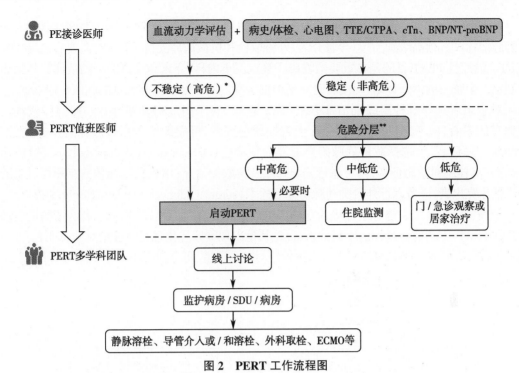

图 2　PERT 工作流程图

* 包括心搏骤停、梗阻性休克［收缩压 <90mmHg（1mmHg=0.133kPa），或保证充分充盈状态下仍需使用升压药才能将收缩压维持在 ≥ 90mmHg，同时合并终末器官低灌注］或持续性低血压（收缩压 <90mmHg 或收缩压降幅 ≥ 40mmHg，持续时间 >15 分钟，并除外新发心律失常、低血容量或败血症等原因）。** 基于 PESI 分级或 sPESI 评分、TTE 或 CTPA（评估右心室功能）、cTn 和 / 或 BNP/NT-proBNP 检测结果，参照 2019 年欧洲心脏病学会（ESC）肺栓塞指南进行危险分层。PE，肺栓塞；ECMO，体外膜肺氧合；TTE，经胸超声心动图；CTPA，CT 肺动脉造影；cTn，心脏肌钙蛋白；BNP，B 型利钠肽；NT-proBNP，N 末端 B 型利钠肽原；SDU，过渡监护病房。

四、首次提出了双阶段 PERT——诊断性 PERT 和治疗性 PERT 的理念，丰富了国际 PERT 实践的内涵

在肺栓塞确诊后，以治疗为目的的多学科快速反应团队是经典 PERT 的特点。然而，在某些临床情况下，若临床表现及超声心动图高度提示肺栓塞而患者暂无条件行 CTPA，为了尽快启动再灌注治疗，可考虑以诊断和 / 或治疗为目的启动 PERT，暨双阶段 PERT——诊断性 PERT 和治疗性 PERT。该理念进一步细化了 PERT 职能，明确了 PERT 启动的适应证，丰富了国际 PERT 实践的内涵。

1. 诊断性 PERT　国外研究显示，在院外心搏骤停患者中，2%~5% 为急性肺栓塞，且提示预后不良。另有研究显示，对于怀疑肺栓塞导致的院外心搏骤停患者，急诊溶栓可提高 30 天生存率，而这部分心搏骤停患者最初是无条件行 CTPA 检查的，这就需要尽早启动诊断性 PERT，充分利用经验丰富的专家资源，依靠床旁超声心动图发现的右心室负荷过重和功能不全、右心移行血栓或肺栓塞临床可能性评分（简化 Wells 评分和简化 Geneva 评分）较高来判断急性肺栓塞的可能性，尽早启动相应的治疗，最大可能挽救患者的生命。

其次，对于对比剂过敏、严重肾功能不全、严重左心功能不全以及在传染性疾病（如新型冠状病毒肺炎等）流行期间，患者无法行 CTPA 的疑诊肺栓塞患者，也可启动诊断性 PERT。

2. 治疗性 PERT　重症肺栓塞患者的治疗方案往往涉及多个专科,单一学科难以独立选择静脉溶栓和其他高级别治疗(导管介入、外科取栓和机械循环支持等),这时需要启动治疗性 PERT。治疗性 PERT 目的是在重要的临床决策点汇集内科、介入和外科医师的集体智慧为患者制定一个统一的治疗计划,即使有时只是根据医师的临床经验而非大量的临床试验数据。

对于患者选择哪种高级别治疗方案,共识建议:对于高危肺栓塞合并心搏骤停或难治性休克的患者,应考虑机械循环支持;无溶栓禁忌证者,可立即给予全量静脉溶栓;存在溶栓相对禁忌证者,可选择减量静脉溶栓或经导管溶栓(catheter-directed thrombolysis,CDT)治疗;存在溶栓绝对禁忌证者,可考虑行经导管或外科取栓治疗;溶栓药物起效前有死亡风险的心原性休克患者,应考虑行外科肺动脉切开取栓术(surgical pulmonary embolectomy,SPE)。

中高危肺栓塞患者静脉溶栓等治疗的证据尚不充分。共识建议:根据患者病情酌情启动治疗性 PERT;对于有选择性的中高危患者,尤其是出现临床恶化且无溶栓绝对禁忌证者,可考虑进行减量静脉溶栓或 CDT。对于具有溶栓绝对禁忌证者,可考虑行经导管取栓或 SPE(图 3)。

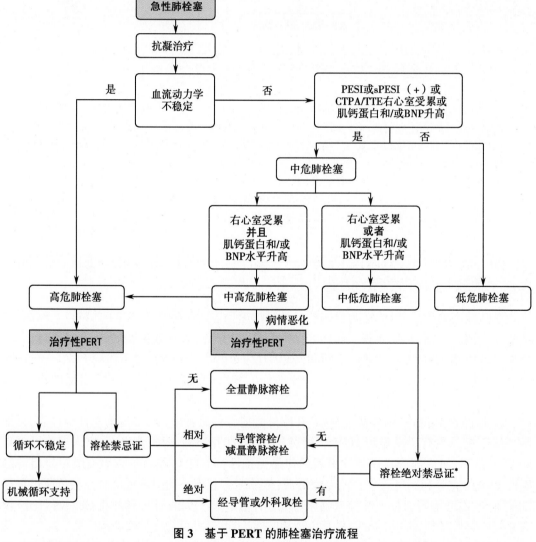

图 3　基于 PERT 的肺栓塞治疗流程

* 中危肺栓塞患者全量溶栓尚缺乏证据;有限证据显示减量溶栓对部分中高危肺栓塞患者(如存在临床恶化风险且出血风险较低的患者)可能有益。TTE,经胸超声心动图;CTPA,CT 肺动脉造影;BNP,B 型利钠肽。

五、首次提出了基于 PERT 的妊娠期肺栓塞诊断流程

妊娠期肺栓塞临床并不少见,总体患病率为 2%~7%,但其临床诊断具有挑战性。在妊娠早期应尽可能避免行 CTPA,对于疑诊肺栓塞患者,应先给予低分子量肝素经验性抗凝治疗;经 PERT 值班医师确认的高危患者可直接启动经验性治疗,然后再行下肢加压超声检查等;非高危患者则建议直接行下肢加压超声检查,结果为阳性者给予相应治疗,阴性者建议启动诊断性 PERT,选择高级影像学检查(图 4)。

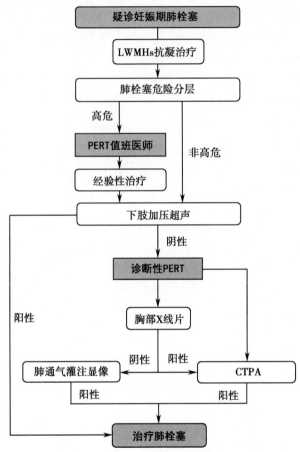

图 4　基于 PERT 的妊娠期肺栓塞诊断流程
CTPA,CT 肺动脉造影;LWMH,低分子量肝素。

六、推出了 PERT 中心质量提升路径

目前,国内现有胸痛中心模式未充分体现肺栓塞的急诊救治需求,诸多参与肺栓塞救治的专科并未被纳入胸痛中心体系。因此,加强 PERT 中心的建设与横向联系,建立 PERT 中心运行的质量控制与提升体系势在必行。

关于 PERT 建设,共识提出了一系列质量提升路径:通过多学科交叉讨论与学习,提升团队的凝聚力和诊疗水平;结合医院实际条件与工作反馈,优化院内 PERT 工作流程;定期分析 PERT 诊疗案例与质量数据,探讨质量提升的方法与路径;开展肺栓塞急诊救治新技

术,提高导管介入、外科取栓、循环支持等高级治疗水平;采用医疗质量提升工具,通过确定目标、评估数据、分析结果、制订方案、实施方案、质量控制等步骤,以"评估、反馈、改进、再评估"的循环模式不断提升肺栓塞团队救治的质量和能力。

七、小结与展望

综上,该部 PERT 专家共识是我国第一部关于急性肺栓塞团队救治的共识,本共识既结合了国际 PERT 的建设经验,又考虑到我国的基本国情,从 PERT 学科构成、管理架构到 PERT 启动方式、工作流程等都给出了具体建议。此外,对于疑似肺栓塞的重症患者,还首次提出了双阶段暨诊断性和治疗性 PERT 的理念,对国际上传统 PERT 只具备单一治疗决策功能进行了合理补充。本共识的发布和推广,对规范我国 PERT 建设有重要意义,必将对未来肺栓塞的临床实践产生积极影响。

我国 PERT 成立不久,目前仍处于 PERT 建设的初级阶段,随着各医疗中心 PERT 的实践和深入研究,我国 PERT 建设必将进入一个新的发展阶段,有望进一步优化肺栓塞患者的诊疗流程,改善患者预后。

（梁 颖 王 晓 聂绍平）

参考文献

[1] Centers for Disease Control and Prevention (CDC). Venous thromboembolism in adult hospitalizations-United States, 2007-2009 [J]. MMWR Morb Mortal Wkly Rep, 2012, 61 (22): 401-414.

[2] 中华医学会心血管病学分会肺血管病学组. 急性肺栓塞诊断与治疗中国专家共识 (2015)[J]. 中华心血管病杂志, 2016, 3: 197-211.

[3] 中华医学会呼吸病学分会肺栓塞与肺血管病学组, 中国医师协会呼吸医师分会肺栓塞与肺血管病工作委员会, 全国肺栓塞与肺血管病防治协作组. 肺血栓栓塞症诊治与预防指南 [J]. 中华医学杂志, 2018, 14: 1060-1087.

[4] KONSTANTINIDES S V, MEYER G, BECATTINI C, et al. 2019 ESC Guidelines for the diagnosis and management of acute pulmonary embolism developed in collaboration with the European Respiratory Society (ERS)[J]. Eur Heart J, 2020, 41: 543-603.

[5] KABRHEL C, JAFF M R, CHANNICK R N, et al. A multidisciplinary pulmonary embolism response team [J]. Chest, 2013, 144: 1738-1739.

[6] 刘冰洋, 熊长明. 多学科肺栓塞应急救治团队建设的发展现状 [J]. 中国循环杂志, 2019, 3: 305-308.

[7] RIVERA-LEBRON B, MCDANIEL M, AHRAR K, et al. Diagnosis, Treatment and Follow Up of Acute Pulmonary Embolism: Consensus Practice from the PERT Consortium [J]. Clin Appl Thromb Hemost, 2019, 25: 1076029619853037.

[8] ROSOVSKY R, CHANG Y, ROSENFIELD K, et al. Changes in treatment and outcomes after creation of a pulmonary embolism response team (PERT), a 10-year analysis [J]. J Thromb Thrombolysis, 2019, 47: 31-40.

[9] JEN W Y, KRISTANTO W, TEO L, et al. Assessing the Impact of a Pulmonary Embolism Response Team and Treatment Protocol on Patients Presenting With Acute Pulmonary Embolism [J]. Heart Lung Circ, 2020, 29: 345-353.

[10] WRIGHT C, ELBADAWI A, CHEN Y L, et al. The impact of a pulmonary embolism response team on the efficiency of patient care in the emergency department [J]. J Thromb Thrombolysis, 2019, 48: 331-335.

［11］ XENOS E S, DAVIS G A, HE Q, et al. The implementation of a pulmonary embolism response team in the management of intermediate-or high-risk pulmonary embolism [J]. J Vasc Surg Venous Lymphat Disord, 2019, 7: 493-500.

［12］ CHAUDHURY P, GADRE S K, SCHNEIDER E, et al. Impact of Multidisciplinary Pulmonary Embolism Response Team Availability on Management and Outcomes [J]. Am J Cardiol, 2019, 124: 1465-1469.

［13］ BARNES G, GIRI J, COURTNEY D M, et al. Nuts and bolts of running a pulmonary embolism response team: results from an organizational survey of the National PERT Consortium members [J]. Hosp Pract (1995), 2017, 45: 76-80.

［14］ WANG X, JI Q, ROSENFIELD K, et al. Multidisciplinary pulmonary embolism response team in China: A nationwide survey [J]. Respirology, 2021, 26 (4): 392-393.

［15］ AUJESKY D, OBROSKY D S, STONE R A, et al. Derivation and validation of a prognostic model for pulmonary embolism [J]. Am J Respir Crit Care Med, 2005, 172: 1041-1046.

［16］ JIMENEZ D, AUJESKY D, MOORES L, et al. Simplification of the pulmonary embolism severity index for prognostication in patients with acute symptomatic pulmonary embolism [J]. Arch Intern Med, 2010, 170: 1383-1389.

［17］ JAVAUDIN F, LASCARROU J B, LE BASTARD Q, et al. Thrombolysis During Resuscitation for Out-of-Hospital Cardiac Arrest Caused by Pulmonary Embolism Increases 30-Day Survival: Findings From the French National Cardiac Arrest Registry [J]. Chest, 2019, 156: 1167-1175.

［18］ BOUGOUIN W, MARIJON E, PLANQUETTE B, et al. Factors Associated With Pulmonary Embolism-Related Sudden Cardiac Arrest [J]. Circulation, 2016, 134: 2125-2127.

［19］ BOUGOUIN W, MARIJON E, PLANQUETTE B, et al. Pulmonary embolism related sudden cardiac arrest admitted alive at hospital: Management and outcomes [J]. Resuscitation, 2017, 115: 135-140.

临界肺动脉高压诊断现状及早期识别

肺动脉高压(pulmonary hypertension,PH)是指由不同病因、多种发病机制所致肺血管结构或功能改变,引起肺动脉压力升高和肺血管阻力增加,继而导致右心功能衰竭甚至死亡的一类病理生理综合征。目前 PH 的诊断标准为:海平面、静息状态下,右心导管(right heart catheter,RHC)测量所得肺动脉平均压(mean pulmonary artery pressure,mPAP)>25mmHg,并根据平均肺动脉压力分为"轻""中""重"三度,即 mPAP 26~35mmHg 为轻度,36~45mmHg 为中度,>45mmHg 为重度。此外,血流动力学分类的毛细血管前肺动脉高压,或者临床分类的动脉性肺动脉高压(pulmonary arterial hyperterision,PAH)的诊断除需满足上述 mPAP 的标准之外,还需要肺血管阻力(pulmonary vascular resistance,PVR)>3WU,同时肺动脉楔压(pulmonary artery wedge pressure,PAWP)<15mmHg。因此,肺动脉高压的诊断依赖于右心导管检查的血流动力学结果,其中肺动脉平均压 mPAP 是诊断 PH 的最基本的指标,肺血管阻力 PVR、肺动脉楔压 PAWP 是血流动力学分类不可缺少的指标。然而长期以来,在正常肺动脉压力和阻力与肺动脉高压诊断界定标准(cut-off value)之间存在一个未被明确诊断的临界范围(bordline),这个范围,肺动脉压力甚至肺血管血管阻力高于正常值人群的平均值,却未达到上述肺动脉高压血流动力学诊断标准,被称为(borderline pulmonary hypertension,bPH)。近年来,随着肺动脉高压领域研究及诊治的进展,更多研究者开始关注这个被长期忽略的临界区域,不断增加的循证医学证据提示,bPH 不但是 PH 发展的重要指标和阶段,也与患者的再住院率和死亡率息息相关。然而,目前国内外指南对临界肺动脉高压依然缺乏统一和公认的诊断及治疗推荐。因此,认识临界肺动脉高压的诊断的现状,早期识别临界肺动脉高压,对阻止肺动脉高压的进展、避免肺动脉高压对心肺血管的损伤、早期治疗提高患者生存时间和生存率都至关重要。

一、临界肺动脉高压诊断背景

截至目前,临界肺动脉高压仍然是肺血管届一个未被重视和无明确诊断标准的灰色地带(grey zone)。认识临界肺动脉高压被长期忽略的现状,是从第一届世界肺动脉高压研讨会开始的。1965 年,一种食欲抑制剂富马酸氨苯唑啉(阿米雷司)作为减肥药在欧洲获批上市,导致肺动脉高压的流行,引起整个欧洲乃至世界卫生组织的高度重视。该类药物于1968 年撤市,同时,当时少有关注的肺动脉高压这个疾病受到了世界卫生组织(WHO)的关注,专家们首次真正意义地认识到该疾病不只是发生在先天肺血管本身的病变人群中,还与很多后天的原因相关。因此,1973 年 WHO 专门在日内瓦组织举办了全球范围内首个"第一届世界肺动脉高压研讨会"(1st world symposia on pulmonary hypertension,WSPH),除了讨论肺动脉高压原发和继发的原因外,在当时绝大部分国家和地区未开展右心导管技术的背景下,基于多数专家的经验和非常有限的临床数据,WHO 首次将肺动脉高压定义为:平卧休息状态下,通过右心导管测定,mPAP ≥ 25mmHg。从此,肺动脉高压这个血流动力学定义和标准一直被沿用。

随着介入诊疗技术的发展和对肺动脉高压的进一步认识,2009年奥地利格拉茨的Gabor Kovacs等对来自13个国家47项研究187个健康人的右心导管结果进行了荟萃分析。经过对包括年龄、种族、体位等多因素和多分层分析,在海平面水平静息状态下,正常健康人平均肺动脉的压力为(14.0 ± 3.3)mmHg,在97.5%的可信区间内,将两侧标准差考虑在内,mPAP为20mmHg也是正常健康人平均肺动脉的压力最大值,该数据不再是基于经验,而是通过科学客观的检查,给正常肺动脉压力提供了循证医学的证据。该数据的发表,肺动脉高压领域专家们认识到了早期并沿用至今的肺动脉高压的诊断标准过于草率,正常值和目前肺动脉高压诊断标准之间存在的这个灰色区域需要被重视。

二、临界肺动脉高压诊断的发展

从上述健康人群右心导管结果结果发表后,格拉茨学者们对介于正常值和肺动脉高压诊断标准值中间的"临界肺动脉压"展开了进一步的研究。该团队联合格拉茨市其他几个肺血管多学科中心从141例临床症状疑似为肺动脉高压或高危肺动脉高压的案例中,选择经右心导管检查肺动脉压力为20mmHg<mPAP<25mmHg的32例患者,进行了临床研究分析结果显示,与mPAP<21mmHg的患者相比,肺动脉血流动力学临界值的患者年龄较大[(65.8 ± 12.5)岁 $vs.$ (57.3 ± 12.5)岁,$P=0.001$],合并症更多(53% $vs.$ 15%,$P<0.001$)、肺功能下降更明显(47% $vs.$ 16%,$P<0.001$);经过年龄校正后分析,肺动脉压力临界值患者的肺血管阻力明显增高[(2.7 ± 0.7)WU $vs.$ (1.8 ± 0.8)WU,$P<0.001$],平均肺动脉压力mPAP/心输出量CO的比值及峰值摄氧量和跨肺压力阶差均明显降低;经过长达(4.4 ± 1.4)年的随访,临界肺动脉压力的患者死亡率较静息时肺动脉平均压<21mmHg人群明显增高(19% $vs.$ 4%)。这个样本量并不大的临床研究却再次引起国际范围的热议,并于2004年在著名 $Chest$ 杂志发表。该结果再次为肺动脉压力临界值的意义及影响提供了有力的客观证据。

之后,各国研究者们通过对不同的数据库进行分析,如美国和加拿大的PHAROS注册研究、澳大利亚和新西兰肺动脉高压协会的PHSANZ登记研究、美国军人的Veterans Affairs健康系统数据等,得出基本一致的结论,即平均肺动脉压力升高至19~20mmHg,是高危人群发展为肺动脉高压先兆;肺动脉压力达到临界值,患者的住院率和死亡率就开始明显升高。此外,研究者们分别对系统性硬化症、呼吸疾病、左心疾病等疾病相关的临界肺动脉压力增高进行了不同的研究,得出类似的结果:临界肺动脉压力是疾病相关的肺动脉高压不良预后的预测指标;当肺动脉压力达到临界值时,患者的右房右室就开始出现不同步。随着越来越多的研究证据的发表,肺动脉高压领域专家们认识到临界肺动脉高压的临床意义和价值,早期识别和干预临界肺动脉高压,对于延缓患者发展为"威胁生命的"肺动脉高压有着重要的意义。

三、临界肺动脉高压的诊断现状

近十余年有关临界肺动脉高压的研究发表,国际范围内肺动脉高压专家认为,将临界肺动脉高压加入肺动脉高压的诊断、是否修改现有的肺动脉高压的血流动力学诊断标准,成为新时代肺动脉高压界需要思考和探讨的重要议题。于是,在2018年第六届世界肺动脉高压大会(6th WSPH)上,部分专家建议将PH血流动力学诊断标准修改为mPAP>20mmHg。鉴于研究中临界肺动脉高压患者更容易出现在年龄较大、肺功能下降更明显,甚至CO较低、PAWP较高等患者人群中,为了防止使用新标准导致肺部疾病或左心疾病等类型PH被过度诊断和过度治疗的可能,该会议上,专家们同时建议毛细血管前肺动脉高压诊断标准更改为 mPAP>20mmHg 时,依然保留 PAWP ≤ 15mmHg 和 PVR ≥ 3WU 的标准;相应的,新标准的单纯毛细血管后肺动脉高压的 PAWP 和 PVR 也保留原来诊断标准,即 mPAP>20mmHg,同时 PAWP>15mmHg 和 PVR<3WU;同样,混合毛细血管前和毛细血管后肺动脉高压的 PAWP 和 PVR 也保留原标准,即 mPAP>20mmHg,同时 PAWP>15mmHg 和 PVR ≥ 3WU。但由于部分专家认为该建议目前缺乏大规模、多中心、前瞻性研究的证据,未被指南接受,目前暂定将 mPAP 在 21~24mmHg 称为临界性 PH。

因此,临界肺动脉高压诊断现状,依然处于未定论的局面。尽管美国军人健康数据库的结果及一些小型研究报道,平均肺动脉压力在诊断临界肺动脉高压方面有着重要的意义,在排除肺毛细血管楔压和肺血管阻力后,临界 mPAP 仍然是患者住院和死亡的独立危险因素。但肺动脉高压判断的指标和血流动力学诊断除了 mPAP 外,PAWP、PVR 甚至 DPG、TPG 等在既往肺动脉高压诊断,以及血流动力学分类中都有着重要的意义。目前对临界肺动脉高压是否纳入肺动脉高压的诊断仍存在一些问题和争议,主要表现为以下方面:

1. 是否将肺动脉高压诊断中 mPAP 的标准降低到 >20mmHg 的阈值　如果 mPAP 阈值采用新的标准,是否存在过度诊断和过度治疗 PH 的可能性? 因此,在第六届 WSPH 上,专家们建议对是否采用新标准,甚至对现有的临界肺动脉高压的诊断,要建立在客观规范的右心导管检查的基础上,尤其是毛细血管前 PH 或不能手术的慢性血栓栓塞 PH,只有这部分患者可能从早期诊断早期靶向药物治疗中获益。而对于明确存在肺部疾病或心血管疾病的患者,临界肺动脉高压,甚至轻中度肺动脉高压,更需要加强原发病的治疗;是否诊断标准前移,是否及早发现肺动脉高压早期,并不影响该类疾病的主要治疗方案。

2. 明确 PAWP 的最优阈值也是毛细血管前 PH 诊断的重要指标之一　正常健康人 PAWP 的上限在 12mmHg,有些射血分数保留的心力衰竭(heart failure with preserved ejection fraction,HFpEF)也可能出现 PAWP 轻微升高,并未达到 15mmHg,但为了增加毛细血管前 PH 诊断的特异性,第六届 WSPH 最终还是建议保留 PAWP>15mmHg 的标准。同时建议,对于 PAWP 在 13~15mmHg,疑似 HFpEF 的患者,进行激发试验(如盐水注射激发试验)或运动负荷试验,协助诊断左心疾病导致的 PH,甚至可能有助于鉴别出增龄相关的临界 PAWP 人群,尤其是男性老年患者。

3. 对于临界肺动脉高压的争论是有关肺血管阻力 PVR 的标准问题　因为正常人的 PVR 在 2WU 以内,但在毛细管前肺动脉高压诊断标准中一直都保持在 PVR ≥ 3WU 的标准。在第六届 WSPH 会议上专家们认为,维持 PVR ≥ 3WU 的界值,尽管可以增加 PH 诊断的特异性,但可能误诊部分早期 PH 的患者,尤其是第一大类的肺动脉高压和毛细血管前的肺动脉高压。但是降低 PVR 的标准可能不适合部分患者,如先天性体肺分流患者矫正手术前 PH 诊断和评估。然而,目前越来越多的研究发现,PVR ≥ 2~3WU 的患者,肺血管已经出现早期破坏和重构表现,尤其是系统性硬化症患者,及时发现甚至靶向治疗,患者能够明显获益。因此,对于 PVR 临界值的患者,要视患者的不同临床情况而定,可以考虑通过运动后 PVR 变化情况筛查出真正容易发展为肺动脉高压的人群。

四、临界肺动脉高压的早期识别

尽管目前对临界肺动脉高压的诊断标准尚未统一,临界肺动脉高压纳入新的肺动脉高压诊断标准悬而未定。但早期识别临界肺动脉高压有着重要的临床意义已经成为不争的事实。尽管右心导管检查是明确诊断临界肺动脉高压的"金标准",是评估血流动力学甚至氧合功能最重要的手段之一。但尚无指南和共识推荐右心导管检查用于临界肺动脉高压人群,因此,目前对于临界肺动脉高压的研究多数选取肺动脉高压的亚组人群。为了避免过度右心导管检查或者肺动脉高压的过度诊断,在右心导管检查前,通过无创或微创检查手段,提高右心导管检查的阳性率和确诊率至关重要。

1. 面对肺动脉高压的高危人群筛查　如有肺动脉高压家族史的人群、患有风湿免疫性疾病、先天性心脏病、门静脉高压、血栓性疾病、左心衰竭或慢性肺病的患者,服用减肥药的人群等,通过心电图、胸部增强 CT、肺动能检查、心动超声等无创手段,判断肺动脉高压的可能性。

2. 结合患者的临床特征分析上述高危人群进展为临界肺动脉高压的可能性。充分收集近期诱发因素、患者的症状和体征、就诊过程及就诊结果等,包括血常规、肝功能、肾功能、电解质、BNP/NT-proBNP、甲状腺功能、抗核抗体谱、自身抗体、免疫系列、抗心磷脂抗体、抗中性粒细胞抗体等。

3. 心肺运动试验(cardiopulmonary exercise testing,CEPT)是综合评价人体呼吸系统、心血管系统、血液系统、神经生理及骨骼肌系统对同一运动应激的整体反应;是测定人体在休息、运动及运动结束时恢复期的每次呼吸的氧摄取量(VO_2)、二氧化碳排出量(VCO_2)和通气量(VE)及心率、血压、心电图;是结合患者运动时出现的症状,全面、客观把握患者的运动反应、心肺功能储备和功能受损程度的检测方法。近年来,有创和无创的心肺运动试验越来越多地应用到了早期肺动脉高压和临界肺动脉高压的早期识别中,尤其是无创的心肺运动试验,在国内外各大中心广泛应用于不明原因的呼吸困难、早期心肺功能下降、心肺手术或治疗前评估和术后康复评估指导等。近年来有研究认为,心肺运动试验是肺动脉高压高危人群早期筛查、及时发现临界肺动脉高压患者、诊断运动相关的肺动脉高压等可选择的检查手段,不但对早期识别临界肺动脉高压有重要的意义,是一个较好的敏感性指标,也能增加对临界肺动脉高压诊断的特异性。

由此可见,对于临界肺动脉高压的早期识别及诊断,依然需要按国际指南肺动脉高压的诊断流程,对高危人群疑似肺动脉高压,或者初步诊断为临界肺动脉高压的患者,首选无创的检查检验手段,结合肺血管储备功能检测方法,最终右心导管检查明确诊断。

五、总结

肺动脉高压是一种危害性很大的心血管综合征,其预后与疾病的风险和严重程度息息相关,早期发现、早期评估甚至早期诊治是改善患者预后、提高患者生活质量、延长患者生命的重要策略之一。随着肺动脉高压领域研究的不断发展,临界肺动脉高压受到愈加广泛的关注。更多的证据表明,介于正常肺动脉压和目前公认的肺动脉高压诊断的标准界限之间灰色地带的部分患者,其肺血管开始出现了早期肺动脉高压的改变,尽早的、客观的、个体化的评估至关重要。第六届世界肺动脉高压大会提出新标准后,临界肺动脉高压仍作为临界单独对待,还是要被纳入肺动脉高压标准,也即降低目前肺动脉高压的标准,还需要更充足研究证据的支持。视患者的情况不同、分类不同、病因不同等,结合肺血管储备功能检测方法,可能是临界肺动脉高压诊治进展的方向。

(王有森　王晓宇　李玲玲　范粉灵)

参考文献

［1］ KOVACS G, BERGHOLD A, SCHEIDL S, et al. Pulmonary arterial pressure during rest and exercise in healthy subjects: a systematic review [J]. Eur Respir J, 2009, 34: 888-894

［2］ KOVACS G, AVIAN A, TSCHERNER M, et al. Characterization of patients with borderline pulmonary arterial pressure [J]. Chest, 2014, 146 (6): 1486-1493.

［3］ HSU V M, CHUNG L, HUMMERS L K, et al. Development of pulmonary hypertension in a high-risk population with systemic sclerosis in the Pulmonary Hypertension Assessment and Recognition of Outcomes in Scleroderma (PHAROS) cohort study [J]. Semin Arthritis Rheum, 2014, 44 (1): 55-62.

［4］ BAE S, SAGGAR R, BOLSTER M B, et al. Baseline characteristics and follow-up in patients with normal haemodynamics versus borderline mean pulmonary arterial pressure in systemic sclerosis: results from the PHAROS registry [J]. Ann Rheum Dis, 2012, 71 (8): 1335-1342.

［5］ BRADLEY A M, EDWARD H, THOMAS M M, et al. Association of borderline pulmonary hypertension with mortality and hospitalization in a large patient cohort: insights from the veterans affairs clinical assessment, reporting, and tracking program [J]. Circulation, 2016, 133 (13): 1240-1248.

［6］ NAEIJE R, GERGES M, VACHIERY J L, et al. Hemodynamic phenotyping of pulmonary hypertension in left heart failure [J]. Circ Heart Fail, 2017, 10 (9): e004082.

［7］ NEMOTO K, OH-ISHI S, AKIYAMA T, et al. Borderline pulmonary hypertension is associated with exercise intolerance and increased risk for acute exacerbation in patients with interstitial lung disease [J]. BMC Pulm Med, 2019, 19 (1): 167.

［8］ SIMONNEAU G, MONTANI D, CELERMAJER D S, et al. Haemodynamic definitions and updated clinical classification of pulmonary hypertension [J]. Eur Respir J, 2019, 53 (1): 1801913.

［9］ ESFANDIARI S, WRIGHT S P, GOODMAN J M, et al. Pulmonary artery wedge pressure relative to exercise work rate in older men and women [J]. Med Sci Sports Exerc, 2017, 49 (7): 1297-1304.

［10］ PAN Z X, MARRA A M, BENJAMIN N. Early treatment with ambrisentan of mildly elevated mean pulmonary arterial pressure associated with systemic sclerosis: a randomized, controlled, double-blind, parallel group study (EDITA study)[J]. Arthritis Res Ther, 2019, 21 (1): 217.

［11］ PANAGIOTA X, SUZANA J, NICKLAS M, et al. Haemodynamic phenotypes and survival in patients with systemic sclerosis: the impact of the new definition of pulmonary arterial hypertension [J]. Ann Rheum Dis, 2020, 79 (3): 370-378.

［12］ GABOR K, HORST O. The definition of pulmonary hypertension: history, practical implications and current controversies [J]. Breathe (Sheff), 2021, 17 (3): 210076.

2020 年美国血液病学会《静脉血栓栓塞症的治疗指南》与欧洲心脏病学会《急性肺栓塞诊断与治疗指南》之对比及解读

静脉血栓栓塞症(venous thromboembolism,VTE)包括深静脉血栓形成(deep venous thrombosis,DVT)和肺栓塞(pulmonary embolism,PE),是仅次于心肌梗死和脑卒中的第三大急性心血管疾病。2020 年 10 月,美国血液病学会(American Society of Hematology,ASH)发布基于最新循证证据的 VTE 治疗指南(以下称"ASH 指南"),提出 28 条有关 VTE 治疗的推荐意见。相较于 2019 年欧洲心脏病学会(European Society of Cardiology,ESC)和欧洲呼吸学会(European Respiratory Society,ERS)发布的急性肺栓塞(acute pulmonary embolism,APE)诊断与治疗指南(以下称"2019 年 ESC 指南"),ASH 指南最具革新的内容是强调急性 VTE 的全周期管理,并重新定义了急性 VTE 的治疗全周期,分为 3 个阶段:入院后的前 5~21 天为初始管理(initial management)期;3~6 个月为初级治疗(primary treatment);3~6 个月之后为二级预防(secondary prevention)。两部指南在 APE 的治疗推荐方面的异同可参见表 1,本文将重点解读两者的争议部分。

一、ASH 指南证据的分级和推荐标准

ASH 指南依据 GRADE(Grading of Recommendation Assement,Development and Evaluation)系统的标准,将推荐意见分为两种,一种是"强烈推荐":明确显示干预措施利大于弊或者弊大于利时,对于临床医师而言,大多数患者的治疗方案应遵循指南建议;另一种推荐意见为"条件性推荐":当利弊不确定,或无论证据的质量高低均显示利弊相当,或尽管证据质量高,但根据患者的价值观和偏好会导致选择不同时。

二、APE 的初始管理

1. 预后低危患者可尽早出院和接受家庭治疗　两部指南均推荐对于血流动力学稳定的 APE 患者应进一步行预后评估,以甄别出真正的低危患者,建议早期出院和门诊管理。然而,两者判断低危的标准存在差异。ASH 指南与 2014 年 ESC 指南推荐一致,仅采用 APE 严重程度指数(pulmonary embolism severity index,PESI)或简化 PESI(sPESI)来评估,先区分中危和低危患者,而中危患者可进一步根据右心功能和肌钙蛋白水平分为中低危和中高危。近年来研究提示,仅依据 PESI 或 sPESI 评分界定低危可能并不准确。2019 年一项荟萃分析共纳入 22 项研究,在 3 295 例 PESI(Ⅰ~Ⅱ级)或 sPESI(0 分)的患者中,右心功能不全或肌钙蛋白阳性患者的院内或 30 天全因死亡率显著高于对照组,说明这部分患者可能受益于更密切的住院观察和治疗。因此,2019 年 ESC 指南更新建议:即使 PESI 或 sPESI(或 Hestia 标准)评为低危,也应行影像学检查评估右心功能以及检测肌钙蛋白水平。也就是说,在 APE 预后风险评估的第一步,即采取 PESI 或 sPESI 评分联合右心功能评估的方法

区分中危和低危。只有 PESI 分级为 Ⅰ～Ⅱ级或 sPESI 评分为 0 分,且经胸心脏超声或肺动脉 CT 未提示右心室功能不全,以及无肌钙蛋白升高(选择性检测,非必须)的患者,才可真正定义为低危。综上,我们认为,较 ASH 指南,2019 年 ESC 指南采用的临床评分结合影像学及实验室参数的综合评估方法,对预后为低危的 APE 患者的筛选更加严格和谨慎。

2. APE 的初始抗凝选择　关于 APE 的初始抗凝药物,ASH 指南和 2019 年 ESC 指南一致推荐首选新型口服抗凝药物(novel oral anticoagulants,NOAC),优于维生素 K 拮抗剂(vitamin K antagonists,VKA)。NOAC 不适用于严重肾功能不全及抗磷脂综合征的患者。由于目前尚无 NOAC 药物之间头对头的随机对照临床试验(randomized clinical trial,RCT),ASH 指南明确提出对不同的 NOAC 并无推荐强度的差异,但需考虑个体差异,例如患者服药的偏好(起始是否需要桥接低分子量肝素、每日服药次数、整颗服用或药片掰开服用等)及患者的肝肾功能。2019 年 ESC 指南无明确提出上述建议,仅推荐根据患者肾功能水平选用不同的 NOAC,并建议通过定期监测肾功能的变化来调整 NOAC 的方案或剂量。由于目前缺乏临床证据(既往 RCT 研究大多排除了肝功异常所致凝血障碍的患者),两部指南均未针对肝功能不全患者的抗凝方案做出具体推荐。

3. 中危 APE 患者应该溶栓还是单独抗凝?　ASH 指南和 2019 年 ESC 指南一致推荐,对于右心功能不全且有或无肌钙蛋白升高而血流动力学稳定的 APE 患者不建议溶栓治疗。证据来源于评估血流动力学稳定的患者溶栓疗效的最大随机对照试验 PEITHO 研究,共纳入 1 005 例 CTPA 或超声心动图提示右心功能不全且肌钙蛋白升高的患者(即中高危 APE 患者),随机分为溶栓组(替奈普酶加普通肝素)和单纯抗凝组(单独使用普通肝素)。结果表明,溶栓组患者的获益(死亡或血流动力学改善的复合终点)因发生额外的严重出血事件(颅内出血)而抵消。基于上述结果,ASH 指南在正文中进一步说明,对于年轻且出血风险低或合并严重心肺疾病的中高危 APE 患者,溶栓治疗可能是合理的。2019 年 ESC 指南则指出目前中高危 APE 患者低剂量溶栓和基于导管的再灌注治疗模式的风险获益尚不确切,需前瞻性研究予以证实。由此可见,两部指南根据现有循证证据及临床实践,分别提出了 APE 溶栓治疗领域未来重要的研究方向:一是(ASH 指南)在中危患者中进一步筛选出可能从溶栓治疗中净获益的人群;二是(2019 年 ESC 指南)探索新的溶栓治疗模式,通过降低溶栓治疗本身的出血风险,以期为更多患者带来获益。

4. 下腔静脉滤器置入的适应证　两部指南关于下腔静脉(inferior vena cava,IVC)滤器的推荐意见基本一致,即 IVC 滤器不作为 VTE 患者的常规治疗方案,仅适用于存在抗凝禁忌者。上述建议的支持证据来源于 2 个 RCT 结果,即 PREPIC-1 研究和 PREPIC-2 研究。前者纳入 400 例合并 PE 风险的 DVT 患者,后者纳入 399 例(至少具备一项高危因素的)PE 合并 DVT 患者。2 项研究结果均证实,与单纯抗凝治疗相比,IVC 滤器联合抗凝治疗,虽然能降低短期 PE 发生或复发风险,但会增加长期 DVT 复发风险,且对总死亡率无显著影响。值得注意的是,对比 2019 年 ESC 指南,ASH 指南额外指出,由于 PREPIC 系列及其他临床研究,均未纳入或不具备足够统计学效力来分析最有可能从 IVC 滤器中获益的目标患者——近端 DVT 合并心肺疾病和 / 或血流动力学不稳的 APE 患者,故在此类患者中仍建议单纯抗凝,而非抗凝联合 IVC 滤器置入。

相较于 ASH 指南,2019 年 ESC 指南额外推荐了 IVC 滤器置入的其他适应证,即抗凝治疗后 APE 复发患者可考虑 IVC 滤器置入。这与早期国外指南的推荐一致,但最新由美国介入放射学会等 7 个学会专家组制定的 IVC 滤器临床实践指南明确提出:不建议在此类患者中使用 IVC 滤器,除非患者的心肺功能恶化的风险超过置入 IVC 滤器的风险。近年来,IVC 滤器相关的潜在风险被逐步认识,包括滤器移位、血管穿孔及 DVT 风险增加。然而,近年来 IVC 滤器存在过度使用,例如在抗凝失败、残留 DVT 的血栓负荷,严重的心肺疾病的情况下,以及溶栓前使用或在高风险患者中使用,而上述适应证目前均缺乏强有力的证据支持。所以,目前大多数指南建议严格把握 IVC 滤器的置入指征。综上,我们建议,若临床评估需置入 IVC 滤器,应尽量选择临时或可回收滤器;再者,需动态评估抗凝禁忌是否可逆或被纠正,当抗凝治疗安全时,应尽快取出 IVC 滤器,以降低滤器长期置入带来的风险。

三、APE 初级治疗的抗凝时长

抗凝是 APE 治疗的基石,按照不同的治疗或管理可分为三个阶段。第一阶段,阻止活动性血栓进一步形成;第二阶段为血栓复发高风险期,如无禁忌,需持续抗凝;第三阶段,动态评估并平衡患者 VTE 复发风险和抗凝相关出血风险,指导抗凝策略。这三个阶段在 2019 年 ESC 指南中被称为急性期(acute-phase treatment)(0~7 天)、长期(chronic treatment)(1 周 ~3 个月)和延展期(extended anticoagulation)(3 个月后)。由于此处的"长期"意指最初 3 个月的治疗,易产生歧义,所以 ASH 指南采用了新术语:初始治疗(initial management)(5~21 天)、初级治疗(primary treatment)(3~6 个月)和二级预防(secondary prevention)(3~6 个月之后),以更符合每一个阶段 VTE 的管理目标。

两部指南分别推荐 3~6 个月(ASH 指南的"初级治疗")和至少 3 个月(2019 年 ESC 的"长期治疗")作为急性期后的抗凝治疗时间窗,这一细微差别主要基于不同研究的结论。既往关于第二阶段抗凝时长(短期和相对长期)方案对比的临床试验,包括早期的 VKA 以及近期的 NOAC 研究,多采用 3~6 个月或 6 个月为相对短期的抗凝时长,与 6~24 个月的长期抗凝方案进行对比。上述临床研究结果基本一致,即对于 VTE 患者初级治疗(或长期)抗凝,优先选择时间相对短的抗凝时长。因此,ASH 指南直接采用临床研究采纳最多的 3~6 个月作为初级治疗窗。相比之下,2019 年 ESC 指南只限定了最短 3 个月的抗凝疗程,其支持证据直接源自 2011 年发表的一项荟萃分析结果,研究汇总了 2000 年之前完成的 7 个 VKA 临床试验,共纳入 2 925 位首次发病的非癌症 VTE 患者,对比不同时长的抗凝方案的优劣。结果显示,1 个月或 1.5 个月疗程的抗凝治疗后 VTE 的累计发生率较高,而 3 个月、6 个月或更长疗程后 VTE 累计发生率基本相似,延长抗凝可能会增加出血的风险,且不降低再发 VTE 的风险。此外,2019 年 ESC 指南进一步指出:除主要短暂 / 可逆风险因素引起的 APE 外,在首次 APE 发作后终生存在 VTE 复发的风险。由此可见,两者的细微差别主要是暂时性 / 可逆性因素导致的首次 VTE 患者,是否应更早的停止抗凝,ASH 指南推荐 3~6 个月,2019 年 ESC 指南则建议抗凝 3 个月后即可停用。

综上,我们认为,两部指南关于初级治疗时间窗的限定虽略有不同,但原则基本一致,即所有 VTE 患者在第二阶段(血栓复发高危期)均需继续抗凝治疗,而初级治疗结束后,需权衡继续抗凝治疗的获益及风险,制定二级预防(2019 年 ESC 指南的"延展期")的抗凝策略。

四、预后评分和 D- 二聚体水平可否指导二级预防的抗凝时长?

ASH 指南和 2019 年 ESC 指南均指出,VTE 初步治疗(3~6 个月)后是否继续抗凝主要取决于血栓危险因素的种类,而对于预后评分和 D- 二聚体的作用,两部指南略有差异。既往研究发现,风险评分模型可量化无诱因 VTE 患者停止抗凝后 VTE 的复发风险,包括

HERDOO2 评分、Vienna 风险模型和 DASH 评分等。上述评分系统纳入了可能增加 VTE 复发风险的各种患者因素,包括性别(男性)、D- 二聚体升高、血栓后综合征、肥胖、首次 VTE 事件发生年龄小于 50 岁,以及血栓的位置等。其中,关于 Vienna 评分相关研究较多,但结果显示其预测准确度低(c 指数 =0.6),且倾向于低估 VTE 的复发风险。此外,目前尚无纳入患者重要结局的 RCT 来评估上述评分的临床使用价值。同样,尽管有研究证实 D- 二聚体升高或超声检查残余血栓与 VTE 复发独立相关,但相关临床试验结果显示,采用这 2 个指标指导抗凝疗程,不仅未降低 VTE 复发风险,而且有增加出血风险的趋势。由此,ASH 指南建议:对于无可识别危险因素导致的 VTE,尽管原则上建议无限期抗凝,但某些情况下(如出血风险较高或无法明确患者的抗凝获益 / 风险比)需个体化考量抗凝方案,但由于相关证据的确定性低,仍然不建议常规使用预后评分、D- 二聚体,以及超声检查残余血栓来决定二级预防的抗凝时长。同时指出,上述指标联合应用存在潜在的临床价值,有待研究进一步探索。相比之下,2019 年 ESC 指南认为上述预后评分在 NOAC 应用背景之下的临床意义尚不明晰,但未提及 D- 二聚体升高或残余血栓对二级预防的临床意义。综上,基于目前循证证据,我们认为应该依据患者的血栓危险因素来指导抗凝疗程,仅在特殊情况下,酌情考虑其他指标来协助临床决策。

五、VTE 复发

1. VTE 复发后的抗凝药物使用　VTE 复发是指在抗凝治疗过程中或停止抗凝后,通过影像学检查在原先无栓塞的深静脉或肺动脉检测到新的血栓,或发现血栓在原有基础上延展。抗凝过程中 VTE 复发的原因可分为两类:①患者内在因素:如合并恶性肿瘤、抗磷脂综合征、遗传性易栓症、肝素诱导性血小板减少症等;②治疗相关因素:如抗凝药物剂量不足、擅自减量或停药、INR 未达标等。

对 VTE 复发患者需仔细评估上述可能,除外治疗相关因素后,重点筛查肿瘤、抗磷脂综合征和高凝状态的其他原因。

ASH 指南对 VTE 复发患者提出更换抗凝药物的建议,2019 年 ESC 指南未提及相关内容。由于目前尚无相关的随机对照临床试验或系统综述,ASH 指南认为,服用 VKA 治疗期间 DVT 和 / 或 PE 患者出现血栓进展,建议更改为低分子量肝素,而非 NOAC。这与 2016 年美国胸科医师学会更新发布的第 10 版《静脉血栓栓塞症抗栓治疗指南》内容一致,并进一步建议,在使用低分子量肝素治疗期间 VTE 复发者,可增加约 1/4 到 1/3 的低分子量肝素剂量。综上,我们认为,在未充分评估复发 VTE 患者的潜在病因或危险因素前,短期使用 LMWH 较为合理,但后续抗凝方案需综合考量各种因素。

2. 复发 VTE 的抗凝疗程　ASH 指南和 2019 年 ESC 指南针对血栓危险因素的分类一致,包括无可识别的危险因素,慢性(持续性)危险因素(包括癌症和自身免疫性疾病等),以及暂时性危险因素(主要暂时性 / 可逆和轻微暂时性 / 可逆)。2019 年 ESC 指南则进一步根据 VTE 复发风险对危险因素进行分类:①低复发风险(<3%/ 年):主要暂时性或可逆因素;②中复发风险(3%/ 年 ~8%/ 年):包括轻微的一过性或可逆因素、非恶性持续性因素(炎症性肠病、活动性自身免疫病)和无可识别风险因素;③高复发风险(>8%/ 年):包括活动性肿瘤、抗磷脂综合征以及非主要暂时性或可逆因素导致的 1 次或多次 VTE。

ASH 指南和 2019 年 ESC 指南对于复发 VTE 抗凝时长的推荐存在差异。ASH 指南根据首次和复发 VTE 的危险因素,将复发性 VTE 分为三种情况:①首次 VTE 无可识危险因素或持续性危险因素,复发 VTE 与暂时性危险因素相关,建议无限期抗凝;②首次和复发 VTE 均与暂时性危险因素相关,建议完成初级治疗后停止抗凝;③无可识别风险因素导致 VTE 复发的患者,建议无限期抗凝。

相比之下,2019 年 ESC 指南对复发性 VTE 仅提出一项推荐内容:非主要暂时性或可逆因素相关的复发 VTE,建议无限期抗凝,其内容涵盖并与 ASH 指南的推荐一致。所以,两部指南的争议焦点主要集中于"首次和复发 VTE 均与暂时性危险因素有关"这类情况,根据 ASH 指南建议,此类患者完成初级治疗(即 3~6 个月)后停止抗凝,2019 年 ESC 指南虽未直接指出此种情况下的抗凝时长,但根据原文推荐内容可推演为"首次和复发均是由于主要暂时性或可逆因素有关,才考虑有限期的抗凝"。这与 2019 年 ESC 指南中的另一项新增内容相呼应:轻微暂时性或可逆性危险因素的 PE 患者,建议 3 个月后可延长抗凝。由此可见,2019 年 ESC 指南对于中复发风险的轻微暂时性或可逆性危险因素导致的 PE,无论是首次还是复发,均推荐延长抗凝。然而,上述推荐尚缺乏直接可靠的 RCT 证据支持,证据来源于临床试验中的亚组分析,如 EINSTEIN CHOICE 研究结果,在轻微的一过性危险因素的 VTE 患者中延长抗凝治疗,选择利伐沙班较阿司匹林可降低 VTE 复发率且不额外增加出血风险。

综上,我们认为,基于目前的循证证据,ASH 指南和 2019 年 ESC 指南对于大多数临床复发性 VTE 的抗凝建议一致,而 2019 年 ESC 指南将轻微暂时性或可逆性危险因素导致的 VTE 划归为中复发风险,建议延长抗凝疗程,但此项推荐尚需高质量的研究数据论证。而随着对血栓危险因素研究的深入,将不断更新临床医师对复发性 VTE 风险评估的理解,而 NOAC 的普遍应用也必将重新拓展我们对延长抗凝治疗的获益 / 风险评估的认识。因此,复发性 VTE 抗凝和长期管理,尚待更多临床研究的探索。

六、APE 合并心血管病患者启动抗凝后是否需停止阿司匹林?

ASH 指南建议对于稳定性心血管疾病(不适用于急性冠脉综合征或介入治疗患者)且正在服用阿司匹林患者发生 VTE 时,开始抗凝治疗后可暂停阿司匹林。2019 年 ESC 指南则无相关内容。最新发布的 2020 年美国心脏病学会"抗栓决策路径专家共识"指出,上述情况需进一步考虑患者既往急性冠脉综合征或再血管化治疗距 VTE 发作的时间等因素,根据抗血小板治疗的目的来选择单药抗凝(停阿司匹林)或是联合抗栓治疗。然而,上述推荐的证据均来源于心房颤动患者的研究数据,尚无稳定性心血管疾病合并 VTE 患者的联合抗栓策略的循证医学证据。由于其他间接证据显示,对于冠心病二级预防,联合抗栓(华法林 + 阿司匹林)较单独华法林治疗,在包括死亡在内的临床硬终点方面无显著差异,但需关注联合抗栓带来的额外出血风险。综上,我们认为,VTE 合并心血管病往往使病情复杂,抗栓治疗棘手,需不断权衡血栓栓塞与出血的风险,在遵循专家共识的基础上,根据患者特点采取个体化抗栓治疗策略。

七、小结及启示

ASH 指南和 2019 年 ESC 指南采用不同的循证证据划分标准,总体治疗原则相同,但细节略有差异,一方面与对不同证据等级研究的采纳或解读角度有关,另一方面临床实践虽然有赖于指南的规范指导,但却总是领先于指南,临床医师和研究者应在实践中不断总结,提出科学问题并开展相关研究,为 APE 的规范化诊疗持续提供证据支持(表 1)。

表 1　ASH 指南推荐内容与 2019 年 ESC 指南内容对比

分类	ASH 指南	2019 ESC 指南
初始治疗		
DVT 家庭治疗	建议对低危 DVT 患者,家庭治疗优于住院治疗。不适用于因其他原因住院治疗、缺乏家庭支持、无力支付药物费用、有肢体风险或有出血高风险的患者(条件性推荐,弱证据)	无相关推荐
APE 家庭治疗	对于出血风险低、无须静脉镇痛、低危 APE 患者,建议家庭治疗替代住院治疗(条件性推荐,极弱证据) 风险评估基于 PESI 或 sPESI 评分	低危 APE 患者,若具备家庭支持,且医疗服务可及,建议家庭治疗及门诊管理(Ⅱa,A) 即使患者的 PESI 或 sPESI 评分提示低危,也应考虑通过影像学或实验室生物标志物来评估右心室功能(Ⅱa,B)
抗凝药选择	推荐 NOAC 作为 DVT 和/或 APE 治疗的首选,优于 VKA(条件性推荐,中等强度证据)	对适于 NOAC(如阿哌沙班、达比加群、艾多沙班或利伐沙班)的 APE 患者启用口服抗凝治疗时,优选 NOAC(Ⅰ,A)
NOAC	DVT 和/或 APE 患者,建议新型口服抗凝药物为一线药物,不同 NOAC 药物治疗无推荐差异(条件性推荐,极弱证据)	无相关推荐
DVT 溶栓指征	大多数近端 DVT 患者,建议单纯抗凝治疗而非溶栓联合抗凝治疗,但对出现股青肿、出血风险低且症状明显的年轻患者,可以考虑溶栓治疗(条件性推荐,弱证据)	无相关推荐
APE 溶栓指征	血流动力学不稳的 APE 患者,建议溶栓治疗后抗凝治疗,而非单纯抗凝(条件性推荐,弱证据)	对高危 APE 患者进行全身性溶栓治疗(Ⅰ,B) 对血流动力学恶化的患者,推荐补救性溶栓治疗(Ⅰ,B)
中危 APE 的溶栓治疗	存在右心功能损害(有或无心肌损伤标志物阳性)而血流动力学稳定的 APE 患者,建议单纯抗凝治疗而非溶栓联合抗凝治疗(条件性推荐,弱证据)	对中危或低危 APE 患者,不建议首选全身性溶栓(Ⅲ,B)
DVT 溶栓治疗	广泛 DVT 形成并考虑适宜溶栓的患者,建议置管溶栓,优于全身溶栓(条件性推荐,极弱证据)	无相关推荐
系统溶栓或置管溶栓	适合溶栓治疗的 APE 患者,建议系统溶栓而非置管溶栓(条件性推荐,极弱证据)	对血流动力学恶化的患者,经导管介入治疗应作为补救性溶栓治疗的替代方案(Ⅱa,C)
IVC 滤器置入指征	存在严重心肺疾病的近端 DVT 及存在血流动力学障碍的 APE 患者,建议单纯抗凝治疗而非抗凝治疗联合 IVC 滤器植入(条件性推荐,弱证据)	存在抗凝禁忌的急性 APE 患者,可以考虑 IVC 滤器置入(Ⅱa,C) 抗凝治疗后 APE 复发患者,可考虑 IVC 滤器置入(Ⅱa,C)

续表

分类	ASH 指南	2019 ESC 指南
初级治疗		
抗凝时长	无论是暂时性、长期性危险因素还是病因不明导致 DVT 和 / 或 APE 患者，推荐 3~6 个月而非 6~12 个月的初级抗凝（条件性推荐，中等强度证据）	所有 APE 患者应接受 ≥ 3 个月的抗凝治疗（Ⅰ，A）
二级预防		
终止或延长抗凝的指征	对于病因未明的 DVT 和 / 或 APE 患者，不建议使用预后评分、D- 二聚体以及超声检查残余血栓决定抗凝治疗时间（条件性推荐，极弱证据）	*初始抗凝治疗至少 3 月后，根据血栓危险因素指导二级预防的抗凝策略（Ⅰ ~ Ⅱa，A~C）
	慢性血栓危险因素导致的 DVT 和 / 或 APE，推荐无限期抗凝治疗（条件性推荐，中等强度证据）	对于危险因素持续存在的 APE 患者（除抗磷脂抗体综合征以外），应考虑延长抗凝治疗（Ⅱa，C）
	未识别的危险因素导致的 DVT 和 / 或 APE 患者，完成初级治疗后，推荐长期抗栓治疗而非终止抗凝治疗（条件性推荐，中等强度证据）	无可识别危险因素的 APE 患者，应考虑延长抗凝治疗（Ⅱa，A）
阿司匹林	完成初级治疗，拟行二级预防的 DVT 和 / 或 APE 患者，推荐采用抗凝治疗而非服用阿司匹林治疗（条件性推荐，中等强度证据）	对于拒绝抗凝治疗或无法耐受抗凝药物者，可考虑口服阿司匹林（Ⅱb，B）
INR 目标	完成初级治疗并继续服用 VKA 行二级预防治疗的 DVT 和 / 或 APE 患者，推荐 INR 维持在 2~3（条件性推荐，中等强度证据）	VKA 作为 NOAC 的替代抗凝药物治疗时，应与肠外抗凝同时进行，直至 INR 达到 2.5（2.0~3.0）（Ⅰ，A）
NOAC 剂量	继续服用新型口服抗凝药进行二级预防治疗的 DVT 和 / 或 APE 患者，推荐继续服用标准剂量抗凝药物或低剂量抗凝药物（如利伐沙班 10mg，1 次 /d；阿哌沙班 2.5mg，2 次 /d）（条件性推荐，中等强度证据）	需无限期抗凝治疗的非恶性肿瘤的 APE 患者，在接受 6 个月抗凝治疗后，建议阿哌沙班减量至 2.5mg、2 次 /d 或利伐沙班减量至 10mg、1 次 /d（Ⅱa，A）
复发 VTE 的治疗		
复发 VTE	对于服用 VKA 治疗期间 DVT 和 / 或 APE 反而进展的患者，建议使用低分子量肝素而非新型口服抗凝药物（条件性推荐，极弱证据）	无相关推荐
	首次 VTE 无可识危险因素或持续性危险因素，复发 VTE 与暂时性危险因素相关，推荐无限期抗凝（条件性推荐，中等强度证据）	非主要暂时性或可逆因素相关的复发 VTE，建议无限期抗凝（Ⅰ，B）
	首次和复发 VTE 均与暂时性危险因素相关，推荐完成初级治疗后停止抗凝（条件性推荐，中等强度证据）	
	无可识别风险因素导致 VTE 复发的患者，推荐无限期抗凝（条件性推荐，中等强度证据）	

续表

分类	ASH 指南	2019 ESC 指南
其他建议		
合并稳定性心血管疾病的抗栓方案	对于稳定性心血管疾病(不适用于急性冠脉综合征或介入治疗患者)且正在服用阿司匹林患者发生 VTE 时,建议开始抗凝治疗后可暂停阿司匹林(条件性推荐,极弱证据)	无相关推荐
加压弹力袜	DVT 患者无论是否存在深静脉血栓后综合征风险,不建议常规使用加压弹力袜(条件性推荐,极弱证据)	无相关推荐

注:VTE,静脉血栓栓塞症;APE,急性肺栓塞;DVT,深静脉血栓;NOAC,新型口服抗凝药;VKA,维生素 V 拮抗剂;INR,国际标准化比值;PESI,肺栓塞严重程度指数;sPESI,简化 PESI;IVC,下腔静脉。

*非 ESC 指南直接推荐内容,根据数条推荐总结。

（熊长明　杜　雪）

参考文献

［1］ STEIN P D, MATTA F. Epidemiology and incidence: the scope of the problem and risk factors for development of venous thromboembolism [J]. Clin Chest Med, 2010, 31 (4): 611-628.

［2］ ORTEL T L, NEUMANN I, AGENO W, et al. American Society of Hematology 2020 guidelines for management of venous thromboembolism: treatment of deep vein thrombosis and pulmonary embolism [J]. Blood Adv, 2020, 4 (19): 4693-4738.

［3］ KONSTANTINIDES S V, MEYER G, BECATTINI C, et al. 2019 ESC Guidelines for the diagnosis and management of acute pulmonary embolism developed in collaboration with the European Respiratory Society (ERS)[J]. Eur Heart J, 2020, 41 (4): 543-603.

［4］ KONSTANTINIDES S V, TORBICKI A, AGNELLI G, et al. 2014 ESC guidelines on the diagnosis and management of acute pulmonary embolism [J]. Eur Heart J, 2014, 35 (43): 3033-3069.

［5］ BARCO S, MAHMOUDPOUR S H, PLANQUETTE B, et al. Prognostic value of right ventricular dysfunction or elevated cardiac biomarkers in patients with low-risk pulmonary embolism: a systematic review and meta-analysis [J]. Eur Heart J, 2019, 40 (11): 902-910.

［6］ MEYER G, VICAUT E, DANAYS T, et al. Fibrinolysis for patients with intermediate-risk pulmonary embolism [J]. N Engl J Med, 2014, 370 (15): 1402-1411.

［7］ DECOUSUS H, LEIZOROVICZ A, PARENT F, et al. A clinical trial of vena caval filters in the prevention of pulmonary embolism in patients with proximal deep-vein thrombosis. Prévention du Risque d'Embolie Pulmonaire par Interruption Cave Study Group [J]. N Engl J Med, 1998, 338 (7): 409-415.

［8］ MISMETTI P, LAPORTE S, PELLERIN O, et al. Effect of a retrievable inferior vena cava filter plus anticoagulation vs anticoagulation alone on risk of recurrent pulmonary embolism: a randomized clinical trial [J]. Jama, 2015, 313 (16): 1627-1635.

［9］ KAUFMAN J A, KINNEY T B, STREIFF M B, et al. Guidelines for the use of retrievable and convertible vena cava filters: report from the Society of Interventional Radiology multidisciplinary consensus conference [J]. J Vasc Interv Radiol, 2006, 17 (3): 449-459.

［10］ KAUFMAN J A, BARNES G D, CHAER R A, et al. Society of Interventional Radiology Clinical Practice Guideline for Inferior Vena Cava Filters in the Treatment of Patients with Venous Thromboembolic Disease: Developed in collaboration with the American College of Cardiology, American College of Chest Physicians, American College of Surgeons Committee on Trauma, American Heart Association, Society for Vascular Surgery, and Society for Vascular Medicine [J]. J Vasc Interv Radiol, 2020, 31 (10): 1529-1544.

[11] STEIN P D, MATTA F, HUGHES M J. Continuing Use of Inferior Vena Cava Filters Despite Data and Recommendations Against Their Use in Patients With Deep Venous Thrombosis [J]. Am J Cardiol, 2019, 124 (10): 1643-1645.

[12] AGNELLI G, PRANDONI P, BECATTINI C, et al. Extended oral anticoagulant therapy after a first episode of pulmonary embolism [J]. Ann Intern Med, 2003, 139 (1): 19-25.

[13] SCHULMAN S, KEARON C, KAKKAR A K, et al. Extended use of dabigatran, warfarin, or placebo in venous thromboembolism [J]. N Engl J Med, 2013, 368 (8): 709-718.

[14] SCHULMAN S, KEARON C, KAKKAR A K, et al. Dabigatran versus warfarin in the treatment of acute venous thromboembolism [J]. N Engl J Med, 2009, 361 (24): 2342-2352.

[15] SCHULMAN S, KAKKAR A K, GOLDHABER S Z, et al. Treatment of acute venous thromboembolism with dabigatran or warfarin and pooled analysis [J]. Circulation, 2014, 129 (7): 764-772.

[16] COUTURAUD F, SANCHEZ O, PERNOD G, et al. Six Months vs Extended Oral Anticoagulation After a First Episode of Pulmonary Embolism: The PADIS-PE Randomized Clinical Trial [J]. JAMA, 2015, 314 (1): 31-40.

[17] BOUTITIE F, PINEDE L, SCHULMAN S, et al. Influence of preceding length of anticoagulant treatment and initial presentation of venous thromboembolism on risk of recurrence after stopping treatment: analysis of individual participants'data from seven trials [J]. BMJ, 2011, 342: d3036.

[18] RODGER M A, LE GAL G, ANDERSON D R, et al. Validating the HERDOO2 rule to guide treatment duration for women with unprovoked venous thrombosis: multinational prospective cohort management study [J]. BMJ, 2017, 356: j1065.

[19] MARCUCCI M, IORIO A, DOUKETIS J D, et al. Risk of recurrence after a first unprovoked venous thromboembolism: external validation of the Vienna Prediction Model with pooled individual patient data [J]. J Thromb Haemost, 2015, 13 (5): 775-781.

[20] TOSETTO A, IORIO A, MARCUCCI M, et al. Predicting disease recurrence in patients with previous unprovoked venous thromboembolism: a proposed prediction score (DASH)[J]. J Thromb Haemost, 2012, 10 (6): 1019-1025.

[21] PALARETI G, COSMI B, LEGNANI C, et al. D-dimer testing to determine the duration of anticoagulation therapy [J]. N Engl J Med, 2006, 355 (17): 1780-1789.

[22] BRUINSTROOP E, KLOK F A, VAN DE REE M A, et al. Elevated D-dimer levels predict recurrence in patients with idiopathic venous thromboembolism: a meta-analysis [J]. J Thromb Haemost, 2009, 7 (4): 611-618.

[23] PRANDONI P, PRINS M H, LENSING A W, et al. Residual thrombosis on ultrasonography to guide the duration of anticoagulation in patients with deep venous thrombosis: a randomized trial [J]. Ann Intern Med, 2009, 150 (9): 577-585.

[24] CARRIER M, RODGER M A, WELLS P S, et al. Residual vein obstruction to predict the risk of recurrent venous thromboembolism in patients with deep vein thrombosis: a systematic review and meta-analysis [J]. J Thromb Haemost, 2011, 9 (6): 1119-1125.

[25] KEARON C, AKL E A, ORNELAS J, et al. Antithrombotic Therapy for VTE Disease: CHEST Guideline and Expert Panel Report [J]. Chest, 2016, 149 (2): 315-352.

[26] WEITZ J I, LENSING A W A, PRINS M H, et al. Rivaroxaban or Aspirin for Extended Treatment of Venous Thromboembolism [J]. N Engl J Med, 2017, 376 (13): 1211-1222.

［27］ KUMBHANI D J, CANNON C P, BEAVERS C J, et al. 2020 ACC Expert Consensus Decision Pathway for Anticoagulant and Antiplatelet Therapy in Patients With Atrial Fibrillation or Venous Thromboembolism Undergoing Percutaneous Coronary Intervention or With Atherosclerotic Cardiovascular Disease: A Report of the American College of Cardiology Solution Set Oversight Committee [J]. J Am Coll Cardiol, 2021, 77 (5): 629-658.

［28］ JINAGAL J, DHIMAN P. Retraction: Retinal Hemorrhage from Blunt Ocular Trauma [J]. N Engl J Med, 2019, 382 (5): 490.

［29］ HURLEN M, ABDELNOOR M, SMITH P, et al. Warfarin, aspirin, or both after myocardial infarction [J]. N Engl J Med, 2002, 347 (13): 969-974.

先天性心脏病术后肺动脉高压

先天性心脏病（congenital heart disease，CHD）是我国肺动脉高压（pulmonary arterial hypertension，PAH）患者群体中最常见病因之一。反之，PAH 亦是 CHD 常见并发症，是患者能否接受手术矫正的决定性因素之一，也是影响 CHD 术后患者远期预后的重要因素。据统计，CHD 相关 PAH（PAH-CHD）患病率为（1.6~12.5）/10^6，成人 CHD 患者中 5%~10% 可能出现 PAH。特别是未矫正的复杂 CHD 和房间隔缺损（atrial septal defect，ASD）、室间隔缺损（ventricular septal defect，VSD）、动脉导管未闭（patent ductus arteriosus，PDA）等简单左向右分流性病变患者，其发生 PAH 的风险进一步增加。然而，即使是矫正后的 CHD 患者，由于术前肺血管持续处于压力和容量超负荷状态，其术后 PAH 风险也会随之增加。

CHD 术后 PAH（postoperative pulmonary arterial hypertension）是指 CHD 外科修补或介入封堵术后仍残存 PAH 的疾病状态，其主要原因是由于 CHD 矫治手术时间较晚，术前存在肺血管病变，术后肺动脉压力未能降至正常。反应性或持续性 CHD 术后 PAH 是影响 CHD 术后患者预后，甚至导致死亡率增加的最重要原因之一。然而，目前有关 CHD 术后 PAH 的研究较少，对于 CHD 术后 PAH 的发病机制、危险因素、诊疗与管理等尚无明确结论。本文拟针对上述问题进行深入探讨。

一、定义与流行病学特征

PAH-CHD 是由体 - 肺分流型 CHD 所引起的 PAH，是毛细血管前型肺高压（pulmonary hypertension，PH）的一种，其诊断标准与其他类型 PAH 相同。2013 年召开的"第 5 届世界肺动脉高压大会"将 PAH-CHD 分为四类，分别为艾森门格综合征（Eisenmenger's syndrome，ES）、PAH 合并体 - 肺分流、PAH 合并小型 CHD 和 CHD 术后 PAH 四类（表 1）。其中，CHD 术后 PAH 的定义为"先天性心血管畸形已手术矫正，无显著残余分流，但术后即刻、数月或数年再次出现 PAH"。这类患者通常术前即存在中 - 重度 PAH，术后肺动脉压力（pulmonary artery pressure，PAP）未完全降至正常并持续进展，进而出现右心衰竭。若术后 PAP 降至正常，而一段时间后再次出现 PAH，则更倾向于特发性肺动脉高压（idiopathic pulmonary arterial hypertension，IPAH）。由于术前 PAP 显著升高且作用时间较长，即使分流中断，PAH 所致肺血管床重构仍需较长时间逐渐逆转。此外，部分患者术前亦可能合并左心功能不全，或阻断分流后因左心负荷突然增加而出现左心功能不全。在这些因素作用下，即使患者术前为动力型 PAH，术后 PAP 也需较长时间降至正常。因此，并非所有 CHD 术后 PAP 升高的患者均为 CHD 术后 PAH。前期注册研究表明，VSD 术后 PAH 发生率约为 2%，而继发孔型 ASD 术后约为 3%。

根据手术方式，CHD 术后 PAH 大致分为两种：①完全矫正 CHD 术后 PAH：指 CHD 外科矫治术后 PAH，可在术后即刻、数月或数年后出现，同时没有残余分流或其他与外科手术相关的并发症；②不完全矫正 CHD 术后 PAH：包括功能性单心室行双向腔肺分流术（bidirectional cavopulmonary shunt，BCPS）和全腔静脉 - 肺动脉连接术（total cavopulmonary connection，TCPC）术后等。

表1 先天性心脏病相关性肺动脉高压临床分类

分类	临床表现
ES	体-肺分流型CHD因肺血管阻力升高导致肺-体分流或双向分流,从而出现发绀、红细胞增多和多器官受累等症状
PAH合并体-肺分流	肺血管阻力增高,但仍存在体-肺分流,静息状态下无发绀
PAH合并小型CHD	存在小型缺损,但PAH严重,临床表现与特发性PAH相似
CHD术后PAH	先天性心血管畸形已手术矫正,无显著残余分流,但术后即刻、数月或数年再次出现PAH

注:ES,艾森门格综合征;PAH,肺动脉高压;CHD,先天性心脏病;小型缺损,超声测量成人室间隔缺损直径<1cm,房间隔缺损直径<2cm,儿童和婴幼儿尚无明确标准;CHD术后PAH,先天性心脏病术后肺动脉高压。

尽管世界范围内尤其是发达国家对CHD患者进行了广泛且及时的手术矫正,但CHD术后PAH仍然是一个值得关注的问题。目前,CHD术后PAH患病率尚不明确。在荷兰CHD注册研究中,Van Riel等报道了出生时体肺分流型病变患者PAH患病率为7.4%,而缺损闭合后PAH患病率为5.7%。该研究包括复杂CHD和未矫正病变,如ES和唐氏综合征等。近期德国CHD注册研究结果表明,单纯性CHD病变(包括PDA、ASD、VSD)闭合术后患者的PAH患病率为3.0%,中位随访时间为16年。进一步采用logistic回归分析发现,CHD术后PAH风险随随访年龄和手术年龄而显著增加。与其他患者相比,CHD术后PAH患者更易出现临床症状,且死亡率更高。

二、病理生理学机制

肺血管床结构与功能重构情况是决定CHD术后患者预后的关键因素。CHD术后PAH可能与手术时机过迟、误判手术可行性、右心室长期后负荷过重所致不可逆转的肺血管结构重构以及肺血管发育不良等因素有关,其可能机制主要包括:

1. 术前肺循环血流量增多 术前由于大量左向右分流导致肺血管床压力及阻力增高,出现肺血管过度收缩和结构重构。虽然术后心内体-肺分流被阻断,理论上PAP应逐渐降低,但个别患者因肺血管丛样病变及重构短时无法逆转,甚至在残留的高PAP作用下持续进展,最终可能导致PAH病情恶化。

2. 术前肺循环血流量较少的发绀型CHD 由于长期缺乏有效的肺循环血流灌注,该类患者往往肺血管床发育不良。如肺动脉闭锁患者,即使其左、右肺动脉发育情况可以达到根治手术标准,但该类患者通常存在肺内叶、段动脉缺失,这种发育欠佳的肺血管床难以容纳术后突然增加的肺循环血流从而使PAP持续增高,最终导致节段性PAH形成。

单心室患儿外科术后PAH的诱因之一是术后肺循环血流量过大,包括双向Glenn术后保留的前向肺血流以及TCPC术后残留的体肺侧支血流等。前期研究发现,在368例接受双向Glenn手术的患儿中,6%的患儿术前平均肺动脉压(mean pulmonary artery pressure,mPAP)高达20mmHg。因此,术后需同时行肺动脉带缩术,限制前向肺血流以降低PAP。单心室术后PAH另一个原因为肺血管床阻力较高。TCPC术后mPAP在18mmHg之内是可以接受的,如压力持续过高,术后早期可能出现严重的渗漏和静脉梗阻综合征,晚期可能出现Fontan循环衰败。

三、临床表现与诊断方法

1. CHD 术后 PAH 症状　CHD 术后 PAH 患者的症状并无特异性,早期可能没有显著症状。其主要症状包括呼吸困难、活动耐力下降以及心律失常引起的心悸等。晚期可表现为咯血、右心衰竭相关症状甚至猝死。

2. CHD 术后 PAH 体征　CHD 术后 PAH 患者听诊肺动脉瓣区第二心音(P_2)增强。随着 PAH 逐渐进展,P_2逐渐增强甚至亢进,原有 CHD 杂音逐渐消失,由三尖瓣和肺动脉瓣关闭不全杂音替代。

3. 心电图　因 CHD 类型、手术方式和 PAP 高低而有所不同。早期心电图可正常,随病情进展可表现为左、右心室肥厚。晚期患者可出现心房颤动、心房扑动、房室传导阻滞等多种类型心律失常。

4. 胸部 X 线　肺动脉段凸出,肺纹理增粗,可见肺门舞蹈症,晚期中心肺动脉粗大而周围肺血管影纤细,同时右心房和右心室增大。对于 VSD 和 PDA 术后患者,亦可见左心室增大或者左、右心室同时增大。

5. 超声心动图　超声心动图可用于测量心脏各腔室和大动脉内径,同时测量三尖瓣和肺动脉瓣反流速度,估测肺动脉压力,判断 PAH 严重程度。此外,有助于发现 CHD 术后残余分流情况。更重要的是,可测量三尖瓣环收缩期位移、下腔静脉塌陷率和右心室心肌运动指数(Tei 指数)等右心功能指标,评价患者右心功能并评估患者预后。

6. 心脏磁共振　可多角度成像,也可评价右心室质量、体积、功能和血流量,有高度的可重复性。近期发表的 REPAIR 研究表明,MRI 在评价 PAH 患者右心功能方面具有独特优势,其检测指标包括室间隔曲度改变、右心室射血分数、右心室体积和心脏指数等。MRI 缺点在于耗时长,患者必须长时间保持静止不动,也不能检测血流动力学指标。

7. 心血管造影　心血管造影检查有助于明确 CHD 特别是复杂 CHD 外科术后的血管走行以及有无狭窄或残余分流等情况。此外,肺动脉造影有助于明确肺动脉发育情况,并判断有无肺动脉狭窄、栓塞等。

8. 右心导管检查　右心导管检查是测量患者 PAP 并计算肺血管阻力(pulmonary vascular resistance,PVR)的"金标准"。采用端孔导管操作较为方便,但 Swan-Ganz 导管测量肺毛细血管楔压(pulmonary capillary wedge pressure,PCWP)更具优势。CHD 术后 PAH 患者应同时测量左、右心系统各腔室压力和血氧含量及 PCWP。使用左房压或左室舒张末压替代 PCWP 与实际值存在差距。通常采用 Fick 法计算心输出量,然后计算 Qp/Qs、PVR、Rp/Rs 等指标。此外,Pp/Ps 和 PVR 指数 $[PVRI = PVR \times 体表面积(WU \cdot m^2)]$ 也是主要评估指标。

四、治疗与预后

CHD 术后 PAH 的治疗以药物治疗为主。近年来,随着靶向药物的更新换代和联合用药方案的不断改进,CHD 术后 PAH 患者的生存率有所提高,预后明显改善。对于终末期 CHD 术后 PAH 患者而言,可考虑房间隔造口、心肺移植等治疗方法。

(一)基础治疗

基础治疗的主要目的是改善右心功能,同时防治血栓形成,而对肺血管病变并无作用。

1. 洋地黄类　常用地高辛和去乙酰毛花苷,可有效控制心室率,增强心肌收缩力,并改善右心功能。由于患者通常右心功能较差,肝脏代谢能力降低,建议采用小剂量给药方式。

2. 利尿剂 可减轻右心负荷,推荐小剂量起始,用药过程中注意液体管理,保持出入量平衡或出量大于入量。对于发绀型患者,若血红蛋白显著升高,则不建议长期大剂量使用利尿剂。

3. 抗凝药 主要针对原位血栓,有助于预防肺动脉血栓形成。经典药物为华法林,小剂量开始,逐渐加量,国际标准化比值(international normalized ratio,INR)维持在 1.5~2.5 为宜。目前推荐新型口服抗凝剂(机械瓣置换术后患者除外),包括利伐沙班、达比加群酯等,安全性好,患者依从性高。注意咯血患者禁用。

4. 多巴胺和多巴酚丁胺 是治疗重度右心衰竭的首选药物之一,血压偏低时首选多巴胺,血压较高时则首选多巴酚丁胺。两种药物的推荐起始剂量为 $2\mu g/(kg \cdot min)$,逐渐增量至 $8\mu g/(kg \cdot min)$。临床工作中可根据具体情况选择一种或联合应用。

(二)非靶向药物治疗

1. 他汀类药物 动物研究结果发现,辛伐他汀可显著减轻甚至逆转 PAH 及肺血管重构。临床研究表明,辛伐他汀可降低患者 PAP,并改善右心功能。但目前尚无临床证据提示包括 CHD 术后 PAH 在内的 PAH-CHD 患者可从他汀类药物治疗中获益。

2. 钙通道阻滞剂 前期研究表明,PAH-CHD 患者并不能从钙通道阻滞剂治疗中获益,因此不推荐使用。

(三)靶向药物治疗

目前,有关 CHD 术后 PAH 患者靶向药物治疗的临床研究相对较少,大多数中心在临床工作中的总体选择原则与其他类型 PAH 相似,强调 PAH 危险分层在靶向药物策略选择中的重要性。而包括 CHD 术后 PAH 在内的 PAH-CHD 患者靶向药物治疗方案与其他类型 PAH 亦存在一定的差别。

1. 前列环素类药物 前列环素可抑制血管平滑肌细胞(vascular smooth muscle cells,VSMCs)生长,减少血小板聚集,使 VSMCs 胞内环磷酸腺苷(cyclic adenosine monophosphate,cAMP)增加从而舒张血管。目前国内仅吸入型伊洛前列素、贝前列素钠片、曲前列尼尔注射剂及司来帕格四种制剂可供选择,国外还可应用依前列醇。

(1)依前列醇:前期研究表明,长期应用依前列醇治疗纽约心功能分级(New York Heart Function Assessment,NYHA)Ⅲ~Ⅳ级的 PAH 患者,可显著改善患者活动耐力、血流动力学指标及生存率,应用依前列醇治疗 IPAH 患者,其 1 年、2 年、3 年生存率分别为 87.8%、76.3%、62.8%。雾化吸入依前列醇也可用于治疗 PAH 患者,但因其半衰期较短,需持续雾化吸入,推荐浓度为 $10~50ng/(kg \cdot min)$。虽然目前尚无多中心大规模临床对照研究证据,但小样本临床研究结果表明,依前列醇治疗 PAH-CHD 效果良好,而且,婴幼儿也可安全使用。

(2)曲前列尼尔:长效前列腺素 I_2 类似物,作用时间长达 3 小时。美国 FDA 批准其用于治疗 NYHA 心功能Ⅱ~Ⅳ级 PAH 患者,而欧洲批准其用于 NYHA 心功能Ⅱ~Ⅲ级 PAH 患者。研究显示,皮下注射曲前列尼尔治疗 NYHA 心功能Ⅱ~Ⅲ级的 IPAH、PAH-CHD 和结缔组织病相关性 PAH 患者,临床表现均有显著改善。与依前列醇一样,婴幼儿也可安全使用。目前美国 FDA 已批准曲前列尼尔口服制剂用于治疗 PAH。

(3)伊洛前列素:该药化学性质稳定,雾化吸入后可选择性作用于肺血管。一般推荐剂量为 $10~20\mu g/$ 次,6~9 次 /d。雾化吸入伊洛前列素后,PAH 患者 2 年生存率为 91%,高于历史对照人群的预期生存率 63%。治疗 PAH-CHD 耐受性良好,且能改善患者生活质量、右心室功能和运动耐量。

(4)贝前列素钠片：研究表明，口服贝前列素钠片可改善 PAH 患者活动耐力与临床症状，但血流动力学与心功能分级无显著改善，因此，治疗 PAH 尚存争议。以往经验认为其疗效随用药时间延长而降低，但近期日本一项研究表明，口服大剂量贝前列素钠片治疗 IPAH 和结缔组织病相关性 PAH 长期效果良好，但并无证据显示 PAH-CHD 患者从中获益。

(5)司来帕格：司来帕格是新型长效口服前列环素受体激动剂。一项以事件驱动为终点的Ⅲ期临床试验共纳入 1 156 例 PAH 患者，研究结果表明，与安慰剂相比，无论是否接受背景治疗，司来帕格可使 PAH 患者恶化 / 死亡事件的风险显著降低 40%，包括 6 分钟步行试验(6 minutes walk test,6MWT)、WHO 心功能分级等次要终点均明显改善。在该研究中，80% 的患者接受背景治疗，其中 15% 为 ERA，32% 为 PDE5i，33% 为 ERA+PDE5i，结果表明，序贯联合司来帕格，可使恶化 / 死亡终点风险下降 43%。

2. 内皮素受体拮抗剂　内皮素(endothelin-1,ET-1)通过 ET-A 和 ET-B 受体发挥作用。目前，双重受体拮抗剂有波生坦和马昔腾坦两种，而选择性 ET-A 受体拮抗剂仅有安立生坦。

(1)波生坦：成人起始剂量为首月 62.5mg/ 次、每日 2 次，若无不良反应，1 个月后可增至 125mg/ 次、每日 2 次，20~40kg 和 10~20kg 体重患者的剂量分别为正常体重成人的 1/2 和 1/4。研究表明，波生坦可显著改善 ES 患者的运动耐力和血流动力学参数。连续服用 4 年后，患者运动耐力和生活质量仍可持续改善。波生坦的主要不良反应为肝功能受损，因此建议定期监测肝功能。

(2)安立生坦：对 ET-A 受体的选择性拮抗作用较 ET-B 受体强 4 000 倍，可显著改善 PAH 患者血流动力学指标、生活质量和生存期，且对肝功能无显著影响。推荐剂量为 5~10mg/ 次，每日 1 次。

(3)马昔腾坦：作为双重内皮素受体拮抗剂，在减轻肺纤维化、阻断 ET-1 受体方面显著优于波生坦，且不影响胆盐排出。目前，欧美国家已批准马昔腾坦用于 PAH 治疗，推荐剂量为 10mg/ 次，每日 1 次。

3. 磷酸二酯酶 -5 抑制剂(phosphodiesterase-5 inhibitor,PDE5i)　PDE5i 通过抑制环鸟苷酸(cyclic uanosine monophosphate,cGMP)分解，从而发挥增加 NO 含量的作用。

(1)西地那非：多项研究证实，西地那非治疗 PAH-CHD 安全、有效。其特点是疗效随时间延长而降低，需加大剂量方可维持疗效，但随着剂量加大，不良反应亦可能增多，尤其是 17 岁以下患者。因此，目前欧美国家不推荐应用大剂量西地那非治疗 PAH-CHD。

(2)伐地那非和他达拉非：在 PAH 患者中，伐地那非在初期显示出最大的快速效应，但缺乏西地那非和他达拉非那样的肺选择性。他达拉非对肺血管的扩张效应最为持久。与西地那非相比，伐地那非和他达拉非并不能提高动脉氧合作用。目前，伐地那非尚未批准用于 PAH 治疗，也无治疗 PAH-CHD 的证据。他达拉非已被美国 FDA 批准用于治疗 PAH，推荐剂量 40mg/ 次，每日 1 次。但国内多为 10~20mg/d。研究显示，他达拉非治疗 PAH-CHD 的效果良好，且在儿童患者中同样安全、有效。

注意事项：PDE5i 主要不良反应包括头痛、脸红、消化不良和低血压，与硝酸酯类、抗高血压药同时服用可致严重低血压。

4. 可溶性鸟苷酸环化酶(soluable guanylate cyclase,sGC)激动剂　利奥西呱是一种新型 sGC 激动剂，具有独特的双重激活 sGC 机制，其作用效果不依赖于体内 NO 水平，可单独或与 NO 协同提高血浆中 cGMP 水平,进而发挥舒张血管和抗重塑作用。利奥西呱已被证实对 PAH 和血栓栓塞性 PH 均有疗效,目前已获美国 FDA 批准用于 PAH 治疗。治疗开始剂量为 1mg/ 次,每日 3 次,每次至少间隔 2 周增加 0.5mg,直至最大耐受剂量 2.5mg。目前针对利奥西呱治疗 CHD 术后 PAH 的相关临床研究较少,近期国内一项研究分析了利奥西呱联合西地那非治疗 CHD 术后 PAH 的疗效与安全性。研究共纳入 68 例 CHD 术后 PAH 患者,结果表明,利奥西呱联合西地那非可有效改善患者的血流动力学状况,且不良反应发生率无明显改变。

(四)联合治疗

联合不同作用机制的药物,理论上可以增强治疗效果,但具体如何联合以达到最佳治疗效果,目前尚无明确证据,其安全性和性价比也有待进一步验证。目前证据比较充分的是前列环素类与 PDE5i 联合应用较为安全、有效,而其他联合治疗是否有效尚存争议。近期一项研究探讨了他达拉非联合波生坦治疗 CHD 术后 PAH 的临床疗效。在 82 例受试者中,他达拉非与波生坦联合治疗组 N 末端 B 型利钠肽原(NT-proBNP)、LVEDd 水平均显著低于单一药物治疗组,LVEF 水平显著高于单一药物治疗组。另有一项荟萃分析研究系统评价了波生坦联合 PDE5i 治疗儿童 CHD 术后 PAH 的疗效与安全性。结果表明,对比 PDE5i,波生坦联合 PDE5i 疗效更显著,能显著提高 CHD 术后 PAH 患儿的总体有效率,改善 CHD 术后 PAH 患儿的呼吸功能、心脏功能和运动耐力,同时显著降低其 PAP,但在不良反应发生率方面效果尚不明确。

(五)房间隔造口术

房间隔造口术(atrial septostomy,AS)主要用于终末期 PAH 患者,美国胸科医师学会推荐对药物治疗无效的 PAH 患者可考虑行 AS,欧洲心脏病协会推荐 NYHA 心功能分级 Ⅲ~Ⅳ级、右心功能衰竭的晚期 PAH 可考虑 AS。Rajeshkumar 等使用一种新型心房血流调节器(atrial flow regulator,AFR)可预测房间隔开窗情况。在 12 例接受 AFR 植入的重度 PAH 患者中,所有手术均成功,无任何严重并发症发生。术后观察 6MWT、心指数等指标均显著改善,且在短期随访中装置保持通畅,有效性维持良好。

(六)心肺联合移植或肺移植

心肺联合移植或肺移植为治疗终末期 PAH 的终极手段,术后免疫排斥反应较为多见,目前尚无与靶向药物治疗的对比研究资料。Hosseinpour 等的研究表明,75%~85% 的 PAH-CHD 患儿存活到成年后,最终约 10% 可能需要进行心肺联合移植或肺移植。国际社会心肺移植(International Society of Heart and Lung Transplantation,ISHLT)注册登记的 3 879 例心肺移植病例中,PAH-CHD 患者占比 35%。ISHLT 研究证实,心肺移植术后 1 年、2 年、5 年和 10 年存活率分别为 63%、52%、45% 和 32%,平均存活时间 5.8 年。随着 PAH-CHD 特别是 CHD 术后 PAH 患者数量的增加,心肺移植的需求量势必增长,其高昂的手术费用、高危的手术风险及稀缺的心肺供体来源仍是我们面临的严峻挑战。

(七)预后

与其他类型 PAH 患者相同,CHD 术后 PAH 患者的治疗目标应是使患者达到低危状态,表现为良好的运动耐量、生活质量、右心功能和低死亡风险。前期国外研究结果表明,CHD 术后 PAH 患者与 IPAH 患者远期预后类似或更差。但国内部分研究发现 CHD 术后 PAH 患者远期随访生存率明显高于 IPAH 患者。以上差异可能与研究所选患者的 CHD 类型和手术时机密切相关。国外的研究可能纳入了较多复杂 CHD 术后 PAH 的患者,复杂

CHD 往往合并瓣膜病变，心律失常、残余畸形的发生率更高，因此预后较差。目前，更多的靶向药物选择和更加合理的联合用药方案，为 CHD 术后 PAH 患者的治疗提供了更好的条件，使患者的远期生存率得到明显改善。

五、小结

CHD 术后 PAH 作为 PAH 的一种，由于血流动力学特点与其他类型 PAH 存在着显著差异，其对 PAH 靶向药物的反应也有所不同，因此，对其他 PAH 反应良好的靶向药物未必可以直接转用于 CHD 术后 PAH 患者。近年来，随着多种 PAH 靶向药物的相继问世，CHD 术后 PAH 患者预后亦有机会进一步改善。但目前大部分 PAH 靶向药物研究均以成人和其他类型 PAH 为主要研究对象，有关治疗 CHD 术后 PAH 的循证数据相对缺乏，尤其是儿童 CHD 术后 PAH 方面，数据有限，因此，今后应注重 CHD 术后 PAH 患者的多中心、大规模临床研究，为靶向药物治疗 CHD 术后 PAH 的临床疗效和安全性提供更多的参考依据。

（王忠超　王琦光）

参考文献

［1］ 中华医学会呼吸病学分会肺栓塞与肺血管病学组，中国医师协会呼吸医师分会肺栓塞与肺血管病工作委员会，全国肺栓塞与肺血管病防治协作组，等. 中国肺动脉高压诊断与治疗指南 (2021 版)[J]. 中华医学杂志 , 2021, 101 (1): 11-51.

［2］ GALIE N, HUMBERT M, VACHIERY J L, et al. 2015 ESC/ERS Guidelines for the diagnosis and treatment of pulmonary hypertension: The Joint Task Force for the Diagnosis and Treatment of Pulmonary Hypertension of the European Society of Cardiology (ESC) and the European Respiratory Society (ERS): Endorsed by: Association for European Paediatric and Congenital Cardiology (AEPC), International Society for Heart and Lung Transplantation (ISHLT)[J]. Eur Heart J, 2016, 37 (1): 67-119.

［3］ 顾虹 .《中国肺动脉高压诊断与治疗指南 (2021 版)》解读——聚焦先天性心脏病相关肺动脉高压 [J]. 中国实用内科杂志 , 2021, 41 (10): 855-858.

［4］ 中国医师学会心血管内科医师分会 . 2015 年先天性心脏病相关性肺动脉高压诊治中国专家共识 [J]. 中国介入心脏病学杂志 , 2015, 23 (2): 61-69.

［5］ ARVANITAKI A, GIANNAKOULAS G, BAUMGARTNER H, et al. Eisenmenger syndrome: diagnosis, prognosis and clinical management [J]. Heart, 2020, 106 (21): 1638-1645.

［6］ SIMONNEAU G, GATZOULIS M A, ADATIA I, et al. Updated clinical classification of pulmonary hypertension [J]. J Am Coll Cardiol, 2013, 62 (25 Suppl): D34-D41.

［7］ VAN RIEL A C, BLOK I M, ZWINDERMAN A H, et al. Lifetime Risk of Pulmonary Hypertension for All Patients After Shunt Closure [J]. J Am Coll Cardiol, 2015, 66 (9): 1084-1086.

［8］ LAMMERS A E, BAUER L J, DILLER G P, et al. Pulmonary hypertension after shunt closure in patients with simple congenital heart defects [J]. Int J Cardiol, 2020, 308: 28-32.

［9］ 张浩 . 先天性心脏病术后肺动脉高压的定义、原因及治疗 [J]. 心血管外科杂志 (电子版), 2014, 3 (4): 170-171.

［10］ VONK N A, CHANNICK R, COTTREEL E, et al. The REPAIR Study: Effects of Macitentan on RV Structure and Function in Pulmonary Arterial Hypertension [J]. JACC Cardiovasc Imaging, 2022, 15 (2): 240-253.

［11］ GIRGIS R E, LI D, ZHAN X, et al. Attenuation of chronic hypoxic pulmonary hypertension by simvastatin [J]. Am J Physiol Heart Circ Physiol, 2003, 285 (3): H938-H945.

[12] KAO P N. Simvastatin treatment of pulmonary hypertension: an observational case series [J]. Chest, 2005, 127 (4): 1446-1452.

[13] MONTANI D, SAVALE L, NATALI D, et al. Long-term response to calcium-channel blockers in non-idiopathic pulmonary arterial hypertension [J]. Eur Heart J, 2010, 31 (15): 1898-1907.

[14] MCLAUGHLIN V V, SHILLINGTON A, RICH S. Survival in primary pulmonary hypertension: the impact of epoprostenol therapy [J]. Circulation, 2002, 106 (12): 1477-1482.

[15] BUCKLEY M S, FELDMAN J P. Inhaled epoprostenol for the treatment of pulmonary arterial hypertension in critically ill adults [J]. Pharmacotherapy, 2010, 30 (7): 728-740.

[16] THOMAS I C, GLASSNER-KOLMIN C, GOMBERG-MAITLAND M. Long-term effects of continuous prostacyclin therapy in adults with pulmonary hypertension associated with congenital heart disease [J]. Int J Cardiol, 2013, 168 (4): 4117-4121.

[17] MCINTYRE C M, HANNA B D, RINTOUL N, et al. Safety of epoprostenol and treprostinil in children less than 12 months of age [J]. Pulm Circ, 2013, 3 (4): 862-869.

[18] BENZA R L, SEEGER W, MCLAUGHLIN V V, et al. Long-term effects of inhaled treprostinil in patients with pulmonary arterial hypertension: the Treprostinil Sodium Inhalation Used in the Management of Pulmonary Arterial Hypertension (TRIUMPH) study open-label extension [J]. J Heart Lung Transplant, 2011, 30 (12): 1327-1333.

[19] SADUSHI-KOLICI R, SKORO-SAJER N, ZIMMER D, et al. Long-term treatment, tolerability, and survival with sub-cutaneous treprostinil for severe pulmonary hypertension [J]. J Heart Lung Transplant, 2012, 31 (7): 735-743.

[20] HILL N S, BADESCH D, BENZA R L, et al. Perspectives on oral pulmonary hypertension therapies recently approved by the U. S. Food and Drug Administration [J]. Ann Am Thorac Soc, 2015, 12 (2): 269-273.

[21] OLSCHEWSKI H, HOEPER M M, BEHR J, et al. Long-term therapy with inhaled iloprost in patients with pulmonary hypertension [J]. Respir Med, 2010, 104 (5): 731-740.

[22] CHA K S, CHO K I, SEO J S, et al. Effects of inhaled iloprost on exercise capacity, quality of life, and cardiac function in patients with pulmonary arterial hypertension secondary to congenital heart disease (the Eisenmenger syndrome)(from the EIGER Study)[J]. Am J Cardiol, 2013, 112 (11): 1834-1839.

[23] SAKAO S, TANABE N, KASAHARA Y, et al. Long-term survival of Japanese patients with pulmonary arterial hypertension treated with beraprost sodium, an oral prostacyclin analogue [J]. Intern Med, 2014, 53 (17): 1913-1920.

[24] SITBON O, CHANNICK R, CHIN K M, et al. Selexipag for the Treatment of Pulmonary Arterial Hypertension [J]. N Engl J Med, 2015, 373 (26): 2522-2533.

[25] GALIE N, BEGHETTI M, GATZOULIS M A, et al. Bosentan therapy in patients with Eisenmenger syndrome: a multicenter, double-blind, randomized, placebo-controlled study [J]. Circulation, 2006, 114 (1): 48-54.

[26] VIS J C, DUFFELS M G, MULDER P, et al. Prolonged beneficial effect of bosentan treatment and 4-year survival rates in adult patients with pulmonary arterial hypertension associated with congenital heart disease [J]. Int J Cardiol, 2013, 164 (1): 64-69.

[27] CONDLIFFE R, ELLIOT C A, HURDMAN J, et al. Ambrisentan therapy in pulmonary hypertension: clinical use and tolerability in a referral centre [J]. Ther Adv Respir Dis, 2014, 8 (3): 71-77.

[28] PATEL T, MCKEAGE K. Macitentan: first global approval [J]. Drugs, 2014, 74 (1): 127-133.

[29] 张端珍, 朱鲜阳, 贾丽娟, 等. 西地那非治疗先天性心脏病相关性肺动脉高压的有效性与安全性 [J]. 心脏杂志, 2012, 24 (5): 600-603.

[30] MUKHOPADHYAY S, NATHANI S, YUSUF J, et al. Clinical efficacy of phosphodiesterase-5 inhib-

itor tadalafil in Eisenmenger syndrome—a randomized, placebo-controlled, double-blind crossover study [J]. Congenit Heart Dis, 2011, 6 (5): 424-431.

[31] SHIVA A, SHIRAN M, RAFATI M, et al. Oral Tadalafil in Children with Pulmonary Arterial Hypertension [J]. Drug Res (Stuttg), 2016, 66 (1): 7-10.

[32] GHOFRANI H A, GALIE N, GRIMMINGER F, et al. Riociguat for the treatment of pulmonary arterial hypertension [J]. N Engl J Med, 2013, 369 (4): 330-340.

[33] 魏柯欣. 利奥西呱联合西地那非治疗先天性心脏病术后肺动脉高压的疗效及安全性分析 [J]. 临床医学工程, 2021, 28 (09): 1249-1250.

[34] SIMONNEAU G, RUBIN L J, GALIE N, et al. Long-term sildenafil added to intravenous epoprostenol in patients with pulmonary arterial hypertension [J]. J Heart Lung Transplant, 2014, 33 (7): 689-697.

[35] 张建辉. 他达拉非联合波生坦治疗先天性心脏病术后肺动脉高压的临床疗效 [J]. 实用中西医结合临床, 2021, 21 (17): 69-70.

[36] 邢影影, 周俊婷, 李勇. 波生坦联合磷酸二酯酶抑制剂治疗儿童先天性心脏病术后肺动脉高压的系统评价 [J]. 中国药物评价, 2019, 36 (03): 223-229.

[37] RAJESHKUMAR R, PAVITHRAN S, SIVAKUMAR K, et al. Atrial septostomy with a predefined diameter using a novel occlutech atrial flow regulator improves symptoms and cardiac index in patients with severe pulmonary arterial hypertension [J]. Catheter Cardiovasc Interv, 2017, 90 (7): 1145-1153.

[38] HOSSEINPOUR A R, CULLEN S, TSANG V T. Transplantation for adults with congenital heart disease [J]. Eur J Cardiothorac Surg, 2006, 30 (3): 508-514.

[39] GOLDFARB S B, BENDEN C, EDWARDS L B, et al. The Registry of the International Society for Heart and Lung Transplantation: Eighteenth Official Pediatric Lung and Heart-Lung Transplantation Report—2015; Focus Theme: Early Graft Failure [J]. J Heart Lung Transplant, 2015, 34 (10): 1255-1263.

[40] ZIJLSTRA W, DOUWES J M, ROSENZWEIG E B, et al. Survival differences in pediatric pulmonary arterial hypertension: clues to a better understanding of outcome and optimal treatment strategies [J]. J Am Coll Cardiol, 2014, 63 (20): 2159-2169.

[41] 徐苗原, 李强强, 刘倩, 等. 先天性心脏病术后肺动脉高压与特发性肺动脉高压患者的临床特点与预后 [J]. 中国医药, 2017, 12 (12): 1794-1797.

从最新 RCT 研究看肺动脉高压治疗策略的变迁

肺动脉高压(pulmonary arterial hypertension,PAH)是由各种原因导致的肺血管阻力(pulmonary vascular resistance,PVR)进行性增加导致肺动脉压力升高的一组临床综合征。早期的临床疗效评价大多是基于病例报告和小样本的研究系列的。随着对 PAH 发病机制和病理生理学的深入了解和认识,再加上对该疾病的临床和人口特征的流行病学研究,在过去 20 年中,针对相应致病途径的新型靶向药物的研制,已经开发并批准了 10 多种药物用于治疗 PAH,对患者临床症状的缓解及生活质量的提高都产生了有益的影响。然而,鉴于对 PAH 的理解仍然不完整,目前仍没有能完全"治愈"PAH 的临床方案。为了更好地挖掘现有治疗药物的潜在疗效,一些设计更严格的随机对照临床试验(randomized controlled trials,RCT)陆续被实施,为 PAH 治疗策略的调整提供更多的证据。

一、新型靶向药物临床试验聚焦 PAH 患者的长期预后

对新诊断的 PAH 进行的早期临床试验大多数设计为单药、安慰剂对照研究,入选患者的样本量相对较少,临床观察持续时间短,侧重于运动能力的变化。在过去 10 年中,评价 PAH 新疗法的临床试验设计已演变为更大规模、安慰剂对照的背景治疗和前期联合治疗试验。如今的 RCT 研究也多以患者发生首次临床恶化事件或死亡为研究终点,此处定义的临床恶化事件包含:①因 PAH 再次住院;②因 PAH 恶化而启动胃肠外前列环素类药物治疗或长期氧疗;③因 PAH 恶化需要肺移植或房间隔造口术;④其他疾病进展事件:与基线时比较,WHO 肺动脉高压功能 II / III 级患者 6 分钟步行距离减少 15% 以上、WHO 功能恶化或需要额外 PAH 治疗。

SERAPHIN 研究(NCT00660179)是一项多中心、平行、双盲、随机化、安慰剂对照、事件驱动的 III 期国际多中心研究,也是第一项以患者临床恶化率 / 死亡率作为主要研究终点的肺动脉高压临床研究。研究共纳入了 742 名肺动脉高压患者,允许有背景治疗,随机分配至马西腾坦 10mg、马西腾坦 3mg 和安慰剂组,主要终点是至首次发生恶化事件或死亡事件的时间,其他事件包括房间隔造瘘、肺移植、开始静脉 / 皮下注射前列环素或其他 PAH 恶化事件等。其他 PAH 恶化事件定义为,两周内不同天数的 6 分钟步行距离较基线下降至少 15%、肺动脉高压功能分级增加或 IV 级、右心衰症状出现或恶化、需要增加新的 PAH 治疗药物。研究结果提示,与安慰剂组相比,3mg 组的全因住院风险无明显下降,但全因住院率明显降低了 20.5%,全因导致的平均住院天数降低了 30.6%;肺动脉高压导致的住院风险降低了 42.7%,肺动脉高压导致的住院率降低了 44.5%,肺动脉高压导致的平均住院天数降低了 53.3%。与安慰剂组相比,10mg 组的全因住院风险明显降低,全因住院率明显降低了 33.1%,全因导致的平均住院天数降低了 31%;肺动脉高压导致的住院风险降低了 51.6%,肺动脉高压导致的住院率降低了 49.8%,肺动脉高压导致的平均住院天数降低了 52.3%。无论是新发还是既往已确诊的患者,PAH 恶化 / 死亡风险经马西腾坦 10mg/d 单药治疗可显著降低 55%。但是,研究结果也发现,不论是马西腾坦 10mg/d 还是 3mg/d,都未能有效降低全因死亡率和 PAH 导致的死亡率。另外,研究发现安慰剂组与马昔腾坦组相比,转氨酶升高

率、外周水肿发生率相似,但贫血发生率较高,应用 10mg/d 马昔腾坦,4.3% 的患者出现明显的贫血症状。10mg 组全因住院风险和住院率明显降低的主要原因是肺动脉高压导致的住院风险和住院率的明显降低,而 3mg 组未达到类似效果,提示马西腾坦治疗 PAH 有可能存在量效关系。为验证此假设,目前在研的 UNISUS 研究(NCT04273945),直接比较 75mg 与 10mg 马昔腾坦对 PAH 患者的疗效、安全性和耐受性,拟入选 900 例患者,随机分为 10mg 组和 75mg 组。拟开放观察 2 年,以首次临床恶化或死亡事件为主要研究终点,预计 2023 年 10 月 31 日主要终点完成。期待该研究能给临床实践提供更多证据。

GRIPHON 研究(NCT01106014)是另一项全球性、多中心、双盲、随机、安慰剂对照、事件驱动的三期研究,评估司来帕格(一种长效的口服前列环素受体激动剂)在 PAH 患者中的疗效和安全性。研究入选了 1 156 名症状性 PAH 患者,其中 80% 的患者接受了背景治疗。入院治疗、需要注射用药或增加其他药物、长期吸氧、肺移植、6 分钟步行距离和心功能等级下降、死亡被定义为发病率/死亡率的主要复合结果。研究结果显示,与安慰剂相比,接受口服司来帕格治疗可显著降低 PAH 患者复合终点事件发生率(27% *vs.* 41.6%,*HR*=0.60)及因 PAH 病情恶化而住院的比例,显著提高患者的 6 分钟步行距离并降低 N- 末端脑钠肽原(N-terminal pro brain natriuretic peptide,NT-proBNP)水平。与安慰剂相比,司来帕格尽管将发病率/死亡率的主要复合结果的风险降低了 40%,但该研究未能观察到 PAH 患者死亡率显著下降(17.4% *vs.* 18.0%,*HR*=0.97)。

二、PAH 起始联合靶向药物策略

目前研究也发现针对多种治疗途径的 PAH 靶向药物联合治疗在生存率和临床恶化时间方面优于单药治疗方案。GRIPHON、SERAPHIN 和 AMBITION 三项大型随机试验表明,起始联合治疗比单药初始治疗更能改善临床结果。PAH 靶向药物联合治疗包括,同时开始两种或两种以上的起始联合治疗,或序贯联合治疗,即在数周内连续向基线时开始的单一药物添加一种或多种其他作用途径的靶向药物。

GRIPHON 研究中近 47% 的患者接受背景 PAH 特异性单一治疗(15% 使用内皮素受体拮抗剂;32% 使用磷酸二酯酶 -5 抑制剂),33% 接受双重治疗(内皮素受体拮抗剂和磷酸二酯酶 -5 抑制剂的组合)。亚组分析发现,在基线检查时已经接受治疗的患者亚组中,司来帕格的效果相似。SERAPHIN 研究亚组分析也发现,在背景治疗亚组中,与安慰剂相比,复合主要终点的风险降低了 38%(*P*=0.009)。

作为 PAH 治疗领域的另一里程碑式研究,2015 年 8 月,旨在评价起始联合靶向药物治疗 PAH 患者的国际多中心、随机双盲、事件驱动的临床试验(AMBITION 研究)结果公布。该研究是国际上第一个起始联合治疗肺动脉高压的 RCT 研究,共入选 500 例 WHO 功能分级为 Ⅱ 级或 Ⅲ 级的第一大类 PAH 患者,按 2:1:1 随机分为安立生坦 10mg/d 加他达拉非 40mg/d 初始联合治疗组、安立生坦 10mg/d 加安慰剂组及他达拉非 40mg/d 加安慰剂组。主要观察终点为首次发生全因死亡或因 PAH 病情恶化或未达到长期治疗目标而住院的不良事件。结果显示,起始联合治疗组主要复合终点发生率明显低于单药治疗组(18% *vs.* 31%),发生主要终点事件的风险要比单药治疗低 50%。与单药治疗相比,起始联合治疗可更大幅度降低 NT-proBNP 水平,更多提升 6 分钟步行距离,以及使更多患者获得满意的治疗反应。同样,起始联合治疗组并未在研究设定时间范围内观察到患者死亡率显著降低。安全性方面,尽管初始联合治疗组不良事件发生率高于单药治疗组,但包括外周水肿、头痛、鼻塞和贫血等不良反应可被绝大多数患者耐受。该研究首次证实心功能Ⅱ~Ⅲ级的PAH患者,尽早接受联合治疗可更多获益,给PAH的治疗带来了新的启示,为早期强化PAH药物治疗策略提供了强有力循证医学证据。这一研究结果相继被国内外指南引用,强烈推荐安立生坦加他达拉非为PAH初始联合治疗方案,对临床医师治疗策略的选择产生重要影响。

总之,几项大型随机临床试验和随后的荟萃分析(n=4095,HR=0.65,95% CI 0.58~0.72,P<0.001)支持联合治疗作为PAH的一线治疗,而不是单药治疗。然而,尚不清楚这些试验的疗效结果是否可以推广到其各自的药物类别,或仅适用于所测试的特定药物或组合。例如,内皮素受体拮抗剂/磷酸二酯酶-5抑制剂的联合治疗方案,安立生坦和他达拉非,以及马西腾坦和磷酸二酯酶-5抑制剂的组合在随机临床试验中显示了有效性,但波生坦和西地那非的组合在随机临床试验中并没有显示出协调效应。这一概念不仅适用于个体药物选择,也适用于联合用药的数量。

三、基于指南的起始治疗

选择口服、皮下或静脉药物的初始联合治疗与初始单一治疗的决定基于患者风险分层,考虑临床症状和体征、WHO功能分类、6分钟步行距离、心肺运动测试、RV成像、NT-proBNP水平与心肺血流动力学状态。实践指南建议,根据风险评估,单药治疗可考虑用于极低风险人群或单药治疗稳定1~2年以上的患者。既往未接受PAH治疗且死亡风险处于中低水平,且不符合血管反应阳性标准的患者,应开始口服联合治疗。如果根据风险评估在3到6个月内未达到低风险状态,建议添加前列环素类似物。对于最初风险评估归类为高危的患者,建议采用包括静脉注射前列环素在内的联合治疗。

四、中高危肺动脉高压的初始三联疗法

随机临床试验表明,对PAH初诊或未接受治疗的患者进行联合治疗可以缓解症状,提高运动耐力和临床疗效。事实上,来自AMBITION研究的结果导致了指南的改变,将其作为WHO功能Ⅱ级PAH患者的一线策略。然而,尽管联合治疗不断升级,但仍有患者继续患有进展性疾病,需要使用第三种药物。GRIPHON研究的亚组分析支持了这种做法的有效性,在该试验中,179名随机接受司来帕格且已经接受联合治疗的患者,与197名随机接受安慰剂的类似患者相比,临床恶化或死亡的风险较低。综上所述,PAH靶向药物双联治疗并不能满足所有患者的治疗需求,三联疗法有可能为患者提供更大的治疗益处。

2020年,*Chest*杂志发表了一项回顾性研究,Michele等对2014—2018年的21例新诊断为IPAH的高危患者进行研究,其接受起始三联靶向药物治疗:安立生坦+他达拉非+曲前列尼尔。中位随访时间2年。结果显示:至随访终点,所有患者均存活,患者血流动力学改善,右室功能改善,且右室功能改善与PVR下降成正比。该研究结果提示,起始三联治疗显著改善PAH的临床指标。但这项研究的回顾性、非随机对照研究设计,使其循证医学证据的级别偏低。临床上需要更高质量的随机对照研究进行验证。

2021年,TRITON研究(NCT02558231)结果发表,这是第一个随机、双盲、安慰剂对照、多中心研究,首次将三联口服联合治疗与双口服联合治疗在PAH患者中进行头对头比较。247名未接受治疗的PAH患者随机分为两组,分别使用马西腾坦和他达拉非进行起始两种药物治疗,与使用马西腾坦、他达拉非和司来帕格进行三种药物治疗,比较三联治疗和双联治疗的安全性和有效性。该研究主要终点是观察肺血管阻力的变化。在这项严格执行的研

究,在治疗第 26 周时,两种治疗策略都明显减少 PVR,但与标准联合治疗相比,预先三联疗法并没有显著改善肺血管阻力(PVR)的变化(分别下降 52% 和 54%,P=0.42),而且两组患者的血流动力学状态和 NT-proBNP 水平下降以及 6 分钟步行距离增加相似。探索性分析表明,三联疗法可以降低疾病进展和首次临床事件的风险,即因 PAH 恶化而住院和死亡的风险。就安全性而言,所有接受三联疗法的患者和 96.9% 接受双重疗法组的患者都出现了不良事件,尽管这些事件中的大多数被判定为治疗紧急事件。

TRITON 研究具有几个显著优势。该研究将 PVR 的变化作为主要终点,这是一种衡量长期临床疗效的指标,而不是替代终点,如 6 分钟步行距离,可能只反映短期疗效。入选标准确保患者群体患有中度至重度疾病,大多数参与者被归类为具有中高危临床特征的 WHO 功能Ⅲ级或Ⅳ级。药物治疗的启动和滴定是由方案驱动的,以确保三联疗法在规定的短期引入期内进行,而不是以顺序或附加方式进行。由于这些靶向药物都有大量不良反应,快速、大剂量启动或滴定有可能导致不耐受和过早停药。在主要观察期间,初始三联疗法组的 35 名患者和初始双重疗法组的 40 名患者至少停止了 1 种药物。因此,研究中 PAH 药物的启动需要仔细监测。

靶向药物治疗肺动脉高压直接获益的两个决定因素:右心室(right ventricle,RV)功能和 RV- 肺动脉(PA)耦合。TRITON 研究虽然报告了 RV 功能替代标志物(右心血流动力学状态和 NT-proBNP)的变化,但未进行心脏成像研究,尤其没有直接回答三联治疗与双联治疗肺动脉高压直接益处的差异。

由于 PVR 适度降低对 RV 结构和功能的影响是不可预测的,因此右心成像研究成为当务之急。RV 功能的综合评估可能为观察到的治疗组之间疾病进展事件和死亡率差异提供了机制上的见解。右心室功能和重塑是 PAH 患者预后的预测因素,右心室影像学指标,如右心室收缩末期重塑指数(侧长与间隔高度之比)已被证明可预测临床预后。此外,有证据表明,突发性肺动脉高压患者的前期三联疗法与右心的逆向重塑有关。在一项对 21 名接受三联疗法 2 年的 PAH 患者进行的小型非随机研究中,连续超声心动图显示右心房和右心室重构的恢复,右房面积分数变化增加,左心室偏心指数改善。进一步推断,RV-PA 耦合的评估将提供额外的表型数据,以确定初始三联疗法是否对 RV 有益。RV-PA 耦合虽然难以评估,但可以根据同期右心导管和心脏磁共振成像数据计算。

虽然 TRITON 研究没有达到其主要终点,但这不太可能为中高危患者的初始三联疗法的未来随机临床试验关闭大门。同时,三联疗法降低疾病进展风险的信号,以及其令人担忧的安全问题,都支持还需要对其进行进一步研究。未来肺动脉高压研究的设计需要将 RV 功能的直接评估纳入研究方案。

总之,TRITON 研究虽然提示联合治疗可以显著降低 PAH 患者的肺血管阻力,但加用司来帕格的三联治疗并未在研究观察期间内体现出更多的获益。因此,PAH 三联治疗时应考虑患者不同的治疗反应、耐受程度、不良反应,以及不同作用途径的靶向药物联合应用是否会产生协同效应、能否有效逆转右室重构等。目前尚缺乏高证据级别的随机对照研究揭示靶向药物三联治疗的获益,最佳的三联药物组合也尚待探索。所以,PAH 三联治疗方案的优化组合仍需继续探索,中高危肺动脉高压的初始三联疗法作为标准方案仍为时过早。

五、靶向药物的转换和升阶治疗

同一种靶向药物的长期治疗,有可能导致受体水平上调或者应答反应性降低而导致药物疗效下降。临床实践中如何破除药物疗效的"天花板效应",在临床疗效欠佳时进行药物转换或升阶治疗也是临床研究的热点。

2017 年公布了 RESPITE 研究,是一项 24 周的前瞻性开放标签多中心的单臂探索性研究,入选 61 例对 PDE5i 反应不足的症状性 PAH 患者[WHO 功能Ⅲ级,6 分钟步行距离 165~440m,心指数<3.0L/(min·m²),PVR>400dyn·s/cm⁵],停用 1~3 天 PDE5i 后,换用利奥西呱治疗(1.0mg,3 次 /d,逐步滴定至最大剂量 2.5mg,3 次 /d),探索性终点包括 6 分钟步行距离、WHO 功能分级、NT-proBNP 的变化及安全性终点。51 名患者最终完成研究,在 24 周末,患者 6 分钟步行距离增加(31 ± 63)m,WHO 功能改善。研究结果提示,利奥西呱替代 PDE5i 可使 PAH 中危患者获益,安全性良好且具有可行性。但 RESPITE 研究的探索性、非对照、非盲法研究设计,使循证医学证据的级别偏低,临床需要更高质量的随机对照研究进行验证。

以 RESPITE 研究的结果作为研究背景,2021 年发布 REPLACE 研究(NCT02891850)是一项全球多中心、双臂、随机、对照、开放标签的Ⅳ期临床研究。这也是全球第一项对两种 PAH 治疗方案进行头对头的研究。这项为期 24 周的研究,评估了 226 例中高危肺动脉高压患者从 PDE5i 治疗转换到利奥西呱的临床效果,将患者随机分成两组,一组接受 PDE5i 转换为利奥西呱的治疗,另一组维持当前 PDE5i 的治疗方案。研究结果显示,与 PDE5i 治疗组相比,利奥西呱治疗组中达到临床改善的主要复合终点的患者数量翻倍;利奥西呱替换 PDE5i 更多改善 WHO 分级,延长首次临床恶化事件出现的时间。REPLACE 研究证实,利奥西呱在从 PDE5i 转换为利奥西呱的患者中耐受性普遍良好。利奥西呱不依赖于 NO 浓度的独特双重作用机制,可能是利奥西呱能给 PDE5i 反应不足的 PAH 患者带来显著获益的原因。这些证据提示,从 PDE5i 升级为利奥西呱可以成为升阶治疗的选择。

六、肺动脉高压治疗的未来之光

鉴于对 PAH 研究的深入,更多关于 PAH 发病机制的学说被提出,相应的药物不断被开发研制并进入临床前研究,将为 PAH 治疗提供更多的选择。

1. TGF-β 受体抑制剂 骨形成蛋白受体 -2(bone morphogenetic protein receptor-2,BMPR-2)是转化生长因子 β(TGF-β)超家族成员之一,BMPR-2 突变是导致遗传性肺动脉高压的主要因素之一。BMPR-2 信号通路在维持肺动脉内皮细胞完整性方面发挥重要作用,该信号的减少可以导致内皮细胞功能障碍、细胞增殖增加和肺血管重构。sotatercept 是一种新型融合蛋白制剂。它可与激活素和生长分化因子结合,恢复 BMPR-2 生长促进和生长抑制信号通路之间的平衡。

2021 年,Marc Humbert 等公布了一项评估 sotatercept 的 PULSAR 2 期临床试验(NCT03496207)研究结果。该研究入选 106 名患者,试验的主要终点是肺血管阻力从基线到第 24 周的变化,次要终点是 6 分钟步行距离。sotatercept 在这两个终点均有显著性差异。其他次要终点包括 NT-proBNP 水平的变化,超声心动图评估、WHO 心功能分级、临床恶化、剑桥肺高血压评估分数及 36 项健康调查(SF-36)。sotatercept 组可降低 NT-proBNP 水平。目前,新药 sotatercept 就处于 3 期临床试验中。

2. PDGF 受体抑制剂 伊马替尼是一种生长因子抑制剂,主要用于慢性髓性白血病和恶性胃肠道间质肿瘤治疗。近年研究显示,伊马替尼可改善部分常规靶向药物治疗效果不佳患者的临床症状和血流动力学指标。2015 年公布的伊马替尼治疗 PAH 的 IMPRES 研究亚组分析显示,经过 24 周靶向药物联合伊马替尼或安慰剂治疗,伊马替尼治疗组三尖瓣环收缩期峰值流速显著提高,右室 Tei 指数显著改善,但三尖瓣环收缩期位移改善程度未达到统计学差异。此外联用伊马替尼还可降低三尖瓣反流峰值流速,扩大左心室内径,改善左心室舒张早期舒张速度。上述结果表明,对于使用现有靶向 PAH 治疗效果不佳患者,联合伊马替尼能改善患者右心结构及功能指标。考虑到既往研究对伊马替尼治疗 PAH 安全性的担忧,临床使用仍需谨慎。另一项正在进行的第 2 阶段随机、双盲、安慰剂对照试验(NCT04456998)评估了 Seralutib 对 PAH(WHO 功能 Ⅱ 或 Ⅲ 级)受试者的疗效和安全性。共有 80 名受试者将被登记并随机接受 24 周的研究药物或安慰剂,然后进行 72 周的开放标签延长研究。主要终点是肺血管阻力从基线检查到 24 周的变化。次要终点是 6 分钟步行距离从基线到第 24 周的变化。同时评价 seralutib 对肺血管重建的影响以及 6 分钟步行测试期间 seralutib 对 Cardiac Effort(CE),即心脏跳动总数除以 6 分钟步行测试(6MWT)距离(次 /m)的影响。

3. 经皮导管肺动脉去神经术 肺动脉去神经术(pulmonary artery denervation,PADN)是一种微创的介入治疗方法,应用特制的环状射频消融导管损伤肺动脉局部交感神经。南京医科大学附属南京医院陈绍良教授率先提出 PADN 通过显著损伤肺动脉交感神经,从而治疗肺动脉高压。PADN-1 研究首次证实,PADN 增加特发性肺动脉高压患者的活动耐量,并改善血流动力学参数。既往一项注册研究亦证实 PADN 在小样本 PH-LHD 患者中的安全性及有效性。

2019 年发布 PADN-5(NCT02220335)研究是一项前瞻性、随机对照试验,入组 98 例,西地那非组 50 例,PADN 组 48 例,完成 6 个月随访。PADN 显著改善 CPC-PH 患者的活动耐量,减少临床恶化终点事件,安全性高。未来需要更多的临床试验进一步证实 PADN 的长期疗效及安全性。

最近全国多家肺血管病中心共同参与的 PADN 仪器系统应用于经皮肺动脉去神经术治疗肺动脉高压患者有效性和安全性的多中心、随机、盲法、假手术对照临床试验即 PADN-CFDA 研究(以下简称 PADN 研究),顺利完成国内临床试验的全部入组和随访(NCT03282266)。该实验共入组 128 例 Ⅰ 类肺动脉高压患者,随访 7 天、1 个月、6 个月,通过比较 PADN 组与药物组(假手术组)的术后 6 个月 6 分钟步行距离及肺血管阻力变化情况,进一步探讨 PADN 的有效性及安全性,其研究结果将在近期出炉。

总之,PAH 的治疗目标应为达到并长期维持低危状态,为实现长期获益,临床应优先考虑拥有长期结局循证依据的 PAH 靶向药物。靶向药物的联合治疗是未来发展的趋势,更多的临床研究集中于 PAH 的联合治疗,为患者带来更多获益,肠外前列环素提前应用,有助于改善患者生存预后,并使患者达到低危状态。新型靶向药物 sGC 激动剂利奥西呱替代 PDE5i 使 PAH 中危患者获益,为升阶治疗提供新选择。但中高危肺动脉高压的初始三联疗法作为标准方案仍为时过早,需要设计更严谨的 RCT 的进一步评价,包括评价 PAH 右室重构的指标。针对 PAH 新靶点的药物研发将是新的研究热点之一,尤其是新兴的介入治疗措施 PADN 给患者带来更多的选择和希望。

(张曹进 李雯睿)

参考文献

[1] GALIÈ N, BARBERÀ J A, FROST A E, et al. Initial use of ambrisentan plus tadalafil in pulmonary arterial

hypertension [J]. N Engl J Med, 2015, 373 (9): 834-844.

［2］ SITBON O, CHANNICK R, CHIN K M, et al. Selexipag for the treatment of pulmonary arterial hypertension [J]. N Engl J Med, 2015, 373 (26): 2522-2533.

［3］ PULIDO T, ADZERIKHO I, CHANNICK R N, et al. Macitentan and morbidity and mortality in pulmonary arterial hypertension [J]. N Engl J Med, 2013, 369 (9): 809-818.

［4］ LAJOIE A C, LAUZIÈRE G, LEGA J C, et al. Combination therapy versus monotherapy for pulmonary arterial hypertension [J]. Lancet Respir Med, 2016, 4 (4): 291-305.

［5］ MCLAUGHLIN V, CHANNICK R N, GHOFRANI H A, et al. Bosentan added to sildenafil therapy in patients with pulmonary arterial hypertension [J]. Eur Respir J, 2015, 46 (2): 405-413.

［6］ CHIN K M, SITBON O, DOELBERG M, et al. Threeversus two-drug therapy for patients with newly diagnosed pulmonary arterial hypertension [J]. J Am Coll Cardiol, 2021, 78 (14): 1393-1403.

［7］ SITBON O, GAINE S. Beyond a single pathway: combination therapy in pulmonary arterial hypertension [J]. Eur Respir Rev, 2016, 25 (142): 408-417.

［8］ GALIÈ N, CHANNICK R N, FRANTZ R P, et al. Risk stratification and medical therapy of pulmonary arterial hypertension [J]. Eur Respir J, 2019, 53 (1): 1801889.

［9］ GALIÈ N, HUMBERT M, VACHIERY J L, et al. 2015 ESC/ERS guidelines for the diagnosis and treatment of pulmonary hypertension [J]. Eur Heart J, 2016, 37 (1): 67-119.

［10］ WHITE R J, JERJES-SANCHEZ C, BOHNS MEYER G M, et al. Combination therapy with oral treprostinil for pulmonary arterial hypertension [J]. Am J Respir Crit Care Med, 2020, 201 (6): 707-717.

［11］ KLINGER J R, ELLIOTT C G, LEVINE D J, et al. Therapy for pulmonary arterial hypertension in adults: update of the CHEST guideline and expert panel report [J]. Chest, 2019, 155 (3): 565-586.

［12］ CHANNICK R N, DELCROIX M, GHOFRANI H A, et al. Effect of macitentan on hospitalizations: results from the SERAPHIN trial [J]. JACC Heart Fail, 2015, 3 (1): 1-8.

［13］ TRAN T T, BRINKER A D, MUÑOZ M. Serious Liver Injury Associated with Macitentan: A Case Report [J]. Pharmacotherapy, 2018, 38 (2): e22-e24.

［14］ GALIÈ N, HUMBERT M, VACHIERY J L, et al. 2015 ESC/ERS Guidelines for the diagnosis and treatment of pulmonary hypertension: The Joint Task Force for the Diagnosis and Treatment of Pulmonary Hypertension of the European Society of Cardiology (ESC) and the European Respiratory Society (ERS): Endorsed by: Association for European Paediatric and Congenital Cardiology (AEPC), International Society for Heart and Lung Transplantation (ISHLT)[J]. Eur Heart J, 2016, 37 (1): 67-119.

［15］ D'ALTO M, BADAGLIACCA R, ARGIENTO P, et al. Risk Reduction and Right Heart Reverse Remodeling by Upfront Triple Combination Therapy in Pulmonary Arterial Hypertension [J]. Chest, 2020, 157 (2): 376-383.

［16］ HOEPER M M, SIMONNEAU G, CORRIS P A, et al. RESPITE: switching to riociguat in pulmonary arterial hypertension patients with inadequate response to phosphodiesterase-5 inhibitors [J]. Eur Respir J, 2017, 50 (3): 1602425.

［17］ HOEPER M M, AL-HITI H, BENZA R L, et al. Switching to riociguat versus maintenance therapy with phosphodiesterase-5 inhibitors in patients with pulmonary arterial hypertension (REPLACE): a multicentre, open-label, randomised controlled trial [J]. Lancet Respir Med, 2021, 9 (6): 573-584.

［18］ AIELLO R J, BOURASSA P A, ZHANG Q, et al. Tryptophan hydroxylase 1 Inhibition Impacts Pulmonary Vascular Remodeling in Two Rat Models of Pulmonary Hypertension [J]. J Pharmacol Exp Ther, 2017, 360 (2): 267-279.

［19］ BOUCHERAT O, CHABOT S, PAULIN R, et al. HDAC6: A Novel Histone Deacetylase Implicated in Pulmonary Arterial Hypertension [J]. Sci Rep, 2017, 7 (1): 4546.

［20］ TANG B, CHEN G X, LIANG M Y, et al. Ellagic acid prevents monocrotaline-induced pulmonary artery hypertension via inhibiting NLRP3 inflammasome activation in rats [J]. Int J Cardiol, 2015, 180: 134-41.

［21］ YIN J, YOU S, LIU H, et al. Role of P2X$_7$R in the development and progression of pulmonary hypertension [J]. Respir Res, 2017, 18 (1): 127.

［22］ HUMBERT M, MCLAUGHLIN V, GIBBS J S R, et al. Sotatercept for the Treatment of Pulmonary Arterial Hypertension [J]. N Engl J Med, 2021, 384 (13): 1204-1215.

［23］ ZHANG H, ZHANG J, CHEN M, et al. Pulmonary Artery Denervation Significantly Increases 6-Min Walk Distance for Patients With Combined Pre-and Post-Capillary Pulmonary Hypertension Associated With Left Heart Failure: The PADN-5 Study [J]. JACC Cardiovasc Interv, 2019, 12 (3): 274-284.

肺动脉高压伴重症右心衰竭的处理

一、肺动脉高压分类及治疗原则

肺动脉高压(pulmonary hypertension,PH)病因复杂,不同的病因治疗原则有很大区别。本章节所讲内容主要适用于第 1 大类动脉性肺动脉高压(pulmonary arterial hypertension,PAH)及第 4 大类慢性血栓栓塞性肺动脉高压(CTEPH)患者。为避免误导,首先简单介绍一下不同类型 PH 患者的基本治疗原则。

按照中国 2021 肺动脉高压诊治指南,PH 定义为:在海平面水平、静息状态下,右心导管测量肺动脉平均压 ≥ 25mmHg。分为 5 大类(表 1)。任何病因出现 PH 时预后都会恶化,但不同病因的 PH 患者预后不同,治疗措施也有很大不同。

表 1 PH 分类

	分类		亚类
1	动脉性肺动脉高压(PAH)	1.1	特发性肺动脉高压(IPAH)
		1.2	遗传性肺动脉高压(HPAH)
		1.3	药物和毒物相关肺动脉高压
		1.4	疾病相关的肺动脉高压
			1.4.1　结缔组织病
			1.4.2　HIV 感染
			1.4.3　门静脉高压
			1.4.4　先天性心脏病
			1.4.5　血吸虫病
		1.5	对钙通道阻滞剂长期有效的肺动脉高压
		1.6	具有明显肺静脉 / 肺毛细血管受累(肺静脉闭塞病 / 肺毛细血管瘤病)的肺动脉高压
		1.7	新生儿持续性肺动脉高压(PPHN)
2	左心疾病所致肺动脉高压	2.1	射血分数保留的心力衰竭
		2.2	射血分数降低的心力衰竭
		2.3	瓣膜性心脏病
		2.4	导致毛细血管后肺动脉高压的先天性 / 获得性心血管病
3	肺部疾病和 / 或低氧所致肺动脉高压	3.1	阻塞性肺疾病
		3.2	限制性肺疾病
		3.3	其他阻塞性和限制性并存的肺疾病
		3.4	非肺部疾病导致的低氧血症
		3.5	肺发育障碍性疾病
4	慢性血栓栓塞性肺动脉高压和 / 或其他肺动脉阻塞性病变所致肺动脉高压	4.1	慢性血栓栓塞性肺动脉高压(CTEPH)
		4.2	其他肺动脉阻塞性疾病:肺动脉肉瘤或血管肉瘤等恶性肿瘤、肺血管炎、先天性肺动脉狭窄、寄生虫(包虫病)

分类	亚类
5 未明和/或多因素所致肺动脉高压	5.1 血液系统疾病(如慢性溶血性贫血、骨髓增殖性疾病)
	5.2 系统性和代谢性疾病(如结节病、戈谢病、糖原贮积病)
	5.3 复杂性先天性心脏病
	5.4 其他(如纤维性纵隔炎)

第2大类左心疾病相关的PH,重点在于治疗左心疾病本身,如瓣膜病患者手术治疗;对于EF降低的心力衰竭患者(HFrEF),除了对因治疗,要在利尿剂治疗基础上,强调早期"新四联"药物的应用,包括肾素-血管紧张素-醛固酮系统抑制剂(RASI,如ACEI/ARB,沙库巴曲/缬沙坦,螺内酯),钠-葡萄糖协同转运蛋白2抑制剂(SGLT2抑制剂,如达格列净)以及β受体阻滞剂(如倍他乐克、比索洛尔、卡维地洛等)。这些措施可以延缓、改善甚至逆转病情进展;对于EF保留的心力衰竭(HFpEF),与HFrEF治疗原则相同,在控制危险因素(如糖尿病,冠脉狭窄,高血压等)情况下,也可以试用沙库巴曲/缬沙坦、螺内酯及SGLT2抑制剂。而对PH本身目前无应用靶向药物的指征。

第3大类呼吸系统疾病和/或缺氧所致PH,重点在于原发病本身的治疗。长期氧疗是最基本手段。对于阻塞性睡眠呼吸暂停低通气综合征(OSAS)患者,手术或夜间佩戴无创呼吸机是根本治疗手段。同样,PH靶向药物也无充分证据可以应用于此类患者。

目前有充分证据可从PH靶向药物中获益的是第1大类PAH和第4大类CTEPH患者。第1大类中先心病相关的PAH,患儿出生后及早发现、及早处理心脏畸形是避免发生PAH的唯一手段。成人先心病相关PAH患者,在正确评估手术适应证基础上,施行手术(外科或封堵)治疗,结合术后靶向药物的应用,可明显改善生活质量及预后,甚至治愈。必须强调:因不正确的评估而错误的实施手术治疗会加重患者病情。第1大类中的结缔组织病相关的PAH,在充分的靶向药物治疗和有效的原发病治疗下,部分患者甚至可以痊愈。第4大类中CTEPH患者,对合适的患者及早行肺动脉内膜剥脱术(PEA)或球囊肺动脉成形术(BPA),可明显改善预后,甚至部分患者可以痊愈。

二、PAH进展及重症右心衰表现

PAH预后差的原因在于其复杂的病理机制。对于病因不能去除(如特发性或可遗传性PAH)或虽已去除但为时已晚(如先心病术后、结缔组织病等)的患者,内皮细胞及中层平滑肌细胞会发生进行性加重的增生,致使肺小动脉管腔越来越小,肺血管阻力越来越高,最终因重症右心衰竭而死亡,或者猝死。

PAH患者发病到确诊往往需要经过2~3年时间。其原因一方面是由于目前国内肺动脉高压专科医师数量太少,水平也有待于提高;还有一个原因是早期患者右心功能处在代偿阶段,症状轻微而被忽视,没去就医。初次就诊为WHO心功能(WHO FC)I级的患者很少。随着病变持续存在,患者右心功能逐渐发生失代偿,出现明显的劳累性胸闷、气短、胸痛甚至晕厥等症状。

(一)肺动脉高压发生重症右心衰竭会出现在以下两种情况的患者

1. 疾病进展到这一阶段。目前的靶向药能延缓疾病进展但不能终止,更不能逆转。只要病因存在,肺血管内膜、平滑肌甚至外膜的增生就不会终止,导致肺血管阻力逐渐增高,右心室功能逐渐减退。加上逐渐发生和加重的三尖瓣反流以及室间隔向左心室偏移导致的左心腔容量减少,更加重右心衰竭,甚至出现左心衰。尽早三联治疗可以使病变进展更加缓慢,从而延长生存时间。要使目前的患者获得更长的生存时间甚至治愈,有赖于新的、能针对逆转血管重构的靶向药物的问世。现阶段,对三联治疗仍不能控制病情的患者,可能的选择是肺移植或心肺移植,或者在某些患者行房间隔造瘘术或行 Potts 分流术,可能有一定效果。

2. 在一些诱因的作用下,病情突然加重。经积极有效的治疗,可以使病情恢复到加重之前的状态。常见的诱因是呼吸道感染、肠道感染、贫血、甲亢、突发快速性室上性心律失常、液体入量过多、过劳、手术、妊娠等。

(二)重症右心衰竭临床表现可以有两种形式

1. 肺动脉高压危象。表现为患者短时间内发生严重憋喘,不能平卧,氧饱和度进行性下降,血压进行性降低,心率增快。双肺可闻或不可闻干、湿啰音,预后极差。多由于手术、感染、妊娠、快速室上性心律失常等因素诱发。

2. 病情进展相对肺高压危象较慢,表现为活动耐力差(6MWD<165m);心功能(WHO FC)Ⅲ~Ⅳ级;心肺运动试验峰值 VO_2<11ml/min./kg;VE/VCO_2≥45;脑钠肽水平明显增高(BNP>300ng/L 或 NT-proBNP>1 400ng/L);心腔明显增大(右房面积>26cm²);右房压>14mmHg;心指数(CI)<2.0L/(min·m²);混合静脉氧饱和度(SvO₂)<60%。右心衰体征明显,可有胸腔积液、心包积液、腹水、肝大等。往往伴有多脏器损害,尤其肝、肾功能。

三、重症右心衰病理生理

重症右心衰竭患者会发生全身各脏器损害,产生一系列病理生理改变(图1),因此需采取综合处理策略,每一个环节的忽视都会导致患者的死亡。随着右心室后负荷的不断增加,早期右心室会通过肌纤维增生来增强收缩力,但新生的肌纤维收缩力跟正常的心肌纤维相比是下降的,同时出现胶原纤维增生,加上炎症反应、毛细血管床减少等因素,最终导致右心室收缩和舒张功能严重下降,心输出量(CO)减少,血压下降,体循环淤血,引起胃肠道、肝脏及肾脏等器官功能异常(图2)。右心室压力增高和心腔扩大导致室间隔向左心室偏移,CO进一步下降。随着血压的降低、右心室腔内压力增高,右心室缺血更加严重,使右心功能损害愈发严重。随着 CO 降低,RAAS 和交感神经系统激活,引起心率增快及钠水潴留。

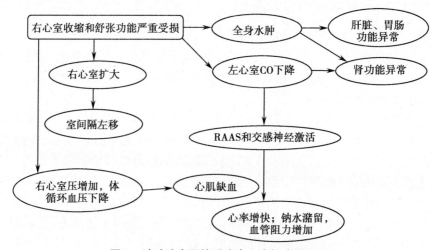

图1 肺动脉高压伴重症右心衰竭病理生理
CO,心输出量;RAAS,肾素 - 血管紧张素 - 醛固酮系统。

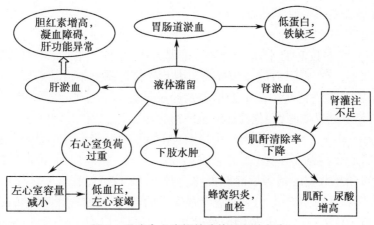

图 2　重症右心衰竭伴液体潴留的危害

四、重症右心衰处理

PAH 伴重症右心衰竭患者要立即收入院治疗,在 ICU 或普通监护室(根据病情)给予严密监护和精心治疗,以挽救患者性命。

（一）监护内容

1. 在临床体征方面包括血压、尿量、氧饱和度、体温,呼吸等。心电、血压、氧饱和度持续监测是最基本要求。心力衰竭(心衰)患者容易发生各种心律失常,如心房扑动、心房颤动及室性心律失常等,要及早发现,及早处理。PAH 患者发生重症右心衰竭时,血压、氧饱和度往往偏低,要及早纠正。呼吸急促,尤其双肺出现干、湿啰音,在排除肺感染的情况下,意味着可能发生了左心衰。

2. 在生物标志物方面,脑钠肽(BNP)或 N 端脑钠肽前体(NT-proBNP)和电解质的检测尤为重要,经过数天治疗若 BNP 或 NT-proBNP 有所下降,则说明治疗策略是正确的,否则要及时调整方案。心衰患者由于食欲缺乏、胃肠吸收功能减低,尤其因为这类患者利尿剂应用是必不可少的,所以极易发生电解质紊乱,尤其是低钾和低钠。低钾常是致命的;而明显低钠(<130mmol/L)会加重胃肠功能减退,降低利尿剂效果,严重者甚至会引起癫痫发作、昏迷等神经系统症状。

3. 床旁右心导管的应用越来越受到重视。对于无心内分流的 PAH 患者可以用热稀释法测算心指数(CI),这是评估右心室收缩功能最准确的方法。右心导管可以很容易地直接测得右心房压力,这是判断预后的重要指标。必要时,可以用漂浮导管测量肺小动脉楔压(PAWP),对于判断是否发生了左心衰竭很有价值。但是,对于严重肺动脉高压患者,在床旁完成这些操作有较大难度,是否需要在 X 线引导下操作,要根据患者病情及需要程度决定。将来或许会有准确的无创的血流动力学监测技术。

4. 床旁超声是安全、方便、有价值的监测手段。可以很容易地观察心包积液的有无或进展、三尖瓣反流程度及进展;测量下腔静脉,计算吸气塌陷率,以此来估测右心房压力。同时,心脏超声可以评估右心室收缩功能,如三尖瓣环收缩期位移(TAPSE,正常>16mm);右心室心肌做功指数(MPI,组织多普勒法测正常<0.55);组织多普勒测三尖瓣环收缩期峰速度(S',正常>9cm/s)等。右心房面积也是判断病情严重程度的有用指标。

（二）PAH 伴重症右心衰竭药物治疗

1. 识别及处理诱发因素

（1）如上所述，大多数 PAH 患者心衰加重是因为诱发因素，尤其是呼吸道感染。感染导致缺氧进一步加重，肺血管阻力进一步提高。因此尽快控制感染极其重要。及早进行感染微生物类型评估，及早进行痰中微生物培养及药敏试验。一旦确定敏感抗生素，要足量给予；也可在等待培养结果期间，经验性地给予广谱、强效的抗生素。

（2）快速性室上性心律失常，多为心房扑动（AF）或心房颤动（Af），是心力衰竭加重的另一重要因素。若心率控制不下来，心力衰竭难以纠正。一旦发现，立即静脉给予毛花苷 C（西地兰），初次可给予 0.4mg 稀释后静脉推注。对于 AF 或 Af，毛花苷 C 往往不能转复，但可明显降低心室率。目前用于心力衰竭患者最安全的转复药物是盐酸胺碘酮，150mg 用 5% 葡萄糖液稀释成 10~20ml，10~15 分钟内静脉注入，立即续以 60mg/h 盐酸胺碘酮微量泵注入，6 小时后改为 30mg/h，持续应用至恢复窦性心律。若无效，可根据病情行射频消融手术治疗。切忌应用 β 受体阻滞剂！也不可用普罗帕酮或盐酸决奈达隆。

（3）部分患者病情加重是因为出现甲亢或甲亢复发，要同步进行治疗。相似的情况也见于结缔组织病患者，由于原发病恶化导致肺压增高。

（4）贫血也是常见的促发因素，多为缺铁性贫血，住院期间要尽快静脉应用铁剂。

（5）妊娠、手术是导致肺高压危象的重要因素。最有效的方法是提前做好预防。重度肺动脉高压患者禁止怀孕。但许多患者执意要怀孕，需要早期给予预防措施。可以从一开始就给予西地那非 20mg、3 次 /d 或他达拉非 20~40mg、1 次 /d，同时应用皮下曲前列尼尔，从 1.25ng/（kg·min）开始逐渐加量至 20~40ng/（kg·min）（剂量可以更大，根据病情、血压及不良反应情况而定）。妊娠中期后应用小剂量呋塞米 20mg、1 次 /d 或托拉塞米 10mg、1 次 /d。这些措施可以使围产期肺高压危象及死亡率显著下降。意外怀孕者，妊娠 20 周之内尽早终止妊娠是安全的。肺动脉高压患者非急症手术者，尽可能给予三联靶向药物治疗至少 1 个月（包括西地那非或他达拉非；安立生坦 5~10mg、1 次 /d 或马昔腾坦 10mg、1 次 /d；同时应用皮下曲前列尼尔）。

2. 优化血流动力学

（1）降低右室前负荷：最有效的措施是正确应用利尿剂（表2）。最常用的是呋塞米、布美他尼和托拉塞米。呋塞米最大量可用到 160mg/d，布美他尼最大量 8mg/d，托拉塞米最大量 100mg/d。重症右心衰竭患者需要静脉用药。从小剂量开始，以免引起循环血容量不足。氢氯噻嗪利尿效果差，伴肾功能不全者禁用，易引起高尿酸血症，不应作为常规用药。螺内酯利尿效果一般，用此药主要目的是保钾和抗纤维化，每日用量可达 40~120mg，注意伴肾功能不全者慎用，或者需要严密监测血钾。近几年越来越重视新型利尿剂——血管加压素 V_2 受体拮抗剂（托伐普坦）的应用。托伐普坦增加尿液中水的排泄，尿中钠和钾的排泄没有增加，可以有效地防止袢利尿药引起的低钠血症。与袢利尿剂合用，可减少袢利尿剂的用量，因此，在不降低疗效情况下，降低电解质紊乱的发生。要注意：可能导致高钠血症。人工合成的脑利钠肽（新活素）有一定的利尿作用，但降压作用更为明显。血压低会加重右心衰竭，因此 PAH 伴重症右心衰竭患者应用要慎重。对于利尿效果差的患者要寻找原因。长期应用利尿剂，患者会出现利尿剂耐药；伴低蛋白血症、低钠血症患者利尿效果也差；另外，严重右心功能衰竭时，CO 降低，肾脏血液灌注降低，因此尿量减少。除外或纠正各种原因后，尿量仍然少的患者，可试用血液超滤治疗，但往往效果不佳。在应用利尿剂的同时，一定要控制液体入量,一般要求所有形式的水(喝的水、粥、菜汤、吃的水果、蔬菜等)摄入量在 1 500ml/d 左右,尿量在 2 000~2 500ml/d。利尿或控水过度,会导致循环衰竭。

表 2　利尿剂种类及应用剂量

药物	起始剂量	每天最大剂量 /mg	每天常用剂量 /mg	
祥利尿剂				
呋塞米	20~40mg,1 次 /d	120~160	40~80	
布美他尼	0.5~1.0mg,1 次 /d	6~8	1~4	
托拉塞米	10mg,1 次 /d	100	10~40	
噻嗪类利尿剂				
氢氯噻嗪	12.5~25.0mg,1~2 次 /d	100	25~50	排钠利尿剂
美托拉宗	2.5mg,1 次 /d	20	2.5~10.0	
吲达帕胺	2.5mg,1 次 /d	5	2.5~5.0	
保钾利尿剂				
阿米洛利	2.5~5.0mg,1 次 /d	20	5~20	
氨苯蝶啶	50mg,1 次 /d	200	100~200	
新型利尿剂				
托伐普坦	7.5~15.0mg,1 次 /d	60	7.5~30 —→	排水利尿剂

(2)优化心输出量:PAH 伴严重右心衰竭时,右心收缩功能往往显著降低,因此应用强心药是必要的。

1)洋地黄类药物:目前尚缺乏大规模临床试验证据,但对以下患者可能有益:伴有快速房颤、频发房早、右心室收缩功能减低、窦性心动过速患者,应该利大于弊。伴严重缺氧、肾功能不全患者应慎用。应用过程中严密检测血钾水平,若窦性心率<70 次 /min,且右心收缩功能大致正常,不应长期应用。

2)多巴酚丁胺:常为首选,尤其对血压低、心率不快患者。2.5μg/(kg·min)开始,不要超过 10μg/(kg·min),有降低 PVR 作用。

3)米力农:有研究证明能降低 PVR。易导致血压低。注意室性心律失常和血小板减少等不良反应。负荷量 25~75μg/kg,5~10 分钟,缓慢静推,继以 0.25~1.0μg/min 静脉滴注。一天不超过 60mg。可以持续应用,直至病情稳定。

4)左西孟旦:动物研究显示比多巴酚丁胺更有效改善右心室—肺动脉失耦联。有一定肺血管扩张作用。初始负荷剂量 6~12μg/kg,继以 0.05~0.2μg/(kg·min)。重度肝、肾功能损害者禁用;注意低血钾、低血压、室性心律失常、血红蛋白减少等不良反应;也可致便秘、腹泻、呕吐等。不能用于儿童。

(3)优化体循环血压:重症右心衰竭患者大多伴有低血压,应用米力农或左西孟旦会使血压进一步降低,而维持血压对于改善心肌缺血、增加肾脏灌注、减轻室间隔向左心室偏移极其重要。常用升压药包括:

1)去甲肾上腺素(NE):除升压,也增加右室功能。不建议浓度超过 0.5μg/(kg·min)。

2)加压素(Vasopressin,V_1 受体激动剂):剂量超过 0.08U/min 可能增加 PVR,损害心功能。

3)多巴胺:不增加 PVR,但与 NE 相比不良反应更多,尤其心动过速和猝死发生率高。

(4)降低右心室后负荷:目前确定有效的靶向药物包括 3 类:一是内皮素受体拮抗剂(如波生坦、安立生坦、马昔腾坦),通过降低内皮素收缩血管的作用而发挥效应;二是一氧化氮途径,通过增加体内环单磷酸鸟苷(cGMP)的浓度而发挥扩血管作用。包括两类药物,其一是 5 型磷酸二酯酶抑制剂(西地那非、他达拉非),通过减少 cGMP 的降解而增加其血液浓度;其二是鸟苷酸环化酶激动剂(利奥西呱),直接作用于鸟苷酸环化酶,使三磷酸鸟苷(GTP)代谢生成 cGMP。第三类靶向药是发挥前列环素作用的药物,包括前列环素类似物(如依前列醇、伊洛前列素、曲前列尼尔、贝前列素等),还包括前列环素 IP 受体激动剂(司来帕格)。不同作用机制的靶向药联合应用,可以最大程度的扩张肺血管,降低肺血管阻力,改善病情。

在保证体循环血压情况下,尽早三联靶向药物(包括静脉用前列环素类)对改善预后至关重要。曲前列尼尔是目前国内唯一可选用的静脉用靶向药物。半衰期约 4 小时。皮下和静脉注射给药具有生物等效性。初始输注速度 1.25ng/(kg·min),可到 40ng/(kg·min),或更高。重症时用药尚无统一方案:肺高压危象与相对稳定的重症右心衰竭患者方案不同。对于稳定的重症患者,为避免不良反应,起始 4 周每周增加 1.25ng/(kg·min),以后每周增加 2.5ng/(kg·min)。但对于肺高压危象患者,需要使药物尽快发挥效应,24 小时内可以递增剂量 2 次或更多,根据血压和病情而定。一般情况下从 1.25ng/(kg·min)开始,每次递增 1.25ng/(kg·min),到 5ng/(kg·min)后,每次递增 2.5ng/(kg·min)。

五、重症右心衰竭非药物治疗

在以上措施均不能奏效的情况下,要考虑肺移植或心肺联合移植。在等待肺移植期间,若患者病情危重,可使用体外膜氧合(ECMO),或做房间隔造瘘术(AS)。对于 CTEPH 患者,可尝试急症行球囊肺动脉成形术(BPA)治疗。若有肺移植禁忌证,要给予患者临终关怀。

1. ECMO PAH 患者到疾病晚期,尽管应用了多种靶向药物仍不能控制病情,此时需考虑应用 ECMO 以过渡到肺移植或心肺移植。PAH 患者突发肺感染而使右心衰竭加重或发生心搏骤停,也可在 ECMO 支持下逆转病情。V-V ECMO 可以纠正气体交换,多用在肺功能衰竭患者,但不能对右心室提供支持。因此 PAH 伴重症右心衰患者常用 V-A ECMO。V-A ECMO 可以降低心室负荷,增加体循环血氧含量。另外,V-A ECMO 动脉回流到上部身体时,可以增加患者活动范围,降低应用 ECMO 期间死亡率。但要注意并发症,包括肢端缺血、出血、卒中、肾衰、血管损伤等。团队合作极为重要,选择符合适应证的患者,给予最佳药物治疗、合适的穿刺策略。对于应用 V-V ECMO 者,如果需要右心室支持,可以改为 V-A-V ECMO,需要更多研究证实这一策略的有效性。

2. AS AH 患者应用 AS 这一方法已经提出有 40 年。但到目前为止,要作为一种治疗重症 PAH 的有效手段,证据还远远不够充分。既往的实践中观察到,先心病伴艾森门格综合征患者,其预后在第一大类 PAH 患者中最好;另外,在 IPAH 伴卵圆孔未闭患者预后也好于不伴者。因此想到,在重症右心衰竭患者,可以通过房间隔造瘘,缓解右心压力,提高心输出量。但同时存在的问题是体循环氧饱和度下降。右房压过高、分流量过大会导致患者发生严重低氧血症,短期内死亡;而分流量过少,又对血流动力学不能产生影响。早期围术期死亡率很高,但目前由于对适应证有更好把握,器械也有改进,技术更加成熟,围术期风险已经降至很低。术后短期血流动力学指标大都有改善,但其长期安全性、有效性及其治疗作用有待进一步研究。近几年有科学家在研究如何平衡氧饱和度降低和右心压力下降之间的矛盾。选择合适孔径的带孔支架或封堵器是方法之一。Sergey 等一项研究显示,AS 应用支架,手术安全。中风险患者术后在心功能,6 分钟步行距离、长期生存方面比高风险患者有更多获益,有更多机会获得肺移植。Khan 等在一项系统评价和荟萃分析中(16 项研究,204 例患者)发现,AS 术后右房压显著下降($-2.77mmHg$,95% CI $-3.50\sim-2.04$,$P<0.001$)、CI 提高 [$0.62L/(min\cdot m^2)$,95% CI $0.48\sim0.75$,$P<0.001$]、左房压增加($1.86mmHg$,95% CI $1.24\sim2.49$,$P<0.001$)。动脉氧饱和度显著下降(-8.45%,95% CI $-9.93\sim-6.97$,$P<0.001$)。手术相关死亡(48 小时)是 4.8%(95% CI $1.7\%\sim9.0\%$),短期死亡(≤ 30 天)是 14.6%(95% CI $8.6\%\sim21.5\%$),长期(>30 天至平均随访 46.5 个月)死亡是 37.7%(95% CI $27.9\%\sim47.9\%$)。此项研究反映了目前 AS 在伴重症右心衰竭患者治疗效果的现状。

3. 肺移植(LT)或心肺移植(HLT)　对于充分靶向药物治疗,患者仍然不能达到低危状态,应尽早考虑肺移植或心肺移植。临床诊断肺静脉闭塞病 / 肺毛细血管瘤(PVOD/PCH)患者自诊断之日起就要考虑 LT。因为该病进展迅速,药物治疗效果差。肺移植的生存率,不同中心相差很大,与术者经验、团队管理等有关。按照 2019 ISHLT 1995 年 1 月到 2018 年 6 月注册资料,早期的 30 天死亡率可达 23%,但后期,在有经验的中心,12 个月的生存率可达 96%,条件中位生存时间可达 10 年。术后早期,最重要的并发症是原发移植物功能障碍(PGD),定义为 72 小时内肺损伤。预防措施是术后第一天给予 ECMO 生命支持。慢性移植物肺病(CLAD)仍是肺移植患者死亡的主要原因。41.5% 患者术后 5 年内会发生 CLAD。

六、小结

PAH 患者在一些诱发因素作用下或自然进展过程中,会发生重症右心衰竭。预防措施是尽可能找到病因并对因治疗,如 CTD-PAH 要同时针对原发病治疗;CHD-PAH 者给予正确评估并行手术治疗; 药物相关 PAH 及早停止致病药物;CTEPH 患者及早给予 BPA 或 PEA 治疗。对于无病因可寻的患者,要尽早启动靶向药物的联合治疗,以延缓病情进展。重症右心衰竭一旦发生,要立即处理。在严密监护下,给予强心(地高辛、多巴酚丁胺、米力农、左西孟旦)、利尿(呋塞米、托拉塞米、螺内酯、托伐普坦)、减轻右室后负荷(肺动脉高压靶向药)等处理。在减轻右室后负荷的药物中,静脉应用前列环素类药物最为重要。充分靶向治疗后病情不能到达低危状态患者,要尽早行肺移植或心肺移植。在等待移植过程中,ECMO 的应用或 AS 手术是有效方法。AS 要成为一种治疗手段,需要对目前的方法加以改进,同时要准确把握时机。需要注意的是,左心疾病相关及呼吸系统疾病和 / 或缺氧所致 PH 没有靶向药物应用指征,甚至可能加重病情。对于左心衰竭极其有效的药物,如 β 受体阻滞剂、ACEI/ARB、ARNI、硝酸酯类药物等,不适合用于 PAH 导致的重症右心衰竭患者。

PAH 是一种恶性程度极高的疾病。其中的特发性肺动脉高压患者,在无靶向药物治疗时代中位生存时间只有 2.8 年,远不如大部分癌症患者。单一或联合靶向药物治疗明显改善了 PAH 患者生存率,但 5 年生存率仍只有 74%,对于绝大多数只有 20~49 岁的 PAH 患者来说,这显然不够令人满意。早期诊断、早期治疗至关重要,而且要尽早提前联合应用靶向药物,双联或者三联。目前这是避免病情加重,改善患者预后的最重要手段。现有的靶向药物尚不能治愈 PAH。欲像高血压一样,以肺压降至正常为治疗目标,这有赖于未来更有效的新的药物的研发和应用。

（纪求尚　崔晓霈）

参考文献

［1］ 中华医学会呼吸病学分会肺栓塞与肺血管病学组, 中国医师协会呼吸医师分会肺栓塞与肺血管病工作委员会, 全国肺栓塞与肺血管病防治协作组, 等. 中国肺动脉高压诊断与治疗指南 (2021 版)[J]. 中华医学杂志, 2021, 101 (1): 11-51.

［2］ GALIÈ N, HUMBERT M, VACHIERY J L, et al. 2015 ESC/ERS Guidelines for the diagnosis and treatment of pulmonary hypertension: The Joint Task Force for the Diagnosis and Treatment of Pulmonary Hypertension of the European Society of Cardiology (ESC) and the European Respiratory Society (ERS): Endorsed by: Association for European Paediatric and Congenital Cardiology (AEPC), International Society for Heart and Lung Transplantation (ISHLT)[J]. Eur Heart J, 2016, 37 (1): 67-119.

［3］ NADYA A, INDAH K M, NIKMAH S, et al. Survival of Left-to-Right Shunt Repair in Children with Pulmonary Arterial Hypertension at a Tertiary Hospital in a Low-to-Middle-Income Country [J]. Global Heart, 2021, 16 (1): 25.

［4］ BRIDA M, NASHAT H, GATZOULIS M A. Pulmonary arterial hypertension: closing the gap in congenital heart disease [J]. Curr Opin Pulm Med, 2020, 26 (5): 422-428.

［5］ GHOFRANI H A, D'ARMINI A M, KIM N H, et al. Interventional and pharmacological management of chronic thromboembolic pulmonary hypertension. Respir Med. 2021, 177: 106293.

［6］ IKEDA N. Balloon pulmonary angioplasty for chronic thromboembolic pulmonary hypertension [J]. Cardiovasc Interv Ther, 2020, 35 (2): 130-141.

［7］ 2015 ESC/ERS Guidelines for the diagnosis and treatment of pulmonary hypertension [J]. Eur Heart J, 2016, 37: 67-119.

［8］ RICH S, LAM W. Atrial septostomy as palliative therapy for refractory primary pulmonary hypertension [J]. Am J Cardiol, 1983, 51: 1560-1561.

［9］ GORBACHEVSKY S V, SHMALTS A A, DADABAEV G M, et al. Outcomes of Atrioseptostomy with Stenting in Patients with Pulmonary Arterial Hypertension from a Large Single-Institution Cohort [J]. Diagnostics, 2020, 10: 725.

［10］ KHAN M S, MEMON M M, AMIN E, et al. Use of Balloon Atrial Septostomy in Patients With Advanced Pulmonary Arterial Hypertension: A Systematic Review and Meta-Analysis [J]. Chest, 2019, 156 (1): 53-63.

［11］ BUDEV M M, YUN J J. Advanced circulatory support and lung transplantation in pulmonary hypertension [J]. Cardiol Clin, 2022, 40 (1): 129-138.

［12］ BENZA R L, MILLER D P, GOMBERG-MAITLAND M, et al. Predicting survival in pulmonary arterial hypertension: insights from the Registry to Evaluate Early and Long-Term Pulmonary Arterial Hypertension Disease Management (REVEAL)[J]. Circulation, 2010, 122 (2): 164-172.

［13］ KOZU K, KOICHIRO S, MASAAKI I, et al. Current status of long-term prognosis among all subtypes of pulmonary hypertension in Japan [J]. Int J Cardiol, 2020, 300: 228-235.

肺静脉狭窄介入治疗新理念

　　肺静脉狭窄(pulmonary vein stenosis,PVS)是各种原因引起肺静脉回流受阻的一类疾病,根据病因分为先天性 PVS 和获得性 PVS。前者发病率低,可为单纯性 PVS,或合并其他心脏畸形;后者常见于房颤射频消融后静脉损伤、外科肺静脉修补术后吻合口瘢痕性狭窄、肺血管炎、结节病、IgG4 相关性疾病累及肺静脉,以及纵隔肿瘤或纤维素性纵隔炎压迫肺静脉导致 PVS。先天性 PVS 发病年龄低,病程进展快,可短期出现肺高压和右室衰竭或反复大咯血,死亡率高;获得性 PVS 病程迁延,表现为反复胸腔积液、肺部感染、气喘、咯血等,有时因影像学表现不典型,呈局灶渗出斑片影,误诊为炎症、肺癌、结核等肺实质性疾病。PVS 药物治疗和外科手术疗效均欠佳,经皮介入治疗经历数十年发展,已逐步成为 PVS 一线治疗手段。尽管如此,介入术器械、策略,以及患者预后仍有待研究和完善。本文结合作者临床实践和近年来文献回顾,就 PVS 介入治疗作一概述。

一、临床特征

　　PVS 临床表现多为反复咳嗽、不同程度呼吸困难、乏力或活动耐量下降,胸膜痛(胸膜炎、胸腔积液),反复咯血及晕厥。症状严重程度取决于:病程、病变累及支数;狭窄位置、程度、范围;肺血管对病变反应尤其是病变上游肺静脉以及相应肺动脉灌注;侧支建立等。

　　PVS 是种疾病谱,根据其属性,分为三类不同特点 PVS:

　　(1)先天性狭窄:肺血管内膜先天性异常增生,发生早,进展快,预后较差。

　　(2)医源性:如房颤射频消融物理和化学性损伤血管内膜,或外科静脉吻合口瘢痕狭窄,及时诊治预后较好。

　　(3)纤维纵隔炎、肿瘤等周围组织压迫肺静脉导致狭窄,具有区域性发病特点,症状取决于压迫肺血管类型、位置和程度及原发病进展。

　　目前以针对血管狭窄介入姑息治疗为主。三类 PVS 临床症状各异,可以轻症,也可以重症出现,部分病情稳定,部分则进行性加重,导致肺高压,危及生命,需要临床及时诊断,正确治疗。

二、诊断

(一) 病史

　　早期表现为不典型呼吸系统症状,易漏诊,或误诊为肺炎、结核、肺部肿瘤等。除上述临床表现外,还应详细了解病史,如有无房颤射频消融史、结核病史、外科手术史以及全身血管炎或肿瘤病史。

(二) 辅助检查

　　怀疑 PVS 患者应给予相应影像学检查:

　　1. 常规胸部 X 线片　可提示局部肺叶呈肺淤血或肺水肿征象。

　　2. 经胸或经食管超声　可发现肺静脉花色频谱血流,肺静脉口流速增快,以及肺动脉收缩压增高。

3. 肺同位素通气-血流灌注显像、肺静脉 CT 血管造影（CTA）、肺血管磁共振造影三者单用或联合应用，对于诊断 PVS 具有重要意义。同位素肺通气-血流灌注显像可用于判断肺静脉狭窄后相应肺动脉供血，结合肺 SPECT 扫描评估病变处肺间质水肿程度，但由于受同侧肺静脉回流、侧支形成及肺动脉血流代偿性分布异常等因素影响，目前，仅作为 PVS 筛查及评估肺部血流灌注和分布，而非确诊依据。肺静脉 CTA 结合肺静脉三维成像技术较可靠，是明确诊断 PVS 的重要工具。肺血管磁共振造影能比较清晰显示和区分狭窄小于 25% 和大于 50% 的病变，显示肺静脉走行、解剖特征（分叉）、开口直径，且图像接近肺静脉造影，对临床疑似轻度狭窄病例，可测定肺静脉左房入口流速，估测压差。但需要患者配合，图像存在伪像，费用和技术要求较高。如果患者体内有非抗磁共振起搏器或者其他金属则为检查禁忌。

4. 肺静脉造影［直接或者逐段肺小动脉楔入造影再循环（间接）］ 是目前诊断 PVS 的"金标准"，并能够通过心导管对其血流动力学进行判断和评估。

三、治疗原则和干预指征

处理基本原则：

1. 药物治疗仅为对症处理，利尿剂起缓解肺水肿等症状。咯血多见于上肺静脉严重狭窄患者，原因为肺静脉回流受阻后局部开放或新生大量团状或丛状侧支，由于狭窄远端肺静脉高压，这些血管易出现破裂，使用止血药垂体后叶素和栓塞支气管动脉均效果不佳。

2. 肺静脉单支累及，程度 50%~75%，无症状可每 3~6 个月影像学定期随访；有学者认为可给予抗凝治疗，但长期预后不清。

3. 重度 PVS，即肺静脉狭窄程度 ≥75%，伴症状，或无症状但同侧二支肺静脉均出现狭窄，需要介入干预；应尽快球囊扩张或者支架植入，一方面晚期开通不利于肺灌注恢复，另一方面病变血管极易发展成肺静脉闭塞（pulmonary vein obstruction，PVO），不利于血管再通。

4. 手术治疗 包括血管修补、肺叶切除和肺移植等，但是手术风险高，血管成形术后再狭窄率高，影响肺功能等；适应证多为有明确相关症状，肺静脉呈慢性闭塞性病变（chronic total occlusion，CTO）及多支病变。需要说明的是，即使外科肺静脉成形术后出现吻合口狭窄，仍能通过支架植入行再血管化。目前，治疗先天性和成人继发性 PVS 仍较为棘手，往往需要联合内、外科综合治疗。但是，无论外科手术或者内科介入治疗，均存在着病变血管术后再狭窄问题。

四、介入治疗

（一）介入现状

全世界第 1 例 PVS 的介入治疗是 1980 年 4 月在美国休斯敦得克萨斯 Luke's Episcopal 医院心脏导管室，对 1 例 35 岁女性纤维纵隔炎相关 PVS 实施球囊扩张，取得满意结果。介入球囊扩张或支架植入是目前治疗 PVS 的主要手段，尤其对于影像学上单纯性肺静脉近端局限性狭窄或闭塞性病变，疗效肯定。PVS 的病理组织学方面，静脉狭窄后会出现类动脉样改变，表现中层平滑肌增厚，内膜增生纤维化，这提示可采用和动脉狭窄类似的技术处理静脉，显然普通或高压球囊、球扩支架均可安全有效扩张狭窄肺静脉，而自膨支架因支撑力较弱，无法有效扩张严重 PVS，因此临床实践中较少应用。关于选择何种介入治疗方法（单纯球囊扩张或支架植入），各中心经验不同。与单纯球囊扩张比较，支架植入成功率相对较高，再狭窄率低,出现再狭窄时间也更长;应根据患者年龄、病变性质、严重程度、病变位置及术后再狭窄综合考虑介入治疗策略。由于 PVS 没有专用支架,目前,临床应用最广泛的仍为外周裸金属支架(bare metal stent,BMS),材质以不锈钢和镍铬或钴铬合金为主的球扩支架。

（二）球囊成形术

单纯球囊成形术易出现即刻血管弹性回缩和术后早期再狭窄,多应用于:

1. 婴幼儿或低龄儿童期先天性 PVS。

2. 严重狭窄或闭塞的逐级球囊扩张,该类病变往往会致远端肺静脉相应萎缩,血管纤细,和冠脉病变不同,多无法根据周围参考血管直径植入支架,多需逐级球囊扩张开通血管,即刻或者待血流恢复后数月对病变部位支架植入。

3. 支架内再狭窄介入治疗,将高压球囊对狭窄处扩张,即刻改善血管形态和血流动力学。

4. 肺静脉中远端狭窄,复杂性病变如分叉病变,或非重度狭窄(狭窄<75%)的血管成型。

5. 纤维性纵隔炎压迫静脉狭窄,以小球囊充分扩张,以球囊充盈时影像学"腰征"判断周围组织硬度,避免过大直径球囊扩张和支架植入。

（三）支架植入术

支架植入术是治疗重度 PVS 的主要手段,支架植入操作过程见图 1。技术要点包括:

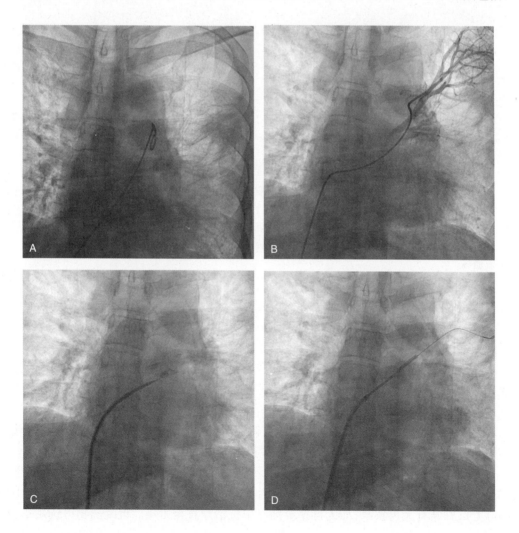

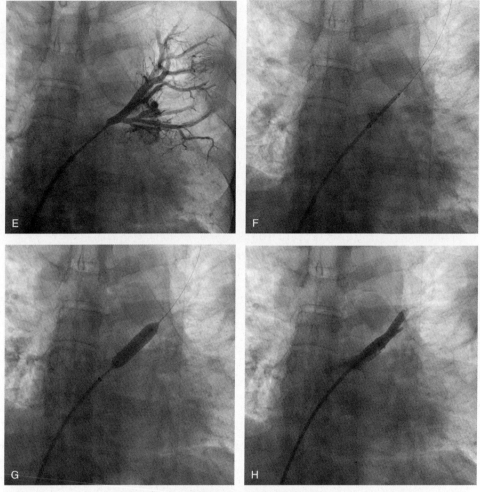

图 1　肺静脉狭窄支架术操作步骤

A. 左肺动脉造影延迟显像观察肺静脉回流;B. 左上肺小动脉楔入造影显示左上肺静脉重度狭窄,回流受阻;C. 房间隔穿刺;D. 导丝通过狭窄部位后行球囊扩张;E. 多功能导管通过狭窄后行直接左上肺静脉造影;F. 支架定位;G. 支架充分打开,无腰征;H. 支架术后肺静脉造影示血液回流通畅。

1. 支架直径选择　尽管原则上应参考病变远端相对"正常"的肺静脉直径,但基于统计分析,支架直径越大术后发生再狭窄比例较低,我们认为应当尽量选择等于或者大于远端直径的支架,以支架直径 7mm 以上为妥。

2. 支架长度选择　植入支架前肺静脉直接造影非常重要,除了显示病变长度、程度,还需要显示肺静脉左房口和远端分支;支架长度选择和定位的原则是覆盖所有狭窄病变,但不影响远端分支和不过度突出于左心房。

3. 判定即刻技术成功的标准　形态学上覆盖所有狭窄段,残余狭窄<30%,狭窄部位两段肺静脉压差<5mmHg 或超声多普勒流速测定<1.5m/s,无手术并发症。

4. 肺静脉介入术后的抗凝治疗方案仍不统一,参考慢性房颤左心耳封堵术后用药,建议术后抗凝联合单药抗板至少 3 个月,期间注意出血风险,3 个月后改为双抗,半年内随访肺静脉 CT,判断有无再狭窄,如无再狭窄则以单抗治疗直至 1 年。抗凝药物可选用华法林或新型口服抗凝药,抗板药物以阿司匹林和氯吡格雷为主。研究发现,术后用药和再狭窄并无关联,而支架内皮化多在 1 年内完成,尽管支架术后影像学血栓附着和随访期临床栓塞事件罕见,仍有必要进行多中心注册研究进行分析判断制定术后最佳用药方案。

五、介入并发症

由于 PVS 介入治疗在国内开展并不普遍,为了保证介入操作安全、有效,有必要了解与介入相关的并发症。严格操作流程和规范,术中支架的选择以及术后用药并定期随访 CT,早诊断早治疗对于提高介入成功率,以及预防和避免术中乃至术后并发症非常重要。

(一) 早期急性并发症

1. 术中咯血(多与导丝机械性损伤病变远端肺静脉、引起肺静脉穿孔有关)。

2. 术中一过性 ST 段抬高。

3. 血管病变处血栓经左心系统脱落至远端重要脏器(脑栓塞、肠系膜动脉栓塞等)。

4. 肺静脉撕裂导致血胸,或者病变侧植入过大直径支架致肺静脉夹层(图 2),因管腔壁夹层继发远端管腔闭塞。

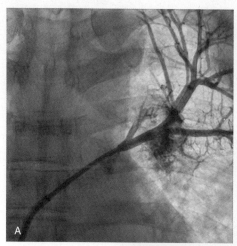
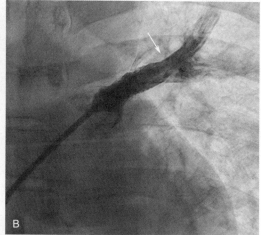
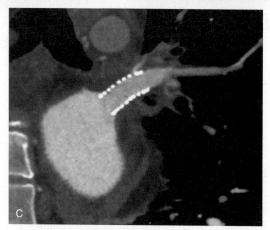

图 2　肺静脉夹层

A.肺静脉造影示左上肺静脉重度狭窄;B. 支架术后即刻造影示支架远端肺静脉夹层(箭头);
C. 术后 CTA 示肺静脉回流通畅,无血管壁增厚。

5. 肺静脉扩张剧烈疼痛及内脏神经反射性晕厥。

6. 支架移位及栓塞。

7. 左心耳、左心房穿孔。

8. 肺静脉左房入口处破裂致急性心脏压塞等。

（二）术后远期并发症

1. 支架内血栓（图3）。

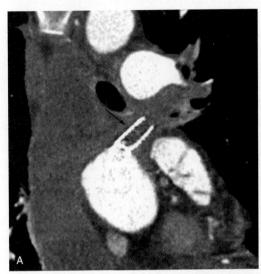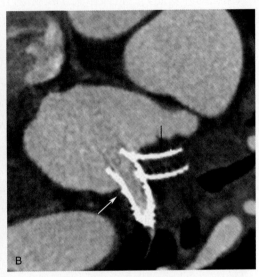

图3 支架内急性血栓形成

A. 左上肺静脉支架内血栓（黑色箭头）；B. 左上肺静脉支架内血栓（黑色箭头），
左下肺静脉支架内血管通畅（白色箭头）。

2. 再狭窄。

六、再狭窄

（一）发生率

PVS 介入术后再狭窄值得关注，其定义为与介入术后管腔直径比较，管径丢失 50%以上，而临床上有意义的再狭窄多指狭窄大于 70%，多出现于支架内、支架远端，或者两个以上支架重叠部或者交汇处，可引起局部血流动力学改变。本中心对多例支架术后再狭窄行腔内影像学发现，再狭窄病变以内膜增生为主，并无血栓附着（图4）。国外一组先天性 PVS 临床对照研究发现，单纯球囊扩张肺静脉出现弹性回缩再狭窄发生率高达 72%，且在术后早期发生，而支架术后支架内再狭窄（in-stent restenosis，ISR）发生较晚，发生率在 33% 左右。对于 ISR 的研究多集中在房颤射频消融术后 PVS，国外文献对 PVS 介入术后长期随访发现 ISR 主要发生在术后 6~12 个月，本中心随访期内出现 ISR 比例为 23.7%，多出现在支架术后 1 年内，与植入支架大小相关；而 1 年内无 ISR 患者随访至 3~5 年，无新出现 ISR。一项研究纳入 159 名 PVS 患者，在 250 条肺静脉中植入支架，长期随访发现支架直径 ≥7mm 的 ISR 的发生率很低，1 年时 95% 的无须再次干预，5 年时 79% 的无须再次干预；对于 ≥10mm 的支架，再介入率仅为 8%；而直径 <7mm 的支架发生 ISR 甚至完全支架闭塞的发生率很高，1 年时 43% 的无须再次干预，5 年时仅

9% 的无须再次干预。Thomas 等比较了 PVS 应用大直径 BMS 和冠脉药物涂层支架长期随访,发现后者因直径偏小,其远期 ISR 发生率远高于前者,故否定了该支架在成人 PVS 中应用。

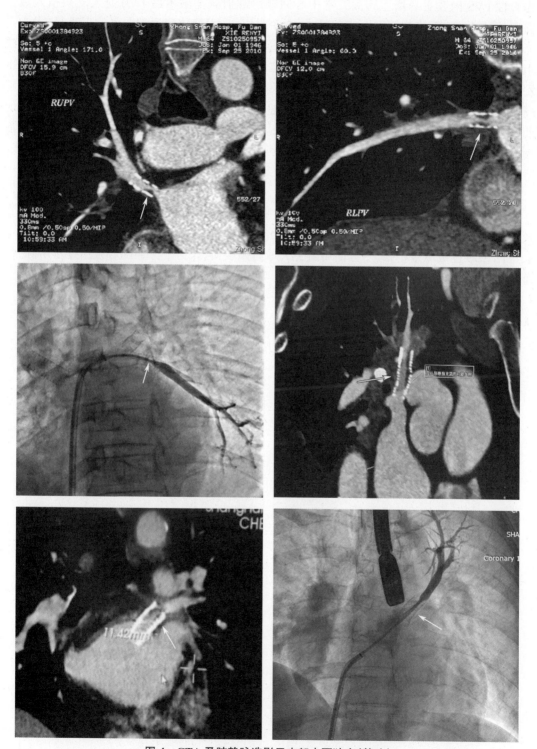

图 4　CTA 及肺静脉造影示支架内再狭窄(箭头)

(二) 危险因素

ISR 的发生和 PVS 病因、临床、血管造影特征以及处理方法等多种因素相关。先天性 PVS 支架植入后 ISR 发生率较高,尽管采用大直径支架植入,仍有 30% 以上 ISR,可能和先天性 PVS 内膜更易增生有关。本中心回顾房颤射频消融术后 PVS 介入支架植入数据发现,消融次数多、末次消融距支架植入 12 个月以上、术前狭窄远端血管参考直径、术中选择植入支架直径,以及术后即刻支架内最小管腔开放直径(minimal luminal diameter,MLD)小,均是发生 ISR 的独立危险因素;不同部位血管狭窄、病变长度和患者年龄、性别与 ISR 发生无关。病程时间越长或者误诊时间过长,发生 PVS 远端血管萎缩性改变的发生率越高,血管造影往往显示狭窄远端血管明显纤细,因此狭窄端植入的支架相对内径越小,随访期发生 ISR 比例与植入支架直径呈负性相关。这提示重度 PVS 应早期诊断和早期干预治疗,对远端血管相对纤细,如有条件可行腔内影像学分析,或在近端狭窄处予单纯球囊扩张,待远端血管痉挛改善后分期植入大支架。

(三) 基于 ISR 的介入策略

本中心数据显示直径>8mm 的支架再狭窄显著降低,目前介入的原则是尽可能选择直径更大的支架。基此,严重 PVS/PVO 的基本介入策略:

1. 采取逐级球囊扩张,一方面可避免大球囊撕裂血管,另一方面随着狭窄逐步解除,使血管充分充盈,有利于后续支架选择(图 5)。

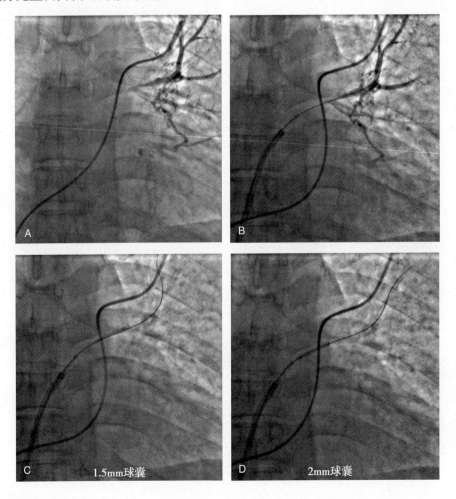

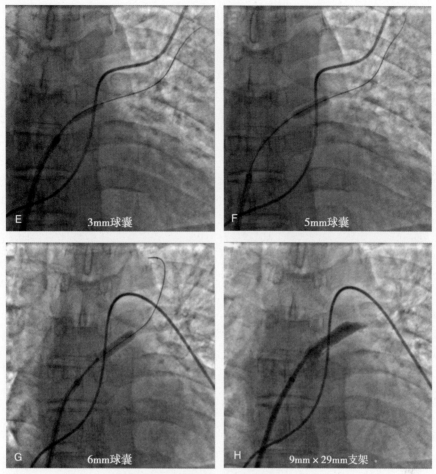

图5　逐级球囊扩张和肺静脉支架植入

A. 左上肺小动脉楔入造影示肺静脉闭塞；B. PTCA 导丝正向通过后，左上肺小动脉楔入造影确认导丝在血管腔内；C~G. 逐级球囊扩张过程；H. 支架术后肺静脉造影示血液回流通畅。

2. 参考远端正常肺静脉血管直径，尽可能超尺寸选择 8mm 以上直径支架，并覆盖所有病变，近年来，本中心尝试以大直径支架植入于原相对直径较小、有 ISR 的支架内，无须高压断裂原支架，该法安全、有效，长期随访无 ISR 发生，取得满意结果。

3. 术中以高压球囊扩张(12 个大气压以上)，使支架完全贴壁，MLD 呈最大状态；跨狭窄压差基本消失。本中心实践，没有因超选大直径球囊支架导致严重的血管并发症，进一步表明该法可靠性和安全性。

七、先天性 PVS

(一) 先天性 PVS 特点

儿童先天性 PVS 多合并心内间隔缺损，肺静脉异位引流，大血管转位等畸形(约占 50%)。临床上有报道先天性 PVS 合并对侧肺静脉瘤样扩张，或呈一侧单支肺静脉共汇。也有一侧肺静脉闭锁，至中年发病，且以咯血为首发症状的病例。对先天性 PVS 患儿，除了相关心脏超声和 CTA 排除其他合并畸形及肺血管病变，应尽早心导管检查和肺血管造影，以获得血流动力学数据并全面了解肺静脉解剖和引流。

先天性 PVS 多为肺静脉多支、多段受累,可单侧或双侧分布,逐支肺静脉造影可显示先天行性 PVS 位置,狭窄可单纯近端或者肺静脉左房连接处,也可以呈多发,在肺静脉中段或者更远端有狭窄和闭塞。部分患者则为弥漫性肺静脉发育不全,造影下部分血管呈"串珠样"外观,为正常血管壁和内膜、中膜增生样血管壁互相交错,在静脉压增高下出现影像学改变(图 6);肺静脉异位引流外科修复术后的 PVS 多位于肺静脉吻合口狭窄。

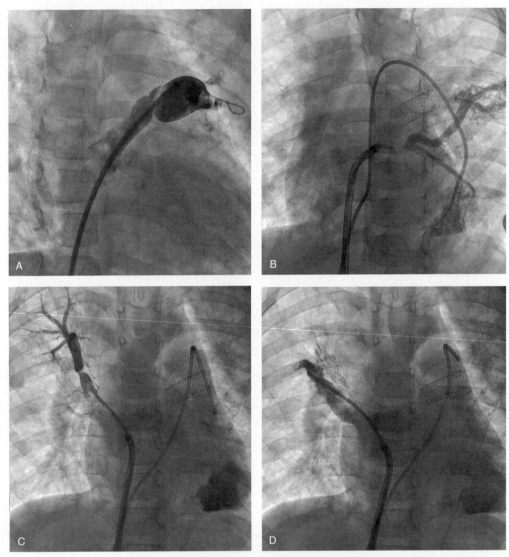

图 6　先天性肺静脉狭窄影像学特点(同一位患者)
A. 左上肺静脉近中段狭窄,肺静脉腔内隔膜样狭窄;B. 左下肺静脉左房入口处闭塞;
C. 右上肺静脉近中段狭窄;D. "串珠样"外观。

儿童 PVS 病理组织学分析包括内膜损伤、成纤维细胞和细胞外基质增生移行并累及血管内膜,成纤维细胞沉积至血管内膜处是导致 PVS 潜在机制之一;还包括血管中层平滑肌受到 mTOR 通道激活,由收缩型转化为合成型,中层平滑肌呈增殖增生,致血管呈进行性狭窄闭塞。先天性 PVS 多先在左房入口处出现狭窄,逐渐延伸至肺实质,继而肺静脉上游出现多发狭窄,因此有作者提出尽早干预近端病变尤为重要。

(二)先天性 PVS 临床表现

儿童先天性 PVS 临床表现与成人获得性 PVS 略有不同。由于 PVS 出现早,相应肺动脉灌注减少,肺静脉呈多节段狭窄,较少出现胸腔积液。多以咯血为首发症状,病情进展快,早期出现肺高压甚至右心衰。

先天性 PVS 咯血原因有:

1. 狭窄远端叶内或叶外侧支,以及体静脉侧支异常开放或增生,局部新生血管丛破裂出血。

2. 由于存在多段狭窄,狭窄远端肺静脉压力异常增高,肺静脉毛细血管侧易破裂出血。

3. PVS 导致肺叶动脉供血相应减少,相应支气管动脉代偿供血,毛细血管支气管静脉侧破裂出血。

预后不良因素则包括双侧 PVS、大于三支 PVS、婴幼儿发生、肺动脉压增高、肺动脉收缩压和主动脉收缩压比>0.6、右心功能下降、治疗出现新发生 PVS、肺静脉远端病变。

(三)先天性 PVS 介入治疗

目前,先天性单纯 PVS 还没有研究直接比较外科手术和经皮介入治疗结果,由于这类 PVS 呈多支、多段,对于外科挑战极大,其再狭窄率、再干预率和围术期死亡率都很高。采用静脉成形无线缝合技术,治疗外科术后 PVS(大多数在完全性肺静脉异位引流修复术后)手术效果有不同程度的改善,但应用于先天性 PVS 时未见明显获益。因此,在大多数中心,经皮介入是先天性 PVS 的主要治疗策略,也是外科手术后肺静脉瘢痕性狭窄的主要治疗策略。

经皮球囊血管成形术可即刻缓解 PVS,改善肺静脉回流,降低狭窄两端压力阶差。然而,无论是使用常规球囊或切割球囊,早期再狭窄率过高。即便应用冷冻球囊和紫杉醇洗脱球囊,血管成形术也无法保持长期血管通畅。与肺动脉分支狭窄的策略相似,有作者建议儿童 PVS 支架选用可扩张支架(开环支架),随儿童生长,后续通过扩张支架适应患者血管发育,但由于更迫切的问题是术后开环支架再狭窄,故该类支架在临床尚难推广。目前,应用于儿童 PVS 支架类型包括 BMS、覆膜支架及药物洗脱支架(drug-eluting stent,DES)。其中经验最多仍为 BMS,研究发现,支架内再狭窄率较高。而使用直径 ≥7mm 支架,再狭窄率较小直径支架稍低。由于先天性 PVS 患者通常出现在婴儿期,即使狭窄仅限于口部,远端参考血管直径通常小于 4~5mm,如伴弥漫性肺静脉发育不全,其直径可能更小;因此,一般无法接受 7mm 支架植入。鉴此,有学者在儿童 PVS 患者中植入 DES。对比研究显示,尽管植入支架直径较小,与 BMS 相比,DES 支架通畅率和管腔损失率更低。显然,为保持长期血流通畅,随着上游血管的生长,需要使用可扩张 DES,一旦病变血管上游出现狭窄,则需使用更大直径 BMS 再次支架术,植入后使用高压球囊将原 DES "打破"/"断裂",增加血管内径。球囊血管成形术和 BMS 研究观察到的早期再狭窄,通常与进行性发育不全有关;有学者认为,使用 DES 更有效地保持支架通畅,可能会改善病变肺静脉生长。

无论是进行球囊血管成形术还是支架植入术,术后均需要定期随访,并定期干预以维持血管通畅,经皮介入治疗后 5 年生存率一般不超过 50%,再次干预可改善患者生存率。尽管介入手术死亡率非常低,术前需权衡再次手术患者获益与并发症的风险。然而,特别值得关注的是全身性栓塞事件,如脑卒中和肾梗死。其他风险多是自限性并发症,最常见的导管介导的室上性心动过速和肺静脉损伤。

(四)先天性 PVS 再狭窄机制探索

鉴于儿童 PVS 干预后再狭窄率高,目前,已经试图在细胞水平上研究再狭窄的机制。不论病因如何,儿童狭窄肺静脉的组织学检查均一致地显示大量胶原基质和肌成纤维细胞增生。这些肌成纤维细胞,对酪氨酸激酶受体具有很强的免疫反应性,这一特性对正常细胞增殖和存活至关重要,最近已将靶向生物抑制剂甲磺酸伊马替尼联合或不联合贝伐单抗,用作预防手术或导管干预后肺静脉再狭窄的辅助治疗。甲磺酸伊马替尼和贝伐单抗,分别通过抑制血小板衍生生长因子受体(PDGF-R)和血管内皮生长因子 A(VEGF-A)来干扰酪氨酸激酶通路,从而靶向肌成纤维细胞。一项试验性、无对照的研究发现,这些药物的耐受性良好,患者生存率有所提高;但还需要更多数据来确定哪些患者可以从这种治疗中受益。全身性使用西罗莫司(雷帕霉素)以试图减少新内膜增殖引起的 ISR,这一途径可能是由血管平滑肌细胞分裂介导;与治疗前生长速度相比,西罗莫司给药 8 周减缓了内膜增殖速度。尽管如此,但大多数支架仍需要再次干预,8% 的支架发生闭塞,22% 的支架通过手术移除。该药物耐受性良好,在增加服用第二种免疫抑制剂时会出现相关肺炎。

八、获得性 PVS

(一)心房颤动消融术后 PVS

心房颤动射频消融术后 PVS 多表现为肺静脉左心房开口部;而冷冻消融术后 PVS 的狭窄部位多在肺静脉内部,相较于射频消融术后 PVS 更远心端。经皮介入球囊血管成形术或支架植入是成人消融后 PVS 首选的治疗方法。一旦通过 CTA 诊断为 PVS,应进行心导管检查及造影,进一步确定 PVS 的部位,开展血流动力学测定,并可介入治疗。干预指征,首先是存在 PVS 相关症状,单支重度 PVS 的患者可能没有症状,对于无症状的患者,如果狭窄程度 ≥75%,由于存在疾病进展的风险,也要进行介入干预。如果不及时治疗,这种狭窄可能导致上游肺静脉弥漫性萎缩,甚至导致 PVO 并伴有慢性肺实质改变。此外,由于较大支架直径与血管长期通畅相关,因此延迟治疗会导致预后不良。

在极重度狭窄的情况下,由于缺乏对比剂充盈,CT 可能高估 PVS,需行肺小动脉楔入血管造影,再灌注显影回流肺静脉,即肺静脉延迟显像明确狭窄部位和程度。约 30% 的 CTA 描述为肺静脉完全闭塞的患者,仍存在微通道,在有经验的中心仍可成功介入治疗。中国成人肺静脉左房连接处直径为 12~18mm,且多呈扁圆状;然而,在肺血流减少的情况下,严重狭窄或完全闭塞的肺静脉容易萎缩,限制了可植入支架的尺寸。对于重度 PVS,上游肺静脉因灌注相应减少,血管处严重萎缩时,建议分期介入治疗。可先行球囊血管成形术改善肺静脉回流,待血管充盈后可植入更大直径的支架。对于完全闭塞的肺静脉,如果闭塞段较短,且上游肺静脉充盈,可尝试使用 CTO 导丝(如 Gaia 等)开通,小球囊逐级扩张,并完成支架植入。消融术后的 PVS 患者植入大直径支架预后良好,而对于较小支架易发生 ISR 的患者,通常需要重复手术以保持支架通畅。在每次再介入时,尽可能扩大支架尺寸,降低再狭窄的风险。

(二)周围组织压迫相关性 PVS

纤维化纵隔炎(fibrosing mediastinitis,FM)是一种少见的疾病,有区域分布特点,其特征为纵隔内纤维组织增生,可压迫大气道、食管、上腔静脉、肺动脉和/或肺静脉等纵隔内结构,静脉受压易出现胸腔积液,气管受压者可以局部肺叶不张,病情严重者表现为肺高压和右心衰竭;西方国家常见病因是组织胞质菌感染,而我国是结核杆菌感染或长期矿或粉尘颗粒吸入。国内曹云山教授团队根据 FM 压迫导致肺血管狭窄特点,分为动脉型、静脉型、混合型三型,其中以混合型居多。FM 相关性 PVS 多为肺静脉受外周组织挤压所致,早期为单纯压迫,晚期受压血管壁可出现慢性炎症样改变,狭窄部位与纵隔纤维素增生部位相关,以上纵隔多见,且严重,血管受压多局限于肺静脉肺门处,即肺静脉近中端,部分病例超出纵隔范围,延伸至肺实质内;病变可以呈局限性狭窄,也可能因近端血管受压远端闭塞或者出现弥漫性血管狭窄、纤细。

目前,抗真菌药和抗炎药物治疗 FM 原发病基本无效,利妥昔单抗(B 细胞靶向治疗)对部分患者有效。FM 导致肺血管狭窄可引起肺高血压(归第五类肺高压),使用肺动脉高压靶向药物治疗疗效不佳。外科手术治疗目的是缓解症状性梗阻、处理气管食管瘘,或控制难治性咯血等。手术策略包括纵隔减瘤和减压,气道重建,上腔静脉或肺动脉旁路手术,肺静脉重建和肺切除术;而手术死亡率高达 20%。此外,潜在炎症反应有复发风险,手术临床获益尚不清楚,且术中病理活检在 FM 诊断和治疗中意义不大。经导管介入治疗,是目前缓解患者症状的有效手段,包括球囊扩张术和支架植入术,可缓解上腔静脉、肺动脉和肺静脉相应受压的部位。

肺血管介入治疗,如果同时累及肺动脉和肺静脉,应先对相应肺静脉介入治疗,肺静脉开通后再对肺动脉介入治疗;对于肺静脉闭塞且无法开通的,其相对的肺动脉狭窄应避免介入干预。介入策略和方法与房颤消融术后 PVS 略有不同,由于目前影像学尚无法判断周围压迫组织密度和硬度,故需要判断血管受压"强度",而且部分血管壁外膜甚至中膜由于长期受压存在炎症改变,如直接大直径球囊或者支架植入,部分患者中可能出现血管撕裂大咯血。笔者的经验,在 FM 相关性 PVS 中采用小球囊逐级扩张,判断球囊"腰征",扩张时间需在 15 秒以上以充分推移增生组织,透视下只有"腰征"基本消失,才能选择更大直径球囊干预。支架选择需综合参考球囊腰征、最大球囊直径及周边血管直径,而过小直径的支架植入中远期再狭窄率较高,需术者做出判断。由于相应肺静脉受压部位多在近中端或者更远端,压迫段长短不一,分支累及较多见,植入支架尺寸的选择较难判断,部分患者炎症纤维组织发展,后期再狭窄率因此相对较高。对于近心端病变,PVS 远端血管参考直径 ≥ 5mm 的可行肺静脉支架植入术。而相对远心端,分叉病变、多发狭窄以球囊治疗为妥,随访期根据影像学改变再进一步处理。

九、特殊病变

(一)慢性肺静脉闭塞

慢性肺静脉闭塞在先天性 PVS 中较常见;医源性 PVS 患者如诊断和治疗延迟,随着病变进展可致 PVO;而 FM 等周围组织呈致密或大片团块样压迫也可完全闭塞血管,也有外科肺静脉成形术后急性血管闭塞或瘢痕性血管闭塞,临床上根据狭窄或者闭塞血管支数,位于同侧或是对侧,闭塞位置,侧支形成而表现不一。

PVO 介入治疗比较复杂,随着病程进展,血管再通率大大降低;一旦成功开通,远期预后良好,支架植入在短期疗效及远期血管通畅率上仍优于单独使用球囊扩张。Fender 等对 46 例至少有 1 条肺静脉闭塞的患者介入治疗,在总共 65 支 PVO 中尝试了导管干预,结果在 22 支 PVO 中发现了残留微通道,11 支 PVO 单独使用球囊扩张,11 支 PVO 中植入支架。3 年时,PVS 和 PVO 的再狭窄率相似。

　　PVO 的再血管化在特定病例中是可行的。但介入风险相对较高,如心脏压塞、肺静脉穿孔、夹层和体循环栓塞等。Schoene 等的观察研究发现,球囊扩张术后严重并发症发生率为 10%,球囊扩张和支架植入术后严重并发症发生率为 13%;Fender 等报道,PVO 治疗后 18% 出现严重并发症。病程超过 6 月,闭塞远端肺静脉血栓碎片栓塞的风险会增加,操作时可预防性使用脑保护装置再尝试开通血管(图 7,彩图见二维码 35 ;视频 1)。介入技巧包括:

视频 1　肺静脉闭塞伴新鲜血栓

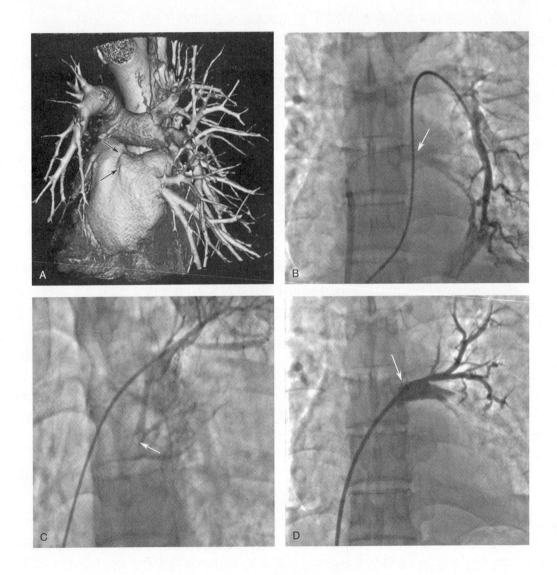

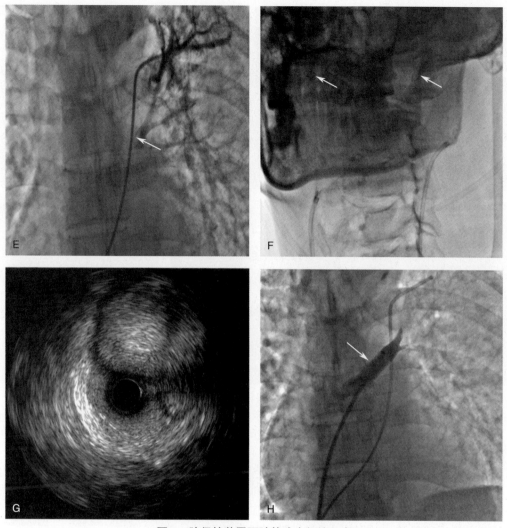

图 7 脑保护装置下肺静脉支架植入术

A. CTA 三位重建示左侧肺静脉闭塞(箭头);B. 间接左下肺静脉造影示左下肺静脉闭塞(箭头);C. 间接左上肺静脉造影示左上肺静脉闭塞伴有大的新鲜血栓(箭头);D. 左下肺静脉支架术后肺静脉回流通畅;E. 抗凝 2 周后,左上肺静脉内血栓明显减少;F. 双侧颈内动脉植入脑保护装置;G. 血管内超声显示偏心性血栓;H. 左上肺静脉支架术后肺静脉回流通畅。

1. PTCA 导丝的选择 如 PT50/150、Gaia、SION blue、Conquest 等;对于长段闭塞病变,往往需要 Gaia 或 Conquest 导丝;通过病变部位后,肺小动脉造影,确认 PTCA 导丝在血管腔后再使用小球囊扩张。

2. 双导丝技术 可提供更强支撑力;对于肺静脉左房入口处病变,还可以起到固定作用,增加另一根导丝的穿透力(图 8,视频 2),而微导管在 PVO 正向开通中往往起不到提供更强支撑力的作用。

视频 2 双导丝技术通过闭塞病变

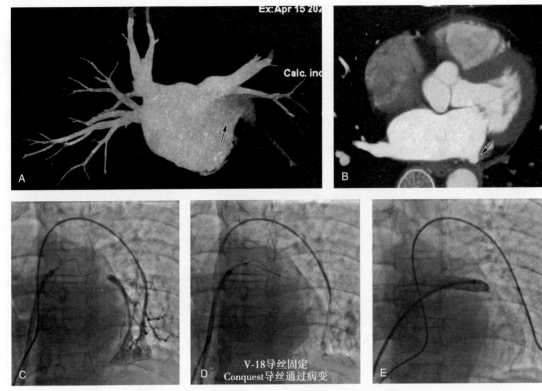

图 8　双导丝技术

A. CTA 三位重建示左下肺静脉闭塞(箭头);B. CTA 示左下肺静脉残端(箭头);C. 间接肺静脉造影示长段闭塞;D. 双导丝:V-18 导丝辅助 Conquest 导丝通过闭塞处;E. 左下肺静脉支架术后肺静脉回流通畅。

3. 逆向途径　部分患者肺静脉慢性闭塞后出现肺静脉 - 肺静脉侧支,多见于同侧上下肺静脉,肺小动脉造影延迟肺静脉显像可显示肺静脉间侧支通路,如存在可用桥血管,通过肺静脉侧支可逆向开通肺静脉;一般选用通过性较好的导丝和微导管,如 Runthrough 导丝和泰尔茂微导管;通过闭塞病变后使用 330cm 的 ASAHI RG3 建议全轨道,使用正向球囊扩张,需用微导管保护桥血管免受导丝切割力损伤(图 9,视频 3,视频 4)。

视频 3　肺静脉侧支形成　　视频 4　经侧支循环逆向导丝致闭塞处

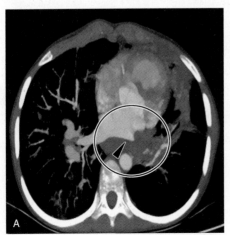　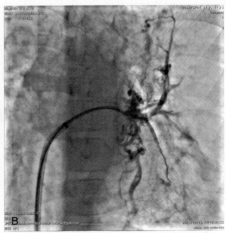

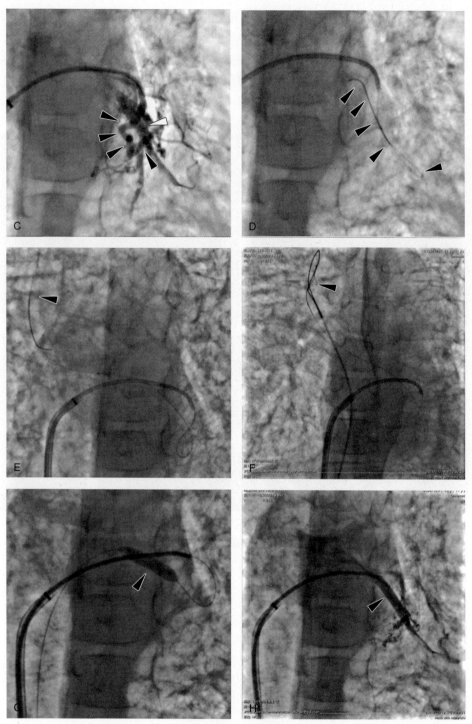

图9 逆向导丝技术

A. CTA 示纵隔纤维组织增生(黑色圆圈),左侧肺静脉闭塞(黑色三角箭头);B. 左下肺静脉上段(V6)开通;C. 左下肺静脉上段至基底段的肺静脉侧支(黑色三角箭头为侧支血管,白色三角箭头为左下肺静脉基底段);D. Runthrough 导丝经侧支至左下肺静脉基底段闭塞处;E. Runthrough 导丝通过闭塞处至右上肺静脉;F. 交换成 330cm 的 ASAHI RG3 后,使用圈套器建立全轨道;G. 正向球囊成形术;H. 球扩后左下肺静脉基底段回流通畅。

　　若介入开通失败或出现不可逆的肺血管重塑时,可考虑手术干预。正常成人有 4 支肺静脉,若 1 支肺静脉无法开通,患者早期可能会出现咯血(上肺静脉闭塞)或胸腔积液(下肺静脉闭塞),但随着时间的延长,相应肺静脉和肺动脉会出现萎缩,肺小动脉楔压正常甚至降低,患者临床症状随之消失。若仅 1 支肺静脉闭塞,远期看,患者一般不会出现肺动脉高压;但临床上远期随访发现,相应的肺动脉出现肺动脉血栓形成(图 10,彩图见二维码 35)。

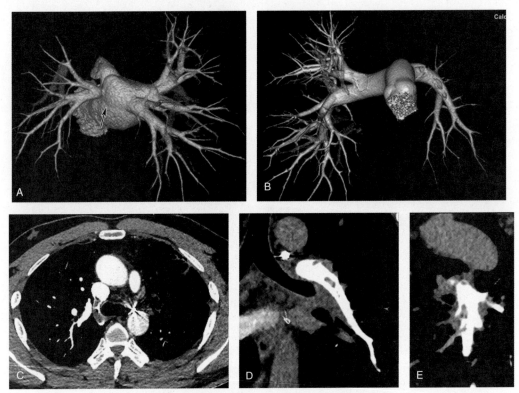

图 10　肺静脉闭塞后继发肺动脉血栓形成
A. CTA 三位重建示左下肺静脉闭塞(箭头);B. 左侧肺动脉萎缩;C~E. 肺动脉内血栓形成。

(二) 分叉病变

　　肺静脉存在解剖变异,同侧肺静脉于左心房开口处可能距离较近;若同侧 2 支距离较近的肺静脉开口均重度狭窄,支架植入时会相互影响,介入策略往往使用球囊扩张或者 kissing 支架植入(图 11,彩图见二维码 35)。对于医源性单支肺静脉狭窄累及分叉时,首选球囊扩张治疗;治疗效果不佳时,可尝试支架植入,操作中需要使用双导丝,保护分支,避免分支闭塞。无论 V 型或 Y 型支架技术,均可因植入支架重叠,管腔缩小,导致术后再狭窄,甚至支架内急性血栓。故术后应给予抗凝,并加强随访。

十、总结

　　PVS 是少见肺血管疾病,病因多样,对临床疑似者需重视病史和影像学诊断,做到早期诊断、早期治疗。重度 PVS 支架术可即刻降低肺静脉压力,迅速改善症状,继而降低肺动脉压,增加肺灌注,改善血管重构和预后。针对不同病因,PVS 处理原则大致相同,大直径支架可降低患者远期 ISR,介入原则是有效开通狭窄或闭塞肺静脉,避免并发症发生,并保持

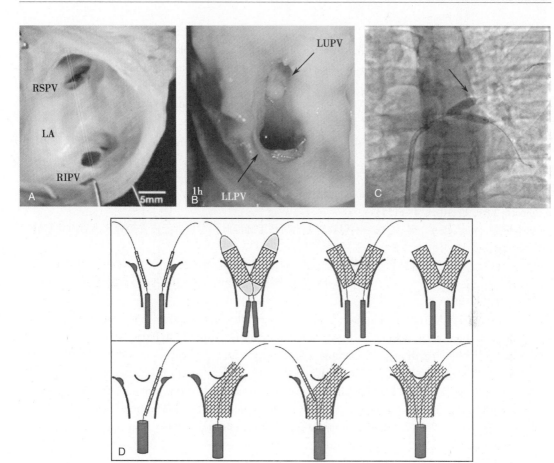

图 11 分叉病变

A. 一般情况下,同侧肺静脉左房开口处有一定距离;B. 解剖变异时同侧肺静脉左房开口处距离较近;
C. 同侧肺静脉重度狭窄同时支架术;D. 分叉病变支架处理策略。

远期血管畅通。正向导丝技术和侧支逆向技术的应用,逐级球囊扩张,使得 PVO 开通率较前提高。尽管如此,PVS 仍存在认识盲区,包括机制研究、综合治疗(新药、外科、介入)、介入治疗缺乏多中心注册研究、治疗评估标准有待完善、长期疗效有待阐明。

（李艳杰　潘　欣）

参考文献

［1］ SUNTHAROS P, PRIETO L R. Treatment of congenital and acquired pulmonary vein stenosis [J]. Curr Cardiol Rep, 2020, 22 (11): 153.

［2］ VANDERLAAN R D, ROME J, HIRSCH R, et al. Pulmonary vein stenosis: Treatment and challenges [J]. J Thorac Cardiovasc Surg, 2021, 161 (6): 2169-2176.

［3］ FIROUZI A, KHAJALI Z, MORTEZAEIAN H, et al. Current endovascular approach in adult patients with pulmonary vein stenosis: a state-of-the-art approach [J]. Curr Probl Cardiol, 2022, 47 (6): 100850.

［4］ FENDER E A, WIDMER R J, HODGE D O, et al. Severe pulmonary vein stenosis resulting from ablation for atrial fibrillation: presentation, management, and clinical outcomes [J]. Circulation, 2016, 134 (23):

1812-1821.

［5］ BUIATTI A, VON OLSHAUSEN G, MARTENS E, et al. Balloon angioplasty versus stenting for pulmonary vein stenosis after pulmonary vein isolation for atrial fibrillation: a meta-analysis [J]. Int J Cardiol, 2018, 254: 146-150.

［6］ LI YJ, PAN X, WANG C, et al. Stent implantation for severe pulmonary vein stenosis or occlusion secondary to atrial fibrillation ablation [J]. Int J Cardiol, 2020, 301: 85-89.

［7］ 潘欣, 王承, 张佑俊, 等. 支架术治疗心房颤动射频消融术后严重肺静脉狭窄的效果 [J]. 中华心血管病杂志, 2014, 42 (10): 827-830.

［8］ FINK T, SCHLUTER M, HEEGER C H, et al. Pulmonary vein stenosis or occlusion after catheter ablation of atrial fibrillation: long-term comparison of drug-eluting versus large bare metal stents [J]. Europace, 2018, 20 (10): e148-e155.

［9］ 李艳杰, 潘欣, 王承, 等. 心房颤动射频消融术后严重肺静脉狭窄患者经皮支架置入术后再狭窄的影响因素分析 [J]. 中华心血管病杂志, 2020, 48 (5): 373-377.

［10］ 李艳杰, 潘欣. 先天性肺静脉畸形介入治疗一例 [J]. 中华心血管病杂志, 2018, 46 (9): 733-734.

［11］ 曹云山, 段一超, 苏红玲. 纤维纵隔炎致肺血管狭窄的诊治进展 [J]. 中华心血管病杂志, 2020, 48 (10): 823-830.

［12］ LI Y J, PAN X, WANG C, et al. Successful stenting of bilateral pulmonary veins stenosis secondary to idiopathic fibrosing mediastinitis [J]. JACC Cardiovasc Interv, 2020, 13 (8): 1003-1005.

［13］ 周星, 李艳杰, 曹云山, 等. 经皮肺静脉支架成形术治疗慢性纤维性纵隔炎所致严重肺静脉狭窄初探 [J]. 中华心血管病杂志, 2019, 47 (10): 814-819.

［14］ FENDER E A, WIDMER R J, HODGE D O, et al. Assessment and management of pulmonary vein occlusion after atrial fibrillation ablation [J]. JACC Cardiovasc Interv, 2018, 11 (16): 1633-1639.

［15］ LI Y J, PAN X, WANG C, et al. Retrograde approach in balloon pulmonary vein angioplasty [J]. JACC Cardiovasc Interv, 2022, 15 (14): e171-e172.

血管炎性肺动脉高压介入治疗新进展

血管炎（vasculitis）是以血管壁的炎症性改变为主要病理表现、累及多个脏器血管的一组炎性自身免疫性疾病，女性占绝大多数。其病因和发病机制尚不明了，可能与遗传、感染、环境因素和免疫系统异常有关。临床表现复杂且无特异性，取决于受累血管和器官。累及肺血管即为肺血管炎，其中 Takayasu 动脉炎肺动脉受累可达 50%，表现为肺动脉狭窄、闭塞、扭曲或扩张，一旦病程进展至肺动脉高压阶段，药物治疗难以逆转，死亡率显著增加。因此，早期诊断和及时治疗是改善预后的关键。近年来，针对肺血管炎的介入治疗包括经皮肺动脉腔内成形术和支架置入术，取得了不错的尝试，其疗效和安全性也得到了多个中心的验证。本文就血管炎性肺动脉高压的诊治现状，尤其是介入治疗进展做一简述。

一、Takayasu 动脉炎相关的肺动脉高压

既往认为 Takayasu 动脉炎（Takayasu arteritis, TA）主要累及主动脉及其一级分支，导致受累动脉狭或闭塞，曾被称为无脉症、高安病等。近年来随着对该疾病认识的增加和检测手段的发展，发现肺动脉受累并不少见。报道显示，约 50% 以上的 TA 可累及肺动脉，而且受累的比例随着病程的延长而增加。确诊患者中合并肺动脉高压比例高。目前 TA 导致肺动脉高压的机制尚不清楚，考虑与肺动脉狭窄、肺动脉内皮损伤、原位血栓形成等综合因素有关。而 TA 患者肺动脉受累一旦进展至肺动脉高压，患者的生活质量和预后相比无肺动脉高压者明显变差，单纯靠传统药物很难逆转，治疗效果不佳，死亡率高。TA 相关的肺动脉高压近年来在我国也引起了越来越多的关注，国内学者也对其临床特征和预后进行了一系列报道，绝大多数数据来自阜外心血管病医院肺血管病诊治中心。

早在 2010 年，中国医学科学院阜外医院熊长明等就对 41 例肺血管炎患者的临床特征、肺动脉及其分支受累部位和肺动脉高压程度进行了回顾性分析结。结果显示，41 例患者中单独肺动脉受累比例为 51.2%，其余均合并主动脉及其分支受累。右肺动脉及其分支受累占 90.3%，左肺动脉及其分支受累占 78.1%。32 例（78.1%）患者合并肺动脉高压，超声心动图估测肺动脉收缩压平均为 86.7mmHg，并且 90% 的患者为中重度肺动脉高压。该报道同时指出，高达 61% 的病例在早期诊断时被误诊为其他肺疾病如肺血栓栓塞症、肺部感染等，这在一定程度上也反映了临床上肺血管炎诊断的困境。实际上，这与肺血管炎的临床表现缺乏特异性、相对隐蔽有关。其临床表现取决于病程长短、肺动脉受累的范围，以及狭窄的程度等，早期可无明显症状，后期病程进展出现肺动脉高压或右心衰竭的症状和体征才引起注意。多数患者就诊时已合并严重肺动脉高压。

中国医学科学院阜外医院另一项更大样本（194 例）的 TA 研究发现，肺动脉 CT 或肺动脉造影检出肺动脉受累的发生率达 66%，主要表现为肺动脉狭窄和闭塞，少部分患者存在动脉瘤和原位血栓形成。此外，相比于肺动脉未受累者，TA 合并肺动脉受累者肺动脉高压的发生率更高（61.7% *vs.* 7.6%，$P<0.001$），并且心功能更差。对肺动脉受累情况的分析显示，大部分患者是双侧肺动脉受累（65.6%），其次是右侧单侧受累（25%）和左侧单侧受累（9.4%）。而肺叶动脉是最常受累的（75.8%），其次是主肺动脉（49.2%）和节段性肺动脉

（48.4%）。相较于不合并肺动脉高压的患者,出现肺动脉高压的患者肺动脉受累情况更严重,主要表现为双侧受累情况更多且肺动脉阻力指数更高。

对该类患者的生存分析发现,TA 肺动脉受累合并肺动脉高压者预后较差。数据显示,肺动脉受累合并肺动脉高压与未合并肺动脉高压患者的 1 年、3 年和 5 年生存率对比分别为 93.3% *vs.* 98.0%、82.3% *vs.* 98% 和 69.0% *vs.* 92.5%。单因素 Cox 分析显示,合并肺动脉高压患者的死亡率是不合并肺动脉高压患者的 7 倍(HR=7.003,95% CI 1.637~30.218,P=0.009)。进一步多因素分析显示,病程长、心功能分级差、右室收缩功能减低和呼吸衰竭是预测 TA 合并肺动脉受累患者死亡的独立危险因素。荆志成教授团队更新的一项研究也得出类似的结论。研究指出,TA 合并肺动脉高压 1 年、3 年和 5 年的整体生存率分别为 94%、83.2% 和 77.2%。晕厥发作、NT-proBNP 水平和平均右房压被认为与全因死亡相关。同时,该研究统计显示,从症状发作到肺动脉高压诊断的中位延迟时间为 2 年,且明确诊断时已经出现了肺循环严重受损,研究人群所测得的平均肺动脉压为（50 ± 16）mmHg,肺血管阻力为（10.8 ± 6.4）WU。

综上,TA 相关的肺血管炎和肺动脉高压的发生率高,可达 50% 以上。但由于临床认识不足、疾病隐匿等原因往往存在诊断延迟,多数患者在确诊时已经出现了不可逆的肺动脉病变,一旦合并肺动脉高压,患者预后差。这提醒我们要加强对 TA 的认识,尽早识别相关的临床表现,在 TA 早期阶段即对肺循环进行评估,从而尽早启动治疗。

二、Takayasu 动脉炎相关肺动脉高压的介入治疗进展

前面提到,多数 TA 相关的肺动脉炎往往就诊时已出现中重度肺动脉高压,而慢性期单靠药物治疗很难奏效,而且,目前肺动脉高压靶向药物如内皮素受体拮抗剂、前列环素类似物、磷酸二酯酶 -5 抑制剂等,在该病中的应用疗效尚不确切,指南尚未对其使用作出明确的推荐,各中心常常根据自身的经验选择。而通过外科手术进行血运重建,也因为创伤大、并发症多等原因较少采用。最近几年随着介入技术的全面发展,学者们也逐渐尝试将其用于治疗肺血管炎包括 TA 相关的肺血管炎。虽然疗效不如在慢性血栓栓塞性肺动脉高压中那么显著,TA 相关的肺血管炎经介入治疗后,患者的症状和血流动力学也得到了很大的改善,操作相关的并发症如肺动脉损伤、再灌注肺水肿等的发生率也可以接受。国内外相继有关于肺血管炎介入治疗的病例报道。总体来说,肺动脉介入治疗(球囊扩张成形或支架置入)疗效和安全性较好,是当前治疗 TA 相关的肺动脉高压的潜在治疗措施。现将国内外这方面的主要研究结果总结如下。

2003 年 Rothman 等报道,4 例患有多发性叶内肺动脉狭窄的成人接受球囊血管成形术和支架植入术,均取得了明显的效果。2009 年中国医学科学院阜外医院罗勤等报道了 4 例（3 例女性和 1 例男性）TA 累及肺动脉狭窄患者的介入治疗情况。结果显示,手术即刻肺动脉压由（58.3 ± 8.7）mmHg 下降至（14 ± 3.2）mmHg,平均肺动脉压从（48.5 ± 12.0）mmHg 下降至（37.3 ± 6.0）mmHg,动脉血氧饱和度也从（90.0 ± 0.8）% 升至（94.0 ± 0.8）%。随访 34.5 ± 15.8 个月,1 例单纯球囊扩张的患者发生再狭窄,而 3 例支架置入者在长期随访中症状持续改善,支架通畅性良好,未发生并发症。2014 年中国医学科学院阜外医院董徽等,对经皮肺动脉成形术在 TA 相关的症状性肺动脉狭窄的患者中的应用效果,进行了报道。14 例接受肺动脉介入治疗的患,者共 22 处近段病变,其中 18 处进行了血管成形,4 处进行支架置入。主观症状和血流动力学均显著改善:介入后即刻肺动脉压由（103.9 ± 15.9）mmHg

降至 (74.7 ± 14.1) mmHg, 平均肺动脉压由 (53.4 ± 15.8) mmHg 降至 (38.4 ± 12.7) mmHg。平均随访 29 个月, 患者的 NYHA 心功能分级、6 分钟步行距离、超声心动图测量的平均肺动脉压较术前均明显改善。3 例患者出现了再灌注肺损伤, 其中 1 例因再灌注肺损伤导致 I 型呼吸衰竭而最终死亡, 其余 2 例完全康复。2015 年 Jin 等对 1 例 25 岁女性(患有 3 个月的劳力性呼吸困难和全身性水肿病史)的病例报道提出, 药物洗脱支架可以调节局部炎症, 减低肺血管介入治疗后的再狭窄率。2016 年 Yanagisawa 等首次报道, 改良的肺动脉介入策略治疗 7 例周围肺动脉狭窄和 4 例 TA 肺血管炎患者, 中位扩张治疗次数 5 次, 中位扩张血管 14 根, 随访时间 28 个月。术后患者平均肺动脉压和肺血管阻力均有明显改善, BNP 水平也较术前下降。同时, 该研究引入光学相干断层成像(OCT)技术, 进一步提供了 TA 肺血管炎患者肺动脉壁的信息。OCT 的应用不仅可以显示肺血管炎异常增厚的内皮、不均匀增厚的中层和外弹性膜的缩窄, 还能够显示血管腔内血栓, 而且研究者发现肺动脉介入成形术在肺血管炎中的治疗效果主要是通过消融腔内血栓, 部分通过腔内扩张来实现的, 而通过外弹性膜扩张所带来的影响很小。而肺动脉损伤主要是由外弹性膜过度扩张引起, 其风险高于慢性血栓栓塞性肺动脉高压患者。因此, 通过血管腔内成像技术来显示腔内血栓, 避免过度的外弹性膜扩张, 对改善肺动脉介入治疗的安全性非常重要。同时, 由于其探头体积较小, 对远端肺动脉病变情况的识别具有独特优势。此外, 其他腔内影像技术如血管内超声(intravascular ultrasound, IVUS)、血管镜(angioscopy, AS)也越来越多地用于介入术中肺动脉的评估有助于探查肺血管管腔和管壁情况、确定病变部位、检测肺动脉内血栓等, 助力精准诊断和预后判断。中国医学科学院阜外医院荆志成教授团队最新发表在美国心脏病学会杂志上的研究, 对接受和未接受肺动脉介入治疗的 TA 相关的肺动脉高压患者的预后进行了直接比较。对比发现, 肺动脉介入治疗, 可显著改善患者 3 年生存率(介入治疗组 *vs.* 非介入治疗组:93.7% *vs.* 76.2%), 进一步的 Cox 回归分析显示, 介入治疗可降低 TA 相关肺动脉高压患者的全因死亡(*HR*=0.18, 95% *CI* 0.05~0.73, *P*=0.017)。并发症方面, 150 次介入操作中, 仅 1 次需要无创正压通气, 无围手术期死亡。该院另一研究团队 Huang 等也对接受肺动脉介入治疗的 32 例 TA 相关的肺动脉高压的患者疗效进行了随访观察, 随访时间为 49.5 个月。无论是主观症状还是客观血流动力学数据均显著改善。右心导管测得的平均肺动脉压由 (49.7 ± 12.7) mmHg 下降至 (37.9 ± 9.6) mmHg, 肺血管阻力由 (10.1 ± 5.7) WU 下降至 (6.0 ± 2.3) WU, 心排量也随之改善。2 例(6.3%)患者出现了再灌注肺水肿, 3 例(9.4%)患者出现了血管夹层。单纯球囊扩张术后再狭窄发生率为 35%, 而 3 例接受支架置入的患者中, 有 1 例在随访中出现再狭窄。

虽然肺血管介入治疗取得了不错的尝试, 但对于 TA 患者的围手术期评估对于治疗结局也产生关键影响。理论上, 详细的术前评估(包括疾病活动性评估)和确保围手术期及长期的最佳免疫调节治疗, 可显著改善介入治疗结局。如果患者处于炎症活动期, 即使血管病变解剖上非常适合经皮介入或外科手术治疗, 也应列为禁忌。一般主张在炎症控制 2 个月以上(炎症慢性期), 方可考虑手术治疗。在介入策略方面也应兼顾近端和远端病变, 球囊扩张和支架置入相结合。

此外, 鉴于肺循环的独特性及 TA 所致肺动脉狭窄的独特机制, 实施肺动脉介入治疗时, 还需注意以下几点来减少操作并发症:①适当放宽操作成功的标准, 不要追求将肺动脉压降至正常。TA 作为一种免疫炎症疾病, 受累的血管往往僵硬且脆弱。过度的球囊扩张会增加肺动脉夹层甚至破裂, 以及严重的肺再灌注损伤的风险。②选择合适的球囊和支架。

闭塞性病变的球囊扩张往往需要较大的充气压,为避免血管损伤,应选择匹配的球囊并逐步增加压力。自膨胀支架的某些特性可能更适用于肺血管炎患者,能够更方便地送入病变部位,且术后持续扩张血管有利于维持肺血管长期的通畅性。Plu-Stent 系列支架,是 2020 年我国自主研发的世界上第一款肺动脉专属支架,其支架直径的可变性特点具有良好的应用前景。

综上,经皮肺动脉介入术,是治疗 TA 相关肺动脉高压患者的一种较为有效且相对安全的方法。但在介入治疗的适应证、机制、术前术后的抗炎治疗,以及是否需要置入支架、支架类型、支架再狭窄方面经验仍然较少,没有大规模、高质量的队列报道,相互之间缺乏共识,需要更多的实践来探索,介入治疗更为远期的临床效果也有待评估。值得庆幸的是,越来越多的研究人员正在关注肺血管炎的介入治疗,一些新的方法有望尽早应用于临床,从而改善患者预后。

(张 琳 张刚成)

参考文献

[1] 熊长明,柳志红,何建国,等. 41 例肺血管炎临床分析 [J]. 中国循环杂志, 2020, 25 (1): 44-46.

[2] 张辉,胡海波,罗勤. 肺血管疾病介入治疗的现状与进展 [J]. 中国医药, 2020, 15 (2): 307-310.

[3] HE Y, LV N, DANG A, et al. Pulmonary artery involvement in patients with takayasu arteritis [J]. J Rheumatol, 2020, 47: 264-272.

[4] JIANG X, ZHU Y J, ZHOU Y P, et al. Clinical features and survival in Takayasu's arteritis-associated pulmonary hypertension: a nationwide study [J]. Eur Heart J, 2021, 42: 4298-4305.

[5] ROTHMAN A, LEVY D J, SKLANSKY M S, et al. Balloon angioplasty and stenting of multiple intralobar pulmonary arterial stenoses in adult patients [J]. Catheter Cardiovasc Interv, 2003, 58: 252-260.

[6] LUO Q, ZHANG H L, LIU Z H, et al. Percutaneous transluminal angioplasty and stenting for pulmonary stenosis due to Takayasu's arteritis: clinical outcome and four-year follow-up [J]. Clin Cardiol, 2009, 32 (11): 639-643.

[7] DONG H, JIANG X, PENG M, et al. Percutaneous transluminal angioplasty for symptomatic pulmonary stenosis in Takayasu arteritis [J]. J Rheumatol, 2014, 41: 1856-1862.

[8] JIN S A, LEE J H, PARK J H, et al. Endovascular treatment in a patient with left main coronary and pulmonary arterial stenoses as an initial manifestation of Takayasu's arteritis [J]. Heart Lung Circ, 2015, 24: e26-e30.

[9] YANAGISAWA R, KATAOKA M, INAMI T, et al. Intravascular imaging-guided percutaneous transluminal pulmonary angioplasty for peripheral pulmonary stenosis and pulmonary Takayasu arteritis [J]. J Heart Lung Transplant, 2016, 35: 537-540.

[10] ZHOU Y P, WEI Y P, YANG Y J, et al. Percutaneous Pulmonary Angioplasty for Patients With Takayasu Arteritis and Pulmonary Hypertension [J]. J Am Coll Cardiol, 2022, 79: 1477-1488.

[11] HUANG Z, WANG M, HU F, et al. Long-Term Outcomes After Percutaneous Transluminal Pulmonary Angioplasty in Patients With Takayasu Arteritis and Pulmonary Hypertension [J]. Front Immunol, 2022, 13: 828-863.

急性肺栓塞介入治疗现状及进展

肺栓塞（pulmonary embolism，PE）是导致全球心血管系统疾病死亡的第三大原因。急性肺栓塞（acute pulmonary embolism，APE）通常是指肺血栓栓塞症，为 PE 最常见的类型，是一种发病急、猝死率高的疾病，因此，快速、有效的治疗对于 APE 患者至关重要。近 10 年来，新型血管内治疗技术的突飞猛进和多学科协作诊疗 APE 团队的建立，APE 介入治疗的优势在临床应用中越来越突出。本文将重点介绍 APE 的病理生理学、危险分层、治疗目标、介入治疗的现状以及进展、介入治疗的选择和未来的研究方向。

一、病理生理学

静脉血栓栓塞性疾病的病因很复杂，但 PE 所致的并发症应视为右心疾病。更具体地说，是由于血栓阻塞肺动脉，右心后负荷压力升高，造成急性右心衰竭，并引发了一系列复杂的代偿机制，如果阻塞未解除、压力持续升高，代偿机制最终会发展到失代偿阶段。肺循环的特点是低压力、低阻力和高血流量。右心室本身耐受室壁张力和应力的能力十分有限，在正常状态下，非预先适应的薄壁右心室不能耐受大于 40mmHg 的平均肺动脉压。当 30%~50% 的横断面肺动脉床被血栓栓塞时，肺动脉压力开始增加，人体启动一系列神经体液代偿通路，帮助右心克服压力的需求；除右心室显著受累外，APE 还是一种气体交换性疾病，主要由于广泛无效腔样通气引起的低氧血症，随着心肌的进一步缺血展，右心输出量减少，导致全心输出量减少，全身血压下降，最终导致心脏衰竭甚至死亡。了解复杂的病理生理学对患者危险分层是至关重要的，有利于患者的个性化治疗，适当地满足患者的的实时需要。例如，如果患者已经发展成严重低氧血症的心源性休克，医师可以考虑更紧急的手术治疗或安置体外膜氧合，而不是仅采用药物为主的治疗方法，这种方法通常只适用于临床过程中较早或症状较轻的患者。

二、急性肺栓塞的危险分层

早期危险分层是 APE 临床处理的关键步骤，直接关系到临床决策。APE 危险分层评分是一种决策工具，它通过对患者的临床状况、实验室或影像学等参数进行综合评分，预测有可能出现的终点事件。

1. 2018 年版《中国肺血栓栓塞症诊治与预防指南》危险分层评估量表较为客观且简便易行，在临床上使用广泛。它根据 APE 患者是否存在休克或低血压、右心功能不全和心脏生物学标志物升高，将患者分为高危、中高危、中低危和低危。高危指以上三项指标均为阳性者；中高危指患者不存在休克或低血压，但后两项均为阳性；中低危指患者没有休克或低血压，但存在右心功能不全或心脏生物学标志物升高其中之一；低危仅指患者以上三项均为阴性。

2. 肺栓塞严重程度指数（pulmonary embolism severity index，PESI）纳入 11 个变量，包括 APE 患者年龄、男性、癌症、心力衰竭、慢性肺疾病、心率 ≥ 110 次 /min、收缩压 < 100mmHg、呼吸 230 次 /min、体温 < 36℃、意识状态改变、动脉血氧饱和度 < 90%，将患者分为 5 个死亡风险

（Ⅰ、Ⅱ、Ⅲ、Ⅳ和Ⅴ）依次增加的类别,其预测效能稳定,但计算较为烦琐。简化 PESI 删除 PESI 中与死亡无关变量,保留年龄>80 岁、心力衰竭 / 慢性肺疾病、癌症、心率 ≥110 次 /min、收缩压<100mmHg、动脉血氧饱和度<90%,简化版 PESI 与 PESI 预测预后效能相似且较 PESI 更为便捷,但易高估不良预后风险。

三、APE 介入治疗的目标

APE 患者再灌注介入治疗的选择取决于 APE 的严重程度,通常情况下高危中危 APE 患者都可以考虑介入治疗。在急性高危 PE 患者中,主要目标是通过快速逆转血流动力学紊乱和气体交换异常来降低 APE 相关死亡率;由于中危肺栓塞的特点是血流动力学状态相对稳定,影像学检查或心脏生物标志物测定显示右心室功能障碍。对于这些患者,治疗的首要目的是避免右心衰竭进展,防止可能导致的血流动力学不稳定和死亡,并促使患者的症状尽快缓解。介入治疗潜在的可能益处还包括,通过全身纤溶作用减少下肢血栓负担,预防复发性 PE;预防慢性血栓栓塞性肺动脉高压;长期保持正常的运动血流动力学反应。

四、APE 的介入治疗

APE 治疗的基石是抗凝,但由于抗凝和全身溶栓的局限性及开放手术取栓的复杂性和危险性,经皮或导管栓塞治疗越来越受到关注。因此,直接对血栓段进行溶栓治疗,可以通过减少药物剂量来提高疗效,减少出血相关的药物不良反应。总体而言,基于导管的治疗有两种策略:导管定向溶栓和基于导管的栓子切除术。具体包括,经皮导管直接溶栓（catheter-directed thrombolysis,CDT）、超声辅助溶栓（ultrasound assisted thrombolysis,USAT）、导管血栓捣碎术、血栓抽吸术,对于有抗凝禁忌证的患者可采用腔静脉滤器置入术,以阻止静脉血栓进入肺循环。

（一）导管定向溶栓

导管定向溶栓,是指通过导管定向注射溶栓药物直接进入肺动脉（而不是通过外周静脉给药）进行药物溶栓治疗。导管定向溶栓的目的是通过多侧孔导管直接注入溶栓剂,相对较小剂量就可达到与全身溶栓治疗相似或更好的疗效,降低大出血和颅内出血的发生率。研究表明,静脉溶栓时,溶栓药物往往被优先分流到未阻塞的 PA 段而不是血栓段,因为在阻塞性血栓形成时肺血流动力学发生了改变。因此,直接对血栓段进行溶栓治疗,可以通过减少破坏血栓所需的药物剂量来提高疗效。关于导管定向溶栓最佳溶栓剂量尽管尚有争议,大多数研究报道显示,导管定向溶栓使用的溶栓剂量大约是普通全身给药剂量的 1/4。有两种类型的导管可以用来进行导管定向溶栓:多侧孔输注导管和利用超声能量的导管。

1. 经皮导管直接溶栓　两种常用的 CDT 导管是 Uni-Fuse 和 Cragg-McNamara。手术医师可以根据血栓总负荷的不同,选择前端药物输注长度为 5~10cm 的 4~5F 导管。需要值得注意的是,美国食品药品监督管理局仅批准了这两种导管将溶栓剂输注到外周血管系统中,而没有批准在 PE 中的适应证。

2. 超声辅助溶栓　USAT 由一个专门的导管与两个腔组成,其中一个腔内有一根细丝、带有多个超声换能器,可以发出高频、低能量的超声波,而另一个腔则可以通过多个端口进行局部溶栓。其作用机制是,通过利用低能量超声波破坏纤维蛋白链,促进纤维蛋白的解离,增加血栓的表面积,最终使更多的纤维蛋白溶酶原激活物受体位点暴露出来,从而加速纤维蛋白溶解过程、使血栓在低剂量溶栓剂下更有效地溶解。该技术已被应用于有症状的右心室功能障碍患者的 APE 治疗。

在 ULTIMA 试验中,59 例急性中危肺栓塞患者被随机分为两组,分别接受超 USAT 治疗和静脉肝素溶栓治疗。USAT 组,15 小时内输注 10~20mg 组织型纤溶酶原激活剂 (tissue-type plasminogen activator,t-PA);24 小时后,USAT 组右心室直径 / 左心室直径比值明显改善;90 天后,两组病死率及大出血发生率无明显差异($P>0.05$)。单臂前瞻性研究 (SEATTLE Ⅱ)对 150 例大块和亚大块肺栓塞患者进行了 USAT 治疗的有效性和安全性评价,右心室直径 / 左心室直径比值降低,肺动脉平均压降低,无颅内出血。研究人员认为, USAT 治疗减少了 RV 扩张,降低了肺动脉压力,减少了颅内出血。

与 CDT 相比,USAT 最大的理论优势在于,在较短时间内使溶栓药物更有效地渗透,从而更加有效地降低了系统性溶栓的大出血风险。CDT 和 USAT 在肺循环中没有头对头的随机对照试验进行比较过,但在髂、股静脉循环中的随机对照试验中显示两种手术方式后,早期静脉造影或 1 年疾病特异性生活质量指标没有明显差异。

无论是 CDT 还是 USAT,为 PE 患者提供了理论上的益处,但存在重要的局限性。首先,使用这些方法并不能消除溶栓治疗固有的出血并发症的风险。最重要的是,尽管大家对 CDT 的前景很关注,但支持其在 APE 中使用的证据是十分有限的。

导管定向溶栓可与基于导管的栓子切除术联合使用,通过使更大的血栓表面积暴露于内源性或局部注入的 t-PA,进一步促进血栓的分解。

(二) 基于导管的栓子切除术

基于导管的栓子切除术是指利用导管从肺血管系统中机械去除血栓的方式,主要是清除或缩小近端肺动脉中的血栓,以便迅速恢复下游肺叶和段动脉分支的血供,增加肺动脉树的横截面积,从而减少 APE 对肺动脉压力的影响和随之而来的右心室病理生理改变。

1. 导管血栓捣碎术　导管血栓捣碎术可以用改良的带导丝的猪尾导管进行,猪尾导管特殊的头部设计,可在快速旋转时将肺动脉中血栓打碎,使栓塞于近端肺动脉的血栓碎解、下行;或者更常见的是用外周球囊进行挤压,这种球囊通常比扩张部位的肺动脉管腔直径要小,通过导丝将导管送至肺动脉血栓所在处,将大块血栓捣碎,从而改善肺循环。导管血栓捣碎术,可以快速清除肺动脉近端阻塞的血栓,恢复部分前向血流,疏通肺动脉主干,解除肺动脉梗阻,以及通气 / 血流比值失调,降低近端肺动脉的压力,进而减轻右心后负荷。导管血栓捣碎术的适应证是手术、创伤或脑卒中后出现 APE 的患者,这些通常是不能耐受溶栓治疗的高危患者。

2. 血栓抽吸术　血栓抽吸术是机械性血栓切除术的一种形式,可以通过一个大的鞘或定向导管直接插入血栓,或者通过专门设计的导管,负压抽吸血栓或通过喷洒溶栓药物后再抽吸血栓,从而达到改善肺循环阻塞的目的。血栓抽吸术常用的仪器包括 AngioJet 导管、Aspirex S 导管、Flowtriever 系统和 Indigo 血栓切除系统等。这些装置主要通过导丝将造影导管送到肺动脉血栓所在处,在碎解血栓的同时,APE 患者的栓塞血栓往往为新鲜血栓,相对容易被吸出。对于肺动脉主要分支或主干栓塞的病例,导管能相对轻易地进入目标区域,救治 APE 患者更加快捷、准确、有效。

AngioJet 导管是基于创建高速盐水喷射,从导管尖端向导管在同轴方向向后喷射。高速射流产生低压微环境,通过文丘里效应产生真空,最终将血栓吸入导管内。除了它的血栓切除机制,它也可以作为一个药物投递系统,用于术中脉冲输送低剂量溶栓药物(阿替普酶 10~20mg,瑞替普酶 2.5~5MU,或替那普酶 5~10mg)。但由于高速盐水射流从导管尖端向后移动,出于安全考虑,AngioJet 导管不应作为 APE 患者的初始治疗。

Aspirex S 导管是一种 11F 装置,通过柔性导管尖端吸出血栓。导管轴包含一个高速旋转线圈,产生负压吸引,将血栓碎片吸入抽吸口,并能捣碎进入导管的血栓。Aspirex S 导管主要应用于急性深静脉血栓栓塞,支持其用于治疗高危 PE 的证据很有限。

FlowTriever 系统是一种大口径的栓子切除装置。这个系统有各种尺寸,主要用作大口径抽吸导管,输送到右侧和左侧主干肺动脉。负面吸引是由连接到导管背面的注射器产生的,其具有手动操作系统以产生真空吸引的效应。操作者可以选择部署 3 个自膨胀的镍钛合金磁盘,以帮助进行血栓回缩和取出,在大口径导管被抽吸的同时,镍钛合金磁盘被收回到具有包裹血栓的导管中,该装置旨在用于去除血栓而不使用辅助溶栓剂。单臂 FLARE 研究表明,使用 FlowTriever 治疗急性中危 PE 安全、有效,右心室直径 / 左心室直径比值改善,大出血减少。

Indigo 系统是一种通用的机械性血栓切除抽吸装置,它通过一个亲水的、成角的、高达 8F 的抽吸导管进行连续抽吸。与 AngioJet 和 FlowTriever 一样,它对 APE 的治疗没有特定的适应证,但经常被用作辅助设备,尤其是在禁忌溶栓的高危 PE 患者中。像其他基于导管的设备一样,它通常在清除新鲜血栓方面非常有效。为了避免不必要的血液外流,必须仔细注意控制抽吸开关。

3. 下腔静脉滤器置入术　下腔静脉滤器的目的是通过机械方法阻止静脉血栓进入肺循环。对于抗凝治疗无效或反复发作的 APE 患者,可考虑置入下腔静脉滤器。例如,下腔静脉滤器已被用做血流动力学不稳定患者抗凝的辅助手段,或用于既往肺栓塞患者抗凝的预防措施,同时心肺储备减少。PREPIC 试验,将有发生 PE 危险的近端深静脉血栓形成(DVT)或有 APE 的患者,随机分为单独抗凝或抗凝和永久性下腔静脉滤器。虽然下腔静脉滤器的置入确实降低了 PE 的发生率,但两组间的死亡率没有差异,而且,下腔静脉滤器组的深静脉血栓复发风险增加。PREPIC2 试验,同样提示下腔静脉滤器的置入并没有降低复发性、症状性肺栓塞或其他终点事件的风险。随机对照试验和前瞻性观察研究的荟萃分析发现,下腔静脉滤器总体上降低了复发性肺栓塞的风险,增加了深静脉血栓的风险,对死亡率没有影响。

五、介入治疗的风险

临床医师必须权衡介入治疗 PE 对患者的获益与治疗潜在危害的风险。基于导管的介入治疗相关的并发症主要包括,通路相关的血管并发症、感染和急性肾损伤、急性血流动力学失代偿、肺出血、脑出血和非颅内大出血。与介入性 PE 治疗相关的不良事件的分类,必须考虑侵入性导管治疗的类型,不同的导管常见并发症往往不同。

(一)导管定向溶栓

对于导管定向溶栓,随着肺内导丝和导管的通过,右室后负荷的快速变化可能引发血流动力学障碍。造成血流动力学障碍的可能原因包括,心脏穿孔和由此产生的心脏压塞,或导管推进通过右室出现的室性心律失常。但是血流动力学障碍是一个相对罕见的并发症,在 MAUDE 数据库中仅发现了 3 例与导管定向溶栓相关的血流动力学失代偿。

急性呼吸衰竭,可能是由于导丝或导管处理后的血栓造成远端栓塞的通气 / 血流灌注的突然变化引起的;也可能与放置 CDT 装置相关的肺动脉破裂引起的肺出血有关。虽然文献中没有广泛报道,但 CDT 手术的几个方面可能使少数患者易于发生这种并发症。促使急性呼吸衰竭发生的因素包括，置入导管或导线可能导致肺损伤、较小的肺动脉穿孔，部分患者出现肺梗死，以及置入导管后使用溶栓治疗。

导管定向溶栓，旨在通过局部给药来减轻这些风险，总剂量低于全身溶栓，但最常见的单独导管定向溶栓并发症仍然为出血。最近的 6 项前瞻性研究，纳入了 566 例患者，仅进行了单独的导管定向溶栓，溶栓剂的总剂量为 8~25mg 阿替普酶，大多数研究对象服用 20~24mg 阿替普酶。其中，33 例(5.8%)发生院内非颅内大出血，5 例患者(0.9%)发生颅内出血。不过，需要指出的是，不同研究中对大出血的定义是不同的，包括血红蛋白下降>20g/L，需要输血，或需要医疗干预。

观察性荟萃分析，统计了单独导管定向溶栓治疗的患者中的非颅内大出血和颅内大出血的发生率。非颅内大出血的总体发生率为 4.5%(95% *CI* 1.1~7.4)，脑出血发生率为 0.7%(95% *CI* 0~1.3)。一项荟萃分析，纳入了 15 项系统性溶栓治疗的前瞻性随机对照试验 (*n*=1 061)，结果显示，非颅内大出血发生率为 9.2%，脑出血发生率为 1.5%。然而，迄今为止，尚未进行系统性溶栓与导管定向溶栓的前瞻性比较研究。鉴于前瞻性分析的导管定向溶栓患者数量较少，研究患者全身血栓形成与导管定向溶栓治疗方式的异质性，目前尚不清楚导管定向的溶栓治疗方式是否比全身溶栓治疗具有更低的大出血或颅内出血风险。

（二）基于导管的栓子切除术

与导管定向溶栓相比，血栓切除装置可能具有更高的术中并发症风险。因为其栓子切除后，清除的血栓可能会栓塞在肺动脉远端，从而使通气/灌注不匹配恶化。此外，输送这些设备所需的导线和导管通常比定向溶栓装置所需的导线和导管硬度更大，这可能会增加肺血管或心脏结构的创伤频率。

PE 中 AngioJet 导管的经验仅限于病例报道或病例系列研究，AngioJet 导管的使用与严重缓慢性心律失常引起的低血压相关，导致血流动力学紊乱或死亡。这些并发症可能与腺苷和缓激肽的释放有关。其他报道的并发症包括肺出血引起的咯血、缺氧。

FLARE 研究对 FlowTriever 导管进行了评估，使用 FlowTriever 没有发生脑出血或出血部位大出血事件。然而，1 例患者术后出现了急性咯血和血胸，可能是由于再灌注损伤或导管导致的肺循环损伤。MAUDE 数据库可以检索到 14 例与 FlowTriever 装置相关的呼吸失代偿，以及 3 例与 FlowTriever 装置相关的急性肺出血。

Indigo 系统提供连续的血栓吸引切除术。目前报道的使用该装置的经验仅限于 2 个单中心的病例系列，共 24 例案例。在这 2 个研究中，没有发生术中呼吸或血流动力学失代偿的报道，但有 3 例出血事件：1 例需要弹簧圈栓塞的腹腔内出血和 2 例颅内出血。

（三）下腔静脉滤器置入

下腔静脉滤器可能会造成许多并发症：下腔静脉穿孔、滤器移位或栓塞，以及滤器断裂。一项系统评价发现，这些并发症的发生率与滤器停留时间有直接关系，强调了滤器监测和适时回收的重要性。美国食品药品监督管理局在 2010 年发布了一项建议，建议一旦临床上不再需要下腔静脉滤器，就应该去除。根据 2010 年美国食品药品监督管理局的建议，以及 2011 年和 2012 年分别更新的美国心脏协会和美国临床药学协会的社会指南，尽管 PE 诊断的发病率不断上升，但下腔静脉滤器的使用已经减少了 25% 以上。因此，对于急性静脉血栓栓塞和抗凝禁忌证的患者，应考虑使用下腔静脉滤器，并制定明确的监测计划，当不再需要时，应及时取出滤器。

六、介入治疗的选择

根据目前的指南,并不鼓励对中危 PE 患者进行常规溶栓治疗(全身或导管介入治疗)。这些患者应及时抗凝,以支持治疗为主,并密切监测。如果患者血流动力学、呼吸功能或右心室功能恶化,应该强化治疗,包括血栓形成、导管或外科栓子切除术和机械循环支持。对那些血流动力学保持稳定的患者,应仔细评估可能造成失代偿的风险因素,如严重的 PE 相关功能损害、终末器官灌注不良等。对于那些符合这些标准并无出血禁忌证的患者,可考虑全身溶栓或导管定向溶栓,以实现立即改善右心室功能的目标,基于导管的栓子切除术更适用于出血风险高的患者。最后,临床医师还必须意识到,治疗前预后不良因素的存在,并不等于再灌注治疗改善患者的长期临床结局。

七、未来方向

对于血流动力学不稳定或大面积的 PE 患者,治疗后获得无支持的稳定和最终出院,是临床上与生存相关的主要成功标志之一。在这些患者住院和门诊过程中,必须做出一些困难的临床决定,比如是否应该采用基于导管的治疗方法? 是否应该使用溶栓治疗? 如果是的话,要用多长时间、多少剂量? 成功的早期或晚期指标是什么? 患者应该抗凝多长时间? 患者复发或失代偿的风险是什么? 这些问题的答案,大部分仍然是临床上的未知数,需要个体化考虑。目前,可用的每种设备都有各自的缺点和局限性,尽管技术在不断成熟,但对于有效清除急性和慢性血栓来说,效果仍然非常有限。我们认为,保持患者生存,尽量减少出血风险和缓解症状是最重要的基准目标。同时,我们希望将来能更好地了解 APE 如何导致慢性血栓栓塞性肺动脉高压,同时,如何有效预防这种情况的发生。

(陈雨思　李　江)

参考文献

［1］ YAMASHITA Y, MORIMOTO T, AMANO H, et al. Validation of simplified PESI score for identification of low-risk patients with pulmonary embolism: From the COMMAND VTE Registry [J]. Eur Heart J Acute Cardiovasc Care, 2020, 9 (4): 262-270.

［2］ PIAZZA G, HOHLFELDER B, JAFF M R, et al. A prospective, single-arm, multicenter trial of ultrasound-facilitated, catheter-directed, low-dose fibrinolysis for acute massive and submassive pulmonary embolism: The SEATTLE Ⅱ Study [J]. JACC Cardiovasc Interv, 2015, 8 (10): 1382-1392.

［3］ KUCHER N, BOEKSTEGERS P, MÜLLER O J, et al. Randomized, controlled trial of ultrasound-assisted catheter-directed thrombolysis for acute intermediate-risk pulmonary embolism [J]. Circulation, 2014, 129 (4): 479-486.

［4］ SARDAR P, PIAZZA G, GOLDHABER S Z, et al. Predictors of Treatment Response Following Ultrasound-Facilitated Catheter-Directed Thrombolysis for Submassive and Massive Pulmonary Embolism: A SEATTLE Ⅱ Substudy [J]. Circ Cardiovasc Interv, 2020, 13 (6): e008747.

［5］ ENGELBERGER R P, STUCK A, SPIRK D, et al. Ultrasound-assisted versus conventional catheter-directed thrombolysis for acute iliofemoral deep vein thrombosis: 1-year follow-up data of a randomized-controlled trial [J]. J Thromb Haemost, 2017, 15 (7): 1351-1360.

［6］ MISMETTI P, LAPORTE S, PELLERIN O, et al. Effect of a retrievable inferior vena cava filter plus anticoagulation vs anticoagulation alone on risk of recurrent pulmonary embolism: a randomized clinical trial [J]. JAMA, 2015, 313 (16): 1627-1635.

[7] TAPSON V F, STERLING K, JONES N, et al. A Randomized Trial of the Optimum Duration of Acoustic Pulse Thrombolysis Procedure in Acute Intermediate-Risk Pulmonary Embolism: The OPTALYSE PE Trial [J]. JACC Cardiovasc Interv, 2018, 11 (14): 1401-1410.

[8] FERNANDEZ ROMERO G, RIYAZ B, GUPTA R, et al. Pulmonary Artery Rupture after Ultrasound-assisted Catheter-directed Thrombolysis [J]. Am J Respir Crit Care Med, 2019, 199 (6): e30-e32.

[9] OZCINAR E, CAKICI M, DIKMEN YAMAN N, et al. Thrombus resolution and right ventricular functional recovery using ultrasound-accelerated thrombolysis in acute massive and submassive pulmonary embolism [J]. Int Angiol, 2017, 36 (5): 428-437.

[10] BLOOMER T L, EL-HAYEK G E, MCDANIEL M C, et al. Safety of catheter-directed thrombolysis for massive and submassive pulmonary embolism: Results of a multicenter registry and meta-analysis [J]. Catheter Cardiovasc Interv, 2017, 89 (4): 754-760.

[11] CHATTERJEE S, CHAKRABORTY A, WEINBERG I, et al. Thrombolysis for pulmonary embolism and risk of all-cause mortality, major bleeding, and intracranial hemorrhage: a meta-analysis [J]. JAMA, 2014, 311 (23): 2414-2421.

[12] CHECHI T, VECCHIO S, SPAZIANI G, et al. Rheolytic thrombectomy in patients with massive and submassive acute pulmonary embolism [J]. Catheter Cardiovasc Interv, 2009, 73 (4): 506-513.

[13] WORKU B, SALEMI A, D' AYALA M D, et al. The AngioVac Device: Understanding the Failures on the Road to Success [J]. Innovations (Phila), 2016, 11 (6): 430-433.

[14] AL-HAKIM R, BHATT A, BENENATI J F. Continuous Aspiration Mechanical Thrombectomy for the Management of Submassive Pulmonary Embolism: A Single-Center Experience [J]. J Vasc Interv Radiol, 2017, 28 (10): 1348-1352.

[15] ANGEL L F, TAPSON V, GALGON R E, et al. Systematic review of the use of retrievable inferior vena cava filters [J]. J Vasc Interv Radiol, 2011, 22 (11): 1522-1530.

[16] SALEI A, RABORN J, MANAPRAGADA P P, et al. Effect of a dedicated inferior vena cava filter retrieval program on retrieval rates and number of patients lost to follow-up [J]. Diagn Interv Radiol, 2020, 26 (1): 40-44.

[17] STEVENS S M, WOLLER S C, KREUZIGER L B, et al. Antithrombotic Therapy for VTE Disease: Second Update of the CHEST Guideline and Expert Panel Report [J]. Chest, 2021, 160 (6): e545-e608.

[18] SISTA A K, GOLDHABER S Z, VEDANTHAM S, et al. Research Priorities in Submassive Pulmonary Embolism: Proceedings from a Multidisciplinary Research Consensus Panel [J]. J Vasc Interv Radiol, 2016, 27 (6): 787-794.

[19] WEINBERG I, JAFF M R. Accelerated thrombolysis for pulmonary embolism: will clinical benefit be ULTIMAtely realized ? [J]. Circulation, 2014, 129 (4): 420-421.

当肺动脉高压遇上肥胖

一、病史摘要

患者女性,48岁,因"下肢水肿、活动后胸闷气短半年"入院。

患者半年前出现右下肢水肿伴皮肤发红,活动后胸闷、气短,当地医院考虑丹毒,给予抗生素(具体不详)静滴半个月余,病情无好转,双下肢均出现水肿,服用中药治疗,连续服用中药汤药3个月病情逐渐加重。1.5个月前胸闷气短加重,伴不能平卧,下肢水肿进行性加重,就诊于当地某医院住院诊疗,行肺CT提示肺内炎症,肺动脉CT未见明显充盈缺损,下肢深静脉超声未见异常,诊断为呼吸衰竭、肺心病、睡眠呼吸暂停综合征可能性大,给予利尿治疗后水肿减轻,仍有胸闷,为进一步诊治肺动脉高压来我院。

既往史:子宫腺肌病史3年,肥胖20年,否认高血压、糖尿病病史。

个人婚育史:否认吸烟饮酒史。24岁结婚,孕1产1。

家族史:母亲患心力衰竭,已故。父亲体健。

二、入院体格检查

体温36℃,脉搏96次/min,呼吸23次/min,血压146/86mmHg。身高169cm,体重120kg,BMI 42kg/m²。神志清楚,急性病容,不能平卧,巩膜黄染,口唇发绀,颈静脉充盈,双肺呼吸音减低,两肺未闻及干湿性啰音。心脏浊音界增大,心律齐,心率96次/min,$A_2 < P_2$。腹部膨隆,无压痛及反跳痛,肠鸣音正常。下肢重度水肿。

三、实验室检查

血常规:白细胞 4.85×10^9/L,血红蛋白145g/L,血小板 175×10^9/L。

血气分析:pH 7.321,二氧化碳分压52.6mmHg↑,氧分压44.0mmHg↓,血氧饱和度72.6%。

血液生化:白蛋白29.3g/L↓,ALT 8IU/L,AST 14IU/L,总胆红素63.44μmol/L↑,直接胆红素48.38μmol/L↑,总胆汁酸12.92μmol/L↑,钾3.93mmol/L,尿酸674.48μmol/L↑,肌酐63.8μmol/L,尿素氮4.52mmol/L,空腹血糖5.74mmol/L,甘油三酯0.93mmol/L,总胆固醇3.32mmol/L↓,低密度脂蛋白胆固醇2.43mmol/L,高敏C反应蛋白10.65mg/L↑,同型半胱氨酸15.59μmol/L↑。

凝血指标:D-二聚体3.00μg/ml↑,FDP 11.28μg/ml↑,余正常。

N末端脑钠肽前体1 269.40pg/ml↑。

糖化血红蛋白7.6%↑。

心梗三项:肌钙蛋白I 0.003ng/ml,肌红蛋白11.5ng/ml,肌酸激酶同工酶0.724ng/ml。

抗链球菌溶血素"O"166IU/ml,C反应蛋白51mg/L↑,类风湿因子<20.00IU/ml。

甲状腺功能八项:甲状腺过氧化物酶抗体116.5u/ml↑,余正常。

肿瘤五项(AFP、CEA、CA125、CA199、CA153):CA125 345.67U/ml↑,余阴性。

抗核抗体谱16项、抗磷脂综合征检测组合、血管炎三项均阴性。

易栓三项：血浆蛋白C活性56%↓，余正常。

尿微量白蛋白/肌酐231.75mg/g↑。

铁代谢：血清铁7.06μmol/L↓，总铁结合力68.04μmol/L，转铁蛋白饱和度10.38%↓，铁蛋白43.37ng/ml，转铁蛋白3.03g/L。

四、辅助检查

胸部X线片（图1）：双肺淤血，纹理模糊；双侧肋膈角模糊；主动脉结宽；肺动脉段饱满；心影增大；心功能不全改变。

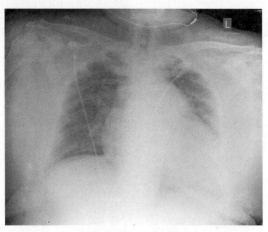

图1　胸部X线片

超声心动图：LA 46mm，LV 54mm，LVEF 64%，RA 52mm×52mm，RV 42mm，TAPSE 23mm，估测肺动脉收缩压85mmHg。诊断为肺动脉高压（重度），全心扩大，三尖瓣中量反流，微量心包积液。

肺动脉增强CT（图2）：①肺动脉段以上分支未见明确血栓栓塞征象；肺动脉高压，性质待定。②主动脉弓少量钙化。③心包少量积液。④双肺少量条片影，少许索条影及胸膜改变，右肺尖微小结节影。

下肢深静脉超声：双下肢深静脉未见明显异常，双侧小腿皮下水肿。

腹部超声：轻度脂肪肝，余未见异常。

肺灌注显像：双肺血流灌注未见明显异常。

睡眠监测：睡眠呼吸暂停低通气指数（AHI）41.4次/h，以低通气和阻塞性事件为主，平均血氧饱和度81.8%，最低血氧饱和度59%，符合重度阻塞性睡眠呼吸暂停，重度夜间低氧血症。

呼吸功能＋心肺运动试验：用力肺活量（FVC）1.32L，占预计值39%，第1秒用力呼气容积（FEV$_1$）1.06L，占预计值37%；FEV$_1$/FVC 79.9%，占预计值100%；肺一氧化碳弥散量（DLCO）5.58ml/（min·mmHg），占预计值21%，中度限制性通气功能障碍，肺弥散功能重度障碍；心电图运动试验阴性；中度运动受限，PeakVO$_2$/kg为6.7ml/（min·kg），达预计值42%（图3，彩图见二维码36）。

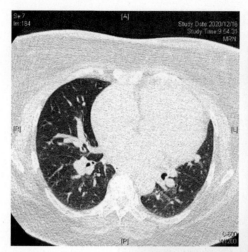
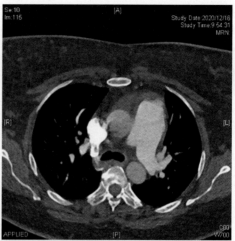
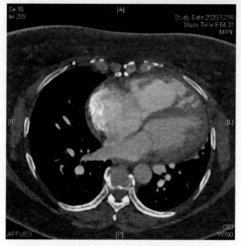

图 2　肺 CT 平扫及肺动脉增强 CTA

右心导管检查提示：①导管路径未见异常。②血氧分析：血液饱和度未见明显差异，无异常分流。③压力测定：右心房 18/19/15mmHg，右心室 80/–5/19mmHg，肺动脉 86/42/54mmHg，肺小动脉楔压 14/15/13mmHg；肺血管阻力 5.2WU。

五、诊断

肺动脉高压；肥胖低通气综合征；阻塞性睡眠呼吸暂停低通气综合征；慢性肺源性心脏病，三尖瓣关闭不全、心脏扩大、心力衰竭、心功能Ⅳ级（WHO 分级）；心包积液；高胆红素血症；Ⅱ型呼吸衰竭；高血压；肺部感染；高尿酸血症。

六、治疗

BIPAP 无创呼吸机：吸气相气道正压（IPAP）14cmH$_2$O，呼气相气道正压（EPAP）8cmH$_2$O，压力滴定后平均呼吸暂停低通气指数（AHI）3.5 次 /h，患者对呼吸机耐受性良好，能够坚持每晚佩戴呼吸机，依从性良好。

药物治疗：地高辛片 0.125mg 口服、1 次 /d；螺内酯片 20mg 口服、1 次 /d；呋塞米片 20mg 口服、1 次 /d；枸橼酸钾颗粒 2g 口服、2 次 /d；熊去氧胆酸胶囊 0.25g 口服、2 次 /d。

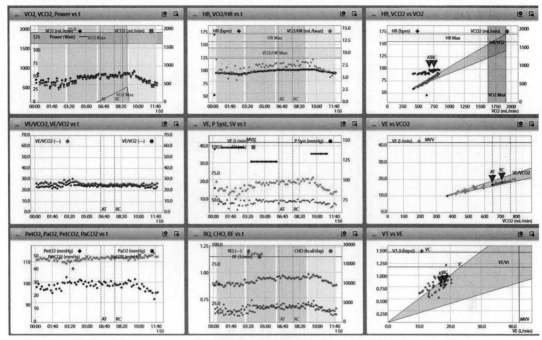

图 3　心肺运动试验

七、随访复查

半年后患者来院复查,无胸闷、气短,双下肢无水肿。查体发现体温 36.3℃,脉搏 67 次 /min,呼吸 18 次 /min,血压 134/73mmHg,身高 169cm,体重 90kg,BMI 31.5kg/m²。神志清楚,巩膜无黄染,口唇无发绀,颈静脉无充盈,双肺呼吸音清,两肺未闻及干、湿性啰音。心脏浊音界增大,心律齐,心率 67 次 /min。腹部略膨隆,无压痛及反跳痛,肠鸣音正常。下肢无水肿。

血常规:白细胞 5.55×10⁹/L,血红蛋白 145g/L,血小板 177×10⁹/L。

血气分析:pH 7.370,二氧化碳分压 39.6mmHg,氧分压 86.1mmHg,血氧饱和度 95.8%。

血液生化:白蛋白 40.9g/L,ALT 21IU/L,AST 30 IU/L,总胆红素 8.71μmol/L,直接胆红素 1.31μmol/L,总胆汁酸 4.5μmol/L,钾 4.15mmol/L,尿酸 469.24μmol/L↑,肌酐 65.31μmol/L,尿素氮 6.52mmol/L,空腹血糖 6.33mmol/L,甘油三酯 1.87mmol/L,总胆固醇 6.16mmol/L↑,低密度脂蛋白胆固醇 4.32mmol/L,高敏 C 反应蛋白 2.21mg/L,同型半胱氨酸 14.6μmol/L↑。

凝血指标:D- 二聚体 0.38μg/ml,FDP 2.5μg/ml,余均正常。

N 末端脑钠肽前体 179pg/ml↑。

糖化血红蛋白 5.3%。

心梗三项:肌钙蛋白 I 0.002ng/ml,肌红蛋白 22.94ng/ml,肌酸激酶同工酶 0.40ng/ml。

抗链球菌溶血素 "O" 90.5IU/ml,C 反应蛋白 3.45mg/L,类风湿因子 <20.00IU/ml。

甲状腺功能八项:甲状腺过氧化物酶抗体 84.8U/ml↑,余正常。

肿瘤五项(AFP、CEA、CA125、CA199、CA153)均正常。

易栓三项:血浆蛋白 C 活性 109%,余均正常。

尿微量白蛋白/肌酐 102.84mg/g↑。

铁代谢:血清铁 15.28μmol/L,总铁结合力 51.33μmol/L,转铁蛋白饱和度 29.77%,铁蛋白 791.69ng/ml↑,转铁蛋白 2.38g/L。

胸部 X 线片(图 4):双肺门动脉扩张,外周肺纹理相对纤细,主动脉结不宽,肺动脉段轻凸,右心增大,心胸比 0.46。

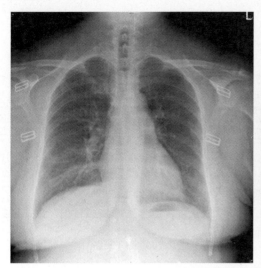
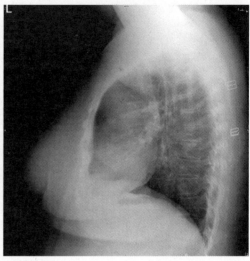

图 4　复查时胸部 X 线片

超声心动图:LA 45mm,LV 58mm,LVEF 64%,RA 44mm×55mm,RV 38mm,TAPSE 正常,无法估测肺动脉压。诊断为全心扩大。

肺动脉平扫 CT(图 5):①双肺 CT 平扫未见明显异常;②主肺动脉相对增宽;③主动脉管壁局部钙化。

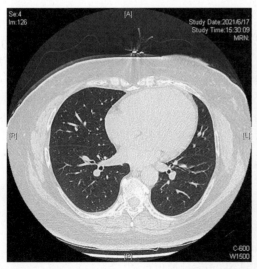
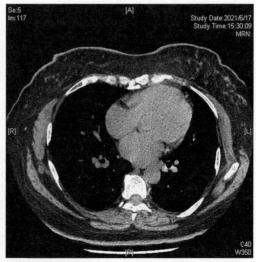

图 5　复查时肺部 CT 平扫

呼吸功能 + 心肺运动试验:FVC 2.60L,占预计值 78%,FEV$_1$ 2.01L,占预计值 71%;

FEV$_1$/FVC 77.5%,占预计值 97%;DLCO 11.73ml/(min·mmHg),占预计值 45%,轻度限制性通气功能障碍,肺弥散功能中度障碍;心电图运动试验阴性;中度运动受限,PeakVO$_2$/kg 14.3ml/(min·kg),达预计值 77%(图 6,彩图见二维码 36)。

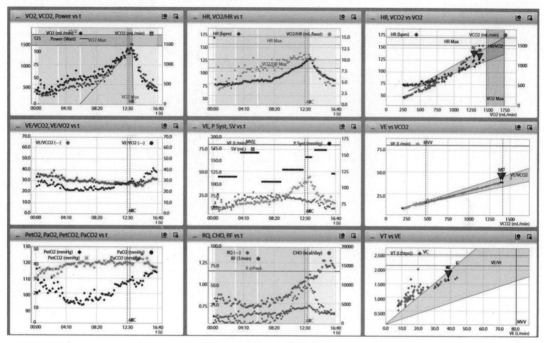

图 6 复查时心肺运动试验

右心导管检查提示:①导管路径未见异常。②血氧分析:血液饱和度未见明显差异,无异常分流。③压力测定:右心房 10/9/7mmHg,右心室 39/−2/10mmHg,肺动脉 47/18/29mmHg,肺小动脉楔压 11/12/10mmHg;肺血管阻力 3.99WU。

八、讨论

肺动脉高压是由多种病因引起的肺动脉内压力升高,面对一位"肺动脉高压右心衰竭"的患者,首先要根据指南推荐的诊断思路对肺动脉高压的病因进行逐一排查,往往需要完善一系列化验检查,一旦确定病因后,针对不同的病因进行诊治。本病例是一位中年女性,重度肥胖,以右心衰竭症状起病,经完善检查评估病情,确诊为肥胖低通气综合征,同时合并重度肺动脉高压、右心衰竭,伴多种全身合并症,包括高血压、高尿酸血症、糖脂代谢紊乱等。

肥胖低通气综合征(obesity hypoventilation syndrome,OHS)是指病态肥胖(BMI ≥ 30kg/m^2)合并清醒状态下的二氧化碳潴留(动脉血二氧化碳分压 ≥ 45mmHg),同时需排除其他疾病所致的高碳酸血症,如先天性中枢性肺泡低通气综合征、严重的阻塞性气道疾病、胸壁疾病等。约有 90% 合并阻塞性睡眠呼吸暂停低通气综合征(OSAHS)。OHS 是病理性肥胖最严重的并发症之一,临床特征包括肥胖、日间高碳酸血症、低氧血症等。随着人们生活方式的改变,肥胖发病率显著上升,OHS 的发病率也呈明显增加趋势。肺动脉高压是 OHS 常见的严重并发症,如果治疗不及时,将导致患者晕厥、右心衰竭,严重者甚至可致患者死亡。因此,OHS 和 OSAHS 患者一旦合并肺动脉高压,一定要积极治疗,首选无创呼吸机。本例患者规律应用双水平无创呼吸机仅半年时间,病情明显改善,体重明显减轻,肺动脉压力和肺血管阻力显著下降,心脏结构和功能明显改善,呼吸功能和运动耐量也显著提高。

综上所述,肺动脉高压的治疗一定是针对病因的治疗,积极寻找病因对肺动脉高压患者至关重要。OHS 和 OSAHS 是肺动脉高压的一种可纠正的病因,对 OHS 和 OSAHS 进行积极有效的治疗,不仅可以改善肺动脉高压,同时可以纠正全身各系统的功能障碍。

（赵　青）

特发性肺动脉高压 1 例

一、病例摘要

（一）病史

患者女性，34 岁，因"反复气促、心悸 1 年余，加重 2 个月"入院。

患者 1 年余前无明显诱因反复出现活动后气促、心悸不适，夜间可平卧，活动耐量较前下降。近 2 个月上述症状加重，外院查心脏彩超提示"动脉导管未闭，肺动脉高压"。病程中无发热、咳嗽咳痰、关节疼痛、口干、眼干、鼻出血等不适。既往体健，离异，孕 1 产 1，平时月经规律。无毒物及减肥药物接触史。其父患胃肿瘤，已故；其母患乳腺癌。无兄弟姐妹。

（二）体格检查

体温 36.1℃，脉搏 87 次 /min，呼吸 20 次 /min，血压 116/90mmHg。静息、未吸氧下指脉氧 97%。口唇无发绀，颈静脉无充盈、怒张，双肺呼吸音粗，未闻及明显干湿啰音。心律规则，$A_2<P_2$，各瓣膜听诊区未闻及病理性杂音。腹软，无压痛、反跳痛，肝、脾肋下未触及。双下肢无水肿。

（三）辅助检查

1. 实验室检查　血气分析（未吸氧）示 pH 7.418，PO_2 76mmHg，PCO_2 38.1mmHg，BE 0mmol/L，HCO_3^- 24.6mmol/L，SO_2 95%；血常规示白细胞 $6.83×10^9$/L，血红蛋白 132.00g/L；肝功能示 ALT、AST 正常，间接胆红素 28.67μmol/L↑，直接胆红素 10.53μmol/L↑，总胆红素 39.2μmol/L↑；NT-proBNP 729pg/ml；风湿免疫学检查示抗双链 DNA 抗体、抗核抗体、抗 Sm、抗 RNP、抗 Scl-70、抗 J0-1、抗 SSA、抗 SSB 抗体均阴性；肾功能、电解质、甲状腺功能、尿常规正常。

2. 影像学检查

（1）心电图：窦性心律，心率 82 次 /min，电轴右偏，右室肥厚，T 波改变（图 1）。

（2）心脏彩超：左室大小正常（舒张末径 3.7cm），室间隔受压，左室短轴呈"D"型；左室厚度正常，室壁运动不协调；左室射血分数正常（54.4%），舒张功能减低。右室相对扩大（右室基底部横径 3.08cm，中段横径 3.5cm），右室 / 左室>1，右室壁厚度正常，右室壁运动减弱，右室收缩功能减低。左房大小正常，右房相对扩大（右房上下径 4.44cm，横径 3.73cm）。肺动脉内径正常（主干内径 2.2cm），估测肺动脉收缩压为 56mmHg。诊断为肺动脉收缩压升高，右房、右室相对扩大，三尖瓣轻中度反流，肺动脉瓣轻中度反流，二尖瓣少量反流，室壁运动不协调，左室射血分数正常，左室舒张功能减低，右室收缩功能减低。

（3）胸部 CT：双肺可见多发斑点模糊影（考虑双肺感染，请结合临床，治疗后复查），肺动脉干增粗（内径约 36mm）（图 2）。

（4）肺部 CTPA：主肺动脉及左、右肺动脉增宽，其中肺动脉干管径约 38mm，内未见充盈缺损。主动脉未见异常；主动脉与肺动脉间未见明显异常相通，未见明确异常分流（图 3）。

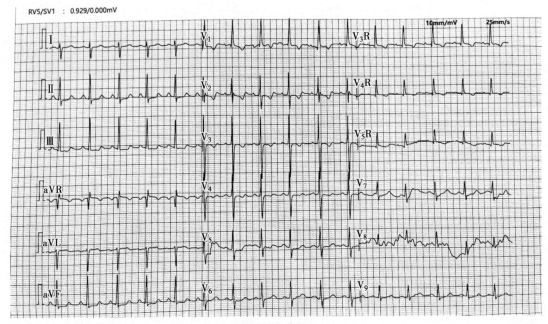

图 1 心电图

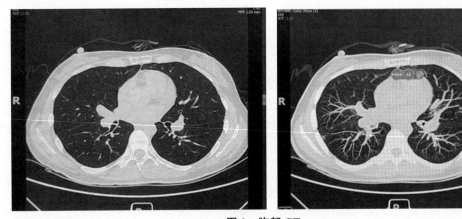

图 2 胸部 CT

(5) 心脏 / 冠脉 CT：①冠状动脉未见明显钙化；②左、右冠起源于左冠窦（起源异常），未见冠状动静脉瘘；③肺动脉干及左、右肺动脉增粗，提示肺动脉高压可能（图 4）。

(6) 腹部彩超：下腔静脉（内径 19mm）及肝右静脉（内径 13mm）增宽。

(7) 6 分钟步行试验：步行距离 452m。

3. 右心导管检查 测量肺动脉压力（117/51/78mmHg）、肺毛细血管估测压（5/1/3mmHg）、右室压（94/42/65mmHg），提示重度肺动脉高压，血氧资料提示无左右分流。床边高流量吸氧 10 分钟后复测肺动脉压力（91/42/70mmHg），肺动脉压力较前略有下降，建议服用降肺压药物 6 个月后复查心导管检查。

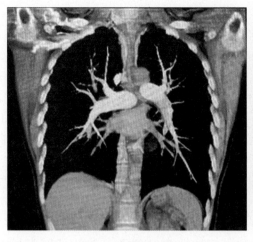

图 3　肺部 CTPA　　　　　　　　图 4　心脏 / 冠脉 CT

4. 基因检测结论　在原发性肺动脉高压 1 型 / 肺静脉闭塞病 1 型相关的 *BMPR2* 基因上检出与受检者表型相关的 1 个意义未明变异（表 1）。

表 1　基因检测结果

基因	染色体位置	转录本编号核苷酸变化（氨基酸变化）	基因亚区	基因型	致病性分类	相关疾病 / 遗传模式
BMPR2	chr2 : 203407104	NM_001204.6 :c.1347G>A（p.Met449I1e）	EX10/CDS10	杂合	意义未明	原发性肺动脉高压 1 型（OMIM : 178600）/AD 肺静脉闭塞病 1 型（OMIM : 265450）/AD

（四）诊断

特发性肺动脉高压（重度）中危组，心功能 I 级（NYHA 分级）。

二、诊治经过

患者为青年女性，主要表现为活动后气促、心悸，外院心脏彩超提示 "动脉导管未闭、肺动脉高压"，入院体格检查有 P_2 亢进，未闻及心脏杂音，与彩超结果不符合。因此我院复查心脏彩超提示肺动脉高压，并未发现先天性心脏病及瓣膜疾病。对于前后两次心脏彩超的不同结果，考虑有可能患者肺动脉压力升高所致肺动静脉之间异常分流，导致外院超声误诊为动脉导管未闭。

患者现肺动脉高压诊断明确，接下来需要明确病因。通过血液化验、自身抗体检查、腹部彩超、肺 CT、肺 CTPA 以及心脏 / 冠脉 CT 检查，排除了结缔组织疾病、先天性心脏病、复杂先天性心脏病、左心疾病、血栓栓塞性疾病、慢性低氧性疾病、药物及毒素等原因，并进行了右心导管检查，最后诊断为特发性肺动脉高压。基因检测结果为 *BMPR2* 突变。结合 6 分钟步行试验、NT-proBNP、心功能分级的结果，本例患者属于肺动脉高压中危组。肺动脉高压的治疗，指南推荐，对于中高危患者，早期联合靶向药物内皮素受体拮抗剂或磷酸二酯酶 -5 抑制剂治疗。本例患者给与西地那非 25mg、3 次 /d+ 安立生坦 5mg、1 次 /d 治疗。

确定诊断：原发性肺动脉高压中危组

三、病例分析及讨论

动脉型肺动脉高压（pulmonary arterial hypertension，PAH）是第一大类肺动脉高压，其诊断标准为右心导管测定的肺动脉平均压（mPAP）≥ 25mmHg，肺毛细血管楔压（PAWP）≤ 15mmHg。PAH 患病率为（15~35）/100 万，女性多见，女性与男性发病率之比为 17∶1，诊断时平均年龄为 37 岁。其中约有一半为特发性（iPAH）、遗传性或药物所致的PAH。未经治疗的 iPAH 中位生存时间为 2.8 年，而 1 年、3 年和 5 年生存率分别为 68%、48% 和 34%。

BMPR2 基因编码骨形成蛋白受体 2，是 β 转换生长因子家族中的一员，主要参与间质细胞和上皮细胞的生长、分化和凋亡过程，在介导损伤应答中起关键作用。*BMPR2* 基因突变可使血管稳定性降低，导致肺动脉压升高，是报道最多的特发性肺动脉高压（IPAH）致病基因，50%~70% 的家族性 PAH 患者及 21%~26% 的特发性 PAH 患者存在 *BMPR2* 基因突变，突变类型包括无义突变、错义突变、移码突变、拼接突变及由于基因片段缺失、插入和重排所导致的大片段突变。

本例患者检出的变异既往无致病性报道，正常对照人群中未发现（PM2），变异位于热点突变区域，和 / 或位于已知无良性变异的关键功能域（PM1），且与患者临床表型高度吻合，是患者致病的遗传性因素。原发性肺动脉高压的遗传模式为常染色体显性遗传，患者会有 50% 的概率将其遗传给后代，建议做家系验证，根据验证结果进行疾病风险评估和预防指导。遗憾的是，患者的父亲已故，母亲远在河南，目前尚未能完成家系基因检测。我们一直对患者进行追踪随访，患者目前气促症状明显缓解，拟在 6 个月随访时复查右心导管检测。

（袁　杰　林朝兰）

参考文献

［1］ GALIÈ N, HUMBERT M, VACHIERY J L, et al. 2015 ESC/ERS Guidelines for the diagnosis and treatment of pulmonary hypertension [J]. Eur Respir J, 2015, 46: 903-975.

［2］ LIU D, WU W H, MAO Y M, et al. BMPR2 mutations influence phenotype more obviously in male patients with pulmonary arterial hypertension [J]. Circ Cardiovasc Genet, 2012, 5 (5): 511-518.

［3］ CHAIKUAD A, THANGARATNARAJAH C, VON DELFT F, et al. Structural consequences of BMPR2 kinase domain mutations causing pulmonary arterial hypertension [J]. Sci Rep, 2019, 9 (1): 18351.

［4］ GIRERD B, MONTANI D, EYRIES M, et al. Absence of influence of gender and BMPR2 mutation type on clinical phenotypes of pulmonary arterial hypertension [J]. Respir Res, 2010, 11: 73.

［5］ EVANS J D, GIRERD B, MONTANI D, et al. BMPR2 mutations and survival in pulmonary arterial hypertension: an individual participant data meta-analysis [J]. Lancet Respir Med, 2016, 4: 129-137.

［6］ BONOR J, ADAMS E L, BRAGDON B, et al. Initiation of BMP2 signaling in domains on the plasma membrane [J]. J Cell Physiol, 2012, 227: 2880-2888.

［7］ KISKIN F N, CHANG C H, HUANG C J Z, et al. Contributions of BMPR2 mutations and extrinsic factors to cellular phenotypes of pulmonary arterial hypertension revealed by iPSC modeling [J]. Am J Respir Crit Care Med, 2018, 198: 271-275.

［8］ ORMISTON M L, UPTON P D, LI W, et al. The promise of recombinant BMP ligands and other approaches targeting BMPR- Ⅱ in the treatment of pulmonary arterial hypertension [J]. Glob Cardiol Sci

Pract, 2015, 2015 (4): 47.

［9］ MORRELL N W, ALDRED M A, CHUNG W K, et al. Genetics and genomics of pulmonary arterial hypertension [J]. Eur Respir J, 2019, 53 (1): 1801899.

［10］ LIU D, LIU Q Q, EYRIES M, et al. Molecular genetics and clinical features of Chinese idiopathic and heritable pulmonary arterial hypertension patients [J]. Eur Respir J, 2012, 39: 597-603.

［11］ GRÄF S, HAIMEL M, BLEDA M, et al. Identification of rare sequence variation underlying heritable pulmonary arterial hypertension [J]. Nat Commun, 2018, 9: 1416.

［12］ SOUTHGATE L, MACHADO R D, GRÄF S, et al. Molecular genetic framework underlying pulmonary arterial hypertension [J]. Nat Rev Cardiol, 2020, 17 (2): 85-95.

一例慢性血栓栓塞性肺动脉高压的真正幕后黑手

急性肺血栓栓塞症（acute pulmonary thromboembolism，APTE）的发病率逐年上升。一项多中心、回顾性的研究显示，与肺栓塞相关的患者 7 天死亡率为 1.2%~2.2%，30 天死亡率为 1.8%~3.4%。慢性血栓栓塞性肺动脉高压（chronic thromboembolic pulmonary hypertension，CTEPH）属于 APTE 的一种远期并发症，确诊的患者若不进行规范性治疗或干预，2~3 年生存率仅为 10%~20%。绝大多数 CTEPH 患者可以通过手术的干预而治愈。尽管 CTEPH 的病因仍存在一定的争议，但通常认为是肺动脉栓塞后血栓未能完全吸收，血管管腔未完全再通导致的后果。国际注册登记研究显示，75% 的 CTEPH 患者存在 APTE 的既往史，说明仍有部分患者不存在 APTE 病史；而对症状性 APTE 患者随访 2 年，CTEPH 的发病率为 0.5%~8.8%，这提示 APTE 可能并非为 CTEPH 发生的唯一病因。本文中将介绍一例病因隐匿的 CTEPH 患者。

一、病例介绍

（一）一般情况

患者女性，70 岁，因"晕厥 1 次，活动后胸闷、气促 1 年余"入院。

患者 2019 年 4 月曾出现晕厥 1 次，持续数秒后转醒，无四肢抽搐，无角弓反张，无二便失禁等，遂至当地医院就诊，未查出病因（具体不详）。其后患者出现活动后胸闷气促，偶有心悸。

2020 年 4 月初，患者仍觉症状无缓解，遂至当地医院就诊，超声心动图示右房、右室明显增大，重度肺动脉高压（收缩压 98mmHg）伴中度三尖瓣反流，胸部 CT 示左、右肺动脉及其分支增粗，BNP 1 573pg/ml，D-二聚体 2.56μg/ml，予利尿等对症治疗，症状稍缓解。

2020 年 4 月 13 日至我院就诊，查心超示右房室增大，重度肺动脉高压（收缩压 76mmHg）伴中度三尖瓣反流，现为求进一步诊疗，收入我科。

既往史：否认高血压、糖尿病、恶性肿瘤病史。否认肝炎、结核病史，否认手术外伤史，否认药物、食物过敏史。

（二）入院查体

体温 36.6℃，脉搏 104 次/min，呼吸 20 次/min，血压 105/73mmHg。

神志清晰，精神尚可，呼吸平稳，营养中等，表情自如，发育正常，自主体位，应答流畅，查体合作。颈软，气管居中，甲状腺未及肿大，胸廓无畸形，双肺叩诊清音，听诊呼吸音清。心前区无隆起，心界不大，心率 104 次/min，律齐。$P_2>A_2$。腹部平软，肝、脾肋下未及，肝肾区无叩击痛，肠鸣音 3 次/min。肛门及生殖器未检，四肢脊柱无畸形，活动自如，双下肢轻度水肿，神经系统检查（-）。

（三）辅助检查

1. 实验室检查　血常规未见异常；肝、肾功能未见异常；自身抗体（-）;D-二聚体

0.05mg/L；心肌肌钙蛋白 T 0.008ng/ml，氨基末端利钠肽前体 2 582.0pg/ml↑；甲状腺功能未见异常；肿瘤标志物(−)；血气分析示 pH 7.44，PCO_2 30.0mmHg，PO_2 61.0mmHg，SO_2 92%。

2. 影像学及其他检查

(1)心电图：窦性心动过速，QRS 电轴右偏，顺钟向转位，提示右心室肥大(图1)。

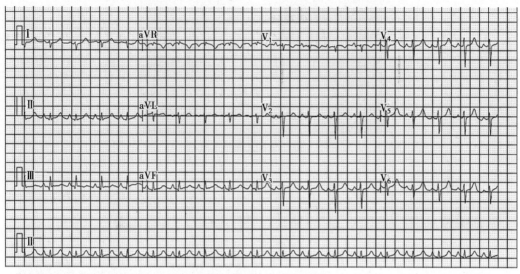

图1 第一次入院心电图

(2)超声心动图：右房、右室增大，重度肺动脉高压伴中度三尖瓣反流，左室内径偏小(右心增大挤压所致)，肺动脉收缩压 76mmHg。TAPSE 正常(图2)。

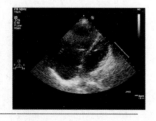

图2 第一次入院超声心动图

超声心动图提示增大的右心挤压左心室。

(3)胸部 X 线片：心影增大，主动脉结突出，肺动脉段饱满(图3)。

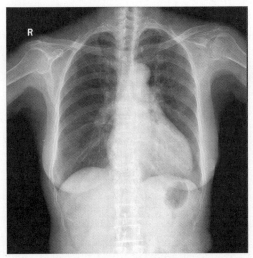

图 3　第一次入院胸部 X 线片

(4)肺功能:肺通气功能基本正常,一氧化碳比弥散量轻度降低。

(5)肺通气灌注显像:右肺各叶及左肺上叶多发肺栓塞,请结合临床,符合肺动脉高压表现,两肺慢性炎症(图 4,彩图见二维码 37)。

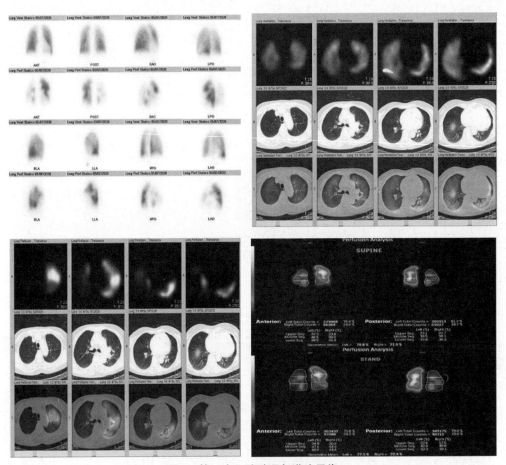

图 4　第一次入院肺通气灌注显像

(6)下肢深静脉彩超：未见异常。

(7)6MWT 为 360m，Borg 呼吸困难指数为 2 分。

(8)全外显子基因检测：阴性。

（四）诊断

慢性血栓栓塞性肺动脉高压，心功能Ⅲ级。

（五）诊疗方案

肺动脉造影提示右肺各段肺动脉多发狭窄，明显马赛克征，多数血管 PFG 1 级，左上肺 A1/2 明显马赛克征，PFG2 级，余血管近段扩张，但未见明显狭窄及血栓影，整体 PFG2 级（图 5）。血流动力学指标见表 1。

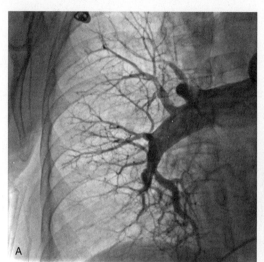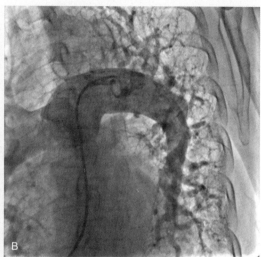

图 5　左、右肺动脉造影图像

A. 右肺各段肺动脉多发狭窄，明显马赛克征；B. 左上肺明显马赛克征。

表 1　血流动力学指标

	上腔静脉	右心房	右心室	肺动脉	PCWP
压力 /mmHg	12/3/8	13/3/9	79/-5/14	78/25/42	7/-2/1
混合静脉血氧饱和度（SvO₂）	69%	73%	71%	70%	83%

以 Sion 导丝在微导管支撑下先后至 RA8、5、3、2 远段，以 2.0mm×15mm、2.5mm×15mm、3.0mm×15mm 球囊以 8~18atm×10s 多次扩张，复查造影示扩张血管狭窄减轻，血流明显改善达 PFG2 级；复测肺动脉压力为 76/10/31mmHg。

术后继续给予利伐沙班 20mg、1 次 /d，利奥西呱 1.25mg、3 次 /d 并逐渐滴定至 2.5mg、3 次 /d，马昔腾坦 10mg、1 次 /d，托拉塞米 10mg、1 次 /d，螺内酯 20mg、1 次 /d，家庭氧疗。

经过前后总共四次经皮肺动脉球囊成形手术（BPA）治疗后，患者血流动力学指标明显改善（表 2）。

表 2　四次 BPA 治疗后血流动力学指标等指标

日期	2020 年 5 月 4 日		2020 年 6 月 15 日		2020 年 7 月 27 日		2021 年 5 月 27 日	
治疗次数	第 1 次	术后	第 2 次	术后	第 3 次	术后	第 4 次	术后
右房压 /mmHg	9	8	6	6	3	3	3	2
平均肺动脉压 /mmHg	42	31	40	39	27	25	23	23
心指数 /（L·min^{-1}·m^{-2}）	2.1	2.3	2.9	3.0	2.8	3.0	3.1	3.2
氧饱和度 /%	90	92	95	96	93	98	95	98
肺血管阻力 /WU	12.1		6.7		4.1		2.6	
WHO 心功能分级	Ⅲ		Ⅱ		Ⅰ		Ⅰ	
6MWT/m	360		450		540		406	
NT-proBNP/（ng·ml^{-1}）	2 582		339.1		123.7		68.6	

2021 年 5 月复查心超：静息状态下未见异常（图 6，彩图见二维码 37）。

一、M 型及血流多普勒超声测量

名称	测量值	正常值
主动脉根部内径	32	20~37mm
左房内径	30	19~40mm
左室舒张末内径	40	35~56mm
左室收缩末内径	23	23~35mm
室间隔厚度	8	6~11mm
左室后壁厚度	7	6~11mm
肺动脉收缩压	35	<40mmHg

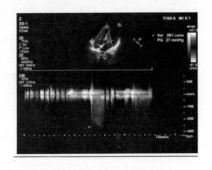

二、左心功能测定及组织多普勒显像测量

左室射血分数（LVEF）：65 %
二尖瓣血流图：EA 双峰，E/A < 0.8；DT = 140 ms
DTI 示 S 波峰值：9 cm/s；e'/a' < 1

三、普通二维超声心动图和各心腔及大血管血流显像

1. 左房内径正常，左室内径正常，左室壁厚度正常，左室流出道未见异常，左室各节段收缩活动未见异常。
2. 二尖瓣不增厚，瓣叶开放不受限，瓣口面积正常范围，瓣叶关闭形态未见异常，彩色多普勒未测及二尖瓣反流。
3. 主动脉窦部不增宽，升主动脉不增宽，主动脉瓣三叶式，瓣膜形态正常，开放不受限，彩色多普勒未测及主动脉瓣反流。
4. 下腔静脉内径正常，右心腔内未见异常回声，房间隔未见回声缺失，彩色多普勒未见水平分流。右房内径正常，右室基底段内径正常，右室流出道内径正常，右室壁厚度正常，右室收缩活动未见异常，TAPSE 示正常。肺动脉增宽为 29mm，肺动脉瓣不增厚，开放不受限，肺动脉平均压未测及，三尖瓣不增厚，瓣叶开放不受限，瓣叶关闭形态未见异常，彩色多普勒示轻度三尖瓣反流。
5. 心包腔内未见明显积液。

四、结论

静息状态下超声心动图未见异常

图 6　经过四次 BPA 术加靶向药物综合治疗后随访超声心动图

复查肺通气灌注显像：两肺多发肺栓塞，较 2020 年 5 月 7 日前偏好转，符合肺动脉高压表现，两肺慢性炎症（图 7，彩图见二维码 37）。

随后患者继续利伐沙班抗凝治疗，利奥西呱和马昔腾坦联合靶向药物治疗。

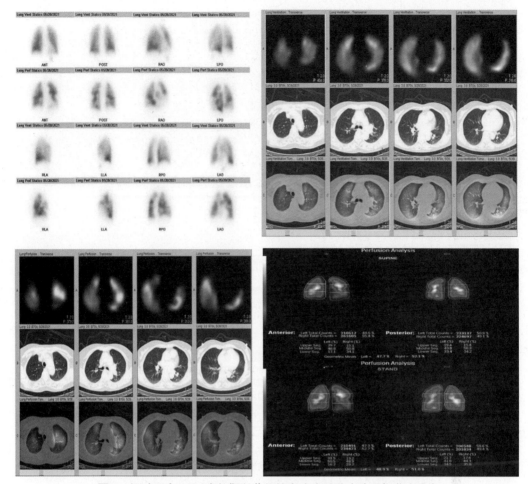

图7　经过四次 BPA 术加靶向药物综合治疗后随访肺通气灌注显像

（六）再次加重入院

2022 年 3 月 12 日因"再次发作胸闷、气促"入院。近 3 个月出现体重下降 8kg。查体发现神清，气促，半卧位，消瘦，颈静脉充盈，双下肺呼吸音清，未及干、湿性啰音，心率 70 次 /min，$P_2 > A_2$，双下肢不肿。

复查超声心动图提示重度肺动脉高压伴中度偏多三尖瓣反流，右房、右室增大，左房增大伴轻度二尖瓣反流（图8）。

辅助检查：D- 二聚体 0.75mg/L ↑，纤维蛋白原降解产物 1.34μg/ml；心肌肌钙蛋白 T 0.011ng/ml，氨基末端利钠肽前体 1 710pg/ml ↑。血常规示红细胞 3.9×10^{12}/L，血红蛋白 107g/L ↓，血小板 205×10^9/L，白细胞 3.91×10^9/L，中性粒细胞百分比 48.3%，中性粒细胞数 1.9×10^9/L，红细胞压积 33.8% ↓。

那么，是何原因导致该患者病情再次加重呢？

入院完善的甲状腺功能结果给我们重大提示，三碘甲状腺原氨酸 6.1nmol/L ↑，甲状腺素 259.0nmol/L ↑，游离三碘甲状腺原氨酸 27.6pmol/L ↑，游离甲状腺素 82.8pmol/L ↑，超敏促甲状腺激素 <0.005uIU/ml ↓，甲状腺球蛋白 23.60ng/ml，抗甲状腺球蛋白抗体 23.7IU/ml，抗甲状腺过氧化物酶抗体 231.0IU/ml ↑，促甲状腺激素受体抗体 37.8IU/L ↑，促甲状腺激素受体刺激性抗体 >40.0UI/L。

一、M型及血流多普勒超声测量

名称	测量值	正常值
主动脉根部内径	30	20~37mm
左房内径	42	19~40mm
左室舒张末内径	43	35~56mm
左室收缩末内径	24	23~35mm
室间隔厚度	7	6~11mm
左室后壁厚度	7	6~11mm
肺动脉收缩压	76	<40mmHg

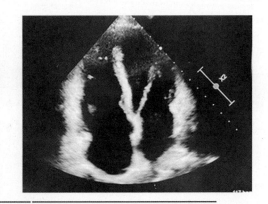

二、左心功能测定及组织多普勒显像测量

左室射血分数（LVEF）：76 %
二尖瓣血流图：EA双峰，E/A > 0.8；DT：187 ms
DTI示S波峰值：11.8 cm/s；e'/a' < 1

三、普通二维超声心动图和各心腔及大血管血流显像

1. 左房内径增大，左室内径正常，左室壁厚度正常，左室流出道未见异常，左室各节段收缩活动未见异常。
2. 二尖瓣不增厚，瓣叶开放不受限，瓣口面积正常范围，瓣叶关闭形态未见异常，彩色多普勒示轻度二尖瓣反流。
3. 主动脉窦部不增宽，升主动脉不增宽，主动脉瓣三叶式，瓣膜不增厚，开放不受限，彩色多普勒未测及主动脉瓣反流。
4. 下腔静脉内径正常，右心腔内未见异常回声，房间隔未见回声缺失，彩色多普勒未见房水平分流。右房内径增大（上下径为 67mm），右室基底段内径增大（左右径为 49mm），右室流出道内径正常，右室壁厚度正常，右室收缩活动未见异常，TAPSE示正常。肺动脉增宽为29mm，肺动脉不增厚，开放不受限，肺动脉平均压未测及，三尖瓣不增厚，瓣叶开放不受限，瓣叶关闭形态未见异常，彩色多普勒示中度偏多三尖瓣反流。
5. 心包腔内未见明显积液。

四、结论

①重度肺动脉高压伴中度偏多三尖瓣反流，右房室增大；②左房增大伴轻度二尖瓣反流

图 8　再次加重入院超声心动图

再次追问患者病史，回忆起 20 年前曾有甲状腺功能亢进症（甲亢）病史，自诉服药数年后按医嘱停药。回顾数次住院病史，甲状腺功能均正常，本次属于甲亢复发。

继续给该患者完善甲状腺相关检查。甲状腺彩超示甲状腺弥漫性病变，甲状腺右叶实质性占位。考虑腺瘤可能，随访。

甲状腺摄碘率＋甲状腺静态显像示甲状腺弥漫性肿大伴显像剂摄取增强，符合甲亢表现（图 9，彩图见二维码 37）。

（七）最终诊断

① Graves 病；②慢性血栓栓塞性肺动脉高压；③心功能Ⅲ级。

（八）治疗方案

治疗上加用甲巯咪唑 10mg、1 次 /d 治疗甲亢，继续抗凝、降肺高压靶向药物治疗。因甲亢未控制，本次住院暂缓肺动脉造影等手术检查，避免诱发甲亢危象可能。

二、讨论

本病例 2020 年 5 月至 2021 年 5 月在本院行四次 BPA 治疗后病情缓解，2022 年 3 月再发胸闷、气促加重。原来该患者 20 年前有甲亢病史，药物治疗后好转，本次甲亢复发。那么，甲亢与 CTEPH 之间是否存在联系呢？

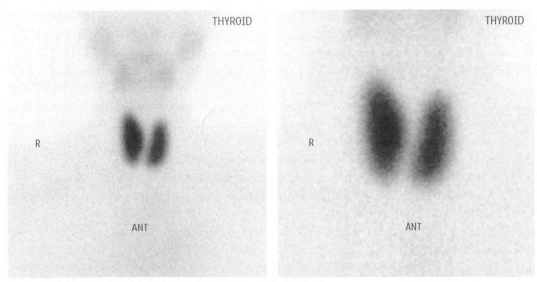

图 9　甲状腺静态显像

血栓栓塞事件的危险因素可能是遗传或获得性的,其中最重要的是肿瘤和某些类型的手术。之前有研究报告,第一次经历 VTE 的患者中有 18% 患有恶性疾病,23% 在过去 2 个月内接受过手术,15% 是在疾病期间发展的,2% 有严重创伤,41% 病例为特发性。VTE 的其他危险因素包括既往血栓栓塞事件、不动、女性、肥胖、易栓症、抗磷脂综合征、精神药物、口服避孕药、高同型半胱氨酸血症和其他止血异常。由甲状腺功能亢进引起的肺栓塞很少被诊断出来。

研究表明,甲状腺激素几乎影响每个器官系统,包括止血系统。低水平的 fT_4 诱导低凝状态,而高水平的 fT_4 诱导高凝状态。已知高水平的 fT_4(内源性或外源性)会增加 VTE 的风险,因为它会增加血浆 vWF 和 F Ⅷ 的浓度并损害纤溶。在 MEGA 研究中,高水平的 fT_4 也与静脉血栓风险相关,对于高于 24.4pm 的水平,与 15.5~18.9pm 的 fT4 水平相比,优势比(*OR*)高达 2.2(95% *CI* 1.0~4.6)。另有研究发现,甲亢患者与正常人群队列比较,发生 PE 的风险增加 2.3 倍。

该例患者 20 年前曾有甲亢病史,经过治疗后甲亢病情缓解,但是若干年后出现肺动脉高压,极有可能是之前发生过 APTE 后血栓未能完全吸收,反复多次栓塞事件后逐渐导致肺血管病变,最终出现肺动脉高压。笔者中心经过 BPA 和药物联合治疗后,该患者病情得到逆转,心脏结构重塑,其间取得了良好的治疗效果。但是由于甲亢复发,导致再次发生高凝状态,引起 APTE 发生,最终导致肺动脉高压再次恶化加重。后续应积极针对甲亢进行治疗,待甲亢控制后可再次行介入联合药物治疗 CTEPH。

本病例强调及时随访甲状腺功能和既往病史的重要性,这是一种比较罕见的病因,但仍可能会成为致肺动脉高压的重要原因。

（陈丹丹　管丽华）

参考文献

［1］ JIMENEZ D, DE MIGUEL-DIEZ J, GUIJARRO R, et al. Trends in the management and outcomes of acute pulmonary embolism: analysis from the RIETE registry [J]. J Am Coll Cardiol, 2016, 67 (2): 162-170.

［2］ LAU E M T, TAMURA Y, MCGOON M D, et al. The 2015 ESC/ERS Guidelines for the diagnosis and treat-ment of pulmonary hypertension: a practical chronicle of progress [J]. Eur Respir J, 2015, 46 (4): 879-882.

［3］ PEPKE-ZABA J, DELCROIX M, LANG I, et al. Chromic thromboembolic pulmonary hyperten-sion (CTEPH): results from an international prospective registry [J]. Circulation, 2011, 124 (18): 1973-1981.

［4］ KORKMAZ A, OZLU T, OZSU S, et al. Long-term outcomes in acute pulmonary thromboembolism: the incidence of chronic thromboembolic pulmonary hypertension and associated risk factors [J]. Clin Appl Thromb Hemost, 2012, 18 (3): 281-288.

［5］ ROSENDAAL F R. Causes of venous thrombosis [J]. Thromb J, 2016, 14 (1): 24.

［6］ WHITE R H. The epidemiology of venous thromboembolism [J]. Circulation, 2003, 107 (23): 4-8.

［7］ VAN ZAANE B, SQUIZZATO A, HUIJGEN R, et al. Increasing levels of free thyroxine as a risk factor for a first venous thrombosis: a case-control study [J]. Blood, 2010, 115 (22): 4344-4349.

［8］ ELBERS L P B, SQUIZZATO A, GERDES V E A. Thyroid disorders and hemostasis, Semin [J]. J Thromb Hemost, 2018, 44 (7): 676-682.

［9］ DEBEIJ J, VAN ZAANE B, DEKKERS O M, et al. High levels of procoagulant factors mediate the associa-tion between free thyroxine and the risk of venous thrombosis: the MEGA study [J]. J Thromb Haemost, 2014, 12 (6): 839-846.

［10］ LIN H C, YANG L Y, KANG J H. Increased risk of pulmonary embolism among patients with hyperthy-roidism: a 5-year follow-up study [J]. J Thromb Haemost, 2010, 8: 2176-2181.

峰回路转：危重 CTEPH 患者救治 1 例

一、病史摘要

患者男性，63 岁，因"活动后气短 1 年，加重 1 个月"入院。患者 1 年前开始出现活动后气短，不伴胸痛、心悸，不伴咳嗽、咳痰、咯血等，日常活动不受限，行心电图检查未见异常，未诊治。后气短逐渐加重，活动耐量逐渐下降，近 1 个月步行数十米即感气短明显，来诊。患者既往体健，吸烟 40 年，20 支 /d，否认饮酒史，否认家族相关病史。

体格检查：体温 36.5 ℃，脉搏 121 次 /min，呼吸 22 次 /min，血压 120/70mmHg，SpO_2 86%，神志清楚，慢性病容，查体合作。口唇发绀，双侧颈静脉未见怒张。双肺下野呼吸音粗，未闻及干、湿啰音。律齐，心率 121 次 /min，叩诊心脏浊音界正常，肺动脉瓣听诊区第二心音亢进，各瓣膜听诊区未闻及病理性杂音及心包摩擦音。腹软，无压痛、反跳痛及肌紧张。双下肢无水肿。

辅助检查：血常规示白细胞 10.5×10^9/L，红细胞 5.23×10^{12}/L，血红蛋白 155g/L，血小板 230×10^9/L；血气分析示 pH 7.46，PCO_2 27.4mmHg，PO_2 49mmHg，SpO_2 86.3%，HCO_3^- 26.2mmol/L，乳酸 1.2mmol/L；NT-proBNP 2 375ng/L；生化示 ALT 36.4U/L，胆红素未见异常，肌酐 78.7μmol/L，K^+ 4.2mmol/L；高敏肌钙蛋白 14.11ng/L（0~42.90ng/L）；凝血实验示 APTT 29.8 秒，PT 14.5 秒，INR 1.04，Fg 3.32g/L，D- 二聚体 466.5μg/L；风湿系列、抗磷脂抗体、传染病系列、血同型半胱氨酸、甲状腺功能、红细胞沉降率、炎症因子未见异常。心电图示窦性心律，电轴右偏，$S_IQ_{III}T_{III}$，$V_{1~4}$ 导联 T 波倒置，且振幅逐渐减低（图 1）。胸部 X 线片示肺动脉增宽并肺动脉段突出。心脏彩超示 LV 45mm，左室射血分数（LVEF）52%，RV 30mm，PA 25mm，三尖瓣反流速度 4.62m/s，右心房、右心室增大，三尖瓣重度反流，PASP 100mmHg，心包积液（微量）。胸部 CT 示双肺内、中带可见斑片状磨玻璃密度区，呈马赛克征，考虑肺灌注不均匀；右肺中叶、双肺下叶炎性改变（视频 1）。CTPA 示主肺动脉、左右肺动脉管腔内可见造影剂充盈均匀，未见明显充盈缺损；双肺多个叶、段肺动脉管腔内可见多发低密度充盈缺损影，右肺中叶及双肺下叶肺动脉分支内分布稍多。

视频 1　胸部 CT

二、诊治思路

患者以活动后气短伴活动耐量下降入院，心电图、胸部 X 线片、心脏彩超提示肺动脉高压，根据《中国肺动脉高压诊断与治疗指南（2021 版）》疑诊肺动脉高压患者需进一步查因，患者无左心及肺部相关疾病，结合胸部 CT 及 CTPA 考虑慢性血栓栓塞性肺动脉高压可能，开始给予利伐沙班抗凝治疗，在查因过程中，患者病情突然出现变化，2021 年 10 月 26 日 10 : 10 患者如厕后突发呼吸急促，全身湿冷。查体发现脉搏 140 次 /min，呼吸 30 次 /min，SPO_2 87%，血压测不出。心电图示窦性心律，心率 149 次 /min，右心负荷重。心脏彩超示 RV 29mm，三尖瓣反流速度 4.55m/s，肺动脉高压（PASP 90mmHg），白细胞 15.66×10^9/L，血红蛋白 175g/L，NT-proBNP 13 769ng/L，D- 二聚体＞10 000μg/L。立即

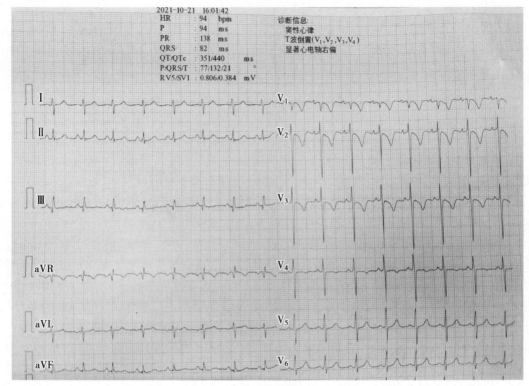

图1　心电图

给予 250ml 5%GS 补液、去甲肾上腺素 0.1μg/（kg·min）维持血流动力学。考虑慢性血栓基础上新发新鲜血栓，患者症状持续不缓解，急诊行肺动脉造影，结果显示：肺动脉主干未见明显狭窄及造影剂淡染；右肺动脉主干未见明显血栓影，右上中下肺动脉均明显造影剂淡染，未见静脉回流；左肺动脉主干未见明显血栓及造影剂淡染，左下肺远端血流缓慢，远端不显影。肺动脉造影提示右肺动脉未见静脉回流，这是为何？① CTEPH？② PVOD/PCH？③其他？进一步明确诊断行肺血管 OCT 检查，对右肺动脉 A8、A9、A10 行 OCT 腔内影像学检查可见明显血栓影、网格状及蜂窝状影像改变，考虑急性肺血栓栓塞（高危）（视频 2）、慢性血栓栓塞性肺动脉高压（周围型）（视频 3），继续利伐沙班抗凝、利奥西呱降肺动脉压治疗，给予介入下局部溶栓、同期用小球囊对肺动脉 A8、A9、A10 行肺动脉球囊扩张术，术后即刻患者气短缓解，血氧饱和度维持在 90%，血流动力学稳定。根据《中国肺动脉高压诊断与治疗指南（2021 版）》，我们采用分次逐级扩张策略，1 个月后再次对右肺动脉 A5、A6 行肺动脉球囊扩张术，同期行右心导管检查（表 1），利奥西呱滴定至 1.5mg、3 次 /d，患者出现恶心、呕吐，无法滴定至靶剂量，遂采用利奥西呱 1.0mg、3 次 /d 联合马昔腾坦 10mg、1 次 /d 降肺动脉压治疗，2 个月后肺通气 / 灌注扫描提示双肺通气功能大致正常，双肺多肺段（右肺著）血流灌注减少，再次对右肺动脉 A5、A8、A9、A10 行肺动脉球囊扩张术。

视频 2　急性血栓 OCT 成像

视频 3　慢性血栓 OCT 成像

表 1　右心导管检查参数

血流动力学		血氧饱和度 /%	
HR（心率）/（次·min⁻¹）	87	IVC（上腔静脉）	67
BP（血压）/mmHg	137/68/85	RA（右心房）	65
SVC（上腔静脉压）/mmHg	5/0/2	RV（右心室）	65
RAP（右心房压）/mmHg	6/-3/1	PA（肺动脉）	66
RVP（右心室压）/mmHg	69/-2/28	SaO₂（桡动脉）	86.3
PAP（肺动脉压）/mmHg	74/21/40	IVC（上腔静脉）	67
PAWP（肺小动脉楔压）/mmHg	13/-1/4	RA（右心房）	65
CO（心输出量）/（L·min⁻¹）	4.50	RV（右心室）	65
CI（心指数）/（L·min⁻¹·m⁻²）	2.26	PA（肺动脉）	66
PVR（肺血管阻力）/WU	8.07		
TPR（全肺阻力）/WU	8.63		
SVR（体循环阻力）/WU	11.83		

三、讨论与思考

1. 根据《中国肺动脉高压诊断与治疗指南（2021 版）》，诊断 CTEPH 需满足以下 3 个条件：经过 3 个月以上规范抗凝治疗，影像学证实存在慢性血栓，RHC 检查平均肺动脉压（mean pulmonary arterial pressure，mPAP）≥25mmHg（1mmHg=0.133kPa），且除外其他病变，如血管炎、肺动脉肉瘤等。该患者未规律抗凝满 3 个月，右心导管提示毛细血管前肺动脉高压，OCT 证实肺动脉内慢性血栓存在，该患者病情危重，是否可以采用慢性血栓栓塞性肺动脉特异性治疗呢？

随着影像学诊断技术的进步，以及 CTEPH 中心放射科医师丰富经验的积累，早期识别慢性血栓栓塞性病变成为可能。对于血流动力学稳定和初始抗凝治疗期间症状明显改善的患者，3 个月以上规范抗凝治疗是合理的。对于存在明显慢性血栓腔内病变导致严重心肺功能受限的病例，无论抗凝治疗时间长短，经验丰富的 CTEPH 团队可以尽早诊断 CTEPH 并启动相应治疗，以免耽误患者病情。

2.《中国肺动脉高压诊断与治疗指南（2021 版）》推荐，利奥西呱是目前唯一获批 CTEPH 适应证的靶向治疗药物，但本病例中患者病情危重，由于利奥西呱不良反应，致其无法滴定至靶剂量，该患者在经过积极的手术治疗后仍处于中危状态，需进行联合治疗，靶向药物种类繁多，联合治疗方案该如何选择？ MERIT-1 研究结果表明，马昔腾坦与安慰剂相比可显著改善无法手术 CTEPH 患者的肺血管阻力（PVR），并具有良好的耐受性。MERIT-2 试验第 6 个月时，患者 6 分钟步行距离（6MWD）和 WHO 心功能 FC 分级明显改善。MERIT 研究为我们提供了以下重要信息：①作用于内皮素病理生理的药物可以成功治疗无法手术的 CTEPH 患者；②联合治疗可能在 CTEPH 治疗中发挥了重要作用。但 CTEPH 相关最佳联合治疗途径尚待进一步探索研究。基于此，我们采用利奥西呱联合马昔腾坦进行靶向治疗，患者取得了显著的疗效。

四、疗效观察

患者术后规律复查,患者一般情况良好,日常活动不受限,活动耐量逐渐提高(表2),心脏彩超相关参数较前好转(表3),BNP逐渐恢复正常(图2),胸部X线片提示术后较术前心胸比例显著缩小(图3)。

表2　心功能及运动耐量变化

心功能及运动耐量	2021-10-21	2021-11-01	2021-12-06	2021-12-17	2022-02-22	2020-03-01
WHO-FC	Ⅲ	Ⅱ	Ⅱ	Ⅱ	Ⅰ	Ⅰ
6MWD/m	卧床	300	356	400	415	470

表3　心脏彩超参数变化

心脏结构及功能	2021-10-22	2021-10-26	2021-11-01	2021-12-08	2022-02-21
EF/%	45	43	43	47	48
LV/mm	卧床	300	356	400	415
TAPSE/mm	–	–	17.6	19	22
三尖瓣反流 Vmax/$(m \cdot s^{-1})$	4.62	4.55	4.26	3.79	3.31
PASP/mmHg	100	90	88	72	52

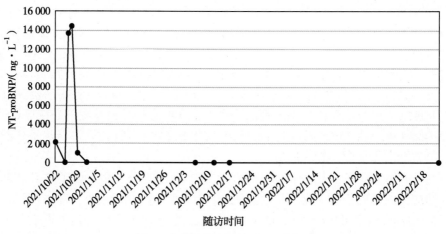

图2　患者体内NT-proBNP水平

五、知识拓展

慢性血栓栓塞性肺动脉高压属于肺动脉高压的第四大类,是以肺动脉血栓机化、肺血管重塑致血管狭窄或闭塞,肺动脉压力进行性升高,最终导致右心功能衰竭为特征的一类疾病。《中国肺动脉高压诊断与治疗指南(2021版)》从CTEPH早期识别、诊断和治疗三个方面做了详细阐述。

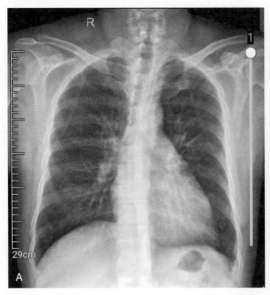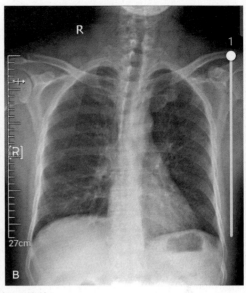

图 3　患者胸部 X 线片

A. 术前；B. 术后。

1. CTEPH 的早期识别　为了早期识别 CTEPH，指南推荐：对于急性 PTE 经规范抗凝 3 个月后仍有呼吸困难、运动耐量受限的患者建议进行 CTEPH 筛查（ⅡC）。确诊急性 PTE 并经过 3~6 个月规范抗凝治疗后，患者应进行常规临床随访：首先需要明确患者是否存在呼吸困难或者活动受限，若存在，可行心脏超声检查；若心脏超声肺动脉高压可能性评估提示高危或者中危合并 N 末端脑钠肽前体（NT-proBNP）升高或存在 CTEPH 高危因素，可行核素肺通气 / 灌注（ventilation/perfusion，V/Q）显像；如果肺 V/Q 显像提示存在血栓，应进一步行 CTEPH 诊断评估。

2. CTEPH 的诊断　CTEPH 的诊断标准为：经过 3 个月以上规范抗凝治疗，影像学证实存在慢性血栓，RHC 检查平均肺动脉压（mPAP）≥ 25mmHg（1mmHg=0.133kPa），且除外其他病变，如血管炎、肺动脉肉瘤等。定义中存在 3 个要点，第一是必须行标准抗凝治疗 3 个月以上；第二是慢性血栓必须通过影像学证实；第三 RHC 检查发现肺动脉压力达到诊断标准，3 个要点缺一不可。

用于确定慢性血栓的影像学检查方式主要为 V/Q 显像、计算机断层摄影肺动脉造影（CTPA）和肺动脉造影。当 V/Q 显像发现多发的灌注缺损且与通气不匹配时，可以提示存在 CTEPH。V/Q 显像对 CTEPH 诊断的敏感度为 90%~100%，特异度为 94%~100%，如果 V/Q 显像阴性，基本可以排除 CTEPH，故指南推荐 V/Q 显像作为 CTEPH 的除外检查方法（ⅠC）。

CTPA 是目前应用最广泛的 CTEPH 影像学诊断方法。与 V/Q 显像相比，CTPA 能提供更详细的肺血管结构信息，包括血管内血栓情况、血管壁的厚度、管腔内的纤维斑块、管腔的狭窄程度以及侧支循环状态，同时还可以提供胸腔及肺实质信息，有利于鉴别其他疾病。

肺动脉造影是一种有创的影像学检查方法，近年来逐步被 CTPA 及 V/Q 显像替代，但其能更好地显示血栓机化及再通，表现为血管壁不规则、网状病变、血管壁狭窄甚至闭塞等。肺动脉造影是慢性血栓影像学诊断的"金标准"。

3. CTEPH 的治疗　　CTEPH 治疗方法主要包括基础治疗、手术治疗、靶向药物治疗和介入治疗。基础治疗方式包括家庭氧疗、抗凝治疗、利尿治疗、心血管药物治疗及康复治疗等。抗凝治疗可预防血栓复发及原位血栓形成，防止栓塞病变加重。因此，CTEPH 患者若无抗凝禁忌，推荐终生抗凝治疗（ⅠB）。目前，CTEPH 已经进入了综合治疗时代，PEA、BPA 及靶向药物治疗是 CTEPH 的主要治疗策略。

总之，CTEPH 是一种可防可治的疾病，指南明确定义了 CTEPH，阐明如何利用影像学检查早期识别 CTEPH，提出了 PEA、BPA 及靶向药物的适应证及获益，强调了建立专业 CTEPH 诊疗中心的重要性。对于 CTEPH，仍然有诸多临床问题需要解决，希望未来能有更多更好的研究，以更新我国指南，更好地指导 CTEPH 的诊断和治疗。

（李　宁　耿建慧　郭彦青）

参考文献

［1］中华医学会呼吸病学分会肺栓塞与肺血管病学组，中国医师协会呼吸医师分会肺栓塞与肺血管病工作委员会，全国肺栓塞与肺血管病防治协作组，等 . 中国肺动脉高压诊断与治疗指南 (2021 版)[J]. 中华医学杂志 , 2021, 101 (1): 11-51.

［2］KLOK F A, DELCROIX M, BOGAARD H J. Chronic thromboembolic pulmonary hypertension from the perspective of patients with pulmonary embolism [J]. J Thromb Haemost, 2018, 16 (6): 1040-1051.

［3］GHOFRANI H A, D'ARMINI A M, GRIMMINGER F, et al. Riociguat for the treatment of chronic thromboembolic pulmonary hypertension [J]. N Engl J Med, 2013, 369 (4): 319-329.

［4］GHOFRANI H A, SIMONNEAU G, D'ARMINI A M, et al. Macitentan for the treatment of inoperable chronic thromboembolic pulmonary hypertension (MERIT-1): results from the multicentre, phase 2, randomised, double-blind, placebo-controlled study [J]. Lancet Respir Med, 2017, 5 (10): 785-794.

［5］GOPALAN D, DELCROIX M, HELD M. Diagnosis of chronic thromboembolic pulmonary hypertension [J]. Eur Respir Rev, 2017, 26 (143): 160108.

［6］MORADI F, MORRIS T A, HOH C K. Perfusion scintigraphy in diagnosis and management of thromboembolic pulmonary hypertension [J]. Radiographics, 2019, 39 (1): 169-185.

一例地中海贫血相关肺动脉高压的诊治

一、病例摘要

(一) 病史

患者男性,41 岁,因"活动后气促、不能平卧 1 年余,双下肢水肿 1 个月"于 2020 年 7 月 2 日入院。

患者 1 年多前出现活动后气促,夜间强迫右侧高枕位入睡。上述症状进行性加重,动辄气喘,夜间右侧半卧位入睡。近 1 个月出现双下肢水肿。为进一步诊治来我院。既往 β 型地中海贫血病史,12 岁时行"脾切除术";间断输血治疗,血红蛋白维持在 70~80g/L;铁过载病史,偶服用"去铁酮"治疗。2012 年行"胆囊切除术"。10 余年前发现两侧胸壁多发结节,复查呈进行性增大,外院血液科考虑"髓外造血"可能。未婚未育。1 个哥哥"地中海贫血"。

(二) 体格检查

体温 36.5℃,脉搏 105 次/min,呼吸 18 次/min,血压 87/56mmHg,身高 168cm,体重 50kg,BMI 17.7kg/m²,静息、未吸氧状态下四肢末梢氧饱和度 96%。神清,被动右侧高半卧位,慢性病容,巩膜黄染,颈静脉怒张,双肺呼吸音粗,左下肺少量湿啰音。心律齐,各瓣膜听诊区未闻及杂音。肝肋下可触及,质韧,无触痛。下肢膝以下明显凹陷性水肿。

(三) 辅助检查

1. **外院检查** 2010 年骨髓穿刺示增生性贫血骨髓象,考虑溶血性贫血。地中海贫血基因检测示 β 地中海贫血基因 41-42/-28 突变。2020 年 6 月查血常规示白细胞(WBC) 11.99×10⁹/L↑,血红蛋白(HB)74g/L↓,血小板(PLT)473×10⁹/L↑。D-二聚体 1.98mg/L↑。红细胞生成素(EPO)>200mIU/ml(3.7~29.5mIU/ml)↑,血清铁(FE)45.3μmol/L(9~32μmol/L)↑,不饱和铁结合力(UIBC)12.1μmol/L(32~51μmol/L)↓,总铁结合力(TIBC)57.4μmol/L (45~75μmol/L),铁蛋白(FER)1 487.7ng/ml(22~322ng/ml)↑,转铁蛋白(TRF)1.45g/L (2.0~3.6g/L)↓,叶酸(FOL)3.02ng/ml(5.9~24.8ng/ml)↓。糖类抗原 15 371U/ml(0~38.6U/ml)↑。免疫球蛋白 A 5.01g/L↑,免疫球蛋白 G 24.30g/L↑,补体 C₃ 0.72g/L↓。ANA 滴度+抗核抗体谱、抗链球菌溶血素"O"、类风湿因子、抗环瓜氨酸肽抗体、C 反应蛋白、甲胎蛋白、癌胚抗原、糖类抗原 125、糖类抗原 199、前列腺特异性抗原、维生素 B₁₂ 均未见异常。腹部彩超示三支肝静脉均扩张,门静脉稍迂曲扩张,较宽处约 15.2mm,淤血肝改变;胆囊、脾切除术后。胸部 CT 示两侧胸壁可见多发大小不一结节状、团片状软组织密度影凸入肺内,最大一个位于纵隔右侧大小约 99mm×62mm。

2. **我院实验室检查** 入院血气分析(未吸氧)示 pH 7.39,PCO₂ 54mmHg↑,PO₂ 50mmHg↓,SpO₂ 86%↓。血常规示 WBC 10.61×10⁹/L↑,HB 88g/L↓,PLT 471×10⁹/L↑,血细胞比容 26.0%↓,红细胞平均体积 85.0fL,红细胞平均血红蛋白含量 27.2pg,红细胞平均血红蛋白浓度 324g/L。肾功能示肌酐 55μmol/L↓,尿酸 674μmol/L↑。肝功能示总胆红素 45.9μmol/L↑,直接胆红素 15.2μmol/L↑,间接胆红素 30.7μmol/L↑;活化部分凝血

酶原时间 49.4 秒↑, D- 二聚体 1.8mg/L↑; NT-proBNP 963.4pg/ml↑。蛋白 C 43.0%↓,
蛋白 S 61.6%↓。CA153 59.72U/ml↑。乙肝五项、丙肝抗体、艾滋病抗体、梅毒抗体、甲状
腺功能、空腹葡萄糖、糖化血红蛋白 A1c、同型半胱氨酸未见明显异常。

3. 我院器械辅助检查

(1) 心电图: 窦性心律, 心率 101 次 /min, 右束支传导阻滞 (图 1)。

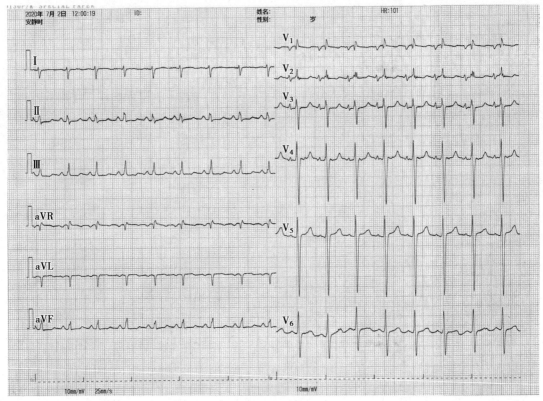

图 1　心电图

(2) 心脏超声: 左心房内径 (LA) 26mm, 左心室舒张末期内径 (LVDd) 37mm, 右心
房内径 (RA) 46mm × 53mm, 右心室舒张末期内径 (RV) 37mm × 52mm, 左室射血分数
(LVEF) 63%, 估测肺动脉收缩压 (sPAP) 83mmHg, 三尖瓣收缩位移 16mm, 右室面积缩
小率 28%, 重度肺动脉高压, 右心显著扩大, 左心相对小, 三尖瓣重度关闭不全, 右心功
能不全。

(3) 胸部超声: 双侧胸壁可见实性团块, 较大者位于右侧胸壁背侧大小约
96mm × 90mm, 占位边界清晰, 形态规则, 见包膜, CDFI 示其内可见血流信号。双侧胸壁实
性占位。

(4) 双下肢静脉超声: 双侧下肢静脉扩张, 管壁张力大, 可见明显反向血流, 未见明显血
栓及梗阻。

(5) 胸部 X 线片: 心胸比率 0.63, 右心增大, 肺动脉段突出, 两肺内多发团块影, 性质待
定 (图 2)。

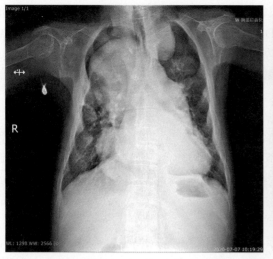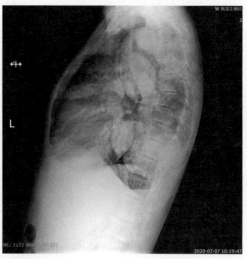

图 2　胸部 X 线片

（6）肺动脉 CTA+ 肺灌注：右心增大，肺动脉扩张，未见充盈缺损。扫描范围骨质见不同程度膨胀、破坏，部分可见结节样、囊袋状软组织影形成，胸椎两旁显著，较大者位于右侧胸腔处，大小约 101mm×75mm，同时结合外院 2010 年、2019 年、2020 年胸部 CT 示右侧胸腔处肿块逐渐增大，分别为 61mm×50mm×70mm、99mm×62mm、99mm×62mm。两肺呈不同程度受压改变，右侧主支气管受压较明显，最窄处宽约 3.2mm（图 3）。

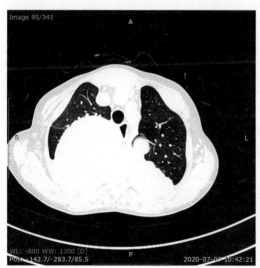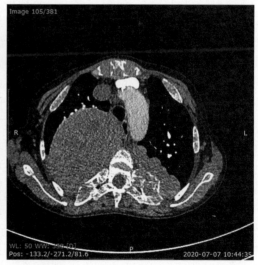

图 3　肺动脉 CTA+ 肺灌注

（7）肺通气功能：用力肺活量（FVC）（L）预计值 4.19，实际值 1.25，占预计值 29%；第 1 秒用力呼气容积（FEV_1）（L）预计值 3.43，实际值 1.06，占预计值 30%；FEV_1/FVC（%）预计值 82，实际值 84，占预计值 103%；用力呼气 25% 肺活量的瞬间流速（FEF 25%）（L/s）预计值 6.41，实际值 2.23，占预计值 34%，FEF 25%~75%（L/s）预计值 3.47，实际值 1.36，占预计值 39%。重度限制性通气功能障碍。

（8）心脏磁共振：右心扩大，右室壁肥厚，肺动脉显著增宽，符合肺动脉高压改变；右心功能减低,三尖瓣中-重度反流。左心功能,左室 EF 值 60%,心输出量(CO)6.4L/min,舒张末期容积(EDV)107.4ml,舒张末期指数(EDVi)70.3ml/m^2。右心功能,右室 EF 值 24%,CO 9.4L/min,EDV 391.7ml,EDVi 256.4ml/m^2。左室舒张功能减低,符合心肌铁过载改变。

(9)睡眠呼吸筛查:呼吸暂停低通气指数(AHI)8.6 次/h,平均血氧饱和度 89.6%,最低血氧饱和度 71%。

(四)初步诊断

肺动脉高压待查,慢性肺源性心脏病、右心扩大、三尖瓣重度关闭不全、慢性心力衰竭急性加重期、WHO 功能Ⅳ级、Ⅱ型呼吸衰竭,睡眠呼吸暂停低通气综合征、β 型地中海贫血,胸壁肿物,肝大,铁过载,脾切除术后状态,高尿酸血症,胆囊切除术后状态。

二、诊治经过

患者心电图呈右束支传导阻滞、右心负荷重表现;心脏彩超示 sPAP 83mmHg 明显增高,右心明显增大,肺动脉高压高度可能。入院时强迫右侧半坐位,予利尿、抗心力衰竭、低流量氧疗等处理后患者肢体水肿消退,气急有所缓解,可坚持平卧约 1 小时。于 7 月 14 日行右心导管检查,发现右心导管径路未见异常,股动脉血氧饱和度 84%。Qp/Qs=1.0,心指数 2.58L/(min·m^2)。右心房压 30/14/20mmHg(收缩压/舒张压/平均压),右心室压 64/14/20mmHg(收缩压/舒张压/舒张末压),肺动脉压 69/39/51mmHg(收缩/舒张/平均压),平均肺动脉楔压 13mmHg。全肺阻力 13.4WU,肺血管阻力 9.99WU。血流动力学分型为毛细血管前性肺动脉高压。

与血液科、呼吸科、放射科多学科联合查房。考虑 β 型地中海贫血诊断明确,胸腔多发结节逐步增大,此次在我院胸部 CT 示胸腔内多发团块影最大者 101mm×75mm,边缘光滑,密度较平均,CT 值为 40~50HU,增强扫描为轻度强化,肋骨、椎骨均表现为骨质疏松、膨大变形,胸壁肿物为宽基底,与骨质相交通,骨皮质不连续,肿物密度与髓内 CT 值接近,病变符合髓外造血表现,且部分病灶处于造血活动期。这些胸腔内多发巨大团块压迫双侧肺组织和右侧主支气管致限制性通气障碍,Ⅱ型呼吸衰竭。心肌、肝脏均存在铁过载,不排除肺血管存在铁过载可能。考虑患者毛细血管前肺动脉高压与 β 型地中海贫血、脾切除术、睡眠呼吸暂停低通气综合征、Ⅱ型呼吸衰竭等多种因素相关。

患者予西地那非 25mg、3 次/d,螺内酯 20mg、1 次/d,呋塞米 20mg/托拉塞米 10mg 交替,孟鲁司特 10mg、每晚口服,BiPAP 呼吸机辅助通气,建议间断输血使血红蛋白>9g/L 以减少髓外造血,继续口服去铁酮治疗。出院前测试 6 分钟步行距离为 442m。出院 2 个月后随访,患者可以平卧和左右侧卧位,平地行走无不适。复查血红蛋白 76g/L;NT-proBNP 101.3pg/ml。心脏彩超示 LA 42mm,LVDd 50mm,RA 51mm,RV 47mm,LVEF 61%,估测 sPAP 75mmHg,下腔静脉内径约 22mm,呼吸塌陷率大于 50%。患者心脏彩超对比见表 1。

表 1　心脏超声

日期	左室舒张期末内径/mm	右室舒张期末内径/mm	LVEF/%	估测肺动脉收缩压/mmHg	三尖瓣反流
2010-4-25 外院	49	30	56	59	中-重度反流
2018-3-26 外院	54	25	78	55	少量反流

日期	左室舒张期末内径 /mm	右室舒张期末内径 /mm	LVEF/%	估测肺动脉收缩压 /mmHg	三尖瓣反流
2020-6-23 外院	40	54	68	70	大量反流
2020-7-30 本院	37	37	63	83	重度反流
2020-9-29 本院复查	50	47	61	75	中度反流

最终诊断：肺动脉高压；肺源性心脏病，右心扩大，三尖瓣重度关闭不全，慢性心力衰竭急性加重期，WHO 功能Ⅳ级；Ⅱ型呼吸衰竭；睡眠呼吸暂停低通气综合征；β 型地中海贫血；骨旁髓外造血；铁过载；肝大；脾切除术后状态；胆囊切除术后状态；高尿酸血症。

三、病例分析和知识拓展

慢性溶血性贫血在肺动脉高压分类中属于第五大类：不明原因或多种机制所致的肺动脉高压。慢性溶血性贫血并肺动脉高压在单个患者的发病机制可能各有不同。以此患者为例，考虑与贫血所致高动力、多种因素所致肺血管损害、铁过载所致心肌损害、胸腔内巨大占位所致通气功能障碍有关，针对各环节采取综合治疗后患者病情明显改善。

地中海贫血是一组异质性常染色体隐性遗传性血红蛋白病。在全球范围内，估计有 1.5% 人携带其致病基因并呈区域性分布。在我国以南方地区高发。正常血红蛋白由 2 条 α 样（ζ 或 α）和 2 条 β 样珠蛋白链（ε、γ、δ 或 β）组成四聚体。任何一条珠蛋白链生成受损，将导致余正常生成珠蛋白链无法找到与其等量配对的链，从而生成异常血红蛋白四聚体。其中，β 型地中海贫血为 β 珠蛋白链产生不足，α 珠蛋白链会积聚并沉淀在骨髓中的红细胞前体中形成包涵体，造成髓内红细胞前体广泛破坏，生成无效红细胞。无效红细胞由于细胞膜缺陷脆性高，易溶血。同时，变形能力差易在脾脏中被巨噬细胞清除，导致脾大、脾功能亢进。溶血及脾脏破坏无效红细胞，导致不同程度贫血。严重贫血可致骨髓红系显著增生，骨骼结构破坏及髓外造血。髓外造血最常见为肝脏、脾脏，也可发生在椎管内外的脊柱旁、纵隔、胸壁等骨旁处。

β 型地中海贫血可根据 β 珠蛋白产生量减少的程度分为重型、中间型和轻型。其中，重型、中间型患者肺动脉高压发病率更高。既往一项基于右心导管检测的研究显示，1 309 例地中海贫血患者中，2.1% 的患者存在毛细血管前肺动脉高压，0.3% 的患者存在毛细血管后肺动脉高压。更多研究基于心脏彩超估测的肺动脉压力，发现不同的慢性溶血性贫血合并肺动脉高压的概率不同。如以三尖瓣反流速率 ≥2.5m/s 定义肺动脉高压，镰状细胞疾病 HbSS 型 30% 合并肺动脉高压，HbSC 型为 10%~25%；α 型地中海贫血为 2%~7%，β 型地中海贫血为 10%~75%；阵发性睡眠性血红蛋白尿症为 50%。

溶血、慢性贫血、缺氧、铁过载、脾切除、高凝状态等多种机制参与慢性溶血疾病相关肺动脉高压的发生、发展。患者可表现为通常认为内皮损害是肺动脉高压的重要起始因素。一氧化氮（NO）具有血管扩张、内皮增殖调节及抗炎特性。血管内溶血释放游离的血红蛋白与 NO 反应，形成无活性的硝酸盐和高铁血红蛋白，使 NO 失活。溶血释放精氨酸酶 -1 可消耗 NO 合酶底物 L- 精氨酸，从而减少 NO 生成。NO 生成减少及消耗增加会诱导血小板、组织因子活化，凝血酶生成致机体高凝状态、血栓形成、肺血管内皮功能损害。慢性贫血、低氧使心输出量升高，从而导致左心疾病、左心室功能障碍。反复输血导致铁过载；同时，贫血时血清铁调素产生受到抑制，也导致铁过载。血清铁调素主要功能为降解铁转运蛋白的表达，减少肠道对铁的吸收，降低外周血铁的水平。血清铁调素产生受到抑制，从而铁转运蛋白增多，铁吸收增加导致铁过载。铁过载导致氧化应激反应和内皮功能障碍；过多的含铁血黄素沉积在心肌及肺间质，导致心内膜和血管组织纤维化，从而左心功能障碍及肺血管阻力增高，也易导致肺动脉高压。脾切除已被证明是慢性溶血性贫血肺动脉高压发展的重要独立危险因素。脾脏的功能为过滤受损红细胞和其他循环血细胞。这种功能的丧失会导致血小板活化、异常红细胞聚集、促凝血因子释放，促进早期有核红细胞释放，引起黏附分子表达增强。上述因素均可能引起血管内血栓形成，与慢性血栓栓塞性肺动脉高压形成密切相关。

仅有少数小样本研究探索了动脉性肺动脉高压靶向药物应用于慢性溶血性贫血相关的肺动脉高压。一项研究包含 10 名 β 型地中海贫血合并肺动脉高压患者，应用西地那非 12 周观察到三尖瓣反流速率显著减低，但 6 分钟步行距离无明显改善。另一项研究包含 7 名地中海贫血合并肺动脉高压患者，应用西地那非 100mg/d，随访 5~10 年，发现可显著改善 6 分钟步行距离和 NYHA 心功能分级。遗憾的是，这两项研究的肺动脉高压诊断均基于心脏超声，未进行右心导管检查。靶向药物对其他类型慢性溶血性贫血未见到益处。

综上所述，慢性溶血性贫血相关肺动脉高压发病机制复杂，需全面评估，根据具体情况采取综合治疗。

（李坪蔚　奚群英）

参考文献

［1］WEATHERALL D J. Phenotype-genotype relationships in monogenic disease: lessons from the thalassaemias [J]. Nat Rev Genet, 2001, 2: 245-255.

［2］DE SANCTIS V, KATTAMIS C, CANATAN D, et al. β-Thalassemia Distribution in the Old World: an Ancient Disease Seen from a Historical Standpoint [J]. Mediterr J Hematol Infect Dis, 2017, 9 (1): e2017018.

［3］JOHN S W, DAVID H K, CHUI M D. The α-globin gene: genetics and disorders [J]. Clin Invest Med, 2001, 24 (2): 103.

［4］ANGASTINIOTIS M, LOBITZ S. Thalassemias: An Overview [J]. Int J Neonatal Screen, 2019, 5 (1): 16.

［5］SOHAWON D, LAU K K, LAU T, et al. Extra-medullary haematopoiesis: a pictorial review of its typical and atypical locations [J]. J Med Radiat Oncol, 2012, 56 (5): 538-544.

［6］MATHEW R, HUANG J, WU J M, et al. Hematological disorders and pulmonary hypertension [J]. World J Cardiol, 2016, 8 (12): 703-718.

［7］DERCHI G, GALANELLO R, BINA P, et al. Prevalence and risk factors for pulmonary arterial hypertension in a large group of β-thalassemia patients using right heart catheterization: a Webthal study [J]. Circulation, 2014, 129 (3): 338-345.

［8］HAW A, PALEVSKY H I. Pulmonary hypertension in chronic hemolytic anemias: Pathophysiology and treatment [J]. Respir Med, 2018, 137: 191-200.

［9］MORRIS C R, GLADWIN M T, KATO G J. Nitric oxide and arginine dysregulation: a novel pathway to pulmonary hypertension in hemolytic disorders [J]. Curr Mol Med, 2008, 8: 620-632.

［10］ELDOR A, RACHMILEWITZ E A. The hypercoagulable state in thalassemia [J]. Blood, 2002, 99: 36-43.

［11］MACHADO R F, GLADWIN M T. Pulmonary hypertension in hemolytic disorders: pulmonary vascular disease: the global perspective [J]. Chest, 2010, 137 (6 Suppl): 30S-38S.

［12］ PAPANIKOLAOU G, TZILIANOS M, CHRISTAKIS J I, et al. Hepcidin in iron overload disorders [J]. Blood, 2005, 105: 4103-4105.

［13］ ANTHI A, ORFANOS S E, ARMAGANIDIS A. Pulmonary hypertension in β thalassaemia [J]. Lancet Respir Med, 2013, 1: 488-496.

［14］ HOEPER M M, NIEDERMEYER J, HOFFMEYER F, et al. Pulmonary hypertension after splenectomy？ [J]. Ann Intern Med, 1999, 130 (6): 506-509.

［15］ AMABILE N, GUIGNABERT C, MONTANI D. Cellular microparticles in the pathogenesis of pulmonary hypertension [J]. Eur Respir J, 2013, 42: 272-279.

［16］ MORRIS C R, KIM H Y, WOOD J, et al. Sildenafil therapy in thalassemia patients with Doppler-Defined risk of pulmonary hypertension [J]. Haematologica, 2013, 98: 1359-1367.

［17］ DERCHI G, BALOCCO M, BINA P, et al. Efficacy and safety of sildenafil for the treatment of severe pulmonary hypertension in patients with hemoglobinopathies: results from a long-term follow up [J]. Haematologica, 2014, 99 (2): e17-e18.

［18］ MACHADO R F, BARST R J, YOVETICH N A, et al. Hospitalization for pain in patients with sickle cell disease treated with sildenafil for elevated TRV and low exercise capacity [J]. Blood, 2011, 118: 855-864.

［19］ BARST R J, MUBARAK K K, MACHADO R F, et al. Exercise capacity and hemodynamics in patients with sickle cell disease with pulmonary hypertension treated with bosentan: results of the ASSET studies [J]. Br J Haematol, 2010, 149: 426-435.

第二部分

周围血管疾病

主动脉夹层诊治现状及进展

主动脉综合征(aortic syndrome,AS)是一组严重危害人类生命健康的急性非心源性心血管疾病,主要包括主动脉夹层(aortic dissection,AD)、壁内血肿(intramural hematoma,IMH)和穿透性动脉粥样硬化性溃疡(penetrating atherosclerotic ulcer,PAU),这三种不同的病理类型可相互转化,尤其是当 IMH 和 PAU 出现病情进展时,近半数患者会发展为典型 AD,故有学者称为"AD 前病变"或"不典型 AD"。典型 AD 是 AS 最常见的病理类型,通常是由各种原因引起主动脉内膜、中膜撕裂,血液进入动脉壁中层,沿主动脉长轴方向流动,将主动脉壁分离为真腔和假腔,严重时常伴有心脏压塞、主动脉瓣关闭不全、重要器官灌注不足和瘤体破裂等严重并发症。

AD 具有发病率高、致死率高和误诊率高的流行病学特征。在欧洲,各国 AD 的发病率波动于(2.9~16)/10 万,且发病率呈增长态势。在美国,每年新增 AD 患者约 1 万人,平均发病年龄为 63 岁,男性占 65%,未经治疗的 AD 患者短期内死亡率随病程发展迅速递增,分别为 22.7%(6 小时)、50%(第 1 天)和 68%(第 1 周),即使经过有效的治疗,AD 住院患者的总死亡率仍高达 27.4%。我国学者在 2011 年首次建立了国人 AD 患者注册研究,15 个中心共计纳入 1 003 例患者,入组患者平均年龄为 51 岁,男性约占 76%,较发达国家小 10 岁左右,住院患者总体死亡率(10.3%)较发达国家低,但另一种解释可能与我国漏诊率与误诊率高、医疗急诊体制不完善导致院前死亡风险高相关。近年来,随着医务人员对于疾病认识的不断加深,影像学、麻醉学以及体外循环等技术的飞速发展,基层医疗体制逐步完善,AD 的诊断率逐步提升,手术死亡率及并发症发生率明显下降,但仍有 40%AD 患者早期出现误诊的可能,20% 的 AD 患者在入院前发生猝死,及时住院治疗后死亡率仍高达 30%。

为规范和指导主动脉夹层的诊断与治疗,2001 年,欧洲心脏病学会发布主动脉疾病诊疗指南(ESC 指南),并于 2014 年对该指南做出修订;2010 年,美国心脏协会发布了胸主动脉疾病诊疗指南(AHA 指南);2020 年,美国血管外科学会联合美国胸外科医师学会发布了 B 型主动脉夹层报告标准(SVS/STS 报告),该报告汇总并定义了与 B 型主动脉夹层相关的疾病命名,同时提出了一种新的分类方法;2022 年,美国胸外科医师学会/胸外科协会更新了 B 型主动脉夹层临床诊疗指南(STS/AATS 指南)。然而,我国的社会经济发展情况与真实临床世界中 AD 患者的疾病特点与西方国家存在明显差异,因此,中华医学会外科学分会血管外科学组 2008 年发布了主动脉夹层腔内治疗指南,对 Stanford B 型 AD 的病因、诊断及腔内治疗做出了相应推荐。2017 年,我国专家结合我国国情及临床实践,由中国医师协会心血管外科分会发布了主动脉夹层诊断与治疗规范中国专家共识(2017 年中国专家共识),该指南中提出,与发达国家相比,我国 AD 诊疗存在以下特点:①病因以高血压为主,青壮年居多,而我国高血压的知晓率和控制率比发达国家低;②患者的平均年龄较发达国家低 10~20 岁,预期寿命长;③首次手术应重视长期效果,应减少或避免二次再干预;④医疗水平发展不平衡,部分患者不能得到及时有效地救治。2022 年,中华医学会外科学分会讨论并制定 Stanford B 型主动脉夹层诊断和治疗中国专家共识(2022 年中国专家共识),旨在为其诊疗提供原则性指导和依据,协助临床医师决策。

一、主动脉夹层的病理生理学、分型及分期

正常主动脉壁结构分为三层,即内膜、中膜和外膜,由内到外三层结构共同维持主动脉的正常结构、牵拉和支撑功能。当各种原因诱导平滑肌细胞结构和功能改变,促使细胞外基质的积聚、弹性纤维的负性改变及胶原纤维的沉积,弹性纤维崩解和中膜纤维化进一步引起主动脉壁结构不稳定和低营养状态,加重了中膜囊性变性和平滑肌功能损害,最终导致主动脉管壁薄弱,AD 患病风险增高。主动脉内膜撕裂、壁内血肿破裂、动脉粥样硬化斑块破裂或溃疡导致主动脉中层破裂风险增加,原发破口的位置与主动脉扩张的范围共同决定了急性 AD 的临床病程。

病变的累及范围是 AD 临床分型的主要依据,分型的意义在于指导临床治疗,评估疾病预后。1965 年,DeBakey 根据 AD 原发破口位置及夹层累计范围首次提出 DeBakey 分型,即 Ⅰ、Ⅱ、Ⅲ型。Ⅰ型,原发破口位于升主动脉或主动脉弓,夹层累及大部分或全部胸升主动脉、主动脉弓、胸降主动脉及腹主动脉;Ⅱ型,原发破口位于升主动脉,夹层累及升主动脉,少数可累及主动脉弓;Ⅲ型,原发破口位于左锁骨下动脉以远,病变范围局限于胸降主动脉为Ⅲa 型,向下同时累及腹主动脉为Ⅲb 型。1970 年,Daily 根据 AD 病变是否累及升主动脉将其分为 Stanford A 型和 B 型,凡是夹层累及升主动脉者为 Stanford A 型,相当于 DeBakey Ⅰ型和Ⅱ型;夹层仅累及胸降主动脉及其远端为 Stanford B 型,相当于 DeBakey Ⅲ型(图 1)。上述 2 种分型操作便捷,临床应用性高,已成为目前国际 AD 分型的主流方法。

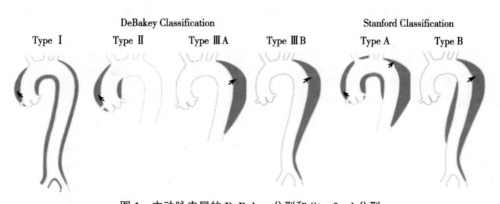

图 1　主动脉夹层的 DeBakey 分型和 Stanford 分型

DeBakey 和 Stanford 分型主要反映夹层累及范围和破口位置,并不能准确评估疾病的病变程度及预后。2020 年,美国血管外科协会(Society for Vascular Surgery,SVS)和美国胸外科医师协会(Society of Thoracic Surgeon,STS)联合发布了新的 AD 解剖分型,当夹层及破口局限于主动脉弓部,或破口在降主动脉逆行侵犯至主动脉弓部,但不会延伸至升主动脉,称为非 A 非 B 型夹层。此外,我国学者孙立忠教授及其团队根据国人 AD 的疾病特征,基于 Stanford 分型提出了孙氏细分法,以期为实现个体化治疗和精准预后评估提供可能(图 2)。Stanford A 型 AD 根据主动脉根部受累情况分为 A1、A2、A3。A1 型,无主动脉瓣关闭不全的正常主动脉根部;A2,轻至中度主动脉瓣关闭不全的轻度主动脉根部损伤;A3,重度主动脉瓣关闭不全的重度主动脉根部损伤。Stanford B 型 AD 根据降主动脉扩张部位分为 B1、B2、B3。B1,扩张范围限于降主动脉的近端;B2,扩张范围涉及全胸主动脉;B3,全段

扩张的胸主动脉和腹主动脉。按照病因及弓部情况进一步分为复杂型（complex type，C 型）和简单型（simple type，S 型）。此外，景在平教授及其团队提出了主动脉 3N3V 分型概念（图 3），率先将主动脉病变分为 6 个区，包括 3 个内脏区（N1 升主动脉区、N2 降主动脉区、N3 肾下腹主动脉区）和 3 个分支区（V1 主动脉窦区、V2 主动脉弓区、V3 腹腔分支动脉区），将 AD 病变进一步细化分型为 12 个亚型，针对不同病变采取相应治疗措施。目前，上述两种分型方案在国内应用较为广泛，尚无多中心数据资料。

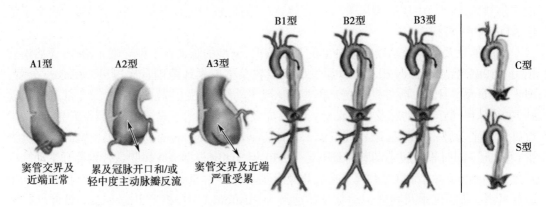

图 2　Stanford A 型和 Stanford B 型主动脉夹层孙氏细化分型

AD 的分期主要根据发病时间。传统的分期通常将 AD 分为急性期（≤14 天）和慢性期（>14 天）。然而，近期研究表明，发病时间超过 14 天后，内膜片仍然较为薄弱，具有较好的可塑性，并发症的发生率较高，传统的二分类分期无法满足对病情的评估。因此，各国学者提出了多种分期方法。2014 年 ESC 指南推荐的 AD 分期方法为急性期（≤14 天）、亚急性期（15~90 天）、慢性期（>90 天）。2017 年中国专家共识和 2022 年中国专家共识也建议使用 2014 年 ESC 指南分期方法。

二、主动脉夹层的诊断流程

（一）临床特征及辅助检查

AD 临床表现多种多样且非特异性，起病急骤，病情进展迅速。大部分患者以突发胸、腹或背部撕裂样疼痛起病，极易与心源性胸痛或急腹症混淆，发病初期可表现为血压异常升高、四肢血压不等，随着疾病进一步恶化，可累及至心脏、肾脏、肠系膜上

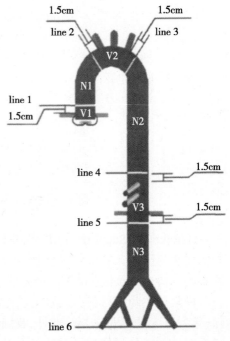

图 3　主动脉疾病"3N3V"分型法示意图

动脉及下肢动脉等，常表现为重要脏器缺血，严重者可发生低血压、休克甚至猝死。除上述临床症状外，AD 患者常表现为血压异常、四肢血压差别较大、主动脉瓣膜区舒张期杂音等，合并脊髓供血障碍时，可有下肢肌力减弱甚至截瘫；合并脑供血障碍时，可表现为意识障碍

或偏瘫;合并 AD 大量渗出或破裂出血时,可出现气管右侧偏移,左侧呼吸音减弱且叩诊呈实音。

D- 二聚体作为纤维蛋白溶解的降解产物,其血栓相关疾病诊断灵敏度可超过 95%,广泛用于急性血栓事件的排除诊断。尽管许多研究证明 D- 二聚体预测 AD 的诊断效能尚可,但 Nitta 等研究证实 D- 二聚体阴性组中约 1/3 的 AD 患者合并心脏压塞,仅 D- 二聚体阴性不能准确排除 AD,存在一定的漏诊风险,需警惕并发症的情况,我国也有类似的研究报道。

心电图(electrocardiogram,ECG)是急诊胸痛患者的常规检查,在 AD 患者人群中变异较大,诊断的特异性不高,仅通过 ECG 可能会导致诊断延误,仍需结合病史、临床表现和生化指标快速评估病情。

经胸超声心动图(transthoracic echocardiography,TTE)和经食管超声心动图(transesophageal echocardiography,TEE)是目前临床常见的超声技术,对于诊断 AD 有一定的应用价值,可用于各种状态患者的术前、术中及术后的评价。TTE 作为一种侵入性操作,对急性 AD 患者有一定风险,非全麻状态下不建议常规实施。

计算机断层扫描血管成像(computed tomography angiography,CTA)是目前国内外指南推荐用于疑诊 AD 患者的首选影像学检查手段。AD 的直接征象是管腔内膜片影和双腔征,发现内膜片、确定内膜破口及有效区分真假腔是 AD 诊疗的关键。除了明确诊断外,CTA 可综合评估全主动脉及其分支血管(病变形态和累及部位、主动脉形态、各层面主动脉直径、主动脉瓣和分支受累情况、主动脉与周围组织器官的关系和并发症的识别等),早期识别和明确 AD 性质的同时确定是否存在严重并发症,进一步优化治疗方案,协助短期与长期随访,评估病情变化和预后。

MRI 诊断 AD 的敏感性和特异性均高达 95%~100%,但检查时间较长且部分患者难以配合,急诊 AD 患者易延误病情,危重患者体外监护或术后患者体内植入金属物等是 MRI 检查的禁忌,因此,目前 MRI 仅作为碘造影剂过敏、妊娠或哺乳期、甲状腺功能亢进及肾功能损害等 CTA 绝对或相对禁忌证的疑诊 AD 患者的首选替代检查。

数字减影血管造影术(digital subtraction angiography,DSA)既往被认为是 AD 诊断的"金标准",但对于内膜片、内膜破口及主动脉双腔的显示并不优于 CTA。DSA 作为一种侵入性有创操作,5%~10% 的 AD 患者在穿刺后出现血管并发症(如穿刺部位出血、血肿、假性动脉瘤等),穿刺后发生血管相关并发症的患者 1 年死亡率是不发生血管相关并发症患者的 7 倍,依靠 DSA 明确 Stanford A 型 AD 的诊断存在巨大风险。因此,DSA 不作为 AD 的常规诊断检查手段,仅作为 Stanford B 型 AD 行介入手术中的辅助检查。

(二)诊断流程

对于急性胸痛的患者,2010 年 AHA 指南中提出疑诊 AD 的高危易感因素、胸痛特征和体征。IRAD 研究基于上述高危因素提出了主动脉夹层检测风险评分(aortic dissection detection risk score,ADDRS),该评分根据患者是否符合危险因素分类(高危病史、高危疼痛特征和高危体征)进行计数,当出现各类型中的任意一个或数个表现,该类别评分为"1"分,不出现为"0"分,各类别得分之和为总风险得分(具体见表 1)。ADDRS ≤ 1 为低风险组,若胸部 X 线片提示纵隔增宽则进一步完善影像学检查,若无特殊表现则排除 AD;ADDRS>1 为中高风险组,应尽快完善影像学检查明确诊断,为早期治疗争取宝贵时间。因此,对于存在上述高危病史、症状及体征的疑似患者,应怀疑 AD 并合理安排辅助检查以明确诊断。具体诊断流程如图 4 所示。

表1　主动脉夹层检测风险评分（ADDRS）

	ADDRS	分值
高危病史	马方综合征等结缔组织病史	1
	主动脉疾病家族史	
	已知主动脉瓣病史	
	已知胸主动脉瘤病史	
	主动脉介入或外科操作病史	
高危胸痛症状	突发性疼痛	1
	难以忍受的剧烈疼痛	
	撕裂样或刀割样锐痛	
	伴新发主动脉瓣杂音	
高危体征	脉搏短绌或肢体血压不等*	1
	局灶性神经功能受损	
	低血压或休克	
危险分层		
低风险　0~1		≤1
中高风险　2~3		>1

注：*肢体血压不等：双上肢收缩压差值≥20mmHg，和/或双下肢收缩压≥10mmHg。

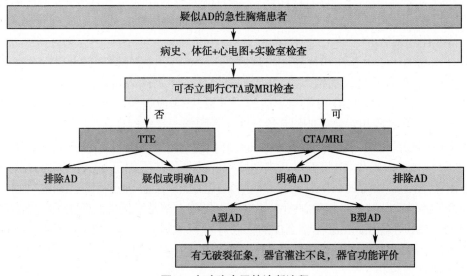

图4　主动脉夹层的诊断流程

三、主动脉夹层的治疗现状

（一）初始治疗原则

AD一经确诊均应密切监测生命体征同时进行内科治疗，初步治疗原则包括有效镇痛、维持血流动力学稳定（血压和心率），缓解血压升高和心率加快引起主动脉切应力骤升，降低主动脉早期不良事件发生风险。

1. 有效镇痛　临床上主要应用强效阿片类药物（吗啡、哌替啶等），通过消除疼痛引起交感神经兴奋导致血压和心率升高的作用，以期打破"疼痛-血压升高-疾病进展-疼痛"的恶性循环。

2. 维持血流动力学稳定　血压和心室内压力变化率（dP/dt）一定程度上决定了主动脉壁剪切应力的水平，因此，AD 患者应立即采取静脉滴注降压药物。首选 β 受体阻滞剂（如艾司洛尔、美托洛尔等），血压控制目标为收缩压 100~120mmHg（1mmHg=0.133kPa）、心率 60~80 次 /min。对于降压不达标者，可考虑联合其他降压药物。高血压伴心率增快的 AD 患者应警惕使用硝普钠，因其可引起反射性儿茶酚胺释放，增强左心室心肌收缩力，进而主动脉壁剪切应力增加（2017 年中国专家共识）。

（二）不同类型的主动脉夹层的治疗概述

1. Stanford A 型 AD 的治疗　未经治疗的 Stanford A 型 AD 早期 48 小时内死亡率高达 50%，30 天死亡率高达 90%，经手术治疗 30 天死亡率降低至 30%。因此，Stanford A 型 AD 一经确诊应积极进行紧急外科手术治疗。长期随访结果表明，Stanford A 型夹层外科手术治疗效果明显优于内科保守治疗。目前诸多的外科治疗策略仍存在争议，具体手术方式需评估主动脉窦、主动脉瓣、冠状动脉、主动脉弓部受累情况，结合外科医师的治疗经验进行精准个性化选择。

当病变累及主动脉根部时，主要的手术方式包括主动脉根部复合替换术（Bentall 术）和保留主动脉瓣的主动脉根部修复术（David 术）。Bentall 术用带瓣的人工血管替换被切除的病变部位，重建冠状动脉开口，已成为治疗该类病变的首选方法，安全性较好。David 术保留主动脉瓣，仅切除病变部位并由人工血管替代，目前已发展至针对患者进行个体化治疗的 David V 型。累及升主动脉远端及主动脉弓部时，主要的手术方式包括部分主动脉弓置换和全弓置换术（Total aortic arch replacement，TAAD），虽可有效关闭原发破口且技术较成熟，但遗留大部分未处理的病变主动脉，术后可能出现疾病进展甚至需二次手术。鉴于上述缺陷，孙立忠教授及其团队于 2003 年首次发明全弓替换 + 支架象鼻术（Sun's 手术），该术式扩大了病变处理范围和假腔闭合程度（14.5% *vs.* 94.2%），明显降低了二次手术风险（0.7% *vs.* 6.5%），现已广泛应用于临床，成了 Stanford A 型 AD（AC 型）的标准术式。

传统外科手术治疗要求在低温停循环脑灌注的方式下进行，由于过低的体温常合并严重的手术并发症。国外研究表明，顺行性脑灌注下主流目标手术温度多为 25℃左右，我国专家委员建议将中低温（21~25℃）停循环和顺行性脑灌注相结合作为首选脑保护措施。尽管国内外主流手术标准温度已从深低温调整至中低温，但仍存在无法耐受低温停循环开放性手术的群体，因此，杂交手术应运而生。杂交手术，即主动脉弓部去分支手术（Debranch 术），通过血管重建与腔内修复术相结合，极大地缩短了手术时间，避免低温停循环损害同时解决了锚定区不足等问题，充分融合了开放手术与腔内修复术的优势。对于高龄、存在严重并发症等无法耐受传统开放性手术的患者，可考虑杂交手术，但中晚期预后有待进一步验证。

既往研究认为全腔内修复术并不能作为 Stanford A 型 AD 治疗手段。随着医疗技术的进步，目前国内外学者认为无法行外科或杂交手术患者（高龄、心功能Ⅲ级以上、重要脏器功能障碍及麻醉高风险等）也可考虑全腔内修复术。但目前全腔内修复术在 Stanford A 型 AD 治疗的应用中存在诸多技术难点，有待临床研究加以验证。

2. Stanford B 型 AD 的治疗　Stanford B 型 AD 患者病情复杂多变，目前其最佳治疗方案依然存在争议，需根据患者的具体病情及医疗技术水平选择最合适的治疗策略。在明确诊断后，需进一步根据患者的临床表现和影像学特征进行细分（表 2）。

表2　各型主动脉夹层的临床表现和影像学特征

非复杂型	高危型	复杂型
无P破裂征象	不可缓解的疼痛	破裂或先兆破裂
无灌注不良	无法控制的高血压	灌注不良综合征
无高危因素	血性胸腔积液	
	主动脉直径>40mm	
	假腔直径>22mm	
	单纯影像学发现的灌注不良	
	小弯侧的原发破口	
	再入院	

药物治疗在Stanford B型AD治疗中具有重要地位。药物治疗不仅可作为复杂型B型AD的术前辅助治疗,也是病情稳定的慢性B型AS的主要治疗措施。对于急性非复杂型Stanford B型AD患者,一般药物保守治疗的病死率较低。但单纯药物治疗通常无法阻止疾病进展,若服药期间反复出现剧烈胸痛、难治性高血压以及重要脏器缺血等临床表现,需立即完善CTA评估病情变化,必要时急诊手术治疗。

传统开放性手术目的在于切除内膜撕裂部位、重建病变血管,由于手术创面大、体外循环技术要求高、脑保护策略不完备及围手术期并发症多等缺点,目前已不作为Stanford B型AD的首选治疗方式。对于病变涉及主动脉根部、升主动脉或合并需外科治疗干预的心脏疾病(如先天性心脏病、心脏瓣膜病等)的Stanford B型AD(BC型患者)以及锚定区不足不适合行TEVAR的患者,可一期采用术中支架象鼻手术,也可先行TEVAR,二期处理其他并发症。对于高龄、合并慢性阻塞性肺疾患、多脏器功能不全、锚定区不足、无法耐受低温循环与开放性创伤的患者,建议实施杂交手术。

随着腔内技术的成熟和器械的进步,腔内治疗因其简便、微创、疗效确切及术后并发症少等优点,已取代开放手术成为首选治疗方式。胸主动脉腔内修复术(thoracic endovascular aortic repair,TEVAR)的目的是封闭主动脉内膜破损部位,扩张真腔,改善远端脏器和肢体血供,促进假腔血栓化和主动脉重塑。单纯TEVAR适用于锚定区充足(原发破口距离左锁骨下动脉开口>1.5cm)、非遗传性结缔组织病性Stanford B型AD。急性高危型Stanford B型AD患者单纯药物治疗预后往往很差,推荐首选TEVAR。对于无高危因素的急性非复杂型Stanford B型AD患者,目前最佳治疗方案依然存在争议,2022年中国专家共识推荐选择腔内治疗,以改善其远期主动脉重构,降低主动脉相关不良事件的发生风险。国内研究的长期随访结果证实,对于急性非复杂型Stanford B型AD,与单纯药物治疗相比,经TEVAR治疗后的主动脉相关不良事件发生风险和病死率更低。国内的Meta分析结果显示,TEVAR治疗急性或慢性TBAD的手术成功率为99.1%,院内病死率为1.6%,具有较好的短期疗效。由于植入覆膜支架无法阻止遗传性结缔组织疾病(如马方综合征)所致Stanford B型AD患者的主动脉瘤样扩张,故不推荐TEVAR术作为该类患者的首选治疗策略。但遗传性结缔组织病并非TEVAR的绝对禁忌证,如果该类患者不适宜进行开放性手术或者出现紧急病情,比如主动脉破裂或者濒临破裂,需紧急抢救的情况下,可选择TEVAR作为以后开放性手术治疗的过渡。

3. 慢性Stanford B型的治疗　慢性Stanford B型AD一般较为稳定,其治疗措施主要是控制血压和定期影像学随访。慢性Stanford B型AD的手术干预指征包括:①夹层动脉瘤形成。欧洲开放性手术的标准为直径>5.5cm,考虑到腔内治疗的获益,以及亚洲人群血管直径相对较细,该指征可适当放宽。②夹层直径快速增大(>10mm/年)。③疼痛无法缓解。④夹层破裂或先兆破裂。⑤主动脉分支血管严重缺血。目前,在慢性 Stanford B 型 AD 患者中,尚缺乏比较开放手术和 TEVAR 的前瞻性随机对照研究,两种手术方式各有利弊,重点在于患者的选择。

4. 特殊类型的 Stanford B 型 AD 的治疗 对于特殊类型的 Stanford B 型 AD,需根据患者的具体情况制定精准化治疗方案。壁间血肿与典型 Stanford B 型 AD 临床表现类似,二者不容易鉴别,常合并存在,壁间血肿的患者经过充分的降压治疗后,可自发缓解,当主动脉管壁持续增厚,管径扩大,或出现穿透性溃疡,或进展形成典型的 TBAD,则需积极地腔内治疗。穿透性溃疡常合并壁间血肿,治疗以充分降压为基础,手术干预的指征包括无法缓解的疼痛,合并壁间血肿和先兆破裂,治疗上首选 TEVAR。创伤性 Stanford B 型 AD 常合并多发伤,24 小时病死率高,其治疗需多学科综合治疗协作组评估,若夹层为主要损伤,则优先治疗 AD,首选急诊 TEVAR 治疗;若合并其他重要器官损伤,建议在血流动力学稳定或其他致命性损伤修复后,尽早治疗夹层,仍然首选 TEVAR。医源性夹层比较少见,其治疗原则一般视损伤部位、范围而定,如果是腹主动脉损伤导致的局限性夹层,优先选择药物保守治疗;如果是胸降主动脉损伤导致的夹层,可行 TEVAR 治疗。

四、结语

综上所述,目前 AD 的治疗仍面临极大的困难与调整,各类新型治疗手段缺乏大规模临床研究与高等级证据的支持,往往伴随中远期疗效的不确定性,以及靶器官并发症的增多,未来随着影像学技术、介入治疗及基层医疗水平的飞速发展,对于精准评估 AD 病情变化及临床预后意义重大,相信 AD 的短期及远期疗效将会进一步改善。

(李 尤　康梦阳　田红燕)

参考文献

[1] BOSSONE E, EAGLE K A. Epidemiology and management of aortic disease: aortic aneurysms and acute aortic syndromes [J]. Nat Rev Cardiol, 2021, 18 (5): 331-348.

[2] WEISS S, SEN I, HUANG Y, et al. Population-Based Assessment of Aortic-Related Outcomes in Aortic Dissection, Intramural Hematoma, and Penetrating Aortic Ulcer [J]. Ann Vasc Surg, 2020, 69: 62-73.

[3] MACGILLIVRAY T E, GLEASON T G, PATEL H J, et al. The Society of Thoracic Surgeons/American Association for Thoracic Surgery Clinical Practice Guidelines on the Management of Type B Aortic Dissection [J]. Ann Thorac Surg, 2022, 113 (4): 1073-1092.

[4] HOWARD D P J, BANERJEE A, FAIRHEAD J F, et al. Population-Based Study of Incidence and Outcome of Acute Aortic Dissection and Premorbid Risk Factor Control 10-Year Results From the Oxford Vascular Study [J]. Circulation, 2013, 127 (20): 2031.

[5] EVANGELISTA A, MALDONADO G, GRUOSSO D, et al. Insights from the International Registry of Acute Aortic Dissection [J]. Glob Cardiol Sci Pract, 2016, 2016 (1): e201608.

[6] WANG W, DUAN W, XUE Y, et al. Clinical features of acute aortic dissection from the Registry of Aortic Dissection in China [J]. J Thorac Cardiovasc Surg, 2014, 148 (6): 2995-3000.

[7] 温伟,张新超.误诊疾病数据库单病种误诊文献研究:主动脉夹层 [J].临床误诊误治,2015 (5): 1-4.

[8] CAPOCCIA L, RIAMBAU V. Current evidence for thoracic aorta type B dissection management [J]. Vascular, 2014, 22 (6): 439-447.

［9］ HALUSHKA M K, ANGELINI A, BARTOLONI G, et al. Consensus statement on surgical pathology of the aorta from the Society for Cardiovascular Pathology and the Association For European Cardiovascular Pathology: Ⅱ. Noninflammatory degenerative diseases-nomenclature and diagnostic criteria [J]. Cardiovasc Pathol, 2016, 25 (3): 247-257.

［10］ DEBAKEY M E, BEALL A C, COOLEY D A, et al. Dissecting aneurysms of aorta [J]. Surg Clin North Am, 1966, 46 (4): 1045-1055.

［11］ DAILY P O, TRUEBLOOD H W, STINSON E B, et al. Management of acute aortic dissections [J]. Ann Thorac Surg, 1970, 10 (3): 237-247.

［12］ LOMBARDI J V, HUGHES G C, APPOO J J, et al. Society for Vascular Surgery (SVS) and Society of Thoracic Surgeons (STS) reporting standards for type B aortic dissections [J]. J Vasc Surg, 2020, 71 (3): 723-747.

［13］ SUN L Z, LIU N N, CHANG Q, et al. The application of modified classification of the aortic dissection [J]. Zhonghua Wai Ke Za zhi, 2005, 43 (18): 1171-1176.

［14］ 汤敬东, 景在平. 主动脉夹层的个体化分型与治疗 [J]. 临床外科杂志, 2007, 15 (5): 298-300.

［15］ 中国医师协会心血管外科分会大血管外科专业委员会. 主动脉夹层诊断与治疗规范中国专家共识 [J]. 中华胸心血管外科杂志, 2017, 33 (11): 641-654.

［16］ 裴轶飞, 景在平. "3N3V" 分型法在主动脉疾病腔内治疗中的应用 [J]. 中华外科杂志, 2008, 46 (17): 1344-1345.

［17］ ERBEL R, ABOYANS V, BOILEAU C, et al. 2014 ESC Guidelines on the diagnosis and treatment of aortic diseases: Document covering acute and chronic aortic diseases of the thoracic and abdominal aorta of the adult. The Task Force for the Diagnosis and Treatment of Aortic Diseases of the European Society of Cardiology (ESC)[J]. Eur Heart J, 2014, 35 (41): 2873-2926.

［18］ NITTA K, IMAMURA H, KASHIMA Y, et al. Impact of a negative D-dimer result on the initial assessment of acute aortic dissection [J]. Int J Cardiol, 2018, 258: 232-236.

［19］ MCMAHON M A, SQUIRRELL C A. Multidetector CT of Aortic Dissection: A Pictorial Review [J]. Radiographics, 2010, 30 (2): 445-460.

［20］ CHEN H Z, LIANG W S, YAO W F, et al. Compression methods after femoral artery puncture A protocol for systematic review and network meta-analysis [J]. Medicine (Baltimore), 2021, 100 (4): e24506.

［21］ 中华医学会外科学分会血管外科学组. Stanford B 型主动脉夹层诊断和治疗中国专家共识 (2022 版) [J]. 中国实用外科杂志 (电子版), 2022, 14 (2): 119-130.

［22］ HIRATZKA L F, BAKRIS G L, BECKMAN J A, et al. 2010 ACCF/AHA/AATS/ACR/ASA/SCA/SCAI/SIR/STS/SVM Guidelines for the Diagnosis and Management of Patients With Thoracic Aortic Disease-A Report of the American College of Cardiology Foundation/American Heart Association Task Force on Practice Guidelines, American Association for Thoracic Surgery, American College of Radiology, American Stroke Association, Society of Cardiovascular Anesthesiologists, Society for Cardiovascular Angiography and Interventions, Society of Interventional Radiology, Society of Thoracic Surgeons, and Society for Vascular Medicine [J]. Circulation, 2010, 121 (13): E266-E369.

［23］ SUN L, QI R, ZHU J, et al. Total Arch Replacement Combined With Stented Elephant Trunk Implantation A New "Standard" Therapy for Type A Dissection Involving Repair of the Aortic Arch ?[J]. Circulation, 2011, 123 (9): 971-978.

［24］ SHRESTHA M, BECKMANN E, KRUEGER H, et al. The elephant trunk is freezing: The Hannover experience [J]. J Thorac Cardiovasc Surg, 2015, 149 (5): 1286-1293.

［25］ QIN Y L, WANG F, LI T X, et al. Endovascular Repair Compared With Medical Management of Patients With Uncomplicated Type B Acute Aortic Dissection [J]. J Am Coll Cardiol, 2016, 67 (24): 2835-2842.

［26］ XIONG J, CHEN C, WU Z, et al. Recent evolution in use and effectiveness in Mainland China of thoracic endovascular aortic repair of type B aortic dissection [J]. Sci Rep, 2017, 7 (1): 17350.

主动脉疾病合并冠心病的诊疗现状

一、主动脉疾病合并冠心病的流行病特征

主动脉疾病作为一类凶险的致死性疾病,包括急性主动脉综合征(acute aortic synrone,AAS)、主动脉瘤、主动脉先天性和遗传性疾病、主动脉粥样硬化病变、创伤性主动脉疾病、动脉炎、主动脉肿瘤等,其中以 AAS 最常见且凶险,包括主动脉夹层(aortic dissection,AD)、主动脉穿透性溃疡(penetrating aortic ulcerration,PAU)和主动脉壁内血肿(intramural hematoma,IMH)。伴随社会人口老龄化的进展,主动脉疾病的患病率逐年上升,通常合并冠心病(coronary heart disease,CHD)、高血压和糖尿病等。主动脉疾病和冠心病作为常见胸痛类疾病,在临床实践中不乏出现主动脉疾病合并冠心病的患者,其中欧洲数据显示,AD 患者中约 20% 合并冠心病,国内研究显示,主动脉夹层合并冠心病达 26%~28%,国外腹主动脉瘤(abdominal aortic aneurysm,AAA)患者合并 CHD 发病率为 30%~90%,CHD 患者与 AAA 的共患率为 5%~14%,而 CHD 患者合并 AAA 的患病率为非 CHD 患者 2.4 倍,主动脉疾病合并 CHD 由于其临床表现及发病机制复杂多样,需要在较短时间内对患者进行风险评估并制定正确的诊疗策略。本章主要对主动脉疾病合并 CHD 的患者诊断与治疗策略进行介绍。

二、主动脉疾病发生的机制和危险因素

1. 主动脉疾病合并冠心病的发病机制　主动脉疾病合并 CHD 发病机制可能基于以下几个方面:①粥样硬化机制:两种疾病具有共同的危险因素,包括高血压、血脂异常、吸烟、饮酒等,这些危险因素单独或协同发挥作用,促进包括主动脉和冠状动脉在内的血管发生粥样硬化改变;②血管炎症反应:在主动脉与冠状动脉发生粥样硬化的病理生理机制中扮演重要角色;③部分遗传性疾病如马方综合征可同时累及主动脉与冠状动脉,在应激情况下可能导致两种疾病同时发生。需指出,主动脉疾病累及冠状动脉系统时,患者临床表现类似急性冠脉综合征(acute coronary syndrome,ACS),主要与主动脉夹层对冠状动脉系统造成不同形式、不同程度的机械性阻塞有关,与传统的冠状动脉粥样硬化导致 ACS 有所不同。

按解剖及发病顺序机制可大致分为两种:①主动脉自发 - 冠脉自发型病变:即主动脉和冠脉均因各自病变部位的粥样硬化或炎性反应引发相关病理改变,在同一时间段发病;②主动脉自发 - 冠脉继发型病变:即主动脉疾病发病在先,因主动脉病变诱发冠脉闭塞等病理改变在后,冠脉因主动脉病变进展等原因受累引发的狭窄闭塞,冠脉合并粥样硬化性病理基础改变。

2. 主动脉疾病合并冠心病的危险因素　共同的危险因素是促成主动脉疾病合并冠心病发生的基础。主动脉疾病的危险因素包括:①增加主动脉壁张力的各种因素:如高血压、主动脉缩窄、外伤等;②导致主动脉壁结构异常的因素:如动脉粥样硬化、遗传性结缔组织疾病(如马方综合征、LoeysDietz 综合征、主动脉瓣二叶式畸形等)、家族性遗传性 AD 或主动脉瘤、大动脉炎等;③其他因素:如吸烟、饮酒、妊娠、医源性主动脉夹层等。冠心病的危

险因素包括高血压、血脂异常、糖尿病、吸烟、精神因素和遗传等因素。

三、主动脉疾病合并冠心病的诊断

(一) 主动脉疾病合并冠心病辅助检查

1. 心电图 患者心电图多表现为非特异性 ST-T 改变,近 1/3 主动脉疾病患者心电图正常。急性主动脉疾病可合并持续性或间歇性心电图 ST 段抬高,5% 的急性主动脉夹层患者可出现急性心肌梗死表现。急性主动脉疾病合并 ST 段抬高可能是由于主动脉夹层累及冠状动脉系统(约 7%),导致冠状动脉开口暂时或持久的闭塞,也可能由于患者合并存在冠心病在应激情况下的病情恶化进展。

2. 胸部 X 线片 常规胸部 X 线片可用于初步筛查主动脉钙化、胸腔积液、主动脉扩张、心影大小等。对于中风险或者低风险患者,胸部 X 线片可作为排除诊断的方式。阳性诊断患者可出现主动脉影增宽,主动脉外轮廓不规则、增宽甚至扭曲,主动脉内膜钙化影移位,仅少数患者胸部 X 线片完全正常。

3. 血管造影 冠脉造影作为冠心病诊断“金标准”,主动脉造影作为诊断主动脉疾病的重要手段,诊断准确率达 95% 以上,可见内膜撕裂部位、范围、出口、入口和主动脉分支及主动脉瓣受累情况,笔者建议行主动脉造影时同台行冠脉造影术,提高主动脉疾病患者冠心病的诊治率。

4. 磁共振成像(magnetic resonance imaging,MRI) MRI 检查可提供多个平面的主动脉影像,可很好地鉴别 IMH 和 PUA,并提供诸多与主动脉瓣及左室收缩功能相关信息。磁共振血管成像(magnetic resonance angiography,MRA)可更加准确评估主动脉分支的解剖、形态及累及范围和严重程度,缺点是耗时长,不适用于危重患者,且接受过体内金属器械植入的患者为禁忌。

5. 增强 CT 增强 CT 是主动脉病变应用最广泛的检查,尤其对于计划行腔内治疗的患者或有症状的胸主动脉疾或急性主动脉综合征的高风险患者至关重要。AAD 合并 ACS 对辅助检查提出了更高的要求,增强 CT 扫描因为具有快速成像功能,逐渐成为急诊诊断 AAD 最常选择的辅助检查,但是对于 ACS 患者尤其急性心肌梗死患者,行增强 CT 检查可能加剧冠脉病变的恶化,需结合心电图、多普勒超声等检查予以辅助诊断。因此,针对急性胸痛进行的胸痛三联筛查 CT 血管成像建议进行一站式扫描,扫描内容包括主动脉、冠状动脉以及肺动脉血管。一站式 CT 成像在急性胸痛的诊断及鉴别诊断方面具有独特优势,成为急性非典型胸痛患者快速有效的筛查方法。

6. 多普勒超声成像(Doppler ultrasound imaging,DUS) 心脏超声检查是评估主动脉疾病的常规检查之一,也是评价心脏结构和功能最常应用的方式,有助于冠心病的诊断,优点是方便、无创、安全。DUS 在评估近端主动脉及其附属结构上具有较为明显的优势,可发现的心包积液、心脏压塞、主动脉周围血肿及未闭合的假腔,不仅具有明确的诊断价值,而且有助于预测患者的预后。DUS 在诊断 AAA 上优势明显。其灵敏度和特异度均接近 100%。

7. 血管内超声(intravascular ultrasound,IVUS) IVUS 是一种有创检查,通常作为手术过程中的一种辅助检查手段。IVUS 在冠心病的介入诊治过程中普及率高,可实时识别冠脉内斑块性质和血管内分支情况。在主动脉疾病诊断中主要使用场景为:当增强 CT 图像质量较差且需要详细地评估覆膜支架锚定区或分支动脉开口,以及需要减少造影剂使用时,尤其在主动脉夹层破口小、主动脉穿透性溃疡口小或者壁内血肿偏小的情况下。

8. 检验指标(标志物) 快速、有效的检验指标对于急性主动脉疾病合并冠心病的诊治至关重要。

(1)心肌损伤标志物:急性主动脉疾病患者出现肌钙蛋白升高是导致诊断延误的重要原因之一。急性主动脉疾病患者的肌钙蛋白升高并非主动脉壁损伤的直接结果,而是继发于急性主动脉疾病累及冠状动脉系统或急性主动脉疾病使合并存在冠心病患者的心肌缺血进一步恶化,从而导致了心肌损伤。

(2)D-二聚体:AAD 患者的 D-二聚体水平明显升高,通常将 500μg/L 作为临界值,在起病的 24 小时内,如果患者的 D-二聚体水平低于 500μg/L,其阴性似然比(negative likelihood ratio,LR)为 0.07。也有研究显示,D-二聚体检测联合 AAD-RS 评分系统可进一步提高 AAD 患者的诊断准确率。

(3)可溶性 ST2(sST2):sST2 是存在于血液中的白细胞介素 1(IL-1)受体的家族成员蛋白。国内研究显示,如果将 34.6μg/L 作为 sST2 的临界值,其对 AAD 的阳性预测值为 68.7%,阴性预测值为 99.7%,LR 为 0.01,并且在急性胸痛患者起病 24 小时内,sST2 对 AAD 的预测价值优于 D-二聚体。

(二)主动脉疾病合并冠心病诊断流程

主动脉疾病合并冠心病诊治需依据主动脉疾病和冠心病的类型制定诊治流程,主动脉疾病合并慢性冠脉综合征优先处理主动脉疾病,择期处理冠脉病变。主动脉疾病合并 ACS 时,需要在较短的时间内获取有诊断及鉴别诊断价值的线索,部分快速、可及的辅助检查具有明显的优势。疑诊主动脉疾病合并冠心病患者首选增强 CT 检查,如有可能,优先选择胸痛三联 CT 血管造影检查,一站式扫描明确主动脉、冠状动脉及肺动脉血管是否存在病变。需要特别指出的是,急性主动脉疾病合并 ACS 患者的病情进展较快,在进行辅助检查时,应该使用带除颤功能的监护仪进行持续心电监测。急性主动脉疾病患者,若出现心肌损伤标志物的升高,则提示急性主动脉疾病累及冠状动脉或急性主动脉疾病导致已经存在的冠心病病情加重。起病 24 小时内,如果患者的 D-二聚体水平低于 500μg/L,或 sST2 水平低于 34.6μg/L,意味着急性胸痛患者为急性主动脉疾病的可能性不高,需要寻找导致胸痛的其他原因,如 ACS 或急性肺栓塞。对急性胸痛患者的鉴别可借鉴急性主动脉疾病危险积分系统,选择相应的辅助检查,进一步明确是否为急性主动脉疾病合并 ACS。

(三)主动脉疾病合并冠心病症状和体征

1. 急性主动脉综合征(AAS)合并冠心病 急性主动脉疾病的临床症状明显,主要表现为疼痛症状,AAS 导致的疼痛常为"撕裂样"或"刀割样"持续性难以忍受的锐痛。疼痛的部位和性质可提示 AAS 病变及破口的部位及进展情况。Stanford A 型夹层常表现为前胸痛或背痛,Stanford B 型夹层常表现为背痛或腹痛,但两者疼痛部位可存在重叠。因此,对于剧烈胸背痛且伴高危病史及体征者应怀疑 AAS 的可能;出现迁移性疼痛可能提示 AAS 进展,如患者出现下肢疼痛,则提示夹层可能累及髂动脉或股动脉。部分患者亦可无疼痛症状。1/2~1/3 患者发病后出现苍白、大汗、平时湿冷、气促、脉速、脉弱或消失等表现,血压下降程度与临床症状表现不平行,严重休克可见于 AD 破裂、低血压多数见于心脏压塞或急性主动脉瓣关闭不全,两侧肢体血压及脉搏明显不对称,常高度提示本病。由于夹层扩张或压迫邻近组织或波及大动脉分支从而出现不同的症状和体征。心脏并发症由于 A 型 AD 累及脏器导致,表现在 3 个方面:①主动脉瓣关闭不全和心力衰竭:夹层导致主动脉根部扩张、主动脉瓣对合不良等可引起主动脉瓣关闭不全,轻者无明显临床表现,重者可出现心力衰竭甚至心源性休克；②急性心肌梗死：夹层累及冠状动脉开口可导致急性心肌梗死、右冠状窦受累多见，因此多表现为下壁心肌梗死，该情况禁忌溶栓和抗凝治疗；③心脏压塞：夹层假腔渗漏或夹层破入心包可引起心包积液或心脏压塞，发生率约为 17.7%。此外，AAS 患者因夹层累及会导致呼吸、神经、消化或泌尿系统等症状。

2. 主动脉瘤合并冠心病　AAA 起病缓慢，腹部脐周围或中上腹扣及有膨胀性搏动的肿块，可同时伴有下肢急性或慢性缺血症状；腹部扣诊瘤体有轻度压痛，部分患者并可以听到血管杂音及震颤，合并冠心病的症状易于区分。AAA 处在病程早期可没有任何的症状，尤其是瘤体压迫到周围的组织或器官时，可发现心功能不全或者是心肌供血不足等表现。胸主动脉瘤患者的病情加重之后，将会产生不同程度的压迫症状。弓部的主动脉瘤会压迫到气管或者支气管，促使患者的气管变窄或者管壁塌陷，严重时可引发咳嗽、呼吸困难等不适的表现。病情严重者还会压迫到交感神经，最终产生 Horner 综合征（霍纳综合征），从而影响到患者的日常生活。瘤体破裂后血液流入纵隔腔、胸膜腔、气管支气管或食管，均可致命。病变累及主动脉根时可产生主动脉瓣关闭不全，严重时出现左心衰竭。主动脉瘤严重可累及冠状动脉开口，对于合并冠心病的 AAA 应严格控制冠心病危险因素。

（四）鉴别诊断

主动脉疾病合并冠心病病情复杂，需和常见胸痛和急腹症疾病相鉴别。尤其 AAS 以胸痛为主要表现，需与急性心肌梗死、肺栓塞和气胸相鉴别。需从病史、体检全面分析。腹主动脉瘤合并冠心病易于区分诊断，借助多普勒超声和查体均可确诊鉴别。

四、主动脉疾病合并冠心病的治疗

主动脉疾病合并冠心病的初步治疗原则是绝对卧床、有效止痛、镇静、控制心率和血压，减轻主动脉剪应力，降低主动脉破裂的风险，因此需掌握主动脉疾病合并冠心病的诊治原则：①急性主动脉疾病合并慢性冠脉综合征（chronic coronary syndrome，CCS）患者，先处理急性主动脉疾病，围手术期维持有效终末灌注可避免出现继发性心肌缺血。②急性主动脉疾病合并 ACS 者需在较短时间内对急性主动脉疾病与 ACS 的风险进行评估，依据风险评估结果选择相应的治疗方式，手术时机选择需要依据急性主动脉疾病的分型及冠心病的严重程度来决定。Stanford A 型主动脉夹层（TAAD）、复杂型 TBAD 合并 ST 段抬高心肌梗死（ST-segment elevation myocardial infarction，STEMI）或极高危 ACS 需要紧急手术治疗。急性主动脉疾病患者合并 ACS 患者需要机械循环支持时，应避免植入主动脉内球囊反搏。静脉溶栓治疗有助于恢复 STEMI 患者的冠状动脉血流，但增加 AAD 破裂出血的风险。因此，急性主动脉疾病合并 STEMI 患者的静脉溶栓治疗为禁忌证。③急性主动脉疾病合并 STEMI 或极高危 ACS 的治疗应同时处理夹层和闭塞的冠状动脉病变，TAAD 合并 STEMI 患者可同时进行升主动脉置换加冠状动脉旁路移植术（coronary artery bypass grafting，CABG）；TBAD 合并 STEMI 或极高危 ACS 患者可同时进行主动脉腔内修复术（endovascular aortic repair，EVAR）及经皮冠状动脉介入治疗（percutaneous coronary intervention，PCI）；紧急情况下，部分急性主动脉疾病合并 STEMI 患者可能需要先行急诊 PCI，为后续的外科手术或 EVAR 赢得抢救时间。

急性主动脉疾病合并冠心病患者的总体治疗策略：①对于 AAD 合并 CCS 患者，首先行升主动脉置换或采取 EVAR 处理 TBAD，可同期或择期处理冠状动脉病变（CABG 或 PCI）。②对于 AAD 合并 ACS 患者，应该根据风险评估结果采取不同的治疗策略，合并

STEMI 或极高危 ACS 患者同时处理主动脉与冠状动脉病变。合并非极高危 ACS 患者倾向于采取同时处理或先处理好主动脉疾病、择期再处理冠状动脉病变的策略。急性主动脉疾病合并 STEMI 患者不适合溶栓治疗和过度抗凝。③ AAD 合并 ACS 患者原则上不适合植入循环辅助装置主动脉内球囊反搏，但 TBAD 合并 ACS，可以同台完成 EVAR 和 PCI，可以先行 EVAR 在降主动脉植入覆膜支架，其后植入主动脉内球囊反搏辅助下行 PCI。

（一）外科手术治疗

TAAD 合并冠心病患者在明确冠状动脉病变情况后，根据夹层累及范围，相应处理被累及的升主动脉、主动脉弓、主动脉瓣，同时处理冠状动脉病变。根据主动脉夹层累及冠状动脉血管的程度选择不同的冠状动脉手术策略。

1. 术前检查发现合并冠状动脉狭窄的患者，最佳的方式是选用 CABG。CABG 主要以大隐静脉桥为主，若条件允许且左锁骨下动脉未受累及，可选用左侧乳内动脉桥。

2. 夹层仅累及冠状动脉开口，以右冠状动脉多见。在行主动脉近端成形的同时，仔细处理冠状动脉开口处，稍做加固，不需另外单独处理，后将主动脉近端与人工血管行端端吻合。

3. 如果夹层累及冠状动脉开口内侧，远端正常，则应将夹层剥离内膜剪除到正常范围，将左、右冠状动脉开口直接吻合到人工血管壁，仔细止血，近端选择 Bentall 或 David 术式。

4. 若夹层累及冠状动脉，使其形成夹层，但内膜完整无破口时，则行冠状动脉口纽扣夹心修补，然后将其吻合在人工血管侧壁。

5. 如夹层近端有血栓，并累及冠状动脉，先仔细清除血栓，以探子探查冠状动脉开口，以了解其通畅程度，若通畅性差，则行 CABG。

6. 如果夹层导致冠状动脉开口内膜完全撕脱，造成近端血流闭塞，则选用 CABG，同时缝扎封闭的冠状动脉开口。

（二）介入治疗

EVAR 治疗主要应用于 TBAD，研究显示 TBAD 合并冠心病的比例高于 TAAD，因此 TBAD 患者可采取冠脉 CT 或冠状动脉造影检查评估患者冠状动脉病变的严重程度。

1. TBAD 合并 CCS 患者，在确保主动脉夹层支架封闭良好的前提下再行处理冠状动脉病变。PCI 的手术时机目前尚存在争议，主要包括两种时机。

（1）EVAR+PCI 一站式治疗，同次住院完成 EVAR 及 PCI，虽增加手术时间、造影剂用量、X 线照射时间，增加围手术期失血、感染和肾功能损伤等并发症，但同时降低了主动脉破裂和心肌梗死的风险，根据国内外专家经验和有关报道均支持同时行急诊 EVAR 及 PCI 治疗。

（2）EVAR 术后再择期入院进行 PCI 治疗，增加发生急性心肌梗死风险，研究显示 EVAR 术后 3~7 天同次住院完成 PCI，安全、有效。对于 TBAD 合并 ACS 患者。

2. AAD 合并 ACS 时，患者需要急诊 PCI 手术。

（1）AAD 合并 ACS 时，需要在较短的时间内对 AAD 与 ACS 进行风险评估。

（2）主动脉夹层逆向撕裂或壁间血肿累及冠状动脉开口，严重影响冠状动脉的血流供应，患者出现血流动力学不稳定或与冠状动脉缺血相关的恶性心律失常时，可考虑先进行急诊 PCI 术，再处理主动脉疾病。

（3）非复杂型 TBAD 合并 STEMI 或极高危 ACS 可同时进行 EVAR 及急诊 PCI 治疗。

（4）复杂型 TBAD 合并 STEMI 或极高危 ACS 时，可同时进行 EVAR 及急诊 PCI 治疗。

（5）AAD 合并 ACS 患者急诊 PCI 时，需注意手术径路的选择，尽可能根据主动脉 CT 血管造影结果选择手术径路，避免因此导致的主动脉病情恶化。

需指出的是，既往升主动脉疾病为 EVAR 的禁忌证，但是随着 EVAR 的发展和材料技术的进步，EVAR 已经在主动脉弓部病变逐渐应用，结合笔者所在中心的经验，针对升主动脉疾病合并冠心病患者仍可行介入治疗，由于手术时长的问题，尤其存在极高危 ACS 患者建议先行 PCI 治疗后再行主动脉疾病治疗：①"分支支架"技术，将分支支架与覆膜支架主体预先缝合，通过分支动脉预置导丝，引导分支动脉移植物进入主动脉弓分支动脉，从而将累及主动脉弓上分支的夹层完全隔绝。该设计对病变解剖要求相对较低，能有效降低内漏发生率，但操作复杂，脑卒中风险显著增加。②"烟囱"支架技术，利用普通覆膜支架先将重要分支血管覆盖，然后在被覆盖的分支血管内和近端主动脉间植入裸支架或覆膜支架来恢复被覆盖分支血管的血流。该技术希望通过延长主动脉锚定区来防止内漏，但同时又增加了内漏的可能性。因此，该技术治疗复杂病变并非常规首选，更适宜用于挽救不慎被封堵的重要分支血管。③"豁口"技术，将支架型血管末端做成"豁口"形，将其朝向重要的分支血管，保证分支血管通畅。但是豁口精确定位困难，内漏风险高，导致这一技术目前尚难以广泛应用。④"开窗"技术，按照主动脉弓上分支血管开口的位置，分别在覆膜支架相应位置开"窗口"，使得"窗口"准确对应分支血管开口，从而达到隔绝夹层同时保留分支血管的目的。这种移植物通常要按病变的具体解剖进行个体化设计，对病变解剖要求十分严格。⑤"多层裸支架"技术，多层裸支架技术是通过多层裸支架网孔可以调控改变进入夹层假腔内的血流动力学，将层流变为湍流从而促进血栓形成，而分支血管内层流方式不变从而保持通畅。此法简单易行，但仍需要大样本量临床病例检验其中长期效果。⑥"分支型带膜"支架，对于病变累及肾动脉和肠系膜上动脉的主动脉疾病，其利用支架上的血管分支重建内脏动脉分支，可同期通过完全腔内技术治疗累及内脏动脉的腹主动脉瘤，然而，分支型带膜支架费用昂贵，体化定制需要等待 6~8 周，对术者的介入技要求较高，手术时间长等为不利因素。

（三）主动脉疾病合并冠心病患者的抗血小板治疗策略

目前，缺乏有关主动脉疾病合并冠心病患者抗血小板治疗策略的随机研究，大部分的回顾性研究集中在单药抗血小板或双联抗血小板治疗（dual antiplatelet therapy，DAPT）对急性期术中出血发生率及其预后的影响。因此，需要在临床实践中根据不同的治疗方案选择不同的抗血小板治疗策略，决策时要抓住和解决主要矛盾，平衡获益和风险。

1. AAD 合并 CCS 的抗血小板治疗　AAD 合并 CCS 患者需要外科手术治疗时通常先处理 AAD，择期处理狭窄严重的冠状动脉。如果夹层累及冠状动脉，可能需同时进行 CABG，此类患者的抗血小板治疗策略可参照相关冠心病二级预防治疗指南。对暂时采取保守治疗的 AAD 患者使用抗血小板治疗会增加夹层破裂的风险，需尽快评估手术指征并及时采取手术治疗策略。TBAD 合并 CCS 患者的抗血小板治疗方案需依据是否进行 EVAR 和 / 或 PCI 手术而调整。如在 EVAR 术后进行 PCI 治疗，应根据相关的 PCI 指南给予 DAPT 治疗。

2. AAD 合并 ACS 的抗血小板治疗

（1）TAAD 合并 ACS 患者：如果在处理升主动脉的同时进行 CABG 治疗，其抗栓治疗策略可参照冠心病二级预防治疗指南推荐。

（2）部分 AAD 合并 STEMI 患者：可能需要先行急诊 PCI，为后续的外科手术赢得抢救时间。此类患者正在进行的 DAPT 会增加外科手术中的出血风险,需要引起重视,做好相关预案。

3. TBAD 合并 ACS　从理论上讲,TBAD 患者 EVAR 术后使用 DAPT 可能会增加血肿外渗与内漏的风险,亦可能会延迟假腔血栓化的进程;但亦有观点认为,TBAD 患者应用覆膜支架治疗后即使有即刻少许残余漏,也不会影响 PCI 治疗的实施及其术后抗血小板治疗,常规抗血小板治疗不会影响内漏的封闭。当 TBAD 合并 ACS,特别是合并 STEMI 时,可同期完成 EVAR+PCI 术,即在主动脉破口完全封闭后立即给予负荷剂量的 DAPT,然后直接进行 PCI,术后 DAPT 治疗时间至少 12 个月。

4. 主动脉瘤合并 CHD　因主动脉瘤尤其 AAA 患者常为高龄患者,其冠心病发病率高,抗血小板治疗为冠心病的基础预防治疗,而研究显示主动脉瘤(胸部或腹部)MACE 发生风险增加,故推荐 SAPT(阿司匹林或氯吡格雷)用于没有禁忌证的患者,SAPT 虽然不能减少动脉瘤的扩大,但可降低一般的心血管风险。对于腔内血栓或闭塞性动脉瘤,根据附壁血栓在动脉瘤进展中的情况,可以考虑抗凝治疗。尤其指出 AAA 患者未来发生心血管事件的风险很高,对于小瘤径 AAA 的患者,心血管死亡的年风险为 3.0%。欧洲心血管疾病预防指南同样建议,对有症状的周围血管疾病患者都应使用抗血小板治疗。而 AAA 术后血栓预防,对于术后充分评估后为中危或高危血栓风险同时为低危出血风险的患者,可谨慎使用低分子量肝素。笔者认为,对于接受 EVAR 的患者,当没有肝素抗凝绝对禁忌证时,在EVAR 术后应当使用普通肝素或者低分子量肝素以预防支架内血栓或深静脉血栓形成。用药应从小剂量开始,个体化用药。

(四) 主动脉疾病合并冠心病围手术期治疗

AAD 合并冠心病患者需在围手术期进行有效的镇痛与镇静,采取控制性降压措施并控制患者的心率。控制动脉血压下降幅度不超过基础值的 20%~30% 或维持收缩压 100~120mmHg(1mmHg=0.133kPa),以维持心、脑、肾、脊髓等重要生命器官灌注所需的最低值。同时,将心率控制在 60 次 /min 以下。β 受体阻滞剂是首选的控制血压与心率的药物,也是冠心病二级预防的重要药物。如无禁忌证,推荐早期(24 小时内)使用 β 受体阻滞剂,逐步滴定剂量达到目标心率后,继续长期使用。如果存在 β 受体阻滞剂的禁忌证,可使用非二氢吡啶类钙通道阻滞剂。除了常规的主动脉夹层围手术期管理要求外,AAD 合并冠心病患者的围手术期出血管理有一定特殊性。AAD 合并 CCS 患者在夹层发病前可能一直在服用抗血小板药物,合并持续性心房颤动患者可能正在服用抗凝药物,而 AAD 合并 ACS 患者在外科手术前可能已经进行 DAPT,起病前或在外科手术前服用抗血小板药物,明显增加 AAD 患者围手术期出血的发生率,而术后发生的出血是患者术后 30 天死亡率的预测因素之一。AAD 合并冠心病患者围手术期出血的管理,除了关注外科手术相关的出血外,还需关注因为使用抗血小板药物导致的消化系统、泌尿系统及神经系统出血并发症。在使用止血药物时需要注意该药物对心血管系统的不良影响,如早期被广泛使用的止血药物抑肽酶 (aprotinin)可增加心肌梗死的发生率。

五、主动脉疾病合并冠心病患者的临床随访

有关急性主动疾病合并冠心病患者的长期随访数据很少,此类患者需要同时关注主动脉疾病慢性期与冠心病的二级预防,且随访过程中一种疾病的进展或治疗策略的转变可能会影响另一种疾病的治疗,因此在临床随访中有一定的特殊性。对所有主动脉疾病的患者,

无论其接受何种治疗策略,进入疾病慢性期后均需要接受严密的随访,随访时间通常建议在出院后的 1 个月、6 个月、12 个月,病情稳定者以后每年 1 次。慢性主动脉疾病合并冠心病患者出现以下主动脉病变进展情况,应考虑手术治疗或选择 EVAR:①主动脉直径进行性扩张,速度 >10mm/ 年或 >5mm/6 个月;②主动脉直径 >60mm;③有脏器或下肢慢性缺血症状;④反复或持续性疼痛,或夹层有破裂征象者。慢性主动脉夹层患者合并 ACS 时应及时进行 PCI 治疗,选择手术径路时,需避免增加主动脉损伤风险。要严密观察抗血小板药物对慢性主动脉夹层的影响。在确定 PCI 治疗策略时,可参考近期公布有关研究,选择新一代冠状动脉支架或药物球囊以缩短 DAPT 的疗程,尽可能降低主动脉病变恶化的风险。

(王效增 杜占奎 张权宇)

参考文献

[1] ERBEL R, ABOYANS V, BOILEAU C, et al. 2014 ESC guidelines on the diagnosis and treatment of aortic diseases: document covering acute and chronic aortic diseases of the thoracic and abdominal aorta of the adult. the task force for the diagnosis and treatment of aortic diseases of the European Society of Cardiology (ESC)[J]. Eur Heart J, 2014, 35 (41): 2873-2926.

[2] DUGAS A, THERASSE E, KAUFFMANN C, et al. Reproducibility of abdominal aorticaneurysm diameter measurement and growth evaluationon axial and multiplanar computed tomography reformations [J]. Cardiovasc Intervent Radiol, 2012, 35 (4): 779-787.

[3] BRAVERMANA C, THOMPSONR W, SANCHEZL A. Diseases of the aorta [M]//BONOW R O, MANN D L, ZIPES D P, et al. Braunwald's Heart Disease. 9th ed. Philadelphia: ElsevierSaunders, 2012: 1309-1337.

[4] HIRATZKAL F, BAKRISG L, BECKMANJ A, et al. 2010 ACCF/AHA/AATS/ACR/ASA/SCA/SCAI/SIR/STS/SVM guidelines for the diagnosis and management of patients with Thoracic Aortic Disease: a report of the American College of Cardiology Foundation/American Heart Association Task Force on Practice Guidelines, American Association for Thoracic Surgery, American College of Radiology, American Stroke Association, Society of Cardiovascular Anesthesiologists, Society for Cardiovascular Angiography and Interventions, Society of Interventional Radiology, Society of Thoracic Surgeons, and Society for Vascular Medicine [J]. Circulation, 2010, 121 (13): e266-e369.

[5] UPCHURCH G J, ESCOBAR G A, AZIZZADEH A, et al. Society for Vascular Surgery clinical practice guidelines of thoracic endovascular aortic repair for descending thoracic aortic aneurysms [J]. J Vasc Surg, 2021, 73: 55S-83S.

[6] SCALI S T, KIM M, KUBILIS P, et al. Implementation of a bundled protocol significantly reduces risk of spinal cord ischemia after branched or fenestrated endovascular aortic repair [J]. J Vasc Surg, 2018, 67: 409-423.

[7] WANHAINEN A, VERZINI F, VAN HERZEELE I, et al. Editor's Choice-European Society for Vascular Surgery (ESVS) 2019 Clinical Practice Guidelines on the Management of Abdominal Aorto-iliac Artery Aneurysms [J]. Eur J Vasc Endovasc Surg, 2019, 57 (1): 8-93.

[8] WILLIAMS B, MANCIA G, SPIERING W, et al. 2018 ESC/ESH guidelines for the management of arterial hypertension: the task force for the management of arterial hypertension of the European Society of Cardiology and the European Society of Hypertension [J]. J Hypertens, 2018, 36 (10): 1953-2041.

[9] 中国医师协会心血管外科分会大血管外科专业委员会. 主动脉夹层诊断与治疗规范中国专家共识 [J]. 中华胸心血管外科杂志 , 2017, 33 (11): 641-654.

[10] PATATAS K, SHRIVASTAVA V, ETTLESD F. Penetrating atherosclerotic ulcer of the aorta: a continuing

debate [J]. Clin Radiol, 2013, 68 (8): 753-759.

［11］ 中华医学会胸心血管外科分会 . 胸外科围手术期出血防治专家共识 [J]. 中华胸心血管外科杂志 , 2018, 34 (6): 321-330.

［12］ PAPE L A, AWAIS M, WOZNICKI E M, et al. Presentation, diagnosis, and outcomes of acuteaortic dissection: 17-year trends from the international registry of acute aortic dissection [J]. J Am Coll Cardiol, 2015, 66 (4): 350-358.

［13］ NAZERIAN P, MUELLER C, SOEIRO A M, et al. Diagnostic accuracy of the aortic dissection detection risk score plus d-dimer for acute aortic syndromes: the ADvISED prospective multicenter study [J]. Circulation, 2018, 137 (3): 250-258.

［14］ YANG L, ZHANG Q Y, WANG X Z, et al. Long-term imaging evolution and clinical prognosis among patients with acute penetrating aortic ulcers: a retrospective observational study [J]. J Am Heart Assoc, 2020, 9 (18): e014505.

［15］ LIU Y J, ZHANG Q Y, DU Z K, et al. Long-term follow-up and clinical implications in Chinese patients with aortic intramural hematomas [J]. Int J Cardiol, 2018, 270: 268-272.

腹主动脉瘤的筛查及处理策略

腹主动脉瘤(abdominal aortic aneurysm,AAA)是指腹主动脉管壁呈瘤样扩张,直径超过 3cm 或大于正常直径的 50%。AAA 目前病因尚未明确,目前认为导致 AAA 发生和进展的重要因素包括金属蛋白酶、炎症介质、遗传因素,以及生物力学因素等。男性、吸烟、高龄、高血压、冠心病、外周动脉疾病及相关家族史均为 AAA 的危险因素。最新的数据表明,在 50 岁以上的欧美人群中 AAA 的发病率高达 3%~10%。由于 AAA 往往无症状和常规的超声筛查尚未普及,临床医师常常忽视人群 AAA 的防治。但是,随着常规身体检查的普及以及老龄化进程,在我国 AAA 的患病率也呈上升趋势。AAA 的主要风险在于破裂,一旦破裂死亡率可高达 90%。因此,对 AAA 早期筛查和诊断、定期随访监测和及时治疗意义重大。

一、腹主动脉瘤的筛查

(一)腹主动脉瘤筛查的意义

很多 AAA 患者在破裂之前都是没有明显症状的。当 AAA 发展至一定程度时,可突然发生破裂,一旦疾病进展至破裂,死亡率高达 90% 以上,是 65 岁以上老年人排名第 10 位的致死原因。AAA 最主要的治疗方式是在出现破裂前择期行外科开放手术或腔内治疗。AAA 破裂患者即使能够手术,死亡率也高达 45%~50%。有研究指出,AAA 择期行手术的死亡率大约为 5%,而急诊手术的死亡风险是择期手术的 10 倍。因此,尽早发现 AAA,尽早采取措施进行积极的干预,可很大限度上减少死亡率,对改善患者的预后意义重大。

既往国外四个大型随机对照研究表明,AAA 患病率在 4%~7.2%,对老年男性进行 AAA 超声筛查,经过 3~5 年的随访,AAA 相关死亡率可以减少 40%。其中,最大样本量的 MASS(Multicentre Aneurysm Screening Study)研究纳入 67 800 例患者行 AAA 超声筛查,经过长达 13 年的随访,结果提示可以显著减少 AAA 相关的死亡率及全因死亡率。另一项在英国进行的 AAA 筛查研究,从 1990 年开始对 65 岁以上老年男性进行超声筛查,经过 20 年后,因 AAA 破裂而行手术的患者逐渐减少,预示着 AAA 筛查的重大作用。一项纳入上述四个随机对照研究的系统性评价表明,经过 11~15 年的随访,进行 AAA 筛查可以减少全因死亡率 2.7%。

(二)腹主动脉瘤筛查方法

通过体格检查或影像学检查可发现无症状性 AAA。目前认为,腹部超声是筛查 AAA 的首选方法,因其敏感性和特异性高、安全且费用相对较低。关于 AAA 筛查的大型随机试验已采用超声检查作为筛查方法。超声检查敏感性为 95%~100%,特异性接近 100%,因此是用于诊断和跟踪 AAA 的极好检查。超声检查的限制包括:肥胖或肠道气体干扰;心动周期内主动脉直径变化;不同操作者和操作设备可造成结果差异;难以同时评估肾上腹主动脉和胸主动脉情况等。

对 AAA 患者进行体格检查时,可能会在上腹部发现搏动性肿块。研究者已在一些人群中评估了通过腹部触诊进行 AAA 筛查。用超声作为诊断标准,腹部触诊的敏感性取决于动脉瘤大小和患者腹围。随着动脉瘤大小的增加和腹围的降低,腹部触诊的敏感性增加。一篇综述纳入 15 项关于之前未怀疑 AAA 患者的研究,汇总分析发现腹部触诊对直径 3.0~3.9cm

的 AAA 的敏感性为 29%,对直径 4.0~4.9cm 的 AAA 的敏感性为 50%,对直径 ≥ 5.0cm 的 AAA 的敏感性为 76%。另一项研究显示,在腹围 <100cm 的患者中,腹部触诊敏感性为 91%,在腹围 >100cm 的患者中,敏感性为 53%。体格检查的异常发现需通过影像学核实。

其他影像学检查方法,如腹部 X 线片、腹部 CT 和 MRI 可能偶然发现 AAA。CT 和 MRI 用于检测 AAA 的准确度都很高,但一般不用于筛查,因为费用比腹部超声高,CT 扫描有辐射暴露,MRI 则通常耗时更久且对患者来说更难以接受。然而,导致血管腔内修复或外科修复的动脉瘤中,将近 2/3 是在因其他指征进行影像学检查时(最常为 CT 或 MRI)偶然发现。

(三)腹主动脉瘤筛查指南建议

基于 AAA 超声筛查的临床获益,许多指南都建议,使用超声检查对特定人群进行 AAA 筛查。2014 年欧洲心脏病协会(ESC)主动脉疾病诊疗指南建议,对大于 65 岁的男性进行 AAA 超声筛查(Ⅰ类推荐,A 级证据),对于大于 65 岁有吸烟史的女性,可以考虑进行 AAA 超声筛查(Ⅱb 类推荐,C 级证据)。2018 年美国血管外科协会(SVS)推荐,65~75 岁有吸烟史的人群进行 AAA 超声筛查(Ⅰ类推荐,A 级证据)。2019 年美国预防医学工作组(USPSTF)推荐,对 65~75 岁曾经吸烟的男性进行 1 次 AAA 超声筛查;选择性地对从未吸烟的 65~75 岁的男性进行 AAA 超声筛查。2019 年欧洲血管协会(ESVS)推荐,大于 65 岁男性进行 AAA 超声筛查(Ⅰ类推荐,A 级证据)。2020 年英国国家卫生与临床优化研究所(NICE)推荐,大于 66 岁男性,特别是伴随有危险因素以及大于 70 岁并伴随有危险因素的女性进行 AAA 超声筛查。目前,各大指南关于腹主动脉瘤超声筛查的推荐总结如表 1。

表 1 不同指南腹主动脉瘤超声筛查建议

	2014 年 ESC	2018 年 SVS	2019 年 USPSTF	2019 年 ESVS	2020 年 NICE
男性筛查	大于 65 岁男性(Ⅰ,A)	65~75 岁有吸烟史的男性(Ⅰ,A)	65~75 岁曾经吸烟的男性 选择性地对从未吸烟的 65~75 岁的男性	大于 65 岁男性(Ⅰ,A)	大于 66 岁男性,特别是伴随有危险因素
女性筛查	大于 65 岁并有吸烟史(Ⅱb,C) 无家族史的非吸烟者(Ⅲ,C)	65~75 岁有吸烟史的女性(Ⅰ,A)	曾经吸烟的 65~75 岁女性,现有证据不足以评估利弊 从不吸烟的女性,不支持筛查	不推荐常规筛查(Ⅲ,B)	大于 70 岁并伴随有危险因素的女性
根据初次测量的主动脉直径再筛查	腹主直径 25~29mm 患者 4 年后(Ⅱa,B)	腹主直径 25~30mm 患者 10 年后(Ⅱ,C)	未说明	腹主直径 25~29mm 男性 5~10 年后(Ⅱb,C)	直径 30~54mm AAA 患者每 12 周
一级亲属有 AAA 患者的家庭超声筛查	Ⅱa,B	65~75 岁或大于 75 岁的健康人(Ⅱ,C)	未说明	大于 50 岁者每 10 年(Ⅱb,C)	大于 66 岁男性和大于 70 岁女性并有 AAA 家族史

（四）我国腹主动脉瘤筛查现状

目前很多欧美指南都对 AAA 筛查做出了明确的推荐,然而,现有的指南推荐都是基于欧美人群的研究得出的结论。目前研究发现,亚洲人群的 AAA 患病率低于欧美人群。研究者对 4428 位老年日本人进行腹主动脉超声筛查,发现 AAA 患病率仅有 0.9%。另有研究指出,在大于 70 岁的亚洲男性当中,AAA 患病率仅为 0.08%。一项对比性研究表明,欧美人群 AAA 患病率为 4.69%,而亚洲人群 AAA 患病率仅为 0.45%。

对于中国人群的 AAA 筛查,目前尚缺乏大规模的流行病学资料,也无明确的指南推荐。2022 腹主动脉瘤诊断和治疗中国专家共识提到,对普通人群进行全面的 AAA 筛查的潜在获益尚不明确,但推荐使用超声作为筛查手段。在霍勇教授 CSPPT 研究人群中进行 AAA 筛查,AAA 的患病率仅仅为 0.11%,>65 岁的人群中,AAA 的患病率为 0.19%。广东省人民医院前期对心内科住院患者进行 AAA 超声筛查,结果显示 65 岁以上男性 AAA 发病率 2.9%,65 岁以上、没有糖尿病、有高血压及吸烟史的男性发病率可高达 7.9%。进一步在社区 >65 岁老年男性中进行 AAA 筛查,发现其阳性率为 2.2%,该筛查阳性率与近年来高加索人群的阳性率大致相同,提示在中国老年人群中,进行 AAA 筛查同样具有重要的临床意义。目前,国内仅有的少数单中心、小样本量 AAA 超声筛查结果提示,中国人群 AAA 发病率并没有比西方人群更低,在对高危人群进行 AAA 筛查效率更高。目前国内有关 AAA 筛查的意义、高危人群及危险因素等尚缺乏系统的研究。通过大规模人群筛查研究探讨适合我国 AAA 高危人群的筛查策略意义重大。

二、腹主动脉瘤的随访监测

（一）腹主动脉瘤增长速度与破裂风险

AAA 的主要风险在于破裂,一旦破裂病死率极高。有数据表明 AAA 的年平均破裂风险率为 2.2%。目前临床上最常用于评估破裂风险的指标仍是动脉瘤最大直径。随着动脉瘤增大,其生长速率和破裂风险也相应升高(表 2)。研究表明,直径介于 30~54mm 的 AAA,其直径每增大 5mm,则年平均生长速度增加 0.59mm,而破裂率则增加 1.91 倍。进一步细分发现,AAA 的年平均增长速度在直径 <40mm 时为 1~5mm,40~50mm 时为 3~7mm,而 >50mm 时则为 7~8mm。破裂风险方面,AAA 直径 <40mm 时年破裂风险基本为 0,40~50mm 时为 1% 左右,50~60mm 时介于 1%~11%,60~70mm 时翻倍至 10%~22%,而 ≥ 70mm 时则增大至 30%~33%(表 2)。

表 2 腹主动脉瘤直径年增长速度与破裂风险

AAA 直径 /mm	直径年增长速度 /(mm·年 $^{-1}$)	破裂风险 /(%·年 $^{-1}$)
30~39	1~4	0
40~49	3~5	1
50~59	3~5	1~11
60~69	7~8	10~22
≥ 70	7~8	30~33

（二）腹主动脉瘤的超声随访监测

基于腹主动脉瘤的直径增长速度及破裂风险，目前的国外指南建议，直径 30~39mm 的 AAA 患者每 2~3 年复查一次，直径 40~49mm 的 AAA 患者每 6~12 个月随访一次，直径 50~54mm 的 AAA 患者每 3~6 个月监测一次瘤体直径变化。而当男性患者 AAA 直径 >55mm、女性患者 AAA 直径 >50mm 或 AAA 患者瘤体直径年增长速度 >10mm 时，则应考虑手术或介入干预（图 1）。

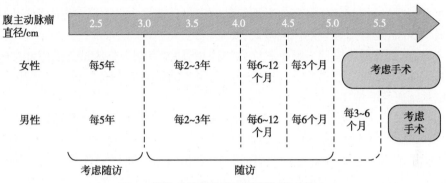

图 1　腹主动脉瘤的影像监测与管理策略

（三）腹主动脉瘤的其他监测技术

炎症有助于促进 AAA 的发生，目前正在研究用可以发现主动脉壁炎症的影像学技术来预测 AAA 的形成、增大和破裂，还需进一步研究以更准确地量化影像学所示 AAA 中炎症与后续 AAA 增大或破裂间的关系后，才有可能在临床上应用。

已有人研究将超微超顺磁性氧化铁颗粒（ultrasmall superparamagnetic particles of iron oxide，USPIO）增强 MRI 技术用于追踪主动脉壁炎症，但结果不确定。一项多中心队列研究，对 342 例 AAA 直径至少 4cm 的患者进行了 2 年多的监测，发现 42.7% 的患者 USPIO 增强，55.8% 无增强，1.5% 不确定。与没有 USPIO 摄取的患者相比，USPIO 增强患者主要结局（即动脉瘤破裂或修补）的发生率更高（47.3% *vs.* 35.6%），动脉瘤增大也更快（3.1mm/ 年 *vs.* 2.5mm/ 年），尽管这与当前吸烟习惯有关。基线 AAA 直径和当前吸烟也可预测主要结局。然而，在多变量模型中加入 USPIO 增强相比只纳入临床特征，并没有提高对 AAA 相关不良事件的预测。

^{18}F-FDG-PET 也有应用前景，但预测 AAA 扩大或破裂的结果不一致。一项系统性评价发现 FDG-PET 的标准摄取值（standardized uptake value，SUV）与 AAA 增大呈负相关，或者没有统计学意义的相关；但另一些研究显示呈正相关。

三、腹主动脉瘤的治疗

（一）腹主动脉瘤的药物治疗

由于 AAA 通过影像学手段易于诊断、患者预期存活时间较长、AAA 从发现至手术干预需要较长时间随访，使得 AAA 特别适合药物治疗。然而，目前尚缺乏延缓 AAA 进展的有效治疗药物。目前已完成的一些临床研究表明，β 受体阻滞剂、CCB、他汀类、抗血小板药物、ACEI、ARB、多西环素等均不能延缓小腹主动脉瘤的进展。

2018 年美国血管外科学会（Society for Vascular Surgery，SVS）指南和 2019 年欧洲血管外科学会（European Society for Vascular Surgery，ESVS）指南均指出没有一种药物被证明是有效的，其中包括多西环素、β 受体阻断剂、ACEI 和他汀类药物。2020 年英国国家卫生与临床优化研究所（National Institute for Health and Clinical Excellence，NICE）腹主动脉瘤指南推荐，对于高血压患者需进行标准治疗。目前，还没有足够高质量的证据来对减缓动脉瘤生长和降低破裂风险的非手术治疗提出临床建议。三大指南都指出，尚无有利证据表明任何药物对抑制 AAA 生长及破裂有明显的作用；均指出对于吸烟 AAA 患者，戒烟是行之有效的办法。所有观察性研究都表明，当前吸烟与动脉瘤生长速率增加有关，戒烟可使动脉瘤生长速率降低约 20%，动脉瘤破裂的风险降低 50%。

迄今为止，所有动物模型上显示有疗效的药物，均没有获得临床试验的阳性结果。从动物模型到人体试验存在巨大的鸿沟，提示当前对腹主动脉瘤的发病机制仍然不甚了解，也提示该领域基础研究的重要性。

广东省人民医院前期研究发现 AAA 合并冠心病比率高达 90%，在英国的国家 AAA 筛查研究中发现，AAA 破裂的发生率仅仅 0.03%，心血管疾病并发症导致约 1/3 的 AAA 修复后死亡。冠心病导致的死亡超过了其他原因引起的远期死亡。合并腹主动脉瘤的冠心病患者心血管事件的发生率更高（$HR=2.96$，95% CI 1.49~5.89）。腹主动脉瘤增加总死亡率（$HR=1.44$，95% CI 1.25~1.66）和心血管事件发生率（$HR=1.52$，95% CI 1.25~1.85）。因此，控制腹主动脉瘤进展的同时，减少心血管病事件的发生，是改善 AAA 患者预后的关键。

（二）无症状腹主动脉瘤的手术指征

2019 年 ESVS 指南、2018 年 SVS 指南和 2020 年 NICE 指南均推荐，对于没有症状的男性患者，AAA 手术指征为瘤体直径 >55mm（1A）。其推荐的依据为一项纳入 3 314 名参与者的研究提示，早期修复 AAA（4.0~5.4cm）并不会带来明显的益处。2019 年 ESVS 指南和 2018 年 SVS 指南推荐，对于没有症状的女性患者，AAA 手术指征为瘤体直径 >50mm（2B）。其依据是 Bown 等于 2013 年在 *JAMA* 发表的关于小 AAA 随访监测的荟萃分析中指出，虽然女性 AAA 的发病率比男性更低，但其破裂的风险却是男性的 4 倍。然而，2020 年 NICE 指南在考虑手术指征时未区分男性与女性。

2022 年腹主动脉瘤诊断和治疗中国专家共识指出，一些针对腹主动脉直径的调查研究结果发现，我国人群腹主动脉直径小于国外人群，推荐手术适应证为男性 AAA 直径 >5.0cm，女性 >4.5cm。AAA 生长速度是决定是否手术的第二因素，不论瘤体大小，如果 AAA 瘤体直径增长速度过快（每年增长 >10mm），也需要考虑尽早行手术治疗。

（三）未破裂症状性腹主动脉瘤的手术指征

目前多数指南推荐，对于未破裂的症状性 AAA，如果患者存在症状（腹 / 背 / 腰痛或血栓栓塞），且不能明确归因于其他病况，无论腹主动脉瘤的直径如何，均需进行动脉瘤修复术。对于症状性 AAA 患者，首先要确定动脉瘤是否已经破裂或即将破裂的风险很高，可通过临床症状或体征，或可能提示瘤体不稳定的某些影像学特征（如动脉钙化中断或瘤体不对称）来判断。

AAA 患者若无明显破裂，但存在症状或可能即将破裂的征象，应住院观察并进一步评估。如果患者适合手术，应在本次住院期间完成 AAA 修复术。对于血流动力学稳定的症状性（未破裂）AAA 患者，何时实施修复手术仍然是一项临床难题。在修复手术前优化身体状况可能对一些患者有益；然而，能够满足所有临床情况的明确推荐不可能存在。几项回顾性病例系列研究发现,急诊修复的总体围手术期并发症发生率和死亡率显著高于限期修复(18%~26% *vs.* 4%~5%)。另一项病例系列研究发现,推迟手术并采用半择期手术的症状性AAA 患者均未死于动脉瘤破裂。这类患者中 EVAR 的潜在影响尚不明确,但不太可能会改变对术前优化身体状况的需求,术前优化身体状况似乎对部分患者有益。

(四)腹主动脉瘤的手术方式

目前 AAA 手术治疗方法主要分为主动脉腔内修复术(endovascular aortic repair,EVAR)和外科开放手术两种。比较外科开放式 AAA 修复术与 EVAR 的随机试验发现,EVAR 组的短期(30 天)并发症发生率和死亡率显著改善,但两组最长 10 年的长期结局无显著差异。一项针对这些试验的汇总分析发现,腔内修复术的围手术期死亡风险比开放式修复术低69%(*OR*=0.33,95% *CI* 0.17~0.64)。但 EVAR 似乎更有可能需要二次手术,并且持续存在未来主动脉破裂的风险。然而,将每种操作的所有并发症都包括在内时,总体并发症发生率的差异似乎并无统计学意义。

与开放手术相比,EVAR 在手术时间、手术创伤、操作简便性、术后恢复及并发症发生率等各方面均具有显著优势。目前,开放手术一般应用于一些腔内修复解剖受限的情况,如短瘤颈、瘤颈成角严重、瘤体血栓负荷过重、入路血管管径过细或存在闭塞病变等。但是,随着新型器具的不断研发和相关技术的日益精进,EVAR 的治疗适应证仍在不断拓展。例如,国内外已有大量报道,使用平行支架技术、开窗技术及分支支架等来克服困难瘤颈的解剖限制,并使 EVAR 的治疗范围从肾下型 AAA 拓展至肾上型 AAA。

2019 年 ESVS 指南和 2018 年 SVS 指南都建议,将 EVAR 作为首选的治疗方式。SVS指南建议,对于血管解剖不符合腔内修复患者行开放手术,例如锚定区过短、大量的血栓、多个较大的副肾动脉等。考虑到体内支架在植入体内 8~10 年后具有较高并发症发生率和死亡率,ESVS 指南建议对于预期寿命较长(>10~15 年)的患者进行开放修复。

2020 年 NICE 指南则建议,在没有禁忌的情况下,开放手术是首选的择期修复方式。NICE 委员会认为,EVAR 手术虽然会带来更低的围手术期死亡率和更少的住院天数,但长期死亡率比开放手术更差,而且会有更多并发症,导致再次手术。对于有腹部疾病(如马蹄肾、气腹等)的患者,可考虑腔内修复。对于有麻醉风险和严重合并症的患者,可行腔内或保守治疗。此外,有学者认为 NICE 指南主要考虑了长期生存率和英国特有的经济模型。这项经济模型指出,使用腔内修复平均每位患者要多花费约 2 300 英镑,却带来了更少的质量生命调整年。

(五)腹主动脉瘤破裂的治疗

AAA 破裂十分凶险,在美国,AAA 破裂是造成 4%~5% 突然死亡的原因。多达 50% 的AAA 破裂患者未能到达医院就已死亡,那些在手术室里存活的患者病死率也高达 50%。目前,对于腹主动脉瘤破裂的治疗,2018 年 SVS 指南提出了 90 分钟的治疗时间窗(图 2),即对于 AAA 破裂的患者,从急诊接诊到手术干预的时间不应该超过 90 分钟。其中又分为 3个 30 分钟:急诊评估、诊断和初步处理应控制在前 30 分钟内;如需转院也应控制在 30 分钟内;手术术前准备至球囊阻断腹主动脉血供则应在最后 30 分钟内完成。在此基础上建立完备的抢救流程,可将 AAA 破裂的 30 天死亡率从 32% 降低至 18%。

同择期 AAA 修复术一样,迄今的研究均未发现 EVAR 与开放修复 AAA 破裂的存活率比较差异有统计学意义,但如手术适应证选择合适,EVAR 术后患者恢复较快,甚至费用也大幅降低。Peters 等总结了近年来相关的临床前瞻性随机对照研究发现,在有手术经验的大血管中心,EVAR 已是首选的治疗方法,但尚缺乏明确的证据;并指出为降低 AAA 破裂的病死率,患者应相对集中于这些中心进行治疗。影响破裂 AAA 患者生存的关键因素是,尽量减少发病到手术干预的时间,以及具有一支既有开放手术又有 EVAR 治疗 AAA 丰富经验的手术团队。

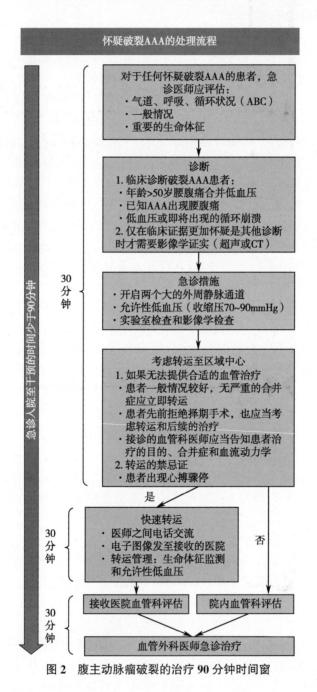

图 2 腹主动脉瘤破裂的治疗 90 分钟时间窗

四、小结

伴随人口老龄化,AAA 的发病率逐年上升。对伴有危险因素的人群进行超声筛查可降低 AAA 相关的死亡率。对于动脉瘤直径 <5cm 的无症状 AAA 患者,应定期随访监测,根据动脉瘤大小、增长速率和临床症状来决定手术时机。现有研究表明,药物治疗对于 AAA 作用有限,对于吸烟 AAA 患者,戒烟是行之有效的办法。开放手术或 EVAR 是目前 AAA 最主要的治疗手段,两者手术死亡率和长期存活率差异无统计学意义,但 EVAR 因微创、恢复快,已成为首选疗法。受益于腔内技术的快速发展,EVAR 的术后即刻及长期效果均取得了长足进步,治疗适应证不断拓宽。AAA 破裂预后凶险,抢救难度高,目前对于 AAA 破裂的治疗强调 90 分钟的治疗时间窗,以及具有一支既有开放手术又有 EVAR 治疗 AAA 丰富经验的手术团队。

(李 威 罗淞元 罗建方)

参考文献

[1] 林长泼,符伟国. 腹主动脉瘤的诊治进展 [J]. 中华血管外科杂志, 2019 (1): 1-2.

[2] OWENS D K, DAVIDSON K W, KRIST A H, et al. Screening for Abdominal Aortic Aneurysm: US Preventive Services Task Force Recommendation Statement [J]. JAMA, 2019, 322 (22): 2211-2218.

[3] VALLABHANENI S R. Final follow-up of the Multicentre Aneurysm Screening Study (MASS) randomized trial of abdominal aortic aneurysm screening (Br J Surg, 2012, 99: 1649-1656)[J]. Br J Surg, 2012, 99 (12): 1656.

[4] TAKAGI H, NIWA M, MIZUNO Y, et al. The Last Judgment upon abdominal aortic aneurysm screening [J]. Int J Cardiol, 2013, 167 (5): 2331-2332.

[5] GUIRGUIS-BLAKE J M, BEIL T L, SENGER C A, et al. Ultrasonography screening for abdominal aortic aneurysms: a systematic evidence review for the U. S. Preventive Services Task Force [J]. Ann Intern Med, 2014, 160 (5): 321-329.

[6] FINK H A, LEDERLE F A, ROTH C S, et al. The accuracy of physical examination to detect abdominal aortic aneurysm [J]. Arch Intern Med, 2000, 160 (6): 833-836.

[7] ERBEL R, ABOYANS V, BOILEAU C, et al. 2014 ESC Guidelines on the diagnosis and treatment of aortic diseases: Document covering acute and chronic aortic diseases of the thoracic and abdominal aorta of the adult. The Task Force for the Diagnosis and Treatment of Aortic Diseases of the European Society of Cardiology (ESC)[J]. Eur Heart J, 2014, 35 (41): 2873-2926.

[8] CHAIKOF E L, DALMAN R L, ESKANDARI M K, et al. The Society for Vascular Surgery practice guidelines on the care of patients with an abdominal aortic aneurysm [J]. J Vasc Surg, 2018, 67 (1): 2-77.

[9] WANHAINEN A, VERZINI F, VAN HERZEELE I, et al. Editor's Choice-European Society for Vascular Surgery (ESVS) 2019 Clinical Practice Guidelines on the Management of Abdominal Aorto-iliac Artery Aneurysms [J]. Eur J Vasc Endovasc Surg, 2019, 57 (1): 8-93.

[10] VINCENT J L, HALL J B. Abdominal aortic aneurysm: diagnosis and management [M]. London: National Institute for Health and Care Excellence (NICE), 2020.

[11] JACKSON W, RUTTER P. Epidemiology of abdominal aortic aneurysms in the Asian community (Br J Surg 2001; 88: 382-4)[J]. Br J Surg, 2001, 88 (7): 1017.

[12] SALEM M K, RAYT H S, HUSSEY G, et al. Should Asian men be included in abdominal aortic aneurysm screening programmes? [J]. Eur J Vasc Endovasc Surg, 2009, 38 (6): 748-749.

[13] 张韬,郭伟. 腹主动脉瘤诊断和治疗中国专家共识 (2022 版)[J]. 中国实用外科杂志, 2022, 42 (4): 380-387.

[14] 刘长建,刘昭. 腹主动脉瘤规范化治疗争议与共识 [J]. 中国实用外科杂志, 2017, 37 (12): 1345-1349.

［15］ SAKALIHASAN N, MICHEL J B, KATSARGYRIS A, et al. Abdominal aortic aneurysms [J]. Nat Rev Dis Primers, 2018, 4 (1): 34.

［16］ MA3RS Study Investigators. Aortic Wall Inflammation Predicts Abdominal Aortic Aneurysm Expansion, Rupture, and Need for Surgical Repair [J]. Circulation, 2017, 136 (9): 787-797.

［17］ JALALZADEH H, INDRAKUSUMA R, PLANKEN R N, et al. Inflammation as a Predictor of Abdominal Aortic Aneurysm Growth and Rupture: A Systematic Review of Imaging Biomarkers [J]. Eur J Vasc Endovasc Surg, 2016, 52 (3): 333-342.

［18］ FREIBERG M S, ARNOLD A M, NEWMAN A B, et al. Abdominal aortic aneurysms, increasing infrarenal aortic diameter, and risk of total mortality and incident cardiovascular disease events: 10-year follow-up data from the Cardiovascular Health Study [J]. Circulation, 2008, 117 (8): 1010-1017.

颈动脉支架植入的指征和争议

【摘要】严重颈动脉狭窄是缺血性脑卒中的重要原因,血管重建可能改善这类患者的临床结果。颈动脉支架术是颈动脉血运重建的新方法,经近 30 年的临床实践和技术改良,其可行性和安全性已有很大进步,但目前仍存一些争议。本文基于临床实践,结合大规模临床研究的结果,就颈动脉支架术在症状性和无症状颈动脉狭窄患者中应用的安全性、疗效及介入指征等进行探讨。

脑卒中是当今全球成人致残和死亡的重要病因,其中缺血性脑卒中超过一半。近年来,随着人口老龄化、经济水平的快速发展及生活方式的转变,我国缺血性脑卒中发病率逐年上升。流行病学调查显示,我国每年新发脑卒中患者 200 万例,死于脑卒中的人群为 150 万例,换言之,在我国约每 21 秒就有一人死于脑卒中。颈动脉狭窄是缺血性脑卒中的重要原因,约 1/4 的缺血性脑卒中由严重颈动脉狭窄引起。目前,药物治疗是颈动脉狭窄管理的基石,而颈动脉血运重建不仅可解除颈动脉狭窄,改善脑组织的血供,而且可防止狭窄处斑块脱落引起的脑梗死。颈动脉血运重建包括颈动脉内膜剥脱术(carotid endarterectomy,CEA)、颈动脉支架术(carotid artery stenting,CAS)和经颈动脉血管重建术(transcarotid artery revascularization,TCAR)。20 世纪 50 年代,美国神经外科医师 William Spence 首次成功实施 CEA。经过半个多世纪的经验积累和临床研究,CEA 曾被誉为颈动脉血运重建的"金标准"。作为近 30 年迅速发展起来的颈动脉血运重建手段,CAS 具有很多优势,如微创、仅需局麻、对血流动力学影响较小、极少引起脑神经损伤等,正在成为 CEA 高危颈动脉狭窄患者血管重建优先选择的治疗方式。本文基于临床实践,结合大规模临床研究的结果,就 CAS 在有症状性和无症状颈动脉狭窄患者中应用的安全性、疗效及介入指征等进行讨论,以期对临床有所裨益。

一、CAS 在症状性颈动脉狭窄中的应用

SAPPHRIE 研究是一项在外科高危颈动脉狭窄患者中对联合栓塞保护装置(embolic protection device,EPD)的 CAS 与 CEA 进行随机对照的临床研究,研究共入组 334 例患者,其入选标准为:症状性颈动脉狭窄 ≥ 50% 或无症状性颈动脉狭窄 ≥ 80%,同时患者需至少满足 1 项高危条件(表 1)。研究显示,主要终点事件(30 天内心肌梗死、脑卒中和死亡,以及 31 天至 1 年内神经源性死亡和同侧脑卒中)的发生率 CAS 组和 CEA 组分别为 12.2%、20.1%(非劣性检验,P=0.004;优效性检验,P=0.053)。CAS 后 30 天内心肌梗死、脑卒中和死亡率为 4.8%,CEA 术后为 9.8%(P=0.09)。术后第 1 年,CAS 组脑神经麻痹(0 *vs.* 5.3%,P=0.003)、同侧大卒中(0 *vs.* 3.5%,P=0.02)及心肌梗死(2.5% *vs.* 8.1%,P=0.03)的发生率显著低于 CEA 组。术后随访 3 年,两组主要终点事件的发生率亦无明显差异。亚组分析显示,在症状性颈动脉狭窄中,术后 30 天(2.1% *vs.* 9.3%,P=0.18)及术后 1 年时(16.8% *vs.* 16.5%,P=0.95)CAS 组和 CEA 组主要终点事件发生率相似。随后进行的注册研究包括 ARCHeR 研究、BEACH 研究、CAPTURE、SAPPHRIE 全球研究,亦证实了 CAS 在外科高危颈动脉狭窄上应用的安全性和有效性。笔者的研究团队对 CAS 治疗双侧颈动脉狭窄、合并严重冠心

病需行血运重建等外科高危颈动脉狭窄进行了深入的研究,为 CAS 在这些外科高危颈动脉狭窄上应用增添了有力证据。

为了评估 CAS 在症状性非外科高危颈动脉狭窄患者上应用的安全性和有效性,随后进行了 3 项国际性随机临床试验(SPACE、EVA-3S、ICSS 研究),但由于对操作者的资质没有严格控制、未常规使用 EPD、对患者围手术期管理不严等原因,这些研究的结果争议较大。为了克服上述缺陷,美国国立卫生研究院发起了一项多中心随机对照试验——CREST 研究。该研究 CAS 组 EPD 的使用率(96.1%)较以前研究明显要高(ICSS 研究 72%;SPACE 研究 27.0%;EVA-3S 研究 91.9%)。研究对术者资质的要求更为严格:427 名 CAS 术者通过 137 次远程会议,介入管理委员会评估了 10 164 例 CAS,仅 224 名术者获批参加研究,在前期预试验已经完成了 1 500 例 CAS。CREST 研究的主要终点为 30 天脑卒中、心肌梗死和死亡,以及 4 年内同侧脑卒中的发生率。结果显示,两组患者 30 天内主要终点事件发生率相似(5.2% *vs.* 4.5%,P=0.38)。脑卒中的发生率在 CAS 组较高(4.1% *vs.* 2.3%,P=0.01),而心肌梗死和脑神经损伤的发生率在 CEA 组较高(1.1% *vs.* 2.3%,P=0.03;0.3% *vs.* 4.7%,P<0.01)。4 年内 CAS 组和 CEA 组主要终点事件发生率,差别无显著统计学意义(7.2% *vs.* 6.8%,P=0.51)。30 天后两组脑卒中的发病率均较低(2.0% *vs.* 2.4%,P=0.85)。亚组分析发现,30 天内两组主要终点事件发生率(6.7% *vs.* 5.4%,P=0.30)以及 4 年内脑卒中或死亡的发生率(8.0% *vs.* 6.4%,P=0.14)在有症状颈动脉狭窄患者中相似。2016 年 2 月在新英格兰杂志发表的 CREST 研究的 10 年的随访结果显示,CAS 组和 CEA 组主要终点事件(11.8% *vs.* 9.9%,P=0.51)、30 天后同侧脑卒中发生率(6.9% *vs.* 5.6%,P=0.96)相似。亚组分析显示,对于症状性颈动脉狭窄患者,两组主要终点事件发生率无明显差别。CREST 研究进一步证实,CAS 在治疗症状性非外科高危颈动脉狭窄方面不劣于 CEA。

为了进一步研究 CAS 在特定亚组患者中能否作为 CEA 的一个安全替代方案,一项纳入了 SPACE 研究、EVA-3S 研究和 ICSS 研究的荟萃分析结果显示,在小于 70 岁的症状性颈动脉狭窄患者,120 天脑卒中或死亡风险 CAS 组与 CEA 组无显著差异(5.8% *vs.* 5.7%),但在大于 70 岁患者,120 天脑卒中或死亡风险 CAS 组是 CEA 组的 2 倍(12% *vs.* 5.9%,P=0.005 3)。在小于 70 岁的症状性颈动脉狭窄患者 30 天脑卒中或死亡风险 CAS 组与 CEA 组相似(5.1% *vs.* 4.5%),大于 70 岁的患者 30 天脑卒中或死亡风险 CAS 组高于 CEA 组(10.5% *vs.* 4.4%,P=0.011 78)。上述提示,大于 70 岁的症状性颈动脉狭窄患者应尽量避免行 CAS,但在小于 70 岁的患者,CAS 与 CEA 同样安全、可行。

基于这些临床研究的结果,2011 年美国颈动脉支架多学科指南推荐,如由 30 天脑卒中和死亡的发生率在 4%~6% 的操作者或操作团队进行 CAS 手术,推荐 CAS 作为治疗外科高危颈动脉狭窄的替代方法;对于非外科高危颈动脉狭窄患者,如果介入并发症的风险中等或较轻,CAS 亦可作为 CEA 的替代措施。2017 年 ESC 外周动脉疾病诊断和治疗指南推荐,近期有症状颈动脉狭窄 50%~99% 的患者,解剖学特征不佳或合并临床并发症,且 CEA 高危,如围手术期脑卒中 / 死亡风险 <6%,可考虑行 CAS(Ⅱa 类推荐,B 级证据)。对于外科中等风险的症状性颈动脉狭窄患者,如围手术期脑卒中 / 死亡风险 <6%,CAS 可作为 CEA 的替代措施(Ⅱb 类推荐,B 级证据)。2021 年欧洲卒中组织关于颈动脉狭窄的内膜剥脱术和支架植入术的指南推荐,小于 70 岁的症状性颈动脉狭窄(≥ 50%~99%)患者,CAS 可以作为 CEA 的替代选择(推荐级别弱,证据级别低)。但是 2022 年 SVS 颅外脑血管疾病治疗临床实践指南建议,狭窄率 >50% 症状性颈动脉狭窄的低中危手术风险患者行 CEA,优先于

CAS(Ⅰ类推荐,A级证据)。

表1　颈动脉内膜剥脱术的高危标准

临床高危标准	解剖学高危标准
高龄(≥80岁)	病变位于第2颈椎或更高部位
左主干/≥2支冠状动脉受累的严重冠心病	病变位于锁骨以下
不稳定型心绞痛Ⅲ/Ⅳ级	既往颈部根治性手术或放射治疗
近期心肌梗死(≤30天)	颈动脉内膜切除术后再狭窄
支架术后30天内行心脏直视手术	对侧颈动脉闭塞
充血性心力衰竭Ⅲ/Ⅳ级	双侧颈动脉狭窄
左室射血分数≤30%	对侧喉返神经麻痹
肾功能不全	气管造口
严重肺部疾病	

二、CAS在无症状性颈动脉狭窄中的应用

Raman等对CEA和药物治疗无症状颈动脉狭窄的随机临床研究荟萃分析发现,与药物治疗相比,CEA可明显降低无症状颈动脉狭窄患者长期脑卒中的发生风险,CEA在预防脑卒中方面比药物治疗更有优势。近年来,随着CAS的迅速发展,两项随机临床研究评估了两种术式治疗无症状性颈动脉狭窄的疗效。

SAPPHIRE研究的亚组分析显示,在无症状性外科高危颈动脉狭窄患者中,CAS组术后30天时(5.4% $vs.$ 10.2%,P=0.20)和术后1年时主要终点事件的发生率(9.9% $vs.$ 21.5%,P=0.02)较CEA组低。随后发表的注册研究包括ARCHeR研究、BEACH研究、CAPTURE、SAPPHRIE全球研究、CABERNET研究亦证实了CAS在外科高危无症状颈动脉狭窄上应用的疗效。CREST研究的亚组分析发现,30天内两组主要终点事件发生率(3.5% $vs.$ 3.6%,P=0.96)以及4年内脑卒中或死亡的发生率(4.5% $vs.$ 2.7%,OR=1.86,P=0.07)在无症状非外科高危颈动脉狭窄患者中相似。目前,尚无CAS和药物治疗无症状颈动脉狭窄的随机临床研究。Sherif等的非随机研究显示,药物治疗组脑卒中的发生率随着狭窄程度的增加而增加,而CAS组脑卒中的发生率和狭窄程度无关;在预防脑卒中方面,严重无症状颈动脉狭窄(≥80%)更可能从CAS中获益。但是,随后一些研究对于血运重建治疗无症状颈动脉狭窄的有效性提出质疑。Abbott等荟萃分析了11项无症状颈动脉狭窄仅用药物治疗的研究发现,随着新药的应用和对动脉粥样硬化管理的加强,药物治疗无症状性颈动脉的同侧脑卒中发生率明显下降,从2001年开始,年脑卒中的发生率已低于ACAS研究报道的结果;血运重建较单纯药物治疗在预防同侧脑卒中、同侧脑卒中和短暂性脑缺血发作的联合终点、任何脑卒中及任何脑卒中或短暂性脑缺血发作的联合终点方面,分别从20世纪80年代中期、20世纪90年代初期、20世纪90年代中期和21世纪初失去优势。与2000年之前的临床研究相比、2000—2010年完成招募的研究,年脑卒中发生率更低(1.13% $vs.$ 2.38%,P<0.001)。2016年3月在新英格兰杂志发表的ACT-1研究,评估了血运重建治疗无症状

性颈动脉狭窄患者的疗效,5 年随访结果显示,CAS 组主要终点事件的发生率和 CEA 组相当(3.8% *vs.* 3.4%,非劣性检验 *P*=0.01);两组患者 30 天内脑卒中或死亡的发生率(2.9% *vs.* 1.7%,*P*=0.33)、30 天到 5 年无同侧脑卒中生存率(97.8% *vs.* 97.3%,*P*=0.51)、5 年无脑卒中生存率(93.1% *vs.* 94.7%,*P*=0.44)亦相似。CREST 的 10 年随访结果亦证实 CAS 在无症状性非外科高危颈动脉狭窄患者应用的长期有效性。

由于上述研究开展于十多年前,而颈动脉狭窄的药物治疗方案和 CAS 技术随着时间发展均有长足进步,无症状性颈动脉狭窄患者药物治疗的年脑卒中率甚至降低至 1% 以下,临床上需要重新审视无症状性颈动脉狭窄患者的治疗。2019 年发表的 SPACE-2 研究与第一代 SPACE-1 研究不同的是,研究对象从症状性颈动脉狭窄患者变成了无症状性颈动脉狭窄患者。SPACE-2 研究将来自德国、瑞士和澳大利亚的 36 个中心的 513 位患者,随机分配至单纯药物治疗组(113 人)、药物治疗联合 CAS 组(197 人)和药物治疗联合 CEA 组(203 人),研究结果显示 30 天内任何脑卒中或死亡发生率在 CAS 组和 CEA 组无明显差异(2.5% *vs.* 2.5%),1 年内任何脑卒中发生率在 3 个组同样没有显著差异(CAS 4.9% *vs.* CEA 3.9% *vs.* 药物 0.9%,*P*=0.256)。该研究结果并未显示出血管重建对脑卒中的预防作用,可能存在入组人数少、随访时间短等限制因素,但同时也提示了 CAS 与 CEA 同样安全、有效。2021 年 9 月发表在 *Lancet* 杂志上的 ACST-2 研究样本量更大,将 130 个中心的 3 625 例无症状颈动脉狭窄患者随机分配至 CAS 组(1 811 人)和 CEA 组(1 814 人),术后 30 天内死亡或致残性脑卒中发生率两组间无显著差异(CAS 15 个 *vs.* CEA 18 个),5 年任何脑卒中发生率在两组间同样差异无统计学意义(CAS 5.3% *vs.* CEA 4.5%,*P*=0.33)。ACST-2 研究同样证实 CAS 和 CEA 在术后 5 年内对无症状颈动脉狭窄患者具有类似的保护效果,但远期保护效果尚未可知,我们期待该研究更远期的随访结果。

基于上述研究结果,2011 年美国颈动脉支架的多学科指南推荐,无症状性外科高危颈动脉狭窄患者,行血运重建时应综合考虑患者自身的合并症、预期寿命及其他个人因素,尊重患者的选择,并仔细分析手术的利弊;无症状非外科高危颈动脉狭窄,可考虑行预防性 CAS,但 CAS 和药物治疗的疗效比较尚不清楚。2017 年 ESC 外周动脉疾病诊断和治疗指南推荐,外科高危风险或存在同侧脑卒中高风险临床或解剖因素的无症状颈动脉狭窄 60%~99% 的患者,如围手术期脑卒中 / 死亡风险 <3% 且预期寿命 >5 年,应该考虑行 CAS(Ⅱa 类推荐,B 级证据)。对于外科中等风险的无症状性颈动脉狭窄 60%~99% 患者,存在同侧脑卒中高风险的临床或解剖特征,如围手术期脑卒中 / 死亡风险 <3% 且预期寿命 >5 年,CAS 亦可作为 CEA 的替代措施(Ⅱb 类推荐,B 级证据)。2021 年欧洲卒中组织关于颈动脉狭窄的内膜剥脱术和支架植入术指南指出,无症状 ≥ 60% 颈动脉狭窄的药物治疗脑卒中的高危患者推荐行 CEA 治疗(推荐级别强,证据级别中等),但并不推荐 CAS 作为无症状颈动脉狭窄患者药物治疗的常规代替选择(推荐级别弱,证据级别非常低)。2022 年 SVS 颅外脑血管疾病治疗临床实践指南建议,外科低风险无症状 >70% 的颈动脉狭窄的患者,推荐 CEA 联合药物治疗,其在预防脑卒中和死亡方面有更好的长期效果。

需要指出的是,无症状颈动脉狭窄患者,年脑卒中的发生率已经很低,如何筛查适合血运重建的高危患者,可能才是临床关注的重点。目前,已有一些研究显示,某些无症状性颈动脉狭窄脑卒中发生风险较大,更可能从血运重建中获益,这包括超声多普勒探测到微栓子、CT/MRI 检测到无症状脑梗死、脑血流储备下降、尽管使用药物治疗颈动脉狭窄程度仍进展,以及既往有对侧脑卒中或短暂性脑缺血发作的患者等。

三、栓塞保护装置在 CAS 中的应用

球囊扩张及支架释放过程中,在机械力的作用下,斑块碎片或微栓子可能会脱落进入颅内动脉引起栓塞事件的发生,栓塞保护装置由此应运而生。目前,常用的栓塞保护装置主要分为两种,即近端保护装置和远端保护装置。最常用的远端保护装置是保护伞,术中使用不会阻断血流,但如果狭窄远段血管迂曲成角,保护伞释放位置受限或者回收困难,可选择近端保护装置。然而,近端保护装置需要完全阻断血流,因此不能适用于双侧颈动脉严重狭窄或者对侧颈动脉闭塞的患者。

对于症状性颈动脉狭窄患者,EVA-3S 研究中纳入了 527 名症状性颈动脉狭窄患者,随机分配至 CEA 组和 CAS 组,CAS 组中早期 20 例并未应用栓塞保护装置,其后 227 例患者均系统性应用了栓塞保护装置,使用栓塞保护装置组 30 天脑卒中和死亡发生率显著低于未使用栓塞保护组(7.9% $vs.$ 25%,P=0.03)。SPACE 研究对 563 例 CAS 患者进行分析,其中145 例患者使用 EPD,418 例未使用 EPD;436 例患者使用开环支架,127 例使用闭环支架。EPD 和支架的选择由介入医师慎重考虑后决定。结果显示,EPD 组 30 天脑卒中或死亡的联合终点发生率低于未用 EPD 组,但差异无显著统计学意义(6.2% $vs.$ 8.3%,P=0.40),闭环支架组 30 天脑卒中或死亡的联合发生率明显低于开环支架组(5.6% $vs.$ 11.0%,P=0.029)。本研究 EPD 的应用,是基于操作者对病变权衡后做出的选择,操作者更可能在高危患者(如伴有明显易损斑块或颈动脉迂曲等)中使用 EPD,而这些患者术后脑卒中的发生风险明显高于其他患者,因此本研究存在很大的选择偏倚。但即使如此,EPD 组脑卒中发生率仍低于不用 EPD 组,提示 EPD 的应用的必要性。2009 年的一篇荟萃分析纳入了 24 项对比使用和未使用栓塞保护装置的研究,使用栓塞保护装置组较无保护组 30 天内总脑卒中发生率的相对危险度为 0.59(95% CI 0.47~0.73,P<0.001),亚组分析结果显示症状性颈动脉狭窄行 CAS 患者使用栓塞保护装置组较无保护组 30 天内总脑卒中发生率的相对危险度为 0.64(95% CI 0.40~1.01,P=0.06),无症状性颈动脉狭窄行 CAS 患者使用栓塞保护装置组较无保护组 30 天内总脑卒中发生率的相对危险度为 0.25(95% CI 0.04~1.61,P=0.14)。

研究表明,在 CAS 操作过程中,栓塞事件的发生风险在支架释放和球囊后扩张阶段最高。CAS 操作过程中脱落的栓塞颗粒直径大多数小于 100μm,由于滤网错位或网孔直径过大,栓塞微粒仍能进入颅内循环并可能导致围手术期脑卒中事件的发生。2019 年发表的一项颈动脉狭窄的介入治疗研究,使用了集成栓塞保护装置的颈动脉后扩张球囊联合远段保护装置,以达到双侧过滤的效果,后扩张球囊上集成的滤网微孔直径为 40μm,来自德国 5 个中心的 106 位颈动脉狭窄行 CAS 患者术后 30 天死亡、心肌梗死和脑卒中的联合发生率仅为 1%,证实了双侧过滤的保护作用。

基于上述研究结果,2011 年美国颈动脉支架的多学科指南推荐,当血管损伤风险较低时,推荐行 CAS 时使用栓塞保护装置以降低脑卒中风险(Ⅱa 类推荐,C 级证据)。2017 年ESC 外周动脉疾病诊断和治疗指南同样推荐,CAS 操作过程中应使用栓塞保护装置(Ⅱa 类推荐,C 级证据)。

四、总结

近年来,随着 CAS 操作技术的日益娴熟、栓塞保护装置的改进、双层支架的发展,以及随机临床试验的深入,无论颈动脉狭窄有无症状,行 CAS 的证据均有所提高,CAS 已成为颈

动脉狭窄患者血运重建的有效替代方法。但同时我们要认识到,目前发表的指南推荐在许多方面仍需要补充证据,颈动脉疾病领域的研究方兴未艾,需要进一步明确药物治疗、CEA和 CAS 三种方法治疗颈动脉狭窄,尤其是治疗无症状性颈动脉狭窄的最适人群。正在进行的 SPACE-2、CREST-2 研究及 ECST-2 研究分别在无症状性非外科高危颈动脉狭窄、外科低危颈动脉狭窄患者中比较药物、CAS 和 CEA 的疗效和安全性,我们期待结果的公布。

(董 徽 李弘武 蒋雄京)

参考文献

[1] LIU M, WU B, WANG W Z, et al. Stroke in China: epidemiology, prevention, and management strategies [J]. Lancet Neurol, 2007, 6: 456-464.

[2] 中华医学会神经病学分会脑血管病学组 .《中国脑血管病防治指南》节选 [J]. 中国慢性病预防与控制 , 2006, 14: 143-145.

[3] SACCO R L, ADAMS R, ALLBERS G, et al. Guidelines for prevention of stroke in patients with American Heart Association/American Stroke Association Council on Stroke: cosponsored by the Council on Cardiovascular Radiology and Intervention: the American Academy of Neurology affirms the value of this guideline [J]. Stroke, 2006, 37: 577-617.

[4] BARNETT H J, TAYLOR D W, ELIASZIW M, et al. Benefit of carotid endarterectomy in patients with symptomatic moderate or severe stenosis [J]. N Engl J Med, 1998, 339: 1415-1425.

[5] North American Symptomatic Carotid Endarterectomy Trial Collaborators. Beneficial effect of carotid endarterectomy in symptomatic patients with high-grade carotid stenosis [J]. N Engl J Med, 1991, 325 (7): 445-453.

[6] Committee for the Asymptomatic Carotid Atherosclerosis Study. Endarterectomy for asymptomatic carotid artery stenosis [J]. JAMA, 1995, 273: 1421-1428.

[7] YADAV J S, WHOLEY M H, KUNTZ R E, et al. Protected carotid-artery stenting versus endarterectomy in high-risk patients [J]. N Engl J Med, 2004, 351 (15): 1493-1501.

[8] DOUGLAS M, RAJESH D, CHRISTOPHER M, et al. Stenting and angioplasty with protection in patients at high-risk for endarterectomy: SAPPHIRE Worldwide Registry first 2, 001 patients [J]. Catheter Cardiovasc Interv, 2009, 73: 129-136.

[9] GURM H S, YADAV J S, FAYAD P, et al. Long-term results of carotidstenting versus endarterectomy in high-risk patients [J]. N Engl J Med, 2008, 358 (15): 1572-1579.

[10] BATES E R, BABB J D, CASEY D E, et al. ACCF/SCAI/SVMB/SIR/ASITN 2007 Clinical Expert Consensus Document on Carotid Stenting. A report of the american college of cardiology foundation task force on clinical expert consensus documents (ACCF/SCAI/SVMB/SIR/ASITN Clinical Expert Consensus Document Committee on Carotid Stenting)[J]. J Am Coll Cardiol, 2007, 49 (1): 126-170.

[11] GRAY W A, HOPKINS L N, YADAV S, et al. Protected carotid stenting in high-surgical-risk patients: the ARCHeR results [J]. J Vasc Surg, 2006, 44: 258-268.

[12] WHITE C J, IYER S S, HOPKINS L N, et al. Carotid stenting with distal protection in high surgical risk patients: The BEACH trial 30 day results [J]. Catheter Cardiovasc Interv, 2006, 67: 503-512.

[13] RONALD F, GRAY W A, SCICLI A P, et al. The CAPTURE registry: analysis of strokes resulting from carotid artery stenting in the post approval setting: timing, location, severity, and type [J]. Ann Surg, 2007, 246: 551-558.

[14] JIANG X J, DONG H, PENG M, et al. Simultaneous bilateral vs unilateral carotid artery stenting: 30-day

and 1-year results [J]. J Endovasc Ther, 2016, 23: 258-266.

［15］董徽，蒋雄京，彭猛，等 . 同期双侧颈动脉支架术治疗双侧颈动脉严重狭窄的临床观察 [J]. 中华心血管病杂志，2012, 40 (4): 278-282.

［16］蒋雄京，杨倩，杨跃进，等 . 心脏直视手术前颈动脉支架术的初步探讨 [J]. 中华血管病杂志，2008, 36: 903-906.

［17］DONG H, JIANG X, PENG M, et al. Comparison of the safety of simultaneous bilateral carotid artery stenting versus unilateral carotid artery stenting: 30-day and 6-month results [J]. Chin Med J, 2012, 125: 1010-1015.

［18］DONG H, JIANG X, PENG M, et al. The interval between carotid artery stenting and open heart surgery is related to perioperative complications [J]. Catheter Cardiovasc Interv, 2016, 87: 564-569.

［19］YANG T, ZHANG L, WANG X, et al. Revascularization by carotid artery stenting and off-pump coronary artery bypass [J]. ANZ J Surg, 2016, 86 (7-8): 602-607.

［20］董徽，蒋雄京，关婷，等 . 颈动脉支架术治疗颈动脉狭窄合并冠心病患者的安全性和可行性 [J]. 中华心血管病杂志，2013, 41 (7): 577-582.

［21］RINGLEB P A, ALLENBERG J, BRÜCKMANN H, et al. 30 day results from the SPACE trial of stent-protected angioplasty versus carotid endarterectomy in symptomatic patients: a randomised non-inferiority trial [J]. Lancet, 2007, 368: 1239-1247.

［22］MAS J L, CHATELLIER G, BEYSSEN B, et al. Endarterectomy versus stenting in patients with symptomatic severe carotid stenosis [J]. N Engl J Med, 2006, 355 (16): 1660-1671.

［23］International Carotid Stenting Study investigators, EDERLE J, DOBSON J, et al. Carotid artery stenting compared with endarterectomy in patients with symptomatic carotid stenosis (International Carotid Stenting Study): an interim analysis of a randomised controlled trial [J]. Lancet, 2010, 375 (9719): 985-997.

［24］BROTT T G, HOBSON R W 2nd, HOWARD G, et al. Stenting versus endarterectomy for carotid-artery stenosis [J]. N Engl J Med, 2010, 363 (1): 11-23.

［25］HOPKINS L N, ROUBIN G S, CHAKHTOURA E Y, et al. The carotid revascularization endarterectomy versus stenting trial: credentialing of interventionalists and final results of lead-in phase [J]. J Stroke Cerebrovasc Dis, 2010, 19 (2): 153-162.

［26］BROTT T G, HOWARD G, ROUBIN G S, et al. Long-term results of stenting versus endarterectomy for carotid-artery stenosis [J]. N Engl J Med, 2016, 17 (374): 1021-1031.

［27］BONATI L H, DOBSON J, ALGRA A, et al. Short-term outcome after stenting versus endarterectomy for symptomatic carotid stenosis: a preplanned meta-analysis of individual patient data [J]. Lancet, 2010, 376 (9746): 1062-1073.

［28］BROT T G, HALPERIN J L, ABBARA S, et al. 2011 ASA/ACCF/AHA/AANN/AANS/ACR/ASNR/CNS/SAIP/SCAI/SIR/SNIS/SVM/SVS guideline on the management of patients with extracranial carotid and vertebral artery disease [J]. Circulation, 2011, 124: e54-e130.

［29］FURIE K L, KASNER S E, ADAMS R J, et al. Guidelines for the prevention of stroke in patients with stroke or transient ischemic attack: a guideline for healthcare professionals from the American Heart Association/American Stroke Association [J]. Stroke, 2011, 42 (1): 227-276.

［30］ABOYANS V, RICCO J B, BARTELINK M E L, et al. 2017 ESC Guidelines on the Diagnosis and Treatment of Peripheral Arterial Diseases, in collaboration with the European Society for Vascular Surgery (ESVS): Document covering atherosclerotic disease of extracranial carotid and vertebral, mesenteric, renal, upper and lower extremity arteries [J]. Eur Heart J, 2018, 39 (9): 763-816.

［31］BONATI L H, KAKKOS S, BERKEFELD J, et al. European Stroke Organisation guideline on endarterectomy and stenting for carotid artery stenosis [J]. Eur Stroke J, 2021, 6 (2): 1.

［32］ABURAHMA A F, AVGERINOS E D, CHANG R W, et al. Society for Vascular Surgery clinical practice guidelines for management of extracranial cerebrovascular disease [J]. J Vasc Surg, 2022, 75 (1S): 4S-22S.

［33］ RAMAN G, MOORTHY D, HADAR N, et al. Management strategies for asymptomatic carotid stenosis: a systematic review and meta-analysis [J]. Ann Intern Med, 2013, 158: 676-685.

［34］ HOPKINS L N, MYLA S, GRUBE E, et al. Carotid artery revascularization in high surgical risk patients with the NexStent and the Filterwire EX/EZ: 1-year results in the CABERNET trial [J]. Catheter Cardiovasc Interv, 2008, 71: 950-960.

［35］ SHERIF C, DICK P, SABETI S, et al. Neurological outcome of conservative versus endovascular treatment of patients with asymptomatic high-grade carotid artery stenosis: a propensity score-adjusted analysis [J]. J Endovasc Ther, 2005, 12: 145-155.

［36］ ABBOTT A L. Medical (nonsurgical) intervention alone is now best for prevention of stroke associated with asymptomatic severe carotid stenosis: results of a systematic review and analysis [J]. Stroke, 2009, 40: 573-583.

［37］ Committee for the Asymptomatic Carotid Atherosclerosis Study. Endarterectomy for asymptomatic carotid artery stenosis. Executive Committee for the Asymptomatic Carotid Atherosclerosis Study [J]. JAMA, 1995, 273 (18): 1421-1428.

［38］ ROSENFIELD K, MATSUMURA J S, CHATURVEDI S, et al. Randomized trial of stent versus surgery for asymptomatic carotid stenosis [J]. N Engl J Med, 2016, 374 (11): 1011-1020.

［39］ MARQUARDT L, GERAGHTY O C, MEHTA Z, et al. Low risk of ipsilateral stroke in patients with asymptomatic carotid stenosis on best medical treatment: a prospective, population-based study [J]. Stroke, 2010, 41 (1): e11-e17.

［40］ REIFF T, ECKSTEIN H H, MANSMANN U, et al. Angioplasty in asymptomatic carotid artery stenosis vs. endarterectomy compared to best medical treatment: One-year interim results of SPACE-2 [J]. Int J Stroke, 2019, 15 (6): 1747493019833017.

［41］ HALLIDAY A, BULBULIA R, BONATI L H, et al. Second asymptomatic carotid surgery trial (ACST-2): a randomised comparison of carotid artery stenting versus carotid endarterectomy [J]. Lancet, 2021, 398 (10305): 1065-1073.

［42］ 蒋雄京, 董徽, 高润霖. 颈动脉狭窄的筛查和治疗策略 [J]. 中华医学杂志, 2012, 92: 2225-2227.

［43］ 蒋雄京, 高润霖. 无症状颈动脉狭窄的治疗 [J]. 中华心血管病杂志, 2008, 36: 862-864.

［44］ PARASKEVAS K I, SPENCE J D, VEITH F J, et al. Identifying which patients with asymptomatic carotid stenosis could benefit from intervention [J]. Stroke, 2014, 45 (12): 3720-3724.

［45］ GARG N, KARAGIORGOS N, PISIMISIS G T, et al. Cerebral protection devices reduce periprocedural strokes during carotid angioplasty and stenting: a systematic review of the current literature [J]. J Endovasc Ther, 2009, 16 (4): 412-427.

［46］ WHITE C J, BROTT T G, GRAY W A, et al. Carotid Artery Stenting: JACC State-of-the-Art Review [J]. J Am Coll Cardiol, 2022, 80 (2): 155-170.

［47］ LANGHOFF R, SCHOFER J, SCHEINERT D, et al. Double Filtration During Carotid Artery Stenting Using a Novel Post-Dilation Balloon With Integrated Embolic Protection [J]. JACC Cardiovasc Interv, 2019, 12 (4): 395-403.

［48］ SEEMANT C, SACCO R L. How recent data have impacted the treatment of internal carotid artery stenosis [J]. J Am Coll Cardiol, 2015, 65 (11): 1134-1143.

肠系膜缺血性疾病的诊断与治疗

一、概述

肠系膜缺血性疾病(缺血性肠病)是一类因肠道血流减少、不能满足正常代谢,所导致的肠道功能不全为主要表现的疾病。该罕见疾病的总体发病率逐年提高,固然有人口老龄化和饮食结构变化的因素,也和接诊医师认识提高、影像诊断技术普及相关。该疾病多因肠道相关分支动脉(腹腔干动脉、肠系膜上动脉、肠系膜下动脉)主干的急性或慢性闭塞所致,也有部分是非阻塞性缺血或是肠道静脉血栓所致。无论何种病因,其最终病理过程,都表现为肠道血流灌注不足,继而导致肠壁水肿、肠壁坏死、肠道菌群移位,而后迅速导致消化道穿孔、弥漫性腹膜炎、脓毒血症,最终导致死亡。如没有及时得到干预,该疾病的死亡率高达60%~80%,因此如何早期准确诊断和及时干预是至关重要的。

二、检查手段

多普勒超声:超声是肠系膜缺血性疾病常用的筛查手段,可以发现肠道相关分支动脉主干狭窄或者闭塞,但受限于肥胖、肠道积气,很难获得动脉各个分支全面的检查结果。而且对于急性缺血的患者,由于肠道水肿、腹腔积液等干扰因素,很难进行充分的超声评估。

CTA:CT 血管成像对于肠道相关分支动脉及相关主动脉都可以进行精确的影像诊断。除了可以检出病变血管的严重程度、闭塞病因、栓子来源,还可以发现侧支与其他分支动脉之间的沟通,以及腹腔内其他组织的病理变化,包括肠系膜水肿程度、肠壁厚度、肠壁气体、肝脏脾脏实质密度变化、门静脉气体、腹腔内积液、积气等,从而判断缺血病因及疾病病程。CTA 对于静脉血栓的敏感性相对较差,需要补充延迟及多期成像来了解静脉血流和管腔内病变。

MRA:磁共振血管成像是另一种选择,可以提供血管、血流以及腹腔内其他组织的相关信息。但由于其检查时间长,不适于快速确诊和不能安静配合的患者,而且其分辨率较低,容易低估病变严重程度。因此,较少作为肠系膜缺血性疾病的首选检查手段,而较为快速和普及的 CTA 一般是首选。

DSA:经皮经导管造影是临床干预之前的最后确认手段。无论是选择腔内复流手术,或是开放剖腹取栓、血管重建手术,进行造影都是有必要的。在腔内或开放复流后,再次造影可以在术中明确复流效果、残余狭窄、远端栓塞等相关并发症,是明确临床干预结果的术中确认手段。

三、不同类型肠系膜缺血性疾病的诊断与治疗

(一)肠系膜慢性缺血

肠系膜慢性缺血(chronic mesenteric ischemia,CMI)多因肠道相关分支动脉(腹腔干动脉、肠系膜动脉)起始部位的动脉粥样硬化闭塞性疾病所致,表现为餐后腹痛、食欲缺乏、腹

泻(脂肪泻)和体重减轻。由于腹腔干动脉与肠系膜上动脉之间、肠系膜上动脉与肠系膜下动脉之间、肠系膜下动脉与髂内动脉之间都存在侧支循环沟通,单个肠道分支动脉的闭塞并不一定会引起相关症状,急性肠道梗死较为少见。明确诊断需要两部分证据,即进食诱发的相关临床症状和显著的肠系膜动脉狭窄或闭塞。大部分患者存在多分支动脉狭窄、闭塞或者合并有分支动脉的其他疾病(如中弓韧带压迫、多发性大动脉炎等)。

对于已有其他心血管动脉硬化性疾病患者,如果有餐后腹痛、食欲缺乏、腹泻、体重减轻此类症候群,需要考虑到 CMI 的可能性;如果有反复慢性消化道溃疡的病史,也需要考虑 CMI 相关的可能性。在确诊之前,要排除恶性肿瘤及其他疾病的可能,检查包括肿瘤相关生化指标、胃肠镜、结肠镜、腹部超声和 CTA 检查。如果彩超或 CTA 发现明确的狭窄(狭窄率>70%),临床症状符合,则可以做出相应诊断。

CMI 的治疗目标包括缓解症状、防止进展为急性肠系膜缺血和提高整体生活质量,临床干预需要医患共同决策,讨论手术治疗的获益、风险和不同手术方案的优缺点。如患者无积极治疗意愿,则需建立长期随访计划,包括每年 1 次的彩超随访,以及症状加重时的及时转诊治疗。无论患者是否考虑手术治疗,确诊后的肠外营养支持都是必需的,有利于改善患者的营养状况。但长期的肠外营养支持不能作为动脉复流的替代方案。

综合考虑了腔内重建的风险获益,近年相关指南推荐将腔内手术作为 CMI 患者的首选治疗。如果腔内手术无效、失败,或者较年轻(开放手术获益可以抵消围手术期风险)的患者,可以考虑开放手术重建。腔内手术首选球扩覆膜支架,开放手术的术式,包括人工血管置换、补片扩大成形、人工血管转流等,具体选择根据解剖特点、合并症、既往手术及术者偏好来确定。肠系膜上动脉所供应的脏器,血供需求是最为丰富和重要的,故而一般都作为复流的首选目标,如无法开通或技术、材料上不合适,可以考虑将腹腔干动脉或肠系膜下动脉作为复流的次选目标。

由于肠系膜上动脉多向下走行,与主动脉的夹角较小,为获得通过闭塞性病变足够的支撑力,通常会选择上肢动脉入路,也可以避免股动脉入路角度过大所致的导丝、导管控制能力下降。受限于目前覆膜支架及其他腔内器具的规格,常常需要使用 8F 以上的长鞘,故而选择上肢动脉入路时需要做全面评估,避免损伤入路血管。如果正向通过闭塞性病变困难,还可以考虑通过腹腔干或肠系膜下动脉与肠系膜上动脉远端之间的侧支循环建立逆向入路进行指引或者开通。

手术后患者需要进行密切随访。随访时间通常为 1 个月、3 个月、6 个月、12 个月,以及随后的每年 1 次随访,常用手段为彩超检查。虽然肠系膜动脉支架相关再狭窄或闭塞不很常见,但急性、慢性闭塞的风险不低,需要在随访时进行肠系膜急性、慢性缺血症状的患者教育沟通。如超声发现再狭窄,则需要进行 CTA 或 DSA 确认。如发生再狭窄或新发狭窄,可以继续考虑腔内治疗或改用开放手术治疗。对于肠道相关动脉的支架再狭窄,无减容器械相关推荐,可以考虑切割球囊、药物涂层球囊或覆膜支架(图1,图2)。

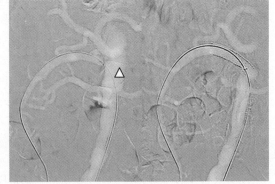

图1　72 岁男性,慢性消瘦,进食后腹胀腹痛,CTA 检出肠系膜上动脉开口段重度狭窄,心功能不全、肾功能不全。股动脉入路,以二氧化碳造影

△示肠系膜上动脉开口段狭窄处。

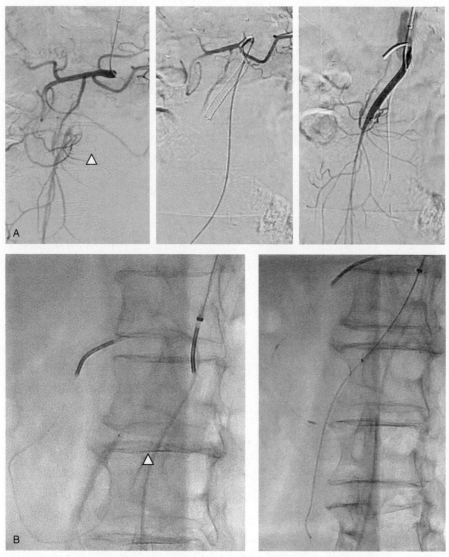

图2 **62岁女性,消瘦、食欲差,反复腹泻,CTA检出肠系膜上动脉起始段闭塞。肱动脉、**
股动脉联合入路,经腹腔干动脉造影及逆向指引,正向开通

A. 肠系膜上动脉术前、术后血流改变;B. teregade 微导管经腹腔干动脉侧支绕行至肠系膜
上动脉中段指引;△示肠系膜上动脉中段,经腹腔干动脉侧支循环供血显影。

(二) 肠系膜急性缺血

肠系膜急性缺血(acute mesenteric ischemia,AMI)通常是由于肠系膜上动脉栓子栓塞
或是动脉狭窄基础上继发血栓所致。此类患者典型表现为"症状与体征不符":急性缺血早
期,肠道痉挛所致的弥漫性腹痛,部位难以定位,进行体格检查时,肠壁浆膜面尚未出现病理
改变,故而无明确的压痛和反跳痛引出;而到了缺血后期,肠道缺血坏死失去活力,腹痛症
状反倒缓解甚至消失,此时反映腹部炎症的压痛、反跳痛体征可以引出,这些表现则提示病
情恶化。肠道急性缺血病情多变,死亡率高。一项关于45项观察性研究的综述纳入分析
3 692名急性肠缺血患者,住院死亡率高达70%。在未接受治疗的患者中,死亡率几乎达到
100%。"不可诊断,预后无望,治疗无效。"——这是近100年前医疗界对于此类疾病的理

解，但诊断、治疗技术的进步为 AMI 提供了新的希望。

未进行抗凝治疗的房颤患者或者合并主动脉附壁血栓的患者出现急性腹痛，都应考虑到 AMI 的可能。肠系膜上动脉血流量大，与主动脉长轴呈锐性夹角，在腹腔分支动脉栓塞事件中最高发。由于管腔内径逐渐变窄，当栓子在动脉内向远端移动时，大多数停留在第一空肠支以远。这个部位栓塞导致从空肠中段到右结肠的广泛肠道缺血。肠系膜内的血管床具有丰富潜在的侧支，以及结肠中动脉和肠系膜下动脉之间的交通支。因此，横结肠和降结肠较少出现缺血症状。在动脉粥样硬化基础上出现急性肠缺血症状，无论肠系膜上动脉开口处钙化还是主动脉斑块延伸至肠系膜上动脉内，都可能导致近端血栓形成，并向远端延伸。大部分患者有慢性腹痛病史，其症状严重程度与腹腔干和肠系膜下动脉侧支沟通不足有关。

在 AMI 早期，实验室检验结果可能提示异常，但乳酸升高、白细胞计数异常和急性肾功能不全等结果并非总是阳性。D- 二聚体、大便隐血常有阳性结果。如有肌酸激酶升高，提示肠道坏死，如有乳酸脱氢酶、碱性磷酸酶升高，提示感染进展所致的肝功能异常，这些指标反映肠道缺血病情严重程度。

AMI 患者多有肠道不全性梗阻表现，腹腔积液、积气使得超声检查受到一定限制。怀疑急性缺血的患者，CTA 应该作为首选检查。CTA 不仅提供血管病变位置、性质的详细信息，而且提供了肠道损伤程度的重要信息。肠壁积气或门静脉气体，多为肠壁通透性改变后肠道内菌群进入血液循环所致，提示肠道坏死及菌血症的可能性，预后差，病情恶化速度快，则可能需要考虑更改腔内手术为开放手术。

为尽早进行病情干预，早期给予针对正常肠道菌群的广谱抗生素、抑制肠道活动的生长抑素、减少胃酸分泌的质子泵抑制剂，以及纠正水电解质失衡，可以预防多器官功能衰竭。需要在监测患者中心静脉压，保障心功能平稳的情况下大量扩容补液。早期大量使用白蛋白进行肠道脱水，有利于降低肠黏膜通透性，减少肠液丢失，减少肠道菌群移位。足量抗凝在明确肠道缺血后是必要的，而且应贯穿治疗的全部过程。

近 20 年内，随着腔内技术越来越成熟，其用于治疗肠道急性缺血得到普及。虽然腔内治疗最初用于 CMI 患者，但该治疗方式已逐渐扩展到 AMI 患者。除了过去的经皮腔内血管成形术和支架植入术外，腔内技术现在包括机械碎栓、震波碎栓（EkoSonic）、流式溶栓（AngioJet）等。近期多个指南一致支持在合适条件下使用腔内技术，Ⅱ级推荐是基于传统的开放手术效果不佳做出的。最近，一项针对 70 例接受腔内血运重建的 AMI 患者进行的单中心研究，报告了 87% 的技术成功率和 36% 的死亡率，而接受开放手术患者的死亡率为 50%。因此，经皮腔内治疗对于动脉闭塞引起的 AMI 患者是合适的。腔内技术可通过上肢动脉或股动脉入路。选择 7F 及更大直径的长鞘可以提供足够的支撑力、稳定的腔内操作空间。导丝通过时的反馈，以及造影特征征象可以判断病变是否为血栓所致，以此决定术中采用的针对性技术。如果是新鲜血栓，流式溶栓碎栓器具效果显著，如果是陈旧性血栓，机械旋切器具可能效果更好，对于开口段的病变，球囊扩张成形和支架植入常是不可避免的（图 3）。

尽管腔内技术经常获得良好的效果，但也存在潜在的缺陷，如常见的穿刺入路和肠道分支的并发症（穿刺处血肿、肠道分支动脉闭塞或出血、肠系膜或肠道内出血）。除此之外，肠系膜动脉复流后造成的缺血再灌注损伤，内毒素 / 细胞因子释放、电解质紊乱、肠壁充血淤血等。如果严重，可能会导致严重的心血管、腹腔不良事件。故而，对于患者肠道缺血程度的评估就显得异常重要：对于病程长，肠道已有明确坏死，需要开放手术；如果患者腔内

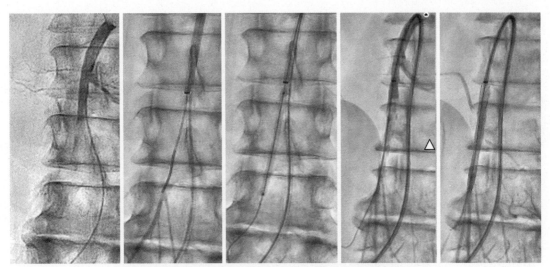

图3 71岁男性，反复上腹部闷痛不适2个月，再发加重4小时，超声、CTA提示肠系膜上动脉血流中断。股动脉入路，抽吸困难，考虑血栓亚急性机化，裸支架贴敷

△示球囊扩张、导管抽吸后残余机化血栓，限制血流。

治疗后考虑肠道坏死或是弥漫性腹膜炎，则可能仍需要开放手术。如果需要紧急剖腹探查手术，术中也需要进行血运重建和影像确认，所以必须在杂交手术室进行，并配备有专业麻醉团队。剖腹探查手术，常规采用剑突以下到耻骨以上的正中切口，以完整暴露整个腹腔，完整探查全部肠道活力后再进行肠道动脉探查，纵行切开肠系膜，显露系膜内动脉主干，在病变节段的远端横向切开动脉，逆向向腹主动脉送入取栓导管，注意动作轻柔，避免粗暴操作导致动脉夹层等损伤。取出栓子后，可以结合DSA进行腹主动脉及肠系膜上动脉造影，以明确血栓是否取出完整。缝合切口时，可以纵向延长切口，也可以使用补片修补。仔细探查肠系膜上动脉的起点，确保没有留下残余病灶。如果是肠系膜上动脉开口段狭窄引起的急性闭塞，开口部位需要进行转流手术时，一般有两种选择方式，即搭桥或逆行支架植入术。搭桥可以采用顺行（源自腹腔干以上水平的主动脉）或逆行（源自肾下主动脉或髂动脉）方式进行，根据患者自身解剖特点，进行流入道位置的选择。搭桥材料可以选择自体静脉，也可以选择人工血管，如果患者合并有肠道坏死、穿孔、肠瘘等腹腔污染时，不能使用人工血管。自体血管一般取大隐静脉，或者取股静脉。为了快速完成血运重建，可以考虑在杂交手术室行逆行肠系膜上动脉支架植入术。缝合血管切口后，在切口远端逆穿进入近端动脉，留置较小的鞘管以免远端闭塞，并辅助导管通过病变段动脉，导丝通过时需反复确认位于真腔，以免动脉内膜逆撕，造成腹主动脉夹层。一旦导丝穿过病变进入主动脉，就可以进行标准的球囊扩张成形术和支架植入术。与慢性动脉闭塞类似，首选器具为覆膜球扩支架，如有腹腔感染而又需腔内开通时，金属裸支架也是合适的。术后患者继续抗凝联合抗血小板治疗1个月，后续抗凝方案根据病因决定（图4，彩图见二维码38）。

二维码38

主动脉夹层导致的肠系膜急性缺血罕见，一旦发生，即可导致严重并发症，也是主动脉夹层主要死因之一。CTA一旦明确肠道缺血，而且有肌酸激酶等生化指标支持，则需要评估主动脉夹层累及的主动脉和分支动脉真假腔供血的影响。如肠系膜分支动脉开口水平的腹主动脉真腔血供不足，对肠系膜上动脉的开通并不能改善缺血，需要更加积极地进行主动

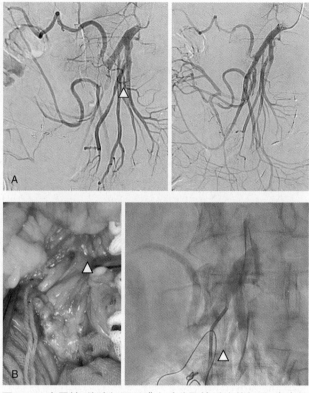

图 4　54 岁男性,外院行肠系膜上动脉取栓后症状加重,考虑医源性肠系膜上动脉夹层并闭塞。肱动脉入路,造影明确病变,剖腹探查显露肠系膜上动脉,病变远端入路逆向开通,植入支架

A. 肠系膜上动脉术前、术后血流改变;B. 剖腹探查术中经病变远端切开取栓,并建立逆向入路造影确认病变。△示肠系膜上动脉中段夹层并闭塞。

脉夹层主动脉及近端破口的修复,来改善真腔血流灌注。如分支动脉因夹层假腔扩张造成的静力型或动力型压迫,可以考虑积极的腔内治疗来改善肠道血流灌注。手术一般只需对肠系膜上动脉开口进行球囊扩张扩张和支架植入,解除管腔受压导致的低灌注。需要注意的是,操作上要轻柔,小心避免导丝损伤撕裂内膜或是进入假腔后反复操作引起远端真腔闭塞,支架尺寸上选择与原血管直径等大或略小。

(三)非阻塞性缺血性肠病

非阻塞性缺血性肠病(nonocclusive mesenteric ischemia,NOMI)可能是由于全身性或区域性低流量状态造成。这可能是休克(脓毒症、心源性或低血容量)激活肾素 - 血管紧张素 - 醛固酮系统,从而引起内脏血管收缩,导致流量减低。NOMI 通常见于老年、心功能差且需要血流动力学支持的危重患者。此外,血管收缩物质或药物,如可卡因、麦角新碱、血管加压素和去甲肾上腺素也可能导致内脏血管收缩,导致严重的血流量减少。NOMI 的发病率占 AMI 中的 20% 左右,早期难以发现,症状出现时病情已经恶化。目前,主要通过 CTA 发现肠道相应早期缺血表现(肠壁增厚、黏膜显影增强、肠管扩张等)以明确诊断,中后期肠道缺血表现同其他类型肠系膜缺血性疾病。治疗方面,首先应该针对病因治疗。如果没有改善,为了进一步诊断和治疗应该考虑行动脉造影。可以放置导管,缓慢灌注血管扩张剂如罂粟碱,以纠正血管痉挛。

(四)静脉血栓相关性缺血性肠病

肠系膜静脉血栓(mesenteric venous thrombosis,MVT)也可导致肠梗死,死亡率为13%~50%。通常与高凝性疾病有关,如乳糜泻、癌症或遗传易感性。其他危险因素包括,肝硬化、腹部感染(胰腺炎、胆管炎)或肠易激疾病。血管流出道阻塞导致肠壁水肿和肠腔内液体渗入。肠道渗液使腔内压力增大,从而导致毛细血管阻塞,抑制了氧气交换,继而导致动脉损伤。治疗从一开始就需要足量抗凝,肠道脱水,改善静脉循环等措施以降低肠道静脉淤血,其他治疗与其他类型肠系膜缺血性疾病类似。如果患者在24~48小时内没有好转,就应该考虑采取腔内或开放手术干预。肠系膜上静脉可以直接通过经皮经肝/经颈静脉肝内穿刺建立入路,而后进行血栓清除和药物溶栓。经颈静脉肝内门体分流术可以降低门静脉压力,也是肠系膜静脉血栓的治疗手段之一。治疗全过程需要密切评估患者的肠道是否有坏死穿孔,如果发现,需要尽早进行剖腹探查,以决定是否需要切除坏死肠管,重建肠道。

四、总结

各种类型的肠系膜缺血性疾病,病程特点各有不同,如发展到出现急性肠道缺血坏死症状的阶段,病情加重,患者生存率都较低,是一类高死亡率、高致残率的疾病。及时诊断和治疗是改善预后的关键。腔内技术的广泛应用大大提高了此类患者生存机会和康复质量,多种技术的不断迭代也使得疗效更稳定,创伤更少。基于血运重建和液体复苏的多手段诊疗模式,能够为肠道缺血性疾病的治疗带来新的希望。

(王 焱 庄 晖)

参考文献

[1] SIEDEK F, GIESE D, WEISS K, et al. 4D flow MRI for the analysis of celiac trunk and mesenteric artery stenoses [J]. Magn Reson Imaging, 2018, 53: 52-62.

[2] BJÖRCK M. Asymptomatic superior mesenteric arterial stenosis: primum non nocere [J]. Eur J Vasc Endovasc Surg, 2021, 61 (5): 819.

[3] HUBER T S, BJÖRCK M, CHANDRA A, et al. Chronic mesenteric ischemia: clinical practice guidelines from the society for vascular surgery [J]. J Vasc Surg, 2021, 73 (1): 87S-115S.

[4] ABOYANS V, RICCO J B, BARTELINK M L E L, et al. 2017 ESC Guidelines on the Diagnosis and Treatment of Peripheral Arterial Diseases, in collaboration with the European Society for Vascular Surgery (ESVS): Document covering atherosclerotic disease of extracranial carotid and vertebral, mesenteric, renal, upper and lower extremity arteries [J]. Eur Heart J, 2018, 39 (9): 763-816.

[5] KERSJES W H, HESSE A. Percutaneous retrograde revascularization of chronic occlusions of the superior mesenteric artery via collaterals of the celiac artery [J]. CVIR Endovasc, 2020, 3 (1): 81.

[6] SCHOOTS I G, KOFFEMAN G I, LEGEMATE D A, et al. Systematic review of survival after acute mesenteric ischaemia according to disease aetiology [J]. Br J Surg, 2004, 91 (1): 17-27.

[7] PEDERSOLI F, SCHÖNAU K, SCHULZE-HAGEN M, et al. Endovascular revascularization with stent implantation in patients with acute mesenteric ischemia due to acute arterial thrombosis: clinical outcome and predictive factors [J]. Cardiovasc Intervent Radiol, 2021, 44 (7): 1030-1038.

[8] ARTHURS Z M, TITUS J, BANNAZADEH M, et al. A comparison of endovascular revascularization with

traditional therapy for the treatment of acute mesenteric ischemia [J]. J Vasc Surg, 2011, 53 (3): 698-704.

[9] SWERDLOW N J, VARKEVISSER R R B, SODEN P A, et al. Thirty-Day Outcomes After Open Revascularization for Acute Mesenteric Ischemia From the American College of Surgeons National Surgical Quality Improvement Program [J]. Ann Vasc Surg, 2019, 61: 148-155.

[10] XU C, TOLAYMAT B, TAYLOR M, et al. Distal Superior Mesenteric Artery Endarterectomy Remains an Excellent Option for Mesenteric Revascularization in the Endovascular Era [J]. Ann Vasc Surg, 2021, 70: 386-392.

[11] LIM S, HALANDRAS P M, BECHARA C, et al. Contemporary management of acute mesenteric ischemia in the endovascular era [J]. Vasc Endovascular Surg, 2019, 53 (1): 42-50.

[12] PÉREZ-GARCÍA C, DE MIGUEL CAMPOS E, FERNÁNDEZ GONZALO A, et al. Non-occlusive mesenteric ischaemia: CT findings, clinical outcomes and assessment of the diameter of the superior mesenteric artery [J]. Br J Radiol, 2018, 91 (1081): 20170492.

急性重症 VTE 的一站式治疗

一、概念和流行病学

（一）概念

深静脉血栓形成（deep venous thrombosis，DVT）是指血液在深静脉内不正常的凝固引起的静脉回流障碍所导致的疾病，下肢深静脉血栓的发生率高于上肢和内脏深静脉。血栓脱落、迁移可沿着静脉回流进入右心系统，栓塞至相应大小的肺动脉及其分支血管内引起肺动脉血栓栓塞症（pulmonary thromboembolism，PTE），我们通常讲的肺栓塞指的就是 PTE。DVT 与 PTE 统称静脉血栓栓塞症（venous thromboembolism，VTE）。常见的 DVT 多发生于下肢，左侧多于右侧。本文探讨的重症 VTE 指的是有肺栓塞（PE）风险的严重的 DVT，包括股青肿等重症情况。

（二）流行病学

流行病学调查显示，VTE 的发病率与年龄呈正相关，无明显性别差异。在美国，VTE 的发病率从 2002 年的 317/10 万增长到 2006 年的 422/10 万，发病率增长 33.1%；在 2007—2009 年期间，美国年均有 547 596 例 VTE 住院患者，住院率为 239/10 万。PE 是猝死的主要原因之一，约占院内死亡的 10%。VTE 已成为继缺血性心脏病和脑血管病之后的第三大常见心血管疾病。根据国外最新调查显示，近年来 VTE 的发生率呈递增趋势。

我国住院患者的研究中发现，在 13 609 例住院患者（急性内科 6 623 例，外科 6 986 例）中，36.6% 内科住院患者是 VTE 发生的高风险人群；外科住院患者中发生 VTE 的中、高风险比例分别为 32.7% 和 53.4%。但采取率预防措施的患者极少，有效预防率更低。

二、危险因素和病因

经典的静脉血栓形成的 Virchow 三角理论认为，高凝状态、静脉血流淤滞、血管内皮损伤是导致静脉血栓形成的三大因素。引起高凝状态的常见先天性危险因素，也称作易栓症，包括 V 因子 Leiden 突变、蛋白 C 缺乏、蛋白 S 缺乏以及抗凝血酶缺乏等；其他可以引起高凝状态的获得性因素主要包括妊娠、药物（尤其是雌激素）、炎症性肠病、肾病综合征和系统性红斑狼疮等。导致静脉血流淤滞的因素常见有卧床或制动、慢性病、髂静脉受压、静脉曲张或瓣膜功能不全和肥胖等。而引起血管内皮损伤的因素主要包括外伤、手术、药物输注、静脉置管及心脏瓣膜病等。

住院患者是 VTE 发生的高危人群，其中骨科手术是 DVT 的高危因素，经过合理的预防，我国人工全髋关节置换术后 DVT 发生率由 20.6%~47.1% 降至 2.4%~6.49%；人工膝关节置换术后 DVT 发生率由 30.8%~58.2% 降至 3.19%。内科疾病尤其是严重内科疾病同样是 DVT 高发的领域。恶性肿瘤是另一个 DVT 的重灾区：50% 的恶性肿瘤和 90% 已有转移的恶性肿瘤，存在 1 个或多个凝血功能异常。恶性肿瘤患者行手术治疗后 VTE 的发病率是其他手术患者的 2~3 倍。妊娠妇女 DVT 发生率为 0.5%~7‰，是非妊娠妇女的 5 倍（在有其他危险因素特别是年龄大于 40 岁和既往存在 VTE 病史时发生 PTE 风险更高），常发生于妊娠的前 3 个月和围产期。服用避孕药和更年期激素替代治疗的妇女 DVT 的发生风险可增加 2~4 倍。

三、髂静脉受压综合征与下肢深静脉血栓形成

髂静脉狭窄或者闭塞是下肢 DVT 的常见诱因之一,近来越来越受到重视。髂静脉受压综合征(iliac vein compression syndrome,IVCS)是指左髂总静脉受右髂总动脉骑跨,以及第 5 腰椎和骶骨胛的钳夹所产生的静脉回流障碍,导致下肢静脉曲张、下肢肿胀、皮肤色素沉着等一系列临床症候群,1957 年、1965 年分别由 May、Thurner 和 Cockett 首先阐述,又称 May-Thurner 综合征或 Cockett 综合征。IVCS 在成人的发病率非常高,达到 20%~34%。May 和 Thurner 最早在 430 例尸检中发现约 22% 的人存在不同程度的髂静脉受压、狭窄(图 1,彩图见二维码 39)。

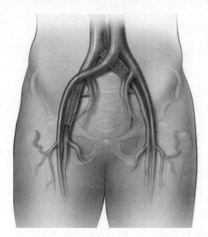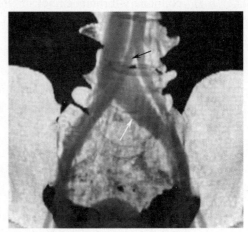

图 1　髂静脉压迫解剖示意图
右侧静脉造影图片黑色箭头指示右侧髂总动脉,白色箭头指示左侧髂总静脉。

约有 1/4 的髂静脉狭窄患者通常无明显临床症状,主要是因为长期的狭窄性病变,髂静脉段血流变缓,为改善静脉回流,机体在髂静脉的远端保护性地开放侧支以利于狭窄静脉回流,侧支主要包括左髂腰静脉、左腰升静脉、骶中静脉、髂 - 骶前静脉丛、髂内静脉 - 闭孔静脉及腰升静脉等。然而,侧支的分流容易导致髂静脉段血流流速更为缓慢,更易发生深静脉血栓,且常为长段血栓形成,很难再通,进而导致下肢深静脉回流严重受限,极易继发广泛深静脉血栓形成。

四、临床表现

DVT 发生在深静脉,下肢静脉发生率最高,约为 90%,也可见于上肢、颈静脉系统、内脏静脉以及盆腔静脉。通常我们说的 DVT 指的是下肢静脉的血栓。

下肢 DVT 的症状主要有一侧或两侧肢体突然肿胀、疼痛,活动后加重,抬高患肢可减轻。体征包括局部张力增高,沿静脉走行部位压痛和腹股沟区压痛。肌间静脉血栓位于小腿肌肉静脉丛,部分患者下肢肿胀不明显,但有疼痛,活动后加重,Homans 征和 Neuhof 征呈阳性(患肢伸直,足突然背屈时,引起小腿深部肌肉疼痛,为 Homans 征阳性;压迫小腿后方,引起局部疼痛,为 Neuhof 征阳性)。

以膝关节为界,DVT 按所累及的静脉位置分为远端 DVT 和近端 DVT,也称为周围型 DVT 和中央型 DVT,如果近端和远端都存在血栓,称为混合型 DVT。远端 DVT 包括胫前静脉、胫后静脉和腓静脉,发生部位低于膝关节。而近端 DVT 是指发生于腘静脉或以上的静脉血栓,包括腘静脉、股深静脉、股浅静脉、股总静脉以及髂外静脉。

周围型 DVT 一般合并肌间静脉血栓,表现为局部肿胀、疼痛,血栓可以向上蔓延至髂股静脉,发病 1~2 周后,患肢可出现浅静脉显露或扩张。中央型 DVT 表现为臀以下全肢肿痛,皮温高;股内、股三角区压痛,沿深静脉走行区域压痛;可有浅静脉怒张,血栓性浅静脉炎。严重者在疾病进展期,可出现严重的静脉高压伴侧支循环和微循环血栓形成,称为股青肿。股青肿是下肢 DVT 最严重的情况,由于深浅静脉全部被血栓堵塞,静脉回流严重受阻,影响到动脉回流而导致肢体缺血;临床特征为高度肿胀、发绀和疼痛的三联征,表现为患肢剧痛,皮肤发亮呈青紫色、皮温低可伴有水疱,足背动脉搏动消失,全身反应强烈,体温升高。如不及时处理,可发生休克和静脉性坏疽。

DVT 最严重的并发症是合并肺栓塞(中央型 DVT 患者的 PTE 发生率为 60%~80%),严重者可引起死亡。深静脉血栓一旦脱落,可随血流进入并堵塞肺动脉,引起 PTE 的临床表现。若未及时治疗,少数血栓可自行溶解或仅局限于发生部位,大部分血栓将扩展至整个肢体深静脉主干。治疗不规范或用药疗程剂量不足会发生血栓后综合征(post thrombotic syndrome,PTS),导致下肢麻木沉重色素沉着等,严重时可导致下肢静脉性溃疡,也就是俗称的“老烂腿”,严重影响生活质量。

五、治疗

(一) 一般治疗

包括抬高患肢 30° 左右,避免挤压、按摩等,局部可使用硫酸镁冷敷。药物上可以选择迈之灵、地奥司明片、草木犀流浸液片等消肿。

(二) 抗凝治疗

抗凝治疗是 DVT 的基础治疗方法,可抑制血栓蔓延、利于血栓自溶和血管管腔再通,降低 PE 发生率和病死率。但是,单纯抗凝不能迅速完全消除血栓,降低 PTS 发生率。对于高度怀疑 DVT 者,如无抗凝禁忌证,在等待检查结果期间可行抗凝治疗,根据确诊结果决定是否继续抗凝。抗凝治疗可以选用以下药物:

1. 普通肝素 治疗剂量个体差异较大,使用时必须监测凝血功能,每 2~3 天应监测血常规,预防肝素诱导的血小板减少症(hepatic induced thrombocytopenia,HIT)。

2. 低分子量肝素 出血等不良反应少,HIT 发生率低于普通肝素,使用时大多数患者无须监测凝血功能。临床按体重给药,每 12 小时 1 次,或者每天一次,皮下注射,需要时可检测 Xa 活性。

3. 维生素 K 拮抗剂(如华法林) 是长期抗凝治疗的主要口服药物,效果评估需监测凝血功能的 INR。治疗首日与低分子量肝素联合使用,建议剂量 2.5~3.75mg/d,2~3 天后开始测定 INR,当 INR 稳定在 2.0~3.0 后停低分子量肝素,继续华法林治疗。

4. 直接 Xa 因子抑制剂(如利伐沙班或达比加群等) 治疗剂量个体差异小,无须监测凝血功能。单药治疗急性 DVT 与其标准治疗(低分子量肝素与华法林合用)疗效相当。

抗凝的疗程需根据病因和出血风险综合权衡。对于继发于一过性危险因素的初发 DVT 患者,使用维生素 K 拮抗剂治疗 3 个月;危险因素不明的初发 DVT 患者,使用维生素

K 拮抗剂治疗 6~12 个月或更长；伴有恶性肿瘤并首次发生的 DVT，应用低分子量肝素治疗 3~6 个月后，序贯长期使用维生素 K 拮抗剂；对于反复发病的 DVT 患者和易栓症患者，建议长期抗凝，但需定期进行风险效益评估。

（三）血栓清除治疗

对于急性累及股浅静脉以上的 DVT，只要没有手术禁忌，均可考虑血栓清除治疗。指南对于这点的推荐和认识也逐渐改变。2008 年第 8 版 ACCP 指南对于髂股静脉，血栓时间 <14 天、生存状况好、预期生存期 >1 年、出血风险小的病例，推荐导管介导的溶栓治疗（catheter directed thrombolysis，CDT），以减少 PTS 的发生；同时推荐应用经皮血栓机械清除（percutaneous mechanic thrombectomy，PMT）配合 CDT 治疗。2016 年 ACCP 推荐更新中，强调对适合的患者进行 CDT 治疗。我国 2017 年深静脉血栓形成的诊断和治疗指南对于 CDT/PMT 的观点相对积极，对于急性期中央型或混合型 DVT，对全身情况好、预期生存期 ≥1 年、出血风险较小的患者，可首选 CDT。如条件允许，可行 PMT 与 CDT 联合清除血栓。当出现股青肿时，应立即行手术取栓或 PMT、CDT 等治疗。

（四）合并髂静脉狭窄或闭塞的处理

髂静脉狭窄或闭塞在 DVT 的发病中起重要作用，导管溶栓或手术取栓后同时矫正髂静脉狭窄或闭塞，可以提高血流通畅率，改善治疗效果，减少 PTS 的发生。我国 2017 年深静脉血栓形成的诊断和治疗指南推荐成功行 CDT 或切开取栓后，造影发现髂静脉狭窄 >50%，建议首选球囊扩张、支架植入术，必要时采用外科手术解除髂静脉阻塞。

（五）下腔静脉滤器植入指征

下腔静脉滤器可以预防和减少致死性 PE 的发生，长期植入滤器导致的下腔静脉阻塞和较高的深静脉血栓复发率等并发症亦逐渐引起关注。对多数 DVT 患者，不推荐常规应用下腔静脉滤器；对于有抗凝治疗禁忌证或有并发症，或在充分抗凝治疗的情况下仍发生 PE 者，建议植入下腔静脉滤器。

下列情况可以考虑植入下腔静脉滤器：髂、股静脉或下腔静脉内有漂浮血栓；急性 DVT，拟行导管溶栓或手术取栓等血栓清除术者；具有 PE 高危险因素的患者行腹部、盆腔或下肢手术。

六、一站式治疗的概念和方法

（一）目前治疗的问题以及一站式治疗的理念

目前的治疗存在的问题是远期复发率高以及远期并发症多，PTS 的发生率较高。主要原因包括血栓性疾病诊断严重滞后，错过了急性期血栓消除的时机；在确诊的患者中，抗凝治疗的剂量和疗程不够；血栓清除不足以及病因了解不充分等。尤其是残留血栓导致血流不通畅，是血栓复发以及 PTS 的重要原因。

对于 VTE 尤其是 DVT 的治疗，经历了几个阶段。首先是重视预防血栓脱落导致 PE 的发生，治疗上强调减少活动及下腔静脉滤器的植入；同时也重视控制血栓进展，以抗凝药物足量足疗程使用为重点。近年来，随着介入治疗及器械的飞速发展，髂静脉疾病的诊断率进一步提升，治疗重点转移到重视血栓清除加治疗髂静脉狭窄以改善后遗症。

所谓 VTE 的一站式治疗，即以抗凝为基本治疗，通过手术过程中先植入腔静脉滤器以防止肺动脉栓塞的发生；同期尽量清除下肢静脉内的血栓，血栓清除后如暴露出髂静脉狭窄，进行球囊扩张及支架植入后，必要时再导管内溶栓，如术后无漂浮血栓，可以直接回收滤

器。大量研究证实,清理血栓基础上的 VTE 一站式治疗,可以迅速改善症状,减少重症 PTS
的发生率。

（二）静脉血栓清除的方法

1. 静脉导管内溶栓治疗　　对于 IVCS 急性期髂股静脉血栓形成,导管介导的溶栓治疗
(catheter-directed thrombolysis,CDT)通常可作为首选方法,一般采用尿激酶或者重组组织纤
溶酶原激活物(recombinant tissue plasminogen activator,rt-PA),同时辅以机械抽栓可以加快
血栓溶解速度。早期血栓清除治疗可以显著缓解急性 DVT 症状,同时显著降低 PTS 的发
生率以及严重程度。

2. 机械血栓清除治疗　　经皮血栓机械清除(percutaneous mechanic thrombectomy,PMT)
治疗可单独应用或联合 CDT 共同治疗急性 DVT。目前,我国已经可以应用多款不同的
血栓清除器械,抽栓的效率和效果较手工血栓抽吸明显改善,下面介绍部分器械及其原理
(图 2)。

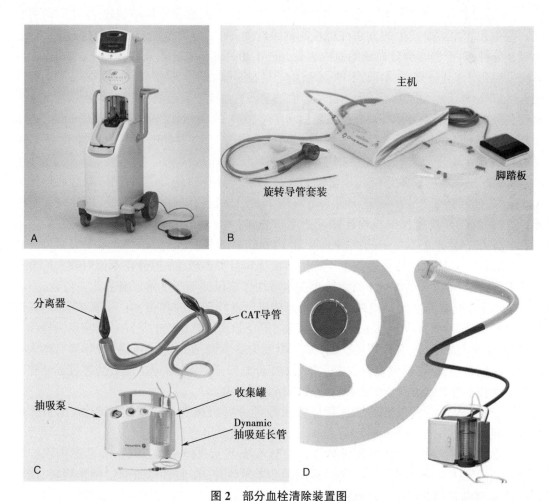

图 2　部分血栓清除装置图

A. AngioJet 系统;B. Straub 血栓抽吸系统;C. Indigo 血栓抽吸系统;D. Aco Stream 血栓抽吸系统。

最简单易用的是手动血栓抽吸的方法,即使用中空的手动抽吸导管,一般是 8F 甚至更
大的鞘管,末端连接大容量注射器,通过术者手动回拉注射器活塞,从而在导管头端开口产

生负压,抽吸血栓。手动抽吸导管在急性心肌梗死冠状动脉血栓清除方面效果较好,因为冠状动脉血管较细、血栓往往较新鲜、负荷量也不太大,病变距离较短,故抽吸效率较好,能很快恢复血流。然而,外周血管直径更粗、血管更迂曲,血栓负荷较大,手动抽吸导管不易操作到达病变部位,抽吸效力也不够,但经济实用,对于部分患者可以选用。缺点是抽吸效率低、血管损伤可能及失血量可能较大,需要配合 CDT 一起应用。

AngioJet 血栓清除系统,运用了流体力学伯努利原理,控制台对导管部件泵的加压,使盐水泵入,高速盐水形成负压区,从而将血栓吸入,并被高速水流击碎随之排至体外废液袋中。伯努利原理是高速流动的液体或气体可以产生低压,从而产生真空效应。部分盐水呈水雾喷出并在远端吸入,形成循环水流,从而扩大抽吸范围和增强抽吸效率。控制台还可以切换至局部喷药溶栓模式,此时机器对泵的加压将配置的溶栓药物送入,通过导管上的开孔一起向外喷出并作用于血栓部分。等待 30~45 分钟后,再将同一根导管送入进行机械抽吸,从而将软化的血栓清除。AngioJet 系统适用于髂股静脉及肢端直径 ≥ 3mm 的急性动静脉血栓的清除。其主要并发症是高压击碎红细胞产生溶血,血尿一般不超过 24 小时即可消失。避免和减少溶血发生的方法在于控制抽吸时间:对于血栓全堵塞的病变,6F 导管最多抽吸 8 分钟,对于仍有部分血流的血栓病变,6F 导管抽吸不超过 4 分钟。另外,加速排泄的方法包括充分水化处理,在术前、术中、术后给予足量静脉输注生理盐水,同时需要控制对比剂用量,尤其是肾功能受损患者。因为有少量血液会随着血栓一起被抽吸出体外,通常情况下失血量在可接受范围,需要动态观察血红蛋白水平。如 6F 的 Solent 导管,抽吸力 60ml/min,失血量则约为 30ml/min。血栓全堵病变抽吸 8 分钟,则失血量约 240ml;半堵病变抽吸 4 分钟,失血量约 120ml。

Straub 机械血栓切除系统是一个动力系统与旋转导管的复合产品,用于静脉血栓的为 Aspirex®S 产品系列。它的设计导管头部有一个窗口,内部有一个旋转螺旋,以实现导管抽吸、粉碎并排除新鲜血栓或血栓栓塞。适用于静脉、人工血管及静脉支架内新鲜血栓的清除。其操作的优势在于稳定的机械抽吸、腔内操作时间相对较短、可减少术中失血等。相较于 AngioJet 系统的优势主要在于不产生溶血反应且失血较少;劣势在于相对较大的外径(8~10F)及需要术中长鞘保护下持续生理盐水灌注才能保证不产生导管堵塞。

Indigo 血栓清除系统是通过负压抽吸原理进行血栓清除的器械,由 3~8F 抽吸导管、血栓分离器、负压抽吸泵以及收集罐组成,主要用于动脉和静脉血栓的清除。其特点为持续负压抽吸,抽吸效率高,远端栓塞风险低;采用无创头端导管,血管损伤风险低;导管有弯头直头两种不同头端设计,附壁血栓更容易清除;配合血栓分离器,清理血栓更彻底且远端栓塞风险相对较小等。缺点在于失血风险以及价格相对较高。

AcoStream 是一款国产的通过负压吸引原理进行机械性血栓清除的产品,由负压吸引泵主机及配件加外周血栓抽吸导管两部分组成,抽吸导管具有不同的直径,选择导管直径跟靶血管直径越匹配,抽吸效果越好。静脉系统至少选择 8F 的导管,肺动脉内取栓建议 10~12F。该款抽吸导管头端柔软,跟踪性和柔顺性好,在血管弯曲部位稍作旋转,能贴合血管弧度前进,甚至有一定超选作用,血管损伤的概率较小。操作时,需密切监测出血量,抽吸过程中只抽吸病变内部,当抽到血栓时,透明管中流速较慢,需耐心等待。对于血栓负荷较重时,以复通血流,快速缓解症状为目的,后续可酌情配合 CDT 溶栓以及抗凝治疗。

此外,超声加速溶栓等先进器械也在不断引进和研发过程中。总之,CDT 和血栓机械清除治疗相比,前者经济实惠,导丝通过后只需要一根溶栓导管,可有效溶解新发血栓,但出血风险相对较大,且治疗时间长,一般需要留置导管 3~5 天,治疗期间患者需要长期卧床,需要较好配合。而机械血栓清除治疗可以去除亚急性大块血栓,快速开通病变血管,取栓效率高,术后短期卧床即可活动,患者治疗体验好,但缺点在于治疗费用较高。

综上,腔内血栓清除可采用以下方法:① CDT,即单纯进行导管溶栓;② PMT,即单纯进行机械血栓抽吸,或者在药物喷洒后 PMT 进行快速溶栓 + 抽吸;③ PMT+CDT,即先进行 PMT,如果残余血栓影响血流,可以给予进一步 CDT。

(三)髂静脉支架的植入

溶栓治疗后通常需再次性静脉造影评估血栓溶解状况,以及髂静脉狭窄程度,必要时需进一步采取球囊联合支架成形术。CDT 或者 PMT 后髂静脉压迫综合征发生率为 33%~67%。约 46% 急性髂股 DVT 患者,最终需要支架治疗。对于 DVT 伴髂静脉狭窄,溶栓后支架植入组中期通畅率 85.17%,非支架植入组 40.42%(P<0.05)。

IVCS 支架植入的指征:①伴有下肢慢性静脉功能不全症状(如下肢肿胀或溃疡等),且髂静脉狭窄程度大于 50%;②狭窄两端压力差于静息时大于 2mmHg 或于活动时大于 3mmHg;③腔内超声发现髂静脉内存在大于 50% 的狭窄或隔膜;④狭窄的远端大量侧支血管开放;⑤已发生 DVT 的髂静脉狭窄,血栓清除后发现存在髂静脉狭窄。

支架的定位:IVUS 可辅助评估髂静脉狭窄程度及病变长度,有助于临床医师选取合适的球囊、支架,以及支架的释放位置。多项研究证实,髂静脉支架伸入下腔静脉,对侧深静脉血栓形成的发生率不可忽略,有相关报道可以高达 15.6%。所以,非髂 - 下腔静脉交界处的狭窄或闭塞,建议支架的植入以病变部位为中心,近端不进入下腔静脉;对于髂 - 下腔静脉交界处的病变,建议控制支架进入下腔静脉的长度在 1cm 以内。图 3 和图 4(彩图见二维码 39)显示一位股青肿的患者行滤器保护下采用 AngioJet 系统进行血栓清除后髂静脉支架植入的全过程,可以看出一站式治疗后可以基本清除血栓、迅速改善症状、保存肢体。

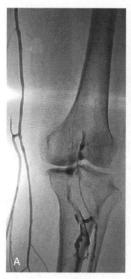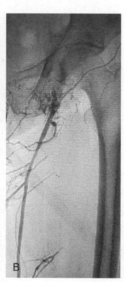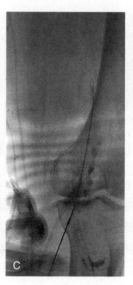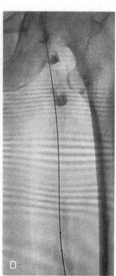

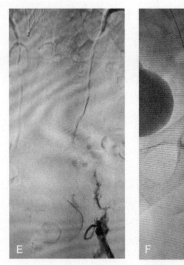
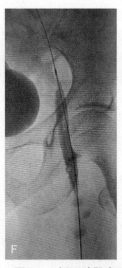
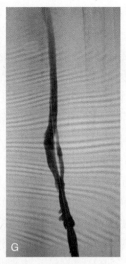
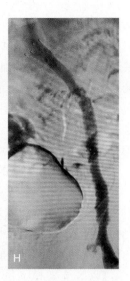

图3　一例下肢股青肿患者一站式处理过程

A、B.顺行造影提示腘静脉大量充盈缺损,股浅静脉闭塞,大隐静脉近端闭塞;C.仰卧位透视下穿刺腘静脉;D. AngioJet 系统清除血栓;E.清除后髂外静脉以上仍闭塞;F.球囊扩张闭塞段;G、H.髂静脉支架植入术后,股静脉、髂静脉血流通畅。

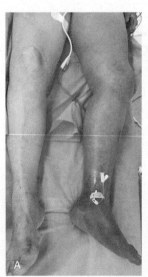
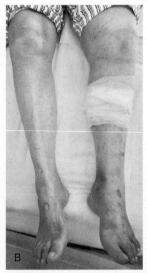

图4　股青肿患者治疗前后

A.左下肢术前高度肿胀、皮肤青紫;B.术后基本消肿,皮肤颜色恢复。

(四)术后用药

IVCS 溶栓治疗后或者球囊联合支架成形术后均需要常规抗凝治疗,通常采用口服抗凝药(华法林或者利伐沙班等)治疗,支架成形术后3天可给予低分子量肝素抗凝,随后调整为口服抗凝剂,主要是预防 DVT 复发或者支架内再狭窄。但是目前对于抗凝时间并不统一,通常采用正规抗凝3~6个月,理论上抗凝时间越长,支架闭塞或血栓再发风险降低,但出血风险也会随之升高。

在非血栓性疾病中,髂静脉支架植入后通畅率可以达到90%~100%,在血栓性疾病中稍差,可以达到 80% 以上。研究发现,术后抗凝依从性差、血栓负荷过重以及流入道血流差是一站式处理后髂静脉支架再闭塞的重要预测因素。因此,在治疗 DVT 时,尽可能充分清除血栓,同时加强术后随访及服药教育,优化患者依从性,是保证远期通畅率的重要手段。

(张军波)

参考文献

［1］ 中华医学会外科学分会血管外科学组 . 深静脉血栓形成的诊断和治疗指南 (第三版)[J]. 中华普通外科杂志 , 2017 (9): 250-257.

［2］ MICHAEL B S, GIANCARLO A, JEAN M C, et al. Guidance for the treatment of deep vein thrombosis and pulmonary embolism [J]. J Thromb Thrombolysis, 2016, 41: 32-67.

［3］ ZHAI Z, KAN Q, LI W, et al. VTE Risk Profiles and Prophylaxis in Medical and Surgical Inpatients: The Identification of Chinese Hospitalized Patients'Risk Profile for Venous Thromboembolism (DissolVE-2)-A Cross-sectional Study [J]. Chest, 2019, 155 (1): 114-122.

［4］ MAY R, THURNER J. The cause of the predominantly sinistral occurrence of thrombosis of the pelvic veins [J]. Angiology, 1957, 8 (5): 419-427.

［5］ COCKETT F B, THOMAS L. The iliac compression syndrome [J]. Br J Surg, 1965, 52: 816-821.

［6］ CIL B E, AKPINAR E, KARCAALTINCABA M, et al. Case 76: May-Thurner syndrome [J]. Radiology, 2004, 233: 361-365.

［7］ KEARON C, KAHN S R, AGNELLI G, et al. Antithrombotic therapy for venous thromboembolic disease: American College of Chest Physicians evidence-based clinical practice guidelines (8th Edition) [J]. Chest, 2008, 133 (6 Suppl): 454S-545S.

［8］ KEARON C, AKL E A, ORNELAS J, et al. Antithrombotic therapy for VTE disease: CHEST guideline and expert panel report [J]. Chest, 2016, 149 (2): 315-352.

［9］ BRINEGAR K N, SHETH R A, KHADEMHOSSEINI A, et al. Iliac vein compression syndrome: Clinical, imaging and pathologic findings [J]. World J Radiol, 2015, 7 (11): 375-381.

［10］ MAHNKEN A H, THOMSON K, DE HAAN M, et al. CIRSE standards of practice guideline on iliocaval stenting [J]. Cardiovasc Intervent Radiol, 2014, 37: 889-897.

［11］ RAJU S. Best management options for chronic iliac vein stenosis and occlusion [J]. J Vasc Surg, 2013, 57: 1163-1169.

［12］ POUNCEY A L, KAHN T, MORRIS R I, et al. Risk factors and classification of reintervention following deep venous stenting for acute iliofemoral deep vein thrombosis [J]. J Vasc Surg Venous Lymphat Disord, 2022, 10 (5): 1051-1058.

不同病因肾动脉狭窄介入治疗

随着人口老龄化的来临和血管影像技术的普及,在心血管病临床实践中发现肾动脉狭窄(renal artery stenosis,RAS)越来越多。RAS 是引起高血压和 / 或肾功能不全的重要原因之一,如果未予适当治疗,病情往往进行性加重,部分肾动脉从狭窄变为闭塞,肾功能逐渐恶化,部分患者因此进入终末期肾病。由于 RAS 病因多样,临床表现缺乏特异性,治疗策略上仍有较大争议。

据估计,RAS 的患病率在高血压人群占 1%~3%,而在继发性高血压人群可达 20%。在老年人群中,RAS 相当常见,有一项国外的研究表明,年龄>65 岁高血压患者中 6.8% 合并 RAS。

全面准确的诊断是合理治疗的前提和关键。RAS 的诊断应该包括:①病因诊断;②解剖诊断;③病理生理诊断。RAS 的病因诊断往往是选择合理治疗策略的开始,一般分为两类:动脉粥样硬化性和非动脉粥样硬化性。大多数 RAS 由动脉粥样硬化所致,多见于有多种心血管危险因素的老年人。非动脉粥样硬化性 RAS 包括大动脉炎、纤维肌性发育不良(fibromuscular dysplasia,FMD)、血栓、栓塞、主动脉夹层累及、外伤、先天性肾动脉发育异常、结节性多动脉炎、白塞病、放射治疗后瘢痕、周围组织肿瘤,以及束带压迫等,以大动脉炎和 FMD 最为常见。在西方发达国家病因以动脉粥样硬化为主(约 90%),其次为 FMD(约 10%)。中国医学科学院阜外医院总结分析了该院 1999—2014 年连续 2 047 例住院患者 RAS 的病因,1 668 例(81.5%)为粥样硬化性,259 例(12.7%)为大动脉炎,86 例(4.2%)为 FMD,其他 34 例(1.6%)。年龄 ≤40 岁的患者中大动脉炎占 60.5%(319 例),其次是 FMD(24.8%)。在年龄>40 岁的 1 728 例患者中,首位病因是动脉粥样硬化(94.7%),其次是大动脉炎(3.8%)。大动脉炎和 FMD 中,女性明显多于男性患者。该研究结果基本反映了我国当前 RAS 病因构成的特点。因此,在病因诊断中发病年龄和性别应作为重要的诊断要素。

RAS 的解剖诊断方法主要有双功能超声、CTA、MRA 和肾动脉造影。超声的准确性明显受操作水平、肥胖及腹胀等干扰因素影响,有漏诊的可能性。MRA 对于肾动脉中远段显影清晰程度不如 CTA,对大动脉炎及 FMD 所致肾动脉狭窄的判断有所不足。

RAS 的病理生理诊断是决定能否进行血管重建的主要依据。评估 RAS 是否有功能意义是临床关注的重要问题,但也是目前临床实践中被常忽视的问题。肾动脉狭窄患者的血压是否顽固,是否有近期肾功能快速恶化,是否发生了突发性肺水肿、反复心绞痛发作、反复心力衰竭发作是进行病理生理诊断的重要参考。血浆肾素、血管紧张素的测定,同位素肾显像分侧肾小球滤过率测定,对于肾动脉狭窄的功能评估有重要帮助。

几十年来,RAS 的治疗一直是临床医师面临的挑战。似乎是实际的狭窄病变,在任何动脉都需要扩张成形,以恢复最佳灌注到其远端器官。已经观察到了颈动脉支架成形术对预防卒中的益处,冠状动脉支架成形术对 ST 段抬高心肌梗死的益处,肠系膜上动脉支架成形术对肠绞痛的益处。肾动脉扩张和支架植入的数据和成功率,在选择最佳治疗方法方面,一直存在较大争议。

在 2009 年之前,缺乏对肾动脉狭窄患者进行的随机临床试验。从那一年开始,STAR

试验发表,其中包括来自荷兰和法国的随机队列患者。140 例 eGFR<80ml/(min·1.73m²),血压稳定<140/90mmHg,开口 RAS≥50% 的患者纳入研究。这些患者随机接受积极的药物治疗,包括抗高血压药物、他汀类药物和阿司匹林,或者药物治疗加肾动脉支架植入术。在 24 个月结束时,两组在 eGFR 下降、血压恶化或心血管事件方面没有显著差异。这项研究确实有很大的局限性,因为 25% 随机接受支架植入术的患者实际上从未接受过支架。另外,支架组有 2 例患者死于与手术相关的并发症。STAR 试验因入选人数少和排除高危患者而受到批评,因为高危患者可能从血运重建程序中获益最多。这种批评源于这样一种认识:肾血流灌注缺陷和 RAS 的临床后果只有在管腔至少有 70%~80% 狭窄时才会发生。

2009 年还发表了另一个迫切需要的评估支架治疗的临床试验。ASTRAL 是一项规模较大的试验,共有 806 名患者。如果这些患者"至少有一条肾动脉存在严重的解剖性动脉粥样硬化狭窄",且其"医师不确定患者肯定会从血运重建中获得有价值的临床益处",则这些患者符合入选条件。术后平均 34 个月,两组结果间,肾功能、血压控制或心血管事件无显著差异。这项研究有一些局限性,包括 40% 的受试者狭窄<70%,24% 的受试者 eGFR 正常。基线检查时,这些患者被认为进展风险较低,不太可能从血运重建中获益。此外,只有 79% 的患者成功地将支架植入血运重建臂。基于医学伦理,主治医师认为患者需要尽快进行支架植入治疗或半年内有可能需要支架植入治疗的患者,都被排除了入选该研究,这样就导致最有可能从植入支架进一步受益的患者,都没有被纳入研究,因此,ASTRAL 和 STAR 均因未纳入足够的高危患者而受到批评,无法显示血运重建的主要临床和统计学益处。

RADAR 试验是随后的一项研究,旨在比较药物治疗和支架植入对血流动力学有显著影响的 RAS 患者的影响。该研究的主要终点是 12 个月内 eGFR 的变化。次要终点包括与心脏死亡、脑卒中、心肌梗死、住院或靶病变血运重建、平均收缩压或舒张压变化或左心室质量指数变化相关的临床事件。不幸的是,虽然设计是为了研究重要的结果和有意义的纳入标准,但由于缓慢和不充分的登记,该试验提前终止。

目前,推动临床指南的最大试验是 2014 年发表的肾动脉粥样硬化病变心血管结局(CORAL)试验。该试验是迄今为止最大的队列研究,共有 947 名收缩压(SBP)>155mmHg 且服用 2 种以上 eGFR 小于 60ml/(min·1.72m²)的抗高血压药物的患者入选。如果慢性肾脏病不是缺血性肾病,肌酐高于 2mg/dl,或肾脏大小小于 7cm,则患者被排除在研究之外。患者被随机分为药物治疗组和支架植入组,中位随访时间为 43 个月。药物治疗包括坎地沙坦、含或不含噻嗪类利尿剂、氨氯地平联合阿托伐他汀。主要终点是心血管和肾脏原因死亡、脑卒中、MI、充血性心力衰竭住院、eGFR 进行性丢失或需要永久性透析。该试验比 STAR 和 ASTRAL 更长、更大,并且包含更高风险的研究人群。尽管有更全面的临床标准来治疗那些最有可能获得某种益处的患者,但是在主要复合终点甚至任何单个终点的发生率上并没有差异。唯一有意义的发现是,试验结束时支架植入组收缩压较低(P=0.03)。由于纳入标准严格,CORAL 试验很难招募到足够的患者,后来不得不放弃关于高血压的入选标准。尽管仔细选择了与 STAR 和 ASTRAL 类似的患者,但该队列不是高风险组,这限制了在可能受益于血运重建的患者中显示出显著差异的可能性。CORAL 试验的平均狭窄率仅为 67%,小于可能引起实质性临床症状的狭窄率。分析三个最可靠和最新的随机试验时,STAR、ASTRAL 和 CORAL 均未显示狭窄肾动脉血运重建的显著益处。这些研究都因没有纳入足够的高危患者而受到批评。另外,几乎所有患者都有高血压和慢性肾脏病,而不仅是 RAS 的诊断。由于这些慢性改变,这些患者难于从血运重建中显示出临床或可测量到的益处。肾血运重建,不改变已经因慢性高血压、容量过负荷或 eGFR 降低而受损的肾脏的病理改变。支架植入术只治疗系统性疾病的一个组成部分,因此,这些试验很难显示血管重建的主要益处。

最近,针对以往大型随机对照研究,没有纳入的动脉粥样硬化性肾血管病高危患者,进行的前瞻性双中心队列研究的结果表明,肾动脉狭窄(≥ 70%)伴有真正的顽固性高血压、肾功能迅速下降或反复心力衰竭 / 突发性肺水肿的患者,肾动脉支架植入后随访 3 年,观察到患者的血压和抗高血压药物数量都显著降低,肾小球滤过率显著增加,以及肾动脉支架术后心力衰竭 / 突发性肺水肿导致的新入院人数的减少。研究结果支持目前指南和共识中关于治疗适应证的推荐。

严重的肾动脉狭窄会引起继发性高血压、肾功能不全等后果,因此,一旦发现肾动脉狭窄,临床上应给予积极治疗;目前治疗方法主要包括药物治疗和手术等,其中手术分为介入手术和外科手术。目前,介入治疗是首选方法,其中肾动脉支架植入血管成形术和肾动脉球囊扩张血管成形术在临床上应用的最为广泛,除非是复杂肾动脉狭窄才适用外科手术。

本文中 3 例患者,1 例诊断为动脉粥样硬化性肾动脉狭窄,1 例诊断为纤维肌性发育不良肾动脉狭窄,另 1 例诊断为大动脉炎肾动脉狭窄,分别采用了支架植入术和球囊扩张术,术后效果良好,现报告如下。

一、病例简介

(一)病例一

1. 病历资料　老年女性,72 岁,因"发现血压升高 20 余年,加重 3 个月"入院。血压最高 240/130mmHg,血压升高时伴有头痛、头晕,偶感恶心,服用硝苯地平缓释片、缬沙坦氢氯噻嗪片等药物治疗,血压控制不佳。既往糖尿病病史 11 年,冠心病病史 20 余年,下肢无力伴疼痛病史 1 年余。父母均有高血压病史。

查体:术前血压 202/95mmHg,心、肺、腹部查体未见明显异常,下肢活动受限,膝反射亢进,下肢肌力减退,肌力 4 级;下肢肌张力增高。

完善相关检查示血常规、凝血常规、肝功能、肾功能等未见明显异常,24 小时尿蛋白 289.24mg。醛固酮、肾素及血管紧张素 Ⅱ 如表 1。肾动态显像 GFR(ml/min)示左肾 17.46,右肾 22.09,总肾 39.55。双肾血流滤过功能轻度受损,右肾排泄延迟。肾动脉 CTA 示双肾动脉粥样硬化;双肾动脉起始处管腔重度狭窄。

表 1　醛固酮、肾素及血管紧张素 Ⅱ 检测结果

	醛固酮 /(pg·ml^{-1})	肾素 /(ng·ml^{-1}·h^{-1})	血管紧张素 Ⅱ/(pg·ml^{-1})
立位	189.7	2.263	102.8
卧位	128.8	1.729	108

2. 介入手术操作过程　局麻下穿刺右股动脉植入 7F 动脉鞘,沿 0.035in 超滑导丝送入 7F RDC 指引导管。造影示右肾动脉起始段重度狭窄,狭窄约 90%(图 1),因髂动脉与腹主动脉扭曲,指引导管扭控困难,导管超选肾动脉开口无法到位良好,送 0.035in 超滑导丝通过肾动脉开口狭窄段后,平行送入 0.014in 工作导丝(图 2),沿工作导丝先后送入 4mm × 20mm 与 6mm × 20mm 球囊,待球囊到位后撤出 0.035in 超滑导丝,反复扩张狭窄段(图 3),之后植

入 6mm×18mm 支架(图 4)。

接下来拟行左侧肾动脉超选,由于血管扭曲,超选左肾动脉未能成功(图 5),遂穿刺右侧桡动脉,使用 5FMPA1 导管支撑 0.035in 超滑导丝,谨慎调整通过扭曲的入路血管(图 6,图 7),导丝前端到达腹主动脉后,交换 6F 125cm MPA1 指引导管,导管头端接近左肾动脉开口附近。行左侧肾动脉造影示左肾动脉起始部重度狭窄,狭窄约 95%。送入 V18 导丝,反复操控导丝,使导丝头端进入左肾动脉(图 8)。沿 V18 导丝先后送入 4mm×20mm 与 6mm×20mm 球囊,反复扩张肾动脉开口狭窄段后植入 6mm×18mm 血管支架(图 9,图 10)。术后给予抗血小板、降压、调脂等治疗,术后监测血压 141/78mmHg,较前明显降低。

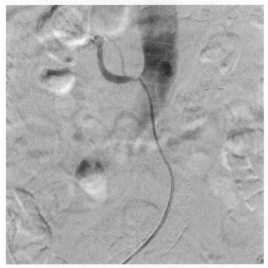

图 1　造影示右肾动脉开口重度狭窄

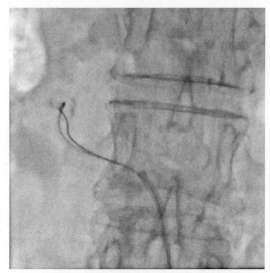

图 2　先送入 0.035in 导丝后,平行送入 0.014in 工作导丝

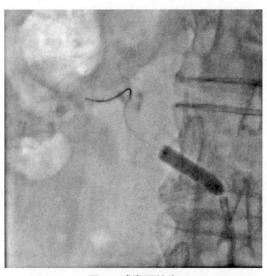

图 3　球囊预扩张

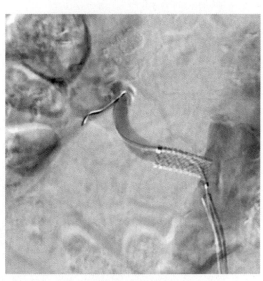

图 4　支架植入

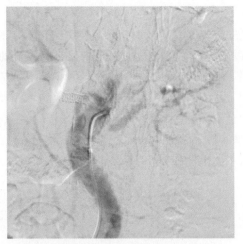

图 5　指引导管左肾动脉开口到位困难

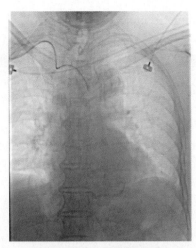

图 6　上肢入路血管扭曲

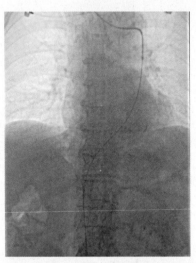

图 7　胸主动脉扭曲

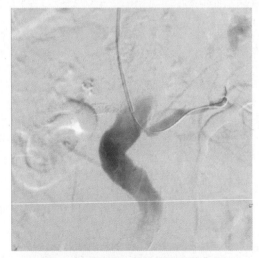

图 8　导丝通过左肾动脉开口狭窄段

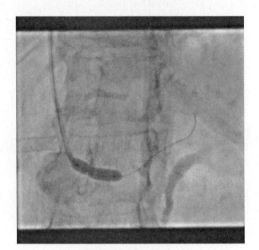

图 9　球囊预扩张

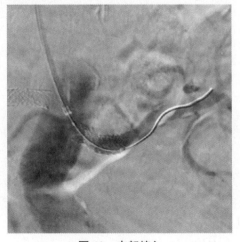

图 10　支架植入

（二）病例二

1. 病历资料　青年男性,22 岁,未婚,因发现血压升高 5 年入院,血压最高为 201/140mmHg,伴头晕、恶心,服用"硝苯地平控释片 30mg、1 次 /d,缬沙坦氢氯噻嗪片 1 片、1 次 /d,富马酸比索洛尔片 2.5mg、1 次 /d"等药物治疗,效果欠佳。吸烟史 5~6 年,1 包 /d,母亲有高血压。

术前监测血压 159/95mmHg,心、肺、腹部查体未见明显异常,完善相关检查示血常规、凝血常规、肝功能、肾功能等未见明显异常,血沉及 ANA 谱未见明显异常。24 小时尿蛋白 158mg。醛固酮、肾素及血管紧张素 Ⅱ 结果见表 2。肾动态显像 GFR（ml/min）示左肾 32.19,右肾 34.68,总肾 66.86。双肾血流滤过功能轻度受损,排泄略延迟。肾动脉 CTA：①右肾副肾动脉；②左肾动脉起始段局限性重度狭窄。

表 2　醛固酮、肾素及血管紧张素 Ⅱ 检测结果

	醛固酮 /（pg·ml⁻¹）	肾素 /（ng·ml⁻¹·h⁻¹）	血管紧张素 Ⅱ/（pg·ml⁻¹）
立位	151.6	13.27	111.4
卧位	85.73	5.34	90.64

2. 介入手术操作过程　局麻下穿刺右股动脉植入 7F 动脉鞘,沿 0.035 英寸超滑导丝送入 7FRDC 指引导管。造影示左肾动脉起始段重度狭窄,狭窄约 95%（图 11）,尝试送入 0.035in 超滑导丝困难,沿指引导管送入 5F COBRA 导管超选肾动脉开口后反复调整导丝头端,使其通过重度狭窄段。沿导丝送入 3mm×40mm OTW 球囊,用球囊前端预扩张左肾动脉开口重度狭窄段后（图 12）,平行送入 0.014in 工作导丝。沿工作导丝送入血管内超声,从正常血管段到血管狭窄段连续超声检查（图 13）,显示肾动脉狭窄段为中层病变,考虑纤维肌性发育不良所致。

沿工作导丝先后送入 4mm×20mm 与 5mm×20mm 球囊,每次球囊持续扩张 90 秒,反复扩张左肾动脉狭窄段,直至血管残余狭窄小于 30%（图 14）。沿工作导丝再次送入血管内超声从正常血管段到血管狭窄段连续超声检测（图 15）,确认球囊扩张后,狭窄段血管横截面积显著增加,狭窄明显改善（图 16,图 17）。手术过程顺利,术后给予抗血小板、控制血压等治疗,术后由三联药物减为单药降压,监测血压 135/85mmHg,较前明显降低。

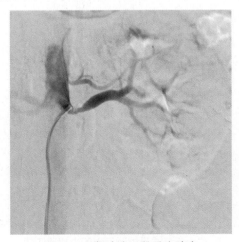

图 11　左肾动脉近段重度狭窄

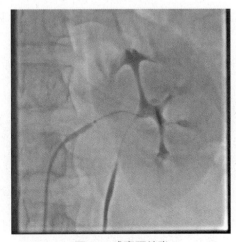

图 12　球囊预扩张

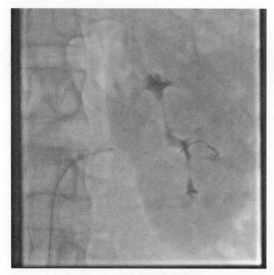

图 13　血管内超声检查

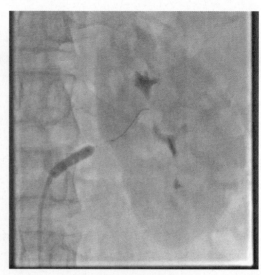

图 14　逐级球囊反复扩张

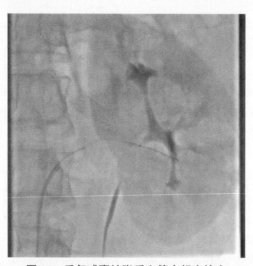

图 15　反复球囊扩张后血管内超声检查

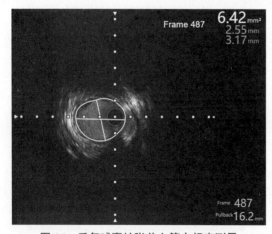

图 16　反复球囊扩张前血管内超声测量

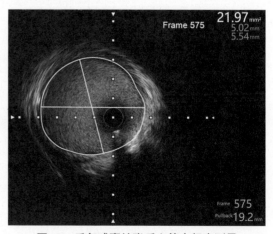

图 17　反复球囊扩张后血管内超声测量

（三）病例三

1. 病历资料　青年女性，32 岁，已婚，因"发现血压升高 1 个月"入院。血压最高为 180/120mmHg，无头晕、头痛等症状，未服任何降压药。无危险因素，既往史无特殊，无高血压家族史。

术前诊室血压 170/120mmHg，心、肺、腹部查体未见明显异常，完善相关检查示血常规、尿常规、肝功能、肾功能、凝血功能、红细胞沉降率、C 反应蛋白、炎症因子等未见明显异常。血钾 3.27mmol/L，醛固酮、肾素检测结果见表 3。弓上动脉 CTA 示升、降主动脉以及弓上动脉分支开口均无狭窄、扩张和管壁增厚。腹主动脉 CTA 示左侧肾动脉近端重度狭窄，几近闭塞，左肾灌注较对侧减低、延迟；右肾动脉双支，未见明显狭窄。PET-CT 大血管显像示头臂干近端、左颈总动脉近端、升主动脉、主动脉弓、胸主动脉上段、腹主动脉、肾门水平代谢略增高，考虑为炎性活动病变。患者青年女性，左肾动脉近端严重狭窄，PET-CT 提示主动脉及分支炎性活动病变，考虑病因为大动脉炎，因 PET-CT 提示炎性活动病变，不宜行介入治疗，给予糖皮质激素抗炎治疗 1 个月后，返院行左肾动脉介入。

表 3　醛固酮、肾素检测结果

	醛固酮 /(ng·dl^{-1})	肾素 /(μIU·ml^{-1})
立位	82.0	290.7
卧位	27.8	107.5

2. 介入手术操作过程　局麻下穿刺右股动脉植入 6F 动脉鞘，沿 0.035in 超滑导丝送入 6F RDC 指引导管。造影示左肾动脉近端重度狭窄，狭窄约 95%（图 18）。使用 0.014in 工作导丝通过病变，沿工作导丝送入血管内超声导管至狭窄远端，从远端正常血管段开始回撤连续超声检测直至腹主动脉内，显示狭窄段内膜增厚，回声强度类似外膜，提示内膜纤维增生。

沿工作导丝先后送入快速交换球囊 2.0mm×20mm 与 4.0mm×30mm 普通球囊，每次球囊持续扩张 30 秒（图 19，图 20）。沿工作导丝送入 4.0mm×20mm 药物球囊，持续扩张 180 秒（图 21）。再次行血管内超声检查，确认球囊扩张成形后，狭窄段局限小夹层，血管横截面积显著增加，狭窄明显改善（图 22~ 图 25）。手术过程顺利，术后给予抗血小板、抗炎治疗，单药降压，术后 24 小时动态血压平均 121/81mmHg，较前明显降低。

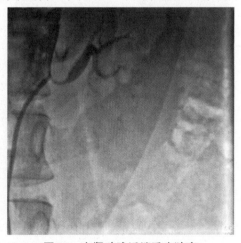

图 18　左肾动脉近端重度狭窄

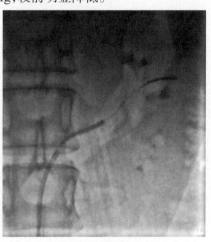

图 19　球囊预扩张

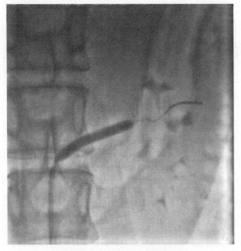

图 20 逐级普通球囊扩张

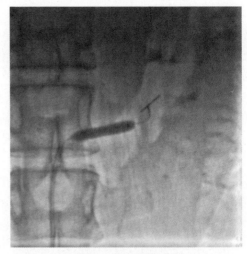

图 21 药物球囊扩张

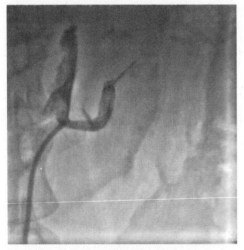

图 22 球囊扩张术后

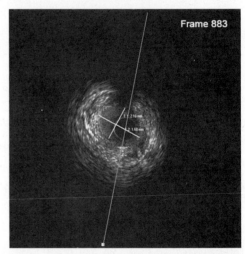

图 23 狭窄处反复球囊扩张前血管内超声测量

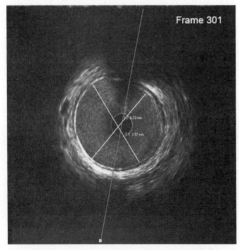

图 24 远端正常管腔血管内超声测量

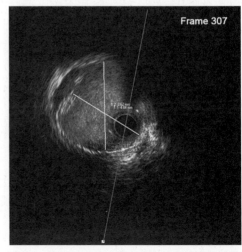

图 25 狭窄处反复球囊扩张后血管内超声测量

二、总结与讨论

1. **肾动脉介入适应证评估** 按照肾动脉狭窄的诊断和处理中国专家共识的推荐,对中重度肾动脉狭窄应进行病理生理学功能评估,再决定是否进行介入治疗。临床实践中有以下情况出现,推荐进行介入治疗:如狭窄≥70%,同时伴有较难控制的高血压,或是明确的近期肾功能不全;如果肾脏核素显像检查发现肾动脉狭窄侧肾脏的肾小球滤过率明显低于非狭窄侧肾脏。不建议对于轻中度肾动脉狭窄,无明显血压升高或近期肾功能不全的患者进行介入治疗。

2. **肾动脉介入的上肢入路与下肢入路** 肾动脉介入多采用下肢入路。优势为,股动脉穿刺入路到达肾动脉距离近,受呼吸运动等干扰少,操作系统稳定。不足为,个别患者髂动脉或腹主动脉扭曲严重,或是肾动脉开口朝上与腹主动脉成角小,造成指引导管头端超选困难。必要时可以选择COBRA、SIMMONS1导管配合,勾选肾动脉开口。

上肢入路多采用桡动脉入路,不常采用肱动脉入路,因肱动脉入路发生穿刺点并发症的可能性更大,风险大。采取右桡动脉入路就要用6F 125cm指引导管,如果使用冠脉指引导管因导管长度不够,难以到达肾动脉开口进行超选。也可以采取左桡动脉入路,到达肾动脉距离相对近,但操作不便,术者的辐射量会增加。可让患者反向平卧,则患者左臂靠近术者,但穿刺和操作时左手工作量增加,需要有适应过程。

上肢入路送入导丝要轻柔,导丝行进不顺畅时切忌暴力推送,要及时造影明确血管走行,导丝通过主动脉弓进入降主动脉出现困难时,可能需要MPA1、COBRA、PIG导管支撑导丝,调整导丝方向。

桡动脉入路优势为患者不需卧床,但患者如果呼吸频率快,会引起指引导管头端稳定性差,带来操作困难和触碰斑块造成脱落的风险。股动脉入路虽然患者需要卧床,但如果使用血管闭合器材,可明显缩短时间,很少出现穿刺点并发症。

3. **介入治疗方法的选择** 对于符合介入适应证的动脉粥样硬化性肾动脉狭窄,应植入支架。对于纤维肌性发育不良和动脉炎所致肾动脉狭窄,首选球囊扩张。动脉炎要在非活动期才能进行介入治疗,术前血沉在正常范围应不少于3个月。

采用血管内超声检查,对于明确病变性质有很大帮助。单纯球囊扩张治疗应采取逐级换用大直径球囊,如先后采用4mm、5mm、6mm球囊充分扩张,球囊充气扩张和回抽一定要缓慢,扩张时间不应短于60秒,这样可以最大限度避免出现夹层。支架植入前球囊预扩张,也应采取逐级换用大直径球囊,可以直接选用较大直径球囊,因之后要支架植入,不担心小夹层出现,但要注意球囊过大有穿孔的风险,球囊过小则预扩张不充分,支架释放时容易发生移位。支架外缘突出肾动脉开口1~2mm为宜。

综上所述,肾动脉狭窄患者众多,原因多样,需要针对不同患者病因,采取不同的治疗策略,有的放矢,使患者获得最大受益。

（贾楠　赵鹏）

参考文献

［1］ABOYANS V, RICCO J B, BARTELINK M E L, et al. 2017 ESC Guidelines on the Diagnosis and

Treatment of Peripheral Arterial Diseases, in collaboration with the European Society for Vascular Surgery (ESVS): Document covering atherosclerotic disease of extracranial carotid and vertebral, mesenteric, renal, upper and lower extremity arteries [J]. Eur Heart J, 2018, 39 (9): 763-816.

［2］中国医疗保健国际交流促进会血管疾病高血压分会专家共识起草组 . 肾动脉狭窄的诊断和处理中国专家共识 [J]. 中国循环杂志 , 2017, 32 (9): 835-844.

［3］BAILEY S R, BECKMAN J A, DAO T D, et al. ACC/AHA/SCAI/SIR/SVM 2018 Appropriate Use Criteria for Peripheral Artery Intervention: A Report of the American College of Cardiology Appropriate Use Criteria Task Force, American Heart Association, Society for Cardiovascular Angiography and Interventions, Society of Interventional Radiology, and Society for Vascular Medicine [J]. J Am Coll Cardiol, 2019, 73 (2): 214-237.

急性动脉栓塞的诊断与治疗

急性动脉栓塞是指栓子从心脏或近心端动脉壁脱落,被血流冲向远端,造成血流阻断,导致栓塞远端组织、器官灌注减少、缺血坏死的病理过程。急性动脉栓塞的栓子大多数来源于心脏,小部分来源于近端动脉瘤或动脉硬化所致的附壁血栓。可分为 2 大类,即周围动脉栓塞和内脏动脉栓塞,其中周围动脉栓塞较为常见,是急性肢体缺血(acute limb ischaemia, ALI)的一种常见类型,急性肢体缺血最常见的原因是动脉栓塞、自身或重建动脉血栓形成、外周动脉动脉瘤、夹层和创伤性动脉损伤。有资料统计,90% 以上的急性动脉栓塞发生于腹主动脉末端及以下的下肢动脉。

一、病因学及流行病学

急性动脉栓塞特点是肢体动脉灌注突然减少,威胁肢体生存和生命,需要紧急评估和处理。由于表现形式和治疗方式的不同,ALI 的真实发病率在很大程度上尚不清楚,而且因为地域性及医疗资源水平不同,目前对于与急性动脉栓塞有关的流行病学数据尚不精确。瑞典和英国的历史数据表明,ALI 的发病率为每年(3~14)/10 万,其中绝大多数人>80 岁。栓子来源可以是血栓、空气、肿瘤、脂肪、羊水及异物等,但以血栓最常见。血栓栓子绝大多数源于心脏,非心源性栓子,可源于动脉瘤、动脉硬化斑块所致的附壁血栓,人工血管或支架内所形成的血栓以及在血管腔内介入治疗过程中产生的血栓等,有一小部分患者的栓子来源不明。

1. **心源性** 来自心脏的栓塞物通常由富含血小板的血栓组成。在切开栓子时表现为具有典型的白色切面。最常见的病因是心房颤动,由于心房和心室的不协调收缩,血栓形成于左心耳,脱落后随血流冲击栓塞远端血管。周围动脉栓塞的患者中 70% 以上合并有心房颤动。

心室附壁血栓多由急性心肌梗死引起,是引起栓塞的一个特别危险的原因。在急性心肌梗死时,左心室扩大,收缩乏力,血液不能完全排空,容易在心室形成血栓,血栓脱落可引起动脉栓塞。如急性心肌梗死后并发左心室室壁瘤,其合并周围动脉栓塞的发生率将大大提高。

心房黏液瘤是一种发生于左心房的良性肿瘤,当它增大时可能碎裂,碎裂的肿瘤栓塞随血液流动栓塞远端血管。

反常栓塞,在右心房压力超过左心房时,静脉系统的血栓(通常是深静脉血栓)通过未闭卵圆孔或室间隔缺损进入动脉系统,就会发生反常栓塞。临床线索是急性动脉缺血与深静脉血栓在一位年轻患者身上同时发生。

2. **血管源性** 近端血管动脉瘤瘤腔内的附壁血栓脱落,是急性动脉栓塞的另一个重要原因,常见的有腹主动脉瘤、内脏动脉瘤(包括脾动脉瘤等)、股动脉瘤、腘动脉瘤、锁骨下动脉瘤、肱动脉瘤等。

动脉粥样硬化,特别是在主动脉弓或胸降主动脉等大动脉的广泛动脉粥样硬化性疾病患者,斑块或附着血栓的碎片可能会脱落,引起急性动脉栓塞症状,更危险的是分离的粥样斑块碎片,这些栓塞在取栓时更难清除,并且可能不可逆地闭塞远端小血管。动脉粥样硬化栓塞可能自发产生,也可能在心脏或周围动脉介入时因动脉内操作导丝或导管而诱发。

3. 其他原因　原发性或转移性肺癌可破溃进入动脉循环,成为栓子,造成急性动脉栓塞,恶性肿瘤手术切除时或手术后可能出现的癌栓栓塞,以及不能查明原因的急性动脉栓塞。

二、病理生理学变化

以肢体动脉急性栓塞为例,发生急性缺血后主要有4个病理生理阶段:首先,栓塞发生后,栓塞处的动脉及其邻近侧支动脉会立即出现动脉痉挛,栓子直接刺激和血管腔压力增高,通过神经反射,引起支配动脉的交感神经兴奋,致使动脉壁平滑肌出现强烈的收缩。其次,栓塞动脉远端由于血流灌注急剧减少,血流缓慢甚至停止,加上动脉痉挛而导致血栓形成,阻塞动脉分支及其侧支循环。再次,缺血组织水肿,导致肌筋膜室内高压,继而可发生骨筋膜室综合征。最后,小血管的细胞缺血肿胀,进一步加重微循环灌注阻力。所有这些病理变化都急剧加重组织缺血,如不及时治疗,其结果必然是组织细胞不可逆性坏死。

各种细胞对缺血的耐受程度依其代谢率不同而有很大差别。心脏和脑组织由于其高需氧代谢而极易受缺氧损伤,脑组织缺氧4~6分钟即发生脑梗死。肢体的神经和肌肉组织对氧的敏感性虽不如心脏和脑组织,但其耐缺氧能力远低于皮肤及皮下组织。在热缺血4小时后即可发生组织学变化,缺血6小时后将出现不可逆性组织梗死。

骨骼肌的缺血坏死程度和范围取决于缺血持续的时间、严重程度、骨骼肌本身的代谢范围。在体温正常和骨骼肌休息状态时,骨骼肌能耐受1~3小时的缺血,最早出现的超微结构的变化时线粒体肿胀,肌纤维、肌肉内神经以及神经末梢运动终板内糖原颗粒减少。随着缺血时间的延长,将出现不可逆的组织学变化,包括横纹肌Z线消失、细胞膜破裂、线粒体空泡化。缺血超过6小时,肌纤维发生自溶。在生化代谢方面,缺血3小时磷酸肌酸储备耗尽,糖原酵解可维持6小时。随着糖原的无氧酵解,糖原减少,局部乳酸浓度上升,pH下降,将直接危及细胞膜的完整性,导致细胞膜不能维持细胞生理所需的离子梯度。如在缺血4小时以内恢复血流再灌注,一般15分钟到3小时内,骨骼肌细胞的ATP、磷酸肌酸和糖原即能恢复到缺血前水平。而缺血时间超过7小时,肢体血流再灌注,肌细胞的微循环血流不再恢复,细胞的生化代谢不再恢复,肌细胞崩解。肌细胞内离子、肌球蛋白、局部聚集的乳酸进入血液循环,出现再灌注损伤的临床表现。其特征是代谢性酸中毒、高钾血症、呼吸窘迫综合征、肌红蛋白尿、急性肾小管坏死和肌肉水肿,继而可能出现急性肾衰竭和骨筋膜室综合征。

三、临床表现

血管阻塞引起的症状取决于被阻塞动脉的大小和是否有侧支。

1. 急性下肢动脉栓塞　急性动脉缺血的症状与体征及其严重程度取决于缺血持续时间和侧支循环的代偿。典型的急性动脉栓塞临床表现有以下的"6P"征,即疼痛(pain)、苍白(pallor)、脉搏消失(puiselessness)、麻木(paresthesias)、运动障碍(paralysis)和皮温变化(poikilothermia)。

(1)疼痛:突然发生的剧烈的持续性疼痛。疼痛的性质是能定位的深部疼痛,肢体活动时疼痛加重。血流恢复灌注或严重缺血使得感觉神经发生不可逆变性后疼痛才会消失。

(2)苍白：肢体皮肤苍白是动脉栓塞后即刻出现的症状，是动脉栓塞后皮肤血液灌注减少和皮肤毛细血管对肢体缺血反应性收缩的共同作用，常是蜡白色，伴随着浅表小静脉呈塌陷空虚状。随着缺血时间的延长，皮肤可出现蓝色花斑甚至水疱。

(3)麻木：麻木的症状较早出现，反映感觉神经对缺血的敏感性增加，随着缺血时间的延长，感觉迟钝、消失。首先消失的常是轻触觉，随后是痛觉、压力感和温觉，感觉神经障碍分布区常呈袜套状。如保全对轻触觉的灵敏度，常提示肢体组织依然能存活。

(4)运动障碍：出现稍晚。可见某些肌群肌力减退甚至麻痹，或不自主肌肉收缩。较多见的体征是跗趾和/或踝关节背屈运动丧失。麻痹同样是严重的信号，是肢体濒将发生坏疽的晚期症状，意味着神经和骨骼肌缺血可能已进展至不可逆转的程度。如果麻痹且有寒战，木板样硬实同时伴有不随意肌挛缩，缺血已经不可逆转。这种情况之下，即使手术能保全肢体，但功能往往已呈永久性损害；在血管再通后，尚可能产生严重的代谢影响，甚至危及生命安全。

(5)脉搏消失和皮温变化：常见患肢股腘动脉或足背与胫后动脉搏动消失或减弱，肢体皮肤温度下降甚至厥冷。肢体急性动脉栓塞的皮温改变是本病的一个特征性体征。常可根据变温平面(也称变温带)来推测动脉栓塞的部位，常在栓塞部位的下一个关节平面，比如：腹主动脉分叉处栓塞变温带可在两侧大腿上部；髂动脉栓塞，在膝部；腘动脉栓塞则在小腿上部；腋动脉栓塞在上臂；肱动脉栓塞在前臂。

(6)其他：有相当一部分的患者是呈多发性栓塞，常有一处动脉栓塞的症状掩盖了其他部位栓塞症状的现象，应注意到这种可能性，并仔细询问病史及系统检查。

除上述症状外，还可有心力衰竭、房颤、心脏梗死等原发病的症状。动脉血栓所致的急性肢体缺血，是在动脉粥样硬化狭窄的基础上并发血栓形成。动脉粥样硬化是一个渐进的病理过程，多伴有不同程度的侧支循环发展。与急性动脉栓塞症相比，其起病方式不太急剧；进展速度较缓，变温带也不明显。

2. 内脏动脉急性栓塞

(1)急性肠系膜上动脉栓塞：在早期，临床症状重而腹部体征不明显，容易漏诊或误诊延误治疗。研究认为，诊断明确时间与肠管活性和患者死亡率有直接关系。因此，早期明确诊断、及时有效治疗对患者的预后至关重要。急性肠系膜上动脉栓塞早期症状不典型，对于突发腹痛和存在血栓形成危险因素的患者，提高警惕和提出疑诊是明确诊断的前提。急性肠系膜上动脉栓塞三联征是早期诊断的线索，即剧烈腹痛而没有相应体征、胃肠道排空症状(呕吐、腹泻等)、存在栓子的来源(如房颤、心脏瓣膜病)。

(2)急性肾动脉栓塞：肾动脉栓塞在1856年由Traube首次报道。2004年有学者报道了44例房颤继发肾梗死病例，肾动脉栓塞逐步为临床所认知。肾动脉栓塞，在临床上是否出现症状及症状轻重程度，主要取决于肾梗死程度及范围。小分支阻塞或慢性单侧栓塞，由于侧支循环建立及对侧肾代偿，肾功能可以正常，患者可不出现症状或症状较轻。而主干或大分支阻塞常诱发肾梗死，引起剧烈的腰痛、脊肋角叩痛、血尿、蛋白尿。相关数据表明，发生肋腹痛、腹痛、胸痛等症状的患者占75%，而出现肉眼血尿的患者仅占20%。肾动脉阻塞可引起栓塞综合征，表现为明显的发热、疼痛、恶心呕吐，并且持续几天。

(3)脾动脉栓塞：脾动脉在接近脾门处分出胃网膜左动脉和数支胃短动脉，该动脉的血流可逆灌脾脏，故脾动脉栓塞不易引起症状。

四、诊断

对于突发的严重肢体缺血症状,特别是具有典型"6P"征,有明确栓子来源的患者,诊断并不困难,内脏动脉急性栓塞可表现相应的腹部症状,但多不典型,诊断困难时,以下辅助检查有助于帮助诊断。

1. 彩色超声多普勒检查　超声检查安全、简便、无创伤、可快速进行,特别是对于外周动脉急性栓塞的诊断具有较大价值,可以对栓塞部位进行精准定位,同时,可以了解远端动脉有无继发性血栓形成、伴行静脉的情况,以及有无动脉瘤存在。腹部超声还能诊断隐匿的腹主动脉瘤和髂动脉瘤,对于急性动脉栓塞的病因评估颇有价值。缺点在于无法对整个下肢血管的侧支循环及血管腔内硬化狭窄等情况达到全面、准确的评估。

2. 多普勒无创血管检查　Doppler 无创伤血管检查主要是动脉节段测压及肢体末梢动脉波形描记。有三个作用:①明确肢体缺血的严重程度;②判断栓塞的大致部位;③在一侧肢体发病的患者,了解对侧肢体是否存在动脉粥样硬化性狭窄或闭塞,可以为鉴别诊断提供依据,对急性动脉栓塞与急性动脉血栓形成的鉴别诊断具有重要参考价值。

3. 动脉造影　急性动脉栓塞,有特征的体征与症状,以及是否合并原发病,如房颤等,加上超声检查,以及无创血管检查、详细地询问病史、查体等,大多数能即刻做出诊断。因此,之前大多数学者认为动脉造影是非必要的。但是值得注意的是,随着急性动脉栓塞病因的不断变化,冠心病所致的心房颤动、急性心肌梗死、室壁瘤及心力衰竭,成为急性动脉栓塞的主要病因,这些患者往往合并有周围动脉硬化性狭窄和闭塞,一旦动脉发生栓塞,首先是诊断上有时很难和急性动脉血栓形成鉴别诊断,其次是治疗上动脉取栓失败率较高,常需要行动脉腔内导管溶栓、腔内成形甚至动脉旁路转流术,因此术前造影检查正日益受到大家的重视。特别是对于与急性动脉血栓形成鉴别困难者,动脉造影可以明确病因,了解远端动脉通畅情况,为可能进行的动脉旁路手术做必要的术前准备。

急性动脉栓塞在动脉造影上可见到两个特点:①动脉闭塞端呈平截状或杯口状;侧支循环较少。②动脉血栓形成时,在闭塞端呈锥形或"鼠尾巴"状;有较丰富的侧支循环和其他动脉硬化的特征,如动脉管壁僵硬、钙化、管腔呈"虫噬样"充盈缺损等。

4. CT 与 MRA 检查　CT 血管成像(CTA)对于急性动脉栓塞的诊断并没有明显优势。MRA(磁共振血管成像)无须造影剂,对闭塞段远端的动脉流出道显像质量比动脉造影好,这对于动脉旁路手术很重要,缺点是 MRA 检查耗时较长,在疼痛严重的患者是难以忍受的,影响检查质量。

5. 超声心动图检查(echocardiography,ECG)　ECG 属病因学检查。急性动脉栓塞的栓子主要来源于心脏,可以为临床诊断提供病因学佐证,也为防止再次栓塞而行病因治疗如控制心力衰竭、心房颤动的复律、心脏血栓摘除、瓣膜置换、室壁瘤切除等提供参考。超声心动图检查,主要有经胸壁和经食管两种方法。经胸超声心动图(transthoracic echocardiography)对心室附壁血栓及左心房黏液瘤的诊断准确性较高,而对左心房及心耳内血栓漏诊率较高,也不能准确评估主动脉弓和降主动脉的情况。而经食管超声心动图检查(transesophageal echocardiography,TEE)恰能弥补的不足,TEE 对心房内附壁血栓的敏感性和准确性 4 倍于TTE,还能诊断降主动脉粥样硬化及附壁血栓。

五、鉴别诊断

1. 急性动脉血栓形成　是急性动脉栓塞最主要的鉴别诊断(表1),这是因为两者可能都已导致下肢或脏器急性缺血,但治疗方式却存在较大差别。

表1　急性动脉栓塞与急性动脉血栓形成的鉴别诊断

鉴别要点	急性动脉栓塞	急性动脉血栓形成
发病方式	急骤、进展较快	较为缓和,很少迅速出现肢体坏死
分界平面	较为清晰	比较模糊
间歇性跛行史	少见	常见
肢体慢性缺血体征	少见	常见
对侧肢体搏动	通常正常	减弱或消失
栓子来源	一般有明确来源	很少有明确来源
动脉造影	闭塞端呈截状或杯口状,侧支循环较少	闭塞端呈锥形或"鼠尾巴"状,侧支循环丰富

2. 主动脉夹层　主动脉夹层累及一侧或双侧髂股动脉,可出现及性能下肢缺血症状,累及脏器血管可出现脏器缺血症状,但主动脉夹层往往有剧烈的背部或胸部疼痛症状,多有高血压病史。

六、治疗

目前的治疗策略主要是在积极抗凝的基础上,采取腔内或开放手术治疗。目前,临床上采用开放切开取栓术、减容技术和CDT,是急性和亚急性下肢动脉缺血的一线治疗方法。治疗措施的选择取决于闭塞类型(血栓或栓塞)、病变解剖位置、卢瑟福(Rutherford)分级(表2)、缺血持续时间、并发症和治疗相关风险。

表2　Rutherford分级和对应的急性缺血症状、治疗原则

Rutherford 分级	特征	检查		多普勒超声		处理原则
		感觉缺失	运动缺失	动脉	静脉	
I 级	不会立即威胁肢体	无	无	有信号	有信号	保守治疗 / 血运重建
II a 级	如果及时治疗,肢体可以挽救	轻度或没有	无	一般没有信号	有信号	尽快血运重建
II b 级	如果迅速治疗,可以挽救	足部以上,多有静息痛	轻度,中度	通常没有信号	有信号	立即血运重建
III 级	面临截肢或永久性神经不可逆损伤	多部位的麻痹	多部位,严重	无信号	无信号	不可逆损伤,建议截肢

1. 基础治疗　根据病史及体格检查,一旦确诊急性动脉,应立即接受全身肝素化进行

抗凝治疗,除非患者有抗凝禁忌证,如外伤、活动性出血或怀疑颅内出血等,否则应立即开始抗凝治疗。全身抗凝的目的是阻止血栓继续发展,并抑制继发性血栓形成。

对于急性下肢动脉缺血(ALI)治疗措施选择的重要依据是 Rutherford 临床分级(表 2)。对于 Rutherford Ⅰ级患者,下肢缺血程度较轻,可先选择通过积极控制危险因素并继续观察的保守治疗,延迟血管重建;也可以单纯使用抗凝等药物治疗。如需进行血管重建,可在排除溶栓禁忌后,行 CDT。CDT 有独特的优势,包括微创、内膜损伤少、逐步开通、有效避免再灌注损伤等。即使溶栓治疗不能完全再通血管,也可缓解病情。对于 Rutherford Ⅱa 级患者,应根据其症状选择腔内或开放手术进行紧急血管重建,以防止病情进展到Ⅲ级。症状的持续时间、病因和闭塞段的解剖位置,对治疗方法的选择起决定性作用。表现为运动和感觉缺陷的 Rutherford Ⅱb 级 ALI,表明肢体已严重缺血,需要紧急干预,应立即进行血运重建恢复血流灌注,外科治疗是首选疗法,如开放切开取栓术、旁路移植术。近年来,随着腔内溶栓治疗和经皮血栓机械清除(PMT)的发展,腔内溶栓的治疗时间缩短,治疗效果与开放手术相似。学者 Tariq 报道了 ALI 腔内与外科手术疗效对比,共有 1 773 名患者纳入了 6 项研究(5 项随机前瞻性研究和 1 项观察性回顾研究),主要临床终点为术后 1 个月、6 个月、12 个月患者死亡率和截肢率,次要终点是 1 年后缺血复发,研究表明,在死亡率、截肢和复发方面,腔内与外科手术具有类似的结果。Rutherford Ⅲ级缺血表现为严重的神经功能缺损(感觉缺失、肢体麻痹)、肌肉僵硬及缺血肢体局部皮肤发绀,因缺血程度严重,已经出现肢体的组织损失和永久性神经损伤,肢体恢复正常的可能性小,因此,患者多数需要截肢处理,此时的治疗目标是尽可能地降低截肢平面。

2. 开放切开取栓术　外科手术包括开放切开取栓术、旁路手术和辅助手术,如动脉内膜切除术、补片血管成形术和术中溶栓。对于出现运动和感觉缺陷的 Rutherford Ⅱb 型患者,以及存在血栓栓塞、疑似旁路移植物存在感染或有溶栓禁忌证的患者,应进行开放切开取栓术。开放切开取栓术可以简单、快速地从动脉中清除栓塞物,也可以应用 Fogarty 球囊导管清除残余的血栓。但若有下列情况者则应对手术采取慎重态度:①伴有严重的心脑血管疾病,患者一般情况较差,对手术难以耐受者;②栓塞部位位于腘动脉或肱动脉以远,肢体缺血情况不严重者,这种情况非手术治疗往往效果较为满意;③患肢已出现坏疽感染者,此时再手术取栓已经毫无意义,应及时行截肢治疗。

以单侧髂股动脉栓塞为例,介绍手术取栓步骤及要点:①患者取平卧位,麻醉可以选择局部麻醉、硬膜外麻醉、或气管插管全身麻醉;②显露股动脉,屈患侧腹股沟纵切口长约 5cm,解剖游离出股总动脉、股浅动脉、股深动脉,分别绕以橡皮止血带牵拉控制,对较小的分支可以游离出后用 7 号丝线控制;③静脉给予肝素 30~40mg 后,在股总动脉前壁纵行切开长约 1cm(若动脉直径较细,可采用动脉横切口以防止缝合后动脉狭窄),向动脉内插入 5F Fogarty 球囊导管,插过术前评估的栓塞部位后,注入肝素盐水充起导管球囊,缓慢持续用力拉出导管,取出栓子及继发血栓,重复此过程直至近端动脉出现喷射性血流,动脉恢复膨胀性搏动,表示取栓成功,再出阻断近端股动脉血流;④向远端股浅动脉和股深动脉插入 4F 或 3F Fogarty 球囊导管,以上法取出远端栓子或继发血栓,见远端有回血,提示动脉已通畅;⑤再次检查近端动脉喷血情况,如动脉喷血佳,即可用 5-0 prolene 线缝合股动脉切口,边距 1mm,针距 1mm,连续外翻缝合动脉壁,再逐层关闭切口;⑥缺血时间长者,为减少缺血再灌注损伤对全身的影响,可在缝合股动脉切口恢复血流前,静脉快速滴注 5% 碳酸氢钠 125~250ml;⑦术后继续给予肝素或低分子量肝素抗凝治疗,对防治再栓塞和取栓后因动脉内膜损伤所致的血栓形成极为重要。观察患肢皮温、皮肤颜色以及动脉搏动情况,如再次出现缺血情况,应仔细分析原因,必要时再次手术取栓。

3. 导管接触溶栓(CDT) 多孔溶栓导管在导丝指引下进入血栓部位缓慢释放溶栓药物,如链激酶、尿激酶、重组人组织型纤溶酶原激活剂等,使溶栓药物与血栓直接接触,从而提高溶栓效率,缩短用药时间,减少药物剂量和出血等并发症。与其他血栓减容技术相比,CDT 造成血管痉挛、夹层、斑块破裂和远端栓塞的风险较小。不过,一项基于 4 689 例患者的荟萃分析发现,溶栓组出现更多的大出血和出血性脑卒中,发生率为 6.5%,而手术治疗组发生率为 4.4%。目前认为,CDT 术后出血并发症可能与溶栓的持续时间和剂量有关。骨筋膜室综合征是 CDT 另一个不容忽视的并发症,Rajan 等报道其发生率高达 10%。

4. 减容技术 目前临床上最常使用的减容术方法有 PMT 旋转血栓切除术、血栓抽吸术(percutaneous aspiration thrombectomy,PAT)和超声加速导管溶栓术(ultraound-accelerated thrombolysis,USAT)等。

(1)PMT:PMT 作为腔内治疗急性下肢缺血的新技术,其优势主要在于可快速清除血栓,减少溶栓药物用量,缩短溶栓时间,进而减少出血及其他并发症的风险。PMT 可以单独应用,或是与溶栓治疗结合使用。

(2)USAT:USAT 技术利用声波加速血栓溶解;声波可粉碎血凝块并促进纤维蛋白的溶解。一项基于 102 例急性下肢缺血患者的研究对比了 CDT 和 USAT 的疗效,结果显示接受 USAT 治疗的患者比单纯 CDT 术后出血更少(6.7% *vs.* 22.2%),而其他并发症并没有差异。

5. 截肢 对缺血严重已经出现不可逆性肌肉坏死征象:小腿肌肉僵硬、肿胀和皮肤坏死的病例宜紧急截肢。对患肢运动麻痹感觉丧失同时合并急性心肌梗死、顽固心力衰竭和严重肺功能不全的病例,应在积极的内科治疗后,施行截肢术。

6. 肠系膜上动脉栓塞的治疗

(1)切开取栓:实施肠系膜上动脉取栓术,通常取正中切口进腹便于手术探查,进腹后首要的是选择合适的入路暴露肠系膜上动脉。肠系膜上动脉约平第 1 腰椎高度起自腹主动脉前壁,经胰颈后方下行,越过十二指肠水平部的前方进入肠系膜根部向右髂窝方向走行。一般常用有 3 条路径显露肠系膜上动脉。其一,打开胃结肠韧带暴露小网膜囊后壁,在胰体下缘切开后腹膜并向胰头方向逐层分离至胰颈和胰体移行区,可见肠系膜上动脉和伴行的肠系膜上静脉,然后自上而下分离出肠系膜上动脉及其主要分支动脉;其二,向头侧掀起大网膜和横结肠,展开横结肠系膜,可见肠系膜上动脉在胰腺下缘分出的结肠中动脉,循着结肠中动脉向根部分离找到肠系膜上动脉主干;其三,将小肠和大网膜分别向左侧和头侧掀开完全暴露出肠系膜根部,小心分离出肠系膜上动脉,并依次向上、向下逐层分离肠系膜上动脉主干和主要分支动脉。栓塞的肠系膜上动脉缺乏弹性,周围组织因缺血水肿可能导致分离困难,需联合上述策略完整地显露出肠系膜上动脉及其分支。分离肠系膜上动脉过程中,血管若呈条索状且无搏动,证明已发生栓塞,应避免过度牵拉或挤压致血栓脱落阻塞末梢分支。全身肝素化后,以阻断带环绕血栓的远近端和主要分支动脉,在结肠中动脉和右结肠动脉之间的一段肠系膜上动脉前壁横行切开。在切口周围的血栓,可用血管镊取出甚至挤压出血管;根据血管直径可选用 3F 或 4F 的 Fogarty 取栓导管,分别插入肠系膜上动脉远、近端拖出血栓,血栓拖出后即有鲜血涌出,说明血管恢复通畅,取栓完成后用肝素生理盐水反复冲洗血管腔,单次、少量地注入溶栓药(rt-PA 或尿激酶)可能利于恢复肠系膜末梢循环,还可注入罂粟碱等血管扩张药,预防血管痉挛。上述步骤完成后,缝合动脉时需注意可能出现的血管狭窄,横行切口可直接以无损伤缝线缝合,一般不会造成狭窄;纵行切口因连续缝合出现的内翻易导致狭窄,可用血管补片修补预防狭窄;若动脉管径较细,不论横行或纵行动脉切口,均应用血管补片修补预防狭窄。肠管缺血的评估:肠缺血范围可能是广泛的,包括空肠、回肠、结肠受累,单纯的黏膜受损甚至全层坏死都有可能发生。坏死肠管呈紫黑色,肠管扩张无弹性、蠕动消失、肠系膜动脉搏动消失。此时,切除坏死肠管是唯一可能挽救患者生命的治疗方法。活力可疑或濒临坏死的肠管,表现为散在的肠壁发绀、蠕动减弱、动脉搏动微弱,切除则须慎重。

(2)CDT 或 PMT:近年来有学者应用 RotarexRS Catheter 机械血栓切除系统、AngioJet机械血栓清除治疗肠系膜上动脉栓塞,微创、安全、有效,存在分支或远端栓塞及残留附壁血栓时,再考虑结合 CDT、球囊扩张治疗等,其可作为肠系膜上动脉栓塞一种替代性血管内治疗方法。

七、术后处理

1. 术后足量抗凝治疗,可防治血栓再次形成。

2. 密切观察患者腹部情况或患肢皮温、颜色及动脉搏动情况。

3. 密切监测动脉血气、电解质、肾功能及尿量,纠正取栓后可能出现的电解质紊乱及肾功能损害。预防肌病肾病性代谢综合征。

4. 尽快行动脉取栓术是防治肌病肾病代谢综合征的关键。术中、术后必须持续给予甘露醇和碱性药物,以防肌肉进一步受损,直到血 pH 尤其是患肢血 pH 恢复正常。碱性药物的使用在有肌红蛋白尿时尤为重要,以防止肌红蛋白在肾小管内酸性环境沉积形成管型。同时,恢复电解质平衡,包括降低血钾至正常范围。若出现急性肾衰竭,应立刻行血液透析,直到肾功能恢复。应用抗凝、溶栓和药物维持及改善血流灌注。为了防止缺血再灌注损伤,可用药物来清除自由基,保护细胞的功能,如维生素 E、维生素 A、维生素、谷胱甘肽、SOD、CAT、过氧化物酶、甘露醇、丹参、二甲亚砜等。肢体如有坏疽,应行截肢术。即使无明显坏死,为防止代谢物从缺血肌组织内扩散,尤其是出现严重、广泛的横纹肌溶解时,也应行截肢术。

八、预后

急性动脉栓塞治疗的关键在于早期诊断、早期治疗。Fogarty 导管的问世,明显地减少了手术创伤,简化了手术过程,扩大了手术范围。近年来,随着血管腔内治疗的发展,以微创、安全、有效的方式丰富了急性动脉栓塞的治疗,但就急性下肢动脉缺血而言对死亡率和截肢率并无明显改善。截肢率主要受缺血时间长短的影响;而死亡率与患者本身合并的内科疾病密切相关。导致患者死亡的常见原因有心脏合并症、肺功能不全(包括肺梗死、肺炎)、肾衰竭、多发性或再发血栓栓塞等。值得重视的是,延误诊断与治疗将直接影响疾病的预后。

(程 康 韩锋博 王 斌)

参考文献

[1] MCNALLY M M, UNIVERS J. Acute Limb Ischemia [J]. Surg Clin North Am, 2018, 98 (5): 1081-1096.

［2］ KHAN S, HAWKINS B M. Acute limb ischemia interventions [J]. Interv Cardiol Clin, 2020, 9 (2): 221-228.

［3］ SANTISTEVAN J R. Acute limb ischemia: an emergency medicine approach [J]. Emerg Med Clin North Am, 2017, 35 (4): 889-909.

［4］ FLUCK F, AUGUSTIN A M, BLEY T, et al. Current treatment options in acute limb ischemia [J]. Rofo, 2020, 192 (4): 319-326.

［5］ SIMON F, OBERHUBER A, FLOROS N, et al. Acute limb ischemia-much more than just a lack of oxygen [J]. Int J Mol Sci, 2018, 19 (2): 374.

［6］ UTSUNOMIYA M. Endovascular therapy for acute limb ischemia [J]. J Atheroscler Thromb, 2021, 28 (11): 1126-1127.

［7］ Antoniou G A, Georgiadis G S, Antoniou S A, et al. Bypass surgery for chronic lower limb isch-aemia [J]. Cochrane Database Syst Rev, 2017, 4 (4): CD002000.

［8］ TASC Steering Committee, JAFF M R, WHITE C J, et al. An update on methods for revascularization and expansion of the TASC lesion classification to include below-the-knee arteries: A supplement to the inter-society consensus for the management of peripheral arterial disease (TASC Ⅱ)[J]. J Endovasc Ther, 2015, 22: 663-677.

［9］ OBARA H, MATSUBARA K, KITAGAWA Y. Acute limb ischemia [J]. Ann Vasc Dis, 2018, 11 (4): 443-448.

［10］ GRIP O, WANHAINEN A, MICHAËLSSON K, et al. Open or endovascular revascularization in the treat-ment of acute lower limb ischaemia [J]. Br J Surg, 2018, 105 (12): 1598-1606.

［11］ SCALI S T, AYO D, GILES K A, et al. Outcomes of antegrade and retrograde open mesenteric bypass for acute mesenteric ischemia [J]. J Vasc Surg, 2019, 69 (1): 129-140.

［12］ RAUPACH J, LOJIK M, CHOVANEC V, et al. Endovascular management of acute embolic occlu-sion of the superior mesenteric artery: A 12-year single-centre experience [J]. Cardiovasc Intervent Radiol, 2016, 39 (2): 195-203.

［13］ LIAO G, CHEN S, CAO H, et al. Review: Acute superior mesenteric artery embolism: A vascular emer-gency cannot be ignored by physicians [J]. Medicine (Baltimore), 2019, 98: e14446.

［14］ HEISS P, LOEWENHARDT B, MANKE C, et al. Primary percutaneous aspiration and thrombolysis for the treatment of acute embolic superior mesenteric artery occlusion [J]. Eur Radiol, 2010, 20: 2948-2958.

［15］ BLUM U, BILLMANN P, KRAUSE T, et al. Effect of local low-dose thrombolysis on clinical outcome in acute embolic renal artery occlusion [J]. Radiology, 1993, 189 (2): 549-554.

［16］ FAVA C, GROSSO M, MALARA D, et al. Treatment of acute arterial embolism of the kidney [J]. Radiol Med, 1987, 74 (1-2): 18-22.

［17］ LUN Y, JIANG H, XIN S, et al. Splenic and Pancreatic Abscesses Associated with In Situ Thrombosis of Splenic Artery [J]. Ann Vasc Surg, 2017, 45: 265. e9-265. e11.

［18］ CRAWFORD J D, PERRONE K H, JUNG E, et al. Arterial duplex for diagnosis of peripheral arterial emboli [J]. J Vasc Surg, 2016, 64 (5): 1351-1356.

［19］ BAILEY M A, GRIFFIN K J, SCOTT D J A. Clinical assessment of patients with peripheral arterial disease [J]. Semin Intervent Radiol, 2014, 31 (4): 292-299.

［20］ KUOPPALA M, ÅKESON J, ACOSTA S. Outcome after thrombolysis for occluded endopros-thesis, bypasses and native arteries in patients with lower limb ischemia [J]. Thromb Res, 2014, 134 (1): 23-28.

［21］ MADHURIPAN N, MEHTA P, SMOLINSKI S E, et al. Computed Tomography Angiography of the Extremities in Emergencies [J]. Semin Ultrasound CT MR, 2017, 38: 357-369.

［22］ OWEIS Y, VIETS Z, SHETTY A S. Role of lower extremity run-off CT angiography in the evaluation of acute vascular disease [J]. Abdom Radiol (NY), 2017, 42 (4): 1028-1045.

［23］ HINDRICKS G, POTPARA T, DAGRES N, et al. 2020 ESC Guidelines for the diagnosis and management of atrial fibrillation developed in collaboration with the European Association for Cardio-Thoracic Surgery (EACTS): The Task Force for the diagnosis and management of atrial fibrillation of the European Society of Cardiology (ESC) Developed with the special contribution of the European Heart Rhythm Association (EHRA) of the ESC [J]. Eur Heart J, 2021, 42: 373-498.

［24］ ABOYANS V, RICCO J B, BARTELINK M E L, et al. Edito's Choice-2017 ESC Guidelines on the Diagnosis and Treatment of Peripheral Arterial Diseases, in collaboration with the European Society for Vascular Surgery (ESVS)[J]. Eur J Vasc Endovasc Surg, 2018, 55 (3): 305-368.

［25］ FARBER A, EBERHARDT R T. The current state of critical limb ischemia: a systematic review [J]. JAMA Surg, 2016, 151 (11): 1070-1077.

［26］ 徐欣, 周思远, 方刚. 急性下肢动脉缺血的治疗策略 [J]. 中国血管外科杂志 (电子版), 2021, 13 (1): 13-16, 20.

［27］ ABDELATY M H, ABORAHMA A M, ELHENIEDY M A, et al. Outcome of catheter directed thrombolysis for popliteal or infrapopliteal acute arterial occlusion [J]. Cardiovasc Interv Ther, 2021, 36 (4): 498-505.

［28］ EBBEN H P, JONGKIND V, WISSELINK W, et al. Catheter directed thrombolysis protocols for peripheral arterial occlusions: a systematic review [J]. Eur J Vasc Endovasc Surg, 2019, 57 (5): 667-675.

［29］ GRIP O, WANHAINEN A, MICHAËLSSON K, et al. Open or endovascular revascularization in the treatment of acute lower limb ischaemia [J]. Br J Surg, 2018, 105 (12): 1598-1606.

［30］ ENEZATE T H, OMRAN J, MAHMUD E, et al. Endovascular versus surgical treatment for acute limb ischemia: a systematic review and meta-analysis of clinical trials [J]. Cardiovasc Diagn Ther, 2017, 7 (3): 264-271.

［31］ 陈浩, 曾昭凡, 戚悠飞, 等. 急性下肢缺血 94 例诊治分析 [J]. 中国血管外科杂志 (电子版), 2019, 11 (4): 289-292, 305.

［32］ 蔡旭升, 徐一丁, 杨超, 等. 急性下肢缺血患者不同治疗方法的疗效及预后比较 [J]. 血管与腔内血管外科杂志 , 2020, 6 (5): 396-401.

急性心肌梗死 PCI 术后 2 个月并发高危肺栓塞补救性溶栓 1 例

急性心肌梗死合并静脉血栓栓塞症（venous thromboembolism，VTE）或肺栓塞（pulmonary embolism，PE）在临床上并不少见，此类患者将面临三联抗栓的问题，同时出血风险也明显升高，其最优抗栓方案仍缺乏相关指南推荐。此外，如果患者合并高危急性肺栓塞，溶栓治疗将面临更高的出血风险。如何权衡血栓和出血风险、合理使用抗血小板和抗凝药物是临床一大难题。本文将结合 1 例急性心肌梗死 PCI 术后并发高危肺栓塞患者的救治过程展开讨论和思考。

一、病历资料

患者女性，62 岁，因"活动后喘憋 2 周，加重 1 小时"入院。患者 2 周前开始出现活动后喘憋，日常活动如平路步行数十步即可出现，休息后可缓解，无发热、头晕、头痛，无咳嗽、咳痰、咯血，无胸闷、胸痛、心悸，无恶心、呕吐、反酸，无腹痛、腹泻、腹胀。近 3 天出现下肢水肿，活动后胸闷、喘憋加重，伴咳嗽，无痰。来院 1 小时前患者喘憋突然加重，伴大汗、无力，无黑矇、意识丧失，无咳痰、咯血，无恶心、呕吐，急诊测血压 82/59mmHg，急查肺动脉 CTA（CTPA）示双侧肺动脉及叶、段分支内多发充盈缺损，考虑为急性肺血栓栓塞症，给予肝素 5 000U 静脉注射后持续泵入抗凝。为进一步治疗收住我科。患者起病来精神、睡眠可，大小便如常，体力明显下降，体重无明显改变。

既往健康状况一般。2 个月前因"急性心肌梗死"于当地医院行 PCI，术后口服阿司匹林（100mg、1 次 /d）、替格瑞洛（90mg、2 次 /d）双联抗血小板治疗，因多发下肢皮肤瘀斑，2 天前调整替格瑞洛为氯吡格雷（75mg、1 次 /d）。发现有高脂血症病史 2 个月，反流性食管炎、胆囊结石病史 2 年，保守治疗。梅尼埃病史 10 年。40 年前因右侧乳腺癌手术切除，同时切除双侧卵巢（原因不详）。否认高血压、糖尿病史，否认脑血管疾病史。

入院查体：体温 36.2℃，脉搏 116 次 /min，呼吸 23 次 /min，血压 102/66mmHg。神志清楚，查体合作，右乳房缺如，右胸可见手术瘢痕，双肺呼吸音粗，未闻及干、湿啰音。心浊音界扩大，心率 116 次 /min，律齐，剑突下闻及Ⅲ/Ⅵ级收缩期杂音。双下肢指凹性水肿，双腿腿围不等，髌骨上 15cm 左侧 56cm，右侧 57cm，髌骨下 10cm 左侧 43cm，右侧 41cm。

辅助检查（2021 年 6 月 2 日）：凝血五项示 D- 二聚体 7 609ng/ml，FDP 82.200μg/ml；全血细胞分析（五分类）+C 反应蛋白示 CRP 27.05mg/L，WBC 11.44×10^9/L，NE 85.3%，HB 127g/L；血气分析全套 + 血氧（TLA）示 pH 7.453，PCO_2 23.90mmHg，PO_2 63.90mmHg，SO_2 91.40%，cLac 1.90mmol/L；BNP 240pg/ml，全血肌钙蛋白 I 0.049μg/ml；肌酐 49.9μmol/L。双下肢深浅静脉彩色多普勒超声检查示左侧股静脉下段、双侧腘静脉、右侧胫后静脉及左侧小腿肌间静脉血栓形成伴管腔完全阻塞，双侧髂静脉未见明显阻塞；心电图示窦性心动过速、S_IQ_{III}、V_1 导联 T 波倒置，V_{4-6} 导联 ST 段压低，右束支传导阻滞（图 1）；超声心动图（UCG）示肺动脉高压（重度），右心增大，三尖瓣反流（重度），主动脉瓣反流（轻度），二尖瓣反流(轻度),左室舒张功能减低(图2);胸部X线片示右心大,右下肺动脉干增宽,伴有截断征,肺动脉段膨隆区域性肺纹理变细、稀疏或缺失,肺野透亮度增加(图3);CTPA示双侧肺动脉及叶、段分支内多发充盈缺损(图4)。

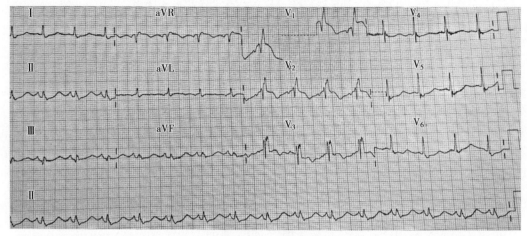

图1　患者入院心电图

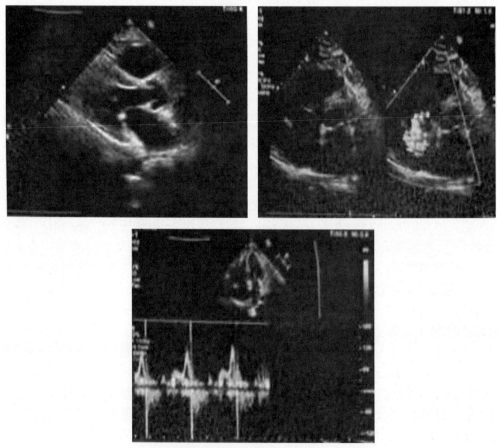

图2　患者入院超声心动图

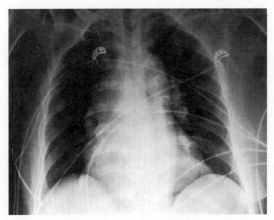

图 3 患者入院时胸部 X 线片

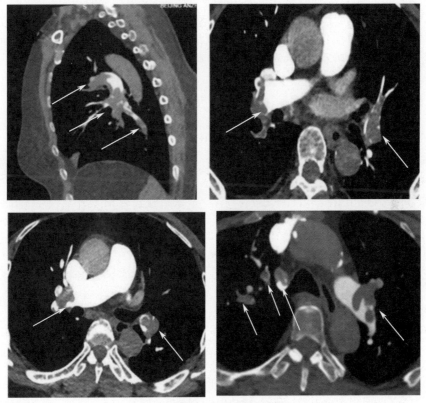

图 4 患者入院时 CTPA 图像
箭头示充盈缺损。

入院诊断：急性肺血栓栓塞症（高危）、重度肺动脉高压、心脏扩大、三尖瓣关闭不全、低氧血症、下肢静脉血栓形成、冠状动脉粥样硬化性心脏病、陈旧性心肌梗死、冠状动脉支架植入术后、心功能 Ⅲ 级（NYHA 分级）、乳腺癌术后、胆囊结石、高脂血症、反流性食管炎、梅尼埃病

总结病例特点：①中年，女性，急性起病。②活动后喘憋、下肢水肿、循环不稳定，TNI、BNP

增高。③心浊音界扩大,心率快,剑突下闻及 3/6 级收缩期杂音、双腿腿围不等。④D- 二聚体增高,肝、肾功能正常。⑤血气分析示低氧、二氧化碳分压减低。⑥ ECG 示窦性心动过速,S_IQ_{III}。⑦ X 线检查示右心大,右下肺动脉干增宽,伴有截断征,肺动脉段膨隆,区域性肺纹理变细、稀疏或缺失,肺野透亮度增加。⑧双下肢深浅静脉彩色多普勒超声示左侧股静脉下段、双侧腘静脉、右侧胫后静脉及左侧小腿肌间静脉血栓形成伴管腔完全阻塞。⑨ UCG 示右心增大,肺动脉高压(重度),三尖瓣反流(重度)。⑩ CTPA 示双侧肺动脉及叶、段分支内多发充盈缺损。⑪ 简化急性肺栓塞严重程度指数(sPESI)为 2 分(恶性肿瘤病史及住院时心率 ≥110 次 /min)。⑫ 危险因素包括急性心肌梗死 2 个月,双联血小板治疗,口服阿司匹林、替格瑞洛,因下肢皮肤瘀斑,遂调整替格瑞洛为氯吡格雷;高脂血症、曾患乳腺癌、喜静不喜动等。

诊疗经过:患者入院后喘憋无好转,血压逐渐下降,低至 82/67mmHg,并出现神志淡漠,呼之可应,立即给予快速静脉滴注生理盐水后,血压逐渐上升至 110/60mmHg 左右,患者精神好转,对答可。查体发现神清,精神差,血压 105/66mmHg,呼吸 23 次 /min,心率 110 次 /min,血氧饱和度 91%。患者生命体征不稳定,为高危肺栓塞,结合患者 UCG 及 CTPA,考虑患者血栓负荷量大,远端灌注差,右心明显受累,病情危重,溶栓治疗存在禁忌,治疗难度大,涉及多学科,遂立即启动急性肺栓塞多学科救治团队(pulmonary embolism response team,PERT),经过急诊科、呼吸科、心内科、介入诊疗科和血管外科讨论,拟行导管介入治疗和下腔静脉滤器植入治疗。

该患者启动 PERT 的治疗过程、处理措施,患者病情变化及关注点见表 1。

表 1　患者住院过程、主要事件、治疗方案及重要关注点

时间	病情变化	治疗措施及效果	重要关注点
入院后抢救治疗 2021-06-02 20 :46	喘憋,血压逐渐下降至 82/67mmHg,并出现神志淡漠,呼之可应	立即快速静脉滴注生理盐水后血压逐渐上升至 110/60mmHg,患者精神好转,对答可,尿液黄色、清亮	血流动力学不稳定、补液升压稳定循环启动 PERT,拟行导管介入、下腔静脉滤器植入治疗
2021-06-02 22 :30	签署知情同意书	肺动脉血栓碎栓术、血栓祛除术和下腔静脉滤器植入,术中顺利	手术过程未使用小剂量 rt-PA 溶栓药物
2021-06-03 02 :30	术后返回病房,略显烦躁,对答可,无胸闷、喘憋,诉头晕、恶心、心悸。血压 143/82mmHg,呼吸 23 次 /min,心率 102 次 /min,血氧饱和度 100%,神清,精神弱;双肺呼吸音粗,未闻及干湿啰音,心浊音界扩大;律齐,剑突下闻及 3/6 级收缩期杂音;下肢指凹性水肿	床旁测 ACT 246 秒行 ECG、UCG、血气分析保留左桡动脉鞘管、右股静脉中心静脉置管。复查血气分析术后水化 1 500~2 000ml。术后 1 小时尿量 50ml,尿液变为酱油色	ECG 示 SI 较前恢复,UCG 示右心增大较导管介入术前缩小,肺动脉压力减低血气分析较前氧分压升高,但乳酸上升,术后水化
2021-06-03 05 :28	患者持续烦躁,自觉全身不适,诉头晕、头痛,恶心,呕吐少量胃液,查体无病理征	急查头部 CT 示右侧基底核区可疑片状低密度灶,未见明确颅内出血。神经内科会诊	烦躁明显、胸闷加重、头晕

时间	病情变化	治疗措施及效果	重要关注点
2021-06-03 07：01	患者极度烦躁,喘憋、呼吸困难,血压 180~200/85~100mmHg,呼吸 30~40 次 /min,心率 100~120 次 /min,血氧饱和度 95%~100%,双肺呼吸音粗,双肺底呼气末干啰音,剑突下闻及 3/6 级收缩期杂音,双下肢指凹性水肿,皮肤花斑,少尿	持续泵入肝素抗凝,6：30 ACT 251 秒 再次复查床旁 UCG 急请体外循环(ECMO)会诊,评估出血风险极高,手术成功率极低	极度烦躁 皮肤开始出现花斑 UCG:右心变化再次回到导管介入术前水平 再次启动 PERT,ECMO 团队会诊
2021-06-03 07：39	呼之不应,双侧瞳孔等大等圆,直径 3mm,光反射弱,血氧测不到	心肺复苏,补救性溶栓(rt-PA 25mg 静脉推注,余量 25mg 泵入)	呼吸心搏骤停 补救性溶栓
2021-06-03 07：51	一过恢复自主心跳呼吸,神志恢复,血压 121/76mmHg,呼吸 25 次 /min,心率 116 次 /min,血氧饱和度 76%	持续心肺复苏	
2021-06-03 07：53	再次意识丧失,双侧瞳孔等大等圆,直径 3mm,对光反射弱,压眶反射存在	持续心肺复苏	
2021-06-03 08：05	患者血氧饱和度难以维持,拟行气管插管,有创机械通气	经口气管插管成功,连接呼吸机辅助呼吸,模式压力控制,PC 15,f 12,PEEP 5,FiO_2 100%,I：E 1：2.0 经气管插管处吸痰,量少,暗红血痰。给予镇静,间断肾上腺素静脉推注	呼吸机辅助呼吸,持续心肺复苏
2021-06-03 08：25	瞳孔等大等圆,直径 2mm,对光反射存在	床旁 ECG,示波为窦律。	
2021-06-03 08：30	血气分析危急值 凝血机制异常	血气分析 pH 6.946,PCO_2 26.70mmHg,SO_2 86.20%,cLac 19.00mmol/L,PO_2 89.30mmHg,ABE –25.5mmol/L,cHCO3-(P)5.50mmol/L。静脉滴注碳酸氢钠纠正代谢性酸中毒 凝血机制异常,反复多次监测 ACT 均大于 300 秒。持续呼吸机辅助通气	血气分析乳酸持续升高 ACT 多次大于 300 秒待下降后持续应用肝素抗凝治疗
后续治疗 2021-06-03 13：50	凝血五项危急值:APTT 73.0 秒,D- 二聚体 224 190ng/ml,FBG 0.100g/L	输注血浆 200ml 补充凝血因子,胃液潜血阳性,加用凝血酶入胃管治疗	胃液潜血阳性

续表

时间	病情变化	治疗措施及效果	重要关注点
2021-06-04 07:23	间断躁动,心电监护示心率70~80次/min,血压110~120/50~60mmHg少尿,发热,体温最高38.7℃,凝血功能紊乱	CRRT治疗,呼吸机辅助呼吸,予冰毯机物理降温。给予血浆、纤维蛋白原输注	凝血功能紊乱
2021-06-04 10:04	患者镇静状态,持续经气管插管接呼吸机辅助呼吸 患者肾功能恶化,肌酐由49.9μmol/L逐步升至257.9μmol/L;减量镇静剂后,患者偶有肢体自主活动,呼之不应,心率80次/min,血压140/80mmHg,呼吸20次/min,血氧饱和度100%,双瞳孔直径2mm,对光可	酌情减量镇静剂,观察患者反应	持续应用肝素抗凝治疗 氯吡格雷(75mg、1次/d)抗血小板
2021-06-05 10:00	机械通气镇静状态,血红蛋白进行性下降HGB 67g/L,HCT 20.3%	输注悬浮红细胞 持续泵入肝素抗凝,监测ACT、APTT	持续应用肝素抗凝治疗
2021-06-10 10:27	自主呼吸良好,生命体征平稳	拔除气管插管,撤除有创呼吸机	加用华法林(3~4.5mg)
2021-06-16 10:30	情绪波动,自觉夜间睡眠差、全身不适,闭眼感觉眼前发红,间断拒绝配合治疗。心电监护示心率90次/min,血压130/70mmHg,呼吸15次/min,SpO$_2$ 100%	监测肾功能,肌酐415.4μmol/L;凝血五项D-二聚体4 106ng/ml,APTT 36.3S全血细胞分析WBC 15.96×10^9/L,NE 85.6%,RBC 2.58×10^{12}/L,Hb 79.0g/L,PLT 487.0×10^9/L 肾内科会诊,建议CRRT治疗 精神心理科会诊	焦虑抑郁状态 CRRT 肝素抗凝,华法林
2021-06-21 10:46	应家属要求,转回当地治疗	当地继续CRRT	华法林+氯吡格雷
出院后PERT门诊随访	监测出血倾向,精神状态以及肺栓塞相关辅助检查	恢复良好,精神佳,活动自如,不再需要CRRT	定期PERT门诊随访,改为口服利伐沙班抗凝20mg、1次/d+氯吡格雷75mg、1次/d

该患者在导管介入术前、术后、病情恶化以及出院时,UCG右心、右房、右室左右径、前后径及肺动脉压(SPAP)都随着治疗有相应的变化(表2)。

表 2　患者导管介入术前、术后、病情恶化时以及出院时 UCG 变化

术前	术后	病情恶化	出院时
右心增大，右房 46mm× 55mm，右室左右径 42mm，前后径 23mm	右心增大，右房 41mm× 51mm，右室左右径 32mm，前后径 33mm	右心增大，右房 45mm× 54mm，右室左右径 35mm，前后径 33mm	各心腔内径正常范围
三尖瓣反流（重度）反流面积 8.4cm²	三尖瓣反流（重度）反流面积 11.1cm²	收缩期三尖瓣房侧见大量反流信号	三尖瓣反流（轻度）
SPAP 83mmHg	SPAP 62mmHg	SPAP 82mmHg	SPAP 45mmHg

二、讨论

由于临床复杂性和治疗多样化，急性肺栓塞的治疗常常需要多学科协作，共同对中、高危肺栓塞患者制定个性化治疗策略，肺栓塞团队救治模式暨 PERT 应运而生。由于 PERT 可简化决策流程并给予患者最优治疗方案，逐渐成为急性肺栓塞的救治新模式。在 2019 年欧洲心脏病学会肺栓塞诊断和治疗指南中也已推荐使用。

本例患者急性心肌梗死 PCI 术后 2 个月合并高危肺栓塞，其治疗方案涉及多个学科，包括急诊科、重症医学科、血管外科、介入诊疗科、心内科、超声科、影像科、体外循环（ECMO）等，患者在诊疗过程中持续出现烦躁、头晕等神经精神症状，以及后期出现的少尿、肌酐急剧上升，又涉及神经内科、精神心理科、肾内科，通过整个救治过程的详细展示，以病例运行的方式介绍了 PERT 的启动时机、启动指征及治疗性 PERT 涉及的学科和治疗方案的达成，PERT 可以利用多学科专家团队的优势，迅速对患者进行全面评估，并制定个体化的治疗计划，为重症肺栓塞患者保驾护航。

患者合并高危肺栓塞，出现了血流动力学不稳定，按照指南，应该给予患者溶栓治疗（ⅠB），但此患者有溶栓的禁忌证（近期出血倾向、近期手术以及侵入性操作），因此首选导管介入治疗。急性高危肺栓塞介入治疗的目的是，清除阻塞肺动脉的栓子，以利于恢复右心功能并改善症状和生存率。介入治疗，一般包括经导管碎解和抽吸血栓，或同时进行局部小剂量溶栓。由于术者考虑血栓抽吸得较为充分，因此，未给予局部小剂量溶栓药物，这或许是患者病情一度好转后迅速恶化的原因。此外，导管介入局部小剂量溶栓药物的剂量也需要考虑，国外文献报道，通常的剂量是给予系统溶栓剂量的 1/4，比如 20~24mg。

本例患者急性心肌梗死 PCI 术后合并肺栓塞，存在使用两种抗血小板药物加抗凝治疗的指征。患者初始应用双联抗血小板治疗（阿司匹林和替格瑞洛），因下肢皮肤瘀斑，遂调整替格瑞洛为氯吡格雷，合并急性肺栓塞后，考虑到患者三联治疗虽可降低缺血性事件的发生率，但出血风险显著增加且本例患者已经存在明显出血倾向，充分评估患者出血风险以及血栓风险，改为口服抗凝药 +P2Y$_{12}$ 受体拮抗剂，患者肾功能不全时应用华法林 + 氯吡格雷，肾功能恢复后改为新型口服抗凝药利伐沙班 + 氯吡格雷治疗。

反思患者救治过程，双联或三联抗栓治疗的患者，需要在治疗过程中动态评估缺血 / 出血风险，根据循证医学证据，调整抗栓药物种类和疗程。此外，本例患者在下调抗血小板治疗强度即由替格瑞洛改为氯吡格雷后，出现急性肺栓塞，抗血小板治疗强度的变化是否为静脉血栓的促发因素，尚需进一步研究。

（梁　颖　王　晓　聂绍平）

参考文献

［1］ KONSTANTINIDES S V, MEYER G, BECATTINI C, et al. 2019 ESC Guidelines for the diagnosis and management of acute pulmonary embolism developed in collaboration with the European Respiratory Society (ERS)[J]. Eur Heart J, 2020, 41 (4): 543-603.

［2］ 中华医学会心血管病学分会 , 中国医师协会心血管内科医师分会肺血管疾病学组 , 中国肺栓塞救治团队联盟 . 急性肺栓塞多学科团队救治中国专家共识 [J]. 中华心血管病杂志 , 2022, 50 (1): 25-35.

［3］ 王晓 , 聂绍平 . 急性肺栓塞的救治——拓宽治疗手段、推广团队救治势在必行 [J]. 中华心血管病杂志 (网络版), 2021, 4 (1): 1-9.

［4］ LIANG Y, NIE S P, WANG X, et al. Role of Pulmonary Embolism Response Team in patients with inter-mediate- and high-risk pulmonary embolism: a concise review and preliminary experience from China [J]. J Geriatr Cardiol, 2020, 17 (8): 510-518.

［5］ WANG X, JI Q, ROSENFIELD K, et al. Multidisciplinary pulmonary embolism response team in China: A nationwide survey [J]. Respirology, 2021, 26 (4): 392-393.

［6］ 中华医学会呼吸病学分会肺栓塞与肺血管病学组 , 中国医师协会呼吸医师分会肺栓塞与肺血管病工作委员会 , 全国肺栓塞与肺血管病防治协作组 . 肺血栓栓塞症诊治与预防指南 [J]. 中华医学杂志 , 2018, 98 (14): 1060-1087.

［7］ GIRI J, SISTA A K, WEINBERG I, et al. Interventional Therapies for Acute Pulmonary Embolism: Current Status and Principles for the Development of Novel Evidence: A Scientific Statement From the American Heart Association [J]. Circulation, 2019, 140 (20): e774-e801.

GREAT WALL INTERNATIONAL CONGRESS OF CARDIOLOGY

心脏病学实践

2022 （全 7 册）

主　　编　陈绍良　吴永健
主　　审　袁祖贻　丛洪良
学术秘书　张俊杰　高　展

人民卫生出版社
·北京·

图书在版编目（CIP）数据

心脏病学实践 .2022：全 7 册 / 陈绍良，吴永健主编 . —北京：人民卫生出版社，2022.11

ISBN 978–7–117–33815–8

Ⅰ.①心… Ⅱ.①陈…②吴… Ⅲ.①心脏病学 Ⅳ.①R541

中国版本图书馆 CIP 数据核字（2022）第 194728 号

人卫智网	www.ipmph.com	医学教育、学术、考试、健康，购书智慧智能综合服务平台
人卫官网	www.pmph.com	人卫官方资讯发布平台

心脏病学实践 2022（全 7 册）
Xinzangbingxue Shijian 2022（Quan 7 Ce）

主　　编：陈绍良　　吴永健
出版发行：人民卫生出版社（中继线 010-59780011）
地　　址：北京市朝阳区潘家园南里 19 号
邮　　编：100021
E - mail：pmph @ pmph.com
购书热线：010-59787592　010-59787584　010-65264830
印　　刷：三河市宏达印刷有限公司（胜利）
经　　销：新华书店
开　　本：787×1092　1/16　　总印张：94
总 字 数：2346 千字
版　　次：2022 年 11 月第 1 版
印　　次：2022 年 11 月第 1 次印刷
标准书号：ISBN 978-7-117-33815-8
定价（全 7 册）：254.00 元

打击盗版举报电话：**010-59787491**　E-mail：**WQ @ pmph.com**
质量问题联系电话：**010-59787234**　E-mail：**zhiliang @ pmph.com**
数字融合服务电话：**4001118166**　E-mail：**zengzhi @ pmph.com**

第七分册
心血管综合问题与相关疾病

分册主编　聂绍平　郭晓纲　杨　清

编者名单

（按姓氏笔画排序）

马长生　首都医科大学附属北京安贞医院
马青变　北京大学第三医院
王子钰　首都医科大学附属北京安贞医院
王邦茂　天津医科大学总医院
王晓娜　中国人民解放军总医院
王静怡　首都医科大学附属北京安贞医院
公　威　首都医科大学附属北京安贞医院
孔　羽　首都医科大学附属北京安贞医院
龙德勇　首都医科大学附属北京安贞医院
朱兰平　天津医科大学总医院
刘　静　首都医科大学附属北京安贞医院
刘文楠　天津医科大学总医院
汤　喆　首都医科大学附属北京安贞医院
孙永乐　山东省立医院
孙浩楠　天津医科大学总医院
严　研　首都医科大学附属北京安贞医院
杜兰芳　北京大学第三医院
李永乐　天津医科大学总医院
杨　乐　山东省立医院
杨　清　天津医科大学总医院
吴智鸿　中南大学湘雅二医院
何怡华　首都医科大学附属北京安贞医院
张莹莹　北京航空航天大学生物与医学工程学院
陈　婷　浙江大学医学院附属第一医院
陈玉国　山东大学齐鲁医院
陈修寰　首都医科大学附属北京安贞医院
武阳丰　北京大学临床研究所
苑海涛　山东省立医院
周　沛　浙江大学医学院附属第一医院
郑　康　北京大学第三医院
郝永臣　首都医科大学附属北京安贞医院

侯晓彤　首都医科大学附属北京安贞医院
袁亦方　北京大学临床研究所
聂绍平　首都医科大学附属北京安贞医院
郭艺芳　河北省人民医院
郭晓纲　浙江大学医学院附属第一医院
唐梦熊　山东大学齐鲁医院
盛　莉　中国人民解放军总医院
曾　勇　首都医科大学附属北京安贞医院

目 录

心血管综合问题与相关疾病

我国人口老龄化、城镇化进程的加速及代谢危险因素的持续流行等,导致心血管疾病的发病人数持续增加。据推算,我国心血管疾病患者约 3.3 亿人,每 5 例死亡中就有 2 例死于心血管疾病。防控心血管疾病已上升到国家战略层面。《健康中国行动(2019—2030 年)》中已经明确提出到 2030 年心脑血管疾病死亡率下降到 190.7/10 万及以下。

心血管疾病的防治是一个综合性的问题,不仅与饮食习惯、生活方式、气候条件等相关,也与危险因素(如高血压、高血脂、糖尿病等)的防控、疾病的早期筛查、医疗资源的配置及疾病的抢救能力等密切关系。自 Framingham 心脏研究以来,心血管疾病的分级预防模式已深入人心,即一级预防与二级预防管理。胡大一教授曾提出心血管疾病防治的“大预防”概念,其包括 5 个层面:①防发病,即零级(初级)预防;②防事件,即一级预防;③防后果,即心血管疾病急性期的救治;④防复发,即二级预防;⑤防治心力衰竭,即三级预防。心血管疾病防治的“大预防”的理念也充分体现了心血管疾病防控的全面性和立体性。

一、强化心血管疾病防治的“零级预防”

常见的心血管疾病危险因素(如高血压、血脂异常、糖尿病等)往往隐匿发生,在检出时很多患者已经发生严重的血管病变,甚至已经造成严重后果(如心肌梗死、脑卒中等)。因此,提倡对心血管疾病危险因素的“零级预防”,即通过健康的生活方式等,减少心血管疾病相关危险因素的形成。CARDIA 研究是一项针对芬兰青少年人群的冠心病风险的研究,其 35 年随访结果发现青少年人群在自成年后心血管健康状况就在走下坡路。该研究提示从青少年时期就应该强调生活方式的改善,诸如健康的饮食、有规律的锻炼等。心血管疾病的危险因素一旦形成,即使通过充分治疗使其下降到“正常”水平,也仅能减少部分心血管事件。既往研究显示,高血压患者经过充分的降压治疗,仅能使冠心病事件风险下降20%~30%,脑卒中风险下降约 50%;糖尿病的干预治疗在预防心脑血管疾病方面也效果有限。这些结果,更凸显了“零级预防”的重要性。

心血管疾病被称为“文明时期的瘟疫”。目前,我们国家也正面临着迅速的城镇化和老龄化并伴随的生活方式变化。2021 年发布的《中国居民膳食指南科学研究报告》指出,随着我国社会经济发展,居民膳食结构发生显著变化,特别是高油高盐摄入在我国仍普遍存在。摄入过量的盐可能引起人体水钠潴留和小血管收缩,加重高血压和心脏负担,甚至诱发心功能不全。国内外多项研究发现高盐饮食增加了心血管疾病及全因死亡风险。一项纳入 2 436 例患者的前瞻性研究显示,钠摄入每增加 100mmol/24h,冠心病、冠心病死亡、心血管疾病死亡风险分别上升 56%、36% 和 22%。近一个世纪以来,国内外开展了大量有关钠盐与高血压关系的研究,包括流行病学研究、动物实验、临床干预试验和遗传学研究等,这些研究都一致证实高盐摄入是原发性高血压重要的易患因素,且盐摄入量与血压存在剂量 - 效应关系。据统计,我国高血压人群 60% 为盐敏感型。因此,积极推动限盐措施,重视从生命早期开始限制盐的摄入,减少日常生活中钠盐的摄入对于降低中国高血压人群和普通人群心血管疾病风险具有极其重要的作用。美国限盐干预试验 TOHP Ⅰ 和 TOHP Ⅱ 证实,限盐可降低心血管疾病的发生风险。近期一项由来自中国、澳大利亚、英国、美国共数十个研究机构的学者和医师们合作完成的研究证明对于有脑卒中或高血压病史的中老年人而言,食用含钾的低钠盐可以显著降低罹患脑卒中、心脏病和全因死亡风险。2014 年开始,该研究团队在中国 5 省 10 县共 600 个村进行了全球最大规模的代用盐研究,20 995 例心血管疾病高危人群参与了研究。这些村庄被研究团队随机分组,并为干预村的居民提供了每户每天约 20g 含钾代盐,以满足他们日常烹饪的需要。研究结果显示食用含钾代盐的受试人员脑卒中风险降低 14%,主要心血管事件风险降低 13%,死亡风险降低 12%。此前,世界卫生组织对推广低钠盐持相对谨慎的态度。本研究结果的出炉,或可使有关部门更加主动地推广低钠盐的使用。我国是食盐大国,限盐在控制高血压及降低心血管事件风险方面具有重大意义,有必要总结我国多年来流行病学研究和人群防治的成果和经验,探寻适合中国特色的限盐策略,通过减盐限盐为我国高血压和心血管疾病防控做出贡献。

随着居民生活方式明显改变,身体活动总量下降,能量摄入和消耗控制失衡,超重和肥胖成为重要公共卫生问题。China PEACE 研究(2014—2018)对 270 万 35~75 岁人群的调查显示,女性年龄标准化腹型肥胖(腰围 ≥ 85cm)率为 32.7%;男性(腰围 ≥ 90cm)为 36.6%,估计全国每 3 个人中就有 1 人为腹型肥胖。《中国居民营养与慢性病状况报告(2020 年)》显示,不同年龄组居民超重肥胖率与 2015 年相比均有所上升,其中 18 岁及以上居民超重率和肥胖率分别为 34.3% 和 16.4%。这一局面也为我们进行心血管疾病的防治敲响了警钟。近年来,间歇性禁食作为一种新型饮食干预方式在控制体重和降低心血管疾病风险方面的效果已得到肯定。

关注生活方式等对危险因素形成的作用,强化"零级预防",是心血管疾病防治的关键所在。但不可否认,零级预防需要人群干预和社会协作,其防控难度也较大。让我们共同努力,在生命早期强调心血管健康,形成有利于健康生活方式的社会环境,促进以治病为中心向以健康为中心转变。

二、心血管疾病传统危险因素的精细化管理

针对传统危险因素(高血压、血脂异常、糖尿病、肥胖和吸烟等危险因素)的心血管疾病防控已取得非凡成就。美国从 1968 年开始控制胆固醇、高血压和吸烟等危险因素,到 2000 年心血管疾病病死率下降了 50%,已经实现心血管疾病病死率下降拐点的目标。目前,关于传统危险因素的管理也趋向于精细化。2022 年美国心脏协会(American Heart Association,AHA)专门发布了《成人 2 型糖尿病心血管危险因素的综合管理的科学声明》,本册也专门对该科学声明进行了解读。此外,本册还设立《冠心病合并糖尿病患者的血糖管理策略》《"血脂悖论"与冠心病患者的血脂管理》等篇目,阐述了冠心病患者血糖、血脂等管理中的问题和挑战。

近年来在防控心血管疾病传统危险因素中,不断有新型的药物投入临床。这些药物的应用有效地减少了相关危险因素,改善了心血管疾病的预后。例如新型的 PCSK9 抑制剂、PCSK9 小干扰 RNA 等新型药物的出现,显著降低了患者低密度脂蛋白胆固醇(low density lipoprotein cholesterol,LDL-C)的水平,并改善了心血管疾病患者再发心血管病事件的风险。新型降糖药物的出现,如钠 - 葡萄糖协同转运蛋白 2(sodium-glucose cotransporter-2,SGLT2)抑制剂上市后研究发现,该药物显著降低了糖尿病患者心力衰竭相关事件风险;而胰高血糖素样肽 -1(glucagon-like peptide-1,GLP-1)受体激动剂的临床研究表明,该类药物在控制血

糖的同时还能够控制体重，降低心、脑、肾等靶器官损害风险。但随着新的治疗药物的应用，新的问题也开始出现。如 PCSK9 能够直接激活血小板，促进血栓形成；而 PCSK9 抑制剂则可阻断这一过程，进而发挥抑制血小板活化和对抗血栓形成的作用。观察性研究同样表明 LDL-C 可能参与了血栓/出血之间的平衡调节，过低的 LDL-C 水平尽管减少了冠心病患者缺血事件发生，但可能增加出血风险。同样，血脂与血糖调节之间也存在尚未完全明确的内在联系，如他汀类药物可增加糖尿病患病风险，而 SGLT2 抑制剂可能对脂质代谢有潜在影响；GLP-1 受体激动剂是目前少有的对血脂、血糖代谢均有降低作用的药物，但潜在的减肥效果是否可能引发"肥胖悖论"，仍然需要大量临床数据的观察来证实。

我国在心血管疾病的防控方面与欧美发达国家有一定的差距，且面临的压力较大。据推算，中国患有高血压、血脂异常和糖尿病的人数已经高达数亿。2021 年《中国心血管健康与疾病报告》显示我国高血压人数达 2.45 亿，血脂异常总体患病率为 34.7%，成人糖尿病人数达 1.298 亿。虽然，近年来中华医学会和中国医师协会等均对心血管疾病的防控提出了建议，包括发表相关的指南和共识，但仍有相当一部分心血管疾病患者的危险因素仍未达控制目标。本册的相关内容希望能为心血管疾病危险因素的管理提供帮助。

三、重视新的心血管疾病危险因素

2010 年 AHA 提出了促进心血管健康的"七法则"，其包括 4 个理想健康行为（不吸烟、不肥胖、运动、健康饮食）和 3 个理想健康因素（血压、血脂和血糖）。新近，AHA 更新和强化了心血管健康的理念，提出了"生命八要素（Life's Essential 8）"，主要是新增了睡眠健康。睡眠一直是隐藏的"杀手"。近年来越来越多的研究发现，睡眠健康与心血管疾病密切相关。据推算，全球预计有近 10 亿人合并阻塞性睡眠呼吸暂停（obstructive sleep apnea，OSA）。早期的 SHHS（the Sleep Heart Health Study）研究显示，与未合并 OSA 的患者相比，合并重度 OSA［呼吸暂停低通气指数（apnea-hypopnea index，AHI）≥ 30 次/h］的患者罹患冠心病的风险增加 68%。OSA-ACS 队列也发现，与未合并 OSA 的患者相比，合并 OSA 的急性冠脉综合征（acute coronary syndrome，ACS）患者随访 1 年的主要不良心脑血管事件的发生风险显著增加 3.87 倍。目前，OSA 已被认为是新的心血管疾病危险因素。2021 年欧洲心脏病学会（European Society of Cardiology，ESC）发布的《心血管疾病预防临床实践指南》推荐在评估合并冠心病、肥胖、高血压的患者时将 OSA 的相关筛查项目作为常规检测项目（Ⅰ类推荐）。

越来越多的证据证实，衰弱、认知障碍等也与心血管疾病的发生密切相关。由于人口老龄化，衰弱状态的患病率正在增长。来自欧洲 22 个国家的 62 篇报告数据的荟萃分析显示，总体的估计衰弱患病率为 18%。既往研究提示，无论是否伴有心血管疾病，衰弱增加患者心血管疾病的发病率和死亡率。急慢性疾病管理的改善使得老年患者数量增多，且易罹患衰弱病态。由于这些原因，在心脏病实践中，衰弱评估应被纳入老年人常规临床评估的一部分。另外，心血管疾病与认知功能障碍的联系也是近年来的热点。心脑相通，防治心血管疾病及其危险因素对预防和改善认知功能障碍、提高心血管疾病患者的生活质量具有重要意义。心血管疾病患者出现认知功能障碍后，心血管疾病的治疗疗效、依存性将受到严重影响，导致住院率、病死率大幅上升。未来在门诊或社区工作中如能加入认知能力的筛查，如简易精神状态量表（MMSE）、蒙特利尔认知评估量表（MoCA）、画钟测验、提示性回忆测试等，及时发现并干预，有望提高患者的生活质量与改善临床预后。本册也设定了心血管疾病新危险因素的相关章节,如《〈2021 欧洲衰弱与心血管病共识〉要点解读》《阻塞性睡眠呼吸暂停与冠心病》《认知功能障碍与心血管病》等。

四、心脏急危重症的处理

心脏急危重症的处理仍然是需要关注的重点。临床实践中,心脏急危重症的患者并不少见,但在旧的急诊分诊模式下合并多种复杂疾病的心脏急危重症处理方法具有显著的局限性。随着循证医学证据的积累,对于心脏急危重症综合处理的共识也在逐步形成。2017年发布的 CULPRIT-SHOCK 研究对于急性心肌梗死合并心源性休克的血运重建策略以严谨的循证设计颠覆了以往对于心源性休克患者介入策略的传统认知,成为心脏急危重症的里程碑式循证研究。近年来发布的多个处理急性心肌梗死合并心源性休克的共识文件或声明,更是从血压管理、呼吸支持、机械循环辅助、抗血小板治疗、心搏骤停的救治等方面,给出了详细的诊疗流程,为临床实践提供了具有很高可操作性的管理策略。特别值得注意的是,实施多学科心源性休克团队通过对更早期的患者进行病情评估、更加积极的有创血流动力学监护及多学科团队的协作,显著改善了患者预后。这也为心源性休克的管理模式提出了新的优化解决方案。针对重症患者管理的另一个亮点是《2022 年 ERC/ESICM 成人心搏骤停后体温控制指南》的发布,对于心搏骤停后昏迷的患者体温控制目标和控制方式提出了具体的建议。

心血管疾病与多种慢性疾病共患的综合管理、服用多种药物的相互作用等也是需要重点关注的临床实际问题。关于最受关注的抗栓治疗与出血风险的平衡,近期的许多临床研究也给出了建议,如肿瘤患者高凝状态下的抗栓方案选择,抗血小板治疗与抗凝治疗的选择与平衡等。基于大数据和人工智能的新研究方法为我们全面研究心血管疾病提供了新的策略。但大数据的研究也可能颠覆我们的既往认知,如基于影像组学的大数据研究可能为抗栓治疗的脑出血风险提供早期预警等。促进心血管健康事业的发展,需要全面综合的管理,通过心血管危险因素的全面管理,有效减少或避免心血管事件的发生。让我们共同努力,早日迎来中国心血管疾病患病率的拐点,助力"健康中国 2030"的建设。

(聂绍平　郭晓纲　杨 清)

2021 年 EAPC/EHRA 共识文件要点解读——心血管临床实践中衰弱的定义、评估、临床意义及管理方案

心血管病是中国人的首位致死因素,对老年人群尤其显著。老化的心血管系统会产生一系列的病理生理改变,是心血管疾病高发的基础;同时,老化导致的其他系统变化也会对心血管疾病的发生和发展起到不同的作用,其中衰弱对心血管疾病转归的影响日益受到重视。衰弱是一种老年综合征,可以诱发心血管疾病,心血管疾病也可导致衰弱,两者常同时存在又相互促进,而合并衰弱的心血管疾病患者表现为病死率增加。因此,衰弱对心血管病预后的影响越来越受到重视。2021 年欧洲预防心脏病学会、欧洲心律协会等 11 个欧洲心脏病学会下属学术组织与欧洲心血管初级保健学会,在 *European Journal of Preventive Cardiology* 重磅发布了联合共识,共同制定衰弱与心血管病共识(以下简称"共识"),规范了衰弱的定义、评估方法,以及对心血管病的临床意义和管理方案,现对其要点进行解读。

一、衰弱定义

衰弱可能是生理、认知、营养和 / 或社会心理脆弱性综合影响的结局,目前缺乏一个全面的定义。共识将其定义为衰弱综合征:体能、步行速度及灵活性、营养状况、心理健康和认知状况的综合表现,衰弱涉及细胞、系统生理改变(包括肌少症、营养摄入减少及体力活动减少)。共识指出,衰弱、多病共存、失能是三种不同的情况(表1),均与衰老有关,且在很大程度上有重叠。衰弱是健康老化与失能的中间状态,是老年症候群恶性循环的开始。重视衰弱的防控和干预,减少其与心血管病相互影响的不良预后,使老年人拥有更长的健康寿命,这是提高中国老年人生活质量的真正意义所在。

表 1　衰弱、多病共存及失能的定义

概念	定义
衰弱	这是一种老年综合征,表现为多方面、多系统功能储备下降,机体易损性增加,对抗应激和急性不良事件的能力减退。可以具体描述为: a. 特殊的起源,包括损害的累积和功能失调 b. 特殊表型,包括生理、营养、认知 / 心理和社会方面 c. 与健康相关的不良后果
多病共存	同一个人同时患有两种或两种以上医学诊断的疾病,与衰弱密切相关
失能	在进行日常生活所必需的活动,包括自我照顾和独立生活所需的任务方面有困难或依赖

二、评估方法

人们已经开发了许多工具来测量衰弱程度。有些工具只衡量了衰弱表型的单一领域,有些则更全面。全面的工具可能更耗费时间,并需要额外的培训。有两种基本的衰弱概念:表型模型和累积缺陷模型。基于表型的衰弱综合征,Fried 标准使用最广泛。以下指标中若

5

有 ≥3 个则可诊断为衰弱：体重减轻、握力下降、疲劳感、步速减慢和低体力活动水平。而衰弱指数(缺陷累积)包括一个 70 项的量表，内容涉及功能受限和失能、认知和感觉受损、心理社会指标和一些疾病。

为了克服异质性，保证测量衰弱综合征的准确性，在测量个体之间取得平衡，基本衰弱工具集(Essential Frailty Toolset,EFT)可以用来测量有心血管疾病的老年患者的衰弱程度。EFT 是一个客观和简明的工具(表 2)，用于衡量老年心血管疾病患者的衰弱程度，包括生物标志物(如血清白蛋白和血红蛋白)等，并结合评估以下两方面：①使用 MMSE 或 Mini-Cog 量表的认知功能；②使用起椅测试的生理功能(即不使用手臂进行 5 次坐立重复所需的时间)。EFT 简单、定量、客观，易于操作，但目前仅限于心血管领域，在其他领域的适用性尚不清楚。另外，心血管疾病急性期衰弱的评估工具尚待开发。

表 2　以 EFT 评分为主的衰弱筛查方法

项目	评估和筛查方法
EFT 衰弱评估	5 次站坐试验>15s(1 分)或不能完成　(2 分) ⎫ 记忆力测试异常[a]或画钟测试异常[b]　(1 分) ⎬ EFT 评分 血红蛋白<13.0g/L(男)或 12.0g/L(女)(1 分) ⎭ 血清白蛋白<3.5g/L　(1 分)
营养不良筛查	6 个月内是否意外性体重下降？ 食欲减退、摄入减少？
抑郁筛查	是否经常感觉情绪低落、抑郁或绝望？ 是否做任何事情都提不起兴趣或感觉不到愉快？
失能筛查	是否能独立完成洗澡、穿衣、进食、上厕所及转移？ 是否存在行走困难或依赖轮椅？

注：[a] 记忆力测试，是指复述 3 种物品的名称，间隔一段时间，重复 3 种物品的名称，均未重复正确视为异常；[b] 画钟测试，是指画 1 个时钟，分钟指向特定时间的钟表盘面，完全正确为 4 分，≤2 分为异常。

三、人群筛查

共识推荐在心血管临床工作中，需要对以下人群进行衰弱筛查：① ≥70 岁的急性或慢性心血管病患者；② ≥70 岁的慢性心血管病患者，其慢性疾病正在恶化；心力衰竭(心衰)、房颤等与衰弱密切相关的心血管病患者，或多病共存的患者；③因急性心血管事件、非急性心血管事件或接受大手术而住院的 ≥70 岁心血管病患者；④计划接受心脏介入治疗(冠脉介入治疗、经导管主动脉瓣置换、ICD-CRT、起搏器等)的 ≥70 岁患者。

四、评估流程

共识首先推荐应用简单快速的衰弱量表予以筛查，如以 EFT 评分为主的衰弱筛查方法；其次对衰弱筛查阳性的患者予以全面详细的衰弱综合评估(图 1)。

五、干预手段

根据共识推荐，可以通过科学的综合管理实现部分或全部改善，但衰弱干预的有效性有待进一步验证。共识推荐,急性心血管事件后,进行多元及个体化心脏康复可改善衰弱患者预后及生活质量。

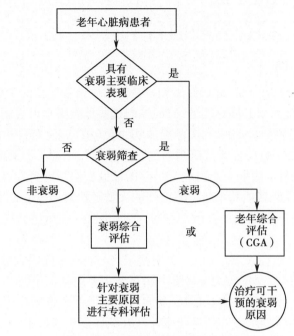

图 1　老年心脏病患者衰弱评估流程

1. 营养是老年人和衰弱 / 肌少症患者多维干预中非常重要的组成部分,营养不良是衰弱的主要病理生理机制之一。虽然没有明确的证明,但有人认为改善营养状况可能降低衰弱的风险,营养支持可能改善老年和衰弱患者的功能结局。共识强调了牙科护理、定量(能量摄入)和定性(营养品质)的营养因素在优化衰弱综合征管理中的重要性。

2. 共识不推荐中等强度的有氧和阻力训练应用于衰弱老年人,而低强度力量训练适用于大多数衰弱患者。使用适应性太极练习进行平衡训练已被证明有助于预防摔倒,但应使用髋部保护器、进行环境改造以避免出现问题。共识推荐认知干预与身体干预相结合以预防或延缓虚弱。

3. 多重用药会增加衰弱老年患者药物不良反应的风险,共识推荐采用 Beers 和 STOPP/START 标准评估衰弱老年患者用药的合理性,及时纠正多重用药对改善衰弱具有较好效果。

4. 共识推荐必要时缩短住院时间、支持自我照护行为,以及考虑用移动医疗技术来进行干预。

衰老引起老年人的心血管病发生率升高,增加心血管病的恶性后果发生率。目前心血管病领域中的大多数风险评估系统如 Framingham 风险评分、GRACE 风险评分等均基于年龄,但生理年龄并不总是等同于生物年龄,因此可能导致不正确的风险评估。重视心血管病患者的衰弱评估,有助于及早评估、及早防控,从而延缓衰弱,改善心血管病患者预后,这将对我们进入老年社会,提高老年人健康发挥重要作用。

(王晓娜　盛　莉)

《2022 年 AHA 成人 2 型糖尿病心血管危险因素综合管理的科学声明》解读

心血管疾病(cardiovascular disease,CVD)是糖尿病患者死亡的主要原因。糖尿病患者发生 CVD 是多重危险因素共同作用的结果,控制这些危险因素可显著降低 CVD 的发病风险。2015 年美国心脏协会(AHA)和美国糖尿病协会(ADA)发布科学声明"成人 2 型糖尿病(type 2 diabetes,T2DM)心血管疾病预防的最新证据",强调了控制糖尿病患者心血管危险因素的重要性。该科学声明发布时尚无足够的证据表明降糖药物可以降低 CVD 的发病风险。目前,已经完成的多项基于新型降糖药的大型随机对照试验证明了其具有心血管的安全性和降低心血管不良结局的疗效。同时,多项重要的临床试验提高了人们在 CVD 一级和二级预防中对生活方式、血压、血糖、抗血栓形成和胆固醇控制的理解。2022 年 1 月,AHA 在 *Circulation* 杂志在线发布《成人 2 型糖尿病心血管危险因素综合管理的科学声明》(以下简称"科学声明")。本次 AHA 科学声明更新主要包括以下几个方面:①新型降糖药在改善血糖控制和降低糖尿病患者 CVD 发病风险的证据和临床应用;②控制血压对糖尿病患者 CVD 发病风险的影响;③新型降脂疗法在糖尿病患者心血管危险因素综合管理中的作用。该科学声明强调了生活方式干预、药物治疗和手术干预对遏制肥胖和代谢综合征流行的重要性。此外,该科学声明探讨了健康的社会决定因素和健康公平在糖尿病和 CVD 长期管理中的重要作用。笔者总结了该科学声明的重点内容与读者分享。

一、定义和诊断标准

T2DM 的病理生理过程包括代谢综合征和伴有肝脏、骨骼肌和脂肪细胞胰岛素抵抗的糖代谢异常的糖尿病前期。国际糖尿病联盟(IDF)关于代谢综合征的诊断标准为具备以下至少 3 项:①腰围,女性 ≥35 英寸(88cm),男性 ≥40 英寸(102cm);②甘油三酯 ≥150mg/dl;③高密度脂蛋白胆固醇(HDL-C),男性<40mg/dl,女性<50mg/dl;④收缩压 ≥130mmHg 或舒张压 ≥85mmHg;⑤空腹血糖(FPG)≥100mg/dl。即使没有代谢综合征,肥胖人群相较于体重指数(BMI)正常人群,CVD 发生风险仍然要高出 45%。糖尿病前期的诊断标准为 FPG 水平在 100~125mg/dl,口服葡萄糖耐量试验(OGTT)后 2 小时血浆葡萄糖在 140~199mg/dl,或糖化血红蛋白(HbA1c)在 5.7%~6.4%。FPG、HbA1c、OGTT 和随机血糖的糖尿病诊断切点分别为 126mg/dl、6.5%、200mg/dl 和 200mg/dl。尽管这 4 种诊断方法彼此并不完全一致,但上述方法都可以用于糖尿病的诊断,2 次上述指标的异常可以诊断为糖尿病。与 HbA1c 和 FPG 相比,OGTT 后的 2 小时血糖是评估餐后葡萄糖耐量的首选检查项目,该指标对糖尿病前期和糖尿病的诊断灵敏度更高。与血糖相比,HbA1c 的优势在于能够反映更长时间范围内(3 个月)的平均血糖水平,并且该指标不易受外部因素(如压力)影响,因此日间变异和日内变异性较小。然而,与 HbA1c 和 OGTT 或 FPG 联合诊断相比,单纯以 HbA1c ≥6.5% 作为诊断标准仅能发现 30% 的糖尿病患者。上述每种疾病状态都可以增加 CVD 的发生风险,代谢综合征合并糖尿病使 CVD 发生风险增加近 5 倍。

二、生活方式干预

改善生活方式是降低成人 T2DM 心血管危险因素的重要手段。T2DM 患者的生活方式管理包括糖尿病自我管理教育和支持、医学营养治疗、体育锻炼、戒烟和社会心理支持。T2DM 患者中,健康的生活方式与较低的 CVD 发病和死亡风险相关。强化生活方式干预可以改善心血管危险因素、睡眠呼吸暂停、心肺适应性、肾脏疾病、周围神经病变和抑郁症状,从而进一步带来心血管获益。

1. 体力活动　体力活动对于降低 T2DM 患者的心血管风险具有重要的作用。ADA 建议 T2DM 患者每周至少进行 150 分钟中等至高强度的有氧运动,每周至少锻炼 3 天,且连续不锻炼的时间不超过 2 天。该科学声明同时建议每周进行 2~3 次抗阻运动(两次锻炼至少间隔 1 天),每次连续静坐时间不超过 30 分钟,以及每周 2~3 次柔韧性和平衡训练。T2DM 患者也可以考虑较短时间(每周至少 75 分钟)的剧烈活动或间歇训练。

研究显示,增加体力活动和锻炼可以改善 T2DM 患者的血糖控制、血脂、血压、胰岛素敏感性和炎症生物标志物。体力锻炼可降低 CVD 风险和 T2DM 死亡率。体育锻炼宜在相关专业人员指导下采用结构化运动训练进行,包括有氧运动、阻力训练或两者兼备。结构化运动训练干预比单纯建议患者进行运动和锻炼更为有效。

2. 营养　个体化营养计划是降低 T2DM 患者心血管风险的重要手段。建议采用有益心脏健康的饮食模式来改善血糖控制,必要时减轻体重,并控制其他动脉粥样硬化性心血管疾病(ASCVD)危险因素。ADA 建议通过各种健康饮食方法来实现血糖控制和体重管理,但饮食干预对 T2DM 患者 CVD 结局的影响尚未得到广泛研究。研究表明,地中海饮食、旧石器时代饮食、低碳水化合物饮食、高蛋白饮食、素食饮食和富含坚果的饮食对 T2DM 患者的血糖控制和体重减轻均有益。其中,地中海饮食对血糖控制的改善幅度最大并在 4.8 年内将 CVD 事件发生风险降低 29%。极低能量饮食可以降低 HbA1c、BMI、胆固醇和血压水平。与中等碳水化合物饮食相比,采用极低碳水化合物饮食的 T2DM 患者的 HbA1c 降低幅度更大,体重减轻更多,使用的糖尿病药物更少。T2DM 患者采用极低碳水化合物饮食方法时,必须在专业人员的指导和监督下完成,同时需要调整糖尿病药物以预防低血糖的发生。总体而言,体重减轻 5%~10% 可以使 HbA1c 减少 0.6%~1.0% 同时减少糖尿病药物的使用。因此,ADA 推荐以总热量和代谢目标为重点的个体化营养计划,并依照该计划来实现目标。

3. 肥胖和体重管理　超重(BMI > 25kg/m²)、肥胖(BMI > 30kg/m²)和中心性肥胖(腹型肥胖)与 CVD 事件发生风险有关。肥胖使 CVD 发生风险增加约 2 倍,糖尿病合并代谢综合征使 CVD 发生风险增加约 5 倍。肥胖可通过心脏适应性改变直接推动 CVD 的进展。肥胖带来的心脏适应性改变包括心排血量减少、外周血管阻力增加、左心室质量和室壁厚度增加,以及左心室收缩功能降低。肥胖还可以通过影响高血压、血脂异常、内皮功能和炎症间接影响 CVD 的发生。该科学声明建议对所有 T2DM 患者(无须考虑 BMI 水平)进行饮食、体育锻炼和行为治疗,并建议对肥胖患者进行药物和手术干预。

减肥药物可作为饮食、体力锻炼和改善习惯的辅助手段用于 BMI ≥ 27kg/m² 和其他具有适应证的 T2DM 患者。奥利司他、氯卡色林、利拉鲁肽、纳曲酮 / 安非他酮缓释剂和芬特明 / 托吡酯已获得美国食品药品监督管理局(FDA)的批准,可用于体重管理,且具有心血管安全性和降低 HbA1c 的额外益处。如果减肥药物使用 3 个月后体重减轻 < 5% 或出现安全问题,应停药并考虑替代药物或治疗方法。对于合并 ASCVD 或心血管高风险

的 T2DM 患者,低剂量利拉鲁肽可显著降低 CVD 的发生风险。已批准的非减肥药物通常用于体重较轻的 T2DM 患者,包括普兰林肽、钠 - 葡萄糖协同转运蛋白 2 抑制剂(sodium-glucose cotransporter-2 inhibitor,SGLT2i)、二甲双胍和其他胰高血糖素样肽 -1 受体激动剂(GLP-1 receptor agonist,GLP-1RA)。STEP 系列试验表明,每周 1 次 2.4mg 索马鲁肽可显著减轻体重并改善心血管危险因素。美国 FDA 已批准将索马鲁肽用于 BMI ≥ 30kg/m^2 或 BMI ≥ 25kg/m^2 且具有合并症(高血压和血脂异常)T2DM 患者的长期体重管理。

越来越多的证据支持使用代谢手术治疗 T2DM 合并肥胖症。与强化生活方式干预和降糖药物治疗相比,代谢手术能更有效地降低血糖同时控制其他 CVD 危险因素水平,如体重、血压和血脂。代谢手术的风险包括短期(<30 天)和长期(≥ 30 天)并发症。短期并发症主要是术后并发症,包括肠梗阻、静脉血栓栓塞、胃肠道出血、吻合口漏、伤口感染等。长期并发症包括边缘性溃疡、胆石症、倾倒综合征、营养和维生素缺乏、吸收不良、瘘管等。目前代谢手术的围手术期死亡率在 0.03%~0.20%,并随着时间的推移不断降低。因此,与患者进行充分沟通并平衡代谢手术的短 / 长期风险有助于患者作出合理的决定。

对 BMI ≥ 40kg/m^2 和 BMI 在 35.0~39.9kg/m^2 且非手术方式无法长期控制体重和改善合并症的 T2DM 患者推荐代谢手术治疗。BMI 在 30.0~34.9kg/m^2 且非手术方法无法得到有效改善的 T2DM 患者可以考虑接受代谢手术。对于亚裔患者,BMI 相应切点下调 2.5kg/m^2。除上述第二届糖尿病外科手术峰会(2nd Diabetes Surgery Summit,DSS-Ⅱ)的建议外,ADA 提出以下建议:①代谢手术应在拥有丰富经验的多学科团队的医疗机构进行;②必须提供长期生活方式指导和微量营养素与营养状况的常规监测;③接受代谢手术的 T2DM 患者应接受全面的术前准备和心理健康评估。

4. 饮酒　基于社区人群的观察性研究证据表明,与不饮酒者相比,轻度至中度饮酒者心肌梗死发生风险较高,而脑卒中发生风险无明显差别;而与轻度饮酒相比,饮酒量较多者的心肌梗死风险较低,但脑卒中、心力衰竭和致命性高血压疾病的发生风险较高。心肌梗死与脑卒中的差异可能是由于酒精可以升高血压,但同时也提高 HDL 水平。孟德尔随机化研究表明,饮酒与 CVD(包括脑卒中和外周动脉疾病)之间存在因果关系。与不饮酒的 T2DM 患者相比,饮酒患者(轻度至中度饮酒)的心肌梗死发生风险较低,而大量饮酒者的心肌梗死发生风险较高。

应建议由于某些原因(如酒精使用障碍、肝脏疾病、使用相关药物)不能饮酒的患者戒酒。尽管轻度至中度饮酒对 CVD(尤其是心肌梗死)具有潜在的益处,但不应建议不饮酒的人出于心血管保护的目的饮酒。饮酒的 T2DM 患者应注意过量饮酒可能导致低血糖和延迟性低血糖、体重增加、高血糖和血压升高的潜在风险。建议女性每天不超过 1 杯,男性每天不超过 2 杯(在美国,1 杯等于 12 盎司啤酒、5 盎司葡萄酒或 1.5 盎司蒸馏酒,即约 351ml 啤酒、146ml 葡萄酒或 44ml 蒸馏酒)。

5. 吸烟　吸烟会增加 T2DM 患者冠心病、心力衰竭、外周动脉疾病(peripheral artery disease,PAD)、脑卒中发生风险和心血管死亡率。二手烟会增加社区人群的 CVD 发生风险和全因死亡率。在 T2DM 患者中,吸烟者的血脂异常情况、促炎标志物和血糖相关指标水平更不理想。目前的指南建议在每次就诊时评估吸烟状况并将其记录为生命体征,并给予所有吸烟者戒烟指导(包括行为干预)。

戒烟可能会导致体重增加。吸烟的 T2DM 患者中,戒烟后无体重增加者的 CVD 发病和死亡风险较低。戒烟后体重增加会减弱戒烟带来的心血管获益,但不会减弱对全因死亡发生风险的降低。因此,对 T2DM 患者进行戒烟指导时应讨论体重管理策略,从而最大限度地提高戒烟所带来的健康获益。

三、T2DM 患者的血糖管理

高血糖增加 T2DM 患者发生 CVD 的风险。糖尿病患者的 HbA1c 每增加 1%,大血管疾病(心肌梗死、脑卒中或 PAD)的发生风险增加 18%;将 HbA1c 控制在 7.0% 以下可在 11 年将 CVD 发生风险降低 37%。观察性研究表明,HbA1c 水平在 6.0%~6.9% 的 T2DM 患者的死亡风险最低。

早期的随机对照试验(randomized controlled trials,RCTs)注重通过强化降糖(将 HbA1c 控制到 6% 或 6.5% 以下)降低 T2DM 患者的 CVD 发生风险。研究结果表明,强化降糖带来的心血管获益有限,同时会增加低血糖和死亡风险,特别是在老年人中。上述 RCTs 大多使用胰岛素进行强化降糖,利用生活方式和新型抗高血糖药物强化降糖需要进一步研究。自 2014 年以来,多项心血管结局研究(cardiovascular outcomes trials,CVOT)发现新型抗高血糖药物除了传统的降糖作用,还可以带来心血管代谢方面的获益。

二肽基肽酶 4(dipeptidyl peptidase-4,DPP4)抑制剂通过抑制 DPP4,延长肠促胰岛素激素 GLP-1 和葡萄糖依赖性促胰岛素多肽的作用,从而抑制胰高血糖素释放、增加胰岛素分泌、减少胃排空和降低葡萄糖。DPP4 抑制剂使 HbA1c 降低 0.20%~0.36%,但未能降低主要不良心血管事件(major adverse cardiovascular events,MACE)发生率。

GLP-1RA 刺激胰岛素释放,抑制胰高血糖素释放,减缓胃排空以减缓葡萄糖吸收,但有胃肠道紊乱和心率加快的副作用。RCT 结果表明,GLP-1RA 可降低 HbA1c、体重和收缩压。

SGLT2i 减少近端肾小管中滤过的葡萄糖重吸收,使葡萄糖在尿液中排出增加。T2DM 患者的恩格列净心血管结局事件试验(Empagliflozin Cardiovascular Outcome Event Trial In Type 2 Diabetes Mellitus Patients,EMPA-REG)和卡格列净心血管评估研究(Canagliflozin Cardiovascular Assessment Study,CANVAS)结果表明恩格列净和卡格列净均可将 MACE 发生风险降低 14%。恩格列净主要通过减少心血管死亡降低 MACE 发生风险。研究显示,SGLT2i 可将心力衰竭住院的风险降低 27%~35%。心力衰竭住院是 SGLT2i 的多种心血管获益中降低幅度最大的类型。CVD 患者的心力衰竭住院风险降低幅度更大,但降低幅度与是否合并心力衰竭无关。SGLT2i 会造成尿液中葡萄糖含量增加,从而导致生殖器和泌尿道真菌和细菌感染风险升高,还会降低髋部骨矿物质密度。

美国 FDA 已批准恩格列净用于减少心血管疾病死亡的适应证;利拉鲁肽、索马鲁肽(皮下)和卡格列净用于 T2DM 合并 CVD,度拉鲁肽用于 T2DM 合并 CVD 或多重 CVD 危险因素患者 MACE 的预防。此外,达格列净被批准用于降低 T2DM 合并 CVD 或多重 CVD 危险因素患者的心力衰竭住院风险。糖尿病治疗的选择应根据患者的风险状况和偏好进行调整。在这种情况下,由于改善血糖并不能体现所有对心血管的益处,GLP-1RA 和 SGLT2i 的直接和间接影响很重要。

SGLT2i、GLP-1RA 和 DPP4 抑制剂发生低血糖的风险较高,但严重低血糖(导致住院、医疗救助、试验退出或研究定义的重度或严重低血糖)发生风险与安慰剂无明显差别。慢性肾脏病(CKD)和心力衰竭患者服用较高剂量并与胰岛素或磺脲类药物合用时发生低血糖的风险增加。出现严重低血糖的患者更容易发生 MACE、心血管死亡和全因死亡,并且在低血糖后不久的风险更高。

ADA 指南建议以患者为中心确定个体化的 HbA1c 控制目标：对于大多数非妊娠成人控制目标为 <7%（53mmol/mol）；对于年轻患者，预期寿命长的无明显 CVD 的人群应 <6.5%；对于有严重低血糖病史、预期寿命有限、晚期微血管或大血管并发症的患者的标准不太严格（<8%）。在 ADA 指南中，二甲双胍为一线治疗药物。已确诊 ASCVD 的患者推荐使用对心血管有益的 SGLT2i 或 GLP-1RA，而对心力衰竭高风险患者优先使用 SGLT2i。对于大多数需要通过注射药物来达到更大降糖作用的患者，ADA 指南更推荐早期使用 GLP-1RA 而不是胰岛素。美国临床内分泌学家协会指南建议大多数患者的 HbA1c 标准为 ≤6.5%，若在没有不良结果或确定的大血管疾病时仍无法达到这一标准，则改为 >6.5%。对于已确诊的 ASCVD 患者，建议添加 GLP1-RA 或 SGLT2i。2019 年美国心脏病学会（ACC）/美国心脏协会（AHA）《心血管疾病一级预防指南》给出了二甲双胍作为 T2DM 一线治疗的 Ⅱa 类推荐，并且对于已经改变生活方式和使用二甲双胍后仍需要降糖的 ASCVD 风险人群，建议把 SGLT2i 或 GLP-1RA 作为 Ⅱb 类建议。2019 年欧洲心脏病学会指南/欧洲糖尿病研究协会和 2020 年 ACC 发布的《降低 2 型糖尿病患者心血管风险新疗法的专家共识决策路径》更倾向于将 GLP1-RA 或 SGLT2i 作为心血管高风险或已确诊 ASCVD 个体的一线治疗方法。正在进行的和未来的研究将会进一步阐明二甲双胍或 GLP1-RA/SGLT2i 作为一线治疗的作用。

四、血压管理

T2DM 患者在血压 ≥140/90mmHg 时开始降压治疗可以降低 CVD 风险。虽然非糖尿病患者进一步将收缩压降至 130mmHg 以下和强化降压降至 120mmHg 以下会继续增加心血管获益，但对 T2DM 患者进一步强化降压治疗未得到相应的心血管获益。有研究表明，对于近期发生过急性冠脉综合征的糖尿病患者，收缩压 <130mmHg 且舒张压 <80mmHg 会显著增加 MACE、心血管死亡和心力衰竭发生风险。

尽管总体相似，但 2017 年 ACC/AHA 发布的《成人高血压预防、检测、评估和管理指南》与 2017 年 ADA 关于糖尿病和高血压的立场声明在高血压定义和目标方面存在显著差异（表 1）。ADA 不提倡统一的血压目标，而是进行风险分层，以避免对患有多种合并症的体弱患者进行过度治疗，同时降低多药治疗和药物不良事件的可能性。鉴于 T2DM 患者存在显著的临床异质性，治疗策略应以患者为中心，共同决策。由于 RCT 中所用的严格方案和密集随访很难在真实世界的临床实践中实现，应该促使多学科参与来确保患者安全达到血压目标。

表 1　高血压治疗的临床治疗指南总结

指南发布机构	高血压定义	目标血压	一线药物	双联抗高血压治疗的适应证
ACC/AHA	≥130/80mmHg	<130/80mmHg	利尿剂 +ACEI/ARB/CCB	>140/90mmHg
ADA	≥140/90mmHg	可以安全达到 <140/90mmHg 或 <130/80mmHg，同时有高心血管风险（现有动脉粥样硬化性心血管疾病或 10 年风险评分 ≥15%）	ACEI/ARB/ 噻嗪类利尿剂 + 二氢吡啶类钙通道阻滞剂	>160/100mmHg

注：ACEI，血管紧张素转化酶抑制剂；ARB，血管紧张素 Ⅱ 受体阻滞剂；CCB，钙通道阻滞剂。

五、血脂异常和降脂治疗

降脂治疗对于 T2DM 患者综合控制心血管危险因素和降低心血管风险至关重要。T2DM 中最常见的血脂异常与代谢综合征相关危险因素的聚集有关,包括血清甘油三酯、富含甘油三酯的极低密度脂蛋白、富含甘油三酯的脂蛋白、小而密的低密度脂蛋白胆固醇(LDL-C)、载脂蛋白 B、LDL 颗粒数和非 HDL-C 的升高,以及 HDL-C 的降低。LDL-C 通常轻度至中度升高。这种会导致动脉粥样硬化的血脂异常与慢性低水平血管炎症和血栓形成状态有关。越来越多的临床证据表明,T2DM 人群中血清甘油三酯对于 ASCVD 发生风险的预测作用与 LDL-C 相当,两者均超过 HbA1c 的预测能力。

为了全面降低 CVD 风险,糖尿病患者的一级和二级预防需要及时和积极的降脂治疗。《2018 年 AHA/ACC 胆固醇管理指南》强调除药物疗法外,以生活方式为中心的疗法是解决 T2DM 患者血脂异常的基础。他汀类药物可以降低 CVD 的发生风险,是糖尿病患者降脂治疗的基础。《2018 年 AHA/ACC 胆固醇管理指南》建议,将他汀类药物作为糖尿病一级和二级预防的一线药物。对于已确诊 ASCVD 的患者,应开始或继续使用可耐受的最高强度他汀类药物,从而让 75 岁以上的患者有更加个体化的方法将 LDL-C 降低至少 50%。而 T2DM 患者的一级预防应根据年龄、绝对 ASCVD 风险或存在风险增强因素至少使用中等强度的他汀类药物治疗。通过对综合风险、最佳他汀类药物治疗后的 LDL-C 水平和是否患有高甘油三酯血症进行评估后,应考虑非他汀类药物治疗,包括依折麦布、PCSK9 抑制剂、二十碳五烯酸乙酯、胆汁酸结合树脂和贝特类药物。医患共同决策过程应关注临床净收益、患者偏好、潜在成本问题和药物依从性。

六、抗血栓治疗

由于凝血和血小板功能改变而形成的血栓前状态是导致糖尿病患者 CVD 风险增加的重要原因,当存在常见合并症(如 CKD)时,其作用更为明显。抗血小板在 T2DM 患者的心血管疾病二级预防中的作用已较为明确。对于 T2DM 患者 CVD 的一级预防,需要以患者为中心权衡不同抗栓治疗方案的获益与风险。

七、心血管和肾脏并发症的筛查

在美国,糖尿病肾病是 CKD 和终末期肾病的主要原因。全球肾脏疾病改善工作组将肾功能或结构异常定义为持续 ≥3 个月的肾功能或结构异常,表现为估算的肾小球滤过率(eGFR)降低 ≤60ml/(min·1.73m²)或根据肾脏损害的程度,糖尿病患者的糖尿病肾病患病率为 20%~40%。CKD 和糖尿病的共同存在会增加多种 CVD 发生的风险,包括心律失常、心力衰竭、急性冠脉综合征和脑卒中。随着 CVD 的发病率和死亡率显著升高,糖尿病肾病患者死于心血管并发症的可能性远高于进展为终末期肾病的可能性。

降低肾病风险或延缓肾病进展的传统管理方法包括血糖控制、血压控制和肾素 - 血管紧张素 - 醛固酮系统抑制。研究表明,CKD 患者发生低血糖和死亡的风险更高。5 年内强化降糖与非强化降糖相比,肾脏疾病发生的风险降低了 20%。延缓 T2DM 患者 CKD 进展的关键研究集中在 SGLT2i、GLP-1RA 和非甾体盐皮质激素受体拮抗剂。SGLT2i 和 GLP-1RA 相关 CVOT 的次要终点通常包括肾脏结局。GLP-1RA 主要降低了大量白蛋白尿的风险,而 SGLT2i 降低了 eGFR 下降的风险。最新研究是对 T2DM 和糖尿病肾病患者进行选择性非甾体盐皮质激素受体拮抗剂的试验。该研究最大限度地阻断肾素 - 血管紧张素 - 醛固酮轴,2.6 年后主要肾脏综合结局发生风险降低 18%,心血管复合结局发生风险降低 14%。

八、传统和新的影像学检查在评估亚临床 CVD 中的作用

糖尿病通常被作为冠心病的等危症,然而并非所有的糖尿病患者具有相同的 CVD 风险。利用心血管影像学检查评估亚临床动脉粥样硬化有助于糖尿病患者的风险评估和个体化治疗。

冠状动脉钙化(coronary artery calcification,CAC)是动脉粥样硬化的替代指标,其在代谢综合征和糖尿病中较为常见,并且与糖尿病的病程长短和控制情况有关。利用 CAC 可将多达 1/3 的无 CAC 的糖尿病患者划分为低风险,对于 CAC 积分高的糖尿病患者需要进行更严格的危险因素控制,包括使用他汀类药物和阿司匹林。

无症状个体可以使用冠状动脉计算机断层扫描血管成像(coronary artery computed tomography angiography,cCTA)进一步分层,并且可以通过管腔狭窄程度和斑块形态对无症状糖尿病个体进行进一步分层。T2DM 会导致高斑块负荷,其斑块体积、坏死核心体积和斑块进展更快。心脏磁共振成像检测到的未确诊心肌梗死是比糖尿病的传统危险因素更强的预后标志物。运动心电图压力测试可以检测到约 7.6% 的无症状糖尿病患者有无症状缺血。通过正电子发射断层扫描测量的 T2DM 冠状动脉血流储备降低可以预测心脏死亡风险增加 4.9 倍。

许多影像学检查有助于对无症状 T2DM 患者进行风险分层,但支持常规筛查的数据有限。CAC 为降脂和抗血小板治疗提供了最可行的分层治疗方案。《2018 年 AHA/ACC 胆固醇管理指南》和《2019 年 ACC/AHA 心血管疾病一级预防指南》建议对 40~75 岁成年糖尿病患者使用中等强度的他汀类药物,且无须继续风险分层。美国脂质协会关于 CAC 评分的科学声明建议,CAC 积分 >100 分时升级为高强度他汀类药物。CAC 适用于患有长期糖尿病的 30~39 岁和 >75 岁成年人,不论它是否有助于他汀类药物的处方。美国脂质协会和心血管计算机断层扫描学会也认为阿司匹林适用于 CAC 积分 >100 分。目前不建议对无症状糖尿病患者进行缺血检测。

九、近期 CVOT 的临床意义

糖尿病患者的主要死因为 CVD,因此,降低 CVD 发生和死亡风险至关重要。大多数 GLP-1RA 和 SGLT2i 的 CVOT 显示出明确的心血管获益:GLP-1RA 对 ASCVD 风险的降低幅度更大,而 SGLT2i 在已确诊 ASCVD 和心血管风险高的 T2DM 患者中对于降低心力衰竭住院风险和改善肾脏预后更为有效。可以通过增加心血管专家对这些药物的处方和使用来获得 CVD 益处。鉴于多学科协作的重要性(尤其是对于合并 ASCVD 和 T2DM 患者的治疗),多位学者呼吁建立心脏代谢医学专业,以改善心脏病学、内分泌学和普通内科的心脏代谢疾病的预防和药物治疗。

即使有大量的高质量证据,尚有重点领域值得进一步深入研究。首先,对于糖尿病和 ASCVD 患者,GLP-1RA 和 SGLT2i 可降低 MACE、心肌梗死和心血管死亡率,但对 T2DM 患者 ASCVD 一级预防是否有相应获益仍有待确定。其次,需要进一步评估不同种族的疗效差异。再次,新型降糖药物与其对 ASCVD 结果的影响缺少头对头的直接比较试验。最

后,新型降糖药物的长期安全性仍需研究。

十、结论

虽然已有多种治疗措施可有效改善心血管危险因素,但是全球 T2DM 患者各种心血管危险因素的综合管理仍然很差。大部分心血管高危人群的生活方式不健康,且对血压、血脂和糖尿病的控制不足。有效治疗与控制不佳之间不对等的原因包括医学因素(即临床惰性、单一疗法、患者依从性、成本、缺乏基于指南的治疗)和患者因素。

在健康结局的可改变因素中,临床治疗仅占 10%~20%,其余 80%~90% 是健康社会决定因素,健康社会决定因素包括与健康相关的行为、社会经济因素、环境因素和种族主义。如果要继续推进心血管危险因素的管理,就必须控制健康社会决定因素的影响。直接解决健康社会决定因素状况(即改善粮食不安全的方法已显示 HbA1c 降低)和通过政策变化解决健康社会决定因素根本原因的并行干预措施至关重要。

预防糖尿病患者的 CVD 需要多方面的努力。在美国,AHA 和 ADA 合作开展了一项具有重要意义的项目——"Know Diabetes by Heart"。该项目通过组织患者、社区、专业人士及卫生系统的合作,提高人们对糖尿病和 CVD 关系的认识,促进医疗专业人员同患者互动并预防 CVD 来减少 T2DM 患者的 CVD 死亡、心脏病发作和脑卒中。在我国,AHA、ADA 与中华医学会心血管病学分会(CSC)和中华医学会糖尿病学分会(CDS)联合开展了知心控糖项目(CDCV 项目)。该项目旨在提升心血管医务人员对伴有糖尿病的 CVD 患者心血管代谢危险因素的管理能力和治疗规范性,改善患者的医疗质量,从而降低伴有糖尿病的 CVD 患者发生糖尿病并发症的风险,以及 CVD 复发和死亡风险。

总之,糖尿病是一个重大的公共卫生问题。CVD 是糖尿病患者致死和致残的主要原因。大量随机对照试验表明,通过结合循证疗法来控制和改善 T2DM 患者的多种心脏代谢异常,可以显著降低心血管事件的风险。该科学声明建议采用以患者为中心的生活方式和药物治疗,对 T2DM 患者的所有心血管危险因素进行综合管理,包括血糖、血压、血脂异常、血栓形成风险、肥胖和吸烟。以患者为中心意味着需要重新定义临床疾病,将患者视为生活在家庭、社区和社会中的人,这些都需要在心血管风险管理中考虑。对生活方式、药物治疗和健康社会决定因素综合干预的作用仍需进一步研究。糖尿病患者的心血管风险管理(风险评估—干预措施应用—提高危险因素控制)对于 AHA 完成其"帮助人们构建更健康的生活"这一使命具有重要意义。

(王子钰　郝永臣　刘　静)

参考文献

[1] FOX C S, GOLDEN S H, ANDERSON C, et al. Update on prevention of cardiovascular disease in adults with type 2 diabetes mellitus in light of recent evidence: a scientific statement from the American Heart Association and the American Diabetes Association [J]. Circulation, 2015, 132 (8): 691-718.

[2] JOSEPH J J, DEEDWANIA P, ACHARYA T, et al. Comprehensive management of cardiovascular risk factors for adults with type 2 diabetes: a scientific statement from the American Heart Association [J]. Circulation, 2022, 145 (9): e722-e759.

［3］ ECKEL N, MEIDTNER K, KALLE-UHLMANN T, et al. Metabolically healthy obesity and cardiovascular events: a systematic review and meta-analysis [J]. Eur J Prev Cardiol, 2016, 23 (9): 956-966.

［4］ COWIE C C, RUST K F, BYRD-HOLT D D, et al. Prevalence of diabetes and high risk for diabetes using A1C criteria in the U. S. population in 1988-2006 [J]. Diabetes Care, 2010, 33 (3): 562-568.

［5］ LIU G, LI Y, HU Y, et al. Influence of lifestyle on incident cardiovascular disease and mortality in patients with diabetes mellitus [J]. J Am Coll Cardiol, 2018, 71 (25): 2867-2876.

［6］ American Diabetes Association. 5. Facilitating behavior change and well-being to improve health outcomes: Standards of Medical CareIn Diabetes-2021 [J]. Diabetes Care, 2021, 44 (Suppl 1): S53-S72.

［7］ JENSEN M D, RYAN D H, APOVIAN C M, et al. 2013 AHA/ACC/TOS guideline for the management of overweight and obesity in adults: a report of the American College of Cardiology/American Heart Association Task Force on Practice Guidelines and The Obesity Society [J]. Circulation, 2014, 129 (25 Suppl 2): S102-S138.

［8］ WITTWER J A, GOLDEN S H, JOSEPH J J. Diabetes and CVD risk: special considerations in African Americans related to care [J]. Curr Cardiovasc Risk Rep, 2020, 14 (12): 15.

［9］ American Diabetes Association. 8. Obesity management for the treatment of type 2 diabetes: Standards of Medical Care in Diabetes-2021 [J]. Diabetes Care, 2021, 44 (Suppl 1): S100-S110.

［10］ WOOD A M, KAPTOGE S, BUTTERWORTH A S, et al. Risk thresholds for alcohol consumption: combined analysis of individual-participant data for 599 912 current drinkers in 83 prospective studies [J]. Lancet, 2018, 391 (10129): 1513-1523.

［11］ LIU G, HU Y, ZONG G, et al. Smoking cessation and weight change in relation to cardiovascular disease incidence and mortality in people with type 2 diabetes: a population-based cohort study [J]. Lancet Diabetes Endocrinol, 2020, 8 (2): 125-133.

［12］ RAGHAVAN S, VASSY J L, HO Y L, et al. Diabetes mellitus-related all-cause and cardiovascular mortality in a national cohort of adults [J]. J Am Heart Assoc, 2019, 8 (4): e011295.

［13］ INZUCCHI S E, ZINMAN B, FITCHETT D, et al. How does empagliflozin reduce cardiovascular mortality? Insights from a mediation analysis of the EMPA-REG OUTCOME trial [J]. D iabetes Care, 2018, 41 (2): 356-363.

［14］ ZINMAN B, MARSO S P, CHRISTIANSEN E, et al. Hypoglycemia, cardiovascular outcomes, and death: the LEADER experience [J]. Diabetes Care, 2018, 41 (8): 1783-1791.

［15］ American Diabetes Association. 6. Glycemic targets: Standards of Medical Care in Diabetes-2021 [J]. Diabetes Care, 2021, 44 (Suppl 1): S73-S84.

［16］ WHITE W B, JALIL F, CUSHMAN W C, et al. Average clinician-measured blood pressures and cardiovascular outcomes in patients with type 2 diabetes mellitus and ischemic heart disease in the EXAMINE trial [J]. J Am Heart Assoc, 2018, 7 (20): e009114.

［17］ YE X, KONG W, ZAFAR M I, et al. Serum triglycerides as a risk factor for cardiovascular diseases in type 2 diabetes mellitus: a systematic review and meta-analysis of prospective studies [J]. Cardiovasc Diabetol, 2019, 18 (1): 48.

［18］ BAKRIS G L, AGARWAL R, ANKER S D, et al. FIDELIO-DKD Investigators. Effect of finerenone on chronic kidney disease outcomes in type 2 diabetes [J]. N Engl J Med, 2020, 383 (23): 2219-2229.

［19］ ORRINGER C E, BLAHA M J, BLANKSTEIN R, et al. The National Lipid Association scientific statement on coronary artery calcium scoring to guide preventive strategies for ASCVD risk reduction [J]. J Clin Lipidol, 2021, 15 (1): 33-60.

［20］ CHURCHWELL K, ELKIND M S V, BENJAMIN R M, et al. Call to action: structural racism as a fundamental driver of health disparities: a presidential advisory from the American Heart Association [J]. Circulation, 2020, 142 (24): e454-e468.

2020—2022 年欧美急性心肌梗死合并心源性休克科学声明联合解读

心源性休克指各种原因引起的心脏泵血功能严重受损,心排血量显著减少,导致组织低灌注的一组临床综合征。心源性休克可由多种心脏疾病引起,急性心肌梗死是心源性休克最常见的原因,其他病因包括心肌炎、心肌病、心包疾病、主动脉瓣和二尖瓣病变或左心房黏液瘤、冠状动脉旁路移植术后等。急性心肌梗死合并心源性休克(acute myocardial infarction with cardiogenic shock,AMICS)是一种复杂的、危及生命的、需要紧急评估和治疗的疾病。事实上,尽管过去十年中使用了更积极和有创的治疗策略,AMICS 的 30 天短期死亡率目前仍高达 40%~45%。2020 年欧洲心脏病学会急性心血管护理协会(Acute Cardiovascular Care Association of the European Society of Cardiology,ESC-ACCA)发布了《ESC-ACCA 立场声明:急性心肌梗死合并心源性休克的诊断和治疗》(简称《2020 ESC-ACCA 立场声明》),对 AMICS 的诊断和治疗作出了最新阐述和推荐。随后,美国心脏协会(American Heart Association,AHA)、欧洲经皮心血管介入治疗学会(European Association of Percutaneous Cardiovascular Interventions,EAPCI)/急性心血管护理协会(the Association for Acute Cardiovascular Care,ACVC)、美国心血管造影和介入学会(the Society for Cardiovascular Angiography and Interventions,SCAI)等组织相继发布关于 AMICS 的科学声明或共识,分别从 AMICS 分期、药物治疗、机械辅助治疗等不同角度,对 AMICS 的诊断和治疗作出详细阐述,本文就这一系列科学声明/共识予以总结和解读。

一、心源性休克的诊断标准和分期

(一)心源性休克的诊断标准

心源性休克具有病因异质性和临床表现随时间快速变化的特征,因而临床诊断和分类有时存在一定困难。《2020 ESC-ACCA 立场声明》对 AMICS 诊断标准作出了更新。声明指出:心源性休克是指在心排血量下降的同时在血容量充足的情况下存在外周组织缺氧的临床综合征。AMICS 心源性休克的诊断标准包括低血压、组织低灌注、左心室充盈压增高及心脏泵功能受损,必须满足上述 4 个条件,方可诊断心源性休克(具体标准见表 1)。尽管《2020 ESC-ACCA 立场声明》不再将血流动力学指标——心脏指数纳入心源性休克诊断标准,但心源性休克的血流动力学参数,如心脏指数和肺毛细血管楔压,可能有助于确认诊断和描述心源性休克表型。

(二)心源性休克的分期

长期以来,根据心源性休克的病理生理级联反应,将其分为 3 个时期,即休克前期、休克期和难治性休克期。2019 年 SCAI 对心源性休克进行了分期,2022 年在既往心源性休克的分期基础上进行了知识更新。《2022 SCAI 休克分期专家共识(更新版)》根据患者体格检查、生化和血流动力学指标,将心源性休克分为 A、B、C、D、E 共 5 个时期,即风险期/先兆期(at risk)、开始期/代偿期(beginning)、典型期/进展期(classic)、恶化期/难治期

（deteriorating）和终末期（extremis），包括每个阶段的严重程度及患者病情进展或康复的途径，这一更新体现了早期判断、早期处理的重要性。

表 1　梗死相关性心源性休克的诊断标准

低血压>30 分钟（a）	临床症状和 / 或体征			病因（d）
	至少符合以下组织低灌注表现之一（b）	左心室充盈压升高（c）		
收缩压<90mmHg超过 30 分钟或需要血管升压药维持收缩压>90mmHg	1. 意识改变 2. 四肢和皮肤湿冷 3. 少尿，尿量<30ml/h 4. 动脉乳酸>2.0mmol/L	1. 肺淤血临床表现：新发端坐呼吸或胸部影像证据 2. 肺毛细血管楔压：肺动脉导管检查；多普勒超声心动图（二尖瓣 E 波减速时间≤130 毫秒） 3. 左心室舒张末压（LVEDP）>20mmHg		1. 左心室射血分数<40% 的左心衰竭，检查方法包括左心室造影或超声心动图 2. 继发于机械并发症的病因：①急性严重的二尖瓣反流和 / 或二尖瓣腱索断裂；②严重的原发心脏瓣膜病（主动脉瓣狭窄，二尖瓣狭窄或主动脉瓣关闭不全）；③室间隔或游离壁破裂 3. 继发于右心衰竭或右心功能障碍的休克 4. 缓慢或快速心律失常导致的休克

注：患者应满足以上 a、b、c、d 所有标准。

不同分期患者体格检查、生物标志物和血流动力学改变见表2。这 5 个时期在临床中实际上是一个连续但动态变化的过程。确定分期可能有助于评估患者死亡风险、确定管理

表 2　SACI 不同分期患者体格检查、生物标志物和血流动力学改变

分期	描述	体格检查 /床旁检查结果		生物标志物		血流动力学	
		通常包括	可能包括	通常包括	可能包括	通常包括	可能包括
A. 风险期	患者目前未出现心源性休克体征或症状，但存在进展为心源性休克的风险 可能包括大面积急性心肌梗死或既往心肌梗死和 / 或急性心力衰竭或慢性心力衰竭急性发作症状的患者	正常颈静脉压（JVP）肢体温暖且灌注良好 • 远端脉搏强劲 • 精神状态正常	肺部呼吸音清晰	乳酸水平正常	实验室指标正常 • 肾功能正常或在基线水平	血压正常 • 收缩压（SBP）≥100mmHg 或在基线水平	若评估有创血流动力学： • 心脏指数≥2.5L/（min·m²） • 中心静脉压（CVP）≤10mmHg • 肺毛细血管楔压（PCWP）≤15mmHg • 肺动脉血氧饱和度（PA sat）≥65%

分期	描述	体格检查 / 床旁检查结果		生物标志物		血流动力学	
		通常包括	可能包括	通常包括	可能包括	通常包括	可能包括
B. 开始期	患者有血流动力学不稳定（血压相对降低或心动过速）的临床证据，但无低灌注	JVP 升高 肢体温暖且灌注良好 • 远端脉搏强劲 • 精神状态正常	肺部啰音	乳酸水平正常	轻微急性肾功能损害 血尿素氮升高	低血压 • SBP<90mmHg • 平均动脉压（MAP）<60mmHg 或较基线下降>30mmHg 心动过速 • 心率≥100 次/min	—
C. 典型期	患者表现为低灌注且除容量复苏外还需要给予其他干预（药物或机械循环支持）患者通常表现为血压相对降低（但不需要符合低血压标准）	容量超负荷	状态不佳，急性精神状态改变，"末日来临"感，皮肤湿冷，肺部大范围啰音，皮肤灰白、斑驳、晦暗或四肢冰凉，毛细血管再充盈延迟，尿量<30ml/h	乳酸≥2mmol/L	肌酐增至基线的 1.5 倍（或0.3mg/dl）或肾小球滤过率（GFR）下降超过50% 肝功能检查（LFTs）指标升高 BNP 升高	若有创血流动力学监测（强烈推荐）• 心脏指数<2.2L/（min·m²）• PCWP>15mmHg	—
D. 恶化期	与 C 期相似但患者病情恶化血流动力学恶化或乳酸升高证明初始支持策略未能恢复灌注	经过初始治疗，符合 C 期任何一项，恶化（或未改善）的低灌注体征/症状	—	符合 C 期任何一项，乳酸升高并持续>2mmol/L	肾功能恶化 肝功能恶化 BNP 升高	符合 C 期任何一项，需要增加血管升压药剂量或种类，或给予机械循环支持以维持灌注	—
E. 终末期	实际或即将发生的循环衰竭	患者通常昏迷	脉搏近乎消失 心脏衰竭 多次除颤	乳酸≥8mmol/L	心肺复苏（CPR）严重酸中毒 • pH<7.2 • 碱缺失>10mmol/L	尽管有最大的血流动力学支持策略，但仍出现严重的低血压	需要推注血管加压药

策略。然而,临床上这种分期对于患者管理的作用仍有待验证,未来的研究需要前瞻性地分析各种分类方案的临床价值,并研究特定 SCAI 阶段评估指标的相对预测值。共识强调使用乳酸水平评估低灌注,但其在慢性心力衰竭等情况下可能与血流动力学无关,临床实践中需鉴别引起乳酸水平升高的其他原因。

SCAI 提出了心源性休克评估和预测的"三轴模型",将心源性休克的严重程度、临床表型和病因、危险因素用于患者的个体化管理。现有的及新兴的生物标志物可能会进一步完善风险分层,未来的研究需要甄选和发现更有价值的生物标志物,以及探讨如何将这些生物标志物整合到心源性休克严重程度评估中。

二、流行病学

急性心肌梗死患者中,AMICS 总体发生率为 7%~10%,30 天死亡率高达 40%~45%。急性心肌梗死患者中,5%~10% ST 段抬高心肌梗死(STEMI)和 2%~4% 非 ST 段抬高心肌梗死(NSTEMI)合并心源性休克,STEMI 合并心源性休克发生率比 NSTEMI 高 1 倍以上,但二者死亡率相似。SHOCK 登记研究发现:AMICS 最常见的原因是左室功能障碍,约占 80%;其余病因有机械并发症(如室间隔穿孔、乳头肌断裂)、大面积右心室梗死、合并严重瓣膜病变、严重心律失常等;年龄、糖尿病病史、既往心肌梗死或心力衰竭病史。75% 的心源性休克出现在急性心肌梗死后 24 小时内,STEMI 患者出现心源性休克的中位时间是心肌梗死后 5~6 小时,NSTEMI 患者心源性休克的出现时间相对较晚。AMICS 最常见的心肌梗死区域为前壁,梗死相关血管近一半为左前降支病变。在 CULPRIT-SHOCK 试验的 686 例 AMICS 患者中,42% 为左前降支病变,7.7% 为左冠状动脉主干病变。重度左心室功能障碍是 AMICS 最常见的临床表现,常见于前壁心肌梗死。尽管下壁心肌梗死可能会累及右心室引起右心室衰竭导致心源性休克,但这种病理事件仅占 ACS 相关心源性休克的 2.8%。

三、AMICS 病理生理学机制

心源性休克始于心脏,波及全身,其核心病理生理起源是心排血量减少,导致全身灌流不足,引起组织缺血、炎症、血管收缩和容量超负荷,形成恶性循环,最终可导致多器官系统衰竭,甚至死亡。

总结《2020 ESC-ACCA 立场声明》,AMICS 的病理生理学机制主要包括 3 个方面(图 1)。

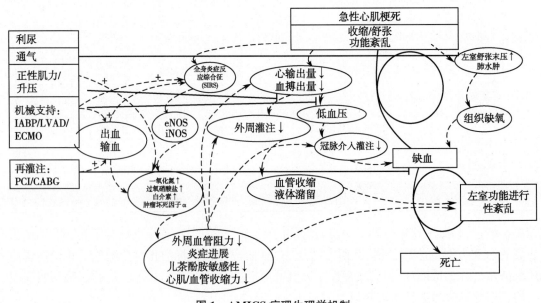

图 1 AMICS 病理生理学机制

1. 血流动力学机制　继发于大面积急性心肌梗死后心肌组织坏死所致的重度左心室衰竭是心源性休克的最重要致病机制。严重的心肌缺血、坏死可引起左心室收缩力锐减、左心室充盈压升高，导致心排血量显著减少，后者引发急性或亚急性血流动力学紊乱，导致低血压和全身组织灌注不足。所有组织器官都可能受到心排血量减少的影响，包括心、脑、肾等重要脏器。由于血压降低，导致冠状动脉灌注进一步减少，心肌缺血继续恶化，梗死边界区进行性细胞死亡，存活心肌减少，左心室收缩和舒张功能受损，使心排血量进一步降低，引发了恶性循环；左心室充盈压升高还会增加肺毛细血管静水压，导致肺淤血和肺水肿，后者所致的低氧血症和肺顺应性增加会增加呼吸功和氧耗量。

2. 神经内分泌激活机制　肾脏灌注不足可降低肾小球入球小动脉血压，触发肾素 - 血管紧张素 - 醛固酮系统的激活，以促进水钠潴留。由交感神经激活引起的内脏血管收缩促进血液动员到大动脉，将血流分配至重要脏器，但可能促使肠系膜微循环中的屏障破坏，引起细菌或细菌毒素的易位，以及可能的后续脓毒性反应。脑灌注不足导致的精神状态改变在心源性休克患者中很常见，并且与预后较差有关。而外周循环失代偿进一步促进心源性休克发展。外周血管收缩尽管增加冠状动脉和其他重要脏器灌注，但也导致心脏后负荷增加，增加心脏做功。

3. 急性心肌损伤诱发急性炎症反应综合征　其特征为各种炎症级联反应（自由基和补体生成、细胞因子释放）和细胞成分（白细胞、血小板、单核细胞和内皮细胞）的激活，炎症介质如诱导性一氧化氮合酶、白介素和肿瘤坏死因子等释放增加，这些促炎途径可直接抑制心脏收缩和舒张功能，并抑制全身线粒体呼吸功能，降低儿茶酚胺反应性，导致病理性血管扩张，从而促进心源性休克的进程。

然而，心源性休克最根本的病理生理改变是微循环的功能障碍，微循环障碍导致的细胞缺氧是心源性休克的核心问题，了解微循环障碍相关的灌注、充血和终末器官功能障碍如何导致细胞水平缺氧是心源性休克诊断和管理的核心。《2020 ESC-ACCA 立场声明》未重视微循环障碍在心源性休克发生发展中的重要性。既往研究已充分显示，组织微循环障碍与心源性休克短期死亡率相关，微循环障碍的性质和严重程度取决于心源性休克的程度和持续时间，并与多脏器衰竭的发生和病死率密切相关。尽管目前我们以目标循环血压为策略能部分改善微循环指标，然而，"大河涨水，小河未必满"，微循环和全身循环也并无必然联系。循环衰竭时，微循环灌注终止，但心排血量和血压在通常范围内时，微循环灌注不完全依赖于大循环血流动力学参数。此外，在特定毛细血管床中，不同组织部位的微循环还存在不均一性。这可能部分解释为何大部分心脏机械辅助装置改善了血流动力学指标，但未能改善患者生存率。当心肌损伤已成定局时，微循环障碍机制的深入研究和有效应对是包括AMICS 在内的心源性休克治疗的希望所在。

虽然乳酸水平升高常见于组织缺氧，但其他因素也可能导致乳酸升高，包括其他类型休克、后天获得性疾病，如糖尿病酮症酸中毒、肿瘤、肝脏和肾脏清除率受损，药物如肾上腺素的使用等。因此，在临床实践中，我们要分析乳酸异常的真实原因，不宜过度依赖乳酸指标作为评判心源性休克转归的指标。

四、临床评估和监测

目前有多种风险评分系统进行心源性休克患者早期风险分层，这些评分系统多为小规模研究，未经有效验证，临床实用性受限。目前仅 IABP-SHOCK Ⅱ 评分系统经过多中心、随机对照研究的验证。IABP SHOCK Ⅱ评分标准为：年龄>73 岁计 1 分，脑卒中史计 2 分，就诊血糖>10.6mmol/L 计 1 分，血肌酐>132.6μmol/L 计 1 分，血乳酸水平>5mmol/L 计 2 分，经皮冠脉介入术（percutaneous coronary intervention，PCI）后心肌梗死溶栓治疗（thrombolysis in myocardial infarction，TIMI）血流<3 级计 2 分。IABP-SHOCK Ⅱ风险评分在日常临床实践中简便易行，并与梗死相关性心源性休克患者的死亡率密切相关，它有助于对患者短期死亡的风险进行分层，有助于临床决策。

AMICS 患者需要更精细的护理、及时行冠状动脉旁路移植术（coronary artery bypass grafting，CABG）和机械循环辅助（mechanical circulatory support，MCS）装置，而大多数医院不具备这些技术和装置，因此，《2020 ESC-ACCA 立场声明》倡议建立区域心源性休克中心，该中心应配备至少两个提供 PCI 的导管室，可行紧急 CABG，并具有使用两个以上 MCS 设备的经验。不适合 PCI 的患者、PCI 不成功或在 PCI 后病情没有改善的患者，应尽快转移到这样的心源性休克中心。

《2020 ESC-ACCA 立场声明》推荐监测每一位 AMICS 患者，以便预警心血管危象的风险，区分血流动力学不稳定的原因，监测治疗干预的反应，并帮助确定是否需要 MCS 支持。常规的监测为：①非侵入性监测，包括心电图、脉搏氧饱和度、呼吸频率；②侵入性检查，包括动脉压、中心静脉压、中心静脉氧饱和度、每小时尿量，并可选择性使用肺动脉导管或非侵入性心排血量检测；③实验室检查，包括血细胞计数、血电解质、肌酐、肾功能、乳酸和凝血功能检测。

《2020 ESC-ACCA 立场声明》不建议对所有患者进行肺动脉导管检查，因为肺动脉导管检查在心力衰竭患者方面缺乏明确的生存获益，且肺动脉导管检查可能会导致对 AMICS 患者及时再灌注治疗的不当延迟。故仅推荐对初始治疗无反应的患者，或在诊断或治疗不确定的情况下，考虑在治疗过程的早期使用肺动脉导管检查或无创心排血量监测。不过，肺动脉导管检查获得的血流动力学数据有助于判断心源性休克的严重程度、肺动脉压力、是否累及右心室，以及肺动脉和全身动脉血管床的血管阻力，在心源性休克的早期阶段使用肺动脉导管可能有助于识别心源性休克的表型，从而指导治疗策略。目前尚无随机临床试验验证 AMICS 中肺动脉导管插入术的常规使用、操作的最佳时机或基于血流动力学特征的特定干预措施。

《2021 年 AHA 科学声明：急性心肌梗死合并心源性休克的介入治疗》（简称《2020 AHA 声明》）特别强调了床旁超声的重要性。AMICS 的紧急超声心动图应尽快进行，可在有创评估之前或同时进行，以后每天 1 次；重点检查左心室和右心室收缩功能、瓣膜狭窄或反流、心腔内血栓、心包积液 / 心脏压塞及机械并发症的证据，包括室间隔、肌或游离壁破裂。对于机械性并发症，应考虑早期心脏外科会诊。

五、治疗

（一）血运重建

血运重建有三种方式：溶栓、PCI 和 CABG。在心源性休克时，血流缓慢甚至闭塞，影响药物作用，故溶栓药物治疗仅用于不能行 PCI 的 STEMI 患者。SHOCK 试验研究发现：与药物治疗比较，75 岁以下患者通过 PCI 或 CABG 进行血运重建的初始侵入性策略在 6 个月时和长期随访时显著降低了死亡率；每治疗 8 名患者，就可以挽救 1 条生命，证实了早期侵入性血运重建策略对心源性休克患者的临床益处。PCI 是心源性休克最常用的血运重建措施,在 IABP-SHOCK Ⅱ试验只有 4% 的患者接受 CABG。在比较 PCI 与 CABG 的观察性研究表明,血运重建的类型似乎不影响心源性休克患者的预后。

超过 70% 的心源性休克患者表现为多支血管冠状动脉疾病和 / 或左主干疾病,且与单支血管疾病患者相比,死亡率更高。迄今为止,对多支病变患者,急诊 PCI 时处理梗死相关动脉(infarct related artery,IRA)还是多支病变同时处理存在争议。CULPRIT-SHOCK 研究对此进行了研究,结果显示:与多支血管 PCI 的比较,仅处理 IRA 急诊 PCI 策略(可能对其他病变进行分期血运重建)可降低 30 天死亡率或肾脏替代治疗两大联合终点,其中 30 天死亡率绝对降低 8.2%;而在更长的随访时间的研究也显示,在实施分期血运重建策略的情况下,仅处理 IRA 急诊 PCI 策略随访 1 年时,复合终点事件持续减少。不过,多支血管 PCI 在 AMICS 中的作用仍在积极探索之中。韩国一项急性心肌梗死多中心注册研究的数据显示:在 STEMI 患者,随访 3 年时,多支血管 PCI 比 IRA 急诊 PCI 的全因死亡风险低。提示对 TIMI 血流分级降低的次全闭塞冠状动脉病变,或多种可能的罪犯病变,多支血管 PCI 可能获益。不过,该研究将多支血管 PCI 定义为在直接 PCI 时接受非 IRA 急诊 PCI 或在住院期间进行分期非 IRA 择期 PCI 的患者。综合上述证据,目前认为,AMICS 患者的急诊 PCI 策略应限于 IRA,并尽可能分期进行其他病变的血运重建。

《2020 AHA 声明》和《2020 ESC-ACCA 立场声明》均推荐:对于 AMICS 患者,早期血运重建是最重要的策略,IRA 的 PCI 是首选的血运重建方法。如果 PCI 未成功,或者急性心肌梗死合并严重机械并发症,紧急 CABG 治疗可作为一种抢救手段。对于有多支血管病变的 AMICS 患者,可以考虑先行 PCI,然后分阶段进行 CABG 治疗。《2020 ESC-ACCA 立场声明》认为,对于冠状动脉解剖结构更适合 CABG 而非 PCI 的多支病变患者,应由心脏外科团队进行即时评估,包括年龄、合并症、既往复苏史、神经系统状态等,考虑行紧急 CABG 治疗。

(二) 抗栓治疗

及时有效的抗血栓治疗对于改善急性冠脉综合征(acute coronary syndrome,ACS)患者的预后至关重要。心源性休克或院外心搏骤停后成功复苏的患者,在随后的 30 天内死亡或复发性缺血事件的风险为 30%~50%。然而,心源性休克及其相关的多器官衰竭,合并症和循环辅助装置,均可影响药代动力学,导致药物吸收、代谢、分配和排泄等异常,可能对抗血栓药物的有效性和安全性产生重大影响。因此,在 AMICS 患者中,实现有效和安全的抗血栓治疗存在独特的挑战,而这些挑战在大多数其他 ACS 患者中是没有的。

《2020 年 ESC/ACCA/EAPCI 联合立场声明:急性冠脉综合征并发心源性休克或院外心搏骤停患者的抗血栓治疗》(简称《2020 ESC/ACCA/EAPCI 联合立场声明》)推荐 ACS 并发心源性休克或院外心搏骤停患者的抗血栓治疗方案如下:

1. 阿司匹林 口服阿司匹林仍推荐使用负荷量 150~300mg。但声明指出,在心源性休克患者中,静脉注射阿司匹林 75~250mg 可能优于口服阿司匹林负荷。

2. $P2Y_{12}$ 受体拮抗剂 在心源性休克患者中,当没有过度出血风险时,应使用普拉格雷和替格瑞洛;氯吡格雷应用于高出血风险的 ACS 心源性休克患者(例如既往颅内出血、近期消化道出血或需要口服抗凝药的患者);阿片类药物(如吗啡和芬太尼)会导致氯吡格雷、普拉格雷和替格瑞洛的吸收显著延迟,这可能会增加缺血风险;应考虑胃肠外抗血栓治疗,以覆盖口服 $P2Y_{12}$ 抑制剂起效前的时期。由于出血风险较低,可考虑首选坎格瑞洛,除非在 PCI 期间无复流或救助,此时可以考虑糖蛋白Ⅱb/Ⅲa 抑制剂。

3. 糖蛋白 Ⅱb/Ⅲa 抑制剂（GPI）　在接受 PCI 的心源性休克患者中给予 GPI 可改善结局；GPI 可用作桥接，在等待口服 P2Y$_{12}$ 抑制剂治疗开始时实现足够的血小板抑制。

4. 抗凝药物　普通肝素是 AMICS 患者在 PCI 之前或期间或 PCI 后持续抗凝的首选肝素；如果计划同时使用 GPI，应考虑减少剂量的普通肝素（50~70U/kg）；比伐卢定可作为普通肝素替代品；对于行血液滤过患者的管路管理，普通肝素和枸橼酸盐是目前管路抗凝的主要策略，临床最常用的是普通肝素，比较普通肝素和枸橼酸盐的研究显示死亡率无差异，但枸橼酸盐在延长滤器使用寿命和减少出血方面优于普通肝素。

（三）辅助药物治疗

既往有研究比较了多巴胺与去甲肾上腺素治疗各种原因所致休克的疗效和安全性，对 280 例心源性休克患者的亚组分析提示，多巴胺组 28 天死亡率显著高于去甲肾上腺素组。一项前瞻性、双盲研究，随机纳入 57 例 AMICS 患者，比较了肾上腺素和去甲肾上腺素治疗 AMICS 的血流动力学有效性和安全性。结果发现：肾上腺素组和去甲肾上腺素组血压升高和心脏指数改善相似；而肾上腺素组难治性休克的发生率显著升高。肾上腺素组平均心率显著增快，去甲肾上腺素组无明显变化；两组患者每搏输出量指数和心脏做功指数的改善无显著差异；肾上腺素组患者乳酸酸中毒和心肌氧耗显著增加。

《2020 ESC-ACCA 立场声明》认为，应使用最低必要的升压药物剂量，以维持平均动脉血压 >65mmHg，推荐使用去甲肾上腺素作为一线药物。如果有不稳定的心动过缓，需加用或换用多巴胺或肾上腺素。左心室流出道梗阻患者，可首选去氧肾上腺素或加压素这类单纯的升压药。难治性低氧血症或酸中毒，可首选加压素。加压素显著增加平均动脉压，但与去甲肾上腺素相比，它对心脏指数的影响较小。在心源性休克状态下，应避免使用 β 受体阻滞剂和肾素 - 血管紧张素系统抑制剂。停用升压药物后血流动力学持续稳定 24 小时后，酌情启用这些药物和醛固酮受体拮抗剂。

（四）呼吸功能支持

AMICS 患者容易发生低氧血症（由心源性肺水肿引起）和代谢性酸中毒（由乳酸酸中毒和急性肾损伤引起），从而增加急性呼吸衰竭的风险。严重的低氧血症和酸中毒会增加心室颤动的风险，并导致患者病情恶化。心源性休克常并发呼吸衰竭，超过 80% 的心源性休克患者需要呼吸支持。正压通气可以改善氧合，减少呼吸做功；同时升高肺毛细血管楔压，减少左心回心血量，对左心室功能不全有积极作用。由于正压通气可减少静脉回流和前负荷，导致右心室排血量减少。正压通气策略包括无创呼吸机辅助通气和有创呼吸机辅助通气。无创呼吸机辅助通气可应用于心源性肺水肿患者，但由于没有证据表明它能改善心源性休克患者死亡率，目前仍主张在心源性休克患者积极使用有创机械通气的策略。对于伴有严重右心室衰竭及右心室梗死的患者，应审慎使用正压通气，在开始正压通气时应警惕血压骤降。

《2020 ESC-ACCA 立场声明》提出：初始保守的通气措施（包括无创通气）无效时，如患者吸入高流量氧气后血氧饱和度 <90%，呼吸频率 >30~35 次/min，酸中毒（二氧化碳分压 >50mmHg 或 pH<7.3），建议积极使用机械通气辅助通气。对于身体疲惫/不适，或呼吸意识障碍和无创呼吸机辅助通气仍不能纠正低氧血症的患者，应及时行气管插管和机械通气治疗。与《2020 ESC-ACCA 立场声明》有所不同，《2021 AHA 科学声明》仅推荐了气管插管和机械通气治疗。

（五）机械支持治疗

经皮机械循环辅助（percutaneous mechanical circulatory support，pMCS）有助于减少心

室做功,降低心肌耗氧,增加全身灌注,提高心肌灌注,提供血流动力学支持。pMCS 分类方式按照辅助的心脏部位可以分为左心辅助、右心辅助、双心辅助和全心辅助。临床上常用的机械循环支持装置主要有主动脉内球囊反搏(intra aortic balloon counterpulsation,IABP)、体外膜氧合装置(extracorporeal membrane oxygenation,ECMO)、心室辅助装置(ventricular assist device,VAD,如 TandemHeart、Impella 系统)等。

《2020 ESC-ACCA 立场声明》《2021 AHA 科学声明》和《2021 年 EAPCI/ACVC 共识文件:经皮心室辅助装置》(简称《2021 EAPCI/ACVC 共识文件》)对机械辅助治疗的适应证和选择均做出了推荐阐述。综合上述共识和声明,经初始优化药物治疗后血流动力学持续不稳定、心电活动不稳定、呼吸衰竭、冠状动脉高危病变、严重左心室功能受损患者,应积极考虑早期使用 pMCS 支持和足疗程使用(图 2,彩图见二维码 40)。

二维码 40

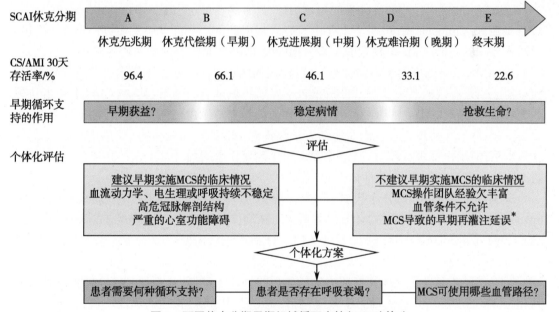

图 2　不同休克分期早期机械循环支持(MCS)策略

根据美国心血管造影和介入学会(SCAI)定义的急性心肌梗死合并心源性休克(AMICS)患者的临床表现和 30 天死亡率,探讨早期机械循环辅助(MCS)治疗的关键作用、策略和个体化治疗。*AMICS 患者应早期使用 MCS,延误再灌注治疗对患者预后影响尚未确定。

选择辅助装置的建议:①左心衰竭明显的患者,可选择 IABP、Impella LP/CP/5.0/2.5 心脏轴流泵、TandemHeart 经皮左室辅助装置,还可考虑静脉 - 动脉型体外膜氧合(veno-arterial extracorporeal membrane oxygenation,VA-ECMO),须注意密切监测左心室扩张以肺水肿恶化;②右心衰竭的患者,可选 Impella RP 泵或 TandemHeart ProtekDuo 经皮右心室辅助设备;③双心衰竭患者可选双侧 Impella 泵或 VA-ECMO 支持,合并难治性呼吸衰竭的患者,也应考虑 VA-ECMO 支持;④经初始优化药物治疗后血流动力学持续不稳定、心电活动不稳定、呼吸衰竭、冠状动脉高危病变、严重左心室功能受损患者,应积极考虑早期使用 pMCS 支持和足疗程使用。

IABP 作用为在心脏收缩期,降低主动脉收缩压并减少心脏的后负荷;舒张期可使主动脉舒张压明显升高,并增加冠状动脉舒张期灌注,提高心肌供氧和促进侧支循环建立,进而减少心肌坏死面积及改善心功能。目前 IABP 已成为急诊 PCI 和 CABG 的术前、术中和术后维持循环的重要措施之一。IABP-SHOCK Ⅱ研究是迄今为止最大规模的随机对照研究,同传统治疗相比,使用 IABP 并未改善 AMICS 患者 30 天、1 年和 6 年的死亡率。因此,不推荐在 AMICS 患者常规使用 IABP,仅建议在急性心肌梗死合并机械并发症的患者考虑使用;单纯右心衰竭也不建议使用。AHA 和我国专家共识也不建议常规使用 IABP。

左心辅助装置有左心室 - 主动脉辅助装置 Impella 系统、左心房 - 主动脉型辅助装置 TandemHeart 系统,右心辅助装置主要有 Impella RP 和 Tandem pRVAD 装置。VAD 利用机械动力实现血液循环,可部分或全部代替心脏泵血功能,维持全身血液流动。在 AMICS 患者,VAD 使用的目的是在干预前启动极高风险患者的血流动力学支持,预防严重的低血压 / 低心排血量,为实现最佳的完全血运重建过渡。

Impella CP 可用作心源性休克的短期治疗,具有潜在可逆病因 / 移植 /VAD 候选的 C 期和 D 期患者。Impella RP 可用于主要由右心衰竭引起的心源性休克患者,Protek Duo 可用于需要孤立的右心支持 ± 氧合的患者。BiPella 可用于无肺衰竭的右心室和左心室衰竭。VAD 在 AMICS 中的应用及不同种类 VAD 疗效的比较目前局限于小样本研究,目前的经验和益处证据是有限的。一项荟萃分析报告了 4 项随机试验的结果,其中有 148 名患者比较了 VAD 与 IABP,VAD 的使用在 30 天死亡率方面没有显示出任何差异。目前证据表明,虽然接受 VAD 治疗的患者表现出血流动力学改善优于 IABP,如较高的平均动脉压和较低的乳酸水平,但出血更多、股动脉通路并发症和住院死亡率增加。基于这些结果,各共识和声明不推荐经皮 VAD 作为心源性休克的一线治疗。

ECMO 主要有两种工作模式:静脉 - 静脉型体外膜氧合(veno-veno extracorporeal membrane oxygenation,VV-ECMO)和静脉 - 动脉型体外膜氧合(veno-arterial extracorporeal membrane oxygenation,VA-ECMO)。VV-ECMO 适用于仅需要呼吸支持的患者,VA-ECMO 可同时进行呼吸和循环支持。VV-ECMO 工作原理是通过离心泵将静脉血从体内引出,在体外经膜式氧合器进行气体交换成为动脉血后再回输入动脉,从而达到完全或部分替代心脏和 / 或肺的功能。其血流动力学效应包括:通过引出静脉血,达到降低左、右心室前负荷的作用;同时将血回输至动脉后,可提高平均动脉压,维持外周循环。但是由于动脉侧回流是平流,存在增加左心室后负荷和心肌氧耗的风险。

ECMO 与 Impella 比较没有显示出优势。小样本研究和荟萃分析结果发现,VA-ECMO 联合 IABP 治疗有希望降低 AMICS 患者近期死亡率,但尚需多中心大规模的临床研究进一步证实。到目前为止,仅有一个小样本的 VA-ECMO 治疗 AMICS 的随机试验。结果显示:比较 VA-ECMO 和药物治疗组,主要终点左心室射血分数和次要终点如全因死亡率、脑卒中或出血均没有差异。目前 3 个大型随机试验正在评估 VA-ECMO 在 AMICS 中的应用(ECLS-SHOCK,EURO-SHOCK 和 ANCHOR)。《2020 ESC-ACCA 立场声明》指出:更新、更小和更便携设备的价值需要在未来的随机试验中进行验证,当前没有足够的试验得到有意义的临床终点,包括 ECMO 在内的 pMCS 设备的使用应仅限于难治性 AMICS 患者。

(陈玉国　唐梦熊)

参考文献

［1］ HARJOLA V P, LASSUS J, SIONIS A, et al. Clinical picture and risk prediction of short-term mortality in cardiogenic shock [J]. Eur J Heart Fail, 2015, 17 (5): 501-509.

［2］ THIELE H, AKIN I, SANDRI M, et al. PCI strategies in patients with acute myocardial infarction and cardiogenic shock [J]. N Engl J Med, 2017, 377 (25): 2419-2432.

［3］ ZEYMER U, BUENO H, GRANGER C B, et al. Acute Cardiovascular Care Association position statement for the diagnosis and treatment of patients with acute myocardial infarction complicated by cardiogenic shock: A document of the Acute Cardiovascular Care Association of the European Society of Cardiology [J]. Eur Heart J Acute Cardiovasc Care, 2020, 9 (2): 183-197.

［4］ NAIDU S S, BARAN D A, JENTZER J C, et al. SCAI SHOCK Stage Classification Expert Consensus Update: A Review and Incorporation of Validation Studies [J]. J Am Coll Cardiol, 2022, 79 (9): 933-946.

［5］ HENRY T D, TOMEY M I, TAMIS-HOLLAND J E, et al. Invasive management of acute myocardial infarction complicated by cardiogenic shock a scientific statement from the American Heart Association [J]. Circulation, 2021, 143 (15): e815-e829.

［6］ HOCHMAN J S, BULLER C E, SLEEPER L A, et al. Cardiogenic shock complicating acute myocardial infarction—etiologies, management and outcome: a report from the SHOCK Trial Registry. SHould we emergently revascularize Occluded Coronaries for cardiogenic shocK？[J]. J Am Coll Cardiol, 2000, 36 (3 Suppl A): 1063-1070.

［7］ HOCHMAN J S, SLEEPER L A, WEBB J G, et al. Early revascularization in acute myocardial infarction complicated by cardiogenic shock. SHOCK Investigators. Should We Emergently Revascularize Occluded Coronaries for Cardiogenic Shock [J]. N Engl J Med, 1999, 341 (9): 625-634.

［8］ PÖSS J, KÖSTER J, FUERNAU G, et al. Risk Stratification for Patients in Cardiogenic Shock After Acute Myocardial Infarction [J]. J Am Coll Cardiol, 2017, 69 (15): 1913-1920.

［9］ THIELE H, ZEYMER U, THELEMANN N, et al. Intraaortic balloon pump in cardiogenic shock complicating acute myocardial infarction: long-term 6-year outcome of the randomized IABP-SHOCK Ⅱ trial [J]. Circulation, 2019, 139 (3): 395-403.

［10］ THIELE H, AKIN I, SANDRI M, et al. One-year outcomes after PCI strategies in cardiogenic shock [J]. N Engl J Med, 2018, 379 (18): 1699-1710.

［11］ THIELE H, AKIN I, SANDRI M, et al. PCI strategies in patients with acute myocardial infarction and cardiogenic shock [J]. N Engl Jf Med, 2017, 377 (25): 2419-2432.

［12］ WHITE H D, ASSMANN S F, SANBORN T A, et al. Comparison of percutaneous coronary intervention and coronary artery bypass grafting after acute myocardial infarction complicated by cardiogenic shock: Results from the should we emergently revascularize occluded coronaries for cardiogenic shock (SHOCK) trial [J]. Circulation, 2005, 112 (13): 1992-2001.

［13］ HOCHMAN J S, SLEEPER L A, WEBB J G, et al. Early revascularization in acute myocardial infarction complicated by cardiogenic shock. SHOCK Investigators. Should We Emergently Revascularize Occluded Coronaries for Cardiogenic Shock [J]. N Engl J Med, 1999, 341 (9): 625-634.

［14］ GOROG D A, PRICE S, SIBBING D, et al. Antithrombotic therapy in patients with acute coronary syndrome complicated by cardiogenic shock or out-of-hospital cardiac arrest: A joint position paper from the European Society of Cardiology (ESC) Working Group on Thrombosis, in association with the Acute Cardiovascular Care Association (ACCA) and European Association of Percutaneous Cardiovascular Interventions (EAPCI)[J]. Eur Heart J Cardiovasc Pharmacother, 2021, 7 (2): 125-140.

［15］ DE BACKER D, BISTON P, DEVRIENDT J, et al. Comparison of dopamine and norepinephrine in the treatment of shock [J]. N Engl J Med, 2010, 362 (9): 779-789.

［16］ LEVY B, CLERE-JEHL R, LEGRAS A, et al. Epinephrine versus norepinephrine for cardiogenic shock after acute myocardial infarction [J]. J Am Coll Cardiol, 2018, 72 (2): 173-182.

［17］ ALVIAR C L, RICO-MESA J S, MORROW D A, et al. Positive pressure ventilation in cardiogenic shock: Review of the evidence and practical advice for patients with mechanical circulatory support [J]. Can J Cardiol, 2020, 36 (2): 300-312.

［18］ CHIEFFO A, DUDEK D, HASSAGER C, et al. Joint EAPCI/ACVC expert consensus document on percutaneous ventricular assist devices [J]. EuroIntervention, 2021, 10 (5): 570-583.

［19］ THIELE H, JOBS A, OUWENEEL D M, et al. Percutaneous short-term active mechanical support devices in cardiogenic shock: A systematic review and collaborative meta-analysis of randomized trials [J]. Eur Heart J, 2017, 38 (47): 3523-3531.

［20］ BRUNNER S, GUENTHER S P W, LACKERMAIR K, et al. Extracorporeal life support in cardiogenic shock complicating acute myocardial infarction [J]. J Am Coll Cardiol, 2019, 73 (18): 2355-2357.

《ERC-ESICM 成人心搏骤停后温度控制指南》解读

心搏骤停患者在自主循环恢复后持续昏迷,常常提示存在中枢神经系统的损伤。目标温度管理(将患者的核心温度控制在 32~36℃)是目前唯一被证实能够减轻神经系统损伤、改善患者预后的措施,而且已经成为心搏骤停复苏后昏迷患者的标准治疗方法。

2022 年 1 月欧洲复苏委员会(European Resuscitation Council,ERC)联合欧洲危重病医学会(European Society of Intensive Care Medicine,ESICM)共同发布了《ERC-ESICM 成人心搏骤停后温度控制指南》。目标温度管理(targeted temperature management,TTM)一词常常被用来描述心搏骤停后的体温管理。但是为了避免与 TTM 和 TTM-2 研究的具体名称相混淆,国际复苏联络委员会(International Liaison Committee on Resuscitation,ILCOR)高级生命支持特别工作组在本指南中采用了"温度控制(temperature control)"一词用于描述心搏骤停后的体温管理。TTM 一词则专门用于描述 TTM 和 TTM-2 研究。

2002 年的两项随机对照研究发现在有目击者的初始心律为可电击心律的院外心搏骤停患者中,与常规治疗相比,复苏后将患者的核心温度控制在 32~34℃并维持 12~24 小时,能够提高患者的出院存活率并改善神经功能预后。ILCOR 高级生命支持工作组在 2003 年建议对初始心律为心室颤动的复苏后持续昏迷的院外心搏骤停成人患者,将核心温度降至 32~34℃并维持 12~24 小时。2013 年的 TTM 研究中 939 例院外心搏骤停复苏后的患者分别接受 33℃或 36℃的温度控制,结果显示两组患者的全因死亡率和 6 个月的神经功能预后差异无统计学意义。2019 年的 HYPERION 研究发现,与正常体温组相比,低温治疗组(目标温度为 33℃,温度控制持续时间 24 小时)能够改善患者 90 天的神经功能预后。该研究纳入了 584 例初始心律为不可电击心律(心脏停搏或无脉电活动)的心搏骤停复苏后昏迷患者,其中 159 例(27%)为院内心搏骤停。基于该研究的证据,在 2020 年 ILCOR 的科学共识和治疗建议(consensus on science with treatment recommendations,CoSTR)中推荐对于院外或院内心搏骤停复苏后持续昏迷的成人患者,无论初始心律如何,都应该接受 32~36℃的温度控制并持续至少 24 小时。2021 年 ERC 和 ESICM 联合发布的复苏后管理指南中提出了相同的推荐意见。但是在该指南发布之后的 2 个月,TTM-2 的研究结果发表。TTM-2 研究纳入了 1 850 例院外心搏骤停复苏后昏迷的患者,结果显示接受 33℃温度控制的患者 6 个月病死率和神经功能预后与正常体温组(仅在体温>37.7℃时采取温度控制措施)相比差异无统计学意义。一项最近发表的荟萃分析结果显示,低体温(目标温度为 31~36℃)温度控制与正常体温(目标温度为 37.0~37.8℃)温度控制相比,院外心搏骤停患者的 6 个月病死率和神经功能预后差异无统计学意义。CAPITAL-CHILL 研究也发现,接受目标温度为 31℃或 34℃温度控制的院外心搏骤停复苏后昏迷患者的存活率差异无统计学意义。

ERC 和 ESICM 召集国际专家和 ILCOR 高级生命支持工作组对新的研究证据进行审查,在 2022 年制定并发布了《ERC-ESICM 成人心搏骤停后温度控制指南》。该指南适用于任何初始心律的院外或院内心搏骤停的成人患者,供重症医学和急诊医学的医务人员使用。

一、指南制定的流程

指南编写专家组包括 15 位来自危重病医学、方法学、统计学等领域的专家。专家组依据 PICO(研究对象、干预措施、对照设计、结局指标)原则从温度控制的使用、持续时间、温度控制方法、目标温度、启动时机和复温策略共 6 个方面对 32 个研究进行系统评价和荟萃分析(表 1)。专家组采用 GRADE 分级对证据等级和推荐强度进行评价,将证据等级分为高、中、低和极低共 4 个级别,推荐强度分为最佳实践声明、强烈推荐、弱推荐、弱反对和强烈反对共 5 个级别。

表 1 ILCOR 系统评价的 PICO 原则

研究对象	干预措施	对照设计	结局指标
温度控制的使用			
院外或院内心搏骤停的成人患者	低目标温度(如 32~34℃)的温度控制	正常体温或预防发热的温度控制	任何临床结局
温度控制的持续时间			
院外或院内心搏骤停的成人患者	特定的温度控制持续时间(如 48 小时)	不同的温度控制持续时间(如 24 小时)	任何临床结局
温度控制的方法			
院外或院内心搏骤停的成人患者	特定的温度控制方法(如体表降温)	不同的温度控制方法(如血管内降温)	任何临床结局
目标温度			
院外或院内心搏骤停的成人患者	特定的目标温度(如 33℃)	不同的目标温度(如 36℃)	任何临床结局
启动时机			
院外或院内心搏骤停的成人患者	在特定的时间点之前开始温度控制(如在自主循环恢复之前,包括院前或复苏过程中)	在特定的时间点之后开始温度控制	任何临床结局
复温策略			
院外或院内心搏骤停的成人患者	特定的复温速度	不同的复温速度或对复温速度无要求	任何临床结局

二、指南推荐意见

(一)连续的核心温度监测

指南推荐对心搏骤停恢复自主循环后昏迷的患者进行连续的核心温度监测(最佳实践声明)。

专家组推荐在心搏骤停后进行连续的核心温度监测,因为这是温度控制的先决条件。温度控制的核心是脑温的控制,由于脑温难以直接测量,因此最合理的选择就是对最接近脑温的核心温度进行监测。核心温度监测的"金标准"是通过肺动脉导管测量的血液温度,但是该方法需要进行有创操作,且存在一定的技术难度。目前常常采用无创的方法进行核心温度的监测,主要包括食管温度、膀胱温度和直肠温度。不同的监测方法有各自的局限性。例如对于少尿和无尿患者,膀胱温度可能无法准确反映核心温度的变化;对于核心温度急剧变化的患者,直肠温度的变化可能滞后。Melissa 的研究比较了食管温度、膀胱温度和直肠温度用于温度控制患者核心温度监测的准确性,结果显示食管温度和膀胱温度的准确性好且无测量偏差,而直肠温度存在一定的测量偏差。连续的核心温度监测能够及时发现体温的波动并采取相应的措施,从而实现对低温的精细化管理。

(二)温度控制的目标温度

指南推荐对心搏骤停恢复自主循环后昏迷的患者积极预防发热(防止体温>37.7℃)(弱推荐,低级别证据)。

早期的研究发现将心搏骤停复苏后昏迷患者的体温降低至32~34℃并维持24小时(即所谓的亚低温治疗或治疗性低温),能够降低患者的病死率并改善神经功能预后。随后亚低温治疗逐渐用于临床,并被作为心搏骤停后患者的标准治疗措施。然而随着 TTM 和 TTM-2 研究结果的发表,有学者提出了心搏骤停患者是否还需要温度控制的疑问。既往的研究发现心搏骤停后发热与中枢神经系统的损伤相关。发热出现越早、体温峰值越高患者的神经系统功能受损越严重、预后越差。值得注意的是在 TTM-2 研究中对于正常体温组采取了严格的温度控制以保证核心温度<37.5℃。当物理降温和药物降温无法避免体温升高时,会启用降温设备进行体温的控制。最终正常体温组中有 46% 的患者启用了降温设备。这一现象说明如果未进行温度控制,会有大量的患者出现发热。因此,有学者指出维持正常体温实际就是在进行低温治疗——"正常体温即低温"。尽管目前并没有高质量的研究比较维持正常体温和完全不进行温度控制对心搏骤停患者预后的影响,但是专家组认为对于心搏骤停后持续昏迷的患者应该进行温度控制。

既然需要温度控制,那么应该如何选择目标温度呢? 基于 2002 年的研究结果,对于初始心律为可电击心律的院外心搏骤停患者,目标温度为32~34℃的温度控制能够降低患者病死率并改善神经功能预后。因此,在 2010 年美国心脏协会发布的《心肺复苏及心血管急救指南》中推荐对于心搏骤停后持续昏迷的患者实施32~34℃的温度控制。2013 年 TTM 研究发现,与33℃相比,接受目标温度为36℃温度控制的患者病死率和神经功能预后的差异无统计学意义,这使人们开始重新审视目标温度的选择。随后 TTM-2 的研究结果进一步加剧了关于目标温度选择的争论。专家组回顾了近期的研究结果并未发现在维持正常体温 / 预防发热的温度控制策略和低体温的温度控制策略中患者的预后之间存在任何差异。尽管缺乏证据,但是专家组内部一致认为与低体温温度控制策略相比,预防发热的温度控制策略所需的资源更少、可能的副作用也更少。因此,专家组倾向于采用维持正常体温 / 预防发热的温度控制策略。虽然在任何一个患者亚组中都没有发现实施目标温度为32~36℃温度控制的有利证据,但是一些专家组成员仍然认为某些心搏骤停患者可能会从这种治疗中获益。因此在获得明确的证据之前,大多数专家组成员同意在一部分患者中可以根据当地的流程实施目标温度为32~36℃的温度控制。

心搏骤停复苏后的患者本身是一个异质性很强的群体。近年来在复苏后综合管理方面取得的进展(如早期的冠状动脉介入治疗、呼吸和循环支持目标的优化、多模态的神经功能监测和评估等)均可能对患者的预后产生影响。因此,TTM 研究的结果可能是多种因素共同作用的结果。另外值得注意的是 TTM 的研究对象具有心源性病因为主、旁观者心肺复苏比例高、无灌注和低灌注时间短、可电击心律比例高的特点,某种程度上意味着患者的神经系统损伤程度可能较轻,因此不能盲目将 TTM 的研究结果推广至整个心搏骤停复苏后的人群。HYPERION 试验显示对非可电击心律的心搏骤停患者分别实施目标温度为 33℃ 和 37℃ 的温度控制,前者的 90 天存活率和神经功能预后优于后者。在日本的一项多中心观察性研究中根据心搏骤停后综合征的严重程度对患者进行分级,然后分别进行 33~34℃ 和 35~36℃ 的温度控制,比较不同目标温度对患者预后的影响。结果显示在严重程度分级为中度的心搏骤停后综合征组,33~34℃ 的温度控制能够改善患者预后,但是在严重程度分级为轻度和重度的心搏骤停后综合征组中,两种温度控制策略对患者预后的影响差异无统计学意义。因此,有学者认为目标温度应该根据患者神经系统受损的严重程度进行选择,损伤越重者目标温度的选择应该越低,损伤越轻者目标温度的选择可以适当升高,但是不能超过正常体温。

(三)温度控制的持续时间

指南推荐对心搏骤停恢复自主循环后昏迷的患者积极预防发热并持续至少 72 小时(最佳实践声明)。

在一项针对心搏骤停后温度控制持续时间的研究中,对心搏骤停后的成人患者进行目标温度为 32~34℃、持续时间分别为 24 小时和 48 小时的温度控制,结果显示不同持续时间患者的预后并无差异。目前对于温度控制的最佳持续时间无统一的意见,但是目前的临床研究通常都选择 24 小时或 48 小时。温度控制策略的核心要素就是目标温度和持续时间。目前最佳的目标温度尚无定论,而且可能存在不同患者适用的最佳目标温度完全不同的情况,这也就意味着不同患者需要的目标温度持续时间可能也完全不同。因此温度控制的最佳持续时间,仍然需要在未来通过高质量的临床研究来确定。

基于 TTM 和 TTM-2 研究的结果,考虑到自主循环恢复后发热与不良预后的相关性,专家组认为在自主循环恢复后应该积极预防发热并持续至少 72 小时。无论是早期的低体温温度控制策略还是近年来的正常体温温度控制策略,在温度控制结束后如果出现"反跳性发热"将会对患者的预后产生不利的影响。2021 年的一项研究显示接受低体温温度控制的患者在复温后,约 30% 的患者会出现反跳性发热,而且发热出现时间越晚、体温越高,患者的预后越差。因此无论采取何种目标温度的温度控制策略,都应该积极预防"反跳性发热"的出现。

(四)温度控制的方法

指南推荐采取充分暴露肢体、使用退热药物的方法将体温控制在 37.5℃,效果不佳时可使用降温设备(最佳实践声明)。

理想的降温技术应该易于实施、能够快速降温、达到目标温度后避免体温波动,且并发症发生率低。目前临床常用的体表降温技术和血管内降温技术在上述方面并未显示出明显的差异,因此专家组认为在需要时任何一种降温技术都可以用于温度控制。专家组一致认为降温设备应该具备持续的温度监测功能,以实现主动的温度控制并保持温度的稳定。虽然具备持续温度监测和反馈调节功能的降温设备在理论上是最佳的选择,但是目前暂时没有证据支持此类设备能够改善患者的预后。

专家组认为心搏骤停复苏后患者的管理需要集中大量的医疗资源。对于能够提供足够医疗资源的医疗机构来说实施温度控制比较容易。但是对于医疗资源不足的医疗机构来说,实施温度控制存在一定的困难。专家组发现在 TTM-2 研究中正常低温 / 预防发热组采用药物(如对乙酰氨基酚)、暴露患者肢体、降低环境温度等方法维持患者体温低于 37.5℃ 的目标温度,采取上述措施后如果患者体温超过 37.7℃,会开始使用降温设备进行降温。最终该组中共有 46% 的患者使用了降温设备。带有温度反馈调节功能的体表或血管内降温设备虽然控温效率更高且体温波动更少,但是价格过于昂贵。相比之下使用冰袋等进行体表降温的方法,虽然存在很多缺点(如降温速度不恒定、体温易波动、占用更多人力资源等),但是在医疗资源不足的医疗机构可以将其作为主要的温度控制方法以确保温度控制的实施。

2017 年的一项研究发现国内的临床医师对于心搏骤停复苏后的温度控制缺乏足够的认识,很多单位从未开展过真正意义上的温度控制。在国内普及规范化的温度控制是提高我国心搏骤停患者救治水平的重要环节之一。由于现有的研究证据支持目标温度为 33~36℃温度控制策略,而且具备持续温度监测和反馈调节功能的降温设备难以在短时间内普及,因此充分利用现有的医疗资源(包括病房的空调系统,冰袋、冰帽、降温毯等物理降温设备和退热药物等)对于提高我国心搏骤停后温度控制的实施率具有重要的意义。

(五) 复温

指南不推荐对自主循环恢复后轻度低体温的心搏骤停患者进行主动复温(最佳实践声明)。

尽管缺乏直接证据,但是专家组认为应该避免立即对自主循环恢复后处于轻度低温状态(32~36℃)的患者进行主动复温。在 TTM-2 研究中对正常体温 / 预防发热组中初始体温高于 33℃的患者并未进行主动复温。而在 HYPERION 试验中则对正常体温组中初始温度低于 36.5℃的患者进行了主动复温,每小时复温 0.25~0.5℃以维持体温在 36.5~37.5℃。专家组对于心搏骤停后温度控制的复温速率未提出推荐意见。目前并无高质量的研究去评价复温速率对于患者的影响。两项重要的临床研究中低体温组采用的复温速率分为每小时 0.33℃或每小时 0.25~0.50℃。

目前认为对于接受低目标温度的温度控制患者,在低体温疗程结束后需要缓慢复温。快速将体温恢复至正常水平可能会加重组织器官的损伤。即使在低体温治疗阶段,患者出现严重的并发症必须终止低温治疗并紧急复温时,复温的速度也不宜超过每小时 0.5℃。

心搏骤停复苏后患者温度控制的最佳目标温度尚不明确,目前的研究证据显示 32~36℃的目标温度均可能使患者获益。虽然目前尚无明确的研究证据支持,但是很多学者认为中枢神经系统受损严重的患者需要更低的目标温度。因此,对于复苏后已经处于低体温状态的患者,不进行主动复温是合理的。

(六) 温度控制的启动时机

指南不推荐对自主循环恢复的患者通过立即静脉快速大量输注冰盐水进行院前降温(强烈反对,中级别证据)。

2014 年的一项研究显示,在院外心搏骤停患者自主循环恢复后,立即经静脉快速大量输注冰盐水进行降温与肺水肿和再次心搏骤停的发生率增加相关,对患者可能有害。专家组未发现有其他证据支持院前降温能够改善患者预后。因此,指南不推荐采用静脉快速大量输注冰盐水的方法进行院前降温。

考虑到温度控制(尤其是低目标温度的温度控制)能够减轻心搏骤停复苏后的缺血 - 再灌注损伤,很多学者认为应该尽早开始温度控制。院前即开始温度控制是近年研究的重点。由于院前可用的医疗资源有限,静脉快速输注冰盐水成为重要的院前降温手段。虽然冰盐水能够快速获得,但是为了实现体温的确切下降往往需要输入大量的冰盐水(大约 30ml/kg)。由于心源性疾病是院外心搏骤停的主要原因之一,快速大量输入低温液体无疑会增加心脏的负担,这种情况下势必会导致肺水肿,甚至再次心搏骤停。另外采用静脉输注冰盐水的方法,患者体温的可控性很差,体温波动大,很容易出现降温不足或降温过度。随着体温监测和控温技术的发展,有越来越多的带有温度反馈调节功能的降温设备用于临床实践。而且随着上述设备的便携化和小型化,未来势必会出现能够用于复苏现场或急救车转运途中的温度控制设备。院前高质量降温技术的出现,将有利于进一步研究和探索温度控制的最佳启动时机。

三、未来温度控制的研究中应关注的问题

指南编写专家组指出尽管近年来发表了许多关于心搏骤停后温度控制的研究,但仍然有一些问题尚未明确。有待解决的主要问题包括:

1. 目前尚无针对正常体温 / 预防发热策略和无温度控制策略进行比较的研究。

2. 关于院内心搏骤停后进行温度控制的潜在益处的证据很有限。一项多中心随机对照研究(NCT00457431)对院内心搏骤停复苏后的低体温温度控制策略和正常体温温度控制策略进行了比较。该研究已经结束,但是研究结果尚未公布。

3. 低体温温度控制可能获益的治疗时间窗尚不明确。

4. 最佳的温度控制持续时间尚不明确。

5. 温度控制的治疗效果是否取决于根据脑损伤的不同严重程度确定的相应的治疗参数(如目标温度和持续时间)尚不明确。

6. 哪些心搏骤停后复苏的患者能够从低体温的温度控制中获益尚不明确。

7. 心搏骤停后患者的最佳镇静策略尚不明确。

四、结语

温度控制已经成为心搏骤停复苏后患者综合管理中的核心环节。对于心搏骤停复苏后持续昏迷的患者应该进行温度控制已经成为业界的共识,但是温度控制的最佳实施方案(包括启动时机、目标温度、控温方法、治疗疗程、复温策略等)尚不明确。笔者认为心搏骤停复苏后的患者是一个异质性很强的群体,发病前状态、心搏骤停病因、伴随疾病、各个器官系统的功能状态和受损程度等方面存在很大差异,单一的实施方案可能难以适用于所有的患者。因此,应该考虑根据患者不同的病因、器官系统不同的功能状态制订个体化的温度控制策略,不同的患者可能需要完全不同的目标温度、治疗疗程和复温策略等。未来还需要开展更多高质量的临床研究,对温度控制的最佳实施方案进行探索。

(马青变　郑　康　杜兰芳)

参考文献

[1] Hypothermia after Cardiac Arrest Study Group. Mild therapeutic hypothermia to improve the neurologic outcome after cardiac arrest [J]. N Engl J Med, 2002, 346 (8): 549-556.

[2] BERNARD S A, GRAY T W, BUIST M D, et al. Treatment of comatose survivors of out-of-hospital cardiac arrest with induced hypothermia [J]. N Engl J Med, 2002, 346 (8): 557-563.

[3] NIELSEN N, WETTERSLEV J, CRONBERG T, et al. Targeted temperature management at 33℃ versus 36℃

after cardiac arrest [J]. N Engl J Med, 2013, 369 (23): 2197-2206.

［4］ LASCARROU J B, MERDJI H, LE GOUGE A, et al. Targeted temperature management for cardiac arrest with nonshockable rhythm [J]. N Engl J Med, 2019, 381 (24): 2327-2337.

［5］ DANKIEWICZ J, CRONBERG T, LILJA G, et al. Hypothermia versus normothermia after out-of-hospital cardiac arrest [J]. N Engl J Med, 2021, 384 (24): 2283-2294.

［6］ FERNANDO S M, DI SANTO P, SADEGHIRAD B, et al. Targeted temperature management following out-of-hospital cardiac arrest: a systematic review and network meta-analysis of temperature targets [J]. Intensive Care Med, 2021, 47 (10): 1078-1088.

［7］ LE MAY M, OSBORNE C, RUSSO J, et al. Effect of moderate vs mild therapeutic hypothermia on mortality and neurologic outcomes in comatose survivors of out-of-hospital cardiac arrest: The CAPITAL CHILL randomized clinical trial [J]. JAMA, 2021, 326 (15): 1494-1503.

［8］ 中国医师协会急诊医师分会, 中国医药教育协会急诊医学专业委员会, 成人急危重症脑损伤患者目标温度管理临床实践专家共识组. 成人急危重症脑损伤患者目标温度管理临床实践专家共识 [J]. 中华急诊医学杂志, 2019, 28 (3): 282-291.

［9］ WAGNER M, LIM-HING K, BAUTISTA M A, et al. Comparison of a continuous noninvasive temperature to monitor core temperature measures during targeted temperature management [J]. Neurocrit Care, 2021, 34 (2): 449-455.

［10］ GRANFELDT A, HOLMBERG M J, NOLAN J P, et al. Targeted temperature management in adult cardiac arrest: Systematic review and meta-analysis [J]. Resuscitation, 2021, 167: 160-172.

［11］ NISHIKIMI M, OGURA T, NISHIDA K, et al. Outcome related to level of targeted temperature management in postcardiac arrest syndrome of low, moderate, and high severities: A nationwide multicenter prospective registry [J]. Crit Care Med, 2021, 49 (8): e741-e750.

［12］ KIRKEGAARD H, SØREIDE E, DE HAAS I, et al. Targeted temperature management for 48 vs 24 hours and neurologic outcome after out-of-hospital cardiac arrest: A randomized clinical trial [J]. JAMA, 2017, 318 (4): 341-350.

［13］ HOLM A, KIRKEGAARD H, TACCONE F S, et al. Factors associated with rebound hyperthermia after targeted temperature management in out-of-hospital cardiac arrest patients: An explorative substudy of the time-differentiated therapeutic hypothermia in out-of-hospital cardiac arrest survivors trial [J]. Crit Care Explor, 2021, 3 (7): e0458.

［14］ DU L, GE B, MA Q, et al. Changes in cardiac arrest patients'temperature management after the publication of 2015 AHA guidelines for resuscitation in China [J]. Sci Rep, 2017, 7 (1): 16087.

［15］ BOUWES A, ROBILLARD L B, BINNEKADE J M, et al. The influence of rewarming after therapeutic hypothermia on outcome after cardiac arrest [J]. Resuscitation, 2012, 83 (8): 996-1000.

［16］ KIM F, NICHOL G, MAYNARD C, et al. Effect of prehospital induction of mild hypothermia on survival and neurological status among adults with cardiac arrest: a randomized clinical trial [J]. JAMA, 2014, 311 (1): 45-52.

"血脂悖论"与冠心病患者的血脂管理

血清低密度脂蛋白胆固醇(LDL-C)升高是冠状动脉疾病(CAD)预后不良的主要危险因素。大量随机临床试验证据表明,他汀类药物在预防动脉粥样硬化性心血管疾病(ASCVD)方面降低 LDL-C 的净效益。冠心病患者接受血脂管理已逐渐成为临床实践的共识。此外,人前蛋白转化酶枯草溶菌素/kexin 9 型(PCSK9)抑制剂的出现,将 LDL-C 降低到以前他汀类药物无法达到的水平成为可能。积极的降脂策略在预防 ASCVD 方面的临床效益在最近的随机对照试验中得到了进一步证实。

随着冠心病患者接受抗栓治疗成为临床标准治疗,出血风险愈发得到重视。然而,国内研究及既往针对西方人群和东亚人群的研究结果表明,冠心病患者的血清胆固醇水平与出血风险、死亡风险之间存在密切关系,即 LDL-C 水平越低,出血并发症风险越高。这与当前实践的降脂策略相悖,因此被称为"血脂悖论"。流行病学研究也表明,低 LDL-C 水平与心房颤动风险增高相关。考虑到已有证据表明低 LDL-C 水平与出血性脑卒中风险增高相关,启动抗凝治疗可能会增加低 LDL-C 水平心房颤动与冠心病患者颅内出血甚至死亡的风险。在这篇综述中,我们关注了冠心病患者治疗中低胆固醇相关风险的最新证据和临床意义,这可能为降低出血风险提供一种个性化的方法。

一、PCSK9 抑制剂与心血管获益

近期 FOURIER 研究及 ODYSSEY OUTCOMES 研究结果对 PCSK9 抑制剂在降低 LDL-C 水平和预防慢性冠状动脉综合征或近期急性冠脉综合征(ACS)患者的主要心血管事件方面的有效性提供了证据。基于这两项大型随机对照试验(RCT)的主要发现,美国心脏协会(AHA)和欧洲心脏病学会(ESC)最近指南中的降脂建议已调整为更积极的目标,从而强化了降低 LDL-C 的影响。

需要注意的是,FOURIER 研究和 ODYSSEY OUTCOMES 研究都使用复合结局作为主要疗效终点(心血管死亡、心肌梗死、脑卒中、因不稳定型心绞痛或冠状动脉血运重建住院)。然而,对发表在最具影响力的医学杂志(*New England Journal of Medicine*、*Lancet* 和 *JAMA*)的 144 篇 RCT 进行荟萃分析的一项研究结果显示,非致命性心肌梗死与心血管(R^2=0.11)和全因死亡率(R^2=0.02)的决定系数(R^2 介于 0 和 1 之间,$R^2 \geqslant 0.8$ 表明有较好的替代效果)较低。也就是说将非致死性心肌梗死作为心血管和全因死亡率的替代终点可能是不合适的。这一结果表明,心肌梗死的减少本身并不一定对应死亡率的降低。这可能与高敏肌钙蛋白广泛应用相关,死亡风险较小的小面积心肌梗死或者 2 型心肌梗死纳入了心肌梗死的范畴。然而,FOURIER 研究和 ODYSSEY OUTCOMES 研究复合终点的阳性结果主要都是由非致命性心肌梗死下降驱动的;在心血管死亡和全因死亡方面,FOURIER 研究和 ODYSSEY OUTCOMES 研究及将两项研究合并的荟萃分析的结果均未能显示明显获益。PCSK9 抑制剂的死亡率获益仅仅在 LDL-C>100mg/L 的患者中存在,即使在合并 ODYSSEY OUTCOMES 研究数据后仍是如此。根据来自美国临床试验注册库的数据,在对参与者进行 3 年随访的 FOURIER 研究中,依洛尤单抗组全因死亡率为 4.75%,而安慰

剂组全因死亡率为 4.28%。来自该临床试验注册库的 33 项降脂研究和 4 项结局试验显示 PCSK9 抑制剂甚至不能降低心肌梗死及脑卒中 / 短暂性脑缺血风险。

除了 ODYSSEY OUTCOMES 研究纳入 12 个月内出现 ACS 的患者之外,应用 PCSK9 抑制剂对 ASCVD 高风险患者治疗的心血管结局影响的研究十分有限(ASCVD 高风险定义为至少 2 个严重的 ASCVD 事件,或 1 个 ASCVD 严重事件合并至少 2 个高危因素)。中国一项观察性研究通过倾向性评分,与单用他汀类药物相比,ACS 患者接受他汀类药物联合依洛尤单抗的疗效和安全性。目前该人群的指南建议 LDL-C 目标为 55mg/dl 以下。在 6 个月的随访期内,依洛尤单抗与主要不良心血管事件发生数量较高相关(5/434 *vs.* 2/434,*HR*=2.52,95% *CI* 0.49~12.97)。而来自丹麦、韩国、中国和美国的基于人群的队列研究表明,基线 LDL-C 水平与全因死亡率之间存在 U 型相关。由于终身降脂的最佳目标是改善健康,故寿命和生活质量应始终是头等大事。当然,由于现有 PCSK9 抑制剂相关研究随访时间有限,可能需要进一步的长期随访研究,以充分明确 PCSK9 抑制剂对心血管死亡和全因死亡的改善作用。

二、低 LDL-C 水平与出血性脑卒中的风险

在过去 20 年中,针对东亚人群和高加索女性的研究结果显示,在未接受抗栓治疗的普通人群中,低 LDL-C 水平与出血性脑卒中风险之间存在相关性。在 SPARCL 研究中,高剂量他汀组患者出血性脑卒中的发生风险更高。另外,在接受经皮冠脉介入治疗(PCI)的 ACS 患者中,入院 LDL-C 水平与院内出血性脑卒中之间存在负相关:多变量校正后,LDL-C 每升高 30mg/dl,出血性脑卒中风险下降 20%(*OR*=0.80,95% *CI* 0.66~0.97)。但考虑到缺血性脑卒中风险下降的获益远远高于出血性脑卒中升高的风险,降脂风险仍需结合临床谨慎看待,研究结果显示在 9~20 年的随访中,出血性脑卒中的累积发生率为 0.80%~1.60%,而在我国缺血性脑卒中的发生率是出血性脑卒中的 3~5 倍。因此,在冠心病患者临床诊疗中,不应过分强调低 LDL-C 水平对出血性脑卒中的影响,以兼顾整体人群水平的缺血性脑卒中和整体 ASCVD 风险。

在另一种临床情况下,同样需关注低 LDL-C 水平与出血性脑卒中风险增加的相关性。在《2020 ESC 心房颤动诊断和管理指南》中,低 LDL-C 水平被列为颅内出血的可改变危险因素。一项观察性研究表明,低 LDL-C 与心房颤动的高风险相关。这一现象背后的潜在机制尚不清楚,可能与胆固醇影响心肌细胞离子通道的改变有关。对于接受双联抗血小板治疗(DAPT)的患者来说,颅内出血是抗凝治疗最严重的并发症。因此,对于低 LDL-C 合并心房颤动的患者,抗凝治疗的启动时机和最佳剂量应谨慎,并且有必要对这些患者的出血性脑卒中与血栓栓塞并发症的风险进行仔细的评估与权衡。

三、低 LDL-C 水平风险下的冠心病血脂管理

冠心病患者接受抗栓治疗与降脂治疗已成为临床标准治疗。尽管使用了避免出血的治疗策略,但院内和出院后冠心病患者出血并发症仍在稳步增加。大部分冠心病患者仍需接受 DAPT 治疗。为了降低接受 DAPT 治疗患者的出血风险,一些基于西方人群的研究构建了大量的院内、30 天和 1 年出血并发症风险预测模型。虽然缺血事件的定义已经存在,但出血事件缺乏标准化定义限制了基于评分的预测模型的临床应用。这些研究的另一个局限性是,所使用的分析方法主要是通过截断 *P* 值进行潜在预测因子选择,之后进行前向 / 后向

进一步筛选。由于半自动逐步回归本身存在局限性,即难以纠正的多重比较相关的低 P 值及多重共线性的影响,这种回归方法应谨慎使用。

REACH 登记注册研究,对 68 236 名患有脑血管疾病、冠状动脉疾病、外周动脉疾病或存在至少 3 种动脉粥样硬化风险因素的患者(其中 54.2% 服用阿司匹林)进行 2 年以上的随访后发现,高胆固醇血症(HC)与出血风险降低 23% 相关,并进一步确定为出血风险评分的独立预测因子。这一发现在 TRITON-TIMI 38 研究中得到证实,该研究对接受择期 PCI 的 ACS 患者进行 14.5 个月的随访(DAPT 为 100%),发现在 HC 与心肌梗死溶栓治疗(TIMI)大出血或 TIMI 小出血之间存在保护性关联(HR=0.82,95% CI=0.68~0.99)。对东亚人群的两项研究均表明在 1 年内接受 PCI(86% 患者接受 DAPT)的 ACS 患者或者 3 年随访期间接受依维莫司洗脱支架的患者中,高脂血症对 BARC 类型 2 级以上出血存在保护作用(不包括 BARC 4 型)。值得注意的是,REACT 研究结果显示,低胆固醇血症与出血风险增加 85% 相关,提示需要阐明 DAPT 患者 LDL-C 水平与出血风险的关系。然而,鉴于降脂是目前 ASCVD 预防的常规治疗,除了一项日本假设驱动研究之外,所有研究者都对其研究结果持谨慎态度,在其文章中只提及胆固醇水平与出血风险之间的关联,尚缺乏有力证据评估二者之间的因果关系。

基于上述数据驱动分析方法得出的证据,我们假设 LDL-C 水平与血小板反应性之间存在剂量 - 反应关系,低 LDL-C 水平与出血风险升高相关,反之依然。本研究团队分析中国心脏学会和美国心脏协会于 2014 年联合发起的 CCC-ACS 项目的数据后,研究结果显示在来自 240 家医院的 42 378 名 ACS 患者中,入院 LDL-C 水平与院内大出血风险存在非线性负相关,与 LDL-C ≥ 70mg/dl 患者相比,LDL-C<70mg/dl 的患者出血风险增加了 49%。因此,对于接受抗栓治疗(如 DAPT 或抗凝药物)的患者,采用强化降脂治疗策略前对患者进行出血风险评估是很有必要的。

有趣的是,虽然大量研究显示应用他汀类药物降脂与出血风险增加相关,但通过将院内他汀类药物与 β 受体阻滞剂和血管紧张素转换酶抑制剂 / 血管紧张素受体阻滞剂(即 ACS 患者的指导性药物治疗)相结合,可以减少院内大出血风险,这可能是由于他汀类药物在住院期间诱导的 LDL-C 降低的效力相对较低,以及他汀类药物对死亡率益处的多向性作用。因此加强 β 受体阻滞剂、血管紧张素转换酶抑制剂 / 血管紧张素受体阻滞剂及他汀类药物为主的指南导向药物治疗有助于改善冠心病患者的临床结局。

四、总结

近年来,临床实践中"强化降脂"的概念深入人心,似乎在降低 ASCVD 风险方面是完全安全且有效的。但考虑到积极降脂已经逐渐作为一种"终身服药策略",以及"越低越好"的流行概念,应彻底评估这种策略的利弊权衡,尤其是全因死亡率最低时 LDL-C 的最佳水平。观察性研究的最新证据证实了低 LDL-C 水平与患者接受 DAPT 期间心房颤动和出血性脑卒中等出血并发症风险增加相关。因此,医师在临床选择强化降脂治疗的同时应注意降低上述风险,包括规范指南导向药物治疗,使用消化道出血预防药物、最佳手术策略和降压策略,以及谨慎选择抗栓药物。

(杨 清 刘文楠 孙浩楠)

参考文献

［1］ VAN DER SANGEN N M R, ROZEMEIJER R, CHAN PIN YIN D, et al. Patient-tailored antithrombotic therapy following percutaneous coronary intervention [J]. Eur Heart J, 2021, 42 (10): 1038-1046.

［2］ SABATINE M S, GIUGLIANO R P, WIVIOTT S D, et al. Efficacy and safety of evolocumab in reducing lipids and cardiovascular events [J]. N Engl J Med, 2015, 372 (16): 1500-1509.

［3］ SCHWARTZ G G, STEG P G, SZAREK M, et al. Alirocumab and cardiovascular outcomes after acute coronary syndrome [J]. N Engl J Med, 2018, 379 (22): 2097-2107.

［4］ YANG Q, SUN D, PEI C, et al. LDL cholesterol levels and in-hospital bleeding in patients on high-intensity antithrombotic therapy: findings from the CCC-ACS project [J]. Eur Heart J, 2021, 42 (33): 3175-3186.

［5］ IIJIMA R, NDREPEPA G, MEHILLI J, et al. Profile of bleeding and ischaemic complications with bivalirudin and unfractionated heparin after percutaneous coronary intervention [J]. Eur Heart J, 2009, 30 (3): 290-296.

［6］ UESHIMA D, YOSHIKAWA S, SASAOKA T, et al. The hypercholesterolemia paradox in percutaneous coronary intervention: An analysis of a multicenter PCI registry [J]. Intern Med, 2019, 58 (3): 345-353.

［7］ LEE H J, LEE S R, CHOI E K, et al. Low lipid levels and high variability are associated with the risk of new-onset atrial fibrillation [J]. J Am Heart Assoc, 2019, 8 (23): e012771.

［8］ GUAN B, LI X, XUE W, et al. Blood lipid profiles and risk of atrial fibrillation: A systematic review and meta-analysis of cohort studies [J]. J Clin Lipidol, 2020, 14 (1): 133-142. e3.

［9］ SABATINE M S, GIUGLIANO R P, KEECH A C, et al. Evolocumab and clinical outcomes in patients with cardiovascular disease [J]. N Engl J Med, 2017, 376 (18): 1713-1722.

［10］ GRUNDY S M, STONE N J, BAILEY A L, et al. 2018 AHA/ACC/AACVPR/AAPA/ABC/ACPM/ADA/AGS/APhA/ASPC/NLA/PCNA Guideline on the Management of Blood Cholesterol: Executive Summary: A Report of the American College of Cardiology/American Heart Association Task Force on Clinical Practice Guidelines [J]. Circulation, 2019, 139 (25): e1046-e1081.

［11］ MACH F, BAIGENT C, CATAPANO A L, et al. 2019 ESC/EAS Guidelines for the management of dyslipidaemias: Lipid modification to reduce cardiovascular risk [J]. Eur Heart J, 2020, 41 (1): 111-188.

［12］ O'FEE K, DEYCH E, CIANI O, et al. Assessment of nonfatal myocardial infarction as a surrogate for all-cause and cardiovascular mortality in treatment or prevention of coronary artery disease: A meta-analysis of randomized clinical trials [J]. JAMA Intern Med, 2021, 181 (12): 1575-1587.

［13］ TURGEON R D, TSUYUKI R T, GYENES G T, et al. Cardiovascular efficacy and safety of PCSK9 inhibitors: Systematic review and meta-analysis including the ODYSSEY OUTCOMES trial [J]. Can J Cardiol, 2018, 34 (12): 1600-1605.

［14］ MU G, XIANG Q, ZHOU S, et al. Efficacy and safety of PCSK9 monoclonal antibodies in patients at high cardiovascular risk: An updated systematic review and meta-analysis of 32 randomized controlled trials [J]. Adv Ther, 2020, 37 (4): 1496-1521.

［15］ NAVARESE E P, ROBINSON J G, KOWALEWSKI M, et al. Association between baseline LDL-C level and total and cardiovascular mortality after LDL-C lowering: A systematic review and meta-analysis [J]. JAMA, 2018, 319 (15): 1566-1579.

［16］ KHAN S U, RIAZ H, RAHMAN H, et al. Association of baseline LDL-C with total and cardiovascular mortality in patients using proprotein convertase subtilisin-kexin type 9 inhibitors: A systematic review and meta-analysis [J]. J Clin Lipidol, 2019, 13 (4): 538-549.

［17］ VAN BRUGGEN F H, LUIJENDIJK H J. Evolocumab's long-term mortality risk unclear due to shortened follow-up of FOURIER [J]. Am J Cardiovasc Drugs, 2022, 22 (1): 5-8.

［18］ VAN BRUGGEN F H, NIJHUIS G B J, ZUIDEMA S U, et al. Serious adverse events and deaths in PCSK9 inhibitor trials reported on ClinicalTrials. gov: A systematic review [J]. Expert Rev Clin Pharmacol, 2020, 13 (7): 787-796.

［19］ LIU Y Q, LI D D, CHAI M, et al. Real world effectiveness of PCSK-9 inhibitors combined with statins versus statins-based therapy among patients with very high risk of atherosclerotic cardiovascular disease in China (RWE-PCSK study)[J]. J Geriatr Cardiol, 2021, 18 (4): 261-270.

［20］ JOHANNESEN C D L, LANGSTED A, MORTENSEN M B, et al. Association between low density lipoprotein and all cause and cause specific mortality in Denmark: prospective cohort study [J]. BMJ, 2020, 371: m4266.

［21］ SUNG K C, HUH J H, RYU S, et al. Low levels of low-density lipoprotein cholesterol and mortality outcomes in non-statin users [J]. J Clin Med, 2019, 8 (10): 1571.

［22］ LU J M, WU M Y, YANG Z M, et al. Low LDL-C levels are associated with risk of mortality in a Chinese cohort study [J]. Endocrine, 2021, 73 (3): 563-572.

［23］ LIU Y, LIU F, ZHANG L, et al. Association between low density lipoprotein cholesterol and all-cause mortality: results from the NHANES 1999-2014 [J]. Sci Rep, 2021, 11 (1): 22111.

［24］ EBRAHIM S, SUNG J, SONG Y M, et al. Serum cholesterol, haemorrhagic stroke, ischaemic stroke, and myocardial infarction: Korean national health system prospective cohort study [J]. BMJ, 2006, 333 (7557): 22.

［25］ WERNER N, NICKENIG G, SINNING J M. Complex PCI procedures: challenges for the interventional cardiologist [J]. Clin Res Cardiol, 2018, 107 (Suppl 2): 64-73.

［26］ RIST P M, BURING J E, RIDKER P M, et al. Lipid levels and the risk of hemorrhagic stroke among women [J]. Neurology, 2019, 92 (19): e2286-e2294.

［27］ ZHOU X, YANG Q. From hemorrhagic stroke to lipid paradox: A double-hit hypothesis underlying low low-density lipoprotein cholesterol related cardiovascular risk-a narrative review [J]. J BioX Res, 2020, 3 (3): 97-103.

［28］ AMARENCO P, BOGOUSSLAVSKY J, CALLAHAN A, 3rd, et al. High-dose atorvastatin after stroke or transient ischemic attack [J]. N Engl J Med, 2006, 355 (6): 549-559.

［29］ MA C, GUROL M E, HUANG Z, et al. Low-density lipoprotein cholesterol and risk of intracerebral hemorrhage: A prospective study [J]. Neurology, 2019, 93 (5): e445-e457.

［30］ SUN L, CLARKE R, BENNETT D, et al. Causal associations of blood lipids with risk of ischemic stroke and intracerebral hemorrhage in Chinese adults [J]. Nat Med, 2019, 25 (4): 569-574.

［31］ ZHANG X, LIU J, WANG M, et al. Twenty-year epidemiologic study on LDL-C levels in relation to the risks of atherosclerotic event, hemorrhagic stroke, and cancer death among young and middle-aged population in China [J]. J Clin Lipidol, 2018, 12 (5): 1179-1189. e4.

［32］ HINDRICKS G, POTPARA T, DAGRES N, et al. 2020 ESC Guidelines for the diagnosis and management of atrial fibrillation developed in collaboration with the European Association for Cardio-Thoracic Surgery (EACTS): The Task Force for the diagnosis and management of atrial fibrillation of the European Society of Cardiology (ESC) Developed with the special contribution of the European Heart Rhythm Association (EHRA) of the ESC [J]. Eur Heart J, 2021, 42 (5): 373-498.

［33］ BALSE E, EL-HAOU S, DILLANIAN G, et al. Cholesterol modulates the recruitment of Kv1. 5 channels from Rab11-associated recycling endosome in native atrial myocytes [J]. Proc Natl Acad Sci U S A, 2009, 106 (34): 14681-14686.

［34］ EPSHTEIN Y, CHOPRA A P, ROSENHOUSE-DANTSKER A, et al. Identification of a C-terminus domain critical for the sensitivity of Kir2. 1 to cholesterol [J]. Proc Natl Acad Sci U S A, 2009, 106 (19): 8055-8060.

［35］ SIMONSSON M, WALLENTIN L, ALFREDSSON J, et al. Temporal trends in bleeding events in acute myocardial infarction: insights from the SWEDEHEART registry [J]. Eur Heart J, 2020, 41 (7): 833-843.

［36］ SUBHERWAL S, BACH R G, CHEN A Y, et al. Baseline risk of major bleeding in non-ST-segment-elevation myocardial infarction: the CRUSADE (Can Rapid risk stratification of Unstable angina patients Suppress ADverse outcomes with Early implementation of the ACC/AHA Guidelines) Bleeding Score [J]. Circulation, 2009, 119 (14): 1873-1882.

［37］ SIMONSSON M, WINELL H, OLSSON H, et al. Development and validation of a novel risk score for in-hospital major bleeding in acute myocardial infarction: The SWEDEHEART Score [J]. J Am Heart Assoc, 2019, 8 (5): e012157.

［38］ MEHRAN R, POCOCK S J, NIKOLSKY E, et al. A risk score to predict bleeding in patients with acute coronary syndromes [J]. J Am Coll Cardiol, 2010, 55 (23): 2556-2566.

［39］ COSTA F, VAN KLAVEREN D, JAMES S, et al. Derivation and validation of the predicting bleeding complications in patients undergoing stent implantation and subsequent dual antiplatelet therapy (PRECISE-DAPT) score: a pooled analysis of individual-patient datasets from clinical trials [J]. Lancet, 2017, 389 (10073): 1025-1034.

［40］ SUÁREZ E P C, RIVERA R, MARTINEZ M N. Applications of regression models in epidemiology [M]. Hoboken, NJ: John Wiley&Sons, Inc. 2017.

［41］ DUCROCQ G, WALLACE J S, BARON G, et al. Risk score to predict serious bleeding in stable outpatients with or at risk of atherothrombosis [J]. Eur Heart J, 2010, 31 (10): 1257-1265.

［42］ HOCHHOLZER W, WIVIOTT S D, ANTMAN E M, et al. Predictors of bleeding and time dependence of association of bleeding with mortality: insights from the Trial to Assess Improvement in Therapeutic Outcomes by Optimizing Platelet Inhibition With Prasugrel--Thrombolysis in Myocardial Infarction 38 (TRITON-TIMI 38)[J]. Circulation, 2011, 123 (23): 2681-2689.

［43］ UESHIMA D, YOSHIKAWA S, SASAOKA T, et al. The hypercholesterolemia paradox in percutaneous coronary intervention: An analysis of a multicenter PCI registry [J]. Intern Med, 2019, 58 (3): 345-353.

［44］ CHEN Y, YIN T, XI S, et al. A risk score to predict postdischarge bleeding among acute coronary syndrome patients undergoing percutaneous coronary intervention: BRIC-ACS study [J]. Catheter Cardiovasc Interv, 2019, 93 (7): 1194-1204.

［45］ HAO Y, LIU J, LIU J, et al. Rationale and design of the Improving Care for Cardiovascular Disease in China (CCC) project: A national effort to prompt quality enhancement for acute coronary syndrome [J]. Am Heart J, 2016, 179: 107-115.

［46］ LI Z, YANG P, GERU A, et al. Early guideline-directed medical therapy and in-hospital major bleeding risk in ST-elevation myocardial infarction patients treated with percutaneous coronary intervention: Findings from the CCC-ACS project [J]. Cardiovasc Drugs Ther, 2021. Online ahead of print.

恶性肿瘤患者血栓栓塞性疾病的处理和预防

恶性肿瘤患者是静脉血栓栓塞（venous thromboembolism，VTE）的高危人群，肿瘤相关VTE是恶性肿瘤患者死亡的第二大原因。流行病学研究显示，恶性肿瘤患者合并VTE的发病率为4%~20%，肿瘤患者VTE的发生率比非肿瘤患者高4~7倍。肿瘤患者VTE的累积发生率为1%~8%，且呈逐渐升高趋势，这与肿瘤患者生存期延长、检查手段完善、静脉导管的使用有关。肿瘤患者血栓栓塞性疾病会导致预后恶化，增加医疗费用，同时抗栓治疗还会带来更高的出血风险，这为恶性肿瘤VTE的防治带来困难。

近年来，恶性肿瘤VTE领域的临床研究较多，新型抗凝药受到研究者的广泛关注，国内外相关组织也制定并更新了一些指导恶性肿瘤患者VTE防治的指南和共识。早在2010年，中国临床肿瘤学会和哈尔滨血液病肿瘤研究所制定了《中国肿瘤相关静脉血栓栓塞症的预防与治疗专家共识》，此后多次修订和更新，目前已更新到《中国肿瘤相关静脉血栓栓塞症预防与治疗指南（2019版）》。2022年，国际血栓形成和癌症协会（International Initiative on Thrombosis and Cancer，ITAC）发布的《2022年国际临床实践指南：癌症（包括COVID-19）患者静脉血栓栓塞的治疗和预防》（以下简称"临床实践指南"）总结了最新的循证医学证据，为临床工作提供了指导和支持。

一、恶性肿瘤相关VTE的处理

恶性肿瘤相关VTE包括深静脉血栓形成（deep venous thrombosis，DVT）、浅表血栓性静脉炎、肺栓塞及导管相关性血栓。对于确诊VTE的患者，除外禁忌后应立即开始抗凝治疗。抗凝药物包括肠外抗凝药物（普通肝素、低分子量肝素、磺达肝癸钠）、华法林、直接口服抗凝药等。

（一）恶性肿瘤相关VTE的起始治疗

基于既往的研究证据，以及低分子量肝素便于使用的特点，国内外指南均推荐低分子量肝素作为肿瘤患者VTE起始治疗药物。荟萃分析提示，相比于普通肝素，恶性肿瘤VTE患者早期使用低分子量肝素可能会降低死亡率（$RR=0.66$，95% CI 0.40~1.10）和复发VTE风险（$RR=0.69$，95% CI 0.27~1.76）。近年来一些临床研究比较了恶性肿瘤VTE患者不同抗凝药物的效果，为低分子量肝素在恶性肿瘤VTE早期治疗中提供了更高质量的证据，并进一步扩大了研究的样本量，因此，2022年ITAC发布的临床实践指南将低分子量肝素的推荐等级由1B上调到1A。

对于胃肠道或泌尿生殖系统出血风险低的恶性肿瘤患者，直接口服抗凝药（利伐沙班、阿哌沙班或艾多沙班）也可以用于VTE的起始治疗（推荐等级1A）。已有多项临床研究显示，在恶性肿瘤VTE患者早期治疗过程中，口服抗凝药的效果并不劣于低分子量肝素。CARAVAGGIO研究是一项国际多中心非劣效性研究，纳入了1 155例急性近端DVT或肺栓塞的恶性肿瘤患者，随机分组给予口服阿哌沙班或皮下注射达肝素钠，治疗持续6个月，结果提示，阿哌沙班组患者复发VTE风险并不高于达肝素钠组（5.6% *vs.* 7.9%，$RR=0.63$，95% CI 0.37~1.07，非劣效性 $P<0.001$），且阿哌沙班组患者大出血风险也没有增加

(RR=0.82,95% CI 0.40~0.69,P=0.60)。SELECT-D 研究和 CASTA DIVA 研究则证实了利伐沙班治疗恶性肿瘤 VTE 的效果和安全性。阿哌沙班起始剂量为 10mg、2 次 /d(前 7 天),利伐沙班起始剂量为 15mg、2 次 /d(前 21 天),而艾多沙班需要 5 天的肠外抗凝(通常是低分子量肝素),之后再开始标准的 60mg/d 治疗,当患者存在低分子量肝素或者直接口服抗凝药禁忌时,可以考虑选择使用普通肝素、磺达肝癸钠作为替代药物。

对于存在抗凝治疗禁忌,或者经充分抗凝治疗仍复发的肺栓塞患者,可以考虑使用下腔静脉滤器。然而,目前下腔静脉滤器在恶性肿瘤 VTE 早期治疗中的效果缺乏足够的证据支持。一项回顾性队列研究纳入了 88 585 例急性 DVT 的恶性肿瘤患者,研究结果发现,与未使用下腔静脉滤器的患者相比,使用下腔静脉滤器的患者无肺栓塞生存率有明显改善(OR=0.69,95% CI 0.64~0.75,P<0.001)。而在另一项前瞻性队列研究中,纳入了 247 例因抗凝禁忌置入下腔静脉滤器的恶性肿瘤 VTE 患者,并匹配了 247 名未经滤器治疗的患者。研究结果显示,置入下腔静脉滤器的患者肺栓塞相关死亡率显著降低(0.8% $vs.$ 4.0%,P=0.04),但全因死亡风险并无明显降低(12.2% $vs.$ 17.0%,P=0.13)。由于长期放置下腔静脉滤器会增加滤器堵塞、VTE 复发的风险,建议首选可回收或临时滤器,同时建议定期评估抗凝禁忌,如抗凝禁忌解除,需及时启动抗凝治疗并取出滤器。

恶性肿瘤 VTE 患者早期溶栓的治疗效果也缺乏相关研究数据。对这些患者进行溶栓治疗需充分评估个体情况,警惕出血风险及其他禁忌证。一项回顾性研究纳入了下肢近端或腔静脉 DVT 的恶性肿瘤患者,分析结果发现,相比于单纯抗凝治疗,接受经导管溶栓治疗的患者院内死亡率没有显著差异(2.6% $vs.$ 1.9%,P=0.23),但颅内出血风险增加(1.3% $vs.$ 0.4%,P=0.017)、输血率增加(18.6% $vs.$ 13.1%,P<0.001)、手术相关血肿发生率增加(2.4% $vs.$ 0.4%,P<0.001)。

(二)恶性肿瘤相关 VTE 的维持治疗

在恶性肿瘤相关 VTE 治疗的早期(前 6 个月)及更长时间(6 个月后)里,首选低分子量肝素或直接口服抗凝药(艾多沙班、利伐沙班或阿哌沙班)作为一线治疗药物。然而,皮下注射低分子量肝素会带来使用不便,而直接口服抗凝药在使用中需考虑药物相互作用、胃肠道吸收障碍、消化道肿瘤出血等因素。

既往已有多项研究证实,在恶性肿瘤相关 VTE 维持治疗阶段,低分子量肝素的效果优于华法林。CLOT 研究是一项国际多中心研究,纳入了 676 例急性近端 DVT 或肺栓塞的恶性肿瘤患者,随机分组给予低分子量肝素或者华法林治疗 6 个月,随访结果显示,低分子量肝素维持治疗的患者复发 VTE 的风险更低(9% $vs.$ 17%,HR=0.48,P=0.002),两组患者出血风险没有明显差异。此外,CANTHANOX 研究、LITE 研究结果也提示低分子量肝素治疗效果优于维生素 K 拮抗剂。而在研究规模更大、覆盖人群更广的 CATCH 研究中,900 例合并 VTE 的恶性肿瘤患者被随机分配给予低分子量肝素(亭扎肝素)或华法林治疗 6 个月,结果显示,虽然两组患者复发 VTE(亭扎肝素组 6.9% $vs.$ 华法林组 10.0%,HR=0.65,P=0.07)和主要出血事件的风险没有差异,但是亭扎肝素组患者发生症状性 DVT(2.7% $vs.$ 5.3%,HR=0.48,P=0.04)和临床相关非主要出血事件(10.9% $vs.$ 15.3%,HR=0.58,P=0.004)的风险更低。

除了 CARAVAGGIO 研究,多个临床研究也证实直接口服抗凝药能够降低恶性肿瘤 VTE 患者再发 VTE 的风险,且不增加主要出血风险。CASTA DIVA 研究是一项随机非劣效性研究,纳入了 158 例近端 DVT 或肺栓塞的活动性恶性肿瘤患者,将其随机分配到利伐沙班或低分子量肝素组治疗 3 个月,结果显示,两组患者再发 VTE 风险无差异(利伐沙班组 6.4% *vs.* 低分子量肝素组 10.1%,*HR*=0.75,95% *CI* 0.21~2.66),而主要出血事件、临床相关出血事件、全因死亡率也没有差异。近期发布的一项荟萃分析纳入了 6 项随机对照研究(共计 3 690 例恶性肿瘤相关 VTE 患者),3~6 个月随访结果显示,与低分子量肝素相比,直接口服抗凝药(包括艾多沙班、利伐沙班、阿哌沙班)显著降低了恶性肿瘤相关 VTE 复发的风险(*RR*= 0.67,95% *CI* 0.52~0.85),主要出血事件的风险没有增加(*RR*=1.17,95% *CI* 0.82~1.67),全因死亡率也没有差异,但临床相关非主要出血事件的风险显著增加(*RR*=1.66,95% *CI* 1.31~2.09)。这些研究的结果进一步提高了直接口服抗凝药的证据水平。

然而,需要注意的是,对于胃肠道恶性肿瘤的 VTE 患者,接受直接口服抗凝药治疗可能会增加主要出血事件风险。一项纳入 4 个随机对照研究(共计 2 894 例患者)的荟萃分析结果显示,与低分子量肝素相比,直接口服抗凝药治疗 6 个月时胃肠道恶性肿瘤患者主要出血事件风险更高(9.3% *vs.* 4.0%,*RR*=2.30,95% *CI* 1.08~4.88,*P*=0.031)。

(三)恶性肿瘤相关 VTE 的疗程

基于 CARAVAGGIO、SELECT-D、ADAM VTE 等临床研究结果,2022 年 ITAC 临床实践指南建议,恶性肿瘤 VTE 患者需接受至少 6 个月低分子量肝素或直接口服抗凝药治疗(推荐等级 1A),而在维持治疗 6 个月之后,由于目前缺乏临床证据,可根据患者的风险获益比、耐受性、肿瘤活动状态等个体化地决定是否继续抗凝治疗。对于有活动性肿瘤或危险因素长期无法消除的患者,应考虑无限期抗凝。

(四)恶性肿瘤患者导管相关血栓的治疗

30% 的恶性肿瘤患者会出现导管相关血栓,其中 3.0%~5.0% 会出现症状性导管相关血栓。对于症状性导管相关血栓形成,建议抗凝治疗至少 3 个月。对于这些患者,目前尚没有研究对不同抗凝药的治疗效果进行比较,基于已有的研究结果,建议选择低分子量肝素进行治疗。如果中心静脉导管功能及位置良好,没有合并感染,患者症状在密切监测下能够缓解,可继续保留导管。然而,无论保留或取出中心静脉导管,抗凝治疗的最佳时间均尚未确定。

二、恶性肿瘤相关 VTE 的预防

(一)恶性肿瘤相关 VTE 风险评估

恶性肿瘤患者发生 VTE 的风险增加,多种危险因素和临床条件可影响 VTE 风险。VTE 和恶性肿瘤之间也存在时间依赖性的关联,大多数 VTE 事件发生在恶性肿瘤诊断后的前 6 个月内。与恶性肿瘤患者 VTE 风险相关的因素包括肿瘤的部位、分期、肿瘤治疗方案、免疫调节药物、激素治疗、红细胞生成素、输血、既往 VTE 史、高龄、肥胖等。

风险评估模型有助于临床医师对患者进行针对性的分层管理。Khorana 评分是目前最常用的模型,适用于接受化学治疗的恶性肿瘤患者,内容包括肿瘤部位、血小板计数、血红蛋白或使用红细胞生成素、白细胞计数和体重指数(BMI)。Khorana 评分的效果已在多个研究中进行了外部验证,并被国内外相关指南推荐。此外,还有 COMPASS-CAT 评分(适用于乳腺癌、卵巢癌、结直肠癌)、ONKOTEV 评分等。

(二)接受手术治疗的恶性肿瘤患者 VTE 预防

对于拟行肿瘤外科手术的恶性肿瘤患者,需要在术前 2~12 小时这一阶段开始预防性抗凝治疗,并至少持续到术后 7~10 天,抗凝药物可选择低分子量肝素(每日 1 次)或普通肝素(每日 3 次),目前没有充足的证据支持磺达肝癸钠或直接口服抗凝药用于预防 VTE。一项纳入 20 个随机对照试验(共计 4 970 例接受盆腹腔手术的妇科恶性肿瘤患者)的荟萃分析结果提示,使用低分子量肝素和普通肝素用于预防 VTE 的患者,其 VTE 发生风险($RR=1.16$,$95\% CI$ $0.85\sim1.56$)和主要出血事件风险均没有差异($RR=0.62$,$95\% CI$ $0.32\sim1.23$)。

　　一些血栓风险高而出血风险低的患者可以延长术后预防性抗凝治疗时间。一项纳入 68 项研究(共计 1 631 118 例行盆腹部恶性肿瘤手术的患者)的荟萃分析显示,延长术后 VTE 预防时间可明显降低 VTE 的发生率(1.0% vs. 2.1%,$RR=0.48$,$95\% CI$ $0.31\sim0.74$),而临床相关出血没有显著增加(4.0% vs. 4.9%,$RR=1.0$,$95\% CI$ $0.66\sim1.5$)。因此,2022 年 ITAC 临床实践指南建议,对于出血风险不高的盆腹腔肿瘤手术(包括腔镜和开腹手术)患者,术后低分子量肝素预防 VTE 的疗程可延长到 4 周,并且将这一建议的推荐等级提升到 1A 级别。

　　机械预防的作用有限,除非存在药物预防治疗禁忌,否则机械预防不能作为患者 VTE 预防的唯一措施。此外,下腔静脉滤器也不能用于恶性肿瘤患者 VTE 预防性治疗。韩国的一项临床研究纳入了 682 例胃癌术后患者,随机分为单纯间歇性气压装置组和间歇性气压装置联合低分子量肝素治疗组,结果显示,后者发生 VTE 的风险更低(3.6% vs. 0.6%,$P=0.008$)。

(三)内科治疗的恶性肿瘤患者 VTE 预防

　　内科治疗的恶性肿瘤患者 VTE 风险与肿瘤类型、抗肿瘤治疗方案等因素有关。对于内科住院治疗的恶性肿瘤患者,可使用低分子量肝素、磺达肝癸钠或普通肝素预防 VTE。而对于门诊接受内科治疗的恶性肿瘤患者,一般不建议常规使用抗凝药物进行 VTE 一级预防,但对于 VTE 中高危的门诊患者,如果没有活动性出血或者高出血风险,现有研究数据支持使用直接口服抗凝药(利伐沙班或阿哌沙班)预防 VTE。有荟萃分析显示,对于 VTE 高危(Khorana 评分 ≥ 3 分)的恶性肿瘤患者,使用低分子量肝素或直接口服抗凝药可使 VTE 风险下降 55%($RR=0.45$,$95\% CI$ $0.28\sim0.67$),而在 Khorana 评分 ≥ 2 分的患者中,VTE 风险也下降了 42%($RR=0.58$,$95\% CI$ $0.36\sim0.83$),且不增加主要出血风险。

(四)恶性肿瘤类型与 VTE 预防

　　不同种类的肿瘤患者面临不同的出血和血栓风险。对于接受系统性抗肿瘤治疗的晚期或转移性胰腺癌患者,其 VTE 风险更高,给予低分子量肝素(推荐等级 1A)或直接口服抗凝药(推荐等级 1B)治疗可以降低 VTE 发生风险。对于肺癌患者,有荟萃分析发现,虽然预防性抗凝治疗能够相对减少 VTE 发生,但会增加出血风险,因此,对于进行系统性抗肿瘤治疗的晚期肺癌患者,不建议预防性抗凝治疗。对于使用免疫调节剂治疗的骨髓瘤患者,近年来的相关指南均建议采用 VTE 一级预防药物,包括口服抗凝剂(低剂量或治疗剂量维生素 K 拮抗剂和预防剂量阿哌沙班)、预防剂量低分子量肝素或低剂量阿司匹林(100mg/d),它们在预防 VTE 方面具有类似的效果。

三、总结

　　恶性肿瘤疾病是 VTE 的危险因素,在临床实践工作中,恶性肿瘤相关 VTE 的防治至关重要,同时也比较棘手,往往存在矛盾治疗,需充分评估患者出血和血栓形成风险制订抗凝治疗方案。近年来该领域临床研究发展较快,尤其是直接口服抗凝药相关的研究,为临床决策提供了更高质量的循证医学证据,有助于实现更为严密的 VTE 风险管理,进一步改善恶性肿瘤患者的预后。

(周 沛 陈 婷 郭晓纲)

参考文献

［1］ FARGE D, FRERE C, CONNORS J M, et al. 2022 international clinical practice guidelines for the treatment and prophylaxis of venous thromboembolism in patients with cancer, including patients with COVID-19 [J]. Lancet Oncol, 2022, 23 (7): e334-e347.

［2］ LANGER F, BOKEMEYER C. Crosstalk between cancer and haemostasis. Implications for cancer biology and cancer-associated thrombosis with focus on tissue factor [J]. Hamostaseologie, 2012, 32 (2): 95-104.

［3］ GEERTS W H, PINEO G F, HEIT J A, et al. Prevention of venous thromboembolism: the Seventh ACCP Conference on Antithrombotic and Thrombolytic Therapy [J]. Chest, 2004, 126 (3 Suppl): 338s-400s.

［4］ KHORANA A A. Venous thromboembolism prevention in cancer outpatients [J]. J Nat Compr Canc Netw, 2013, 11 (11): 1431-1438.

［5］ MULDER F I, HORVÁTH-PUHÓ E, VAN ES N, et al. Venous thromboembolism in cancer patients: a population-based cohort study [J]. Blood, 2021, 137 (14): 1959-1969.

［6］ FARGE D, BOUNAMEAUX H, BRENNER B, et al. International clinical practice guidelines including guidance for direct oral anticoagulants in the treatment and prophylaxis of venous thromboembolism in patients with cancer [J]. Lancet Oncol, 2016, 17 (10): e452-e466.

［7］ 马军, 秦叔逵, 吴一龙, 等. 肿瘤相关静脉血栓栓塞症预防与治疗指南 (2019 版)[J]. 中国肿瘤临床, 2019, 46 (13): 653-660.

［8］ KAHALE L A, MATAR C F, HAKOUM M B, et al. Anticoagulation for the initial treatment of venous thromboembolism in people with cancer [J]. Cochrane Database Syst Rev, 2021, 12 (12): Cd006649.

［9］ AGNELLI G, BECATTINI C, MEYER G, et al. Apixaban for the treatment of venous thromboembolism associated with cancer [J]. N Engl J Med, 2020, 382 (17): 1599-1607.

［10］ PLANQUETTE B, BERTOLETTI L, CHARLES-NELSON A, et al. Rivaroxaban *vs* dalteparin in cancer-associated thromboembolism: A randomized trial [J]. Chest, 2022, 161 (3): 781-790.

［11］ RASKOB G E, VAN ES N, VERHAMME P, et al. Edoxaban for the treatment of cancer-associated venous thromboembolism [J]. N Engl J Med, 2018, 378 (7): 615-624.

［12］ YOUNG A M, MARSHALL A, THIRLWALL J, et al. Comparison of an oral factor Xa inhibitor with low molecular weight heparin in patients with cancer with venous thromboembolism: Results of a randomized trial (SELECT-D)[J]. J Clin Onco, 2018, 36 (20): 2017-2023.

［13］ BALABHADRA S, KUBAN J D, LEE S, et al. Association of inferior vena cava filter placement with rates of pulmonary embolism in patients with cancer and acute lower extremity deep venous thrombosis [J]. JAMA Netw Open, 2020, 3 (7): e2011079.

［14］ QUEZADA A, JIMÉNEZ D, BIKDELI B, et al. Outcomes after vena cava filter use in patients with cancer-associated venous thromboembolism and contraindications to anticoagulation [J]. Thromb Haemost, 2020, 120 (7): 1035-1044.

［15］ BRAILOVSKY Y, YEUNG H M, LAKHTER V, et al. In-hospital outcomes of catheter-directed thrombolysis versus anticoagulation in cancer patients with proximal deep venous thrombosis [J]. J Vasc Surg Venous Lymphat Disord, 2020, 8 (4): 538-544. e533.

［16］ LEE A Y, LEVINE M N, BAKER R I, et al. Low-molecular-weight heparin versus a coumarin for the prevention of recurrent venous thromboembolism in patients with cancer [J]. N Engl J Med, 2003,

349 (2): 146-153.

［17］ MEYER G, MARJANOVIC Z, VALCKE J, et al. Comparison of low-molecular-weight heparin and warfarin for the secondary prevention of venous thromboembolism in patients with cancer: a randomized controlled study [J]. Arch Intern Med, 2002, 162 (15): 1729-1735.

［18］ HULL R D, PINEO G F, BRANT R F, et al. Long-term low-molecular-weight heparin versus usual care in proximal-vein thrombosis patients with cancer [J]. Am J Med, 2006, 119 (12): 1062-1072.

［19］ LEE A Y Y, KAMPHUISEN P W, MEYER G, et al. Tinzaparin *vs* warfarin for treatment of acute venous thromboembolism in patients with active cancer: A randomized clinical trial [J]. JAMA, 2015, 314 (7): 677-686.

［20］ FRERE C, FARGE D, SCHRAG D, et al. Direct oral anticoagulant versus low molecular weight heparin for the treatment of cancer-associated venous thromboembolism: 2022 updated systematic review and meta-analysis of randomized controlled trials [J]. J Hematol Oncol, 2022, 15 (1): 69.

［21］ MOIK F, POSCH F, ZIELINSKI C, et al. Direct oral anticoagulants compared to low-molecular-weight heparin for the treatment of cancer-associated thrombosis: Updated systematic review and meta-analysis of randomized controlled trials [J]. Res Pract Thromb Haemost, 2020, 4 (4): 550-561.

［22］ MCBANE R D, MCBANE Ⅱ R, LOPRINZI C L, et al. Apixaban and dalteparin in active malignancy-associated venous thromboembolism: The ADAM VTE trial [J]. J Thromb Haemost, 2020, 18 (2): 411-421.

［23］ DEBOURDEAU P, FARGE D, BECKERS M, et al. International clinical practice guidelines for the treatment and prophylaxis of thrombosis associated with central venous catheters in patients with cancer [J]. J Thromb Haemost, 2013, 11 (1): 71-80.

［24］ DELLUC A, LE GAL G, SCARVELIS D, et al. Outcome of central venous catheter associated upper extremity deep vein thrombosis in cancer patients [J]. Thromb Res, 2015, 135 (2): 298-302.

［25］ OLIVER N, SHORT B, THEIN M, et al. Treatment of catheter-related deep vein thrombosis in patients with acute leukemia with anticoagulation [J]. Leuk Lymphoma, 2015, 56 (7): 2082-2086.

［26］ AY C, PABINGER I, COHEN A T. Cancer-associated venous thromboembolism: Burden, mechanisms, and management [J]. Thromb Haemost, 2017, 117 (2): 219-230.

［27］ KHORANA A A, KUDERER N M, CULAKOVA E, et al. Development and validation of a predictive model for chemotherapy-associated thrombosis [J]. Blood, 2008, 111 (10): 4902-4907.

［28］ VERSO M, AGNELLI G, BARNI S, et al. A modified Khorana risk assessment score for venous thromboembolism in cancer patients receiving chemotherapy: the Protecht score [J]. Int Emerg Med, 2012, 7 (3): 291-292.

［29］ PELZER U, SINN M, STIELER J, et al. Primary pharmacological prevention of thromboembolic events in ambulatory patients with advanced pancreatic cancer treated with chemotherapy? [J]. Deutsch Med Wochenschr, 2013, 138 (41): 2084-2088.

［30］ GEROTZIAFAS G T, TAHER A, ABDEL-RAZEQ H, et al. A predictive score for thrombosis associated with breast, colorectal, lung, or ovarian cancer: The prospective COMPASS-cancer-associated thrombosis study [J]. Oncologist, 2017, 22 (10): 1222-1231.

［31］ INSIN P, VITOOPINYOPARB K, THADANIPON K, et al. Prevention of venous thromboembolism in gynecological cancer patients undergoing major abdominopelvic surgery: A systematic review and network meta-analysis [J]. Gynecol Oncol, 2021, 161 (1): 304-313.

［32］ KNOLL W, FERGUSSON N, IVANKOVIC V, et al. Extended thromboprophylaxis following major abdominal/pelvic cancer-related surgery: A systematic review and meta-analysis of the literature [J]. Thromb Res, 2021, 204: 114-122.

［33］ FARGE D, FRERE C, CONNORS J M, et al. 2019 international clinical practice guidelines for the treatment and prophylaxis of venous thromboembolism in patients with cancer [J]. Lancet Oncol, 2019, 20 (10): e566-e581.

［34］ JUNG Y J, SEO H S, PARK C H, et al. Venous Thromboembolism Incidence and Prophylaxis Use After Gastrectomy Among Korean Patients With Gastric Adenocarcinoma: The PROTECTOR Randomized Clinical Trial [J]. JAMA Surg, 2018, 153 (10): 939-946.

［35］ WANG T F, ZWICKER J I, AY C, et al. The use of direct oral anticoagulants for primary thromboprophylaxis in ambulatory cancer patients: Guidance from the SSC of the ISTH [J]. J Thromb Haemost, 2019, 17 (10): 1772-1778.

［36］ BOSCH F T M, MULDER F I, KAMPHUISEN P W, et al. Primary thromboprophylaxis in ambulatory cancer patients with a high Khorana score: a systematic review and meta-analysis [J]. Blood Adv, 2020, 4 (20): 5215-5225.

［37］ VADHAN-RAJ S, MCNAMARA M G, VENERITO M, et al. Rivaroxaban thromboprophylaxis in ambulatory patients with pancreatic cancer: Results from a pre-specified subgroup analysis of the randomized CASSINI study [J]. Cancer Med, 2020, 9 (17): 6196-6204.

［38］ MARAVEYAS A, WATERS J, ROY R, et al. Gemcitabine versus gemcitabine plus dalteparin thromboprophylaxis in pancreatic cancer [J]. Eur J Cancer, 2012, 48 (9): 1283-1292.

［39］ PELZER U, OPITZ B, DEUTSCHINOFF G, et al. Efficacy of Prophylactic Low-Molecular Weight Heparin for Ambulatory Patients With Advanced Pancreatic Cancer: Outcomes From the CONKO-004 Trial [J]. J Clin Oncol, 2015, 33 (18): 2028-2034.

［40］ YU Y, LV Q, ZHANG B, et al. Adjuvant therapy with heparin in patients with lung cancer without indication for anticoagulants: A systematic review of the literature with meta-analysis [J]. J Cancer Res Ther, 2016, 12 (Supplement): 37-42.

［41］ FUENTES H E, ORAMAS D M, PAZ L H, et al. Meta-analysis on anticoagulation and prevention of thrombosis and mortality among patients with lung cancer [J]. Thromb Res, 2017, 154: 28-34.

［42］ FARGE D, DEBOURDEAU P, BECKERS M, et al. International clinical practice guidelines for the treatment and prophylaxis of venous thromboembolism in patients with cancer [J]. J Thromb Haemost, 2013, 11 (1): 56-70.

低钠盐摄入对心血管疾病的效果及安全性

一、钠、钾摄入量与心血管病的关系

钠摄入过多和钾摄入不足对于高血压的发生发展有重要作用,进而提高了脑卒中等心脑血管疾病的发生和死亡风险。据估计,2019 年全世界 189 万的死亡可归因于钠摄入过多。食盐是人们钠摄入的主要来源。因此,世界卫生组织(WHO)将减盐列为预防慢性病的重要措施之一,并推荐每日摄入钠不超过 2g(相当于食盐 5g/d),钾摄入不少于 3.5g/d。"健康中国行动(2019—2030)"也倡导全民每日摄入食盐不超过 5g。

大量研究探索了钠摄入量与血压的因果关系。人群观察性研究,如 INTERSALT、INTERMAP 等大型研究,报道钠摄入的增加与血压升高有关联,为二者的因果关系提供了强有力的线索。DASH-Sodium 等高质量随机对照试验证实了二者的因果关系。荟萃分析表明减钠幅度和血压降低幅度之间存在剂量 - 反应关系。尽管 PURE 研究等观察到基线尿钠排泄量与随访期间发生的死亡和心血管事件复合终点呈 J 型相关,认为钠摄入低于 3g/d 将增加上述事件风险。但这些研究结果方法学上存在质疑,最主要的问题是 PURE 研究采用 Kawasaki 公式估算清晨时点尿的方式来评估尿钠,而并非多次 24 小时尿这一"金标准",而前者已被多个人群证实并不准确。此外,PURE 研究还存在因果倒置、未控制人群异质性等潜在问题。2021 年发表于《新英格兰医学杂志》(*NEJM*)的一项研究,汇总了 6 个队列共计万余人的长期随访数据,每个研究对象至少有 2 次 24 小时尿钠钾测量数据,分析中注意了对不同队列异质性的控制,结果发现 24 小时尿钠与心血管发生风险之间呈显著正相关,24 小时尿钾与心血管事件发生呈显著负相关(图 1),不存在所谓的 J 形曲线。此外,对于随机对照试验的荟萃分析也显示,补钾可降低 24% 的脑卒中风险。综合目前多种证据,可以认为,减少钠摄入、增加钾摄入,可有效降低血压,减少心血管事件的发生。

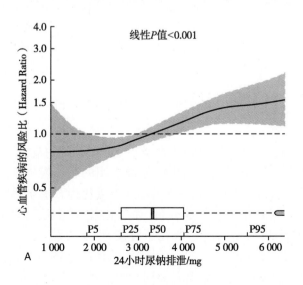

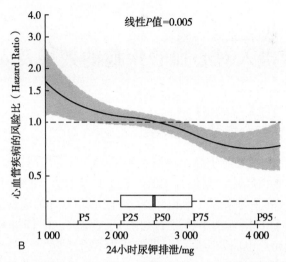

图1 24小时尿钠(A)和24小时尿钾(B)与心血管疾病风险的关系

二、我国人群钠摄入现状

尽管WHO早在20世纪80年代就对钠摄入量作出了推荐,但目前我国乃至全球的摄盐情况仍不容乐观。据估计,全世界99.2%的成年人每日摄钠超过了WHO推荐的2g/d。我国作为全世界摄钠最高的国家之一,每日摄钠量更是近11g,相当于推荐摄入量的2倍余,而钾摄入量也仅为推荐量的一半不到。

由于食盐的使用严重影响到食物的口味、口感、保鲜度等,单靠宣传科学知识来减少人群盐摄入量并不容易,有时收效甚微。而发达国家采取的人群减盐策略,除了加强人群健康教育以外,主要是与食品工业合作,逐步减少加工食品的含盐量。我国于2018年也推出了《中国食品工业减盐指南》,但仅仅依靠与食品工业合作在我国恐难以奏效。一方面,我国居民钠摄入75%来自烹饪时加入的盐,而非西方国家以来自加工食品为主;另一方面,我国食品工业呈现多、小、散、乱等特点,食品监管存在较大挑战。近年来,我国学者对于减盐的有效策略开展了大量研究。这些策略包括使用低钠盐替代普通盐、基于学校的小学生及其家庭减盐行为干预技术、限盐勺、低钠饮食等。但荟萃分析显示,仅低钠盐得到了多个不同随机对照试验(RCT)的证实,其他策略的降压效果仍有待更多的RCT加以明确。

三、低钠盐是一个简单易行且安全有效的减盐手段

(一)低钠盐的特点

低钠盐是在普通食盐(通常氯化钠的含量不低于97%)中混入一定比例的食品添加剂,从而达到减少钠摄入的食用盐。氯化钾是最常用的用于替换氯化钠的矿物盐,可以减少钠的摄入同时增加钾的摄入。口味方面,由于氯化钾含有苦味,低钠盐中氯化钾的含量一般不超过50%,同时添加其他成分(比如氯化镁、硫酸镁和氯化钙,食物酸和氨基酸,还有香料的混合物)以改善口感。既往研究发现,大多数人无法分辨出普通食用盐和氯化钾含量不超过30%的低钠盐,当食用这类低钠盐制备加工食品如肉类、芝士和面包时,口感和普通食用盐制作的也无太大分别。目前我国规定低钠盐中氯化钾的含量在

20%~35%。

(二) 低钠盐的有效性证据

1. 低钠盐有效降低血压的证据　国内外多项研究对低钠盐的降压效果进行了评估。截至目前,共有 28 项随机对照试验对低钠盐的降压效果进行了评估,包括 17 项国内研究和 11 项来自秘鲁、印度、意大利、荷兰、挪威、英国等国家的国际研究。研究人群包含高血压人群、非高血压人群和混合人群。低钠盐中氯化钾的含量多为 25%~50%。

对于国际研究,大部分研究样本量较小,除早年间一项意大利研究及近两年在秘鲁、印度的研究外,多数研究的样本量均在 100 人以下。干预时长在 1 周到 30 个月不等。而我国研究相对规模较大,仅 2 项研究不足 100 人,干预时长 2 个月到 5 年不等。2019 年一项荟萃分析显示低钠盐显著降低收缩压 7.8mmHg(95% CI =-9.5~-6.2mmHg) 和舒张压 4.0mmHg(95% CI=-5.1~-2.1mmHg),其降压效果在不同人群相似(图2)。而 2020 年另一项针对我国低钠盐研究的荟萃分析同样显示,低钠盐显著降低收缩压 5.7mmHg(95% CI=-8.5~-2.8mmHg) 和舒张压 2.0mmHg(95% CI=-3.5~-0.4mmHg)。从目前的证据来看,低钠盐降低血压的效果是有充分证据支持的,其降压效果可能甚至不低于部分作用温和的降压药物。

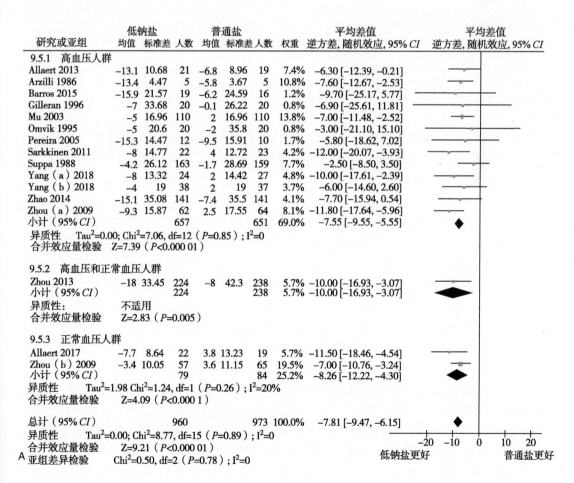

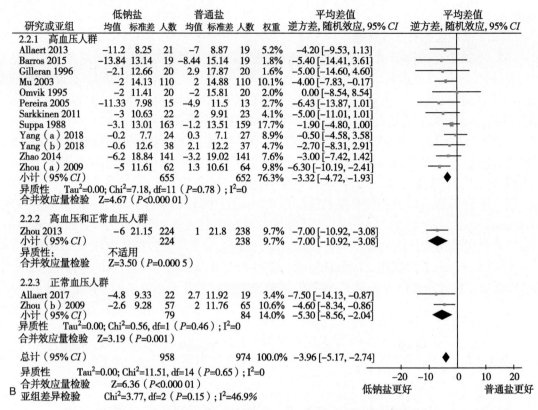

研究或亚组	低钠盐			普通盐			权重	平均差值	平均差值
	均值	标准差	人数	均值	标准差	人数		逆方差, 随机效应, 95%*CI*	逆方差, 随机效应, 95%*CI*
2.2.1 高血压人群									
Allaert 2013	−11.2	8.25	21	−7	8.87	19	5.2%	−4.20 [−9.53, 1.13]	
Barros 2015	−13.84	13.14	19	−8.44	15.14	19	1.8%	−5.40 [−14.41, 3.61]	
Gilleran 1996	−2.1	12.66	20	2.9	17.87	20	1.6%	−5.00 [−14.60, 4.60]	
Mu 2003	−2	14.13	110	2	14.88	110	10.1%	−4.00 [−7.83, −0.17]	
Omvik 1995	−2	11.41	20	−2	15.81	20	2.0%	0.00 [−8.54, 8.54]	
Pereira 2005	−11.33	7.98	15	−4.9	11.5	13	2.7%	−6.43 [−13.87, 1.01]	
Sarkkinen 2011	−3	10.63	22	2	9.91	23	4.4%	−5.00 [−11.01, 1.01]	
Suppa 1988	−3.1	13.01	163	−1.2	13.51	159	17.7%	−1.90 [−4.80, 1.00]	
Yang (a) 2018	−0.2	7.7	24	0.3	7.1	27	8.9%	−0.50 [−4.58, 3.58]	
Yang (b) 2018	−0.6	12.6	38	2.1	12.2	37	4.7%	−2.70 [−8.31, 2.91]	
Zhao 2014	−6.2	18.84	141	−3.2	19.02	141	7.6%	−3.00 [−7.42, 1.42]	
Zhou (a) 2009	−5	11.61	62	1.3	10.61	64	9.8%	−6.30 [−10.19, −2.41]	
小计 (95%*CI*)			655			652	76.3%	−3.32 [−4.72, −1.93]	
异质性 Tau²=0.00; Chi²=7.18, df=11 (*P*=0.78); I²=0									
合并效应量检验 Z=4.67 (*P*<0.000 01)									
2.2.2 高血压和正常血压人群									
Zhou 2013	−6	21.15	224	1	21.8	238	9.7%	−7.00 [−10.92, −3.08]	
小计 (95%*CI*)			224			238	9.7%	−7.00 [−10.92, −3.08]	
异质性 不适用									
合并效应量检验 Z=3.50 (*P*=0.000 5)									
2.2.3 正常血压人群									
Allaert 2017	−4.8	9.33	22	2.7	11.92	19	3.4%	−7.50 [−14.13, −0.87]	
Zhou (b) 2009	−2.6	9.28	57	2	11.76	65	10.6%	−4.60 [−8.34, −0.86]	
小计 (95%*CI*)			79			84	14.0%	−5.30 [−8.56, −2.04]	
异质性 Tau²=0.00; Chi²=0.56, df=1 (*P*=0.46); I²=0									
合并效应量检验 Z=3.19 (*P*=0.001)									
总计 (95%*CI*)			958			974	100.0%	−3.96 [−5.17, −2.74]	
异质性 Tau²=0.00; Chi²=11.51, df=14 (*P*=0.65); I²=0									
合并效应量检验 Z=6.36 (*P*<0.000 01)									
亚组差异检验 Chi²=3.77, df=2 (*P*=0.15); I²=46.9%									

图2 低钠盐在不同人群降低收缩压(A)和舒张压(B)的效果

2. 低钠盐减少心血管事件的证据 低钠盐可显著降低人群血压,理论上,与血压升高相关的心血管风险,尤其是脑卒中风险,应相应降低。然而,尽管近40年来不少研究对低钠盐的降压效果进行了评估,但由于随访时长、样本量、研究经费等限制,鲜有关于低钠盐是否减少心血管事件的硬终点研究。2021年发表于 *NEJM* 的研究——The Salt Substitute and Stroke Study(SSaSS),对此进行了探索。SSaSS 研究是迄今以来规模最大、干预时间最长的低钠盐研究,该研究由北京大学等国内多家研究机构与澳大利亚、美国、英国等国际学者合作,采用整群随机对照试验,在我国北方5省10县600个村子入选了近2.1万例具有脑卒中病史或未控制高血压的研究人群。受试者平均年龄为65.4岁,男女各半,其中72.6%有脑卒中病史,88.4%有高血压病史,平均24小时尿钠为4.3g,尿钾为1.4g。研究向被随机分配到干预组的300个村庄1万余例受试者免费提供含25%氯化钾的低钠盐,而另一组被分配到对照组的受试者仍自行购买和使用普通盐。该研究共持续5年,其间超过3 000人发生脑卒中,超过4 000人死亡,超过5 000人发生主要心血管事件。结果显示,与使用普通食盐的对照组相比,使用低钠盐的干预组收缩压平均降低3.3mmHg,脑卒中减少14%(*RR*=0.86,95% *CI* 0.77~0.96,*P*=0.006),主要心血管事件减少13%(*RR*=0.87,95% *CI* 0.80~0.94,*P*<0.001),全因死亡减少12%(*RR*=0.88,95% *CI* 0.82~0.95,*P*<0.001)(图3)。亚组分析表明,低钠盐的上述作用不受性别、年龄、受教育程度、疾病史、基线血压水平、肥胖程度等因素的影响。

同期,另一项为期两年的在养老人群中开展的低钠盐整群随机对照试验——DECIDE-Salt 得到了相似的结论。该研究共纳入我国48家养老院共计1 612名老人,其中24家养老院随机分配至干预组,厨房使用含有25%氯化钾的低钠盐制备所有餐食;另

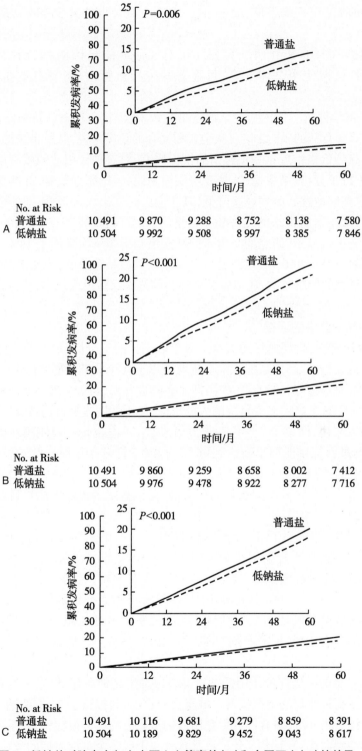

图 3 　低钠盐对脑卒中（**A**）、主要心血管事件（**B**）和全因死亡（**C**）的效果

外 24 家养老院随机分配至对照组,厨房使用普通盐制备所有餐食。结果显示,与对照组相比,低钠盐组收缩压平均下降 7.1mmHg,主要心血管事件减少 40%(HR=0.60,95% CI 0.38~0.96,P=0.03)。

SSaSS 和 DECIDE-Salt 两项大型随机对照研究结果说明,低钠盐不仅能够显著降低血压,而且长期使用总体安全,可显著减少心血管事件,具有重要的公共卫生学意义。

3. 卫生经济学评价　低钠盐在市面上早有售卖,但比普通食盐价格略高一些,目前在我国其单价是普通食盐的 1.5~2 倍。从个人和社会的角度来说,其所带来的心血管获益,是否可以平衡略高的价格? 近年一项越南的模拟研究,对三种代用盐的政府策略,即自愿、补贴、政策规定进行了分析,结果显示,从政府层面来说,无论哪种策略,低钠盐都是经济有效的,由于脑卒中和缺血性心脏病风险降低,其相应医药支出大大降低,即使采用补贴会增加一定政府开销,低钠盐所带来的经济获益也是明显的。近期发表在 Circulation 上的 SSaSS 的卫生经济学分析也显示,研究期间由于低钠盐组脑卒中风险降低了 14%,总体而言,低钠盐组较对照组每人节省 110 元,无论是从个人还是医疗系统角度,在预防脑卒中方面,低钠盐不仅获得了显著的健康收益,还节省了全社会的健康保险投入成本,值得政府和医保部门向全社会推广。

(三) 低钠盐安全性的证据

1. 低钠盐和血钾、高钾血症的关系　对于低钠盐的安全性,最大的顾虑来源于氯化钾带来的潜在不良反应,即高钾血症风险。主要有以下几个关键问题:①对一般人群,高钾血症风险是否会增加? ②对一般人群,如高钾血症风险升高,是否会升高相应的心血管或全因死亡风险? ③对于具有高钾血症风险的人群来说,使用低钠盐是否仍然安全? 理论上,对于肾功能正常的人来说,钾离子"多吃多排、少吃少排、不吃也排",即使额外摄入了一定量的氯化钾,也会通过肾脏排泄而重新达到稳态。但对于钾离子排泄异常的患者,这部分额外摄入的氯化钾会对钾离子的平衡带来何种影响? 在诸如慢性肾脏病(CKD)患者、长期服用 ACEI/ARB 或螺内酯药物等高钾血症高危人群,低钠盐是否仍然安全? 目前相关研究仍然是非常不充分的。

摄入钾与血钾的关系目前仍然不甚明确。一项纳入了 20 项临床试验的荟萃分析系统评估了口服钾补充剂对血钾的影响,其中大部分研究人群为高血压患者,干预组每日补充钾的含量范围是 22~140mmol,结果发现,钾补充剂显著升高血钾水平 0.14mmol/L(95% CI 0.09~0.19mmol/L),虽然给予不同剂量的钾补充剂导致不同水平血钾的升高,但是没有发现明显的剂量 - 反应关系。另外亚组分析显示,合并其他药物治疗(包含或不包含 RAAS 阻滞剂)的亚组,相较于未合并任何药物治疗的患者,血钾升高的幅度更大。

目前尚无充足的证据评价使用低钠盐是否会发生高钾血症,但临床上有多例在食用低钠盐过程中发生高钾血症的个案报道。截至目前,全球共报道了 26 例低钠盐和高钾血症相关的病例。具体分析来看,除急性大量食用低钠盐造成的高钾血症外,几乎所有因长期食用低钠盐所引起高钾血症的病例中,受试者都含有一个或多个高钾血症的危险因素,例如肾功能不全;服用影响钾排泄的药物,如 ACEI/ARB、醛固酮受体拮抗剂、β 受体阻滞剂和非甾体抗炎药(NSAID);既往有糖尿病、心力衰竭、心脑血管疾病病史等。

临床试验方面,目前相关研究仍然匮乏。首先,出于安全性考虑,大部分临床研究排除了患有 CKD、使用 ACEI/ARB 药物等高钾血症风险人群。另外,在研究过程中规律监测血钾的低钠盐研究也相对较少。近期的 DECIDE-Salt 研究是为数不多的包含了高钾血症风险人群且规律监测血钾的低钠盐随机对照试验。DECIDE-Salt 研究在基线排除了已临床确诊的高钾血症患者,但并未排除高钾血症风险人群,研究人群中,有 6% 受试者患有肾脏疾病,8% 受试者使用影响钾排泄的药物。为保证受试者安全性,研究分别在基线、第 12 个月和第 24 个月对所有人群进行血钾检测,并在前 6 个月规律地对干预组和高危人群进行监测。结果显示,低钠盐组平均血钾升高 0.2mmol/L 左右,高钾血症的检出较对照组有所升高(7.0% vs. 2.4%,P=0.004),但多以血钾 5.5~6.0mmol/L 的轻度升高为主,且多为短暂升高,仅有 3 例受试者(2 例在低钠盐组,1 例在对照组)在随访中多次检测到血钾持续升高。另外,低钠盐组总死亡并没有增加。DECIDE-Salt 和 SSaSS 也为长期使用低钠盐的安全性提供了大量新的证据,说明在普通人群和心血管病高危人群中长期使用低钠盐是安全的,不仅心血管病事件减少,全因死亡率也显著降低。但对于高钾血症及其高危人群,如 CKD 患者、使用保钾药物的患者等来说,证据仍不充分。

2. 低钠盐的其他不良事件　除高钾血症外,低钠盐的临床试验并未报道过其他严重不良反应,但偶有轻微胃肠道反应等轻度不良反应的报道。

综上,低钠盐的安全性临床证据仍然不多。低钠盐可能增加高钾血症的检出,但以轻度、偶然的血钾升高为主,总体仍然获益大于风险。未来亟须评估低钠盐安全性的高质量研究,尤其是在 CKD、使用 ACEI/ARB 等高钾风险人群中的研究。目前在前述高钾风险人群中,建议谨慎使用低钠盐。

(四)低钠盐的应用现状

同前所述,现有证据表明,应用低钠盐可有效降低人群血压和心血管风险,总体获益大于风险。该措施简便易行、经济有效。粗略估算,如果在我国人群中大规模使用低钠盐,将减少约 100 万人死亡。我国政府也在积极推广低钠盐的使用,2010 年北京市启动推广低钠盐的行动,包括鼓励市民购买低钠盐,买大袋低钠盐赠送小袋低钠盐和限盐勺;将低钠盐配送到大型连锁超市,确保低钠盐在市场上的供应等。然而,低钠盐的知晓度和使用率仍然偏低,尤以农村为著,SSaSS 基线调查发现,低钠盐在农村的知晓率和使用率仅分别为 5.9% 和 1.4%。缺乏低钠盐相关的减盐健康教育、对低钠盐安全性的担忧、对低钠盐口味和价格的顾虑,一定程度上影响了低钠盐的普及和推广。

(五)尚未解决的科学问题

尽管近年来有关低钠盐的研究已获得较多证据,但目前仍有部分问题亟待解决,例如:

1. 一般人群中,食用低钠盐和血钾水平及高钾血症的关系。

2. 特殊人群,如 CKD 人群中,食用低钠盐后的血钾水平及与高钾血症的关系。

3. 特殊人群,如 CKD 人群中,食用低钠盐和全因死亡的关系。

4. 在一般人群和特殊人群(如 CKD 人群)中,除高钾血症外,食用低钠盐是否有其他不良反应。

5. 低钠盐中氯化钾含量在何种范围最为合适。

6. 除心血管系统外,低钠盐是否对其他系统存在影响。

7. 低钠盐中,补钾和减钠哪种作用更大。

四、总结与展望

低钠盐通过降低钠摄入、增加钾摄入,可有效降低人群血压和心血管风险,总体获益大于风险,具有巨大公共卫生意义。目前有关低钠盐在高危人群中使用的安全性证据上缺乏,但在普通人群和心血管病高危人群中使用的总体安全性良好,全因死亡率降低。此外,目前低钠盐的普及远远不够,未来仍需更多宣传和相关政策进一步在人群中推广。

(袁亦方　武阳丰)

参考文献

［1］GBD 2019 Risk Factors Collaborators. Global burden of 87 risk factors in 204 countries and territories, 1990-2019: A systematic analysis for the Global Burden of Disease Study 2019 [J]. Lancet, 2020, 396 (10258): 1223-1249.

［2］ELLIOTT P, STAMLER J, NICHOLS R, et al. Intersalt revisited: Further analyses of 24 hour sodium excretion and blood pressure within and across populations. Intersalt Cooperative Research Group [J]. BMJ, 1996, 312 (7041): 1249-1253.

［3］STAMLER J, CHAN Q, DAVIGLUS M L, et al. Relation of dietary sodium (salt) to blood pressure and its possible modulation by other dietary factors: The INTERMAP study [J]. Hypertension, 2018, 71 (4): 631-637.

［4］SACKS F M, SVETKEY L P, VOLLMER W M, et al. Effects on blood pressure of reduced dietary sodium and the Dietary Approaches to Stop Hypertension (DASH) diet. DASH-Sodium Collaborative Research Group [J]. N Engl J Med, 2001, 344 (1): 3-10.

［5］HUANG L, TRIEU K, YOSHIMURA S, et al. Effect of dose and duration of reduction in dietary sodium on blood pressure levels: Systematic review and meta-analysis of randomised trials [J]. BMJ, 2020, 368: m315.

［6］O'DONNELL M, MENTE A, RANGARAJAN S, et al. Urinary sodium and potassium excretion, mortality, and cardiovascular events [J]. N Engl J Med, 2014, 371 (7): 612-623.

［7］TSIRIMIAGKOU C, KARATZI K, ARGYRIS A, et al. Dietary sodium and cardiovascular morbidity/mortality: a brief commentary on the 'J-shape hypothesis'[J]. J hypertens, 2021, 39 (12): 2335-2343.

［8］HE F J, CAMPBELL N R C, MA Y, et al. Errors in estimating usual sodium intake by the Kawasaki formula alter its relationship with mortality: Implications for public health [J]. Int J Epidemiol, 2018, 47 (6): 1784-1795.

［9］MA Y, HE FJ, SUN Q, et al. 24-hour urinary sodium and potassium excretion and cardiovascular risk [J]. N Engl J Med, 2022, 386 (3): 252-263.

［10］ABURTO N J, HANSON S, GUTIERREZ H, et al. Effect of increased potassium intake on cardiovascular risk factors and disease: systematic review and meta-analyses [J]. BMJ, 2013, 346: f1378.

［11］MOZAFFARIAN D, FAHIMI S, SINGH G M, et al. Global sodium consumption and death from cardiovascular causes [J]. N Engl J Med, 2014, 371 (7): 624-634.

［12］TAN M, HE F J, WANG C, et al. Twenty-four-hour urinary sodium and potassium excretion in China: A systematic review and meta-analysis [J]. J Am Heart Assoc, 2019, 8 (14): e012923.

［13］JIN A, XIE W, WU Y. Effect of salt reduction interventions in lowering blood pressure in Chinese populations: a systematic review and meta-analysis of randomised controlled trials [J]. BMJ Open, 2020, 10 (2): e032941.

［14］LIEM D G, MIREMADI F, KEAST R S. Reducing sodium in foods: The effect on flavor [J]. Nutrients, 2011, 3 (6): 694-711.

[15] GREER R C, MARKLUND M, ANDERSON C A M, et al. Potassium-enriched salt substitutes as a means to lower blood pressure: Benefits and risks [J]. Hypertension, 2020, 75 (2): 266-274.

[16] SUPPA G, POLLAVINI G, ALBERTI D, et al. Effects of a low-sodium high-potassium salt in hypertensive patients treated with metoprolol: A multicentre study [J].. J Hypertens, 1988, 6 (10): 787-790.

[17] BERNABE-ORTIZ A, SAL Y ROSAS VG, PONCE-LUCERO V, et al. Effect of salt substitution on community-wide blood pressure and hypertension incidence [J]. Nat Med, 2020, 26 (3): 374-378.

[18] YU J, THOUT S R, LI Q, et al. Effects of a reduced-sodium added-potassium salt substitute on blood pressure in rural Indian hypertensive patients: A randomized, double-blind, controlled trial [J]. Am J Clin Nutr, 2021, 114 (1): 185-193.

[19] HERNANDEZ A V, EMONDS E E, CHEN B A, et al. Effect of low-sodium salt substitutes on blood pressure, detected hypertension, stroke and mortality [J]. Heart, 2019, 105 (12): 953-960.

[20] NEAL B, WU Y, FENG X, et al. Effect of salt substitution on cardiovascular events and death [J]. N Engl J Med, 2021, 385 (12): 1067-1077.

[21] Taylor, C. et al. The cost-effectiveness of government actions to reduce sodium intake through salt substitutes in Vietnam [J]. Arch Public Health, 2021, 79 (1): 32.

[22] LI K C, HUANG L, TIAN M, et al. Cost-effectiveness of a household salt substitution intervention: Findings from 20 995 participants of the Salt Substitute and Stroke Study (SSaSS)[J]. Circulation, 2022, 145 (20): 1534-1541.

[23] CAPPUCCIO F P, BUCHANAN L A, JI C, et al. Systematic review and meta-analysis of randomised controlled trials on the effects of potassium supplements on serum potassium and creatinine [J]. BMJ Open, 2016, 6 (8): e011716.

[24] SARKKINEN E S, KASTARINEN M J, NISKANEN T H, et al. Feasibility and antihypertensive effect of replacing regular salt with mineral salt-rich in magnesium and potassium-in subjects with mildly elevated blood pressure [J]. Nutr J, 2011, 10: 88.

[25] 武阳丰 . 推广低钠盐的科学证据及其公共卫生意义 [J]. 中国循环杂志 , 2022, 37 (1): 1-3.

[26] YIN X, TIAN M, SUN L, et al. Barriers and facilitators to implementing reduced-sodium salts as a population-level intervention: A qualitative study [J]. Nutrients, 2021, 13 (9): 3225.

肥胖合并心血管危险因素聚集者的体重管理策略

肥胖是指机体总脂肪含量过多和/或局部脂肪含量增多及分布异常,是由遗传和环境等多种因素共同作用而导致的慢性代谢性疾病。随着社会经济的发展,人们生活水平的不断提高和膳食结构的改变,目前全球超重/肥胖的患病率在不断增加,并且有逐渐年轻化的趋势。《中国居民营养与慢性病状况报告(2020年)》显示,我国超过一半成人存在超重/肥胖,6~17岁、6岁以下儿童和青少年超重/肥胖率分别达到19.0%和10.4%。超重/肥胖与多种慢性疾病的发生发展密切相关,并可增加人群总体死亡率,尤其可显著增加心血管疾病的发病风险与死亡率。因此,鉴于我国庞大的人口基数,超重/肥胖已成为严重影响国人健康、亟须解决的重要公共卫生问题,对超重/肥胖患者的体重管理策略亦是目前国内外学者的研究热点。

一、超重/肥胖的诊断

体重指数(body mass index,BMI)即体重(kg)/身高的平方(m²),是判断人体是否超重/肥胖最常用的指标。世界卫生组织的标准BMI在25~29.9kg/m²定义为超重,≥30kg/m²为肥胖,考虑到人种的差异,我国成人居民BMI衡量标准是24~27.9kg/m²为超重,≥28kg/m²为肥胖。近年认为内脏脂肪与心血管疾病风险关系更为密切,而BMI对腹型肥胖的评估有一定局限性,临床上存在BMI相对正常的腹型肥胖患者,这些患者同样是心血管疾病高危人群,因此有学者建议将腰围(waist circumference,WC)测量联合BMI共同用于超重/肥胖的临床评估,我国将腰围≥85cm(男性)及≥80cm(女性)作为中心性肥胖的诊断标准。CT与MRI等影像技术近年来也越来越多地应用于精确定量分析人体脂肪组织的分布,尤其是肝脏、胰腺与心脏等异位脂肪沉积灶的脂肪定量分析,其中心外膜脂肪被认为在冠心病、心房颤动与心力衰竭的发生发展中发挥重要作用,同时也是心血管疾病新的潜在治疗靶点。

二、肥胖与心血管疾病危险因素

肥胖尤其是中心性肥胖与胰岛素抵抗的发生密切相关,超重/肥胖可显著增加高血压、血脂异常、2型糖尿病的发病风险,肥胖儿童和青少年高血压患病率为正常体重的4.0倍;肥胖人群发生2型糖尿病的风险是健康正常体重人群的4.03倍;肥胖患者多伴有血脂代谢的紊乱,常出现高甘油三酯血症、高胆固醇血症和低高密度脂蛋白胆固醇血症;超重/肥胖所涉及的疾病状态还包括睡眠呼吸暂停综合征、非酒精性脂肪肝病、高尿酸血症、微量白蛋白尿、血管内皮功能异常、低度炎症反应、血液凝固及纤维蛋白溶解系统活性异常、神经内分泌异常等。

因此,超重/肥胖患者往往聚集以上多个心血管病危险因素,故其冠心病发病风险也显著增加,研究发现BMI每增加5kg/m²可增加冠心病的发病风险27%,超重人群的冠心病发病风险是体重正常人群的1.26倍,肥胖人群的发病风险是体重正常人群的1.69倍。全球疾病负担(Global Burden of Disease)研究发现2015年高BMI导致全球400万患者死亡,而即使在校正了吸烟与其他疾病影响后,其中超过2/3是由心血管疾病所致。同时,体重管理也与老年人的全因死亡风险密切相关,研究发现 BMI 与全因死亡率呈 U 型关系,BMI 在 14.0~27.9kg/m² 时,随着 BMI 增加,全因死亡风险从 1.49(95% *CI* 1.31~1.71)下降到 0.96(95% *CI* 0.93~0.98),但在 28.0~47.9kg/m² 时,全因死亡风险又从 0.96(95% *CI* 0.94~0.99)增加到 1.95(95% *CI* 1.37~2.77),低体重(BMI < 18.5kg/m²)增加死亡风险 48%,超重(BMI 24.0~29.9kg/m²)降低死亡风险 9%,而肥胖则显著增加死亡风险 36%。

三、合并心血管危险因素肥胖患者的综合体重管理

目前认为通过饮食及运动等生活方式干预、适当药物治疗及外科减重手术等综合措施,控制及适当降低 BMI 后,肥胖患者的高血压及糖脂代谢紊乱将有改善,冠心病发病率下降,同时也有益于心房颤动等心律失常及心功能不全的防治,并降低心源性猝死的发生率。因此,科学的体重管理对降低肥胖患者的心血管病发病风险,改善预后及延长预期寿命有重要意义。《中国超重或肥胖人群体重管理流程的专家共识(2021 年)》建议体重管理流程与措施包括初步评估、设定体重管理目标、合理膳食、适当运动、减肥药物、减肥手术及随访监测等。肥胖患者尤其是 BMI > 35kg/m² 的重度肥胖患者,往往聚集存在高血压、糖尿病及高血脂等多个心血管病危险因素,甚至部分已经罹患冠心病、心功能不全及心律失常等,故其体重管理策略应根据患者临床情况采用个体化措施,尤其是运动处方、药物及减重手术等措施,应全面评估具体患者的适应证及禁忌证。

(一)超重 / 肥胖的评估

1. 初步评估　初步评估包括:①详细询问超重 / 肥胖病史,包括超重 / 肥胖起始时间、家族史、既往治疗史(减重方法、持续时间及治疗效果等),以及超重 / 肥胖相关疾病史和特殊用药史;②针对超重 / 肥胖的常见继发性因素进行鉴别诊断,积极治疗原发疾病;③评估患者的饮食(膳食结构及饮食习惯、能量摄入、能量消耗等);④了解患者的减重意愿、作息规律、个人自律性、个人可自由支配时间等相关信息;⑤测量身高、体重、腰围、臀围,计算 BMI 和腰臀比,进行体成分分析(体脂率、体脂肪量、内脏脂肪、肌肉量等)。

2. 常规实验室及仪器检查　血压、血常规、尿常规、血糖(空腹及餐后)、糖化血红蛋白、糖耐量试验、血脂(甘油三酯、总胆固醇、低密度脂蛋白胆固醇和高密度脂蛋白胆固醇)、肝功能、肾功能等。对于聚集多个心血管危险因素的肥胖患者,须通过病史及辅助检查了解有无超重 / 肥胖相关并发症和合并症,主要包括糖尿病及其慢性并发症(如视网膜病变等)、高血压、冠心病、代谢相关脂肪性肝病、睡眠呼吸暂停综合征、高尿酸血症及痛风等;应完成常规体表心电图及心脏超声检查,了解有无心脏结构及功能改变;通过运动心肺试验仔细评估患者心肺功能、运动状态及有无缺血性胸痛症状,必要时行冠脉 CTA 或冠脉造影了解冠脉有无狭窄闭塞,以上评估对个体化减重策略的选择具有重要指导意义。

(二)体重管理目标

体重管理的目标包含 3 个层次:至少防止体重进一步增加;减轻体重;长期保持目标体重。患者应测量自身的 BMI 和腰围,不仅作为超重 / 肥胖程度的初步评估,还应作为减肥治疗效果的监测与指导。研究报告认为,成功治疗的关键并不是在尽可能短的时间内实现最大程度的减重效果,体重减轻 5%~10% 即可以显著改善胰岛素抵抗、高血糖、高血压、血脂异常等代谢紊乱,降低 2 型糖尿病、代谢相关脂肪性肝病、冠心病等多种超重 / 肥胖相关疾病风险,减少疾病治疗药物的使用;减少腰围应该比减肥本身更重要,因为它与内脏脂肪减少和相关心脏代谢风险降低有关;对于任何所使用的减肥措施(行为干预、药物治疗或减

肥手术),防止体重反弹是终身治疗的基石。因此,建议将体重减少 5%~10% 及以上作为体重管理的目标,医疗团队应根据患者的具体疾病情况,与患者达成共识,制订切实可行的减重目标。

(三)生活方式干预

不良的生活方式是引起超重 / 肥胖的重要因素,因此改善生活方式是体重管理的前提与基础。在进行体重管理前,医疗团队需要评估患者的生活行为习惯,针对存在的问题提出改善建议,并与患者达成共识。生活方式干预主要包括饮食管理、体育锻炼和行为干预 3 个要素。

1. 合理膳食指导   目前多种膳食模式如限能量膳食、高蛋白膳食、低碳水化合物饮食、间歇性能量限制饮食、低血糖指数饮食、终止高血压饮食(dietary approaches to stop hypertension,DASH)(即 DASH 饮食)及地中海饮食等已被证实能够减轻肥胖者体重、减少体脂含量,进而减轻机体炎症反应、降低高血压及糖脂代谢紊乱等代谢综合征组分,并降低心血管疾病发病风险,同时还可改善睡眠质量并缓解焦虑症状。减重的基础是能量摄入小于能量消耗,可采用估算法计算患者的目标能量需求,一般卧床患者为 15~20kcal/kg(1kcal=4.186 8kJ)、轻体力活动者为 20~25kcal/kg、中体力活动者为 25~30kcal/kg、重体力活动者为 35kcal/kg(体重为理想体重),无论选择哪种膳食模式,都需要根据每日能量需求控制总能量摄入量。患者对饮食的喜好会影响其对饮食模式的依从性及能量的控制情况,进而影响减重效果,故营养师需根据患者的饮食喜好及疾病状况制订个性化的膳食方案。

2. 运动锻炼   缺乏身体活动是导致超重 / 肥胖的重要因素之一,运动的作用是通过增加能量消耗达到负能量平衡,进而达到减重的目的,因此运动是医学减重治疗的重要基石之一。对于减轻体重、降低体脂率和改善血压而言,欧洲肥胖研究协会体育活动工作组建议优先采用中等强度有氧运动的运动训练计划,中等强度运动对 BMI、体脂含量和腰围的改善作用明显高于低强度和高强度运动。运动减重存在显著的剂量 - 效应关系,2019 年《欧洲实践指南:初级医疗中成年人肥胖的管理》建议,超重 / 肥胖者每周应至少进行 150 分钟的中等强度有氧运动以达到适度减重的效果,相当于速度 5~6km/h 的健步走;如要达到减重 ≥5% 或更佳的临床减重效果,每周运动时间应达到 300 分钟,运动强度应为中 - 高强度运动量或运动能量消耗达 2 000kcal/ 周及以上。

超重 / 肥胖患者的有氧运动能力可因心肺功能障碍、骨 - 肌肉 - 关节运动功能下降而降低,肥胖患者的心脏变时能力较正常人降低,无论健康水平如何,肥胖患者的运动峰值心率、心率恢复和变时指数都较低;在肥胖患者的运动负荷测试中,也可以观察到较高的收缩压和舒张压。对于聚集多个心血管危险因素的肥胖患者,可能存在冠心病、心律失常及心功能不全等心血管合并症,不恰当的运动训练计划不但不能达到减轻体重,改善心血管健康的目的,反而可能使患者不能耐受,甚至导致急性心血管事件乃至猝死的发生。因此,在制订个体化的运动训练计划时,应仔细评估患者的年龄、性别、BMI、血压、血糖、血脂、心肺功能、运动能力及治疗药物等临床状况。推荐患者根据自身健康状况及个人偏好,在专业医师指导下制订合理的运动计划,必要时可进行心肺功能测定及运动平板心电图检查,以助确定最大耐受心率。

运动计划必须包含明确的目标和持续的效果评价,为实现这些目标,运动时间须根据运动强度调整;增加运动需要循序渐进,以达到每周 3~5 日,总计 ≥150 分钟的中等强度有氧运动[运动时心率范围为 64%~76% 最大心率或运动强度(能量代谢当量)为 3~6MET,

1MET=3.5ml/（kg·min）]，每 6 次训练增加 5% 的强度，直到 65% 最大负荷，并隔日进行一次抗阻肌肉力量训练，每次 10~20 分钟；进行抗阻训练时，在安全范围内选择针对大肌群的中等到高强度的短时剧烈运动，休息间隔<1 分钟，有助于增加骨骼肌含量，强化减肥效果；高强度间歇训练也是一个行之有效的减重策略，但在进行中 - 高强度运动训练时，应充分考虑患者的年龄、体重、骨关节健康状况、心肺功能、有无运动诱发心肌缺血及心律失常等，以免过犹不及。此外，运动前后的热身、拉伸，以及逐步增加运动负荷有助于确保坚持运动训练计划和避免受伤。

3. 行为干预　不良的行为习惯是引起超重 / 肥胖的重要因素，在进行减重治疗前，应仔细评估患者的不良行为习惯，并使患者充分认识到其危害性。行为方式干预包括：建议患者每日记录体重、饮食及运动情况；避免久坐、规律作息、控制进食速度、足量饮水、避免暴饮暴食、减少在外就餐、减少高糖、高脂肪、高盐食物；积极寻求家庭成员及社交圈的鼓励和支持，必要时接受专业减重教育和指导。

（四）减重药物治疗

2016 年美国临床内分泌医师协会（American Association of Clinical Endocrinologists，AACE）和美国内分泌学会（American College of Endocrinology，ACE）发布的《肥胖患者综合管理临床实践指南》和 2014 年 AACE/ACE 发布的《肥胖共识声明：建立基于证据的综合管理模式》中的肥胖症药物减重治疗部分提到，BMI ≥ 30kg/m² 或 BMI ≥ 27kg/m² 合并肥胖相关并发症之一的患者，建议在生活方式和行为干预的基础上应用药物减重治疗。考虑到种族差异并结合我国人口特点，《中国超重 / 肥胖医学营养治疗指南（2021）》建议中国人群中 BMI ≥ 28kg/m² 且经过 3 个月的生活方式干预仍不能减重 5%，或 BMI ≥ 24kg/m² 合并糖尿病、高血压、血脂异常、非酒精性脂肪肝病、负重关节疼痛、睡眠呼吸暂停综合征等肥胖相关并发症之一的患者，在生活方式和行为干预的基础上推荐应用药物减重治疗。目前常用的减重药物主要有以下几种：

1. 奥利司他　奥利司他是我国目前批准应用的减重药物，其作用于胃肠道，可与胃、胰脂肪酶的丝氨酸残基结合，使脂肪酶失活而不能将食物中的脂肪分解为游离脂肪酸，从而抑制脂肪的利用和吸收，并促使脂肪排出体外。多项临床研究表明在饮食控制、运动调节和行为干预等生活方式干预的基础上，使用奥利司他可进一步有效减轻体重，减少体内脂肪含量，同时血糖及血脂代谢紊乱得到改善。其主要不良反应为胃肠道不适，包括胃肠胀气、油性大便等，但大部分患者药物耐受性良好。由于奥利司他可影响脂溶性维生素的消化吸收，故推荐用药期间每天口服补充复合维生素，特别是维生素 D。患有慢性吸收不良综合征或胆汁淤积症的患者禁用奥利司他；临床上须注意伴有 2 型糖尿病的肥胖患者在服用本品后体重减轻、血糖控制改善的情况下，需要及时调整降糖药物剂量，避免低血糖的发生。

2. 二甲双胍　二甲双胍是 2 型糖尿病的一线治疗药物，其主要作用机制为抑制肝糖原的输出，增加外周组织，尤其是肌肉组织对胰岛素的敏感性而达到降血糖的效果。二甲双胍的主要副作用是胃肠道反应，部分患者服用后可出现恶心、呕吐或腹泻，部分患者口中有金属味道，对食欲有一定抑制作用，对于肥胖的 2 型糖尿病患者及单纯肥胖患者，正可利用这个副作用使之变成正作用而达到降糖及减重的效果。二甲双胍适用于超重 / 肥胖的 2 型糖尿病患者，在降血糖的同时具有减重的效果，而且研究提示二甲双胍相比生活方式管理具有更显著且持久的减重作用。

3. 胰高血糖素样肽 -1 受体激动剂（GLP-1 受体激动剂）　GLP-1 受体激动剂能够通过

激动 GLP-1 受体,发挥肠促胰岛素的作用而产生降糖效果,是一类既能降血糖,又能降低体重的促胰岛素分泌药物。GLP-1 受体激动剂具有确切的降糖作用,对患者的空腹血糖、餐后血糖及糖化血红蛋白(HbA1c)均有降低作用。GLP-1 受体激动剂有明确的减重作用,机制可能与其作用于神经系统、胃肠道相应部位的 GLP-1 受体而影响食欲、减缓胃排空及增加饱腹感等有关。目前美国食品药品监督管理局(FDA)已批准利拉鲁肽(3.0mg)用于治疗单纯肥胖,2021 年 6 月美国 FDA 正式批准司美格鲁肽 2.4mg 注射剂为全球首个用于肥胖 / 超重成人的慢性体重管理的每周注射 1 次的 GLP-1 受体激动剂。GLP-1 受体激动剂具有降压作用,主要降低收缩压,其作用机制尚不清楚。GLP-1 受体激动剂还具有心血管保护作用,荟萃分析发现 GLP-1 受体激动剂可以显著降低心肌梗死、脑卒中及心血管死亡风险,其中机制可能与其降低体重、改善心血管危险因素有关。

鉴于 GLP-1 受体激动剂具有降糖、降压、减重及心血管保护的多重作用,适用于合并高血压、糖尿病等多种心血管危险因素且生活方式干预减重效果不佳的肥胖患者。2020 年美国糖尿病协会关于《心血管疾病和风险管理:糖尿病的医疗护理标准 2020》建议,对于合并冠心病或伴有多个心血管危险因素的 2 型糖尿病患者,若无禁忌证,临床上推荐使用具有心血管获益的这类降糖药。

4. 钠 - 葡萄糖协同转运蛋白 2(sodium glucose cotransporter 2,SGLT2)抑制剂 SGLT2 抑制剂(代表药物有达格列净、卡格列净及恩格列净等)通过减少肾脏对葡萄糖的重吸收、增加葡萄糖排泄而降低血糖水平,伴随着葡萄糖从尿液中的排泄,同时也损失能量(约 300kcal/d),从而使体重下降。SGLT2 抑制剂可不同程度地降低收缩压,且其降压作用呈明显的剂量依赖性。多项研究表明,SGLT2 抑制剂有心脏保护作用,可用于心力衰竭的治疗,不但可以改善患者的预后,还可以降低住院率和死亡率,且对于伴有或不伴有糖尿病的慢性心力衰竭患者均有一定效果,目前多个指南已将 SGLT2 抑制剂列为慢性心力衰竭的一线治疗药物。另外其还具有改善动脉粥样硬化、心肌能量代谢及抗纤维化等作用。因此对于合并糖尿病、高血压尤其是合并慢性心功能不全的超重 / 肥胖患者,若无禁忌证,可以考虑优先使用 SGLT2 抑制剂。

(五)减重与代谢手术

减重与代谢手术指通过外科或者内镜方式改变胃肠道的解剖和 / 或连接关系,以调整营养摄入、吸收和代谢转化,从而减轻体重,逆转肥胖相关的代谢紊乱,降低心脑血管事件发生率,最终达到改善生活质量、延长预期寿命的目的。《中国肥胖和 2 型糖尿病外科治疗指南(2019 版)》建议单纯肥胖患者手术适应证:①BMI ≥ 37.5kg/m²,建议积极手术;32.5kg/m² ≤ BMI < 37.5kg/m²,推荐手术;27.5kg/m² ≤ BMI < 32.5kg/m²,经改变生活方式和内科治疗难以控制,且至少符合 2 项代谢综合征组分,或存在合并症,综合评估后可考虑手术。②男性腰围 ≥ 90cm、女性腰围 ≥ 85cm,参考影像学检查提示中心性肥胖,经多学科团队(multi-disciplinary team,MDT)广泛征询意见后可酌情提高手术推荐等级。③建议手术年龄为 16~65 岁。手术禁忌证为:①明确诊断为非肥胖型 1 型糖尿病;②以治疗 2 型糖尿病为目的的患者胰岛 β 细胞功能已基本丧失;③对于 BMI < 25.0kg/m² 的患者,目前不推荐手术;④妊娠糖尿病及某些特殊类型糖尿病患者;⑤滥用药物或酒精成瘾或患有难以控制的精神疾病;⑥智力障碍或智力不成熟,行为不能自控者;⑦对手术预期不符合实际者;⑧不愿承担手术潜在并发症风险者;⑨不能配合术后饮食及生活习惯的改变,依从性差者;⑩全身状况差,难以耐受全身麻醉或手术者。目前,减重代谢外科被广泛接受的术式包括腹腔镜胃袖

状切除术（laparoscopic sleeve gastrectomy，LSG）、腹腔镜 Roux-en-Y 胃旁路术（laparoscopic Roux-en-Y gastric bypass，LRYGB）、胆胰转流十二指肠转位术（biliopancreatic diversion with duodenal switch，BPD/DS）等，术后需加强对患者的营养教育和营养支持，并常规进行代谢和营养指标监测。

减重与代谢手术临床效果明确，但毕竟为有创手术，具有一定风险，虽然技术成熟但仍有出现手术并发症的可能性，近期并发症主要有出血、感染、消化道瘘、静脉血栓栓塞、吻合口狭窄、内疝与肠梗阻等，远期并发症有吻合口溃疡、倾倒综合征、胆管结石、营养不良及胃食管反流病等。因此，临床上决定采取减重手术时需要慎重，主要针对已采取优化生活方式干预及内科药物治疗后仍减重不显著的重度肥胖或存在肥胖相关合并症的患者，最好经多学科讨论，综合分析权衡利弊后再征询患者意见后作出最后决定。对合并多个心血管危险因素的超重 / 肥胖患者，术前应控制好血压及血糖，全面评估是否存在心肌缺血、心功能不全及心律失常等状况，排除手术禁忌证并做好围手术期管理。

减重手术后要注意预防营养不良及相关并发症的发生，应补充足量的蛋白质；对所有术后患者应进行维生素 D 和骨密度筛查，并推荐预防性口服维生素 D_3 3 000U/d，钙摄入量要求为 1 200~1 500mg/d；常规补充 350~1 000μg/d 维生素 B_{12}，对已存在维生素 B_{12} 缺乏的患者，每日需补充 1 000μg 直至指标正常，并以推荐剂量维持；按需补充维生素 B_1，对于已存在维生素 B_1 缺乏者，口服补充剂量为 200mg/d 直至症状消失；应常规监测铁代谢指标，一旦发生缺铁性贫血应及时补充铁剂与维生素 C。

（六）心理指导

超重 / 肥胖及过往减重失败的经历等因素易增加患者心理负担，并进一步影响减重治疗效果。应在心理治疗师协作下加强心理干预，帮助患者增加自信，缓解压力与抑郁、焦虑情绪，有助于提高患者减重效果和生活质量。

（七）减重后的维持

超重 / 肥胖患者的体重管理需要长期甚至终身的治疗，如果患者能长期维持 5%~10% 的体重降低，将有助于降低高血压、糖尿病及心血管疾病发病风险。在达到减重目标后预防体重反弹是关键，需要定期监测体重、腰围、饮食、体力活动、生化指标及骨密度等，为患者制订个性化的体重维持方案，应保持营养充足并减少能量摄入，建议每周进行 200~300 分钟的中等强度体育活动，以达到长期维持目标体重的目的。在随访过程中，可通过健康宣教加强患者的自我监督和管理能力，并可利用互联网移动平台进行互动以提高患者依从性。

（吴智鸿）

参考文献

［1］ 中国居民营养与慢性病状况报告 (2020 年)[J]. 营养学报 , 2020, 42 (6): 521.

［2］ JASTREBOFF A M, KOTZ C M, KAHAN S, et al. Obesity as a disease: The Obesity Society 2018 position statement [J]. Obesity (Silver Spring), 2019, 27 (1): 7-9.

［3］ ZHOU B F. Cooperative Meta-Analysis Group of the Working Group on Obesity in China. Predictive values of body mass index and waist circumference for risk factors of certain related diseases in Chinese adults: study on optimal cut-off points of body mass index and waist circumference in Chinese adults [J]. Biomed Environ Sci, 2002, 15 (1): 83-96.

［4］ 赵松, 张毅. 心外膜脂肪组织：从解剖生理, 临床评估到心血管疾病的干预靶点 [J]. 中华心血管病杂志 (网络版), 2022, 5 (1): 1-8.

［5］ AFSHIN A, FOROUZANFAR M H, REITSMA M B, et al. GBD 2015 Obesity Collaborators. Health effects of overweight and obesity in 195 countries over 25 years [J]. N Engl J Med, 2017, 377 (1): 13-27.

［6］《中国居民膳食指南科学研究报告 (2021)》简本 [J]. 营养学报, 2021, 43 (2): 102.

［7］ POWELL-WILEY T M, POIRIER P, BURKE L E, et al. Obesity and Cardiovascular Disease: A Scientific Statement From the American Heart Association [J]. Circulation, 2021, 143 (21): e984-e1010.

［8］ 中华医学会健康管理学分会, 中国营养学会临床营养分会, 全国卫生产业企业管理协会医学营养产业分会, 等. 超重或肥胖人群体重管理流程的专家共识 (2021 年)[J]. 中华健康管理学杂志, 2021, 15 (4): 317-322.

［9］ DURRER SCHUTZ D, BUSETTO L, DICKER D, et al. European Practical and PatientCentred Guidelines for Adult Obesity Management in Primary Care [J]. Obes Facts, 2019, 12 (1): 4066.

［10］ 中华医学会糖尿病学分会. 中国 2 型糖尿病防治指南 (2020 年版)[J]. 中华糖尿病杂志, 2021, 13 (4): 315-409.

［11］ 中国超重 / 肥胖医学营养治疗指南 (2021)[J]. 中国医学前沿杂志 (电子版), 2021, 13 (11): 1-55.

［12］ OPPERT J M, BELLICHA A, VAN BAAK M A, et al. Exercise training in the management of overweight and obesity in adults: Synthesis of the evidence and recommendations from the European Association for the Study of Obesity Physical Activity Working Group [J]. Obes Rev, 2021, 22 (Suppl 4): e13273.

［13］ APOVIAA C M, ARONNE L J, BESSESEN D H, et al. Pharmacological management of obesity: an endocrine Society clinical practice guideline [J]. J Clin Endocrinol Metab, 2015, 100 (2): 342-362.

［14］ GARVEY W T, MECHANICK J I, BRETT E M, et al. American association of clinical endocrinologists and american college of endocrinology comprehensive clinical practice guidelines for medical care of patients with obesity executive summary complete Guidelines available at https://www. aace. com/publications/guidelines [J]. Endocr Pract, 2016, 22 (7): 842-884.

［15］ American diabetes association. Cardiovascular disease and risk management: standards of medical care in diabetesd 2020 [J]. Diabetes Care, 2020, 43 (Suppl 1): S111-S134.

［16］ 王勇, 王存川, 朱晒红, 等. 中国肥胖及 2 型糖尿病外科治疗指南 (2019 版)[J]. 中国实用外科杂志, 2019, 39 (4): 301-306.

阻塞性睡眠呼吸暂停与冠心病

阻塞性睡眠呼吸暂停(obstructive sleep apnea,OSA)是以睡眠时因先天的口咽部结构因素或者多种病理原因导致上气道反复的、间歇性的部分或全部阻塞,从而引起低通气或呼吸暂停为特征的一类疾病,表现为夜间的睡眠呼吸紊乱(鼾症、气喘、呼吸中断、微觉醒、憋醒、睡眠片段化等)和间断性的低氧血症,以及日间嗜睡、疲倦等临床症状。OSA 不单单是一种呼吸系统的疾病,其在冠状动脉粥样硬化性心脏病的发生与发展过程中均发挥了重要的作用,业已成为影响冠心病预后的重要危险因素。然而,目前临床上在诊治冠心病患者时,往往忽略了可能合并的 OSA 并且对其认识不足。本文主要对 OSA 的流行病学现况,合并OSA 的冠心病患者的筛查、诊断和危险分层,参与冠心病发生发展的相关机制等方面进行概述,以期加强临床医师对 OSA 的认识。

一、流行病学

OSA 在总体人群中有较高的患病率。1993 年一项基于社区人群的流行病学研究粗略估计了 30~60 岁人群中约有 9% 的女性和 24% 的男性的呼吸暂停低通气指数(apnea-hypopnea index,AHI)≥5 次 /h,而 AHI ≥ 15 次 /h 的人群比例则分别为 4% 和 5%。随着经济的发展,OSA 重要的危险因素之一——肥胖的人群比例也逐年升高,因此 OSA 的患病率可能存在时间纵向上的差异。2013 年 Peppard 等再次进行了 OSA 人群患病率的评估,在30~70 岁的人群中,有 13% 的男性和 6% 的女性的 AHI ≥ 15 次 /h,患病率均高于 1993 年的流行病学数据。考虑到这些数据均来源于地区性的队列,而缺乏全球性的流行病学调查和统计,近年来通过创建计算机转换算法的方法,综合了 16 个国家的 OSA 流行病学资料,估计全球 30~69 岁人群中 AHI ≥ 15 次 /h 的人数约为 4.25 亿人,AHI ≥ 5 次 /h 的人数则约为 9.36 亿人。综合而言,既往研究均提示符合 OSA 诊断(AHI ≥ 15 次 /h)的人群比例为5%~15%,而这一普遍性的疾病严重加剧了全球的医疗卫生负担。然而,OSA 患病率的估计却往往不够准确。2015 年瑞士一项基于人群的研究中发现,在 2 121 例进行了标准睡眠监测的人群中,83.8% 的男性和 60.8% 的女性的 AHI ≥ 5 次 /h,而 AHI ≥ 15 次 /h 的比例则分别为 49.7% 和 23.4%。这些结果远远高于先前几项流行病学调查所记录到的患病率。由于OSA 人群合并日间嗜睡、疲倦的情况实际较少,而夜间的鼾症等表现容易被视作生理现象从而忽视其与 OSA 的关联。因此,有较高比例的 OSA 患者并未被诊断。根据 2021 年由美国心脏协会(American Heart Association,AHA)发布的 OSA 与心血管疾病的科学声明中显示,未被诊断的患者高达 86%~95%。这提示 OSA 的实际患病率要远远高于从目前的流行病学研究中估计得到的患病率。由于明确诊断 OSA 需要多导睡眠仪等专业的睡眠呼吸监测设备并且需要耗费较长的时间,多数患者未接受相关检查而漏诊。部分研究受限于研究经费等,在建立队列时选择利用 OSA 筛查问卷或者家庭式睡眠呼吸监测设备等作为诊断依据,因此可能存在漏诊、误诊的情况,导致预估的患病率与实际并不符合。即便利用计算机建模和算法,也需要结合既往研究进行估算,因此仍可能存在较大的计算偏倚。我国学者也曾多次进行过 OSA 的流行病学调查,但是这些调查以区域性的人群抽样为主,年代较为久远,且部分研究确以筛查问卷作为 OSA 风险评估的依据。因此,这些研究所得到的流行病学资料仅只能作为参考。

二、OSA 与冠心病发病风险

2021 年欧洲心脏病学会(European Society Of Cardiology,ESC)发布的《心血管疾病预防临床实践指南》中,继 2016 年将 OSA 确定为心血管疾病的重要危险因素之后,再次确定了 OSA 在心血管疾病发生、发展中的重要作用,并且推荐在评估合并冠心病、肥胖、高血压的患者时将 OSA 的相关筛查项目作为常规检测项目(Ⅰ类推荐)。早在 2010 年,通过分析基于社区人群的 SHHS(Sleep Heart Health Study)研究后发现,在 8.7 年的中位随访期内,AHI ≥ 30 次 /h 的患者罹患冠心病(包括心肌梗死、再灌注治疗、冠心病相关死亡等)的风险相较于 AHI<5 次 /h 的患者增加了 68%。随后的多项临床研究同样证实了 OSA 与冠心病的发生有着密切的关系。既往研究发现,高 OSA 风险与更高的冠脉钙化积分、颈总动脉和颈内动脉的内膜中膜厚度(即亚临床冠心病的主要指标)具有显著的相关性,且 OSA 患者的冠脉斑块体积和负荷也明显高于非 OSA 患者,在校正了部分混杂因素之后,这些相关性仍然存在。多项研究也提示有 30%~60% 的冠心病患者合并患有 OSA。然而,OSA 的筛查和诊断在大多数医疗机构中还未作为常规项目开展,存在相当比例的 OSA 患者被漏诊。如何提高 OSA 的识别效率并给予适当干预,对于改善冠心病患者的预后具有重要意义。

此外,OSA 与冠心病患者的再发缺血事件密切相关。笔者团队前期连续入选 2 000 余例行睡眠呼吸监测的急性冠脉综合征(acute coronary syndrome,ACS)患者,建成目前已知最大的 ACS 合并 OSA 的前瞻性队列[OSA-ACS 队列研究(NCT03362385)]。我们通过对早期纳入的 804 例患者(其中 403 例患者 AHI ≥ 15 次 /h,诊断为 OSA)的分析发现,与未合并 OSA 的患者相比,合并 OSA 的 ACS 患者随访 1 年的主要不良心脑血管事件(major adverse cardiocerebrovascular events,MACCE)的发生风险显著增加(HR=3.87,95% CI 1.20~12.46)。该结果也与先前的几项临床研究结果相一致,包括以支架植入术后的患者作为研究对象的 Sleep and Stent Study。通过比较 OSA-ACS 研究与 Sleep and Stent Study,不难发现虽然两个研究都表明 OSA 是 MACCE 的独立风险因素,但是在单个事件(如再发心肌梗死、缺血驱动的血运重建、心源性死亡等)的 COX 模型分析中,OSA 不再具有独立预测的效能,这也提醒我们在评估 OSA 合并冠心病患者的预后时应该综合考虑 OSA 对冠心病的整体效应。此外,相关腔内影像学的证据也表明,合并 OSA 的经皮冠脉介入治疗(PCI)后患者晚期管腔丢失率及支架边缘再狭窄率明显增加。基于目前的循证医学证据,笔者认为对于冠心病患者,特别是反复 PCI 和 / 或复发的非致死性心肌梗死患者,应根据患者的病史、临床表现,尤其夜间睡眠期间的相关表现,综合评估患者 OSA 的风险,必要时进行严格、有效的睡眠呼吸监测以明确是否合并 OSA,并给予适当干预,从而改善患者的预后。

三、OSA 合并冠心病的筛查、诊断与危险分层

(一) 筛查

尽管尚无关于 OSA 的早期与大规模筛查是否影响临床结局的相关研究和共识,但是考虑到 OSA 在心血管疾病患者中共病存在的普遍性及对冠心病预后的不良影响等情况,2021 年 AHA 发布的 OSA 与心血管疾病的科学声明仍然推荐对心血管疾病患者进行早期的 OSA 筛查。

目前,OSA 常用的筛查工具主要包括病史与临床表现、筛查问卷或量表,以及睡眠呼吸暂停筛查设备等。建议在询问冠心病患者的病史时,尤其是合并肥胖和高血压的患者,应该仔细追溯夜间睡眠期间是否出现鼾症、喘息、憋醒,以及日间是否存在嗜睡、疲惫等表现,对于 OSA 的筛查仍然具有一定的意义。由于有较高比例的 OSA 患者表现为无症状或者轻微症状,而鼾症等 OSA 常见的症状则容易被无医学经验的同床伴侣所忽略,因此病史与临床表现在筛查 OSA 中仍不够准确。利用问卷和量表进行筛查也是临床及研究中常用的方法。常用的筛查问卷包括 Berlin 问卷、STOP-BANG 问卷等。这些问卷的灵敏度高达 77%~89%,但是其特异度仅有 32%~34%。对于 Epworth 嗜睡量表,由于 OSA 患者表现出嗜睡症状的人群比例实际较低,因此该量表的灵敏度仅有 42%,但却有较高的特异度(67%)。在 Sleep and Stent Study 中,仅有 52% 的 OSA 患者(AHI ≥ 15 次 /h)通过 Berlin 问卷筛查而被列入高 OSA 风险的亚组,仅有 24% 的患者表现出明显的日间嗜睡症状。尽管 OSA 与这些筛查问卷和量表存在相关性,但是通过这些问卷进行筛查并不准确,筛查出的患者除了 OSA 之外,也可能合并或单独存在其他类型的睡眠呼吸障碍。最后,一些睡眠呼吸暂停筛查设备[如呼吸生理记录仪(respiratory polygraphy)、夜间脉搏血氧测量仪(overnight pulse oximetry)]能够提供相对客观而准确的 OSA 证据。这些设备相比多导睡眠仪,使用方法较为方便,价格较为低廉,更适用于家庭睡眠呼吸监测,从而避免了多导睡眠仪在应用推广方面的设备和场地的缺陷。但是这些设备同样有一些缺陷。首先是这些设备提供的信息不如多导睡眠仪全面,不能反映睡眠期间的脑电、眼电和肌电活动及周期性的肢体活动,也不能判断患者是否出现微觉醒甚至憋醒;其次,这些设备出现监测不成功的概率要高于多导睡眠仪,使其结果更难以进行解释,限制了其应用与推广。综上所述,对于冠心病患者,临床医师应该认识到这些患者有着较高的 OSA 共病存在的可能性,应当重视 OSA 的存在与作用,通过危险因素筛查与临床表现记录判断合并 OSA 的可能,进而通过问卷及相关专业设备进一步筛查 OSA。

（二）诊断

迄今为止通过多导睡眠仪进行的标准睡眠呼吸监测仍是诊断 OSA 的"金标准"。多导睡眠仪检测除了提供常用的 AHI 之外,还能够提供血氧的动态变化、鼾症、身体及肢体活动、口鼻气流大小、胸腹部运动幅度,以及心电图、脑电图、眼电图和肌电图等信息。这些信息能够帮助临床医师综合评估患者的 OSA 类型、严重程度,并且进行更细致的危险分层。OSA 的主要诊断标准包括:① AHI ≥ 5 次 /h 且有明显的临床症状(夜间睡眠期间的鼾症、喘息、呼吸中断等和日间的嗜睡、疲倦且无法用其他原因来解释);② AHI ≥ 15 次 /h,伴或不伴明显的临床症状。

（三）危险分层

OSA 的机制十分复杂而未被完全阐明,肥胖、年龄、性别、基因易感性等是 OSA 的主要危险因素,也是心血管疾病的危险因素。而 OSA 本身也是多种心血管疾病的独立危险因素,其引起炎症、氧化应激、代谢紊乱的程度在不同个体间也不尽相同,也可能反过来起到一定程度的保护作用。因此,OSA 的具体效应呈现出显著的异质性。目前有关于 OSA 的诊断仍旧沿用先前的诊断标准,且仍以 AHI 作为区分 OSA 严重程度的主要依据(5 次 /h ≤ AHI < 15 次 /h 为轻度 OSA,15 次 /h ≤ AHI < 30 次 /h 为中度 OSA,AHI ≥ 30 次 /h 为重度 OSA),而这些诊断标准已经使用了数十年之久。然而,随着 OSA 相关研究的进一步深入,研究者们逐渐意识到,单纯强调呼吸暂停和低通气的次数并不能充分反映 OSA 的综合

表现,无法体现低氧血症的程度、呼吸事件(即呼吸暂停和低通气)持续的时间、呼吸事件在睡眠周期中的时间分布、睡眠片段化的程度及明显的日间嗜睡表现,也不能全面解释 OSA 的复杂病理生理学机制。例如,OSA 对于神经认知减退、代谢紊乱及心血管损害的具体效应。因此,AHI 并非作为危险分层和准确预测 OSA 患者心血管结局事件的最佳指标。不仅如此,对 OSA 整体效应的反应性中所存在的显著个体差异性和易感性也是 AHI 所不能体现的。综上所述,以 AHI 作为 OSA 的诊断和分组依据,在 OSA 患者的病理生理综合评估和危险分层方面具有较大的缺陷。这些缺陷也可能是目前几项关于持续气道正压通气(continuous positive airway pressure,CPAP)对 OSA 合并冠心病患者的远期心血管预后的随机对照研究未能得出 CPAP 能够积极改善心血管结局的结论的主要原因之一,包括 SAVE 研究(Sleep Apnea Cardiovascular Endpoints)、ISAACC 研究(Impact of Sleep Apnea syndrome in the evolution of Acute Coronary syndrome.Effect of intervention with CPAP)、RICCADSA 研究(Randomized Intervention with Continuous Positive Airway Pressure in CAD and OSA)。这些研究都以 AHI 或者与 AHI 性质类似的血氧饱和度下降指数(动脉血氧饱和度下降 ≥ 4% 的次数)作为 OSA 的分组依据,每组患者可能存在组内差异,对 CPAP 的治疗反应也不尽相同。因此,提出 OSA 新的分型、危险分层和预后预测的指标,将患者归类为更细化、更同质的分组,从而深入分析患者的疾病状态并识别处于高风险的患者,以及实现靶向治疗的聚焦和发展、精准的个体化治疗,是目前亟待解决的问题和研究热点。

我们复习了现有文献,旨在简要叙述目前的一些新型分层指标,以期帮助临床医师对 OSA 患者的诊治。

1. 多导睡眠仪数据　2017 年 Zinchuk 等分析了 1 247 例退伍军人的多导睡眠描记数据,将 65 个变量根据睡眠结构紊乱、自主神经活性和功能异常、呼吸紊乱和缺氧 4 类特征性的数据,分出 7 类亚型的患者:①轻度亚型;②周期性肢体运动亚型;③非快速眼动睡眠和觉醒亚型;④快速眼动睡眠和缺氧亚型;⑤低通气和缺氧亚型;⑥觉醒和睡眠不足亚型;⑦联合重度亚型。通过聚类分析的方法分析 7 种亚型患者的心血管预后(脑卒中、ACS 和死亡等)。在该研究中,传统的 AHI 分级方法未能显示出与心血管结局事件的相关性,而周期性肢体运动亚型(HR=2.02,95% CI 1.32~3.08)、低通气和缺氧亚型(HR=1.74,95% CI 1.02~2.99)和联合重度亚型(HR=1.69,95% CI 1.09~2.62)三类患者相对于轻度亚型患者均显示出了增高的心血管不良预后的风险。这提示通过标准睡眠呼吸监测的数据对患者进行更加细致、深入的分类可能优于传统的 AHI 分类方法。但这种分类方法需要研究者对睡眠呼吸监测的数据非常了解并能进行专业的分析和研究,如果能辅以计算机算法从而自主分类,并在 OSA 合并冠心病患者人群中进行验证,有利于新的危险分层指标的提出。

2. 睡眠呼吸暂停特异性脉搏速率反应(sleep apnea-specific pulse-rate response,Δ HR)　HR 是近年来新提出的 OSA 患者的分类方法之一,定义为上呼吸道开放时的最高脉率与呼吸暂停或低通气时的最低脉率之间的差值,高 Δ HR 反映了过度激活的交感神经系统和呼吸事件的严重程度。此外,Δ HR 数据可以从简单的脉搏血氧传感器中分析获取,不仅可以从多导睡眠仪获取相应数据,也能从家庭睡眠呼吸监测设备中获取,因此分析方法较多导睡眠仪数据方便,也更易于应用与推广。最重要的是,在 4 575 例基于社区的总体人群、AHI ≥ 15 次 /h 和 ≥ 30 次 /h 的人群中,高 Δ HR 的患者发生非致死性心血管疾病、心血管死亡和全因死亡率的风险均显著提高。而在 AHI<15 次 /h 的人群中,高 Δ HR 仅与非致死性心血管疾病的发生具有相关性。因此,尽管 Δ HR 本身可作为 OSA 合并心血管疾病

患者的新型预后预测因子,但是 ΔHR 与 AHI 结合可以更好地识别风险更高的患者。虽然目前 ΔHR 未在冠心病合并 OSA 人群中进行验证,然而考虑到 ΔHR 的简便性,利用 ΔHR 进行危险分层可能是行之有效的方法之一。

3. 缺氧负荷(hypoxia burden,HB)　目前,临床上用以评估缺氧的指标主要是血氧饱和度降低的幅度和次数,但如前所述,这种指标并不能充分反映 OSA 患者的缺氧状态并进行准确的危险分层。有学者将一次呼吸事件及气道开放后的复氧定义为一个搜索窗(search window),在这个搜索窗内,血氧饱和度因为呼吸事件及复氧的接连发生从而呈现逐渐降低再逐渐升高的趋势,而这个血氧饱和度降低 - 升高曲线的曲线下面积除以搜索窗的时间的数值即定义为 HB。总 HB 为各个曲线下面积相加除以睡眠时间,HB 反映缺氧的深度和持续时间,较高的 HB 即缺氧程度更为严重。由于各研究间的血氧饱和度计算标准基本一致,不同于口鼻气流等其他指标可能因为存在测量方法的不同而产生异质性,通过夜间血氧饱和度监测的方法计算 HB 以进行危险分层,每一组患者的同质性可能较高。进一步研究发现,在校正了最低血氧饱和度和血氧饱和度低于 90% 的总时间等变量后,HB 升高的患者发生心血管死亡的风险也逐步增加。此外,无论是标准化的呼吸睡眠监测抑或家庭式睡眠呼吸监测,从夜间的血氧监测中即可计算得到 HB,与 ΔHR 类似,方法简便,易于应用。基于这个理论,我国学者将 HB 应用到冠心病合并 OSA 的患者中,虽然并未得出 HB 与这类患者的心肌肥厚特征具有相关性的结论,但是 HB 仍有进一步研究和应用的前景。

4. 觉醒强度(arousal intensity)　既往研究提示,由呼吸事件导致的觉醒有着较大的异质性,有些患者的觉醒微弱到难以被脑电图所记录,而有些患者可由于缺氧而憋醒。觉醒的程度差异也反映了交感神经系统的活性和反应性,与觉醒的持续时间、唤醒时间、会厌压变化率、心率变异性和呼吸肌与咽部肌肉的反应有着明显的相关性。目前,尚未有关于觉醒强度与冠心病合并 OSA 患者的研究,这个指标是否能够准确进行危险分层,仍需后续研究来证实。

四、OSA 参与冠心病发生发展的相关机制

1. 交感神经的持续激活　由 OSA 导致的间歇性低氧血症和高碳酸血症能够直接刺激颈动脉体化学感受器,经传入神经元的神经投射分别到达并激活孤束核、室旁核和延髓头端腹外侧核等交感神经控制中枢,从而使传出神经元持续、过度激活交感神经系统,导致 OSA 患者无论在日间或夜间,其交感神经的活性较非 OSA 患者均显著升高,继而引起心血管系统相应的病理改变(如心律失常、高血压等)。其他相关研究也表明,肾素 - 血管紧张素系统及包括内皮素在内的血管活性因子也参与了交感神经系统的激活。睡眠期间内异常的交感神经激活也是 OSA 合并冠心病患者易于在夜间发生急性心血管事件的可能原因之一。

2. 炎症与氧化应激　由 OSA 导致的反复低氧血症从机制上类似于缺血再灌注的病理过程,而这一过程可引起全身性的炎性反应及活性氧等氧化应激产物在局部组织间的积聚。炎症因子及活性氧进一步损伤血管内皮细胞,促进巨噬细胞的募集、侵入血管内膜、转化为泡沫细胞,表现为冠脉斑块的体积与负荷增加,最终导致斑块的不稳定性增加。

3. 脂质代谢异常　笔者团队的 OSA-ACS 研究与既往其他研究均表明 OSA 患者的胆固醇、甘油三酯、低密度脂蛋白胆固醇水平随着 OSA 严重程度的增加而增加,而高密度脂蛋白胆固醇水平则呈现相反的趋势,且在 OSA 患者中观察到的脂质代谢异常并不依赖于患者的肥胖程度。这也提示 OSA 本身与脂质代谢紊乱的独立相关性。这种相关性可能与间歇

性低氧血症所致的肝脏脂质合成能力增强、脂蛋白的清除能力减弱等机制有着密切的关系。

4. 血液高凝状态　由于慢性、间歇性的低氧血症能够反复刺激肾球旁细胞促进红细胞生成素的分泌上调及直接刺激骨髓造血干细胞的增殖和分化，OSA 患者的红细胞数量增多，血液呈现高凝状态，同时合并不同程度的纤溶系统异常。笔者团队通过分析 127 例 OSA-ACS 患者的血栓弹力图结果后发现，即便在服用双联抗血小板药物的情况下，与非 OSA 患者相比，OSA 患者的血小板体积指标显著增加，残余血小板反应性升高，而二磷酸腺苷通路的抑制率则明显降低，提示较强的血小板黏附、聚集和收缩功能。这些结果都表明，OSA 患者更容易形成血栓，也能部分解释 OSA 患者更高的不良事件发生风险。

5. 缺血预适应效应　尽管大多数临床和基础研究的结果均体现了 OSA 的存在对于冠心病发生发展的不良效应，但是仍有少数研究得出了相反的结果，即 OSA 对于冠心病患者，尤其 ACS 患者具有保护效应，表现为 AHI 与肌钙蛋白的水平呈现负相关趋势，提示 OSA 对于减轻急性心肌损伤可能具有一定的保护作用。然而，这一现象的潜在机制目前仍不够明确。既往研究推测，OSA 导致的间歇性低氧血症能够通过上调缺氧诱导因子 -1α 等，促进血管生成或微血管动脉化的过程，从而促进冠脉侧支循环的形成和募集，在急性心血管事件中通过侧支血管为心肌保证足够的血液供应，一定程度上减少心肌的缺血和坏死。同时也有研究表明，炎症与氧化应激在激活血管生成过程中也有着较为重要的作用。随后为进一步研究 OSA-ACS 患者冠脉的侧支循环水平，笔者团队通过分析 119 例患者的冠脉造影资料，发现在 AHI 较高的患者中有着较高比例的冠脉侧支循环形成水平（Rentrop 分级 ≥2），而平均血氧饱和度、最低血氧饱和度、血氧饱和度低于 90% 的时间等体现缺氧情况的指标也与侧支循环的建立存在关联性，即使校正了多个混杂因素之后，OSA 仍是冠脉侧支循环建立的独立预测因素（OR=11.41，95% CI 2.70~48.15）。然而，关于缺血预适应的机制假说仍存在较大的缺陷。首先，这类相关研究的样本例数均较少，有较高的产生偏倚的可能性。其次，慢性间歇性低氧血症是否能够通过缺血预适应的机制促进血管生成从而建立侧支循环，未能在实验动物水平得到全面、深入的研究与阐释。因此，深入探索 OSA 的具体机制，规避 OSA 的不利效应并利用 OSA 潜在的保护效应，实现 OSA 合并冠心病患者预后的改善，仍是下一步的研究重点。

五、未来研究方向

虽然研究者们在近几年已经提出了数个重新定义 OSA 疾病状态和严重程度的指标，但很多指标尚未能在特定的 OSA 队列中进行反复验证。由于 OSA 本身的复杂性，在研究这类问题时往往需要结合考虑 OSA 本身的刺激强度和严重程度、个体对 OSA 和对治疗的反应的差异性。目前比较常用的指标能反映的内容往往较为单一，因此还需要继续提出和开发新的 OSA 标志物和分类指标。我们通过回顾既往研究，结合目前的困境和缺陷，提出了几个 OSA 相关研究的未来方向。

1. 血液生物标志物　血液生物标志物由于其检测方便、快速，且能够识别 OSA 所致的炎症、自主神经功能、氧化应激标志物的改变，因而有望提供 OSA 筛查和预后评估的相关信息。我们通过比较 OSA 患者和非 OSA 患者血清中的细胞外泌体内的蛋白表达谱，在 560 种人类外泌体蛋白中鉴定出了 32 种差异表达蛋白，进一步分析确定了 C 反应蛋白、结合珠蛋白和纤连蛋白等的差异性表达。这也说明 OSA 能够显著影响多种蛋白的表达，因此通过血清生物标志物以筛查、诊断 OSA 并进行危险分层具有广泛的前景。

2. 基因组分析　实际上 OSA 的发生和发展也与遗传因素具有关联。前期研究已经发现,在 OSA 患者的一级亲属中罹患 OSA 的概率显著高于其他患者。除了因为遗传因素产生的先天性口咽部结构异常导致上气道狭小之外,我们有理由推测其他功能性的基因在 OSA 的发生发展中发挥着重要作用。对基因组的全面分析也能够解释 OSA 患者的易感性和个体差异性,从而帮助我们识别易感和高危的人群,及时加以预防和治疗。

3. 人工智能和机器学习　人工智能和机器学习能够帮助我们处理多导睡眠图和其他复杂的数据,以识别之前未被识别的模式。此外,还能应用于生物标志物的筛查和监测,以及通过 OSA 患者的临床特征创建算法模型,实现 OSA 患者预后的精准预测。笔者团队已经在开展深度学习方面具有一定的经验,通过分析临床特征、创建算法,能够准确预测胸痛患者的血运重建需求。虽然目前尚未应用于 OSA 合并冠心病的人群中,但利用这种方法建立风险评分系统仍是近年来的研究热点。

六、小结

OSA 在总体人群中有着较高的患病率,在冠心病人群中合并存在的情况则更为普遍。OSA 本身能够促进冠脉粥样斑块的形成,也是冠心病患者在随访期间发生心血管不良结局事件的独立的危险因素。然而,目前对 OSA 的认识程度仍然不足,传统的 OSA 诊断和分层标准也存在明显的缺陷。尽管近年来关于 OSA 的研究取得一定的进展并提出了一些新的筛查、诊断和危险分层方法,但是这些新方法仍未在大型队列研究或随机对照试验中得到验证。未来需要更多的高质量的 OSA 相关研究,从而在 OSA 早期识别、危险分层及治疗等方面积累足够的循证医学证据,改善 OSA 对冠心病患者的临床预后。

（陈修寰　公　威　聂绍平）

参考文献

［1］ PEPPARD P E, YOUNG T, BARNET J H, et al. Increased prevalence of sleep-disordered breathing in adults [J]. Am J Epidemiol, 2013, 177 (9): 1006-1014.

［2］ BENJAFIELD A V, AYAS N T, EASTWOOD P R, et al. Estimation of the global prevalence and burden of obstructive sleep apnoea: A literature-based analysis [J]. Lancet Respir Med, 2019, 7 (8): 687-698.

［3］ HEINZER R, VAT S, MARQUES-VIDAL P, et al. Prevalence of sleep-disordered breathing in the general population: The HypnoLaus study [J]. Lancet Respir Med, 2015, 3 (4): 310-318.

［4］ YEGHIAZARIANS Y, JNEID H, TIETJENS J R, et al. Obstructive Sleep Apnea and Cardiovascular Disease: A Scientific Statement From the American Heart Association [J]. Circulation, 2021, 144 (3): e56-e67.

［5］ VISSEREN F L J, MACH F, SMULDERS Y M, et al. 2021 ESC Guidelines on cardiovascular disease prevention in clinical practice [J]. Eur Heart J, 2021, 42 (34): 3227-337.

［6］ GOTTLIEB D J, YENOKYAN G, NEWMAN A B, et al. Prospective study of obstructive sleep apnea and incident coronary heart disease and heart failure: the sleep heart health study [J]. Circulation, 2010, 122 (4): 352-360.

［7］ DEOL R, LEE K A, KANAYA A M, et al. Obstructive sleep apnea risk and subclinical atherosclerosis in South Asians living in the United States [J]. Sleep Health, 2020, 6 (1): 124-130.

［8］ RANDERATH W, BONSIGNORE M R, HERKENRATH S. Obstructive sleep apnoea in acute coronary syndrome [J]. Eur Respir Rev, 2019, 28 (153): 180114.

［9］ LEVY P, KOHLER M, MCNICHOLAS W T, et al. Obstructive sleep apnoea syndrome [J]. Nat Rev Dis Primers, 2015, 1: 15015.

［10］ FAN J, WANG X, MA X, et al. Association of obstructive sleep apnea with cardiovascular outcomes in patients with acute coronary syndrome [J]. J Am Heart Assoc, 2019, 8 (2): e010826.

［11］ LEE C H, SETHI R, LI R, et al. Obstructive sleep apnea and cardiovascular events after percutaneous coronary intervention [J]. Circulation, 2016, 133 (21): 2008-2017.

［12］ GONG W, WANG X, FAN J, et al. Impact of obstructive sleep apnea on platelet function profiles in patients with acute coronary syndrome taking dual antiplatelet therapy [J]. J Am Heart Assoc, 2018, 7 (15): e008808.

［13］ LIU T, WANG X, FAN J, et al. Effect of obstructive sleep apnoea on coronary collateral vessel development in patients with ST-segment elevation myocardial infarction [J]. Respirology, 2022, 27 (8): 653-660.

［14］ MALHOTRA A, AYAPPA I, AYAS N, et al. Metrics of sleep apnea severity: beyond the apnea-hypopnea index [J]. Sleep, 2021, 44 (7): zsab030.

［15］ MCEVOY R D, ANTIC N A, HEELEY E, et al. CPAP for prevention of cardiovascular events in obstructive sleep apnea [J]. N Engl J Med, 2016, 375 (10): 919-931.

［16］ SÁNCHEZ-DE-LA-TORRE M, SÁNCHEZ-DE-LA-TORRE A, BERTRAN S, et al. Effect of obstructive sleep apnoea and its treatment with continuous positive airway pressure on the prevalence of cardiovascular events in patients with acute coronary syndrome (ISAACC study): A randomised controlled trial [J]. Lancet Respir Med, 2020, 8 (4): 359-367.

［17］ PEKER Y, GLANTZ H, EULENBURG C, et al. Effect of positive airway pressure on cardiovascular outcomes in coronary artery disease patients with nonsleepy obstructive sleep apnea. The RICCADSA randomized controlled trial [J]. Am J Respir Crit Care Med, 2016, 194 (5): 613-620.

［18］ ZINCHUK A V, JEON S, KOO B B, et al. Polysomnographic phenotypes and their cardiovascular implications in obstructive sleep apnoea [J]. Thorax, 2018, 73 (5): 472-480.

［19］ AZARBARZIN A, SANDS SA, YOUNES M, et al. The sleep apnea-specific pulse-rate response predicts cardiovascular morbidity and mortality [J]. Am J Respir Crit Care Med, 2021, 203 (12): 1546-1555.

［20］ AZARBARZIN A, SANDS S A, STONE K L, et al. The hypoxic burden of sleep apnoea predicts cardiovascular disease-related mortality: The Osteoporotic Fractures in Men Study and the Sleep Heart Health Study [J]. Eur Heart J, 2019, 40 (14): 1149-1157.

冠心病合并糖尿病患者的血糖管理策略

冠心病(CAD)与2型糖尿病(T2DM)互为高危人群。至少2/3的CAD患者存在糖代谢异常,而70%以上的T2DM患者死于CAD等动脉粥样硬化性心血管疾病(ASCVD)。大量流行病学研究表明,与非糖尿病患者相比,糖尿病患者发生心血管事件的风险显著增高。当二者并存时,患者发生心肌梗死、心力衰竭与心血管死亡的风险进一步增高,应作为心血管病二级预防的重点人群。现有研究证实,除了积极合理地控制血糖外,多重危险因素综合防控(积极有效的生活方式干预、严格控制血压与胆固醇水平、合理应用抗血小板药物等)是改善CAD合并T2DM患者临床预后的有效措施。近年来,国内外学者围绕CAD患者的血糖管理完成了多项大型随机化临床试验,表明在降糖幅度相似的情况下,不同种类降糖药物对CAD合并T2DM患者的预后具有不同的影响,合理选择降糖药物逐渐成为降低不良心血管事件风险的关键措施。这些新的研究结论为降糖治疗注入很多新理念,对于进一步提高此类患者的综合治疗水平、改善患者预后具有重要意义。

一、CAD与T2DM之间存在密切关联

大量流行病学与临床研究显示,在CAD患者中及仅存在心血管病危险因素的人群中,糖代谢异常的发生率显著高于一般人群。欧洲心脏调查(Euro Heart Survey)共纳入欧洲25个国家110家医疗中心的4 961例CAD患者,其中2 107例因急性心血管事件入院,2 854例为稳定型CAD。除1 524例已确诊糖尿病外,其余患者均进行空腹血糖检测,并对其中1 920例进行口服葡萄糖耐量试验。结果表明,因急诊事件入院的患者中糖代谢异常的发生率高达71%,稳定型CAD患者中也高达66%,亦即至少"2/3"的CAD患者存在糖代谢异常。如果仅检测空腹血糖,将会漏诊"2/3"的高血糖患者。随后,研究者分别采用6.1mmol/L和5.6mmol/L两个界值作为空腹血糖受损的诊断切点,对数据进行了再分析。结果显示,若采用空腹血糖水平6.1mmol/L作为诊断切点,则漏诊64%的高血糖;如果采用空腹血糖水平5.6mmol/L作为诊断切点,仍会漏诊48%的高血糖。这一结果提示,即使调低空腹血糖受损的诊断切点,对糖代谢异常的漏诊率仍很高。因此,为有效提高CAD患者中高血糖的检出率,应将糖耐量试验作为常规检测项目之一。

中国心脏调查(China Heart Survey)共入选在我国三级甲等医院住院的3 513例患者,入选标准为慢性稳定型心绞痛、陈旧性心肌梗死和急性冠脉综合征,除外心律失常和心力衰竭患者。对这些患者糖代谢状况的分析显示,在所有入组患者中,约80%存在不同程度的糖代谢异常,其中糖尿病为52.9%(1 859例:既往已诊断1 153例,此次调查新诊断706例),空腹血糖受损和/或糖耐量受损为20.36%(926例,除1例外均为新诊断)。除既往已明确高血糖诊断和本次入院空腹血糖水平≥8.0mmol/L(2次)的患者外,共有2 263例患者接受了糖耐量试验。分析这些患者的数据显示,如果单纯检测空腹血糖(以5.6mmol/L为切点),将漏诊80%的糖尿病患者和70%的糖调节受损者。

及时筛查出合并糖代谢异常的CAD患者对于准确进行心血管风险分层并制订正确的治疗决策至关重要。上述研究结果表明,CAD与糖代谢异常常同时存在,但多数患者未得

到明确诊断。与欧美国家人群比较,中国 CAD 患者中高血糖的发生率更高、诊断率更低。单纯检测空腹血糖,将漏诊多数高血糖个体。调低空腹血糖受损的界值（≥5.6mmol/L）并不能有效提高糖代谢异常的诊断率。因此,糖耐量试验应成为 CAD 患者甚至仅存在心血管危险因素者的常规检测项目。同样,对于确诊糖尿病或者糖调节受损者,也应注意对 CAD 等大血管并发症及其危险因素的筛查,对心血管事件极高危人群应做出积极合理的处理。

二、糖尿病患者心血管事件风险显著增高

在胰岛素问世之前,急性代谢紊乱是糖尿病患者的主要死亡原因。胰岛素问世之后,糖尿病患者的生存状况得到显著改善。此后随着双胍类、磺脲类等多种降糖药物的广泛临床应用,因急性代谢紊乱所致的死亡逐渐减少,糖尿病患者的生存期得以显著延长,ASCVD 逐渐成为危害糖尿病患者生命健康的主要因素。早在 1933 年,Sherrill 研究发现,糖尿病患者发生心血管疾病的风险显著高于非糖尿病患者。发表于 1979 年的弗莱明翰（Framingham）研究用确凿的流行病学数据证实糖尿病与心血管病之间存在密切联系,并将糖尿病视为心血管病的重要危险因素之一。1998 年发表的一项以芬兰人群为基础的研究,纳入了 1 373 例有心肌梗死病史的非糖尿病患者及 1 059 例没有心肌梗死病史的糖尿病患者。随访 7 年发现,没有心肌梗死病史的糖尿病患者发生心肌梗死的风险与有心肌梗死病史但无糖尿病的患者相似。据此,该研究提出了"糖尿病是 CAD 等危症"的观点,并一度产生广泛影响。此后陆续发表的多项研究结果表明,较大比例的糖尿病患者未来发生心血管事件的风险明显低于既往发生心肌梗死的患者,认为前述提法并不准确,这是因为不同糖尿病患者年龄、性别、种族、血糖水平、病程长短、血压与血脂等心血管病危险因素不同,发生心血管事件的风险肯定会有明显不同。尽管如此,前述流行病学研究仍然充分证实了糖尿病患者心血管事件风险明显增高,在积极控制血糖、防治急性高血糖事件与微血管并发症的同时,更应重视对心血管病等大血管事件的防治。

对于合并 CAD 的糖尿病患者更为如此。由于此类患者属于心血管事件的极高危人群,复发冠状动脉事件的风险显著高于不合并糖尿病的 CAD 患者或者不合并 CAD 的糖尿病患者,在降糖治疗过程中更需要关注各种治疗措施对患者心血管事件风险的影响。既要合理控制血糖、降低急性高血糖事件与微血管并发症的发生率,又要努力降低,至少不能增加不良心血管事件风险。因此,与无合并症或不伴其他心血管病危险因素的糖尿病患者相比,合并 CAD 的 T2DM 患者在血糖管理措施方面存在着诸多特殊性,为临床实践提出了更多挑战。

三、降糖治疗对 T2DM 患者心血管预后的影响

1998 年揭晓的 UKPDS（英国前瞻性糖尿病研究）研究是一项具有里程碑意义的临床试验,旨在探讨强化血糖控制和严格血压控制能否预防 T2DM 心血管并发症,并降低 T2DM 的死亡率和致残率。该研究共入选 4 209 例患者,分别接受常规降糖治疗或强化降糖治疗,中位数随访时间为 11.1 年。结果显示,强化降糖治疗组患者糖化血红蛋白（HbA1c）水平较常规治疗组显著降低（7.0% *vs.* 7.9%）,各种微血管事件减少 25%,而大血管事件发生率却未见统计学显著性下降。对于这一结果,许多学者认为在 UKPDS 研究中强化治疗组与常规治疗组之间血糖水平差距较小（HbA1c 相差 0.9%）,因此强化治疗组大血管事件的降幅未达到统计学显著性。如果更加严格地控制血糖使其接近甚至达到正常范围,其心脏与脑血管

获益可能会更为显著。

在 2008 年美国糖尿病协会年会上,相继公布了三项具有重要影响的强化降糖治疗试验,即 ACCORD(控制糖尿病患者心血管危险行动)、ADVANCE(糖尿病与血管疾病行动)与 VADT(退伍军人糖尿病试验)。与 UKPDS 研究相比,这三项试验均采用了更低的血糖目标值,然而其结果却未如预期:接受强化降糖治疗的患者不仅未显示出大血管获益,其不良反应事件反而有所增加。ACCORD 试验旨在评估对 T2DM 患者强化血糖控制(HbA1c<6%)是否比标准血糖控制(HbA1c 7.0%~7.9%)更大程度地减少心血管终点事件的发生。共入选 10 251 例高危中老年 T2DM 患者,随机分配至强化降糖组与标准降糖组。其主要终点为首次发生严重心血管事件,包括心血管死亡、心肌梗死或非致死性脑卒中。原计划随访 5 年。平均随访至 4 年时,强化降糖组患者 HbA1c 平均达到 6.4%,标准降糖组平均为 7.5%。然而,强化降糖组每年每 1 000 例患者比标准降糖组多发生 3 次死亡事件,因此研究组织者决定提前终止研究。本研究提示对于高危心血管病患者,过于激进的降糖治疗对患者心血管预后不仅无益,反而有害。ADVANCE 研究共入选 11 140 例 T2DM 患者,随机分为标准血糖控制组与强化血糖控制组(HbA1c 目标值≤6.5%),旨在评估强化血糖控制对糖尿病患者血管并发症的影响。其主要终点为主要大血管并发症与主要微血管并发症的复合终点。随访结束时,强化血糖控制组与标准血糖控制组患者的平均 HbA1c 水平分别达到 6.5% 与 7.3%,强化血糖控制组微血管事件(主要是肾脏事件)显著降低,但大血管事件并未显著减少。两组间总死亡率相似,心肌梗死发生率亦相似,但强化血糖控制组患者任何原因住院的风险及严重低血糖的发生率均显著增加。VADT 研究共入选 1 791 例受试者,随机分为强化降糖组(HbA1c 目标值<6.0%)与标准降糖组(HbA1c 目标值 8.0%~9.0%),平均随访 6.25 年。主要终点为由大血管事件组成的复合终点(包括心肌梗死、脑卒中或心血管死亡等)。结果显示,两组间各种主要终点事件发生率均无统计学显著性差异。尽管 VADT 研究者充分重视了对低血糖的预防和监测,但研究过程中需要医疗救助的严重低血糖的发生率仍高出预期(强化降糖组 21%,标准降糖组 10%)。发表于 2009 年的 HEART2D 研究对象为急性心肌梗死后 T2DM 患者。用胰岛素治疗分别控制空腹血糖(目标值<6.7mmol/L)或餐后血糖(目标值 7.5mmol/L),结果显示两组间主要复合终点事件发生率无显著差异。上述研究表明,对于伴或不伴 ASCVD 的患者,强化降糖治疗不能改善受试者大血管结局。

然而,几乎同期公布的 UKPDS 主体研究结束 10 年后的延长期随访结果,发现早期强化降糖治疗对于糖尿病主要终点事件甚至心肌梗死与全因死亡率具有持续有益的影响。1998 年 UKPDS 主体研究结束后,该研究受试者的继续治疗方案不再受原研究设计的约束,研究者继续对存活的患者进行了 10 年的延长随访。结果显示,原强化降糖组患者任何糖尿病终点降低 9%(P=0.04),微血管事件减少 24%(P=0.001),心肌梗死减少 15%(P=0.01),全因死亡率降低 13%(P=0.007)。研究者认为无论主体试验结束后患者继续接受的降糖治疗方案如何,研究期间降糖治疗的获益可以持续存在并可能具有放大效应。需要指出的是,这种延长期随访结果的证据力度并不能等同于一般意义上的随机对照临床试验。首先,UKPDS 主体研究结束后对受试者治疗方案不再约束(对患者降糖药物的应用不做任何限制),这会对研究结果产生显著干扰。其次,在 10 年延长期随访中,前 5 年要求门诊随访,对不能到医院者每年进行问卷调查,后 5 年则全部采用问卷式调查方法。以这种方式所收集的数据可靠程度显著下降。更为重要的是,该研究所纳入的 4 209 例受试者中失访人数多达 1 525 例,这显然会对研究结论产生显著影响。尽管如此,"记忆效应"的提出,成为很多专家用以支持强化降糖的主要依据之一。然而,2014 年欧洲糖尿病学会年会期间公布的 ADVANCE 研究 6 年延长期随访结果(ADVANCE-ON)却发现,强化降糖组与标准降糖组患者主要终点事件发生率无显著差异,即强化降糖治疗未能产生延长期的心血管获益。ACCORD 研究结束后,研究者继续对受试者进行了平均 8.8 年的长期随访(即 ACCORDION 研究),结果显示原强化降糖组与标准降糖组患者血糖水平相似,两组患者死亡率相差幅度有所减小,但强化降糖组患者死亡率仍存在统计学显著性增高。这一结果提示过于严格的血糖控制策略对患者的不利影响可能存在较长的时间,亦即强化降糖存在"不利的记忆效应"。2018 年美国糖尿病学会年会期间,公布了 VADT 研究 10 年延长期随访结果,发现强化降糖组患者微血管或大血管并发症的发生依然没有有益的"记忆效应"。综合上述研究结论,可以认为强化降糖心血管获益的"记忆效应"并不存在,试图通过更为严格的血糖控制无论在短期内还是在长期内都难以显著改善 T2DM 患者心血管预后。不仅如此,为达到更低的血糖控制目标,势必会增加低血糖事件风险,并且需要应用更多种类和 / 或更大剂量的降糖药物,发生药物间相互作用的潜在风险将会增加,可能会对患者产生不利影响。

四、多重危险因素综合管控是改善 T2DM 患者心血管预后的有效措施

除高血糖外,T2DM 患者通常并存其他心血管危险因素,后者可分为不可控性与可控性两类。不可控性危险因素主要包括增龄、男性、早发心血管病家族史及种族;可控性危险因素包括高血压、血脂异常、吸烟、超重 / 肥胖、缺乏运动及精神紧张。除合理控制血糖外,积极有效地干预各种可逆性危险因素是改善 T2DM 患者心血管预后的有效措施。2008 年发表的丹麦 Steno-2 研究结果证实了这一推测。此后国内外指南相继作出重要调整,推荐对 T2DM 患者进行更为严格的血压管理、胆固醇管理、戒烟,以及控制饮食、增加运动与体重管理,这些措施的推进对于有效降低 T2DM 患者心血管事件风险发挥了积极影响。

与此同时,很多学者认为,T2DM 与心血管并发症之间的关系可能有别于高血压、高胆固醇血症,后两者不仅是 ASCVD 的独立危险因素,也是其直接的致病因素,因此严格控制血压与胆固醇水平可以有效降低心血管事件风险。然而,T2DM 与心血管病之间可能是"共同土壤"关系,而非致病因素,因此降低血糖难以对心血管疾病的病理生理进程产生根本影响。强化生活方式干预(特别是体重管理)不仅有助于降低血糖水平,还能对血压、血脂产生有益影响,并可能从根本上触动 T2DM 与 ASCVD 的共同的病理生理机制(如胰岛素抵抗、高胰岛素血症、氧化应激、亚临床性炎症反应等),从而减少心血管疾病的发生与致死致残。

合理的饮食结构与总热量摄入不仅是降糖治疗的基石,也是降低心血管系统整体风险水平的有效措施,因而适用于所有 T2DM 患者。对于超重 / 肥胖的 T2DM 患者,应以低碳水化合物、低脂肪饮食为主,以减少总热量摄入、改善胰岛素抵抗、减低体重并降低血糖水平。控制饮食中碳水化合物的摄入量是降低血糖的关键措施,应根据患者具体情况为其制订个体化的饮食方案。

适量运动有助于控制体重、改善糖代谢和脂代谢状态并降低血压水平,对心血管系统具有有益影响。建议 T2DM 患者坚持规律性的中等强度有氧运动(如快步行走、太极拳、自行车运动等),运动后其心率达到最大心率的 50%~70% 为宜。体重在正常范围者每日运动时间不少于 30 分钟,每周不少于 5 日。超重 / 肥胖者需要增加运动量,每日运动时间不少于 1

小时,每周不少于 5 日。若无禁忌证,应鼓励患者每周进行 2~3 次阻抗训练(如俯卧撑、仰卧起坐、下蹲运动、举哑铃等)。

大量证据显示,吸烟可以增高不良心血管事件的危险性。与一般人群相比,吸烟可对 T2DM 患者预后产生更为显著的不良影响,包括加速微血管并发症和大血管并发症的发生并缩短预期寿命。因此,在临床实践中应常规询问 T2DM 患者是否吸烟,对于吸烟者应采取健康咨询、技术指导及必要的药物干预等综合措施帮助其戒烟。

高血压是心血管疾病的重要危险因素之一,当二者并存时可对心血管系统产生更大危害。因此,在降糖治疗的同时还应积极干预高血压,以最大程度地降低患者发生心血管并发症的危险性。流行病学研究显示,当 T2DM 患者血压水平>130/80mmHg 时,其不良心血管事件发生率将显著增高,据此现行多种指南性文件推荐将 T2DM 患者血压水平控制在这一目标值以下。对于高龄、一般健康状况较差或预期寿命较短者,宜采取相对宽松的血压管理策略,以免因血压下降过多、过快对患者产生不利影响。

血脂异常特别是高胆固醇血症是 ASCVD 的重要危险因素,当 T2DM 患者并存血脂异常时其发生心血管事件的危险性进一步增高。因此,对于 T2DM 患者应常规检测血脂水平。对于存在血脂异常的患者应予以及时有效的干预。改善生活方式应成为伴有血脂异常的 T2DM 患者的基础治疗,其主要措施包括控制饮食总热量摄入,减少饱和脂肪酸、反式脂肪酸和胆固醇摄入,增加体力运动,将体重控制在理想水平内。对于已经发生 ASCVD 的 T2DM 患者,无论其血脂水平如何,均应在改善生活方式的基础上予以他汀类药物治疗。年龄 ≥ 40 岁的 T2DM 患者,虽然其血脂水平无增高且无心血管并发症,应用他汀类药物亦可使其获益。年龄<40 岁但已发生 ASCVD 或存在多种其他心血管危险因素者,亦需给予他汀类药物治疗。根据现有研究证据及相关指南原则,应将 T2DM 患者的低密度脂蛋白胆固醇(LDL-C)控制于<2.6mmol/L(100mg/dl)。已经发生心血管并发症的 T2DM 患者未来复发心血管事件的危险性显著增高,被视为心血管疾病的极高危人群,应将其 LDL-C 控制在<1.8mmol/L(80mg/dl)。部分患者虽经他汀类药物充分治疗,其 LDL-C 水平仍不能达到上述目标值以下,可考虑联合应用其他降胆固醇药物(如胆固醇吸收抑制剂、PCSK9 抑制剂等)。与一般人群相比,T2DM 患者中甘油三酯增高更为常见。因此,在治疗过程中应充分关注,并努力将甘油三酯降低至<1.7mmol/L(150mg/dl)。若甘油三酯水平轻中度升高(<5.6mmol/L),仍应首选他汀类药物治疗。对于甘油三酯严重升高(≥ 5.6mmol/L)的患者,应将降低甘油三酯水平作为首要治疗目标,以预防急性胰腺炎,此时常需首选贝特类药物。

对于确诊 CAD 的患者,无论是否合并糖尿病,均应长期应用小剂量(75~150mg/d)阿司匹林治疗。阿司匹林不耐受者可用氯吡格雷替代。对于急性冠脉综合征患者,若无禁忌证,应予以双联抗血小板治疗。基于上述原则,合并 CAD 的 T2DM 患者应该将小剂量阿司匹林作为其药物治疗方案的组分之一。

五、遵循新证据,合理选择降糖药物

1998 年公布的 UKPDS 结果奠定了二甲双胍在降糖治疗中的核心地位。在此后 30 余年的时间里,国内外多数指南性文件均将其推荐为唯一一线降糖药物。该药降糖效果显著、低血糖风险小、安全性和耐受性好、不增加体重、价格适中且药品可及性好,是一种优秀的降糖药物。虽然很多观察性临床研究与回顾性研究及基于随机化临床试验的亚组分析显示二甲双胍在有效降糖的同时可能还具有大血管保护作用,但迄今为止这一作用并未被具有足

够统计学效能的随机化临床试验所证实。相比之下，近年来不断公布的关于新型降糖药物的大型随机化临床试验结论对传统的降糖治疗策略产生了重要影响。

2007 年由著名学者 Nissen 教授等引爆的"文迪雅事件"对现代化血糖管理理念的形成发挥了极为重要的推动作用。受其影响，美国食品药品监督管理局（FDA）于 2008 年 12 月发布了降糖药物企业规范，要求降糖新药上市前必须进行心血管疾病风险评估，同时要求此类研究的终点应为由心血管死亡、心肌梗死与脑卒中所组成的复合终点，研究期限至少应达到 3~5 年，受试者应为具有高度心血管危险水平的糖尿病患者，且须保证足够的终点事件数量。此后，国外学者先后开展了数十项关于降糖药物心血管效应的随机化临床对照试验。结束于 2015 年的 EMPA-REG OUTCOME 试验是一项具有划时代意义的临床研究。该研究以确诊心血管疾病的 T2DM 患者为对象。结果显示，在常规治疗基础上加用 SGLT2 抑制剂恩格列净可以使全因死亡率降低 32%，使心血管死亡率降低 38%。这是首项被证实能够降低心血管事件风险的降糖药物试验。随后，于 2016 年结束的 LEADER 研究是针对合并 ASCVD 或伴有心血管高风险的 T2DM 患者所进行的。结果显示，在常规治疗基础上加用胰高血糖素样肽 -1（GLP-1）受体激动剂利拉鲁肽可以显著降低受试者主要复合终点事件发生率。这一研究使得利拉鲁肽成为继恩格列净之后第二种被随机化临床试验证实能够产生心血管获益的降糖药物。这两项重磅研究的完成，标志着 T2DM 的药物治疗进入了全新时期。

在此后数年内先后结束的应用司美格鲁肽进行的 SUSTAIN-6 研究、应用卡格列净进行的 CANVAS 研究与 CREDENCE 研究、应用达格列净进行的 DECLARE-TIMI 58 研究、应用阿必鲁肽进行的 Harmony Outcomes 研究、应用度拉糖肽进行的 REWIND 研究、应用索格列净进行的 SOLOIST-WHF 研究与 SCORED 研究等，从不同侧面证实了对于合并心血管疾病或慢性肾脏病或其危险因素的 T2DM 患者，应用上述药物治疗可以显著改善受试者心血管与肾脏结局。需要指出的是，在上述研究中各种新型降糖药物的获益均不是通过降低血糖水平实现的，而是源自降糖之外的作用。

基于上述新的研究证据，自 2019 年以后多部国际指南陆续做出重要修订，例如 2019 年欧洲心脏病学会（ESC）联合欧洲糖尿病研究协会（EASD）发布的《糖尿病、糖尿病前期与心血管疾病指南》、2021 年 ESC 发布的《心血管病预防临床实践指南》，均推荐将经临床研究证实获益的 GLP-1 受体激动剂和 / 或 SGLT2 抑制剂作为合并心血管疾病、慢性肾脏病及其高危因素的 T2DM 患者的首选降糖药物，二甲双胍的传统一线地位受到强烈冲击。

2021 年底美国糖尿病协会（ADA）发布的《糖尿病医学诊疗标准（2022 版）》同样做出了相似的推荐建议，进一步肯定了 SGLT2 抑制剂与 GLP-1 受体激动剂在合并心肾疾病及其高危因素的 T2DM 患者药物治疗中的临床地位。对于 T2DM 患者的药物治疗，新版指南的推荐建议主要包括以下内容：① T2DM 患者一线药物治疗取决于患者的并发症情况、以患者为中心的相关因素及治疗需求，通常包括二甲双胍及全面的生活方式干预；②对于伴有 ASCVD、心力衰竭和 / 或慢性肾脏病或其高危因素的 T2DM 患者，将经临床研究证实获益 GLP-1 受体激动剂与 SGLT2 抑制剂作为初始治疗是恰当的，是否合用二甲双胍取决于血糖控制需求；③降糖药物的选择应结合患者具体情况确定，需要考虑的因素包括药物对心血管和肾脏并发症的影响、降糖效果、低血糖风险、对体重的影响、药物价格及可及性；④对于确诊 ASCVD 或具有其高危因素、确诊肾脏疾病或心力衰竭的 T2DM 患者，应将经临床研究证实获益 SGLT2 抑制剂和 / 或 GLP-1 受体激动剂作为降低血糖并降低心血管风险的治疗方案的部分内容,无论 HbA1c 水平如何;⑤若 T2DM 患者需要注射降糖药,应优先选择 GLP-1 受体激动剂而非胰岛素;⑥若患者需要胰岛素治疗,推荐联合应用 GLP-1 受体激动剂以增强疗效并延长有效治疗维持时间。鉴于 ADA 发布的诊疗标准在国际上具有很高的权威性与学术影响力,该指南所做的上述更新标志着降糖药物的选择策略发生了根本性改变,对于进一步改善 T2DM 患者远期预后,特别是对于降低合并 ASCVD、慢性肾脏病、心力衰竭的患者及其高危人群不良心肾终点事件风险必将发挥积极促进作用。

六、结语

回顾百年降糖治疗历程可知,以胰岛素、二甲双胍及磺脲类为代表的传统降糖药物大幅度降低了因急性高血糖事件等代谢紊乱所致的死亡率,并显著减少了因微血管并发症的致死致残,大大延长了 T2DM 患者的预期寿命。随着此类患者生存期的延长,以 CAD 为主的大血管并发症逐渐成为 T2DM 患者生命健康的最大威胁,合并 CAD 的 T2DM 患者数量不断增长,对血糖管理策略提出了新挑战、新要求。为降低合并 CAD 的 T2DM 患者发生心血管事件的总体风险,多重危险因素综合防控逐渐成为核心策略,通过强化生活方式干预、严格控制血压和胆固醇,以及合理应用阿司匹林等抗血小板药物,对于改善患者的临床预后、减少心血管事件的发生发挥了积极影响。

GLP-1 受体激动剂与 SGLT2 抑制剂的问世进一步完善了血糖管理策略,将合并 CAD 的 T2DM 患者的降糖治疗带进新时期。越来越多的证据表明,这两类药物不仅能够有效降低血糖水平,还可以显著降低心肾并发症的发生率,为合并 ASCVD 或其高危因素的 T2DM 患者的药物治疗提供了新选择。需要指出的是,由于在前述多项大型随机化临床研究中,GLP-1 受体激动剂或 SGLT2 抑制剂治疗组与对照组之间在随访期内的平均血糖水平不存在明显差异,因此其心血管获益并非通过降糖作用实现的,而是降糖之外的心血管保护作用。这一发现再次证明单纯通过降低血糖水平难以减少心血管事件的发生。正是这些研究结论,为合并 CAD 的 T2DM 患者降糖药物的选择提供了新证据与新思路,促使越来越多的指南性文件将这两类新药推荐为首选降糖药。迄今,T2DM 的管理策略已从以降低血糖为中心转变为以减少靶器官损害、改善患者临床预后为中心,真正实现了历史性转折。在降糖治疗过程中积极应用这两类新型降糖药,对于最大程度减少 T2DM 患者临床并发症的发生、改善远期预后与生存质量必将起到积极促进作用。

(郭艺芳)

参考文献

［1］ GAEDE P, LUND-ANDERSEN H, PARVING H H, et al. Effect of a multifactorial intervention on mortality in type 2 diabetes [J]. N Engl J Med, 2008, 358 (6): 580-591.

［2］ BARTNIK M, RYDÉN L, FERRARI R, et al. The prevalence of abnormal glucose regulation in patients with coronary artery disease across Europe. The Euro Heart Survey on diabetes and the heart [J]. Eur Heart J, 2004, 25 (21): 1880-1890.

［3］ HU D Y, PAN C Y, YU J M. China Heart Survey Group. The relationship between coronary artery disease and abnormal glucose regulation in China: the China Heart Survey [J]. Eur Heart J, 2006, 27 (21): 2573-2579.

［4］ SHERRILL J W. Cardiovascular disease in diabetes mellitus: An analysis of four hundred and twenty-five cases [J]. Cal West Med, 1933, 38 (2): 73-78.

［5］ KANNEL W B, MCGEE D L. Diabetes and cardiovascular disease. The Framingham study [J]. JAMA, 1979, 241 (19): 2035-2038.

［6］ HAFFNER S M, LEHTO S, RÖNNEMAA T, et al. Mortality from coronary heart disease in subjects with type 2 diabetes and in nondiabetic subjects with and without prior myocardial infarction [J]. N Engl J Med, 1998, 339 (4): 229-234.

［7］ UK Prospective Diabetes Study (UKPDS) Group. Intensive blood-glucose control with sulphonyl-ureas or insulin compared with conventional treatment and risk of complications in patients with type 2 diabetes (UKPDS 33)[J]. Lancet, 1998, 352 (9131): 837-853.

［8］ American Diabetes Association Professional Practice Committee. Pharmacologic Approaches to Glycemic Treatment: Standards of Medical Care in Diabetes-2022 [J]. Diabetes Care, 2022, 45 (Suppl 1): S125-S143.

［9］ American Diabetes Association Professional Practice Committee. Cardiovascular Disease and Risk Management: Standards of Medical Care in Diabetes-2022 [J]. Diabetes Care, 2022, 45 (Suppl 1): S144-S174.

人工智能技术在心血管疾病诊疗应用中的现状与前景

一、概述

心血管疾病严重威胁人民生命健康,其死亡率居首位,占总疾病构成高达40%以上,现有心血管疾病患病人数多达2.9亿人。同时研究表明,我国心血管疾病的患病率及死亡率仍处于上升阶段,心血管疾病负担日渐加重。因此,心血管疾病的防控工作至关重要。然而我国人口基数大,需要诊断心血管疾病患者数量巨大,即便通过政府推广、专家培训等措施,能够准确进行诊断的从业者数量仍然难以覆盖全部患者群体,且地域"非同质化"严重。与此同时,人工智能技术在过去10年中被广泛应用于医学领域,如卷积神经网络(convolutional neural network,CNN),已经在临床诊断任务的医学研究中表现出良好的性能,为人工智能在心血管领域的应用提供了可能。鉴于此,本文详细总结了人工智能技术在心血管疾病诊疗中的应用。

二、人工智能技术在胎儿心脏病诊疗中的应用现状

1. 人工智能在胎儿心脏病质控中的应用 高质量图像的获取对于疾病诊断来说至关重要,对超声图像进行质量评估也具有非常重要的研究意义。但目前对医学图像的质量评估主要依赖于操作人员的经验,医师通常需要丰富的临床经验和全面的胎儿解剖学知识才能获得质量较好的切面。因此,通过手工质量评估人力成本高,一般需要多位医师作为观察者进行质量评估,耗费时间长而且容易受个体水平影响,对于同样一张医学图像,高年资的医师与低年资的医师能够观察到的图像细节可能不同,另外还容易受外部因素的影响,比如观察时的环境、观察者注意力的集中度、观察的时间长短等。因此,自动质量评估在胎儿心脏病诊断中起着重要作用。

医学图像与自然图像不同的地方在于,在对医学图像进行质量评估时不仅关注图像本身的质量,而且还关注是否符合医学诊断这个根本准则。当做一项关键解剖结构的目标检测时,根据关注的解剖结构的存在情况对医学图像进行质量评估,因为对于医学图像来说,只有关键解剖结构出现了并且成像良好才更具有医学诊断意义。最近,一些研究已经证明了人工智能在质量评估中的有效性。Rahmatullah等提出针对胎儿超声图像的自动质量控制,但需要先手动获取感兴趣的目标,然后用训练好的Adaboost分类器分别单独检测SB(胃泡)和UV(脐静脉)。Wu等训练了两个神经网络L-CNN和C-CNN,L-CNN是一个目标检测网络,得到腹部区域ROI(感兴趣区),而C-CNN是一个分类网络,通过L-CNN定位到的ROI输入C-CNN后可以鉴定是否存在SB和UV,根据SB和UV结构的存在情况及ROI是否占到了整个图像的一半进行评分,取得了较好的准确率,但这种方法只适合关注的解剖结构较少的切面。在文献中,Lin等提出了一种多任务学习框架(MF R-CNN),该框架基于Faster R-CNN体系结构进行标准平面检测和质量评估,MF R-CNN可以识别胎儿头部的6个关键解剖结构,并分析超声图像的放大倍数是否合适,然后根据预定方案对超声图像进行质量评估。Baumgartner等提出了一种基于CNN的新颖框架,可以自动检测二维超声

数据中的13个标准胎儿视图,该网络仅使用基于图像级别标签的弱监督学习来定位目标解剖结构。目前基于目标检测的方法大多借助通用的目标检测框架,在针对特定医学图像时,虽然检测精度较高但也不能保证100%不漏检或错检,而且进行目标结构的位置框和类别的标注也是非常耗时的。这种方法也只是单纯地检测目标结构是否存在,并没有考虑结构本身的质量情况,如有的结构可能有部分模糊或失真,但仍然能被目标检测框架识别出来,也会被累计分数。另外,结构存在时的得分也是人为设计的,这毫无疑问需要医师的先验知识,并且可能会带有过多的主观性影响。由于目标检测算法的精度问题,有时目标存在时也并不能将目标结构准确检测出来,比如在做心脏四腔检测时,由于四腔都比较相似,所以容易出现检测出错的问题,且仅仅将目标结构检测出来,仍不能说明其质量如何,因为检测问题是一个存在性问题,无法判断其质量等级。因此,针对一些特定的医学图像建立比较客观的评估标准,如何基于深度学习技术,借助医学图像的弱监督标注如质量分数,就能比较好地评价出医学图像的质量,仍然是待研究的问题。

2. 人工智能在胎儿心脏病筛查与诊断中的应用　胎儿心脏病常居中国出生缺陷首位,活产儿胎儿心脏病发病率为0.45%~1.0%,其在出生缺陷的构成比超过40%,具有高致残性和高致死性的特点。胎儿心脏畸形常合并染色体畸形、其他重要体表畸形或累及重要脏器,危重胎儿心脏病往往可导致胎儿在妊娠期间发生死亡,因此胎儿心脏病的实际发生率远远高于在活产儿中的统计数据。同时胎儿心脏病也是导致新生儿死亡的首要因素,其中严重的胎儿心脏病患病率约1.1‰,46%的严重胎儿心脏病患儿若未经及时、有效的治疗,将在出生后一年内死亡,且全球报告的胎儿心脏病患病率正在增加。因此,临床对胎儿心脏病的筛查和诊断尤为重要,已成为国内外医学界学者研究的重点及难点。

深度学习已经有成功案例应用于产前的筛查与诊断中,比如,Gong等提出了一种DGACNN来识别胎儿心脏病。该算法分为一分类对抗网络和疾病识别网络两部分,使用一分类对抗网络筛选的在收缩末期周围的四腔心视频切片来训练迁移学习网络,以获取底层纹理特征的提取功能,从而可以稳定地提高先天性心脏病的识别精度。目前在识别先天性心脏病方面的模型已经超过了普通心脏病专家的表现,在实际测试集中达到84%。Arnaout等提出了使用超声心动图筛选胎儿心脏病的集成学习模型。他们使用了1 326例回顾性胎儿扫描来训练集成网络,以区分正常心脏和胎儿心脏病心脏,并实现了内部数据集和外部成像的高准确性和灵敏度。虽然人工智能技术在胎儿心脏病筛查中表现出良好的性能,但是由于人工智能模型的性能在很大程度上依赖于训练数据,因此,现有的大多数人工智能模型对胎儿心脏病的性能可能被夸大,在实际临床应用中会出现性能下降。而且基于胎儿心脏病研究的数据集多来自单个中心,数据量小,标准不统一,且胎儿心脏超声图像具有噪声高、标记困难等特点,使得模型训练不通用,限制了人工智能技术在产前诊断中的广泛应用。

三、人工智能技术在成人心血管疾病诊疗中的应用现状

1. 人工智能在图像自动解读中的应用　超声心动图利用超声技术捕捉心脏和周围结构的高时空分辨率图像,是心血管医学中最常见的成像方式。实际临床应用中,需要测量的结构多且存在观察者差异,同时人眼的分辨率有限,基于人工智能算法可以识别潜在的纹理特征,从而一定程度提高疾病的诊断能力,另外能够进行图像解读的专业医师数量较少,因此,可以通过人工智能技术识别关键心脏结构,简化临床工作流程中的重复性任务。已有研究表明,人工智能在图像深度解读中的高效性。Ghorbani等通过使用3 312例病例数据和

16万张四腔心图像通过切面分类和深度模型训练完成超声心动图的自动解读工作流,包含识别局部心脏结构和实现探索系统表型,比如预测人口学特征,包括性别、体重、年龄、身高等。Zhang等首次集多任务于一体进行全自动解读超声心动图的研究,利用10年间14 035例3个厂家的受试者数据,进行分类、分割及自动测量算法研发,解决临床中心脏超声图像切面繁多、严重依赖专家经验、耗费时间长等问题,并验证了人工智能技术在超声心动图自动解读任务中的可行性,从而简化整体诊疗流程。

2. 人工智能在优化疾病诊疗工作流中的应用　超声心动图对于理解心血管疾病病理至关重要。根据美国心脏病学会和美国超声心动图学会的规定,一个三级超声心动图医师(具有最高的培训水平)需要接受累计9个月的超声心动图获取的专业培训。因此,优化超声心动图的获取流程可以大大简化培训过程和简化人力成本,尤其对社区及基层医院至关重要。最近研究者通过人工智能技术实现引导心脏切面的获取,使得没有受过训练的人可以获得几个关键心脏参数的超声心动图诊断切面。Narang等研究表明,通过人工智能技术可以指导无任何超声检查经验的护士成功获得具有诊断价值的10个超声心动图切面,并通过5位专家进行盲审的情况下得出,其中超过90%的左右心室大小、功能和心包积液等可以实现疾病诊断。

3. 人工智能在辅助疾病筛查与诊断中的应用　心血管疾病不仅表现复杂,而且病种多样,心血管疾病的筛查与诊断困难,医患供需失衡。人工智能辅助诊断技术的出现恰逢其时,其以强大特征自动提取能力和非线性映射能力著称,在图像分类、目标检测、图像分割和图像检索方面的研究发展极为迅速,在强大的算力支持下,可以实现对图像的批量处理,从而协助医师更加高效、准确地完成影像诊断工作。目前智能诊断算法已经在其他领域得到了很好的验证,比如肺部病灶检出、分割和性质判断等。基于人工智能在心血管疾病筛查与诊断算法的研究将有效提升医师诊断的效率,优化医疗资源配置。目前人工智能针对心血管疾病筛查与诊断方面的研究主要集中于心脏功能评估、室壁运动异常判断、心力衰竭判别、心肌病判别等方向。研究表明,人工智能技术在识别室壁运动异常中表现出良好的性能,达到了与超声专家相当的水平,但是也有一定的局限性,因为室壁运动评估"金标准"有很高的主观波动性,观察者内部差异较大。在实际临床应用中,左室射血分数(LVEF)的超声心动图量化严重依赖于超声医师手动勾勒心内膜边界,然后基于模型计算收缩末期和舒张末期LV容积。人工智能的最新研究算法可以实现自动检测心内膜边界并测量LV体积和功能。然而,边界识别的准确率还有待提高。Asch等使用超过5万张病例的心尖二腔和四腔图像进行全自动量化EF算法研究,通过计算心脏纵向和横向收缩程度来得出EF结果,达到了和临床实际测量值几乎相当的水平。Sanchez-Martinez等首次使用无监督算法分析LV长轴心肌运动,从而进行心力衰竭的判别。研究通过156例超声心动图进行聚类分析,从而探索更有利于诊断心力衰竭的特征。人工智能技术在鉴别诊断心肌病方面也有一定的进展,研究者使用联想记忆分类的人工智能算法实现关键参数的筛选,从而有效地鉴别缩窄性心包炎和限制型心肌病。

四、总结与展望

在本文首先说明了人工智能技术在心血管疾病诊疗中的必要性,接着从胎儿和成人的角度,介绍了人工智能技术在各自领域的应用,说明了人工智能技术在心血管疾病诊断领域中已经取得了一定的成果,可以很大程度地帮助医师提高诊断效率。最后对人工智能技术在心血管诊疗中的不足和未来研究方向作总结。

1. 缺乏人工智能研究数据标准　随着人工智能技术的飞速发展，数据扮演着越来越重要的角色，数据的质量问题也越来越受到重视，心血管疾病诊疗领域的图像数据同样也面临着数据获取困难和获取的数据非标准化的问题，限制了人工智能技术在产前诊断中的广泛应用。一方面，心血管数据设备厂商众多、型号各异，图像分辨率与数据格式大不相同，纳入研究的数据没有统一标准。如同为胎儿心脏的人工智能研究，Dong 纳入孕周为 14~28 周，而 Komatsu 则纳入了 18~34 孕周胎儿。另一方面，模型训练所依据的医师标注"金标准"通常包含胎儿心脏各结构识别、心动周期区分等，标注者个体差异大，标注困难。因此，建立心血管疾病诊疗数据的统一数据标准是进行人工智能研究的基础。

2. 数据模型的泛化性和可扩展性　由于心血管疾病数据集通常规模不大，因此，训练出稳定的模型比从其他医学数据要困难得多，导致过拟合。事实上，在心血管疾病领域，我们不可能像其他领域一样获得大量的疾病数据来进行模型训练。因此，如何解决心血管疾病诊疗领域的数据失衡问题是一个好的研究方向。

3. 疾病模型的可解释性　人工智能模型通常为"黑盒"，但是对于临床实际应用而言，模型的可解释性至关重要，需要对模型的预测结果给出充分的理由让医师来判断模型的结果是否可信。因此，基于心血管疾病诊疗过程中的可解释性研究是未来的研究方向。

4. 基于多维信息的融合疾病模型研究　心血管疾病诊疗通常包含心脏结构异常、遗传变异、环境因素等跨模态、多维度知识，复杂度高，决策空间大。因此，如何在心血管疾病诊疗中的影像、遗传、环境等多源多粒度数据中量化其各自在临床路径中的必要性，形成相应的数据"证据强度"度量方法，并用于实时临床路径决策支持是一个很好的研究方向。

（张莹莹　王静怡　何怡华）

参考文献

［1］RAHMATULLAH B, SARRIS I, PAPAGEORGHIOU A, et al. Quality control of fetal ultrasound images: Detection of abdomen anatomical landmarks using AdaBoost [C]//2011 IEEE International Symposium on Biomedical Imaging: From Nano to Macro. IEEE, 2011: 6-9.

［2］WU L, CHENG J Z, LI S, et al. FUIQA: Fetal ultrasound image quality assessment with deep convolutional networks [J]. IEEE Trans Cybern, 2017, 47 (5): 1336-1349.

［3］LIN Z, LI S, NI D, et al. Multi-task learning for quality assessment of fetal head ultrasound images [J]. Med Image Anal, 2019, 58: 101548.

［4］BAUMGARTNER C F, KAMNITSAS K, MATTHEW J, et al. SonoNet: real-time detection and localisation of fetal standard scan planes in freehand ultrasound [J]. IEEE Trans Med Imaging, 2017, 36 (11): 2204-2215.

［5］何怡华，姜玉新 . 胎儿心脏病产前超声诊断咨询及围产期管理指南 . 北京：人民卫生出版社，2015.

［6］CHEN X, ZHAO S, YANG X. OC12. 03: A national survey of fetal congenital heart diseases in China [J]. Ultrasound Obstet Gynecol, 2015, 46: 26.

［7］LIU Y, CHEN S, ZÜHLKE L, et al. Global birth prevalence of congenital heart defects 1970-2017: Updated systematic review and meta-analysis of 260 studies [J]. Int J Epidemiol, 2019, 48 (2): 455-463.

［8］GONG Y, ZHANG Y, ZHU H, et al. Fetal congenital heart disease echocardiogram screening based on DGACNN: Adversarial one-class classification combined with video transfer learning [J]. IEEE Trans Med

Imaging, 2020, 39 (4): 1206-1222.

［9］ ARNAOUT R, CURRAN L, ZHAO Y, et al. An ensemble of neural networks provides expert-level prenatal detection of complex congenital heart disease [J]. Nat Med, 2021, 27 (5): 882-891.

［10］ DONG J, LIU S, LIAO Y, et al. A Generic quality control framework for fetal ultrasound cardiac four-chamber planes [J]. IEEE J Biomed Health Inform, 2020, 24 (4): 931-942.

［11］ KOMATSU M, SAKAI A, KOMATSU R, et al. Detection of cardiac structural abnormalities in fetal ultra-sound videos using deep learning [J]. Appl Sci, 2021, 11 (1): 371.

［12］ GHORBANI A, OUYANG D, ABID A, et al. Deep learning interpretation of echocardiograms [J]. NPJ Digit Med, 2020, 3: 10.

［13］ ZHANG J, GAJJALA S, AGRAWAL P, et al. Fully automated echocardiogram interpretation in clinical practice [J]. Circulation, 2018, 138 (16): 1623-1635.

［14］ NARANG A, BAE R, HONG H, et al. Utility of a deep-learning algorithm to guide novices to acquire echocardiograms for limited diagnostic use [J]. JAMA Cardiol, 2021, 6 (6): 624-632.

［15］ KUSUNOSE K, ABE T, HAGA A, et al. A deep learning approach for assessment of regional wall motion abnormality from echocardiographic images [J]. JACC Cardiovasc Imaging, 2020, 13 (2 Pt 1): 374-381.

［16］ ASCH F M, POILVERT N, ABRAHAM T, et al. Automated echocardiographic quantification of left ventricular ejection fraction without volume measurements using a machine learning algorithm mimicking a human expert [J]. Circ Cardiovasc Imaging, 2019, 12 (9): e009303.

［17］ SANCHEZ-MARTINEZ S, DUCHATEAU N, ERDEI T, et al. Machine learning analysis of left ventric-ular function to characterize heart failure with preserved ejection fraction [J]. Circ Cardiovasc Imaging, 2018, 11 (4): e007138.

［18］ SENGUPTA P P, HUANG Y M, BANSAL M, et al. Cognitive machine-learning algorithm for cardiac imaging: A pilot study for differentiating constrictive pericarditis from restrictive cardiomyopathy [J]. Circ Cardiovasc Imaging, 2016, 9 (6): e004330.

心源性休克团队和休克中心

心源性休克(cardiogenic shock,CS)是由多种原因引起的不同程度的心脏功能障碍导致心排血量不足,引起不同程度的全身组织和器官低灌注性损伤综合征,其临床表现呈现多样性和复杂性。急性心肌梗死是 CS 最常见病因,大规模多中心随机对照试验(randomized controlled trial,RCT)证实尽早实现犯罪血管的再血管化治疗能够改善患者临床预后。但患者住院死亡率仍然较高,接近 60%。近年来提出组建 CS 诊疗团队,成立区域性 CS 患者救治转诊中心等新理念,以实现早期识别和诊断 CS,并对患者进行危险分级,高危患者应积极行有创血流动力学监测和经皮机械循环辅助(percutaneous mechanical circulatory support,PMCS)治疗。而这一系列的 CS 患者综合诊疗新理念的精准、高效实施需依赖多学科协作休克团队(multidisciplinary shock team,MST)完善的诊疗流程来做保障。本文将从 CS 疾病本身的异质性和复杂性、CS 的诊疗现状、CS 诊疗团队和区域性危重症 CS 患者诊疗中心模式等方面进行阐述,为 CS 患者的临床诊疗提供依据和参考。

一、心源性休克疾病本身存在异质性和复杂性

CS 是指由于心脏功能障碍、心排血量不足引起的全身组织和器官缺血、缺氧性损伤综合征。CS 常见原因有急性心肌梗死(acute myocardial infarction,AMI);急性暴发性心肌炎;慢性心力衰竭的急性发作(acute decompensated heart failure,ADHF);严重瓣膜病,包括二尖瓣反流、腱索断裂急性二尖瓣反流、主动脉瓣关闭不全;左心室流出道梗阻,如梗阻性肥厚型心肌病、左心房黏液瘤;创伤,如心肌挫伤;败血症休克伴严重心肌顿抑或称为脓毒性心肌病;应激性心肌病等(表1)。

表 1　心源性休克常见致病原因

左心衰竭	右心衰竭	心脏瓣膜或机械功能障碍	其他原因
急性心肌梗死	急性心肌梗死	主动脉瓣反流(急性细菌性心内膜炎)	心律失常:心房颤动或扑动;室性心动过速或心室颤动;心动过缓或传导阻滞
梗阻性肥厚型心肌病	急性暴发性心肌炎	人工瓣膜功能障碍或血栓形成	心包疾病:心脏压塞;进行性加重的缩窄性心包炎
急性暴发性心肌炎	心血管外科术后	二尖瓣反流(心肌缺血或梗死)	药物或毒物中毒:钙离子通道阻滞剂;肾上腺素受体拮抗剂;甲状腺疾病等
心肌挫伤	进行性加重的心肌病	进行性加重的二尖瓣狭窄	
围产期心肌病	急性大面积肺栓塞	进行性加重的主动脉瓣狭窄	
心血管外科术后	脓毒性心肌病	急性心肌梗死合并室间隔穿孔或心室游离壁破裂	

左心衰竭	右心衰竭	心脏瓣膜或机械功能障碍	其他原因
进行性加重的心肌病	肺动脉高压		
脓毒性心肌病			
应激性心肌病（Takots-ubo 综合征）			
左室流出道梗阻			

AMI 患者有 5%~10% 出现 CS，以急性大面积前壁心肌梗死导致的严重左心功能障碍为主要表现，CS 也是 AMI 患者住院死亡的最常见原因。有统计数据显示美国每年 AMI 合并 CS（AMICS）患者 4 万~5 万人，30 天死亡率约 40%，1 年死亡率接近 50%。早期识别并积极处理可能改善患者临床预后，欧美国家心血管疾病诊疗学会推荐 AMICS 患者处理见表 2。

表 2 欧美国家心血管疾病诊疗学会指南有关 AMICS 患者诊疗意见

诊疗意见	推荐级别	证据水平	年份	学会
非 ST 段抬高心肌梗死（NSTEMI）合并 CS				
急诊行冠脉造影	I	B	2020	ESC
CS 患者的再血管化治疗	I	B	2014	ACCF/AHA
无论就诊时间早晚，冠脉条件合适 PCI 的患者，应急诊 PCI 处理犯罪血管	I	B	2020	ESC
冠脉条件不适合 PCI 的患者，急诊行 CABG	I	B	2020	ESC
多支冠脉血管病变的 NSTEMI 合并 CS 患者，不推荐就诊时即刻仅处理犯罪血管	Ⅲ	B	2020	ESC
ST 段抬高心肌梗死（STEMI）合并 CS				
无论就诊时间早晚，应尽快将血流动力学稳定但可能进展为 CS 的 STEMI 患者转运至有 PCI 能力的医院，行冠脉造影处理	I	B	2013	ACCF/AHA
对 STEMI 合并 CS 患者行冠脉造影时，冠脉血管合适冠脉支架患者应行 PCI 治疗	I	B	2013	ACCF/AHA
	I	B	2017	ESC
冠脉血管不适合 PCI 患者，应行急诊 CABG	I	B	2013	ACCF/AHA
无论就诊时间早晚，STEMI 合并血流动力学稳定的患者，应急诊行再血管化处理（PCI 或 CABG）	I	B	2013	ACCF/AHA
不适合再血管化处理（PCI 或 CABG），且无禁忌证的 STEMI 合并 CS 患者应积极行溶栓治疗	I	B	2013	ACCF/AHA
部分血流动力学稳定的多支冠脉血管病变 STEMI 患者，在 PCI 处理犯罪血管的同时，可考虑同时处理其他病变冠脉血管或分期再次行 PCI 处理其他病变冠脉血管	Ⅱb	B	2013	ACCF/AHA
	Ⅱa	C	2016	ESC

续表

诊疗意见	推荐级别	证据水平	年份	学会
药物治疗				
可考虑使用正性肌力药物和/或缩血管药物维持 CS 患者血流动力学稳定	Ⅱb	C	2017	ESC
超声心动图检查				
超声心动图明确心室功能、瓣膜病变情况及是否合并机械并发症(腱索断裂、室间隔穿孔或心室壁破裂等)	Ⅰ	C	2017	ESC

注:AMICS,急性心肌梗死合并心源性休克;CS,心源性休克;PCI,经皮冠脉介入术;CABG,冠脉旁路移植术;ESC,欧洲心脏病学会;ACCF,美国心脏病学院基金会;AHA,美国心脏协会。

美国心血管造影和介入学会(SCAI)于 2019 年提出 SCAI 休克分级专家共识,2022 年 1 月发布更新版本的 SCAI 休克分期,并对 CS 的分类系统进行了改进。新版本的 SCAI 休克分期注重临床实际的指导意义,分别从体格检查、生物标志物和血流动力学参数等方面进行阐述,将 CS 分为严重程度依次递增的 A、B、C、D 和 E 期等五期(表 3)。SCAI 休克分期有助于临床医师急诊处理 CS 患者时,快速识别和判断 CS 患者的危重程度,并给予正确积极后续处理。

表 3 SCAI 休克分期

分期	描述	体征	生化标志物	血流动力学参数
A 期 (风险期)	无 CS 的症状或体征,但存在进展为 CS 的风险因素,如大面积 AMI 或既往 AMI 和/或慢性心力衰竭急性发作的患者	颈静脉压正常;肺部听诊呼吸音清晰;肢体暖且灌注良好(远端脉搏强、精神状态正常)	实验室检查正常(肾功能正常;乳酸正常)	血压正常:收缩压 ≥100mmHg 或血压正常水平 有创监测结果 CI ≥2.5L/(min·m²);CVP ≤10cmH₂O;PA sat ≥65%
B 期 (开始期)	无低灌注表现,但可能出现血压相对较低或心动过速等患者	颈静脉压升高;肺部听诊可有啰音;四肢暖且灌注良好(远端脉搏强、精神状态正常)	乳酸水平正常;轻微肾功能损伤;BNP 水平升高	收缩压<90mmHg 或 MAP<60mmHg 或较基线值下降幅度>30mmHg;心率 ≥100 次/min
C 期 (典型期)	出现外周器官低灌注表现,除容量复苏外,需其他干预措施,如正性肌力药、升压药或机械循环辅助装置等。	可能出现以下任何一项表现:状态不佳;惊慌失措;精神状态急剧改变;皮肤湿冷;少尿(尿量<30ml/h);容量超负荷;肺部啰音范围较大;Killip 分级为 3 级或 4 级	可能出现以下任何一项:乳酸 ≥2.0mmol/L;肌酐水平升高或 GFR 下降>50%;肝功能检查(LFTs)指标升高;BNP 升高	可能包括以下任意一项(强烈推荐积极行有创血流动力学监测与评估):收缩压 ≤90mmHg 或 MAP ≤60mmHg 或较基线下降>30mmHg 且需要接受药物/机械循环辅助治疗以维持目标血压;血流动力学指标:CI<2.2L/(min·m²)、PCWP>15mmHg

续表

分期	描述	体征	生化标志物	血流动力学参数
D 期（恶化期）	与 C 期相似，对初始的干预措施反应较差	满足 C 期的任何一项；乳酸水平升高，且持续>2mmol/L	满足 C 期的任何一项，且出现恶化；肌酐和 BNP 水平升高	满足 C 期的任何一项，且需要多种升压药物或者机械循环辅助装置以维持灌注
E 期（终末期）	难治性低心排血量综合征；正在进行心肺复苏和 / 或 ECMO 辅助，并接受多种干预支持的心搏骤停患者	循环难以维持；脉搏几乎消失；心血管崩溃；机械通气；使用除颤器	乳酸≥8mmol/L；需心肺复苏；严重代谢性酸中毒：pH<7.2，剩余碱>10mmol/L	尽管给予最大强度支持，但仍表现为低血压和低灌注；需要间断静脉推注缩血管药物才能维持循环；不进行复苏就没有收缩压；PEA 或难治性 VT/VF

注：SCAI，美国心血管造影和介入学会；CS，心源性休克；AMI，急性心肌梗死；CI，心脏指数；CVP，中心静脉压；PA sat，肺动脉血氧饱和度；BNP，脑利尿钠肽；MAP，平均动脉压；GFR，肾小球滤过率；PCWP，肺毛细血管楔压；ECMO，体外膜氧合；PEA，无脉电活动；VT/VF，室性心动过速 / 心室颤动。

由于 CS 的致病原因较多、临床表现呈现多样性、严重程度分级较多、患者可同时合并多种基础疾病等原因，有关 CS 患者的大规模多中心随机对照研究，如药物治疗、机械循环辅助治疗等受多因素影响，结果均为阴性。如表 4 所示，AMICS 患者的多个环节均可能影响患者临床转归，相关事件也需要进一步规范定义，有助于设计更好的 RCT 研究，指导患者的临床诊疗。近期有关多学科 CS 诊疗团队、CS 患者转诊救治模式的多中心前瞻性观察研究结果提示能够改善患者临床预后。

表 4 可能影响 AMICS 患者临床预后的环节和因素

诊疗过程	因素
来院就诊前	
救治是否及时（延迟救治）	出现典型临床症状到来院就诊的时间间隔
给予的治疗措施	相关数据缺失，可能影响患者临床预后
是否合并心脏停搏	约 1/3 患者合并出现心脏停搏史，部分患者由于严重神经系统并发症导致死亡
来院就诊于急诊科	及时溶栓治疗；联系心内科导管室行 PCI 检查
导管室	
急诊来院到入导管室时间间隔	CS 患者及时行冠脉造影明确基础致病原因；AMICS 患者及时行 PCI 治疗能够改善患者临床预后
CS 危重程度分期	SCAI C 级以上行有创血流动力学监测，启动院内 CS 救治通道，多学科 CS 团队会诊，考虑使用 PMCS 装置
再血管化处理	是否仅开通犯罪血管
相关临床事件定义需要规范化	指导 AMI 患者的再血管化治疗
CCU 或 CICU	
规范化综合管理	持续血流动力学监测；患者呼吸机辅助呼吸，持续镇静状态，必要时评估神经系统功能

二、心源性休克患者的临床预后存在量 - 效关系

目前对 AMICS 患者的诊疗,发达国家和发展中国家均存在不同地区患者就诊的医院经验水平与临床预后存在量 - 效关系问题。仅有少数临床经验丰富的大规模心血管诊疗研究型医疗中心具备提供全方位 CS 患者的综合救治照护能力,如具备 24 小时全天候随时经皮冠脉介入术(PCI)能力、提供主动脉内球囊反搏(IABP)、体外膜氧合(ECMO)辅助救治能力和心血管外科行外科手术(冠脉旁路移植、心脏瓣膜手术或心脏移植手术)能力等。但多数患者通常就诊于经验较少的医疗单位(地市级或县级医院等),影响患者临床预后。因此,建立和不断完善 CS 危重症患者的标准化诊疗流程(standardized team-based approach),组建多学科协作的 CS 团队,强调对 CS 患者进行综合救治(图 1,彩图见二维码 41)。

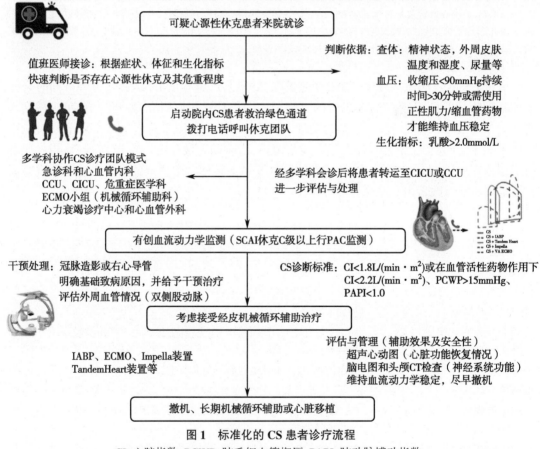

图 1　标准化的 CS 患者诊疗流程
CI,心脏指数;PCWP,肺毛细血管楔压;PAPI,肺动脉搏动指数。

指南推荐尽早对 AMICS 患者行再血管化治疗是改善患者临床预后的有效途径,但在真实临床实践中,对患者的诊疗仍然存在较多需要完善的环节。来自德国前瞻性多中心 FITT-STEMI(Feedback Intervention and Treatment Times in ST-Elevation Myocardial Infarction)试验研究对 12 675 例经急诊转运直接 PCI 治疗的急性 ST 段抬高心肌梗死(ST-elevation myocardial infarction,STEMI)患者进行分析,并对患者是否合并 CS 及院外心脏停

搏（out-of hospital cardiac arrest，OHCA）进行危险分层。在首次医疗接触后 60~180 分钟接受治疗的患者中，首次医疗接触到球囊扩张的时间间隔与死亡率存在线性相关。其中，在不伴有 OHCA 的 CS 患者中，PCI 治疗 100 例患者，治疗每延迟 10 分钟，死亡例数增加 3.31 例。在 CS 患者中首次医疗接触到直接 PCI 的时间延迟是预后不良的强力预测因素。伴 CS 的 STEMI 患者能够从即刻 PCI 中得到最多获益。因此，对于 STEMI 合并 CS 患者而言，有必要积极努力缩短首次医疗接触到 PCI 的时间间隔。

中国医学科学院阜外医院牵头建立的中国急性心肌梗死注册数据库（China Acute Myocardial Infarction Registry）对来自我国 31 个省（自治区、直辖市）的 108 家地市级、省级和国家级三种级别的公立医院，2013 年 1 月—2014 年 9 月 12 695 例 STEMI 患者数据分析结果显示：就诊于省级、地市级和县级医院的患者比率分别为 31.4%、53.0% 和 15.6%，早期再血管率分别为 69.4%、54.3% 和 45.8%，住院死亡率分别为 3.1%、5.3% 和 10.2%。分析指出由于受到医疗资源和技术的限制，我国不同级别公立医院对 STEMI 患者的救治仍然存在一定差别，导致患者临床预后存在明显差异。随后该团队对 2013 年 1 月—2016 年 12 月 8 054 例 NSTEMI 患者进行分析，就诊率分别为 65.3%、43.3% 和 15.4%，对高危风险患者能够按照指南中推荐的早期进行有创干预率仍然较低，分别仅为 25.4%、9.7% 和 1.7%，住院死亡率分别为 3.0%、4.4% 和 6.9%，也是同样存在明显差异。

近期首都医科大学附属北京安贞医院赵冬团队中国急性冠脉综合征诊疗质量改进项目（Care for Cardiovascular Disease in China-Acute Coronary Syndrome，CCC-ACS）研究组统计分析 2014 年 12 月—2019 年 7 月就诊于 143 家医院的 57 560 例 STEMI 患者临床资料，分析美国心脏病学院基金会（ACCF）/ 美国心脏协会（AHA）提出的 STEMI 患者诊疗指南中推荐的 Ⅰ 级证据级别的 9 条诊疗建议的实施情况。结果显示，仅 20% 的患者能够实施全部指南推荐的诊疗建议，仅 61.0% 的患者能够及时实现再血管化，在 44.4% 接受 PCI 治疗的患者中，仅 66.8% 的患者能够在达到医院 90 分钟内实施 PCI 手术。这项全国性大规模多中心横断面研究结果提示：我国不同级别医院对 STEMI 患者的诊疗存在较大差异，仅 20% 患者接受指南推荐的诊疗常规，及时再血管化率也有待进一步提高。另外，我国 STEMI 患者普遍存在就诊时间偏晚，大多数（70.7%）患者出现典型临床症状到来医院就诊时间超过 2 小时，也影响患者临床预后。因此，对于我国不同级别医院而言，规范化 STEMI 患者的救治流程，组建多学科协作 CS 诊疗团队有重要临床意义。

有研究分析我国 CS 住院患者行 IABP 辅助治疗的临床效果，观察 2013 年—2016 年医院医疗质量监测系统（Hospital Quality Monitoring System，HQMS）注册系统 30 106 例 CS 患者数据，致病原因有缺血性心脏病、高血压、心肌病、暴发性心肌炎、心脏瓣膜病和慢性充血性心力衰竭分别占 73.9%、36.0%、7.5%、2.6%、7.3% 和 2.4%，其中 7.7% 的患者接受 IABP 辅助。IABP 并未改善 CS 患者临床预后，但有可能改善暴发性心肌炎或不能早期实现冠脉再血管化的 AMI 患者临床预后。

因此，很有必要对不同级别医疗单位，根据其医疗资源、相关医疗技术水平和救治能力进行分级，分为 Ⅰ 级、Ⅱ 级和 Ⅲ 级休克诊疗中心（表 5）。CS 患者就诊于不同级别医院时，接诊医师根据患者情况，给予相应处理后，对于就诊于 Ⅱ 级和 Ⅲ 级的 CS 患者而言，应积极通过区域性 CS 救治网络，进行院间沟通与协调，将患者转运至 Ⅰ 级中心进一步救治。

表 5　不同级别休克诊疗中心分级标准

Ⅰ级中心	Ⅱ级中心	Ⅲ级中心
即国家级或区域性休克诊疗(转诊)救治中心	具备为 CS 患者提供冠脉造影或冠脉支架植入治疗能力	不具备为患者提供冠脉造影或支架植入治疗能力
具备全天候收治 CS 患者能力	具备为患者行 IABP 辅助治疗能力	
标准化的 CS 诊疗流程		
具备为患者实施各种 PMCS 装置植入能力		
能够提供全天候冠脉造影、心脏外科手术或心脏移植能力		
多学科协作的休克团队		
具备全身其他器官功能监测与提供替代治疗能力		

注:CS,心源性休克;IABP,主动脉内球囊反搏;PMCS,经皮机械循环辅助。

与该分级诊疗模式相似,近期欧洲国家由心内科医师与医疗行政管理部分人员提出的 CS 患者的"hub-and-spoke"转诊诊疗模式,见图 2。其目的主要是积极促进 CS 患者诊疗指南推荐建议应用于临床实践,合理应用医疗资源,改善 CS 患者临床预后。欧洲国家数据库大规模临床观察性研究显示:直接就诊于 Spoke 医院、直接就诊于 Hub 医院和转诊至 Hub 医院患者所占比分别为 31.7%、61.4% 和 7.0%,住院死亡率分别为 47.8%、39.3% 和 33.4%。因此,结果提示:直接就诊于 Hub 医院或转诊至 Hub 医院均能够改善 CS 患者临床预后。组建区域性 CS 患者转诊救治中心,并建立多中心注册数据库,有利于开展大规模多中心临床观察性研究,从国家级层面反映 CS 患者救治水平,且能够快速评估新的诊疗方法的临床有效性和安全性,提高 CS 患者的救治成功率。

部分 CS 患者合并严重心律失常,甚至心脏停搏(cardiac arrest,CA)需心肺复苏救治。有研究报道约 1/3 的 AMICS 患者就诊于医院时,曾有院外 CA 史。随着 ECMO 设备的更新和临床经验的积累,部分院内心脏停搏(in-hospital cardiac arrest,IHCA)和 OHCA,及时有效的常规胸外心肺复苏(cardiopulmonary resuscitation,CPR)难以恢复自主循环患者时,可考虑行体外心肺复苏(extracorporeal cardiopulmonary resuscitation,ECPR)抢救性辅助治疗。欧美国家报道数据显示:IHCA 患者 ECPR 救治效果较好,出院存活率为 20%~35%;OHCA 患者因受影响因素较多,ECPR 救治效果稍差,出院存活率为 8.4%~32%。患者接受 ECPR 抢救性辅助治疗临床预后影响因素较多,如年龄、无血流持续时间、低血流持续时间、致 CA 的基础疾病原因和 ECMO 团队临床经验等。ECPR 能够为患者提供稳定血流动力学支持,为患者行冠脉造影检查争取宝贵时间,可挽救部分患者生命。但 ECPR 抢救性辅助救治的成功实施也需要标准化的流程和团队才能胜任(图 3,彩图见二维码 41)。

三、心源性休克患者的综合管理与照护

基于 CS 疾病本身的复杂性、时效性和患者救治临床预后存在量 - 效关系等特点,建立完善的 CS 患者标准化诊疗流程、CS 团队和院间转诊模式至关重要,影响患者临床预后。CS 患者通常就诊于急诊科,接诊医师需快速早期识别 CS 的严重程度,启动院内 CS 患者救治绿色通道,呼叫 CS 诊疗团队进行会诊与评估,并给予正确处置。

院间沟通交流协作救治模式

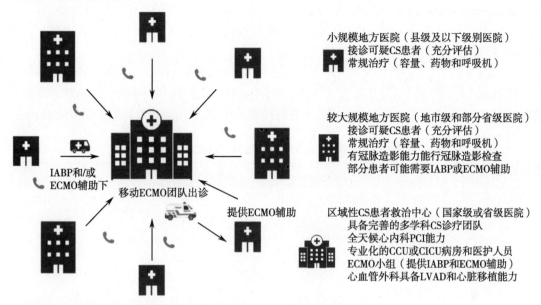

小规模地方医院（县级及以下级别医院）
接诊可疑CS患者（充分评估）
常规治疗（容量、药物和呼吸机）

较大规模地方医院（地市级和部分省级医院）
接诊可疑CS患者（充分评估）
常规治疗（容量、药物和呼吸机）
有冠脉造影能力能行冠脉造影检查
部分患者可能需要IABP或ECMO辅助

IABP和/或
ECMO辅助下

移动ECMO团队出诊

提供ECMO辅助

区域性CS患者救治中心（国家级或省级医院）
具备完善的多学科CS诊疗团队
全天候心内科PCI能力
专业化的CCU或CICU病房和医护人员
ECMO小组（提供IABP和ECMO辅助）
心血管外科具备LVAD和心脏移植能力

部分患者可在IABP或ECMO辅助下转至区域性CS救治中心接受进一步治疗
区域性CS转诊救治中心的移动ECMO团队也可出诊提供ECMO救治后转回中心

图 2　区域性 CS 患者转诊救治中心（不同级别与救治能力医院院间沟通交流协作救治模式）

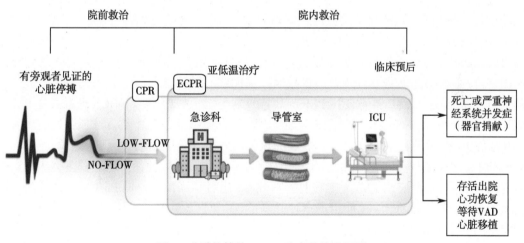

图 3　心脏停搏的 ECPR 患者救治流程图

CPR，心肺复苏；ECPR，体外心肺复苏；ICU，重症监护室；VAD，心室辅助装置。无血流时间（NO-FLOW）指从心脏停搏到开始 CPR 时间间隔；低血流时间（LOW-FLOW）指开始 CPR 到启动 ECMO 辅助时间间隔；常规 CPR 按压超过 30 分钟仍然无法回复自主循环，即可启动 ECPR 救治流程。

　　对于 AMICS 患者而言，接诊医师应行 12 导联心电图检查，并尽早联系心血管内科医师，行冠脉造影检查。接诊医师可以根据患者症状、体征、生化指标结果和超声心动图检查结果等综合判断 CS 患者的危重程度，不同 SCAI 休克分期的相应处理措施有所不同。对于 A 期或 B 期患者，应尽快行冠脉造影检查，并给予相应处理。对于 C 期或 D 期患者而言，应尽快转至冠心病监护病室（coronary care unit，CCU）或心脏危重症监护室（cardiac intensive care unit,CICU)进一步处置,积极推荐行有创血流动力学监测,并考虑行肺动脉导管(pulmonary artery catheter,PAC)检查,测定心排血量。有条件的医院行冠脉造影、右心导管检查,明确基础致病原因。处于 E 期患者,快速评估患者全身情况,积极使用 PMCS 装置维持循环平稳。

接诊 CS 危重症患者时,应首先考虑进行血流动力学和容量评估。有效血容量足够情况下,仍然表现为低血液、低灌注状态时,可考虑使用正性肌力药物和缩血管药物治疗。欧洲心脏病学会(ESC)推荐的急性心力衰竭患者进行药物治疗时,常用药物及其推荐剂量见表 6。

表 6 急性心力衰竭患者血管活性药物和/或缩血管药物推荐剂量

药物名称	推荐剂量 /($\mu g \cdot kg^{-1} \cdot min^{-1}$)
多巴酚丁胺	2~20（β 受体激动剂）
多巴胺	3~5（β 受体激动剂）；>5（同时具有 α 和 β 受体激动剂）
米力农	0.375~0.750
依诺昔酮	5~20
左西孟旦	0.05~0.20
去甲肾上腺素	0.2~1.0
肾上腺素	0.05~0.50

近年来经 PMCS 装置发展迅速,广泛用于药物治疗效果较差的 CS 患者的救治。PMCS能够增加心排血量,为患者提供稳定血流动力学支持,改善 CS 患者外周组织和器官灌注,理论上具有改善 CS 患者临床预后作用。几种常用 PMCS 主要有 IABP、ECMO、Impella 系列、TandmHeart 装置或者两种装置联合辅助等。CS 患者接受 PMCS 有机会明确基础致病原因、等待心脏功能恢复或等待长期机械循环辅助或心脏移植。但目前相关大规模多中心随机对照研究较少,ESC 推荐使用 PMCS 装置级别仍然不高(表 7)。对 CS 患者实施 PMCS治疗仍然主要集中在较大临床经验较丰富的少数心血管疾病诊疗中心。选择合适的患者和PMCS 装置、把握正确的时机启动 PMCS 治疗和高效而安全地置入 PMCS 装置均需要完善的 CS 患者诊疗流程、经验丰富的多学科协作 CS 诊疗团队才能胜任。已有较多临床观察性研究结果表明,早期应用 PMCS 能够改善部分 CS 患者临床预后。但 PMCS 需经较大口径的血管置入(多选股动脉),可能出现多种并发症,需专业人员进行操作和管理,以保障其临床应用的安全性和有效性。

表 7 心源性休克(CS)患者使用短期机械循环辅助装置推荐建议

建议	推荐级别	证据等级
CS 患者可考虑接受短期 PMCS 治疗,有机会找出致病原因接受下一步治疗、等待心脏功能恢复或等待长时间机械循环辅助(2017 年 ESC)	Ⅱa	C
IABP 可用于 AMI 合并机械并发症 CS 患者的救治(如心室壁破裂、室间隔穿孔等),以等待心脏功能恢复、下一步治疗或长时间机械循环辅助或心脏移植	Ⅱb	C
IABP 并不常规推荐用于心肌梗死后 CS 患者	Ⅲ	B

注:PMCS,经皮机械循环辅助;ESC,欧洲心脏病学会;IABP,主动脉内球囊反搏;AMI,急性心肌梗死。

美国国家心血管疾病数据库(National Cardiovascular Data Registry,NCDR)显示仅3.1%的患者接受 MCS 辅助治疗,0.7%的患者接受高级循环辅助支持治疗。MCS 辅助装置分别于 PCI 之前、期间和之后使用的比率分别为 27.7%、49.9% 和 22.4%,AMICS 患者死亡率仍然较高。2016 年美国食品药品监督管理局(FDA)批准经皮置入式轴流泵(Impella装置)用于 AMICS 患者 PCI 的救治,为改善患者临床预后,发起国家心源性休克倡议(National Cardiogenic Shock Initiative,NCSI),其内容主要包括尽早识别 AMICS、尽快行 PCI治疗和尽早行 MCS 辅助治疗,且患者积极进行有创血流动力学监测,评估 MCS 辅助效果,指导安全撤机等。随后有研究报道,与既往 AMICS 患者队列相比较,启动该倡议之后,患者临床预后有所改善。至 2018 年 9 月,约 56 家医院 104 例患者在该倡议下进行治疗,出院存活率高达 77%。目前高级 PMCS 装置,如 Imeplla 系列、TandemHeart 系列装置多见于发达国家,如美国、德国、英国和日本使用。而目前我国主要使用的 PMCS 装置有 IABP 和ECMO,Imeplla 装置由于价格较高,临床应用很少。

选用何种 PMCS 装置需要考虑患者可能的致病原因、CS 的严重程度、是否合并呼吸衰竭、合适的置入部位和操作者或休克中心的临床经验等因素。对严重 CS 患者实施 PMCS时,需经多学科协作休克团队专家进行,包括心血管内科医师、心胸血管外科医师、心脏危重症医师和心力衰竭医师等。CS 患者的血浆乳酸水平、有创血流动力学监测的心排血量和肺动脉搏动指数(pulmonary arterial pulsatility index,PAPI)等测定结果有助于选择合适的 PMCS装置,并能够指导合适的辅助时机和撤机。近期北美心脏危重症临床试验研究组(Critical Care Cardiology Trials Network Investigators,CCCTNI)报道 24 家 CICU 医院 1 242 例 CS 患者临床预后,其中 10 家 CICU 医院有完善的 CS 诊疗团队。结果提示:44% 患者就诊于有 CS团队的医院,有 CS 团队的医院使用 PAC 率较高(60% vs. 49%),总的 PMCS 使用率较低(35% vs. 43%),高级 MCS 装置使用率较高(53% vs. 43%),CICU 死亡率较低(23% vs. 29%)。

从目前现有的注册数据库(CathPCI、Chest Pain-MI 和 Premier Healthcare database)统计显示,美国持续性轴流泵使用明显增加,但同时也更加关注其安全性,如使用后出现严重出血或脑卒中等并发症。临床观察研究结果提示选择合适早期行有创血流动力学监测的患者,采用标准化的多学科协作休克团队诊疗流程,对患者实施 PMCS 治疗能够提高患者出院存活率。目前指南推荐对于 AMICS 患者,使用 PMCS 为 Ⅱb 类推荐 /C 级证据。

难治性 CS 患者接受 PMCS 治疗期间,自身心脏功能恢复可能性较小时,应尽早评估患者是否适合转为长期 MCS 或进行心脏移植手术,需考虑的因素主要有年龄、肝肾功能、凝血功能、主动脉瓣反流程度、右心功能和神经系统功能状态等。美国器官移植联盟注册数据显示 CS 患者接受 PMCS 治疗期间,转为长期 MCS 或心脏移植患者越来越多,选择合适的患者和时机是影响患者临床预后的关键。

四、心源性休克团队或休克中心面临的问题和未来研究方向

欧美国家多中心临床观察研究结果显示 CS 团队或区域性 CS 患者诊疗中心的建立,积极有效评估、沟通与交流、转诊能够改善 CS 患者的临床预后。但该诊疗模式在临床实际应用中也存在一些问题有待解决(表 8)。CS 相关未来研究方向见表 9。

总之,CS 患者死亡率仍然较高,危重症患者需要综合照护。目前 CS 患者的诊疗仍然存在指南或专家共识与临床实践差异较大现象,患者就诊于不同级别的医院时,其医疗资源和医疗技术存在较大差异,这些因素均严重影响 CS 患者的救治成功率。因此,院内组建多

学科协作休克诊疗团队,提出明确的 CS 患者诊疗流程,尽早识别 CS 危重程度,积极处理原发基础疾病,在合适的时机选择合适的 PMCS 装置。PMCS 治疗期间,心脏功能恢复患者应尽早撤离 PMCS 装置,自身心脏功能恢复可能性较小时,合适的患者可转为长期 MCS 或接受心脏移植手术,改善 CS 患者的临床预后。不同医疗资源和技术水平的医院(Ⅱ级或Ⅲ级医院),可以通过危重症患者救治协作网络,将患者转诊至区域性 CS 转诊救治中心(Ⅰ级医院)进一步改善 CS 患者救治成功率。目前 CS 团队和休克中心的诊疗模式,急需大规模多中心随机对照临床研究证实其临床有效性和安全性。

表 8　多学科协作 CS 诊疗团队与区域性 CS 患者救治中心模式存在的问题及解决途径

存在的问题	可能的解决途径与方法
无统一的 CS 诊断标准	在不同级别医院之间建立统一的 CS 诊断标准,全国性心血管疾病诊疗学会通过年会形式,建立统一明确的 CS 诊断标准
CS 患者的标准化治疗	指南或专家共识推荐的建议与真实世界临床实践治疗存在一定差异,建立全国性的多中心注册数据库,持续进行医疗质量改进
CS 患者的转运率和安全性问题均有待提高	建立 CS 患者转运标准和流程,加强不同级别医院院间沟通、交流与协作,部分患者可在 IABP 和 / 或 ECMO 辅助下转运
ECMO 技术的质量控制问题	中国医师协会体外生命支持专业委员会建立全国性多中心 ECMO 注册数据库、培养 ECMO 技术专业人才、组织 ECMO 学术年会、授权 ECMO 技术培训基地等举措,持续推进 ECMO 技术的规范化开展
区域性 CS 患者救治转诊中心的具体标准	建立完善的区域性 CS 患者救治转诊中心考核标准,包括医疗资源、多学科协作的 CS 诊疗团队、相关人员的培训与继续教育和 CS 患者救治临床效果等指标

注:CS,心源性休克;ECMO,体外膜氧合。

表 9　心源性休克(CS)患者的诊疗研究方向

临床研究领域	临床实际应用情况	研究设计类型
诊断		
肺动脉导管	写入 CS 患者的诊疗流程	前瞻性多中心注册或 RCT
CS 的分级与分期	前瞻性验证 CS 患者危险分级	前瞻性多中心注册
个体化诊疗方案		
机械循环辅助装置	患者管理	前瞻性多中心注册或 RCT
	选择合适的患者	
	安装置入策略(血管位置和置入方式)	
	不同致病原因的 CS 患者效果	
	合适的抗凝策略及其监测指标(TEG、APTT 和 ACT)	
	合适的撤机策略	

临床研究领域	临床实际应用情况	研究设计类型
机械循环辅助装置	AMICS 患者的 Impella 辅助	前瞻性多中心注册（NCSI，cVAD）
	PCI 之前行左心减压临床效果	RCT（NCT01633502）
	AMICS 的 VA-ECMO 辅助	ECLS-SHOCK（NCT02544594）
		ECMO-CS（NCT02301819）
		EURO SHOCK（NCT03813134）
		ANCHOR（NCT04184635）
	VA-ECMO 循环辅助左心减压策略	
	药物性、IABP、Impella、心房造瘘、肺动脉导管、外科左心减压引流等	前瞻性多中心观察或 RCT
	心肾综合征的利尿治疗	前瞻性多中心观察或 RCT
	Aortix（Procyrion 泵）	
	Reitan 导管泵	
	Second Heart Assist 装置	
PMCS 辅助下 AMICS 患者的再血管化策略	时机	前瞻性多中心观察或 RCT
	再血管化程度：仅处理犯罪血管 *vs.* 多支血管同期 PCI 处理	
	方式：PCI *vs.* CABG	
CS 患者的缩血管药物和 / 或正性肌力药物治疗	安全性和有效性	RCT
	去氧肾上腺素 *vs.* 去氧肾上腺素 + 多巴酚丁胺（NCT03340779）	
	伊伐布雷定用于控制 CS 患者心率的安全性与有效性（ES-FISH NCT03437369）	
AMICS 患者的抗血栓治疗	静脉持续泵入 P2Y$_{12}$ 阻滞剂用于适时抑制血小板，降低出血风险	DAPT-AMI-SHOCK（NCT03551964）

注：RCT，随机对照试验；TEG，血栓弹力图；APTT，活化部分凝血活酶时间；ACT，激活凝血时间；PCI，经皮冠脉介入术；VA-ECMO，静脉 - 动脉型体外膜氧合；IABP，主动脉内球囊反搏；PMCS，经皮机械循环辅助；AMICS，急性心肌梗死合并心源性休克；CABG，冠脉旁路移植术。

（侯晓彤）

参考文献

［1］SAMSKY M D, MORROW D A, PROUDFOOT A G, et al. Cardiogenic shock after acute myocardial infarction: a review [J]. JAMA, 2021, 326 (18): 1840-1850.

［2］ NJOROGE J N, TEERLINK J R. Pathophysiology and therapeutic approaches to acute decompensated heart failure [J]. Circ Res, 2021, 128 (10): 1468-1486.

［3］ THIELE H, OHMAN E M, DE WAHA-THIELE S, et al. Management of cardiogenic shock complicating myocardial infarction: an update 2019 [J]. Eur Heart J, 2019, 40 (32): 2671-2683.

［4］ NAIDU S S, BARAN D A, JENTZER J C, et al. SCAI SHOCK Stage Classification Expert Consensus Update: A Review and Incorporation of Validation Studies: This statement was endorsed by the American College of Cardiology (ACC), American College of Emergency Physicians (ACEP), American Heart Association (AHA), European Society of Cardiology (ESC) Association for Acute Cardiovascular Care (ACVC), International Society for Heart and Lung Transplantation (ISHLT), Society of Critical Care Medicine (SCCM), and Society of Thoracic Surgeons (STS) in December 2021. SCAI SHOCK Stage Classification Expert Consensus Update: A review and incorporation of validation studies [J]. J Am Coll Cardiol, 2022, 79 (9): 933-946.

［5］ ARRIGO M, PRICE S, BARAN D A, et al. Optimising clinical trials in acute myocardial infarction complicated by cardiogenic shock: a statement from the 2020 Critical Care Clinical Trialists Workshop [J]. Lancet Respir Med, 2021, 9 (10): 1192-1202.

［6］ BATRA G, AKTAA S, WALLENTIN L, et al. Data standards for acute coronary syndrome and percutaneous coronary intervention: the European Unified Registries for Heart Care Evaluation and Randomised Trials (EuroHeart)[J]. Eur Heart J, 2022, 43 (24): 2269-2285.

［7］ THIELE H, AKIN I, SANDRI M, et al, CULPRIT-SHOCK Investigators. PCI strategies in patients with acute myocardial infarction and cardiogenic shock [J]. N Engl J Med, 2017, 377 (25): 2419-2432.

［8］ SCHOLZ K H, MAIER S K G, MAIER L S, et al. Impact of treatment delay on mortality in ST-segment elevation myocardial infarction (STEMI) patients presenting with and without haemodynamic instability: results from the German prospective, multicentre FITT-STEMI trial [J]. Eur Heart J, 2018, 39 (13): 1065-1074.

［9］ XU H, YANG Y, WANG C, et al. Association of hospital-level difference in care with outcomes among patients with acute ST-segment elevation myocardial infarction in China [J]. JAMA Netw Open, 2020, 3 (10): e2021677.

［10］ ZHAO Q, XU H, ZHANG X, et al. Current status and hospital-level differences in care and outcomes of patients with acute non-ST-segement elevation myocardial infarction in China: insights from China Acute Myocardial infarction Registry [J]. Front Cardiovasc Med, 2022, 8: 800222.

［11］ HAO Y, ZHAO D, LIU J, et al. Performance of management strategies with Class I recommendations among patients hospitalized with ST-segment elevation myocardial infarction in China [J]. JAMA Cardiol, 2022, 7 (5): 484-491.

［12］ HU D, HAO Y, LIU J, et al. Pre-hospital delay in patients with acute myocardial infarction in China: findings from the Improving Care for Cardiovascular Disease in China-Acute Coronary Syndrome (CCC-ACS) project [J]. J Geriatr Cardiol, 2022, 19 (4): 276-283.

［13］ TEHRANI B N, TRUESDELL A G, SHERWOOD M W, et al. Standardized team-based care for cardiogenic shock [J]. J Am Coll Cardiol, 2019, 73 (13): 1659-1669.

［14］ PAPOLOS A I, KENIGSBERG B B, BERG D D, et al. Management and outcomes of cardiogenic shock in cardiac ICUs with versus without shock teams [J]. J Am Coll Cardiol, 2021, 78 (13): 1309-1317.

［15］ CHU S, SUN P, ZHANG Y, et al. Intra-aortic balloon pump on in-hospital outcomes of cardiogenic shock: findings from a nationwide registry, China [J]. ESC Heart Fail, 2021, 8 (4): 3286-3294.

［16］ LU D Y, ADELSHEIMER A, CHAN K, et al. Impact of hospital transfer to hubs on outcomes of cardiogenic shock in the real world [J]. Eur J Heart Fail, 2021, 23 (11): 1927-1937.

［17］ JENTZER J C, HENRY T D, BARSNESS G W, et al. Influence of cardiac arrest and SCAI shock stage on cardiac intensive care unit mortality [J]. Catheter Cardiovasc Interv, 2020, 96 (7): 1350-1359.

[18] KOSUGI S, KORETSUNE Y, UEDA Y, et al. Clinical and angiographic features of patients with out-of-hospital cardiac arrest and acute myocardial infraction [J]. J Am Coll Cardiol, 2020, 76 (17): 1934-1943.

[19] OMER M A, TYLER J M, HENRY T D, et al. Clinical characteristics and outcomes of STEMI patients with cardiogenic shock and cardiac arrest [J]. JACC Cardiovasc Interv, 2020, 13 (10): 1211-1219.

[20] ABRAMS D, MACLAREN G, LORUSSO R, et al. Extracorporeal cardiopulmonary resuscitation in adults: evidence and implications [J]. Intensive Care Med, 2022, 48 (1): 1-15.

[21] YANNOPOULOS D, BARTOS J, RAVEENDRAN G, et al. Advanced reperfusion strategies for out-of-hospital cardiac arrest and refractory ventricular fibrillation (ARREST): a phase 2, single centre, open-label, randomised controlled trial [J]. Lancet, 2020, 396 (10265): 1807-1816.

[22] MATHEW R, DI SANTO P, JUNG R G, et al. Milrinone as compared with dobutamine in the treatment of cardiogenic shock [J]. N Engl J Med, 2021, 385 (6): 516-525.

[23] MCDONAGH T A, METRA M, ADAMO M, et al. 2021 ESC guideline for the diagnosis and treatment of acute and chronic heart failure [J]. Euro Heart J, 2021, 42 (36): 3599-3726.

[24] MCDONAGH T A, METRA M, ADAMO M, et al. 2021 ESC Guidelines for the diagnosis and treatment of acute and chronic heart failure: Developed by the Task Force for the diagnosis and treatment of acute and chronic heart failure of the European Society of Cardiology (ESC). With the special contribution of the Heart Failure Association (HFA) of the ESC [J]. Eur J Heart Fail, 2022, 24 (1): 4-131.

[25] COMBES A, PRICE S, SLUTSKY A S, et al. Temporary circulatory support for cardiogenic shock [J]. Lancet, 2020, 396 (10245): 199-212.

[26] DHRUVA S S, ROSS J S, MORTAZAVI B J, et al. Use of mechanical circulatory support devices among patients with acute myocardial infraction complicated by cardiogenic shock [J]. JAMA Netw Open, 2021, 4 (2): e2037748.

[27] HENRY T D, TOMEY M I, TAMIS-HOLLAND J E, et al. Invasive Management of Acute Myocardial Infarction Complicated by Cardiogenic Shock: A Scientific Statement From the American Heart Association [J]. Circulation, 2021, 143 (15): e815-e829.

[28] RAB T, RATANAPO S, KERN K B, et al. Cardiac shock care centers: JACC Review Topic of the Week [J]. J Am Coll Cardiol, 2018, 72 (16): 1972-1980.

[29] BALTHAZAR T, VANDENBRIELE C, VERBRUGGE F H, et al. Managing patients with short-term mechanical circulatory support: JACC review topic of the week [J]. J Am Coll Cardiol, 2021, 77 (9): 1243-1256.

[30] PAPOLOS A I, KENIGSBERG B B, BERG D D, et al. Management and outcomes of cardiogenic shock in cardiac ICUs with versus without shock teams [J]. J Am Coll Cardiol, 2021, 78 (13): 1309-1317.

[31] TEHRANI B N, TRUESDELL A G, SHERWOOD M W, et al. Standardized team-based care for cardiogenic shock [J]. J Am Coll Cardiol, 2019, 73 (13): 1659-1669.

[32] BASIR M B, KAPUR N K, PATEL K, et al. Improved outcomes associated with the use of shock protocol: update from the National Cardiogenic Shock Initiate [J]. Catheter Cardiovasc Interv, 2019, 93 (7): 1173-1183.

[33] TALEB I, KOLIOPOULOU AG. TANDAR A, et al. Team approach in refractory cardiogenic shock requiring short-term mechanical circulatory support [J]. Circulation, 2019, 140 (1): 98-100.

[34] CHIONCEL O, PARISSIS J, MEBAZAA A, et al. Epidemiology, pathophysiology and contemporary management of cardiogenic shock-a position statement from the Heart Failure Association of the European Society of Cardiology [J]. Eur J Heart Fail, 2020, 22 (8): 1315-1341.

[35] VARSHNEY A S, BERG D D, KATZ J N, et al. Use of temporary mechanical circulatory support for management of cardiogenic shock before and after the United Network for Organ Sharing Donor Heart Allocation System changes [J]. JAMA Cardiol, 2020, 5 (6): 703-708.

[36] DEFILIPPIS E M, CLERKIN K, TRUBY L K, et al. ECMO as a bridge to left ventricular assist device or

heart transplantation [J]. JACC Heart Fail, 2021, 9 (4): 281-289.

［37］ CASCINO T M, STEHLIK J, CHERIKH W S, et al. A challenge to equity in transplantation: increased center-level variation in short-term mechanical circulatory support use in the context of the updated U. S. heart transplant allocation policy [J]. J Heart Lung Transplant, 2022, 41 (1): 95-103.

［38］ GRANDIN E W, NUNEZ J I, WILLAR B, et al. Mechanical left ventricular unloading in patients undergoing venoarterial extracorporeal membrane oxygenation [J]. J Am Coll Cardiol, 2022, 79 (13): 1239-1250.

［39］ LSEBRINK E, KELLNAR A, KRIEG K, et al. Percutaneous transvalvular microaxial flow pump support in cardiology [J]. Circulation, 2022, 145 (16): 1254-1284.

［40］ RANDHAWA V K, AI-FARES A, TONG M, et al. A pragmatic approach to weaning temporary mechanical circulatory support: A state-of-the-art review [J]. JACC Heart Fail, 2021, 9 (9): 664-673.

口服质子泵抑制剂在长期抗血小板治疗患者中的应用：消化科医师视点

　　随着人口老龄化，心血管疾病发病率升高，抗血小板药物的临床应用日益广泛。抗血小板药物是一把"双刃剑"，一方面抑制血小板活化和血栓形成，另一方面损伤消化道黏膜。既往我们只注意到上消化道黏膜损伤，但近年来随着胶囊内镜和小肠镜的开展，发现抗血小板药物还可引起小肠黏膜损伤。质子泵抑制剂（proton pump inhibitor，PPI）自面世以来，因其良好的抑制胃酸分泌功能，被广泛应用于酸相关疾病的治疗。PPI能有效防治抗血小板药物引起的上消化道损伤，然而越来越多的研究证实PPI可能通过诱导肠道菌群失调加重抗血小板药物引起的小肠损伤。因此，临床医师有必要综合评估PPI在长期抗血小板治疗患者中应用的获益和风险，合理应用PPI，并积极寻求小肠黏膜损伤的药物预防新策略。本文以消化科医师视点介绍PPI在长期抗血小板治疗患者中的应用情况。

一、常用抗血小板药物的分类和作用机制

　　1. 环氧合酶抑制剂　　代表药物为阿司匹林，通过不可逆抑制血小板环氧合酶 -1（COX-1），阻止血栓素 A_2（TXA_2）的合成，从而抑制血小板黏附聚集活性。

　　2. $P2Y_{12}$ 受体拮抗剂　　代表药物为氯吡格雷、普拉格雷和替格瑞洛，通过抑制血小板二磷酸腺苷（ADP）受体（$P2Y_{12}$），从而抑制活化血小板释放 ADP 所诱导的血小板聚集。氯吡格雷和普拉格雷属于前体药物，其活性代谢产物与 $P2Y_{12}$ 受体不可逆结合；替格瑞洛可直接与 $P2Y_{12}$ 受体可逆性结合。

二、抗血小板药物对消化道黏膜的损伤

（一）流行病学

　　消化道黏膜损伤是冠心病患者抗血小板治疗最常见的不良反应。研究表明，阿司匹林可使消化道黏膜损伤危险增加 2~4 倍。新近发表的一项由我国发起的 OPT-PEACE 研究显示，几乎所有接受抗血小板治疗的患者都发生了消化道黏膜损伤。一级预防荟萃分析提示，阿司匹林使消化道出血的发生率增加 1.37 倍。近期一项大型随机安慰剂对照试验表明，老年人服用低剂量阿司匹林进行一级预防，其发生严重消化道出血的风险增加 60%。一项回顾性病例对照研究提示，氯吡格雷（75mg/d）与阿司匹林（100mg/d）导致消化道出血的危险度相似；OPT-PEACE 研究亦显示，氯吡格雷致胃肠损伤作用不弱于阿司匹林。多项临床研究证实，阿司匹林与氯吡格雷联用时，消化道出血发生率明显高于单用 1 种抗血小板药物，其风险增加 2~3 倍。在 VALIANT 研究中，14 703 例双联抗血小板治疗患者随访 6 个月时，上消化道出血发生率为 0.37%。新型 $P2Y_{12}$ 受体拮抗剂普拉格雷和替格瑞洛较氯吡格雷疗效更优，但消化道出血发生率也较高，例如普拉格雷升高 46%、替格瑞洛升高 32%。

（二）抗血小板药物致消化道损伤的机制

1. 阿司匹林

（1）局部作用：阿司匹林直接刺激消化道黏膜，作用于胃黏膜的磷脂层，破坏黏膜疏水保护屏障；在胃内崩解，促进白三烯等细胞毒性物质的释放，进而损伤胃黏膜；也可损伤肠黏膜屏障。

（2）全身作用：阿司匹林抑制胃黏膜 COX-1 和 COX-2 活性，导致前列腺素（PG）生成减少，从而黏膜血流量和黏液分泌减少，黏膜的保护屏障作用减弱。

2. $P2Y_{12}$ 受体拮抗剂　该类药物可抑制血小板衍生生长因子和血小板源性血管内皮生长因子的释放，从而阻碍新生血管生成，延缓黏膜修复并可加重胃肠黏膜损伤。

（三）抗血小板药物致消化道黏膜损伤的临床表现及特点

1. 常见症状　恶心、呕吐、上腹部不适或疼痛、腹泻、呕血、黑便等。

2. 常见病变　消化道黏膜糜烂、溃疡，消化道出血、穿孔，肠狭窄等。

3. 发生时间　服药后 12 个月内为消化道黏膜损伤的多发阶段，3 个月时达高峰。

4. 高危人群　老年（>65 岁）；既往有消化道溃疡、出血病史；有消化不良或胃食管反流症状；双联抗血小板治疗的患者；合用华法林等抗凝药物的患者；合用非阿司匹林类的非甾体抗炎药（NSAID）或糖皮质激素的患者；此外，还包括幽门螺杆菌（Hp）感染、烟酒过量等。

（四）抗血小板药物与小肠黏膜损伤

1. 抗血小板药物致小肠黏膜损伤的发生率　随着胶囊内镜和小肠镜的应用，发现抗血小板药物还可引起小肠黏膜损伤，且小肠黏膜损伤的发生率甚至高于胃和十二指肠。抗血小板药物可以导致小肠黏膜不同程度的损伤，包括红斑、糜烂、溃疡、出血和穿孔等（图1，彩图见二维码42）。文献报道，近年来发现抗血小板药物相关小肠黏膜损伤有较高的发生率，连续用药的患者小肠损伤的发生率可超过70%；即使短期服用（如 2 周），也可造成小肠损伤。

二维码 42

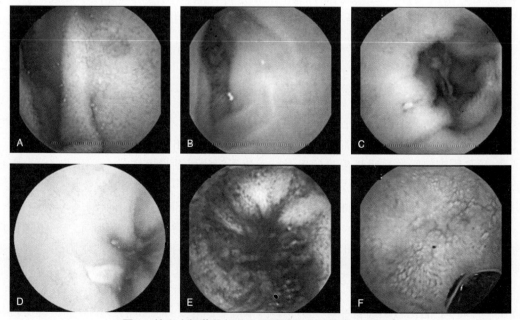

图1　抗血小板药物相关小肠黏膜损伤的胶囊内镜表现

A. 空肠黏膜片状红斑；B. 回肠黏膜小片状发红糜烂灶；C. 回肠黏膜小溃疡；D. 回肠黏膜溃疡，
表面覆白苔；E. 回肠黏膜出血；F. 回肠肠腔狭窄。

2. 抗血小板药物致小肠损伤的机制　阿司匹林致小肠损伤机制尚未明确，目前认为其为多阶段的致病过程，涉及多种因素的参与。首先，由于药物本身的理化性质，其可直接破坏小肠黏膜表面的磷脂层；其次，阿司匹林进入小肠黏膜上皮细胞后引起线粒体功能障碍，影响细胞能量的产生，促进自由基的产生；再次，COX 活性的抑制导致黏膜 PG 的生成减少，导致细胞紧密连接的减少和小肠黏膜通透性的增高；最后，肠腔内的侵袭因子包括胆汁酸、蛋白水解酶、食物和细菌等进一步破坏肠屏障，触发炎症级联反应，造成小肠黏膜的损伤。

3. 抗血小板药物致小肠损伤的临床表现　由于阿司匹林的镇痛作用，60%~70% 患者无典型症状，常表现为贫血、低蛋白血症和慢性腹泻等非特异性症状，严重者可出现致命性的并发症如消化道大出血、穿孔和肠梗阻等。

4. 抗血小板药物致小肠损伤的诊断　抗血小板药物致小肠损伤尚无确切诊断标准，诊断主要依靠胶囊内镜，其在镜下主要表现为非特异性的黏膜病变，包括红斑、糜烂、溃疡和狭窄等。国内外研究多采用以下诊断标准：①有明确的抗血小板药物服药史；②内镜下可见糜烂、溃疡或狭窄等；③停用抗血小板药物后临床表现和内镜下表现有所改善；④排除其他疾病（如恶性肿瘤、白塞病、炎症性肠病和感染等）。

三、PPI 预防抗血小板药物导致的上消化道损伤

使用抗血小板药物前，应评估消化道损伤的风险并采取防治措施。建议对于有消化性溃疡病史、消化道出血史、计划双联抗血小板治疗或联合抗凝治疗患者进行 Hp 筛查，根除 Hp 可降低溃疡发生风险。应根据患者的年龄、心血管疾病危险因素、合并症及联合用药等评估血栓及出血风险，在获益大于风险时才使用抗血小板药物并根除 Hp。

临床流行病学研究发现，PPI 明显降低服用抗血小板药物所致上消化道损伤的发生率。在随机对照临床试验中，PPI 可使双联抗血小板治疗患者消化道出血减少 87%。PPI 是预防抗血小板药物相关上消化道损伤的首选药物，优于黏膜保护剂和组胺 H_2 受体拮抗药（H_2RA）。建议根据患者具体情况，决定 PPI 的预防性使用及联合应用的时间，高危患者可在抗血小板药物治疗的前 6 个月联合使用 PPI，6 个月后改为 H_2RA 或间断服用 PPI。抗血小板治疗预防性使用 PPI 的指征如图 2 所示。

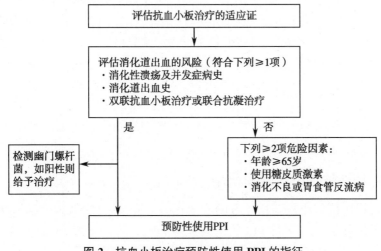

图 2　抗血小板治疗预防性使用 PPI 的指征

四、PPI 与氯吡格雷间的相互作用及联用时 PPI 的选择

对于 PPI 联合氯吡格雷是否影响其抗血小板作用从而导致心血管事件的增加的研究证据并不一致。一篇关于服用氯吡格雷的患者联合 / 不联合 PPI 其消化道出血和心血管事件发生率的荟萃分析中，总体分析显示与单用氯吡格雷组相比，PPI 联合氯吡格雷组显著增加了心血管不良事件的发生率；如仅选择随机对照试验（RCT）和倾向评分匹配（PSM）研究，除心肌梗死事件外，两组心血管不良事件的发生率差异并无统计学意义，但在消化道出血方面，联合 PPI 均使患者获益；而临床证据等级相对较低的病例对照研究等则证实 PPI 降低氯吡格雷的作用，可能原因是证据等级低的研究存在选择偏差和患者基线特征的不同，以及患者基因多态性等影响。

从药理学角度看，氯吡格雷为前体药物，必须经 CYP2C19 代谢为有活性的产物才能抑制血小板。而多数 PPI 在肝脏的主要代谢酶也是 CYP2C19，可竞争性抑制 CYP2C19 影响氯吡格雷的活化，降低其抗血小板效应。不同 PPI 对氯吡格雷抗血小板作用的影响存在差异，奥美拉唑和埃索美拉唑是 CYP2C19 的强抑制药。美国食品药品监督管理局（FDA）与欧盟（EU）均警示氯吡格雷不要与奥美拉唑及埃索美拉唑联合应用，二者药物说明书中也指出避免与氯吡格雷联用。因此，临床医师应充分考虑不同 PPI 对氯吡格雷抗血小板作用的影响，尽量选择没有争议的 PPI，如雷贝拉唑和泮托拉唑。

五、PPI 使用与抗血小板药物相关小肠损伤的风险

一项病例对照研究纳入了 978 例因消化道出血而住院的患者，服用抗血小板药物增加了上、下消化道出血的风险，而 PPI 的使用只降低了上消化道出血的风险。Arroyo 等发现，接受双联抗血小板治疗并且多数联合应用 PPI 的患者，下消化道出血的发生率明显高于上消化道（74% *vs.* 26%）。一项多中心横断面研究收集了 205 例患者的胶囊内镜检查数据，发现 57.6% 的患者在服用低剂量阿司匹林 3 个月后出现了小肠黏膜损伤；多元分析结果显示，合用 PPI 是小肠损伤的独立危险因素（*OR*=2.04，95% *CI* 1.05~3.97）。在最近的一项随机安慰剂对照试验中，57 名健康志愿者被随机分成两组，2 周后塞来昔布 + 雷贝拉唑组小肠损伤的发生率明显高于塞来昔布 + 安慰剂组（44.7% *vs.* 16.7%，*P*=0.04）。以上研究表明，PPI 不但不能保护抗血小板药物使用者的小肠，反而可能加重小肠损伤。

PPI 加重抗血小板药物相关小肠损伤或与肠道菌群失调有关。PPI 抑酸作用强，胃液 pH 上升，对细菌的杀灭作用减弱，可使上消化道内细菌异位，引起小肠菌群失调。Yoshihara 等通过动物实验发现：PPI 诱导肠道菌失调，促进小肠中嗜黏蛋白阿克曼菌（Akk 菌）的生长，抑制双歧杆菌的生长，导致小肠黏液层变薄，从而加重阿司匹林诱导的小肠损伤；补充两歧双歧杆菌 G9-1 可抑制 Akk 菌的生长，减轻阿司匹林诱导的小肠损伤。另一项动物研究显示，雷贝拉唑和新型抑酸药沃诺拉赞通过减少小肠中的约氏乳杆菌数量而加重 NSAID 诱导的小鼠小肠损伤。

六、平衡 PPI 使用的风险和获益

PPI 能有效预防抗血小板药物导致的上消化道损伤，却可能加重小肠损伤。面对这一临床困境，临床医师需充分平衡 PPI 使用的风险和获益。一方面，遵循适应证，合理应用 PPI；另一方面，积极寻求抗血小板药物相关小肠损伤的药物预防新策略。

1. 合理使用 PPI　在日常的临床实践中,PPI 常被过度使用,超过一半的处方是没有合理适应证的。针对抗血小板药物使用者的 PPI 应用,应充分评估胃肠道损伤风险。对于低风险患者,应避免使用 PPI,因为使用 PPI 后不但起不到保护作用,反而加重小肠损伤。但是对于长期使用抗血小板药物、有较高出血风险的患者,不应停用 PPI。消化道出血患者出院后,我们应长期监测、评估患者病情,以便及时调整 PPI 剂量和持续用药时间。

2. 抗血小板药物相关小肠损伤的药物预防　对于需要长期服用抗血小板药物的心血管疾病患者而言,停药来避免小肠损伤不符合临床实践。通过药物来预防小肠损伤是实现安全使用抗血小板药物的重要措施。目前对于小肠损伤尚无有效预防措施,有报道米索前列醇、黏膜保护剂及益生菌对于阿司匹林导致的小肠损伤有效,但尚需大样本量临床研究证实。

(1)米索前列醇:米索前列醇是一种前列腺素类似物,能通过刺激黏液/碳酸氢盐分泌和增强肠屏障功能,发挥黏膜保护作用。研究显示,米索前列醇可改善肠道通透性,有效治疗低剂量肠溶阿司匹林所致小肠损伤。但其副作用如腹泻和腹痛发生率高,患者的耐受性差,所以在临床上使用受限。

(2)黏膜保护剂:瑞巴派特是临床上常用的胃黏膜保护剂,可有效防治抗血小板药物引起的上消化道损伤。瑞巴派特对胃肠道有多重作用,包括促进内源性前列腺素生成,抑制炎症因子的表达和调节肠道菌群等。有研究对 61 例服用 NSAID 或小剂量阿司匹林超过 3 个月的患者进行了一项随机双盲安慰剂对照试验,结果发现试验组服用瑞巴派特 4 周后 NSAID 或阿司匹林引起的小肠黏膜红斑、溃疡和糜烂显著减轻,而对照组小肠损伤程度无显著变化。Watanabe 等对 38 例服用肠溶阿司匹林超过 3 个月的患者开展了一项随机安慰剂对照试验,试验组经过 8 周瑞巴派特治疗后黏膜破损的中位数由 4 个下降至 2 个,而对照组变化不显著。

替普瑞酮亦是临床上常用的胃黏膜保护剂。一项前瞻性双盲研究表明,替普瑞酮能保护双氯芬酸引起的胃和小肠损伤。Iwa 等通过动物实验发现,替普瑞酮可能通过增强小肠黏膜屏障、抑制细菌入侵来防治 NSAID 相关小肠损伤。

聚普瑞锌是锌与肌肽的螯合物,具有外源保护和内源修复的作用,起效迅速且安全性好,研究发现其对于胃黏膜损伤和小肠黏膜损伤均具有修复作用。一项随机对照研究结果表明,聚普瑞锌显著改善低剂量阿司匹林诱导的小肠黏膜损伤。

索法酮是从传统中草药广豆根中提取得到的索法定的衍生物,是临床上广泛使用的胃黏膜保护剂,其能通过增加胃黏膜血流量、黏膜糖蛋白和内源性前列腺素的含量,发挥胃黏膜保护作用。我们发现,索法酮对 NSAID 相关小肠损伤亦有良好的防治效果,机制上其可能主要通过活化 Nrf2/HO-1 抗氧化应激通路、抑制炎症、增强肠屏障功能及调节肠道菌群而发挥作用。

(3)益生菌:研究发现,多种益生菌(如加氏乳杆菌、干酪乳杆菌和短双歧杆菌)可有效缓解抗血小板药物引起的小肠损伤。一项针对 61 例服用超过 1 个月阿司匹林患者的双盲安慰剂对照试验发现,连续 6 周服用含有加氏乳杆菌的酸奶后,试验组小肠黏膜破损和红斑数较安慰剂组显著减少,且试验组的消化道症状量表评分较服用酸奶前显著降低。另一项临床研究中,25 例联用低剂量肠溶阿司匹林和奥美拉唑超过 3 个月出现不明原因缺铁性贫血的患者,服用干酪乳杆菌或安慰剂治疗 3 个月后,胶囊内镜检查发现服用益生菌组患者小肠黏膜损伤评分明显低于安慰剂组。近期的一项随机对照试验中,75 名健康志愿者被随机分为两组，8 周后短双歧杆菌 + 阿司匹林组的小肠损伤 Lewis 评分和溃疡数明显低于安慰剂 + 阿司匹林组。

（4）新型 H_2RA：拉呋替丁是一种特殊的 H_2RA，不仅能适度抑制胃酸分泌，还可激活辣椒素敏感传入神经，增加黏膜血流量，促进上皮再生和黏液分泌，从而保护消化道黏膜。我们发现，拉呋替丁可通过增强肠屏障功能、抑制炎症及调节肠道菌群防治 NSAID 相关小肠损伤。拉呋替丁既能抑制胃酸分泌保护胃黏膜，又可通过激活辣椒素敏感传入神经等防治 NSAID 相关小肠损伤，有望成为理想的"抗血小板药物伴侣"，但仍需进一步的研究验证。

七、总结

PPI 可有效预防抗血小板药物所致上消化道损伤，却加重小肠损伤。因此在临床实践中需充分评估 PPI 使用的风险和获益，合理应用 PPI 来预防消化道损伤。对于小肠损伤的预防，黏膜保护剂和益生菌可能会有较好的临床应用前景，但仍需进一步的临床研究结果来支撑。

（王邦茂　朱兰平）

参考文献

［1］ HAN Y, LIAO Z, LI Y, et al. Magnetically controlled capsule endoscopy for assessment of antiplatelet therapy-induced gastrointestinal injury [J]. J Am Coll Cardiol, 2022, 79 (2): 116-128.

［2］ MAHADY S E, MARGOLIS K L, CHAN A, et al. Major GI bleeding in older persons using aspirin: Incidence and risk factors in the ASPREE randomised controlled trial [J]. Gut, 2021, 70 (4): 717-724.

［3］ 抗血小板药物消化道损伤的预防和治疗中国专家共识组 . 抗血小板药物消化道损伤的预防和治疗中国专家共识 (2012 更新版)[J]. 中华内科杂志 , 2013, 52 (3): 264-270.

［4］ 抗栓治疗消化道损伤防治专家组 . 抗栓治疗消化道损伤防治中国专家建议 (2016·北京)[J]. 中华内科杂志 , 2016, 55 (7): 564-567.

［5］ WATANABE T, FUJIWARA Y, CHAN F K L. Current knowledge on non-steroidal anti-inflammatory drug-induced small-bowel damage: A comprehensive review [J]. J Gastroenterol, 2020, 55 (5): 481-495.

［6］ BJARNASON I, RAINSFORD K D. NSAID-enteropathy and intestinal microbes [J]. Inflammopharmacology, 2021, 29 (1): 1-4.

［7］ 朱兰平 . 非甾体抗炎药相关小肠损伤的临床特点分析及药物干预的实验研究 [D]. 天津 : 天津医科大学 , 2021.

［8］ 中华心血管病杂志 (网络版) 编辑委员会 . 口服抗栓药物相关消化道损伤防治专家共识 [J]. 中华心血管病杂志 (网络版), 2021, 4 (1): 1-8.

［9］ CARDOSO R N, BENJO A M, DINICOLANTONIO J J, et al. Incidence of cardiovascular events and gastrointestinal bleeding in patients receiving clopidogrel with and without proton pump inhibitors: an updated meta-analysis [J]. Open Heart, 2015, 2 (1): e000248.

［10］ LANAS Á, CARRERA-LASFUENTES P, ARGUEDAS Y, et al. Risk of upper and lower gastrointestinal bleeding in patients taking nonsteroidal anti-inflammatory drugs, antiplatelet agents, or anticoagulants [J]. Clin Gastroenterol Hepatol, 2015, 13 (5): 906-912. e2.

［11］ CASADO ARROYO R, POLO-TOMAS M, RONCALÉS M P, et al. Lower GI bleeding is more common than upper among patients on dual antiplatelet therapy: Long-term follow-up of a cohort of patients commonly using PPI co-therapy [J]. Heart, 2012, 98 (9): 718-723.

［12］ ENDO H, SAKAI E, TANIGUCHI L, et al. Risk factors for small-bowel mucosal breaks in chronic low-dose aspirin users: Data from a prospective multicenter capsule endoscopy registry [J]. Gastrointest Endosc, 2014, 80 (5): 826-834.

［13］ WASHIO E, ESAKI M, MAEHATA Y, et al. Proton pump inhibitors increase incidence of nonsteroidal anti-inflammatory drug-induced small bowel injury: A randomized, placebo-controlled trial [J]. Clin Gastroenterol Hepatol, 2016, 14 (6): 809-815. e1.

［14］ YOSHIHARA T, OIKAWA Y, KATO T, et al. The protective effect of Bifidobacterium bifidum G9-1 against mucus degradation by Akkermansia muciniphila following small intestine injury caused by a proton pump inhibitor and aspirin [J]. Gut Microbes, 2020, 11 (5): 1385-1404.

［15］ NADATANI Y, WATANABE T, SUDA W, et al. Gastric acid inhibitor aggravates indomethacin-induced small intestinal injury via reducing Lactobacillus johnsonii [J]. Sci Rep, 2019, 9 (1): 17490.

［16］ 朱兰平, 陈鑫, 王邦茂. PPIs 使用与 NSAIDs 相关小肠损伤：如何平衡风险和获益 [J]. 世界华人消化杂志, 2018, 26 (22): 1334-1339.

［17］ WATANABE T, SUGIMORI S, KAMEDA N, et al. Small bowel injury by low-dose enteric-coated aspirin and treatment with misoprostol: A pilot study [J]. Clin Gastroenterol Hepatol, 2008, 6 (11): 1279-1282.

［18］ WATANABE T, TAKEUCHI T, HANDA O, et al. A multicenter, randomized, double-blind, placebo-controlled trial of high-dose rebamipide treatment for low-dose aspirin-induced moderate-to-severe small intestinal damage [J]. PLoS One, 2015, 10 (4): e0122330.

［19］ WATARI I, OKA S, TANAKA S, et al. Effectiveness of polaprezinc for low-dose aspirin-induced small-bowel mucosal injuries as evaluated by capsule endoscopy: a pilot randomized controlled study [J]. BMC Gastroenterol, 2013, 13: 108.

［20］ MORTENSEN B, MURPHY C, O'GRADY J, et al. Bifidobacteriumbreve Bif195 protects against small-intestinal damage caused by acetylsalicylic acid in healthy volunteers [J]. Gastroenterology, 2019, 157 (3): 637-646. e4.

认知障碍与心血管疾病

当前,认知障碍是我们这个时代的主要公共卫生挑战之一。随着人口老龄化的加剧,我国及全球范围内老年痴呆症正以惊人的速度增长。据估计,2018年全球有痴呆症患者约5 000万人,预计到2050年痴呆症患者将达到1.5亿人,所需医疗花费成本接近4万亿美元。我国60岁及以上成年人痴呆患者1 507万人,患病率为6.0%;其中由脑血管病和心血管危险因素等所致血管性痴呆(vascular dementia,VaD)占1.6%,是阿尔茨海默病(Alzheimer's disease,AD)之外最常见的痴呆症类型,已造成严重的社会负担与医疗负担。

中国心血管疾病患病率仍处于持续上升阶段。推算心血管疾病现患病人数2.9亿人,其中脑卒中1 300万人,冠心病1 100万人,肺源性心脏病500万人,心力衰竭450万人,风湿性心脏病250万人,先天性心脏病200万人,高血压2.45亿人。高血压、冠心病和脑卒中等心血管疾病是痴呆和认知能力下降的重要危险因素,同时患有多种心血管疾病与认知功能下降密切相关。另外,认知障碍也是除了年龄增长、超重、吸烟、糖尿病、血脂异常等传统影响因素之外,导致心血管事件发生的独立危险因素。认知障碍与老年人心血管疾病死亡风险升高相关。

一、认知障碍定义与分类

(一)定义

认知障碍(cognitive impairment,CI)是大脑认知功能减退的广义术语。在美国精神病学会发布的《精神疾病诊断与统计手册(第5版)》(*Diagnostic and Statistical Manual of Mental Disorders,5th edition*,DSM-5)中,认知障碍定义是指大脑一个或多个基本认知域能力水平的下降,这些基本认知域功能包括感觉运动、语言能力、执行功能,学习记忆、复杂注意和社会认知等方面的能力。基本认知能力(primary cognitive ability)是人脑高级智能活动的基础。认知障碍作为一种以获得性、持续性认知能力损害,可导致患者逐渐出现日常生活和/或工作能力减退,甚至发生行为或性格的改变。

(二)分类

认知障碍根据疾病病程和认知功能受损程度分为主观认知减退(subjective cognitive decline,SCD)、轻度认知障碍(mild cognitive impairment,MCI)和不同严重程度的痴呆症(dementia)。

痴呆症是一种以获得性认知功能损害为核心,两个及以上认知域功能减退,严重到导致患者日常生活能力、学习能力、工作能力和社会交往能力明显减退的综合征,在病程某一阶段常伴有精神、行为和人格异常。痴呆症患者的认知功能损害可能涉及记忆、学习、定向、理解、判断、计算、语言、视空间功能、分析及解决问题等方面能力。对于既往基本认知能力正常,后天出现活动性认知功能下降(记忆、执行、语言或视空间能力损害)或精神行为异常,影响工作能力和日常生活,且无法用谵妄或其他精神疾病来解释的患者,可拟诊为痴呆症。

根据临床表现、日常能力受损情况或认知评估等确定痴呆症的严重程度。①轻度:主要影响近记忆力,但患者仍能独立生活;②中度:较严重的记忆障碍,影响到患者的独立生活能力,可伴有括约肌障碍;③重度:严重的智力损害,不能自理,完全依赖他人照顾,有明显的括约肌障碍。AD 和 VaD 是最常见的痴呆症类型。其中 AD 占所有类型痴呆症的50%~70%,VaD 占痴呆症患者的 15%~20%。

轻度认知障碍(MCI)是指记忆力或其他认知功能进行性减退,但不影响日常生活能力。与痴呆概念相似,MCI 是一种症状性诊断,是多种原因导致的综合征。主要包括以下 4 点:① MCI 本人或知情者报告,或有经验的临床医师发现 MCI 患者有认知功能损害的症状;② MCI 存在一个或多个认知功能域损害的客观证据(来自认知测验);③复杂的工具性日常能力可以有轻微损害,但保持独立的日常生活能力;④尚未达到痴呆的诊断。MCI 是指有或无主观认知功能减退的主诉,但客观检查明确具有认知功能下降或减退的证据。

主观认知减退(SCD)是个体主观上自我感觉记忆或认知功能下降或减退,而客观检查没有明显的认知障碍状态,即主诉有记忆障碍但没有临床、神经心理评估和功能障碍的证据等。关于 SCD 的分类,目前还有争议。有学者认为 SCD、MCI 和 AD 是一个疾病谱的系列进展过程。SCD 是诊断 MCI 的主要依据之一,发展为痴呆的风险也明显高于非 SCD 人群,所以应该引起足够的重视。

二、认知障碍与心血管疾病之间的关系

认知障碍和心血管疾病均是老年人中较为常见的慢性病,这两种疾病在老年人中常常同时伴发,严重增加社会医疗负担和降低老年人的生活质量。1977 年首次由 *Lancet* 期刊提出的"心源性痴呆"一词开启了心血管疾病及其危险因素与认知功能关系的研究。认知障碍与心血管疾病二者之间密切关联,相互作用并互相影响,形成恶性循环。心血管疾病和认知障碍之间存在多种导致疾病发生发展的共同危险因素,如吸烟、高胆固醇血症、高血压和糖尿病等。中年时期血压越高,患痴呆和认知功能下降的风险就越大。Kaarin 等的荟萃分析研究认为,与胆固醇水平正常者相比,中年时总胆固醇高的成年人在老年时期患 AD 的相对风险增加 1.14 倍。通常认为,血压变异性大和 / 或直立性低血压、冠心病、心房颤动和心力衰竭等心血管疾病,会导致加工速度、执行功能、语言能力和学习记忆等认知域功能的衰退,但是反过来上述认知领域的损害有可能增加心血管疾病的发病风险或加重心血管疾病的不良预后(图 1)。

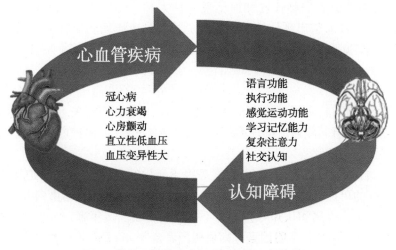

图 1　常见心血管疾病与认知障碍之间的关系

德国一项研究纳入了 122 例无脑卒中史的心房颤动患者和 564 例无心房颤动的对照者,结果发现心房颤动患者在学习、记忆及执行功能等认知领域均出现功能减退。老年冠心病患者在定向力、记忆力、注意力等方面较正常同龄人也均有不同程度的损害。心力衰竭患者在视觉空间、执行功能、注意力、记忆力方面存在不同程度的认知域功能损害。

老年人认知障碍可导致血管疾病的发生、发展,也与心血管终点事件的发生相关。Leng 等研究发现,在基线时无心血管疾病的 60 岁以上女性中,随着时间的推移(平均 7.1 年随访),基线整体认知功能减退或整体认知功能下降者,简易精神状态检查(Mini-Mental State Examination,MMSE)评分每降低 1 分时,全部心血管疾病发病风险增加 4%,冠心病风险增加 10%,脑卒中 / 短暂性脑缺血发作风险增加 9%;心血管疾病死亡风险增加 17%,全因死亡风险增加 13%。此外,认知障碍患者更容易出现服药依从性差或用药混乱的问题,导致心血管疾病的二级预防、行为改变和自我管理更加复杂。

三、心血管疾病合并认知障碍的可能发病机制

心血管疾病与认知障碍的共病机制目前尚不很清楚。心血管疾病合并 MCI 或痴呆症可能与心排血量降低、脑血流灌注失衡、血脑屏障受损、脑结构异常改变(脑白质或灰质病变、脑萎缩)、β- 淀粉样蛋白(Aβ)沉积、内分泌及代谢紊乱如载脂蛋白 ApoEε4 作用等多种病理生理机制之间存在关联。

心血管疾病导致的心排血量减低、血压异常(包括血压变异性大和直立性低血压等)、血脑屏障受损和微血栓形成等血管性病理生理机制是心血管疾病导致认知障碍的开端。Angela 等在 Framingham 队列研究中选取 1 039 例既往没有脑卒中、短暂性脑缺血发作和痴呆症(平均年龄 69 岁,女性占比 53%)的心血管疾病患者,经过中位 7.7 年随访,与心脏指数正常者相比,心脏指数降低患者发生痴呆症和 AD 的风险增加了 1.92 倍和 1.87 倍。

冠心病、心房颤动和心力衰竭等主要常见心血管疾病心排血量减少可导致认知能力下降。心排血量减少一方面导致脑血流灌注不足,导致 tau 蛋白过度磷酸化,形成神经纤维缠结,促发 AD 形成;另一方面引起肾脏血流灌注不足,激活肾素 - 血管紧张素 - 醛固酮系统(renin-angiotensin-aldosterone system,RAAS),通过神经体液因素的影响,造成脑血流灌注不足,最终导致大脑结构异常而发生认知功能损害。

此外,心房颤动引起的脑栓塞和血压变异性大和 / 或直立性低血压导致脑灌注不足引起的脑梗死会导致大脑出现认知功能障碍。长期高血压使脑血管动脉内中膜增厚及增生,造成管腔狭窄、脑血流阻力增加,导致大脑重要功能区血流灌注不足,引起大脑白质、灰质改变及海马萎缩等脑结构改变,表现出注意力、执行功能和处理速度等认知域功能明显受损。

高血压、冠心病和心房颤动患者合并认知障碍与 Aβ 密切相关。心血管疾病常常会出现脑血管内皮损伤,引起脑血流屏障受损,大脑中 Aβ 沉积,可促进内皮细胞的自由基过度产生,致神经元细胞坏死。

由 C 反应蛋白、肿瘤坏死因子、白介素等因子介导的炎症反应是心血管疾病发生发展及认知功能下降的可能病理生理机制之一。代谢性因素紊乱如载脂蛋白 E(Apolipoprotein E,ApoE)等对心血管疾病和认知障碍都有不良作用影响。多年来,ApoE4 等位基因一直被认为是阿尔茨海默病的遗传危险因素。高血压患者合并 ApoEε4 等位基因具有协同作用,可加速老年人认知功能下降。

四、主要心血管疾病与认知障碍

随着我国老龄化逐渐加剧,高血压、冠心病、心房颤动和心力衰竭等心血管病患病率仍在增加;研究证实,心血管疾病与认知障碍和痴呆症风险增加密切相关。与非心血管疾病患者相比,心血管疾病患者在整体认知域、注意力、运动速度、执行功能、学习和记忆等多种认知能力上表现更差。

(一)高血压与认知障碍的研究证据

在 Qin 等的荟萃分析中,欧洲和亚洲不同国家和地区的高血压合并轻度认知障碍患病率为 11.5%~60.6%。国内首都医科大学宣武医院贾建平教授团队关于全国 60 岁及以上成年人认知障碍流行病学调查结果中,痴呆症患者约 1 507 万人,患病率为 6.0%;MCI 患者约 3 877 万人,患病率为 15.5%;与血压正常者相比,高血压患者发生痴呆症和 MCI 的风险分别增加了 86% 和 62%。

血压水平与老年时期发生认知功能损伤密切相关。但是,高血压患者的年龄、血压升高或降低的水平与可能发生认知障碍的关系,到目前为止仍没有确切结论,尚存在很多争议。为了充分评估高血压与认知功能的关系,需要对血压的年龄效应与血压水平变化进行足够长的随访。

1947 年最早在空乘人员中报道了高血压和认知功能相关的研究。该研究通过对比神经官能症(又称神经症)、器质性脑损伤和原发性高血压三组不同患者的认知及性格心理测试发现,收缩压在 157~202mmHg 和舒张压在 99~130mmHg 的高血压患者的脑损伤评分低于其他两组。

目前学界公认中年血压升高与晚年(20~30 年后)发生认知障碍和 / 或痴呆症之间是密切相关的。在一项纳入 209 项关于高血压与认知障碍前瞻性研究的荟萃分析结果中,相较于正常人,中年时期高血压,认知障碍风险增加 1.19~1.55 倍;老年时期收缩压高、舒张压低、血压波动过大和直立性低血压都与痴呆症的风险增加相关,可增加 38%~52% 的痴呆症风险。

血压变异性(blood pressure variability,BPV)是通过短时间内(如 24 小时)动态血压的标准差和变异系数反映血压随时间的波动程度,或是通过长期(如 1 年)多次连续记录血压的总体变化程度。目前普遍认为老年人 BPV 升高与认知功能下降有关。Godai 等发现,随着收缩压和舒张压变异性的增加,老年患者的认知功能明显下降。

降压治疗可能带来改善认知障碍方面的获益。世界卫生组织倡议将 2025 年实现高血压患病率降低 25% 全球目标作为降低认知障碍风险的关键措施。SPRINT MIND 随机对照研究中,与常规降压组(收缩压 ≤ 140mmHg)相比,强效降压组(收缩压 ≤ 120mmHg)中的高危高血压患者发生痴呆症的风险并未降低,但 MCI 或 MCI 与痴呆症复合事件的风险显著降低。一项来自随机对照研究的荟萃分析发现,在高血压人群中(收缩压 ≥ 140mmHg 或舒张压 ≥ 90mmHg),与未服用降压药组相比,降压达标患者发生痴呆症和 AD 的风险分别明显降低了 12% 和 16%。

(二)冠心病与认知障碍的研究证据

冠状动脉粥样硬化及血流灌注不足是冠心病的主要病理生理机制,也是血管相关性认知障碍的疾病基础。冠心病和认知障碍存在共同的危险因素,包括年龄、性别、吸烟、糖尿病、高血压和高胆固醇血症等。

有文献报道,冠心病患者认知障碍患病率甚至高达 35%~50%。多项研究认为冠心病是认知障碍的高危因素,但也有研究认为冠心病与认知障碍不相关。Deckers 等根据纳入的前瞻性队列研究荟萃分析,冠心病患者发生认知障碍或痴呆症的风险增加 45%;但根据纳入的横断面研究荟萃分析发现冠心病与认知障碍或痴呆症之间没有关联。

上述冠心病与认知障碍相关的对立观点产生的原因,可能与早期研究较少关注冠心病(如心脏病发作和心绞痛)与认知能力下降之间的长期作用。Xie 等最近发表于《美国心脏病学会杂志》上的研究,入选来自英国老龄化纵向研究(ELSA)的 7 888 例年龄在 50 岁及以上的研究对象,中位随访时间 12 年后发现,发生了冠脉事件的受试者在冠心病诊断前的认知功能下降速度与未发生冠心病的受试者相近,但在明确诊断冠心病后数年,整体认知域、言语记忆和时空域功能的下降速度明显比冠脉事件发生前加快。

冠心病合并认知障碍患者主要出现非记忆功能认知能力下降。临床表现为冠心病患者的学习、记忆和听觉词语学习及流畅性受损,其次为执行功能和运动灵活性受损。冠心病合并认知障碍患者在自我疾病管理方面能力明显下降,导致死亡风险增加。积极控制可逆性危险因素,同时治疗冠心病和认知障碍,可能会明显改善冠心病合并认知障碍患者的预后。

(三)心房颤动与认知障碍的研究证据

心房颤动使脑卒中风险增加 5 倍,脑卒中是认知能力下降和痴呆的重要危险因素和预测因子。即使无脑卒中病史的心房颤动患者,心房颤动本身可能也会加速认知能力下降和发生痴呆症的风险增加。与正常同龄人相比,心房颤动患者发生认知障碍的风险可增加 1.14 倍,心房颤动患者发生痴呆症的风险增加 1.3 倍。心房颤动人群中轻度认知障碍尤为普遍,心房颤动合并认知障碍的患病率可高达 28%~51%。

心房颤动通过多种病理生理机制形成左心耳血栓,并导致临床脑卒中或无症状性脑卒中发生,这两种形式的脑卒中都会对大脑造成不良影响,导致大脑功能和结构的改变,致使心房颤动患者认知功能下降或发生痴呆症。此外,脑血流灌注不足、各种炎症反应、遗传因素、心血管危险因素和合并其他心血管疾病也与心房颤动患者发生认知障碍和痴呆症有关。

心房颤动患者可以出现多种认知领域受损。德国的一项研究纳入了 122 例无脑卒中史的心房颤动患者和 564 例无心房颤动的对照者,结果发现心房颤动患者在学习、记忆及执行功能等认知领域均出现功能减退。此外,还有研究发现心房颤动患者的抽象能力、推理能力、视觉功能、词汇记忆、执行功能和精神灵活性等多认知领域均出现功能下降,从而导致总体认知功能衰退,并与其预后不良相关。

心房颤动患者通常需要给予抗凝药物、控制心室率药物、抗心律失常药物或导管消融治疗。目前缺乏确切的证据证明,心房颤动抗凝治疗和节律控制治疗对改善心房颤动合并认知障碍患者认知功能可以明确获益。

心房颤动的治疗对认知功能的影响可能具有两面性(图 2)。心房颤动的抗凝治疗和节律控制治疗,一方面可能通过降低脑脑卒中、无症状性脑梗死和改善脑血流灌注不足实现降低痴呆症风险而获益;另一方面,也可能因为抗凝不足发生栓塞、抗凝过度致脑出血或导管消融术相关的脑栓塞,进一步加重心房颤动患者认知障碍发生的风险。

(四)心力衰竭与认知障碍的研究证据

心力衰竭作为主要心血管疾病之一,常导致严重不良预后。心力衰竭作为一种复杂的临床综合征,常并发多种合并症,认知障碍是其重要的合并症之一。认知障碍加重心力衰竭患者的疾病负担。由于研究类型和诊断标准的差异,在以人群为基础的研究中,心力衰竭患者合并认知障碍的患病率高达 25%~75%。

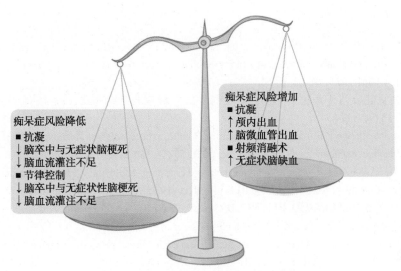

图 2　心房颤动治疗对认知功能的可能影响

心力衰竭患者通常表现为执行功能和记忆方面的认知障碍,特别是在语言和视觉记忆、工作记忆和注意力等方面能力减退。心力衰竭患者常常合并抑郁症,抑郁症作为导致认知障碍风险增加的传统风险因素,也是心力衰竭和认知障碍之间的一个重要混杂因素和病因机制联系。

心力衰竭和认知障碍二者之间互相影响,彼此恶化加重不良预后。与正常人相比,一方面,心力衰竭患者更容易出现认知功能减退和患痴呆症风险增加的问题,对健康和预后造成严重后果。另一方面,心力衰竭合并认知障碍患者由于注意力、记忆力和执行能力等认知功能下降出现的日常生活能力低下、自我疾病管理能力差,会导致患者生活质量降低和发生因心力衰竭再住院和死亡的风险明显增加。Patel 等在招募的 270 例心力衰竭患者研究中报道,合并认知障碍患者的全因死亡和再入院率是未合并认知障碍患者的 2 倍(46% *vs.* 22%,*P* < 0.000 1)。

认知障碍是导致心力衰竭患者指南指导下药物治疗(guideline-directed medical therapy,GDMT)处方率低的影响因素之一。通过认知训练改善心力衰竭患者的记忆和认知表现,有利于提高服药依从性。目前缺乏证据表明认知障碍药物治疗可以改善心力衰竭患者心血管死亡或全因死亡等临床硬终点。

五、总结

认知障碍和心血管疾病在老年人中常同时并存,二者在发病机制与临床表现等多方面存在相互不良作用,增加疾病管理难度和不良预后可能,严重导致患者医疗负担日益沉重和生活质量明显降低。未来需要开展持续深入的工作来充分阐明认知障碍与心血管疾病的复杂共病问题,从整体角度提出有效的综合干预措施。

(孔　羽　马长生　龙德勇　曾　勇)

参考文献

［1］ JIA L, DU Y, CHU L, et al. Prevalence, risk factors, and management of dementia and mild cognitive impairment in adults aged 60 years or older in China: A cross-sectional study [J]. Lancet Public Health, 2020, 5 (12): e661-e671.

［2］ 中国心血管健康与疾病报告编写组 . 中国心血管健康与疾病报告 2019 概要 [J]. 中国循环杂志 , 2020, 35 (9): 833-854.

［3］ ZHENG L, Matthews F E, Anstey K J. Cognitive health expectancies of cardiovascular risk factors for cognitive decline and dementia [J]. Age Ageing, 2021, 50 (1): 169-175.

［4］ AN J, LI H, TANG Z, et al. Cognitive impairment and risk of all-cause and cardiovascular disease mortality over 20-year follow-up: Results from the BLSA [J]. J Am Heart Assoc, 2018, 7 (15): e008252.

［5］ SACHDEV P S, BLACKER D, BLAZER D G, et al. Classifying neurocognitive disorders: The DSM-5 approach [J]. Nat Rev Neurol, 2014, 10 (11): 634-642.

［6］ ESC Scientific Document Group. European Heart Rhythm Association (EHRA)/Heart Rhythm Society (HRS)/Asia Pacific Heart Rhythm Society (APHRS)/Latin American Heart Rhythm Society (LAHRS) expert consensus on arrhythmias and cognitive function: what is the best practice？ [J]. Europace, 2018, 20 (9): 1399-1421.

［7］ HUGO J, GANGULI M. Dementia and cognitive impairment: epidemiology, diagnosis, and treatment [J]. Clin Geriatr Med, 2014, 30 (3): 421-442.

［8］ 中国痴呆与认知障碍指南写作组 , 中国医师协会神经内科医师分会认知障碍疾病专业委员会 . 2018 中国痴呆与认知障碍诊治指南 (五): 轻度认知障碍的诊断与治疗 [J]. 中华医学杂志 , 2018, 98 (17): 1294-1301.

［9］ Anon. Cardiogenic dementia [J]. Lancet, 1977, 1 (8001): 27-28.

［10］ GOTTESMAN R F, SCHNEIDER A L C, ALBERT M, et al. Midlife hypertension and 20-year cognitive change the atherosclerosis risk in communities neurocognitive study [J]. JAMA Neurol, 2014, 71 (10): 1218-1227.

［11］ ANSTEY K J, ASHBY-MITCHELL K, PETERS R. Updating the evidence on the association between serum cholesterol and risk of late-life dementia: review and meta-analysis [J]. J Alzheimers Dis, 2017, 56 (1): 215-228.

［12］ ZUO W, WU J. The interaction and pathogenesis between cognitive impairment and common cardiovascular diseases in the elderly [J]. Ther Adv Chronic Dis, 2022, 13: 20406223211063020.

［13］ KNECHT S, OELSCHLAGER C, DUNING T, et al. Atrial fibrillation in stroke-free patients is associated with memory impairment and hippocampal atrophy [J]. Eur Heart J, 2008, 29 (17): 2125-2132.

［14］ PONRATHI A, RITA F D, LESLIE M, et al. Cognitive profile in persons with systolic and diastolic heart failure [J]. Congest Heart Fail, 2013, 19 (1): 44-50.

［15］ LENG X, ESPELAND M A, MANSON J E, et al. Cognitive function and changes in cognitive function as predictors of incident cardiovascular disease: the Women's Health Initiative Memory Study [J]. J Gerontol A Biol Sci Med Sci, 2018, 73 (6): 779-785.

［16］ SEONG H J, LEE K, KIM B H, et al. Cognitive impairment is independently associated with non-adherence to antithrombotic therapy in older patients with atrial fibrillation [J]. Int J Environ Res Public Health, 2019, 16 (15): 2698.

［17］ MENE-AFEJUKU T O, PERNIA M, IBEBUOGU U N, et al. Heart failure and cognitive impairment: clinical relevance and therapeutic considerations [J]. Curr Cardiol Rev, 2019, 15 (4): 291-303.

［18］ BANERJEE G, CHAN E, AMBLER G, et al. Effect of small-vessel disease on cognitive trajectory after atrial fibrillation-related ischaemic stroke or TIA [J]. J Neurol, 2019, 266 (5): 1250-1259.

［19］ OISHI E, OHARA T, SAKATA S, et al. Day-to-day blood pressure variability and risk of dementia in a general Japanese elderly population: The Hisayama study [J]. Circulation, 2017, 136 (6): 516-525.

［20］ JUSTINE E M, BEHNAM S, SIGURDUR S, et al. Contributions of cerebral blood flow to associations between blood pressure levels and cognition: The Age, Gene/Environment Susceptibility-Reykjavik Study [J]. Hypertension, 2021, 77 (6): 2075-2083.

［21］ 刘丽, 张铁梅, 张巍. 冠心病与认知功能障碍的关系 [J]. 中华心血管病杂志, 2018, 46 (1): 74-77.

［22］ HU Y F, CHEN Y J, LIN Y J, et al. Inflammation and the pathogenesis of atrial fibrillation [J]. Nat Rev Cardiol, 2015, 12 (4): 230-243.

［23］ ZHOU R, CHEN H, YE F, et al. Influence of hypertension on longitudinal changes in brain glucose metabolism was modified by the APOE4 allele among cognitively normal older individuals [J]. Front Aging Neurosci, 2020, 12: 85.

［24］ OU Y N, TAN C C, SHEN X N, et al. Blood pressure and risks of cognitive impairment and dementia: A systematic review and meta-analysis of 209 prospective studies [J]. Hypertension, 2020, 76 (1): 217-225.

［25］ WILLIAMSON J D, PAJEWSKI N M, AUCHUS A P, et al; SPRINT MIND Investigators for the SPRINT Research Group. Effect of intensive vs standard blood pressure control on probable dementia: a randomized clinical trial [J]. JAMA, 2019, 321 (6): 553-561.

［26］ DING J, KENDRA L D P, SANAZ S, et al. Anti-hypertensive medications and risk for incident dementia and Alzheimer's disease: Collaborative meta-analysis of individual participant data from prospective cohort studies [J]. Lancet Neurol, 2020, 19 (1): 61-70.

［27］ GU S Z, BESKA B, CHAN D, et al. Cognitive decline in older patients with non-ST elevation acute coronary syndrome [J]. J Am Heart Assoc, 2019, 8 (4): e011218.

［28］ XIE W, ZHENG F, YAN L, et al. Cognitive decline before and after incident coronary events [J]. J Am Coll Cardiol, 2019, 73 (24): 3041-3050.

［29］ ALONSO A, KNOPMAN D S, GOTTESMAN R F, et al. Correlates of dementia and mild cognitive impairment in patients with atrial fibrillation: The Atherosclerosis Risk in Communities Neurocognitive Study (ARIC-NCS)[J]. J Am Heart Assoc, 2017, 6 (7): e006014.

［30］ HANS C D, ROBERT G H, PETER J K, et al. Atrial fibrillation and cognitive function: JACC review topic of the week [J]. J Am Coll Cardiol, 2019, 73 (5): 612-619.

［31］ MALINI M, JONATHAN G R, JONATHAN P P. Cognitive dysfunction in atrial fibrillation [J]. Nat Rev Cardiol, 2018, 15 (12): 744-756.

［32］ YANG M, SUN D, WANG Y, et al. Cognitive impairment in heart failure: Landscape, challenges, and future directions [J]. Front Cardiovasc Med, 2022, 8: 831734.

［33］ PONIKOWSKI P. 2016 ESC Guidelines for the diagnosis and treatment of acute and chronic heart failure: The Task Force for the diagnosis and treatment of acute and chronic heart failure of the European Society of Cardiology (ESC)[J]. Eur Heart J, 2016, 37 (27): 2129-2200.

自发性冠状动脉夹层导致的青年女性急性心肌梗死 1 例

【首次入院】

患者女性,31 岁,因"突发胸痛 1 天"入院。患者 1 天前坐位工作、情绪激动后突发胸痛,呈压榨样,位于胸骨后向双肩及双上肢放射,伴双上肢麻木,伴心悸、出汗,伴头晕、恶心,无呕吐,休息后未见缓解,遂于发病 1 小时后就诊于当地医院。患者就诊时血压 100/51mmHg,心率 58 次 /min。心电图示窦性心律,Ⅱ、Ⅲ、aVF ST 段压低 0.1~0.2mV,aVR 抬高 0.1mV,V_1~V_3 T 波倒置、低平。当地医院予以药物对症治疗后症状缓解,化验回报为心肌酶阴性。患者为求进一步明确诊断,于发病 4 小时转诊到笔者所在医院急诊。急诊复查心电图未见明显 ST-T 改变。心肌标志物检查示肌酸激酶同工酶(CK-MB)16.7ng/ml,高敏肌钙蛋白 I(hsTnI)1 571pg/ml,发病 8 小时复查 CK-MB 24.6ng/ml,hsTnI 2 988.7pg/ml。予以阿司匹林、氯吡格雷、瑞舒伐他汀口服治疗,以"急性冠脉综合征"收入笔者所在科室。患者自发病以来神志清楚,饮食可,近期工作压力大,睡眠欠佳、熬夜。近 1 周共同居住家属有 3 人呼吸道感染,其中 1 名 10 月龄婴儿幼儿急疹,有发热。既往体健,否认高血压、糖尿病、高脂血症、心肌梗死、脑血管、哮喘等病史。否认吸烟、饮酒史。月经、婚育史:初潮 12 岁,产后 3 个月恢复月经,月经规律;本次月经提前 10 日,处于月经第 1 天;产后 10 个月,现哺乳期。26 岁结婚,孕 3 产 2 流产 1。家族史:父母健在,否认家族遗传病史。

入院查体:体温 36.7 ℃,脉搏 66 次 /min,呼吸 16 次 /min,血压 100/69mmHg,身高 162cm,体重 60kg。发育正常,自主体位,巩膜无黄染,全身浅表淋巴结未触及,无皮疹、出血点及瘀斑。双肺呼吸音清,未闻及干、湿啰音及胸膜摩擦音。心界不大,心率 66 次 /min,心律齐,各瓣膜听诊区未闻及病理性杂音,未闻及心包摩擦音。腹部平坦,未见胃肠型及蠕动波,腹软,无压痛及反跳痛,肝、脾肋下未触及,肠鸣音正常。双下肢无水肿。四肢肌力、肌张力正常。双侧巴宾斯基(Babinski)征阴性。超声心动图检查提示射血分数(EF)71%,左室舒张末期直径 44mm,未见节段性室壁运动异常。

患者因哺乳期,拒绝进一步冠状动脉造影检查。冠状动脉 CTA 检查提示左前降支近段管壁不规则增厚,管腔轻度狭窄(25%~50%),病变性质考虑为动脉粥样硬化性(图 1)。结合患者突发胸痛症状、心电图表现及心肌标志物动态变化,诊断急性非 ST 段抬高心肌梗死明确。因冠状动脉 CTA 未见 50% 以上狭窄且提示动脉粥样硬化,出院诊断冠状动脉非阻塞性心肌梗死(myocardial infarction with non-obstructive coronary arteries,MINOCA),给予双联抗血小板、他汀类药物、β 受体阻滞剂治疗。

【10 天后再发胸痛】

患者出院 10 天后,因"激烈争吵后再发胸痛 12 小时"再次急诊就诊。心电图提示 V_1~V_3 导联 Q 波形成,T 波倒置,心肌酶升高,诊断急性前壁心肌梗死。行冠状动脉造影提示左前降支（LAD）近中段至左主干（LM）末端和体部管腔重度狭窄，左回旋支（LCX）未见异常，右冠状动脉（RCA）管腔光滑，未见狭窄。行光学相干断层扫描（OCT）检查提示 LAD 近中段至 LM 未见粥样斑块，而中段至 LM 末端内膜下血肿压迫管腔。LCX 未见粥样斑块（图2，彩图见二维码43）。

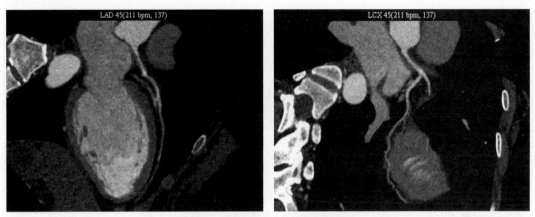

图1 冠状动脉 CTA 检查结果

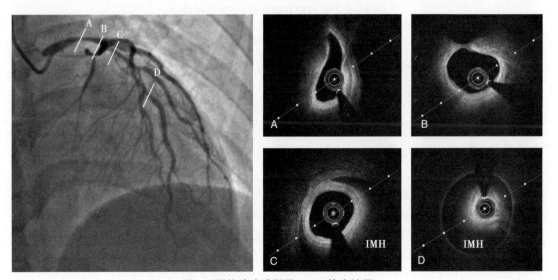

图2 冠状动脉造影及 OCT 检查结果

经造影及腔内影像学检查，最终明确患者急性冠脉综合征的病理分型为自发性冠状动脉夹层（spontaneous coronary artery dissection，SCAD）。参考近年自发性冠状动脉夹层的专家共识，针对患者制定如下诊疗方案：①缓解胸痛症状（硝酸酯类、尼可地尔）；②预防复发（运动指导）；③评估和治疗非冠脉血管异常（完善全身其他动脉血管检查、风湿免疫检查）；④提高生活质量（心理疏导）。

【随访】

患者出院后规律服用药物，无明显胸痛及胸闷发作，血压控制于 120~130mmHg/

70~80mmHg,静息心率 60~65 次 /min。主动脉、上肢动脉、下肢动脉、肾动脉等大动脉 CTA 检查未见狭窄或粥样改变;血清免疫学相关指标均未见异常。半年造影随访提示 LAD-LM 光滑,未见狭窄,较前明显粗大。OCT 提示血肿吸收,三层结构清晰,未见粥样斑块,管腔光滑(图 3,彩图见二维码 43)。

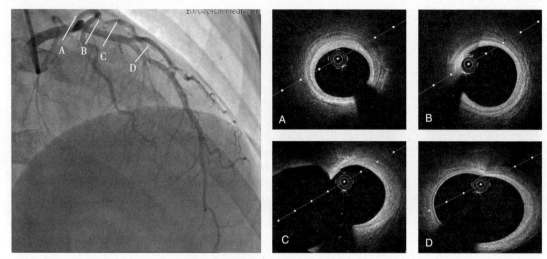

图 3　复查冠状动脉造影及 OCT 检查结果

【经验与教训】

近年来,青年女性急性心肌梗死的发病机制日渐受到重视。既往研究显示,在年龄小于 50 岁的女性中,1/4~1/3 的心肌梗死由 SCAD 导致;约 90% 的 SCAD 患者为女性;典型心血管危险因素的患病率更低;在妊娠或围产期,SCAD 占心肌梗死的 15%~20%;更易累及左主干和前降支。因此,青年女性急性心肌梗死,尤其处于围产期的患者,应警惕 SCAD 的可能。

SCAD 的冠状动脉解剖特征为非创伤性和非医源性的冠状动脉内膜因血肿积聚而分离,向内压迫导致管腔狭窄,影响冠状动脉血氧供应。血液积聚引起的血管结构分离可以发生在内膜和中膜之间,也可以发生在中膜和外膜之间。血液的积聚可以由内膜小破口形成的微小夹层引起,也可以由血管壁内滋养血管破裂出血导致。SCAD 与动脉粥样斑块的形成有着完全不同的病理生理机制,强调在不伴有粥样斑块形成的正常冠状动脉结构中,血管内膜或中膜被血液积聚分离而形成的血肿。生理、情绪和激素等因素都可以造成冠状动脉血管壁张力积聚变化,导致血管壁结构破坏和血液在血管壁结构中积聚,诱发 SCAD 的发生。

冠状动脉造影是 SCAD 诊断的主要方法,腔内影像检查为 SCAD 的诊断提供更精准的识别。SCAD 在造影下可分为 4 型。1 型为内膜撕裂导致充盈缺损,形成多腔室管道。2 型最常见,占 60%~75%,表现为因血肿压迫突然出现的长段弥漫狭窄(通常>20mm),近远端可正常(2A)或抵达远端(2B)。3 型类似动脉粥样硬化,通常<20mm,线性长段。4 型最为严重,血肿压迫导致血管完全闭塞,类似血栓栓塞引起的闭塞。本例患者管腔受压>20mm,在 OCT 检查下清晰显示血管结构被血肿分离,向内压迫管腔,未见粥样斑块形成,未见内膜撕裂,因此归类 2 型 SCAD。随访复查的腔内影像清晰地显示了血肿吸收后血管结构的愈合恢复,进一步证实患者 SCAD 的诊断。可以说腔内影像对 SCAD 的诊断有非常重要的指导价值,可帮助我们了解 SCAD 病理生理过程,是临床工作中非常重要的辅助手段。需要关注的是,腔内影像检查的使用同样存在风险,如导丝和导管的使用造成的医源性夹层,OCT 的造影剂充盈也可能导致夹层或血肿恶化等,临床使用中需谨慎操作。

SCAD 急性期的治疗原则是改善和维持血肿受压迫的血管血流通畅,促进血肿吸收、恢复管腔面积。由于冠状动脉血肿的可逆性,80% 的患者可经药物治疗痊愈,故患者临床情况稳定的情况下,优选药物治疗。患者若存在临床高危因素,如持续胸痛,有缺血恶化证据、血流动力学不稳定、休克、恶性室性心律失常,或解剖高危因素,包括多支严重近段夹层、LM 或 LAD 开口病变、心肌梗死溶栓治疗(TIMI)血流 0~1 级的情况,可考虑进行血运重建。血运重建方式可选择经皮冠状动脉介入治疗或冠状动脉旁路移植术。本例患者虽然存在 LM 合并 LAD 近中段的长段病变,但由于患者药物治疗下血流动力学平稳,故并未进行手术治疗。

总体来说 SCAD 的远期预后良好,但复发率高(3 年死亡率为 1%,复发率约为 18%)。因此,SCAD 长期治疗的重点为预防复发。SCAD 后的胸痛常见,即使局部缺血评估正常或复查冠状动脉成像显示血管愈合,急性心肌梗死后的胸痛仍可能持续数月,并且经常导致再次入院治疗。患者应接受抗心绞痛药物,包括 β 受体阻滞剂、硝酸酯类药物和钙通道阻滞剂等进行预防。同时,应根据患者的身体情况进行运动指导及心理疏导,为患者提供心脏康复方案,提高患者的生活质量。本例患者每次发病均由剧烈情绪波动导致,在排除自身免疫性疾病、激素水平等因素后,认为此患者 SCAD 的主要诱发因素为情绪。因此,长期治疗方案除应用 β 受体阻滞剂预防心绞痛发作以外,同时积极进行心理治疗和情绪疏导,以及运动指导。

总之,SCAD 是青年女性急性心肌梗死的重要病理机制之一,应该受到心内科和急诊科医师的重视。冠状动脉造影检查为 SCAD 的主要诊断方法,冠状动脉腔内影像检查可提高 SCAD 的检出率和确诊率、明确病理分型。由于 SCAD 的病理生理机制,对于临床稳定患者,急性期治疗以药物为主;对于不稳定患者,可进行血运重建治疗。远期治疗以预防复发为重点,积极治疗合并疾病、抗心绞痛治疗及心脏康复均有重大意义。

(汤 喆 严 研 聂绍平)

参考文献

[1] HAYES S N, KIM E S H, SAW J, et al. Spontaneous coronary artery dissection: Current state of the science: A scientific statement from the American Heart Association [J]. Circulation, 2018, 137 (19): e523-e557.

[2] KIM E S H. Spontaneous coronary-artery dissection [J]. N Engl J Med, 2020, 383 (24): 2358-2370.

心内膜心肌纤维化 1 例

【摘要】1 例 64 岁女性患者,临床表现为反复胸闷、腹胀、水肿 4 年,加重伴颜面部水肿 2 个月。体格检查发现血压 114/86mmHg,心率 77 次 /min,颈静脉充盈,双肺底可闻及少量湿啰音,律不齐,可闻及期前收缩,二尖瓣、三尖瓣听诊区可闻及 2/6 级收缩期杂音,腹膨隆,肝肋下 3cm,质韧,有触痛,腹水征(+),双下肢中度水肿。心电图示窦性心律,肢体导联及胸导联低电压,房性期前收缩,ST-T 改变。心脏超声提示左右心房、右室内径增大,二尖瓣、三尖瓣重度反流,肺动脉高压,左室射血分数(LVEF)59%。经复习既往心脏超声改变及完善右心导管,考虑为限制型心肌病,进一步复查心脏超声,行心脏 MR 平扫 + 增强、基因检测、心内膜活检,确诊为心内膜心肌纤维化。

患者女性,64 岁,因"反复胸闷、腹胀、水肿 4 年,加重伴颜面部水肿 2 个月"入院。患者 4 年前出现胸闷、腹胀,多在活动后发作,每次持续 3~5 分钟,休息可缓解,无胸痛、黑矇,无恶心、呕吐、反酸、烧心等症状,反复住院治疗,以"心脏瓣膜病"均经利尿等治疗好转出院,出院后规律服用"呋塞米、螺内酯"等药物,但上述症状反复发作,胸闷、腹胀进行性加重并伴有双下肢水肿,近 2 个月出现颜面部水肿,为求进一步诊治收入院。既往否认高血压、糖尿病病史,吸烟 10 余年,20 支 /d,已戒烟 10 年。

入院体格检查:体温 36.3℃,脉搏 77 次 /min,呼吸 16 次 /min,血压 114/86mmHg。患者神志清,精神差,颈静脉充盈,双肺底可闻及少量湿啰音。心率 77 次 /min,律不齐,可闻及期前收缩,二尖瓣、三尖瓣听诊区可闻及 2/6 级收缩期杂音。腹膨隆,肝肋下 3cm,质韧,有触痛,移动性浊音(+)。双下肢中度水肿。

诊疗经过及辅助检查:入院血常规(2020 年 10 月 8 日)示血红蛋白 88g/L(参考值 115~150g/L),血细胞比容 27.7%(参考值 35%~45%);N 末端前体脑利尿钠肽(NT-proBNP)(2020 年 10 月 8 日)730pg/ml(参考值 0~125pg/ml);高敏肌钙蛋白 T 16.3pg/ml(参考值 0~14pg/ml);肝功能检查(2020 年 10 月 8 日)示总胆红素 38.30μmol/L(参考值 3.5~23.5μmol/L),直接胆红素 17.5μmol/L(参考值 0.5~6.5μmol/L),间接胆红素 20.8μmol/L(参考值 1~17μmol/L);凝血功能检查(2020 年 10 月 8 日)示 D- 二聚体 1.9mg/L(参考值 <0.5mg/L),纤维蛋白(原)降解产物 8.5pg/ml(参考值 <2.01μg/ml);心电图(2020 年 10 月 7 日)示窦性心律,肢体导联及胸导联低电压,房性期前收缩,ST-T 改变(图 1)。心脏超声(2020 年 10 月 10 日)示左心房(LA)(内径)4.76cm,左心室(LV)(内径)4.17cm,右心室(RV)(内径)3.74cm,右心房(RA)(上下径)8.02cm,左室射血分数(LVEF)60%,估测肺动脉收缩压约 69mmHg,超声提示双房、右室大并右心功能不全,二尖瓣、三尖瓣重度反流,肺动脉高压,心包积液(少量)。

结合患者的症状、体征和辅助检查,根据《中国心力衰竭诊断和治疗指南 2018》(表 1),考虑该患者目前射血分数保留的心力衰竭(heart failure with preserved ejection fraction,HFpEF)诊断成立,给予利尿剂、螺内酯等治疗。

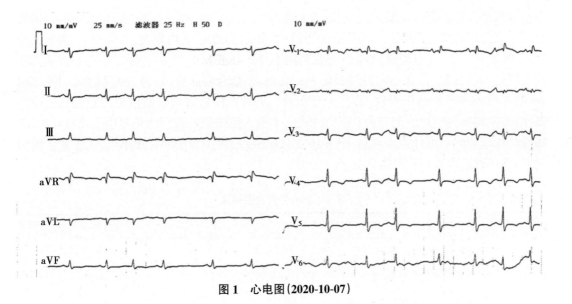

图 1　心电图(2020-10-07)

表 1　心力衰竭的分类及诊断标准

诊断标准	HFrEF	HFmrEF	HFpEF
1	症状和/或体征	症状和/或体征	症状和/或体征
2	LVEF<40%	LVEF 40%~49%	LVEF≥50%
3		利尿钠肽升高,并符合以下至少1条:①左心室肥厚和/或左心房扩大;②心脏舒张功能异常	利钠肽升高,并符合以下至少1条:①左心室肥厚和/或左心房扩大;②心脏舒张功能异常
备注	随机临床试验主要纳入此类患者,有效的治疗已得到证实	此类患者临床特征、病理生理、治疗和预后尚不清楚,单列此组有利于对其开展相关研究	需要排除患者的症状是由非心脏疾病引起的,有效的治疗尚未明确

注:HFrEF,射血分数降低的心力衰竭;HFmrEF,射血分数中间值的心力衰竭;HFpEF,射血分数保留的心力衰竭;LVEF,左室射血分数。利尿钠肽升高为脑利尿钠肽(BNP)>35mg/L 和/或 N 末端前体脑利尿钠肽(NT-proBNP)>125ng/L;心脏舒张功能异常指标见心力衰竭的诊断和评估中的经胸超声心动图部分。

复习既往化验检查:肺功能检查(2017 年 8 月 18 日)提示轻度限制性通气功能障碍,轻度弥散功能障碍;肺动脉 CTA(2017 年 8 月 21 日)未见明显异常;冠脉 CTA(2017 年 8 月 23 日)示回旋支点状钙化斑块形成,前降支中段心肌桥,少量心包积液,心脏增大,右心为著,局部室壁菲薄,建议超声检查,肺动脉高压;多次复查肺部 CT 示双肺多发炎性表现,少量心包积液;下肢血管超声(−);腹部超声示淤血肝,多囊肝;心脏超声示肺动脉压力及LVEF 无明显变化。

为进一步明确肺动脉高压的原因及心力衰竭的病因,给患者行右心导管检查,结果示肺动脉压(PAP)53/25(33)mmHg,肺动脉楔压(PAWP)24mmHg,肺血管阻力(PVR)2.64WU(表 2)。根据《中国肺动脉高压诊断与治疗指南(2021 版)》(表 3)提示毛细血管后肺动脉高压,可能病因为左心疾病所致肺动脉高压;未明和/或多因素所致肺动脉高压。结合既往超声提示双房及右心进行性增大,左室舒张末期内径逐渐变小,考虑患者限制型心肌病可能性大。专家会诊心脏超声(图 2,彩图见二维码 44)提示 Loffler 心内膜炎,二尖瓣、三尖瓣大量反流,肺动脉高压,心包积液(少量),舒张功能不全。心脏 MR(图 3)提示左心室心内膜弥漫性增厚伴异常强化,符合心内膜纤维化 MR 表现,须结合临床查因;符合限制型心肌病 MR 表现,考虑心内膜纤维化所致;心包少量积液。患者既往血常规嗜酸性粒细胞偶有轻度增高,嗜酸性粒细胞绝对值最高为 0.678×10^9/L,本次入院嗜酸性粒细胞绝对值为 0.41×10^9/L,嗜酸性粒细胞绝对值计数未超过 1.5×10^9/L,Loffler 心内膜炎诊断标准不够,故患者诊断限制型心肌病(心内膜心肌纤维化)。

表 2　右心导管检查结果

指标	结果
HR(心率)/(次·min^{-1})	79
ART(动脉压)/mmHg	98/69(79)
SVC(上腔静脉压)/mmHg	12
IVC(下腔静脉压)/mmHg	13
RAP(右心房压)/mmHg	13
RVP(右心室压)/mmHg	55/4
PAP(肺动脉压)/mmHg	53/25(33)
PAWP(肺动脉楔压)/mmHg	24
CO(肺循环血容量,Ficks 法)/(L·min^{-1})	3.4
PVR(肺血管阻力)/WU	2.64
TPR(全肺阻力)/WU	9.69

表 3　肺动脉高压(PH)的血流动力学分类

血流动力学分类	分类标准	临床分类
毛细血管前肺动脉高压	mPAP ≥ 25mmHg 且 PAWP ≤ 15mmHg	动脉性肺动脉高压;肺部疾病和 / 或低氧所致肺动脉高压;慢性血栓栓塞性肺动脉高压和 / 或其他肺动脉阻塞性肺动脉高压;未明和 / 或多因素所致肺动脉高压
毛细血管后肺动脉高压		左心疾病所致肺动脉高压;未明和 / 或多因素所致肺动脉高压
单纯性	mPAP ≥ 25mmHg 且 PAWP>15mmHg 且 PVR ≤ 3WU	
混合性	mPAP ≥ 25mmHg 且 PAWP>15mmHg 且 PVR > 3WU	

注:mPAP,肺动脉平均压;PAWP,肺动脉楔压;PVR,肺血管阻力。1mmHg=0.133kPa。

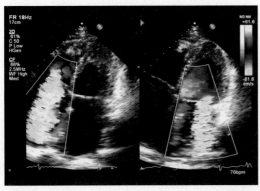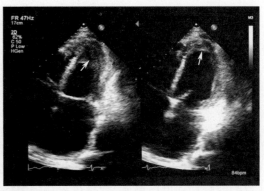

图 2 心脏超声

超声所见：LA 横径为 5.17cm，上下径为 7.34cm；RA 横径为 6.47cm，上下径为 7.21cm；LV 为 3.6cm；IVS 为 0.86cm。收缩期左心室心尖部心腔几乎呈闭塞状，二尖瓣轻度增厚，回声增强，瓣叶开放幅度小，收缩期前叶瓣尖偏向左心房，三尖瓣环扩张，瓣叶关闭时留有明显空隙。右心室心尖部心内膜轻度增厚，回声轻度增强，左心室心尖部心内膜明显增厚，舒张运动明显减低。超声提示 Loffler 心内膜炎（箭头所示为增厚心内膜）。

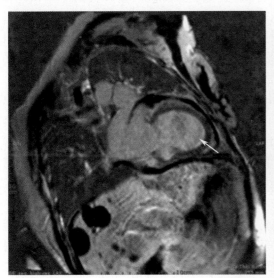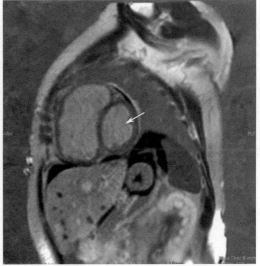

图 3 心脏 MR
图中箭头示左心室心内膜延迟强化。

患者基因检测（图 4，彩图见二维码 44）结果示 TTN 基因突变。TTN 基因是目前已知人体肌节蛋白 - 肌凝蛋白的编码基因，在心脏和骨骼肌的结构、功能中发挥关键作用。TTN 基因突变可导致心肌病，最常见于扩张型心肌病，另外在肥厚型心肌病、致心律失常型右室心肌病、限制型心肌病中亦有报道。在 Verdonschot 等对 303 例（其中 38 例 TTN 突变，占比 13%）扩张型心肌病进行的研究中，心内膜心肌活检结果示 TTN 突变患者心肌纤维化比例明显高于无 TTN 突变患者，提示 TTN 基因突变有促进心内膜心肌纤维化的作用。该突变位点未见在限制型心肌病中的相关报道，遗憾的是本病例仅检测了患者及女儿的基因，未发现家系共分离现象，结合既往文献考虑患者遗传因素可能参与限制型心肌病的发生、发展过程。

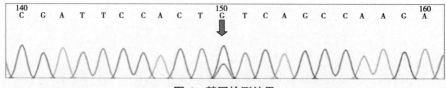

图4 基因检测结果

患者携带的 *TTN* 基因 4861 位点 *SNP* 突变,由通常的 G 突变成了 C。

患者规律应用"托拉塞米、螺内酯、托伐普坦"等仍有反复胸闷、水肿加重,为行心脏移植在首都医科大学附属北京安贞医院住院期间行心内膜心肌活检,病理诊断结果示(室间隔)心内膜局灶增厚明显,纤维组织和弹力纤维增生,心肌细胞空泡变性,肌质凝聚,从心内膜表面到心肌细胞间质分布纤维组织,(右室心尖)心内膜局灶增厚明显,以纤维组织和弹力纤维增生明显,心肌细胞空泡变性,间质水肿,须临床考虑除外限制型心肌病或 Loffler 心内膜炎改变。特殊染色结果示(室间隔)(右室心尖)弹力 /VG(−),AB-PAS(−),MASSON(−),PTAH(−),刚果红(−)。免疫组织化学染色结果示 SMA(−),Desmin(+),β-catenin(+),CD31(血管内皮 +),CD34(血管内皮 +)。

心内膜心肌纤维化(endomyocardial fibrosis,EMF)是一种容易被漏诊的特发性疾病,主要发生在发展中国家的热带和亚热带地区,大多数病例来自非洲、亚洲和南美等经济较贫困地区,非洲的病例聚集在乌干达、尼日利亚、科特迪瓦和莫桑比克等,亚洲在印度喀拉拉邦和中国广东省广州市、广西壮族自治区等相对多见。EMF 即右和 / 或左心尖部心内膜表面存在纤维化,导致限制性心室充盈,为限制型心肌病的一种类型。

EMF 目前没有精确的流行病学发病率报道,但总体趋势是发病率大幅下降,非流行地区仍有散发病例报道。其具体发病机制目前尚不明确,可能的因素有营养不良、镁缺乏、铈(Ce)和维生素 D 中毒、木薯摄入过多、感染、自身免疫、嗜酸性粒细胞增多、有毒物质(植物毒素)、血清素和遗传因素等。EMF 组织病理学显示 I 型胶原沉积增多、心内膜下梗死、纤维化和血栓,但很多病理学研究并未发现炎症或嗜酸性粒细胞增多,这提示在 EMF 终末阶段,炎症过程不活跃。

如果患者来自流行区域,同时有胸闷、腹胀、水肿等舒张性心力衰竭临床表现及心脏超声提示,需考虑本病。目前多应用 Mocumbi 等在 2008 年总结的一个可以同时诊断和预测 EMF 患者预后的评分标准(表 4):确诊 EMF 需要满足 2 项主要标准,或者 1 项主要标准 +2 项次要标准。评分范围为 0~35 分,≤ 8 分为轻度,8~15 分为中度,≥ 15 分为重度。

心电图和胸部 X 线片缺乏特异性,心脏超声多为该诊断提供有效的信息(表 4)。

表4 心内膜心肌纤维化诊断及预后标准

	标准	得分
主要标准	心内膜纤维化厚度>2mm	2 分
	心内膜纤维化厚度较薄(≤1mm),累及多个心室壁	3 分
	右心室或左心室心尖部闭塞	4 分
	有血栓或自发性超声对比现象,没有严重心功能不全	4 分
	右心室心尖部凹陷(右心室心尖切迹)	4 分
	瓣膜结构黏附于心室壁引起房室瓣功能障碍	1~4 分(房室瓣反流越严重,得分就越高)

	标准	得分
次要标准	心内膜纤维化厚度较薄,累及 1 个心室壁	1 分
	流经二尖瓣或三尖瓣的限制性血流模式	2 分
	肺动脉瓣在舒张期开放	2 分
	二尖瓣前叶弥漫性增厚	1 分
	心房增大而心室大小正常	2 分
	室间隔 M 型运动且后壁平坦	1 分
	节制索或其他室内索密度增加	1 分

心脏 MR 对 EMF 的诊断和预后起着重要作用。它可以提供精确的形态学评估,EMF 特征改变表现为小心室并心尖部增厚,常伴有心房扩大;典型表现为从瓣膜下区延伸到左右心室心尖部的心内膜下强化,严重的限制性功能障碍,另外经常会有血栓形成。

在早期活动性炎症阶段,除了存在高嗜酸性粒细胞增多症外,通常很难与其他急性发热性疾病相鉴别,应排除其他原因引起的急性心肌炎。在慢性纤维化阶段,Loffler 心内膜炎与 EMF 的各种影像学检查结果几乎一样。如果出现腹水,应排除肝病或门静脉高压等其他原因。EMF 还应该与其他限制型心肌病(如结节病、淀粉样变、Fabry 病)及不明原因的心肌病相鉴别。

目前尚无具体有效的治疗方法被证明可以提高 EMF 患者的生存率。利尿剂和血管扩张剂可以改善患者的症状,提高生活质量,合并心房颤动的患者需要关注控制心室率及抗凝治疗。药物治疗效果欠佳或终末期患者可考虑手术治疗。很多医疗中心都比较推荐心内膜心肌切除联合瓣膜置换术或二尖瓣修复术,尤其适用于晚期心力衰竭患者,巴西一项包括 83 例接受手术治疗的 EMF 患者的研究中,17 年后患者的生存率为 55%。但我国 EMF 病例报道手术治疗仅限于心尖部取栓术。

本例患者根据临床表现、体征、心脏超声,心脏 MR、心内膜活检病理结果及基因检测,符合 EMF 诊断标准中的两项主要标准 + 两项次要标准,预后评分 10 分,最终确诊为 EMF。

希望通过对本例报道,能够加强临床医师对限制型心肌病特别是 EMF 的识别和诊断能力。当患者存在心力衰竭症状,同时心脏超声提示双房增大但心室不大时,特别需要考虑限制型心肌病可能,并可以借助心脏 MR、心肌活检、基因检测等检查方法进一步明确病因并给予患者合理的治疗。

(苑海涛 孙永乐 杨 乐)

参考文献

[1] GIGLI M, BEGAY R L, MOREA G, et al. A review of the giant protein titin in clinical molecular diagnostics of cardiomyopathies [J]. Front Cardiovasc Med, 2016, 3: 21.

[2] VERDONSCHOT J A J, HAZEBROEK M R, DERKS K W J, et al. Titin cardiomyopathy leads to altered mitochondrial energetics, increased fibrosis and long-term life-threatening arrhythmias [J]. Eur Heart J, 2018, 39 (10): 864-873.

［3］ MOCUMBI A O, YACOUB S, YACOUB M H. Neglected tropical cardiomyopathies: Ⅱ. Endomyocardial fibrosis: myocardial disease [J]. Heart, 2008, 94 (3): 384-390.

［4］ GRIMALDI A, MOCUMBI AO, FREERS J, et al. Tropical endomyocardial fibrosis: Natural history, challenges, and perspectives [J]. Circulation, 2016, 133 (24): 2503-2515.

［5］ RADHAKUMARY C, KUMARI T V, KARTHA C C. Endomyocardial fibrosis is associated with selective deposition of type Ⅰ collagen [J]. Indian Heart J, 2001, 53 (4): 486-489.

［6］ MOCUMBI A O, YACOUB M H, YOKOHAMA H, et al. Right ventricular endomyocardial fibrosis [J]. Cardiovasc Pathol, 2009, 18 (1): 64-65.

［7］ CHOPRA P, NARULA J, TALWAR K K, et al. Histomorphologic characteristics of endomyocardial fibrosis: an endomyocardial biopsy study [J]. Hum Pathol, 1990, 21 (6): 613-616.

［8］ MOCUMBI A O, FERREIRA M B, SIDI D, et al. A population study of endomyocardial fibrosis in a rural area of Mozambique [J]. N Engl J Med, 2008, 359 (1): 43-49.

［9］ BUKHMAN G, ZIEGLER J, PARRY E. Endomyocardial fibrosis: Still a mystery after 60 years [J]. PLoS Negl Trop Dis, 2008, 2 (2): e97.

［10］ RUTAKINGIRWA M, ZIEGLER J L, NEWTON R, et al. Poverty and eosinophilia are risk factors for endomyocardial fibrosis (EMF) in Uganda [J]. Tropical Med Int Health, 1999, 4 (3): 229-235.

［11］ MORAES F, LAPA C, HAZIN S, et al. Surgery for endomyocardial fibrosis revisited [J]. Eur J Cardiothorac Surg, 1999, 15 (3): 309-312; discussion 312-303.

一例 ANCA 相关血管炎患者的冠脉介入诊疗经历

【病例介绍】

现病史：患者女性，66 岁，因"活动后胸痛 6 年，加重 7 天"入院。患者入院前 6 年步行约 2 000m 时出现胸痛，伴咽部紧缩感，休息 2~3 分钟缓解，造影提示前降支高度狭窄，行前降支经皮冠脉介入治疗（PCI），术后胸痛缓解。入院前 7 天步行 500m 出现胸痛，休息 2~3 分钟缓解。

既往史：高血压史 7 年；陈旧性脑梗死史 7 年；甲状腺功能减退症史 6 年；糖尿病史 3 年。入院前 3 年确诊为抗中性粒细胞胞质抗体（ANCA）相关血管炎，服用甲泼尼龙治疗中。黑便史 1 年，胃镜提示慢性胃炎、可见多发出血点。否认吸烟、饮酒史。

家族史：母亲患有冠心病、脑梗死，父亲患有糖尿病。

体格检查：体温 36.5℃，脉搏 72 次/min，呼吸 16 次/min，血压 150/90mmHg。神志清，双肺呼吸音粗，未闻及干湿性啰音。心音有力，律齐，未闻及病理性杂音。双下肢不肿。

【心电图】

患者入院时心电图可见 V_3~V_6 导联 ST-T 改变（图 1）。

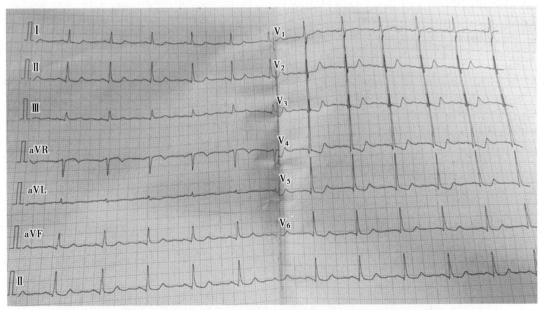

图 1　患者入院时心电图

【超声心动图】

超声心动图检查心脏四腔内径分别是左心房（LA）43mm、左心室（LV）48mm、右心房（RA）44mm、右心室（RV）35mm；室间隔厚度（IVS）为 12mm，左心室后壁厚度（LVPW）为 12mm；左室射血分数（LVEF）为 64%。结果提示双房增大，左心室对称性增厚。

【化验结果】

心肌标志物：肌钙蛋白 T（TNT）0.025ng/ml。

肾功能：血肌酐（Crea）67μmol/L，肌酐清除率（CCr）75ml/min。

心功能：脑利尿钠肽（BNP）88pg/ml。

血脂：低密度脂蛋白胆固醇（LDL-C）2.23mmol/L。

血常规：血红蛋白（Hb）100g/L，网织红细胞百分比为 1.76%。

肿瘤标志物、便潜血、血液三项、铁三项化验均未见异常。

游离甲状腺功能：游离三碘甲状腺原氨酸（FT$_3$）4.73pmol/L；游离甲状腺素（FT$_4$）15.58pmol/L；促甲状腺素（TSH）5.22μIU/ml↑；甲状腺相关抗体未见异常。

风湿免疫全项检查可见抗核抗体阳性（1∶100，斑点型），余未见异常。

【诊断】

①冠状动脉性心脏病，不稳定型心绞痛、冠状动脉支架植入术后状态；②高血压 2 级（极高危）③ 2 型糖尿病；④ ANCA 相关血管炎；⑤甲状腺功能减退症；⑥陈旧性脑梗死。

【入院时用药情况】

阿司匹林 100mg、1 次 /d，氯吡格雷 75mg、1 次 /d，瑞舒伐他汀 10mg、1 次 / 晚，雷贝拉唑 10mg、1 次 /d，美托洛尔缓释片 47.5mg、1 次 /d，单硝酸异山梨酯 60mg、1 次 /d，甲泼尼龙 8mg、1 次 /d，左甲状腺素钠片 50μg、1 次 /d，替米沙坦 80mg、1 次 /d，阿卡波糖 50mg、3 次 /d。

【造影检查】

冠状动脉造影提示前降支支架内再狭窄，回旋支慢性闭塞，右冠状动脉管壁不规则，向回旋支远端发出侧支循环（图 2）。

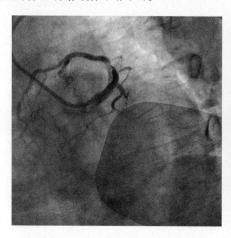
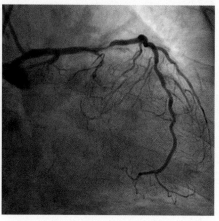

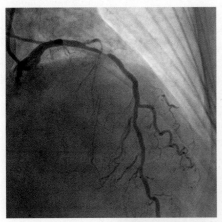
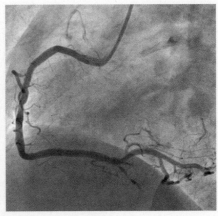
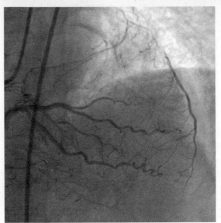

图 2　患者造影检查

【手术情况】

采用 Flextome 2.5mm×10mm 切割球囊 12atm、Quantum NC 2.75mm×15mm 球囊 18~24atm 充分预处理后采用 Sequent Please 2.75mm×26mm 药物球囊 10atm 扩张 1 分钟（图 3）。处理效果满意,支架内再狭窄显著减轻,无撕裂、夹层（图 4）。

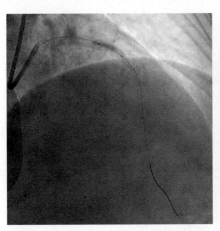
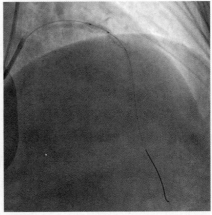

图 3　球囊扩张

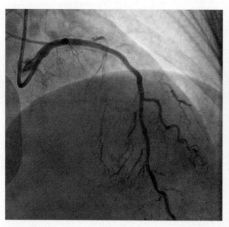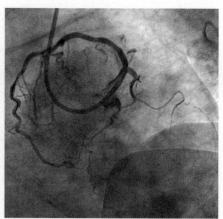

图 4 术后影像

继续口服药物治疗,患者好转出院。

【第二次入院治疗】

患者出院后规律药物治疗,出院后 3 个月再次出现活动后胸痛,6 个月后胸痛加重再次入院。心电图提示:前壁及下壁导联 ST-T 改变(图 5)。

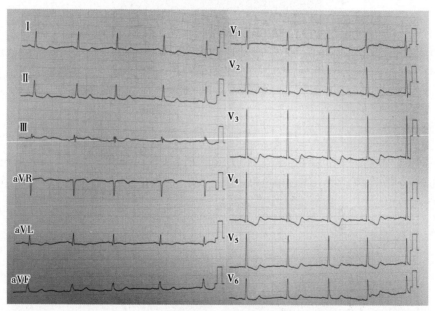

图 5 第二次入院复查心电图

复查超声心动图示左心室舒张末期内径(LVEDd)45mm、LVEF 50%,左心室前壁中段心尖段、下壁中段心尖段运动减弱。

心肌标志物示 TnT 0.326ng/ml↑;肾功能示 Crea 67μmol/L,CCr 77ml/min;心功能示 BNP 297pg/ml↑;血脂示 LDL-C 1.52mmol/L;游离甲状腺功能正常;血常规示 Hb 94g/L↓;风湿免疫示 C 反应蛋白(CRP)3.72mg/dl↑;ANCA(-)。

复查造影示左前降支(LAD)近段狭窄 90%,中段支架内管腔丢失 90%,左回旋支

（LCX）慢性闭塞；右冠状动脉（RCA）管壁不规则，可见 RCA 向回旋支远段发出侧支循环（图 6）。

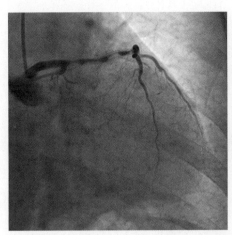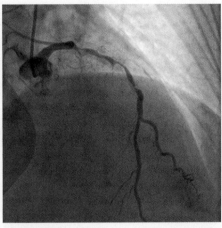

图 6　第二次入院复查造影

光学相干断层扫描（OCT）可见支架内弥漫狭窄，病变处弥漫纤维增生（图 7，彩图见二维码 45）。

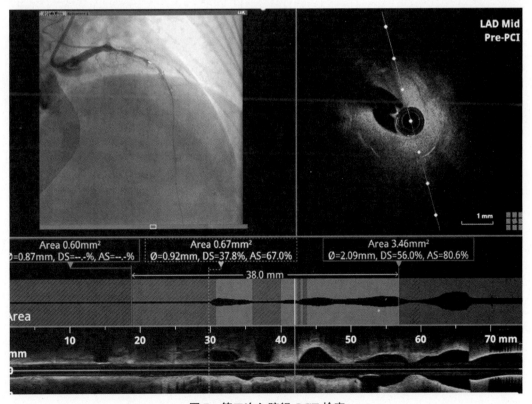

图 7　第二次入院行 OCT 检查

再次以 Flextome 2.5mm × 10mm 切割球囊 12atm、Quantum NC 2.75mm × 15mm 球囊

24~26atm 充分预处理后,采用 Sequent Please 2.75mm×26mm 药物球囊扩张前降支中段病变 60 秒、Sequent Please 2.75mm×26mm 药物球囊扩张前降支开口至近中段病变 60 秒治疗(图 8,彩图见二维码 45)。

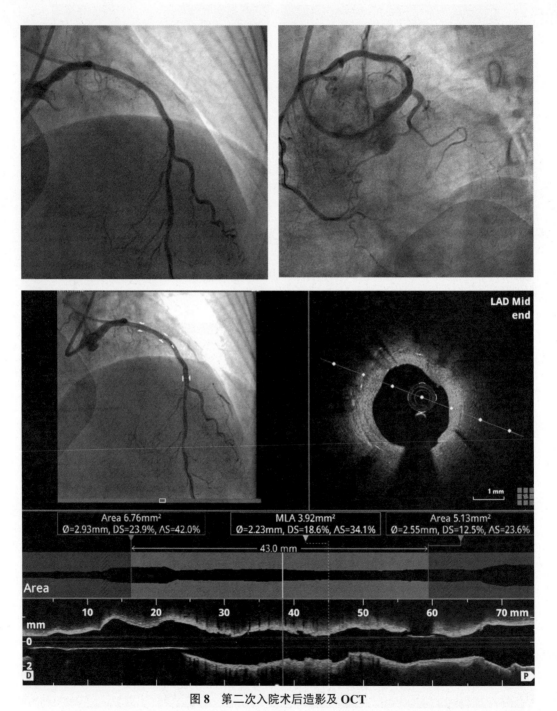

图 8 第二次入院术后造影及 OCT

术后冠状动脉狭窄显著减轻,治疗效果满意。继续药物治疗。

【第三次入院治疗】

出院后 3 个月患者再次出现活动后胸痛症状,住院复查。复查造影(图 9,彩图见二维码 45)显示前降支支架内及支架以远弥漫纤维增生,高度狭窄。

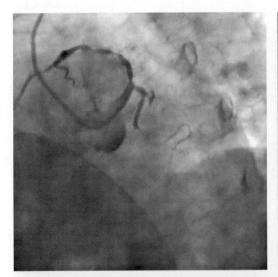
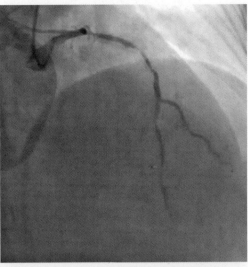
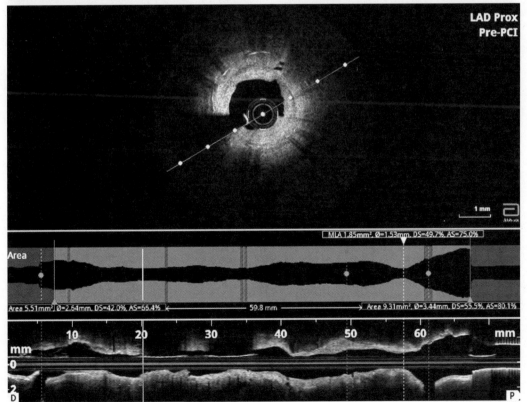

图 9　第三次入院复查造影及 OCT

考虑患者对于支架反应不佳,请心外科及风湿免疫科会诊血运重建方案,风湿免疫科建议继续目前糖皮质激素治疗；心外科考虑患者 ANCA 相关血管炎，同时合并陈旧性脑梗死病史，冠状动脉旁路移植术（CABG）风险同样较高。患者拒绝开胸手术。结合会诊方案及患者意愿，继续介入方案治疗。于前降支原支架内药物球囊治疗，于前降支中段支架以远植入支架 1 枚（图 10，彩图见二维码 45）。

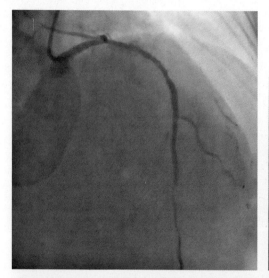
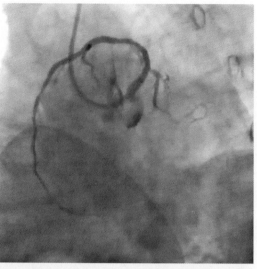
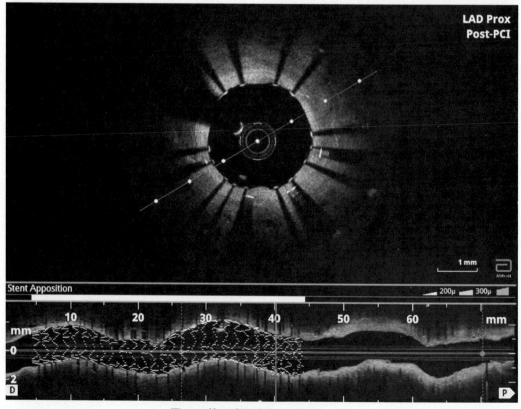

图 10　第三次入院术后造影及 OCT

【第四次入院治疗】

出院后 3 个月患者再次出现活动后胸痛症状,住院复查。造影可见前降支开口及中段支架内再狭窄,于前降支开口至中段病变植入支架 2 枚(图 11,图 12)。

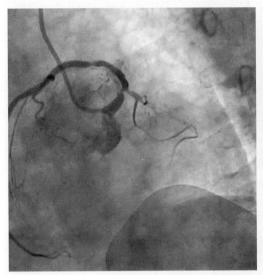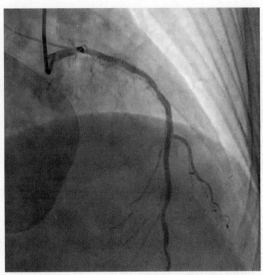

图 11 第四次入院复查造影及 OCT

【第五次入院治疗】

6 个月后再次胸痛入院,入院造影可见左主干开口高度狭窄,前降支中段支架内高度狭窄(图 13),于左主干开口至前降支植入支架 1 枚,前降支药物球囊治疗(图 14)。

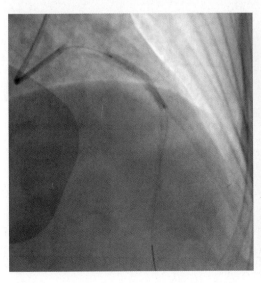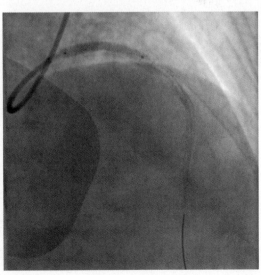

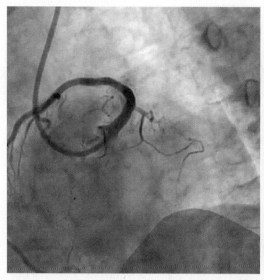
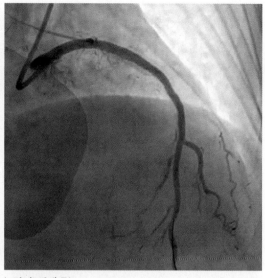

图 12　第四次入院术后造影

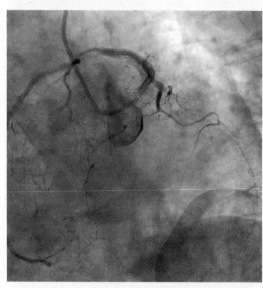
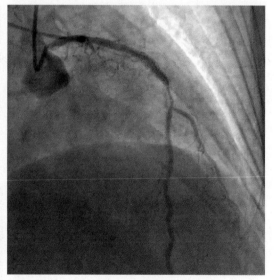

图 13　第五次入院造影可见左主干开口高度狭窄，前降支中段支架内高度狭窄

【第六次入院治疗】

7 个月后再发胸痛，复诊。造影可见前降支中段支架内次全闭塞（图 15），再次给予前降支支架内再次药物球囊治疗（图 16）。

术后调整药物，加用胰高血糖素样肽 -1（GLP-1）受体激动剂、PCSK9 抑制剂皮下注射治疗，并加用秋水仙碱 0.5mg、1 次 /d 治疗。患者目前随访 10 个月，无劳累后胸痛发作。

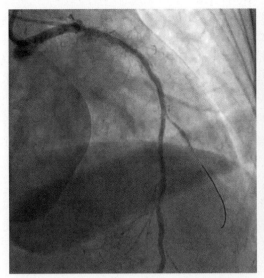
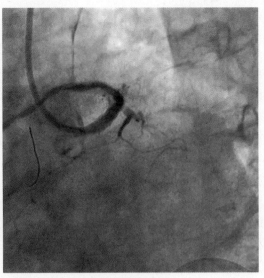

图 14 于左主干开口至前降支植入支架 1 枚,前降支药物球囊治疗

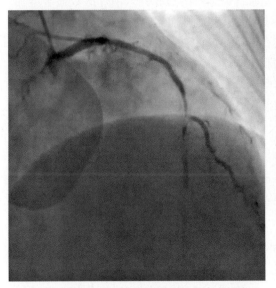
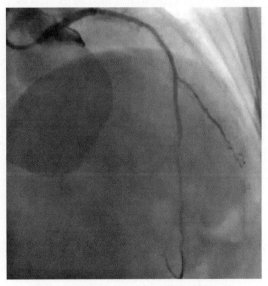

图 15 造影可见前降支中段支架内次全闭塞   图 16 前降支支架内再次药物球囊治疗

【病例反思】

患者为冠心病介入治疗后反复再狭窄的病例,结合患者的病史,既包括高血压、糖尿病等传统动脉粥样硬化的危险因素,同时也存在 ANCA 相关血管炎这一高残余炎症风险情况。两者的综合作用导致了患者介入治疗后反复在狭窄出现。冠脉介入治疗是现代严重冠心病患者的有效治疗方案之一,但依然存在一定比例的介入治疗术后血管再狭窄。介入治疗导致的冠脉机械损伤和持续的炎症反应都可能导致患者冠脉内皮功能失调和平滑肌细胞增生,并最终导致再狭窄的产生。

ANCA 相关血管炎是一组以中小血管炎症为特征的疾病,免疫抑制治疗的发展极大地延长了患者的寿命,而心血管疾病和血栓逐渐成为该疾病的常见并发症。既往研究表明,

ANCA 相关血管炎患者罹患心血管疾病的风险是普通人群的 3~4 倍。高炎症负担是增加该类患者动脉粥样硬化的关键驱动因素，ANCA 相关血管炎患者的冠脉炎风险可能被低估。在该例患者中尽管在激素治疗下 ANCA 抗体转阴，但 CRP 水平一直较高，可能是导致患者短期内多次出现冠脉治疗后再狭窄的原因。研究表明，ANCA 相关血管炎的高炎症水平可以增加固有危险因素对中小动脉内皮的损伤，同时，糖皮质激素、环磷酰胺等药物的使用及肾功能损害等合并情况将进一步加重患者的内皮损伤及高血压、高血糖、血脂异常等危险因素。另外，ANCA 本身通过激活中性粒细胞释放中性粒细胞胞外诱捕网（neutrophil extracellular traps，NETs），介导炎症、血栓形成、纤维化和内皮激活，造成患者中小动脉的再狭窄。

对于该患者的治疗，既需要严格控制患者的传统动脉粥样硬化危险因素，也需要强化对炎症风险的控制。在该患者的治疗中，针对糖尿病、血脂异常等危险因素，加用了 GLP-1 受体激动剂、PCSK9 抑制剂等药物强化控制；LoDoCo2 证实了小剂量抗秋水仙碱能够改善冠心病患者炎症负荷，改善远期预后，因此针对这例患者的高残余炎症风险，加用秋水仙碱强化炎症治疗，以期待更好的治疗效果。

来自丹麦的全国注册研究提示 ANCA 相关血管炎患者的冠脉介入治疗次数显著增加，提示这类患者有较高的冠脉再狭窄风险。但对这类患者冠脉血运重建方案的选择，目前尚缺乏大规模临床研究证据。针对该患者而言，在确诊 ANCA 相关血管炎之前左前降支已经有支架植入，术后 6 年的支架内再狭窄不能排除与血管炎活动有关。随后多次的血运重建均在较短时间内出现再狭窄，腔内影像提示病变以纤维增生为主，我们治疗中尽量以药物洗脱球囊为主，并尽力避免前降支中远段支架的覆盖，为患者未来可能的再狭窄保留进一步处理的空间。

（杨 清　李永乐　刘文楠）